PSYCHIATRIE DER GEGENWART

FORSCHUNG UND PRAXIS

Herausgegeben von

K. P. Kisker, J.-E. Meyer, C. Müller,
E. Strömgren

Band III

Zweite Auflage

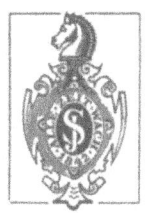

Springer-Verlag Berlin Heidelberg New York 1975

SOZIALE UND ANGEWANDTE PSYCHIATRIE

Bearbeitet von

H. Argelander, R. Battegay, N. Bejerot, D. Bennett, W. Böker,
E. Bönisch, G. Bosch, M. v. Cranach, H. Feldmann,
C. v. Ferber, A. Finzen, R. K. Freudenberg, F. Heigl, A. Heigl-Evers,
L. Kaufmann, H. Krüger, E. L. Margetts, P. Matussek,
J.-E. Meyer, W. Mombour, H. B. M. Murphy, Ø. Ødegård,
G. F. M. Russell, P. Sainsbury, H. Schipperges, M. Shepherd,
E. Sperling, U. Venzlaff, J. K. Wing, W. Th. Winkler

Mit 26 Abbildungen

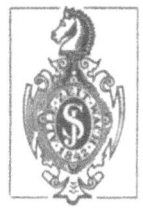

Springer-Verlag Berlin Heidelberg New York 1975

ISBN-13: 978-3-642-66048-1   e-ISBN-13: 978-3-642-66047-4
DOI: 10.1007/978-3-642-66047-4

Library of Congress Cataloging in Publication Data.
Psychiatrie der Gegenwart. English, French or German. Includes bibliographies and index.
Contents: Bd. 2., T. 1-2. Klinische Psychiatrie.-Bd. 3. Soziale und angewandte Psychiatrie, von
H. Argelander *et al.* 1. Psychiatry-Collected works. I. Kisker, Karl Peter, ed.
[DNLM: 1. Community mental health services. 2. Psychiatry, Community. WM100 P98 Bd. 3]
RC435. P832 616.8'9 76-178033

Das Werk ist urheberrechtlich geschützt. Die dadurch begründeten Rechte, insbesondere die der Übersetzung, des Nachdruckes, der Entnahme von Abbildungen, der Funksendung, der Wiedergabe auf photomechanischem oder ähnlichem Wege und der Speicherung in Datenverarbeitungsanlagen bleiben, auch bei nur auszugsweiser Verwertung, vorbehalten. Bei Verwertung für gewerbliche Zwecke ist gemäß § 54 UrhG eine Vergütung an den Verlag zu zahlen, deren Höhe mit dem Verlag zu vereinbaren ist.

© by Springer-Verlag Berlin Heidelberg 1975.
Softcover reprint of the hardcover 2nd edition 1975

Die Wiedergabe von Gebrauchsnamen, Handelsnamen, Warenbezeichnungen usw. in diesem Werk berechtigt auch ohne besondere Kennzeichnung nicht zu der Annahme, daß solche Namen im Sinne der Warenzeichen- und Markenschutz-Gesetzgebung als frei zu betrachten wären und daher von jedermann benutzt werden dürfen.

Vorwort

Die erste Auflage dieses Bandes „Soziale und angewandte Psychiatrie" erschien 1961. Seither wurden die Wechselwirkungen zwischen dem gesellschaftlichen Feld und der Psychiatrie intensiver und weiter. Die Sozietät fordert und überfordert die Psychiatrie, und umgekehrt scheint es ähnlich zu sein. Der Begriff „Sozialpsychiatrie" wird strapaziert, indem er für soziologische und epidemiologische Forschung, aber auch für moderne gemeindenahe Therapieformen verwandt wird. Diesseits von klinischem und soziologischem Dogmatismus ist Psychiatrie sozial, wenn sie in ihre Theorie und Praxis die Beziehung zwischen Individuellem und Transindividuellem (soweit dieses nicht rein biologisch bestimmt ist) aufnimmt. Sozialpsychiatrie ist keine modische Rivalin einer klinischen Psychiatrie, die mit ihr nun zu wetteifern hätte. Sie ist auch keine Gegen-Psychiatrie sondern Psychiatrie in gesellschaftlicher Perspektive.

Daher halten die Herausgeber mit Bedacht am alten Titel des Buches fest: Psychiatrie wird, wo sie vollen Sinn gewinnt, notwendig eine „soziale" und „angewandte" sein. Wir wollen die Psychiatrie nicht als eine Bindestrich-Disziplin an zeitgebundene Strömungen der Theorie oder Praxis der Sozialwissenschaften knüpfen. Dieser Band legt einerseits das Gewicht auf Methoden und Ergebnisse gesellschaftsbezogener empirischer Forschung in der Psychiatrie, andererseits auf die institutionellen und therapeutischen Dienste in der gesellschaftsbezogenen psychiatrischen Praxis. Es wurde einmal gesagt, soziale Psychiatrie sei nichts anderes als umfassend verstandene klinische und poliklinische Psychiatrie. In solchem Sinne steht dieser Band III der *Psychiatrie der Gegenwart* in engem Zusammenhang zu den klinischen Bänden I und II der Zweitauflage.

Wir hoffen, daß der hier in zweiter Auflage vorgelegte Band, der in der Wahl der Themen und Autoren weitgehend neu konzipiert wurde, über die klinischen Bände hinaus Neues und Notwendiges bringt und damit Besorgnisse zerstreut, welche H. KRANZ in seiner Rezension der klinischen Bände äußerte. Er hielt nämlich die klinischen Bände für sozialpsychiatrisch so durchsetzt, daß er sich fragte, was dann für den sozialpsychiatrischen Band noch übrig bleiben könne.

Die Herausgeber hatten umgekehrt eher Mühe, die Anzahl wichtiger Themen, zumal der für die Praxis bedeutsamen, zu begrenzen. Wir wollten aber kompakte Beiträge kompetenter Autoren in *einem* noch handlichen Band versammeln. Wer theoretische und methodische Fragen intensiver abgehandelt zu sehen wünscht, sei auf die Neuauflage der Grundlagenbände verwiesen, die eben vorbereitet wird.

Die Herausgeber danken den Autoren für jegliche Bereitschaft, ihre Beiträge dem Gesamtkonzept dieses Bandes einzuordnen, dem Verlag für seine Förderung der editorischen Aufgabe, der Psychiatrie im Wandel zu dieser publizistischen

Gestalt zu verhelfen. Bei der Gestaltung dieses sozialpsychiatrischen Bandes und der Planung neuer Grundlagenbände spüren wir allenthalben die verpflichtenden Auswirkungen der langjährigen editorischen Zusammenarbeit mit Professor Dr. MAX MÜLLER, dem Gründungsmitglied dieser Reihe; es war sein Wunsch, sich aus der Herausgebertätigkeit zurückzuziehen.

Wir trauern um Professor Dr. med. ST. WIESER und Professor Dr. med. et phil. TH. SPOERRI. Inmitten der Vorbereitung der von ihnen übernommenen Beiträge wurden beide sehr früh aus einem vollen Wirken gerissen.

Das Sachregister ist von Herrn Dr. M. WÄCHTER, Göttingen, gestaltet worden.

Die Herausgeber

Inhaltsverzeichnis

A. Allgemeines

Psychiatrische Konzepte und Einrichtungen in ihrer geschichtlichen Entwicklung. Von H. SCHIPPERGES 1
Sozialwissenschaftliche Theorien der psychiatrischen Praxis. Von C. VON FERBER 39
Klassifikation, Patientenstatistik, Register. Von W. MOMBOUR 81
Epidemiologische Psychiatrie. Von M. SHEPHERD 119
Social and Ecological Factors in the Etiology, Outcome, Treatment and Prevention of Mental Disorders. By Ø. ØDEGÅRD 151
Einstellung zu psychisch Kranken — Ergebnisse und Probleme. Von H. FELDMANN 199

B. Psychiatrische Institutionen und Dienste

Das psychiatrische Krankenhaus; organisatorische und bauliche Planung. Von W.TH. WINKLER 221
Community Facilities and Sectorisation. By R.K. FREUDENBERG 261
Extramurale psychiatrische Versorgungssysteme. Von M. VON CRANACH 279
Psychiatrische Dienste und die Beeinflussung von Schlüsselpersonen in der Gemeinde. Von A. FINZEN. 297
Institutional Influences on Mental Disorders. By J.K. WING 327
Evaluation of Community Psychiatric Programs. By H.B.M. MURPHY 361

C. Aktuelle sozialpsychiatrische Probleme

Psychische Schäden bei Konzentrationslagerhäftlingen. Von P. MATUSSEK 387
Psychiatrie der Gastarbeiter. Von W. BÖKER 429
Psychiatrische Dienste an Schulen und Hochschulen. Von E. SPERLING 467
The Biological and Social Character of Drug Dependence (Drogenabhängigkeit). By N. BEJEROT 487
Medizinische Extremsituationen und der sterbende Patient. Von E. BÖNISCH und J.-E. MEYER 519
Suicide and Attempted Suicide. By P. SAINSBURY 557

D. Spezielle therapeutische Techniken

Gruppenanalyse — Einzelanalyse, ein Vergleich. Von H. ARGELANDER 607
Gruppenpsychotherapie und Gruppenarbeit. Von R. BATTEGAY 619
Familientherapie. Von L. KAUFMANN 669
Therapeutische Gemeinschaft. Von H. KRÜGER 711
Techniques of Industrial Therapy, Ergotherapy and Recreative Methods. By D. BENNETT . . 743

E. Ausbildung

Psychiatric Education and Training. By G.F.M. RUSSELL 779
Ausbildung in individueller und Gruppenpsychotherapie auf psychoanalytischer Grundlage.
Von A. HEIGL-EVERS und F. HEIGL 829
Psychiatrische Ausbildung in medizinischen und sozialen Fachberufen. Von G. BOSCH . . . 867

F. Psychiatrie und Recht

Aktuelle Probleme der forensischen Psychiatrie. Von U. VENZLAFF 883
Psychiatry and the Law. An International and World Perspective. By E.L. MARGETTS . . . 933

Namenverzeichnis 951

Sachverzeichnis 995

Mitarbeiterverzeichnis

ARGELANDER, H., Prof. Dr. med., Sigmund-Freud-Institut, D-6000 Frankfurt/Main, Myliusstraße 20

BATTEGAY, R., Prof. Dr. med., Psychiatrische Universitätspoliklinik für Erwachsene, Petersgraben 1, CH-4051 Basel

BEJEROT, N., M.D. Assistant Prof., Karolinska Institute, Department of Social Medicine, S-104 01 Stockholm 60

BENNETT, D., The Maudsley Hospital, Denmark Hill, London SE5 8AZ, Great Britain

BÖKER, W., apl. Prof., Wiss.-Rat und Prof., Zentralinstitut für seelische Gesundheit, D-6800 Mannheim, J 5, Postfach 5970

BÖNISCH, E., Dr. med., Psychiatrische Klinik der Universität Göttingen, D-3400 Göttingen, von-Siebold-Straße 5

BOSCH, G., Prof. Dr. med., D-1000 Berlin 19, Platanenallee 19

VON CRANACH, M., Dr. med., Oberarzt, Psychiatrische Klinik der Universität München, D-8000 München 2, Nußbaumstraße 7

FELDMANN, H., Prof. Dr., Psychiatrische Klinik der Universität Göttingen, D-3400 Göttingen, von-Siebold-Straße 5

VON FERBER, CH., Prof. Dr. phil., D-4800 Bielefeld 1, Am Rehwinkel 8

FINZEN, A., Prof. Dr. med., Niedersächsisches Landeskrankenhaus Wunstorf, D-3050 Wunstorf

FREUDENBERG, R.K., M.D., 7 Alders Road, Reigate Surrey RH2 OEA, Great Britain

HEIGL, F.S., Prof. Dr. med., Niedersächsisches Landeskrankenhaus Tiefenbrunn, Fachklinik für psychogene und psychosomatische Erkrankungen, D-3405 Rosdorf 1-Tiefenbrunn

HEIGL-EVERS, A., Prof. Dr. med., Forschungsstelle für Gruppenprozesse der Universität Göttingen, 3405 Rosdorf 1-Tiefenbrunn

KAUFMANN, L., Privatdozent, Dr., Clinique Psychiatrique Universitaire, Hôpital de Cery, CH-1008 Prilly

KRÜGER, H., Prof. Dr. med., Medizinische Hochschule Hannover, Psychiatrische Klinik, D-3000 Hannover, K.-Wiechert-Allee 9

MARGETTS, E.L., Prof., Department of Psychiatry, The University of British Columbia and the Vancouver General Hospital, 700 West 10th Street, Vancouver, B.C. V5Z 1M9, Canada

MATUSSEK, P., Prof. Dr. med. Dr. phil., D-8000 München 40, Montsalvatstraße 19

MEYER, J.-E., Prof. Dr., Psychiatrische Klinik der Universität Göttingen, D-3400 Göttingen, von-Siebold-Straße 5

MOMBOUR, W., Dr. med., Abteilung für Erwachsenen-Psychiatrie des Max-Planck-Institutes für Psychiatrie, D-8000 München 40, Kraepelinstraße 10

MURPHY, H.B.M., M.D., PH. D., Prof., Department of Psychiatry, McGill University Montreal, Section of Transcultural Psychiatric Studies, 1266 Pine Avenue West, Montreal, Que., Canada H3G 1A8

ØDEGÅRD, Ø., Prof. Dr., Box 16, Gaustad, Oslo 3, Norwegen

RUSSELL, G.F.M., Prof., Academic Department of Psychiatry, Royal Free Hospital, Pond Street, Hampstead, London NW3 2QG, Great Britain

SAINSBURY, P., MD., FRCPsych, MRCP, DPM, Medical Research Council, Clinical Psychiatry Unit, Graylingwell Hospital, Chichester, Sussex, PO19 4PQ, Great Britain

SCHIPPERGES, H., Prof. Dr. med., Dr. phil., D-6900 Heidelberg, Im Neuenheimer Feld 305
SHEPHERD, M., Prof., Institute of Psychiatry, Denmark Hill, London SE5 8AH, Great Britain
SPERLING, E., Prof. Dr. med., Ärztlich-psychologische Beratungsstelle für Studierende der Universität Göttingen, D-3400 Göttingen, Nikolausberger Weg 17
VENZLAFF, U., Prof. Dr. med., Niedersächsisches Landeskrankenhaus, D-3400 Göttingen, Rosdorfer Weg 70
WING, J.K., Prof., Institute of Psychiatry, de Crespigny Park, London SE5 8AF, Great Britain
WINKLER, W.TH., Prof. Dr. med., Westfälisches Landeskrankenhaus, D-4830 Gütersloh, Hermann-Simonstraße 7

A. Allgemeines

Psychiatrische Konzepte und Einrichtungen in ihrer geschichtlichen Entwicklung

Von

Heinrich Schipperges

Inhalt

Historiographischer Überblick	3
Aufbau der klassischen Psychiatrie	6
Zur Tradition der Psychiker	9
Zur Schule der Physiker	11
Entwurf einer Sozialpsychiatrie	16
Struktur und Wandel der Irrenhäuser	18
Paradigmawandel der Psychotherapie	23
Zur klinischen Psychiatrie	23
Historische Grundlegung der Psychoanalyse	25
Psychiatrie in Bewegung	27
Zusammenfassung und Ausblick	33
Literatur	34

Im Selbstverständnis der modernen Medizin begegnet uns kein Gebiet, das in seinem Wesen widerspruchsvoller, in seinen Ausmaßen vielgliedriger und in seiner Motivation unruhiger wäre als die Psychiatrie. Als Seelenheilkunde auch vom Zeitalter der Wissenschaft niemals einwandfrei zu katalogisieren, öffnet uns diese Disziplin im Übergang abermals ihr volles Spektrum, wobei ihre geistesgeschichtlichen Traditionen ebenso wie die naturkundlichen und gesellschaftlichen Bezugsfelder zu einer dramatischen Transformation und Integration drängen.

Vom phänomenologischen Vorfeld der Neuzeit aus läßt sich die Psychiatrie erst in ihrem Wechselspiel zwischen den Disziplinen exemplarisch aufreißen. Ihre geisteswissenschaftlichen Muster, die als Seelenheilkunde über die verstehende Psychiatrie heute auf eine psychopathologische Phänomenologie ausgerichtet sind, laufen auf der Folie der alten Philosophie und Psychologie. Ihre naturwissenschaftlichen Modelle kumulieren sich aus Vorstufen bei Griesinger, der erstmals das kausal-analytische Prinzip als Erklärung eingeführt hatte, wobei sich neben den hirnphysiologischen Konzeptionen auch naturwissenschaftlich orientierte verhaltenstheoretische Konzepte ausgegliedert haben. Als ein sozialwissenschaftliches Theorem hat die Psychiatrie immer die sozio-kulturellen Bedingungen der seelischen Störungen mituntersucht; die spezifischen Einflüsse der Mit- und Umwelt sind allerdings erst in den letzten hundert Jahren wissenschaftlicher eruiert worden; sie konzentrieren sich heute auf die soziologische Analyse des Mikromilieus seelischer Störungen.

Vom Rückblick des ausgehenden 20. Jahrhunderts aus gliedert sich somit die Gesamtveranstaltung Psychiatrie in ein *Erbe der Naturwissenschaft*, die als Psychopharmakologie über Naturprozesse des Gehirns verfügt, wie sie am Modell der Tierversuche experimentell erarbeitet wurden, ferner in das *Erbe der Psychologie*, wobei das physikalische Programm aufgegeben wurde zugunsten einer psychologischen Trieblehre, die mehr oder weniger fruchtbare Kontakte zur Philosophie wie auch zur Soziologie unterhält; schließlich kommt auch weiterhin das *Erbe der Geisteswissenschaft* zum Tragen, wobei vor allem die philosophische Hermeneutik einer phänomenologischen Psychopathologie die Leitlinien gibt.

Alle diese Muster laufen innerhalb der historischen Entwicklung mit einer gewissen Phasenverschiebung ab. Während das Modell der Psychiatrie analog einer Naturwissenschaft einige Medizinhistoriker verleiten konnte, den Beginn einer wissenschaftlichen Seelenheilkunde erst von der zweiten Hälfte des 19. Jahrhunderts an zu datieren, mußte das gleiche Modell die Sozialpsychiater dazu verführen, eine wirklich zu diskutierende „Sorge um die Irren" erst in unserer Zeit mit ihrer kritischen Reflexion der gesellschaftlichen Bezüge beginnen zu lassen. Demgegenüber wird auch weiterhin die geisteswissenschaftlich orientierte Geschichte der Psychiatrie eine Irrenpflege auf der Folie einer wesentlich älteren und beträchtlich breiter angelegten Heilkultur aufzuzeigen haben. Auf diese psychiatrische Heilkunde bis in die ältesten Zeiten verweist uns das in den Quellen reichlich anfallende empirische Material, etwa die ersten Ordnungsversuche der Hippokratiker, die grandiosen Deskriptionen der arabischen Scholastik, die karitative Vertiefung des christlichen Mittelalters wie auch die Konzepte der Empiriker und Systematiker bis in die Aufklärungszeit hinein.

Unsere Übersicht und Einstimmung kann hierbei nur als ein Versuch gewertet werden, ein paradigmatisches Spektrum der noch weitgehend verborgenen Positionen und Strömungen zu geben. Wir beschränken uns bewußt auf einige Schwerpunkte um die Mitte jenes 19. Jahrhunderts, das noch weitgehend Vorfeld einer Psychiatrie der Gegenwart geblieben ist. Das Schwergewicht dieser Auswahl sollte dabei auf der deutschsprachigen Literatur liegen, unter Berücksichtigung der gesamteuropäischen Situation, wobei freilich unser Versuch immer wieder zurückgreift in die abendländische Aufklärung wie er sich andererseits auch vortastet auf eine sich bereits konkretisierende „Weltmedizin".

Jede historische Betrachtung der Psychiatrie verbindet sich daher mit einer methodologischen Besinnung über die Medizingeschichtsschreibung überhaupt. Hierbei haben wir vom methodischen Prinzip her zunächst eine *Heuristik* anzulegen, welche die Phänomene aufsucht, ihre Aspekte miteinander vergleicht, um dabei — was der modische Zeitgeist nur zu leicht möchte — nichts auszulassen. Anzuschließen wäre eine *Quellenkritik*, die aufgrund einer Analyse von Genetischem, Kausalem und Analogem die vorgefundenen Stoffe wesentlich gründlicher und kritischer zu differenzieren, zu kooperieren und zu integrieren hätte, als dies bisher — und gerade auf dem Gebiete einer Psychiatriegeschichte — geschehen konnte. Abschließend müßte jeweils eine besondere *Interpretation* sich der Deutung des Faktischen wie des Problematischen anheimgeben, die dann in der Form der Deskription ihren adäquaten Ausdruck sucht, wenngleich sie diesen auch nicht immer gefunden hat.

Historiographischer Überblick

In seinen „Elementen der nächsten Zukunft" (1829) hat bereits HEINRICH DAMEROW die Psychiatrie als dritte Säule der Medizin zur Chirurgie und Inneren Medizin hinzugerechnet. War die scholastische Medizin als „facultas" im „studium generale" noch rein formal gegliedert worden in eine „Theorica" und „Practica", so brachte seit dem 17. Jahrhundert der bedeutende Materialzuwachs eine zunächst noch zurückhaltende Aussprossung der Fächer, die sich konzentrierten auf Innere Medizin und Chirurgie. Die Etablierung einer eigenständigen Psychiatrie konnte nicht lange mehr auf sich warten lassen.

J.M. LEUPOLDT gibt in seinem „Überblick über die Geschichte der Medicin" (1838) eine Skizze jener Heilwissenschaft, die um die Mitte des 19. Jahrhunderts ihren Kulminationspunkt gefunden hat: „der gegenwärtige Gesamtbestand der Medizin als bestimmtes Glied ihrer ganzen Geschichte und zugleich als Frucht ihrer Vergangenheit und als Keim ihrer Zukunft". Damit ist auch die Psychiatrie in ihre entscheidende Phase getreten: Mit dem Entwicklungsgange der zivilisierten Menschheit sind die psychischen Krankheiten „nach Zahl und Eigenartigkeit" gewachsen, und sie haben gleicherweise das Interesse wie das Bemühen der Ärzte herausgefordert. Seelische Störungen sollen nunmehr dezidiert als Krankheiten betrachtet und behandelt werden „und nicht mit Nichtkrankheiten, mit Leidenschaften, metaphysischen Abnormitäten, wie Irrtum, Wahn und dergleichen, oder mit moralischen Fehlern, aber ebensowenig auch mit physischen Krankheiten verwechselt werden". Indem man Extreme vermeidet und in jene rechte Mitte einkehrt, in der sich „zugleich Momente aus der physischen als auch der eigentlich geistigen Sphäre begegnen", wird die Psychiatrie nur gewinnen und ihren festen Ort innerhalb der Heilwissenschaften behaupten.

LEUPOLDT hat in seinem Überblick betont, daß die Psychiatrie „für den erweiterten Blick nicht isoliert dastehe, indem sich darin vielmehr nur eine wichtige Wendung in dem ganzen Bildungsgange, wie sich namentlich auch in der Geschichte der Philosophie bemerklich macht, nämlich neuer Anschluß an christliche Offenbarung und innigere Wiederanknüpfung an die frühere Geschichte — in besonderer Gestalt und Weise an der Medizin, geltend zu machen sucht". Angestrebt wird demgemäß auch für die Medizin „der wahrhaft anthropologische Charakter, der ihr an sich eigen ist".

Einen völlig verschiedenen, positivistischen Beurteilungsgang für die Psychiatrie gibt AUGUST HIRSCH (1893). Waren noch für HIPPOKRATES und CELSUS, vor allem auch für ARETAEUS, die Seelenleiden ein integrierender Teil der Heilkunde gewesen, so sei diese Seelenheilkunde im Mittelalter einer Mystik mit Teufeln und Dämonen verfallen. Erst mit PINEL und REIL habe man wieder den Anschluß an die alten griechischen Ärzte und damit eine Möglichkeit für *eine wissenschaftliche Bearbeitung der Psychiatrie* gefunden. HIRSCH liefert für sein Schema eine äußerst schwache, wenn auch für das Jahrhundert typische Beurteilung, für die keinerlei Quellen herangezogen worden sind.

Die gleiche Beurteilung der Geschichte der Psychiatrie bringt KORNFELD im Handbuch der Geschichte der Medizin (1905). Eine Begründung der Psychiatrie als Spezialfach, und damit auch die Reform des Irrenwesens, sei erst auf das Ende des 18. Jahrhunderts anzusetzen. Nach einem prinzipiellen Methodenkampf zwischen den Somatikern und Psychikern habe vor allem GRIESINGER einen Wendepunkt herbeigeführt und die wissenschaftliche Psychiatrie der Gegenwart ermöglicht. Als Übergangserscheinungen zur Gegenwart sind denn auch zu verstehen: die rasche Folge von diffusen Systemen, ein reiches Spektrum unübersichtlicher Einzelforschung wie nicht zuletzt auch die undurchsichtige Polypragmasie in der Praxis.

Im Handbuch der Psychiatrie (1912) glaubt A. GROSS konstatieren zu können, daß die Irrenheilkunde immer noch keine Wissenschaft entsprechend anderen Zweigen der Medizin geworden sei. Je weniger exakt ihre Grundlage, um so mehr der Ermessensspielraum subjektiver Darstellung. Immer dominiert noch der positivistische Optimismus, daß die Fortschritte wissenschaftlicher Arbeit letztlich auch unsere Erkenntnisse von psychischen Vorgängen und Hirnveränderungen erweitern und somit auch die Gesetze ihrer kausalen Bedingtheit vertiefen müßten. Optimismus herrscht auch in bezug auf die Erfolge der Irrenfürsorge, wobei von einer eigentlichen Therapie kaum die Rede ist. Im gleichen Handbuch (1912) konnte aber auch bereits festgestellt werden, daß die Anstaltsfürsorge für die Geisteskranken eine Vollkommenheit erreicht habe, wie sie vorher niemand geahnt hätte. Die Forderungen der Humanität wie auch der allgemeinen Hygiene hätten jetzt ihre Erfüllung gefunden. Demgegenüber habe die Lehre von der Behandlung der Geistesstörungen nur wenig Förderung gefunden; eine zielbewußte Therapie mit begründeter Aussicht auf Erfolg gebe es nach wie vor „nur in äußerst begrenztem Maße". Die Schuld liege in der mangelhaften Kenntnis von den Ursachen der Geisteskrankheiten und jenen „physiologischen Prozessen, welche sie bedingen oder begleiten". Eine Lehre von der allgemeinen Therapie müsse sich gerade hier damit begnügen, die Bedingungen zu ergründen. Dies sei um so wichtiger geworden, als zwischen der Behandlung geistiger Störungen und der aller übrigen Krankheiten ein prinzipieller Unterschied „erkenntnistheoretischer Natur" zu sehen sei.

Im Gegensatz zu dieser positivistischen Geschichtsschreibung ist die Geschichte der Psychiatrie für TH. KIRCHHOFF (1912) in erster Linie Kulturgeschichte. Der Psychiatrie wird eine Sonderstellung an der Grenze von Körper und Geist zugesprochen und betont: „sie ist nicht nur reine Geisteswissenschaft, sondern sie will auch die Kunst der Behandlung von Seelenzuständen lehren". Bei aller Profilierung einer Sonderstellung im Rahmen der medizinischen Disziplinen begnügt sich auch KIRCHHOFF in der historischen Ausarbeitung mit dem bereits damals reichlich antiquierten Dreistadienmodell nach COMTE, wonach die Betreuung der Irren zunächst in den Händen der Priester gelegen habe, dann vorübergehend unter die Führung der Philosophen geraten sei, um sich nunmehr nach Tempelmedizin und scholastischer Philosophie endlich von den Banden der Psychologie zu befreien und endgültig in den Händen der Naturforschung ihren wissenschaftlichen Ort zu finden. Von nun an werde die Psychiatrie im

Verbund mit der Neurologie „eine führende Stellung im Kampf um die Einheit der Medizin" gewinnen; jede Trennung der Psychiatrie von der Neurologie wäre als ein „entschiedener Rückschritt" anzusehen!

Als ein vor allem in der angloamerikanischen Literatur weitbeachtetes historiographisches Modell wäre E.H. ACKERKNECHTS „Kurze Geschichte der Psychiatrie" (1957) heranzuziehen. Psychiatrie wird als der jüngste Zweig der Medizin angesehen; sie habe ihre Renaissance 100 Jahre später als die sonstigen medizinischen Disziplinen erlebt, und sie leide auch heute noch unter der Feindseligkeit, die man seit jeher den Geisteskranken wie auch den Irrenärzten entgegenbringe. Die naturwissenschaftlichen Disziplinen haben nach ACKERKNECHT wenig zur Aufklärung der Geisteskrankheiten beigetragen, und „darum haben wir auch heute in der Psychiatrie, wie früher in der inneren Medizin, mit einer Unzahl verschiedener, oft dogmatischer Schulen zu tun". Folgerichtig konzentriert sich dieser Grundriß der Geschichte der Psychiatrie, nach einem knappen Überblick über das Altertum und die Renaissance, auf die Psychiatrie des 17. und 18. Jahrhunderts, von der aus dann im Laufe des 19. Jahrhunderts eine wissenschaftliche Psychiatrie ihren Ausgang genommen hat.

Unter historiographischem Aspekt sollte weiterhin die „Allgemeine Psychopathologie" von KARL JASPERS (1913) gewertet werden, auch wenn hier bevorzugt die Notwendigkeit einer psychiatrischen Methodenlehre herausgestellt wird. Seinem weitgestuften Programm hat JASPERS — ohne Systematik und ohne Bezug auf die Quellen — einen historischen Rückblick angehängt, dessen blasse Schematik als überholt gelten muß. JASPERS kommt es mehr darauf an, die Gefahren durch die „enorme Vermehrung der Literatur" und den „Betrieb ohne Gestalt eines Ganzen" aufzuzeigen. Es bedarf seiner Meinung nach gerade heute einer an der „Gesamtleistung der vergangenen Psychiatrie" geschulten Kritik, „um in der Flut bildungslosen Schreibens die Sachen von Qualität zu entdecken" (JASPERS, 1965).

Den großangelegten Versuch einer Geschichte der Psychopathologie verdanken wir LEIBBRAND und WETTLEY (1961). Unter Berücksichtigung des englischen Empirismus und des französischen Sensualismus wird eine deutsche „spekulative Psychopathologie" vorgestellt, der bald schon die „Betonung eines neuen naturwissenschaftlichen Standpunktes" entgegentritt.

Als dezidierter Außenseiter hat KLAUS DÖRNER (1969) eine Sozialgeschichte der Psychiatrie vorgelegt, die nicht mit einer „Psychiatriegeschichte" verwechselt werden möchte, sondern eher mit der „psychiatrischen Gesamtrealität" konfrontieren will. Ausgehend von den Methoden einer heuristisch vorgegebenen „Dialektik der Aufklärung" und methodisch angelehnt an die fragwürdige These vom historischen Paradigmawechsel (TH. S. KUHN) untersucht diese „Psychiatrische Soziologie" unter dem Leitschema einer gesellschaftlich erzwungenen Ausgrenzung der Unvernunft den historischen Ablösungsprozeß der Psychiatrie von der Philosophie wie neuerdings auch von der Medizin. Ohne Rücksicht auf einen „ressortspezifischen Methodenkanon" will DÖRNER Historisches lediglich als sozialtypisch Exemplarisches gedeutet wissen, wobei von der „größeren Ermessensfreiheit gegenüber dem historischen Material" (nach JÜRGEN HABERMAS) ausgiebig Gebrauch gemacht wird. Auf diese Weise kommt aus halbiertem Quellenmaterial *ein durchweg apodiktisch gehaltenes* Urteil zustande, wo im Grunde noch alles zu befragen wäre. Im Hintergrund steht die alternative Frage, ob die Psychiatrie mehr auf die Disziplinierung der bürgerlichen Gesellschaft aus sei oder ob sie die psychisch Leidenden zu „befreien" habe, wobei sich der Verfasser bereits gegen die Integration und für die Emanzipation entschieden hat. Der psychiatrischen Therapeutik wird damit die Aufgabe zugesprochen, als „human engineering" soziale Angst verschwinden zu machen!

In unseren Tagen nun hat MARTIN SCHRENK mit einer das so schwierige Stoffgebiet von den Quellen her neu interpretierenden Untersuchung „Über den Umgang mit Geisteskranken" ein Bindeglied geschaffen „zwischen der Geschichte der psychiatrischen Theorien und der psychiatrischen Institutionen", um mit diesem seinen „skizzenhaften Entwurf" einen möglicherweise gangbaren Weg „durch die noch kaum erschlossenen Dickichte des 19. Jahrhunderts" zu zeigen (SCHRENK, 1973).

Soweit der knappe historiographische Abriß, der nur die wichtigsten Führungslinien markieren sollte, zwischen denen wir nunmehr die prägenden Konzeptionen und die bestimmenden Richtungen aufzusuchen haben, um von hier aus konkreter in die Transformationsphase der neuzeitlichen Psychiatrie zwischen 1800 und 2000 einzutreten.

Aufbau der klassischen Psychiatrie

HEINRICH DAMEROW gab 1841 in einem „Pro Memoria" eine großzügige Gliederung der modernen klassischen Psychiatrie: Die Psychiatrie teilt sich zunächst formaliter auf in eine Theorie und in die Praxis. Der Theorie zugeschrieben werden Terminologie und Nomenklatur, die das Zwischenfeld der Pathologie strukturieren mit Semiotik, Diagnostik und Prognostik, während die Nosologie unmittelbar auf die Therapie überleitet. Alle theoretischen wie praktischen Probleme der Psychiatrie aber laufen zusammen in den Irrenanstalten. Schließlich gibt es noch den Aspekt eines öffentlichen Gesundheitswesens, wie er in der Psychiatrischen Staatsarzneikunde, der Gerichtlichen Psychiatrie und einer Psychiatrischen Didaktik einen Niederschlag gefunden hat.

Auf all diesen Gebieten lassen sich Theorie und Praxis am ehesten von den beiden Polen des 19. Jahrhunderts fassen, wie sie etwas vereinfacht als Psychiker und Physiker schematisiert wurden. Mehr im sozialen Raume gliedern sich dabei die Institutionen, wobei sich eine Anstaltspsychiatrie mehr und mehr von der Universitätspsychiatrie abtrennt. Motiviert wird diese neuzeitliche Bewegung sowohl von den psychisch-humanitären Strömungen wie auch einer sich mehr und mehr durchsetzenden naturwissenschaftlichen Richtung. Mit allem verknüpft sich ein zunehmender Spezialisierungsprozeß, wie er sich in Publikationsorganen, Vereinsgründungen, dem Zusammenschluß von Fächern, einem Klinikaufbau sowie den Lehr- und Prüfungsordnungen repräsentiert. Aus dem Zusammenspiel im ganzen erst können wir ersehen, wie und wo aus dem „Anhängsel der übrigen Heilkunde" (LEUPOLDT, 1833) eine eigenständige Disziplin der Medizin geworden ist.

Mit der legendären Befreiung der Irren von ihren Ketten glaubte man dabei eine medizinische Aufklärung auch in der Psychiatrie dokumentiert zu haben.

Dieser unhistorischen Schematik zuliebe wurde das finstere Mittelalter verlängert bis zur Französischen Revolution, während der Humanismus der Irrenbehandlung als ein Produkt der Aufklärung interpretiert werden mußte. Die Quellen sprechen auch hier eindeutig eine andere Sprache!

Die bis in die Neuzeit hinein wirkenden psychiatrischen Traditionen lassen sich durchweg aus dem Universalienstreit der Scholastik heraus entwickeln. Eingespannt auf das kategoriale Grundschema von Nominalisten und Realisten war das Leib-Seele-Problem zunächst noch ausgeklammert geblieben, um in der Aufklärung erneut polarisiert zu werden zu jenem Methodenstreit, der unter der Devise Somatiker kontra Psychiker in der Psychiatriegeschichte Eingang fand.

Zwar hatten die großen Systematiker des 18. Jahrhunderts noch versucht, das empirische Material einer Heilkunde im ganzen zu sammeln, ohne hierbei jedoch den seelischen Störungen eine glaubhafte Topographie zuweisen zu können. Es ist gewiß kein Zufall, daß sich in diesem Zeitalter der Aufklärung Philosophen und Theologen weit mehr mit den Phänomenen der seelischen Störungen beschäftigt haben als die Ärzte. Gleichwohl zeitigten denn auch gerade hier die medizinischen Systeme ihre spezifische Wirkung, sei es aus dem Animismus eines GEORG ERNST STAHL, über die Prinzipien der Irritabilität und Sensibilität ALBRECHT VON HALLERS oder auch von der damals weitwirkenden Nerventheorie nach CULLEN und BROWN. Eine allgemeine Anthropologie, die sich als philosophische Menschenkunde verstand, eine mehr empirisch ausgerichtete Psychologie wie auch die pädagogische Therapeutik gaben dieser Psychiatrie innerhalb der medizinischen Aufklärung ihr Profil.

Schon 1803 konnte REIL den eigentümlich schwebenden Zustand der Psychiatrie zwischen Geisteswissenschaft und Naturwissenschaften beschreiben, um daraus zu schließen, daß ein Dozent der Psychiatrie in der Medizin ebenso gewandt sein müsse wie in der Philosophie. Gleichwohl war es — bei allem Schwebenden seines Verfahrens — gerade REIL vorbehalten, Struktur und Funktion einer Psychiatrie genauer aufzureißen und somit seinem Jahrhundert eine konkretere Bahn zu weisen.

JOHANN CHRISTIAN REIL (1759—1813) lehrte Medizin an der Universität Halle und hatte dort 1803 seine „Rhapsodieen über die Anwendung der psychischen Curmethode auf Geisteszerrüttung" publiziert. „Durch Ideen wird das normale dynamische Verhältnis des Gehirns gegründet, durch Ideen muß dasselbe rektifiziert werden, wenn es gestört ist." Mit dieser Devise wandte er sich gegen die somatische Therapie der handfesten Empiriker, die alles mit Nieswurz und Klistieren zu kurieren gedachten und über die REIL ein apodiktisches Urteil abgibt: „Wehe dem Ebenbilde Gottes, das unter einen solchen Hobel fällt!"

Aber auch für den „Psychiker" REIL spiegelt sich sehr konkret alle Menschenvernunft in der Organisation des Nervensystems, so wie sich die Gottheit in der Leiblichkeit des ganzen Weltbaues ausspricht. „Staunend und ehrfurchtsvoll stehe ich vor diesem Heiligtum, das bei allem Leben und Weben, bei allem Tun und Treiben des Menschengeschlechts von Anbeginn bis auf unsere Zeit sein geheimes Spiel mitgetrieben hat". Es sollte von größter Bedeutung sein, und dies verdient exemplarischer herausgestellt zu werden, daß schon zu Beginn dieses Jahrhunderts eine Philosophie der Leiblichkeit dominiert, deren historische Verwurzelung nicht annähernd untersucht worden ist. REIL bekennt sich bewußt zur Symbolgestalt leibhaftiger Wirklichkeit: „Denn das Gebildete ist das Äußere des Inneren, der sichtbare Ausdruck der Qualität, und das somatische Verhältnis des Gehirns ein integranter Teil seiner Physiologie, welche einerlei mit der rationellen Seelenlehre ist." Von diesem seinem Prinzip her verstehen wir erst die sorgfältigen Studien, die REIL persönlich über die Anatomie des Gehirns getrieben hat und von denen er bekennt: „Ich habe die Idee zur Zergliederung des Gehirns gegeben und die Bahn mit so vielem Glück gebrochen, daß jedermann sie mit Bequemlichkeit wandeln und die Lücken ergänzen kann".

Auf der anderen Seite konnte REIL damals schon betonen, und dies nicht nur in seinen Rhapsodieen (1803), sondern auch in dem mit KAYSSLER herausgegebenen „Magazin für die psychische Heilkunde" (1805), schließlich noch in den „Beyträgen zur Beförderung einer Curmethode auf psychischem Wege" (1808), daß erst durch Hinzufügung der psychiatrischen Aspekte jede Kur innerhalb der Medizin den Charakter der Vollständigkeit erhalte —, heute würden wir sagen: unter Berücksichtigung ihres psychosozialen Kontextes.

Einen ersten Einfluß auf die praktische Irrenfürsorge nahm diese aufgeklärte Psychiatrie durch JOHANN GOTTFRIED LANGERMANN (1768—1832), Obermedizinalrat in Berlin. LANGERMANN hatte 1792 eine Dissertation vorgelegt mit dem fundamentalen Titel: „De methodo cognoscendi curandique animi morbos stabilienda". Er war Arzt am Zucht- und Irrenhaus zu Torgau gewesen und hat 1805 aus der alten Irrenanstalt St. Georg in Bayreuth eine „Psychische Heilanstalt für Geisteskranke" aufgebaut. Von hier aus datiert sein fruchtbarer Einfluß auf die preußischen Irrenanstalten zu Siegburg (1825) wie auch zu Leukus/Breslau (1830).

Wie schon LEUPOLDT (1833) von den „Grundsätzen einer potenzierten Pädagogik" gesprochen hatte, so betont LANGERMANN seine therapeutische Einstellung, wonach eine psychische Therapie fruchtbar nur nach den Prinzipien der Pädagogik aufgebaut werden könne. Von dieser seiner pragmatischen Einstellung aus ist in erster Linie auch sein Einfluß auf die Organisation des Irrenwesens zu beurteilen.

Bei allem pragmatischen Vorgehen ist aber gerade auch diese Gründerepoche der Psychiatrie wie kein anderes Gebiet der Medizin von philosophischen oder gesellschaftlichen Strömungen abhängig geblieben. In seiner „Theoria medica" (Halle 1708) hatte GEORG ERNST STAHL (1659—1734) vom Leitbild seines Animismus her die Wechselwirkungen zwischen Psychischem und Physischem systematisieren wollen, wobei er beide Aspekte gleichrangig im physiologischen, pathologischen und therapeutischen Bereiche vorfindet. Während sich aber die Psychiatrie bis weit in die Aufklärung hinein nach den Prinzipien eines mehr oder weniger gemäßigten Eklektizismus orientiert hatte, kommt es nunmehr zu Beginn des 19. Jahrhunderts zu einer Polarisierung in extremere Positionen, die man in reichlich versimplifizierter Schematik als Psychiker und Somatiker bezeichnet hat, Positionen, die ihrerseits wiederum, wie dies schon LEUPOLDT (1833) forderte, einen archimedischen Standpunkt nach sich ziehen müßten, der „über dem Physischen und Psychischen liege"! Die psychische Richtung ebenso wie die somatischen Schulen samt der mit beiden verknüpften praktischen Sozialmaßnahmen können uns daher nur als ein grober Leitfaden dienen, an dem sich die ungemein reichhaltigen Einzelerscheinungen aufreihen lassen. Was sich auf die Dauer durch-setzte, das war und blieb die leibgebundene „Idee des Organismus". Eine solche leibhaftige Idee des Organismus sei — so LEUPOLDT (1833) — schon von PARACELSUS gesehen worden. Sie fand einen Niederschlag in der „Psychologia anthropologica sive animae humanae doctrina" von OTHO CASMAN (1594), wo die menschliche Natur in zweifacher Weise erscheint: geistig und leiblich, aber im Grunde eins! Diese Auffassung kommt bei STAHL wie bei HOFFMANN erneut zum Durchbruch; sie ist der dominierende Leitfaden bei REIL, kommt zum breiten Ausbau bei FRIEDRICH NASSE und findet in der Methodik von GRIESINGER und in der Systematik von KRAEPELIN einen Abschluß.

Zur Tradition der Psychiker

Mit der Bezeichnung „Psychische Irrenärzte" ist nur ein grobes Kennwort für eine mehr psychologisch-anthropologisch orientierte Richtung gegeben. Wie wenig dieses Schema als Ordnungsprinzip des 19. Jahrhunderts stichhaltig ist, und wie sehr diese Richtung von übergeordneten anthropologischen Momenten geprägt wurde, das zeigt bereits die erste bestimmende Persönlichkeit dieser Position, der ebenso verkannte wie auch unbekannt gebliebene HEINROTH.

JOHANN CHRISTIAN AUGUST HEINROTH (1773—1843) war seit 1814 Arzt am Zucht- und Waisenhaus in Gotha, wurde später Professor für Psychische Therapie in Leipzig, wo er seit 1828 den ersten Lehrstuhl für Psychiatrie innehatte. Kern seiner „Seelenheilkunde" ist keineswegs der Seelenbegriff, sondern ein Seele wie Leib umfassender Personbegriff. Die Seelenstörung manifestiert sich nicht am erkrankten Organ oder gar als seelische Verrückung, sondern immer als Erkrankung der Person. Der Begriff der Person, nur zu fassen innerhalb einer totalen Leiblichkeit und unter der Einheit des Leibes mit der Seele, erweist sich als Schlüsselbegriff seiner medizinischen Anthropologie. Gesund ist dieser Mensch als Person, solange er auf sein Gewissen hört und die Freiheit hat, in der letzten Gesundheit oder Heilheit aufzugehen. Freiheit der Person wäre demnach Freiheit aus der Tierwelt und mit der Umwelt. Der Mensch ist sich hierin zur Aufgabe gestellt, so daß menschliche Gesundheit die vollendete Freiheit wäre. Krank wird der Mensch im Zustande der Unfreiheit, die aus fehlerhafter Lebensführung entspringt.

Das Prinzip der Trägheit und des Bösen geht in HEINROTHs Anthropologie unmittelbar ein in die Materie der Krankheit und wirkt somit destruktiv, womit der Schritt aus dem Reiche der Freiheit in den Gesetzesbereich materieller Gebundenheit vollzogen wäre. Aufgabe des therapeutischen Eingriffs ist, sich der habituellen Freiheit bewußt zu werden, wobei dem sinnlichen Wesen der Verstand über die reale Außenwelt geweckt wird. Des Menschen Lebenstrieb wird schließlich identisch mit seinem Freiheitstrieb; Freiheit ist jetzt zum Eigentum geworden. Freiheit und Gesundheit gehören daher nicht zur Struktur des Menschen, sind vielmehr Ziel einer aufgegebenen Situation. Leben ist kein biologisches Geschenk, sondern eine geistige Aufgabe!

Das Urteil der Medizingeschichtsschreibung über HEINROTH ist immer noch äußerst korrekturbedürftig. Dabei hatte schon LEUPOLDT (1833) HEINROTH als den „eigentlichen Geburtshelfer in bezug auf die Psychiatrie" angesehen. In seiner

Heidelberger Dissertation über „Gesundheit und Krankheit der Person in der medizinischen Anthropologie JOHANN CHRISTIAN AUGUST HEINROTHS" hat erstmals HANS GERHARD SCHOMERUS (1964) nachweisen können, wo HEINROTHS Personbegriff von der Philosophie des deutschen Idealismus abweicht, daß seine Betonung des individuellen Krank- und Gesundseins seinem System eine charakteristische Sonderstellung innerhalb der nosologischen Struktur der Spätromantik gegeben hat und hiermit auch der Streit zwischen Psychikern und Somatikern neue Aspekte gewinnt.

Psychiker und Somatiker stellen sich uns heute nicht mehr als der Streit zweier Schulen dar, unter denen die somatische als die fortschrittlichere dominieren konnte, sondern eher als zwei Aspekte der gleichen naturphilosophischen Richtung, wovon die Gruppe der Psychiker die Vorstellung der idiopathischen Geistesstörungen, die der Somatiker die der konsensuellen Störungen verabsolutierte. In NASSES "Zeitschrift für die Anthropologie" etwa sind beide Gruppierungen noch zu Wort gekommen, indem Leib und Seele als ein Miteinander verstanden werden, ohne damit auch nun eine verbindliche Perspektive zu schaffen. Mit dem ihr vorgegebenen Dualismus entnimmt auch die somatische Schule ihr zentrales Argument, die Unmöglichkeit einer primären Seelenerkrankung nämlich, schließlich wiederum dem spekulativen Idealismus.

Gleichwohl verdienen einige sogenannte „Psychiker" hervorgehoben zu werden. Für die Wiener Psychiatrie bedeutend wurde PHILIP CARL HARTMANN (1773—1830), der den Einfluß der Philosophie zeitkritisch auf eine Theorie der Heilkunde nachzuweisen vermochte. In seinem Hauptwerk „Der Geist des Menschen" (Wien 1820) kommt er bei dem Dilemma von „psychischer Freiheit" und „physischer Notwendigkeit" zu einem frühen Vermittlungsversuch zwischen Psychikern und Somatikern. 1811 hatte er den Lehrstuhl der Allgemeinen Pathologie, Therapie und Materia Medica in Wien inne, ohne daß sich aus seinen beachtlichen Ansätzen zu einer Psychiatrie eine eigenständige Institution entwickeln konnte.

Das gilt in gesteigertem Maße auch von ERNST VON FEUCHTERSLEBEN (1806—1849). Geschult an den Werken von PASCAL, SPINOZA, KANT und HERBART, vertraut mit den naturphilosophischen Grundbegriffen der Ganzheit, Entwicklung, Steigerung oder Polarität versuchte FEUCHTERSLEBEN eine „Prophylaktik der Körperkrankheiten auf psychischem Wege", die einen ersten Niederschlag fand in der berühmten Schrift „Zur Diätetik der Seele" (Wien 1838) und konkretisiert wurde in seinem späteren „Lehrbuch der ärztlichen Seelenheilkunde" (Wien 1845). Über die scheinbaren Gegensätze der Psychiker und Physiker hinaus wird auch hier einer Psychiatrie, ja der Medizin insgesamt eine methodische Richtung aufgewiesen. Gerade die Psychiatrie könne alle die verschiedenen Richtungen, diese „beständig ordnend, begrenzend, verbindend, berichtigend", systematisch begleiten, um sie in der „Idee einer höheren Einheit" zu versöhnen. Daß alle Richtungen und Disziplinen in einem höheren Ganzen zu integrieren, in einer von psychosomatischer Gesamtschau erfaßten Gesamtmedizin getragen sein wollen, war auch der Inhalt seiner „Fünf Vorlesungen über Anthropologie" (1849).

Nur hingewiesen sei auf CARL WILHELM IDELER (1795—1860), der seit 1828 Leiter der Irrenabteilung der Charité in Berlin war. Sein riesiges literarisches Werk mit etwa 35 Monographien und 100 Zeitschriftenaufsätzen ist nicht annähernd erforscht. Aus der Auffassung der Leidenschaften versuchte IDELER die Seelenstörungen unter moralischem Aspekt zu erfassen, während die Behandlung der diätetischen Direktive als einer „Kultur des Lebens" überlassen sein sollte. Ziel aller Heilung ist die völlige Resozialisierung als die „Wiederherstellung der ursprünglichen Lebensverfassung". Ähnlich wie HEINROTH sieht IDELER den Sinn des Lebens in einer systematischen Stilisierung des freien Lebensraumes: „Unter allen Lebensfragen ist daher keine wichtiger als die, nach seinem Vermögen sein Schicksal bestimmen zu können, und was dürfte ihm daher mehr am Herzen liegen als der Wunsch, durch die Erfahrung der Weltgeschichte hierüber aufgeklärt zu werden?"

Bei Berücksichtigung des Gesamtwerkes zeigt sich eindeutig, daß die so komplexe wie kontroverse Geistesgeschichte des 19. Jahrhunderts durch IDELER neue und beachtliche Akzente gewonnen hat. IDELER hat mit großer Energie versucht, die organische Einheit des Menschen herauszustellen. Aus seinem Bemühen um die Verschmelzung von Medizin und Philosophie versteht sich seine Polemik gegen eine einseitig pathologisch-anatomische Schulbildung. Bemühungen um die Hereinnahme aller Hilfsdisziplinen in eine anthropologische Grundlagenforschung tragen den Anschein eines systematischen interdisziplinären Modells der Psychiatrie. Besonders herausgestellt wurden die Bedeutung der Entwicklung im frühesten Kindesalter, einer stetig zu vertiefenden Interaktion von Arzt und Patient unter Berücksichtigung der biographischen Methodik als dem wichtigsten Instrument psychologischer Forschung, nicht zuletzt auch die Beachtung einer Selbstheilungsfunktion in Richtung auf die „Wiederherstellung einer geregelten Seelentätigkeit". Psychiatrie hat daher „nicht Ureigenes und Selbständiges" an sich; sie wird nie eine autarke Wissenschaft, sondern bedarf prinzipiell der „innigen Durchdringung und organischen Verschmelzung philosophischer und medizinischer Begriffe"; Fundament einer Psychiatrie bleibt immer die Anthropologie.

Zur Schule der Physiker

Im Gegensatz zur psychischen Richtung wurden die Physiker, auch Organiker oder Somatiker genannt, durch ihre mehr anatomisch-pathologisch eingestellte Haltung zu den Seelenstörungen charakterisiert. NASSE (1823) hält die Forderung, Seelentätigkeit ohne den Leib zu betrachten, schlechthin für unerfüllbar. Er erklärt es als Aufgabe der Anthropologie, „die ganze Menschennatur wissenschaftlich zu erkennen", wobei er allerdings zugeben muß — und das gilt 1973 wie 1823! —: „Das Leben der Anthropologie ist erwacht, aber es hat sich noch keinen Organismus gebildet."

Im Jahre 1837 hatte CHRISTIAN FRIEDRICH NASSE (1778—1851) zusammen mit MAXIMILIAN JACOBI (1775—1858) eine „Zeitschrift für die Beurteilung und Heilung der krankhaften Seelenzustände" begründet, in der die somatische Ätiologie des Irreseins empirisch unterbaut werden sollte. Daß psychische Störungen das Resultat von somatischen Abnormitäten seien, war auch die Auffassung von J.B. FRIEDREICH (1796—1862), der die Psychopathien als organisch bedingt ansah und somit konsequent somatische Heilmittel verordnen wollte. Mit JACOBI,

NASSE und FRIEDREICH hatte nun mehr und mehr eine Begründung der klinischen Analyse psychischer Krankheiten eingesetzt, die aus der Entwicklung des 19. Jahrhunderts nicht mehr wegzudenken war und die folgerichtig zu einer organischen Klassifikation der seelischen Grundleiden führen mußte.

Eine somatisch begründete „Naturlehre des Menschen", die er auch „Anthropologie" nannte, hatte JOSEPH DIETL (1804—1878), seit 1841 Primarius in Wien, entworfen. Mit morphologischen Methoden, eng angelehnt an die ROKITANSKY-Schule, versuchte er in die Diagnostik der Hirnerkrankungen neues Licht zu bringen, während er bei seinen pragmatischen Folgerungen zu einem generellen therapeutischen Nihilismus gelangte. Seine morphologischen Untersuchungen sind bereits 1846 zu Wien erschienen unter dem Titel: „Anatomische Klinik der Gehirnkrankheiten". Daß die Geisteskrankheiten Naturerscheinungen wie alle anderen Krankheiten sind, war auch die Auffassung des Anstaltsarztes OSCAR SCHWARTZ zu Sigmaringen, der 1857 auf der 33. Versammlung Deutscher Naturforscher und Ärzte zu Bonn „Über die Stellung der Seelenheilkunde (Psychiatrie) zur Naturforschung und insbesondere zur praktischen Medicin" berichtet hatte. SCHWARTZ hat bereits damals energisch für die Einführung Psychiatrischer Kliniken an allen Hochschulen plädiert.

Mit einem neuen Ansatz versuchte CARL FRIEDRICH FLEMMING (1799—1880) die somatische Psychiatrie zu begründen, um „über eines der dunkelsten Gebiete der Arznei-Wissenschaft Licht zu verbreiten". Aus dem Studium der somatischen Begleiterscheinungen, vor allem mit seinen Untersuchungen zur Ischämie des Gehirns, war FLEMMING zu einem System der Psychosen gekommen, das er als „Pathologie und Therapie der Psychosen" (Berlin 1859) veröffentlichte. Die Psychosen hängen nach ihm ab vom „organischen Bau des Nervensystems". Allerdings haben es alle Krankheiten miteinander gemein, und für die Psychosen gelte es noch in vollerem Maße, „daß ihre Genesis tief in den leiblichen und geistigen Lebens-Verhältnissen wurzelt". Unter Lebens-Verhältnissen wird verstanden: das Klima, die Lebensweise, die Beschäftigung, nationale Konstitution und Zivilisation, Bildung und sittlicher Zustand, die alle zu integrieren man einen ALEXANDER VON HUMBOLDT für die Psychiatrie brauche!

Die Begründung einer wissenschaftlichen Psychiatrie bedarf daher einer Mitwirkung durch Spezialisierung der medizinischen Fächer, einer prinzipiellen Überweisung der veralteten Correktions- und Siechenhäuser an die Ärzte, vor allem auch einer Lockerung des Bandes der Psychologie an die Philosophie. Durchschlagende Einheitsversuche würden sich nur über die Pathologie erreichen lassen, wobei der deutschen Medizin das Verdienst zukomme, „die Pathogenie der Seelenstörungen zuerst sorgfältig eingebaut zu haben. Der Weg zur Wissenschaft führt für FLEMMING über die Pathologie, ein unheimlicher Weg, der an den rätselhaften Wegweisern der Leichenschau vorbeiführt, „die, gleich Bruchstücken der hieroglyphischen Inschrift eines zertrümmerten Obelisken, den Fragenden vielmehr eher verhöhnen als aufklären". Schon heute habe sich die Errichtung von Krankenhäusern für die Heilkunde als ungemein segensreich erwiesen; für die Geistesgestörten indes sei sie weiterhin mit einer beträchtlichen Hemmung verbunden. Als besonders verhängnisvoll wird herausgestellt, daß man im Irrenhaus lediglich „ein bloßes Fragment eines langen Krankheitsverlaufes" gewahrt, lediglich also pathogenetische Rudimente oder therapeutische Artefarkte, während eine Aufklärung über den Gesamtprozeß in Zukunft allein von den „psycho-pathologischen Lehrstühlen" zu erwarten sei.

Mit dem Titel seines Hauptwerkes „Die organischen Bedingungen der psychischen Erscheinungen" (1838) gab FLEMMING sich das Thema eines Lebenswerkes, das sich aus dem „wüsten Meer der Mystik" zu befreien gedachte, das eine konsequente somatische „Psycho-Pathologie" zu entwerfen suchte, wobei freilich das Problem der geistigen Störungen auf eine zu einseitige Formel geriet.

Zu einer ersten Konklusion kommen diese frühen Forschungsergebnisse bei WILHELM GRIESINGER (1817—1868). GRIESINGER war 1849 Professor für Pathologie, Therapie und Materia Medica in Kiel geworden, wurde 1850 zur Organisation des Gesundheitswesens nach Ägypten berufen, folgte 1854 einem Ruf nach Tübingen, 1860 nach Zürich und 1864 schließlich auf den Lehrstuhl für Psychiatrie nach Berlin. 1868 bereits konnte GRIESINGER ein Reformprogramm über die Entwicklung der Irrenanstalten Deutschland vorlegen, wo anstelle der antiquierten Heil- und Pflegeanstalten Stadt-Asyle sowie für die chronisch Kranken landwirtschaftliche Kolonien gefordert wurden. Da Irrenanstalten grundsätzlich in die Nähe von Universitätsstädten gehörten, plädierte GRIESINGER unermüdlich für die Errichtung Psychiatrischer Lehrstühle an den Universitäten.

Mit GRIESINGER erleben wir den Umbruch der Psychiatrie aus der spekulativen Psycho-Pathologie in die naturwissenschaftliche Neuro-Psychiatrie, die sich folgerichtig auch mit einem Umbau der psychiatrischen Institutionen beschäftigt, mit einem Einbau der Familienpflege und aller Beachtung der Sozialprobleme und Verhaltenstheorien. Seit GRIESINGER ist der Irre nicht mehr das arme Geschöpf, das christlicher Karitas oder philanthropischer Zuwendung überlassen bleibt; er ist zum Patienten geworden wie jeder andere Kranke auch. In dem Vorwort zur 2. Auflage seiner „Pathologie und Therapie der psychischen Krankheiten" (1861) hatte GRIESINGER sich energisch für diese Idee eingesetzt, „damit nicht mehr lange bloße Irrenhausverwalter sich für Irrenärzte ausgeben können, damit geistreich klingender phantastischer Schwulst, mit dem sich gegenwärtig allein noch in der Psychiatrie etwas machen läßt, auch hier baldigst der nüchternen, klaren ärztlichen Beobachtung das Feld räume".

GRIESINGER (1876) ist vom Prinzip ausgegangen, daß physiologische wie pathologische Tatsachen uns eindeutig zeigen, daß wir vor allem „in den psychischen Krankheiten jedesmal Erkrankungen des Gehirns zu erkennen" haben. Vom empirischen Standpunkt aus hat man hierzu an der „Einheit von Leib und Seele" festzuhalten. Wie ein materieller Vorgang dabei zu einem Akt des Bewußtseins werde, das allerdings sei „vollkommen unbegreiflich", wobei GRIESINGER sich einzufügen bemüht: „und ich glaube, wenn heute ein Engel vom Himmel käme und uns alles erklärte, unser Verstand wäre gar nicht fähig, es nur zu begreifen!". Damit sind die Prinzipien einer wissenschaftlichen Psychiatrie vorgezeichnet: „Da das Irresein eine Krankheit, und zwar eine Erkrankung des Gehirns ist, so kann es für dasselbe kein anderes richtiges Studium geben als das ärztliche". Allerdings beruhe die Ätiologie des Irreseins niemals auf einer einzigen spezifischen Ursache, vielmehr sei jedesmal maßgebend „ein Komplex mehrerer, zum Teil sehr vieler und verwickelter, vorbereitender und mehr gelegenheitlicher schädlicher Momente".

Indem GRIESINGER die pathologische Anatomie seiner Zeit mit der psychologischen Analyse nach HERBART zu verbinden trachtete, um auf beiden seine Therapie aufzubauen, konnte er mit der dominierenden somatischen Tradition brechen, ohne nun allerdings eine überzeugende Synthese anzubieten. Gleichwohl gab er die Richtung für ein weiterlaufendes äquilibriertes Forschungsprogramm, das sich erst in unseren Tagen zwischen Neurologie und Verhaltenstheorie stärker profilieren ließ.

Ein Kernbereich des GRIESINGERschen Ansatzes ist weitergeführt worden durch THEODOR MEYNERT (1833—1892), den man mit Recht als den Begründer einer Vergleichend-anatomischen Hirnforschung bezeichnen darf. Bereits in seiner Habilitationsschrift bei ROKITANSKY (1865) mit dem programmatischen Titel „Bau und Leistung des Gehirnes und Rückenmarkes mit Beziehung auf deren Erkrankungen" hatte er sein Forschungsfeld vorgezeichnet. Sein Ziel war, „der Psychiatrie durch anatomischen Grundbau den Charakter einer wissenschaftlichen Disziplin aufzuprägen." Mit Hilfe einer neuartigen Seziertechnik und mikrometrischer Messung am Tierversuch gelang es ihm, gewisse Relationen herauszustellen zwischen der Reife des Gewebes und der zeitlichen Ausbildung seiner Funktionen. Der Kortex galt ihm hierbei als „ichbildender Funktionsherd des Gehirns". Mit seiner Methode kam er zu einer beachtlichen Einsicht in den funktionalen Antagonismus zwischen Hirnmantel und Hirnkern, der ihm zu einem wichtigen Schlüssel wurde „zum abnormen Spiel des Hirnmechanismus innerhalb der Geisteskrankheiten". So in seiner „Psychiatrie" mit dem erläuternden Untertitel: „Klinik der Erkrankungen des Vorderhirns", die 1884 in Wien erschienen ist.

In GRIESINGERS Richtung arbeitete auch MAXIMILIAN LEIDESDORF (1816—1889) weiter, der zwischen 1848 und 1852 in St. Petersburg eine private Irrenanstalt geleitet hatte und sich 1856 in Wien habilitierte. Auf der Basis einer mechanisch-experimentellen Psychologie im Sinne von WILHELM WUNDT baute er die „Pathologie und Therapie der psychischen Krankheiten" (1860) auf, die in zweiter Auflage 1865 unter dem Titel „Lehrbuch der psychischen Krankheiten" erschien. Einen ersten Abschluß fanden diese hirnanatomischen Untersuchungen in dem Werk von CONSTANTIN VON ECONOMO: „Die Zytoarchitektonik der Großhirnrinde des erwachsenen Menschen" (Wien 1929).

Diese elementaren hirnanatomischen Forschungen sind freilich auch unter den Zeitgenossen schon mit wacher Kritik verfolgt worden. Bereits 1874 konnte THEODOR BILLROTH an WILHELM HIS schreiben: „Ein pathologischer Anatom ist noch lange kein Arzt und ein Hirnanatom noch länger kein Irrenarzt." Daß hirnanatomische Forschungen der klinischen Psychiatrie keinerlei Dienste leisten, war Gegenstand einer leidenschaftlichen Kritik von FRANZ NISSL (1898). Während für PAUL FLECHSIG etwa die Hirnanatomie das Alpha und Omega der wissenschaftlichen Psychiatrie blieb und die „Erkrankung der Denkzentren" zum eigentlichen Objekt der Psychiatrie gemacht wurde, erachtet NISSL die Psychiatrie als eine ganz junge Disziplin, in der sozusagen noch alles zu tun sei. Daher sein Verdikt: „Die Hirnanatomie ist ein Zweig der anatomischen Wissenschaften. Die Hirnanatomie als solche hat mit der Psychiatrie nichts zu tun." Auch die Feststellung noch so sicher erscheinender pathologisch-anatomischer Daten in den erkrankten Rinden sei ohne ein fundiertes klinisch-psychiatrisches Wissen vergebliche Arbeit. Ohne Klinische Psychiatrie könne die Pathologische Anatomie kaum der Lehre von den Geisteskrankheiten jemals dienstbar gemacht werden.

Auf die verbindliche Funktion einer klinischen Psychiatrie hat ein weiterer GRIESINGER-Schüler aufmerksam gemacht, RICHARD VON KRAFFT-EBING (1840—1902), der 1889 die erste Psychiatrische Klinik in Wien übernahm und seine Antrittsvorlesung der „Entwicklung und Bedeutung der Psychiatrie als klinischer Wissenschaft" widmete. Ihm ist die Psychiatrie weniger eine analytische, erklärende Wissenschaft, als vielmehr eine beschreibende, deskriptive, schildernde; daher müßten auch die „unerklärten Tatsachen" bewußt mit in die Klinik genommen werden, um in jedem Falle eine Verbindung des ätiologischen mit dem klinischen Standpunkte zu garantieren. Wie er seine unermüdlich beschreibende, vorsichtig taxierende klinische Anschauung verstand, hat er im Lehrbuch der Psychiatrie in drei Bänden 1879 niedergelegt, dessen 7. Auflage noch 1903 erscheinen konnte.

Als einen der letzten universellen Psychiater, der den experimentierenden Pathologen mit dem klinischen Psychiater und Reformer des Irrenwesens verbinden konnte, haben wir JULIUS WAGNER RITTER VON JAUREGG (1857—1940) anzusehen. Nicht von ungefähr konnte er seinem Werke die schlichte Losung geben: „Medizin ist Heilkunde". Im Geiste des physiatrischen Hippokratismus der Wiener Schule hat WAGNER RITTER VON JAUREGG 1895 in seiner „Fiebertherapie" bekannt: „Wir haben es der Natur abgelauscht; wir haben einen Vorgang nachzuahmen versucht, durch den die Natur selbst Heilung hervorbringt." Für diese seine der Natur abgelauschte Fiebertherapie hat WAGNER RITTER VON JAUREGG 1927 den Nobelpreis erhalten; das Ergebnis seiner Arbeit fand einen wissenschaftlichen Niederschlag in der „Fieber- und Infektionstherapie" (1936).

Mit wachsender Skepsis gegenüber der Einengung auf ein naturwissenschaftlich reduziertes Modelldenken in der Psychiatrie ging aber auch eine neue Mystifizierung gerade dieser dominierenden naturwissenschaftlichen Methoden einher, die schließlich auf eine monistische Weltanschauung ausgeweitet wurde. Ausgehend von der Erfahrung, daß kein Gehirn ohne Seele, aber auch keine Seele ohne Gehirn sei, konstruierte AUGUSTE FOREL einen Komplex von merkwürdigen Neuronensystemen, die „vermittelst der Nervenwellen aufeinander Klavier spielen". So in seinem Vortrag vor der 66. Versammlung Deutscher Naturforscher und Ärzte in Wien (1894) zum Thema „Gehirn und Seele". Das große Rätsel ist dabei das „Neurocym", die „Nervenwelle", in der sich das Bewußtsein spiegeln soll. Bewußt werden uns dabei allerdings nur „die Wellengipfel der von Aufmerksamkeit begleiteten plastischen Neurocyme des Großhirns". Eine solchermaßen naturwissenschaftlich unterbaute Psychologie, so glaubte AUGUSTE FOREL, führt uns „immer mehr zu einer monistischen Weltanschauung, welche geeignet erscheint, die Grundlagen einer wahren Religion und Ethik mit der Wissenschaft zu versöhnen". Dies gelingt allerdings nur, wenn die Theologie ihren Dogmatismus verläßt und die Medizin ihren Materialismus preisgibt. Beide haben es schließlich mit Gott zu tun als dem Wesen, das „zugleich das Weltall ist, im Weltall waltet, das Weltbewußtsein darstellt".

Auf der 79. Versammlung Deutscher Naturforscher und Ärzte in Dresden (1907) hat A. HOCHE in seiner „Modernen Analyse psychischer Erscheinungen" als Ziel aller Forschung angesprochen: „die Erkennung der Gesetzmäßigkeiten in dem, was wir psychisches Leben nennen". Moderne Entgleisungen, wie die auf dem „Gebiete des unbewußten Seelenlebens", brauche man dabei nicht tragisch zu nehmen: „Es ist nur ein Teil des breiten Stromes zum Mystischen, der unser Geistesleben stellenweise durchzieht, und der nach dem Gesetz der Pendelschwingung jetzt die lange Zeit herrschende anatomisch-materialistische Betrachtungsweise ablöst." Auch subjektive Gefühle wie Freiheit und Gewissen seien längst erkannt worden als durchaus abhängig vom psycho-somatischen Zustand.

Nicht übersehen werden kann innerhalb solcher Umstrukturierung das System von I.P. PAWLOW (1849—1936), das gegen Widerstände und erst auf Umwegen auch die Psychiatrie des Westens beschäftigt hat. Dieses System ist stark beeinflußt worden von der mechanistischen Physiologie, wie sie von HELMHOLTZ, DU BOIS-REYMOND und CARL LUDWIG, dem Lehrer von PAWLOWS Meister ELIAS DE CYON, getragen war. Es bediente sich der experimentellen Richtung von CLAUDE BERNARD und PIERRE FLOURENS, bevorzugt auch der Reflextheorie von MARSHAL HALL (1833), nicht zuletzt des „Nervismus" von I.M. SETSCHENOW, an dessen Reflexlehre (1863) PAWLOW unmittelbar anknüpfte.

Für die Psychiatrie bedeutsam wurde PAWLOWS Lehre vom zweiten Signalsystem, das die dem Menschen spezifische Sprache zu erklären hat und somit nicht nur das begriffliche Denken entwickelt, sondern auch weitgehend sozial determiniert ist. Dieses System bot die physiologische Basis der marxistischen Widerspiegelungstheorie, wonach das subjektive Abbild den Eindruck der objektiven Welt vermittelt. Innerhalb dieses zweiten Signalsystems wurden auch die sozialen Umweltbeziehungen naturwissenschaftlich zu analysieren versucht.

Als Resultat ist festzuhalten, daß die somatische Forschungsrichtung zu einem unveräußerbaren Bestandteil der modernen Psychologie geworden ist. Einen bleibenden Niederschlag fand diese Richtung in der „Monatsschrift für Psychiatrie und Neurologie", die 1897 in Jena begründet und von CARL WERNICKE und THEODOR ZIEHEN redigiert wurde. Hirnanatomische und histologische Untersuchungen haben sich mit einer Hirnpathologie wie auch einer experimentellen Psychopathologie verbunden. Mit den Grundlagen einer modernen Hirnphysiologie konnte CHARLES S. SHERRINGTON um 1900 versuchen, mit neurophysiologischen Methoden eine Analyse der „Grundlagen des Psychischen" durchzuführen. Biologische Verhaltenstheorien sind Gegenstand breit angelegter Tierversuche geworden. Eine moderne Psychopharmako-Therapie wäre ohne diese naturwissenschaftlichen Grundlagen der Somatiker nicht zu verstehen.

Dennoch empfiehlt es sich am Abschluß dieser Übersicht, auf die dominierenden Klischees zu verzichten, und wenn möglich auch auf die etikettierenden Markierungen von Zeitströmen oder gar einzelnen Persönlichkeiten. Dies gilt noch einmal und in gesteigertem Maße, wenn wir uns nun jenem dritten heuristischen Modell zuwenden, mit dem wir die neuzeitliche Psychiatrie unter einem gesellschaftskritischen Aspekt zu ordnen versuchen.

Entwurf einer Sozialpsychiatrie

In seinem „Dictionnaire philosophique" hatte VOLTAIRE bereits 1764 beklagt, daß die Ärzte im Grunde gar nicht wüßten, warum das eine Gehirn folgerichtige Vorstellungen habe und ein anderes wiederum nicht. Man ziehe lediglich pragmatische Konsequenzen daraus: Sei der Kranke gefährlich, so werde er einfach eingesperrt und gefesselt. Bisweilen heile man ihn allerdings auch, mehr oder weniger zufällig, durch Aderlaß, Bäder, Diät!

Schon DANIEL DEFOE hatte sich 1697 über die verworrenen Zustände in zeitgenössischen Irrenhäusern mokiert und seinerseits vorgeschlagen, daß sich diejenigen vorzüglich mit der Irrenfürsorge befassen sollten, die ihrerseits zu viel Anteil an Verstand mitbekommen haben. „Nicht als wollte ich irgendjemandes Gehirn besteuern oder den gesunden Verstand entmündigen ...; aber einen Tribut sollten sie für Gottes Güte zahlen, daß er ihnen so außerordentliche Gaben verlieh. Und an wen könnte dieser besser gezahlt werden als an denjenigen, welche durch Mangel seiner Güte leiden". Der Plan zu diesem geistigen Lastenausgleich ist so verblüffend wie pragmatisch: Der Gesetzgeber legt allen Gelehrten eine Steuer für ihre Publikationen auf, und zwar für jedes in Folio zu druckende Buch von 40 Bogen aufwärts 5 Pfund, für jedes Buch in Quartformat 40 Schilling, in Oktav von 10 Bogen 20 Schilling, jedes in Duodez 10 Schilling und für jede geheftete Flugschrift 2 Schilling. „Neudrucke nach gleichem Maßstab". Bereits nach 20 Jahren könnte man auf diese Weise ein ganz solides Irrenhaus stehen haben!

Die Struktur solcher Irrenhäuser blieb dann freilich jahrhundertelang ein nur zu getreues Spiegelbild ihrer geistigen Väter. Ein Irrenarzt muß — so bei REIL (1803) und ROLLER (1831) — seine Patienten unterjochen, bezwingen, bändigen; man will nicht therapieren, sondern züchtigen! Der Kranke — so bei WILLIS dem Älteren — könne nie genug von der Vollmacht seines Arztes überzeugt sein. Der Arzt ist — so auch ESQUIROL — das Lebensprinzip einer Anstalt; er ist — so HEINROTH — „die Seele der Anstalt".

Freiheit allein bedeute geistiges und seelisches Glück, konnte 1831 der Psychiater FRIEDRICH ROLLER in seinem Entwurf einer idealen Irrenanstalt konstatieren. Wie diese Freiheit in einem aufgeklärten Irrenhaus dann aussah, erläutert der Text. Was Freiheit ist, bestimmt der Chef! Die Methodik der Irrenbehandlung wird konsequent angepaßt dem patriarchalischen Idealbild eines Irrenarztes, der in seiner Person die Architektonik der Binnenstruktur einer solchen Anstalt widerspiegelt. In unangefochtener Stellung regiert er mit absoluter Souveränität. ROLLER ist dabei der Auffassung, daß es seinem aufgeklärten Jahrhundert vorbehalten sei, „die Irren auch als Kranke zu erkennen und demgemäß für sie zu sorgen". Auf der einen Seite ist dieser Irre unmündig wie ein Kind und oft so gefährlich wie ein Bösewicht, damit zurückgefallen unter das Gesetz der Natur, auf der anderen Seite ist er ein Kranker, der ärztlicher Hilfe bedarf, zumal seelengestört zu sein zu dem größten menschlichen Elend rechnet. Was in einer solchen Situation wirklich hilft, das ist für ROLLER „die Idee einer großen vollkommenen Irrenanstalt".

Aus diesem Prinzip von „Idee und Verlust der Freiheit" resultiert konsequent auch die Therapie: man will zähmen und züchtigen, bändigen und so befreien. Die Strafe wird ganz bewußt eingesetzt als „ein Agens der psychischen Materia medica". Nur so versteht man das monströse Arsenal der „Psychischen Kuren" mit all den absurden Straf- und Zwangsmitteln, wozu auch die strengste Isolation zählt, zumal die Abschneidung jeder Kommunikation als Regel der Therapie gelten müsse. Das alles wird aufgebaut als Fanal der neuen, freien und aufgeklärten Zeit: „Die Humanität unserer Zeit hat die Ketten zerbrochen ... und will, daß sie in den Schoß der menschlichen Gesellschaft zurückkehren."

Gleichwohl kann kein Zweifel darüber bestehen, daß das Irresein eben nicht als menschliches Schicksal aufgefaßt wurde, nicht als Krankheit respektiert und gepflegt werden konnte; es wird vielmehr zum Skandal für die Vernunft, weshalb es auch die philosophischen Richtungen waren, die diese Erscheinung dialektisch zu verarbeiten suchten. In der Internierungspraxis dieser Aufklärung zeigen sich Fürsorge und Gewaltmaßnahme merkwürdig gemischt. Der Moralismus dieser Zeit duldet scheinbar keinen Menschen, an dem nicht etwas zu erziehen wäre. Die Ärzte werden zu Pädagogen und Richtern, zu Seelenärzten, die versuchen, mit Gewalt oder List die Hirngespinste zu zerstören.

Diese Versuche einer moralisch-psychischen Behandlungsmethode können seit der Aufklärung auf ihre eigene Geschichte zurückblicken. SCHRENK (1973) hat darauf hinweisen und auch belegen können, daß hierbei die Ausdrücke „management", „traitement", „government", „régime", „cura morale", „moralisch" oder „psychisch" weitgehend synonym verwendet werden [zum Begriff „moral" vgl. SCHRENK (1973) 127—129]. Als Vorbereiter dieser moralischen Richtung kann WILLIAM BATTIE (1704—1776) mit seinem „Treatise on Madness" (1758) angesehen werden. Aber erst FRANCIS WILLIS (1718—1807) inaugurierte das „moral management" als eine eigene therapeutische Richtung, die von PHILIPPE PINEL als „traitement moral", oder auch „régime moral", systematisch ausgebaut wurde. Unter ausdrücklicher Berufung auf das „Regimen sanitatis" lassen sich sowohl in den englischen als auch französischen Schulen weitgehende Einflüsse der „Moralphilosophie" von JOHN LOCKE (1632—1704) oder auch der „Theory of Moral Sentiments" (1759) von ADAM SMITH (1723—1790) nachweisen. Die praktische Wirksamkeit der „Society of Friends" der Quäker darf hierbei nicht übersehen werden. Mit der „Psychischen Kurmethode", auch „Seelenregimen" genannt, von JOHANN CHRISTIAN REIL, aber auch bereits in den „Gedanken von psychischen Kuren" (1751) von JOHANN CHRISTIAN BOLTEN findet das „moral management" allgemeinen Eingang in die psychiatrische Literatur des deutschen 19. Jahrhunderts. Maßgebend für diese moralisch-psychische Behandlung bleibt die philanthropische Grundhaltung, die durch ihren autoritären Anspruch den Verzicht auf körperliche Gewaltmaßnahmen, aber auch den Einsatz von psychischem Terror charakterisiert ist.

Um Kontraste und Konflikte dieser aufgeklärten moralisierenden Sozialfürsorge besser zu verstehen, müssen wir uns noch einmal näher einlassen auf Geist und Stimmung dieser viel zu oberflächlich untersuchten Irrenhäuser und Aufbewahranstalten.

Struktur und Wandel der Irrenhäuser

Eine frühe Form der Sozialpsychiatrie, zurückreichend bis auf mittelalterliche Traditionen, finden wir in dem belgischen Dorf Gheel. In der dortigen Pfarrkirche wurden die Gebeine der heiligen Dimphna verehrt, die im 7. Jahrhundert Besessene geheilt haben soll. Im Jahre 1803 lebten hier etwa 600 Irre. Nach einem Bericht von ESQUIROL aus dem Jahre 1822 bestand $^4/_5$ der Bevölkerung aus

Geisteskranken, wobei in der Regel ein Einwohner fünf Kranke zur Besorgung aufnehmen konnte.

Frühe Formen staatlicher Irrenfürsorge dokumentieren sich in England, wo im Jahre 1744 das Parlament verfügte, daß arme Geisteskranke an einem sicheren Ort untergebracht werden sollten, um den Schutz der Öffentlichkeit vor diesen Irren zu gewährleisten (Act of Parliament 1714, 12 Anne, c. 23). 1744 wurde verfügt, daß während der Asylierung auch ärztliche Behandlung stattfinden solle. Als erste Irrenanstalt unter ärztlicher Leitung wird 1751 das St. Luke's Hospital in London errichtet. 1796 errichtete TUKE in York eine Anstalt, die weitgehend ohne Zwang auszukommen versuchte, was schließlich konsequent bei CONOLLY mit einem No-restraint-System durchgeführt wurde, das 1840 in seiner Anstalt Hanwell generalisiert wurde.

ALEXANDER CRICHTON (1763—1856), ein schottischer Arzt, jahrelang Leibarzt am russischen Zarenhof, ab 1794 Professor in London, später leitender Arzt am Westminster-Hospital, schrieb 1798 „An inquiry into the nature and origin of mental derangement", ein Werk, das PINEL stark beeindruckte und das in seiner deutschen Fasssung unter dem Titel „Ein kurzes System der Physiologie und Pathologie des menschlichen Geistes" später von J. CHR. HOFFBAUER (1810) mit reichen Zusätzen verbreitet wurde. Über PINEL und REIL wirken seine Ideen weit ins 19. Jahrhundert, vor allem auf JACOBI, GROOS, IDELER, aber auch auf belgische, italienische und französische Institutionen.

PHILIPPE PINEL (1755—1826), 1793 am Bicêtre und später an der Salpêtrière, vermochte auf der Basis klinisch-analytischer Methodik eine reichdifferenzierte Nosologie zu schaffen, die nicht allein die spekulativen Systeme wie das von REIL geprägt hat, sondern auch die Strukturen für die institutionellen Organisationen vorzeichnen konnte. Beeinflußt vom englischen „moral management", vor allem in jener „Retreat", die WILLIAM TUKE 1796 mit Hilfe seiner Quäker-Gemeinde eröffnet hatte, nahm der humanitäre Habitus PINELS seinen Weg auch in das europäische Anstaltswesen, nicht zuletzt in der Gründung von Charenton (1838), das noch ganz von seinem Geist getragen war.

PHILIPPE PINEL konnte bereits weitgehend auf Zwangsmaßnahmen Verzicht leisten, desgleichen auch JAN ETIENNE DOMINIQUE ESQUIROL (1772—1840), dem die Grundlegung einer wissenschaftlichen Irrenheilkunde an der Salpêtrière zu verdanken ist und der später auch die Direktion der Anstalt von Charenton übernahm. Hier findet sich denn auch, wie SCHRENK (1973) schreibt, die Nosologie PINELS umgesetzt in „praktizierbare Psychiatrie"; es ist „die Nosologie PINELS en architecture". Vom gleichen humanen Geiste getragen ist die Anstalt San Bonifazio zu Florenz, in der VINCENZO CHIARUGI (1739—1820) ärztliche Behandlung mit sinnvoller Pflege zu verbinden verstand.

Die Anstalten, ihre Lage und Bauform, ihre Organisation und Lebensordnung, sind hierbei — wie in den letzten Jahren DIETER JETTER mit seiner Geschichte des Hospitals aufzuzeigen vermochte — in sich selber bereits als ein therapeutisches Element zu verstehen (JETTER, 1966; 1971), ein Element, das dann durch „moral management", „traitement moral", das klassische „regimen sanitatis" nur noch ausgebaut werden mußte zu einer systematischen „psychischen Curmethode" (SCHRENK, 1973).

Das System der „relativ verbundenen" Irren-Heil- und Pflegeanstalt hatte allmählich zu einem größtenteils „gemischten" System geführt, wobei der Charakter einer „Depot-Anstalt für Blödsinnige und Verrückte" dominierend blieb. Man versuchte daher wieder den „Heilzweck" in den Vordergrund zu stellen, die Bedeutung von „Heil-Agentien" auch durch administrative Maßnahmen zu betonen, die unerträglichen Wartezeiten bis zu einem Jahr und darüber zu reduzieren, zu differenzieren zwischen Unheilbaren und einem systematischer zu organisierenden Therapieplan für Heilbare.

In diesem Zusammenhang muß noch kurz auf die Typologie der Irrenanstalten selbst hingewiesen werden, unter denen DIETER JETTER (1966) zwischen dem 16. und 19. Jahrhundert acht besondere Typen herausgearbeitet hat. Als eine Art von Prototyp herausgestellt wird das protestantische Landeshospital, wie es 1526 von PHILIPP DEM GROSSMÜTIGEN auf der Homberger Synode beschlossen und etwa 1535 zu Hofheim im Ried eingerichtet wurde. Karitative Zwecke und Arbeitstherapie gehen hier eine merkwürdige Verbindung ein; als katholisches Gegenstück wäre in etwa auch das Julius-Spital in Würzburg (1589) aufzufassen. Als ein weiteres Muster findet sich wenig später in Frankreich das absolutistische Hôpital général, das 1656 in Paris als Salpêtrière und im Bicêtre großräumig organisiert wurde.

Zu Beginn des 18. Jahrhunderts bildet sich ein neues Modell heraus, das kameralistische Zucht- und Tollhaus, als deren ältestes das Zucht-, Werk- und Tollhaus in Celle (1710) angesehen wird. Struktur und Funktion dieser Aufbewahranstalten, die nicht mit unseren Strafvollzugsanstalten verwechselt werden sollten, finden sich im Laufe des 18. Jahrhunderts über ganz Deutschland verstreut. Als ein eigenständiger Typus ist die Irrenabteilung des Wiener Allgemeinen Krankenhauses aufzufassen, der berühmte Narrenturm, der sehr zu Unrecht dem Mittelalter angelastet wird. 1784 eröffnet, erhoben sich auf kreisrunder Basis fünf ringförmige Stockwerke mit je 28 Zellen, die durch ein Eisengitter und eine beschlagene Holzbohlentür gegen den inneren Verbindungsgang abschließbar waren. Sinn dieser Grundrißdisposition war die möglichst zuverlässige Internierung der Irren. Dieses Modell war so sehr auf den Absolutismus mit seiner Staats-Karitas zugeschnitten, daß es keinerlei Nachahmung finden konnte.

Um die gleiche Zeit entwickelte sich, wiederum in Frankreich, ein neues Irrenhausschema, das „Asile départemental des aliénés". Das Konzept ist dem bedeutenden PINEL-Schüler ESQUIROL zu verdanken und verbreitete sich rasch über ganz Frankreich. Die imponierendste Irrenanstalt dieses Typus bildet seit 1838 die Maison royale de Charenton bei Paris. Auf dem Hintergrund der englischen und französischen Entwicklung wären weiterhin die getrennten Heil- und Pflegeanstalten in deutschen Staaten zu betrachten. Erwähnt seien die Irrenanstalt in Schleswig (zwischen 1818 und 1820), der Sonnenstein bei Pirna (1811), die Benediktinerabtei Siegburg (1825), ferner Winnenthal und Zwiefalten sowie Leubus in Schlesien.

Als weiteres Muster entwickelte sich die relativ verbundene Heil- und Pflegeanstalt, die auf CHRISTIAN FRIEDRICH WILHELM ROLLER zurückgeht, der 1831 in einer umfangreichen Publikation seine Ideen dargelegt hat. Unter ROLLERS Leitung wurde zwischen 1837 und 1842 in Illenau bei Achern eine solche relativ verbundene Heil- und Pflegeanstalt ausgeführt. Auch dieses Modell wurde von anderen Ländern übernommen. Als letzter Typus ist schließlich die Psychiatrische

Universitätsklinik zu erwähnen, die eine natürliche Folge der Einrichtung von psychiatrischen Lehrstühlen gewesen ist. Damit war ein neues Instrument für Lehre und Forschung gegeben, zumal Irrenärzte bislang nur in den Anstalten ausgebildet werden konnten. Ein erster Typus dieses Irrenhauses als Psychiatrische Universitätsklinik entstand 1866 in Göttingen.

Soweit in knappen Umrissen zu Struktur und Funktion des Irrenanstaltswesens. Das soziale Umfeld der Irrenfürsorge darf jedoch nicht abgeschlossen werden, ohne auch prinzipiellere Ausführungen historischer Zeugen gehört zu haben.

In einem grundlegenden Bericht über ärztliche Maßnahmen in Irrenheilanstalten hat CONOLLY (1860) über die gewaltsamen Behandlungsmethoden des 18. Jahrhunderts eingehend berichtet. Erst nach 1790 kam es in Frankreich, wenn auch nur vereinzelt und nirgendwo auf Dauer, zu humaneren Aufbewahrungsmethoden. Lediglich SAMUEL TUKE (1813) habe in seiner Retrait zu York ohne Gewalt behandelt; von CONOLLY selbst wurde das berühmte No-Restraint-System 1840 eingeführt.

Dieses System bedeutet nicht nur den Verzicht auf jegliches Zwangsmittel, es beinhaltet auch positiv „ein vollkommenes Irrenbehandlungssystem", in dem alles bedacht wird, was zur Lebensweise eines Geisteskranken gehört. Vor allem müsse der Geist eines Arztes überall gegenwärtig sein; er habe an allem zu partizipieren, um ein harmonisches System zu erwirken, dessen Seele er selber ist. Nur so wird der Kranke spüren, „daß in allen seinen Trübsalen und Leiden der Arzt sein zuverlässiger und beständiger Freund ist". Von diesem Standpunkt einer menschlichen Begegnung aus kann CONOLLY prophezeien, daß dereinst die Zeit kommen müsse, wo man — erschreckt über die Ausbreitung des Irreseins — seine Ursachen auch in der Unvollkommenheit unserer sozialen Zustände suchen werde. Viele Geistesstörungen würden sich dann als das bloße Produkt von gesellschaftlichen Einrichtungen erweisen und könnten demgemäß auch durch Änderung der sozialen Verhältnisse beseitigt werden. Ebenso würde man durch Erziehung die geistige und körperliche Gesundheit befördern, während diese jetzt kaum mehr sei als „eine Satire auf den allgemeinen Menschenverstand".

CONOLLY wendet sich, was nicht verschwiegen werden sollte, auch gegen die Mißstände in den demokratisch verwalteten Commitees, im Grunde gegen das republikanische Prinzip überhaupt, das keiner therapierenden Gruppe auf die Dauer bekomme. „Die Commitees fordern nicht allein Berichte von den Geistlichen, dem Rentmeister und Oekonomen, was nötig sein dürfte, sondern auch die ärztlichen Assistenten, der Apotheker, die Matrone, alle liefern Berichte, in denen sie zu dem Berichte des dirigierenden Arztes, wenn ein solcher da ist, Anmerkungen machen dürfen. So entstehen Spaltungen und Uneinigkeiten, welche gewöhnlich das Ansehen aller schwächen und die Gemütsruhe aller stören". CONOLLY zieht aus dieser Erfahrung den Schluß, daß die so verwalteten Asyle sich keiner Beständigkeit und vernünftigen Freiheit erfreuen könnten, vielmehr „elende Republiken" bleiben müßten, „wo nichts beständig ist außer Unbeständigkeit und sich niemand sicher fühlt".

Es ist erstaunlich, daß der Beitrag der Psychiatrie auf der Gesellschaft Deutscher Naturforscher und Ärzte bisher noch nicht im Zusammenhang untersucht wurde. 1847 in Aachen als „Section für Anthropologie und Psychiatrie" ins Leben gerufen, wurden immerhin bis zum Ersten Weltkrieg weit über 700

Vorträge gehalten. Diese Sektion, später auf „Psychiatrie und Staatsarzneikunde" erweitert, hatte sich dezidiert die Reform des Irrenwesens unter „Teilnahme der bürgerlichen Gesellschaft" zur Aufgabe gesetzt, und dies nicht allein wegen des zu erwartenden „wissenschaftlichen Interesses", sondern auch wegen des „bedeutenden sozialen Nutzens". Nur so werde die Überzeugung von der Wichtigkeit solcher Anstalten „bis in die tieferen Schichten der bürgerlichen Gesellschaft eindringen" (HAHN, 1848).

In seinem „System der Hygieine" (1870) hat noch EDUARD REICH betont, daß die Ursachen der psychischen Störungen teils in den Verhältnissen der uns umgebenden Natur zu sehen sind, „teils in den gesellschaftlichen Beziehungen, unter deren Einfluß unser Leben sich abspinnt". Die Resozialisation ist daher ein grundsätzliches Prinzip, das auch von früheren Irrenärzten beachtet wurde. Dies bezieht sich nicht nur auf das Problem der soziogenen Rezidive, sondern auch auf eine prinzipiell nachgehende Fürsorge, vor allem aber den Ausbau der extramuralen Dienste in eine sozialpsychiatrische Rehabilitation.

Auch diese Rehabilitationsdienste reichen weiter zurück, als man bisher angenommen hat. Nicht übergangen werden sollte das Konzept des RITTER VON BUSS, der 1846 in drei Bänden ein umfassendes „System der gesammten Armenpflege" vorgelegt hat. Im dritten Teil des dritten Buches findet man einen fundierten literaturgeschichtlichen Überblick über das Los der Irren bis zum Ende des 18. Jahrhunderts. Hier wird aber auch erstmals eine gültige Definition des sozial integrierten Menschen gegeben: „Er soll sich zu der Stellung wieder erheben, von welcher er herabgestiegen war. Er soll das Gefühl seiner persönlichen Würde wieder gewinnen und mit ihm ein neues Leben."

Im Zuge solcher Resozialisationsmaßnahmen werden frühzeitig bereits die Probleme der soziogenen Rezidive gesehen und kommt es bald schon zu einer nachgehenden Fürsorge und ebenfalls zum Ausbau der extramuralen Dienste.

Im Handbuch der Psychiatrie (1912) werden weitgestellte Aufgaben der älteren Hilfsvereine vorgestellt: neben der materiellen Unterstützung auch eine geistige Fürsorge, die Familienpflege ebenso wie Arbeitsbeschaffung und Anstaltshilfe für Frischerkrankte, ferner Aufklärung über das Wesen der Geisteskrankheiten, nicht zu vergessen die Gewinnung eines qualifizierten Pflegepersonals und die Beihilfe der Behörden. „Ihr weiterer Aufbau ist eine der dringendsten und erfolgreichsten Aufgaben der Irrenfürsorge." Damit waren auch damals schon an die Stelle von Seelenleiden oder Geisteskrankheiten Persönlichkeitsstörungen getreten, die sich immer als soziales Phänomen manifestierten und eine breite Sozialpsychiatrie auf den Plan rufen mußten. Eine solche Disziplin wurde eher als ein Aspekt angesehen, ein wünschenswertes Interesse für soziale Faktoren, die auf Prävention wie Therapie psychischer Leiden weitgehenden Einfluß gewinnen. Anfänge einer grundsätzlichen Sozialpsychiatrie finden sich unter BRUGGER und LUXEMBURGER bereits in den 20er Jahren; sie fand neue Ansätze in den 60er Jahren mit der Ausbildung von sozialpsychiatrischen Abteilungen, sozialpsychiatrischer Information und schließlich der Begründung einer Deutschen Gesellschaft für Soziale Psychiatrie.

Aus allem erweist sich, warum das Irrenhaus weder Zuchthaus noch Arbeitsheim noch Siechenspital bleiben konnte, daß es vielmehr als ein Übergangsfeld aufgefaßt werden mußte für ein sozial geordnetes Leben, ein Übergang, der Familie wie Arbeitsklima gleicherweise berücksichtigt, als eine Schule der Rehabilitation und mehr noch: der Resozialisierung.

Paradigmawandel der Psychotherapie

In seinem Vortrag vor der Physikalisch-medicinischen Gesellschaft zu Erlangen hatte LEUPOLDT bereits 1833 bemerkt, daß sich die Medizin mehr und mehr des ganzen Menschen annehme, ,,daß sie somit im Ganzen mehr und mehr wahrhaft anthropologisch werde". Zu einer solchen anthropologischen Medizin aber gehöre die unumgehbare Brücke einer immer ernster werdenden Kultur auch ihrer psychischen Seite.

Für diese Wege zu einer Anthropologischen Medizin, die sich prinzipiell geisteswissenschaftlicher Methoden bedient und die sich neuerdings als eine Kulturwissenschaft oder auch Sozialwissenschaft verstehen möchte, sollen ebenfalls wiederum nur paradigmatisch die Richtungen angegeben werden. Hierzu bietet sich als verbindlicher Ausgangspunkt zunächst die Klinische Psychiatrie an, wie sie unter KAHLBAUM grundgelegt und unter KRAEPELIN systematisiert worden war. Hier stehen aber auch als Markierungspunkte anthropologischer Medizin die Initiativen eines KREHL und SIEBECK wie auch das Konzept eines VIKTOR VON WEIZSÄCKER zur Debatte. Vor allem haben hier die tiefenpsychologischen Schulen ihre Materialien eingebracht, neben der Psychoanalyse von FREUD auch die Richtungen von ADLER und C.G. JUNG, womit nur die Kristallisationspunkte einer weitverzweigten tiefenpsychologischen Bewegung angedeutet sind.

Zur klinischen Psychiatrie

In einem grundlegenden Referat zur Situation der zeitgenössischen Psychiatrie hat FRANZ NISSL (1860—1919) 1908 darauf aufmerksam gemacht, daß es zu seiner Zeit immer noch die spekulativ-anatomischen Lehren seien, die in gleicher Weise wie früher die psychologischen Dogmen zu einem allgemeinen Vorurteil über die Symptomatik des Irreseins geführt haben. Was uns weitgehend fehle, das seien die konkreten Beziehungen zwischen Hirnbau und Hirnfunktionen; bei aller empirischen Zunahme des Wissens sei daher ein großer, wegweisender Zug in der zeitgenössischen Psychiatrie nicht zu erkennen. Um so notwendiger scheint ihm der Ruf nach einer klinischen Psychiatrie, und hierfür sei in neuerer Zeit wieder ein Mann in den Vordergrund getreten: EMIL KRAEPELIN. Mit ihm trat an die Stelle der hirnanatomischen Forschung die Pathologische Anatomie der Hirnrinde als eine ausgesprochene Hilfswissenschaft der Klinischen Psychiatrie. Die unzulänglichen Forschungsmethoden der anatomisch-pathologischen Analyse, eines bloßen Anbaues der psychologischen Systeme, die einseitig ätiologische Richtung wie auch die zu sporadischen Gruppierungen von Krankheitsverläufen sind damit überwunden, und es wird für FRANZ NISSL evident, daß ,,nur die klinische Forschungsmethode unter Kontrolle der Pathologischen Anatomie" zum Ziele führen könne.

Damit wurde das klinische Studium des Gesamtverlaufes einer Geisteskrankheit in den Mittelpunkt gerückt, wie es in der Tat EMIL KRAEPELIN (1856—1926) vorbildlich repräsentiert hatte. KRAEPELIN hatte seine Fachausbildung mit hirnanatomischen Arbeiten bei PAUL FLECHSIG (1847—1929) und Studien in der Nervenpoliklinik bei WILHELM ERB (1840—1921) erhalten. Praktische Erfahrungen sammelte er in seiner vielschichtigen Tätigkeit als Oberarzt in der schlesischen Anstalt Leubus. 1886 erhielt er einen Lehrstuhl in Dorpat, 1891 folgte er einem Rufe nach Heidelberg, von wo er 1903 nach München zurückkehrte und Nachfolger von ANTON BUMM (1849—1903) wurde. Nach seiner Emeritierung im Jahre 1922 baute er die „Deutsche Forschungsanstalt für Psychiatrie" auf, die bereits 1917 ins Leben gerufen worden war und deren endgültigen Ausbau KRAEPELIN nicht mehr erleben sollte.

Der anatomische Weg zur Krankheit, die ätiologischen Gesichtspunkte wie auch das symptomatologische Feld bildeten für KRAEPELIN die Fundamente einer Forschung, die er zu einer Einheit zusammenzuführen gedachte. Die Forderung nach der psychiatrischen „Krankheitseinheit" sei einfach eine „Forderung der Natur selbst". Erst aufgrund festliegender Krankheitsbegriffe erhalten wir die Sicherheit, den zukünftigen Gang der Krankheitsverläufe vorauszusagen. Mit diesen Voraussetzungen entwirft KRAEPELIN ein Schema der Geisteskrankheiten, das sich aufgrund seiner ätiologischen Grundlinien und pathogenen Verlaufsformen gliedert in das Irresein bei Hirnerkrankungen und Vergiftungen, die syphilitischen Geistesstörungen mit der Paralyse, ein arteriosklerotisches und ein endokrines Irresein. Diesen exogenen Störungen gegenüber stehen die endogenen Verblödungen mit dem Formenkreis der Paranoia und dem manisch-depressiven Irresein, als Zwischengebiet ferner die Epilepsie, die Hysterie schließlich mitsamt den rein psychogenen Erkrankungen, den Psychopathien und den seelischen Entwicklungshemmungen. Dies ist der Kern seiner Schematik, die er nunmehr in unermüdlicher empirischer Materialsammlung als Vorarbeit für jede „tieferdringende klinische Forschung" aufzubauen verstand, wobei er immer wieder von neuem, auch über die dürren Strecken hinweg, die Einzelheiten umgruppieren mußte, um das System als ein Ganzes halten zu können.

Was uns an diesem Werk auch heute noch imponiert, ist die Geschlossenheit der klinischen Leistung. Zu einer Zeit, da THEODOR MEYNERT (1833—1892) die Psychiatrie auf den Bau, die Leistung und die Ernährung des Vorderhirns zu begründen gedachte und wo der Versuch WILHELM GRIESINGERS (1817—1868), mit den Geisteskrankheiten als Gehirnkrankheiten zu einer exakten Wissenschaft zu kommen, als gescheitert angesehen werden mußte, inmitten dieser verworrenen Epoche zahlloser Übergänge von einer philosophischen oder empirischen zu einer naturwissenschaftlichen Psychiatrie war es KRAEPELIN gelungen, eine geschlossene Architektonik der Lehre von den Geisteskrankheiten vorzulegen. Bei aller Auflokkerung und Modifizierung von Schülern wie Gegnern hat sich dieses Werk in seinem Grundbestand als erstaunlich solide erwiesen.

Was uns an diesem Lebenswerk am meisten fesselt, sind die fruchtbaren Modifizierungsmöglichkeiten, die bis in die neueste Zeit ihre tragende Kraft erwiesen haben. KRAEPELINS Begriff der „Dementia praecox" ist von EUGEN BLEULER (1857—1939) aufgegriffen und zum Schizophreniebegriff erweitert worden, ohne daß hierbei der Hinweis auf FREUD und das Unbewußte ausgeklammert werden mußte. Vom Zustandsbild des einfachen Alkoholismus aus gelangte KARL BONHOEFFER (1868—1949) zu einem komplizierten System der exogenen Psychosen. ERNST KRETSCHMER (1888—1964) schließlich vermochte von dieser Konzeption aus die Zuordnung der funktionellen Psychosen zu bestimmten Körpertypen und Charaktermerkmalen näher festzulegen. Mit seinem „sensitiven Beziehungswahn" (1927) gelang KRETSCHMER ein erster Einbruch in die biologische Psychiatrie der KRAEPELIN-Schule, der neue, fruchtbare Spannungen aufkommen ließ zwischen einer biologischen Fundierung der Psychiatrie und ihren wachsenden soziologischen Forderungen und der einer „binokularen" Forschungsmethode mit „mehrdimensionaler" Diagnostik den Weg bahnte. Morphologisches, Typologisches und Endokrinologisches lassen sich vom Kern des KRAEPELINschen Denkens aus auch heute noch in einer modernen Psychiatrie vereinen. Erwähnt seien nur die Ansätze zu einer Vergleichenden Psychiatrie und Versuche einer Konstitutionspathologie, die von hier aus ebenso möglich waren wie die noch nicht abzuschätzenden Bemühungen der phänomenologischen Schule von LUDWIG BINSWANGER (1881—1966) über KARL JASPERS (1883—1969) bis zu ERWIN STRAUS (geb. 1891). Es ist nicht zu viel gesagt, daß die Psychiatrie von heute noch auf den Schultern von KRAEPELIN steht, obwohl sie ihren Blick auf ganz andere Felder und in völlig neue Horizonte gerichtet hält.

Historische Grundlegung der Psychoanalyse

In einer Vortragsfolge über die „Grundlagen der psychoanalytischen Ich-Lehre" hat kürzlich HANS GÖPPERT auf eine notwendig gewordene Untersuchung über den geistesgeschichtlichen Ort der Psychoanalyse aufmerksam gemacht, weil man nur in diesem historischen Feld den Gehalt der Lehre verstehen könne. „Diese Aufgabe erscheint vor allem auch deshalb dringend notwendig, weil die anthropologische Bedeutung der Ergebnisse der psychoanalytischen Forschung vermutlich erst dann sichtbar wird, wenn man den Weg, auf dem sie gewonnen wurden, als Ganzes übersieht".
Daß die psychoanalytische Bewegung erst auf ihrem Wege zu einem Selbstverständnis kommen könnte, müßte eigentlich aus ihren strukturellen Voraussetzungen erschlossen werden. Die Lehre der Psychoanalyse würde damit aus der Horizontalen in eine Vertikale gestellt werden, wobei man vermutlich gewahren würde, um das Resultat dieser Hypothese vorwegzunehmen, daß die Lehre FREUDS nicht nur aus der Naturwissenschaft kommt und nicht allein mit biologischen Argumenten zu stützen ist, daß vielmehr auch sie eine anthropologische Konzeption darstellt. Eine solche Theorie der Psychoanalyse kann in unserem Rahmen nur angedeutet werden, da sich eine wirkliche Geschichte der Psychoanalyse bis zum Tage nicht vorfindet. Dies gilt für die Wirkungsgeschichte, mehr noch für die Quellengeschichte, und ist um so verwunderlicher, als sich die Psychoanalyse doch vom Prinzip her die Zeitstruktur menschlicher Lebensgeschichte zum Gegenstand gemacht hat.
SIGMUND FREUD (1856—1939) ist von einer mechanistischen Analyse der Natur ausgegangen, von dem, was er den „psychischen Apparat" nannte. Nicht die Methode des 19. Jahrhunderts wurde gewechselt, sondern lediglich das Phäno-

men. FREUDS psychoanalytische Neurosenlehre fußte auf drei Pfeilern, der Lehre von der Verdrängung, der Lehre von der Bedeutung der Sexualtriebe und einer Lehre von der Übertragung. Auch bei seiner Theorie der Entwicklungsstadien der frühkindlichen und kindlichen Sexualität hat FREUD sich schließlich ganz bewußt als Wissenschaftler von der Welt der Objekte abgesetzt; sein wissenschaftliches Interesse habe sich — so in der „Selbstdarstellung" — eher auf menschliche Verhältnisse als auf natürliche Objekte bezogen. Was ihm hierbei nicht bewußt wurde, ist die uns selbstverständliche Bewertung der „naturwissenschaftlichen" Psychoanalyse als einer Humanwissenschaft oder Kulturwissenschaft, im Grunde einer medizinischen Anthropologie als einer eigenen Wissenschaft.

Das „Zeichen einer eigenen Wissenschaft", das LUDOLF VON KREHL 1929 so eindeutig wie überzeugend setzen wollte, konnte sich erst auf recht komplexen Umwegen artikulieren. Die stärkste Artikulation und damit auch die kritischste Reflexion dieser „eigenen Wissenschaft" ist sicherlich von SIGMUND FREUD ausgegangen, eine Reflexion, die als Sprache über die Sprache eine universelle Anthropologie ins Leben rufen mußte. Das Subjekt sollte nun seine eigene Sprache begreifen lernen; damit war ein Reflexionsprozeß auf kognitiver wie affektiver Ebene in Gang gebracht. Der Analytiker erwies sich insofern als Historiker, als er aus Resten rekonstruieren sollte, dem Archäologen gleich, um somit, gleich einem Philologen, im hermeneutischen Zirkel zum Text eine Exegese zu liefern. Dieser Gang der Selbstreflexion bildet eines der Grundmotive der Analyse, und gerade nicht die technisch erfolgreiche Kur, die den Gesundungsprozeß eher unterbricht, indem sie heilweisende Symptome beseitigt.

Diese Psychoanalyse als eine Sprache über die Sprache ist erst durch eine moderne Theorie der Sprache (Metalinguistik) in ihrer vollen Bedeutung ernst genommen worden. Ein Inneres an Symbolen gewinnt hier äußere Existenz. Der therapeutische Vorgang ist im Grunde ein hermeneutischer und in keinem Falle ein gesteuerter Naturprozeß. Bei einer solchen analytischen Arbeit sollten nicht nur Patient und Arzt in eine Interaktion treten, sondern auch Forschung und Behandlung zusammenfallen. In diesem Sinne hat MITSCHERLICH seinen Patienten als einen Organismus verstanden, der eine Entwicklung zu hoher psychischer Differenzierung erfahren hat und der den Verlust an Instinktregulationen durch das Erlernen des Verständnisses sprachlicher und nichtsprachlicher Symbole wieder ausgleichen muß.

Dieser historischen Tendenz der Psychoanalyse scheinen zunächst alle Versuche zu widersprechen, nunmehr auch das psychoanalytische Modell mit soziologisch orientierten Mustern zu kombinieren, um auf diesem Wege zu einer Metatheorie der Psychoanalyse zu kommen, die wiederum Psychoanalyse und Gesellschaftstheorie zu verbinden trachtet. Die Psychoanalyse würde damit nicht nur zu einer Theorie der Natur des Menschen, sondern auch zu einer Theorie seiner Kultur und der Geschichte. Das Bewußtsein der Menschheit als Ganzes müßte im historischen Prozeß zur Selbsterkenntnis kommen und damit der Menschwerdung dienen. Es bleibt zu fragen, ob ein solches Unternehmen methodisch zu unterbauen ist und ob auf analytischem Wege überhaupt noch eine solche Synopsis von Psychoanalyse und Gesellschaft, von Anthropologie und Geschichte in unser Bewußtsein treten kann?

Wesentlich bescheidener und konkreter gibt sich der Versuch, die Psychoanalyse als Grundwissenschaft erst einmal in die Psychiatrie einzubauen, wobei auch hier erst abzuwarten bleibt, ob das psychoanalytische Modell als Vehikel einer strukturellen Reform der Schulpsychiatrie in Richtung auf eine sich „dynamisch" verstehende Psychiatrie (AMMON, 1973) dienen kann.

Nur als eine provisorische Zwischenbilanz kann daher der so schwerfällig vor sich gehende Einbau der Psychoanalyse in die Psychiatrie angesehen werden. Als Theorie einer Analyse des individuellen Unbewußten zunächst völlig isoliert, gelang der Psychoanalyse nach 1930, vor allem in den angelsächsischen Ländern, ein Einbruch in die Schulpsychiatrie und der Anschluß an die Sozialpsychiatrie, damit aber auch eine folgenschwere Öffnung auf die Gesellschaft hin, wobei Verhaltensforschung und Sozialwissenschaften neue Verzweigungen und Verknüpfungen ermöglicht haben. Auf diesen längst nicht ausreichend dokumentierten Umwegen erst ist der Psychoanalyse eine Integration in die klassische Psychiatrie, und auch dies nirgendwo ohne Widerstände und kaum theoriegerecht, gelungen.

Psychiatrie in Bewegung

Aus der Schule LUDOLF VON KREHLS sollte schließlich auch noch der schärfste Bruch im System der modernen Medizin erfolgen, der die klassische Psychiatrie zunächst nur peripher zu tangieren schien. Der Träger dieser Entwicklung, die grundsätzlich über FREUD hinausgeht, ist VIKTOR VON WEIZSÄCKER (1886—1957).

„Die Medizin als Wissenschaft oder als Technik, als Kunst oder als Instinkt aufgefaßt ist immer nur eine Selbstdarstellung des Menschen, seiner Mittellage unter seiner Überwelt und über seiner Unterwelt ... Die Medizin ist im Grunde eine anthropologische und keine biologische." Auch WEIZSÄCKER stellt an die Psychiatrie die methodische Frage, ob es wirklich so etwas wie Kulturkrankheit, Geisteskrankheit, Seelenkrankheit oder Gesellschaftskrankheit gebe? Er fragt weiter, auf welche Weise hier ein Naturereignis einzubrechen vermöge in einen Kulturprozeß. Von hier aus wird einsichtig, daß und warum sich auf keinem Gebiete moderner Wissenschaft die Theorie von den zwei Kulturen unheilvoller auswirken mußte als auf dem Boden der Psychiatrie. Versuche klinischer Verständigung sind denn auch bis zum Tage weitgehend zum Scheitern verurteilt geblieben, da beide Richtungen in verschiedenen Kategorialsystemen abzulaufen scheinen. MITSCHERLICH konnte mit Recht von den „beiden Medizinen der Gegenwart" sprechen. Nirgendwo zeigen sich aber auch Ausschließlichkeit und Intoleranz beider Richtungen deutlicher als in unserer Psychiatrie zwischen gestern und morgen.

Wenn VIKTOR VON WEIZSÄCKER in der Biologie einen Vorrang sieht vor der Physik und in der Anschauung einen gleichen Vorrang vor den logischen Kriterien, dann geht es nicht mehr um die Alternative zwischen Naturwissenschaften oder Geisteswissenschaften, vielmehr um das Komplexe, die Synopsis, eine Einsicht in das Ganze. „Die Frage war gar nicht, ob Naturwissenschaft in der Medizin notwendig ist, sondern was sie dafür bedeutet." Damit war die alte Forderung von LUDOLF VON KREHL wieder aufgenommen, für den die „anthropologische Medizin nur auf der Basis einer soliden naturwissenschaftlichen Forschung — diese übergreifend — richtig gedeihen kann".

Auf einem dergestalt signifikanten Zwischengebiet zwischen den Natur- und Geisteswissenschaften konnten denn auch bald schon exemplarisch die progressiven Tendenzen (Sozialpsychiatrie, Phänomenologische Psychopathologie, Anthropologische Psychiatrie) ebenso wie alle konservativen Bestrebungen (Psychopharmakologie, Biologisierende Praxis, Verhaltenstherapie) ihr repräsentatives Feld finden, das die „Psychiatrie im Übergangsfeld" charakterisiert, ohne daß schon auszumachen wäre, welche Richtung sich innerhalb dieser „Psychiatrie in Bewegung" als dominierend erweist.

Um das Jahr 1850 schien sich in der Psychiatrie eine „Raumpsychiatrie" durchzusetzen, die getragen war von der Suche nach dem Sitz der Krankheit und einer wissenschaftlichen Analyse des Gehirns. Seit dem Jahre 1930 tritt mehr und mehr das Zeiterleben in den Vordergrund, das KRONFELD (1929) als „zeitliches Fließen" gesehen hatte und aus dem STRAUS (1929) das Zeiterleben im Leib-Seele-Problem zu fassen suchte. Während FREUD noch die historische Tiefenperson in ein naturwissenschaftliches Theorem aufgehen ließ, hat JASPERS mit DILTHEY die historischen Voraussetzungen des Menschen in eine Lehre von den verständlichen Zusammenhängen gebracht und BINSWANGER in den Geisteskrankheiten bereits Störungen des transzendentalen Bewußtseins gesehen. An die Stelle der Topographien und Nosographien ist auch in der Psychiatrie „die gelebte Zeit" (MINKOWSKI, 1971/72) getreten.

Diese Strömungen in der Psychiatrie sind historiographisch mehrfach reflektiert worden. BIRNBAUM (1928) glaubte die organische Richtung, wie sie mit GRIESINGER zu WERNICKE geführt hatte, bereits abgeschlossen. Auch die rein klinische Position schien ihm mit KAHLBAUM, KRAEPELIN und seinen Nachfolgern abgesättigt: Als neue Möglichkeit seien mit FREUD die psychodynamischen Richtungen aufgetreten. Man war allgemein der Ansicht, daß gerade über die Psychoanalyse eine neue Dynamik in die Seelenheilkunde eingeführt worden sei. KLEIST (1924) sieht vier hauptsächliche Strömungen in der Psychiatrie zum Durchbruch kommen: 1. die philosophische, die von HUSSERL über JASPERS zu Heidegger führen sollte und in der klinischen Psychopathologie von BINSWANGER repräsentiert wurde; 2. eine psychologische Richtung, die von der Psychoanalyse FREUDS zur anthropologischen Medizin WEIZSÄCKERS führte; 3. die konstitutionelle Richtung, deren Hauptvertreter ERNST KRETSCHMER war; 4. eine neurologische Richtung, die von den Hirnforschungen von CARL WERNICKE (1848—1905) über den erkenntnistheoretischen Prozeß von ERNST MACH bis zu KLEIST weitergelaufen war.

Unter dem Einfluß von WILHELM GRIESINGER machte sich in der zweiten Hälfte des 19. Jahrhunderts eine zunehmende Tendenz zur immer engeren Verbindung von Psychiatrie und Neurologie bemerkbar. Vor allem in den Universitätseinrichtungen schienen beide Disziplinen auf Gedeih und Verderb miteinander verbunden. Um so beachtlicher sind die Bestrebungen, die bereits am Ausgang des 19. Jahrhunderts versuchten, die Neurologie grundsätzlich gegen die Psychiatrie abzugrenzen, um sie in der Nähe der Inneren Medizin anzusiedeln. So etablierte etwa in Heidelberg WILHELM ERB (1883—1907 Direktor der Medizinischen Klinik) die Neurologie als relativ selbständiges Fach im Rahmen der Inneren Medizin. Auch ERBS Nachfolger LUDOLF KREHL unterstellte eine Nervenabteilung der Leitung von JOHANN HOFFMANN, der 1919 eine ordentliche Professur für

Nervenpathologie erhielt. Die Vorgänge einer weitergehenden Entflechtung und Ausgliederung sind regional und zeitlich äußerst verschieden und bedürfen einer differenzierteren Untersuchung. Einen detaillierten Überblick über die Institutionen und Persönlichkeiten an den deutschen Universitäten findet man bei EULNER (1970).

Damit sind die Hauptströmungen der Jahrhundertmitte erfaßt, die vielfältige Terminologien zur Diskussion gestellt haben und zusätzliche Strukturierungen erlauben, etwa eine neurophysiologische Forschung, die sich weiterhin mit der Lokalisation seelischer Störungen befaßt, eine phänomenologische Betrachtung, die neben den reaktiven auch die endogenen Störungen analysiert, schließlich die personale Richtung, die des Menschen Lebensgeschichte und seine Situation in den Vordergrund stellt.

An einem solchen repräsentativen Zwischengebiet zwischen Geisteswissenschaften und Naturwissenschaften zeigen sich freilich nicht nur exemplarisch die progressiven Tendenzen, wie sie von der Psychopathologie, der Phänomenologie und einer Sozialpsychiatrie vorgetragen werden, sondern immer auch alle restaurativen Bestrebungen, die auf einseitig biologisierender Praxis beharren, eine überspannte Verhaltenspsychiatrie inauguriert haben, sich einer Pharmakopsychiatrie ohne brauchbare Parameter überließen oder auch den modischen Strömungen eines biologisierenden Kybernetismus anheimgefallen sind.

Seit der Mitte des 20. Jahrhunderts aber ist vor allem die Sozialpsychiatrie in die Optik der Gesellschaft gerückt. Die Öffentlichkeit diskutiert zunehmend die soziale Versorgung der seelisch Behinderten. Die wissenschaftliche Forschung hat sich in ein breites Spektrum von „offenen" Modellen ausdifferenziert. Die Schallmauer der Anstaltspsychiatrie scheint endgültig durchbrochen.

Dieser Paradigmawechsel innerhalb der modernen Psychiatrie hat sich am eindeutigsten in einer Bewegung manifestiert, die sich selber als Anti-Psychiatrie versteht. Psychosen werden hier als schulpsychiatrisches Artefakt angesprochen, Psychiatrie überhaupt wird als antiquiertes Relikt attackiert. Man versucht, Strukturprobleme radikal zu reduzieren auf Erlebnisschwierigkeiten, woraus wiederum eine universelle Einheitsnosologie resultieren könnte, die Neurose, wobei die Grenzen zwischen gesund und krank zu verschwimmen beginnen.

Um diese Richtung zu verstehen, ist ein historischer Exkurs vonnöten. Vor etwa 100 Jahren glaubte die moderne Medizin, ihren wissenschaftlichen Standard erreicht zu haben und im Reigen der Naturwissenschaften permanenten Fortschritten entgegenzugehen. Sie hatte Tabula rasa gemacht mit aller Tradition, um mit den bewährten physikalischen und chemischen Methoden einer umfassenden Heiltechnik den Weg zu bahnen, die aus ihrem Prinzip heraus zu immer weiteren Erfolgen prädestiniert schien und unerschöpflichen Segen zum Wohle der Menschheit zu produzieren versprach.

In diese Entwicklung der neueren Medizin eingeschlossen wurde, zwar reichlich verspätet, aber dann doch mit den Leistungen eines GRIESINGER, KAHLBAUM oder KRAEPELIN auffallend systematisch, auch die moderne Psychiatrie, obwohl gerade diese Psychiatrie immer zwielichtig geblieben war als Naturwissenschaft, wie sie auch in kein seriöses Verhältnis kam zu den Geisteswissenschaften, von den Gesellschaftswissenschaften gar nicht zu reden.

Dieses wissenschaftliche Fundament der modernen Psychiatrie ist in den letzten Jahrzehnten erschüttert worden. Die Medizin als angewandte Naturwissenschaft, zunehmend begleitet von sozialen Kompetenzverlagerungen und systemimmanenten Gleichgewichtsverlusten, wurde überholt oder kompensiert durch eine gegenstrebige Gegenbewegung, und sie wird heute in ihrer ganzen Breite, vor allem von der tiefenpsychologischen Seite aus und mit einem soziologisch vorgetragenen Impetus, insgesamt und als System attackiert.

Die Medizin gilt uns längst nicht mehr als die Wohltäterin der Menschheit; sie dient der „Profitmaximierung" einer bürgerlichen Leistungsgesellschaft. Der Arzt wird folglich definiert und diffamiert als der „Kesselflicker des Kapitals", insonderheit der Psychiater, der aus kritischen und unruhigen Kranken brave und gesunde Marionetten zu machen versucht, wo es an sich doch seine Aufgabe sein sollte, psychisches Leiden wach zu halten und transparent zu machen, um es zu transformieren auf „politische Aktion".

Unter dem Schlagwort eines umfassenden psychosozialen Kontextes wird Krankheit als „überflüssige und prinzipiell überwindbare Beeinträchtigung der maximalen Entfaltungsmöglichkeit des Menschen" (REGUS, 1970) deklariert. Demgegenüber gilt die Rehabilitation als eine „Wiedereingliederung ins Erwerbsleben" und damit als die beste Kapitalinvestition des Staates, als „Reparatur der Ware Arbeitskraft" (Kursbuch 28). Der Arzt habe seine Medizin zu einer Waffe der Herrschenden gegen die abhängig Gehaltenen gemacht und sich objektiv gegen die wahren Interessen der Lohnabhängigen gestellt.

ERICH WULFF (Kursbuch 29) versteht selbst die Psychoanalyse als eine Herrschaftsideologie, und er nennt sie eine „Manipulationstechnik im Dienst des Kapitalismus". Einer politischen Anti-Psychiatrie wird daher die Aufgabe zugewiesen, „das erfahrene Leid psychisch Kranker wissenschaftlich zu verallgemeinern und so der Agitation nutzbar zu machen". Jeder Patient soll nunmehr sein eigener Therapeut sein und der der anderen Patienten auch. Als souveräner Sozialingenieur weist nun der Psychiater seinen Patienten Rollen in der Gesellschaft zu. Psychiatrische Operationen werden damit zu Formen des sozialen Handelns. Psychiatrische Diagnosen sind „stigmatisierende Etiketten"; sie werden lediglich den Menschen angehängt, die uns oder andere ärgern. Diagnostische Kategorien sollen daher überhaupt vermieden werden. Folglich gibt es auch keine medizinische, moralische oder juristische Rechtfertigung für unerbetene psychiatrische Eingriffe, seien es nun Diagnose oder Hospitalisierung oder auch Behandlung: sie alle sind schlechtweg „Verbrechen gegen die Menschlichkeit". Von diesem Standpunkt aus wird die klassische Psychiatrie deklassiert und in eine Reihe gestellt mit Alchimie und Astrologie oder ähnlichen Pseudowissenschaften (SZASZ, 1972). Psychiatrie wird sich daher aus der Medizin herauslösen müssen (die Lösung von der Neurologie ist nur ein Teil davon), um sich den Sozialwissenschaften anzuschließen. Der Psychiater wird zum Spezialisten für innerseelische Kommunikationsprozesse und seine Klinik zu einem offenen „Medical Service Model" (GOFFMAN). Die Psychiatrie ist eben keine Naturwissenschaft, sondern lediglich „moral science".

Diese und ähnliche analytische Methoden, die ausgegangen sind von einem naturwissenschaftlichen Modell und angekommen sind bei einer Metatheorie der modernen Kultur, weisen in sich die verschiedensten Dimensionen auf: Einmal sind sie Denkmethoden für Erleben und Verhalten, zum anderen kontrollierte

Erforschung menschlichen Verhaltens, sie gelten als symptomatisch für Erscheinung einer modernen Kulturkrise und bieten dementsprechende therapeutische Methoden an.

Aus der polaren Gruppierung der deutschen Romantik in die Psychiker und Physiker scheint eine moderne Psychiater-Trias geworden, wobei sich immer noch „Somatologen" eindeutig abzusetzen versuchen von „Psychikern" und den das seelische Feld übersteigenden Soziologisten, die das gesamte Irrenheilwesen subsumieren möchten unter eine „Soziatrie".

Mit Recht konnte MAX MÜLLER in seiner Einleitung zur „Sozialen Psychiatrie" im Handbuch „Psychiatrie der Gegenwart" (1961) darauf hinweisen, daß eine „entscheidende Wandlung" unserer Gegenwart darin zu sehen sei, daß sich die Psychiatrie ablöse „von ihrer Ursprungsstätte, dem psychiatrischen Krankenhaus", um nicht nur in fachliche Grenzgebiete einzuströmen, sondern auch ins öffentliche Bewußtsein. Dies aber werde eine weitgehende „Verlagerung der praktischen psychiatrischen Tätigkeit extra muros" nach sich ziehen müssen (MÜLLER, 1961).

Dieses erst in Ansätzen auf uns zukommende Konzept einer „Medizin als Heilkultur" wird man freilich nicht in den Horizont bekommen, wenn man das Quellenarsenal reduziert auf die Transformationsphase unserer „Psychiatrie der Gegenwart" zwischen 1800 und 2000. Hierzu mußte man auf die Impulse einer archaischen Heilkunde ebenso zurückgreifen wie auf die antik-mittelalterlichen Gesundheitslehren, die erst in unseren Tagen erschlossen werden.

Damit kommen wir abschließend noch auf einen weiteren Aspekt psychiatrischer Menschenbilder, auf eine ökologisch orientierte Psychiatrie, wie sie sich auf der Basis der antiken „diaita" über die scholastischen „regimina" bis in die neuzeitlichen Konzepte einer Makrobiotik und Eubiotik kontinuierlich tradiert hat.

Wenn ISIDOR VON SEVILLA in seinen „Etymologien" Medizin ableiten wollte von „a modo", dann konnte er sich für eine derartige „moderatio" bereits auf antike Vorbilder berufen. Der Arzt als der „kybernetes" eines biologischen Fließgleichgewichtes hatte sich an dem hippokratischen Begriff der „eukrasia" ebenso orientiert wie er die aristotelische „mesotes" zu modifizieren vermochte. HILDEGARD VON BINGEN verstand leibseelische Gesundheit als jene integrierte und wohlproportionierte „constitutio", die noch Paracelsus mit seiner „Ordnung der Gesundheit" zu profilieren versuchte.

Die Regimina sanitatis haben mit ihrem Sechs-Punkteprogramm rechter Lebensführung die wichtigsten Felder einer auch seelischen Gesundheitslehre über Jahrhunderte markiert. MARTIN SCHRENK ist in unseren Tagen dieser vergessenen Überlieferung noch einmal systematisch nachgegangen (SCHRENK, 1973). HUFELANDS Makrobiotik (1797), FEUCHTERSLEBENS Diätetik der Seele (1838) wie auch IDELERS Diätetik für Gebildete (1846) sind nur noch ein letzter Abglanz dieser universellen Lebensstilisierung.

Nicht von ungefähr treten unter einer solchen ökologisch orientierten Psychotherapie die antiken Schlüsselbegriffe wieder in ein verbindliches Verhältnis: die „diaita" und „paideia" mit „mesotes" und „eukrasia", beide im Verbund mit „nomos" und „kosmos", die alle nicht zu denken wären ohne die Grundordnung *eines geregelten* „oikos" und seine zivilisierte „oikonomia". Damit erst würden wir — noch mitten im Paradigmawechsel — abermals auf ein neues Kristallisationszentrum stoßen, das charakterisiert ist durch das breite Spektrum der Methoden und Positionen, ein überaus reiches Bezugssystem neuer Interaktionen und damit Perspektiven einer Psychiatrie, die in den Horizont der Zukunft reichen.

Klinische Psychiatrie erweitert sich zu einer anthropologischen Psychopathologie, indem sie nicht nur Hirnkrankheiten behandelt, sondern auch die Störungen der Persönlichkeit samt ihrer Umwelt und Erlebniswelt in den Vordergrund rückt. Neue pharmakotherapeutische Erkenntnisse, eine sich kritisch reflektierende Psychoanalyse, vor allem aber die Erfahrungen soziatrischer Dienste haben der Psychiatrie einen aufregend modernen „Rehabilitationsstil" (KISKER) an die Hand gegeben. Unter Preisgabe dirigistischer Hierarchien und zentralisierter Anstalten erleben wir im Aufbau therapeutischer Gruppen den Anschluß an die allgemeinen Krankenhäuser wie auch eine neuartige Familienpflege und damit den Einbau in die Gesellschaft.

Zwischen den wissenschaftlichen Feldern haben sich eine Reihe neuartiger Berufsklassen etablieren können, die man als Psychohygienische Assistenzberufe bezeichnen könnte. Zu Ärzten und Pflegern und Fürsorgern sind weitgehend die Sozialberufe gestoßen, Familienbetreuer und Verhaltensmediziner, medizinische Psychologen und nichtmedizinische Psychotherapeuten, Gruppentrainer und Sozialfürsorger. Die Rolle des Psychiaters mit seiner zunehmenden Spezialisierung auf Pharmakotherapie, Neurologie, Gutachtertätigkeit oder Philosophie wird weitgehend entlastet durch paramedizinische Dienstleistungsbereiche, deren Personalstruktur sich noch weiter profilieren wird.

Gerade von diesen Dienstleistungsbereichen aus lassen sich weitere psychosomatische Querverbindungen erkennen, die als medizinische Epidemiologie, als psychologische Kommunikationsforschung, aber auch mit Methoden tierischer Verhaltensphysiologie und einer klinisch angewandten Sozialpsychiatrie eine neue Interaktion von Arzt und Patient ins Leben gerufen haben. Was uns am Ausgang des 20. Jahrhunderts ins Gesichtsfeld rückt, erscheint zunächst wie ein Mückenschwarm an Aspekten, Positionen und Methoden. Das Spektrum reicht von der Phänomenologie, Existenzphilosophie und Daseinsanalyse über Gestaltpsychologie und Testpsychologie bis zur Hirnpathologie und Psychoanalyse, um sich auf die modernen verhaltenstheoretischen, sozialanalytisch und gruppentherapeutisch orientierten Richtungen auszuweiten. Diese Psychiatrie verwirklicht sich in einer existentiellen Begegnung, die jenseits der normalpsychologischen Kontaktnahme wie auch aller analytischen Übertragung versucht, eine „gelebte Beziehung zu einem selbständigen Gegenüber" (V. BAEYER, 1955) aufzunehmen.

Welche Breite heute ein nosologisches Sondergebiet einzunehmen vermag, zeigen etwa die Forschungen zur modernen Schizophrenielehre, wobei die Theorien reichen von einem banalen Infekt bis zu einer philosophisch zu erhellenden Störung der Liebesfähigkeit. Hier begegnen sich Untersuchungen auf Gebieten der Pathologischen Anatomie und Neurophysiologie mit einer Familienforschung, die familiäre Sonderdispositionen, weniger Vererbung, als ein Zusammenspiel von Umwelt und Anlage, zu eruieren sucht. Pathologische Physiologie und Biochemie, vor allem auch der endokrinen Störungen und des vegetativen Nervensystems, gehen unmittelbar über in eine somatische Therapie, die auch heute noch vom Elektroschock, einer Psychochirurgie oder den Narkotika reicht bis zu den Psychopharmaka. Die soziologische Forschung hat auf diesem Gebiet anthropologisch-ethnologische Fragen ebenso aufgegriffen wie die familiären Verhältnisse sozialer Gruppen und schichtenspezifischer Subkulturen. Psychologische Forschung geht aus von einer rein phänomenologischen Richtung über Daseinsanalyse und Psychoanalyse bis zu allen Formen der Psychotherapie innerhalb der Gruppentherapie. Was hier untersucht und behandelt wird, ist nicht so sehr die Krankheit Schizophrenie als Einzelleiden innerhalb der Schizophreniegruppe; es sind eher die persönlichen und sozialen Probleme jedes einzelnen schizophren Erkrankten. Es ist kein Zufall, daß wir die klinische Betrachtungsweise mit all ihren Konflikten in den Mittelpunkt unserer Übersicht stellen mußten.

In jüngster Zeit hat sich ERNST GRÜNTHAL mit der Geschichte der Probleme zwischen Psyche und Nervensystem (1968) befaßt, womit nichts weniger gegeben ist als eine Begriffsgeschichte der abendländischen Philosophie und Psychologie. Mit der Erweiterung der wissenschaftlichen Erfahrung, dem Fortschritt der Technik, der Verfeinerung des begrifflichen Apparates ist dieses Problem durch Jahrhunderte hindurch immer nur modifiziert, nie gelöst worden. GRÜNTHAL macht besonders aufmerksam auf die vergeblichen Systematisierungsversuche des 17. und 18. Jahrhunderts sowie den zeitgenössischen Verzicht auf eine Gesamtdeutung oder auch nur den Versuch endgültiger Lösung. Er schließt mit der Einsicht von PASCAL, daß „der Mensch nicht begreifen könne, was der Körper ist, noch weniger, was Geist, und nichts weniger als wie Körper mit einem Geist verbunden sein kann. Es ist der Gipfel der ihm entgegenstehenden Schwierigkeiten, und doch ist es sein eigenes Wesen."

Zusammenfassung und Ausblick

Wir haben versucht, die Entwicklung der modernen Psychiatrie aus ihrem Zusammenspiel an den Nahtstellen zwischen Sozialwissenschaften, Naturwissenschaften und Geisteswissenschaften zu begreifen. Wir fanden diese wissenschaftlichen Möglichkeiten zu einem Nicht-Ohne-Verhältnis strukturiert, wobei nicht die Summierung der Ergebnisse oder eine bloße Koordination genügt, sondern eine weiterführende Integration als Aufgabe der Zukunft vor uns steht. Unter einer solchen Perspektive aber scheint die Psychiatrie wie keine andere Disziplin berufen, den Zusammenhalt einer Medizin im Ganzen zu wahren und einer neuen, mehr ökologisch als ökonomisch orientierten Theorie der Heilkunde vorzuarbeiten.

Die Psychiatrie des späten 19. Jahrhunderts hatte sich als empirisch-analytische Wissenschaft verstanden und auf die gesetzmäßigen Ordnungen der Welt konzentriert (res naturales). Die Medizin im ausgehenden 20. Jahrhundert sieht sich wiederum den ungeordneten, unübersichtlichen und komplexen Einflüssen von außernatürlichen Lebensinteressen ausgesetzt (res non naturales). Dem klassischen Objektivismus und einem modernistischen Subjektivismus gegenüber finden wir uns in einer Intersubjektivität, einer Welt des „Zwischen", wieder. Was uns dabei im Horizont von heute noch nicht bewußt wurde, ist die zunehmende Verflechtung der Erkenntnis mit jenen Interessen der Lebenswelt, wie sie vor allem von dem neuen Schlagwort einer „Lebensqualität" getragen werden.

Zu Beginn des 19. Jahrhunderts versuchte sich die Psychiatrie als eigenständige Disziplin neben Chirurgie und Innerer Medizin zu etablieren. Seit der Mitte des 20. Jahrhunderts beginnt sie sich wieder auszugliedern: An die Stelle einer Einheitswissenschaft sind breitflächige Querverbindungen und Aussprossungen getreten, wobei Integrierungsversuche erst in den Anfängen zu erkennen sind. Der Einbau der psychosozialen Fächer in die neue Ärzteordnung wird neben einer Medizinischen Psychologie und Medizinischen Soziologie die Korrelate einer Klinischen Psychologie und Klinischen Soziologie nach sich ziehen. Zu diesem topographischen Stellenwert innerhalb einer Theorie gehört nicht zuletzt auch die latente therapeutische Kapazität, wie sie sich aus den psychiatrischen Dienstleistungsbereichen innerhalb der Familien, einer Wohlfahrtspflege, der Kirchen, der Arbeitsstätten anbietet, wobei auch hier die partiellen Rehabilitationsprojekte auf ein geschlossenes Resozialisierungsprogramm tendieren.

Psychiatrie der Gegenwart will somit aus ihrer Motivation, aber auch mit allen ihren Tendenzen verstanden werden, wobei Struktur und Wandel eine Einheit bilden. Struktur meint hier ein mehr formales Gliederungsgefüge, wie es sich aus dem rein theoretischen Durchdenken einer Heilkunde ergibt, und es sollte nicht verwechselt werden mit irgendeinem festen Bestand an Wissen und Vermögen, keinem Erbe und sicherlich keinem Besitz. Ebenso meint der Wandel mehr jenen Wechsel in permanenter Entwicklung, der neben den Fortschritten immer auch die Verkümmerungen in sich trägt und mit sich führt, und dies in einer Art und Weise, deren Rhythmik wir Historiker noch nicht gesetzlich erschlossen haben.

Alle psychiatrischen Methoden wie auch die empirischen Erfahrungen bieten uns ein reiches Spektrum wissenschaftlicher Aspekte dar und lassen sich jeweils reduzieren auf eine sie motivierende Anthropologie. Wie weit sich dahinter eine eher geisteswissenschaftlich als sozialwissenschaftlich zu fundierende einheitliche Wissenschaft aufbaut, steht noch aus! Bis dahin wird wohl als bleibendes Kriterium die Klinik bleiben, wobei wir unter „Klinik" jene ärztliche Forschung und kritische Beobachtung verstehen, die sich auf wissenschaftliche Erfahrungen stützt, ohne das therapeutische Ziel aus dem Auge zu verlieren.

Literatur

ACKERKNECHT, E.H.: Kurze Geschichte der Psychiatrie. Stuttgart: Enke 1957.
ALTSCHULE, M.D.: Roots of modern psychiatry. Essays in the history of psychiatry. New York-London: Grune & Stratton 1957.
AMMON, G.: Dynamische Psychiatrie. Grundlagen und Probleme einer Reform der Psychiatrie. Darmstadt-Neuwied: Luchterhand 1973.
BAEYER, W. VON: Der Begriff der Begegnung in der Psychiatrie. Nervenarzt **26** (1955).
BINSWANGER, L.: Wandlungen in der Auffassung und Deutung des Traumes von den Griechen bis zur Gegenwart. Berlin: Springer 1928.
BIRNBAUM, K.: Geschichte der psychiatrischen Wissenschaft. In: Handbuch der Geisteskrankheiten, Hrsg. O. BUMKE, S. 11—49. Berlin: Springer 1928.
BLANKENBURG, W.: Grundsätzliches zur Konzeption einer „anthropologischen Proportion". Z. klin. Psychiat. Psychother. **20**, 322—333 (1972).
BODAMER, J.: Zur Phänomenologie des geschichtlichen Geistes in der Psychiatrie. Nervenarzt **19**, 229—310 (1948).
Bodamer, J.: Zur Entstehung der Psychiatrie als Wissenschaft im 19. Jahrhundert. Fortschr. Neurol. Psychiat. **21**, 511—535 (1953).

BUMKE, O. (Hrsg.): Handbuch der Geisteskrankheiten. Berlin: Springer 1928.
CHRICHTON, A.: An Inquiry into the Nature and Origin of Mental Derangement. London: Cadell, Davies 1798.
CHRICHTON, A.: Untersuchungen über die Natur und den Ursprung der Geistes-Zerrüttung, ein kurzes System der Physiologie und Pathologie des menschlichen Geistes, 2. Aufl. Leipzig: Bauer 1810.
CONOLLY, J.: Die Behandlung der Irren ohne mechanischen Zwang (Treatment of the Insane without Mechanical Restraints, 1856). Lahr: Schauenburg 1860.
COOPER, D.: Psychiatrie und Anti-Psychiatrie. Edition Suhrkamp 497. Frankfurt: Suhrkamp 1971.
DAMEROW, H.: Die Elemente der nächsten Zukunft der Medicin, entwickelt aus der Vergangenheit und Gegenwart. Berlin: Reimer 1829.
DAMEROW, H.: Über die relative Verbindung der Irrenheil- und Pflegeanstalten in historisch-kritischer, sowie in moralischer, wissenschaftlicher und administrativer Beziehung. Leipzig: Wigand 1840.
DAMEROW, H.: Pro Memoria an Deutschlands Irrenärzte. Berl. med. Vereins-Ztg. Nr. 7—9 (1841).
DEFOE, D.: An Essay upon Projects. London: Cokerill 1697.
DIETL, J.: Anatomische Klinik der Gehirnkrankheiten. Wien: Kanefuß Wittwe 1846.
DÖRNER, K.: Bürger und Irre. Zur Sozialgeschichte und Wissenschaftssoziologie der Psychiatrie. Frankfurt: Europ. Verlagsanstalt 1969.
EHRHARDT, H.E.: Psychiatrie und Gesellschaft. Bern-Stuttgart: Huber 1958.
EHRHARDT, H.E.: 130 Jahre Deutsche Gesellschaft für Psychiatrie und Nervenheilkunde. Wiesbaden: Steiner 1972.
ELLENBERGER, H.: The Discovery of the Unconscious. New York: Basic Books 1970.
ENGELMEIER, M.-P.: Hauptaufgaben der Psychiatrie heute und morgen. Hippokrates (Stuttg.) **38**, 895—899 (1967).
ESQUIROL, J.E.D.: Pathologie und Therapie der Seelenstörungen. Leipzig: Hartmann 1827.
EULNER, H.-H.: Die Entwicklung der medizinischen Spezialfächer an den Universitäten des deutschen Sprachgebietes. Stuttgart: Enke 1970.
FEUCHTERSLEBEN, E. VON: Lehrbuch der ärztlichen Seelenkunde. Wien: Gerold 1845.
FLEMMING, C.F.: Über die organischen Bedingungen der psychischen Erscheinungen. Z. f. d. Beurth. u. Heil. d. krankh. Seelenzustände **1**, 119—178 (1838).
FLEMMING, C.F.: Pathologie und Therapie der Psychosen. Berlin: Hirschwald 1859.
FOUCAULT, M.: Psychologie und Geisteskrankheit. Frankfurt: Suhrkamp 1968.
FOUCAULT, M.: Histoire de la folie à l'age classique. Paris 1961. Dtsch. Ausg.: Wahnsinn und Gesellschaft. Frankfurt: Suhrkamp 1969.
FRIEDREICH, J.B.: Versuch einer Literärgeschichte der Pathologie und Therapie der psychischen Krankheiten. Würzburg: Strecker 1830.
FRIEDREICH, J.B.: Historisch-kritische Darstellung über das Wesen und den Sitz der psychischen Krankheiten. Leipzig: Wigand 1836.
GÖPPERT, H.: Das Ich. Grundlagen der psychoanalytischen Ich-Lehre. München: Lehmann 1968.
GOFFMAN, E.: Asyle. Über die soziale Situation psychiatrischer Patienten und anderer Insassen. Frankfurt: Suhrkamp 1961.
GRIESINGER, W.: Gesammelte Abhandlungen, Bde I/II, Hrsg. K. WUNDERLICH. Berlin: Hirschwald 1872.
GRIESINGER, W.: Die Pathologie und Therapie der psychischen Krankheiten, 4. Aufl. Braunschweig: Wreden 1876.
GROSS, A.: Allgemeine Therapie der Psychosen. In: Handbuch der Psychiatrie, IV. Abt. Hrsg. G. ASCHAFFENBURG. Wien: Deuticke 1912.
GRÜNTHAL, E.: Psyche und Nervensystem. Geschichte eines Problems. In: Erfahrung und Denken, Bd 27. Berlin: Duncker & Humblot 1968.
HAINDORF, A.: Versuch einer Pathologie und Therapie der Geistes- und Gemüthskrankheiten. Heidelberg: Braun 1811.
HAND, I.: Pawlows Beitrag zur Psychiatrie. Entwicklungs- und Strukturanalyse einer Forschungsrichtung. Stuttgart: Thieme 1972.
HEINROTH, J. CHR. A.: Lehrbuch der Störungen des Seelenlebens, 2 Theile. Leipzig: Vogel 1816.
HERZ, M.: Kritische Psychiatrie. Kantische Studien über die Störungen und den Mißbrauch der *reinen spekulativen Vernunft*. Wien: Prochaska 1895.

Hirsch, A.: Geschichte der Medicinischen Wissenschaften in Deutschland. München-Leipzig: Oldenbourg 1893.
Ideler, C.L.: Carl Wilhelm Ideler und seine Stellung in der Entwicklung der Psychiatrie. Allg. Z. Psychiat. **51**, 851—883 (1895).
Ideler, C.W.: Biographieen Geisteskranker in ihrer psychologischen Entwickelung. Berlin: Schroeder 1841.
Ideler, C.W.: Über das Verhältnis der Seelenheilkunde zu ihren Hilfswissenschaften. Allg. Z. Psychiat. **3**, 394—430 (1846).
Ideler, C.W.: Der Wahnsinn in seiner psychologischen und socialen Bedeutung erläutert durch Krankengeschichten. Bremen: Schlodtmann 1848.
Ideler, C.W.: Versuch einer Theorie des religiösen Wahnsinns. Ein Beitrag zu Kritik der religiösen Wirren der Gegenwart, Bde I/II. Halle: Schwetschke u. Sohn 1848/50.
Jacobi, M.: Sammlungen für die Heilkunde der Gemütskrankheiten, Bde I/II. Elberfeld: Schönian 1822/1825.
Jacobi, M.: Über die Anlegung und Einrichtung von Irren-Heilanstalten mit ausführlicher Darstellung der Irren-Heilanstalt zu Siegburg. Berlin: Reimer 1834.
Jacobi, M.: Annalen der Irren-Heilanstalt zu Siegburg. Köln: Du Mont-Schauberg 1837.
Jacobi, M.: Irrenanstalten. In: Encyclopädisches Wörterbuch der medicinischen Wissenschaften, Bd. 19, S. 62—198. Berlin: Beit & Comp. 1839.
Jacobi, M.: Die Hauptformen der Seelenstörungen in ihren Beziehungen zur Heilkunde. Leipzig: Weidmann 1844.
Jacobi, M.: Naturleben und Geistesleben. Der Sinnenorganismus in seinen Beziehungen zur Weltstellung der Menschen. Leipzig: Weidmann 1851.
Jaspers, K.: Allgemeine Psychopathologie, 8. Aufl. Berlin-Heidelberg-New York: Springer 1965.
Jessen, P.W.: Das Asyl Hornheim, die Behörden und das Publikum. Kiel: Homann 1862.
Jessen, P.W.: Ueber das Verhältnis des Denkens zum Sprechen. Allg. Z. Psychiat. **22**, 352 (1866).
Jetter, D.: Zur Planung der Schleswiger Irrenanstalt. Sudhoffs Arch. Gesch. Med. **45**, 127—140 (1961).
Jetter, D.: Die psychiatrischen Krankenhäuser als Anstalten besonderer Art. Beitrag zur Typologie der französischen und deutschen Irrenanstalten. Confin. psychiat. (Basel) **9**, 198—222 (1966).
Jetter, D.: Geschichte des Hospitals, Bd I. Wiesbaden: Steiner 1966.
Jetter, D.: Zur Typologie des Irrenhauses im Zeitraum von 1780—1840. Wiesbaden: Steiner 1971.
Jetter, D.: Grundzüge der Hospitalgeschichte. Darmstadt: Wiss. Buchges. 1973.
Kirchhoff, Th.: Grundriß einer Geschichte der deutschen Irrenpflege. Berlin: Hirschwald 1890.
Kirchhoff, Th.: Geschichte der Psychiatrie. In: Handbuch der Psychiatrie, Hrsg. G. Aschaffenburg, S. 1—48. Wien: Deuticke 1912.
Kisker, K.P.: Kants psychiatrische Systematik. Psychiat. et Neurol. (Basel) **133**, 17—28 (1957).
Kisker, K.P.: Klinische und gemeinschaftsnahe psychiatrische Behandlungszentren heute und morgen. Nervenarzt **35**, 233—237 (1964).
Kisker, K.P.: Dialogik der Verrücktheit. Ein Versuch an den Grenzen der Anthropologie. Den Haag: Nijhoff 1970.
Kisker, K.P.: Eine Prognose der psychiatrischen Therapeutik. Nervenarzt **44**, 184—194 (1973).
Kolle, K.: Der Wahnkranke im Lichte alter und neuer Psychopathologie. Stuttgart: Thieme 1957.
Kornfeld, S.: Geschichte der Psychiatrie. In: Handbuch der Geschichte der Medizin, Bd III, S. 601—728. Jena: Fischer 1905.
Kraepelin, E.: Psychiatrie. Ein Lehrbuch für Studierende und Ärzte, 6. Aufl. Leipzig: Barth 1899.
Kraepelin, E.: Die psychiatrischen Aufgaben des Staates. Jena: Fischer 1900.
Kraepelin, E.: Hundert Jahre Psychiatrie. Ein Beitrag zur Geschichte menschlicher Gesittung. Berlin: Springer 1918.
Krafft-Ebing, R.: Lehrbuch der Geschichte der Psychiatrie. Stuttgart: Enke 1897.
Krehl, L.: Entstehung, Erkennung und Behandlung innerer Krankheiten. Leipzig-Berlin: Vogel 1930.
Kretschmer, E.: Der sensitive Beziehungswahn, 2. Aufl. Berlin: Springer 1927.
Kuhn, R.: Griesingers Auffassung der psychischen Krankheiten und seine Bedeutung für die weitere Entwicklung der Psychiatrie. Bibl. psychiat. neurol. (Basel) **100**, 41—67 (1957).
Kursbuch 28: Das Elend mit der Psyche, Bd. I: Psychiatrie, Hrsg. H.M. Enzensberger. Frankfurt: Suhrkamp 1972.

Kursbuch 29: Das Elend mit der Psyche, Bd. II: Psychoanalyse, Hrsg. H.M. ENZENSBERGER. Frankfurt: Suhrkamp 1972.
LAEHR, H.: Die Literatur der Psychiatrie, Neurologie und Psychologie von 1459—1799, 4 Bde. Berlin: Reimer 1900.
LAING, R.D., ESTERSON, A.: Sanity, Madness, and the Family. London-New York: Tavistock Publ. 1964.
LANGERMANN, J.G.: De methodo cognoscendi curandique animi morbos stabilienda. Diss. med. Jena 1797.
LEIBBRAND, W.: Die spekulative Medizin der Romantik. Hamburg: Claassen 1956.
LEIBBRAND, W., WETTLEY, A.: Der Wahnsinn. Geschichte der abendländischen Psychopathologie. Freiburg-München: Alber 1961.
LESKY, E.: Die Wiener Medizinische Schule im 19. Jahrhundert. Graz: Böhlau 1967.
LEUPOLDT, J.M.: Ueber den Entwicklungsgang der Psychiatrie. Erlangen: Heyder 1833.
LEUPOLDT, J.M.: Überblick über die Geschichte der Medicin. Berlin: Reimer 1838.
MARX, O.M.: Nineteenth Century Medical Psychology: Theoretical Problems in the Work of GRIESINGER, MEYNERT and WERNICKE. Isis (New Haven) **61**, H. 3 (1970).
MARX, O.M.: WILHELM GRIESINGER and the History of Psychiatry: A Reassessment. Bull. Hist. Med. **46**, 519—544 (1972).
MINKOWSKI, E.: Die gelebte Zeit, Bde I/II. Salzburg: Müller 1971/72.
MÜLLENER, E.R.: Psychiatrie und Neurologie. Ein geschichtlicher Rückblick im Spiegel der in den ersten 150 Bänden der Monatsschrift „Psychiatria et Neurologia" erschienenen Arbeiten. Psychiat. et Neurol. (Basel) **150**, 259—298 (1965).
MÜLLER, M.: Einleitung zu „Soziale Therapie". In: Psychiatrie der Gegenwart, Hrsg. H.W. GRUHLE u.a. Berlin-Göttingen-Heidelberg: Springer 1961.
NASSE, F.: Die Aufgaben der Anthropologie. Z. Anthrop. **1**, 1—29 (1823).
NISSL, F.: Psychiatrie und Hirnanatomie. Mschr. Psychiat. Neurol. **3**, 140—155, 241—248 (1898).
NISSL, F.: Über die Entwicklung der Psychiatrie in den letzten 50 Jahren. Verh. Naturhist.-Med. Verein Heidelberg, N.F. **8**, 510—524 (1908).
PÁNDY, K.: Die Irrenfürsorge in Europa. Eine vergleichende Studie. Berlin: Reimer 1908.
PANSE, F.: Das psychiatrische Krankenhauswesen. Entwicklung, Stand, Reichweite und Zukunft. Stuttgart: Thieme 1964.
PINEL, PH.: Traité médico-philosophique sur l'aliénation mentale ou la manie. (Dtsch. Ausg.: Wien 1801) Paris: Richard 1801.
QUETELET, A.: Ueber den Menschen und die Entwickelung seiner Fähigkeiten oder Versuch einer Physik der Gesellschaft, Hrsg. A. RIECKE. Stuttgart: Schweizerbart 1838.
REGUS, M.: Das Krankenhaus im gesellschaftlichen Widerspruch. Blätter f. dtsch. u. intern. Politik, H. 10, Köln 1970.
REIL, J. CHR.: Rhapsodieen über die Anwendung der psychischen Curmethode auf Geisteszerrüttungen. Halle: Curth 1803.
REIMANN, B.W.: Psychoanalyse und Gesellschaftstheorie. Darmstadt-Neuwied: Luchterhand 1973.
ROLLER, CHR.FR.W.: Die Irrenanstalt nach ihren Beziehungen. Karlsruhe: Müller 1831.
ROSEN, G.: Madness in Society. Chicago: Univ. of Chicago Press 1968.
SCHNEIDER, K.: Die Psychiatrie und die Fakultäten. Berlin-Göttingen-Heidelberg: Springer 1947.
SCHOMERUS, H.G.: Gesundheit und Krankheit der Person in der medizinischen Anthropologie JOHANN CHRISTIAN AUGUST HEINROTHS. Med. Diss. Heidelberg 1965.
SCHRENK, M.: Über den Umgang mit Geisteskranken. Die Entwicklung der psychiatrischen Therapie vom „moralischen Regime" in England und Frankreich bis zu den „psychischen Curmethoden" in Deutschland. Berlin-Heidelberg-New York: Springer 1973.
SCHUBERT, G.H. VON: Die Geschichte der Seele. Stuttgart: Cotta 1830.
SOMMER, R.: Diagnostik der Geisteskrankheiten, 2. Aufl. Berlin-Wien: Urban & Schwarzenberg 1901.
SPOERRI, TH.: Die historische Betrachtung als Methode für die Psychiatrie. Bibl. psychiat. neurol. (Basel) **100**, 11—20 (1957).
STEVENSON, G.S., KATINOWSKY, L.B.: Psychiatrie und Gesellschaft. Bern-Stuttgart: Huber 1958.
SZASZ, TH.S.: Geisteskrankheit — ein moderner Mythos? Grundzüge einer Theorie des persönlichen Verhaltens. Olten-Freiburg i.Br.: Walter 1972.
TELLENBACH, H.: Die Rolle der Geisteswissenschaften in der modernen Psychiatrie. Stud. Gener. **11**, 298—308 (1958).

TELLENBACH, H.: Melancholie. Zur Problemgeschichte, Typologie, Pathogenese und Klinik. 2. Aufl. Berlin-Heidelberg-New York: Springer 1974.
VERING, A.M.: Psychische Heilkunde, Bde I/II. Leipzig: Barth 1817/18.
WAGNITZ, H.B.: Historische Nachrichten und Bemerkungen über die merkwürdigsten Zuchthäuser in Deutschland. Nebst einem Anhang über die zweckmäßigsten Einrichtungen der Gefängnisse und Irrenanstalten, Bde I/II. Halle: Gebauer 1791, 1792 u. 1794.
WISSFELD, E.: Zur Geschichte der Psychiatrie in ihrer Abhängigkeit von der geisteswissenschaftlichen Entwicklung seit der Renaissance. Arch. Psychiat. Nervenkr. **196**, 63—89 (1957).
WULFF, E.: Psychiatrie und Klassengesellschaft. Frankfurt: Athenäum 1972.
WYRSCH, J.: Zur Geschichte und Deutung der endogenen Psychosen. Stuttgart: Thieme 1956.
WYRSCH, J.: Über Geschichte der Psychiatrie. Bibl. psychiat. neurol. (Basel) **100**, 21—41 (1957).
WYRSCH, J.: Gesellschaft, Kultur und psychische Störung. Stuttgart: Thieme 1960.
WYSS, D.: Die tiefenpsychologischen Schulen von den Anfängen bis zur Gegenwart. Göttingen: Vandenhoeck & Ruprecht 1961.
WYSS, D.: Beziehungen und Gestalt. Entwurf einer anthropologischen Psychologie und Psychopathologie. Göttingen: Vandenhoeck & Ruprecht 1973.
ZEH, W.: Die Psychiatrie und die Methodenfrage. Stud. Gener. **24**, 440—461 (1971).
ZILBOORG, G., HENRY, G.W.: A History of Medical Psychology. New York: Norton 1941.
ZUTT, J.: Auf dem Wege zu einer anthropologischen Psychiatrie. Berlin-Göttingen-Heidelberg: Springer 1963.

Sozialwissenschaftliche Theorien der psychiatrischen Praxis

Von

Christian von Ferber

Inhalt

Vorbemerkung 39
Soziale Merkmale und Theorien gesellschaftlicher Ungleichheit 40
Soziale Schichtung und Klassenbildung 41
Familie und Haushalt 52
Kleingruppen und Bezugsgruppen 60
Soziale Rolle und Interaktion 65
Soziale Normen und abweichendes Verhalten 70
Literatur 76

Vorbemerkung

Die Sozialpsychiatrie hat den Anspruch der Psychiatrie, psychische Erkrankungen zu heilen, ihren Eintritt zu vermeiden und das Verlaufsrisiko zu verringern, auf die gesamte Bevölkerung eines Versorgungsgebietes ausgedehnt. Wie die Medizin, so ist auch die Psychiatrie damit aus ihrer passiven Rolle, ein freibleibendes Behandlungs- und Beratungsangebot für beliebige Benutzer zu unterhalten, herausgetreten. Sie strebt danach, *aktiv* die Verantwortlichkeit für alle in einer Bevölkerung auftretenden psychischen Erkrankungen und Störungen zu übernehmen (Häfner, 1967, 1969). Sozialpsychiatrische Untersuchungen, aus denen hervorgeht, daß die psychiatrische Behandlungsbedürftigkeit in einer Bevölkerung nicht oder bestenfalls mittelbar auch zu einer psychiatrisch kompetenten Hilfeleistung führt, wirken beunruhigend (v. Baeyer, 1966; Hollingshead a.o., 1958; Srole a.o., 1962; Schlingensiepen, 1967). Denn solche Untersuchungsergebnisse stehen unter dem professionellen oder sozialstaatlichen Postulat, jeder psychiatrisch behandlungsbedürftige Bürger sollte, unabhängig von seiner Lage, kompetente Hilfe in Anspruch nehmen können, zumindest sollte er informiert und frei von finanziellen Erwägungen, gesellschaftlichen Vorurteilen oder von anderem sozialen Zwang entscheiden können, ob er sich psychiatrisch behandeln oder beraten lassen will. Sozialpsychiatrische Untersuchungen über das Ausmaß der Behandlungsbedürftigkeit in der Bevölkerung haben zum Teil auch deswegen aufrüttelnd gewirkt, weil sie eine bis dahin in dieser Deutlichkeit nicht bemerkte Unzulänglichkeit psychiatrischer Versorgung bewußt gemacht haben.

Der professionelle oder sozialstaatliche Anspruch der Psychiatrie hat die Bedeutung sozialwissenschaftlicher Begriffe und Theorien für die psychiatrische Praxis verstärkt. Soziologische Erkenntnisverfahren tragen nicht nur dazu bei, das Therapeuten-Patienten-Verhältnis differenzierter zu verstehen und die Planung und Weiterentwicklung der psychiatrischen Krankenhaus- oder Anstaltsorganisation zu erleichtern, sondern die Soziologie ermöglicht auch eine angemessene Darstellung der Situation, in die eine sozialstaatlich motivierte Psychiatrie sich im Verhältnis zur Sozialstruktur begibt. Denn für den Psychiater werden mit einem solchen Verständnis seine Patienten nicht nur unter der aktuellen Behandlungs- und Beratungssituation bedeutsam, sondern auch als Ausschnitt aus der Zahl aller

Behandlungsbedürftigen, als Teil einer Gesamtbevölkerung, auf die hin er seine Dienste plant (FABREGA a.o., 1970; FLEGEL u.a. 1967; HÄFNER, 1967). In der Verwirklichung dieser Absicht sieht er sich sehr viel stärker als bisher den gesellschaftlichen Kräften und Widerständen ausgesetzt, die seine therapeutische Arbeit unterstützen, stören oder um ihren Erfolg bringen (RUNDE, 1972). Auch wird der Psychiater sich mit der Erfahrung auseinandersetzen müssen, daß seine Berufsarbeit im Gesamt der gesellschaftlichen Arbeitsteilung als Legitimation für Gleichgültigkeit, Bosheit und Rohheit im mitmenschlichen Umgang dienen kann. Die Professionalisierung psychiatrischer Dienste, die Übernahme der Verantwortung für die psychiatrische Behandlungsbedürftigkeit der Bevölkerung eines Versorgungsgebietes bedeutet auch eine Entlastung von Fürsorge und Initiative anderer gesellschaftlicher Instanzen.

Die Erwartungen der Psychiatrie gegenüber der Soziologie, die mit dieser Situation geweckt werden, betreffen nicht allein die Beschreibung der gesellschaftlichen Erscheinungen, mit denen es der Psychiater zu tun hat, sondern auch ihre theoretische Deutung (RUNDE, 1971). Wie kommen die gesellschaftlichen Strukturen und Prozesse zustande, in die der Psychiater über seine Patienten und durch seinen Beruf einbezogen wird? Wie ist es um ihre Wandlungsfähigkeit bestellt? Welche Chancen ihrer Beeinflussung ergeben sich für die Psychiatrie? Kommen die Erkenntnisabsichten der Soziologen, die gesellschaftliche Strukturen und Prozesse deuten, mit denen der Psychiater zur Deckung, die behandlungsbedürftigen Menschen helfen wollen? Wir wollen im folgenden versuchen, auf diese Fragen eine Antwort zu geben. Dabei werden wir zum Leitfaden unserer Auswahl und Darstellung soziologischer Grundbegriffe und Theorien die Absichten der Psychiatrie machen, ihre Dienstleistungen unverkürzt durch gesellschaftliche Barrieren und Widerstände zur Wirksamkeit zu bringen.

Soziale Merkmale und Theorien gesellschaftlicher Ungleichheit

Die Merkmale der Zugehörigkeit zu gesellschaftlichen Großgruppen, die der Psychiater von seinen Patienten in der Regel auf das Krankenblatt übernimmt, dienen teils der statistischen Erfassung, teils geben sie Hinweise auf eine soziale Lage, mit der typisch Handlungschancen in gesellschaftlichen Teilbereichen gegeben sind. Lebensalter, Geschlecht, Familienstand, Haushaltszugehörigkeit, Erwerbstätigkeit, Beruf, Schul- und Berufsausbildung dienen der statistischen Feststellung der Inanspruchnahme psychiatrischer Dienste. In Verbindung mit der psychiatrischen Beurteilung geben sie Hinweise auf gruppenspezifische Besonderheiten, auf Gefährdungen, mangelnde Versorgung oder Überversorgung, auf die therapeutischen Aussichten und für den aufzustellenden Behandlungsplan. Für die Beurteilung seines Krankengutes als Ausschnitt aus einer Bevölkerung benötigt der Psychiater Angaben über die Verteilung der von ihm erfaßten sozialen Merkmale in der Bevölkerung, z.B. geben die geschlechts- und altersspezifischen Schulbesuchs-, Erwerbs-, Heirats- und Haushaltsvorstandsquoten einen Überblick über die typischen Bindungen und Tätigkeitsschwerpunkte in den Altersgruppen der beiden Geschlechter. Sie lassen Minderheiten und Sonderstellungen leichter erkennen, sie bewahren vor Fehlschlüssen aus dem jeweils beobachteten Krankengut.

Daneben aber beanspruchen diese Merkmale das Interesse unter dem Gesichtspunkt einer *ungleichen Verteilung von Handlungschancen*. Angehörige der genannten Gruppen fallen hinter wünschenswerte oder durchschnittliche Standards der Teilhabe oder der Mitwirkung an gesellschaftlichen Prozessen zurück. Beispielsweise zeigen Untersuchungen, daß alte Menschen auf Grund körperlicher Behinderungen, verbunden mit sozialer Isolation, zu einem sozialpolitisch bedeutsamen Prozentsatz elementare Verrichtungen des Alltags nicht leisten können (SHANAS a.o., 1968; LUDWIG u.a., 1970). Viele Untersuchungen belegen die Einschränkung, die eine geringe Schulbildung für die Beteiligung an Früherkennungsuntersuchungen und für die Wirksamkeit der Gesundheitserziehung bedeutet. Auch die Anwendung der Psychotherapie und der Gesprächstherapie stößt auf Bildungsschranken (MYERS a.o., 1959). Die Mitarbeit der Familienangehörigen von Patienten bei der Therapie wird begrenzt durch die Haushalts- und Familienstruktur, aber auch durch die ökonomische Lage und durch vorherrschende kulturelle Standards (KOSA a.o., 1969; SHOSTAK a.o., 1964; SIEGRIST, 1974). In allen Beispielen steht das allgemeine Problem, daß Erwartungen, die der Sozialpolitiker oder der Arzt an das Verhalten von Personen richten, auf Grund typischer Einschränkungen der Handlungs- und Kooperationsfähigkeit nicht eingelöst werden.

Diese Einschränkungen sind mit der Zugehörigkeit zu einer gesellschaftlichen Großgruppe überdurchschnittlich häufig verbunden. Es besteht eine statistische Wahrscheinlichkeit für das Auftreten von Verhaltensdefiziten, deren Zustandekommen im soziologisch-theoretischen Sinne erklärungsbedürftig ist. Für den Einzelfall ist daher ein Rückschluß aus der Zugehörigkeit eines Patienten zu einer der gesellschaftlichen Großgruppen auf ein auch bei ihm zu erwartendes Verhaltensdefizit nicht möglich. Die Hypothesenbildung zur Erklärung der statistisch gefundenen Häufungen von Verhaltensdefiziten in gesellschaftlichen Großgruppen kann daher nur sozialmedizinische, nicht zugleich auch individualmedizinische Aussagen anstreben. Sie kann die für gesellschaftliche Großgruppen geltenden Bedingungen herausarbeiten, die bei der Betrachtung einer größeren Fallzahl in ihrer Wirksamkeit beobachtet werden. Auch die aus solchen Erklärungen abzuleitenden therapeutischen Maßnahmen sind sozialmedizinischer Art.

Soziale Schichtung und Klassenbildung

Die Ungleichheit der Menschen, die durch die Einkommensverteilung und durch die Verteilung des Sozialprestige zustande kommt, hat stets auch das Interesse der Sozialmediziner gefunden (MOSSE u.a., 1913). Die großen sozialpsychiatrischen Untersuchungen in den Vereinigten Staaten haben die Bedeutung der sozialen Schichtung für die Behandlungsbedürftigkeit, wie sie unabhängig von der Inanspruchnahme medizinischer Dienste gegeben ist, für die Inanspruchnahme psychiatrischer Dienste und für die Folgen einer psychischen Erkrankung überzeugend herausgearbeitet (HOLLINGSHEAD, a.o., 1958; MYERS, a.o., 1959, 1968; SROLE a.o., 1962; LANGNER a.o., 1963; SCHLINGENSIEPEN, 1967). Danach kann kein Zweifel darüber bestehen, daß mit der Ungleichheit im Einkommensbezug und in der Zuteilung von Sozialprestige Unterschiede des sozialpsychiatrisch bedeutsamen Sozialverhaltens von Schichten und Klassen verbunden sind (Tabelle 1). Über die Erklärung dieser Unterschiede sind die Meinungen kontrovers. Insbesondere sind die folgenden Fragen strittig.

— Welche Rolle spielt die Schicht- oder Klassenzugehörigkeit bei der *Entstehung* psychischer Erkrankungen? Gibt es eine Soziogenese (MÜLLER-HEGEMANN, 1967) in Alternative zur Somatogenese psychischer Erkrankungen oder wenigstens einiger Krankheiten oder Krankheitsgruppen? Oder aber spielen gesellschaftliche

Tabelle 1. Geisteskrankheit und soziale Schichtung. Home Survey Sample (Age 20–59). Verteilung der im psychiatrisch-klinischen Sinne kranken Untersuchungspersonen nach ihrem eigenen sozio-ökonomischen Status (Own S [ocio] E [conomic] S [tatus]) und nach ihrer Behandlungsvorgeschichte.

	Own SES		
	Upper (A–B)	Middle (C–D)	Lower (E–F)
Gegenwärtig ambulant behandelte Patienten	19,1%	4,5%	1,1%
Vor dem Untersuchungszeitpunkt ambulant oder stationär behandelte Patienten	32,4%	18,0%	19,9%
Behandelte Patienten überhaupt	51,5%	22,5%	21,0%
Nicht behandelte Patienten	48,5%	77,5%	79,0%
Absolute Zahlen = 100%	(68)	(134)	(187)

Erläuterung: Es wurde ein 6-Schichten-Modell (A, B, C, D, E, F) entwickelt, das in der vorstehenden Tabelle zu drei Sozialschichten zusammengefaßt wurde: Oberschicht (Upper A—B), Mittelschicht (Middle C–D), Unterschicht (Lower E–F).

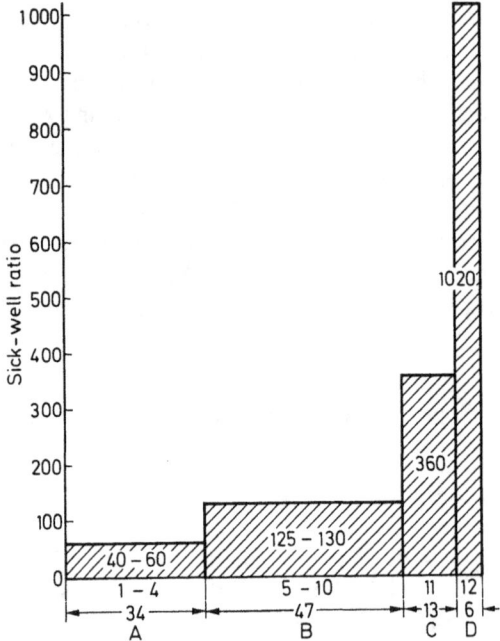

Erläuterung: Das Diagramm bezieht sich auf die gleiche Stichprobe wie in der Tabelle 1 mit der Ausnahme, daß nicht nur die im psychiatrisch-klinischen Sinne kranken, sondern auch die gesunden und die psychiatrisch auffälligen Untersuchungspersonen einbezogen sind. Die psychiatrische Beurteilung ergab insgesamt 4 Hauptgruppen: Die *Gesunden* (well), die *Auffälligen* (mild symptom formation – moderate symptom formation) und die *Kranken* (impaired). Im Diagramm werden die Kranken (impaired) zu den Gesunden (well) in Beziehung gesetzt (sick-well ratio) und die Verteilung der sich ergebenden Meßzahlen auf 12 unterschiedene Sozialschichten untersucht. Dabei ergeben sich vier typische Beziehungen zwischen Morbidität (gemessen in der sick-well ratio) und Sozialschicht. Die oberen vier Sozialschichten: Die Gruppe *A*; zu ihr zählen die Oberschicht und ein Teil der Mittelschicht (1—4), sie umfaßt 34 Prozent der gesamten Stichprobe, sie hat den günstigsten Morbiditätsindex (sick-well ratio). Eine zweite Gruppe *B*; zu ihr gehören die übrige Mittelschicht und ein Teil der Unterschicht (5—10), sie umfaßt 47 Prozent der Stichprobe. Und schließlich die beiden untersten Schichten *C* und *D* (11—12); zu ihnen gehören noch insgesamt 19 Prozent der Stichprobe, sie haben den weitaus ungünstigsten Morbiditätsindex. (Quelle: Leo Srole et al., 1962)

Bedingungen eine mitverursachende, z.B. auslösende oder verstärkende Rolle im individuellen Krankheitsprozeß?

Bei der Erörterung dieser Fragen wird in der Regel der methodologisch wichtige Unterschied zwischen sozial- und individualmedizinischer Betrachtung nicht beachtet. Von Beobachtungen über Großgruppen ist ein Schluß auf den Einzelfall nicht erlaubt („ökologischer Fehlschluß").

— Gelten die beobachteten Unterschiede für alle psychischen Erkrankungen oder nur für einige von ihnen? Für das Auftreten der Neurosen und psychosomatischen Störungen, die in epidemiologischen Untersuchungen kaum vergleichbar zu messen sind, wird eine Beziehung zur Sozialschicht auch verneint (KATSCHNIG, 1975), während bei den großen psychiatrischen Erkrankungen ein erhöhtes Vorkommen in den unteren Sozialschichten in mehreren Untersuchungen festgestellt wurde.

— Welche Bedingungen, die mit der Ungleichheit der Einkommensverteilung oder einem unterschiedlichen Sozialprestige verbunden sind, tragen zu den sozialpsychiatrisch bedeutsamen Verhaltensunterschieden bei? Ist es der Lebensstandard, also das für den Konsum verfügbare Einkommen? Ist es die Art des Einkommensbezuges, also Sicherheit und Unsicherheit der Erwerbsposition, oder die Eigenart schichtspezifischer Arbeitsplätze? Ist es die mit der Einkommenslage typisch verbundene Zuteilung von Sozialgütern wie Bildungs-, Erholungs-, Selbstverwirklichungschancen? Ist es die Selbstbestätigung oder die Geringschätzung, die die gesellschaftliche Umgebung im Sozialprestige zum Ausdruck bringt? Ist es der Mangel an positiven Anreizen (LANGNER a.o., 1963) oder die Verstärkung negativer Sanktionen, die mit der Prestigeordnung verbunden ist? Ist es der Ausdruck unterschiedlicher Interessendurchsetzung, wie er mit der schichtspezifischen Organisation verbunden ist und auf die Verteilung des Einkommens, der Sozialgüter und des Sozialprestige zurückwirkt?

Auf diese Fragen gibt es noch keine gesicherten Antworten, auch ist eine Beantwortung nicht Aufgabe dieses Beitrages. Wohl aber werden wir die soziologische Konstruktion sozialer Schichtung und Klassenbildung unter den genannten Aspekten vornehmen.

Die Zugehörigkeit zu einer Sozialschicht bzw. zu einer Sozialen Klasse leitet sich aus der *Bewertung von Positionen im Erwerbsprozeß* ab. Die nicht im Erwerbsprozeß stehenden Personen werden also *mittelbar* einer Sozialschicht zugerechnet, bei Rentnern auf Grund früherer Erwerbspositionen, bei Familienangehörigen (Hausfrauen und Kindern) über den Ernährer, bei Heiminsassen über Eltern oder Verwandte. Die Zurechnung bedingt eine Unterscheidung zwischen dem eigenen (d.h. durch — Einkommen und Sozialprestige vermittelnde — Erwerbsarbeit „erworbenen") Status und dem (durch Geburt oder Heirat) „zugeschriebenen" Status (achieved and ascribed status). Da 90% aller Personen im Laufe ihres Lebens erwerbstätig werden und 90% heiraten, ergibt sich, daß dieser Personenkreis einen *Statuswechsel* im Laufe des Lebens vollzieht, vom ascribed zum achieved status und für die „Hausfrauen" vom ascribed zum achieved und wieder zum ascribed (durch Heirat) status.

Da die Zugehörigkeit von Personen zu Sozialschichten bzw. Sozialen Klassen über die *Positionen des Erwerbsprozesses* bestimmt wird, sind zwei Veränderungen zu beobachten:

— der Wandel in der Struktur der Erwerbspositionen,
— die Mobilität der Personen, die die Erwerbspositionen wechseln.

Die *Struktur der Erwerbspositionen* ist hinsichtlich der Verteilung von Einkommen (Tabelle 2) und Sozialprestige (KLEINING, 1971) bemerkenswert stabil. Auch Untersuchungen zu der Frage, ob die verstärkte Mechanisierung und Automatisierung zu einer generellen Anhebung des Qualifikationsniveaus der Arbeitskräfte geführt haben (upgrading or downgrading), haben zu keinen schlüssigen

Tabelle 2. Struktur der Einkommensverteilung in der BRD 1950—1970. Quintilendarstellung[a] der Einkommensschichtung aller privaten Haushalte in der Bundesrepublik Deutschland in % (Quelle: Berechnungen des DIW —Materialien zum Bericht zur Lage der Nation 1974 Tab. 163)

Jahr	Quintil					Nachrichtlich: Quintilen-Schiefe[b]
	1.	2.	3.	4.	5.	
1950[c]	5,4	10,7	15,9	22,8	45,2	0,560
1955[c]	5,8	10,7	16,2	23,2	44,1	0,548
1960	6,0	10,8	16,2	23,1	43,9	0,541
1964	6,1	10,8	16,1	22,9	44,1	0,541
1968	6,2	10,5	15,7	22,5	45,1	0,552
1970	5,9	10,4	15,6	22,5	45,6	0,560

[a] Jedes Quintil umfaßt 20% der Haushalte einer Schichtung. Ausgewiesen werden die Anteile der Quintile am gesamten verfügbaren Einkommen.
[b] Summe der absoluten Abweichungen von einer Gleichverteilung.
[c] Ohne Berlin und Saarland.

Erläuterung: Die Tabelle gibt die Verteilung der verfügbaren Einkommen (Brutto-Einkommen abzüglich Steuern und Sozialversicherungsbeiträge) für die privaten Haushalte wieder. Die Haushalte wurden auf fünf gleichbesetzte Einkommensklassen aufgeteilt, und zwar enthält die Klasse 1 das Fünftel aller Haushalte mit den geringsten Einkommen, die Klasse 2 das Fünftel mit den nächst geringeren Einkommen usf. Bei einer gleichmäßigen Einkommensverteilung müßte jede Einkommensklasse auch 20% des gesamten verfügbaren Einkommens der Volkswirtschaft erhalten. Die Schichtung der Einkommensverteilung aber bewirkt einen ungleichmäßigen Anteil der Einkommensklassen am gesamten verfügbaren Einkommen. Während die 20% der Haushalte mit den geringsten Einkommen nur 6% des Gesamteinkommens ausgeben können, verfügen die 20% der Haushalte mit den höchsten Einkommen über 45%, also fast über das Achtfache dessen, was den Haushalten mit den geringsten Einkommen zur Verfügung steht. Bemerkenswert ist die Stabilität der relativen Verfügungsmacht während der vergangenen zwei Jahrzehnte, die von großen Veränderungen der Erwerbsverhältnisse (Rückgang der Landwirtschaft, Übergang zur Vollbeschäftigung) und einer starken Erhöhung des Realeinkommens gekennzeichnet sind.

Ergebnissen geführt (BAHRDT u.a., 1970). Die Erweiterung der Kapazität der Ausbildungseinrichtungen während der letzten Jahre wird sich voraussichtlich erst im nächsten Jahrzehnt auswirken. Auf dem Arbeitsmarkt kommt allerdings die bessere Schul- und Berufsausbildung der Frauen schon jetzt zum Tragen. Die von FOURASTIÉ (1969) für die Industrieländer prognostizierte Verstärkung der Dienstleistungsberufe auch auf Kosten der Industrieberufe ist für die BRD bisher ausgeblieben, die landwirtschaftlichen Berufe sind seit 1950 allerdings stark zurückgegangen. Verbunden damit aber sowie auch infolge der Unternehmenskonzentration hat sich die Anzahl der Selbständigen und der mitelfenden Familienangehörigen vermindert. Viele der Selbständigen aus der mittelständischen Wirtschaft sind in die Sozialversicherung einbezogen. Ihrem Vermögenseinkommen kommt neben dem Lohn für ihre Arbeit („Unternehmerlohn") eine nachlassende Bedeutung für die Alters-, aber auch für die Sicherung im Krankheitsfall zu.

Den jährlichen Wechsel zwischen den Erwerbspositionen, also die *Mobilität der Personen,* können wir nur schätzen. Es scheiden infolge Tod, Alter und vorzeitiger Berufsunfähigkeit jährlich rund

900000 aus dem Erwerbsprozeß aus[1]. Die Zahl der in den Erwerbsprozeß aus dem Ausbildungssystem jährlich neu Eintretenden beträgt rund 650000 Personen (ERNST u.a., 1971). Der durch den technischen und wirtschaftlichen Wandel, durch Arbeitsunfall und Krankheit erzwungene oder durch Weiterbildung erstrebte Berufswechsel wird mit einer Million pro Jahr angegeben[2]. Hinzu kommt der Betriebswechsel ohne Wechsel des Berufs[3]. Insgesamt dürfte der jährliche Wechsel 10% aller Erwerbspositionen betreffen. Nur ein kleiner Teil dieser Arbeitsmarktmobilität führt auch zu einer sozialen Mobilität (ALBRECHT, 1972), zum Übergang in eine höhere bzw. niedere Einkommensklasse, wenn wir von den Altersrentnern in diesem Zusammenhang absehen, die durchschnittlich 40% des durchschnittlichen Bruttolohnes der Arbeitnehmer (1970) als Rente beziehen, oder verändert das Sozialprestige. Da die Verteilung von Einkommen und Sozialprestige sich kaum verändert, müßten Aufstiegs- und Abstiegsprozesse sich bei einer Gesamtbetrachtung aufheben. Wenn dieser Effekt bei Untersuchungen der Intra-Generationen-Mobilität nicht entsprechend hervortritt, dann hat das vermutlich zwei Gründe. Einmal decken sich die Schichtgrenzen, mit denen die Sozialwissenschaftler die soziale Schichtung messen, nicht mit den Vorstellungen, die in der Bevölkerung hinsichtlich gesellschaftlicher Ungleichheit wirksam sind (MAYNTZ, 1958, BOLTE u.a., 1966). Zum andern hat sich das Realeinkommen der Bevölkerung seit dem 2. Weltkrieg eindrücklich erhöht. Bei gleichbleibender Position in der relativen Einkommensverteilung ist das verfügbare Einkommen der Haushalte gestiegen und hat sich die Versorgung mit Sozialgütern (Gesundheit, Bildung) verbessert. Während die Mobilitätsforschung sich mit dem relativen sozialen Auf- und Abstieg von Personen bzw. Haushalten beschäftigt, verknüpfen sich bei den Betroffenen selbst diese Prozesse mit der allgemeinen Wohlstandssteigerung.

Während der Begriff der sozialen Schichtung an die relativen Unterschiede im Einkommen und im Sozialprestige anknüpft, bezieht sich der Begriff der *sozialen Klasse* auf die „Heterogenität des Einkommensprinzips" (HOFMANN, 1956) und auf die Beschäftigung familienfremder Arbeitskräfte (OSSOWSKI, 1962). Die Heterogenität des Einkommensprinzips leitet sich in einer Gesellschaft, die die Produktionsmittel privater Verfügungsmacht unterstellt, von den einkommensvermittelnden Produktionsfaktoren „Arbeit" (Arbeitslohn) „Kapital"- =produzierte Produktionsmittel (Kapitalprofit) und „Boden" (Bodenrente) ab. Die ökonomische Lage der Besitzer dieser Produktionsmittel ergibt sich aus den Verwertungschancen von Arbeit, Kapital und Boden im gesellschaftlichen Produktionsprozeß. Die Besitzer der Produktionsfaktoren stehen in einer Gesellschaftsordnung, die das Privateigentum an Produktionsmitteln kennt, in einem Verteilungskonflikt, z.B. sind die Besitzer des landwirtschaftlich genutzten Grund und Bodens an hohen Agrarpreisen, die Besitzer von Kapitalien an niedrigen Agrarpreisen interessiert, weil sie nach niedrigen Lebenshaltungskosten und damit nach niedrigen Löhnen der von ihnen beschäftigten Arbeiter streben (HOFMANN, 1964). Die Arbeiter sind auf hohe Löhne und niedrige Lebenshaltungskosten aus usf. Der Verteilungskonflikt auf der Grundlage der Heterogenität des Einkommensprinzips führt zur Bildung sozialer Klassen: Großgrundbesitzer (Feudaladel), Kapitalisten, Arbeiter.

---

[1] Durch Tod scheiden schätzungsweise 130000 Personen jährlich aus, berechnet auf Grund der altersspezifischen Sterbe- und Erwerbsquoten für 1969/70 (Statistisches Jahrbuch 1971, S. 52 und S. 122). Für das Ausscheiden infolge Alter und vorzeitiger Berufsunfähigkeit wurden die bewilligten Rentenanträge der Versicherungsträger (Arbeiterrenten-, Angestellten- und Knappschaftsversicherung) zugrunde gelegt. Die Zahlen schwanken zwischen 703000 (1966) und 774000 (1969), die Zahl der Selbständigen, die nicht einen Anspruch auf eine Versicherungsrente haben, läßt sich nur schätzen (ERNST u.a., 1971, S. 422 u. 423).
[2] Wirtschaft und Statistik, Jg. 19/1, Heft 2.
[3] Nach Angaben der gesetzlichen Krankenkassen gehört es durchaus zur Regel, daß die Anzahl der jährlichen An- und Abmeldungen bei einer Kasse 100% und mehr des Mitgliederbestandes erreichen (persönliche Mitteilung).

Nach marxistischer Auffassung kommt der Kapitalprofit mit der Aneignung der im Arbeitslohn nicht entgoltenen Arbeit zustande (Mehrwerttheorie). Nur die menschliche Arbeit in der Güterproduktion und in den produktionswirksamen Dienstleistungsbereichen (z.B. wissenschaftliche Forschung) *schafft* gesellschaftlichen Wert. Alle übrigen Beiträge zum Erwerbsprozeß (z.B. Nutzungen von Produktionsanlagen oder Güterabsatz) *übertragen* lediglich Wert. Daher besteht das Geheimnis der kapitalistischen Warenproduktion in der Aneignung der Arbeitskraft und in der Aufteilung ihres Produktionsergebnisses in Arbeitslohn und Mehrwert, der von den Kapitalisten als ihr Kapitalprofit angeeignet wird (SWEEZY, 1959).

Neben dem Privateigentum an Produktionsmitteln gehört deshalb die Verfügung über familienfremde Arbeitskräfte zu den Merkmalen kapitalistischer Lage. Kombinieren wir beide Merkmale, unterscheiden wir also Besitzer von Produktionsmitteln, die keine familienfremden Arbeitskräfte beschäftigen, also auch keinen Mehrwert erwirtschaften und sich aneignen können, und Besitzer von Produktionsmitteln, die familienfremde Arbeitskräfte zur Erzielung von Kapitalprofit anwenden, dann scheiden wir die kapitalistische Lage im engeren Sinne von einer mittelständischen Lage, der die Familienbetriebe der Bauern, Handwerker und Kleingewerbetreibenden zuzurechnen sind. Zu letzteren rechnen auch sogenannte proletaroide Existenzen, die von der Verwertung ihrer Arbeitskraft leben und der kollektiven Sicherungen der Arbeiterschaft entbehren. Zwar hat sich die Zone des Mittelstandes im Zuge der Industrialisierung fortschreitend ausgedünnt (Tabelle 3). Mit der zurücktretenden Bedeutung des gewerblichen Mittelstandes aber hat sich ein neuer Mittelstand in der Angestelltenschaft herausgebildet, der einer Aufteilung der Gesellschaft in zwei einander antagonistisch gegenüberstehende Klassen in Proletarier und Kapitalisten im Wege steht. Die

Tabelle 3. Die Erwerbspersonen nach der Stellung im Beruf (in %) 1882—1971

Jahr	Selbständige	Mithelfende Familienangehörige	Beamte	Angestellte	Arbeiter	Erwerbspersonen insgesamt
Deutsches Reich a)						
1882	25,4	9,9	2,6	4,7	57,4	100
1895	23,3	9,0	2,2	8,6	56,9	100
1907	18,8	15,0	2,0	10,7	53,0	100
1925	15,9	17,0	4,7	12,4	50,1	100
1933	16,4	16,4	4,6	12,5	50,1	100
Bundesgebiet b)						
1933	17,1	18,8	4,5	12,1	47,4	100
1939	14,9	18,4	5,1	13,2	48,3	100
1950	14,8	14,4	4,0	16,0	50,9	100
1958	13,6	11,2	4,6	20,6	50,0	100
1961	12,2	10,3	5,7	23,8	48,0	100
1971	10,2	6,3	5,6	31,2	46,7	100

a) Gebietsstand und Berufssystematik von 1933. b) Gebietsstand und Berufssystematik von 1950. *Quellen:* Statistisches Jahrbuch für das Deutsche Reich 1934, S. 16; Statistik der Bundesrepublik Deutschland, Band 36, Heft 3, S. 25; Wirtschaft und Statistik 1960, Heft 1, S. 6 (Ergebnisse des Mikrozensus); 1963, Heft 12, S. 755 (Ergebnisse der Berufszählung 1961); Wirtschaft und Statistik 1972, S. 261* (Ergebnisse des Mikrozensus 1971).

Angestelltenschaft hält Positionen nicht allein in der Produktion besetzt, wie Werkmeister, Ingenieure und leitende Angestellte (Industrie-Bürokratie), sondern der „neue Mittelstand" hat sich auch mit der wachsenden Bedeutung des Dienstleistungssektors in der Volkswirtschaft ausgedehnt: Beamte und Angestellte im öffentlichen Dienst, in Handel, Banken und Versicherungen sowie in den Verkehrsbetrieben. Obwohl Bezieher von Arbeitslohn (BRAUN, 1964), obwohl ohne Eigentum an Produktionsvermögen, haben die Angehörigen des neuen Mittelstandes entweder Anteil an der unternehmerischen Leitungstätigkeit oder aber unterscheiden ihre Arbeit als nichtkörperliche Arbeit, z.B. als Verarbeitung von Informationen und als Dienstleistung, von der Arbeit in der Produktion (PÖHLER 1969). Sie bilden schichtspezifische Organisationen, Angestelltengewerkschaften und Berufsverbände aus, sie setzen eine schichtspezifische soziale Sicherung durch, Versicherungsanstalt für Angestellte und Angestellten-Ersatzkassen, sie prägen das Bildungssystem in einem schichtspezifischen Sinne, die weiterführenden Schulen, Hochschulen und Berufsfachschulen.

Die Klassenstruktur nimmt daher in der Phase des Hoch- und Spätkapitalismus (in Deutschland 1890 bis nach dem 2. Weltkrieg) eine Dreiteilung an: Proletariat — Mittelstand — Kapitalisten. Diese Dreiteilung findet sich mit anderer Bezeichnung auch in der sozialen Schichtung als Unter- oder Arbeiterschicht (blue collar worker), als Mittelstand (white collar), der auch die mittelständische Wirtschaft mit umfaßt, und als Oberschicht. Die amerikanische Soziologie hat diese Dreiteilung noch weiter aufgefächert aus der Beobachtung heraus, daß in jeder der drei Klassenlagen die Menschen zumindest eine obere und eine untere Zone unterscheiden, also obere und untere Unterschicht, Mittelschicht, Oberschicht (WARNER, 1949, HERZOG, 1965).

Da die zahlenmäßige Besetzung der sechs Schichten sehr unterschiedlich ist (Tabelle 4) — nach Berechnungen von BOLTE u.a. gehören zur oberen Unterschicht und zur unteren Mittelschicht bereits 58% der Bevölkerung, während zur Oberschicht insgesamt 7% zählen — zeichnet diese formale Drei- oder Sechsschichteneinteilung nur eine sehr rohe Skizze vom Statusaufbau der Gesellschaft. Ferner haben KLEINING und MOORE, deren Statusschema hier referiert wird, mit Recht darauf aufmerksam gemacht, daß die drei Klassen Arbeiter, Mittelstand und Kapitalisten in einem Schichtungsbild der Gesellschaft sich in einigen Zonen überlappen. Die Arbeiter reichen mit den qualifizierten Positionen in die Mittelschicht, der Mittelstand in die Unterschicht und in die Oberschicht hinein, während die kapitalistischen Positionen bereits in der Mittelschicht einsetzen. Klassenstruktur und soziale Schichtung lassen sich also nur unter Anerkennung *horizontaler* Differenzierungen ineinander überführen, d.h. wir müssen mit Klassengrenzen zwischen Angehörigen der gleichen Sozialschicht rechnen, bzw. wir können Schichtgrenzen zwischen Angehörigen der gleichen Klassenlage beobachten. Hierauf hat THEODOR GEIGER in seiner groß angelegten Untersuchung zur sozialen Schichtung des deutschen Volkes auf Grund der Volks-, Berufs- und Betriebszählungen der 20er Jahre bereits hingewiesen (Tabelle 5). Er ordnete den sozioökonomischen Lagen, die er entsprechend den Merkmalen der Erwerbspositionen definierte, „Teile der Bevölkerung" (Erwerbspersonen und ihre Angehörigen) zu. Den sozioökonomischen Lagen versuchte er im Sinne der marxistischen Klassentheorie ökonomische und politische Interessen („Mentalitäten") zuzuschreiben.

Tabelle 4. Struktur der Verteilung des Sozialprestige in der Bundesrepublik

Bezeichnung der Statuszone		Anteil
obere	Oberschicht	ca. 2 v. H.
untere		ca. 5 v. H.
obere	Mittelschicht	ca. 14 v. H.
untere		ca. (29) ⎫ 58 v. H.
obere	Unterschicht	ca. (29) ⎭
untere		ca. 17 v. H.
Sozial Verachtete		ca. 4 v. H.

Die Markierungen in der breiten Mitte bedeuten:

▨ Angehörige des sogenannten neuen Mittelstands.

▤ Angehörige des sogenannten alten Mittelstands.

☐ Angehörige der sogenannten Arbeiterschaft.

Punkte zeigen an, daß ein bestimmter gesellschaftlicher Status fixiert werden kann. *Senkrechte Striche* weisen darauf hin, daß nur eine Zone bezeichnet werden kann, innerhalb derer jemand etwa im Statusaufbau liegt. ⊗ = Mittlere Mitte nach den Vorstellungen der Bevölkerung.
→ = Mitte nach der Verteilung der Bevölkerung. 50 v. H. liegen oberhalb bzw. unterhalb im Statusaufbau.
Quelle: K.M. BOLTE u.a., Struktur und Wandel der Gesellschaft. Beiträge zur Sozialkunde Reihe B, 4, 1966, S. 84.

Neben der Differenzierung der Klassenlagen in sich ist das wichtigste Ergebnis seiner Untersuchung, daß eine einfache Zuschreibung gesellschaftlicher Interessen („Mentalitäten") zur sozioökonomischen Position nicht möglich ist, daß die Selbstidentifikation der Menschen unter einem Klassen- oder Schichtbewußtsein eine relative Selbständigkeit, vor allem in den Mittelschichten aufweist, deren Stimmgewicht in der parlamentarischen Demokratie von zum Teil ausschlaggebender Bedeutung ist.

Begriffe und Theorien von sozialer Schichtung und sozialer Klassenbildung gelten für einen historisch sich verändernden Gesellschaftsprozeß (WIEHN, 1968; LENSKI, 1966; BOLTE u.a. 1966; OSSOWSKI, 1962). Sie sind wie dieser in einem Wandel begriffen und bedürfen daher immer wieder einer Neuformulierung unter den eingetretenen veränderten Bedingungen. Die in beiden Theorien unzureichend berücksichtigte Strukturwandlung ist die wachsende Tätigkeit des Staates als Verteiler- oder Leistungsstaat. Die Lebenslage der Bevölkerung wird durch die Einkommensumverteilung und durch die Gewährung von Sachleistungen von seiten staatlicher oder öffentlicher Einrichtungen (Sozialgüterverteilung) nachhaltig beeinflußt.

Als *Einkommensumverteilung* bezeichnen wir die Ausschüttung von Alters-, Hinterbliebenen-, Erwerbs- bzw. Berufsunfähigkeits- und Sozialhilferenten aus dem Einkommen der erwerbstätigen Bevölkerung über Sozialabgaben und Steuern. Hinzu treten Einkommensergänzungen in Gestalt von Kinder- und Wohngeld und Einkommensersatz bei Arbeitslosigkeit und Berufsfortbildung.

Tabelle 5. Soziale Schichten und Klassen in der Weimarer Republik (nach THEODOR GEIGER, 1932)

Rohgliederung; Relativzahlen nach Wirtschaftsabteilungen

Wirtschafts-abteilung	Erwerbstätige			Berufszugehörige		
	Kapitalisten	Mittelstand	Proletariat	Kapitalisten	Mittelstand	Proletariat
A	0,82	39,52	59,66	0,87	41,20	57,93
B	0,65	11,07	88,28	0,86	13,19	85,95
C	0,87	28,83	70,30	1,02	28,82	70,16
D	0,45	49,96	49,59	0,45	56,43	43,12
E	0,86	28,77	70,37	1,43	35,51	63,06
F	—	1,14	98,86	—	1,39	98,61
G	1,96	25,05	72,99	1,64	26,65	71,71
Summe	0,84	24,39	74,77	0,92	25,68	73,40

Tiefengliederung; Relativzahlen nach Wirtschaftsabteilungen

Wirtschafts-abteilung	Erwerbstätige					Berufszugehörige				
	Kapitalisten	Alter Mittelstand	Neuer Mittelstand	Proletaroide	Proletariat	Kapitalisten	Alter Mittelstand	Neuer Mittelstand	Proletaroide	Proletariat
A	0,82	38,74	1,90	31,94	26,60	0,87	40,07	2,48	28,83	27,75
B	0,65	8,24	13,13	5,84	72,14	0,86	9,61	13,54	6,48	69,51
C	0,87	19,13	34,00	9,64	36,36	1,02	16,91	32,76	11,03	38,28
D	0,45	2,59	75,56	—	21,40	0,45	2,18	80,38	—	16,99
E	0,86	8,09	46,43	8,27	36,35	1,43	10,49	46,05	9,08	32,95
F	—	0,12	14,61	0,07	85,20	—	0,19	14,11	0,07	85,63
G	1,96	15,72	10,03	12,58	59,71	1,64	15,76	11,35	14,56	56,69
Summe	0,84	18,33	16,04	13,76	51,03	0,92	17,77	17,95	12,65	50,71

Quelle: THEODOR GEIGER a.a.O., S. 72/73.

Erläuterung: Die Tabellen fassen das Ergebnis der Untersuchung von THEODOR GEIGER zusammen. Bei grober Betrachtungsweise (Rohgliederung) ist die Polarisierung der Gesellschaft in die sozialen Klassen, Proletariat und Kapitalisten weit vorangeschritten, eine sozialistische Revolution im Sinne der Prognose von KARL MARX scheint von der Klassenlage her vorbereitet zu sein. Die Aufteilung auf Wirtschaftsabteilungen und soziale Schichten ergibt ein differenzierteres Bild. In der Wirtschaftsabteilung A (Landwirtschaft u. Forsten) beherrschen die Bauern (alter Mittelstand) und die Tagewerker auf eigene Rechnung (Proletaroide) das Bild der Klassenlage, die unselbständigen Landarbeiter (Proletariat) bilden eine Minderheit. Entgegengesetzt ist die Klassenlage in der Wirtschaftsabteilung B (Industrie u. Handwerk). Hier erreichen die Arbeiter (Proletariat) nahezu drei Viertel aller Erwerbstätigen, die mittleren Unternehmer (alter Mittelstand) sind bereits auf 8% zusammengeschmolzen. In den Wirtschaftsabteilungen C, D und E (Handel u. Verkehrsgewerbe – Öffentliche Verwaltung – Gesundheitswesen) machen die Arbeiter ein Fünftel bis ein Drittel aus, während die Angestellten und Beamten (neuer Mittelstand) hier zum Teil 50 bis 75% erreichen. Die Wirtschaftsabteilung F und G betreffen „häusliche Dienste" und „Berufslose", also Privatiers und Rentner.

Unter die *Sozialgüterverteilung* fallen die medizinischen Leistungen bei Krankheiten, zur Krankheitsvorbeugung und bei Mutterschaft, die vornehmlich über die Sozialversicherung und den öffentlichen Gesundheitsdienst bereitgestellt werden, die Leistungen des Bildungswesens und der kommunalen Infrastruktur (Nahverkehr, Erholungsgebiete und Sportgelände). Allein die Leistungen aus dem Sozialbudget, also Einkommensumverteilung und Sozialgüter aus der Sozialversicherung, der Sozialhilfe und der Kriegsopferversorgung machten 1973 26% des Brutto-Sozialproduktes aus oder 3963 DM pro Kopf der Bevölkerung. Im Jahre 1970 betrug das jährliche Durchschnitts-Bruttoeinkommen pro Haushaltsmitglied rund DM 7000, während die Leistungen aus dem Sozialbudget pro Kopf der Bevölkerung DM 3152 (1971) erreichten. M.a.W. die Wirkungen der staatlichen Einkommensumverteilung und der Gewährung von Sozialgütern sind erheblich und können bei der Ermittlung der sozioökonomischen Lage nicht ausgeblendet bleiben. (Bundesminister für Arbeit und Sozialordnung, 1973.)

Hieraus folgt für die *Theorie der sozialen Schichtung*: sie muß neben dem Einkommen auch die Versorgung mit Sozialgütern (Gesundheit, Bildung, kommunale Infrastruktur) berücksichtigen, während die *Theorie sozialer Klassen* den Verteilungskonflikt für die weitverzweigte staatliche und öffentliche Verteilungstätigkeit untersuchen muß. Die Beschränkung auf den Kapitalprofit oder die schlichte Gleichsetzung von Staat = bürgerlicher oder kapitalistischer Staat in der eleganten Formulierung vom „organisierten Kapitalismus" reicht nicht zu. Es wird daher im Neomarxismus zunehmend die Frage nach der von Klassenkonflikten nur partiell berührten Eigenwirkung des Staates gestellt (OFFE, 1973). Auch erscheint die Klassentheorie von Karl Marx für die Analyse der Gesellschaft der Bundesrepublik nicht länger „umstandslos" anwendbar (HABERMAS, 1969).

Insbesondere für die Messung der sozialen Schichtung entstehen mit dieser Situation schwierige, noch ungelöste Probleme, die auf die Begriffsbildung zurückwirken. Reichte es bis dahin aus, die Einkommensgruppe zu bestimmen und den Ort der Erwerbsposition auf der Skala des Sozialprestige zu ermitteln, meist ergänzt durch Angaben über Haushaltsvermögen und Schulbildung (SCHEUCH u.a., 1968), so wird es nunmehr erforderlich, den Ort der Haushalte und der Haushaltsmitglieder im Versorgungsnetz der Sozialgüterverteilung festzustellen. Neben die Bewertung der Erwerbsposition tritt damit die Bewertung der räumlichen Lage des Haushalts.

Als einfachster methodischer Weg bietet sich an, über eine Klassifizierung von Wohngebieten oder Versorgungsräumen die Zugehörigkeit des Haushalts zu Versorgungsniveaus zu bestimmen, z.B. Baujahr der Wohnung, Ausstattung mit sanitären Einrichtungen, Erreichbarkeit von Einrichtungen medizinischer Versorgung, von Erholungsgebieten, von Einrichtungen des Bildungswesens usf. Ansatzweise ist dieser Weg in der amerikanischen Sozialforschung bereits beschritten worden, die die Zugehörigkeit zu Wohnquartieren als Indikator der sozioökonomischen Lage mitverwendet. Ferner werden in ökologischen Studien solche Methoden eingesetzt (ALBRECHT, 1972).

Theoretische Konsequenzen wirft die Tendenz der Sozialgüterverteilung auf, gruppenspezifische Bedarfssituationen zum Kriterium zu machen und damit die Entscheidung innerhalb der Familienhaushalte zu unterlaufen, z.B. den Kindern und Frauen Chancen im Bildungswesen oder im Erwerbsprozeß einzuräumen und damit den traditionellen Benachteiligungen (Bildungsdefizit von Kindern aus unteren Sozialschichten, Defizit an beruflicher Orientierung für Frauen) entgegenzuwirken. Auf diese Weise ergeben sich Statusinkonsistenzen (LENSKI 1954;

KASL u.a., 1971) unter den Mitgliedern eines Haushaltes, die in der bisherigen Theorie sozialer Schichtung nicht bedacht sind. Ferner sprechen gewisse Anzeichen dafür, daß die Schichtgrenzen innerhalb sozialer Klassen stärker ausgearbeitet werden, etwa durch eine Anhebung der Qualifikation der Facharbeiter, durch den Zuzug von Gastarbeitern, wie auch in der Sozialschichtung der Gesellschaft in den USA die untersten Sozialschichten sich vorwiegend aus den Angehörigen bestimmter ethnischer Minoritäten zusammensetzen.

Welche Aussagen von unmittelbarer Bedeutung leiten sich aus den Theorien der sozialen Schichtung und der sozialen Klassenbildung für die Sozialpsychiatrie ab?

1. Die Bindung an soziale Klassen und an soziale Schichten bewirkt unterschiedliche Kommunikations- und Interaktionsmuster. Es gibt klassen- bzw. schichtspezifische Sozialisationsprozesse in den Familien und in der Berufsvorbereitung (McKINLEY, 1964). Das unterschiedliche Sprachverhalten prägt schichtspezifische „Sozialdialekte" aus (OEVERMANN, 1972). Das Laiensystem, das als Filterungs- und Steuerungsorgan der medizinischen Versorgung vorgeschaltet ist, unterscheidet sich nach Sozialschichten (KOSA, 1969; SHOSTAK, 1964). Der Umgang mit der Krankheit und die lebenspraktischen Definitionen kranker Personen sind verschieden (MECHANIC, 1966; MYERS u.a., 1959, 1968). Die soziale Distanz zur Institution psychiatrischer Dienste ist nach sozialen Schichten und Klassen geringer oder größer.

2. Soziale Schichten und Klassen verfügen über spezifische Organisationen zur Durchsetzung ihrer Interessen. Staatliche und öffentliche Einrichtungen, die einer politischen und einer Verbandskontrolle unterliegen, äußern daher auch sozialschichtspezifische Wirkungen. Z.B. gibt es für die Angestellten- und für die Arbeiterrentenversicherung verschiedene Rehabilitationseinrichtungen, richtet sich die kommunale Schulpolitik nach schichtspezifischen Unterschieden der Schulbezirke usf.

3. Psychiatrische Dienste sind über die schichtspezifischen Ausbildungswege ihrer Beschäftigten, aber auch durch deren Position in der Verteilung von Einkommen und Sozialprestige in die soziale Schichtung einbezogen. Nicht nur die Klienten psychiatrischer Dienste nehmen diese auf Grund ihrer Schichtzugehörigkeit verschieden wahr, auch die psychiatrischen Berufe haben schichtspezifische Zugangsweisen zu ihren Patienten, die eine Therapie erleichtern bzw. erschweren oder zu einer schichtspezifischen Ausrichtung der therapeutischen Arbeit zwingen (DÖRNER, 1969).

Es sind also drei Gesichtspunkte, die der Theorie sozialer Schichten und Klassen ihren Platz in der Sozialpsychiatrie sichern:
— Die sozialbiographische Dimension einschließlich der Zugangswege der Patienten zu den psychiatrischen Diensten. Sie betrifft den Kontakt zu den Patienten und die Arbeit mit ihnen und ihren Familienangehörigen.
— Die Dimension der Durchsetzung von Interessen in der Sozialstruktur. Sie betrifft die Auseinandersetzung mit den Trägern von sozialpsychiatrisch bedeutsamen gesellschaftlichen Einrichtungen.
— Die Dimension der Selbstüberwindung der Schichtgebundenheit psychiatrischer Einrichtungen. Sie betrifft die Auseinandersetzung der Psychiater mit ihrer eigenen Zunft und mit den „Trägern" ihrer Einrichtung.

Familie und Haushalt

Eine zwischen dem Individuum und der gesellschaftlichen Arbeitsteilung — die wir unter dem Aspekt der Status- und Klassenbildung eben betrachtet haben — vermittelnde Institution ist die Familie (KÖNIG, 1969). Mit der Geburt wird jedem neuen Mitglied der menschlichen Gesellschaft ein Name und der Status der Eltern zugeschrieben. Die Zugehörigkeit zu einer durch Blutsbande definierten Gruppe wird festgelegt, Fürsorgerechte und -pflichten werden bestimmt, soziale Verantwortlichkeiten werden abgegrenzt, ein sozialer Prozeß, die Interaktion zwischen dem Kind und einer Familiengruppe wird in Gang gesetzt. M.a.W.: die Geburt eines Menschen wird von der gesellschaftlichen Umgebung in einer komplexen Weise beantwortet. Er erhält eine Mitgliedschaft in einer Gruppe, seine ökonomische Existenzgrundlage wird abgesichert, seine rechtlichen Beziehungen und Verantwortlichkeiten werden geordnet, seine Personwerdung wird institutionalisiert. Es versteht sich, daß seine staatsbürgerlichen Außenbeziehungen wie verwandtschaftliche Zurechnung, Eintragung ins standesamtliche Register, Fürsorgepflicht bis zur Volljährigkeit, Teilhabe am Rechtsverkehr früher und präziser geordnet wurden als sein Innenverhältnis zu seinen Erzeugern und sein Anspruch auf soziale Teilhabe. Erst die Defizite an Handlungsfähigkeit und sozialer Teilhabe haben den Prozeß der Personwerdung als einen gesellschaftlichen, soziokulturell variabel gestaltbaren und zum Teil irreversibel störbaren Vorgang bewußt gemacht. Die Sozialisationsforschung hat sich als ein wichtiges und bisher kaum ausgeschöpftes Gebiet der sozialwissenschaftlichen Familienforschung erwiesen (PARSONS u.a., 1954; BRANDENBURG, 1971; RICHTER, 1963).

Aber nicht nur die gesellschaftliche Umgebung wirkt in die Familie hinein, unterwirft ihre Außenbeziehungen rechtlichen Regeln und ökonomischen Bedingungen, auch die Familie wirkt in die Gesellschaft zurück (FROMM u.a., 1936; RICHTER, 1963). Unter einer strukturell funktionalen Betrachtung erfüllt die Familie grundlegende Funktionen für den Bestand der Gesellschaft. WINCH (1970) rechnet die folgenden Aktivitäten zu den für das Fortbestehen einer Gesellschaft notwendigen Funktionen: „a) Ersatz der durch Tod oder Emigration verlorenen Mitglieder, hauptsächlich durch sexuelle Reproduktion *(Replazierungsfunktion)*; b) Produktion und Verteilung von Gütern und Dienstleistungen *(ökonomische Funktion)*; c) Ausgleich konfligierender Interessen, Schlichtung von Streitigkeiten und Schutz vor Gewalttätigkeit *(politische Funktion)*; d) Aufrechterhaltung eines Bestimmungsbewußtseins und die Beantwortung unbeantwortbarer Fragen *(religiöse Funktion)* und e) Einübung neuer Mitglieder zur Befähigung der Übernahme von Erwachsenenrollen *(Sozialisierungs-, Erziehungs-Funktion)*".

Diese grundlegenden gesamtgesellschaftlichen Funktionen werden von der Familie teils nahezu ausschließlich wahrgenommen oder zum wesentlichen Teil mitgetragen. Allerdings hat die Familie bei einigen dieser Funktionen im Zuge des Industrialisierungsprozesses Aufgaben an gesellschaftliche Einrichtungen: Unternehmungen und gesellschaftliche Arbeitsteilung, Staat und politische Institutionen, Kirchen, Schulen, Einrichtungen der Berufsausbildung, aber auch an nichtfamiliale Gruppen wie peergroups, Vereine, gesellige Verkehrskreise abgegeben bzw. wird sie durch sie ergänzt.

Die Familie war, sozialhistorisch gesehen, in den Prozeß der Ausdifferenzierung gesellschaftlicher Teilbereiche einbezogen (SMELSER, 1959). Ihre moderne Form, die der Kleinfamilie, die aus den Eltern und den heranwachsenden Kindern besteht, unterscheidet sich in wichtigen Eigenschaften von den ihr historisch vorangegangenen Familienformen der Bauern- und Handwerkerfamilie (W.H. RIEHL, 1925; H. MÖLLER, 1969), aber auch von denen der Oberschichten, des Adels (O. BRUNNER, 1949) und des städtischen Patriziats. Ihre Existenzform wird durch viele gesellschaftliche Einrichtungen gestützt: die Wirtschaft, die staatliche Sozialpolitik, das kommunale Versorgungsnetz, Freizeitsysteme. Ihre gesamtgesellschaftliche Verflechtung in einen Differenzierungsprozeß, der zur Entstehung relativ autonomer Teilbereiche: Wirtschaft, Politik, Technik, Freizeit und Massenkommunikation geführt hat, erschwert eine begrifflich theoretische Fixierung der Familie.

Für eine wirtschaftliche und sozialpolitische Betrachtung deckt sich die Familie mit dem Familienhaushalt (EGNER, 1974), zugleich aber zeigt die Analyse der Haushaltsformen, daß zu diesen in nicht unerheblichem Umfang Haushalte rechnen, die nicht als Familie zu kennzeichnen sind, etwa die Einpersonenhaushalte und die Mehrpersonenhaushalte nicht miteinander verwandter Personen (Tabelle 6). Unter dem Aspekt der sozialen Beziehungen, die kontinuierlich unter einer verwandtschaftlich verbundenen Personengruppe, insbesondere auch über die Generationen hinweg aufrechterhalten werden, ist die soziale Einheit der Familie weiter gespannt als die der einen gemeinsamen Haushalt führenden Personengruppe. Insoweit der Verlust und das Nichtbestehen solcher Beziehungen als soziale Isolation auch sozialpolitisch bedeutsam wird, konvergiert der sozioökonomische Aspekt mit dem der Sozialbeziehungen.

Richten wir an die Eigenart der sozialen Beziehungen, die die Familie als soziale Einheit konstituieren, zugleich bestimmte Erwartungen einer strukturellen Differenzierung, dann wird der Begriff der Familie erst von einer Differenzierung in die Positionen Gatte — Vater, Gattin — Mutter und Kind erfüllt (Kernfamilie) oder zumindest in die Positionen Mutter und Kind, wenn alleinstehende Mütter sich und ihren Kindern erfolgreich einen Familienstatus beilegen können (WINCH, 1970). Bei dieser Begriffsbestimmung steht die Sozialisierungsfunktion der Familie im Brennpunkt des Erkenntnisinteresses.

Allen drei Aspekten ist gemeinsam, daß sie an ein durch die Rechtsordnung vorgegebenes *Verwandtschaftsverhältnis* anknüpfen und eine *Kontinuität sozialer Beziehungen* als Grundlage der sozialen Einheit nehmen, seine praktische Bedeutung aber durch zusätzliche Merkmale präzisieren:

— gemeinsam wirtschaftende Personengruppe,
— Solidarität, die sich in gegenseitiger Hilfe, in gemeinsamen Aktivitäten oder in der gegenseitigen Bestätigung im schlichten Alltagskontakt manifestiert,
— strukturelle Differenzierung, die komplementäre Interaktionen heterosexueller Art und zwischen den Generationen im Interesse personaler Selbstverwirklichung ermöglicht.

Die Ausdifferenzierung gesellschaftlicher Teilbereiche, auf die sich die moderne Familie abstützt, hat sie aber auch zum Gegenpol der Organisierung, Bürokratisierung und Entindividualisierung werden lassen, die diese gesellschaftlichen Teilbereiche auszeichnet. Deren Ausdifferenzierung setzte ja ihre Zugänglichkeit für *formale Organisation*, für die Substitution menschlicher durch maschinelle

Tabelle 6. Familie und Haushalt in der Amtlichen Statistik der Bundesrepublik
Übersicht 1. Die für die Bildung der Haushaltstypen berücksichtigten Merkmale

Haushaltstyp		Verwandtschaftliche Beziehungen der einzelnen Haushaltsmitglieder zum Haushaltsvorstand (aus Frage 2 der Haushaltsliste)			Generationsmäßige Zusammensetzung der mit dem Haushaltsvorstand geradlinig verwandten Haushaltsmitglieder wird berücksichtigt (aus Frage 2 der Haushaltsliste)		Falls „Ja" Anzahl der Generationen
Bezeichnung	Erläuterung	Ehepartner oder geradlinig	seitenverwandt	familienfremd	nein	ja	
A 1	Haushalte, die nur aus Ehepaaren ohne Kinder bestehen	x			x		
A 2	Haushalte, die aus einer Elterngeneration und ledigen Kindern bestehen	x				x	2
A 3	Haushalte, die aus der Elterngeneration und verheirateten Kindern (ohne Enkel) sowie evtl. unverheirateten Kindern ohne Enkel bestehen	x				x	2
A 4	Haushalte des Typs A 3, die aus Großeltern-, Eltern- und Kinder- bzw. Enkelgeneration zusammengesetzt sind	x				x	3 und mehr
B 1	Haushalte des Typs A1 bis A4, in denen außerdem noch andere verwandte oder verschwägerte Personen leben	x	x		x		
B 2	Haushalte, in denen nur in gerader Linie miteinander verwandte und/oder verschwägerte Personen leben		x		x		
C 1	Haushalte des Typs A 1 bis A 4 und B 1, in denen noch familienfremde Personen leben	—	—	—	x		
C 2	Haushalte des Typs B 2, in denen außerdem noch familienfremde Personen leben		x	x	x		
D	Haushalte, die nur aus Personen bestehen, die weder miteinander verwandt noch verschwägert sind			x	x		
G	Haushalte, deren Haushaltsvorstand Inhaber eines Gaststätten- und/oder Beherbergungsbetriebes ist, sofern familienfremde Personen — aber nicht mehr als fünf — zum Haushalt gehören, die in dem betreffenden Betrieb beschäftigt sind	x	x	x	x		

Übersicht 2. Die für die Bildung der Familientypen berücksichtigten Merkmale der einzelnen Haushaltsmitglieder

Familientyp		Familienstand des Familienvorstandes (aus Frage 4 der Haushaltsliste)					Zusammenleben mit eigenen[a] ledigen Kindern (aus Frage 2 der Haushaltsliste)	
		verheiratet		verwitwet	geschieden	ledig	ja	nein
Bezeichnung	Erläuterung	zusammenlebend	getrenntlebend					
F 1	Ehepaare, die keine Kinder haben oder deren Kinder nicht mehr mit den Eltern zusammenleben	×						×
F 2	Ehepaare mit in der Familie lebenden ledigen Kindern; zu diesem Typ zählen auch Ehepaare mit ledigen Kindern und Enkeln, sofern die Eltern dieser Enkel nicht in der Familie leben	×					×	
F 3	Ehepaare ohne in der Familie lebende ledige Kinder, aber mit ledigen Enkeln	×					×[b]	
F 4	Verwitwete oder geschiedene Personen ohne in der Familie lebende ledige Kinder; hierzu zählen alle verwitweten oder geschiedenen Personen, die nicht mit ledigen Kindern/Enkeln zusammenleben			×	×			×
F 5	Verwitwete oder geschiedene Personen mit in der Familie lebenden ledigen Kindern und/oder ledigen Enkeln, sofern die Eltern dieser Enkel nicht in der Familie leben			×	×		×	
F 6	Ledige Frauen mit ledigen Kindern und/oder ledigen Enkeln, sofern die Eltern dieser Enkel nicht in der Familie leben					×	×	
F 7	Verheiratete Personen, die keine Angaben über ihren Ehepartner gemacht haben, ohne in der Familie lebende ledige Kinder		×					×
F 8	Verheiratete Personen, die keine Angaben über ihren Ehepartner gemacht haben, mit in der Familie lebenden ledigen Kindern und/oder ledigen Enkeln, sofern die Eltern dieser Enkel nicht in der Familie leben		×				×	

[a] Einschl. Stief- und Adoptivkinder.
[b] Mit Enkeln.

Quelle: Wirtschaft und Statistik Jg. 1965, S. 427/28.

Tabelle 6 (Fortsetzung)

Zusammensetzung der Einpersonenhaushalte 1971

	BRD[a]	
	1000	Prozent
Personen	6106	100
Männer	1623	26,6
Frauen	4484	73,4
von den Personen sind		
unter 25 Jahre	356	5,8
25 bis unter 45 Jahre	984	16,1
45 bis unter 65 Jahre	1837	30,1
65 Jahre und älter	2930	48,0

[a] Mikrozensus April 1971.

Quelle: Statistisches Jahrbuch BRD 1972, S. 39, Tabelle 14.

Zusammensetzung der Mehrpersonenhaushalte 1971

	BRD[a]	
	1000	Prozent
Mehrpersonenhaushalte insgesamt	16746	100
ohne Kinder (unter 18 Jahre)	8357	49,9
mit 1 Kind	3747	22,4
mit 2 Kindern	2867	17,1
mit 3 und mehr Kindern	1775	10,6

[a] Mikrozensus April 1971.

Quelle: Statistisches Jahrbuch BRD 1972, S. 38, Tabelle 38.

Erläuterung zu den Übersichten und den Tabellen zur Familien- und Haushaltsstruktur

Sie verdeutlichen die Komplexität der Beziehungen, die zwischen Familie und Haushalt bestehen, allerdings aus der Perspektive der Zählung der Haushalte, d.h. Familienbeziehungen, die nicht im Sinne der Statistik haushaltsrelevant werden, bleiben unberücksichtigt. Im Aspekt der Gesundheitsplanung sind diese Übersichten unter drei Gesichtspunkten bedeutsam.

Einmal zeigen sie die quantitativ ins Gewicht fallenden Haushaltstypen. Bemerkenswert ist der hohe Anteil von Einpersonenhaushalten, sie machen mit über sechs Millionen ein Viertel aller Haushalte aus. Bedeutsam ist ferner der Anteil der Haushalte ohne Kinder (unter 18 Jahre) mit 50% aller Mehrpersonenhaushalte. Haushalte, in denen Kinder leben, machen eine Minderheit aus.

Zum andern belegen die Tabellen die gegenläufige Beziehung, die zwischen den im Haushalt gegebenen Chancen der Selbsthilfe und der mit dem Alter zunehmenden Hilfsbedürftigkeit besteht. Nahezu 50% der Einpersonenhaushalte, rd. drei Millionen, entfallen auf Personen, die älter als 65 Jahre sind. Da der Anteil der chronisch Kranken an der Bevölkerung mit dem Alter kontinuierlich zunimmt, er erreicht bei den 75jährigen bereits an 50%, öffnet sich hier eine Schere zwischen Hilfsbedürftigkeit und Selbsthilfe, die zu Lasten öffentlicher Pflegeeinrichtungen geht. (Wirtschaft und Statistik Jg. 1972, S. 572.)

Drittens aber machen diese Tabellen die Grenzen amtlicher Erhebungen deutlich. Denn die Situation der Haushalte wird in hohem Maß durch die nicht unter den Haushaltsbegriff fallenden Familienkontakte bestimmt: soziale Nähe bei räumlicher Distanz (vergl. E. SHANAS, 1968; LUDWIG u.a. 1970).

Arbeit, für begrenzte gegenseitige Verpflichtungen und für eine Zentralisierung der Steuerung (bürokratische Herrschaft; MAX WEBER, 1956) voraus. Gegenüber diesen Formen gesellschaftlicher Verflechtung, die eine Eigenwirkung (Eigendynamik von Institutionen, SIMMEL, 1922; MCIVER, 1942; GEHLEN, 1964) entfalteten und sich gegenüber dem naiven Handlungshorizont von Einzelpersonen emanzipierten, gewann die Familie den Aspekt privater Verfügungsmacht, primär-gruppenhafter Nähe, nicht von vornherein begrenzter gegenseitiger Verpflichtungen, vielseitiger zwischenmenschlicher Kontakte, Abschirmung eines Intimbereichs gegenüber jedweder sozialen Kontrolle (PARSONS, 1964; SCHELSKY, 1967).

Der kontrastierenden Verschiedenartigkeit in der Organisierung menschlichen Verhaltens in der Familie und in den Großorganisationen außerfamilialer Verkehrsbeziehungen wurde zum Teil in ideologisierender Absicht auch eine Verteilung von emotionaler Expressivität und von gesellschaftlichem Engagement unterlegt (SCHELSKY, 1967; HABERMAS, 1969). In dieser Sicht förderten bürokratische Großorganisationen mit ihrer Tendenz zur Entpersönlichung und zur Entfremdung den Rückzug in die Kleinfamilien als einem Ort der „ersatzweisen" oder der „wahren" Selbstverwirklichung. Die Entdeckung der Kleingruppe als einem gesellschaftlichen Ort von gemeinsamer Aktivität, Spontaneität und gemeinsamer Planung und Verantwortung gaben solchen Deutungen der Realität eine gewisse sozialwissenschaftliche Rechtfertigung.

Die empirische Beobachtung, aber auch sozialwissenschaftliche Untersuchungen über Jugend-, Frauen- und Altersprobleme sowie industriesoziologische Forschungen haben die ideologischen Deutungen der Familiensituation ebenso wenig bestätigt wie eine naive Ordnung der sozialwissenschaftlichen Familienforschung unter dem Konzept der Gruppe gerechtfertigt (KÖNIG, 1969). Weder ist die Familie ein Ort wahrer Selbstverwirklichung und können sich die expressiven Bedürfnisse hier voll entfalten, noch bildet sie eine kleinbürgerliche Idylle für den resignierenden Rückzug aus der Gesellschaft, eine spitzweghafte Kreation des Wohlstandsbürgers. Auch ist die Familie ebenso wenig die einzige oder gar wichtigste Erscheinungsform der kleinen Gruppe, wie sie überhaupt diesem Konzept entspricht. Die kleine Gruppe ist eine ubiquitäre soziologische Konfiguration zwischenmenschlicher Beziehungen: Arbeits-, Spiel-, Lern-, Sport- und gesellige Gruppen mit fließenden Übergängen in Verkehrs- und Kommunikationskreise und in formale Organisationen (BERNSDORF, 1969). Demgegenüber erfüllt die Familie gesamtgesellschaftliche Funktionen, sie ist daher institutionalisiert und beruht in ihrem Bestand nicht allein auf dem freien Entschluß und zeitlich begrenzter Gemeinsamkeit von Interessen etwa im Sinne von KANTS rationalistischer Definition der Ehe, „als der Verbindung zweier Personen verschiedenen Geschlechts zum lebenswierigen wechselseitigen Besitz ihrer Geschlechtseigenschaften", sondern auf einem ganzen Spektrum von Motiven, in der materiellen Kultur verankerten Zwängen sowie in der Rechtsordnung kodifizierten sozialen Kontrollen.

Zu den verschiedenen Erkenntnisinteressen und zu der ideologischen Ausbeutung des sozialgeschichtlichen Wandels der Familie, die beide einer Formulierung eines sozialwissenschaftlich theoretischen Begriffes der Familie im Wege stehen, tritt die spezialistische Arbeitsweise wissenschaftlicher Forschung hinzu. Sie hat zu einer Formulierung gleicher Probleme in verschiedenen Wissenschaftssprachen geführt. Psychoanalytiker, Haushalts- und Konsumforscher, Volkskundler, Sozialpsychologen, Soziologen verschiedener theoretischer Richtungen haben die Familie zu ihrem Forschungsgegenstand gemacht. Diese diffuse Forschungssituation hat zur Klärung gemeinsamer Erkenntnispositionen aufgerufen. Die Absichten eines solchen Vorgehens hat REUBEN HILL 1970 in drei Gesichtspunkten zusammengefaßt:

„1. Wir sollten einen allgemeinen Bezugsrahmen für die Familie entwickeln, der von Vertretern der vielen Disziplinen, die sich mit dem Studium der Familie befassen, verstanden und angewandt werden kann und der sowohl gesellschaftliche Bezugsrahmen als auch solche der Persönlichkeit sinnvoll miteinander verbindet.

2. Wir sollten Übersetzungsbrücken bauen, die die verschiedenen konzeptionellen Bezugsrahmen so miteinander verbinden, daß Theorien, die in einem Rahmen entwickelt werden, in die Konzepte und die Sprache des anderen übersetzt werden können.

3. Wir sollten Wege finden, unter beiderseitigem Nutzen von deskriptiven taxonomischen Ansätzen zu Erklärungsmodellen überzugehen."

Er gibt selber auch eine Übersicht über die grundlegenden Dimensionen, die ein vollständig entwickelter begrifflicher Ansatz zum Studium der Familie als sozialer Gruppe decken sollte.

Tabelle 7. Überblick über Dimensionen für einen adäquaten taxonomisch-konzeptionellen Bezugsrahmen der Familie

Konzepte des sozialen Raumes

A. Grenzen, räumliche Einschränkungen des behandelten Systems:
   1. Was wird eingeschlossen?
   2. Was bleibt unberücksichtigt?

B. Struktur:
   1. Zahl der Einheiten
   2. Ort der Einheiten
   3. Hierarchie der Einheiten (Macht, Ressourcen)
   4. Konfiguration der Einheiten (Geschlossenheit, soziometrisch)
   5. Interdependenz der Einheiten (Abhängigkeit nach Funktion)
   6. Normative Forderungen an Einheiten und System

Systematische verhaltenstypische Konzepte

C. Verhaltensmuster:
   1. Des Gesamtsystems mit anderen Systemen (transaktionales Verhalten)
   2. Von Einheiten innerhalb des Systems (interaktionales Verhalten)
   3. Einer einzelnen Einheit (aktionales Verhalten)

Konzepte der sozialen Zeit

D. Geregeltes Wachstum und Entwicklung während der Lebensspanne der Gruppe:
   1. Strukturelle Veränderungen in der Gruppe
      a) Größe
      b) Alterszusammensetzung und örtliche Struktur
      c) Hierarchische Veränderungen
      d) Konstellationsveränderungen
      e) Normative Veränderungen, Rollenwechsel
      f) Veränderungen in Interdependenzen

Tabelle 7 (Fortsetzung)

2. Veränderungen bei den Mitgliedern der Einheit
   a) Erwartungen, altersgestuft (kulturell)
   b) Reife, altersgestuft (biologisch)
3. Verhaltensänderungen während der Lebensspanne
   a) Gruppen in Transaktion mit der Umgebung, nach Stufen
   b) Interaktion der Mitglieder, nach Stufen
   c) Individuelle Leistungen, nach Stufen

Überbrückungskonzepte
E. Brücken zwischen Systemen:
   1. Zwischen Gruppe und größeren Systemen (z.B. Gemeinde)
   2. Zwischen Gruppe und benachbarten Systemen (Schule etc.)
   3. Zwischen Gruppe und kleineren Einheiten (Persönlichkeit, Mitglieder)
F. Brücken zwischen Beobachtetem und Erschlossenem:
   1. Aus Aktion und Interaktion
      a) Konkrete beobachtbare Verhaltenssegmente
      b) Verhaltensmuster
      c) Verhaltensmotive
   2. Aus Erwartungen und Normen
      a) Herausgestellte Wünsche, Ziele und Anliegen
      b) Geteilte Werte und Normen
      c) Rollenstruktur
   3. Zwischen Verhaltensmustern und normativer Struktur
      a) Rollenausübung
      b) Diskrepanz zwischen Leistung und Erwartung
G. Brücken von der äußeren objektiven Interaktionsebene zur subjektiven Gefühlsebene von Definition und Perzeption:
   1. Gruppendefinitionen von Situationen und Vorschriften
      a) Angewandt auf die Gruppenleistung
      b) Angewandt auf altersstufige Positionen
   2. Individuelle Perzeption
      a) Von Normen und Erwartungen der Familie und deren Mitglieder
      b) Des Verhaltens der anderen, Verzerrung der Verhaltensleistung

Zugleich gehört es zum Ehrgeiz der sozialwissenschaftlichen Familienforschung, über die Beschreibung von Erscheinungen des Familienlebens hinaus zu einer erklärenden Theorie vorzustoßen. In dieser Absicht werden die bisherigen Untersuchungen inventarisiert und kodifiziert. Allein die Forschungsergebnisse, die jährlich in den USA publiziert werden, reichen aus, um die „Forschungsbibliothekare zu verwirren" (HILL u.a., 1969). Ihre Auswertung hinsichtlich der angewandten Forschungsverfahren, der verwendeten Begriffssysteme und ihrer wichtigsten Ergebnisse versprechen, eine hinreichende Grundlage für die Konstruktion einer erklärenden Familientheorie abzugeben. Vorliegende Untersuchungen zu Themen wie Nachbarschaft und Gattenwahl, Heiratsalter, voreheliche Schwangerschaft, Familienplanung und familiale Autoritätsmuster scheinen solche Erwartungen zu rechtfertigen.

Allerdings sollte deutlich gemacht werden, daß diese stärker theoretisch gerichtete Familiensoziologie viele Erwartungen nicht oder nur über einen theoretischen Umweg einlösen wird, die ihr aus der Praxis entgegengebracht werden. Erwartungen richten sich vornehmlich auf die Beziehungen zwischen der Familie und ihrer gesellschaftlichen Umgebung. Institutionen wie Schulen, Krankenhäuser, Rehabilitations- und Resozialisationseinrichtungen, primärärztliche Versorgung, aber auch kommunale Planungen, Wohnungswirtschaft, Arbeitsmarktpolitik müssen für die Verwirklichung der von ihnen angestrebten Ziele Verhaltensweisen von Familien voraussetzen. Mangels sozialwissenschaftlich gesicherter Grundlagen werden solche Voraussetzungen häufig auf Vorurteile gegründet oder schlicht unter den Eigeninteressen der Organisation getroffen. Beispielsweise hat die seit Ende der 50er Jahre andauernde Diskussion um die Verweilzeiten in Krankenhäusern zu keinen Forschungen über die Pflegekapazität in den Familienhaushalten angeregt. Die Frage des familiengerechten Wohnens, insbesondere des Bewegungsraumes der Kinder, ist über die Problemstellung nicht hinausgewachsen. Die Vermittlung gesundheitsgerechter Verhaltensstandards für elementare Lebensgewohnheiten, wie essen, sich bewegen, Konsum von Genußmitteln, Einnahme von Medikamenten wird meist auf einem vulgären individualpsychologischen oder lerntheoretischen Niveau betrieben und bezieht nur in seltenen Fällen die Familiensituation ein. Aus dem Wandel der primärärztlichen Versorgung werden für die Gesundheitsberatung der Familien keine Schlüsse gezogen. Das Laiensystem der medizinischen Versorgung ist in den medizinisch fortgeschrittensten Ländern weniger bekannt und erforscht als für Entwicklungsländer und primitive Kulturen (SCHENDA, 1973). Vergleichsweise am besten untersucht sind die Voraussetzungen sozialpsychiatrischer Erwartungen gegenüber der Familie. So gibt es Untersuchungen über die Definitionsprozesse in Familien mit psychisch gestörten Mitgliedern (LAING u.a., 1964; MYERS u.a., 1959, 1968; LIDZ u.a., 1963) und über die Wiederaufnahme von Patienten in Abhängigkeit von ihrer Familiensituation oder über die geringen Einwirkungsmöglichkeiten von Sozialarbeitern auf den Erziehungsprozeß in Problemfamilien (MCCORD, 1960).

Der Mangel an einschlägigen Untersuchungen über das Verhältnis der Familien zu den sie umgebenden gesellschaftlichen Institutionen, die auf ihre Mitwirkung angewiesen sind oder zumindest das Verhalten von Familien als Datum für ihre eigenen Planungen kalkulieren müssen, geht zweifellos auch auf die gesellschaftsabgewandte, eine geistige Nabelschau geradezu hervorrufende wissenschaftliche Arbeitsteilung zurück. Alle genannten Fragen können nur in Zusammenarbeit von Wissenschaftlern verschiedener fachlicher Kompetenz bearbeitet werden. Auch setzen sie eingehende mehrstufige empirische Erhebungen voraus. Eine Bereitschaft zu solchen Forschungen erfordert bei den Politikern, aber auch bei den Angehörigen der etablierten Wissenschaften mehr Vertrauen in den Beitrag der Sozialwissenschaften sowie bei allen Beteiligten eine Absage an ein Denken in Kästchen, in denen die soziale Realität unter dem Blickwinkel von Institutionen oder spezialwissenschaftlichen Etikettierungen eingesperrt wird.

Kleingruppen und Bezugsgruppen

Die Bezeichnung Gruppe wird im vorwissenschaftlichen Sprachgebrauch auch als Zählbegriff verwendet, etwa für die Zwecke, für die die Mengenlehre den Ausdruck Menge gebraucht: „Eine Gruppe von Personen, Ärzten, Kindern usf."

Auch war bis in die Zeit nach dem 2. Weltkrieg in der Soziologie eine sehr weite Verwendung des Begriffes Gruppe gebräuchlich. Berufsgruppen, Völkerstämme, Familienclans, Kasten wurden soziologisch unter dem Gruppenbegriff zusammengefaßt (BERNSDORF, 1969). Erst die praktische Bedeutung der kleinen Gruppe, wie sie durch die industriesoziologische Forschung (ROETHLISBERGER u.a., 1950) und durch sozialpsychologische Experimente (LEWIN, 1963; MORENO, 1967) sichtbar wurde, hat eine an sich alte terminologische Unterscheidung von C.H. COOLEY (1909), der Primär- und Sekundärgruppen gegeneinander absetzte, zu mehr Beachtung verholfen, allerdings mit der Folge, daß die Forschung sich hauptsächlich der kleinen Gruppe zuwandte. Die soziologisch theoretischen Fragen, die sich mit der Existenz von zunächst klassifikatorisch beschriebenen, nicht verbandsmäßig oder formal organisierten Gruppen wie Hausfrauen, Jugendlichen, Kindern oder Risikogruppen verband, wurde weithin vernachlässigt, obwohl solche Klassifikationen oder Kategorisierungen nicht zu reinen Zählzwecken vorgenommen werden. Die sozialmedizinische Bedeutung solcher Gruppen, z.B. Raucher, Fettsüchtige, Alkoholiker etc. ist erheblich. Chancen einer gruppenbezogenen Beeinflussung ihres Verhaltens sind so gut wie unbekannt.

Ihre Bedeutung verdankt die Theorie der Kleingruppe der Beobachtung, daß das Verhalten von Personen durch ihre Zugehörigkeit zu einer Gruppe bestimmt wird (HOFSTÄTTER, 1971; HOMANS, 1960). Aus solchen Beobachtungen leitete sich die Erwartung ab, das Verhalten von Personen über Gruppen in einem gewünschten Sinne zu beeinflussen. Eine Verhaltenssteuerung und -beeinflussung ist aber nur von Gruppen zu erwarten, deren Mitglieder „in einer bestimmten Zeitspanne häufig miteinander Umgang haben und deren Anzahl so gering ist, daß jede Person mit allen andern Personen in Verbindung treten kann, und zwar nicht nur mittelbar über andere Menschen, sondern von Angesicht zu Angesicht" (G.C. HOMANS, 1960). Gruppen — so definiert — zeichnen sich von anderen Ordnungen gesellschaftlicher Beziehungen durch ihre allerdings begrenzte Dauerhaftigkeit, durch ihre Überschaubarkeit und durch das Fehlen formaler Organisation (Verwaltungsstab; MAX WEBER, 1956) aus. Ungeachtet einer Ursprünglichkeit und Spontaneität des von den Mitgliedern eingebrachten Verhaltens entwickeln Gruppen eine soziale Struktur (MORENO, 1967; HÄFNER-RANABAUER, 1974) — z.B. können Positionen in der Gruppe definiert, Gruppenprozesse prognostiziert und unter therapeutischen und experimentellen Zielen beeinflußt werden — und stehen Gruppen unter einer Ordnung des Verhaltens. Sie legen sich eine Identität bei, unter der die Mitglieder zwischen ingroup- und outgroup-Beziehungen unterscheiden (MERTON, 1957). Neben äußeren Zwecken (z.B. Lern- oder therapeutische Gruppen) oder gewissen Umweltzwängen (z.B. informelle Gruppen in formalen Organisationen), die aus der Umgebung heraus auf die Entstehung von Kleingruppen, ihre Zusammensetzung und ihre Dauer einwirken und die Richtung ihrer Aktivitäten bestimmen, liegt der Gruppenbildung ein spezifisch-soziologisches Prinzip zugrunde, das unter verschiedenen Bezeichnungen in die Theorie Eingang gefunden hat als „THOMAS-Theorem" (MERTON, 1957), als „definition of the situation" (SHERIF, 1966), als „kommunikative Wirklichkeit" (SIBERSKI, 1967). Die Bildung von Gruppen beruht auf der Fähigkeit, gesellschaftliche Zusammenhänge zu stiften (BERGER u.a., 1969; LUHMANN, 1971), Gemeinschaften *zu* bilden auch unabhängig von der Verfolgung spezifischer Zwecke, zugleich aber besitzen solche Gruppenbildungen Außenwirkungen für die Umgebung, wie es THOMAS treffend formuliert hat: „If men define situations as real, they are real in their consequences" (MERTON, 1957, S. 421). Der Interpretation der Realität kommt jenseits der Dimension „wahr" oder „falsch" ein schöpferischer Spielraum zu, der durch ein gemeinsames Selbstverständnis, durch soziale Identitätsbildung (KRAPPMANN, 1973) ausgefüllt werden kann, die ihrerseits über ihre Folgewirkungen Realität stiftet.

Ein theoretisches Modell für das Verständnis der Prozesse, die in Lerngruppen ausgelöst werden, hat TOBIAS BROCHER 1967 vorgelegt. Danach erneuern Lernsituationen in Gruppen Erfahrungen aus der primären Sozialisation.

> „Jedes Individuum entwickelt sich innerhalb einer Primärgruppe". Diese „anthropologische Realität" gibt der primären Gruppenbeziehung „Modellcharakter für alle späteren psychosozialen Beziehungen". „Beim Eintritt in eine neue Gruppe wiederholt sich unbewußt das Modell der frühen Sozialbeziehungen, solange, bis eine befriedigende und angstfreie Kommunikationsmöglichkeit der Gruppenmitglieder untereinander und gegenüber dem Gruppenleiter gefunden ist." Die Lebensgeschichte der „persönlichen, intellektuellen und affektiven Entwicklung eines Individuums" prägt seine Aufnahmebereitschaft für neue Erfahrungen und ihre Verarbeitung." Neues ist für das Individuum zunächst nur hinsichtlich seiner eigenen, rein persönlichen Erfahrungen von Bedeutung, während alles andere gleichsam ausgeblendet wird, bis die unbewußten Lernwiderstände gegenüber diesem Neuen überwunden sind." „Jede neue Lebenssituation wird damit für das Individuum mit den Erfahrungen vergleichbar, die in seinem biographischen ... Identitätsbewußtsein vorhanden sind, auch wenn solche vergleichenden Kontrollen unbewußt bleiben." Jedes Lernen verknüpft sich daher auf der „Ebene innerpsychischer, unbewußter und vorbewußter Motivation" mit einer Identitätsveränderung oder -erweiterung. Das Verlassen der Primärgruppe und die Aufnahme von Beziehungen zu Sekundärgruppen (Kindergarten, Schule, Berufsausbildung, Arbeitsplatz) leitet eine „Identitätskrise" ein, „denn die Personen der neuen Umgebung reagieren anders als die bisher vertrauten Gestalten der primären Objektbeziehungen." Für die Erwachsenenbildung in den Bereichen der Selbsterfahrungsgruppen, der Lerngruppen und Arbeitsgruppen ergeben sich aus einer tiefenpsychologischen Perspektive wichtige Konsequenzen:
> 1. „Mit Sicherheit will der Teilnehmer ... sein bestehendes Identitätsbewußtsein durch die Assimilation von neuen Inhalten verändern."
> 2. In seinen Vorstellungen von den Lernzielen „ist der Entwurf eines Ich-Ideals enthalten, das über das bisherige reale Ich, also über die bestehende Identität hinausführen soll". Denn es „läßt sich leicht feststellen, daß für den einzelnen Teilnehmer Beziehungspersonen oder Bezugsgruppen bestehen, mit denen er sich in seinem Bildungswunsch negativ oder positiv identifiziert. Er will so sein oder nicht so sein wie dieser oder jener, der ihn besonders beeindruckt hat."
> 3. „Der Lehrende sollte sich der Tatsache bewußt sein, daß die vorgeprägten Gefühlsanteile früherer sozialer Situationen mit intensivem Aufforderungscharakter zum Lernen auf ihn selbst und andere Teilnehmer übertragen werden können." Die „affektiven Reaktionsmöglichkeiten des Gruppenleiters" werden mitbestimmend „für den Lernprozeß einer Gruppe". „Der Gruppenleiter sollte die erforderliche Reflexionsfähigkeit besitzen, um wahrnehmen zu können, was zwischen ihm selbst und den Teilnehmern sowie in den Beziehungen der Gruppenmitglieder untereinander vorgeht."
> (ebda, Seite 31—36)

BROCHERs Modell der Lernprozesse in Gruppen gibt der Pädagogik eine soziale Dimension und erlegt dem Pädagogen eine Verantwortung für die Steuerung sozialer Prozesse auf. Dieser Aspekt wird voraussichtlich an Bedeutung zunehmen. Denn die Pädagogisierung vieler Verhaltensbereiche wird weiter Fortschritte machen: mit der Berufsfort- und Weiterbildung, mit der Gesundheitsbildung in der Vorsorge und Rehabilitation, mit der verhaltenstherapeutischen Beratung von Rauchern und Drogenabhängigen, mit der Einbeziehung von „bildungsabstinenten" Sozialschichten in den Bildungsprozeß. Auch die Formalisierung der Bildungsziele, die das Lernen des Lernens neben spezifischen inhaltlichen Lernzielen betont, wirkt auf eine verstärkte Beachtung des Sozialverhaltens in der Pädagogik hin. Und schließlich zeigen psychologische Experimente die größere Effektivität der Arbeit in Gruppen (HOFSTÄTTER, 1971) bei der Lösung von Problemen sowie die Überlegenheit bestimmter Führungsstile in der Gruppenarbeit (LEWIN, 1963).

Die Kleingruppenforschung reicht in ihrer praktischen Bedeutung jedoch über die Pädagogik hinaus. Bürokratische Großorganisationen wenden die Erkenntnisse über Gruppenprozesse bei der Managementschulung und bei der Rationalisierung der Industriearbeit an. Die zunehmende Komplexität der Entscheidungs- und Führungsprobleme in den Großorganisationen (Unternehmungen, Verbände, Parteien) hat die Entscheidungsvorbereitung und die Organisationstätigkeit auf Gruppen verlagert. Es wirken Spezialisten verschiedener Vorbildung, verschiedener Organisationserfahrung und verschiedener Aufgabenbereiche unter gemeinsamen Zielen in wechselnder Verbindung zusammen. Die auf der Hand liegenden sachlichen Vorteile arbeitsteiliger Zusammenarbeit werden jedoch häufig durch ungeplante gruppendynamische Effekte aufs Spiel gesetzt. Zum Zweck einer verbesserten Kooperation werden daher Managementkurse durchgeführt, die den Umgang mit gruppendynamischen Prozessen lehren sollen.

Untersuchungen, die zum „industrial unrest", also zu einer „überhöhten" Fluktuation, Neigung zu spontanen Streiks, zum „Bremsen" (d.h. zu Verabredungen über bewußte Leistungszurückhaltung) und zu anderen Formen der Unzufriedenheit am Arbeitsplatz durchgeführt wurden, erbrachten als Ergebnis, daß für die Steuerung der Arbeitsleistung „informellen Gruppen" eine überragende Bedeutung zukam, auch wurde sichtbar, daß auch „Identitätskrisen" im Sinne einer regressiven Verarbeitung von Erfahrungen am Arbeitsplatz eine bisher nicht beachtete Rolle spielten (ROETHLISBERGER u.a., 1950). Diese als Hawthorne-experiments weltweit bekannt gewordenen Untersuchungen lösten eine über Jahrzehnte anhaltende Betriebspolitik aus, die die informelle Gruppe ins Zentrum der Arbeitsorganisation stellte. Das Interesse, das diese Betriebspolitik auch gerade unter Praktikern gefunden hat, beruhte sicher auf der Erwartung, ohne Veränderungen der Lohnstruktur, des Statusaufbaus und der Entscheidungsbefugnisse in der Arbeitsorganisation liegende Rentabilitätsreserven erschließen zu können. Hierauf weisen Etikettierungen wie „human or emotional engineering" oder „Erschließung innerbetrieblicher Arbeitsreserven" oder „Integration in den Betrieb" hin. Die Kritik an einer einseitigen und kurzschlüssigen Interpretation der Hawthorne-Studie hat sich daher nur allmählich durchsetzen können. Nachprüfungen zeigten, daß die Prognostizierbarkeit des Arbeitsverhaltens aus dem Studium von Kleingruppen gering ist (BARITZ, 1960). Aus Untersuchungen spontaner Streiks geht hervor, daß solche Aktionen weder durch kleingruppenhafte Sozialbeziehungen noch durch massenpsychologische Hypothesen zureichend erklärt werden können. Die spontanen Streiks haben weitverzweigte Sozialbeziehungen hinter sich, sie aktivieren ein Netzwerk von bereits bestehenden Beziehungen, das sich auch nicht mit der gewerkschaftlichen Organisation deckt. Sie sind also weder so spontan, wie ihr Name es besagt, noch so zentral gesteuert, wie es die Weltanschauung mancher Beobachter haben möchte. Neben den Einflüssen der primären Sozialisation, die zweifellos auch in kleinen Arbeitsgruppen nachgewiesen werden können, wirken gesellschaftspolitische Orientierungen auf die Interpretation von Arbeitssituationen und auf das Arbeitsverhalten ein. „Gesellschaftsbilder", „gewerkschaftliche Orientierungen", aber auch die Einschätzung der jeweiligen Äquivalenz von „Arbeitsmühle" — als Ausdruck für den naturalen Arbeitsaufwand — und Reallohn müssen beachtet werden (BALDAMUS, 1960; POPITZ u.a., 1965). Sie werden zum Teil in den informellen Gruppen konkretisiert. Für die Prognostizierbarkeit des Arbeitsverhaltens der Industriearbeiter und Angestellten kommt ihnen zweifellos eine größere Bedeutung zu als den informellen Gruppen selbst.

Unter soziologischer Perspektive wird Sozialisation auch als Erlernen sozialer Rollen verstanden. Für die Theorie der sozialen Gruppe ergibt sich aus diesem Ansatz eine Konsequenz, die R.K. MERTON 1957 als *Theorem des Bezugsgruppenverhaltens* ausgearbeitet hat. In seiner Studie zur Sozialisation der Medizinstudenten (MERTON u.a., 1957) definiert er: „Der Terminus Sozialisation bezeichnet die Prozesse, durch welche Personen sich selektiv die Werte und Einstellungen, die Interessen, die Fertigkeiten und das Wissen — kurz gesagt, die Kultur aneignen, die in den Gruppen verbreitet ist, denen sie angehören oder in denen sie eine Zugehörigkeit erstreben. Sozialisation bezieht sich auf das Erlernen sozialer Rollen." (EBd. Appendix A: Socialization.) Für das Verhalten von Individuen sind daher nicht allein die Regeln bedeutsam, die in den jeweiligen Mitgliederschaftsgruppen für die Verhaltensbereiche, z.B. berufliche Standards, gesellig-gesellschaftliche Standards, Standards des politischen Verhaltens usf. definiert werden, sondern auch die Verhaltensorientierungen, die in Nicht-Mitgliedschaftsgruppen gelten, zu denen eine Beziehung positiver Identifizierung besteht und die für die in Rede stehenden Individuen eine „Bezugsgruppe" darstellen.

Die Einführung des Bezugsgruppen-Theorems ermöglichte die Interpretation sonst widersprüchlichen Verhaltens, z.B. bezeichneten die Angehörigen von Truppenteilen, deren Beförderungschancen gemessen in der Rate der Beförderungen vergleichsweise schlecht waren, ihre Beförderungsaussichten als gut und umgekehrt. Nehmen wir alle Soldaten mit gleichen Dienstjahren und der gleichen Beförderung als Mitgliedschaftsgruppe, so haben Soldaten in einer Waffengattung (Bezugsgruppe), in der die Rate der Beförderungen klein ist, einen *größeren Beförderungserfolg* zu verzeichnen als diejenigen aus einer Waffengattung, in der die Rate der Beförderung groß ist. Ähnliches gilt für Soldaten unterschiedlicher Schulbildung (z.B. Volksschüler oder Abiturienten). Dem gleichen Beförderungserfolg (Mitgliedschaftsgruppe) wird im Bezugsrahmen unterschiedlicher Schulbildung (Bezugsgruppe) eine verschiedene Bewertung zuteil.

Die Theorie der Bezugsgruppe überschreitet deutlich das Konzept der kleinen Gruppen. Mitgliedschafts- und Bezugsgruppen werden durch die soziologische Analyse festgelegt. In dem gegebenen Beispiel könnte als Mitgliedschaftsgruppe definiert sein: Soldaten gleicher Schulbildung, gleicher Dienstzeit, gleicher Beförderung, während als Bezugsgruppe die Waffengattung eingesetzt würde. Als Bedingung der Zurechnung zu einer Gruppe reicht ein Merkmal aus, das mit soziologischen Erhebungsmethoden hinreichend eindeutig erfaßt und dem ein verhaltenswirksamer Einfluß beigelegt werden kann. MERTON nennt drei Möglichkeiten der Bestimmung von Mitgliedschaftsgruppen: auf eine gewisse Dauer berechnete und normativ verfestigte Form der Interaktion sowie Selbst- und Fremddefinition. Er gesteht diesen Merkmalen jedoch eine Variabilität nach wechselnden Situationen und sich wandelnden Bedingungen zu. Die Überschaubarkeit und die Gestaltung des Gruppenzusammenhanges durch Interaktion, wie es für die kleine

Gruppe wesentliches Merkmal ist, entfällt bereits für die Mitgliedschaftsgruppen als ausschließliche Bedingung, sie gilt um so weniger für Bezugsgruppen. Bezugsgruppen sind vornehmlich Sekundärgruppen. „Das Ziel der Bezugsgruppen-Theorie ist es, die Bestimmungsgründe und Konsequenzen von Prozessen der Bewertung und Selbsteinschätzung zu systematisieren, in denen ein Individuum die Werte oder Standards anderer Individuen und Gruppen vergleichend als Bezugsrahmen heranzieht." (MERTON, 1957, S. 234)

Fortschritte in der Weiterentwicklung der verschiedenen Ansätze zu einer Theorie der Gruppe werden ähnlich wie für die Familie in einer gegenseitigen Annäherung der vorliegenden sozialwissenschaftlichen Konzepte zu suchen sein (ROSE u.a., 1972). Die Theorie der kleinen Gruppe wird neben dem tiefenpsychologischen Aspekt der Identitätsbildung und -bewahrung die soziologischen Aspekte berücksichtigen müssen: die Gesellschaftsbilder, die unterschiedliche kollektive Erfahrungen aus der sozialen Lage, vor allem aus den Arbeitsverhältnissen repräsentieren, und die Bezugsgruppen, die die Selbsteinschätzung beeinflussen. Von den Bezugsgruppen ergibt sich unmittelbar ein Zugang zur sozialen Schichtung, die in der Dimension des Sozialprestige auf vergleichenden Bewertungen und Selbsteinschätzungen beruht. Die Gesellschaftsbilder enthalten — jedenfalls so, wie sie bisher untersucht worden sind — einen starken Bezug zur Klassentheorie.

Soziale Rolle und Interaktion

Wohl kaum eine andere Schrift hat die soziologisch-theoretische Diskussion in der Bundesrepublik so nachhaltig angeregt, wie der Beitrag von RALF DAHRENDORF 1971, homo sociologicus (1959). Wie bereits der Titel andeutet, konstruiert DAHRENDORF ein Modell des Sozialverhaltens. Er meint, mit dem Begriff der sozialen Rolle ein Grundverhältnis zu treffen, das Person und Gesellschaft miteinander verklammert. Wie einer seiner Kritiker, HELMUTH PLESSNER (1960), es sehr treffend gesagt hat: Die soziale Rolle ist ein Gelenk, mit dem die Person gesellschaftliche Bewegungen ausführt. In der Tat, verdinglicht oder ontologisiert man den Begriff der sozialen Rolle, dann wird jedes soziale Handeln zu einem Rollenhandeln. In der Familie ist das Verhaltensinventar jedes Mitglieds auf ein Rollenspiel zwischen Ehegatten, zwischen Eltern und Kindern sowie zwischen Kindern aufgeteilt. Die berufliche Tätigkeit ist ein Rollenhandeln, der Schulbesuch, die gesellig-gesellschaftlichen Beziehungen werden zu Rollenverpflichtungen, auch die Staatsbürgerschaft wird zur Staatsbürgerrolle usf. Nach der totalen „Verrollung" aller zwischenmenschlichen Beziehungen stellt sich für DAHRENDORF und für viele, die seinem Modell gefolgt sind (DREITZEL, 1968), die Frage nach dem Rollenträger: Wer ist das soziale Wesen, das allerwärts in Teilen seiner selbst sich als ein „als ob" präsentiert? Die mangelnde Unterscheidung zwischen der sozialen Rolle als einem analytischen Modell und der sozialen Rolle als einer anthropologischen Kategorie der Vergesellschaftung hat viel Verwirrung gestiftet und ideologischen Absichten den Einstieg eröffnet (HAUG, 1972).

Als analytisches Modell ermöglicht der Begriff der sozialen Rolle eine Zusammenfassung und Kodifizierung der Verhaltensvorschriften, die in einer auf Dauer *gerichteten sozialen Beziehung* typisch, also unabhängig von den jeweils handelnden Individuen, gelten. Voraussetzung für die Anwendbarkeit ist eine Verfestigung der Sozialverhältnisse, auf die hin Verhaltensvorschriften ausgearbeitet werden, und eine gesellschaftliche Bedeutung solcher Sozialbeziehungen, die eine Verstärkung konformen bzw. eine Abwehr abweichenden Rollenhandelns begründen kann. Soziale Rollen beziehen sich auf Positionen (POPITZ, 1967) in Gruppen oder formalen Organisationen, aber auch auf Berufspositionen, für die ein „professional code" gilt, in denen der Positionsinhaber einer Verhaltenskontrolle unterliegt. Für solche Positionen ist es analytisch hilfreich, die Verhaltensvorschriften zu ermitteln, die unabhängig von den jeweiligen Positionsinhabern gelten. Solche Verhaltensvorschriften können in Gesetz oder Satzung kodifiziert sein, sie können aber auch — und das ist der soziologisch meist bedeutsamere Anteil — in den *Erwartungen* bestehen, die von anderen Positionen aus oder von Klienten (z.B. Patienten) geltend gemacht werden. Rollenanalyse zielt also auf die Darstellung eines Beziehungsgefüges, wie es durch die Handlungsmuster vorgegeben ist, die Gesetze, Organisationssatzungen und Alltagsgewohnheiten entstehen lassen. Sie ist ein Instrument der Systematisierung des sozialen Handelns in seinen typischen, durch die gesellschaftliche Organisation präformierten Abläufen. Angewendet auf Organisationen, die einem verändernden Zugriff zugänglich sind, stellt die Rollenanalyse ein hilfreiches Instrument dar, um Rollenkonflikte bewußt zu machen und Organisations- bzw. Verhaltensänderungen einzuleiten (MERTON, 1957; HARTMANN, 1967; GROSS, 1958; DREITZEL, 1968). Die Soziometrie (MORENO, 1967) und das Rollenspiel haben sich als geeignete Verfahren erwiesen, um Rollenbeziehungen darzustellen sowie Rollenverhalten zu problematisieren.

Die Anwendung des Rollenbegriffs zur Erschließung von Sozialbeziehungen außerhalb von Organisationen stößt jedoch auf erhebliche methodische und begriffliche Schwierigkeiten (DREITZEL, 1968; GERHARDT, 1971). Wir wollen diese Probleme an der Patientenrolle verdeutlichen.

Wer ist „Patient"? Genügt bereits die subjektive Feststellung einer Befindlichkeit, die das normale Befinden beeinträchtigt, und ihre Anerkennung als „krank" durch die nächste Umgebung etwa in der Form: „Mein Mann fühlt sich krank, er sieht ganz schlecht aus und ist auch schlecht mit sich zufrieden." Oder muß die Feststellung ein Arzt treffen, der die subjektive Selbstauffassung als Zustand von Krankheitswert bestätigt und Verhaltensvorschriften gibt? (Lebenspraktische versus Expertendefinition der Patientenrolle). Und weiter: Ist bei der Expertendefinition ein „Patient" überhaupt jeder Mensch, der einen Arzt aufsucht, auch der, der sich subjektiv gesund fühlt und sich seiner Gesundheit versichern lassen will: „Heute habe ich Zeit, Herr Doktor, untersuchen Sie mich mal recht gründlich!"

Welche Verhaltensweisen rechnen zur Patientenrolle? Die Entlastung von alltäglichen Pflichten, z.B. Hausarbeit, Berufsarbeit, die „Arbeit" an der eigenen Wiederherstellung, z.B. Einstellen des Zigarettenrauchens, Einhalten der Diät, regelmäßige Einnahme von Medikamenten? Auch die Übernahme in den Krankenstand (Lohnfortzahlung)?, die Kostenübernahme in der Krankenversicherung (Sachleistungsprinzip)? Oder gehört letzteres zur Arbeitnehmerrolle (Arbeitsrecht, sozialversicherungspflichtiges Beschäftigungsverhältnis)?, aber wie ist das mit dem nichterwerbstätigen mitversicherten Familienangehörigen, geht seine finanzielle Sicherung im Krankheitsfall aus der Familienrolle (Ehefrau, Kind eines Sozialversicherten), aus einer „Mitgliedschafts"rolle zur Sozialversicherung hervor oder gehört sie zur Patientenrolle, die Ärzte und andere Heilberufe als komplementäre Rollen in ihrer Klientele voraussetzen (denn die erste Frage an der Pforte jeder Praxis lautet: „Wo sind Sie versichert?")?

Welches sind die komplementären Rollen zur Patientenrolle? Der Arzt? Pflegepersonen? Aber ist die häusliche Pflege, die ein Familienmitglied übernimmt, eine Pflegerolle oder Teil der Familienrolle? Wie ist es bei den Nicht-Pflegerollen der Krankenkassenbeamten, der Arbeitgeber? Gehören ihre Rollen zum Beschäftigungsverhältnis und stellen die Beziehungen zu kranken Versicherten und ihren Familienangehörigen nur spezifische Ausprägungen der aus dem Beschäftigungsverhältnis hervorgehenden Rollen dar?

M. a. W.: Sobald das Stützkorsett der Positionen entfällt, die durch Organisationen oder durch andere gegen eine Umwelt abgrenzbare Sozialbeziehungen definiert sind, gerät eine Anwendung des Rollenbegriffs ins Schwimmen. Eine Fixierung rollenkonformen und -abweichenden, rollenzugehörigen und -nichtzugehörigen Verhaltens wird zunehmend erschwert, wenn nicht ganz unmöglich. Daher ist vor einer Verwendung des Rollenkonzepts außerhalb eines definierten Bezugsrahmens (Gruppe, Organisation, soziales System) zu warnen.

Mit dem analytischen Rollenkonzept sollte die „anthropologische Grundfigur des menschlichen Doppelgängertums" (H. PLESSNER, 1960) nicht verwechselt werden, obwohl diese eine Rollenanalyse menschlichen Verhaltens vorbereitet. Die Entzweiung menschlicher Selbstvergewisserung in ich und mich, in ich und selbst, in Persönlichkeit und Träger von arbeitsteiligen Funktionen, in Selbstzweck und Mittel für fremdgesetzte Zwecke, in Spiel und Arbeit, in Privatheit und Öffentlichkeit stellt eine Grundfigur gesellschaftlicher Selbstdeutung dar, zu der das analytische Rollenkonzept nur *eine* spezielle Anwendung bringt. Das Rollenkonzept bringt einen arbeitsteiligen Gesellschaftszusammenhang zum Bewußtsein, in dem menschliches Verhalten in Organisationsvollzüge fest eingebunden wird. Menschliche Leistungen stehen in einem vorgeplanten Zweck-Mittel-Zusammenhang und erfüllen Funktionen für die Bestandserhaltung organisierter gesellschaftlicher Strukturen. Soziale Rollen geben eine Selbstdeutung einer „rationalen Funktionärsgesellschaft", die sich „ihr soziales Wirken in Bildern von Maschinen verdolmetscht". Allerdings gilt auch für dieses Konzept, „daß die Deutung, die wir unserer sozialen Existenz geben, nämlich Träger von Rollen, von Funktionen zu sein", unser „Verhalten nicht deckt". Die durchgängige Kritik an DAHRENDORFS Rollentheorie, die analytisches und anthropologisches Rollenkonzept miteinander vermischt, konvergiert gerade in dem Gesichtspunkt, daß Rollen, Rollenerwartungen, also rollennormiertes Sozialverhalten und tatsächliches menschliches Verhalten nicht miteinander identifiziert werden dürfen (BAHRDT, 1961; TENBRUCK, 1961). Rollenerwartungen werden von den Adressaten interpretiert, Rollen werden von der Individualität ihres Trägers geprägt und umgeformt, die Entgegensetzung von fremdbestimmter Rolle als einer Zwangsjacke autonomer Gestaltungsabsichten (die „ärgerliche Tatsache der Vergesellschaftung", DAHRENDORF) und einer nichtrollengebundenen Subjekthaftigkeit als Ort der Freiheit ist ein ideologischer Trugschluß. Denn wo anders sollte sich soziale Freiheit verwirklichen als in der Gestaltung gesellschaftlicher Verhältnisse, also auch der einem Individuum in Organisationen oder Gruppen angesonnenen Erwartungen? „Dem Doppelgängertum des Menschen als solchem, als einer *jedwede Selbstauffassung ermöglichenden Struktur* (Hervorhebung von mir, v. F.), darf die eine Hälfte der anderen keineswegs in dem Sinne gegenübergestellt werden, als sei sie ,von Natur' die bessere. Er, der Doppelgänger, hat nur die Möglichkeit, sie dazu zu machen." Es gilt also zu beachten, daß „unser rationales Selbstverständnis ... seine Formalisierbarkeit" (z.B. im Rollenkonzept, aber auch in *der Entgegensetzung von Privatheit und Öffentlichkeit*) „aus der Idee des Menschen als einer zwar auf soziale Rolle überhaupt verwiesenen, aber nicht *durch eine bestimmte Rolle definierten Wesens* (Hervorhebung von mir, v. F.) ... gewinnt." Mit dieser Unterscheidung legt PLESSNER den ideologischen Kern jeder *inhaltlichen* Verwendung des Rollenkonzepts jenseits seines analytischen Gebrauchs zur Untersuchung des Beziehungsgefüges von Gruppen, Organisationen und sozialen Systemen offen. Auch dürfte die starke Resonanz, die dem Rollenbegriff als einem soziologischen Grundbegriff in der deutschen Soziologie der Nachkriegszeit zuteil geworden ist, mit der Tradierung eines gebrochenen Gesellschaftsbegriffes zusammenhängen, der Individuum und Gesellschaft, Freiheit und Entfremdung, Führerpersönlichkeit und bürokratische Herrschaft gegeneinander ausspielt (PLESSNER, 1960).

Einen sehr viel massiveren Angriff gegen die Rollentheorie und gegen die von ihr suggerierte Verfestigung sozialer Beziehungen trägt der Symbolische Interaktionismus vor (SCHÜTZ, 1932; MEAD, 1967; Arbeitsgruppe Bielefelder Soziologen 1973; Goffmann, 1969; Strauss, 1968). Rechnet die Rollentheorie mit verfestigten Erwartungen, die dem Inhaber einer Position von der Rechtsordnung, von Satzungen und typischerweise von den Inhabern komplementärer Positionen entgegengebracht werden, hält der Symbolische Interaktionismus die Interpretationsfähigkeit, die Offenheit und Wandelbarkeit sozialer Beziehungen für gegeben. Nach HERBERT BLUMER (1969) gründet sich die Theorie auf drei grundlegende Prämissen (zitiert nach Arbeitsgruppe Bielefelder Soziologen, 1973, S. 80—146):

— Menschen handeln in bezug auf ihre Umwelt „auf der Grundlage von Bedeutungen".

— Handlungsorientierende Bedeutungen entstehen „aus der sozialen Interaktion, die man mit seinen Mitmenschen eingeht, oder werden daraus abgeleitet".

— Handlungsorientierende Bedeutungen werden in „einem interpretativen Prozeß ... gehandhabt und abgeändert".

Mit diesem Zugriff auf gesellschaftliche Strukturen wird gegenüber den bisher betrachteten Zugangsweisen sichtbar eine Individualisierung eingeleitet. Soziale Positionen oder Verhaltensvorschriften und typische Erwartungen gegenüber den Inhabern solcher Positionen können auf relativ allgemeinem Niveau fixiert werden, sie können aus Gesetzen und Organisationssatzungen abgeleitet oder mit Hilfe von Repräsentativbefragungen ermittelt werden. Bedeutungen dagegen sind aus einem anderen Stoff geschneidert, sie gelten in einem sprachlich oder durch andere Symbole abgegrenzten kommunikativen Zusammenhang.

Was „Arzt" bedeutet, kann nicht aus Berufsordnungen oder durch Repräsentativbefragungen erschlossen, sondern muß in der Interaktion zwischen Ärzten und Laien festgestellt werden. Die Art und Weise zwischenmenschlichen Verkehrs, die Selbst- und Fremddeutung des Umgangs miteinander wird zum zentralen Thema gemacht. Kritisch werden die Definitionen untersucht, mit denen Verhaltensabläufe gesteuert, durch die Menschen kategorisiert und formale Regeln unterlaufen werden (Kriminalisierung, Definitionsprozesse in Anstalten). Teils werden die Nischen ausgeleuchtet, die in formalen Organisationen gerade für die ausführenden Mitarbeiter Ermessens- und Entscheidungsspielräume eröffnen, teils wird mit der Sensibilisierung für die Bedeutungsoffenheit sozialer Verhältnisse und die damit gegebene eigene Chance der Bedeutungszuschreibung die Wandlungsfähigkeit zwischenmenschlicher Beziehungen gesteigert. „Das Individuum schöpft und modifiziert... Rollen, wie es sie... bei dem Versuch... ans Licht bringt, von Zeit zu Zeit Aspekte der Rollen explizit zu machen... Der Handelnde ist nicht der Inhaber einer Position, für die es ein sauber geordnetes Set von Regeln gibt — eine Kultur, oder ein Set von Normen — sondern eine Person, die unter der Perspektive handeln muß, welche teilweise durch seine Beziehung zu anderen bestimmt wird, deren Handlungen Rollen spiegeln, die er identifizieren muß. Da die Rolle von alter durch ego nur indirekt geschlossen, nicht aber direkt gewußt werden kann, sind prüfende Schlußfolgerungen für die Rolle von alter ein beständiges Element in der Interaktion. Deshalb wird der tentative Charakter der eigenen Rollendefinition des Individuums und ihre Verwirklichung niemals aufgehoben." „Der Gebrauch abstrakter theoretischer Konzepte — wie Rolle — durch den Sozialwissenschaftler verdeckt in Wirklichkeit die induktiven Verfahren oder interpretativen Regeln, wodurch der Handelnde Verhaltensdarstellungen produziert, die von anderen und dem Beobachter ‚Rollenverhalten' genannt werden. ... der Handelnde (ist) als jemand zu begreifen, der im Besitz induktiver (interpretativer) Verfahren ist, Verfahren, die entworfen sind, um als eine Grundstruktur zur Erzeugung und Erfassung der beobachtbaren Verhaltensdarstellungen (verbaler und nichtverbaler Art) zu dienen."

Das im Symbolischen Interaktionismus enthaltene Programm läßt sich nur durch eine umfassende Soziologisierung aller Sozialverhältnisse einlösen. Denn „prüfende Schlußfolgerungen über die Rolle von alter" sind ubiquitär. Der sozialwissenschaftliche Forscher wird sie nur mit einem unverhältnismäßig hohen methodischen Aufwand an unmittelbarer (teilnehmender) Beobachtung und an Analysen von Dokumenten (z.B. Tonbandprotokollen) aufdecken können. Ein Verfahren, das bei der Knappheit an Forscherzeit nur bei wichtigen Interaktionen (z.B. bei Einweisungen in psychiatrische Anstalten, in therapeutischen Situationen, bei politischen Entscheidungen) eingesetzt werden kann. Eine Aufarbeitung des Alltagshandelns überhaupt — nicht nur des alltäglichen Handelns in sozialwissenschaftlich bedeutsamen Situationen — kann nur über eine ebenso ubiquitäre soziologische Aufklärung eingeleitet werden. Ob allerdings bei der Willkürlichkeit der Zuschreibungen von Bedeutungen das Ergebnis eine aufgeklärtere, differenzierter handelnde Gesellschaft sein würde, kann nicht mit Sicherheit vorausgesagt werden. Denn wir wissen nicht, welche Interessen oder welche vorbewußten Motive die Zuschreibungen von Bedeutungen steuern werden. Die abschätzige Beurteilung, die psychoanalytische und sozialwissenschaftliche Modelle des Verhaltens von den Theoretikern des Symbolischen Interaktionismus erfahren, nimmt sich unter dieser Perspektive eher naiv und ridikül aus. Ein optimistisches Vertrauen in das „Aushandeln", in die Einwirkungschancen von Aufklärung auf Macht- und Triebstrukturen und in die Veränderung von Sozialverhältnissen durch rationale Diskussion ist kennzeichend für die Theorie des Symbolischen Interaktionismus. Auf der anderen Seite darf jedoch nicht verkannt werden, daß dem Symbolischen Interaktionismus für die Analyse des Verhaltens in Organisationen, aber auch in den gesellig-gesellschaftlichen Bereichen eine wachsende Bedeutung zukommt. Die individuellen Verhaltensspielräume nehmen mit der Komplexität von Organisationen zu, die Mitarbeit in Organisationen kann nur über das Einräumen autonomer Gestaltungschancen gesichert oder aktiviert werden. Aber auch *die Vermehrung der Interaktionschancen im gesellig-gesellschaftlichen Bereich* eröffnet für eine mobile Gesellschaft einen Definitionsspielraum in der Gestaltung sozialer Beziehungen, der mit den Konzepten Rolle oder Gruppe sozialwissenschaftlich nicht adäquat eingefangen wird. Auch als einer Gegenstrategie zur manipulativen Ausfüllung dieser Verhaltensspielräume im Dienste ökonomischer oder politischer Interessen kommt dem Symbolischen Interaktionismus eine wichtige Rolle zu, soweit diese theoretische Richtung in eine sozialpädagogisch-politische Bewegung umschlagen sollte. Hierfür gibt es gegenwärtig einige Anzeichen.

Soziale Normen und abweichendes Verhalten

Ein Verhalten, das sich an der Geltung sozialer Normen orientiert, gilt unter Soziologen als beständiger, als relativ stabil, verglichen mit Verhaltensweisen, die durch Interessen oder persönliche Motive gesteuert werden. Politische Verbände und Großorganisationen sichern ihren Bestand durch Ordnungen vom Typ der Rechtsordnung oder der Satzung, ihre Geltung beruht auf der Erzwingbarkeit — Rechtsordnungen oder Satzungen werden durch Gerichte, Polizeigewalt, durch Disziplinarmittel, z.B. ökonomischen Zwang, gesichert und gegen Widerstrebende durchgesetzt — und auf dem Glauben an ihre Rechtmäßigkeit von seiten derjenigen, die diesen Ordnungen unterworfen sind („Legitimitätsglaube"; MAX WEBER, 1956). Aber auch nicht formal organisierte Vergesellschaftungen wie Verkehrskreise, Nachbarschaften und Gruppen regeln die Beziehungen ihrer Mitglieder untereinander durch soziale Normen, auch kennen sie Sanktionen, mit denen sie abweichendes Verhalten ahnden, konformes Verhalten verstärken.

Die ubiquitäre Orientierung menschlichen Verhaltens an sozialen Normen verweist auf eine anthropologische Bedingung: die soziokulturelle Plastizität des Menschen enthält einen „Zwang zur *Gestaltung*" (HEINRICH POPITZ, 1961). Der Mensch ist ein Wesen, das sich in gegebenen Situationen „selbst festlegt und formt, sich sozial selbst definiert". „Das Sich-Selbst-Feststellen ... ist dem Gegenseitigkeitsprinzip unterworfen — also ein *Sich-gegenseitig-Feststellen*."

Auf dieser soziologisch-universellen Ebene der Betrachtung können wir mit POPITZ die folgenden Konsequenzen der sozialen Normierung menschlichen Verhaltens feststellen.

1. Soziale Normen „*typisieren* ... Handlungen und Situationen ... *jede* normative Interpretation von Handlungen und Situationen begrenzt die soziale Relevanz der individuellen Erlebnissphäre".

2. Soziale Normen kategorisieren Personen, indem sie an bestimmte Eigenschaften von Personen (z.B. Staatsbürger, Ärzte, Patienten etc.) anknüpfen. Sie „können eine *Differenzierung verschiedener Personenkategorien* mitsetzen".

3. Da die Personen auf Grund mehrerer Eigenschaften oder Merkmale stets Adressaten verschiederner sozialer Normen (bzw. Normsysteme = soziale Ordnungen) sind, ist „die *Möglichkeit eines Normenkonflikts* prinzipiell in der *Struktur sozialer Ordnungen* angelegt". Denn die sozialen Ordnungen, unter denen Personen oder Personengruppen stehen, unterliegen nicht einer selbsttätigen Abstimmung auf Widerspruchsfreiheit (Harmonisierung), sie sind meist historisch nacheinander unter verschiedenen Anlässen und oft unter inzwischen obsolet gewordenen Absichten entstanden. Der von ihnen erhobene Anspruch auf Verbindlichkeit und Rechtmäßigkeit kann daher nie voll eingelöst werden.

4. Die Geltung sozialer Normen kann stets nur aus der Reaktion auf normabweichendes Verhalten erschlossen werden. „Ob erwartete Regelmäßigkeiten des sozialen Verhaltens normativ interpretiert werden, läßt sich nur an der Reaktion der jeweils ‚Anderen', der Gruppenöffentlichkeit und evtl.

ihrer Autoritäten und Instanzen ablesen ... die soziologischen Kriterien liegen allein in den Handlungen der Beteiligten." „Entsprechend ist der *Grad der Geltung* sozialer Normen auch nicht allein von ihrer Befolgung abhängig, sondern (ebenso) auch vom Grad der Bereitschaft, die entsprechenden Schutzfunktionen zu vollziehen."

5. Soziale Normen werden tradiert. Die heranwachsenden oder in eine Ordnung neu eintretenden Personen verinnerlichen die an sie zunächst von außen herangetragenen Verhaltensvorschriften, sie machen aus „Fremdzwang" „Selbstzwang" (NORBERT ELIAS, 1969). Die Vorstellung, daß eine Ordnung an sich Verbindlichkeit besitzt, ist „lehrbar und lernbar".

Unterhalb der Ebene universal-soziologischer Betrachtung verbindet sich das Konzept sozialer Normen mit „Herrschaftsverbänden" politischer, ökonomischer und religiöser Art, mit dem Ordnungsanspruch sozialer Klassen und Schichten sowie mit den „interpretativen Verfahren", mit denen die einer Ordnung Unterworfenen soziale Normen in Situationen anwenden.

Für Herrschaftsverbände gilt, daß sie Normen bzw. Ordnungen oktroyieren. Daher sind die Schöpfung solcher Ordnungen, die Verfahren der Formulierung und des Erlassens von Gesetzen und Satzungen und ihre Durchsetzung bei den Normunterworfenen problematisch. Für die modernen Herrschaftsverbände gilt das Legalitätsprinzip, nach dem Normen in einem formal korrekten Verfahren erlassen werden, und das Bürokratieprinzip, nach dem Normen mit Hilfe eines Beamtenstabes angewendet und durchgesetzt werden (MAX WEBER, 1956). Sie sichern sich die Zustimmung der Normunterworfenen über die Beteiligung am Normerlaßverfahren, über die Kontrolle der Verfahren und der Normanwendung durch unabhängige Gerichte, über die Öffentlichkeit des Normerlaßverfahrens und der Normanwendung (Meinungs- und Pressefreiheit) sowie über die Vertretungsrechte der Normunterworfenen (Mitbestimmung). Da zunehmend die gesetzliche Normierung sozialer Verhältnisse wissenschaftliche Erkenntnisse und praktische Erfahrungen zur Voraussetzung hat (z.B. Gesetze zur Ordnung der medizinischen und psychiatrischen Versorgung), trägt auch die Wissenschaft eine Verantwortung für die gesetzliche Verwertung ihrer Forschungsergebnisse. Dem tragen die Anhörung von Sachverständigen, die Popularisierung wissenschaftlicher Erkenntnisse durch die Massenmedien nur bedingt Rechnung. Die Selbstorganisation der Wissenschaft zum Zwecke einer rascheren und gezielteren Umsetzung ihrer Erkenntnisse läßt gerade im medizinischen Bereich noch zu wünschen übrig (ENKE, 1972).

Die Ordnungsvorstellungen und -ansprüche sozialer Schichten und Klassen gehen teils in die Ordnungen der Herrschaftsverbände (staatliche Organisation, Unternehmensorganisation) ein, teils verwirklichen sie sich in der materiellen und immateriellen Kultur durch Ausprägungen des Status im Konsum und in der Freizeitgestaltung, aber auch durch schichtspezifische Bildungsverbreitung in Schulen, Massenmedien und eigenen Organen (z.B. Bildungseinrichtungen der Arbeitgeber und der Gewerkschaften oder der politischen Parteien etc.). Beachtung hat in den vergangenen Jahren die nach Sozialschichten unterschiedliche sprachliche Kompetenz gefunden (OEVERMANN, 1972). Da die Kultur — als gesellschaftliches Medium von Ordnungsansprüchen — in hohem Grade sprachvermittelt ist, bedeutet eine nach Sozialschichten differierende sprachliche Kompetenz unterschiedliche Teilhabechancen an der Kultur bzw. ein Überwiegen mittelständischer Ordnungsvorstellungen in der Kultur.

Für die Umsetzung sozialer Normen in die Alltagserfahrung der Normunterworfenen sind neben den bürokratischen Normerzwingungs- und -umsetzungsstäben und neben der Tradierung durch Verinnerlichung die kommunikativen Prozesse einer situationsbezogenen Interpretation zu beachten. CICOUREL (1970) hat auf die Bedeutung von „Basisregeln" hingewiesen. Sie „verschaffen ein Gespür von sozialer Ordnung, das für die Existenz oder das Aushandeln und den Aufbau einer normativen Ordnung ... fundamental ist." „Die Basisregeln ... befähigen den Handelnden, angemessene (im allgemeinen innovative) Antworten in wechselnden Situationszusammenhängen hervorzubringen. Die interpretativen Verfahren ermöglichen dem Handelnden einen *Sinn von sozialer Struktur* im Verlauf wechselnder sozialer Situationszusammenhänge aufrecht zu erhalten" (zitiert nach Arbeitsgruppe Bielefelder Soziologen, 1973, S. 167).

Die Theorien abweichenden Verhaltens (Devianz) setzen die Existenz miteinander konfligierender Normen und Ordnungen voraus. Vor allem die Beobachtung einer höheren Kriminalitätsbelastung der unteren Sozialschichten, aber auch ihre höhere Rate an psychotischen Persönlichkeiten hat zur Theoriebildung angeregt. Die Normen und Ordnungen, zu denen das Verhalten von Angehörigen der Unterschichten in weit höherem Maße abweicht, werden von den Angehörigen der Mittel- und Oberschicht weit häufiger erlassen, angewendet und durchgesetzt. Die Mittel- und Oberschichten können sich leichter mit diesen Ordnungen identifizieren. Sie entsprechen tendenziell eher ihrer Interessenlage. Sie können sie mit geringerem Einsatz erfüllen. Sie können eine Normverletzung besser verbergen. Es ist für Normanwender bzw. die Normschützer „unwahrscheinlicher", daß ein Angehöriger der Mittel- oder Oberschicht zum „Normbrecher" wird als ein Angehöriger der Unterschichten, ihm traut man es eher zu, er wird leichter mit einem Normbruch identifiziert.

Theorien abweichenden Verhaltens wollen also in der Regel zweierlei erklären: die höhere Belastung der unteren Sozialschichten und die Verzerrung allgemeinverbindlicher Ordnungen, die durch die Schichtspezifität der sie tragenden Wertvorstellungen der Normformulierer, -anwender und -schützer zustande kommt. Sie wollen abweichendes Verhalten als soziologische Erscheinung interpretieren, indem sie sein Zustandekommen aus gesellschaftlichen Umständen herleiten. Grundlegende Tatsachen sind die Ungleichheit, sind soziale Schichten und Klassen sowie die konfligierenden Ordnungen verschiedener sozialer Gruppen und Verbände. Die Schicht- oder Gruppenrelativität von Ordnungen — auch und gerade die von allgemein verbindlichen Ordnungen — und der Normenkonflikt teilen schon der Definition dessen, was als „abweichendes Verhalten" gilt, eine Schicht- oder Gruppenrelativität zu. Die Durchsetzung von Ordnungen — ihre Geltung beruht definitionsgemäß auf der Bereitschaft, Normverletzungen zu ahnden — muß diese Relativität verstärken, um so mehr als die Struktur sozialer Ungleichheit — wie wir eingangs gesehen haben —, aber auch von Herrschaftsverbänden nur einem geringen sozialen Wandel unterworfen ist.

Am nachhaltigsten haben die Anomie-Theorie von ROBERT K. MERTON (1957) und der labeling-approach (HOWARD S. BECKER, 1973; FRITZ SACK, 1969) die Diskussion beeinflußt.

> ROBERT K. MERTON macht den Konflikt zwischen der Verbreitung einer allgemeinen, dominanten Kultur („American dream") und den in der Sozialstruktur unterschiedlich verteilten Chancen (opportunities) für das Entstehen abweichenden Verhaltens verantwortlich. Der Konflikt stellt sich für

ihn als das Auseinanderfallen von Zielen und Mitteln des Handelns dar. Dieser Ansatz führt zu einer Unterscheidung von formal verschiedenen Ausprägungen abweichenden Verhaltens.

Sozialkonformes Verhalten spielt sich ein, wenn die allgemein als verbindlich angesehenen Ziele mit den in der Sozialstruktur gegebenen legitimen Mitteln erreichbar sind.

Innovatorisches Verhalten „erfindet" für das Verfolgen der allgemein als verbindlich angesehenen Ziele neue und daher (noch) nicht legitimierte Mittel. Ein wichtiges Beispiel hierfür sind für MERTON das unternehmerische Handeln der Wirtschaftskriminalität (white collar crime), aber auch die Maffiosi.

Ritualistisches Verhalten verselbständigt die Konformität im Gebrauch legitimer Mittel unter Verzicht auf das Verfolgen der allgemein als verbindlich angesehenen Ziele („ehrlich hungert am längsten!"). Es findet sich — wenn das Zielsystem wirtschaftlicher Erfolg ist — vornehmlich bei den kleinbürgerlichen Sozialschichten. Für sie haben sich „Ehrlichkeit" und Konformismus als eigene Werte ihrer wirtschaftlichen Erfolgslosigkeit verselbständigt.

Rückzugs-Verhalten (retreatism) wird von den Personen praktiziert, die die allgemein als verbindlich angesehenen Ziele und die zu ihrer Erreichung als legitim betrachteten Mittel nicht länger für sich anerkennen. Sie haben sich aus der geltenden Gesellschaftsordnung im Ziel- und im Mittelbereich zurückgezogen. Zu ihnen rechnet MERTON: Psychotiker, Autisten, Parias, sozial Verachtete, Land- und Stadtstreicher, Obdachlose, chronische Alkoholiker und Drogensüchtige.

Die Gegenkategorie zu den Ordnungs-Konformen bilden diejenigen, die eine Gegenordnung durchzusetzen streben, es sind die *revolutionären Gruppen*, die in der Konsequenz der Theorie von MERTON auf legitime politische Mittel verzichten. Im Schema ergibt sich die nachstehende Verteilung der Formen sozialabweichenden Verhaltens (Tabelle 8).

Tabelle 8. A typology of modes of individual adaptation (R.K. MERTON, Anomie-Schema)

Modes of adaptation	Culture goals	Institutionalized means
I. Conformity	+	+
II. Innovation	+	−
III. Ritualism	−	+
IV. Retreatism	−	−
V. Rebellion	±	±

Quelle: ROBERT K. MERTON a.a.O., Seite 140.

„Die Bestätigungssituation der Merton'schen Thesen zeigt (für Untersuchungen der Kriminalität v. F.) ein differenziertes Bild. Während sich Untersuchungen und Ergebnisse der Innovationsthese zuordnen lassen, findet sich kein empirischer Test zur Rückzugsthese. ... das mag u.a. in der relativ geringen Aktualität und Verbreitung von Rückzugsverhalten begründet liegen und dürfte in neueren Forschungsvorhaben angesichts des wachsenden öffentlichen Interesses an diesem Verhalten stärkere Berücksichtigung finden. An einer mangelnden Operationalisierungsmöglichkeit der Variablen kann die fehlende Beachtung der These nicht liegen." (WERNER SPRINGER, 1973, S. 51.)

Der Definitionsansatz (labeling-approach) erklärt abweichendes Verhalten als eine „Folge der Anwendung von Normen und Sanktionen durch andere gegenüber einem ‚Normenverletzer'". „Soziale Gruppen schaffen abweichendes Verhalten, indem sie die Regeln setzen, deren Verletzung Devianz begründet, und indem diese Normen auf bestimmte Personen angewendet und sie als Außenseiter abgestempelt werden" (HOWARD S. BECKER, 1973). Nach SACK (1969) „hängt die Zuweisung in kriminelle Rollen hinein wesentlich ... von der sozialen

Schicht, der der Abweichende angehört, (ab) bzw. von der Familiensituation, aus der er kommt ... der (Verhaltens-)Unterschied zwischen ihm und seinen ‚konformen Nachbarn' ist allenfalls ein solcher des Grades, um nicht zu sagen des Zufalls". Daraus folgt, „daß jemand, der diesen sozialen Situationen (nämlich der Unterschicht bzw. einer zerrütteten Familie) entstammt, damit rechnen muß, daß sein Verhalten eine größere Wahrscheinlichkeit in sich trägt, von anderen, insbesondere aber von den Trägern der öffentlichen sozialen Kontrolle, als abweichend bzw. kriminell definiert zu werden, als jemand, der sich in gleicher Weise verhält, jedoch einer anderen sozialen Schicht angehört oder aus einem intakten Familienmilieu kommt." (W. SPRINGER, S. 32.)

SACK geht also von der Gleichverteilung kriminellen Verhaltens aus, die beobachtete Kriminalitätsbelastung der unteren Sozialschichten stellt also das Ergebnis einer unterschiedlichen Reaktion der Normanwender und -schützer dar. Gegen die Gleichverteilung kriminellen Verhaltens sprechen einige Untersuchungsergebnisse, allerdings ist der Definitionsansatz als solcher bisher in keiner empirischen Untersuchung durchgeführt worden (W. SPRINGER, S. 136).

Eine Übertragung der Devianztheorien, die zur Erklärung kriminellen Verhaltens entwickelt wurden, auf psychisch abweichendes Verhalten ist nur bedingt möglich. In der Sozialpsychiatrie greift jeder Ansatz, der sich auf den Bezugsrahmen soziologischer Erklärungen beschränken will, zu kurz. Ohne eine Integration mit (tiefen-)psychologischen oder psychiatrischen Theorien bleiben dem soziologischen Zugriff wesentliche Erscheinungen entzogen. Das Postulat, Soziologisches durch Soziologisches zu erklären, ist in der Sozialpsychiatrie nur um den Preis einer *Reduktion* des Psychischen auf Soziales einzulösen. Politökonomische Versuche in dieser Richtung vermögen kaum zu überzeugen (Argument, 1970) und werden durch die Ethnomedizin widerlegt (ACKERKNECHT, 1971).

Anders als in der Kriminalsoziologie kann die „Entdeckung" psychisch-abweichenden Verhaltens kaum mit gleicher Entschiedenheit als Stigmatisierung theoretisch gefaßt werden (BANTZ u.a., 1971). Die Häufung unbehandelter, gerade in hohem Grade behandlungsbedürftiger Zustände in den unteren Sozialschichten wird in der Sozialpsychiatrie als ein Mangel psychiatrischer Versorgung interpretiert, während die *relativ* kleinere Kriminalitätsdunkelziffer in den unteren Sozialschichten, also ihre bessere Erfassung durch die „kriminalisierenden" Instanzen, als ein Fehlverhalten der normschützenden und -anwendenden Polizei, des Gerichtswesens, der „Gruppenöffentlichkeit" gilt (SCHUMANN, 1968; HAFERKAMP, 1972). Die psychiatrische Behandlung wird in der Sozialpsychiatrie im Vergleich zur Nicht- oder zur (Laien)behandlung des lebenspraktischen Umgangs immer noch als die günstigere Situation bezeichnet, während für die Kriminalsoziologie das Umgekehrte gilt (POPITZ, 1968).

Unter diesen Einschränkungen aber kommt den kriminalsoziologischen Devianztheorien eine sozialpsychiatrische Bedeutung zu. Eine Integration von Theorien des abweichenden Verhaltens mit Sozialisationstheorien deckt die Wirkungen auf, die schichtspezifischen Erziehungsprozessen auf die Persönlichkeitsstruktur zukommt (MYERS a.o., 1959, 1968; MCKINLEY, 1964; MOYNIHAN, 1965). Wird als Ziel der Sozialisation eine uneingeschränkte Handlungs- und Teilhabefähigkeit an gesellschaftlichen Beziehungen und an der Kultur gesetzt, soweit sie von einem Menschen erstrebt wird und ihm auf Grund seiner Anlagen möglich ist, dann verdienen alle gesellschaftlichen Bedingungen, die dem Erreichen dieses Zieles entgegenstehen, wissenschaftliche und gesellschaftspolitische Aufmerksamkeit. Die Chancen, dieses Ziel zu erreichen, sind nach Sozialschichten und Aufwuchsfamilien ungleich verteilt, auch wirken gesellschaftliche Ordnungen, z.B. Schulsysteme und Curricula (HESSE, 1974), Berufsordnungen (HESSE, 1972), Einkommensverteilung etc. begünstigend oder benachteiligend, nicht nur für einzelne Individuen — das liegt in der typisierenden Eigenart von Normen und Ordnungen beschlossen — sondern für Angehörige von (Sekundär-)Gruppen. Die ungleiche Verteilung von Sozialisationschancen, wie sie durch die genannten sozialstrukturellen Bedingungen gegeben ist, ist daher für eine Untersuchung der Entstehungsbedingungen psychisch-abweichenden Verhaltens durchaus in Rechnung zu stellen. Die Hypothese von LANGNER (1963), daß vermutlich weniger eine Häufung negativer Erfahrungen als die Armut an positiven bestätigenden Erlebnissen zur Belastung der Unterschichten mit psychisch abnormen Reaktionsweisen und Persönlichkeitsstrukturen beiträgt, integriert psychiatrische und soziologische Konzepte der Devianz. Das Gleiche gilt für die Vermutung von SROLE a.o. (1962), daß die geringe schichtspezifische Organisation der Unterschichten ihnen die vielfältigen Hilfen aus der kommunalen Infrastruktur vorenthält, die die Sozialisation ihrer heranwachsenden Mitglieder fördern, angefangen bei der Familienplanung, den Schul- und Berufsausbildungsbedingungen über das Freizeit- und Erholungsangebot bis hin zur medizinischen und psychiatrischen Versorgung. Alle diese kollektiv zu schaffenden komplementären Bedingungen erfolgreicher Sozialisationschancen werden nur über entsprechende kollektive Interessenvertretungen durchsetzbar. Setzen wir in das Anomie-Schema von ROBERT K. MERTON in der Zieldimension nicht wie er den „wirtschaftlichen Erfolg", sondern die erfolgreiche Sozialisation ein und in die Mitteldimension die komplementären Bedingungen zum Ziel führender Sozialisationsprozesse (Familien-, Schul-, Ausbildungs-, Nachbarschaftssituationen), dann können wir Formen abweichenden Verhaltens identifizieren, die für eine sozialpsychiatrische Hypothesenbildung durchaus geeignet erscheinen.

Wenn wir die in den soziologischen Devianztheorien implizit enthaltene Unterstellung auflösen, daß die Mitglieder einer Familie in der Regel *nicht jeder für sich* verschiedenen konfligierenden Ordnungen ausgesetzt sind, können wir das Konzept der „differentiellen Association" (EDWIN H. SUTHERLAND, 1970) auf Störungen des familiären Sozialisationsprozesses anwenden. Außerhalb der Familie steht jedes Mitglied unter anderen Ordnungen, bezieht es sich auf die Normen anderer Bezugsgruppen (z.B. Männer, Frauen, Jugendliche, peergroups). Der Ordnungskonflikt kann in der Familie ausgetragen werden, die Ordnung der Familie wird dann zu einer diskutierten, immer neu ausgehandelten Ordnung. Der Ordnungskonflikt kann aber auch durch einseitige Fixierung „entschieden" werden, ein dominantes Mitglied oktroyiert den übrigen seine Normen. Dies kann wiederum zu schweren Persönlichkeitsstörungen bei den Betroffenen führen (LIDZ, 1963; LAING and ESTERSON, 1964; RÖTTGER, 1971).

Und schließlich bedeutet die „Definition" des Psychiaters, die ein bestimmtes Verhalten als „krankhaft" und als „psychiatrisch behandlungsbedürftig" bezeichnet, nicht nur eine Chance der Humanisierung im Umgang mit dem Patienten im Vergleich zu dem lebenspraktischen Umgang, sondern auch eine Statuszuweisung, deren Folgen der Psychiater nur zum Teil zu übersehen oder gar zu steuern vermag (MÜLLER-SUUR, 1966). Die Reaktion der Gruppenöffenlichkeit auf die psychiatrische Arzt-Patienten-Beziehung gehört zu den schwierigsten Problemen, die der Sozialpsychiatrie aufgegeben sind, um der psychiatrischen Therapie ihre Erfolgschance zu sichern. An dem Problem der gesellschaftlichen Definition psychiatrischen Handelns bricht zugleich die Verflechtung von Psychiatrie als sozialer Institution und Sozialstruktur auf (DÖRFNER, 1969).

Der Psychiater definiert psychisch-abweichendes Verhalten. Er definiert damit einige angemessene Umgangsweisen mit seinen Patienten auch für deren Partner. Seine Therapie entlastet Personen und Instanzen, die aus dem lebenspraktischen Umgang heraus für den Patienten Verantwortung (nicht nur im juristischen, sondern auch im mitmenschlichen Sinne) tragen. Da jedoch die dem psychisch-abweichenden Verhalten zugrunde liegende und mit ihm unausweichlich verkettete Störung eine des zwischenmenschlichen Verkehrs, eine Behinderung der Handlungsfähigkeit und der Teilhabe an Soziëtät und Kultur ist (HOFER, 1968; KISKER, 1970), darf der Psychiater die mitverantwortlichen Personen und Instanzen nur in dem begrenzt therapeutischen Sinne seiner fachlichen Kompetenz entlasten, ja, er muß danach streben, die Mitverantwortung für seine Patienten zu sichern. Seine Tätigkeit ist daher von Haus aus eine sozialpsychiatrische, weil er sich der entlastenden Zuschreibung erwehren muß, mit denen seine Berufsarbeit als Abschiebechance von Patienten und Verantwortung mißverstanden wird, und weil der Erfolg seiner Therapie von der Mitarbeit der gesellschaftlichen Umgebung seiner Patienten abhängig ist (KISKER, 1964). Seine Berufsarbeit ist daher stets gruppen-, gesellschaftsbezogen im engeren Sinne von Sozial-Medizin. Eine Anwendung des Definitionsansatzes auf die Psychiatrie macht daher die Gefahr deutlich, daß von einer auf Durchsetzung ihrer Ordnung bedachten gesellschaftlichen Umgebung Patienten und Psychiater in die anomische Figur des Rückzugsverhaltens (retreatism) gedrängt werden.

Literatur

ACKERKNECHT, E.H.: Medicine and ethnology. Selected essays. Bern: Huber 1971.
ALBRECHT, G.: Soziologie der geographischen Mobilität. Stuttgart: Enke 1972.
Arbeitsgruppe Bielefelder Soziologen (Hrsg.): Alltagswissen, Interaktion und gesellschaftliche Wirklichkeit. Bd. 1: Symbolischer Interaktionismus und Ethnomethodologie. Bd. 2: Ethnotheorie und Ethnographie des Sprechens. Reader Sozialwissenschaft. Reinbek: Rowohlt 1973.
Argument, Das: Kritik der bürgerlichen Medizin. Berlin, 12. Jg., Nr. 60 (1970).
BAEYER, W. v.: Die Verantwortung der Gesellschaft für ihre psychisch Kranken. Soc. Psychiat. **1**, 2—6 (1966/67).
BAHRDT, H.P.: Zur Frage des Menschenbildes in der Soziologie. Europ. Arch. Soziol. **2**, 1—17 (1961).
BAHRDT, H.P., KERN, H., OSTERLAND, M., SCHUMANN, M.: Zwischen Drehbank und Computer. Industriearbeit im Wandel der Technik. Reinbek: Rowohlt 1970.
BALDAMUS, W.: Der gerechte Lohn. Berlin: Duncker & Humblot 1960.
BANTZ, W.K., EDGERTON, J.W.: The consequences of labeling a person as mentally ill. **6**, 29—33 (1971).
BARITZ, L.: The servants of power. Middletown 1960.
BECKER, H.S.: Outsiders — Studies in the sociology of deviance. New York: Free Press 1963. Dtsch. Ausg.: Außenseiter. Zur Soziologie abweichenden Verhaltens. Frankfurt a.Main: Fischer 1973.

BERGER, P.L., LUCKMANN, T.: The social construction of reality. New York: Doubleday 1966. Dtsch. Ausg.: Die gesellschaftliche Konstruktion der Wirklichkeit. Eine Theorie der Wissenssoziologie. Frankfurt a.Main: S. Fischer 1969.

BERNSDORF, W.: Art. „Gruppe". In: (Hrsg.), Wörterbuch der Soziologie. Stuttgart: Enke 1969.

BLUMER, H.: Symbolic interactionism. Perspective and method. Englewood Cliffs, N.J.: Prentice Hall 1969.

BOLTE, K.M., KAPPE, D., NEIDHARDT, F.: Struktur und Wandel der Gesellschaft. Reihe B der Beiträge zur Sozialkunde: Soziale Schichtung. Opladen: Leske 1966.

BRANDENBURG, A.G.: Systemzwang und Autonomie. Gesellschaft und Persönlichkeit in der soziologischen Theorie von TALCOTT PARSONS. Düsseldorf: Bertelsmann 1971.

BRAUN, S.: Zur Soziologie der Angestellten. Frankfurt a.Main: Europäische Verlagsanstalt 1964.

BROCHER, T.: Gruppendynamik und Erwachsenenbildung. Braunschweig: Westermann 1967.

BRUNNER, O.: Adeliges Landleben und europäischer Geist. Salzburg: Müller 1949.

Bundesminister für Arbeit und Sozialordnung: Sozialbericht 1973.

CICOUREL, A.: Basic and normative rules in the negotiation of status and role. In: H.P. DREITZEL (ed.), Recent sociology, No. 2. Patterns of communicative behavior, p. 4—45. New York 1970. Hier zit. nach Arbeitsgruppe Bielefelder Soziologen a.a.O. S. 147—188.

COE, R.M.: Sociology of medicine. London: McGraw-Hill 1970.

COOLEY, CH.H.: Social organisation. A study of the larger mind. New York: Scribner 1912.

DAHRENDORF, R.: Homo sociologicus. Ein Versuch zur Geschichte, Bedeutung und Kritik der Kategorie der sozialen Rolle, 10. Aufl. Opladen: Westdeutscher Verlag 1971.

DÖRNER, K.: Bürger und Irre. Zur Sozialgeschichte und Wissenschaftssoziologie der Psychiatrie. Frankfurt a.Main: Europäische Verlagsanstalt 1969.

DREITZEL, H.P.: Die gesellschaftlichen Leiden und das Leiden an der Gesellschaft. Vorstudien zu einer Pathologie des Rollenverhaltens. Stuttgart: Enke 1968.

EGNER, E.: Hauswirtschaft und Lebenshaltung. Berlin: Duncker & Humblot 1974.

ELIAS, N.: Über den Prozeß der Zivilisation. 1. Bd.: Wandlungen des Verhaltens in den weltlichen Oberschichten des Abendlandes. 2. Bd.: Wandlungen der Gesellschaft. Entwurf zu einer Theorie der Zivilisation. Basel 1939; 2. Aufl. Bern: Francke 1969.

ENKE, H.: Die sozialmedizinische Forschung in der BRD und ihre gesundheitspolitischen Möglichkeiten. In: BLOHMKE, MARIA (Hrsg.), Gesundheitspolitik und sozialmedizinische Forschung. Schriftenreihe Arbeitsmedizin, Sozialmedizin, Arbeitshygiene, Bd. 45, S. 23—33. Stuttgart: Gentner 1972.

ERNST, A., HOFFMANN, W., KUHL, J., REYHER, L., RIEFERS, R.: Zur voraussichtlichen Entwicklung des Arbeitsmarktes in der Bundesrepublik Deutschland im 2. Hj. 1971 und im Jahre 1972. Mitt. Arbeitsmarkt- und Berufsforsch. 4, 396—437 (1971).

FABREGA, H.J., ROBERTS, R.E., MERRILL, I.M.: Health care planning for low income urban residents. Soc. Psychiat, **5**, 84—91 (1970).

FLEGEL, H., SCHÜTT, U.: Psychiatrische Hospitalisierungsfrequenz und soziale Schichtung in Düsseldorf. Soc. Psychiat. **2**, 39—42 (1967).

FOURASTIÉ, J.: Die große Hoffnung des zwanzigsten Jahrhunderts, 2. Aufl. Köln: Bund-Verlag 1969.

FROMM, E., HORKHEIMER, M., MAYER, H., MARCUSE, H.: Studien über Autorität und Familie. Paris: Félix Alcan 1936.

GEHLEN, A.: Urmensch und Spätkultur. Eine Philosophie der Institutionen, 2. Aufl. Frankfurt a. Main: Athenaeum 1964.

GEIGER, T.: Die soziale Schichtung des deutschen Volkes. Soziographischer Versuch auf statistischer Grundlage. Stuttgart: Enke 1932.

GERHARDT, U.: Rollenanalyse als kritische Soziologie. Neuwied: Luchterhand 1971.

GOFFMAN, E.: The presentation of self in every day life. New York: Doubleday 1959. Dtsch. Ausg.: Wir alle spielen Theater. München: Piper 1969.

GREENBERG, I.M.: Community mental health and the state hospital. Soc. Psychiat. **9**, 77–84 (1974).

GROSS, N.E., MASON, W.S., MC EACHERN, A.W.: Exploration in role analysis. New York: Wiley 1958.

HABERMAS, J.: Technik und Wissenschaft als ‚Ideologie', 2. Aufl. Frankfurt a. Main: Suhrkamp 1969.

HÄFNER, H.: Gutachten über Struktur und Organisation einer neu zu bauenden psychiatrischen Universitätsklinik. Soc. Psychiat. **2**, 189—196 (1967).

HÄFNER, H.: Modellvorstellungen in der Sozialpsychiatrie, dargestellt am Beispiel einiger psychiatrisch-epidemiologischer Forschungsergebnisse. Z. Psychother. med. Psychol. **18** (1969).
HÄFNER-RANABAUER, W.: Gruppendynamik in einer soziotherapeutischen Station — Eine soziometrische Längsschnittuntersuchung. Soc. Psychiat. **9**, 13—29 (1974).
HAFERKAMP, H.: Kriminalität ist normal. Zur gesellschaftlichen Produktion abweichenden Verhaltens. Stuttgart: Enke 1972.
HARTMANN, H. (Hrsg.): Moderne amerikanische Soziologie. Neuere Beiträge zur soziologischen Theorie. Stuttgart: Enke 1967.
HAUG, F.: Kritik der Rollentheorie. Frankfurt a.Main: Fischer 1972.
HERZOG, D.: Klassengesellschaft ohne Klassenkonflikt. Eine Studie über WILLIAM LLOYD WARNER und die Entwicklung der neuen amerikanischen Stratifikationsforschung. Berlin: Duncker & Humblot 1965.
HESSE, H.A.: Berufe im Wandel, 2. Aufl. Stuttgart: Enke 1972.
HESSE, H.A.: Curriculare Bildungsplanung und Beruf. Stuttgart: Kohlhammer 1974.
HILL, R.: Gegenwärtige Entwicklungen der Familientheorie und ihre konzeptionellen Probleme. Kölner Z. Soziologie und Sozialpsychologie **22**, Sonderheft Soziologie der Familie, 68–93 (1970).
HILL, R., ALDOUS, J.: International bibliography of research in marriage and the family 1900–1964, Second edition. University of Minnesota Press 1962.
HOFER, G.: Der Mensch im Wahn. Basel: Karger 1968.
HOFMANN, W.: Die Arbeitsverfassung der Sowjetunion. Berlin: Duncker & Humblot 1956.
HOFMANN, W. (Hrsg.): Wert- und Preislehre. Sozialökonomische Studientexte, Bd. 1. Berlin: Duncker & Humblot 1964.
HOFSTÄTTER, P.: Gruppendynamik. Kritik der Massenpsychologie. Hamburg: Rowohlt 1971.
HOLLINGSHEAD, A.B., REDLICH, F.E.: Social class and mental illness. New York: Wiley 1958.
HOMANS, G.E.: Theorie der sozialen Gruppe. Köln/Opladen: Westdeutscher Verlag 1960.
KANT, I.: Rechtslehre, I. Teil, § 24, Abs. II.
KASL, S.V., COBB, S.: Physical and mental health correlates of status incongruence. Soc. Psychiat. **6**, 1—10 (1971).
KATSCHNIG, H.: Epidemiologie der Neurosen und psychosomatischen Syndrome. In: Handbuch der Sozialmedizin, Bd. II. Stuttgart: Enke 1975.
KISKER, K.P.: Klinische und gemeinschaftsnahe psychiatrische Behandlungszentren heute und morgen. Nervenarzt **35**, 233—237 (1964).
KISKER, K.P.: Dialogik der Verrücktheit. Ein Versuch an den Grenzen der Anthropologie. Den Haag: Martinus Nijhoff 1970.
KISKER, K.P.: Medizin in der Kritik. Stuttgart: Enke 1971.
KLEINING, G.: Struktur- und Prestigemobilität in der Bundesrepublik Deutschland. Kölner Z. Soziologie und Sozialpsychologie **23**, 1—33 (1971).
KLEINING, G., MOORE, H.: Soziale Selbsteinstufung (SSE). Ein Instrument zur Messung sozialer Schichten. Kölner Z. Soziologie und Sozialpsychologie **20**, 502—522 (1968).
KÖNIG, R.: Handbuch der Empirischen Sozialforschung, 2 Bde. Stuttgart: Enke 1962/1969.
KÖNIG, R.: Soziologie der Familie. In KÖNIG, R. (Hrsg.), Handbuch der Empirischen Sozialforschung, II. Bd., S. 172—305. Stuttgart: Enke 1969.
KÖNIG, R., TÖNNESMANN, M. (Hrsg.): Probleme der Medizinsoziologie. Sonderheft 3 der Kölner Z. Soziologie und Sozialpsychologie, 4. Aufl., 1970.
KOSA, J., (eds.): Poverty and Health. A sociological analysis. Cambridge: Harvard Univ. Press 1969.
KRAPPMANN, L.: Soziologische Dimensionen der Identität, 3. Aufl. Stuttgart: Klett 1973.
LAING, B.R., ESTERSON, A.: Sanity, madness and the family. Vol. I: Families of schizophrenics. London: Tavistock 1964.
LANGNER, M.S., MICHAEL, ST. T.: Life stress and mental health. The Midtown Manhattan study, vol. II. New York-Toronto-Ontario 1963.
LENSKI, G.E.: Power and Privilege: A theory of social stratification. New York: Mc Graw-Hill 1966.
LENSKI, G.: Status-Crystallization: A non-vertical dimension of social status. Amer. sociol. Rev. **19**, 405—413 (1954).
LEWIN, K.: Feldtheorie in den Sozialwissenschaften. Stuttgart: Huber 1963.

LIDZ, T., FLECK, S. ALANEN, Y.O., CORNELISON, A.: Schizophrenic patients and their siblings. Psychiatry **62**, 1—18 (1963).
LUDWIG, E.G., COLLETTE, J.: Dependency, social isolation and mental health in a disabled population. Soc. Psychiat. **5**, 92—95 (1970).
LUHMANN, N.: Sinn als Grundbegriff der Soziologie. In: JÜRGEN HABERMAS und NIKLAS LUHMANN, Theorie der Gesellschaft oder Sozialtechnologie, S. 25—100. Frankfurt a.Main: Suhrkamp 1971.
MAYNTZ, R.: Soziale Schichtung und sozialer Wandel in einer Industriegemeinde. Stuttgart: Enke 1958.
MAYNTZ, R.: Begriff und empirische Erfassung des sozialen Status in der heutigen Soziologie. Kölner Z. Soziologie und Sozialpsychologie **10**, 58—73 (1958).
McCORD, W., McCORD, J.: Origins of alcoholism. Stanford 1960.
McIVER, R.M.: Social causation. Boston, New York: Ginn & Co. 1942.
McKINLEY, D.G.: Social class and family life. New York: Free Press 1964.
MEAD, G.H.: Mind, self and society. From the standpoint of a social behaviorist. Ed. with introduction by CHARLES W. MORRIS, Chicago: Univ. Press 1967.
MECHANIC, D.: Response factors in illness: The study of illness behavior. Soc. Psychiat., **1**, 11—20 (1966).
MERTON, R.K.: Social theory and social structure, Third edition. Glencoe, Ill.: The Free Press 1957.
MERTON, R.K. et al.: The student physician. Harvard Univ. Press 1957.
MÖLLER, H.: Die kleinbürgerliche Familie im 18. Jahrhundert (Schriften zur Volksforschung, Bd. 3). Berlin: De Gruyter 1969.
MORENO, G.L.: Die Grundlagen der Soziometrie. Köln u. Opladen: Westdeutscher Verlag 1967.
MOSSE M., TUGENDREICH, G.: Krankheit und Soziale Lage. München: J.F. Lehmann 1913.
MOYNIHAN, D.: The negro family. Als Manuskript vervielfältigt. o.J. (1965).
MÜLLER-HEGEMANN, D.: Soziogene Neurosen und Psychosen. Soc. Psychiat. **2**, 81—85 (1967).
MÜLLER-SUUR, H.: Über kulturelle Bedingtheit des Begriffs der Normalität. Soc. Psychiat. **1**, 138—141 (1966).
MYERS, J.K., BEAN, L.L.: A decade later: a follow-up of social class and mental illness. New York-London-Sydney: John Wiley & Sons Inc. 1968.
MYERS, J.K., ROBERTS, B.H.: Family and class dynamics in mental illness. New York: Wiley 1959.
OEVERMANN, U.: Sprache und soziale Herkunft. Ein Beitrag zur Analyse schichten-spezifischer Sozialisationsprozesse und ihrer Bedeutung für den Schulerfolg. Frankfurt a. Main: Suhrkamp 1972.
OFFE, C.: Strukturprobleme des kapitalistischen Staates, 2. Aufl. Frankfurt a. Main: Suhrkamp 1973.
OSSOWSKI, ST.: Die Klassenstruktur im sozialen Bewußtsein. Neuwied: Luchterhand 1962.
PARSONS, T.: The kinship system of the contemporary United States (1943). In: Essays in sociological theory, p. 177—196. New York: The Free Press 1964. Dtsch. Ausg.: Beiträge zur soziologischen Theorie. Neuwied: Luchterhand 1968.
PARSONS, T., BALES, R.F.: Family, socialization and interaction process. New York: The Free Press; London: Collier-Macmillan 1955.
PFLANZ, M.: Medizinsoziologie. In: RENÉ KÖNIG, Handbuch der empirischen Sozialforschung, Bd. II, S. 1123—1156. Stuttgart: Enke 1969.
PFLANZ, M.: Allgemeine Epidemiologie. Stuttgart: Georg Thieme 1973.
PLESSNER, H.: Das Problem der Öffentlichkeit und die Idee der Entfremdung. Göttingen: Vandenhoeck & Ruprecht 1960.
PLESSNER, H.: Soziale Rolle und menschliche Natur. In: Erkenntnis und Verantwortung. Festschrift für THEODOR LITT, S. 105—115. Düsseldorf: Schwann 1960.
PÖHLER, W.: Information und Verwaltung. Stuttgart: Enke 1969.
POPITZ, H.: Soziale Normen. Europ. Arch. Soziol. **2**, 185—198 (1961).
POPITZ, H.: Der Begriff der sozialen Rolle als Element der soziologischen Theorie. Tübingen: I.C.B. Mohr 1967.
POPITZ, H.: Über die Präventivwirkung des Nichtwissens. Tübingen: I.C.B. Mohr 1968.
POPITZ, H., BAHRDT, H.P., JÜRES, E.A., KESTING, H.: Das Gesellschaftsbild des Arbeiters, 2. Aufl. Tübingen: I.C.B. Mohr 1965.
RICHTER, H.E.: Eltern, Kind und Neurose. Stuttgart: Ernst Klett 1963.
RIEHL, W.H.: Die Familie. Stuttgart: Cotta 1925.
ROETHLISBERGER, F.J. DICKSON, W.I.: Management and the worker. Cambridge, Mass.: Harvard Univ. Press 1950.

Röttger, W.A.: Mütter, Emanzipation und Kinder. Göttingen: Vandenhoeck & Ruprecht 1971.
Rose, H.K., Buggle, H.: Interaktion — Krankheit und Heilung als zwischenmenschliches Geschehen. Editiones „Roche". Grenzach: Hoffmann — La Roche 1972.
Runde, P.: Die soziale Situation der psychisch Behinderten. München: Goldmann 1971.
Runde, P.: Sozialpsychiatrie — ein Organisationsproblem psychischer Behandlung? In: Walter Thimm (Hrsg.), Soziologie der Behinderten, S. 144—168. Karlsruhe: G. Schindele 1972.
Sack, F.: Probleme der Kriminalsoziologie. In: René König, Handbuch der empirischen Sozialforschung, Bd. II, a.a.O., S. 961—1049. Stuttgart: Enke 1969.
Schelsky, H.: Wandlungen der deutschen Familie in der Gegenwart. Stuttgart: Enke 1967.
Schenda, R.: Volksmedizin — was ist das heute? Z. f. Volkskunde **1973 II,** 189—210.
Scheuch, E.K., Daheim, H.: Sozialprestige und Soziale Schichtung. Kölner Z. Soziologie und Sozialpsychologie **1968,** Sonderheft 5, S. 65—103.
Schlingensiepen, W.: Aspekte psychiatrischer und sozialwissenschaftlicher Gemeinschaftsforschung in den Vereinigten Staaten. Soc. Psychiat., **2,** 129—134 (1967).
Schütz, A.: Der sinnhafte Aufbau der sozialen Welt. Eine Einleitung in die verstehende Soziologie. Wien: Julius Springer 1932.
Schumann, K.F.: Zeichen der Unfreiheit. Eine Theorie sozialer Sanktionen und ihrer Messung. Freiburg: Rombach 1968.
Shanas, E., Townsend, P. (eds.): Old people in three industrial societies. New York 1968.
Sherif, M.: The psychology of social norms. New York: Harper & Row 1966.
Shostak, A.B., Gomberg, W.: Blue collar world. Englewood Cliffs, N.J.: Prentice-Hall 1964.
Siberski, E.: Untergrund und offene Gesellschaft. Stuttgart: Enke 1967.
Siegrist, J.: Lehrbuch der medizinischen Soziologie. München-Berlin-Wien: Urban & Schwarzenberg 1974.
Simmel, G.: Philosophie des Geldes. München und Leipzig: Duncker & Humblot 1922.
Smelser, N.J.: Social change in the industrial revolution. London: Routledge & Kegan Paul 1959.
Springer, W.: Kriminalitätstheorien und ihr Realitätsgehalt. Stuttgart: Enke 1973.
Srole, L., Langner, S., Michael, S.T., Opler, M.K., Rennie, T.A.C.: Mental health in the metropolis. The Midtown Manhattan Study. New York: McGraw-Hill 1962.
Strauss, A.: Spiegel und Masken. Die Suche nach der Identität. Frankfurt: Suhrkamp 1968.
Sutherland, E.H.: Criminology. Philadelphia: Lippincott 1970.
Sweezy, P.M.: Theorie der kapitalistischen Entwicklung. Köln: Bund-Verlag 1959.
Tenbruck, F.H.: Zur deutschen Rezeption der Rollenanalyse. Kölner Z. Soziologie und Sozialpsychologie. **1961,** 1—40.
Warner, W.L.: Social class in America. A manual of procedure for the measurement of social status. Chicago: Harper & Row 1949.
Weber, M.: Wirtschaft und Gesellschaft. Tübingen: I.C.B. Mohr 1956.
Wiehn, E.: Theorie der sozialen Schichtung. Eine kritische Diskussion. München: Piper 1968.
Winch, R.F.: Theoretische Ansätze in der Untersuchung der Familie. Kölner Z. Soziologie u. Sozialpsychologie, **22,** Sonderh. Soziologie der Familie, 20—31 (1970).

Klassifikation, Patientenstatistik, Register

Von

W. Mombour

Inhalt

Klassifikation 81
   Allgemeine Gesichtspunkte 81
   Widersprüche in der psychiatrischen Diagnostik 84
   Möglichkeiten zur Überwindung von Widersprüchen in der psychiatrischen Diagnostik . . . 88
   Die internationale Klassifikation psychiatrischer Krankheiten 95
   Die bevorstehenden Revisionen der Internationalen Klassifikation der Krankheiten . . . 101
   Hinweis auf organisatorisch-politische Gesichtspunkte 103
Psychiatrische Patientenstatistik und Register 104
Anhang: Internationale Klassifikation der Krankheiten (ICD), 8. Revision, Kapitel V:
   Psychiatrische Krankheiten 108
Literatur 112

Klassifikation

Allgemeine Gesichtspunkte

Unter *Klassifikation* versteht man zweierlei: primär die Einteilung von Begriffen und ihre Anordnung in einem System; sekundär die Zuordnung eines gegebenen Begriffes zu einem solchen System. Ein *System* ordnet Teile „zu einem einheitlichen und wohlgegliederten Ganzen, in dem das Einzelne im Verhältnis zum Ganzen und den übrigen Teilen die ihm angemessene Stelle einnimmt" (Schmidt, 1919). Das Merkmal, nach dem die Einteilung erfolgt, bezeichnet man als *Einteilungsgrund*. Von einem guten System wird verlangt, daß es vollständig ist, daß der Einteilungsgrund derselbe bleibt, daß die einzelnen Glieder sich untereinander ausschließen sowie daß es stetig ist und Sprünge vermeidet (Schmidt, 1919).

Eines der bekanntesten wissenschaftlichen Systeme ist die Klassifikation der Pflanzen und Tiere, die auf Linnes „Systema naturae" (1735) zurückgeht. Während Linne als Einteilungsgrund einige wenige, leicht kenntliche äußere Merkmale benutzte *(künstliches System)*, entwickelten Lamarck und vor allem Cuvier die Einteilung der Tiere durch Einführung vergleichend morphologischer Gesichtspunkte zu einem *natürlichen System* weiter; dieses wurde später von dem Schweizer Botaniker Candolle auch auf die Pflanzen ausgedehnt (Vogel u. Angermann, 1972; Strugger u. Härtel, 1973; Rensch u. Dücker, 1972, Asimov, 1964).

Als Einteilungsgrund eines *künstlichen Systems* dienen einzelne, willkürlich — im allgemeinen nach ihrer leichten Kenntlichkeit — ausgewählte Merkmale. Die Teile des Systems können auf Grund dieser Merkmale geordnet werden; wählt man jedoch einen anderen Einteilungsgrund, so kommt es zu jeweils anderen Anordnungen der Teile. Bei einem *natürlichen System* dagegen erlaubt der Einteilungsgrund Voraussagen auch auf andere Zusammenhänge, die zunächst nicht als Einteilungskriterien dienten, deren Verwendung aber zur gleichen systematischen Anordnung führt. So blieb die zoologische Systematik, die sich zunächst nur auf den morphologischen Gesichtspunkt gestützt hatte, auch durch die später erfolgenden physiologischen, ontogenetischen und phylogenetischen Einteilungskriterien im wesentlichen unverändert. Die hierarchische Gliederung eines natürlichen Systems in Unter-, Neben- und Überordnung erlaubt Auskünfte über den engeren oder weiteren Verwandtschaftsgrad der Teile (VOGEL u. ANGERMANN, 1972).

Gibt es nun in der Psychiatrie eine Klassifikation, die einem solchen natürlichen System, wie es z.B. in der Zoologie existiert, entspricht? Hier muß KRAEPELINS Versuch erwähnt werden, in der Psychiatrie ein nosologisches System auf der Basis von *Krankheitseinheiten* zu schaffen. An Stelle einer bloßen Namensgebung *(Nomenklatur)* von im übrigen beziehungslos nebeneinanderstehenden Krankheiten und an Stelle einer künstlichen Einteilung nach groben Auffälligkeiten forderte er „der Natur entsprechende Krankheitsbilder". Eine solche Systematik „soll weit mehr enthalten als eine Zusammenfassung der gerade beobachteten Krankheitserscheinungen; sie muß auch eine mehr oder weniger bestimmte Anschauung über die Entstehungsgeschichte und den mutmaßlichen weiteren Verlauf des diagnostizierten Falles in sich schließen. Wir können demnach einen Krankheitsbegriff erst dann als abgeschlossen und klar umgrenzt ansehen, wenn wir über die Ursache, die Erscheinungen, den Verlauf und Ausgang des Leidens, endlich auch über die ihm eigentümlichen anatomischen Veränderungen genau unterrichtet sind" (KRAEPELIN, 1910, S. 1 u. 2). Der erste Rückschlag für diese Auffassung kam durch die Erforschung der körperlich begründbaren Psychosen (BONHOEFFER, 1912), die zeigte, daß verschiedene Ursachen zu den gleichen Krankheitsbildern und gleiche Ursachen zu verschiedenen Krankheitsbildern führen können. Da die Ursachen einer großen Anzahl psychiatrischer Krankheitsbilder unbekannt sind, bezüglich der Pathogenese weitgehende Unklarheit herrscht, ein Hirnbefund nur für eine kleine Gruppe nachweisbar ist und das psychopathologische Erscheinungsbild auch beim gleichen Patienten stark variiert, ist die Idee der Krankheitseinheit heute für kein einziges psychiatrisches Krankheitsbild verwirklicht. „Die Idee der Krankheitseinheit ist in Wahrheit eine Idee im Kantischen Sinne: der Begriff einer Aufgabe, deren Ziel zu erreichen unmöglich ist, da das Ziel in der Unendlichkeit liegt; die uns aber trotzdem die fruchtbare Forschungsrichtung weist und die ein wahrer Orientierungspunkt für empirische Einzelforschung bedeutet. Wir sollen unter allen Gesichtspunkten das Gesamtbild der psychischen Krankheiten erforschen und möglichst nach allen Seiten Zusammenhänge suchen. Dabei finden wir einerseits einzelne Zusammenhänge und andererseits gewisse, immer vorläufige Typen von Krankheitsbildern, die nicht scharf abgrenzbar, aber doch viel ‚natürlicher' sind als alle früheren einseitigen und konstruktiven Einteilungen. Die Idee der Krankheitseinheit ist keine erreichbare Aufgabe, aber der fruchtbarste Orientierungspunkt" (JASPERS, 1965, S. 476 u. 477).

Sehr überzeugend hat sich insbesondere KRAEPELINS Vorschlag ausgewirkt, den *Krankheitsverlauf* als wesentliches Einteilungskriterium zu verwenden. Heute werden nosologische Differenzierungen vor allem auf Grund des psychopathologischen Zustandsbildes und des Verlaufs vorgenommen, ergänzt durch eine Einteilung nach aetio-pathogenetischen Gesichtspunkten (organisch, genetisch, psychogen). Wegen der Multikonditionalität der meisten psychischen Erkrankungen (vgl. z.B. HELMCHEN, HIPPIUS, 1972) erscheinen diese aetio-pathogenetischen Gesichtspunkte aber äußerst komplex und sperren sich gegen eine einfache und leicht-verständliche Darstellung. Auf Grund des Verlaufs werden auch in der Erscheinung sehr unterschiedliche Krankheitsbilder (z.B. Manie und Depression beim manisch-depressiven Kranksein, Persönlichkeitsveränderung und akute paranoid-halluzinatorische Schübe bei der Schizophrenie) zusammengefaßt, eine Beziehung, die sich auf Grund des psychopathologischen Querschnittbildes allein nie ergeben hätte.

Unser weitgehendes Nichtwissen bedingt jedoch, daß die Einteilungsgründe *Aetiologie, psychopathologisches Erscheinungsbild* und *Verlauf* in keinem der existierenden nosologischen Systeme für alle Krankheitsbilder in der gleichen Weise angegeben werden können. Während sich ein Teil der Erkrankungen nach aetiologischen Gesichtspunkten gruppieren läßt (dies gilt vor allem für die körperlich begründbaren Störungen), lassen sich andere nur an Hand des Verlaufs und/oder des Erscheinungsbildes ordnen. Dieser Wechsel des Einteilungsgrundes zusammen mit einem mangelhaften Wissen über die anderen Einteilungsgründe macht es fraglich, ob es sich bei den so entstandenen Gruppierungen wirklich um natürliche Einheiten handelt. Andererseits ergeben sich, wie in einem natürlichen System, für einige Krankheitsbilder Möglichkeiten zu Voraussagen und Schlußfolgerungen, so z.B. wenn von der Psychopathologie des Delirs auf dessen mögliche Ursache und Verlauf geschlossen wird oder auf Grund mehrerer manischer Phasen auf die zukünftige Gefährdung des Patienten. Diese Voraussagen haben jedoch in der Psychiatrie, wie auch in allen medizinischen und biologischen Fächern im Unterschied zu den naturwissenschaftlichen, meist innerhalb eines gegebenen Rahmens mehrere Möglichkeiten; sie folgen darin eher Wahrscheinlichkeitsgesetzen als strenger Determination. So kann die Ursache des Delirs im Fieber, Alkoholismus oder Tablettenentzug liegen, es kann innerhalb weniger Tage komplikationslos abklingen, ein organisches Psychosyndrom hinterlassen oder zum Tode führen, aber es ist unwahrscheinlich, daß sich z.B. daraus eine Schizophrenie oder eine Zwangsneurose entwickelt.

Die psychiatrische Nosologie mit ihren „Krankheitseinheiten" entspricht in ihrem Wesen einer *typologischen Klassifikation* (vgl. v. ZERSSEN, 1973d, e). Unter Typus versteht man den Bestand an Merkmalen, der einer Anzahl von Individuen gemeinsam ist. Typus wird aber meist als eine Art von „Muster" aufgefaßt, womit die real vorkommenden Objekte verglichen werden können. Dieser Typus kommt real nicht vor, sondern ist eine Abstraktion von realen Gegebenheiten. Er ist umfangreicher und umfassender als jedes reale Objekt, das ihm zugeordnet wird und das fast immer einzelne Eigenschaften des Typus nicht enthält. Hierin liegt der Unterschied zu einer naturwissenschaftlichen Klassenbildung, bei der eine Zuordnung nur erfolgt, wenn das reale Objekt alle Klassenmerkmale besitzt. Die Randunschärfe des Typenbegriffes erlaubt seine Anwendung auf sehr komplexe Gegenstände mit fließenden Übergängen, wie es z.B. die psychiatrischen Krankheitsbilder sind. Die typologische Klassifikation findet sowohl auf der Ebene des nosologischen Systems als auf der der Symptome *(Syndromatologie)* Anwendung (vgl. v. ZERSSEN, 1973a, b, c). Einfache Beispiele hierfür ergeben sich in der täglichen psychiatrischen Arbeit: so wird z.B. ein depressives Syndrom auch dann diagnostiziert, wenn typische Einzelsymptome, wie Schlafstörungen oder Tagesschwankungen, fehlen; eine Zuordnung zur manisch-depressiven Erkrankung erfolgt auch dann, wenn ein Patient statt manischer und depressiver Phasen immer nur manische Phasen hatte, etc., d.h. zahlreiche Einzelmerkmale gehören zwar zur Definition des Typus, brauchen aber im realen Einzelfall nicht vorzuliegen, um seine typologische Einordnung zu ermöglichen. Die Flexibilität des Typen-Begriffes in der Psychiatrie zeigt sich auch darin, daß einzelne Krankheitsbilder als sog. *Extremtypen*, andere als sog. *Häufungstypen* aufgefaßt werden. Bei Extremtypen handelt es sich um Varianten im — allerdings äußersten — Bereich einer als kontinuierlich gedachten Verteilung; hier wären etwa die abnormen Varianten im Sinne KURT SCHNEIDERS (K. SCHNEIDER, 1967) zu nennen (Schwachsinn, Psychopathie, abnorme Erlebnisreaktionen, sexuelle Perversionen, Süchte). Bei den Häufungstypen dagegen handelt es sich um wechselnde Anhäufungen von krankhaften Verhaltensweisen und Symptomen, die in ihrer Art und Zusammensetzung anders sind als beim Gesunden (vgl. v. ZERSSEN, 1973d). Solche Häufungstypen wären etwa die Unterformen der endogenen Psychosen oder die verschiedenen „Grundformen psychischen Krankseins bei Körperkrankheiten" (vgl. E. BLEULER, 1972). Der typologische Gesichtspunkt ermöglicht grosso modo die Erfüllung von drei *praktischen Bedürfnissen*, für die eine nosologische Systematik aufgestellt wird: Er erlaubt verwandtschaftliche Zuordnungen sowie Voraussagen über den Verlauf und das Ansprechen auf Behandlung. Typologisch aufgebaute nosologische Systeme dienen als Grundlage der psychiatrischen Diagnostik. Bei der Diagnosestellung wird ein individuelles Krankheitsbild auf Grund seiner Ähnlichkeit mit einem beschriebenen Krankheitstypus als „ein Fall von ..." in ein nosologisches System eingeordnet (vgl. v. ZERSSEN, 1973a).

Widersprüche in der psychiatrischen Diagnostik

Obwohl sich in den meisten Ländern ein von KRAEPELIN maßgeblich beeinflußtes nosologisches System weitgehend durchgesetzt hat und man fast überall psychische Störungen in einer Art Dreiteilung ordnet (körperlich begründbar, endogen, psychogen) kann kein Zweifel daran bestehen, daß im einzelnen von Land zu Land und innerhalb der „Schulen" eines Landes ganz *erhebliche Diskrepanzen in der psychiatrischen Diagnostik* bestehen. Persönlich erlebt man diese Unterschiede und Widersprüche am stärksten, wenn man in verschiedenen Ländern psychiatrisch arbeitet und immer wieder zu einer Umorientierung in der psychiatrischen Nosologie veranlaßt wird. Aber auch zwischen den verschiedenen „Schulen" eines Landes und sogar innerhalb einer Klinik gibt es Unterschiede der psychiatrischen Orientierung, die zu Widersprüchen in der Diagnosenstellung führen. Dies ist besonders verwirrend, soweit man die gleiche Nomenklatur verwendet (z.B. Schizophrenie, Paranoia, manisch-depressives Kranksein etc.) und dadurch eine Einheitlichkeit vortäuscht, die nicht existiert. Diese Widersprüche beruhen sowohl auf Unterschieden der verwendeten nosologischen Systeme als auch auf Inkonsequenzen bei der diagnostischen Zuordnung eines individuellen Krankheitsfalles zu einem solchen System. Sie lassen sich anhand von drei Gesichtspunkten ordnen:

1. Es herrschen unterschiedliche Auffassungen über die vermuteten Krankheitsursachen.

2. Der Umfang eines diagnostischen Begriffs wechselt, er wird einmal in einem engeren, das andere Mal in einem weiteren Sinne verwendet. Dadurch wird die Abgrenzung zu Nachbargruppen unsicher, die einbezogen, zu anderen Diagnosen gerechnet oder als selbständige Einheiten betrachtet werden.

3. Innerhalb des gleichen Zustandsbildes wechselt die Bewertung und Akzentuierung von Einzelsymptomen, die dann vorrangig über die unterschiedliche Zuordnung entscheiden.

Die meisten Widersprüche zwischen den psychiatrischen „Schulen" können gegenwärtig unter Punkt 2 aufgeführt werden. Am stärksten ins Auge springend ist die unterschiedliche Abgrenzung der Schizophrenie von anderen Krankheitsgruppen. Während Vertreter einer klassischen deutschen Psychiatrie von dieser Erkrankung im wesentlichen Fälle mit einer vollständigen Remission ausschließen (KRAEPELIN, 1913; LEONHARD, 1972), bezieht die Schweizer Psychiatrie diese Patienten ein und kommt dadurch zu einem wesentlich umfangreicheren Schizophrenie-Konzept (E. BLEULER, 1972; M. BLEULER, 1972). Die französische Psychiatrie stellt die Diagnose einer Schizophrenie nur bei einer chronischen, wenn auch in Schüben verlaufenden Erkrankung, bei der die wesentlichen schizophrenen Persönlichkeitsstörungen (Spaltungsphänomene) nachweisbar sein müssen; akute und ausheilende paranoid-halluzinatorische Phasen werden zu den „psychoses délirantes aigues" (akute Wahn-Psychosen) gerechnet, eine Sammelbezeichnung für aetiologisch sehr uneinheitliche Psychosen (EY et al., 1967; BOBON, 1972). Am ausgedehntesten wird die Schizophrenie-Diagnose in Nordamerika gehandhabt, wo auch solche Fälle einbezogen werden, die in Europa als Manie, Neurosen oder pubertäre Ablösungskrisen mit starker Ambivalenz und antisozialem Verhalten beurteilt werden (COOPER et al., 1972; persönliche Erfahrungen des Autors). Strittig ist auch die Abgrenzung der Paraphrenien und der verschiedenen Formen der Paranoia, die in der französischen Psychiatrie als eigenständige endogene Psychosen mit großer Akribie diagnostiziert werden, sowie die Eigenexistenz anderer, zwischen Schizophrenie und manisch-depressivem Kranksein stehender Psychosen („cycloide Psychosen" (LEONHARD, 1972), „schizo-affektive Psychosen" (KASANIN, 1933), „mischbildhafte phasische Psychosen" (MENTZOS, 1967). Je nachdem, ob diese Erkrankungen getrennt aufgeführt oder teilweise oder ganz unter die Schizophrenie eingeordnet werden, ändern sich wesentlich die Aussagen über deren Häufigkeit, Verlauf, Ansprechen auf Behandlung etc. (zum Beispiel der cycloiden Psychosen siehe LEONHARD und v. TROSTORFF, 1964). Es gibt nationale Diagnosen, wie z.B. die „psychose hallucinatoire chronique" (chronische Halluzinose) der französischen Psychiatrie, die in anderen Diagnoseschemata nicht vorkommt und deren Zuordnung unklar bleibt. In der skandinavischen Psychiatrie wird der Begriff der reaktiven (=psychogenen) Psychose verwendet, die aussehen soll wie eine endogene (vgl. STRÖMGREN, 1972). Wie stark Psychiater bei der Benutzung dieser Diagnose voneinander abweichen, zeigt ein WHO-Seminar über reaktive Psychosen (ASTRUP u. ØDEGARD, 1970). Aber auch affektive Psychosen werden unterschiedlich geordnet. Soll man die Involutionsdepression von der endogenen Depression trennen? Besteht ein grundsätzlicher Unterschied zwischen endogener und neurotischer Depression oder bewegen sich beide nur auf einem Kontinuum? (Vgl. hierzu KENDELL, 1968.) Die einen gliedern in kraepelinscher Tradition alle Manien und endogene Depressionen in eine große, „manisch-depressives Kranksein" genannte Gruppe. Andere folgen einer von ANGST (1966) und PERRIS (1966) vorgeschlagenen Zweiteilung, die bipolare Psychosen und monopolare Manien zusammenfaßt sowie monopolare Depressionen und Involutionsdepressionen. Diese beiden Gruppen können u.a. durch Unterschiede im Erkrankungsrisiko der Verwandten, der Geschlechtsverteilung, der Zahl und Dauer der Phasen sowie der prämorbiden Persönlichkeit getrennt werden.

Größte Uneinheitlichkeit besteht hinsichtlich der Einteilung der Neurosen und Persönlichkeitsstörungen (Psychopathien, Charakterneurosen). Die Ordnung geschieht aufgrund unterschiedlicher theoretischer Gesichtspunkte über Entstehung, Entwicklung und Struktur, nach denen die klinisch hervorstechenden Formen dann unterteilt werden. Wir möchten die verbreitetsten kurz aufzählen. FREUD und die frühen Psychoanalytiker teilten noch relativ einfach in Aktualneurosen, Psychoneurosen und narzistische Neurosen ein. Unter Einbeziehung der Charakterneurosen und der traumatischen Neurosen erweiterten die späteren Psychoanalytiker (s. FENICHEL, 1945) die Neurosenlehre zu einem komplizierten, alle Formen funktioneller psychischer Störung umfassenden Gebäude, auf dessen Darstellung in Band II dieses Handbuches verwiesen sei (vgl. A.E. MEYER, 1972). I.H. SCHULZ unterscheidet zwischen Fremd-, Rand-, Schicht- und Kernneurosen (I.H. SCHULZ, 1952). In der schweizerischen und teilweise auch in der deutschen Psychiatrie hat sich die Unterteilung in psychogene Reaktionen und Entwicklungen durchgesetzt; letztere werden wieder in einfache, neurotische und psychopathische Entwicklung aufgegliedert (BINDER, 1960; BRÄUTIGAM, 1969). Psychogene Reaktionen sind psychische Auffälligkeiten von vorübergehender Dauer, die akut im Anschluß an ein äußeres, auch normal-psychologisch relevantes Trauma auftreten. Der Patient neigt dazu, sich inhaltlich hauptsächlich mit diesem Trauma zu beschäftigen; die Störung hat die Tendenz, mit zunehmendem Abstand vom Trauma schwächer zu werden und auch spontan wieder abzuklingen. Demgegenüber sind die Entwicklungen chronische Störungen, von denen die neurotische Entwicklung (Neurose im eigentlichen Sinne, Psychoneurose, Symptomneurose) auf unerledigten und unbewußten Konflikten beruht. Die einfachen Entwicklungen kommen durch ungünstige und traumatisierende Lebenserfahrungen, die alle in einer Richtung wirken, zustande; diese Zusammenhänge sind dem Patienten und dem untersuchenden Arzt rasch durchschaubar, da es sich nicht um abgewehrte innere Konflikte handelt (z.B. chronische depressive Entwicklung bei langjähriger Verfolgung). Bei den psychopathischen Entwicklungen kommt es vor allem auf Grund anlagemäßiger oder auch sehr früh erworbener Faktoren zu einer charakterlichen Fehlentwicklung. Diese klinisch mögliche und vor allem zur Beurteilung des Therapieerfolges wichtige Unterscheidung zwischen Reaktionen und Entwicklungen wird aber in anderen Einteilungsschemata nicht berücksichtigt. Da die psychogenen Reaktionen abnorme Reaktionen sind und nicht eine gesunde Auseinandersetzung mit einem Trauma darstellen, läßt sich argumentieren, daß Patienten mit einem solchen Fehlverhalten eine aus ihrer früheren Entwicklung stammende Disposition besitzen; diese Disposition wird aber nur bei bestimmten, seltenen traumatischen Gelegenheiten sichtbar, während sie bei den Patienten mit einer neurotischen Entwicklung auch bei den täglichen Belastungen in Erscheinung tritt. Die angelsächsische und hier insbesondere die verhaltenstherapeutische Literatur faßt daher alle erworbenen psychischen Störungen als erlerntes Fehlverhalten unter dem Namen „Neurosen" zusammen (WOLPE u. LAZARUS, 1966; EYSENCK u. RACHMANN, 1968). Bei Erfolgsvergleichen zwischen psychoanalytischer und verhaltenstherapeutischer Neurosenbehandlung (z.B. EYSENCK, 1952, 1953) wird es nicht immer klar, ob dieser unterschiedliche Neurosenbegriff der Analytiker und der Verhaltenstherapeuten genügend berücksichtigt wurde und nicht etwa sehr heterogene Gruppen miteinander verglichen wurden.

Es sind aber nicht nur Unterschiede in der schulmäßigen Konzeption, die zu Widersprüchen in der psychiatrischen Diagnostik führen. Im Laufe der letzten Jahre hat man vor allem in den angelsächsischen Ländern zusehends mehr Aufmerksamkeit dem *Verhalten des Psychiaters während des diagnostischen Prozesses* gewidmet. Zahlreiche Untersuchungen weisen darauf hin, daß die psychiatrische Diagnostik unter den gewöhnlichen klinischen Bedingungen und auch bei Verwendung eines einheitlichen Diagnoseschemas häufig sehr unstimmig und inkonsequent ist (siehe u.a. ASH, 1949; KREITMANN, 1961; KREITMANN et al. 1961; BECK, 1962; ZUBIN, 1967). So werden Patienten je nach diagnostischer Gewohnheit des Psychiaters unterschiedlich „etikettiert" (PASAMANICK et al., 1959), im Laufe mehrerer Aufenthalte wechselt die Diagnose stark (MASSERMAN and CARMICHAEL, 1938; COOPER, 1967); die Häufigkeit des Vorkommens der einzelnen Diagnosen schwankt erheblich beim Vergleich zweier Länder, auch wenn diese sprachlich und in der kulturell-wissenschaftlichen Tradition so verwandt sind wie die USA und Großbritannien (KRAMER, 1961 u. 1969; SANDIFER et al., 1968 u. 1969; KATZ et al., 1969; COOPER et al., 1972). Aus vielen Arbeiten ist nicht zu ersehen, ob diese Unterschiede im wesentlichen auf schulmäßige Divergenzen zurückzuführen sind oder — bei Zugehörigkeit zur gleichen „Schule" — auf das Verhalten des einzelnen Psychiaters. Man hat versucht, den sehr globalen diagnostischen Prozeß in verschiedene Stadien aufzugliedern, um so die einzelnen Quellen für gefundene Unterschiede besser untersuchen zu können. Als solche aufeinanderfolgende Schritte bei der Diagnose-Bildung können angegeben werden (SHEPHERD et al., 1968): 1. Beobachtung. 2. Bezeichnung des Beobachteten mit einem psychiatrischen Fachbegriff (Konstrukt), (so z.B. wenn ein bestimmter Sprachstil als Zerfahrenheit bezeichnet wird etc.). 3. Zusammenfassung des Beobachteten und Bezeichneten zu einem Typus, der dann einer Diagnose-Gruppe zugeordnet wird, die diesem Typus am besten entspricht.

Arbeiten über *Unterschiede in der psychiatrischen Beobachtung* (z.B. FEINSTEIN, 1967; SHEPHERD et al., 1968; GROSZ and GROSSMANN, 1968; KATZ et al., 1969) machen in unserem Fachgebiet — erstaunlich spät — auf ein wissenschaftliches Problem aufmerksam, das in der Experimentalpsychologie bei der freien und experimentellen Beobachtung (vgl. v. CRANACH u. FRENZ, 1969) und bei der Konstruktion von Tests und „rating scales" (vgl. CRONBACH, 1964) schon lange im Brennpunkt wissenschaftlichen Interesses gestanden hat.

Die *Unterschiede in der Bezeichnung durch psychiatrische Begriffe* haben in der Literatur weniger Niederschlag gefunden, sind aber jedem klinisch Tätigen vertraut.

Benennung und Zuordnung eines individuellen Krankheitsfalles hängen wieder weitgehend von der Klarheit, Abgegrenztheit und Wirklichkeitsnähe des verwendeten nosologischen Systems ab. Die überragende Rolle, die dieses spielt, wird in einer Arbeit von WARD et al. (1962) beleuchtet. Anhand einer getrennten Exploration von 153 Patienten werden für die unterschiedlich diagnostizierten Fälle die verschiedenen Gründe untersucht, die zu einer abweichenden Beurteilung führten. Für 62,5% der Widersprüche werden Unzulänglichkeiten der Nosologie verantwortlich gemacht, für 32,5% eine Inkonsequenz der Diagnostiker, und nur für 5% werden die Gründe in einem unterschiedlichen Verhalten der Patienten gesehen. Zu den Unzulänglichkeiten der Nosologie gehörte, daß die diagnostischen Gruppen ineinander übergriffen, sich nicht gegenseitig ausschlossen und, wenn mehrere Diagnosen gestellt wurden, unklar blieb, welcher der Vorrang zu geben sei.

An diesem Punkte ergeben sich aber auch weitreichende Möglichkeiten, zu einer besseren Übereinstimmung in der psychiatrischen Diagnostik zu kommen, da die Widersprüche offenbar sehr stark durch das Verhalten des Untersuchers und seine subjektiven Entscheidungen bedingt sind.

Möglichkeiten zur Überwindung von Widersprüchen in der psychiatrischen Diagnostik

Eine psychiatrische Diagnose kann weitreichende Konsequenzen haben. Auf Grund von Diagnosen werden viele spezifische Therapien eingeleitet, Prognosen gestellt, den Patienten und ihren Angehörigen Ratschläge gegeben; wissenschaftliche Untersuchungen über unterschiedliche Therapieerfolge, über Verursachung von psychischen Störungen, über Verarbeitung von Krankheiten beruhen darauf; gesundheitspolitische Planungen für stationäre Einrichtungen, Ambulanzen, Rehabilitationszentren etc. orientieren sich an ihnen. Es gibt auf psychiatrischem Gebiet kein Lehrbuch, kaum eine Veröffentlichung in einer Fachzeitschrift, keine populärwissenschaftliche Darstellung in Presse, Rundfunk und Fernsehen, keine gesundheitspolitische Debatte ohne Verwendung diagnostischer Begriffe. In Abhängigkeit von der jeweils verwendeten Diagnoseklassifikation kann man aber zu ganz unterschiedlichen, oft grob widersprüchlichen Schlußfolgerungen kommen. Um die bestehenden Widersprüche in der Psychiatrie zu vermindern, um zu einer besseren Übereinstimmung und größeren Zuverlässigkeit in der psychiatrischen Diagnostik zu gelangen, werden, vor allem bei Diskussionen in den WHO-Seminaren (Lit. siehe später ad 5) zahlreiche Empfehlungen gegeben, die man zu etwa fünf Maßnahmen zusammenfassen und folgendermaßen darstellen kann:

1. Die Verwendung einer internationalen Klassifikation der psychiatrischen Störungen, die für alle verbindlich ist.

2. Die Schaffung eines Kommentars zu einer solchen internationalen Klassifikation, der eine möglichst genaue Definition und Abgrenzung der psychiatrischen Krankheitsbegriffe gibt, die dafür erforderlichen Merkmale eindeutig beschreibt und Anweisungen gibt, wie z.B. bei Mehrfachdiagnosen zu verfahren ist.

3. Eine Standardisierung der psychiatrischen Befund- und Anamneseerhebung, etwa durch Verwendung von Schätzskalen und Durchführung von standardisierten Interviews.

4. Zusammenfassung und Auswertung der erhobenen psychiatrischen Daten auf Grund standardisierter Verfahren (Computer-Psychiatrie).

5. Vereinheitlichung in der Ausbildung und Schulung von Psychiatern durch Austausch von Ärzten und durch gemeinsame Diagnosestellung anhand von Krankengeschichten oder gefilmten Interviews u.a.m. sowohl auf nationaler als auch auf internationaler Ebene.

Diese Maßnahmen stellen einzelne Schritte auf dem Wege zu einer größeren Übereinstimmung in der Diagnostik dar und greifen an den Stellen des diagnostischen Prozesses an, die der Psychiater absichtlich verändern und willkürlich steuern kann.

ad 1. Es gibt zahlreiche Diagnosenschemata; eine ausführliche Aufstellung der in den verschiedenen Ländern und innerhalb Deutschlands verwendeten Schemata hat J.E. MEYER (1961) gegeben. Es ist sicher müßig, darüber zu streiten, welches der existierenden Schemata das „beste" und das „richtige" sei, solange keine durchgehende Ordnung gemäß aetiologischer und pathogenetischer Gesichtspunkte möglich ist. Der eine Psychiater wird dieses, der andere jenes Schema vorziehen, weil es seiner theoretischen Orientierung oder seinem Arbeitsgebiet besser entspricht; meist gibt Gewohnheit den Ausschlag. Mit einer *internationalen Klassifikation psychiatrischer Krankheiten* wird nicht angestrebt, ein grundsätzlich neues und verbessertes Diagnosenschema vorzulegen. Der einzige überzeugende Gesichtspunkt zur Einführung einer international verbindlichen Klassifikation psychischer Störungen ist die weltweite Vereinheitlichung der psychiatrischen Diagnostik. Nur bei einer derart vereinheitlichten Diagnostik lassen sich echte Vergleiche zwischen verschiedenen Ländern anstellen, gemeinsame wissenschaftliche Projekte durchführen; eine einheitliche Diagnostik ist auch für sozialpsychiatrische und gesundheitspolitische Planungen wichtig. Beim gegenwärtigen Stand des psychiatrischen Wissens kann Einheitlichkeit nur durch einen Kompromiß zwischen den verschiedenen nationalen Standpunkten erreicht werden. Einen solchen Kompromiß stellt die von der Weltgesundheitsorganisation (WHO) für den Gesamtbereich der Medizin empfohlene „Internationale Klassifikation der Krankheiten, Verletzungen und Todesursachen" [„International Classification of Diseases, Injuries and Causes of Death" (ICD)] dar (Statistisches Bundesamt, 1968 u. 1971), deren V. Kapitel der Psychiatrie gewidmet ist. Seit sich die internationale Klassifikation in den meisten Ländern Westeuropas, Osteuropas und Nordamerikas durchgesetzt hat, sind andere Diagnoseschemata überholt. Sie sollen daher hier nicht mehr besprochen werden. Der psychiatrische Teil der internationalen Klassifikation wird ausführlich auf S. 95ff. dargestellt.

ad 2. Es wäre eine Illusion anzunehmen, daß eine einheitliche weltweite Diagnostik allein durch die Verwendung der internationalen Klassifikation, die ja nur die nach einer bestimmten Konzeption geordneten Krankheitsnamen enthält, zu erreichen wäre. Nur wenn die mit einer Diagnose bezeichneten Störungen auch genau beschrieben und gegen andere abgegrenzt werden, wenn angegeben wird, welche gleich oder ähnlich lautenden Bezeichnungen auszuschließen sind, nähert man sich dem Ideal einer Übereinstimmung an. Diese Aufgabe erfüllt ein *Kommentar.*

Zum psychiatrischen Teil der ICD existieren gegenwärtig mehrere Kommentare, am verbreitetsten sind ein englischer (General Register Office, 1968), ein amerikanischer (DSM II) (American Psychiatric Association, 1968) und ein internationaler der WHO (Verfasser: Sir AUBREY LEWIS (Vorsitzender)/Großbritannien, H. BRILL/USA, J.E. COOPER/Großbritannien, H. HELMCHEN/Deutschland, Ø. ØDEGARD/Norwegen, K. RAWNSLEY/Großbritannien, N. SARTORIUS, WHO-Genf/Schweiz, M. SHEPHERD/Großbritannien, J.K. WING/Großbritannien)[1] (deutsche Ausgabe: DEGKWITZ et al., 1973). Die Unterschiede zwischen ihnen sind gering. Der ursprünglich von der WHO geäußerte Wunsch, daß jedes Land seinen eigenen nationalen Kommentar zur ICD entwickeln und die internationalen Bezeichnungen mit den Worten der nationalen Tradition erklären würde, ist glücklicherweise nicht in Erfüllung gegangen; eine mühsam errungene Einheitlichkeit wäre sofort wieder einer weitreichenden Konfusion gewichen. Der internationale Kommentar liefert zu den meisten Diagnosen eine kurze Beschreibung und Abgrenzung gegenüber anderen Störungen sowie eine größere Liste anderer diagnostischer Bezeichnungen, die jeweils ein- oder auszuschließen sind. Eine verbindliche Angabe, in welcher Reihenfolge Mehrfachdiagnosen bei einem Patienten aufzuführen sind, wird nicht gemacht, diese Frage soll aber bei der 9. Revision der ICD geklärt werden. (Zur Frage der Mehrfachdiagnose siehe auch S. 95ff.)

Eine international verbindliche Definition psychiatrischer Fachbegriffe (z.B. Definition von Wahn, Zerfahrenheit, Zwangsidee etc.) existiert zur Zeit noch nicht. Hier wäre innerhalb des deutschen Sprachraums aber z.B. auf die von SCHARFETTER (1972) zum AMP-System vorgelegten Definitionen zu verweisen.

ad 3. Da auch die qualitativen Formulierungen eines Kommentars noch unterschiedlich verstanden werden können, ist man bestrebt, den Vorgang der Diagnosestellung teilweise oder ganz zu quantifizieren. Hierzu dienen neben den körperlichen Untersuchungen die Verwendung von psychologischen Tests und von *Schätzskalen* zum psychopathologischen Befund und zur Anamnese. Bei den körperlichen Untersuchungen und den sog. objektiven Tests (Leistungs- u. Intelligenztests) ist der Gang der Untersuchung und der Befunderhebung genau vorgeschrieben, auch das Ergebnis kann u.U. als quantitative Größe angegeben werden (z.B. Weite des dritten Ventrikels beim Echo-Enzephalogramm oder Wert des sog. Intelligenzquotienten (I.Q.) im Intelligenztest); dadurch kommt eine hohe Einheitlichkeit und gute Vergleichbarkeit zustande. Die Daten zum Ausfüllen

---

[1] *Bemerkung nach Drucklegung:* Der internationale Kommentar ist inzwischen nochmals überarbeitet worden unter Beteiligung einer großen Reihe von Experten. Ihre Namen sind in der demnächst erscheinenden 4. Auflage der deutschen Ausgabe (DEGKWITZ et al., 1975) aufgeführt.

der Schätzskalen können sowohl in einer freien Exploration erhoben werden, die der Untersucher nach den jeweiligen Bedürfnissen gestalten kann; sie können aber auch durch ein standardisiertes Interview ermittelt werden, bei welchem der Gang der Exploration, die gestellten Fragen und teilweise sogar die möglichen Antworten vorformuliert sind. Es gibt verschiedene Abstufungen vom teil- zum vollstandardisierten Interview. Eine Quantifizierung wird dadurch angestrebt, daß die einzelnen Aussagen — etwa zur psychopathologischen Symptomatik — als abgestufte Urteile angegeben werden, denen ein Zahlenwert zugeordnet wird (z.B. nicht vorhanden=0, angedeutet=1, leicht=2, mittel=3, stark=4, extrem=5). Durch Addition lassen sich zudem Punktwerte (Scores) für einzelne Bereiche oder als Summenscore für die ganze Skala berechnen. Der Vorteil der Schätzskalen liegt auch darin, daß bei jedem Patienten ein bestimmtes Minimum von Symptomen untersucht und von anamnestischen Daten erfragt werden muß. Nur dadurch erhält man für alle Patienten vergleichbare Daten.

Ein überzeugendes Beispiel für eine bessere diagnostische Vergleichbarkeit auf Grund einheitlicher Untersuchungs- und Auswertungsmethoden stellen die Arbeiten zum Diagnosevergleich zwischen New York und London dar (COOPER et al., 1972). Man ging von Gesundheitsstatistiken aus, die erhebliche Unterschiede in der Diagnoseverteilung zwischen den USA und England aufzeigten (KRAMER, 1961, 1969). Auch die Diagnosen, die im Rahmen des Projektes in psychiatrischen Spitälern Londons und New Yorks von dort tätigen Ärzten gestellt wurden, zeigten ähnliche Unterschiede in der Häufigkeit der einzelnen Erkrankungen. In New York überwogen im Vergleich mit London Schizophrenie und Alkoholismus, in London affektive Psychosen, Neurosen und Persönlichkeitsstörungen. Die gleichen Patienten wurden nochmals in standardisierten Interviews mit Schätzskalen von J.K. WING („Present State Examination", „History Interview") und von SPITZER und Mitarbeitern („Mental Status Schedule") untersucht (J.K. WING et al., 1967; J.K. WING et al., 1972; SPITZER et al., 1964) und die Ergebnisse einer einheitlichen Auswertung (siehe ad 4) unterzogen. Danach ergab sich eine deutliche Annäherung in der Diagnoseverteilung beider Gruppen. Zahlreiche „Schizophrene" der New Yorker Gruppe wurden bei der Zweitdiagnose als Maniker, Neurotiker oder Patienten mit Persönlichkeitsstörungen klassifiziert, während das Überwiegen der Alkoholiker bei dieser Gruppe bestehen blieb. Es geht hierbei — dies sei nochmals betont — nicht darum, welche Diagnose „richtig" ist, sondern um die für die psychiatrische Diagnostik entscheidende Tatsache, daß bei einer einheitlichen Methodik Diskrepanzen verschwinden, die bei uneinheitlicher Erhebung und Auswertung erheblich sein und fälschlicherweise reale Unterschiede vortäuschen können.

Eine ähnlich umfangreiche Studie zum internationalen Diagnosenvergleich stellt die „International Pilot Study of Schizophrenia" (IPSS) der WHO (1973) dar. 1202 Patienten mit im wesentlichen funktionellen Psychosen wurden in 9 Ländern (Dänemark, Großbritannien, Indien, Kolumbien, Nigerien, Taiwan, Tschechoslowakei, UdSSR, USA) mit einheitlichen Methoden untersucht. Die wichtigsten Untersuchungsinstrumente hierbei waren die (modifizierte) Schätzskala von J.K. WING („Present State Examination", siehe oben), eine neu entwickelte „Psychiatric History Schedule" sowie eine „Social Description Schedule" (die beiden letzteren ohne Autorenangabe). Die Studie zeigt, daß es möglich ist, in Ländern mit unterschiedlichem kulturellen Hintergrund eine gemeinsame internationale Untersuchung durchzuführen, daß sich bestimmte Untersuchungsinstrumente weltweit anwenden lassen und daß in jedem der genannten Länder bei einheitlicher Methodik sich eine gleichartige Gruppe von Schizophrenen finden läßt.

Als Beispiel für häufig benutzte Schätzskalen für den psychopathologischen Befund können außer denen von WING und SPITZER noch erwähnt werden: die „Inpatient Multidimensional Psychiatric Scale" (IMPS) von LORR, KLETT, MCNAIR und LASKY (LORR et al., 1962 u. 1963), die „Wittenborn Psychiatric Rating Scales" (WITTENBORN, 1955), die „Brief Psychiatric Rating Scale" (BPRS) von OVERALL und GORHAM (1962). In Deutschland, der Schweiz und Österreich hat sich eine Reihe von psychiatrischen Kliniken auf das „Dokumentationssystem der Arbeitsgemeinschaft für Methodik und Dokumentation in der Psychiatrie" (AMP) geeinigt (ANGST et al., 1969; SCHARFETTER, 1972). Ein Übersichtsreferat von MOMBOUR (1972) gibt eine detaillierte Beschreibung und Beurteilung der in der Psychiatrie verbreiteten Schätzskalen.

Die als Punktwerte (Scores) vorliegenden Untersuchungsergebnisse des psychopathologischen Befundes werden häufig als Säulendiagramme oder auch als Kurven graphisch dargestellt. So ergeben sich für einen einzelnen Patienten oder für Patientengruppen Syndrom-Profile, die für die einzelnen Diagnosen charakteristische Züge tragen (siehe z.B. LORR, 1966; LORR und KLETT, 1967; LORR et al., 1963; MOMBOUR et al., 1973; MOMBOUR, 1974). Diese graphischen Darstellungen als Diagnoseprofile eignen sich sehr gut zu Vergleichszwecken von Patienten mit derselben oder einer unterschiedlichen Diagnose. Mit dieser Methode, die die Struktur des psychopathologischen Befundes berücksichtigt, können Unterschiede gefunden werden, die durch die Benutzung des gleichen Diagnosenamens verdeckt wurden. Füllen Psychiater solche Schätzskalen nicht anhand eines konkreten, sondern eines nur vorgestellten Idealpatienten mit einer bestimmten Diagnose aus, so ergeben sich diagnostische „Stereotypen" pro Diagnose, die oft auch bei gleichlautenden Diagnosen erhebliche Unterschiede zwischen einzelnen Ländern zeigen. So stellten PICHOT und Co-Autoren die diagnostischen Stereotypen amerikanischer und französischer Psychiater anhand der BPRS von OVERALL und GORHAM (1962) einander gegenüber (PICHOT, 1967; PICHOT et al., 1967). Sie konnten durch einen Profilvergleich ein „amerikanisch-französisches Wörterbuch" aufstellen, das die sich entsprechenden Diagnosenamen aus beiden Ländern nebeneinanderstellt. Dabei zeigten sich trotz z.T. gleichlautender Namen interessante Verschiebungen, z.B. entsprach die „Hébéphrénie" der Franzosen dem Typ „Catatonic Schizophrenic" der Amerikaner, die „Schizophrénie Paranoide" (fr.) dem Typ „Hebephrenic Schizophrenic" und „Residual Schizophrenic" (amerik.), für die „Paraphrénie" (fr.) fand sich keine Entsprechung bei den Amerikanern, eine verwirrende Mehrdeutigkeit des Begriffes „paranoid(e)" in beiden Sprachen trat deutlich hervor, u.a.m. OVERALL und HIPPIUS (1972 u. 1974) untersuchten mit der BPRS die diagnostischen Stereotypen deutscher Psychiater und fanden für größere diagnostische Gruppen gute Entsprechungen, für die Untergruppen der Schizophrenie aber ähnliche Diskrepanzen wie in den französischen Arbeiten.

ad 4. Nicht nur die Erhebung von Befund und Anamnese, sondern auch die Zusammenfassung und Auswertung der erhobenen Daten muß nach einheitlichen Methoden erfolgen, um die Vergleichbarkeit zu gewährleisten. Die Zusammenfassung besteht meist in einer Datenreduktion, einer numerischen Berechnung entsprechend den Regeln der deskriptiven Statistik. Die meisten Schätzskalen und psychologischen Tests geben hierzu genaue Anweisungen. Die Zuordnung eines gefundenen Krankheitsbildes zu einer bestimmten Diagnose aus dem Klassifikationsschema muß nach streng formalisierten Regeln erfolgen, wenn sie Einheitlichkeit der Auswertung gewährleisten soll. Solche streng formalisierten Regeln für die Zuordnung werden als *Algorithmen* bezeichnet, und man spricht von einer algorithmischen Diagnostik (vgl. LANGE, 1971; A.E. MEYER, 1972; v. ZERSSEN, 1973a). Wird sie von datenverarbeitenden Maschinen vorgenommen, so kommt man zu einer Computerdiagnostik (vgl. GROSS, 1969), die das Vorgehen des Arztes bei der Diagnosestellung simuliert, aber dessen inkonsequente Sprünge durch die Formalisierung beseitigt.

SPITZER und Mitarb. haben mit ihren DIAGNO-Programmen (SPITZER u. ENDICOTT 1968 u. 1969) einen formalisierten Entscheidungsprozeß zur psychiatrischen Diagnosestellung entwickelt. Für Diagno I wird die „Psychiatric Status Schedule" (PSSS), eine Skala für den psychopathologischen Befund, verwendet, für Diagno II die „Current and Past Psychopathology Scales" (CAPPS), eine Skala mit Angaben zum psychopathologischen Befund, zur Krankheitsanamnese und zum Sozialverhalten. Anhand dieser Daten wird in einer bestimmten Reihenfolge ein diagnostischer Entscheidungsbaum von den körperlich begründbaren Störungen über die endogenen Psychosen zu den Persönlichkeitsstörungen und Neurosen durchlaufen. An den einzelnen Stellen werden bestimmte Fragen über das Vorliegen charakteristischer Symptome gestellt, deren Fehlen eine Diagnose oder eine ganze Gruppe von Diagnosen ausschließen kann und den weiter zu durchlaufenden Weg innerhalb des Entscheidungsbaumes bestimmt. So wird im wesentlichen eine Diagnose „per exclusionem" gestellt. Zur Diagnostik wurde das damalige offizielle Diagnosenschema (DSM I) der American Psychiatric Association (APA, 1952) benutzt.

Eine andere Art der standardisierten Diagnosestellung stellt ein von J.K. WING entwickeltes Programm dar, bei dem die Gesamtheit aller erhobenen Daten mit festgelegten Diagnosebeschreibungen verglichen wird und die Zuordnung auf dem Wege der größtmöglichen Ähnlichkeit erfolgt (J.K. WING, 1970).

Größere Flexibilität, ein Erkennen der einzelnen Schritte und die Möglichkeit zu Rückfragen im Laufe einer standardisierten Diagnosestellung ergeben sich im Mensch-Maschine-Dialog, wie sie ein Programm von GERSTER u. DIRLICH (1975) vorschlägt. Dieses DIAL genannte Vorgehen beruht auf einem modifizierten DIAGNO II-Programm von SPITZER u. Mitarbeitern, das den Bedürfnissen eines „Frage- und Antwortspiels" angepaßt wurde. Nach geringfügigen Veränderungen könnte anstelle der CAPPS-Fragebögen auch eine andere analoge Schätzskala oder ein anderer Entscheidungsbaum als Grundlage für die Diagnosestellung verwendet werden.

Ein Vergleich der Diagnosen, die an den gleichen Patienten vom behandelnden Arzt, von DIAL und von 2 Fachärzten nur auf Grund der Fragebogen-Auswertung (CAPPS) gestellt wurde, zeigt eine zufriedenstellende Übereinstimmung bei globalen Diagnosegruppen, weist aber gleichzeitig auf Mängel der zugrundeliegenden Schätzskala *als Quelle von Diskrepanzen* hin (SCHMID, 1973; SCHMID *et al.*, 1974; CASTELL *et al.*, i. Vorb.).

Ein wesentlich einfacheres und ohne große technische Hilfsmittel arbeitendes Verfahren zur standardisierten Diagnosestellung entwickeln z.Zt. von ZERSSEN u. Mitarbeiter (v. ZERSSEN et al., i. Vorb.; RICHTER, 1973). Der Vorgang der Diagnosestellung auf Grund diagnostisch relevanter Items (Symptome, anamnestische Angaben etc.) und ihrer Zuordnung zu den verschiedenen Krankheitsbildern (im Sinne der ICD), bei denen die betreffenden Items nach übereinstimmenden Angaben einschlägiger Lehrbücher vorkamen, wird unter Zuhilfenahme von Sichtlochkarten anschaulich gemacht. Jede Sichtlochkarte repräsentiert ein solches Item; Lochungen an bestimmten Stellen der Karte bezeichnen die Diagnosen, bei denen das Item vorkommen kann. Beim Aufeinanderlegen der den untersuchten Fall repräsentierenden Karten bezeichnet die Stelle der durchgehenden Lochung die Diagnose(n), auf die als Muster alle gefundenen Einzelsymptome bezogen werden können.

ad 5. Fast jährlich werden von der WHO *„Seminare zur Standardisierung der psychiatrischen Diagnose, Klassifikation und Statistik"* durchgeführt. Von Experten aus verschiedenen Ländern werden jeweils einzelne Kapitel der internationalen Klassifikation psychiatrischer Erkrankungen besprochen; es wird versucht, diese Erkrankungen zu definieren, gegeneinander abzugrenzen und Änderungsvorschläge für die neunte Revision der ICD auszuarbeiten. Um diese Fachdiskussionen auf eine empirische Basis zu stellen, müssen die Teilnehmer Diagnosen anhand realer Krankengeschichten und gefilmter Interviews stellen; Übereinstimmungen und Diskrepanzen werden anschließend analysiert.

Bisher fanden die folgenden Seminare statt: 1. über psychiatrische Diagnostik im allgemeinen, mit besonderem Akzent auf Schizophrenie und affektiven Psychosen 1965 in London (SHEPHERD et al., 1968; WHO, 1966), 2. über reaktive (psychogene) Psychosen 1966 in Oslo (ASTRUP und ØDEGARD, 1970), 3. über Kinderpsychiatrie 1967 in Paris (RUTTER et al., 1969; WHO, 1969), 4. über Alterspsychiatrie 1968 in Moskau (AVERBUCH et al., 1970; WHO, 1970a), 5. über Schwachsinn 1969 in Washington (WHO, 1970b u. 1972a; TARJAN et al., 1972), 6. über Neurosen und psychosomatische Erkrankungen 1970 in Basel (WHO, 1971), 7. über Persönlichkeitsstörungen und Drogenabhängigkeit 1971 in Tokio (EDDY et al., 1965; WHO, 1970c u. 1972b). Ergänzt werden diese WHO-Seminarien durch Untersuchungen zur multi-axialen Diagnostik in der Psychiatrie (RUTTER et al., 1973). Eine Übersicht über die Programme der WHO zur psychiatrischer Epidemiologie gibt SARTORIUS (1973). Sie umfassen neben den Programmen zur Standardisierung der psychiatrischen Diagnose, Klassifikation und Statistik die Entwicklung von international verwendbaren Untersuchungsinstrumenten und -methoden, Vergleichsuntersuchungen von psychischen Erkrankungen in geographisch definierten Populationen sowie Ausbildungskurse in Epidemiologie und Sozialpsychiatrie. An all diesen WHO-Programmen nehmen Experten aus zahlreichen Ländern teil.

Die Methode, anhand gefilmter Interviews übereinstimmende und abweichende Diagnosestellungen zu untersuchen, hatten auch z.B. SANDIFER et al. (1968) und KATZ et al. (1969) bei ihren Arbeiten angewandt. Eine gefilmte psychiatrische Exploration bietet den Vorteil, jederzeit eine strittige Einzelheit wieder vor Augen zu führen und so zu klären, während sie bei einem realen Interview von der unsicheren und widersprüchlichen Erinnerungsfähigkeit der Beobachter abhängt. Gemeinsame Diagnosestellung anhand von Krankengeschichten und gefilmten Interviews eignen sich neben der wissenschaftlichen Verwendbarkeit auch hervorragend für den psychiatrischen Unterricht von Studenten und für die Facharztausbildung.

Die internationale Klassifikation psychiatrischer Krankheiten

Die internationale Klassifikation der Krankheiten, Verletzungen und Todesursachen (International Classification of Diseases, Injuries and Causes of Death, *ICD*) entstand aus einer Todesursachenstatistik, die von BERTILLON 1893 auf einer Tagung des Internationalen Statistischen Instituts in Chicago vorgelegt wurde. Alle 10 Jahre wurde eine Revision vorgenommen, seit 1928 unter Beteiligung des Völkerbundes. Nach der Gründung der Vereinten Nationen (UNO) und ihrer Unterorganisationen wurde 1948 diese Statistik durch die Weltgesundheitsorganisation (World Health Organization, WHO) zu einer internationalen Klassifikation der Krankheiten, Verletzungen und Todesursachen erweitert. Die letzte, achte Revision stammt aus dem Jahre 1968. Die 9. Revision ist für 1975[2] vorgesehen (Statistisches Bundesamt, 1968, 1971).

Die Einführung der internationalen Klassifikation wird von der WHO allen Mitgliedsländern empfohlen, alle offiziellen Medizinalstatistiken müssen der ICD entsprechen. Da die Bundesrepublik Deutschland Mitglied der WHO ist, werden seit geraumer Zeit Berichte des Statistischen Bundesamtes oder des Gesundheitsministeriums unter Verwendung der internationalen Klassifikation erstellt (z.B. im Bericht über „das Gesundheitswesen der Bundesrepublik Deutschland"; Bundesministerium für Jugend, Familie und Gesundheit, 1970). Die Internationale Klassifikation bezieht sich auf die gesamte Medizin (deutsche Ausgabe: Statistisches Bundesamt 1968, 1971[3]; sie enthält 17 Kapitel und Zusätze, das 5. Kapitel (mit den Nummern 290.0—315.9) betrifft die psychiatrischen Erkrankungen. Der psychiatrische Teil der ICD wurde bisher (d.h. 1973) in den folgenden Ländern offiziell eingeführt: USA, Kanada, Großbritannien, Norwegen, Bundesrepublik Deutschland, Deutsche Demokratische Republik und die Länder Osteuropas einschließlich der UdSSR; in der Schweiz und Belgien sind Bestrebungen zur offiziellen Einführung im Gange (persönliche Mitteilung). Leider steht die französische Psychiatrie abseits und hat ihre eigene Klassifikation entwickelt (INSERM, 1968). Diese ist jedoch offenbar von der internationalen z.T. beeinflußt und von ihr nicht allzu verschieden.

Im folgenden soll der internationale Diagnosenschlüssel psychiatrischer Krankheiten und das zugehörige internationale Glossar (deutsche Ausgabe: DEGKWITZ et al., 1973) ausführlich besprochen werden (wörtliche Zitierungen stehen in Anführungsstrichen).

Allgemeiner Aufbau der internationalen Klassifikation psychiatrischer Krankheiten (ICD-Nr. 290.0—315.9, s. Anhang). Die Einteilung psychischer Störungen erfolgt z.T. nach der Aetiologie, z.T. aber auch nach dem klinischen Erscheinungsbild und dem Verlauf. Der Einteilungsgrund ist also nicht einheitlich durchgehend, sondern wechselnd (siehe S. 81 ff.). So wird zunächst nach grob klinischem Eindruck zwischen „Psychosen" (ICD-Nr. 290—299), „Neurosen, Persönlichkeitsstörungen und anderen nicht psychotischen psychischen Störungen" (ICD-Nr.

---
[2] Voraussichtliche Veröffentlichung 1978.
[3] Von einer zweiten deutschsprachigen Ausgabe (RICHTERICH et al., 1968, 1973) ist eher abzuraten. Die erste Auflage enthält im psychiatrischen Kapitel zahlreiche Fehler der Numerierung. In die zweite Auflage wurden bereits Änderungen aufgenommen, die erst als Änderungswünsche einer Konferenz deutschsprachiger Länder der WHO vorgeschlagen wurden, also frühestens in der 9. Revision erscheinen können.

300—309) und „Oligophrenien" (ICD-Nr. 310—315) unterschieden. Diese werden sodann, teils nach aetiologischen Gesichtspunkten, teils nach dem klinischen Erscheinungsbild oder dem Verlauf, weiter differenziert. Jedes Krankheitsbild wird durch eine vierstellige Zahl bezeichnet, die ersten drei Ziffern beziehen sich auf zusammengehörige Krankheitsgruppen, wie z.B. Alkoholpsychosen, Schizophrenien, Neurosen. Es gibt insgesamt 26 solcher Krankheitsgruppen. Zur Bezeichnung der Unterformen in jeder Gruppe ist die vierte Stelle vorgesehen, z.B. Alkoholdelir, Hebephrenie, Zwangsneurose. Um eine vollständige Verschlüsselung zu ermöglichen, ist für nicht erwähnte, aber genau abgrenzbare Unterformen jeweils die Ziffer 8 der vierten Stelle vorgesehen, für unklare und nicht näher bezeichnete Formen die Ziffer 9. Zur vollen Charakterisierung eines Patienten sind Mehrfachdiagnosen möglich, z.B. wenn neben einer Neurose ein Alkoholismus und Schwachsinn vorliegen. Auch bei Differentialdiagnosen müssen Mehrfachverschlüsselungen erfolgen. Von seiten der WHO liegen jedoch keine verbindlichen Angaben vor, in welcher Reihenfolge die Mehrfachdiagnosen zu verschlüsseln sind und wie man Mehrfach- von Differentialdiagnosen unterscheidet. Dies festzustellen, bleibt Aufgabe der nächsten Revisionskonferenz. Die deutschen Herausgeber des „Diagnosenschlüssel und Glossars psychiatrischer Krankheiten" empfehlen, daß bei Mehrfachdiagnosen „die das klinische Bild prägende Krankheit als erste Diagnose angeführt werden" solle. Um die Anpassung des internationalen Diagnosenschlüssels an nationale Gewohnheiten zu erleichtern, sind Umstellungen der Reihenfolge, in der die Krankheiten aufgeführt werden, erlaubt, wenn nur die Numerierung beibehalten wird. Da bei einigen Krankheitsgruppen an der vierten Stelle nur wenige Unterformen aufgeführt sind, sind dort an der Stelle der freien Nummern Zusätze möglich; ebenfalls ist es erlaubt, zur weiteren Untergliederung eine 5. Stelle anzuhängen. Von diesen Wahlmöglichkeiten haben die amerikanischen und deutschen Fachorganisationen Gebrauch gemacht, vor allem bei den körperlich begründbaren Störungen (APA, 1968; DEGKWITZ et al., 1973). Das Glossar gibt zu den meisten Diagnosen kurze Erläuterungen, die vor allem der Abgrenzung gegenüber anderen Krankheiten dienen; im Anschluß werden außerdem Synonyma aufgeführt sowie ähnlich lautende Begriffe, die bei der jeweiligen Diagnose ein- oder auszuschließen sind. Zusätzlich existiert noch eine von der WHO herausgegebene, sehr umfangreiche „Tabular List of Index Terms" (WHO, ohne Jahresangabe), die zu den einzelnen Nummern zahlreiche gleichlautende Begriffe aufführt, mit denen in den verschiedenen psychiatrischen „Schulen" die betreffenden psychischen Störungen bezeichnet werden.

Psychosen. „Der Begriff Psychose umfaßt solche krankhaften Zustände, in denen die Beeinträchtigung der psychischen Funktionen ein so großes Ausmaß erreicht, daß dadurch Einsicht und Fähigkeit, einigen der üblichen Lebensanforderungen zu entsprechen, oder der Realitätsbezug erheblich gestört sind. Es handelt sich um keinen exakten oder genau definierten Begriff" (Internationales Glossar). Die Reihenfolge der aufgeführten Psychosen folgt der traditionellen Einteilung in organische (290—294), endogene (295—297) und psychogene (reaktive) (298). Die letzte Gruppe wurde vor allem mit Rücksicht auf die skandinavische Psychiatrie eingeführt. Es handelt sich um Psychosen, die im Erscheinungsbild den endogenen gleichen, die aber „einem kürzlich vorausgegangenen Erlebnis zugeschrieben werden können".

Organische Psychosen (290—294). Die Einteilung geschieht nach aetiologischen Gesichtspunkten. Hierzu gehören: Demenzen bei präsenilen und senilen Hirnkrankheiten (290), Alkoholpsychosen (291), Psychosen bei intrakraniellen Infektionen (292), Psychosen bei anderen organischen Hirnstörungen (293) und Psychosen bei anderen körperlichen Krankheiten (294). Im Sprachgebrauch der deutschen Psychiatrie wird manchmal zwischen den Begriffen organische und symptomatische Psychose unterschieden und der Ausdruck „organisch" enger gefaßt; bei den organischen Psychosen soll die Erkrankung das Gehirn direkt, bei den symptomatischen indirekt als Auswirkung einer im Körper ablaufenden Erkrankung betreffen. Die Nummern 292 und 293 entsprächen den Erkrankungen mit direkter, die Nummer 294 den Erkrankungen mit indirekter Hirnbeteiligung. Der von der WHO bei den Nummern 290—294 verwendete Psychose-Begriff ist weiter als der übliche deutschsprachige, er umfaßt nicht nur klinische Bilder mit produktiven Symptomen, sondern auch Demenzen. Auch der Demenz-Begriff wird weiter gefaßt, da er neben schweren auch mittelschwere organische Psychosyndrome einschließt. Die körperlich begründbaren Wesensänderungen werden dagegen später unter Nr. 309 bei den nicht-psychotischen Störungen aufgeführt. Die „American Psychiatric Association" hat in diesem Falle von dem Recht auf Umstellung der Reihenfolge Gebrauch gemacht und die Nummer 309 im Anschluß an die Nummern 290—294 aufgeführt, um so alle körperlich begründbaren psychischen Störungen an einer Stelle des Schlüssels zusammenzustellen. Da die Einteilung der organischen Psychosen (290—294) nach aetiologischen Gesichtspunkten erfolgt, läßt sich das klinische Erscheinungsbild nicht differenzieren. So erweist es sich bei der klinischen Arbeit und der späteren Auswertung der verschlüsselten Daten als großer Nachteil, daß Demenzen, mittelschwere organische Psychosyndrome, akute exogene Reaktionstypen und die sog. endomorphen Psychosen, d.h. körperlich begründbare Psychosen, die unter dem klinischen Bild einer endogenen Psychose verlaufen, alle unter der gleichen Nummer aufgeführt werden müssen, wenn sie die gleiche Ursache haben. Nur die durch die gleiche Ursache hervorgerufenen Wesensänderungen erhalten eine andere Nummer (309), und die Alkoholpsychosen können nach dem Erscheinungsbild differenziert werden. Ein Problem stellt auch die Verschlüsselung der sog. endomorphen Psychosen dar; als Beispiel mag eine praesenile Demenz dienen, die oft längere Zeit unter dem Bild einer Involutionsdepression verlaufen kann, oder eine schizophrenieähnliche Psychose bei Amphetaminabusus. Die WHO empfiehlt, bei Fehlen eines organischen Bildes diese Störungen nach dem passenden Syndrom (d.h. bei den endogenen Psychosen) zu verschlüsseln, auch dann, wenn sie im Zusammenhang mit einer körperlichen Störung stehen. Da diese Regelung der in Deutschland üblichen Diagnosestellung zu stark widerspricht, hat die DGPN in diesem einzigen Punkt eine von der WHO abweichende Empfehlung gegeben. „Im Gegensatz hierzu sollen bei uns entsprechend dem bisherigen Gebrauch endogen aussehende körperlich begründbare Psychosen [z.B. paranoid-halluzinatorische progressive Paralyse (292.0), Amphetaminpsychosen (294.3)] als organische Psychosen klassifiziert werden (290—294)."

Endogene Psychosen (295—297). Klinisches Erscheinungsbild und Verlauf gelten als Einteilungsgrund. Hierunter fallen die Schizophrenien (295), die affektiven Psychosen (296) und die paranoiden Syndrome (297). Nach einer detaillierten

Beschreibung der Schizophrenien wird im Glossar betont, „die Diagnose sollte nicht auf die Fälle beschränkt werden, die einen protrahierten, zum Abbau führenden und chronischen Verlauf nehmen". Es wird also die Bleulersche Schizophrenie-Beschreibung gegenüber der Kraepelinschen und französischen empfohlen. Neben den bekannten Untergruppen, wie Hebephrenie (295.1), Katatonie (295.2) etc., werden hier auch die nicht-psychotischen Erscheinungsformen der Schizophrenie, wie die Rest- und Defektzustände (295.6) oder der Schizophrenieverdacht (sog. latente Schizophrenie) bei (pseudo)neurotischen Bildern (295.5), aufgeführt. Die schizo-affektiven Psychosen (Mischpsychosen) stehen — etwas unpassend — bei den Schizophrenien (295.7). Es muß aber als Fortschritt betrachtet werden, daß die ICD dieses Krankheitsbild als eigene Unterform der Schizophrenie herausstellt gegenüber der noch häufig praktizierten Gewohnheit, Patienten dieses Typus völlig willkürlich entweder als Schizophrene oder als Manisch-Depressive einzustufen.

Bei den affektiven Psychosen (296) wird zwischen Involutionsdepressionen (296.0), monopolaren endogenen Manien (296.1), monopolaren endogenen Depressionen (296.2) und der zirkulären Verlaufsform (= bipolar) manisch-depressiver Erkrankungen (296.3) unterschieden. Es wäre erstrebenswert, wenn man bei der zirkulären Verlaufsform noch zwischen einem „im Augenblick manischen" und „im Augenblick depressiven" Zustandsbild unterteilen könnte. Nach neueren Untersuchungen der affektiven Psychosen von ANGST (1966) und PERRIS (1966) neigt man dazu, die affektiven Psychosen in zwei Gruppen zu untergliedern, von denen die eine die Involutionsdepressionen und die monopolaren endogenen Depressionen umfaßt, die andere die monopolaren Manien und die zirkulären Verlaufsformen; nur die letzte Gruppe wird manisch-depressives Kranksein genannt. Die 8. Revision der WHO bedient sich noch der traditionellen Bezeichnung „manisch-depressive Psychose" für alle genannten Formen. Unter „andere affektive Psychosen" (296.8) lassen sich u.a. die Mischzustände (nicht zu verwechseln mit Mischpsychosen!) einordnen.

In die Gruppe paranoide Syndrome (297) fallen alle „Psychosen, die nicht als Schizophrenie oder affektive Psychosen klassifizierbar sind. Wahnideen, etwa beeinflußt, verfolgt oder in besonderer (negativer) Weise behandelt zu werden, sind die Hauptsymptome. Die Wahnideen sind ziemlich fixiert, ausgearbeitet und systematisiert". Gegenüber den Schizophrenien bleibt die Persönlichkeit gut erhalten. Diese Gruppe enthält nur die zwei Unterformen Paranoia (297.0) und paranoide Psychose im Involutionsalter (297.1), die auch als Involutionsparaphrenie bezeichnet wird. Für alle anderen Formen steht die große Sammelnummer 297.9 zur Verfügung, bei der auch unter den dazugehörigen Begriffen die „nicht näher bezeichnete Paraphrenie" aufgeführt ist. Vor allem die französische Psychiatrie hat sich sehr mit einer minuziösen Schilderung der außerhalb der Gruppe der typischen Schizophrenien stehenden Wahnpsychosen befaßt. Alle so detailliert geschilderten Krankheitsbilder müssen aber mit diesen wenigen, sehr komprimiert zusammenfassenden Nummern verschlüsselt werden.

Unter den *psychogenen Psychosen* (298) werden aufgeführt: die reaktive depressive Psychose (298.0), die der endogenen Depression ähnelt, der reaktive Erregungszustand (298.1), der der endogenen Manie ähnlich ist, der reaktive Verwirrtheitszustand (298.2), der mit einem psychogenen Dämmerzustand synonym ist, und die akute paranoide Reaktion (298.3), eine Psychose, „offenbar hervorgerufen durch ein als emotionaler Streß wirkendes Ereignis, das als Angriff oder Bedrohung fehlgedeutet wird". Sie entspricht dem „bouffé délirante" der französischen Psychiatrie.

Die Nummer 299 umfaßt alle nicht näher bezeichneten Psychosen. Krankheitsbilder sollten hier nur aufgeführt werden, wenn es nicht möglich ist, sie unter einer anderen genauer beschriebenen Form einzuordnen.

Neurosen, Persönlichkeitsstörungen (Psychopathien) und andere nicht psychotische psychische Störungen (300—309). Neben den Neurosen (300) und den Persönlichkeitsstörungen (301) werden in diesem Abschnitt auch die verschiedenen Formen süchtigen Fehlverhaltens (302—304), psychosomatische Störungen (305), kurzfristige psychische Auffälligkeiten (307), Verhaltensstörungen im Kindesalter (308), körperlich begründbare Persönlichkeitsstörungen (309) und eine Restgruppe (306) aufgeführt. Bei den psychogenen Störungen ist eine klare Trennung zwischen psychogenen Reaktionen, einfachen Entwicklungen und neurotischen Entwicklungen (s. S. 84ff.) nicht möglich; die psychogenen Reaktionen werden am besten unter der Nummer 307 („vorübergehende kurzfristige psychische Auffälligkeiten, die mit situativen Belastungen im Zusammenhang stehen") verschlüsselt. Eine Ausnahme bildet die reaktive Depression, die nach den Angaben des Glossars bei den Neurosen unter 300.4 einzuordnen ist. Unklar bleibt, in welche Gruppe die einfachen Entwicklungen gehören. Diese Einteilungen zeigen den deutlichen Einfluß der anglo-amerikanischen Gewohnheit, unter dem globalen Begriff Neurose mehr oder weniger alle erworbenen psychischen Störungen zusammenzufassen. Die Untergliederung der Neurosen (300) und Persönlichkeitsstörungen (301) entspricht den bekannten klinischen Formen, die an der Beschreibung des Erscheinungsbildes orientiert sind. Die Gruppen des süchtigen Fehlverhaltens umfassen die sexuellen Verhaltensabweichungen (302), den Alkoholismus (303) und die Medikamentenabhängigkeit (304). Unter den Nummern 303 und 304 ist jedoch nur die Abhängigkeit zu verschlüsseln, nicht aber eine dadurch entstandene körperliche oder psychoreaktive Störung. Kommt es z.B. durch den Alkoholismus zu einer Alkoholpsychose, so ist diese unter 291 aufzuführen; kommt es zu einer (als körperlich begründbar aufgefaßten) Wesensänderung oder zu prädeliranten (nicht-psychotischen) Syndromen, so müssen diese unter 309.1 klassifiziert werden etc. Die Untergruppen „gewohnheitsmäßiger Alkoholmißbrauch" (303.1) und „chronischer Alkoholmißbrauch (Trunksucht)" (303.2) entsprechen dem Gewohnheitstrinken ohne Kontrollverlust und dem chronischen Alkoholismus mit Kontrollverlust. Die Gruppe der psychosomatischen Störungen (305) umschreibt „körperliche Störungen wahrscheinlich psychischen Ursprungs". „Die krankhaften Veränderungen spielen sich im allgemeinen im vegetativen Nervensystem ab." Dies kann als Unterschied zu hysterischen Konversionssymptomen (300.1) gelten, die — nach ALEXANDER (ALEXANDER u. ROSS, 1962) — vorwiegend im sensorisch-motorischen Nervensystem ablaufen. Die Untergruppen der psychosomatischen Erkrankungen sind nach Körpersystemen (wie Herz- und Kreislaufsystem, Magen-Darm-Trakt etc.) eingeteilt. Als Kuriosum mag erwähnt werden, daß man (offenbar aus Vollständigkeitsgründen) sogar eine „psychogene Störung des Blut- oder Lymphsystems" (305.4) aufgenommen hat, obwohl ein solches Krankheitsbild nicht bekannt ist. Die Nummer 306 dient als Rest- und Sammelgruppe für Einzelsymptome, wie Kopfschmerz (306.8), Enuresis (306.6), Tick (306.2), die nicht im Rahmen anderer schon erwähnter Störungen klassifiziert werden können. Unter 306.9 wird u.a. auch der kindliche Autismus aufgeführt. Die Nummer 308 ist vorgesehen für „Verhaltensstörungen im Kindesalter (soweit nicht unter 306 oder anderen Kategorien erfaßt)". Es handelt sich hierbei um „Störungen, die vor dem 15. Lebensjahr auftreten, hartnäckiger sind als vorübergehende kurzfristige Auffälligkeiten, die mit situativen Belastungen im Zusammenhang stehen (307), aber leichter therapierbar sind als Psychosen, Neurosen oder Persönlichkeitsstörungen".

Die Nummer 309 umfaßt „psychische Störungen, die nicht als Psychosen bezeichnet werden können, jedoch mit körperlichen Krankheiten im Zusammenhang stehen, die auf das Gehirn einwirken". Nach deutschem Sprachgebrauch handelt es sich im wesentlichen um organische Wesensänderungen, die im Glossar aber auch beschrieben werden als „Neurosen und Persönlichkeitsstörungen, die einer körperlichen Schädigung zugeordnet werden können, wie Hirntrauma oder Encephalitis". Unter dieser Rubrik wären u.a. alle Patienten mit einem hirnlokalen Psychosyndrom im Sinne von M. BLEULER (vgl. E. BLEULER, 1972) einzuordnen. Die Unterteilung dieser Gruppe 309 nach aetiologischen Gesichtspunkten ist ähnlich, aber nicht identisch wie die Unterteilung der „organischen Psychosen" (290—294). An einer dritten Stelle des Diagnosenschlüssels, bei den Oligophrenien, gibt es ebenfalls eine Untergliederung nach organischer Ursache, die sich wieder hinsichtlich Anordnung und Zusammenfassung von den beiden anderen unterscheidet. Hierin ist der Diagnosenschlüssel inkonsequent aufgebaut.

Oligophrenien (310—315). In diesem Abschnitt wird gleichzeitig nach klinischem Bild und Aetiologie verschlüsselt. Die drei ersten Ziffern bezeichnen den Ausprägungsgrad, wie z.B. Minderbegabung (310), leichter Schwachsinn (311) etc., die vierte Stelle die Ursache, wie z.B. „Schwachsinn als Folge von Infektionskrankheiten oder Intoxikation" (... .0), „bei Chromosomen-Anomalie" (... .5) oder „im Zusammenhang mit Störungen des psychosozialen Milieus" (... .8). Der Schweregrad wird durch Angabe von IQ-Grenzen näher definiert. „Die in der Originalfassung angegebenen IQ-Werte bieten zwei Schwierigkeiten: 1. ist die Methode, nach der diese IQ-Werte bestimmt werden, nicht eindeutig klar; 2. ist die Zuordnung klinisch diagnostizierter Schwachsinnsgrade zu bestimmten IQ-Bereichen kontrovers sowie in den im Original angeführten unteren Bereichen nicht durchführbar und auch sinnlos. Es werden deshalb unter jedem Oligophreniegrad aufgeführt: 1. Die IQ-Bereiche der Originalfassung, die sich wahrscheinlich auf Binet-Stanford beziehen, 2. IQ-Bereiche, die sich auf den HAWIE beziehen, 3. jeweils dazugehörige Begriffe, die sich auf klinische Beurteilung und Schätzungen beziehen, da Test-Messungen oft nicht möglich sind." (Deutscher Zusatz zum Glossar, S. 63.)

In der deutschen Ausgabe des Diagnosenschlüssels wurden die verschiedenen Formen von Selbstmord und Selbstbeschädigung (E950—E959) unter Beibehaltung der Numerierung aus einem anderen Kapitel der Gesamt-ICD herausgenommen und dem Kapitel psychiatrischer Erkrankungen angegliedert.

Die bevorstehenden Revisionen der internationalen Klassifikation der Krankheiten

Die 9. Revision der ICD ist für 1975 geplant[4]. Sie wird für das V. Kapitel der psychiatrischen Erkrankungen nur kleinere Veränderungen bringen, den Gesamtaufbau aber im wesentlichen unverändert lassen (WHO, 1972c). Die vorgeschlagenen Verbesserungen sollen sich vor allem darauf beziehen, daß es in Zukunft bei der Verschlüsselung psychiatrischer Erkrankungen wieder in stärkerem Umfang möglich sein wird, das klinische Erscheinungsbild zu differenzieren. So wird man voraussichtlich bei den körperlich begründbaren Störungen die akuten exogenen Reaktionstypen, die mittelschweren organischen Psychosyndrome und Demenzen, die organischen Wesensänderungen zusammen mit leichten organischen Psychosyndromen sowie die sog. endomorphen Psychosen unterschiedlich verschlüsseln können. Die diesen klinischen Erscheinungen zugrundeliegenden Körperkrankheiten müssen dann aber zusätzlich durch eine Nummer aus einem anderen ICD-Kapitel bezeichnet werden, da einzelne Nummern der körperlich begründbaren psychischen Störungen nur mehr das klinische Bild bezeichnen werden. In Analogie zu den Alkoholpsychosen wurde eine neue Rubrik für drogeninduzierte Psychosen empfohlen. Bei den psychogenen Störungen soll man zwischen den Neurosen im engeren Sinne (neurotische Entwicklungen), den kurz dauernden abnormen Erlebnisreaktionen (gross stress reaction) sowie länger anhaltenden abnormen Reaktionen und einfachen Entwicklungen (adjustment reaction) trennen können. Völlig neue Vorschläge wurden ausgearbeitet für die Nummern, die sich auf die Kinderpsychiatrie beziehen, die in Zukunft eine differenziertere Untergliederung erfahren werden. Bei den Schwachsinnsformen soll die Nummer für Minderbegabung (Grenzfälle) mit der Begründung gestrichen werden, daß unter diese Nummer 16% der Gesamtbevölkerung fallen würden (WHO, 1972a). Die einzelnen Schwachsinnsgrade sollen auch nicht mehr durch starre IQ.-Grenzen, sondern nur auf Grund des klinischen Gesamtbildes bestimmt werden. Wie bei den körperlich begründbaren Psychosen und Wesensänderungen soll der durch eine bekannte Grundkrankheit verursachte Schwachsinn zusätzlich durch die entsprechende Nummer aus einem anderen ICD-Kapitel bezeichnet werden; die vierte Stelle der Nummern für die Schwachsinnsformen, die bisher zu diesem Zweck vorgesehen war, entfällt dann. Der internationale Kommentar soll der 9. Revision angepaßt werden und gleichzeitig mit ihr erscheinen. Diese Wünsche für die 9. Revision beruhen weitgehend auf den in den verschiedenen WHO-Seminaren (s. S. 94) erarbeiteten Änderungsvorschlägen. Sie müssen von der „WHO-Assembly", die 1975 tagt, noch genehmigt werden.

Die kommende neunte Revision der ICD akzentuiert gegenüber der achten für die Psychiatrie eine sog. multikategoriale Diagnostik. Dabei wird ein Patient gleichzeitig durch mehrere Nummern aus dem Gesamtbereich der ICD charakterisiert. So kann z.B. eine erste Nummer aus dem Kapitel der psychiatrischen Erkrankungen das klinische Erscheinungsbild bezeichnen, eine zweite Nummer aus einem anderen Kapitel der ICD die zugrundeliegende Körperkrankheit, weitere Nummern ermöglichen Mehrfachdiagnosen. Eine umfangreiche Beschrei-

---

[4] Voraussichtliche Veröffentlichung 1978.

bung vieler Aspekte eines einzelnen Patienten ist möglich, aber das Verfahren ist für den Dokumentationsvorgang schwerfällig und platzraubend. Eine andere viel diskutierte Art der Verschlüsselung ist die sog. multiaxiale Diagnostik, die möglicherweise für die 10. Revision (ca. Mitte der achziger Jahre) maßgebend sein wird. Eine einzige, aber mehrstellige Zahl bezeichnet einen Patienten, die einzelnen Stellen entsprechen sog. Achsen oder Dimensionen. Als solche Axen wurden von RUTTER et al. (1969) für den Bereich der Kinderpsychiatrie vorgeschlagen: 1. klinisches Erscheingungsbild, 2. Aetiologie im weitesten Sinn des Wortes (Ursache, auslösende Faktoren, zugrundeliegende Krankheit unbekannter Ursache), 3. Intelligenzniveau oder Charakterstruktur. Diese Vorschläge wurden von RUTTER et al. (1973) in England empirisch überprüft und die Ergebnisse als Fortschritt gegenüber der bisherigen Klassifikation in der Kinderpsychiatrie interpretiert. Im Grunde genommen handelt es sich hierbei aber nicht um Dimensionen, entlang derer verschiedene Ausprägungsgrade abgebildet werden, sondern um eine willkürliche Aneinanderreihung verschiedener Aspekte.

Auf Grund langjähriger Erfahrungen mit eigenen Klassifikationssystemen möchten ESSEN-MÖLLER (ESSEN-MÖLLER u. WOHLFAHRT, 1947; ESSEN-MÖLLER, 1961 und 1971) und L. WING (1970) eine multiaxiale Gliederung nach Ursache und Erscheingsbild für die ICD als obligatorisch einführen. In ESSEN-MÖLLERS System wird das Erscheinungsbild zunächst nach groben klinischen Gruppen untergliedert, wie Psychose, Neurose oder habituelle Abnormität (zu letzterer gehören Persönlichkeitsstörungen, Schwachsinnsformen und Defekte „with no ongoing illnes"), bevor mit der zweiten Achse das spezifische Syndrom (z.B. paranoid, antisozial etc.) benannt wird; die dritte Achse dient der Bezeichnung der Aetiologie. Im von L. WING beschriebenen Camberwell-Register (s. S. 104ff.) kommt man für das Erscheinungsbild mit einer Achse aus, in dem die spezifischen Syndrome in einer hierarchischen Gliederung nach Schweregrad geordnet werden mit den Psychosen an der Spitze und den habituellen Abnormitäten am Schluß; die anderen Achsen dienen der Aetiologie, der Intelligenzstörung und zusätzlichen körperlichen Erkrankungen.

In einem dreiaxialen System könnte z.B. jede Dimension durch zwei Ziffern einer 6stelligen Zahl bezeichnet werden. Da bei dieser Art der Verschlüsselung jede der drei Dimensionen 100 Variationsmöglichkeiten (von 00—99) bietet, kann mit einer nur 6stelligen Zahl eine sehr differenzierte Diagnostik betrieben werden, bei der auch die verschiedenen Dimensionen sehr variabel miteinander kombiniert werden können. Diese Methodik ist für den Dokumentationsvorgang rationeller und platzsparender als die multikategoriale Diagnostik. In einfacher Weise lassen sich in einem solchen System auch Patienten mit dem gleichen Erscheinungsbild bei unterschiedlicher Aetiologie und mit gleicher Aetiologie bei unterschiedlichem Erscheinungsbild zusammenfassen, ein Vorgang, der bei dem gegenwärtigen multikategorialen Verschlüsselungssystem wesentlich umständlicher ist. Bei beiden Methoden müssen jedoch Mehrfachdiagnosen durch mehrere Zahlen angegeben werden, da auch innerhalb einer Achse ja nur eine Bestimmung möglich ist. Ob die vorgeschlagenen Achsen für die Psychiatrie sinnvoll sind, kann angezweifelt werden. Die Aetiologie ist nur für einen kleinen Teil psychiatrischer Störungen bekannt, diese Achse bliebe also für die meisten Fälle ungenutzt. Eine verbindliche Einigung für Charakterstrukturen ist wohl kaum zu erreichen; das Intelligenzniveau ist wieder nur für einen Teil psychiatrischer Störungen maßgebend, für die Mehrzahl der Erkrankungen — zumindest in der Erwachsenenpsychiatrie — aber unbedeutend. Vielleicht braucht man für verschiedene Gruppen psychiatrischer Erkrankungen verschiedene Achsen. Es muß außerdem befürchtet werden, daß man mit der Einführung einer mehraxialen Verschlüsselung im Bestreben nach internationaler Übereinstimmung der Diagnostik wieder Verwirrung stiftet: Wären z.B. in einem dreiaxialen System in jeder Achse nur 10 Untergruppierungen vorgesehen, so ergäbe dies bereits 1000 Kombinationsmöglichkeiten für eine einzige Diagnose; man wird mit Sicherheit dann erhebliche Diskrepanzen bei Diagnosevergleichen voraussagen können. Solche Vergleiche könnten dann sinnvoller Weise nur für eine Dimension, aber nicht für eine Diagnose oder einen Patienten durchgeführt werden. Der Vorteil, den ESSEN-MÖLLER in der „freien Kombination von Syndrom und Aetiologie" sieht, scheint uns zumindest solange eher ein Nachteil zu sein, als nicht die Begriffe in standardisierter Weise operationalisiert werden können. Solche multi-axialen Schemata setzen außerdem erhebliche psychiatrische Erfahrung voraus, was ihre Praktikabilität einschränken dürfte. Trotz dieser Einwände hat die Idee der multi-axialen Verschlüsselung etwas Faszinierendes an sich, weil sie — zumindest in der Theorie — die Komplexität des ganzen Gebietes psychiatrischer Diagnostik zu berücksichtigen scheint und die der Wirklichkeit nicht entsprechende Simplifizierung der kategorialen Einteilung vermeidet.

Hinweis auf organisatorisch-politische Gesichtspunkte

Die Ausführungen über die Klassifikation in der Psychiatrie können nicht abgeschlossen werden, ohne auch noch kurz politische Zusammenhänge auf diesem Gebiet zu würdigen.

Bei der Teilnahme an Konferenzen der WHO und bei Lektüre ihrer Publikationen (World Health Organization Technical Report Series, WHO Genf) kann kein Zweifel darüber aufkommen, daß im psychiatrischen Bereich der angelsächsische Einfluß stark dominiert. So sind z.B. von den neun Psychiatern, die das internationale Glossar zu den psychiatrischen Krankheiten verfaßten, vier Mitglieder des Institute of Psychiatry/The Maudsley Hospital in London und zwei weitere wurden an dieser psychiatrischen Institution ausgebildet[5]. Dieser Einfluß ist durch zwei im wesentlichen politische Faktoren bedingt. Man muß erstens bedenken, daß nicht alle Länder der Erde entwickelte psychiatrische Einrichtungen besitzen, im wesentlichen trifft dies nur zu für die „weißen" Länder und Japan. Innerhalb dieser Länder haben nur fünf Sprachregionen, die deutsche, die französische, die skandinavische, die angelsächsische und die russische, entscheidend zur Entwicklung der Psychiatrie beigetragen, eigene Traditionen aufgebaut und die anderen Länder durch Ausbildungszentren, Forscheraustausch, Übersetzung eigener Publikationen, gesundheitspolitische Beratung etc. stark beeinflußt. Die angelsächsische Psychiatrie hat zur Verbreitung ihrer Anschauungen und zur Nachahmung ihrer Einrichtungen den großen Vorteil, daß

---

[5] Das Glossar wurde vor der endgültigen Fassung jedoch Experten aus über 60 Staaten zur Stellungnahme vorgelegt. Durch ihre Mitarbeit wurde es zu einem echten Dokument internationaler Zusammenarbeit in der Psychiatrie. Dem aufmerksamen Leser wird jedoch nicht entgehen, daß sich das internationale Glossar wie eine Kurzfassung des britischen liest.

fast ein Drittel, d.h. eine Milliarde aller Menschen in Staaten lebt, in denen Englisch als Landessprache oder als Sprache der Gebildeten gesprochen wird (Britisches Commonwealth und ehemalige Commonwealth-Länder über 700 Millionen, USA ca. 205 Millionen, Liberia ca. 2,4 Millionen[6]) (Encyclopaedia Britannica, 1963). Zweitens haben sich die USA und Großbritannien von Anfang an mehr als alle anderen Länder aktiv am Aufbau und an der Entwicklung der UNO und ihrer Unterorganisationen beteiligt und diese Organisationen finanziell und durch Mitarbeiter unterstützt. Unter den WHO-Mitgliedern anderer Nationalität ist der Anteil derer, die in den USA oder Großbritannien ausgebildet wurden, groß. Dadurch verstärkt sich in der Psychiatrie weltweit der angelsächsische Einfluß und wirkt über die WHO auch auf die Entwicklungsländer, die unter der Beratung dieser Organisation ihre eigenen psychiatrischen Einrichtungen erst aufbauen.

Ein weiteres Abseitsstehen deutschsprachiger und französischsprachiger Psychiater würde diese Situation noch verstärken. Nur bei einer aktiven Mitarbeit in den Institutionen der WHO werden sich auch die Gesichtspunkte der deutschen und französischen Psychiatrie stärker zur Geltung bringen lassen. Die Intensivierung der Kontakte mit der WHO ist seit langem Anliegen der „Kommission für Klassifikation und Diagnosenschema der Deutschen Gesellschaft für Psychiatrie und Nervenheilkunde". Die Mitglieder haben sich im Interesse einer weltweiten Vereinheitlichung der psychiatrischen Diagnostik für die Einführung der internationalen Klassifikation psychiatrischer Krankheiten in der BRD eingesetzt (HELMCHEN, 1970a u. b, 1971), eine autorisierte deutsche Übersetzung des Diagnosenschlüssels und Glossars herausgegeben (DEGKWITZ et al., 1973), Untersuchungen zur Brauchbarkeit des ICD-Schlüssels in der klinischen Diagnostik durchgeführt (BOCHNIK et al., 1970; HELMCHEN et al., 1972) und in Zusammenarbeit mit schweizerischen und österreichischen Kollegen Änderungsvorschläge für die 9. Revision der ICD ausgearbeitet (Eidgenössisches Gesundheitsamt, 1971; HELMCHEN, 1973 u. in press; HELMCHEN et al., 1973; MOMBOUR, 1971), die auch weitgehend von der WHO berücksichtigt wurden. Sie verzichteten im Interesse der Einführung der ICD auch auf die Verbreitung eines eigenen Diagnosenschemas (HELMCHEN et al., 1966). Das Ziel, zu einer weltweiten Übereinstimmung in der psychiatrischen Diagnostik zu gelangen, ist nur über die WHO möglich.

Psychiatrische Patientenstatistik und Register

Alljährlich erstellen psychiatrische Kliniken Patientenstatistiken, die in hauseigenen Jahresberichten veröffentlicht und an kommunale und staatliche Dienststellen weitergegeben werden, um dort zu Gesamtübersichten verbunden zu werden. Diese Statistiken enthalten vornehmlich die Aufnahmezahlen der Patienten, ihre Diagnosen, Behandlungsdauer und Behandlungsart sowie „soziale" Daten wie z.B. Alter, Geschlecht, Konfession, Zivilstand, Beruf, sozio-ökonomischer Status

---

[6] Hierbei ist nicht nötig, daß die Gesamtbevölkerung eines Landes (z.B. Indien) in ihrer Mehrheit Englisch spricht. Wichtig ist nur, ob die psychiatrischen Einrichtungen von englischsprachigen Psychiatern aufgebaut und die dort Arbeitenden in den USA bzw. Großbritannien ausgebildet oder durch die angelsächsische Literatur geschult wurden.

etc. Umfang und Inhalt dieser Angaben, die im wesentlichen aus der sogenannten Basisdokumentation stammen, schwanken von Klinik zu Klinik z.T. erheblich. Im Rahmen der DGPN sind Bestrebungen zur Vereinheitlichung dieser Basisdokumentation im Gange, im Interesse einer besseren Vergleichbarkeit der Aufstellungen soll ein für alle psychiatrischen Einrichtungen verpflichtender „Minimalkatalog" von Angaben eingeführt werden (vgl. ECKMANN et al., 1973). Die Einführung der psychiatrischen ICD-Diagnostik stellt eine wesentliche Erleichterung bei der Auswertung der Statistiken dar.

Psychiatrische Patientenstatistiken dienen häufig als Grundlage für epidemiologische Studien (wie Morbiditätsuntersuchungen (Beispiel: HÄFNER et al., 1969), transkulturelle Vergleiche etc.), für die Planung psychiatrischer Dienste, für gesundheitspolitische Kosten-Effizienz-Berechnungen u.a.m. Zahlreich sind jedoch auch die Einwände, die gegen solche nur auf Krankenhausstatistiken beruhenden Untersuchungen erhoben werden. Sie lassen sich im wesentlichen an Hand zweier Gedankengänge zusammenfassen. 1. Diese Statistiken erfassen nicht alle psychisch Kranken der Gesamtbevölkerung, sondern stellen nur eine Auswahl hieraus dar; zur Gesamterfassung wäre es nötig, die Aufzeichnungen der niedergelassenen Ärzte (und der Ambulanzen) miteinzubeziehen sowie eine Dunkelziffer, die sich auf die Patienten bezieht, die nicht als psychisch Kranke diagnostiziert werden oder niemals einen Arzt aufsuchen. Krankenhäuser haben sehr unterschiedliche Aufnahmebezirke und erfassen durch ihre Aufnahmepolitik u.U. nur einen bestimmten Kreis von Patienten, während andere abgewiesen werden. Es gibt Staaten oder Regionen, in denen es nur wenige psychiatrische Kliniken gibt (Entwicklungsländer), die zudem u.U. wegen der Kosten lediglich Angehörigen einer bestimmten Schicht zugänglich sind usw. Aus diesen Gründen sind die Angaben verschiedener Spitäler nicht ohne weiteres miteinander vergleichbar. 2. Eine sogenannte Überrepräsentanz bestimmter Patienten- oder Diagnosegruppen kann dadurch entstehen, daß bei Zählungen nicht immer deutlich zwischen Erst- und Wiederaufnahmen oder bei mehreren Wiederaufnahmen innerhalb des gleichen Jahres nicht zwischen Aufnahme- und Patientenzahlen unterschieden wird. Werden diese Unterschiede jedoch in den Statistiken berücksichtigt, so ist eine Überrepräsentanz immer noch dadurch möglich, daß die gleichen Patienten mit der gleichen Erkrankung – und häufig wegen der gleichen Episode (Phase, Schub oder Reaktion) – mehrere Krankenhäuser während eines Jahres nacheinander aufsuchen; in der Gesamtstatistik eines Landes oder einer Großstadt können diese Patienten dann mehrfach aufgezählt sein.

Als Alternative werden psychiatrische Feldstudien vorgeschlagen und durchgeführt (z.B. LEIGHTON et al., 1963; SROLE et al., 1962; BASH und BASH, 1969). Diese Feldstudien orientieren sich an den epidemiologischen Untersuchungen der Soziologie (vgl. PARK and BURGESS, 1969). Sie sind jedoch kostspielig, verlangen einen Stab ausgebildeter Mitarbeiter und werden meist nur für eine spezielle Fragestellung durchgeführt. Sie lassen zudem die großen, wenn auch einseitig ausgewählten, Materialsammlungen der Kliniken, Polikliniken und niedergelassenen Psychiater außer acht. Gibt es nun eine Maßnahme, die diese Unterlagen berücksichtigt, Mängel der Klinikstatistiken vermindert und eine ungute Polarisierung zwischen den methodisch besser fundierten Feldstudien und den mit dem Makel einseitiger Auswahl behafteten bisherigen Patientenstatistiken verhindert?

Als Lösung bietet sich hier die Einrichtung von psychiatrischen Fallregistern an (vgl. WING, J.K. and BRANSBY, 1970; WING, J.K., 1973).

Ein psychiatrisches Register stellt eine Dokumentensammlung psychiatrischer Daten dar. Fortlaufend und nach einheitlichen Richtlinien werden die Daten eines genau umschriebenen Einzugsgebietes an eine zentrale Stelle übermittelt, wobei im Idealfall alle „Vorgänge" in Kliniken, Polikliniken, bei niedergelassenen Ärzten und anderen mit psychisch Kranken betrauten Institutionen erfaßt werden. Die existierenden Register sind aber meist noch nicht so vollständig entwickelt, sondern erfassen z.B. nur staatliche Kliniken. Ein solches Register ist immer „up to date", da eine laufende Meldung und Registrierung stattfindet. Es ist u.a. auch personenzentriert und vermeidet dadurch Mehrfachzählungen der gleichen Patienten, kann aber selbstverständlich auch Angaben über Aufnahmeziffern etc. des Einzugsgebietes oder einer einzelnen Institution liefern. Bezieht sich das Register nur auf einen bestimmten Bezirk, so können selbstverständlich Patienten nicht erfaßt werden, die außerhalb des Einzugsgebietes wohnen, dorthin verziehen oder dort einen Arzt zur Konsultation aufsuchen. Diesen Fehlerquellen durch Migration innerhalb eines Staatsgebietes kann man durch dessen vollkommene Sektorisierung begegnen. Bei psychiatrischer Sektorisierung dürfen Patienten eines bestimmten Wohngebietes nur die für dieses Gebiet zuständigen psychiatrischen Einrichtungen konsultieren, nicht jedoch solche von benachbarten Sektoren. Alle psychiatrischen Dienste (Klinik, Ambulanz, Rehabilitation, geschützte Werkstätten etc.) stellen eine „Behandlungseinheit" dar, „ein einziges Team, das sich funktionell gliedert" (vgl. MÜLLER, 1973). Die psychiatrische Sektorisation ist in Frankreich durch ministeriellen Erlaß vorgeschrieben und im Schweizer Kanton Waadt eingeführt. Bei Verzicht auf Sektorisierung ließe sich aber auch das Zentralregister auf das gesamte Staatsgebiet beziehen, eine Emigration außerhalb des Staatsgebietes dürfte eine zu geringe Fehlerquelle sein, um ins Gewicht zu fallen. Die oben erwähnte Dunkelziffer kann allerdings durch ein solches Register nicht beseitigt werden. Dies können nur Feldstudien leisten. Da in den meisten Staaten Westeuropas aber ein ausgedehntes Netz psychiatrischer Einrichtungen besteht und ein Kontakt mit diesen Institutionen wegen der entwickelten Sozialversicherung zumindest kaum an Geldmangel scheitert, dürfte es unwahrscheinlich sein, daß eine ins Gewicht fallende größere Anzahl von schweren oder mittelschweren psychischen Störungen hier der Erfassung entgehen.

Die psychiatrischen Daten des Gebietes, auf das sich das Register bezieht, können mit den Daten der Bevölkerungszählung verglichen werden. Dadurch entfällt die oft mühsame Erarbeitung einer repräsentativen Stichprobe aus der Gesamtbevölkerung, da die psychisch Kranken oder eine bestimmte Untergruppe (Daten des Registers) mit der Gesamtbevölkerung (Daten der Bevölkerungszählung) direkt verglichen werden können. Wie aufwendig Feldstudien sind, um eine bestimmte, mit einem Register leicht zu beantwortende Frage zu lösen, zeigt die Angabe von L. WING (L. WING et al., 1968), daß man 100000 Personen untersuchen muß, um innerhalb eines Jahres 15 neuerkrankte Schizophrene aufzufinden.

Da das Register personenzentriert ist, kann auch der „Weg" eines einzelnen Patienten im Laufe der Zeit und beim „Durchlaufen" der verschiedenen Institutionen besser verfolgt werden. Entwicklungstendenzen bestimmter Krankheitsgruppen, die unterschiedliche „Klientel" der einzelnen Kliniken, die Behandlungstendenzen verschiedener Institutionen und ihr Wechsel im Laufe der Zeit, die Aufenthaltsdauer in Abhängigkeit von Diagnose und Behandlungsart, Kosten-Nutzen-Vergleiche verschiedener Institutionen etc. können jederzeit mit Hilfe des Registers dargestellt werden, ohne wie bisher für jede einzelne Frage eine eigene Datensammlung anlegen zu müssen. Da das Register auch allen psychiatrischen Institutionen zugänglich ist, ergibt sich eine bessere Information und große Arbeitsersparnis, wenn die nachbehandelnde Klinik alle Vorinformationen über einen Patienten zusammen erhält. Die angeführten Beispiele, die sich jederzeit vermehren ließen, zeigen die großen Vorteile eines psychiatrischen Registers für die epidemiologische Forschung, für die Weiterbehandlung und für gesundheitspolitische Aufgaben

Zahlreiche Berichte über Register in den USA, Großbritannien und den skandinavischen Ländern sowie aus der Sowjetunion sind veröffentlicht worden. Die Register in Norwegen (ØDEGARD, 1961, 1971), Schweden (vgl. HERNER, 1972, u. HOLMBERG, SCHNEIDER) und Dänemark (vgl. HAUGE et al., 1968) sowie in der UdSSR (KISELEV, 1972) beziehen sich auf das ganze Staatsgebiet. Die Register in Großbritannien und den USA erfassen nur bestimmte Einzugsgebiete. Unter Verweisung auf die Originalliteratur sollen hier nur kurz die Register von Camberwell (Teil Londons) (L. WING et al., 1968; HAILEY et al., 1970; HAILEY, 1971), Aberdeen/Schottland (BALDWIN et al., 1965; KIDD and MACKIE, 1967), Salfeld/England (ADELSTEIN et al., 1968; FRYERS et al., 1970), Monroe County mit Rochester N.Y./USA (GARDNER et al., 1964; GARDNER, 1967; BARBIGIAN et al., 1965), Maryland (Bundesstaat)/USA (BAHN et al., 1965; PHILIPPS, 1968) und New York (Bundesstaat)/USA (MALZBERG, 1959) erwähnt werden. Über Vergleiche zwischen den verschiedenen Registern, die Darstellungen ihrer Gemeinsamkeiten und Unterschiede berichten L. WING et al. (1967) für Aberdeen, Camberwell und Maryland, BAHN (1966; BAHN et al., 1966, 1968) für Hawaii, Monroe County N.Y., North Carolina und Maryland.

Bei der Zusammenführung von Einzeldokumenten im Rahmen eines Zentralregisters spielt die Methode des „record linkage" eine bedeutende Rolle, auf deren ausführliche Darstellung durch ACHESON (1967, 1968) hingewiesen sei.

Bei der Zusammenführung und Vereinheitlichung nicht nur medizinischer Unterlagen, sondern auch anderer Dokumente (z.B. der verschiedenen Zweige der Sozialversicherung, des Steuersystems, Gehaltszahlungen, Bankunterlagen etc.) unseres hochentwickelten Zivilisationssystems erweist sich die Einführung einer Personenkennziffer als hilfreich, wie sie bereits in Dänemark, Norwegen und Schweden existiert (vgl. NIELSEN, 1968). Jedem Bürger wird eine 10-(bzw. in Norwegen 11-)stellige Zahl zugeordnet; je zwei Stellen beziehen sich auf den Geburtstag, den Geburtsmonat und das Geburtsjahr, dann folgt eine dreistellige „serial number" für alle Personen, die am gleichen Tag geboren sind, an letzter Stelle steht eine Kontrollziffer, Männer erhalten eine ungerade Zahl, Frauen eine gerade.

Im Unterschied zu den skandinavischen und anglo-amerikanischen Ländern dürfte der Versuch zur Einführung psychiatrischer Zentralregister in der Bundesrepublik Deutschland heftige Diskussionen und erhebliche Widerstände auslösen. *Die Angst vor staatlichem und parteipolitischem Mißbrauch ist hier aufgrund* der politischen Geschichte Deutschlands reger und berechtigter als in den anderen erwähnten Ländern. Die Erinnerung an das „Gesetz zur Verhütung erbkranken Nachwuchses" und die Aktionen zur „Vernichtung unwerten Lebens" (vgl. MITSCHERLICH u. MIELKE, 1960), von denen psychisch Kranke im Dritten Reich betroffen wurden, ist noch lebendig. Zur Abwehr solcher Befürchtungen wird häufig gefordert, daß durch gesetzliche Regelungen dieses Register nur einem kleinen, mit der Behandlung und Betreuung psychisch Kranker betrautem Personenkreis zugänglich sein soll; für wissenschaftliche Arbeiten sollen nur Daten, aber keine Namen ausgegeben werden (vgl. ACHESON, Kap. 7, 1968). Diese Argumente sind nicht ganz überzeugend, da gesetzliche Bestimmungen zum Schutze eines Registers jederzeit durch ein totalitäres Regime außer Kraft gesetzt werden könnten. Die Tendenz zur totalen Registrierung und Verwaltung der Bürger ist ja nicht nur für faschistische, sondern auch für sozialistische Staaten typisch und schürt die Angst, dem „großen Bruder", dem „Moloch", dem „Väterchen" Staat hilflos ausgeliefert zu sein. Das Paradoxon bleibt bestehen: je ineffizienter eine Registrierung arbeitet, desto größer bleibt der Freiheitsspielraum des Bürgers. Für die wissenschaftliche Arbeit und für die Effizienz einer, meist länger dauernden Patientenbetreuung würde die Einführung psychiatrischer Register einen großen Fortschritt darstellen und müßte entschieden befürwortet werden. Die Warnungen vor möglichem staatlichen Mißbrauch sind jedoch ebenfalls nicht zu überhörende Argumente. Die Entscheidung für oder gegen psychiatrische Zentralregister wird im wesentlichen eine politische sein und kann mit wissenschaftlichen Argumenten allein nicht begründet werden.

Anhang
(Aus DEGKWITZ et al., 1973)

Internationale Klassifikation der Krankheiten (ICD), 8. Revision. Kapitel V: Psychiatrische Krankheiten

ICD-Nr.	Diagnose
Psychosen (290—299)	
290	Demenzen bei präsenilen und senilen Hirnkrankheiten
290.0	Senile Demenz
290.1	Demenz bei präsenilen Hirnkrankheiten
290.9	Andere und nicht näher bezeichnete psychische Störungen bei präsenilen und senilen Hirnkrankheiten (deutscher Zusatz)
291	Alkoholpsychosen
291.0	Delirium tremens
291.1	Alkoholisches Korsakow-Syndrom (Korsakow-Psychose)
291.2	Alkohol-Halluzinose
291.3	Eifersuchtswahn
291.4	Alkoholrausch (nach dem Schlüssel der WHO eigentlich E 860 und N 980) (deutscher Zusatz)
291.5	Pathologischer Rausch (deutscher Zusatz)
291.9	Andere und nicht näher bezeichnete Alkoholpsychosen

ICD-Nr.	Diagnose
292	Psychosen bei intrakraniellen Infektionen
292.0	Bei progressiver Paralyse
292.1	Bei anderen luischen Erkrankungen des ZNS
292.2	Bei epidemischer Encephalitis
292.3	Bei anderen und nicht näher bezeichneten Encephalitiden
292.9	Bei anderen und nicht näher bezeichneten intrakraniellen Infektionen
293	Psychosen bei anderen organischen Hirnstörungen
293.0	Bei Hirnarteriosklerose
293.1	Bei anderen cerebralen Durchblutungsstörungen
293.2	Bei Epilepsie
293.3	Bei intrakraniellen Tumoren
293.4	Bei degenerativen Erkrankungen des ZNS
293.5	Bei Hirntraumen
293.9	Bei anderen und nicht näher bezeichneten cerebralen Störungen
294	Psychosen bei anderen körperlichen Krankheiten
294.0	Bei endokrinen Störungen
294.1	Bei Stoffwechselkrankheiten und Ernährungsstörungen
294.2	Bei Allgemeininfektionen
294.3	Bei Intoxikationen durch Arzneimittel oder Gifte (ausgenommen Alkoholpsychosen, die unter 291 erfaßt werden)
294.4	Im Puerperium (mit Ausnahme endogener Psychosen, die sich im Puerperium manifestieren und unter 295—298 erfaßt werden)
294.8	Bei anderen körperlichen Erkrankungen
294.9	Bei nicht näher bezeichneten körperlichen Krankheiten
295	Schizophrenie
295.0	Schizophrenia simplex
295.1.	Hebephrene Form
295.2	Katatone Form
295.3	Paranoide Form
295.4	Akute schizophrene Episoden (mit Ausnahme akuter Schizophrenien, die unter 295.0—295.3 erfaßt werden)
295.5	Latente Schizophrenie
295.6	Schizophrene Rest- und Defektzustände
295.7	Schizoaffektive Psychosen
295.8	Andere Schizophrenieformen
295.9.	Nicht näher bezeichnete Schizophrenieformen
296	Affektive Psychosen
296.0	Involutionsdepression
296.1	Manie im Rahmen einer manisch-depressiven Psychose oder periodischen Manie
296.2	Depression im Rahmen einer manisch-depressiven Psychose oder einer periodischen Depression
296.3	Zirkuläre Verlaufsform manisch-depressiver Psychosen
296.8	Andere affektive Psychosen (nicht 295.7)
296.9	Nicht näher bezeichnete affektive Psychosen
297	Paranoide Syndrome (mit Ausnahme akuter paranoider Reaktionen, die unter 298.3 erfaßt werden)
297.0	Paranoia
297.1	Paranoide Psychose im Involutionsalter
297.9	Andere Wahnsyndrome

ICD-Nr.	Diagnose
298	Andere Psychosen
298.0	Reaktive depressive Psychose
298.1	Reaktiver Erregungszustand
298.2	Reaktiver Verwirrtheitszustand
298.3	Akute paranoide Reaktion
298.9	Nicht näher bezeichnete reaktive Psychosen
299	Nicht näher bezeichnete Psychosen

Neurosen, Persönlichkeitsstörungen (Psychopathien) und andere nicht psychotische psychische Störungen (300—309)

300	Neurosen
300.0	Angstneurose
300.1	Hysterische Neurose
300.2	Phobie
300.3	Zwangsneurose
300.4	Depressive Neurose
300.5	Neurasthenie
300.6	Neurotisches Depersonalisationssyndrom
300.7	Hypochondrische Neurose
300.8	Andere Neurosen
300.9	Nicht näher bezeichnete Neurosen
301	Persönlichkeitsstörungen (Psychopathien, Charakterneurosen)
301.0	Paranoide Persönlichkeit
301.1	Cyclothyme (thymopathische) Persönlichkeit
301.2	Schizoide Persönlichkeit
301.3	Erregbare Persönlichkeit
301.4	Anankastische Persönlichkeit
301.5	Hysterische Persönlichkeit
301.6	Asthenische Persönlichkeit
301.7	Antisoziale Persönlichkeit
301.8	Andere Persönlichkeitsstörungen
301.9	Nicht näher bezeichnete Persönlichkeitsstörungen
302	Sexuelle Verhaltensabweichungen („sexuelle Perversionen")
302.0	Homosexualität
302.1	Fetischismus
302.2	Pädophilie
302.3	Transvestitismus
302.4	Exhibitionismus
302.8	Andere sexuelle Verhaltensabweichungen
302.9	Nicht näher bezeichnete sexuelle Verhaltensabweichungen
303	Alkoholismus (mit Ausnahme der Alkoholpsychosen, die unter 291 erfaßt werden und des akuten Alkoholrausches, der unter 291.4 bzw. 291.5 erfaßt wird, deutscher Zusatz)
303.0	Episodischer Alkoholmißbrauch
303.1	Gewohnheitsmäßiger Alkoholmißbrauch
303.2	Chronischer Alkoholmißbrauch (Trunksucht)
303.9	Andere und nicht näher bezeichnete Formen des Alkoholismus
304	Medikamentenabhängigkeit (Sucht und Mißbrauch)
304.0	Opium, Opium-Alkaloide und deren Derivate
304.1	Synthetische Analgetika mit morphinähnlicher Wirkung

ICD-Nr.	Diagnose
304.2	Barbiturate
304.3	Andere Schlafmittel und Sedativa oder Tranquilizer
304.4	Cocain
304.5	Haschisch, Marihuana (Cannabis sativa)
304.6	Andere Stimulantien
304.7	Halluzinogene
304.8	Andere Medikamente (und kombinierte)
304.9	Nicht näher bezeichnete Medikamente
305	Psychosomatische Störungen (körperliche Störungen wahrscheinlich psychischen Ursprungs)
305.0	Haut
305.1	Muskulatur und Skelettsystem
305.2	Atmungsorgane
305.3	Herz- und Kreislaufsystem
305.4	Blut- und Lymphsystem
305.5	Magen-Darm-Trakt
305.6	Urogenitalsystem
305.7	Endokrines System
305.8	Sinnesorgane
305.9	Andere psychosomatische Störungen
306	Besondere Symptome, die nicht anderweitig klassifiziert werden können
306.0	Stammeln und Stottern
306.1	Spezielle Lernstörungen
306.2	Tick
306.3	Andere psychomotorische Störungen
306.4	Schlafstörungen
306.5	Eßstörungen
306.6	Enuresis
306.7	Enkopresis
306.8	Kopfschmerzen
306.9	Andere Symptome
307	Vorübergehende kurzfristige psychische Auffälligkeiten, die mit situativen Belastungen im Zusammenhang stehen
308	Verhaltensstörungen im Kindesalter (soweit nicht unter 306 oder anderen Kategorien erfaßt)
309	Psychische Störungen, die nicht als Psychosen bezeichnet werden können, jedoch mit körperlichen Krankheiten im Zusammenhang stehen, die auf das Gehirn einwirken
309.0	Bei intrakraniellen entzündlichen Prozessen
309.1	Bei Intoxikationen durch Pharmaka, Gifte und Intoxikationen bei Infektionskrankheiten
309.2	Bei Hirnverletzungen
309.3	Bei Kreislaufstörungen
309.4	Bei Epilepsie
309.5	Bei Stoffwechsel-, Wachstums- und Ernährungsstörungen
309.6	Bei senilen und präsenilen Hirnkrankheiten
309.7	Bei intrakraniellen Tumoren
309.8	Bei degenerativen Erkrankungen des ZNS
309.9	Bei anderen und nicht näher bezeichneten körperlichen Krankheiten

ICD-Nr.	Diagnose
	Oligophrenien (310—315)
310	Minderbegabung (Grenzfälle)
311	Leichter Schwachsinn
312	Deutlicher Schwachsinn
313	Schwerer Schwachsinn
314	Hochgradiger Schwachsinn
315	Nicht näher bestimmbarer Schwachsinnsgrad
	Die folgenden Unterteilungen sollten benutzt werden mit jeder der unter 310—315 aufgeführten Kategorien und als 4. Stelle der Diagnosen-Nummer angehängt werden
....0	Als Folge von Infektionskrankheiten oder Intoxikationen
....1	Als Folge von traumatischen oder anderen physikalischen Schädigungen
....2	Im Zusammenhang mit Stoffwechsel-, Ernährungs- oder Wachstumsstörungen
....3	Im Zusammenhang mit schweren postnatalen Hirnkrankheiten
....4	Im Zusammenhang mit Krankheiten oder Störungen, die nicht näher bekannt sind, jedoch pränatal zur Wirkung kamen
....5	Bei Chromosomen-Anomalien
....6	Nach Frühgeburt
....7	Als Folgen von schweren psychiatrischen Erkrankungen
....8	Im Zusammenhang mit Störungen des psychosozialen Milieus
....9	Andere und nicht näher bezeichnete Ursachen
	Deutscher Zusatz:
316.0	Psychiatrisch unklare Fälle
316.1	Neurologische Krankheiten
316.2	Weder neurologisch noch psychisch krank
	Selbstmord und Selbstbeschädigung (E 950—E 959)
E 950	durch Vergiftung mit festen oder flüssigen Stoffen
E 951	durch Vergiftung mit im Haushalt verwendeten Gasen
E 952	durch Vergiftung mit sonstigen Gasen
E 953	durch Erhängen, Erdrosseln und Ersticken
E 954	durch Ertränken
E 955	durch Feuerwaffen und Explosivstoffe
E 956	durch schneidende und stechende Gegenstände
E 957	durch Sturz aus der Höhe
E 958	durch sonstige und n.n. bez. Art und Weise
E 959	Spätfolgen des Selbstmordversuches u.d. Selbstbeschädigung

Literatur

ACHESON, E.D.: Medical record linkage. London: Oxford University Press 1967.

ACHESON, E.D. (ed.): Record linkage in medicine. Proc. Int. Symp. Oxford 1967. Edinburgh-London: Livingstone 1968.

ADELSTEIN, A.M., DOWNHAM, D.Y., STEIN, Z., SUSSER, M.W.: The epidemiology of mental illness in an English city. Soc. Psychiat. **3**, 47—59 (1968).

ALEXANDER, F., ROSS, H. (ed.): Dynamic psychiatry, 4th ed. Chicago/Ill.: University of Chicago Press 1962.

American Psychiatric Association (APA): Diagnostic and statistical manual of mental disorders (DSM I). Washington, D.C.: American Psychiatric Association 1952.
American Psychiatric Association (APA): Diagnostic and statistical manual of mental disorders (DSM II), 2nd ed. Washington, D.C.: American Psychiatric Association 1968.
ANGST, J.: Zur Aetiologie und Nosologie endogener depressiver Psychosen. Berlin-Heidelberg-New York: Springer 1966.
ANGST, J., BATTEGAY, R., BENTE, D., BERNER, P., BROEREN, W., CORNU, F., DICK, P., ENGELMEIER, M.P., HEIMANN, H., HEINRICH, K., HELMCHEN, H., HIPPIUS, H., PÖLDINGER, W., SCHMIDLIN, P., SCHMITT, W., WEIS, P.: Das Dokumentationssystem der Arbeitsgemeinschaft für Methodik und Dokumentation in der Psychiatrie (AMP). Arzneimittel-Forsch. 19, 399—405 (1969).
ASH, P.: The reliability of psychiatric diagnosis: J. abnorm. soc. Psychol. 44, 272—276 (1949).
ASIMOV, I.: A short history of biology. Garden City, N.Y.: American Museum Science Books, The Natural History Press 1964.
ASTRUP, C., ØDEGARD, Ø.: Continued experiments in psychiatric diagnosis. Acta psychiat. scand. 46, 180—209 (1970).
AVERBUCH, E.S., MELNIK, E.M., SEREBRJAKOVA, Z.N., SCHACHMATOV, N.F., STERNBERG, E.A.: Diagnosis and classification of psychiatric diseases in old age. (Report in Russian.) Leningrad, Institute of Psychiatry, Academy of Medical Sciences in Moscow. Leningrad, U.S.S.R.: Ministry of Health 1970 (zit. nach WHO Working Paper No. 3, 1972c).
BAHN, A.K.: Psychiatric case register conference. Soc. Psychiat. 1, 106—108 (1966).
BAHN, A.K., GARDNER, E.A., ALLTOP, L., KNATTERUD, G.L., SOLOMON, M.: Comparative study of rates of admission and prevalence for psychiatric facilities in four register areas. Amer. J. publ. Hlth 56, 2033—2051 (1966).
BAHN, A.K., GOLDBERG, I.D., GORWITZ, K.: Longitudinal studies using psychiatric case registers. In: ACHESON, E.D. (ed.), Record linkage in medicine, p. 226—251. Edinburgh-London: Livingstone 1968.
BAHN, A.K., GORWITZ, K., KLEE, G.D., KRAMER, M., TUERK, I.: Services received by Maryland residents in facilities directed by a psychiatrist. Publ. Hlth Rep. (Wash.) 80, 405—416 (1965).
BALDWIN, J.A., INNES, G., MILLAR, W.M., SHARP, G.A., DORICOTT, N.: A psychiatric case register in North-East Scotland. Brit. J. prev. soc. Med. 19, 38—42 (1965),
BARBIGIAN, H.M., GARDNER, E.A., MILES, H.C., ROMANO, J.: Diagnostic consistency and change in a follow-up study of 1215 patients. Amer. J. Psychiat. 121, 895—901 (1965).
BASH, K.W., BASH-LIECHTI, J.: Studies on the epidemiology of neuropsychiatric disorders among the rural population of the province of Khuzestan, Iran. Soc. Psychiat. 4, 137—143 (1969).
BECK, A.T.: The reliability of psychiatric diagnosis: I. A critique of systematic studies. Amer. J. Psychiat. 119, 210—216 (1962).
BINDER, H.: Die psychopathischen Dauerzustände und die abnormen seelischen Reaktionen und Entwicklungen. In: GRUHLE, H.W., JUNG, R., MAYER-GROSS, W., MÜLLER, M. (Hrsg.) Psychiatrie der Gegenwart, 1. Aufl., Bd. II, S. 180—202. Berlin-Göttingen-Heidelberg: Springer 1960.
BLEULER, E.: Lehrbuch der Psychiatrie, hrsg. v. BLEULER, M., 12. Aufl. Berlin-Heidelberg-New York: Springer 1972.
BLEULER, M.: Die schizophrenen Geistesstörungen im Lichte langjähriger Kranken- und Familiengeschichten. Stuttgart: Thieme 1972.
BOBON, J.: Psychiatrie. Notes de Cours. Liège: Nelissen 1972.
BOCHNIK, H.J., HELMCHEN, H., HIPPIUS, H., KNÜPPEL, H., KULENKAMPFF, C., LAUTER, H., MEYER, J.E., MÜLLER, H.W., WIESER, S., WINKLER, W.T.: Zur Brauchbarkeit der psychiatrischen Diagnosen der WHO-Klassifikation. Nervenarzt 41, 42—44 (1970).
BONHOEFFER, K.: Die Psychosen im Gefolge von akuten Infektionen, Allgemeinerkrankungen und inneren Erkrankungen. In: ASCHAFFENBURG, G. (Hrsg.) Handbuch der Psychiatrie, Bd. B III, 1, S. 1—118. Leipzig-Wien: Deutike 1912.
BRÄUTIGAM, W.: Reaktionen — Neurosen — Psychopathien, 2. Aufl. Stuttgart: Thieme 1969.
Bundesministerium für Familie, Jugend und Gesundheit (Hrsg.): Das Gesundheitswesen der Bundesrepublik Deutschland im internationalen Vergleich, Bd. IV. Stuttgart-Mainz: Kohlhammer 1970.
CASTELL, R., BUSCH, H., HOFFMANN, J., MITTELSTEN SCHEID, D., MOMBOUR, W., WALDMANN, H.: Übereinstimmung zwischen ambulanter Diagnosestellung und Computer-Diagnose bei psychiatrischen Erkrankungen. In Vorbereitung.

COOPER, J.E.: Diagnostic change in a longitudinal study of psychiatric patients. Brit. J. Psychiat. **113**, 129—142 (1967).
COOPER, J.E., KENDELL, R.E., GURLAND, B.J., SHARPE, L., COPELAND, J.R.M., SIMON, R.: Psychiatric diagnosis in New York and London. London-New York-Toronto: Oxford University Press 1972.
CRANACH, M.V., FRENZ, H.G.: Systematische Beobachtung. In: GRAUMANN, C.F. (Hrsg.) Handbuch der Psychologie, Bd. 7, 1. Halbband: Theorien und Methoden. Göttingen: Hogrefe 1969.
CRONBACH, L.J.: Essentials of psychological testing, 2nd ed. London: Harper & Row 1964.
DEGKWITZ, R., HELMCHEN, H., MOMBOUR, W. (Hrsg.): Diagnosenschlüssel und Glossar psychiatrischer Krankheiten. Deutsche Übersetzung der internationalen Klassifikation der WHO (ICD), 8. Revision, und des internationalen Glossars, 3. Aufl. Berlin-Heidelberg-New York: Springer 1973.
ECKMANN, F., HELMCHEN, H., SCHULTE, P.W., SEELHEIM, H., ZANDER, H.: Vorschlag zur Vereinheitlichung der Merkmalskataloge psychiatrischer Basisdokumentationen. Nervenarzt **44**, 561—568 (1973).
EDDY, N.B., HALBACH, H., ISBELL, H., SEVERS, M.H.: Drug dependence: its significance and characteristics. Bull. Wld Hlth Org. **32**, 721—733 (1965).
Eidgenössisches Gesundheitsamt: Protokoll über die Drei-Länder-Konferenz für die 9. Revision der „Internationalen Klassifikation der Krankheiten" am 29./30. Juni und 1. Juli 1971 in Bern. Offsetdruck. Bern: Eidgenössisches Gesundheitsamt 1971.
Encyclopaedia Britannica: World atlas. Chicago-London-Toronto-Geneva-Sydney: Encyclopaedia Britannica 1963.
ESSEN-MÖLLER, E.: On classification of mental disorders. Acta psychiat. scand. **37**, 119—126 (1961).
ESSEN-MÖLLER, E.: Suggestions for further improvement of the international classification of mental disorders. Psychol. Med. **1**, 308—311 (1971).
ESSEN-MÖLLER, E., WOHLFAHRT, S.: Suggestions for the amendment of the official swedish classification of mental disorders. Acta psychiat. scand. Suppl. **47**, 551—555 (1947).
EY, H., BERNARD, P., BRISSET, CH.: Manuel de Psychiatrie. Paris: Masson & Cie. 1967.
EYSENCK, H.J.: The effects of psychotherapy; an evaluation. J. cons. Psychol. **16**, 319—324 (1952).
EYSENCK, H.J.: Uses and abuses of psychology. London: Penguin Books 1953.
EYSENCK, H.J., RACHMANN, S.: Neurosen — Ursachen und Heilmethoden, 2. Aufl. Berlin: VEB Deutscher Verlag der Wissenschaften 1968.
FEINSTEIN, A.R.: Clinical judgement. Baltimore: Williams & Wilkins 1967.
FENICHEL, O.: The psychoanalytic theorie of neurosis. New York: Norton & Comp. 1945.
FRYERS, T., FREEMAN, H.L., MOUNTEY, G.H.: A census of psychiatric patients in an urban community. Soc. Psychiat. **5**, 187—195 (1970).
GARDNER, E.A.: The use of a psychiatric case register in the planning and evaluation of a mental health program. In: MONROE, R., et al. (ed.) Psychiatric epidemiology and mental health planning. Washington: A.P.A. Report No 22, 1967.
GARDNER, E.A., BAHN, A.K., MACK, M.: Suicide and psychiatric care in the ageing. Arch. gen. Psychiat. **10**, 547—553 (1964).
General Register Office: A glossary of mental disorders. Studies on medical and population subjects No 22. London: Her Majesty's Stationary Office 1968.
GERSTER, F., DIRLICH, G.: Dial — ein Programm zur Entscheidungshilfe in der Psychiatrie für das IBM-System 1130. IBM-Nachrichten 25, Heft 224 (1975).
GROSS, R.: Medizinische Diagnostik. Grundlagen und Praxis. Berlin-Heidelberg-New York: Springer 1969.
GROSZ, H.J., GROSSMAN, K.G.: Clinician's response style. J. abnorm. soc. Psychol. **73**, 207—214 (1968).
HÄFNER, H., REIMANN, H., IMMICH, H., MARTINI, H.: Inzidenz seelischer Erkrankungen in Mannheim. Soc. psychiat. **4**, 126—135 (1969).
HAILEY, A.M.: Long-stay psychiatric inpatients: a study based on the Camberwell register. Psychol. Med. **1**, 128—142 (1971).
HAILEY, A.L., WING, L., WING, J.K.: Camberwell psychiatric case register, part II: Basic data required for planning. Soc. Psychiat. **5**, 195—202 (1970).
HAUGE, M., HARVALD, B., FISCHER, M., GOTLIEB-JENSEN, K., JUEL-NIELSEN, N., RAEBILD, I., SHAPIRO, R., VIDEBECH, T.: The Danish twin register. Acta Genet. med. (Roma) **17**, 315—332 (1968).

HELMCHEN, H.: Mitteilungen der Kommission für Klassifikation und Diagnosenschema. Nervenarzt **41**, 50—52 (1970a).
HELMCHEN, H.: Mitteilungen der Kommission für Klassifikation und Diagnosenschema. Nervenarzt **41**, 614 (1970b).
HELMCHEN, H.: Mitteilungen der Kommission für Klassifikation und Diagnosenschema. Nervenarzt **42**, 392 (1971).
HELMCHEN, H.: Problems in the use and acceptance of an international glossary to ICD, 8th rev. In: DE LA FUENTE, R., WEISMAN, M.N. (eds.) Psychiatry, vol. II, p. 1584—1590. Proc. V. Wld Congr. Psychiat. Mexiko 1971. Amsterdam: Excerpta Medica 1973.
HELMCHEN, H.: Schizophrenia: diagnostic concepts in the ICD-8. Brit. J. Psychiat. (in press).
HELMCHEN, H., HIPPIUS, H.: Therapie der organischen Psychosen. In: KISKER, K.P., MEYER, J.E., MÜLLER, M., STRÖMGREN, E. (Hrsg.) Psychiatrie der Gegenwart, 2. Aufl., Bd. II/2, S. 295—362. Berlin-Heidelberg-New York: Springer 1972.
HELMCHEN, H., HIPPIUS, H., MEYER, J.E.: Ein neues psychiatrisches Diagnosenschema. Nervenarzt **37**, 115—118 (1966).
HELMCHEN, H., HIPPIUS, H., STÜRZBECHER, M.: Zur psychiatrischen WHO-Diagnosenstatistik an vier Berliner Nervenkliniken. Nervenarzt **43**, 427—432 (1972).
HELMCHEN, H., KIELHOLZ, P., BROOKE, E., SARTORIUS, N.: Zur Klassifikation neurotischer und psychosomatischer Störungen. Nervenarzt **44**, 292—299 (1973).
HERNER, T.: The frequency of patients with disorders associated with alcoholism in mental hospitals and psychiatric departements in general hospitals in Sweden during the period 1954—1964. Acta psychiat. scand., Suppl. **234** (1972).
HOLMBERG, SCHNEIDER: Zit. nach ECKMANN et al., Nervenarzt **44**, 561—568 (1973).
Institut National de la Santé et de la Recherche Médicale (INSERM); section psychiatrie: Classification française des troubles mentaux. Paris: INSERM 1968.
JASPERS, K.: Allgemeine Psychopathologie, 8. Aufl. Berlin-Heidelberg-New York: Springer 1965.
KASANIN, J.: The acute schizo-affective psychoses. Amer. J. Psychiat. **13**, 97—126 (1933).
KATZ, M., COLE, J.O., LOWERY, H.A.: Studies on the diagnostic process: the influence of symptom perception, past experience and ethnic background on the diagnostic decisions. Amer. J. Psychiat. **125**, 937—947 (1969).
KENDELL, R.E.: The classification of depressive illnesses. London-New York-Toronto: Oxford University Press 1968.
KIDD, C.B., MACKIE, R.E.: The psychiatric factor in case register data interpretation. Soc. Psychiat. **2**, 168—173 (1967).
KISELEV, A.S.: Centralized system for collection and analysis of data on patients in the U.S.S.R. Amer. J. Psychiat. **128**, 1019—1022 (1972).
KRAEPELIN, E.: Psychiatrie, 8. Aufl. Leipzig: J.A. Barth Bd. I 1909, Bd. II 1910, Bd. III 1913, Bd. IV 1915.
KRAMER, M.: Some problems for international research suggested by observations on differences in first admission rates to the mental hospitals of England and Wales and of the United States. In: Proc. 3^d Wld Congr. Psychiat. Montreal 1961. Montreal-Toronto: University of Toronto Press, McGill University Press 1961.
KRAMER, M.: Cross-national study of diagnosis of the mental disorders: Origin of the problem. Amer. J. Psychiat. **125** (Suppl.), 1—11 (1969).
KREITMANN, N.: The reliability of psychiatric diagnosis. J. ment. Sci. **107**, 876—886 (1961).
KREITMANN, N., SAINSBURY, P., MORRISEY, J., TOWERS, J., SCRIVENER, J.: The reliability of psychiatric assessment: an analysis. J. ment. Sci. **107**, 887—908 (1961).
LANGE, H.J.: Algorithmische Diagnostik. Münch. med. Wschr. **113**, 577—580 (1971).
LEIGHTON, D.C., HARDING, J.S., MACKLIN, D.B., MACMILLAN, A.M., LEIGHTON, A.H.: The character of danger. New York: Basic Books 1963.
LEONHARD, K.: Aufteilung der endogenen Psychosen in der Forschungsrichtung von Wernicke und Kleist. In: KISKER, K.P., MEYER, J.E., MÜLLER, M., STRÖMGREN, E. (Hrsg.) Psychiatrie der Gegenwart, 2. Aufl., Bd. II/1, S. 183—212. Berlin-Heidelberg-New York: Springer 1972.
LEONHARD, K., TROSTORFF, S.V.: Prognostische Diagnose der endogenen Psychosen. Stuttgart: G. Fischer 1964.
LORR, M.: Explorations in typing psychotics. Oxford-London-New York: Pergamon Press 1966.

LORR, M., KLETT, C.J.: Manual for the inpatient multidimensional psychiatric scale (revised). Palo Alto/Calif.: Consulting Psychologists Press 1967.
LORR, M., KLETT, C.J., MCNAIR, D.M.: Syndromes of psychosis. Oxford-London-New York: Pergamon Press 1963.
LORR, M., KLETT, C.J., MCNAIR, D.M., LASKY, J.J.: Inpatient multidimensional psychiatric scale (IMPS). Palo Alto/Calif.: Consulting Psychologists Press 1962.
MALZBERG, B.: Important statistical data about mental illness. In: ARIETI, S. (ed.) American handbook of psychiatry, vol. I, p. 161—174. New York, N.Y.: Basis Books 1959.
MASSERMAN, J., CARMICHAEL, H.T.: Diagnosis and prognosis in psychiatry. J. ment. Sci. **84**, 893—946 (1938).
MENTZOS, S.: Mischzustände und mischbildhafte Psychosen. Stuttgart: Enke 1967.
MEYER, A.E.: Klassifikation von Neurotisch-Kranken (Taxonomien) und von Neurose-Symptomen (Nosologien). In: KISKER, K.P., MEYER, J.E., MÜLLER, M., STRÖMGREN, E. (Hrsg.) Psychiatrie der Gegenwart, 2. Aufl., Bd. II/1, S. 663—685. Berlin-Heidelberg-New York: Springer 1972.
MEYER, J.E.: Diagnostische Einteilung und Diagnosenschemata in der Psychiatrie. In: GRUHLE, H.W., JUNG, R., MAYER-GROSS, W., MÜLLER, M. (Hrsg.) Psychiatrie der Gegenwart, Bd. III, S. 130—180. Berlin-Göttingen-Heidelberg: Springer 1961.
MITSCHERLICH, A., MIELKE, F. (Hrsg.): Medizin ohne Menschlichkeit. Frankfurt-Hamburg: Fischer 1960.
MOMBOUR, W.: Revisionsvorschläge für die 9. Revision der ICD der deutschsprachigen Länder. Dreiländertreffen Bern. 29.6.—1.7.1971. Arbeitspapier 1971.
MOMBOUR, W.: Verfahren zur Standardisierung des psychopathologischen Befundes. Teil 1: Psychiat. clin. **5**, 73—120 (1972). Teil 2: Psychiat. clin. **5**, 137—157 (1972).
MOMBOUR, W.: Syndrome bei psychiatrischen Erkrankungen. Eine vergleichende Untersuchung mit zwei Schätzskalen (IMPS und AMP-Skala). Arch. Psychiat. Nervenkr. **219**, 331—350 (1974).
MOMBOUR, W., GAMMEL, G., ZERSSEN, D.V., HEYSE, H.: Die Objektivierung psychiatrischer Syndrome durch multifaktorielle Analyse des psychopathologischen Befundes. Nervenarzt **44**, 352—358 (1973).
MÜLLER, C.: Sektor-Sektorisierung. In: MÜLLER, C. (Hrsg.) Lexikon der Psychiatrie. Berlin-Heidelberg-New York: Springer 1973.
NIELSEN, H.: The personal numbering system in Denmark. In: ACHESON, E.D. (ed.) Record linkage in medicine, p. 173—179. Edinburgh-London: Livingstone 1968.
ØDEGARD, Ø.: Pattern of discharge and readmission in psychiatric hospitals in Norway 1926 to 1955. Ment. Hyg. Folkehelse **45**, 185—193 (1961).
ØDEGARD, Ø.: Hospitalized psychoses in Norway: time trend. Soc. Psychiat. **6**, 53—58 (1971).
OVERALL, J.E., GORHAM, D.R.: The brief psychiatric rating scale. Psychol. Rep. **10**, 799–812 (1962).
OVERALL, J.E., HIPPIUS, H.: Psychometric diagnostic concepts among German-speaking psychiatrists. Psychometric Laboratory Reports No 27. Galveston/Texas: The University of Texas Medical Branch 1972.
OVERALL, J.E., HIPPIUS, H.: Psychiatric diagnostic concepts among German psychiatrists. Comprehens. Psychiat. **15**, 103—117 (1974).
PARK, R.E., BURGESS, E.W.: Introduction to the science of sociology, 3d ed. Chicago-London: University of Chicago Press 1969.
PASAMANICK, B., DINITZ, S., LEFTON, M.: Psychiatric orientation and its relation to diagnosis and treatment in a mental hospital. Amer. J. Psychiat. **116**, 127—132 (1959).
PERRIS, C.: A study of bipolar (manic-depressive) and unipolar recurrent depressive psychoses. Acta psychiat. scand., Suppl. 194 ad vol. **42** (1966).
PHILIPPS, W.: Record linkage for a chronic disease register. In: ACHESON, E.D. (ed.) Record linkage in medicine, p. 120—153. Edinburgh-London: Livingstone 1968.
PICHOT, P.: La nosologie psychiatrique et le diagnostic par ordinateur. Presse méd. **75**, 1269—1274 (1967).
PICHOT, P., BAILLY, R., OVERALL, J.E.: Les stéréotypes diagnostiques des psychoses chez les psychiatres français. Comparaison avec les stéréotypes américains. In: BRILL, H. (ed.), Neuro-psychopharmacology. Proceed. 5th int. Congr. Colleg. Int. Neuro-psychopharmacol. Washington, D.C. 1966. Int. Congr. Ser. 129, p. 16—29. Amsterdam-New York-London-Milan-Tokyo-Buenos Aires: Excerpta Medica Foundation 1967.

Rensch, B., Dücker, G.: Biologie 2, Zoologie. Fischer-Lexikon. Frankfurt a. M.: Fischer Taschenbuchverlag 1972.
Richter, F.: Diagnosen aus der Sichtlochkartei — Entwicklung eines einfachen standardisierten Systems zur Automation der psychiatrischen Diagnostik. Med. Diss. München 1973.
Richterich, R., Ehrengruber, H., Tschanz, H.R. (Hrsg.): Internationale Klassifikation der Krankheiten. Basel-New York: Karger, 1. Aufl. 1968; 2. Aufl. 1973.
Rutter, M., Lebovici, S., Eisenberg, L., Sneznevskij, A.V., Sadoun, R., Brooke, E., Lin, T.Y.: A tri-axial classification of mental disorders in childhood. An international study. J. Child Psychol. **10**, 41—61 (1969).
Rutter, M., Shaffer, D., Shepherd, M.: An evaluation of the proposal for a multi-axial classification of child psychiatric disorders. Psychol. Med. **3**, 244—250 (1973).
Sandifer, M.G., Hordern, A., Timbury, G.C., Green, L.M.: Psychiatric diagnosis: a comparative study in North Carolina, London and Glasgow. Brit. J. Psychiat. **114**, 1—9 (1968).
Sandifer, M.G., Hordern, A., Timbury, G.C., Green, L.M.: Similarities and differences in patient evaluation by U.S. and U.K. psychiatrists. Amer. J. Psychiat. **126**, 206—212 (1969).
Sartorius, N.: The programme of the World Health Organization on the epidemiology of mental disorders. In: de la Fuente, R., Weisman, M.N. (eds.), Psychiatry, vol. I, p. 13—17. Proc. V. Wld Congr. Psychiat. Mexiko 1971. Amsterdam: Excerpta Medica 1973.
Scharfetter, C.: Das AMP-System, 2. Aufl. Berlin-Heidelberg-New York: Springer 1972.
Schmid, W.: Untersuchungen über die diagnostische Übereinstimmung zwischen Klinikern und dem System DIAL zur computerunterstützten psychiatrischen Diagnostik. Med. Diss. München 1973.
Schmid, W., Castell, R., Mombour, W., Mittelsten Scheid, D., Zerssen, D.v.: Die diagnostische Übereinstimmung zwischen Klinikern und dem DIAL-Programm. Arch. Psychiat. Nervenkr. **218**, 339—351 (1974).
Schmidt, H.: Philosophisches Wörterbuch. Leipzig: A. Kröner 1919.
Schneider, K.: Klinische Psychopathologie, 8. Aufl. Stuttgart: Thieme 1967.
Schulz, I.H.: Die seelische Krankenbehandlung. Stuttgart: Piscator 1952.
Shepherd, M., Brooke, E.M., Cooper, J.E., Lin, T.Y.: An experimental approach to psychiatric diagnosis. Acta psychiat. scand., Suppl. 201 ad vol. **44** (1968).
Spitzer, R.L., Endicott, J.: Diagno, a computer program for psychiatric diagnosis utilizing the differential diagnostic procedure. Arch. gen. Psychiat. **18**, 746—756 (1968).
Spitzer, R.L., Endicott, J.: Diagno II: further developments on a computer program for psychiatric diagnosis. Amer. J. Psychiat. **125**, (Suppl.) 12—21 (1969).
Spitzer, R.L., Fleiss, J.L., Burdock, E.I., Hardesty, A.S.: The mental status schedule: rationale, reliability and validity. Comprehens. Psychiat. **5**, 384—395 (1964).
Srole, L., Langner, T.S., Michael, S.T., Opler, M.K., Rennie, T.A.C.: Mental health in the metropolis. New York: McGraw-Hill 1962.
Statistisches Bundesamt (Hrsg.): Internationale Klassifikation der Krankheiten (ICD) 1968, 8. Revision. Stuttgart-Mainz: Kohlhammer Bd. I (Systematisches Verzeichnis) 1968, Bd. II (Alphabetisches Verzeichnis) 1971.
Strömgren, E.: Atypische Psychosen. Reaktive (psychogene) Psychosen. In: Kisker, K.P., Meyer, J.E., Müller, M., Strömgren, E. (Hrsg.): Psychiatrie der Gegenwart, 2. Aufl., Bd. II, S. 141—152. Berlin-Heidelberg-New York: Springer 1972.
Strugger, S., Härtel, O.: Biologie 1, Botanik. Fischer-Lexikon. Frankfurt a. M.: Fischer Taschenbuchverlag 1973.
Tarjan, G., Tizard, J., Rutter, M., Begab, M., Brooke, E.M., de la Cruz, F., Lin, T.Y., Montenegro, H., Strotzka, H., Sartorius, N.: Classification and mental retardation: Issues arising in the fifth World Health Organization seminar on psychiatric diagnosis, classification and statistics. Amer. J. Psychiat. **128**/II (Suppl.), 34—45 (1972).
Vogel, G., Angermann, H.: dtv-Atlas zur Biologie, Bd. 1, 6. Aufl., Bd. 2, 5. Aufl. München: Deutscher Taschenbuchverlag 1972.
Ward, C.H., Beck, A.T., Mendelson, M., Mock, J.E., Erbauch, J.K.: The psychiatric nomenclature: reasons for diagnostic disagreement. Arch. gen. Psychiat. **7**, 198—205 (1962).
Wing, J.K.: A standard form of psychiatric present state examination. In: Hare, E.H., Wing, J.K. (eds.), Psychiatric epidemiology. London-New York-Toronto: Oxford University Press 1970.
Wing, J.K.: *Psychiatrische Fallregister.* Nervenarzt **44**, 576—580 (1973).

WING, J.K., BIRLEY, J.L.T., COOPER, J.E., GRAHAM, P., ISAACS, A.D.: Reliability of a procedure for measuring present psychiatric state. Brit. J. Psychiat. **113**, 499—515 (1967).
WING, J.K., BRANSBY, E.R. (eds.): Psychiatric case registers. Dept. Hlth Soc. Sec. Stat. Rep. Ser. No. 8. London: Her Majesty's Stationary Office 1970.
WING, J.K., COOPER, J.E., SARTORIUS, N.: Instruction manual for the present state examination and catego. London: Institute of Psychiatry 1972.
WING, L.: Observations on the psychiatric section of the international classification of diseases and the british glossary of mental disorders. Psychol. Med. **1**, 79—85 (1970).
WING, L., BRAMLEY, CH., HAILEY, A., WING, J.K.: Camberwell cumulative psychiatric case register. Part I: Aims and methods. Soc. Psychiat. **3**, 116—123 (1968).
WING, L., WING, J.K., HAILEY, A., BAHN, A.K., SMITH, H.E., BALDWIN, J.A.: The use of psychiatric services in three urban areas: an international case register study. Soc. Psychiat. **2**, 158—167 (1967).
WITTENBORN, J.R.: Wittenborn psychiatric rating scales. New York N.Y.: The Psychological Corporation 1955.
WOLPE, J., LAZARUS, A.A.: Behavior therapy techniques. Oxford-London-Edinburgh-New York-Toronto-Paris-Braunschweig: Pergamon Press 1966.
World Health Organization (WHO): First WHO seminar on psychiatric diagnosis, classification and statistics. London 1965. Report. Offsetdruck PA/66.109. Genf: WHO 1966.
World Health Organization (WHO): Third WHO seminar on psychiatric diagnosis, classification and statistics. Paris 1967. Report. Offsetdruck MH/69.1. Genf: WHO 1969.
World Health Organization (WHO): Fourth WHO seminar on psychiatric diagnosis, classification and statistics. Moscow 1968. Report. Offsetdruck MH/70.8. Genf: WHO 1970a.
World Health Organization (WHO): Fifth WHO seminar on psychiatric diagnosis, classification and statistics. Washington 1969. Report. Offsetdruck MH/70.2. Genf: WHO 1970b.
World Health Organization (WHO): Expert committee on drug dependence, seventeenth report. Wld Hlth Org. techn. Rep. Ser. **437**. Genf: WHO 1970c.
World Health Organization (WHO): Sixth WHO seminar on psychiatric diagnosis, classification and statistics. Basel 1970. Report. Offsetdruck MH/71.7. Genf: WHO 1971.
World Health Organization (WHO): Fifth WHO seminar on psychiatric diagnosis, classification and statistics. Amer. J. Psychiat. **128**/II (Suppl.), 3—14 (1972a).
World Health Organization (WHO): Seventh WHO seminar on standardization of psychiatric diagnosis, classification and statistics of personality disorders and drug dependance. Tokyo 1971. Report. Offestdruck. Genf: WHO 1972b.
World Health Organization (WHO): Working paper no 3 by WHO secretariat. Ninth revision of the ICD, Chapter V, Mental disorders. Manuskriptabzug. Genf: WHO 1972c.
World Health Organization (WHO): The international pilot study of schizophrenia (IPSS). Genf: WHO 1973.
World Health Organization (WHO): International classification of diseases (ICD), 8th revision. Tabular list of index terms. Part 5 (Mental disorders). Genf: WHO (ohne Jahresangabe).
ZERSSEN, D.v.: Diagnose. In: MÜLLER, Chr. (Hrsg.), Lexikon der Psychiatrie, S. 135—139. Berlin-Heidelberg-New York: Springer 1973a.
ZERSSEN, D.v.: Nosologie. In: MÜLLER, CHR. (Hrsg.), Lexikon der Psychiatrie, S. 355—357. Berlin-Heidelberg-New York: Springer 1973b.
ZERSSEN, D.v.: Syndrom. In: MÜLLER, CHR. (Hrsg.), Lexikon der Psychiatrie, S. 508—509. Berlin-Heidelberg-New York: Springer 1973c.
ZERSSEN, D. v.: Typus. In: MÜLLER, CHR. (Hrsg.), Lexikon der Psychiatrie, S. 540—542. Berlin-Heidelberg-New York: Springer 1973d.
ZERSSEN, D. v.: Methoden der Konstitutions- und Typenforschung. In: THIEL, M. (Hrsg.), Encyclopädie der geisteswissenschaftlichen Arbeitsmethoden, 9. Lieferung, S. 35—143. München: Oldenbourg 1973e.
ZERSSEN, D. v. (unter Mitarb. von ELLENDORFF, C., FRITSCH, W., GERSTER, F., MIEHLE, W., MITTELSTEN SCHEID, D., PIREE, S., RICHTER, F.): Die „Diagnostische Sichtlochkartei" (DiSiKa) — ein einfaches Hilfsmittel zur Standardisierung der psychiatrischen Diagnostik. In Vorbereitung.
ZUBIN, J.: Classification of the behavior disorders. Ann. Rev. Psychol. **18**, 373—401 (1967).

Epidemiologische Psychiatrie*

Von

MICHAEL SHEPHERD

Mit 4 Abbildungen

Inhalt

Einleitung	119
Epidemiologie und psychische Störungen	121
Epidemiologische Psychiatrie	125
Öffentliches Gesundheitswesen und Verwaltung	126
Fälle, die den psychiatrischen Institutionen bekannt werden	126
Fälle, die den psychiatrischen Institutionen nicht bekannt werden	128
Klinische Aspekte	130
Übertragung psychischer Störungen	131
Klinische Diagnose und Klassifikationsprobleme	133
Vervollständigung des klinischen Krankheitsspektrums	133
Verlauf und Prognose	135
Ätiologie und Testen von Hypothesen	138
Die Verursachung psychischer Störungen	138
Pathogene Faktoren	139
Pathoplastische Faktoren	140
Auslösende Faktoren	140
Disponierende Faktoren	142
Das Testen von Hypothesen	143
Literatur	145

Einleitung

Epidemiologie kann auf viele Weisen definiert werden. Jede Definition geht von Major GREENWOODS allgemeinem Hinweis aus, Epidemiologie beziehe sich auf den „Massenaspekt von Krankheit". Gemeinsam ist allen epidemiologischen Forschungsansätzen, daß sie sich auf ganze Populationen oder Gruppen statt auf das Individuum als Forschungseinheit stützen. Es ist verständlich, daß Epidemiologie im öffentlichen Gesundheitswesen als Grundlagenwissenschaft eine lange Tradition hat, da sie sich mit dem beschäftigt, was GORDON umfassend beschrieben hat als: „... die Bestimmung der Natur und Größe des Problems; das Erforschen der Ursachen von Krankheiten und ihrer Verteilung durch das Studium der betroffenen Bevölkerung; die Formulierung von Grundsätzen eines Kontrollprogramms, das sich auf bewiesene Ursachen stützt und auf Verhütung

---

* Aus dem Englischen übersetzt von H. KATSCHNIG.

von Tod, bleibendem Defekt und Behinderung abzielt, und schließlich die statistische Beurteilung des Erfolges der Kontrollmaßnahmen" [40].

Hand in Hand mit der erfolgreichen Anwendung epidemiologischer Methoden bei Problemen des öffentlichen Gesundheitswesens wurde die Bedeutung der Medizinalstatistik immer größer. Die Gründe dafür hat FROST klar und deutlich dargelegt: „Da die Beschreibung der Verteilung von Krankheiten in einer Population voraussetzt, daß Krankheit als solche erkannt wird, ist die Entwicklung der Epidemiologie abhängig von den diagnostischen Gepflogenheiten sowie der ziemlich komplexen Organisation, die zur systematischen Sammlung von Krankheits- und Sterblichkeitsstatistiken notwendig ist. Epidemiologie ist auf statistische Methoden und Theorien angewiesen, denn selbst die einfachsten quantitativen Beschreibungen müssen statistisch ausgedrückt werden; detaillierte Beschreibungen, die unter Umständen komplexe Beziehungen darstellen sollen, können die Anwendung ziemlich komplizierter statistischer Verfahren notwendig machen. Darüber hinaus sind quantitative epidemiologische Beschreibungen der Häufigkeiten bestimmter Erkrankungen in verschiedenen Populationen auf eine mehr oder weniger detaillierte Bevölkerungsstatistik angewiesen, was wiederum ein gewisses Entwicklungsniveau der Demographie voraussetzt" [36].

In diesem Rahmen trug die Epidemiologie wesentlich dazu bei, daß in der Medizin eine Tradition mathematischen Denkens aufrechterhalten wurde. Tatsächlich wurde Epidemiologie auch als die „Wissenschaft von den Nennern" bezeichnet, und man betrachtete die darin enthaltene Vorstellung als „genau so wichtig und auch ähnlich revolutionär für das medizinische Denken wie die Erfindung des Rades" [108].

Trotz ihrer offenkundigen Wichtigkeit konnte jedoch die volle Bedeutung der epidemiologischen Sichtweise für die Medizin bis vor wenigen Jahren aus zwei Gründen nicht voll zur Wirkung kommen. Zunächst assoziierte man Epidemiologie zu lange ausschließlich mit Epidemien ansteckender Krankheiten. Die Erfolge dieser traditionellen Epidemieforschung sind beträchtlich gewesen. Sie lieferte nicht nur Beiträge zum Verständnis und zur Kontrolle epidemisch auftretender Krankheiten, sondern trug auch zur Bereicherung von Forschungstechniken und Forschungsstrategien bei. So hat beispielsweise die Anwendung der Triaden „Wirt — schädliches Agens — Umwelt" und „Zeit — Ort — Person" auf verschiedene Infektionskrankheiten dazu verholfen, sowohl das Konzept der multifaktoriellen Genese wie auch Fragen der vergleichenden Methodik zu klären. Zugleich ist immer deutlicher geworden, daß nichtansteckende und chronische Krankheiten mit einiger Berechtigung als ein eigener Typus von Krankheit konzipiert werden können, nämlich als „Prävalenzkrankheiten", wie sie RYLE vor einem Menschenalter genannt hat, „die auch ihre Epidemiologie und ihre Beziehungen zu sozialen und beruflichen Bedingungen haben und ebenfalls als mehr oder minder vermeidbar betrachtet werden müssen" [92]. Heute wird gewöhnlich allgemein akzeptiert, daß die Epidemiologie nicht übertragbarer Krankheiten so verschiedene Krankheitsbilder wie Krebs, Hypertonie, Erkrankungen der Atemwege und rheumatische Leiden ebenso umfaßt, wie die verschiedenen Arten psychischer Störungen [31].

Der zweite Umstand, der einer weiteren Verbreitung epidemiologischer Untersuchungen entgegenstand, war ihre ausschließliche Anwendung von medizinischen Untersuchern auf medizinische Themen. MECHANIC hat jedoch völlig Recht, wenn er schreibt, „... der Epidemiologe unterscheidet sich vom Bevölkerungsstatistiker, Ökologen und Feldforscher nicht durch ein spezielles Methodeninventar. Es geschieht nicht selten, daß Soziologen, Ökologen und Sozialpsychologen, wenn man sie mit epidemiologischen Verfahren vertraut macht, entdecken, daß sie gerade diese Verfahren schon immer verwendet haben. Was den Epidemiologen von ihnen unterscheidet, ist die Tatsache, daß er sich auf Krankheit als abhängige Variable statt auf Wanderung, soziale Mobilität, Urbanisierung, Segregation und ähnliches konzentriert" [72]. Durch die interdisziplinäre Zusammenarbeit zwischen medizinischen und nichtmedizinischen Forschern in der Epidemiologie erhalten drei Spezialisten notwendige und wichtige Informationen: der Verwalter im öffentlichen Gesundheitswesen, der Kliniker und der Forscher.

Epidemiologie und psychische Störungen

Die Begriffsverknüpfung „Epidemiologie psychischer Störungen" wird in dieser Form erst seit relativ kurzer Zeit allgemein akzeptiert. Ein historischer Markstein war in diesem Zusammenhang eine unter diesem Thema organisierte Tagung des Milbank Memorial Funds im Jahre 1949, die es sich zum Ziel gesetzt hatte, Berührungspunkte zwischen öffentlichem Gesundheitswesen und Psychiatrie zu beleuchten. In den Überschriften einer von GRUENBERG eigens für diesen Zweck zusammengestellten Bibliographie spiegelt sich die ganze Breite des behandelten Gebietes wider [45]. Läßt man die methodischen Probleme beiseite, so finden sich die 362 Literaturzitate unter folgenden Überschriften: Diagnose und Nomenklatur; Statistische Probleme und Berechnung von erwarteten Häufigkeiten; Daten über hospitalisierte Fälle, hauptsächlich aus Verwaltungsunterlagen; Morbiditätsmaße, wie zum Beispiel Prävalenz, in ganzen Populationen und in Stichproben, bei Rekruten usw.; Studien, die sich auf die Auswertung von Falldokumentationen stützen; Epidemien und umschriebene Ausbrüche von bestimmten Störungen, die sich über Zeiträume von wenigen Augenblicken bis zu einigen hundert Jahren erstrecken, zu verschiedenen Zeitpunkten, an verschiedenen Orten, in mobilen und nichtmobilen Populationen, in verschiedenen Alters- und Geschlechtsgruppen, in verschiedenen Gesellschaften (und Kulturen), in verschiedenen psychologischen oder sozialen Milieus, in Beziehung zu körperlichen Krankheiten und Verletzungen, in Beziehung zu früheren Erlebnissen und Persönlichkeitseigenschaften, in Beziehung zu den Genen; die Beziehung zwischen sozialer Position und psychischen Störungen; Beruf und psychische Störungen; die Naturgeschichte psychischer Störungen, die durch epidemiologische Methoden aufgeklärt wurden; Bewertung präventiver und Kontrollmaßnahmen durch epidemiologische Methoden.

Aus diesem Verzeichnis wird deutlich, daß die meisten Probleme der epidemiologischen Psychiatrie von Forschern, die sich in den letzten 150 Jahren mit psychischen Störungen beschäftigt haben, bereits untersucht worden sind. Epidemien abnormen Verhaltens sind schon lange beobachtet worden und viele der älteren Psychiater haben sich mit Themen wie sozioökonomischer Wandel, Beruf, Isolierung und Migration beschäftigt [64]. KRAEPELIN bewegte sich eindeutig auf einen epidemiologischen Forschungsansatz zu, als er seine Unzufriedenheit mit den Routinemethoden der klinischen Forschung und sein Interesse an einer „Vergleichenden Psychiatrie" so ausdrückte: „Die Hilfsmittel, einen tieferen Einblick in die Abhängigkeit der Krankheitserscheinungen von den in der Person des Erkrankten liegenden Vorbedingungen zu gewinnen, liefert uns die vergleichende Psychiatrie. Indem wir große Beobachtungsreihen einander gegenüberstellen, können wir zunächst erforschen, wie weit die allgemeinen Eigenschaften des Menschen, das Geschlecht, das Lebensalter, die Volksart, die Ausgestaltung der Krankheitsbilder beeinflussen; ferner kann in ähnlicher Weise die Bedeutung des Berufes, des Klimas, der allgemeinen und persönlichen Lebensverhältnisse für die besondere Färbung der klinischen Erscheinungsformen untersucht werden. Bei weitem am wichtigsten aber ist es, die bedeutsame Rolle aufzudecken, die in dieser Beziehung der persönlichen Veranlagung, vor allem den Erbeinflüssen, zukommt. Voraussetzung ist dabei überall die Gegenüberstellung gleichartiger, durch dieselben Ursachen erzeugter Krankheitsformen, da es hier eben darauf ankommt, die modelnde Einwirkung der angeführten Umstände auf die aus einheitlicher Quelle hervorgehenden Zustandsbilder klarzulegen" [57].

In der Entwicklung von Intelligenztests und in den frühen Studien über Selbstmord wurde der mögliche Beitrag von Psychologen und Soziologen zur epidemiologischen Forschung vorweggenommen [29, 65]. Die klassischen Studien GOLDBERGERS über die Pellagra machten deutlich, wie die professionellen Fertigkeiten eines Epidemiologen auf das Studium psychischer Störungen angewandt werden können [112]. Die erste und wichtigste Funktion der epidemiologischen Psychiatrie bestand deshalb darin, die auf den ersten Blick unterschiedlichen Aktivitäten von Forschern in verschiedenen Disziplinen zusammenzuführen und Art und Ausmaß des gemeinsamen Hintergrundes sichtbar werden zu lassen. Obwohl man sich aus konzeptuellen und semantischen Gründen lange weigerte, dieses Gebiet anzuerkennen, wurden die Annahmen, die hinter der epidemiologischen Sichtweise psychischer Störungen stehen, jetzt mit einiger Autorität von einem Komitee der Weltgesundheitsorganisation gutgeheißen, dessen Bericht mit der Feststellung schloß, daß „die Probleme, die beim Studium der persönlichen Disposition und der verändernden Einflüsse der Umgebung oder der Verhaltensgewohnheiten auf das Erkrankungsrisiko auftraten, bei den Infektionskrankheiten und anderen Arten menschlicher Krankheiten im wesentlichen ähnlich waren. Dabei wurden die Methoden, die so erfolgreich zur Aufdeckung der Ursachen und der Verbreitungsweise von mikrobiellen Infektionskrankheiten verwendet worden waren, in vermehrtem Maße auch auf das Studium psychischer Störungen angewendet, und der Gebrauch des Ausdruckes ‚Epidemiologie', zur Bezeichnung des Studiums der Verteilung und des Verlaufes psychischer Störungen unter verschiedene Lebensbedingungen in menschlichen Gemeinschaften, wird nunmehr weithin akzeptiert" [121].

Trotz dieser Feststellung ist es allerdings klar, daß die Anwendung epidemiologischer Methoden auf das Studium psychischer Störungen durch die Probleme der Falldefinition sehr behindert wird. Bei jeder Art von epidemiologischer Untersuchung muß der Forscher in der Lage sein, Kranke eindeutig zu kennzeichnen und sie untereinander und von den gesunden Mitgliedern der untersuchten Population zu unterscheiden. Diese Forderung hat sich gerade auf psychiatrischem

Gebiet als großes Hindernis erwiesen, weil hier objektive Krankheitsindikatoren nur sehr selten greifbar sind und nur wenige diagnostische Tests zur Verfügung stehen. Deshalb müssen operationale Definitionen allzu häufig jeweils nur für eine individuelle Studie festgelegt werden. Zweck solcher Definitionen ist es nicht, klinische Kriterien zu ersetzen, sondern das Maß der Übereinstimmung zwischen verschiedenen Beobachtern — besonders bei Grenzfällen — zu erhöhen und dadurch die Variation zwischen den Beobachtern zu verringern.

In den letzten zehn Jahren ist die Einsicht in die Bedeutung dieser Frage gewachsen, was zu vielen Versuchen geführt hat, die Aufmerksamkeit auf den diagnostischen Prozeß und seine Probleme zu lenken. Sie bestätigen alle die Feststellung BLUMs, der auf Grund einer sorgfältigen Übersicht über die Probleme, die in der Psychiatrie mit dem Finden eines Falles verbunden sind, feststellte: „Die Exploration ist das Hauptwerkzeug des Psychiaters — das Mittel, das er benutzt, um zu einer Diagnose zu gelangen. Sie ist letztlich auch das Kriterium, an dem andere Methoden zur Feststellung psychiatrischer Störungen validiert werden" [6]. Experimentelle Studien über die psychiatrische Exploration haben drei Ursachen für Irrtümer und für die mangelnde Übereinstimmung zwischen verschiedenen Beobachtern aufgezeigt: 1. Variationen auf der Ebene der klinischen Beobachtung und Wahrnehmung, 2. Variationen in den Schlüssen aus diesen Beobachtungen und 3. Variationen in den von den einzelnen Klinikern verwandten nosologischen Schemata [99].

Was die ersten beiden Faktoren betrifft, also die Beobachtung und die daraus gezogenen Schlüsse, kann das Ausmaß der mangelnden Übereinstimmung zwischen Psychiatern durch die Verwendung standardisierter Interviews mit Symptomskalen verringert werden. Während diese Instrumente zwar keine Diagnose für den individuellen Patienten liefern, können sie doch die Kommunikation zwischen Forschern erleichtern und Vergleiche sinnvoller machen. Ihre Konstruktion erfordert eine sorgfältige Analyse des diagnostischen Prozesses. Einige von ihnen sind für das Studium von hospitalisierten Patienten [120], andere für Feldstudien entwickelt worden [39].

Größere Genauigkeit beim „Etikettieren" und größere Präzision in der Terminologie kann ohne Zweifel durch die Erstellung von Glossaren erreicht werden, die dazu beitragen sollen, Mehrdeutigkeiten zu verringern. Eine Reihe von nationalen Glossaren ist bereits publiziert; jedes von ihnen illustriert allzu deutlich die verschiedenen Konzepte, die in verschiedenen Ländern verwendet werden [27, 88] und unterstreicht das Bedürfnis nach dem internationalen Glossar, das zur Zeit von der Weltgesundheitsorganisation vorbereitet wird. Die praktische Bedeutung dieser Frage wurde in aller Deutlichkeit durch die weit auseinanderklaffenden Raten für Schizophrenie in den Vereinigten Staaten und in Großbritannien illustriert, ein Unterschied, der zum größten Teil den verschiedenen Diagnostiziergewohnheiten zugeschrieben werden konnte [21]. Erwähnt werden muß auch der Trend zur mehrdimensionalen Klassifikation als einer Methode zum Abbau der Notwendigkeit, klinische Phänomene und kausale Faktoren künstlich in eine Kategorie zusammenzupressen [90].

Für viele epidemiologische Studien ist die Identifikation von psychisch kranken Personen nur der erste Forschungsschritt, der durch einen zweiten ergänzt werden muß, in dem ein Maß für die Krankheit eingeführt werden muß. Das traditionelle Maß für das statistische Studium von Krankheiten ist die Mortalitätsrate, die jedoch für das Studium psychischer Störungen von vergleichsweise geringem Wert ist. Morbiditätsraten sind aus verschiedenen Gründen schwierig zu berechnen; sie können sich entweder auf die Person oder die Erkrankung beziehen; die Intensität, die Dauer und der Verlauf der Krankheit können wichtig sein; außerdem muß in manchen Fällen dem Grad der Beeinträchtigung und der erhaltenen medizinischen Betreuung Aufmerksamkeit geschenkt werden.

Der für eine bestimmte Untersuchung am besten geeignete Indikator für die Morbidität ergibt sich aus den Hauptzielen der jeweiligen Studie. COOPER und SHEPHERD haben darauf hingewiesen: „Wenn die wichtigste Aufgabe darin gesehen wird, den Bedarf an medizinischen und anderen helfenden Einrichtungen festzustellen, wird die Prävalenz das nützlichste Maß sein, d.h. die Gesamtzahl der Fälle, die in der Bevölkerung zu einem bestimmten Zeitpunkt mit einem bestimmten Schweregrad und einem bestimmten Behinderungsgrad existieren. Wenn sich der Forscher andererseits mit der Ätiologie einer bestimmten diagnostischen Einheit beschäftigt, wird er eher an der Inzidenzrate interessiert sein, d.h. an der Gesamtzahl der neuen Fälle, die während einer bestimmten Zeitspanne in einer Population auftreten. In beiden Fällen ist die Risikopopulation der Nenner für das Berechnen von Raten" [24].

Bei manchen Arten von Untersuchungen, besonders auf dem Gebiet der Bevölkerungsgenetik, sind weder Inzidenz- noch Prävalenzraten adäquate Morbiditätsindikatoren, weil der Forscher in erster Linie an der statistischen Assoziation zwischen psychischer Störung und dem Genotyp des Patienten interessiert ist. COOPER und SHEPHERD bemerken dazu: „In solchen Untersuchungen wird die Morbiditätserwartung einer besonderen Subpopulation üblicherweise mit den Ausdrücken ‚Morbiditätsrisiko' oder ‚Krankheitserwartung' eines individuellen Mitgliedes dieser Gruppe ausgedrückt: d.h. mit der statistischen Wahrscheinlichkeit, daß irgend ein Individuum, das lange genug lebt, um einem Erkrankungsrisiko ausgesetzt zu sein, tatsächlich diese Störung bekommt. Es ist klar, daß die einzige befriedigende Art, diesen Wert festzustellen, darin besteht, eine repräsentative Gruppe der Bevölkerung während der ganzen Risikoperiode zu studieren. Bei einigen wenigen Untersuchungen konnte dieses Ziel erreicht werden, besonders durch FREMMING und HELGASON [35, 50]. Weiterhin werden indirekte Methoden zur Berechnung des Morbiditätsrisiko verwendet, so etwa die von WEINBERG beschriebene [86]. Diese haben den Vorteil, daß der relevante Index aus den Ergebnissen einer Querschnittsuntersuchung errechnet werden kann, vorausgesetzt die Alters- und Geschlechtsverteilung der Risikopopulation ist bekannt" [24].

Diese Punkte sind in einer nützlichen Definitionsliste berücksichtigt, die vom „Statistics Subcommittee of the Registrar General's Advisory Committee on Medical Nomenclature and Statistics" [87] vorgeschlagen wird. Auf Grund von Erfahrungen in der Industrie definiert dieses Komitee eine Krankheitsepisode als eine „Periode, während der eine Person krank ist, entweder an einem Tag (oder während einer Schicht) oder an jedem einer Reihe von aufeinanderfolgenden Tagen (oder Schichten)." Für psychiatrische Studien erscheint es nützlicher eine Episode zu definieren als „die gesamte Zeit, während der ein Patient ununterbrochen unter einer spezifischen Form medizinischer Betreuung steht". Die meisten

Spielarten der Häufigkeitsmaße „Inzidenz" und „Prävalenz" sind in den folgenden fünf Definitionen enthalten:

1. Inzidenzrate für Episoden:

$$\frac{\text{Anzahl von Krankheitsepisoden, die in einem bestimmten Zeitraum beginnen}}{\text{Durchschnittliche Zahl von Personen, die in diesem Zeitraum für eine Erkrankung exponiert sind}}$$

2. Inzidenzrate für Personen:

$$\frac{\text{Anzahl von Personen, die in einem bestimmten Zeitraum an mindestens einer Krankheitsepisode erkranken}}{\text{Durchschnittliche Zahl von Personen, die in diesem Zeitraum für eine Erkrankung exponiert sind}}$$

3. Streckenprävalenzrate von Episoden:

$$\frac{\text{Anzahl von Episoden, die in einem bestimmten Zeitraum vorkommen}}{\text{Durchschnittliche Zahl von Personen, die in diesem Zeitraum für eine Erkrankung exponiert sind}}$$

4. Streckenprävalenzrate von Personen:

$$\frac{\text{Anzahl von Personen, die in einem bestimmten Zeitraum irgendwann krank sind}}{\text{Durchschnittliche Zahl von Personen, die in diesem Zeitraum für eine Erkrankung exponiert sind}}$$

5. Punktprävalenzrate:

$$\frac{\text{Anzahl von Personen, die zu einem bestimmten Zeitpunkt krank sind}}{\text{Anzahl von Personen, die zu diesem Zeitpunkt für eine Erkrankung exponiert sind}}$$

Außerdem muß die Dauer berücksichtigt werden, für die vier Indikatoren vorgeschlagen wurden: (1) die durchschnittliche Dauer der Erkrankung pro abgeschlossener Episode; (2) die durchschnittliche Dauer der Erkrankung pro erkrankter Person; (3) die durchschnittliche Dauer der Erkrankung pro Person; (4) der Anteil der Zeit, während der eine Krankheit besteht. In der Praxis kann es sich als sehr schwierig erweisen, die Dauer einer Erkrankung genau zu messen. Sie muß außerdem deutlich unterschieden werden von dem Konzept der Schwere einer Erkrankung, das die Konstruktion von eigenen Indikatoren verlangt.

Epidemiologische Psychiatrie

GORDON hat darauf hingewiesen, daß es drei Hauptkategorien gibt, denen sich alle epidemiologischen Untersuchungen zuordnen lassen [40]. 1. Die erste dieser Kategorien ist das Studium der Prävalenz und Inzidenz von Krankheiten und die Erforschung ihrer Beziehungen zu sozialen und demographischen Faktoren. Dieser Aspekt entspricht in erster Linie dem Interesse von Personen, die im öffentlichen Gesundheitswesen und in der Verwaltung tätig sind, ist jedoch in GORDONS Worten „elementare Epidemiologie und kennzeichnet nur den Beginn der epidemiologischen Analyse, den Ausgangspunkt für das Verständnis von Massenerkrankungen". 2. Zweitens gibt es „das Suchen nach konsistenten Beziehungen zwischen Merkmalen des Krankheitsverlaufes und das Feststellen von Korrelationen als Basis für Theorien über die charakteristischen Unterschiede zwischen verschiedenen Krankheiten". Hier liefert der Kliniker seinen Beitrag und grenzt dabei das Gebiet der klinischen Epidemiologie ab. 3. Der dritte Ansatz beschäftigt sich damit, diese Beziehungen mittels kontrollierter Experimente zu überprüfen, „manchmal mit Laboratoriumsmethoden, manchmal durch Feldstudien".

In anderen Kapiteln dieses Handbuches gibt es viele Beispiele dafür, wie Techniken und Konzepte der Epidemiologie zur Zeit in der Psychiatrie verwendet werden (s. z.B. ØDEGÅRD in Band II/1). Absicht dieses Kapitels ist es, die Methoden und Grenzen der epidemiologischen Psychiatrie aufzuzeigen [22, 97]. GORDONS drei Kategorien werden dafür den Rahmen abgeben.

Öffentliches Gesundheitswesen und Verwaltung

Verwaltungsbeamte im öffentlichen Gesundheitswesen benötigen Schätzungen über die Prävalenz und Verteilung von psychischen Störungen, um den Bedarf an medizinischer und paramedizinischer Hilfe beurteilen zu können. Für praktische Zwecke kann die Population der psychisch Kranken einfach unterteilt werden in diejenigen Fälle, die den Institutionen für psychisch Gestörte bekannt werden und diejenigen, die solchen Institutionen unbekannt bleiben.

Fälle, die den psychiatrischen Institutionen bekannt werden

Das psychiatrische Krankenhaus ist die traditionelle Quelle für statistische Informationen über die Fälle psychischer Störungen, die den psychiatrischen Institutionen bekannt werden. In großem Maßstab wurde mit der systematischen Sammlung derartiger Daten während des 19. Jahrhunderts in den Vereinigten Staaten und in Skandinavien begonnen. In Großbritannien stehen nationale Aufzeichnungen über die Behandlung geisteskranker Personen in Anstalten für die Zeit seit 1845 zur Verfügung, doch wurde die psychiatrische Krankenhausstatistik erst im Jahre 1949 systematisch organisiert, nachdem der „National Health Service Act" in Kraft getreten war. Seit dem zweiten Weltkrieg hat sich in diesen Ländern durch das Sammeln und Analysieren von Morbiditätsstatistiken ein großes Zahlenmaterial angehäuft. Der Großteil der auf diese Art gesammelten Informationen ist allerdings relativ elementar und in erster Linie für Verwaltungszwecke zu gebrauchen, wie etwa Statistiken über Aufnahmeraten oder über regionale Unterschiede. Es ist jedoch argumentiert worden, daß die Spitalsstatistiken zumindest bei der Schizophrenie der tatsächlichen Inzidenz und Prävalenz entsprechen, weil die meisten Patienten, die an Schizophrenie leiden, zu irgendeinem Zeitpunkt während ihrer Krankheit in ein Spital aufgenommen werden. In dieser Argumentation werden aber die vielen „nosocomialen" Faktoren unterschätzt, die die Spitalsaufnahme beeinflussen. Deshalb muß bei der Interpretation von Zahlen aus diesen Quellen zur Vorsicht gemahnt werden [74, 110].

Trotz dieser Einwände können Statistiken aus psychiatrischen Krankenhäusern nützliche Informationen liefern, besonders wenn die Routinestatistiken eines bestimmten Zeitraumes mittels „Trendanalyse" verglichen werden [60]. Dieses Verfahren ist einfacher anzuwenden, wenn nur eine einzige Institution, diese aber intensiv studiert wird. In einer historischen Studie konnte GROB zeigen, wie der Wandel in der Sozialpolitik, in der öffentlichen Meinung und in den psychiatrischen Theorien die Aktivitäten des Worcester State Hospitals in Massachusetts zwischen 1830 und 1920 beeinflußt hat [44]. In jüngster Zeit war es möglich, den Effekt der Einführung einer Reihe neuer somatischer Behandlungsmethoden auf die Zusammensetzung der Patientenpopulation in psychiatrischen Krankenhäusern zu studieren. Kurz nach der Einführung der neuen Psychopharmaka zu Beginn der 50er Jahre begannen einzelne Untersucher diese Methode anzuwenden, um ihre Forderungen nach aktivem therapeutischen Vorgehen zu unterstützen. Die wahrscheinlich einflußreichste dieser Studien kam aus dem Staat New York, wo BRILL und PATTON darauf hinweisen, daß die großzügige Anwendung von Psychopharmaka mit einer deutlichen Abnahme der hospitalisierten Population und einer entsprechenden Zunahme der Entlassungen einherging [8]. Ähnliche Trends zeigten sich in den britischen Statistiken über psychiatrische Krankenhäuser, was dort zu ähnlichen Vermutungen über die Ursachen dieser Entwicklung führte. Es wurde jedoch bald eingesehen, daß für eine adäquate Interpretation der einfachen Statistiken auch eine ganze Reihe unspezifischer Faktoren bedacht werden mußte, etwa der enthusiastische Optimismus, der jedes neuartige therapeutische Verfahren begleitet. Wenn derartige Faktoren tatsächlich eine entscheidende Rolle spielen, würde daraus folgen, daß der Einfluß der Psychopharmaka auf die Zusammensetzung der Spitalspopulation dann geringer sein muß, wenn in den untersuchten Institutionen bereits ein hoher Standard der Patientenbetreuung üblich ist.

Zur Überprüfung dieser Hypothese konnten in einem psychiatrischen Krankenhaus in England intensive Untersuchungen angestellt werden. Dabei wurde eine komplexe statistische Analyse verschiedener Variablen durchgeführt, darunter der durchschnittlichen jährlichen Zahl von Dauerpatienten, der aufgenommenen und der entlassenen Patienten, jeweils nach den verschiedenen diagnostischen Kategorien; der Mortalitätsrate, der „quittance rate" und der „net release rate"; schließlich auch der Anzahl von Patienten, die verschiedene Dosen von Psychopharmaka erhalten hatten. Aus einer früheren Studie waren statistische Ausgangsdaten bekannt, die sich auf die Spitalsaktivitäten in den 30er und 40er Jahren bezogen [94]. Der eigentliche Untersuchungszeitraum erstreckte sich über 4 Jahre, von 1954, dem Jahr vor der Einführung der Psychopharmaka, bis zum Jahre 1957, als sie bereits in großem Maßstab verschrieben wurden [103]. Während bereits Mitte der 40er Jahre, also lange vor dem Auftauchen der Psychopharmaka, eine höhere Entlassungsrate und eine kürzere Aufenthaltsdauer registriert worden waren, was wahrscheinlich auf das Zusammentreffen der damals verfügbaren somatischen Behandlungsmethoden mit einem ungewöhnlich progressiven psychiatrischen Betreuungssystem zurückzuführen ist, konnten — bezogen auf die

Dauerpatienten — zwischen 1954 und 1958 nur geringe Veränderungen festgestellt werden.

Die Erklärung für dieses statische Bild liegt wahrscheinlich darin, daß dieses Spital bereits vor der Einführung der Psychopharmaka als Teil eines sehr wirksamen psychiatrischen Versorgungssystems funktioniert hatte, in dem der therapeutische Nihilismus schon damals der Vergangenheit angehörte. Diese Interpretation, die sich auf die Kenntnis der örtlichen Situation stützt, wird um einiges wahrscheinlicher, wenn sie durch vergleichbare Ergebnisse an anderen Orten bestätigt werden kann. Es war deshalb erfreulich, zu sehen, daß ØDEGAARD völlig unabhängig von der genannten Untersuchung zu ähnlichen Ergebnissen gekommen war, die zwar etwas später publiziert wurden, jedoch für einen vergleichbaren Zeitraum und mit einer sehr ähnlichen Methode aus einer Analyse der psychiatrischen Krankenhausstatistik Norwegens gewonnen worden waren [76]. Die Ähnlichkeit der Ergebnisse bezog sich sowohl auf das statische Bild für den Zeitraum nach der Einführung der Psychopharmaka wie auch auf die Veränderungen während der 40er Jahre. Allerdings erklärte er das letztere Ergebnis mit dem allgemeinen Rückgang der Arbeitslosigkeit in Norwegen, der die Rehabilitation erleichtert hatte. Seine ernüchternde Schlußfolgerung, durch die die britischen Resultate gestützt wurden, war, daß „in Spitälern mit einer bereits bestehenden positiven therapeutischen Orientierung die Psychopharmaka wenig oder nichts änderten, ja sogar eine Abnahme der Entlassungsraten hervorriefen. In Spitälern mit einer geringen Entlassungsrate vor Einführung der Psychopharmaka verbesserte sich die Situation allerdings beträchtlich".

Obwohl Krankenhausstatistiken über stationäre psychiatrische Fälle für derartige Zwecke benutzt werden können, hat ihre potentielle Bedeutung dadurch entscheidend abgenommen, daß in vielen Ländern mehr und mehr die Tendenz besteht, Spitäler funktionell einem „Einzugsgebiet" zuzuordnen, für das sie eine ganze Reihe verschiedener Einrichtungen zur Verfügung stellen. In der Psychiatrie hat dieses Konzept zu einer Ausweitung des Angebotes an psychiatrischen Einrichtungen geführt, die jetzt auch verschiedene extramurale Einrichtungen beinhalten, wie z.B. Ambulanzen, Tageskliniken, Wohnheime usw. [34]. Diese Entwicklung geht Hand in Hand mit der Tendenz, lange stationäre Aufenthalte zu vermeiden, so daß die Krankheiten vieler Patienten, die früher lange, ununterbrochene Spitalsaufenthalte durchgemacht hatten, nunmehr in einzelne Episoden aufgesplittert werden, während derer sie mit einer oder mehreren der psychiatrischen Einrichtungen Kontakt haben.

Einblick in diese veränderte Morbiditätsmuster kann in systematischer Weise durch die Einrichtung von psychiatrischen Fallregistern gewonnen werden (s. Kap. 1.3). Hier ist lediglich darauf hinzuweisen, daß die Nachteile derartiger Fallregister als epidemiologisches Forschungsinstrument genauso offenkundig sind wie ihre Vorteile. Ihr Nutzen hängt sehr von der adäquaten Ausgestaltung der örtlichen psychiatrischen Einrichtungen ab.

Fälle, die den psychiatrischen Institutionen nicht bekannt werden

Eine der eindrucksvollsten Leistungen der psychiatrischen Epidemiologie auf dem Gebiet des öffentlichen Gesundheitswesens war der Nachweis, daß selbst in hochentwickelten Ländern nur ein Bruchteil aller psychischen Störungen von psychiatrischen Einrichtungen erfaßt wird. In den Ergebnissen TAYLORs und CHAVES, die die Prävalenz psychischer Störungen in einer Stadt untersuchten, zeigt sich, wie die Morbiditätsmuster von medizinischen Einrichtungen abhängen [111]. Ihre Ergebnisse sind — kurz gefaßt — wie folgt: „Die beiden Forscher gingen von der Annahme aus, daß ein einziger Indikator für Gesundheit nicht sehr sinnvoll sei. Sie versuchten deshalb in ihrer Studie die Verteilung psychischer Störungen in einer Stichprobe der Bevölkerung auf die Weise festzustellen, daß sie sowohl psychiatrische Krankenhausaufnahmen und Überweisungen an die lokale psychiatrische Ambulanz berücksichtigten, die Klienten von Allgemeinpraktikern registrierten, die wegen psychischer Störungen Hilfe suchten, und schließlich die bei einer Hausbefragung einer Stichprobe der Bevölkerung direkt berichteten nervösen Beschwerden festhielten. Dabei wurden in erster Annäherung die Klagen über ‚Nervosität', ‚Depression', ‚Schlaflosigkeit' und ‚ungewöhnliche Reizbarkeit' als Hinweis auf eine psychische Störung verwendet. Personen, die an einer oder mehreren dieser Beschwerden litten, jedoch von keinem Arzt betreut wurden, betrachtete man als eine Art Risikopopulation für die Erkrankung an einer Neurose und bezeichnete sie als ‚subklinische Neurotiker'. Mit diesen Beurteilungskriterien ergab sich folgendes Bild der erwachsenen Bevölkerung der Stadt: im Jahre 1959 gaben 330 von 1 000 Einwohnern subklinische neurotische Symptome an; 81 von 1 000 Personen wurden wegen einer tatsächlichen Störung von Allgemeinpraktikern behandelt; 4,4 von 1 000 Personen wurden in eine psychiatrische Ambulanz überwiesen; 1,9 von 1 000 Personen wurden schließlich in stationäre psychiatrische Behandlung aufgenommen" [24].

Es ist klar, daß derartige Ziffern nur von beschränktem Nutzen sind; es ist zu wenig ersichtlich, nach welchen Kriterien Fälle außerhalb des Spitals identifiziert wurden, und das Konzept der „subklinischen Neurose" ist sehr grob. Trotzdem wurde die große Diskrepanz zwischen den Fallzahlen in Spitälern und denen in der Bevölkerung allgemein in anderen Studien bestätigt, was sich damit erklärt, daß nur ein relativ kleiner Teil der Patienten mit neurotischen und Charakterstörungen in ein Spital kommt [56]. Außerdem gibt es viele Patienten, die an psychischen Störungen leiden, die zusammen mit körperlichen Krankheiten auftreten, und andere, die im Rahmen ihrer psychischen Grundstörung auffällige körperliche Symptome entwickeln. Mit medizinischen Einrichtungen nehmen solche Patienten in erster Linie über den Allgemeinpraktiker Kontakt auf und nicht so sehr über den Psychiater [102]. Diese nicht unbeträchtliche Gruppe ist immer zu berücksichtigen, wenn versucht wird, die Zahl der nicht bekannt gewordenen psychiatrischen Fälle zu erheben.

Es ist deshalb nicht unwichtig, auf das Problem eines psychiatrischen Screenings näher einzugehen, wenn es sich dabei zur Zeit auch noch in erster Linie um eine Forschungsmethode handelt. WILSON und JUNGNER haben als Leitlinie für ein Screening-Programm folgende zehn Punkte vorgeschlagen [117]:

1. Die Krankheit sollte ein wichtiges Gesundheitsproblem darstellen.
2. Es sollte eine allgemein akzeptierte Therapie für sie geben.
3. Es sollten Einrichtungen für Diagnose und Therapie vorhanden sein.
4. Es sollte ein Stadium geben, das allgemein als Latenz- oder Frühphase betrachtet wird.

5. Es sollte passende Test- oder Untersuchungsmethoden geben.
6. Das Screening sollte der untersuchten Population zugemutet werden können.
7. Die Naturgeschichte der Krankheit sollte geklärt sein.
8. Es sollte Übereinstimmung darüber bestehen, welche Gruppen behandelt werden sollen.
9. Die Kosten-Nutzen-Relation des Screening sollte mit den Kosten bereits bestehender medizinischer Einrichtungen verglichen werden.
10. Das Suchen nach Fällen sollte ein ständiger Prozeß sein.

Hält man sich diese Punkte vor Augen, so ist verständlich, warum es so wenig direkte psychiatrische Screening-Studien gibt: von den zehn Punkten WILSONS und JUNGNERS gilt nur einer voll und ganz für psychische Störungen, daß sie nämlich zweifelsohne ein wichtiges Gesundheitsproblem darstellen. Allein deshalb verdient diese Frage schon mehr Aufmerksamkeit als ihr bisher zuteil wurde.

Bisher wurde psychiatrisches Screening meistens nur nebenbei in Untersuchungen der Bevölkerung durchgeführt, in denen Methoden der Fallidentifikation verwendet wurden. Üblicherweise ist dieser Prozeß der Fallidentifikation zweistufig, was mit den Schwierigkeiten einer Untersuchung großer Personengruppen in Feldstudien zusammenhängt. In einem ersten Schritt werden dabei in einer Art Screening-Verfahren — das mit der Routinearbeit der lokalen medizinischen Einrichtungen zusammenfallen kann — verdächtige oder „potentielle" Fälle aufgespürt. In einem zweiten Schritt wird dann in einer eingehenderen Untersuchung abgeklärt, ob sich der Verdacht bestätigt oder nicht [30, 97].

Klinische Aspekte

Der mögliche Beitrag der epidemiologischen Sichtweise zur klinischen Wissenschaft wurde von SPENCE in seiner Skizze über die Funktionen des klinischen Forschers so beschrieben:

„Seine wichtigste Aufgabe besteht darin, die (Krankheits-) Phänomene untereinander in zeitliche und quantitative Beziehung zu setzen. Das führt dazu, daß er den Verlauf einer Krankheit kennenlernt, wie er üblicherweise zu erwarten ist. Seine nächste Aufgabe besteht darin, Abweichungen von diesem Verlauf festzustellen und Korrelationen zwischen diesen Variationen und ätiologischen Faktoren oder alternativen Behandlungsmethoden zu finden. Wenn es möglich ist, benutzt er statistische Verfahren, um diese Variationen zu beschreiben. Statistische Schätzungen über die Variationsbreite benutzt er auch dazu, den Umfang seiner Studie zu planen. Wenn die untersuchte Krankheit in ihrem Verlauf sehr wenig variiert, kann er seine Fallzahl beschränken ... Er kommt auf diese Weise dazu, Krankheit als eine Folge voraussehbarer Ereignisse zu verstehen, und das damit gewonnene Wissen wird die Grundlage, die einzige Grundlage, mit der der zugrundeliegende Krankheitsprozeß in einem lebenden Patienten auf rationale Weise interpretiert werden kann ..." [106].

Im allgemeinen läßt sich die Anwendung epidemiologischer Prinzipien und Techniken auf die praktische Psychiatrie unter vier Aspekten darstellen: 1. Übertragung psychischer Störungen, 2. klinische Diagnose und Klassifikationsprobleme, 3. die Vervollständigung des Spektrums klinischer Krankheiten, 4. Prognose.

Übertragung psychischer Störungen

Die Übertragung psychischer Störungen ist das historisch älteste Gebiet epidemiologischer Interessen und Aktivitäten; es beginnt mit den Epidemien psychischer Störungen im Mittelalter [49] und erstreckt sich bis zum augenblicklichen Interesse an „sozial übertragener Psychopathologie" [46]. Die Induktion schizophrenieartiger Zustände, besonders mit paranoiden Zügen, ist ein gut bekanntes klinisches Phänomen, das von verschiedenen Autoren als „communicated insanity" [114], „folie communiquée" [62] oder „symbiontische Psychosen" [93] beschrieben wird. Bei nichtpsychotischen Störungen wurden Ausbrüche irrationalen Verhaltens, das oft vage als hysterisch gekennzeichnet wurde, am häufigsten beschrieben; manchmal erstreckten sich derartige Erscheinungen auf ganze Gemeinwesen [17], dann wieder waren sie auf eine bestimmte Institution beschränkt [3].

Von vielen Forschern wurde abnormes Verhalten ganzer Gruppen so interpretiert, daß angenommen wurde, daß mehr oder minder prädisponierte Individuen auf spezifische physische, psychologische oder soziale Stimuli reagieren, ein Prozeß, der mit so unterschiedlichen Ausdrücken wie „Imitation" [49], „kollektive Disposition" [29] und „pluralistische Emotionen" [58] beschrieben wurde. Es gibt auch eine Reihe von Versuchen, diese Phänomene im Rahmen der traditionellen epidemiologischen Trias „Wirt — Umwelt — schädigendes Agens" zu analysieren. In seinem genialen Modell des Massenverhaltens hat PENROSE beispielsweise vorgeschlagen, die pathologische oder überwertige Idee als das „schädigende Agens" zu betrachten, durch das die „Infektionen" in psychischen Epidemien verbreitet werden [82]. Ein ähnlicher, aber konkreterer Ansatz ist möglich, wenn das fragliche Agens eine physische Substanz ist, wie etwa eine Droge. DE ALARCÓN hat ein schönes Beispiel dafür gegeben, wie epidemiologische Techniken beim Studium der Ausbreitung einer Droge innerhalb einer Gemeinde angewendet werden können [2]. Nachdem er eine plötzliche Zunahme der Fälle von Heroinabusus unter jungen Leuten in einer von zwei Gemeinden festgestellt hatte, konnte er zeigen, daß die Inzidenzrate nach einer Latenzphase angestiegen war. Er konnte außerdem den Urheber der Epidemie identifizieren, das ungefähre Datum der ersten Injektion feststellen, und belegen, daß die Zunahme von Fällen auf persönlichen Kontakten beruhte (s.Abb. 1).

Studien über den „Wirt" sind hauptsächlich von Genetikern durchgeführt worden. Wie ØDEGÅRD aber bemerkt, wird jetzt allgemein für richtig gehalten, daß „in der Humangenetik epidemiologische Methoden eingeführt werden müssen, sobald man über das Studium einzelner Stammbäume hinausgeht" [75]. Paradoxerweise ist es jedoch möglich, daß sich das Interesse der Genetiker mehr auf das „Agens" als auf den „Wirt" zentriert, nämlich dann, wenn BÖÖKs Bemerkung zutrifft, daß es „notwendig ist, zu fragen ‚Was tut das Gen diesem Individuum?', in demselben Sinn wie der Virologe nach den Wirkungen eines spezifischen Virus forscht" [7]. In den letzten Jahren haben Genetiker zunehmend von der „Übertragung" psychischer Störungen gesprochen, aber es ist klar, daß die Hilfe, die der Kliniker, der sich mit Einzelfällen psychischer Störungen befaßt, vom Genetiker erhalten kann, außer bei Schwachsinnsfällen bescheiden ist. Mit PENROSES Worten: „Wenn die klassischen Forschungen SJÖGRENS über die amau-

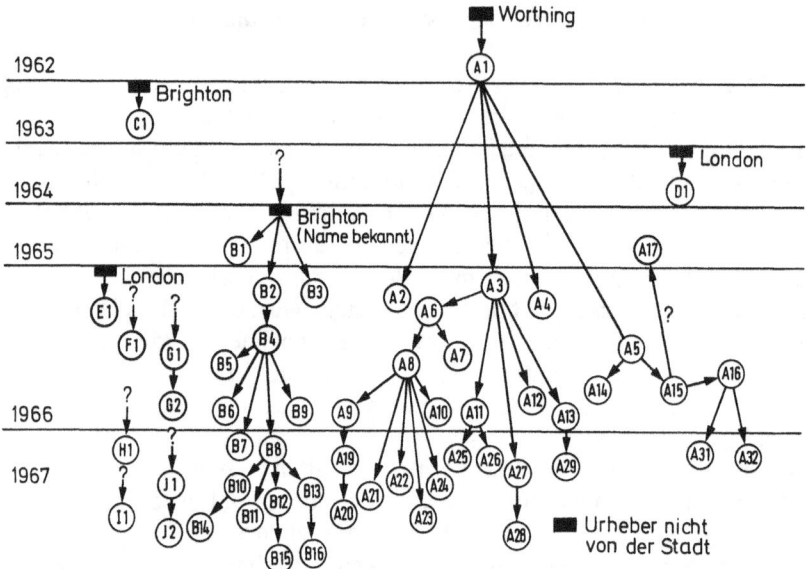

Abb. 1. Ursprung und Art der Weiterverbreitung von Heroin-Mißbrauch in einer englischen Stadt (Quelle: DE ALARCÓN, 1969; mit Erlaubnis des Herausgebers des Bulletin of Narcotics)

rotische Idiotie verglichen werden mit den monumentalen Studien RÜDINS und seiner Schule über Psychosen, so ist es, wie wenn man die Bewegungen einer Katze mit denen eines Nashorns vergleichen würde" [83]. Weitere Hinweise auf die Rolle, die der epidemiologische Ansatz in der Genetik für ein Verständnis der Ätiologie psychischer Störungen spielt, werden weiter unten gegeben (s. S. 139f.).

Es ist klar, daß der Kliniker seine Aufmerksamkeit auf die Umwelt oder das Milieu konzentrieren muß, in dem pathologische Ideen übertragen und psychische Störungen induziert werden können. Auf einer makrosoziologischen Ebene konnte dies für Zeiten sozialen Umsturzes und für Naturkatastrophen gezeigt werden, wo abweichendes Verhalten und eindeutige psychische Störungen besonders auffällig werden. Ein detailliertes Studium solcher Phänomene mit medizinischen und wissenschaftlichen Methoden wird üblicherweise nur durch Zufall möglich, wie etwa in den Beobachtungen von RAWNSLEY und LOUDON über die Einwohner von Tristan da Cunha, die nach einem Vulkanausbruch untersucht werden konnten, wobei ein Vergleich mit Resultaten einer 25 Jahre früher durchgeführten Studie möglich war [84].

Häufiger werden aber klinische Studien über Umweltfaktoren, die für die Übertragung psychischer Störungen wichtig sind, im kleineren Maßstab durchgeführt, nämlich auf der Ebene der Kernfamilie. In allgemeinen Morbiditätsstudien konnte das gehäufte Auftreten von Krankheitsepisoden in Familien gut belegt werden. Es konnte gezeigt werden, daß zu diesem Phänomen auch nichtansteckende Krankheitsfälle gehören, emotionelle Störungen mit eingeschlossen [55]. In einer sorgfältigen Studie, die sich über zwei Jahre erstreckte, gelang es BROWN, zwei parallelisierte Gruppen von Familien kontinuierlich zu studieren, wobei in der einen Gruppe neurotische Mütter waren, in der anderen nicht [10]. Während der Beobachtungsperiode hatten die neurotischen Frauen signifikant mehr Krankheiten, sowohl physische wie auch psychische, als die Vergleichsfälle; mit den gleichen Kriterien konnte ein ähnlicher Unterschied bei den Ehegatten und den Kindern festgestellt werden. Die Faktoren, die zu derartigen Familieninteraktionen beitragen, sind komplex und beinhalten genetische Faktoren, genauso wie selektive Partnerwahl, sozio-kulturelle Determinanten und das intrafamiliäre Milieu. Um ihre relative Bedeutung abzuschätzen, bedarf es noch vieler Forschungsanstrengungen.

Klinische Diagnose und Klassifikationsprobleme

Wie wichtig dieses Gebiet ist, wurde bereits diskutiert (s.S. 122). Hier ist nur noch hinzuzufügen, daß Kliniker mit diesen Problemen und ihrer Bedeutung für die tägliche Praxis wie auch für die epidemiologische Forschung vertraut gemacht werden können und sollen. In diesem Zusammenhang weist vielleicht ein mehrachsiges Klassifikationsschema für psychische Störungen in der Kindheit, das vor kurzem experimentell erprobt wurde, den Weg für zukünftige Entwicklungen [90, 105].

Vervollständigung des klinischen Krankheitsspektrums

Dadurch, daß in epidemiologischen Studien Fälle aus der „Gemeinde" genauso berücksichtigt werden wie klinische Fälle, ergeben sich für die klinische Psychiatrie ebenso weitreichende Folgen wie für die meisten anderen medizinischen Fachgebiete [100]. Neuere Untersuchungen haben die Konsequenzen dieses Vorgehens für psychische Störungen bei Kindern und bei Erwachsenen gezeigt. Zur Illustration wählen wir aus beiden Bereichen je ein Beispiel.

Die bekanntesten epidemiologischen Studien über Störungen in den frühen Lebensjahren wurden über den Schwachsinn durchgeführt [4]; auch über den frühkindlichen Autismus gibt es eingehendere Untersuchungen [66, 67]. Im Gegensatz dazu sind epidemiologische Studien über die häufig erwähnten kindlichen „Verhaltensstörungen" relativ selten. Die meisten Konzepte über psychische Störungen in der Kindheit stützen sich deshalb auf Erfahrungen in Child-Guidance-Kliniken, wo jedoch eine ganze Reihe von Selektionsfaktoren für die Zuweisung entscheidend sind. KANNER hat auf die Folgen dieser Selektion hingewiesen, indem er feststellte:

„Diese Selektion und das Fehlen ‚normaler Kontrollfälle' hat zu der Tendenz geführt, einzelne Verhaltensweisen im Hinblick auf ihre eigentliche psychopathologische Bedeutung mit übertriebenem Ernst zu beurteilen ... In Statistiken über klinische Fälle werden dann diese Symptome bei weitem überbewertet, wenn sie in der Krankengeschichte von ‚Problemkindern' vorkommen, da ihre Alltäglichkeit nicht genügend beachtet wird" [54].

Um den wahren Stellenwert dieser Probleme beurteilen zu können, ist es notwendig, Informationen über die Verteilung einer ganzen Reihe von Verhaltensweisen in einer repräsentativen Population normaler Kinder zu bekommen [61]. Die Abweichung von der Norm hängt nicht nur von Alter, Geschlecht und soziokulturellem Hintergrund des Kindes ab, sondern auch von Intensität, Häufigkeit und Dauer des fraglichen Verhaltens. Um Daten zu diesem Fragenkomplex

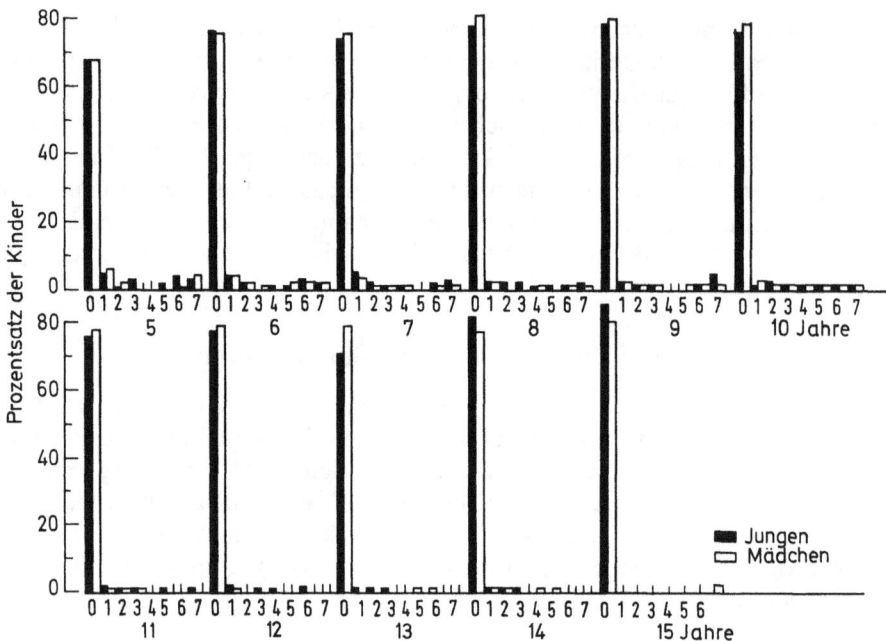

Abb. 2. Häufigkeit des Bettnässens pro Alter und Geschlecht bei einer Stichprobe normaler Schulkinder. Häufigkeit: $0=$ Niemals oder weniger als einmal pro Jahr; $1=$ Zwei oder drei Mal pro Jahr; $2=$ Ungefähr einmal in zwei oder drei Monaten; $3=$ Ungefähr einmal im Monat; $4=$ Ungefähr einmal alle zwei Wochen; $5=$ Ungefähr einmal in der Woche; $6=$ Zwei oder drei Mal in der Woche; $7=$ Jeden Tag oder nahezu jeden Tag

zu erhalten, wurde in der englischen Grafschaft Buckinghamshire eine Feldstudie an einer Stichprobe von Schulkindern zwischen 5 und 15 Jahren durchgeführt, wobei von fast 7000 Eltern Informationen über diese Kinder gesammelt wurden [104]. Abb. 2 gibt ein Beispiel für die Antworten auf die Frage nach der Häufigkeit von Bettnässern in Relation zu Alter und Geschlecht, einem Symptom, das häufig zur Überweisung eines Kindes in eine psychiatrische Beratungsstelle führt. Bis zum Alter von 10—11 Jahren findet sich eine kleine, aber beständige Gruppe von Bettnässern, die meisten von ihnen wurden nicht ärztlich betreut und auch nicht als psychiatrisch auffällig betrachtet.

Auf dem Gebiet der Erwachsenenpsychiatrie hat die Anwendung der Technik des Aufspürens von psychiatrischen Fällen auf extramurale Morbidität zu ähnlich radikal verschiedenen Ansichten über die Verteilung und die Natur psychischer Störungen in der Gesamtbevölkerung geführt. Die Entwicklung eines Systems einer „primären medizinischen Betreuung" in einigen Ländern hat es ermöglicht, ein großes Ausmaß psychiatrischer Morbidität zu identifizieren, das von den psychiatrischen Einrichtungen nicht erfaßt wird (s.S. 128ff.). Die Last der Betreuung, wie sie sich auf die drei Bereiche des nationalen britischen Gesundheitsdienstes aufteilt, ist in Tabelle 1 dargestellt [77].

Tabelle 1 zeigt, daß die praktischen Ärzte eine sehr viel größere Zahl von Patienten zu betreuen haben als Gesundheitsämter und Krankenhäuser. Dort, wo der Großteil der Bevölkerung bei Allgemeinpraktikern registriert ist

Tabelle 1

	Psychisch Gestörte	Schwachsinnige
Krankenhäuser	140000	60000
Allgemeinpraktiker	310000	40000
Gesundheitsämter	40000	80000

— wie etwa unter dem staatlichen Gesundheitsdienst Großbritanniens —, gibt die registrierte Population einen sehr nützlichen Stichprobenrahmen für epidemiologische Untersuchungen ab. Dort, wo es keinen staatlichen Gesundheitsdienst gibt, können Krankenversicherungsunterlagen für den gleichen Zweck benutzt werden; allerdings wird die Bevölkerung von derartigen Versicherungen nur sehr unvollständig erfaßt. Untersuchungen über das Ausmaß der psychiatrischen Morbidität bei Patienten von Allgemeinpraktikern haben sehr divergierende Resultate gebracht. Die detaillierteste und umfassendste dieser Studien ergab eine Prävalenzrate von 140 auf 1000 exponierte Erwachsene, was knapp über einem Fünftel aller Patienten entsprach, die im Untersuchungsjahr ihren Allgemeinpraktiker aufgesucht hatten [101]. Im allgemeinen neigen neurotische Patienten dazu, medizinische Einrichtungen häufig zu benutzen, so daß um so mehr Neurotiker in einer Klientel gefunden werden, je kürzer der Beobachtungszeitraum ist [98]. Eingehendere Studien weisen darauf hin, daß psychiatrische Störungen in der „Gemeinde" vorwiegend sogenannte „kleine", neurotische affektive Störungen sind [19].

Verlauf und Prognose

Da sich epidemiologische Forschungsmethoden mit den mannigfachen Faktoren befassen, die mit einer Krankheit verbunden sind, eignen sie sich besonders für das Studium der „Naturgeschichte" von psychischen Störungen. Dieses Konzept wird seit den Arbeiten KRAEPELINS für Definitions- und Klassifikationsprobleme allgemein als besonders wichtig angesehen. Theoretisch können die Wechselbeziehungen zwischen klinischen und sozialen Faktoren im Hinblick auf den Verlauf psychischer Störungen auf ähnliche Weise studiert werden wie bei körperlichen Krankheiten. Praktisch hat sich gezeigt, daß dieser Ansatz am fruchtbarsten ist, wenn die diagnostischen Konzepte klar definiert und die sozialen Variablen möglichst eindeutig sind. So hängt etwa der Verlauf einer organischen Demenz ebenso vom sozio-ökonomischen Status des Patienten ab wie von der Toleranz seiner Angehörigen für seine Beeinträchtigung.

Die Anwendung von anspruchsvolleren soziologischen Konzepten auf psychische Störungen befindet sich noch in ihren Anfängen [18, 48]. Auf dem Gebiet des Schwachsinns läßt sich die Bedeutung derartiger Konzepte für Verlaufsstudien demonstrieren, da hier die einfache Fallidentifikation und der Kontakt mit sozialen Institutionen eine Reihe von Längsschnittuntersuchungen möglich gemacht haben, die sich über viele Jahre erstreckten. Auf Grund dieser Ergebnisse weiß man, daß Schwachsinnige eine viel bessere Prognose haben als auf Grund der medizinischen und sozialen Erfahrungen mit ihnen während ihrer ersten Lebensjahre zu erwarten ist [18]. STEIN und SUSSER haben von den vielen Faktoren, die dafür verantwortlich sein können, bestimmte Aspekte der familiären Situation für ihre Untersuchung ausgewählt [107]. Sie stützen sich auf soziologische und anthropologische Theorien und teilten die untersuchten Familien in „funktionierende", „deviante" und „dysmorphe" ein, je nachdem ob in diesen Familien erstens dauerhafte zwischenmenschliche Beziehungen herrschten und ob sie zweitens einige elementare Erfordernisse in der Kinderbetreuung erfüllten. In einer Stichprobe von Kindern, die im Erziehungsprozeß als retardiert eingestuft worden waren, und die als Erwachsene wieder untersucht wurden, konnten sie zeigen, daß das Familienmilieu eng mit der Prognose zusammenhing, besonders was den Wechsel des Wohnortes und des Berufes, Konflikte mit dem Gesetz sowie Aufnahmen in Institutionen betraf. Diese Untersuchung machte auch wahrscheinlich, daß eine scheinbare Intelligenzzunahme bei retardierten Personen ohne greifbare Hirnstörung mit familiären Subkulturen zusammenhängt, wie sie sich durch Berufs- und Erziehungskriterien definieren lassen.

Bei den endogenen Psychosen gibt es eigene Probleme. Die vielen Längsschnittuntersuchungen bewegen sich hier zum Großteil im Rahmen der Kraepelinschen Konzepte und neigen dazu, die Prognose als ein Kriterium für die diagnostische Einordnung zu verwenden. Der Grund dafür ist verständlich: „Solange Ätiologie und Pathogenese der schizophrenen Erkrankung unbekannt sind, müssen sich Diagnose und Differentialdiagnose der Schizophrenie auf die Analyse klinischer Symptome und die Beurteilung des Verlaufs der Krankheit stützen" [52]. Dementsprechend besteht das Ziel der meisten dieser Studien darin, klinische Daten zu analysieren, um so die „Richtungsprognose" der älteren Kliniker zu erleichtern und zu verbessern. Die Prognose wurde auf verschiedene Weise definiert, wie etwa durch die Dauer der Krankheit, die Rückfallshäufigkeit oder das Auftreten bzw. Fehlen von Defektzuständen. Diese Kriterien wurden in erster Linie mit klinischen Merkmalen in Beziehung gesetzt, wie etwa mit der Plötzlichkeit des Beginns, dem Auftreten bestimmter Symptome, der prämorbiden Persönlichkeit und dem Körperbau. In jüngster Zeit konnte in einer Reihe epidemiologischer Untersuchungen auch der Einfluß sozialer Faktoren auf den Verlauf der Schizophrenie belegt werden. Diese Studien haben sich zunächst auf die Patienten psychiatrischer Anstalten konzentriert und sich dann auch mit entlassenen Patienten und ihren Familien befaßt, also mit den Einflüssen des Alltagslebens. So wurden die Forschungen über Institutionalismus und Schizophrenie [119] ergänzt durch Untersuchungen, in denen das weitere Schicksal entlassener Patienten mit dem Typ ihrer Primärgruppe [11], mit dem Ausmaß ihrer emotionellen Verkettung mit den Angehörigen [16], mit ihrer beruflichen Anpassung [118] und schließlich mit belastenden Ereignissen [13] in Zusammenhang gebracht wurde. Diese Studien sind nicht nur deshalb wichtig, weil sie eine genauere Voraussage ermöglichen, sondern auch deshalb, weil sie auf relativ spezifische Maßnahmen hinweisen, mit denen sich die Langzeitprognose verbessern läßt.

Über den Verlauf der Neurosen und Charakterstörungen gibt es kaum eine vergleichbare Forschung. GREER und CAWLEY haben die Literatur zu diesem Thema ausführlich durchgesehen und kamen zu dem Schluß, daß „... es nicht möglich ist, auf Grund der publizierten Daten über die Prognose neurotischer Störungen mit einiger Berechtigung verallgemeinernde Aussagen zu treffen" [42]. In ihrer eigenen detaillierten Längsschnittuntersuchung an einer Stichprobe von psychiatrischen Krankenhauspatienten vermieden sie viele der methodischen Fehler früherer Untersuchungen, jedoch unterstrichen sie die Notwendigkeit, die leichteren neurotischen Störungen zu erforschen, die keine Spitalspflege benötigen. Einen Anfang in dieser Richtung stellt das Studium von Patienten dar, die sich in allgemeiner medizinischer Betreuung befinden. In Großbritannien ist die im Nationalen Gesundheitsdienst verwendete Patientenliste des Allgemeinpraktikers ein brauchbarer Rahmen für Stichprobenerhebungen. Längsschnittuntersuchungen über neurotische Störungen bei Patienten von Allgemeinpraktikern zeigen, daß ihre Prognose am entscheidendsten davon beeinflußt wird, wie lange die Symptome schon bestanden haben [20]. Mit dieser Erkenntnis läßt sich eine einfache dichotome Klassifikation erstellen, die auf der einen Seite die kurzdauernden situativen Reaktionen beinhaltet, auf der anderen Seite die chronischen Neurosen, die eine niedrige Rückbildungsrate haben.

In den wenigen Längsschnittuntersuchungen über Patienten mit Neurosen und Charakterstörungen [32] zeigt sich, daß diese Störungen dermaßen in ein Geflecht von sozialen und interpersonellen Störungen eingebettet und von ihnen abhängig sind, daß das Fehlen von exaktem Wissen über den Einfluß psychosozialer Faktoren auf ihren Verlauf für die zukünftige Forschung eine nicht unbeträchtliche Aufgabe darstellt. Eines der prinzipiellen Hindernisse für eine adäquate Forschung ist das praktische Problem des Aufspürens einer Gruppe von Personen, die bekannterweise schwer zu erfassen sind. Aus diesem Grund ist das Studium von Populationen, die stabil sind, attraktiv, trotz der offenkundigen Grenzen derartiger Untersuchungen. Das eindrucksvollste Beispiel für eine erfolgreich zu Ende geführte Studie dieser Art ist die sich über fünf Jahre erstreckende Längsschnittuntersuchung von 1 475 zufällig ausgewählten amerikanischen Soldaten während des zweiten Weltkrieges, die mit einer Gruppe von mehreren Hundert Kontrollpersonen verglichen wurden [9]. Entgegen den Erwartungen zeigte sich, daß der allgemeine Trend zu Besserungen bei Männern, die mit einer neurotischen Störung entlassen worden waren, mehr von den späteren sozialen Umständen als von ihren Erfahrungen als Soldaten, von dem Ausmaß ihrer Beeinträchtigung oder von der Behandlung, die sie erhalten hatten, abhing. Durch diese Resultate sahen sich die Autoren der Untersuchung gezwungen, ihre Aufmerksamkeit mehr auf das sozio-ökonomische Milieu der untersuchten Männer zu konzentrieren und die Spitzfindigkeiten der individuellen Psychologie zu vernachlässigen.

Die Abschätzung des individuellen Erkrankungsrisikos ist eine andere Technik, deren Wichtigkeit schon erkannt worden ist: sowie sie einmal festgelegt sind, können prognostische Faktoren durch prospektive Studien überprüft werden, eine Technik, die mit einigem Nutzen von Kriminologen angewendet worden ist [70]. Ähnlich können klinische Psychiater durch Längsschnittuntersuchungen Entscheidungshilfen in die Hand bekommen, um das zukünftige Erkrankungsrisiko von Personen abzuschätzen, die im Augenblick psychisch gesund oder nur leicht gestört sind. Dieses Prinzip wurde als „empirische Erbprognose" dazu verwendet, das Erkrankungsrisiko bei Verwandten von psychiatrischen Patienten zu berechnen. Der gleiche Ansatz eignet sich ebensogut dafür, das weitere Erkrankungsrisiko für den Patienten selbst zu berechnen, wenn er an einer Störung leidet, von der angenommen wird, daß eine oder mehrere frühere Erkrankungen die Wahrscheinlichkeit zukünftiger Erkrankungsepisoden beeinflussen [24]. Von größerer praktischer Bedeutung ist die Abschätzung des Selbstmordrisikos [115]. So weiß man, daß Patienten mit einer manisch-depressiven Erkrankung, daß chronische Alkoholiker und schließlich Personen, die zumindest einmal bereits einen Selbstmordversuch unternommen haben, ein erhöhtes Selbstmordrisiko haben. Diese und ähnliche statistische Untersuchungen sind ein Beispiel für die Methoden und den potentiellen Nutzen der klinischen Epidemiologie.

Ätiologie und Testen von Hypothesen

Die bisherige Darstellung unterstreicht die Bedeutung der Epidemiologie für Klinik und öffentliches Gesundheitswesen, insoweit es sich um psychische Störungen handelt. Wissenschaftlich betrachtet sind jedoch zwei andere Aspekte von zentraler Bedeutung, nämlich (a) der mögliche Beitrag der Epidemiologie zum Verständnis der Entstehung psychischer Störungen und (b) die Verwendung der experimentellen Methode. Wir werden diese beiden Aspekte getrennt behandeln.

Die Verursachung psychischer Störungen

Vor über hundert Jahren hat Wilhelm GRIESINGER, ohne daß er sich direkt auf die Epidemiologie bezog, das Anwendungsgebiet dieser wissenschaftlichen Disziplin in den folgenden bemerkenswerten Sätzen abgesteckt:

„Unter Ursachen versteht man in der Psychiatrie wie in der übrigen Pathologie die mannigfaltigsten Klassen von Momenten, denen man einen Einfluß auf die Entstehung der Krankheit zuschreibt, die aber zu dieser selbst in höchst verschiedenen Verhältnissen stehen. Einestheils begreift man unter den Ursachen alle jene äußeren Umstände (Nationalität, Klima, Jahreszeiten, etc.) unter denen man Irresein überhaupt bald häufiger, bald seltener vorkommen sieht; anderntheils meint man damit gewisse äußere Schädlichkeiten (Sonnenhitze, Kopfverletzungen etc.), nach deren Einwirkung die Krankheit häufiger entsteht; endlich umfaßt das Gebiet der Ursachen jene inneren, dem Organismus selbst angehörigen Momente (erbliche Disposition, vorausgegangene Krankheiten oder überhaupt anderweitige Störungen des organischen Mechanismus, z.B. Krankheiten der Lunge, Genitalien etc.), denen erfahrungsmäßig ein Einfluß auf das Irrewerden zukommt. Bei sehr vielen dieser Momente ist der nähere Zusammenhang zwischen ihnen und der ihnen zugeschriebenen Wirkung, der Weg, auf dem sich aus ihnen eben Geisteskrankheit entwickelt, kaum oder gar nicht einzusehen — der Schluß post hoc ergo propter hoc beruht dann auf einer bloß empirischen (statistischen) Kenntnis davon, daß gerade diese bestimmten Umstände (z.B. die erbliche Disposition) ganz ungewöhnlich häufig mit dem Irrewerden zusammentreffen oder ihm vorangehen" [43].

Aus diesen Bemerkungen wird deutlich, daß GRIESINGER das Wort „Ätiologie" in einem wesentlich epidemiologischen Sinn verwendete: er bezeichnete damit das Studium der Beziehungen zwischen Krankheitsbeginn und einer Reihe von biologischen, sozialen und psychologischen Faktoren. Damit hält er sie für die Methode par excellence, um die multifaktorielle Verursachung, die für die meisten Formen psychischer Störungen gilt, zu erforschen. Weiters ermöglicht er uns dadurch, zwischen „Ätiologie", dem Studium von Assoziationen, und „Pathogenese", dem Studium von Mechanismen, zu unterscheiden. In diesem Zusammenhang ist es nützlich, sich Karl BIRNBAUMS Schema der Multikausalität in Erinnerung zu rufen, in dem neben „pathogenen" Faktoren „pathoplastische", „disponierende" und „auslösende" Faktoren in einer ätiologischen Kette eine Rolle spielen [5]. Die einzelnen Glieder dieser Kette können wiederum in einer epidemiologischen Perspektive betrachtet werden.

Pathogene Faktoren

Das hervorragendste Beispiel für den Nutzen epidemiologischer Techniken beim Studium der Pathogenese psychischer Störungen ist immer noch die klassische Arbeit Joseph GOLDBERGERs über die Pellagra [112]. Besonders erwähnenswert ist, daß GOLDBERGER durch eine Reihe einwandfreier epidemiologischer Beobachtungen zunächst eine sichere Beziehung zwischen der Pellagra und einem Ernährungsfaktor aufzeigen konnte, dann aber sein Interesse Tierexperimenten zuwandte, um den Mechanismus aufzuklären, der zu der gefundenen Assoziation führte. Kurz vor seinem Tod war er zu dem Schluß in der Lage, daß der „pellagrapräventive Faktor" in der hitzebeständigen Fraktion des „wasserlöslichen Vitamin B" liegen mußte, eine Substanz, die in der Folge als Nikotinsäure identifiziert werden konnte.

Es ist sehr nützlich, sich daran zu erinnern, daß die Pellagra zu der Zeit, zu der GOLDBERGER seine Studien begann, in weiten Kreisen entweder als genetische Störung oder als Infektionskrankheit angesehen wurde. In gewisser Weise hat sich diese wissenschaftliche Kontroverse später in den divergierenden Ansichten über „Kuru" wiederholt, wo schließlich wieder epidemiologische Studien zur Aufklärung dieser Störung beitrugen [53]. Wie bei der Pellagra, so wurde auch hier die Forschungsaufgabe dadurch erleichtert, daß ein einziger und von außen wirksamer pathogener Faktor vorliegt. Analoge Modelle gibt es augenblicklich über die Schizophrenie, die nach einer Hypothese als Folge einer Pockenschutzimpfung [113], nach einer anderen als Folge einer Fehlernährung [81] aufgefaßt wird; beide Hypothesen wurden mit statistischen Methoden getestet, um die entsprechenden Assoziationen zu etablieren. Bei den Schizophrenien erscheint es jedoch, ähnlich wie bei so vielen psychischen Störungen, unumgänglich, „endogene" Faktoren in Rechnung zu stellen, da Bevölkerungsstudien auf eine klare genetische Mitbeteiligung bei ihrer Entstehung hinweisen [1]. Es ist deshalb wichtig, den potentiellen Beitrag der epidemiologischen Methoden zum Studium von Vererbungsfragen zu unterstreichen. Damit kommt man zum heutigen genetischen Konzept der „liability", womit nicht nur die angeborene Neigung eines Individuums gemeint ist, eine bestimmte Störung zu entwickeln, sondern auch der ganze Komplex äußerer Umstände, der es mehr oder weniger wahrscheinlich macht, daß die Störung auftritt [33].

Es gibt schon einige empirische Forschungsarbeiten in dieser Richtung. Dabei wurde das zentrale epidemiologische Konzept der Assoziation so weit ausgedehnt, daß darin auch die Hypothese enthalten ist, daß eine Assoziation zwischen einer bestimmten Krankheit und Merkmalen, von denen man weiß, daß sie in einem einzigen Gen vererbt werden, die Wahrscheinlichkeit für das Vorliegen eines biologischen Faktors in der Ätiologie dieser Störung erhöht.

Es muß hier allerdings betont werden, daß eine derartige Assoziation nicht mit dem genetischen Konzept des „linkage" synonym ist, mit dem nicht mehr als ein mechanisches Nebeneinander von Genen im selben Chromosom gemeint ist. Assoziation in dem hier verwendeten Sinn bedeutet jedoch, daß Merkmale in einem Individuum häufiger vorkommen als dem Zufall nach zu erwarten wäre: die Grundgesamtheit oder Population besteht aus Merkmalen und nicht aus Personen. Genetische „marker", wie bestimmte Blutgruppen oder geschlechts-gebundene Farbenblindheit, sind bereits auf Beziehungen zum Alkoholismus [25] und zum manisch-depressiven Kranksein [85] untersucht worden. Diese Studien weisen ohne Zweifel darauf hin, daß es sich hier um potentiell sehr wichtige Methoden handelt.

Pathoplastische Faktoren

In seinem wichtigsten Werk „Der Aufbau der Psychose", in dem Karl BIRNBAUM eine sehr klare Strukturanalyse der Geisteskrankheiten entwickelte, trennte er „pathoplastische" von „pathogenen" Faktoren; die ersteren definierte er als:

„... solche, die für die Krankheitsausgestaltung in Betracht kommen, indem sie dem ätiologisch bereits in seiner Grundform und seinem spezifischen Grundcharakter festgelegten Krankheitsfall den Inhalt, die Färbung, die Sondergestalt usw. geben" [5].

Pathoplastische Einflüsse determinieren nicht selten den Inhalt des klinischen Bildes psychischer Störungen; die Ätiologie läßt sich jedoch nur mit einem multidimensionalen Ansatz adäquat beurteilen. Bei der „folie à deux", die für einen oberflächlichen Betrachter ein typisches Beispiel für die Wirkung pathoplastischer Faktoren sein mag, hat SCHARFETTER von einer hohen Inzidenz schizophrener Erkrankungen unter den Blutsverwandten derjenigen Personen berichtet, bei denen die Störung induziert wird [93]. Durch dieses Ergebnis wird die Bedeutung der induzierenden Person eindeutig eingeschränkt, und es wird notwendig, die Aufmerksamkeit eher auf ihre auslösende als auf ihre pathogene Rolle zu lenken und auf der anderen Seite der Disposition des Individuums, bei dem die Störung induziert wird, mehr Interesse zuzuwenden.

Auslösende Faktoren

Eine ausführliche Übersicht über dieses komplexe Gebiet findet sich an anderer Stelle [23]. Während in der Vergangenheit durch Unklarheiten über Konzepte wie „Streß" oder „Life event" Verwirrung aufgetreten ist, ist es aus epidemiologischer Sicht lediglich notwendig, in einer Population eine signifikante Assoziation zwischen dem zeitlichen Auftreten von klar definierten Umweltveränderungen psychosozialer oder biologischer Art und dem Beginn von Krankheiten festzustellen.

Das eindeutigste Ergebnis dieser Art stammt aus Beobachtungen extremer Situationen, wie sie durch Kriegsereignisse und Naturkatastrophen entstehen. In Abb. 3 ist z.B. der auffallend enge Zusammenhang zwischen der Inzidenz von Kriegsverletzungen und psychiatrischen Notfallsituationen in der amerikanischen Armee des zweiten Weltkriegs dargestellt [37].

Wenn es solche „Gelegenheitsexperimente" in Friedenszeiten gibt, sind sie selten genügend genau dokumentiert, um eine adäquate wissenschaftliche Analyse zu gestatten. Dies trifft auch auf eine so vollständige Untersuchung über Migration und Akkulturation zu, wie sie MURPHY [73] geliefert hat. Gelegentlich gelingt es — anläßlich einer Katastrophe — eine Untersuchung durchzuführen, die relevante Ergebnisse liefert; so fand sich beispielsweise nach dem Ausbruch eines

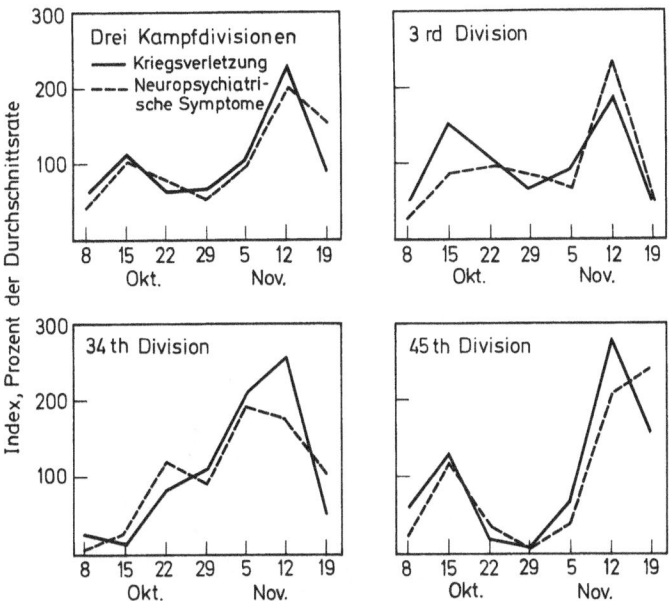

Abb. 3. Beziehungen zwischen Kriegsverletzung und neuropsychiatrischer Krankenhauseinweisung, Fifth U.S. Army

großen Feuers in einem amerikanischen Nachtclub eine hohe Inzidenz psychischer Störungen.

In jüngster Zeit wurden den psychischen Störungen vorangehende „Lebensereignisse" (life events) untersucht. Dieser Ansatz hat Resultate erbracht, die zeigen, daß psychische Störungen dazu neigen, in Zeiten von Umweltveränderungen und Anpassungsschwierigkeiten gehäuft aufzutreten. Eine verfeinerte Methode für das Studium dieser Beziehung zwischen Umweltveränderungen und dem akuten Beginn von psychischen Störungen wurde von BROWN u.Mitarb. entwickelt [13, 14, 15].

Da das Studium psychologischer Faktoren mit beträchtlichen wissenschaftlichen Problemen verbunden ist, ist es verständlich, daß sich einige Forscher bevorzugt auf biologische Ereignisse, wie etwa Geburt, Klimakterium und körperliche Verletzungen konzentriert haben. In einer großen Bevölkerungsstudie verglich HÄLLSTRÖM Symptome psychischer Störungen bei Frauen, die sich vor dem Klimakterium, in der Mitte des Klimakteriums, oder jenseits des Klimakteriums befanden, und konnte dabei keine relevanten Unterschiede feststellen [49a]. Über Schwangerschaft haben COOPER und SHEPHERD folgendes bemerkt: „Die Geburt mit ihren vielen physiologischen, psychologischen und sozio-kulturellen Aspekten bietet sich für das Studium von Streß in vielfacher Hinsicht als ein idealer Gegenstand an. Sie ist ein leicht feststellbares punktuelles Ereignis und eignet sich deshalb für epidemiologische Forschung besonders gut. Es ist bemerkenswert, daß auf diesem Gebiet trotzdem so wenige Untersuchungen durchgeführt worden sind. Die wichtigste Studie stammt von PAFFENBARGER, der die Krankengeschichten aller Frauen zwischen 15 und 44 Jahren überprüfte, die zwischen 1940 und

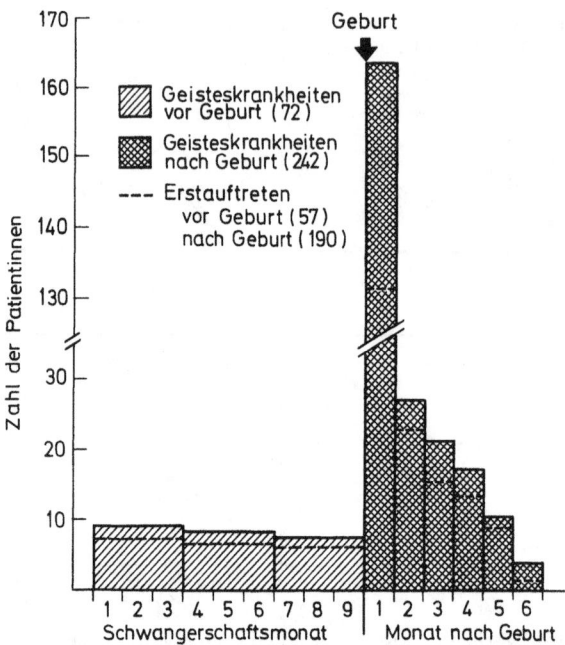

Abb. 4. Auftreten von Geisteskrankheiten bei hospitalisierten Patientinnen in Hamilton County, Ohio, 1940—1958. Erstauftreten bei Frauen ohne vorherige Geisteskrankheit

1958 in psychiatrischen Krankenhäusern der Grafschaft Hamilton, Ohio, aufgenommen worden waren [78][1]. In Abb. 4 ist die zeitliche Beziehung zwischen dem Geburtsvorgang und dem Beginn der psychischen Störung in der Indexgruppe deutlich sichtbar" [23].

Von stärkerer physikalischer Gewalteinwirkung haben dieselben Autoren gesagt, sie sei „ein anderes Ereignis, das zeitlich genau definiert werden kann. Im besonderen sind die gerichtsmedizinischen Implikationen von Schädelverletzungen so wichtig, daß es eine Reihe von systematischen Versuchen gibt, ihre Rolle in der Entstehung von psychischen Störungen zu beurteilen. Eine Untersuchung von DENCKER ist von einigem Interesse, da sie illustriert, wie sich die Interessensgebiete von Epidemiologie und Genetik hier überschneiden [26]. Der Autor untersuchte die psychiatrischen Folgen von stumpfen Schädeltraumen in einer Längsschnittstudie von 128 lebenden Zwillingspaaren, 37 eineiigen und 91 zweieiigen. Die Resultate zeigen deutlich, daß der größte Teil der psychiatrischen Morbidität und Charakterabnormitäten den Verletzungen vorausgegangen war und als konstitutionell betrachtet werden konnte".

Disponierende Faktoren

Je genauer die Analyse derjenigen Einflüsse ist, die der psychischen Störung vorangehen, desto wichtiger erweisen sich in der Mehrzahl der Fälle zeitlich

---

[1] Ausgewertet wurden die Angaben über den Verlauf der Schwangerschaft, den Weheneintritt und das Wochenbett. Alle Mütter waren gleicher ethnischer Zugehörigkeit und die Geburten erfolgten auf der gleichen Station. Vor und nach der Geburt wurde ein genauer psychiatrischer Befund erhoben.

weiter zurückliegende Faktoren. Diese zurückliegenden Faktoren machen insgesamt das aus, was ungenau „Disposition" genannt wird, ein Ausdruck, der für eine Vielfalt von Einflüssen stehen kann, die für das Auftreten einer manifesten psychischen Störung eine Rolle spielen. Im allgemeinen beziehen sich diese Einflüsse auf drei getrennte Aspekte einer individuellen Lebensgeschichte: die genetische Ausstattung, das biologische Milieu im Uterus und während der frühen Lebensjahre und die Lernerfahrungen, die während der formenden Entwicklungsphasen von soziokulturellen Faktoren determiniert sind. Genetische Faktoren werden an anderer Stelle dieses Handbuches diskutiert (s. z.B. STRÖMGREN in der 1. Auflage, Band I/1 A); hier soll jedoch der epidemiologische Beitrag zum Studium der beiden anderen Faktoren kurz erwähnt werden.

Im allgemeinen ist der Nachweis einer Beziehung zwischen pränatalen und perinatalen Noxen auf der einen Seite und nachfolgenden Krankheiten oder Behinderungen für neurologische Störungen viel leichter möglich als für psychiatrische [69]. Eine besonders provozierende Hypothese über die mögliche Bedeutung dieser Noxen stammt von PASAMANICK u.Mitarb., die postuliert haben, daß die verschiedenen Arten der zerebralen Läsion, die mit fetalen Störungen, Frühgeburt, Geburtstrauma und Geburtshypoxie einhergehen, zu einem „continuum of reproductive casualty" führen können. Dieses Kontinuum erstreckt sich ihrer Meinung nach von „zerebraler Kinderlähmung, Epilepsie und Schwachsinn bis zu allen Schweregraden und Typen von Verhaltens- und Lernstörungen, die das Resultat von weniger starken Schädigungen sind, die jedoch genügen, um die Verhaltensentwicklung zu desorganisieren und eine Streß-Intoleranz hervorzurufen" [80]. In einer Serie von Längsschnittuntersuchungen, die von Aufzeichnungen in Gebärkliniken ausgingen, konnte der Beweis erbracht werden, daß zwischen einer Reihe von Geburtskomplikationen und Anomalien eine Assoziation besteht, die nicht nur für grobe Hirnstörungen gilt, sondern auch für eine Reihe kindlicher Verhaltensstörungen und für Leseschwäche.

Epidemiologische Versuche, die Bedeutung früher Lebenserfahrungen für die spätere Entwicklung psychischer Störungen nachzuweisen, sind im allgemeinen enttäuschend. Das Konzept der „frühen Mutterentbehrung" hat sich trotz seiner weiten Verbreitung als sehr fraglich erwiesen [89], und die vielen Studien, die sich auf den Verlust von Vater und Mutter während der Kindheit [51] oder auf die Eigenheit der frühen häuslichen Umgebung [68] konzentrieren, müssen vom methodologischen Standpunkt aus stark in Zweifel gezogen werden [41]. Gelegentlich gestattet jedoch die eine oder andere gut geplante prospektive Untersuchung, überzeugendere Daten zu sammeln. Dies trifft auf eine Panel-Untersuchung amerikanischer Universitätsstudenten zu, über die eine große Menge biographischer Daten erhoben worden war und von denen einige später Selbstmord begingen [79]. Hier konnte durch einen Vergleich mit der Kontrollgruppe gezeigt werden, daß psychische Störungen und Selbstmord eine signifikante Beziehung zu Elternverlust und „broken-home-Stiuationen" in der frühen Kindheit haben.

Das Testen von Hypothesen

Die experimentelle Methode wird mit Recht als der Eckpfeiler der wissenschaftlichen Forschung angesehen und in der allgemeinen Epidemiologie gibt es auch viele Beispiele für ihre Verwendung [109]. Die Anwendung epidemiologischer Experimente für das Testen ätiologischer Hypothesen wurde jedoch in der Psychiatrie allzu oft durch einen Informationsmangel behindert. Wo es jedoch Informationen gibt, wie bei den klassischen Studien GOLDBERGERS, können exakte epidemiologische Techniken angewandt werden [113a]. Nicht selten hat sich aber gezeigt, daß die Überprüfung einer vielversprechenden ätiologischen Theorie über eine psychische Störung an der Mißachtung grundlegender epidemiologischer Prinzipien gescheitert ist, die von Nichtverwenden einer adäquaten Kontrollgruppe bis zur Benutzung nicht repräsentativer Stichproben reichen: die „double-bind-Beziehung" bei der Schizophrenie [12], die „frühe Mutterentbehrung" [89] und der biochemische „pink spot" [59] sind verschiedene Beispiele für dieses Scheitern.

Es ist deshalb verständlich, daß der Wert des experimentellen Ansatzes in der epidemiologischen Psychiatrie auf dem Gebiet der Evaluation therapeutischer Methoden wirkungsvoller demonstriert werden kann. Hier wird die kontrollierte klinische oder vergleichende Untersuchung als eine grundlegende Forschungsmethode bereits anerkannt. Diese wurde definiert als „ein Experiment, dessen Ziel darin besteht, herauszufinden, ob eine bestimmte Behandlung auf den Verlauf einer Krankheit einen Einfluß hat" [28]. Im Prinzip besteht sie in einem Vergleich des Krankheitsverlaufes zweier Gruppen von Patienten, die sich lediglich durch die Art der Behandlung unterscheiden. Im Wesentlichen ist sie eine epidemiologische Methode, deren Logik am deutlichsten auf der Hand liegt, wenn ihr Ziel prophylaktisch ist, wie etwa bei der Untersuchung von Erkrankungsraten in einer geimpften Population, die ursprünglich frei von dieser Erkrankung und deshalb theoretisch homogen ist. Wenn in der Population bereits Krankheitsfälle aufgetreten sind, so ist die kontrollierte klinische Untersuchung nicht immer notwendig: eine unbehandelte Krankheit kann ja etwa eine 100%ige Mortalitätsrate haben, oder die Wirkung einer neuen Behandlung kann so günstig sein, daß sie selbstverständlich ist. Unglücklicherweise treffen diese Bedingungen auf die meisten körperlichen Krankheiten und praktisch auf alle psychischen Störungen nicht zu: die primäre Frage ist hier nicht so sehr, ob eine bestimmte Behandlungsmethode wirksam ist, sondern wie wirksam sie im Vergleich zu alternativen Verfahren ist.

Der klinische Versuch kann theoretisch so modifiziert werden, daß sich mit ihm jede Behandlungsform bei jeder Art von Krankheit beurteilen läßt. Wenn es sich in der Praxis herausgestellt hat, daß er dann am effektivsten ist, wenn die körperlichen Komponenten der Behandlung und der Krankheit ins Auge springen, so gilt dies nur deshalb, weil diese Dimensionen am exaktesten gemessen werden können. Im Augenblick beruhen die meisten körperlichen Behandlungsmethoden in der Psychiatrie auf nicht-wissenschaftlicher Erfahrung und präzise Indikationen für ihre Anwendung fehlen. Klinische Versuche bringen hier oft nicht viel mehr als eine grobe Information, deren Wert für einzelne Patienten sehr gering sein kann. Wenn die körperliche Behandlungsmethode allerdings auf einer rationalen Grundlage beruht, so kann das klinische Experiment auch für die Beantwortung viel präziserer Fragen verwendet werden. So wurde z.B. ein biologisch orientiertes Experiment im Rahmen einer klinischen Untersuchung erfolgreich zur Überprüfung der Hypothese eingesetzt, daß depressive Patienten, die auf Desmethylimipramine ansprechen, das Mittel langsamer im Stoffwechsel umsetzen (wodurch die Substanz ihre pharmakodynamische Wirkung länger ausüben kann) [117] als diejenigen, die nicht auf das Medikament ansprechen.

In den letzten zehn Jahren hat sich eine beachtliche Menge an Belegen über den Einfluß sozialer Faktoren auf Verlauf und Ausgang psychischer Störungen angesammelt. In kontrollierten Experimenten konnte das Ausmaß der Besserung demonstriert werden, das sich durch Umweltveränderungen sogar bei chronisch Schizophrenen [119] erreichen läßt, und es hat sich gezeigt, daß die Einstellungen solcher Patienten für den Verlauf ihrer Rehabilitation wichtig sind. Nur wenn man diese angeblich „unspezifischen" therapeutischen Faktoren in ihrer Bedeutung abschätzen kann, lassen sich die meisten gängigen somatischen Behandlungsmethoden, wie sie bei den großen Psychosen in Institutionen zur Anwendung kommen, angemessen bewerten.

Es wird zunehmend akzeptiert, daß man psychiatrische Einrichtungen — stationäre wie ambulante — in ganzen Gemeinden nicht nur einrichten und verändern, sondern auch in ihrem Wirkungsgrad untersuchen muß. Obwohl in verschiedenen Gesellschaften eine Vielfalt von Maßnahmen für unterschiedliche Ziele ergriffen wurden, wurden nur sehr wenige davon angemessen auf ihre Wirksamkeit überprüft. Die Gründe für diese Situation sind vielfältig und ergeben sich teilweise aus der Komplexität solcher Evaluationsuntersuchungen, teilweise aus der verständlichen Neigung von Beamten in der Gesundheitsverwaltung, dem System, das sie — aus welchen Gründen immer — einführen, ihre eigenen Wertvorstellungen aufzuprägen. Trotzdem wird die Wichtigkeit objektiver Kontrollen solcher Systeme heute allgemein anerkannt. Es wurde sogar offiziell akzeptiert, daß man zeigen muß, daß „die Methode des kontrollierten Experiments durch Verwendung soziologischer und ökonomischer neben klinischen Meßgrößen so angepaßt und entwickelt werden kann, daß sie in der Bewertung komplexer Versorgunsdienste zumindest eine — wenn auch begrenzte — Rolle spielen kann" [71].

Literatur

1. ABELIN, R.: Epidemiologische Überlegungen über das Zusammenspiel von Vererbung und Umgebung in der Verursachung der Schizophrenie. — Unveröffentlichtes Manuskript (1969).
2. ALARCÓN, R. DE: The spread of heroin abuse in a community. WHO Bull. Narcot. 29, 17 (1969).
3. BENAIM, S., HORDER, J., ANDERSON, J.: Hysterical epidemic in a classroom. Psychol. Med. 3, 366 (1973).
4. BIRCH, H.G., RICHARDSON, S.A., BAIRD, D., HOROBIN, G., ILLSLEY, R.: Mental subnormality in the community. Baltimore: Williams & Wilkins 1970.
5. BIRNBAUM, K.: Der Aufbau der Psychose. Berlin: Springer 1923.
6. BLUM, R.H.: Case identification in psychiatric epidemiology: methods and problems. Milbank mem. Fd Quart. 40, 253 (1962).
7. BÖÖK, J.A.: In: Causes of mental disorders: a review of epidemiological knowledge. New York: Milbank Memorial Fund 1961.
8. BRILL, H., PATTON, R.E.: Analysis of population reduction in New York State Mental Hospitals in the first four years of large-scale therapy with psychotropic drugs. Amer. J. Psychiat. 116, 495 (1959).
9. BRILL, N.Q., BEEBE, G.W.: A follow-up study of war neuroses. Washington: Govt. Printing Office 1955.

10. Brown, A.C.: The general morbidity of neurotic patients. M.D. thesis, Cambridge University 1965.
11. Brown, G.W.: Experience of discharged chronic schizophrenic patients in various types of living group. Milbank mem. Fd Quart. **37**, 105 (1959).
12. Brown, G.W.: The family of the schizophrenic patient. In: Recent developments in schizophrenia: a symposium (A. Coppen, A. Walk, eds.). Ashford Kent: Headley 1967.
13. Brown, G.W., Birley, J.L.T.: Crises and life changes and the onset of schizophrenia. J. Hlth. soc. Behav. **9**, 203 (168).
14. Brown, G.W., Harris, T.O., Peto, J.: Life events and psychiatric disorders. Part 2: nature of causal link. Psychol. Med. **3**, 159 (1973).
15. Brown, G.W., Sklair, F., Harris, T.O., Birley, J.L.T.: Life events and psychiatric disorders. Part 1: some methodological issues. Psychol. Med. **3**, 74 (1973).
16. Brown, G.W., Monck, E.M., Carstairs, G.M., Wing, J.K.: Influence of family life on the course of schizophrenic illness. Brit. J. prev. soc. Med. **16**, 55 (1962).
17. Cantril, H.: The invasion from Mars. A study in the psychology of panic. Princeton: Princeton Univ. Press 1940.
18. Charles, D.C.: Ability and accomplishment of persons earlier judged mentally deficient. Genet. Psychol. Monogr. **47**, 3 (1953).
19a. Clausen, J.A.: The sociology of mental illness. In: Sociology today (R.K. Merton, L. Broom, L.S. Cottrell, eds.). New York: Basic Books 1959.
19. Cooper, B.: Statistics from general practice. In: Roots of evaluation: The epidemiological basis for planning psychiatric services. An International Symposium, 1972. J.K. Wing, H. Häfner, eds.). London: Oxford Univ. 1973.
20. Cooper, B., Fry, J., Kalton, G.W.: A longitudinal study of psychiatric morbidity in a general practice population. Brit. J. prev. soc. Med. **23**, 210 (1969).
21. Cooper, J.E., Kendell, R.E., Gurland, B.J., Sharpe, L., Copeland, J.R.M., Simon, R.: Maudsley Monograph No. 20, Psychiatric diagnosis in New York and London. London: Oxford Univ. 1972.
22. Cooper, B., Morgan, H.G.: Epidemiological psychiatry. Springfield Ill.: Thomas 1973.
23. Cooper, B., Shepherd, M.: Life change, stress and mental disorder: the ecological approach. In: Modern trends in psychological medicine (J.H. Price, ed.). London: Butterworth 1970.
24. Cooper, B., Shepherd, M.: Epidemiology and abnormal psychology. In: Handbook of abnormal psychology (H.J. Eysenck, ed.). London: Pitman 1973.
25. Cruz-Coke, R., Varela, A.: Colour blindness and alcohol addiction. Lancet **1965 II**, 1348.
26. Dencker, S.J.: A follow-up study of 128 closed head injuries in twins using co-twins as controls. Acta psychiat. neurol. scand. Suppl. **123** (1958).
27. Diagnosenschlüssel und Glossar psychiatrischer Krankheiten. Berlin-Heidelberg-New York: Springer 1971.
28. Doll, R.H.S.: Evaluation of new drugs in man. In: Evaluation of New Drugs in Man. (E. Zaimis, J. Ellis, eds.). Oxford: Pergamon Press 1965.
29. Durkheim, E.: Le suicide: étude de sociologie. Paris: Alcan 1897.
30. Eastwood, M.R.: Screening for psychiatric disorder. Psychol. Med. **1**, 197 (1971).
31. Epidemiology of non-communicable disease. Brit. med. Bull. **27**, No. 1 (1971).
32. Ernst, K.: Die Prognose der Neurosen. Monographien aus dem Gesamtgebiete der Neurologie und Psychiatrie, No. 85. Berlin-Göttingen-Heidelberg: Springer 1959.
33. Falconer, D.S.: The inheritance of liability to certain diseases estimated from the incidence among relatives. Ann. hum. Genet. **29**, 51 (1965).
34. Freeman, H., Farndale, J.: New aspects of the mental health services. Oxford: Pergamon Press 1967.
35. Fremming, K.H.: The expectation of mental infirmity in a sample of the Danish population (Occasional papers on eugenics, No. 7). London: Cassell 1951.
36. Frost, W.H.: In: Public health and preventive medicine. Vol. 2, p. 163. London: Nelson 1927.
37. Glass, A.J., Bernucci, R.J. (eds.): Neuropsychiatry in world war II. Office of the Surgeon General, Department of the Army, Washington D.C. 1966.
38. Goldberg, D.P., Blackwell, B.: Psychiatric illness in general practice: a detailed study using a new method of case-identification. Brit. med. J. **1970 II**, 439.

39. GOLDBERG, D.P., COOPER, B., EASTWOOD, M.R., KEDWARD, H.B., SHEPHERD, M.: A standardized psychiatric interview for use in community surveys. Brit. J. prev. soc. med. **24**, 18 (1970).
40. GORDON, J.: In: Epidemiology of mental disorder. New York: Milbank Memorial Fund. 1950.
41. GRANVILLE-GROSSMAN, K.L.: The early environment in affective disorder: A Symposium (A. COPPEN, A. WALK, eds.). Ashford/Kent: Headley 1968.
42. GREER, H.S., CAWLEY, R.H.: Some observations on the natural history of neurotic illness. Australian Medical Association, Mervyn Archdall Medical Monograph, No. 3. Australasian Medical Company, Glebe, N.S. Wales 1966.
43. GRIESINGER, W.: Die Pathologie und Therapie der psychischen Krankheiten, 3. Aufl., S. 131 u. 135, Braunschweig: Wreden 1971.
44. GROB, G.: The state and the mentally ill. Chapel Hill: Univ. North Carolina Press 1966.
45. GRUENBERG, E.M.: Review of available material on patterns of occurrence of mental disorders: Major disorders. In: Epidemiology of mental disorder. New York: Milbank Memorial Fund 1950.
46. GRUENBERG, E.M.: Socially shared psychopathology. In: Explorations in social psychiatry (A.H. LEIGHTON, J.A. CLAUSEN, R.N. WILSON, eds.). London: Tavistock Press 1957.
47. GUTTMAN, E., THOMAS, E.L.: A report on the readjustment in civil life of soldiers discharged from the army on account of neurosis. Reports on public health medical subjects, No. 93. London: HMSO 1946.
48. HÄFNER, H., REIMAN, H.: Spatial distribution of mental disorders in Manhattan. In: Psychiatric epidemiology (E. HARE, J.K. WING, eds.). London: Oxford Univ. Press 1970.
49a HÄLLSTRÖM, T.: Mental disorder and sexuality in the climacteric. Copenhagen—Oslo—Stockholm: Scandinavian Univ. Books 1973.
49. HECKER, J.F.C.: The epidemics of the middle ages. Translated by B.G. BABINGTON, 3rd edit. London: Trubner 1895.
50. HELGASON, T.: Epidemiology of mental disorders in Iceland, Acta psychiat. scand., Suppl. **173**, (1964).
51. HILL, O., PRICE, J.S.: Childhood bereavement and adult depression. Brit. J. Psychiat. **113**, 743 (1967).
52. HOLMBOE, R., ASTRUP, C.: A follow-up study of 255 patients with acute schizophrenia and schizophreniform psychoses. Acta psychiat. (1957).
53. HORNABROOK, R.W., MOIR, D.J.: Kuru: Epidemiological trends. Lancet **1970II**, 1175.
54. KANNER, L.: Child psychiatry, 3rd edition. Springfield/Ill.: Thomas 1957.
55. KELLNER, R.: Family ill-health: an investigation in general practice. London: Tavistock Press 1963.
56. KESSEL, W.I.N., SHEPHERD, M.: Neurosis in hospital and general practice. J. ment. Sci. **108**, 159 (1962).
57. KRAEPELIN, E.: Die Erscheinungsformen des Irreseins. Z. ges. Neurol. Psychiat. **62**, 1 (1920).
58. KRÄUPL-TAYLOR, F., HUNTER, R.C.A.: Observation of a hysterical epidemic in a hospital ward. Psychiat. Quart. **32**, 821 (1958).
59. *Lancet*: The pink spot: a red herring?. Annotation in vol. 2, p. 848 (1966).
60. LANDIS, C., FARWELL, J.E.: A trend analysis of age at first admission, age at death, and years of residence for state mental hospitals: 1913-1941. J. abnorm. soc. Psychol. **39**, 3 (1944).
61. LAPOUSE, R., MONK, M.: Behaviour deviations in a representative sample of children: variation by sex, age, race, social class and family size. Amer. J. Orthopsychiat. **34**, 436 (1964).
62. LASÈGUE, C., FALRET, J.: La folie à deux ou folie communiquée. Ann. méd.-psychol. **38**, 321 (1877).
63. LEVY, L., ROWITZ, L.: The ecology of mental disorders. New York: Behavioural Publications 1973.
64. LEWIS, A.J.: Ebb and flow in social psychiatry. Yale J. Biol. Med. **35**, 62 (1962).
65. LEWIS, E.O.: Report on an investigation into the incidence of mental deficiency in six areas, 1925–27. Board of Education and Board of Control Mental Deficiency Committee Report, pt. 4, London: HMSO 1929.
66. LOTTER, V.: Epidemiology of autistic conditions in young children. I. Prevalence. Soc. Psychiat. **1**, 124 (1966).
67. LOTTER, V.: Epidemiology of autistic conditions in young children. II. Some characteristics of the parents and children. Soc. Psychiat. **1**, 163 (1967).

68. McCord, W., McCord, J.: Origins of crime. New York: Columbia Univ. Press 1959.
69. MacMahon, B., Sawa, J.M.: Physical damage to the foetus. In: Conference on causes of mental disorders: a review of epidemiological knowledge, 1959. Milbank mem. Fd Quart. **39**, 14 (1961).
70. Mannheim, H., Wilkins, L.T.: Prediction methods in relation to Borstal training. London: HMSO 1956.
71. Matthew, G.K.: Measuring need and evaluating services. In: Portfolio for health. London: Oxford Univ. 1971.
72. Mechanic, D.: Problems and prospects in psychiatric epidemiology. In: Psychiatric epidemiology (E.H. Hare, J.K. Wing, eds.). London: Oxford Univ. Press 1970.
73. Murphy, H.B.M.: Social change and mental health. Milbank mem. Fd Quart. **39**, 385 (1961).
74. Norris, V.: Mental illness in London, Maudsley Monograph No. 6. London: Chapman & Hall 1959.
75. Ødegaard, Ø.: In: Proceedings of the First International Congress of Human Genetics, edited by T. Kemp, G. Dahlberg. Acta genet. (Basel) **7**, 457 (1957).
76. Ødegaard, Ø.: Pattern of discharge from Norwegian psychiatric hospitals before and after the introduction of psychotropic drugs. Amer. J. Psychiat. **120**, 772 (1964).
77. *Office of Health Economics:* The cost of mental care. Leeds: Waddington 1965.
78. Paffenberger, R.: Epidemiological aspects of postpartum mental illness. Brit. J. prev. soc. Med. **18**, 189 (1964).
79. Paffenberger, R.S., Asnes, D.P.: Chronic disease in former, college students. III. Precursors of suicide in early and middle life. Amer. J. publ. Hlth **56**, 1026 (1966).
80. Pasamanick, B.: Epidemiological investigations of some prenatal factors in the production of neuropsychiatric disorder. In: Comparative epidemiology of the mental disorders (P.H. Hoch, J. Zubin, eds.). New York and London: Grune and Stratton 1961.
81. Pauling, L.: Orthomolecular psychiatry. Science **160**, 265 (1968).
82. Penrose, L.S.: On the objective study of crowd behaviour. London: Lewis 1952.
83. Penrose, L.S.: Psychiatric genetics. Psychol. Med. **1**, 265 (1971).
84. Rawnsley, K., Loudon, J.B.: Epidemiology of mental disorder in a closed community. Brit. J. Psychiat. **110**, 830 (1964).
85. Reich, T., Clayton, P.J., Winokur, G.: Family history studies. V. The genetics of mania. Amer. J. Psychiat. **125**, 1358 (1969).
86. Reid, D.D.: Epidemiological methods in the study of mental disorders. Public Health Papers No. 2. Geneva: WHO 1960. — Deutsch: Kisker, K.P. (Hrsg.): Epidemiologische Methoden in der psychiatrischen Forschung. Stuttgart: Thieme 1966.
87. *Registrar General:* Measurement of morbidity. Report of the Statistics Sub-Committee on Medical Nomenclature and Statistics. General Register Office Studies of Medical and Population Subjects, No. 8. London: HMSO 1954.
88. *Registrar General:* A glossary of mental disorders. Report of the Sub-Committee on classification of mental disorders of the Registrar General's Advisory Committee on Medical Nomenclature and Statistics. General Register Office Studies on Medical and Population Subjects, No. 22. London: HMSO 1968.
89. Rutter, M.: Maternal deprivation reassessed. Harmondsworth: Penguin Education 1972.
90. Rutter, M., Shaffer, D., Shepherd, M.: An evaluation of the proposal for a multi-axial classification of child psychiatric disorders. Psychol. Med. **3**, 244 (1973).
91. Rutter, M., Tizard, J., Whitmore, K. (eds.): Education, health and behavior. London: Longmans, Green 1970.
92. Ryle, J.A.: Changing disciplines. London: Oxford Univ. Press: 1948.
93. Scharfetter, C.: Symbiontische Psychosen. Bern: Huber 1970.
94. Shepherd, M.: A study of the major psychoses in an English county. Maudsley Monograph No. 3. London: Chapman & Hall 1957.
95. Shepherd, M.: The influence of specific and non-specific factors on the clinical effects of psychotropic drugs. In: Neuro-psychopharmacology (E. Rothlin, ed.). Amsterdam: Elsevier 1961.
96. Shepherd, M.: Clinical and social factors relevant to outcome. In: The burden on the community: The epidemiology of mental illness, p. 60. London: Oxford Univ. Press 1962.
97. Shepherd, M.: Epidemiologische Psychiatrie. Nervenarzt **42**, 505 (1971).
98. Shepherd, M.: Überlegungen zur psychiatrischen Versorgungsstruktur: das Beispiel Großbritannien. Die ärztliche Versorgung psychisch Kranker in der Bevölkerung. Nervenarzt **44**, 505 (1973).

99. SHEPHERD, M., BROOKE, E.M., COOPER, J.E., LIN, T.-Y.: An experimental approach to psychiatric diagnosis. Acta psychiat. scand., Suppl. **201** (1968).
100. SHEPHERD, M., COOPER, B.: Epidemiologie und psychische Erkrankung: ein Überblick, In: Sozialpsychiatrische Texte (M. VON CRANACH, A. FINZEN, Hrsg.). Berlin-Heidelberg-New York: Springer 1972.
101. SHEPHERD, M., COOPER, B., BROWN, A.C., KALTON, G.W.: Psychiatric illness in general practice. London: Oxford Univ. Press 1966.
102. SHEPHERD, M., DAVIES, B., CULPAN, R.H.: Psychiatric illness in the general hospital. Acta psychiat. scand. **35**, 518 (1960).
103. SHEPHERD, M., GOODMAN, N., WATT, D.C.: The application of hospital statistics in the evaluation of pharmacotherapy in a psychiatric population. Compr. Psychiat. **2**, 11 (1961).
104. SHEPHERD, M., OPPENHEIM, B., MITCHELL, S.: Auffälliges Verhalten bei Kindern. Göttingen: Vandenhoeck & Ruprecht 1973.
105. SHEPHERD, M., SARTORIUS, N.: Personality disorder and the international classification of diseases. Psychol. Med. **4**, 141 (1974).
106. SPENCE, J.: The methodology of clinical science. In: Lectures on the scientific basis of medicine, vol. II, p. 1. London: The Athlone Press 1954.
107. STEIN, Z., SUSSER, M.: The families of dull children, Brit. J. prev. soc. Med. **14**, 83 (1960) and J. ment. Sci. **106**, 1926, 1311 (1960).
107. STEIN, Z., SUSSER, M.: The families of dull children, Brit. J. prev. soc. Med. **14**, 83 (1960) and J. ment. Sci. **106**, 1296, 1304, 1311 (1960).
108. STEWART, G.T.: Epidemiological approach to assessment of health. Lancet **1970 II**, 115.
109. SUSSER, M.: Causal thinking in the health sciences. London: Oxford Univ. Press 1973.
110. SVENDSEN, B.B.: Psychiatric morbidity among civilians in wartime. Acta Jutlandica **24**, Suppl. A. (1952).
111. TAYLOR, S., CHAVE, S.: Mental health and environment. London: Harrap 1964.
112. TERRIS, M. (ed.): Goldberger on pellagra. Baton Rouge: Louisiana State Univ. Press 1964.
113a. TIZARD, J.: The epidemiology of mental retardation; implications for research. In: Early malnutrition mental development. Symposia of Swedish Nutrition Foundation XII (J. CRAVIOTO, L. HAMBRAEUS, B. VAHLQUIST, eds.). Stockholm: Almqvist & Wiksell 1974.
113. TORREY, E.F.: Schizophrenia and smallpox vaccinations: an hypothesis. (Unpublished) (1972).
114. TUKE, D.H.: Communicated insanity. In: A dictionary of psychological medicine, vol. 1, p. 240. London: Churchill 1892.
115. TUCKMAN, J., YOUNGMAN, W.F.: Identifying suicide risk groups among attempted suicides. U.S. Public Health Reports No. 78, 763 (1963).
116. WATT, D.C., CRAMMER, J.L., ELKES, A.: Metabolism, anticholinergic effects and therapeutic outcome of desmethylimipramine in depressive illness. Psychol. Med. **2**, 397 (1972).
117. WILSON, J.M.G., JUNGNER, G.: The principles and practice of screening for disease. Public Health Papers, No. 34. Geneva: WHO 1968.
118. WING, J.K., BENNETT, D.H., DENHAM, J.: The industrial rehabilitation of long-stay schizophrenic patients. Medical Research Council Memorandum No. 42. London: HMSO 1964.
119. WING, J.K., BROWN, G.W.: Institutionalism and schizophrenia. London: Cambridge Univ. Press 1970.
120. WING, J.K., COOPER, J.E., SARTORIUS, N.: The measurement and classification of psychiatric symptoms. London: Cambridge Univ. Press 1974.
121. World Health Organisation: Epidemiology of mental disorders, 8th Report of the Expert Committee on Mental Health, 1960.

Social and Ecological Factors in the Etiology, Outcome, Treatment and Prevention of Mental Disorders

By

ØRNULV ØDEGÅRD

Contents

Definitions and Delimitations	151
Historical Remarks	153
Observer Bias and other Sources of Error	154
Problems of Interpretation: Selection Versus Causation	155
The Availability and Utilization of Psychiatric Facilities	157
The General Attitude towards Psychiatric Illness	158
Ecology	158
Extreme Stress	161
Poverty	163
Social Class	165
Class and Status. Methods and Definitions	165
Special Occupations	166
Social Status and Psychiatric Diagnosis	166
Social Class and Urbanization	167
Class and Social Mobility	167
Social Class and Hospitalization	168
Urbanization	168
Industrialization	170
Migration	171
Transcultural Psychiatry	175
Race and Subculture	178
Social Factors in Special Diagnostic Categories	179
Neuroses	181
Alcoholism	184
Alcoholism and Legislation	184
The Frequency of Alcoholism	185
Drug addiction	186
Suicide	187
Norms and Values	188
Social Factors in Psychiatric Therapy	191
References	193

Definitions and Delimitations

[13, 39, 40, 45, 66, 69, 130, 162, 174, 177]

Terms such as social and environmental are used as labels for a confusing variety of contents, which has unavoidably led to a lack of precision in the usage of these valuable words. This is particularly troublesome in psychiatry where the borderlines between social and individual are anyhow far from sharp. Mental disorders are reactions of the total personality to the total life situation, and cases in which a simple formulation is possible are rare.

Social includes what is related to a group, a population, and not to an individual within the group. Now the relations of a human individual to the groups to which he belongs is, of necessity, at the same time a personal matter. The facts that a person is an ambassador or a farm labourer, a bachelor or a family father, remain empty abstractions until personal items are filled in. Occupational status is an insufficient characterization unless we know how this particular person reacts to his own situation, how his occupation agrees with his family background, his education and his ambitions. The Oedipus complex is a highly personal matter, but fathers, mothers and sons have no possible existence outside of a social system, and the theory itself is based upon a group myth. The main point would seem to be the matter of emphasis: In the present chapter the social and ecological aspects will be emphasized, and it is up to the reader to keep in mind that there is always an unmentioned personal side to the facts discussed.

Treatment and prevention being our most important tasks it would seem natural to define *social* (medicine, psychiatry) as the field where social methods predominate over individual ones. This has the usual drawbacks and advantages of operational definitions, and one would prefer a delimitation based upon etiology: Is the disorder *caused by* social or by personal factors? Psychiatry is probably approaching a stage when this will be an acceptable basis for classification, but today the topic is much too controversial.

The sociological point of view is not unanimously welcomed in modern psychiatry. Henri Ey [49], for one, warns against "vulgarizing psychiatry" by effacing the borderline towards normal cultural variation. The irrationality of psychotic thinking differs fundamentally from the irrational tendencies which are common to all humans. "La folie" should not be confused with "la folie des hommes en general". In fact the ultimate human folly: war, correlates negatively with mental disease. The hypothesis of a socio-genesis of mental disorder runs its head into the wall of biology.

The distinction between social and *ecological* is one of level. On the pre-mental level of integration (in animal life) the relations of a living organism to its environment follow the laws of ecology. Haeckel, who introduced the term, defined it as the "outer physiology of animal life". On the mental (psychobiological) level, characterized by the new functions of consciousness and symbolic thinking (language) ecology has not lost its validity, but new and higher laws are added, including laws of a social type which in animal group life are represented only in the form of vague possibilities.

The term ecology was first used in human sociology by Park in 1931 and in social psychiatry by Faris and Dunham (1939). In psychiatry there is hardly any sharp distinction between social and ecological, and in both cases the same epidemiological material is used. Lately the preoccupation with newly discovered dangers from our physical environment has given ecology an explosive actuality, and most likely it will in the future be more widely applied to psychiatric problems.

Historical Remarks
[87, 135, 143, 148, 159]

The *social* character of medicine was implicit in the writings of our great teachers ever since HIPPOCRATES, even if the word itself was not used. The term "social medicine" was launched as a semi-political program after the revolutionary period in Europe around 1848: "A new social medicine is needed in order to secure the health of the lower classes". A typical slogan was that "politics is medicine on a larger scale". In the new social medical movement psychiatry played a surprisingly modest role. The leading figure was VIRCHOW, the father of modern pathology, and as a formal discipline social medicine was in the beginning mainly concerned with such conventional health problems as infectious diseases, housing and nutrition. The psychiatrists of the midcentury were busily engaged in the immense social task of building up an entirely new hospital system for the care of the insane. When discussing the social aspects of their discipline, they mostly talked about *statistics*. In the statutes of the new psychiatric associations of Great Britain and the United States the working out of reliable statistics was given as a main purpose. And these statistics were not only meant to supply guidelines for hospital building. In his remarkable paper on "statistical research relative to mental disorders" (1856) RENAUDIN [143] actually outlines some of the main aspects of social psychiatry: Mental morbidity is increasing, probably in connection with the increasing urbanization and industrialization. The immigrants to the new industrial centers are a high risk group for mental diseases, while among those who remain in the countryside mental retardation has a high incidence because of selection. Social catastrophes, following in the footsteps of industrialization, are likely to influence mental health, but such effects are slow, and therefore the morbidity varies in slow cycles. He warns against the tendency to confuse causes and effects, and points out the statistical confusion caused by the lack of an international psychiatric classification.

The theory behind these pioneer efforts was the presumptive increase in the incidence of mental disease. In part this idea was simply an erroneous interpretation of the increasing number of mental patients under care, which was nothing but a result of the rapid expansion of the mental hospital system. But there was also the degeneration hypothesis, which implied that social and moral evils led to a progressive deterioration of mental health. Mostly industrialization and urbanization were blamed, not only for the health problems, but for all the social evils of the time.

A certain lack of disciplined thinking tends to show up in some of these early writings. It was maintained that the increasing income for labourers in the new factories was a moral and mental risk, and that the old-time poverty had been a protection against mental imbalance. Of interest is the statement that the number of admissions to mental hospitals was observed to decrease during times of economic crisis and also during labour strikes—namely because such calamities gave the workers new things to think about, and because stress generally tends to give stability and force to the weaker minds [135].

Evidently psychiatric arguments came in handy in the heated public discussions of the day. We hear that negro slaves in the United States had a lower morbidity than free blacks. In the controversy about the advantages of cheap immigrant labour versus the danger of admitting masses of inferior foreigners, the mental health of the immigrants played an important role and even influenced legislation [25]. During the last half of the nineteenth century the belief in a social causation of mental illness lost ground. The failure of the new mental hospitals to give the results which had been promised and expected led to a general pessimism, a fatalistic conviction that the main causal factor was heredity, against which human effort was in vain.

Around 1920 the social causes had a rennaissance with the Mental Hygiene movement, and now the remedy was "prevention rather than cure". This initiated a 25 year period of truly social psychiatry, with "child guidance" as a lasting achievement. But otherwise the practical results were not up to the expectations, and it took the new somatic therapies to build up a new optimism. This did not mean that the social factors were given up.

From the very beginning it was realized that there could be no question of any choice between somatic *or* social efforts. On the contrary one could not expect full effect of any somatic or drug therapy unless the environmental problems of the patient were at the same time attacked. The "total push" slogan included the social aspects, and gradually *community mental health* has come into the foreground: social psychiatry under a new name and with a new optimism.

Observer Bias and other Sources of Error
[39, 40, 109, 174]

Whenever patients are compared with non-patients the risk exists that we shall know too much about the former, while our knowledge of the normal controls tends to be more superficial. This represents a bias in favour of social causation. Stress will be more completely registered in the patient group.

Strictly identical procedures for patients and controls are hardly obtainable, because the two groups have widely different attitudes towards the examiner: A doctor who asks questions in order to help is not comparable with some non-medical stranger who asks for assistance in a supposedly important but not readily understandable research project. This does not imply that the *medical* interview is necessarily and consistently more reliable. In fact the emotional engagement of the patient can lead to distortions as well as to frankness. Comparisons between different psychiatrists interviewing the same patient show that there are systematic differences. Psychosocial problems are on the whole most readily recognized by the research psychiatrist, then follows the regular psychiatric emergency service, then the referring general practician, and finally the patient himself, who tends to blame other than social factors [156].

The difference between the middle class psychiatrist and his lower class patients represents a systematic source of error, particularly in countries where ethnic and cultural differences are associated with social class. This will influence the number of symptoms revealed, the number of cases registered, and even the clinical diagnoses. A better mutual understanding between doctor and patient will generally favour the diagnosis of neurosis, which is by definition an understandable condition. On the other hand the diagnosis of schizophrenia is more likely to be made if the doctor is white and the patient black. The situation becomes even more difficult in transcultural studies: If interpreters have to be used they tend to distort the translation systematically according to what they feel that the white man should or should not know.

In some field studies the primary interviews are carried out by non-psychiatrists, while the final evaluation is done by psychiatrists on the basis of the written protocols. It has been shown [40] that this results in a lower number of cases than if the interviews are actually made by psychiatrists. A written report tends to exclude positive traits, the picture becomes more pessimistic and more "cases" will be registered. This is particularly true of upper-class patients. What has been said about written reports is generally true of case histories and other hospital records.

Problems of Interpretation: Selection Versus Causation
[40, 66, 69, 74, 166]

In somatic medicine causality is relatively simple consisting of one linear series of causes and effects. Social data, on the other hand, are arranged in complicated networks, and mostly lend themselves to more than one interpretation. Starting from the observation that a certain social situation is more frequent in our patients than in the controls, the primary interpretation is that here we have identified a factor of social stress which is likely to be pathogenic. For example the incidence of psychoses is consistently higher in the single than in the married, evidently because the life situation of the single represents a pathogenic stress. But the very same fact can equally well be explained as resulting from selection. Selection is more likely in psychiatry than in other fields of medicine, because premorbid personality traits or initial symptoms in an insidiously developing disease will regularly influence the social status of the patient. Schizoid personality traits or initial symptoms of a not yet diagnosed schizophrenic psychosis represent a marriage handicap, which explains the excess morbidity from schizophrenia in the single.

Likewise the fact of being an immigrant or of being unemployed may represent a social stress which is directly pathogenic. But migration or unemployment may equally well be consequences of the psychiatric condition, which reverses the causality. We are reminded that RENAUDIN in 1856 warned against just this confounding of causes and effects. The dilemma is nothing but a special version of the riddle of nature and nurture, and a patent solution is not likely to be found.

This uncertainty leads to a risk of personal bias. One psychiatrist will find it plausible that immigrants develop an excess of mental disorders because of specific stress in their social situation. Others will with equal confidence state that emigrants leave their home country for reasons connected with their mental make-up, and that they consequently represent a selected group. The conclusions may reflect the social background of the examiner more than that of the patients.

It has been suggested that a solution can be found by a relatively simple analysis of the morbidity in ethnically handicapped groups such as negros or Puerto-Ricans in New York. If middle class members of such populations are compared with corresponding middle class members of more favoured groups, the following predictions can be made:

1. According to the selection theory they will have a lower morbidity because they have overcome their ethnic handicap and so represent a positive selection.

2. According to the social causation theory they will have a higher morbidity than their white class counterparts, because they are subject to the stress of racial discrimination.

This experiment is less simple in practice and has so far not been carried out on an adequate material.

A solution of the stress-selection problem could be reached by means of the adoption method: the study of morbidity in relation to the social class of the biological and the adopted parents. The method has been applied to a non-selected material from Copenhagen [178], including 5,483 adopted persons, 33 of whom had developed schizophrenia. The social status of the *biological* parents seems to carry most weight, but the results are not regarded as conclusive because the numbers are too small and the sources of bias too various. Similarly the adoption material has shown that adopted children tend to follow the drinking habits of their alcoholic biological fathers [65].

The *selection model* does not necessarily imply a *genetic* handicap. It is possible that certain individuals are handicapped from the start (are "non-starters") for purely social reasons, because their childhood environment has failed to give them the opportunity of the necessary social learning [69].

The social causation model is linked up with the model of the disintegrated society [103], a complex concept which is closely related to (and perhaps derived from) DURKHEIMS *anomie* or normlessness, conceived by him as a main cause of suicide. DURKHEIMS anomie is a state of social under-regulation, which leads to feelings of powerlessness and meaninglessness, of social isolation and self-estrangement. The opposite is the over-regulated society in which lack of individual liberty will lead to fatalism and to the same ultimate maladaption: Estrangement or alienation [162].

Psychiatric epidemiology is based upon the counting of cases, but nevertheless the delimitation of a *psychiatric case* varies widely: From the most narrow of admission to psychiatric hospital to the widest, defined as failure to reach maximal performance and efficiency, or to enjoy a reasonable amount of pleasurable experience. Actually no universally valid standard definition is possible, or even desirable. We should keep in mind, however, that the definition which is used in each special investigation, wide or narrow, tends to be closely related to social variables, and this is a source of error in the evaluation of social causation. In the Midtown study (SROLE et al., 1962) there was included as cases a group of upper class outpatients, most of them under the care of private psychiatrists. But by the clinical evaluation half of these patients were classified as "not mentally impaired". There was no corresponding group of lower class patients, because they are less likely to consult expensive specialists. Generally the social aspects will tend to weigh more heavily when a wide definition of mental health is used.

The Availability and Utilization of Psychiatric Facilities
[18, 96, 108, 110, 131]

Until quite recently it has not been possible to diagnose and treat adequately more than a fraction of the patients who are actually in need of psychiatric care. When the facilities have at last reached a reasonably satisfactory level, they have not always been utilized to maximum capacity by all groups of the population. The classical example is that of the mental disorders of old age: In metropolitan areas the admission rates are up to five times as high as in corresponding rural districts. There are signs that this urban-rural difference is diminishing, but it is still sufficiently marked to be the main reason for the apparently higher incidence of psychoses in cities.

If state mental hospitals represent the only possibility of hospital admission, the admission rates tend to be lower, in particular for the lighter, non schizophrenic conditions. The diagnostic distribution will, therefore, vary from one district to another according to the local lags in the development of psychiatric care: there will be relatively more schizophrenia in areas with low general admission rates and inadequate psychiatric facilities.

In earlier days the *distance to the nearest mental hospital*, often quite long, was a decisive factor in hospitalization, and even now there are in some places traces of the old pattern. Problems of transportation are probably not important any more, but the local hospital might have more confidence because it is more familiar. In Norway the trend had practically disappeared, but during World War II it returned, because the social situation made people more reluctant to send their mentally ill relatives too far away [127].

It has been suggested [108] that the rate of nonvoluntary to volontary admissions can be used as an "exclusion index" for measuring the tendency to exclude mental deviants. The index is high for Negros (in the United States), and also high in the single, in people with few social contacts, in the lower socioeconomic classes and in the unemployed.

Short term variations in *industrial activity* have been shown to influence the admission rates to mental hospital and even more the discharge rates and the length of hospital stay. Clearly mental patients are handicapped on the labour market in periods of unemployment [7, 18]. It has been suggested that the change in hospitalization and discharge pattern which was observed after 1954 was perhaps not only due to the influence of drug therapy, but also in part to the favourable economic conditions (as compared with the unemployment during the "bad thirties").

The *duration of illness* previous to hospital admission has been suggested as a possible clue to the hospitalization problem. A relatively short duration can be assumed to signify a stronger tendency towards having mental patients admitted and vice versa. In Norway [126] seamen have very high admission rates, and at the same time they have a *longer* average duration of illness previous to admission than any other occupational group. Duration is equally long in officers of the merchant marine, however, who have a low admission rate in keeping with their higher socioeconomic status. Social status is evidently less important for hospitalization than working conditions: In seafaring people hospitalization does not take place easily and the duration of illness is long. The duration is much shorter in the typically urban occupation of trade, but here again it is equally short in owners and managers as in employees.

The General Attitude towards Psychiatric Illness
[109, 130, 177]

It is common clinical experience that patients differ in their attitude towards their own illness and towards psychiatric institutions. Attitudes such as confidence, openness and insight are associated with important social variables like socioeconomic status. It has for instance been shown that upper class patients tend to regard their illness as subjective and interpersonal, while lower class patients emphasize somatic and concrete, objective, symptoms and causations [177]. Other authors [109] bring up racial characteristics: Italians stress their intersocial problems, while the Irish tend to complain of somatic illness. So far these observations are tentative, but evidently the attitude of the patients may decide whether they are going to be registered as psychiatric or somatic cases, as neurotic, or psychotic, or not registered at all.

The *tolerance* shown by the patients relatives, friends and employers and by society as a whole, is of basic importance not only for hospitalization, but even more for the discharge pattern and for later rehabilitation. It has been shown that tolerance varies with social class [131], but the findings are in part inconsistent and contradictory: Some authors blame upper or middle class people for lack of tolerance, while others praise them for the opposite attitude. In countries such as Denmark and Norway the introduction of a liberal sick pension for mental invalids helped to increase tolerance and made the relatives more eager to take patients home, at times even against the advice of the hospital.

Ecology
[1, 11, 24, 28, 107]

Ecology has added another category to the mass of environmental risks which mankind has to face. The warning came rather late in the day, and there is a tendency to compensate for this by shouting all the louder. One has the impression that in the environmentalist public relations efforts old mistakes are being repeated. The smoker who buys cigarettes will on one side of the package read that the government has received a considerable tobacco tax from his purchase. On the back side he will to his consternation find that cigarettes are without qualifications dangerous to his health, possibly causing a terrible disease called lung cancer. This comes close to being a classical set-up for an experimental neurosis.

In our grandparents' days the doctrine of homeostasis, of adaptation to adverse and changing external conditions, was a central part of the new message of biology. It contributed towards a feeling of safety in the unfamiliar world of science. Now it has become evident that this feeling was far from justified. As psychiatrists we have reason to regret that we did not long ago foresee and predict the ecological catastrophe. From our clinical experience we knew only too well how easily the homeostatic mechanism breaks down under stress. We have been told by teachers such as A. MEYER and E. BLEULER that in human psychobiology *holism* is the only acceptable philosophy, and we should have noticed that modern technology marches blindly along the road of reductionism, dumping waste into lakes and rivers without asking what might happen next year.

From a psychiatric point of view pollution and hunger, the two main ecological spectres, are perhaps less important than *over-crowding*. Experimental neurosis in animals who are kept in overcrowded cages are well documented. The pathogenic factor is supposed to be the resulting excess of social stimulation, which depends not only upon the number of animals per square meter, but upon complex patterns within the group. Among symptoms which are typical of populations living under conditions of over-crowding are mentioned arousal, withdrawal, anxiety, violence and psychosomatic disturbance [37, 114].

Overcrowding is not a modern problem. In the fortified cities of the middle age people crowded together for protection. The industrial revolution created a new type of urban overcrowding, remnants of which are still seen in the central slums of metropolitan areas. Modern cities represent a huge step forward with regard to hygiene, but the technical perfection has been bought at the expense of space. In the modern developments thousands of people live in blocks of sky-scraper dimensions, with resulting mental health risks.

Pollution has not been shown to lead to mental health problems, but the serious brain damage which is caused by certain poisons make it likely that lesions of a more "moderate" type may be widely spread. As we know *minimal* brain lesions will frequently lead to mental complications such as pseudo-neurotic or pseudo-psychopathic conditions.

In connection with the pesticide danger it should be mentioned that the problem may have more than one side. A close association has been shown to exist between the occurrence of the "potato blight" (a fungus disease caused by phytophthora infestans) and the spina bifidaanencephaly syndrome. The rate of these rare malformations increases when the potato disease increases. Experimentally the connection has been confirmed by feeding diseased potatoes to monkeys [144].

The Climate

A considerable arctic and sub-arctic population is available for study in Norway, as nearly half the length of the country is situated north of the Arctic Circle. The northernmost of the 20 counties of Norway, Finnmark, has higher mental hospital admission rates than any other county (interestingly a pioneer of psychiatric epidemiology, DAHL, reported the same finding in 1855). It is doubtful if this has anything to do with the climate, however, as the neighbouring county to the south has admission rates *below* the average. In Finnmark the racial composition of the population is mixed, and the samic (lapp) element may have an excess morbidity, for instance in connection with the high rate of inbreeding: more than five per cent of first cousin marriages in certain lapp centers. Also differences in hospitalization may have influenced the admission figures. Attempts have been made to show differences in health, somatic or mental, between winter and summer, but with negative results.

In many areas of the world people live under climatic conditions likely to represent severe stress, but the epidemiological analysis is difficult because social and economic conditions in such areas are apt to be even more extreme than the climate. It should be mentioned, however, that in countries with endemic malaria the incidence of epilepsy is very high, probably owing to the high frequency of cerebral malaria in children [27].

National differences in the occurrence of anxiety-related symptoms have been related to an unpleasantly hot climate which stimulates unduly all nervous activity. It has been claimed that this is associated with an increased incidence of mental disorder, alcoholism, suicides, accidents, coronary disease and peptic ulcer [111].

According to another study [24] the incidence of suicide as well as the state hospital admission rates are highest in March-May and lowest in December. It is pointed out that this differs from the pattern of the death rates, which indicates that different types of stress are involved.

Lunacy in the stricter sense of the word might seem to be a thing of the past. Nevertheless a statistical analysis of killings in Florida revealed a distinct maximum at full moon and a secondary peak at new moon. Particularly bizarre crimes were observed when the tides were maximal. This could be related to traditional superstitions in the manner of selffulfilling prophecies, and the victims as well as the killers could be under lunar influence [107]. Studies of acute psychiatric conditions observed in emergency centers in New York failed to confirm the association with lunar phases, however [11].

The *noise problem* appears to be increasing with the increasing speed of our machinery. It is by now quite common for the noise to exceed the risk level for hearing damage. Brain damage has not been reported, and the potential mental complications are probably not of an organic nature, but related to emotional stress from disturbed rest and sleep. Reports of such health problems are quite numerous, but they appear in connection with complaints against airports and industrial plants more often than in research projects. The evidence is, therefore, not always free from bias, and epidemiological proof is so far lacking. In clinical practice patients will rarely give disturbing noise as a cause of neurotic or psychosomatic complaints. Higher admission rates to mental hospitals have been reported, however, for people resident within the area of maximal noise from Heathrow Airport [1].

One has the impression that this is a field in which the power of adaptation is at a maximum. The noise level is increasing not only in industrial activities, but also in our leasure hours, on a voluntary basis and for the purpose of relaxation. Modern musicians of certain schools have frequent hearing damage, and the same is true of waiters etc. in establishments where this type of music is played because the customers want it.

The date of birth is a possible indicator of underlying ecological factors. KNOBLOCK and PASAMANICK (1958) have shown that for mental retardation a pattern exists with a birth maximum in December-January, which means that the mothers have gone through the most critical weeks of pregnancy during the unpleasantly warm summer months. Characteristically this pattern is observed in warm climates only. It is supposed to be related to appetite and eating habits, particularly in the economically underprivileged classes with a marginal standard of nutrition and of housing.

Similar patterns have been claimed for schizophrenia [10, 73], but so far the findings are not conclusive. What makes the problem complex is that the general population has a birth pattern with several variables. The birth maximum is in March-April, corresponding to a maximum of conceptions in June-July (Norwegian data). This could be a relic of an old biological cyclus, more or less related to the heat periodicity in animals. In any case June-July can be regarded as a time of maximal vitality and fitnes. There is a secondary birth maximum in September, corresponding to December conceptions. Such a maximum is unlikely to have a biological background, but is probably related to the traditional festivities around Christmas and New-Year.

Both birth maxima are more marked in rural areas than in cities, and they are also higher in the lower social classes. But above all there is a time trend in the direction of a levelling out of all monthly differences. A comparison between schizophrenia and the general population, or between different diagnostic groups, has to take all these and possibly more variables into consideration. Preliminary data from the Norwegian case register indicates that a pattern of high monthly variations exists in schizophrenia and is absent in other diagnostic categories.

Extreme Stress
[6, 46, 47, 59, 81, 83, 112]

Extreme stress of a *social* type, acting simultaneously upon groups or populations, have attracted considerable interest as a potential clue to the importance of social causation. In particular *war* has been regarded as a quasi experiment in social psychiatry: A severe stress which hits everybody without any possible selection, which is precise in onset and clearly limited in duration. Several studies have been carried out, and the results have been rather unexpected: There is no increase in the registered incidence of mental disorders during war-in fact there is in most cases a significant decrease.

Observations of this type go back to the siege of Paris in 1870/71, and during World War I a decrease was observed in the military forces as well as in civilians, for instance in London during the air raids. During the Spanish civil war hunger was said to be worse than bombs, and rumors more stressing than facts. More systematic epidemiological studies were made in World War II. The incidence of schizophrenia was found to decrease sharply in occupied Norway and Denmark as well as in neutral Sweden. It decreased somewhat in Canada, but increased sharply in the United States.

A detailed statistical analysis was made in Norway of the material from the national case register of hospitalized psychoses [126]. There was a significant *decrease in the admission rates*, particularly for schizophrenia and for reactive psychoses. In the rates for organic psychoses and for readmissions there was no observable decrease. The decrease had a maximum for subacute cases of medium duration—not, as might have been expected, for the highly acute cases. A considerable number of psychoses were precipitated by personal war-time stress, but the general decrease did more than outweigh these cases.

In England air raids were registered as the probable cause of a modest 1.3 per cent of the total admissions, and as a contributory or indirect cause in an additional 2 per cent. Interestingly the number of war-determined disorders was higher in the evacuation districts than in London, and it was highest for those who had a minimum of war-connected activities. Children showed anxiety during their first air raid, but they seldom had a relapse or any tendency towards chronicity.

Socially maladjusted persons tend to drift into psychiatric institutions during a war, but on the other hand many chronic neurotics and alcoholics fare better than before. Antisocial types have been known to do a very good job, in particular in the irregular forces of the resistance movements.

During the Belfast riots in 1968/69 [59, 112] the morbidity from psychoses as well as neurosis increased, but not dramatically so. In the fighting districts proper there was a *decrease*. Readmissions increased more than first admissions. Complaints of anxiety and insomnia were frequent, but alcoholism did not increase, and the use of tranquilizers and other drugs showed only a moderate increase of 28 per cent (much higher figures were given by the newspapers, who tended to dramatize the situation). Children were rarely affected, but women somewhat more frequently than men. Unemployed men were a high risk group (by selection?).

An excessive stress was experienced by the *prisoners in German concentration camps* during World War II. We do not have many exact data from the war period itself, except for mortality, which varied from 12 per cent in the "better" places to more than 50 per cent in the "Nacht und Nebel" camps. These figures do not comprise Jewish prisoners, who had a mortality of near 100 per cent. Camp survivors have been studied in several countries. In Israel a group of survivors were examined after 25 years, and found to have generally good health in 40 per cent of the cases, as against 60 per cent for a control group. There was no difference in the social status of the two groups, nor in the type of nervous and mental symptoms they presented. A ranking study of emotional health showed 29 points for camp survivors as against 51 for controls. On the whole this indicates a surprisingly high power of resistance, when one takes into consideration the especially harsh treatment given to jewish prisoners. Possibly the survivors (who were indeed few) represent a positive selection.

Among the psychiatric symptoms observed in camp survivors the "KZ-syndrome" is most frequent: Anxiety, guilt feelings, lack of concentration, withdrawal and psychosomatic symptoms. In one study [83] chronic reactive aggression was found in 5 per cent of the cases while 70 per cent were predominantly depressive and 23 per cent had mixed emotional symptoms. If aggression is strong, it will lead to psychosomatic symptoms, but it tends to protect against depression. All symptoms which develop during extreme stress should be regarded as evidence of a biological decompensation, and they are mainly due to *somatic* stress, while psychological stress and previous personality plays a minor role. Head trauma, hunger and infectious diseases are the most common causes [46]. The duration and the degree of the stress is decisive for later health. The long-time outlook is hardly as favourable as one had hoped, a certain chronic invalidism is the rule, and even a slow progression of symptoms is not uncommon. Among the psychiatric sequelae a chronic personality damage is the most frequent type, it does not endanger social adjustment, but has a definite tendency towards chronicity.

A detailed study of Norwegian camp survivors after 20 years has been carried out, with an adequate control material [47]. Among the 30,000 political prisoners in the country 8,000 were deported to German camps and 4,769 were alive at the liberation. The subsequent mortality of the survivors was much higher than the average for the population of Norway, particularly during the first years when tuberculosis and infectious diseases took a heavy toll. They had a higher number and a longer duration of sick leaves as well as of hospital stays than the controls. Neurosis was diagnosed in 25 per cent, as against 10 per cent for the controls. Among the 15 cases of psychoses observed, 6 were conditions of organic dementia associated with camp experience (brain trauma etc.). Only in three cases was psychological connection between camp experience and a later psychoses probable.

A study of the 82 survivors of North Korean imprisonment after the Pueblo incident shows that survival is associated with various and conflicting personality traits: Psychopathic types with shallow feelings or with a tendency towards conversion and emotional anesthesia, but also those with maturity above the average. Schizoid types were more resistant than the average. The stress was severe with a 60 per cent mortality, mostly from depression and hunger [165].

The war experience illustrates that social crises do not necessarily represent social stress in the psychiatric sense of the word, which is of course an ancient truth (commune naufragium dulce). In a crisis the personal problems loom less, aggression gets an outlet against the common enemy while coherence within the family, the neighbourhood and the nation are strengthened.

Poverty
[20, 23, 117, 133, 136, 150, 157]

In the modern welfare state poverty is supposed to be a thing of the past, but careful social studies will mostly reveal a great deal of "hidden poverty" which is sufficiently extreme to represent a health problem.

Poverty in its classical form, as lack of the basic necessities for survival does not seem to be closely associated with psychiatric illness, while the correlation with somatic diseases such as tuberculosis and leprosy is obvious. Collective social evils do not necessarily represent mental stress of the pathogenic kind, and this applies even to collective poverty. Cyclical poverty during periods of economic crisis and unemployment is known to lead to increasing rates of suicide and of certain types of delinquency. We have not conclusive statistical evidence, however, to show that such business cycles are related to variations in the incidence of mental disorder.

There remains *relative* poverty, which is largely independent of the other forms, and which in clinical experience is often found as a pathogenic factor. In an American material [20] 59 per cent of a group of New York mental hospital patients reported having experienced poverty, and out of these more than half were of the opinion that it had contributed towards their illness. The association with psychiatric illness is particularly close when poverty is experienced in adult age, while in childhood the resistance appears to be stronger. A maximum effect is observed where deprivation exists in close proximity to affluence: The problem of the richer neighbours, or in persons who have been accustomed to a higher economical standard. This relative poverty is felt as something shameful, and even in the patient-doctor situation it is not always immediately revealed.

Poverty in childhood and youth will regularly influence the growth of human personality [23]. In a poor home there will be a lack of satisfactory parental introjects and the attitude of basic trust towards the environment is lacking. The general lack of social experience and of education will contribute towards and underdevelopment of the ego. Traits which are on the borderline towards mental illness will tend to develop, such as a feeling of persecution or a compensatory tendency towards daydreaming and phantasies.

A close association has been shown between the poverty in social problem families and what has been called para-psychiatric events: delinquency, suicide, alcoholism, school problems, extramarital pregnancy, divorce. And these borderline events are again closely associated with a high incidence of mental disorder [116, 117].

In a modern welfare state the place to look for poverty is the special environment of the homeless in lodging-houses and hostels [133, 136]. Here we meet people who have drifted in towards the city slums and drifted down from their former social status, not always unemployed, but very mobile and unstable in their occupational career, single or divorced and with few social contacts. In such groups the incidence of mental disorder is high, particularly with regard to personality disorders and schizophrenia, but even depressive states. Alcoholism is not frequent, but this may be because many hostels exclude alcoholics.

The expression of "new poverty" has been coined so as to bring out the difference between present days problems and the classical survival-threatening poverty. Nowadays social disintegration is more important than actual deprivation: the feeling of helplessness in the clutches of the social machinery, the lack of stable norms. Shelter is in a way available, but the extreme density of population leads to serious problems in connection with the lack of opportunities for a private life [157].

In the developing countries the "classical" forms of poverty are still very much in existence, and here the poor will often have their own sub-culture, such as is observed for instance among the mestizo immigrants to the cities of Peru. In this subculture family life plays traditionally a great role, and when family coherence is breaking up because of the environmental problems, it results in social disintegration [150].

It is stressed by several authors that our therapy should be adjusted so as to suit the situation of poor patients. This applies particularly to analytical therapy, which is so closely associated with middle class life experience. In the treatment of the poor the procedure should be actively supportive, concrete and realistic, flexible, stressing the easy and friendly attitude (which is too frequently missing in the social agencies with which the poor come into contact) [184].

Social Class
[36, 38, 75, 98, 103, 104, 117, 122, 152, 158, 175]

Class and Status. Methods and Definitions

In every society there is a stratification, and the most direct approach to the study of social stress is obviously to compare psychiatric morbidity in the various strata. Problems arise when we try to define the stratification more exactly for statistical purpose. The level of income is convenient for a reasonably correct registration, but for our purpose it is not sufficient. Prestige or status is closely related to social stress, but does not lend itself to exact classification. A third relevant variable is education, mostly rather inadequately defined as number of years in schools. For psychiatric purpose these variables are mostly combined into a simple system of five socio-economic classes, and the findings tend to follow a pattern: The incidence of mental disorders has a maximum in the lowest class, which consists of unskilled labourers, and a minimum in the upper class of owners and managers and the liberal professions. In the three intermediate classes the findings are less regular. In some investigations the morbidity rates show a negative correlation with class which is consistent over all five classes. But mostly the middle classes have the same low morbidity as the upper class, and we end up with two groups: The unskilled labourers of the lower social class, and the rest. The feeling is gaining ground that this coarse classification is insufficient for the study of variations in social stress, and even less satisfactory for a distinction between stress and selection.

We are reminded by several authors that class involves not only socio-economic position, but even the sharing of values, possibly even a sub-culture. The attitude of the individual is a factor in his class adherence: as what does he regard himself? [122].

Social status varies according to the point of view: A Negro may have a fairly high status within his own ghetto (eth-class), whereas everything is different if he walks two blocks west. International differences may be of decisive importance: The relations between occupation, economy, status and class attitude differ from one country to another even within our Western civilization, and the same is true of patient-doctor relationship, hospitalization trends etc.

Increasing importance is attached to *status incongruence* (status inconsistency): The situation that education, income, occupational prestige, ethnic status etc. do not all place the person on the same level [31]. There is a clear relation between status inconsistencies and mental health, particularly for minor (neurotic) disorders. A maximum health risk is seen when education is "too high" for occupation. Income seems to be less important than prestige. Incongruence is related not only to social stress, but even to drift or selection: A downward drift which takes place after education is completed will, for instance, lead to incongruence. Rather unusual is a study of people who claim to have observed "flying saucers". In this group of alienated and protesting individuals status inconsistency was found to be more frequent than in controls [176].

Special Occupations

Certain occupational groups have an exceptionally high rate of mental disorder which is not explainable from such general factors as income and prestige. In Norway [126] the hospital admission rate is twice as high for seamen as for industrial labourers, while there is no corresponding difference between the two groups with regard to socio-economic status. Specific stress or/and selection is probably responsible. The high risk of alcohol psychoses in sailors points at social factors, whereas the excess morbidity from schizophrenia indicates a selection by pre-psychotic personality traits.

Farm labourers is a similar high risk group, and here social mobility may be the explanation. This is a markedly decreasing occupational group, and those who remain could be a negative selection with regard to mental health.

In earlier years domestic servants were an interesting high risk group, now rapidly disappearing. When compared with the group of "single women not gainfully employed", many of whom are doing domestic work in their own homes, the servants have much higher admission rates in all age groups (data from the Norwegian case register). Social selection is unlikely to favour the "daughters" many of whom are "not gainfully employed" for reasons of health. Most likely we have in domestic servants one of the most plausible instances of occupational social stress [146].

At the opposite end of the social ladder the group of women with a higher education, many of them teachers, are a moderately high risk group (in Norway). In a French study [4] this was not confirmed, however: prevalence of mental disorder 9 per cent in teachers as against 16 per cent in shop assistants and 23 per cent in industrial labourers. There is agreement that the mental health problems of teachers increase with age, and somewhat unexpectedly this includes disciplinary problems, with an increase from 12 to 42 per cent.

Particularly stressing work is claimed for shop assistants in Poland with shopping problems quite different from our western situation [102].

Social Status and Psychiatric Diagnosis
[30, 35, 36, 167]

There is a general agreement that the excess morbidity in the lowest social class concerns the psychoses, while neuroses tend to be more frequent in the upper classes. But this varies with the system of medical care. In Finland, with a universal sick insurance and equal therapeutic opportunities for all classes, no such difference was found.

A close connection between affective psychoses and upper class status is found practically without exception, and correspondingly there is an excess of schizophrenia in the lowest social class. This diagnostic distribution is likely to result from selection rather than from social stress. If a social selection exists, it will necessarily have to be based upon personality traits which are typical of lower class people and which are at the same time predisposing towards schizophrenia. Several of the schizoid traits could easily fit this theory: The contact problems, the rigid and conformist attitude with lack of self-direction.

In a group of 1,066 patients with anxiety neurosis the symptom picture was found to be independent of social class, and the same was true of a group of obsessive-compulsive cases [35, 36].

Para-psychiatric adjustment problems [117] such as delinquency, divorce, extramarital pregnancy and public drunkenness were found to be more frequent in the lowest class, while no class difference was observed for school problems, suicide and chronic alcoholism. Acting out is a lower class trait. Generally psychiatric assistance is more rarely sought for these parapsychiatric problems by lower class people.

Social Class and Urbanization
[98, 103, 132]

Class differentials are sharper in cities and increase with the size of the city. In small towns social status and education do not count as much as in the more competitive cities: Ethics, family connections, standard of values and style of life are more important. Lower class excess morbidity has been found to be absent in towns with less than 30,000 inhabitants (CLAUSEN and KOHN, 1955). In the state of Wyoming [132] admission rates were found to be independent of social class, supposedly because the class-less society of the pioneer days is still in existence. In societies with less developed industrialization personal social integration is more decisive for mental health than socio-economic status, because the class pattern is less rigid.

Class and Social Mobility
[75, 91, 142, 175]

Vertical social mobility has been studied, particularly in schizophrenia, as a possible clue to social causation versus selection and drift. If social stress is a main cause of the excess morbidity in the lowest social class, then one would expect a minimum of social mobility with one generation laying down the pattern for the next. Actually the fathers of schizophrenics have a class distribution which does not differ from the average, while their schizophrenic offspring are found on a lower level. According to the hypothesis of social drift the patients have moved down from the level where they started their career or for which they were educated: The mobility is *intragenerational*, and more or less a symptom of the psychosis. In *intergenerational* mobility the patient is a "non-starter", handicapped from the very beginning by personality traits associated with his predisposition for psychoses. His social level is a result of selection.

In any case social mobility is associated with an increased risk of mental disease. This is true even of upward mobility, which is of course a relatively rare phenomenon in psychiatric patients. Probably the increased morbidity is in part due to status inconsistencies related to the move from one class to another and this represents a form of social causation.

If all steps of mobility in the parent and grandparent generations are added up [142] we obtain a *mobility score* for the group, which correlated with the mental morbidity. But this correlation was observed for reactive (psychogenic) psychoses in women only, and not at all for the endogenous psychoses. A high mobility score was associated with a poor prognosis (i.e. with schizophrenia).

Social Class and Hospitalization
[96, 108]

It has been suggested that the tendency to make use of psychiatric facilities is class determined. In the United States lower class patients predominate in state mental hospitals. Upper class patients prefer the more expensive ambulatory therapy with psychiatrists in private practice, and if they are hospitalized at all they go to psychiatric departments in general hospitals. The modern mental health centers are in an intermediate position with regard to selection of patients. In European countries with a well established public sick insurance such class differentials do hardly represent sources of error, and hospitalization depends upon clinical picture rather than social class. It has been pointed out, however, that lonesome people with few contacts are more readily hospitalized, and such types are more common in the lower classes.

Admission rates to psychiatric hospitals are higher in homogeneous societies [108] because of a higher degree of consensus about what is abnormal. Rejection of the insane is less prominent and tolerance higher.

Duration of illness previous to hospital admission has been suggested as a measure of the hospitalization tendency. Data from the Norwegian case register show that occupational groups with high and low admission rates do not differ in duration. This indicates that hospitalization can hardly be a dominant factor in the occupational differential and that admission data give a reasonably correct picture of true morbidity. This is denied by others, who maintain that epidemiology can give us no more than a picture of the functioning of certain social systems such as the public mental hospitals, and never any reliable information about true morbidity or about etiology (causation versus selection).

Urbanization
[32, 44, 67, 70, 80, 105, 119, 170, 172]

Historically the association of city life with inferior physical mental health goes back to the birth of modern cities during the industrial revolution. There has been a general consensus that the increasing frequency of insanity and nervousness were first and foremost city phenomena, but this belief has not been confirmed. Mental disorders are not increasing, they are not more frequent in the cities, and there is no particular reason to believe that rural life is more healthy.

Truly all problems connected with alcoholism, drug addiction and delinquency are more serious in cities, but this is partly due to migration to the cities of people who have started their social deviation in their native rural or small town surroundings. An urban predominance is furthermore found for the mental disorders of old age, but a closer analysis shows that this is mainly due to a more intensive hospitalization (see page 157).

As to the functional psychoses (particularly schizophrenia) internal migration is more decisive than the urbanrural differences. The concentric pattern shown by FARIS and DUNHAM for Chicago in 1939 illustrates this mechanism. The old, central part of big cities will gradually deteriorate. Among those who migrate to newer and better houses and a more pleasant environment in the suburbs there is an excess of young, married couples with a relatively sound economy and with ambition and drive above the average—evidently a group which represents a positive selection with regard to mental health. Those who remain in the central slums are correspondingly negatively selected. The newcomers who move in from the countryside are mostly lonesome people who come to live in the cheap boardinghouses which are now established in the formerly solid middle class apartments. In addition to this selection the social and ecological conditions in the central slums could be a real pathogenic factor, and most likely the healthy environment in the new suburbs and residential areas will help to preserve the initial advantages enjoyed by the migrants.

The Chicago pattern was reexamined in 1960, and by now it was less clear [105, 106, 151]. For first admission there was no longer any concentric pattern, but the pattern emerged if readmissions were included, at least for schizophrenia. This could mean a social drift which does not get started until the schizophrenic patient has had his first hospital stay. The geographical stratification has become less clearcut. In the disintegrating central areas we now find scattered whitecollar and college settlements, for instance near hospitals and educational institutions. Also not all sections in the periphery are "favourable". There has been a certain amount of "social building" meant for families evacuated because of slum clearing, many of them problem families. In an Austrian city of 23,000 delinquency was found to be concentrated in central slum areas, but retarded children (many of them pseudodebile for social reasons) were located mainly in certain new blocks in the periphery, blocks built for problem families who were allowed to move in without any special preventive measures being taken [171, 172].

The concentric pattern has been observed in several large American cities, and in Europe in the old city of Mannheim [70]. In London the geography of the city precludes a simple concentric pattern, but the main facts are the same: High admission rates are found in districts with a decreasing population, because a selection of people who are vulnerable and who lack in ambition and drive will be among those who remain. The migrants who move in tend to be lonely people, many of them foreigners [119].

In Strassbourg [80] the concentric pattern is most pronounced for alcoholism and for senile psychoses and not (as is usually the case) for schizophrenia. Neuroses have high and increasing rates in certain new residential areas. In some recent blocks there are also high rates of alcoholism and delinquency.

Apartment blocks 12 to 25 stories high are typical of the periphery of many modern cities. Studies of block populations show that social contact between inhabitants is difficult to establish and therefore tends to be avoided. The neighbours are experienced mainly as a vaguely unpleasant and threatening noise. The stress is worst for housewives who spend most of the day in the empty and silent building, resorting to unnecessary cleaning in order to fight their anxiety. Hysterical outbreaks and suicidal attempts are extreme, but not too infrequent occurrences. Extreme politeness reigns as a substitute for friendly contact. In a Paris study [32] of 2,659 block families only 13 per cent expressed open dissatisfaction, but many looked upon the blocks as necessary evils and were homesick for their oldfashioned and disintegrated earlier environment.

In a New York study the height of the blocks was found to be related to the number of acts of violence per 1,000 inhabitants, which varied from 70 per 1,000 per year in blocks with more than 13 stories to only 31 in three story buildings. This could be explained as resulting from a mobilization of instincts of self defence, but the level of rent and the social class of the tenants could be related to the height of the buildings. Conditions were found to be worst in blocks with several families to the same corridor (clearly a cheaper type of building).

As a contrast can be mentioned studies of extremely isolated populations such as on the Isle of Re [84]. The local inhabitants have "always" been regarded as moody and downcast, statistics show an incidence of suicide four times the average in France, and depressions as well as paranoid states as frequent.

The totally isolated and very small population of Tristan da Cunha [140] had in 1937 an epidemic of dramatic hysterical spells with headaches, particularly observed in the wives of leading personalities on the island.

In 1961, when the entire population was evacuated, it was still possible to observe a certain excess morbidity, in the survivors of this epidemic.

In arctic stations mental health is on the whole not much worse than the average. Interestingly the conditions are worst on the smaller stations, particularly with regard to hostility. Depressive states, headaches etc. are found to be more frequent among the military personnel than in the civilians [41].

Industrialization
[3, 15, 17, 147]

Industrialization is actually just another aspect of urbanization and has likewise been blamed as a cause of mental disorder. Actually it has not been shown that the incidence is higher in industrial labourers than in the farming sector. On the contrary data from the Norwegian case register [126] shows that farm labourers have consistently higher admission rates than labourers in industry. In most countries the group of farm labourers is decreasing, and at the same time the admission rates are increasing. In the industrial sector, on the other hand, the population is increasing, while the admission rates are stationary or slowly decreasing. Most likely this is a result of selection, and in any case it does not lend any support to the hypothesis of industrialization as a potential source of pathogenic social stress. The new and rapidly expanding group of *technicians*, more typically "industrial" than most, has consistently very low admission rates.

Of particular interest in this connection is a group of "semi-urban" communities which have grown up in recent years as local centers of industry and trade, often around one dominant industrial enterprise such as a hydro-electric plant. In these communities the admission rates are found to be the same as in truly rural communities in the same part of Norway [127].

Studies of the incidence of disabling disease in the employees of industrial plants confirm that the rate of mental illness is lower than average rather than higher. In one study of five different industrial populations the percentage of mentally impaired (using the standard of four or more symptoms registered by the questionnaire method) was found to be 16–25, while most studies of so called average populations end up with 22–44 per cent impaired according to the same standard [147]. Complaints of job difficulties and job dissatisfaction were associated with higher morbidity rates, while complaints of "job overload" and "lack of job involvement" were not.

It is a common mistake to regard work primarily as a source of stress. Actually the "job role" is more often acting as a buffer which *protects* against social and personal stress from other sources. In particular the "sad plight of the middle class white collar worker" is largely a myth as far as mental health goes. The only socioeconomic population group which is known to have a significantly raised psychiatric morbidity is the so called social class five. But this group, said to include unskilled labourers, actually comprises a large number of people without any regular work or with nothing but incidental jobs which do not lead to anything like a "job role".

Migration
[25, 26, 50, 90, 95, 100, 168]

Migration is one of the fields in which the most systematic efforts have been made to solve the problem of social causation versus social selection. Most of the work has been done with epidemiological methods, and the reader is referred to the corresponding chapter in this handbook (Band II, Teil 1, page 247–253), written by the present author.

Between 1840 and 1915 the overseas migration from Europe to the United States was the central problem.

During this period there was a general agreement that the incidence of psychoses was higher in the immigrants than in the Native-born of the United States and in the population of the country of origin. Also it was accepted by most that a selective migration was responsible, and that social stress in connection with the life situation of the immigrants was of secondary importance.

Today the problems are different. The routes of migration go from the developing countries to the highly industrialized ones: From Puerto Rico to the continental parts of the United States, from the West Indies and other Commonwealth areas to Great Britain and from Southern Europe and the Near and Middle East to Northern and Western Europe. A higher percentage of the migrants are "guest labourers" who do not intend to settle in the new country and the *cultural and ethnic gap between the immigrants and their new home land is* greater. This means that the immigrants more than ever will have to take the jobs which are unpleasant, poorly paid and with a low prestige. Also they will live under provisional conditions, frequently in labour camps of a questionable standard, generally without chances of an established family life. Also the immigrants have to adjust to industrial labour in urban surroundings, as there are no possibilities of forming new agricultural settlements. Now as a hundred years ago the pressure behind emigration varies in type as well as in strength. It may be economic, political or religious and leaves the emigrants a varying amount of free choice. Many of them feel forced to leave their country, and some belong to hundred-percent migration groups such as the Hindus of Uganda. A relatively new attitude is that of migration as a human right, in principle recognized by most nations. In practice the barriers are many. Some of the restrictions are explicitly directed against the mentally handicapped. The legislation follows two different lines: In the United States the rules for immigration are strict and selective, but the road to full citizenship is relatively open. In France immigration is practically free but it is difficult for a foreignborn to obtain full rights as a citizen [25]. In both cases the regulations will necessarily be felt by the migrants as unjust and discriminatory, and this adds to the stress which is inherent in the immigrant situation.

For the study of migration psychiatry has borrowed from anthropology the concept of *acculturation:* A designation for what happens in areas where two different cultures come into contact in such fields as economy, material culture, behaviour, language and education. In such areas a slow and progressive change takes place in nearly all social aspects, the direction of the changes being determined by which culture is the dominant one. Acculturation is generally felt as a social stress, but our exact knowledge of the pathogenic influence of this stress is limited. It is known to hit the male sex hardest, because they are forced into closer contact with the other culture, while the women remain in relative protection in the home. This sex difference is reflected in the higher incidence rates of mental disorder in migrant men, but differences in case registration and hospitalization may be responsible.

Social *causation* would be expected to show up mostly during the first months in the new country: "the immigration shock". Actually most statistics fail to show any concentration of mental diseases during the initial period, which has been regarded as an argument against the social stress theory. Now this is not necessarily so. The experience that mental disorders do not increase during such crisis situations as World War II has taught us that our ideas of social stress may be in need of a revision: The pressure of problems from the outside might simply offer relief from more severely pathogenetic personal problems.

Australia is a relatively new immigration country, and a comparison with earlier experience from America is of considerable interest. On the whole the results are closely similar: Immigrants have higher admission rates than native-born from schizophrenia and paranoid states, while there is hardly any difference for the affective psychoses. The incidence of alcoholic psychoses varies markedly with the country of origin, with the highest rates for immigrants from United Kingdom, Poland and New Zealand [100]. The suicide rate varies widely from a maximum of 46 for immigrants from Scandinavia to around five for Greeks and Italians. This correlates with the suicide rates in the countries of origin, and with the rates in Australia for violent deaths, particularly for road accidents. It is pointed out that violent death can be regarded as a measure of aggression in a population group, but factors such as religious attitude and number of automobiles have to be counted with [21].

Puerto Rican immigrants to the United States [26] is a "new migration" in that it did not really start until after World War II. It is atypical in so far as it is unrestricted by the usual immigration law, the Puerto-Ricans beeing citizens of the United States. The social conditions under which these immigrants have so far lived, have been most unsatisfactory. Nevertheless the excess morbidity from mental diseases has been moderate: In 1950 a rate of 239 was calculated for Puerto-Ricans in New York as against an expected rate of 185.5. For schizophrenia alone the difference was much more marked, with twice as high admission rates for the Puerto-Ricans. These data do not furnish any conclusive support for the social stress hypothesis, but here again we should be careful in accepting what seems plausible: A slum existence is doubtlessly a social evil, and we know that it leads to a high incidence of unemployment, poverty, drug addiction and delinquency. But this does not necessarily mean that it leads to mental disorder. We should perhaps pay more attention to the mental attitude within this immigrant group, because it differs rather widely from that of middle class United States.

The Puerto-Ricans are typically young, rural, married and with many children. They are highly mobile, socially as well as geographically, changing their jobs and their living quarters, and even quite often going back and forth to their home country. They tend to live in the present rather than the future, less obsessed with the idea of economic and social success, fatalistic in the belief that the fate of man is determined by original sin rather than by his own initiative. They are closely attached to their family, which is of the extended type, including second cousins etc. and held together by a traditional male dominance. This suggests that they may have a certain cultural resistance against mental imbalance, in addition to a probable increased vulnerability for schizophrenia (genetically determined and associated with selective migration).

It has attracted attention that the relatively new immigrants from Mexico to the Southern United States have very low admission rates to psychiatric hospitals: only one third of expectation. A closer study of a group of immigrants compared with a suitable control material does not indicate that a negative attitude towards medical care for mental cases is responsible. The language barrier may be important, however, as 40 per cent of them do not speak English at all. Fear of deportation leads to a policy of concealment. Also the immigrants have experienced a self-esteem-reducing attitude towards Mexicans on the part of "Anglo" social agencies, and they prefer to avoid a repetition. But above all it is customary for the family physician, with whom the contact is good, to take care of mental cases unless they present serious behaviour problems. The use of traditional folk medicine is less important [90]. A study of Negro immigrants to Philadelphia [95] confirms that recent immigrants do not have particularly high rates of mental disorder, which makes an initial "culture shock" unlikely. Furthermore the admission rates were highest in migrants from cities, which is unexpected from the point of view of the social stress hypothesis (The same is true of immigrants to New York and to Oslo [31]. The attitude of the migrants is found to be more significant than the route of migration: Lack of integration in the social group (not wanting to be a Negro), unrealistic ambitions and high status aspirations with consequent defeat and loss of self-esteem. These traits are closely related to DURKHEIMS *anomie*, and known to be associated with mental vulnerability. It is stressed that we are not dealing with symptoms of beginning mental disorder (i.e. with social drift) but with traits which are antecedent to the onset of illness.

The effect of migration on mental health has mostly been related to characteristics of the migrants, but naturally the social atmosphere in the receiving country is equally important. In Alaska (with considerable internal migration) an attitude of flexibility has been eincouraged, with resulting reduction of the problems for the migrants (Indians moving to the cities).

Internal migration is in most cases associated with a lowering of the rates of mental disorder [31, 127]. This is true of most routes of migration, but with interesting exceptions. Routes which are relatively rarely followed, such as migration from cities to rural districts, are related to *increased* morbidity. Short distance migration from one area to another which is socially equivalent (for instance from one rural district to another in the same county) goes with a significant decrease of the rates of admission. These findings pinpoint problems associated with staying in the same place too long, which could be as much of a stress as migration. Loss of contact with reality could be the result, and so could social isolation and a deterioration of the mechanisms of social adjustment. Detailed studies [85, 180] have failed to confirm the assumption that moving and rehousing is in itself a stress, leading for instance to isolation. The outcome of mental illness is not related to migrant status at all, but to the traditional clinical signs of good or bad prognosis. In a study of mental patients 13 per cent were found to have a history of migration, but in the same year the mobility of the U.S. population was on the average 20 per cent, which shows the importance of controls.

It has been claimed that the social stress of migration is heavier in cities than in rural surroundings. In cities the role differentiation is an important and sometimes difficult task which as to be solved actively by each individual. In rural districts the roles are prescribed by custom and the differentiation represents no serious problem. A good role differentiation leads to good empathy, and is obviously a mental health asset [168]. Nevertheless it is not the experience that migrants to rural areas fare better than those who migrate to cities.

On the whole epidemiological studies of migration favour the hypothesis of selective migration, and no decisive support is found for a social causation of mental illness. The solution might lie in more intensive studies. Such studies can for instance bring out the factor of status inconsistency, which is so often associated with migration [31], and which is no doubt a potential source of social stress. The study of migration includes so many variables that very large numbers are needed for the statistical analysis and materials of these dimensions are not easily accessible to intensive investigation.

Transcultural Psychiatry
[29, 92, 103, 128]

The connection between psychiatry and cultural anthropology was pointed out by psychiatrists as different as KRAEPELIN and FREUD. The method of transcultural comparisons had the evident advantage of particularly sharp social contrasts which could bring out clear-cut differences in the symptomatology and the frequency of mental disorder and perhaps throw some light upon the fundamental problem of social causation.

From the anthropological side the psychiatric connection was taken up somewhat later by MALINOWSKI, MARGARET MEAD, RUTH BENEDICT and others, who realized that psycho-pathological mechanisms presented interesting analogies to "primitive" thinking. Within anthropology the psychodynamic theories of FREUD attracted most interest, which is natural in view of their mythological character. There was a tendency to conclude that cultural patterns have their roots in the well known early childhood experiences such as breast feeding, toilet training and the relations within the nuclear family. Terms like oral, anal and oedipal became parts of the anthropological vocabulary.

While psychiatrists of all schools accept psychodynamic mechanisms as important links in the causal chain leading up to neurotic and psychotic disorders, many find it difficult to accept these mechanisms as the causes of cultural differentiation. The causality could in fact be the exact opposite. The widely differing psychodynamic schools are certainly coloured by (possibly even determined by) the cultural environment in which they happened to originate and by the cultural background of the founding fathers. Similarly the "national character" of primitive tribes, including such traits as hostility, aggression and suspicion, could have an ecological background in factors like climate, food and natural enemies, and the psychodynamic pattern could be *a consequence* of this tribal personality rather than the reverse [128].

Most transcultural comparisons are made between populations on widely different technological levels, and statistical data are incomparable because of the difference in available hospital facilities. In intensive transcultural studies the investigator will often appear as a stranger, who does not even master the language. The direction of the resulting errors are not easily foreseen.

In view of these methodological problems it is actually surprising that similarities are on the whole more common than differences. LEIGHTON and LAMBO (1963) compared populations of maximal cultural difference (Nova Scotia fishermen and Nigerian Yorubas living their traditional village life) and found not only the same prevalence of mental disorder, but even a closely similar diagnostic pattern. Most studies, from all parts of the world, agree that fundamental differences in culture do not lead to correspondingly fundamental differences in the incidence and symptomatology of mental disorder. What differences there are tend to be superficial.

An increasing incidence of mental diseases is frequently reported when the traditional cultural pattern clashes too violently with unfamiliar Western customs [54]. This is regularly related to migration from the villages to the new Westernized centers of trade and industry, with resulting social misery such as alcoholism, delinquency and behavior disorders [16]. In Alaska [58] incidence rates of 1434 per 100,000 per year have been reported from the new immigrant towns as against 517 in the Indian villages which have remained relatively untouched by change. The diagnostic pattern varies from one tribe to another, but generally alcoholism is the main problem with schizophrenia and epilepsy following next.

Typically the cultural change will involve the traditionally domineering position of the father. After migration the mother takes over as the authority in family life which leads to insecurity and conflicts [5].

Most frequently incidence remains the same, while symptomatology undergoes changes which can be related to the cultural change.

Formerly *depressions* were stated to be more rare in primitive cultures, but it is now generally realized that they are simply lighter, more transient, without the typical delusions of guilt and frequently masked as hypochondriasis or as psychosomatic disorders. Manic-depressive psychosis will more frequently manifest itself as manic states. Obsessive-compulsive neurosis (guilt in another form!) does actually seem to have a lower incidence in primitive cultures, and no masked forms have been suggested.

Depressive delusions of guilt could be related not to Western culture in general, but more to specifically Christian religion. In Western psychiatry the traditional form of depression is losing ground, and few "modern" patients talk about eternal damnation and loss of contact with God. This has been explained as a cultural phenomenon: related to the increasing secularization. On the other hand it has been pointed out that non-christian Japanese depressive patients have delusions of guilt in connection with their moral responsibility towards the country, the Emperor and the family.

In Western countries a deep psychological change has no doubt taken place, from intrinsic to external moral authority, individual guilt being replaced by social dissatisfaction. It is interesting that this seems to have brought us back to the guilt-free depressions of primitive cultures.

Paranoid schizophrenia with systematized delusions is another syndrome which is decidedly more rare in the developing nations (as pointed out by CAROTHERS (1953) and by him related to the non-literate stage of culture). Instead schizophrenia will most commonly manifest itself as acute excitements with confusional and affective traits, easily confused with organic psychoses.

It is common experience that even a moderate "westernization" will change the psychiatric pattern to a more Western type. In Africa paranoid schizophrenia is for instance more common in men who have been trained as non-commissioned officers. Similarly in the lapps of Northern Scandinavia the atypical confusional psychoses occur exclusively in those who continue to follow the traditional cultural pattern. This confirms the belief that the cultural influence upon mental disorders is of a superficial nature.

Japan is an example of a double cultural allegiance: the traditional culture is maintained, while at the same time Western standards have been adopted most efficiently. Japanese psychiatrists, using the tools of Western psychiatry, describe a pattern of mental disorder which corresponds closely to the Western type. In a recent WHO conference on psychiatric classification and statistics in Tokyo psychiatrists from eleven South-Eastern Asiatic countries were present, but the international differences were hardly more pronounced than had been the case in previous conferences where the participants represented different European and American nations.

Certain special syndromes are called "culture-bound" [22, 128, 186] because they are supposed to be bound to one particular cultural situation. Actually such syndromes are found in most primitive cultures and they do not differ essentially from one to another: They are all of them acute excitements with confusional and hysterical traits, dynamically characterized as intermediate between the defense reactions of animals and our Western grand hysteria as it used to be some 75 years ago. They seem to serve some social purpose mainly that of giving under-privileged groups a possibility of acting out, of being taken notice of and perhaps feared or even admired. The Malay Amok has been interpreted [121] as a more or less conscious protest against tyrannical authorities, and the syndrome has disappeared as a milder and more lenient social order has been introduced. It is not original in Malay culture, but has arisen in historical times as a reaction to certain social conditions.

Within the group these syndromes are recognized as mental diseases and tolerated as such. A follow-up shows that some of them are nothing but initial phases in a conventional schizophrenia or affective psychosis, but in their typical form they conform more strictly to a fixed local ritual than to text book psychiatry.

These syndromes are most frequent in women, and could be said to give them the opportunity of obtaining a balance of power versus the dominant sex. It may for instance be the custom that the hysteria of a wife can only be cured by some ritual of penance on the part of the husband.

In our culture related phenomena are observed in many ecstatic religious congregations, probably serving a similar social purpose.

Special mental health problems (sub-cultural rather than transcultural) are met with in India in connection with the rigid and hereditary caste system [138]. As a general rule admission rates to psychiatric hospitals are higher in the higher castes. In a predominantly urban class of business people with a high standard of living the admission rate is eleven times the average, while in the casts of low-income farmers and farm labourers the rate is only 20 per cent of expectation. In the more ambitious castes the eldest son has a very responsible position, with resulting stress and increased morbidity. (This has been observed even in Indian immigrants to Mauritius.) The Brahmins (religious and philosophical leaders) have high rates for schizophrenia, while affective disorders are predominant in the Raiput nobility. In the lower castes the admission rates are low for women, but in castes in which women have a more equal social status this sex difference disappears.

In this case we know that social selection is unlikely to be on any importance, as caste status is inherited. There remains the hypothesis of social stress, but differential hospitalization is also a possibility.

In developing countries the speed of cultural change is a key problem: Should it be accelerated to the maximum capacity of technique and economy—or should it be slowed down, perhaps to the point of "zero growth?" Here the transcultural and the environmentalist ideologies meet in a common ground. Sometimes very small populations are involved such as the polar eskimos: should their traditional culture be preserved, or should it be replaced or supplemented by Western civilization? Should the ancient farming and fishing traditions on the Shetland Islands drown in the North-Sea oil? Analogous problems involve underdeveloped continents with a population in the millions, and perhaps even the industrialized world. From an Arab oil country is reported that the incidence of psychiatric disorder is highest in the upper educational and occupational groups, which have clearly been most exposed to the extremely rapid cultural change. For schizophrenia alone the usual pattern of lower class predominance is found [48]. Psychiatry can hardly do better than take up a middle of the road position, but we should perhaps point out that we do not regard culture in itself as a danger to mental health. On the contrary culture has developed as a protection against mental and social maladaption. Likewise religion did not *create* the pathological feelings of guilt, but tries to show a way towards a more guilt-free state of mind. Every possible human activity involves health risks, and Freudian psychiatry has gone rather far in emphasizing the "Unbehagen in der Kultur". The risk does not become a danger unless cultural change takes place too rapidly and without reasonable guidance, but in our days this danger is imminent. Technical civilization develops with a speed which the human mind is unable to follow. But even more important is the tendency to transfer this headlong change to the foundations of human culture such as the nuclear family.

Race and Subculture
[35, 42, 56, 113, 182]

In several countries there are ethnic minorities who have to a varying extent accepted the culture of the majority, while at the same time retaining a subculture of their own. Such groups tend to have a low social status, at times amounting to real discrimination. The coloured population of the United States is a typical high risk group with regard to social stress. Nevertheless it is by now generally agreed that the admission rates to psychiatric hospitals are no higher than in comparable white population groups. An excess morbidity has been observed in special subgroups of negros, such as recent immigrants to New York from Southern states, but this does not alter the general picture: The heavy burden of social stress carried by the coloured people does not result in an increased incidence of mental disorder. The most likely explanation is that racial discrimination is traditional and up to recent times has been somehow expected and accepted. Also it weighs equally heavily upon all members of the group. It is to be expected that this situation is in for a radical change, and during the period of transition, which has already started, the mental health risk may show critical increase.

Certain *clinical* differences are of interest because they appear to be related to the black-white social situation. Paranoid psychoses are said to be more frequent in Negros than in Jews, while the opposite is the case for affective disorders [55]. This could mean that hostility is directed more outward in the blacks, who are also said to present more irrascibility. In the United States Negros living in Northern states are said to have more affective disorders than their counterparts in the South. Negro anxiety neurotics are reported to have more depressive traits and more somatization than whites, but this can be shown to result from social class: If lower class patients are compared, the racial differences disappear, and this is true of many supposedly ethnic differences (The "Negro myth") [35, 56].

The Maori minority in New Zealand is of interest because they are faced with serious problems of acculturation but relatively little racial discrimination. Psychiatric admission rates are not generally raised for this ethnic group, but they are high for schizophrenia as well as in special groups such as housewives who have moved to town with their husbands and who tend to develop neurotic states with depressive features [12].

The Mexican immigrants to South-western United States form a cultural rather than a racial minority, and they do not have to face the same type of discrimination as the Negros. They do, however, belong to the lower social classes of unskilled and farm labour. It is interesting, therefore, that all available data indicate low rates of mental disorder. Cultural factors seem to protect them against the influence of social stress [113].

The Japanese-Americans in California have remarkably low admission rates to psychiatric hospitals. In 1965 the rate per 100,000 population per year was 60 as against 180 for Caucasians and 280 for Negros. Only the Mexican group had a lower incidence: 40 per 100,000. At the same time the Japanese had a very low delinquency rate, and above all the extremely low divorce rate of 1,6 per cent. This indicates a very closely knit family life, and within this family circle the mentally deviant lead a sheltered life (for the sake of the family name) [93].

A comparison between mental hospital patients in Japan and in the United States confirms that there are qualitative differences which seem to reflect differences in culture. Japanese patients present a more vague and diffuse symptomatology, less elaborated and specific than is the case in America. In therapy somatic methods are stressed rather than psychotherapy, intuition rather than insight [42]. The prevalence of hospitalized mental patients is low in Japan: 130 per 100,000 as against 198 for Japanese in California.

African students at British universities represent a highly selected group, and they live under largely the same social conditions as their white fellow students. Serious problems of adjustment are described, resulting in a high percentage of failures: up to 50 per cent drop-outs. Nevertheless the incidence of actual mental disease is not particularly high. In a Ugandan group the percentage with psychiatric problems (mainly neurotic and psychosomatic) was the same as for British students: 11 per 100 [62].

Social Factors in Special Diagnostic Categories
[53, 94, 120, 121, 141, 163, 169]

Psychogenic psychoses (in the International Classification found under the heading of Reactive) are by definition psychotic reactions to mental stress, but this stress is primarily supposed to have the character of personal life experience, and social factors are not involved except indirectly [134]. It has been suggested that certain social patterns such as intensive group coherence are likely to predispose towards depressive rather than paranoid conditions. Typical examples are the predominance of depressive states in the Hutterites and the high frequency of paranoid psychoses in the somewhat isolated Arab minority in Kenya (CAROTHERS, 1953). In a coherent society outward direction of hostility is discouraged and depressive feelings of guilt may result. The classical delusions of guilt in melancholia are probably closely associated with the Judao-Christian religious tradition.

Kretschmers sensitive paranoia (der sensitive Beziehungswahn) is by definition associated with a special social constellation of insecurity, closely related to what might be called status inconsistency: The small-town teacher with a dark shadow in her past, who lives under the constant critical scrutiny of literally everybody, and who is lacking the personal and social qualities for living up to the ambitions which are traditionally associated with her occupation.

Another form of paranoia, the *Querulantenwahn* (litigious paranoia) will mostly have a personal background (*e.g.*, MICHAEL KOHLHAAS in KLEISTS classical novel), but there are also important social roots. This condition, which in its lighter forms is quite common, will probably disappear in a Utopia where all bureaucrats from the president down to the lowest civil servant treats the ordinary citizen with the tact, elasticity and common sense which is now sorely missing.

Paranoid syndroms in the deaf were described by KRAEPELIN as quite common, while today one hardly ever sees a case. These patients are now greatly helped by hearing aids, and a better organized social care. Whether one should call this a social or a personal problem is a moot question, but in any case it is a good example of a social situation leading to a mental disorder. In the same connection can be mentioned that deaf children will mostly develop more satisfactorily when raised by deaf parents, in spite of their social handicap. Evidently the better opportunity for personal contact is decisive.

Schizophrenia is in psychiatric epidemiology the classical example of social selection. The special personality background which is common in this condition, and also the initial symptoms in an insidiously developing psychosis, represent social handicaps which lead to the accumulation of schizophrenia in certain under-privileged social groups: In the single, in the lower socioeconomic classes, in certain migrants. If excess morbidity is found to be greater for schizophrenia than for affective psychoses (which is often the case) it is regarded as a point in favour of social selection rather than social stress. In patients with affective psychoses the prepsychotic personality is unlikely to represent any social handicap and the transitional psychotic periods will not cause any downward drift.

Clinical research has failed to reveal any close connection between the social background of an individual and his later schizophrenic development [53, 94, 71]. There are exceptions, however. In three traditional French provinces in Canada [120] the incidence of schizophrenia in middle-aged married women has been found to be increasing, and the explanation is offered that there has developed an increasing discrepancy between the nominal and the actual roles of the housewife in this somewhat special social setting.

The close relation of schizophrenia to local cultural patterns has frequently been documented in transcultural psychiatry, but the association is regarded as superficial rather than causal. Many of the magic traits in traditional cultures can be understood as analogous to schizophrenic thinking, and it can be profitable to study local patterns of schizophrenia in order to throw light upon local witchcraft. But this does not signify that there is a causal connection between magic and schizophrenia. The connecting link is probably some common denominator such as regression.

Involutional psychoses in women (less frequently in men) are likely to be socially rather than endocrinologically or organically determined. In Eastern Germany after World War II the admission rates from psychoses was found to be 17.3 for women and 9.7 for men, which departs markedly from the usual pattern. It was found that this was related to the deformation of the demographic pattern which took place during the war, when a great number of women lost their personal and social contacts as well as their economic security [53].

Mental disorders of old age are closely related to social conditions, but mainly in the way of differential hospitalization. The causal influence of social stress is not likely to be of major importance. In fact old people tend to perceive such stress as less important than physical weakness and symptoms. From the point of view of therapy and prevention social measures are nevertheless of great value. As long as the mental impairment concerns such functions as concentration, interests, social contact, feeling and thinking, they are met with tolerance, even if they are of psychotic degree. Problems do not arise until behaviour is disturbed, and this is just the point where social measures should be taken, so as to keep old people with a natural senile reduction from becoming actual psychiatric patients. Systematic programs for geriatric care will bring the psychiatrist into the case much more frequently, but admission to psychiatric hospitals will not often be needed [141, 163, 169].

Neuroses
[43, 77, 115, 154]

There is a general agreement among psychiatrists of various schools that neuroses are essentially "personal", more so than psychoses. But within this agreement opposing standpoints can be distinguished. Orthodox Freudian psychoanalysis stresses the importance of traumatic childhood experience, while Pawlovian psychiatry emphasizes social conditioning. Actually the contrast is more apparent than real. The personal conflicts of psychoanalytical theory follow a set pattern because they have their roots in culture-bound psychodynamic mechanisms. And Pawlov pointed out that even in dogs the pathogenesis of neuroses depends upon personal predispositions and personal life experience. The difference stands out most clearly in the attitude towards therapy: Individual in one case and social in the other.

By definition neuroses have an understandable symptomatology with insight on the part of the patient. But mutual understanding is most easily reached between people of the same social background. The middle class doctor finds *it more easy to understand those of his patients who are themselves middle* class, and so he classifies them as neurotic. Lower class patients are labeled psychotic because the feeling of contact between doctor and patient is more tenuous. In the United States the various social classes will often have different ethnic and cultural origins and may not even speak the same mother tongue. The findings of HOLLINGSHEAD and REDLICH (1958) that the neuroses predominate in the middle and upper classes while psychoses are typical lower class diseases, have not been consistently confirmed in countries with a more homogeneous population and a more equally distributed medical service in the form of a universal state sick insurance. But even the most efficiently organized system does not in fact secure for all patients, regardless of social status, the same opportunity of psychiatric examination and treatment. This leads to diagnostic bias and to systematic errors of registration and morbidity calculations.

Also it results in a bias in favour of social causation. The absolute figures which are given for the incidence and prevalence of neuroses should be accepted with reservations. The epidemiological method has not been employed nearly as much for neuroses as for psychoses, and the results are correspondingly meagre and unconvincing. Actually it is questionable whether the neuroses should be regarded as sharply defined *diseases* or simply as one end of a normal distribution of social maladjustment. If one defines a case of neurosis as having consulted a doctor for neurotic symptoms within the last five years (a fairly strict definition) the result is a prevalence rate of 30 per cent. Certainly a political party of corresponding size would not be regarded as a group of deviates.

Neuroses are found to be more common in women than in men, but this difference disappears when alcoholism is counted in. Probably some cases of neuroses in men are disguised as alcohol addiction. The age curve shows a maximum incidence at 30 years. This is the same as for schizophrenia, which could indicate that the same environmental factors are at work. The incidence curve has a secondary maximum at the age of 65, but this applies to depressive neuroses only and not to anxiety cases.

Marital state, which is a key variable in the epidemiology of the psychoses, has not been found to bear any relation to the incidence of neuroses, although there is an increased morbidity in the divorced. Neither is there any difference between urban and rural populations.

On the whole statistical data do not help towards clearing up the problem of stress versus selection or personal versus social. Probably the group of neuroses is too heterogeneous, ranging from neurotic depressions to obsessive-compulsive and psychosomatic conditions. Certainly most of the interesting findings on the epidemiology of the psychoses would have been missed if all clinical varieties had been lumped together. Most likely the social background is widely different in the neurotic subgroups. Obsessive-compulsive neuroses are said to be more frequent in the upper social class, while hysteria and somatization syndromes are typical of the lower classes. Anxiety neuroses is closely related to social stress and heavy responsibility, while obsessive-compulsive neuroses is more genetically determined.

Hysteria is definitely the most culture-bound subgroup, and the symptomatology as well as the incidence of hysterical neuroses have changed radically within the last 100 years. At the time when "grand hysteria" was common in Western countries, it was generally supposed to be most frequent in upper class women, because an idle and sheltered life was an important cause [82]. It was well known that the incidence would decrease during wars and similar crises as well as when the patients were forced to face "real" personal difficulties. During the first world war hysterical neuroses were frequent in the lower ranks, while in officers anxiety states were predominant. During World War II hysteria had practically disappeared and anxiety states were typical of all ranks. A change in the pattern of military tactics was probably responsible: The automatic and blind obedience of regiments and divisions versus the independent initiative of small commando groups.

During a war the incidence of psychoses does not increase, neither in soldiers nor in civilians exposed to military actions. On the contrary a certain decrease is probable in certain groups of psychoses. In civilians the same appears to be true of neuroses: the general increase which was expected did not occur, and certain cases with chronic neurotic invalidism did definitely improve.

As to soldiers the findings were less conclusive. We have no means of knowing what would have been the incidence of neuroses without the extraordinary stress of war in this highly selected group of young males. But even in a war there are degrees of stress, and if this stress exceeded certain maxima, the incidence of neurotic symptoms would approach a hundred per cent. The decisive factor was in most cases time: No. of weeks in the front line.

The most consistent background factors in neuroses are found in home and childhood. These problems are essentially "personal", but they come within our definition of "Social factors" in so far as the parent-child relations follow a general social pattern. This pattern changes in place and time. On general grounds it seems likely that for a child the situation becomes stressing if it differs from what is customary in the highly restricted neighbourhood in which children generally move. The concept of status inconsistency comes to mind. This answers the question how to explain why the present days older generation has not suffered irreparable mental damage from the decidedly authoritarian principles of child rearing of which they have been the victims.

It has been repeatedly mentioned that a fundamental disintegration of the social and economic structure will lead to an increasing, incidence of mental disorders, and this is particularly true of the neuroses. The usual short-time cycles of capitalist economy do not commonly constitute a real social disintegration. But the apparent hopelessness of irreversible social change, such as the total collapse of coalmining in a district which bases its economy exclusively upon this, represent social causation at its most convincing.

There are opposites of social disintegration, with social norms which are too many and too rigid. We sometimes imagine that we have such problems in the modern welfare state when it is at its most paternalistic. Actually we must go to the totalitarian states to find the system in full bloom. Unfortunately the consequences for mental health have, for obvious reasons, not been studied very much.

But within our own social order there are small population groups such as the Hutterites where social cohesion is extreme and norms absolute and inflexible. EATON and WEIL (1955) have shown that under these unusual conditions schizophrenia is rare and delinquency and suicides are practically non existent, while neurotic conditions, particularly of the depressive and psychosomatic types, are correspondingly more frequent.

Alcoholism
[2, 72, 149, 179]

Alcoholism and Legislation

Alcoholism illustrates better than any other mental disorder the complex interrelations between personal and social factors. The abstinence movement, which started in many Western countries in the middle of the last century, was based upon the ideology that addiction is a social evil which is a consequence of the drinking custom. It should accordingly be fought and conquered by social reforms: By a system of control and restrictions. This principle has been tried in many countries and in several ways, up to total prohibition, which gave us a nearly experimental set-up for the study of legislation as a means of influencing a mental health problem.

Unfortunately the results are inconclusive, mainly because it has never been possible to follow the restriction line consistently for any length of time. The basic problem has always been that to a great part of the population a strict alcohol legislation is felt to be incompatible with the philosophy of personal liberty. Powerful economical interests added to the difficulties: During prohibition Norway had to continue its importation of the forbidden wine, because of existing trade agreements with the wine-exporting and fish-importing countries. In other countries such as the United States illegal liquor traffic came to be a social evil and an economic power.

Taxation is a form of restriction which has been popular for political reasons (it increases the revenues). In 1917 Denmark increased the tax on liquor drastically, while the beer tax remained unchanged. This resulted in a radical change in the drinking habits of the population from strong liquor to beer, and at the same time the incidence of delirium tremens dropped to nearly zero values.

Sudden liberalization of the alcohol legislation has sometimes, but not consistently, led to increased consumption and a higher frequency of alcohol-related problems. This happened in Sweden when alcohol rationing was replaced by a system of controlled but unlimited sale. After repeal of prohibition in Norway and the United States the reaction was moderate and of short duration.

It has been claimed that general social reform is the best way of curing this social evil. This could give us the much needed proof of the importance of social factors in the etiology of mental health problems, but unfortunately there are few solid facts available in support of the hypothesis. Economic misery is more often a consequence of excessive drinking than a cause.

During periods of economic crisis, unemployment, etc., alcohol consumption and its social complications tend to decrease rather than the opposite. And in the modern welfare state there are no signs of a decreasing need for alcohol as a social stimulant and narcotic.

At one time it was commonly stated in Eastern European countries that alcoholism was associated with the capitalist system and bound to disappear under a Marxist economy. Gradually it was recognized that this was indeed not so. During the years following the revolution a shortage of alcohol may for some time have concealed the problem, but it returned when the standard of living improved, just as in the Western countries after the end of World War II.

The Frequency of Alcoholism
[179]

According to a definition recommended by the WHO excessive alcohol consumption is defined as the drinking of more than 150 ml of 100 per cent alcohol daily. Official statistics show that this limit is reached by 0.9 per cent of the population in Norway, by 2 per cent in the United Kingdom and the United States and by 9.4 per cent in France. But these figures are based upon the assumption of a close correlation between per capita consumption and the number of excessive users, which is far from being certain.

Alcoholic psychosis is more sharply defined and more consistently registered and diagnosed than alcoholism. The distribution of these psychoses in various population groups should, therefore, give a reasonably correct picture of the pattern of distribution of alcoholism. There are borderline cases, however, such as atypical alcohol intoxication, which might be diagnosed as alcoholic psychoses or as "drunk and disorderly" according to the socio-economic status of the person. Also it is known that the occurrence of psychotic episodes in an alcoholic is dependent upon his state of nutrition. With these reservations the data from the Norwegian case register should give a reasonably correct picture of the incidence of hospitalized alcoholic psychoses [126]. In 1926 the life time risk of being admitted under this diagnosis was 172 per 100,000, which represented about 3 per cent of the total risk for all diagnoses. The figures remained about the same until World War II, when there was a drop to 140. After the war, in a period with good economy and no unemployment but a restrictive alcohol legislation, the incidence of alcohol psychoses increased sharply and in 1966–70 reached 540, corresponding to 6.9 per cent of the total life-time risk for all psychoses. The statistics on alcohol consumption and drunkenness present the same rising pattern, and the conclusion is inevitable that the increasing standard of living has been accompanied by an increase in excessive drinking.

Admission rates standardized for age vary from 1.4 per 100,000 per year in typical rural districts to 5.4 in towns and smaller cities, 6.3 in Bergen and 21.3 in Oslo.

Even more impressive is the difference between occupational groups. Age adjusted admission rates vary from 1.4 in farmers and fishermen (in Norway traditionally non-drinking) to around 5 for artisans, technicians, clerks and professionals, 8 for industrial labourers, 11 for trade and 29 for seamen. Topping the list is the relatively small group of hotel- and restaurant personnel with 51.3 first admissions per 100,000 per year. Evidently exposure and temptation are major factors.

The pattern of distribution of alcoholism indicates that the concept of "socioeconomic" is too imprecise for use in mental health. We have to look for more specific types of social stress, related to special occupations rather than to a simple system of two to five social classes. In social medicine our efforts should be directed towards the high risk groups. It has, for instance, been shown that the alcohol problems of seamen have remained uninfluenced by the raise of their income and the shortening of their working hours, whereas active efforts towards modifying their social life on board the ships have been most rewarding.

Drug addiction
[60, 68, 179]

The fact that a drug is tolerated within standards set by a socially accepted ritual will help to keep the use within more acceptable limits while the use of non-tolerated drugs will lead to the development of non-normative characteristics and to the formation of social out-groups. Coca leaves are used by half of the population in the Andes region, but addiction is said to be non-existent. Abuse and addiction are generally associated with the change from the ritual use of a tolerated drug to a less well regulated use of a non-tolerated or illegal drug: in our culture from alcohol to cannabis—in others from some hallucinogen to alcohol. More rarely the drug remains the same while the ritual changes, as in India with an old hashish tradition, where young students have taken up the Western way of using the very same substance.

Up to World War II drug addiction was a problem mainly in social groups with specific exposure such as the medical professions. During the last decades this situation has changed radically. There has been an explosive increase, and addiction has spread in a way which is rightly characterized as epidemic, particularly in age groups in which the abuse of drugs or even of alcohol has been rare. This has occurred during a period of exceptional affluence, and in particular the younger generation has certainly not been under-privileged or under-protected from a purely material point of view.

It has been stressed that this drug epidemic is a protest, not so much against poverty and oppression as against the materialism and alienation of modern society and against the generation which is held responsible. Our inability to control such catastrophic social evils as war and the ecological crisis is given as a concrete illustration. Admittedly there is a fairly close connection between the modern protest groups and drug use, but this can hardly explain the explosive spread of the drug epidemic. We have to look for social factors which have developed explosively during the past twenty years, and the most likely place to search is the field of production and distribution of drugs. The alcohol industry has for centuries been established as an economic, cultural and political power, and in this field explosions are unlikely to happen. The economic interests associated with drug traffic, on the other hand can be shown to have expanded with a truly explosive rapidity. The technical evolution has favoured the drug traffickers rather than the forces of law and order. In particular the modern communications have made travelling cheaper and easier for the distributors as well as for the customers, and control has become correspondingly more difficult.

The etiology may be complex, but in any case production and distribution seems to be the most promising point of attack. In most countries the accepted policy is that of severe restrictions and strict control, without unduly criminalizing the relatively moderate and innocent use. Here we are faced with the unsolved problem of "what is moderate and innocent?" The parallel between alcohol and cannabis is obvious, but has not been particularly helpful in establishing a united front against addiction. Suppose cannabis is "no more dangerous than alcohol"-would that be a valid reason for legalizing production, sale and use, or is the opposite the case? We are reminded that in mental health pathogenic factors are apt to work very slowly, and for many years to come we shall be without any certain guidelines. The conclusion seems to be the principle of maximum safety, and hopefully we shall in time be able to answer such fundamental questions as: how great risk has a moderate but regular hash user of switching to heroin?

The ritual use of drugs, including alcohol, is closely related to *group activities* and in modern drug use this group life is particularly close, often amounting to a real subculture. In the drug groups youngsters from various social classes meet (with a predominance of the highest and the lowest), and the philosophies and ideologies are correspondingly varied. The primary motive may not be drug effect at all, but a need of contact and social acceptance. No doubt the group structure, in particular the principle of sharing and loyalty within the group, is an important factor in the power of the drug habit over young people.

The rapidly increasing habit of smoking in teenagers is of interest because of its close correlation with hash and its negative correlation with school achievement. 60 per cent of the D students were found to be habitual smokers, as against only 8 per cent of the A students [173]. Smoking is used by drop-outs as a way to obtain group status.

Suicide
[51, 124, 145]

A number of demographic factors can be shown to be statistically associated with a higher suicide risk, such as lower social class, white race, protestant religion, urban residence, male sex, or, if female, childlessness and widowhood, higher age, certain occupations with lack of independence (domestic servants versus independent farmers). Although of undoubted statistical significance these factors have the weakness of being "distant". In practice *proximal* factors will be found to be more useful, i.e., factors more directly placed in the chain of suicide causes [51]. Many of these are personal and related to personality, life experience and mental health, but several are social. DURKHEIM pointed out the importance of social norms, and his anomie corresponds rather closely to what has later been called social disintegration (moral, cultural, economic, political). Classical examples are the low-risk Hutterite population, with an extremely coherent social order and a suicide rate close to zero- and on the other hand the disintegrating society in Vienna after World War I with a very high incidence [145].

The frequency of suicide follows economic time tends more closely than do the rates of mental illness. A financial crisis like the one in America 1929–30 is generally followed by a sharp rise in suicides, while mental disorders remain the same. At the same time an increase in prosperity and standard of living may increase the suicide risk, and the interrelations of suicide with economy are evidently complex.

Suicide represents a statistical problem in that the ethical bias will prevent complete reporting and registration [155]. Most likely this is responsible for some of the national differences, for instance between closely related countries such as Denmark and Norway. The pressure of public opinion may lead to under-reporting more easily in a thinly populated country than in one further advanced in urbanization.

In Australia as well as in the United States [9, 21] the ranking order for suicide of immigrants from various countries is the same as the order for the respective countries of origin. This indicates that the national differences may be real. The relatively new statistical category of *Accidental death of indetermined nature* has so far not been much used, but the figures (from 22 countries using the ICD) correlate highly with the known cases of suicide. This removes some of the doubt as to the reliability of national statistics, but international comparisons remain hazardous.

In Denmark the introduction of a complete community psychiatric service (the Samsøe study, 125) led to a 20 times increase in the frequency of psychiatric consultations, but the incidence of suicide remained the same, probably because prospective suiciders do not tend to seek medical assistance. This indicates a somewhat pessimist outlook for the efficiency of regular psychiatric services in suicide prevention.

The sex differences in the incidence and pattern of suicide is on the way of disappearing in later years, in that the women approach the male pattern. This indicates a social rather than biological origin of this sex differential.

Norms and Values
[52, 61, 87, 88, 118]

Norms and values belong in the spheres of religion, philosophy and politics. They can not be measured or counted, and are consequently not suitable for the type of empirical research with which psychiatry prefers to identify. Nevertheless a confident belief in an organized system of values is known to be an important stabilizing and protective factor in mental health, and conversely the lack of (or loss of) norms (Durkheims anomie) is associated with social disintegration and increased incidence of mental disorder. This brings psychiatry into the picture, but in this particular field our expert role should be strictly advisory, and we should accept the necessary democratic control: Citizens representation, sanction and participation are basic principles in mental health planning and decision.

Certain basic contradictions are unavoidable—such as the discrepancy between ideal and actual morals. As pointed out by the father of anarchism KRAPOTKIN (1908) cooperation and solidarity are dominant human traits, but so are competition and hostility. This results in conflicts between altruistic norms and the exploitation and oppression which we observe everywhere in our social environment [7].

Another fundamental value problem is the decreasing job satisfaction in industrialized society. This has been an accepted dogma which has survived from MARX to MARCUSE, and it has considerable psychiatric support. Alienation in work is clearly an important mental health problem. It has been objected, however, that social disintegration and alienation is not associated with any special social system, such as for instance with capitalism or technocracy, but with a feeling of helplessness in the face of *any* overpovering social system. It does not arise from work as much as from lack of regular and organized employment.

An extreme point of view is that of the antipsychiatric movement, which maintains that mental illness does not really exist (except for a narrowly defined organic group). What is by the establishment called insanity is nothing but legitimate protest against the madness of our social order. The theory is in particular worked out for schizophrenia [101]. The erection of mental hospitals is interpreted as an oppression of the mentally deviant on the part of the ruling classes [57]. Modern anti-psychiatry is sometimes identified with Marxism, which is rightly denied by Marxist psychiatrists. Philosophically it is based upon existentialism, disregarding the rationalist traditions which MARX took over from SPINOZA and HEGEL [161].

The point is rather well taken, however, that psychiatry tends towards conservatism in its attitude towards the social order. Our tranquilizing therapy does somenow "help to maintain the capitalist system" while actually psychiatry should be a liberating force. The problem arises when one tries to decide what kind of liberation we as psychiatrists can recommend as good for mental health. Nevertheless we should admit a responsibility not only for social *control* but also for social *change*. It has been pointed out that there is in certain psychiatric schools a tendency towards closed and paternalistic systems with little room for change in the dogmas which are regarded as fundamental [87]. Every social system tends to drift in the direction of increasing bureaucratic rigidity which actually means a built-in resistance against change [181]. From the point of view of mental health it would be sound to replace this self-propagating mechanism by a tendency *towards change*.

We can confidently state that normlessness leads to social disintegration and to increasing mental morbidity. But as regards the best choice between the various ideologies and norms there is a deplorable lack of exact empirical research. An interesting exception is the epidemiological study of a Hungarian village in 1961 when farming was based upon private ownership. A control study was made in 1970, after socialization of agriculture. The prevalence of neurotic disturbances had increased from 30 per hundred to 43 in spite of a decided increase in the standard of living. A reduced job satisfaction and more spare time with resulting alcoholism are given as probable causes [88].

A similar experience is reported from France. On the other hand collectivization is reported to have given good results in the old Junker land of East Prussia [160].

Sharp contrasts between social classes is probably an important source of stress, and it was one of the main causes of alienation according to MARX. It has been claimed that the classless society exists in socialist countries, but it has also been stated that nowhere is the class struggle more intensive and more deletarious to mental health [89]. Observer bias is likely to be an important source of error in both cases.

Statistical comparisons have been hampered by the "iron curtain", but it is fairly well documented that the prevalence of mental patients *in hospitals* is much lower in Soviet Russia than in the USA. The number of psychiatric hospital beds is actually ten times lower, while there is no such difference in beds for somatic diseases. A highly developed community psychiatry is the probable explanation.

Even before World War II there was in Soviet Russia a well developed system of day and night hospitals and sheltered workshops, work was guaranteed for patients after discharge, and for those unable to work there was an adequate pension [64, 99, 164, 187].

Formerly it was claimed by Soviet psychiatrists that the incidence of schizophrenia was actually much lower than in the capitalist West. Gradually this standpoint has been revised and endogenous mental disorders are now believed to have stable rates all over the world, and the same clinical picture regardless of social conditions.

A hundred years ago "religious worries" were often given as a cause of insanity, and official psychiatry tended to blame the more extreme unofficial religious congregations. Today we are inclined to feel that extreme and extatic forms of religion are symptoms rather than causes. On the whole the religious environment plays a less important role in mental health than might have been expected in view of the dominant position of religion in human culture. Religious conflicts do not often figure as precipitating or causal factors. It should be added that this is a field in which the distinction between social and personal problems is particularly difficult.

In the MIDTOWN study the rate of mental impairment was found to be 16.5 per cent in jews, 21.5 per cent in protestants and 26.3 per cent in catholics. The jewish rate was particularly low in the lower social class, with 19 per cent impairment as against 31 and 32 respectively for protestants and catholics. The factor of having had strongly religious parents seemed to represent a certain protection against mental impairment in protestants and catholics of the lowest social class.

Another study showed a lower morbidity in protestants than in Mexican catholics in the same city. The explanation is given that the protestant congregations in this city were small and paternalistic [52].

Attempts have been made to analyze the mental health aspects of the extrapunitive versus the intropunitive attitudes, protestants beeing generally more intro-punitive than jews. No significant relation was observed, but a high level of religious activity seems to be associated with a tendency toward higher extrapunitive hostility [52].

Social Factors in Psychiatric Therapy

[19, 33, 34, 76, 79, 86, 123, 129, 131, 139]

When the somatic therapies were introduced after 1935, it was soon realized that one had to distinguish between the direct results, supposedly in the main biological, and indirect results of a social nature. The outcome was, dependent not only upon the clinical picture but also upon the social background of the patient, and upon the environment which could be arranged for him subsequent to the treatment period. As an extreme example one observed improvement not only in the patients who actually received the somatic therapy, but even in non-treated patients in the same ward, who benefited indirectly form the revolutionary change in the hospital atmosphere.

This was confirmed when drug therapy was introduced after 1955, although the change in therapeutic environment could not now be quite as radical as in 1936–45.

Very illustrating is the general experience that results are better in married patients than in single and divorced [63, 183]. This could be a result of the well known selection by marriage: The married are likely to have a personality background which is more conducive to good social adjustment

Also they are more likely to have disorders which have a favourable outcome regardless of therapy (Affective psychoses rather than schizophrenia). But a causal influence of social factors is by no means excluded: Married patients have maintained valuable social contacts during the treatment period, and after discharge they have a home which is a good basis for rehabilitation. Here as always social and personal factors are interrelated and not easily disentangled.

Social class used to be emphasized as a major factor in psychiatric therapy, but definitely more so in America than in the Western and Northern European countries where the sick insurance system was older and better organized [86]. Lately a change has been observed in the United States in that the class differential in therapeutic results is disappearing. It is now stated that lower class schizophrenics do not differ from the rest in their attitude towards the hospital and the doctors—most likely because the medical staff have become more aware of the contact problems. These problems are serious in all countries, particularly versus the really poor patients, who tend to have their own subculture of which doctors will seldom have any first hand knowledge.

A recent comparison between the Menninger Clinic and the local state mental hospital [79] showed that upper class patients get more psychotherapy and less of other forms. They stay longer in hospital and the results on discharge are poorer. They are not as frequently given up as non-treatable. Clinically there were more psychotics in the upper class group, less alcoholics and psychopaths.

In a New York study of 450 clinic patients no difference was observed in duration of therapy nor in results, but upper class patients were more ready to accept treatment, while lower class had less desire for psychotherapy and were more interested in somatic problems and in the relief of symptoms [19]. Secondary gain from illness was unrelated to class. It is stressed that our therapeutic procedures are still in the main designed for use between people of corresponding social classes, and that public clinics should prefer methods which are equally suitable for all.

A comparison between patients who had a stable remission and others who relapsed [139] showed that the following traits were characteristic of the latter: lack of social contacts during childhood owing to being only children or having mothers working outside the home or being the youngest or the oldest of the siblings. Being single or (if married) childless. Lack of contact with friends and colleagues, less popular. More unstable in work, lower income, smokes and drinks more.

In a follow up after ten years of the HOLLINGSHEAD-REDLICH study [123] lower class patients were more frequently found to be in hospital, while upper class were more often having out-patient treatment. Discharge rate varied with class from 43 to 71 per cent, while readmissions show the opposite trend, being more frequent in the lowest class. The reason for the piling up in hospital of lower class patients is not so much their mental condition as the degree of tolerance of their home environment.

Furthermore aggressive behaviour and delusions are more common in the lower class patients, as against depression and anxiety in the upper classes.

In other studies [131] the *tolerance* of the patients deviating behaviour is found to be higher in the lower class, while the *expectations* of the relatives is highest in the middle class. Social class has a more indirect influence, the decisive factors being the expectations of the patient and the tolerance of his relatives: whether the attitude is realistic. On the whole families are more concerned about deviating behaviour than about level of performance.

Formerly lower class patients in American psychiatric hospitals had less frequent contacts with the medical staff, and their contacts were more often with the less experienced and qualified staff members. These differences are no more so regularly observed, because the hospitals are better equipped and the competition for psychiatric care is less keen [76].

The class differential in diagnostic pattern is also disappearing: Psychoses and alcoholism are no longer so typical lower class diagnoses. The main persisting difference is the lower class prevalence of heroin addiction (in New York). Even long time psychotherapy is now quite frequently offered to lower class patients, but it is the experience that they are often reluctant to accept it [34, 76].

There are still reports about observations which indicate fundamental class differentials, such as the treatment of anxiety states with Valium in upper class patients and barbiturics in lower class [78].

From European hospitals reports about social class differences in therapy are rare, but it does not necessarily follow that this reflects a real difference. American colleagues are known to be very openminded in observing and reporting their own weaker points.

The conclusion is justified that the immediate social environment (the family setting) is important for the choice and efficiency of psychiatric therapy. Most likely even the more general social surroundings are of importance. The statistical improvement in treatment results during the past 25 years have coincided with a general improvement in economy, employment and social welfare. Clinicians who recall the "bad thirties" with millions of unemployed and inadequate social assistance for them and their families, remember clearly that this was a main problem for the discharge and rehabilitation of our patients. The better statistics of the later 20 years may in part be due to improved social conditions and not only to new therapeutic methods.

References

1. ABEY, W.I., BROCK, M.F., HERRIDGE, C.F.: Mental hospital admissions and aircraft noise. Lancet **1969 II**, 1275.
2. ACHTÉ, K., SEPPÄLÄ, K., COLLIANDER, N.: Alcoholic psychoses in Finland. Helsinki: The Finnish Found. for Alcohol Research 1969.
3. ALRIDGE, F.: Emotional illness and the working environment. Ergonomics **13**, 613 (1970).
4. AMIEL, R., MACE-KRADJIAN, G.: Quelques données épidemiologiques sur la psychosociologie et la psychopathologie du monde enseignant. Ann. méd.-psychol. **130**, 321 (1972).
5. AMMAR, S.: Les conditions familiales de développement de la schizophrénie. Rapp. Tunis. Psychiat. **1973**, 213.
6. ANTONOWSKY, A.: Twenty-five years later: A limited study of the sequelae of the concentration camp experience. Soc. Psychiat. **6**, 186 (1971).
7. ASTRUP, C.: Nervöse Erkrankungen und soziale Verhältnisse. Berlin: Volk und Gesundheit 1956.
8. ASTRUP, C.: Pavlovian psychiatry: A new synthesis. Springfield, Ill: C. THOMAS 1965.
9. BARRACLOUGH, B.M.: Differences between national suicide rates. Brit. J. Psychiat. **22**, 95 (1973).
10. BARRY, H., BARRY, H., JR.: Season of birth in schizophrenia Arch. gen. Psychiat. **11**, 385 (1964).
11. BAUER, S.F., HORMICK, E.J.: Lunar effect on mental illness. Amer. J. Psychiat. **125**, 696 (1968).
12. BEAGLEHOLE, E.: Pathology among peoples of the Pacific. In: PLOG and ELDERTON (eds.), Changing perspectives in mental illness, p. 200. New York: Holt, Rinehart & Winston 1969.
13. BEISER, M.: Study of personality assets in a rural community Arch. gen. Psychiat. **24**, 244 (1971).
14. BIRTCHNELL, J.: Social class, parental social class and social mobility in psychiatry patients and general population controls. Psychol. Med. **1**, 209 (1971).
15. BOND, M.B.: Mental disease in employed persons. J. occup. Med. **11**, 663 (1969)
16. BONNAUD, M.: Enquête sur la santé mentale en Polynésie Française. Ann. méd.-psychol. **128**, 375 (1970).
17. BÖKER, W.: Mental problems in students: symptoms, causes and therapeutic possibilities. Z. Psychother. med. Psychol. **19**, 136 (1969).
18. BRENNER, M.H.: Patterns of psychiatric hospitalization among different socioeconomic groups in response to economic stress. J. nerv. ment. Dis. **148**, 31 (1969).
19. BRILL, N.Q., STORROW, H.E.: Social class and psychiatric treatment. Arch. gen. Psychiat. **3**, 340 (1960).
20. BRILL, N.Q., WEINSTEIN, R., GARRAT, J.: Patients perceptions of poverty as an etiological factor in their illness. Amer. J. Psychiat. **125**, 1172 (1969).
21. BURVILL, P.W., MCCALL, M.G., STENHOUSE, N.S., REID, T.A.: Deaths from suicide, motor vehicle accidents and all forms of violent death among immigrants in Australia 1928–1966. Acta psychiat. (Kbh.) **49**, 28 (1973).
22. BUSTAMANTE, J.A.: La bouffée delirante a Cuba. Évolut. psychiat. **34**, 399 (1969).
23. BYCHOWSKI, G.: Psychoanalytical reflections on the psychiatry of the poor. Int. J. Psycho-Anal. **51**, 503 (1970).
24. CERBUS, G.: Seasonal variations in some health statistics: suicides, homicides, psychiatric admissions and institutional placements of the retarded. J. clin. Psychol. **26**, 61 (1970).
25. CHAMPION, Y.: Expressions et perspectives juridiques et reglementaires des politiques de la santé mentale et matière de migration. Inform. psychiat. **39**, 1 (1963).
26. COHEN, E.: Principles of mental health programs for ethnic minority populations: The acculturation of Puerto-Ricans to the United States. Amer. J. Psychiat. **128**, 1591 (1972).
27. COLLOMB, H.: Épidémiologie de l'épilepsie en Senegal. Univ. Dakar Bull. **16**, 136 (1968).
28. COMMONER, B.: The closing circle, Confronting the environmental crisis. London: Jonathan Cape 1972.
29. CONSTANT, J.: Les bouffées delirantes en Gouadeloupe. Psychopt. Africaine **8**, 169 (1972).
30. CRISP, A.H., PRIEST, R.G.: Nature of complaint in relation to social class. Psychotherap. Psychosomat. **18**, 216 (1970).

31. DALGARD, O.S.: Migration and functional psychoses in Oslo. Oslo: Universitetsforlaget 1971.
32. DALLE, B.: Existet il une psychopathologie de l'habitat? Confrontations psychiat. **2**, 108 (1969).
33. DALY, R.W., JOHNSON, F.A.: The effects of age, education and occupation on psychiatric dispositions. Soc. Sci. Med. **4**, 619 (1970).
34. DEPP, F.C.: The dissociation of patient social status characteristics from psychiatric treatment 1955–56. Soc. Psychiat. **6**, 73 (1971).
35. DEROGATIS, I.R., LIPMAN, R.S., RICKELS, K.: Neurotic symptom dimensions. Arch. gen. Psychiat. **24**, 454 (1971).
36. DEROGATIS, L.R., COVI, L., DAVIS, D.M., RICKLES, K.: Social class and race as mediator variables in neurotic symptomatology. Arch. gen. Psychiat. **25**, 31 (1971).
37. DESOR, J.A.: Towards a psychological theory of crowding. J. pers. soc. Psychol. **21**, 79 (1972).
38. DOHRENWEND, P., DOHRENWEND, B.S.: Social status and psychological disorder. New York: Wiley Interscience 1969.
39. DOHRENWEND, B.P.: Psychiatric disorder in a general population. Amer. J. publ. Hlth **60**, 1052 (1970).
40. DOHRENWEND, B.P., EGRI, G., MENDELSOHN, F.S.: Psychiatric disorder in general populations: A study of the problem of clinical judgement. Amer. J. Psychiat. **127**, 1304 (1971).
41. DOLL, R., GUNDERSON, E.: Group size, occupational status and psychological symptomatology in an extreme environment. J. Clin. Psychol. **27**, 196 (1971).
42. DRAGUNS, J.G., BROVERMAN, I.K., PHILLIPS, L.: Symptomatology of hospitalized psychiatric patients in Japan and in the United States: A Study of cultural differences. J. nerv. ment. Dis. **152**, 3 (1971).
43. DUBE, K.C.: Prevalence and biosocial variables in mental illness in a rural and an urban community in Uttar Pradesh-India. Acta psychiat. (Kbh.) **46**, 327 (1970).
44. DUHL, L.J.: The shame of the cities. Amer. J. Psychiat. **124**, 1184 (1968).
45. DUNHAM, H.W.: Epidemiology of psychiatric disorders as a contribution to medical ecology. Int. J. Psychiat. **5**, 124 (1968).
46. EITINGER, L.: Concentration camp survivors in Norway and Israel. Oslo: Universitetsforlaget 1964.
47. EITINGER, L., STRØM, A.: Mortality and morbidity after excessive stress. New York: Humanities Press 1973.
48. EL-ISLAM, M.F., EL-BEEB, H.A.: The educational and occupational correlates of psychiatric disorder. Int. J. soc. Psychiat. **15**, 288 (1969).
49. EY, HENRI: Folie et monde moderne. In: Comment vivre demain?, p. 69. Geneve: Libr. Alexandre Jullien 1964.
50. FABREGA, H.: Social psychiatric aspects of acculturation and migration: A general statement. Comprehens. Psychiat. **10**, 314 (1969).
51. FARBER, M.A.: Theory of suicide. New York: Funk & Wagnalls 1968.
52. FERNANDO, S.J.M.: Cultural differences in the hostility of depressed patients. Brit. J. med. Psychol. **42**, 67 (1969).
53. FEUERHAHN, G., MÜLLER-HEGEMANN, D.: Socialpsychiatrisch-epidemiologische Analyse der in Zweijahrsfrist aufgenommenen Psychosen im Städtischen Krankenhaus Wuhlgarten, Berlin. Psychiat. Neurol. med. Psychol. (Lpz.) **21**, 91 (1969).
54. FIELD, M.J.: Chronic psychosis in rural Ghana. Brit. J. Psychiat. **114**, 31 (1968).
55. FIGELMAN, M.: A comparison of affective and paranoid disorders in Negros and Jews. Int. J. soc. Psychiat. **14**, 277 (1968).
56. FISCHER, J.: Negros and whites and rates of mental illness: Reconsideration of a myth. Psychiatry **32**, 428 (1968).
57. FOUCAULT, M.: Folie et deraison. Histoire de la folie a l'age classique. Paris: Arnette 1961.
58. FOULKES, E.F., KATZ, S.: The mental health of Alaskan natives. Acta psychiat. (Kbh.) **49**, 91 (1973).
59. FRASER, R.M.: The cost of commotion: An analysis of the psychiatric sequelae of the 1969 Belfast riots. Brit. J. Psychiat. **118**, 257 (1971).
60. FREEDMAN, A.: Drugs and society: An ecological approach. Comprehens. Psychiat. **13**, 411 (1972).
61. GALLEMORE, J.L., WILSON, W.P., RHOADS, J.M.: The religious life of patients with affective disorders. Dis. nerv. Syst. **30**, 483 (1969).

62. GERMAN, A., ARYA, O.P.: Psychiatric morbidity amongst a Uganda student population. Brit. J. Psychiat. **115**, 1323 (1969).
63. GITTELMAL-KLEIN, R., KLEIN, D.F.: Marital status as a prognostic indicator in schizophrenia. J. nerv. ment. Dis. **147**, 289 (1968).
64. GOLDMACHER, D.: Radical goals. Int. J. Psychiat. **9**, 668 (1971).
65. GOODWIN, D.W., SCHULSINGER, F.: Alcohol problems in adoptees raised apart form alcoholic biological parents. Arch. gen. Psychiat. **28**, 238 (1973).
66. GOTTESMAN, I., SHIELDS, J: Genetic theorizing and schizophrenia. Brit. J. Psychiat. **122**, 30 (1973).
67. GREENBLATT, M.: Troubled mind in troubled city. Comprehens. Psychiat. **11**, 8 (1970).
68. HAASTRUP, S., THOMSEN, K.: The social backgrounds of young addicts as elicited in interviews with their parents. Acta psychiat. (Kbh.) **48**, 146 (1972).
69. HÄFNER, H.: Modellvorstellungen in der Sozialpsychiatrie. Z. Psychother. **19**, 85 (1969).
70. HÄFNER, H., REIMANN, H., IMMICH, H., MARTINI, H.: Incidenz seelischer Erkrankungen in Mannheim 1965. Soc. Psychiat. **4**, 126 (1969).
71. HÄFNER, H.: Der Einfluß von Umweltfaktoren auf das Erkrankungsrisiko für Schizophrenie. Nervenarzt **42**, 557 (1971).
72. HAGNELL, O., TUNVING, K.: Prevalence and nature of alcoholism in a total population. Soc. Psychiat. **7**, 190 (1972).
73. HARE, E.H., PRICE, J.S.: Mental disorder and season of birth: Comparison of psychoses with neurosis. Brit. J. Psychiat. **115**, 533 (1968).
74. HARE, E.H., PRICE, J.S., SLATER, E.T.O.: The age distribution of schizophrenia and neurosis: findings in a national sample. Brit. J. Psychiat. **119**, 445 (1971).
75. HARE, E.H., PRICE, J.S., SLATER, E.T.O.: Parental social class in mental patients. Brit. J. Psychiat. **121**, 515 (1972).
76. HART, W.T., BASSETT, L.: Delivery of services to lower socioeconomic groups by a suburban community health center. Amer. J. Psychiat. **129**, 191 (1972).
77. HELGASON, T.: The epidemiology of psychoneuroses and alcoholism. [Danish.] Nord. psykiat. T. **24**, 28 (1970).
78. HESBACHER, P.T.: Setting, patient and doctor effects on drug response in neurotic patents. Psychopharmacologia (Berl.) **18**, 209 (1970).
79. HILLES, L.: Class differences in the mental illnesses of young hospitalized patients. Bull. Menninger Cl. **33**, 197 (1969).
80. HILTENBRAND, J.P., SINBER, L., KAMMERER, T.: Étude écologique des maladies mentaux de la ville de Strassbourg. Ann. méd.-psychol. **129**, 1 (1971).
81. HOCKING, F.: Extreme environmental stress and its significance for psychopathology. Amer. J. Psychother. **24**, 4 (1970).
82. HOLLENDER, M.H.: Conversion hysteria. Arch. gen. Psychiat. **26**, 311 (1972).
83. HOPPE, K.D.: Chronic reactive aggression in survivors of severe persecution. Comprehens. Psychiat. **12**, 230 (1971).
84. JEANNEAU, A., Jeanneau, S.: Existet-il une pathologie insulaire? Essai de géographie psychiatrique. Ann. méd.-psychol. **127**, 804 (1969).
85. JOHNSON, D.A.W.: Rehousing and psychiatric illness. Brit. med. J. **1970 IV**, 120.
86. JONES, N.F., KAHN, M.W.: Patient attitudes as related to social class and other variables concerned with hospitalization. J. cons. Psychol. **28**, 403 (1964).
87. JØRGENSEN, F.: Psychotherapy and social politics. [Danish.] Nord. psykiat. T. **26**, 84 (1972).
88. JUHASZ, P.: L'evolution de la neurose de la population d'un village hongrois au course de la transformation socialiste. Ann. méd.-psychol. **129**, 551 (1971).
89. JUS, A.: Social systems and the criteria of health as defined by the World Health Organization. Amer. J. Psychiat. **130**, 125, 1973.
90. KARNO, M., EDGERTON, R.B.: Perception of mental illness in a Mexican-American community. Arch. gen. Psychiat. **20**, 233 (1969).
91. KASL, S.V., COBB, S.: Physical and mental health correllates of status incongruence. Soc. Psychiat. **6**, 1 (1971).
92. KIEV, A.: Transcultural psychiatry.: In: PLOG and EDGERTON (eds.), Changing perspectives in mental illness. New York: Holt, Rinehart & Winston 1969.
93. KITANO, H.H.L.: Japanese-American mental illness. In: PLOG and EDGERTON (eds.), Changing perspectives in mental illness. New York: Hart, Rinehart & Winston 1969.

94. KLEIN, H., PERSON, T., ITIL, T.: Family and environmental variables as predictors of social outcome in chronic schizophrenia. Comprehens. Psychiat. **13**, 317 (1972).
95. KLEINER, R.J., PARKER, S.: Social mobility, anomie and mental disorder. In: PLOG and EDGERTON (eds.), Changing perspectives in mental illness. New York: Holt, Rinehart & Winston 1969.
96. KLERMAN, G.L., PAYKEL, E.S.: Depressive pattern, social background and hospitalization. J. nerv. ment. Dis. **150**, 466 (1970).
97. KNOBLOCH, H., PASAMANICK, B.: Seasonal variations in the births of the mentally deficient. Amer. J. publ. Hlth **48**, 1201 (1958).
98. KOHN, M.L.: Social class and schizophrenia: A critical review. J. psychiat. Res. **6**, 155 (1968).
99. KOLB, L.C.: Soviet psychiatric organization and the community mental health concept. Int. J. Psychiat. **123**, 433 (1966).
100. KRAUS, J.: The relationship of psychiatric diagnoses, hospital admission rates and size and age structure of immigrant groups. Med. J. Aust. **2**, 91 (1969).
101. LAING, R.D.: The divided self. A study of sanity and madness. London: Tavistock Publications 1960.
102. LEDER, S., HOSER, J., POTOCKA, A.: The incidence of neurotic disturbances in shop assistants, and social factors. [Polish.] Psychiat. pol. **2**, 413 (1968).
103. LEIGHTON, A., LEIGHTON, D.: Mental health and social factors. In: A.M. FREEDMAN, Comprehensive textbook of psychiatry. Baltimore: Williams & Wilkins 1967.
104. LEIGHTON, D.C., HAGNELL, O.: Psychiatric disorder in a Swedish and a Canadian community: An exploratory study. Soc. Sci. Med. **5**, 189 (1971).
105. LEVY, L., ROWITZ, L.: The spatial distribution of treated mental disorders in Chicago. Soc. Psychiat. **5**, 1 (1970).
106. LEVY, L., ROWITZ, L.: Ecological attributes of high and low mental hospital utilization areas in Chicago. Soc. Psychiat. **6**, 20 (1971).
107. LIEBER, A.L., SHARIN, C.R.: Homicides and the lunar cycle. Amer. J. Psychiat. **129**, 69 (1972).
108. LINSKY, A.S.: Who shall be excluded: The influence of personal attributes in community reaction to the mentally ill. Soc. Psychiat. **5**, 166 (1970).
109. LIPOWSKI, Z.J.: Psychosocial aspects of disease. Ann. int. Med. **71**, 1197 (1969).
110. LOCKE, B.Z., KRAMER, M., TIMBERLAKE, C.E., PASAMANICK, B., SCHMELZER, B.A.: Problems of interpretation of patterns of first admissions to Ohio state public mental hospitals for patients with schizophrenic reactions. Psychiatric research reports 10, Amer. Psychiat. Ass. 1958: 1972.
111. LYNN, R.: A climate of anxiety. New Society **48**, 1190 (1971).
112. LYONS, H.A.: Psychiatric sequelae of the Belfast riots. Brit. J. Psychiat. **118**, 265 (1971).
113. MADSEN, W.: Mexican-Americans and Anglo-Americans: A comparative study of mental health in Texas. In: PLOG and EDGERTON (eds.), Changing perspectives in mental illness. New York: Holt, Rinehart & Winston 1969.
114. MARSELLA, A., ESCUDERO, M., GORDON, P.: The effect of dwelling density on mental disorders in Phillipino men. J. Hlth soc. Behav. **11**, 288 (1970).
115. MCDONALD, C.: An age-specific analysis of the neuroses. Brit. J. Psychiat. **122**, 477 (1973).
116. MAZER, M.: Characteristics of multi-problem households. Amer. J. Orthopsychiat. **42**, 792 (1972).
117. MAZER, M.: Parapsychiatric events as expressions of psychiatric disorder. Arch. gen. Psychiat. **27**, 270 (1972).
118. MEADOW, A., BRONSSON, L.: Religious afiliation and psychopathology in a Mexican-American population. J. abnorm. soc. Psychol. **74**, 177 (1969).
119. MEZEY, A.G., EVANS, E.: Psychiatric admissions from North London related to demographic and ecological characteristics. Brit. J. Psychiat. **117**, 187 (1970).
120. MURPHY, H.B.M.: Quelques considerations sur le taux élevé de schizophrenie dans une type de communauté Canadienne-Francaise. Canad. psychiat. Ass. J. **12**, 71 (1967).
121. MURPHY, H.B.M., WITTKOWER, E.D.: Crosscultural inquiry into the symptomatology of depression. Int. J. Psychiat. **3**, 6 (1967).
122. MURPHY, R.: Stratification and mental illness: Issues and strategies for research. In: PLOG and EDGERTON (eds.), Changing perspectives in mental illness. New York: Holt, Rinehart & Winston 1969.
123. MYERS, K.M., BEAN, L.L.: A decade later: A follow-up of social class and mental illness. New York: Wiley 1968.
124. NAROLL, R.: Cultural determinants and the concept of the sick society. In: PLOG and EDGERTON (eds.), Changing perspectives in mental illness. New York: Holt, Rinehart & Winston 1969.

125. NIELSEN, J., VIDEBECH, T.: Suicide frequency before and after introduction of community psychiatry. Brit. J. Psychiat. **123**, 35 (1973).
126. ØDEGÅRD, Ø.: Hospitalized psychoses in Norway: Time trends 1926–1965. Soc. Psychiat. **6**, 53 (1971).
127. ØDEGÅRD, Ø.: Epidemiologie der Psychosen. Nervenarzt **42**, 569 (1971).
128. OPLER, M.K.: Does culture make a difference? In: PLOG and EDGERTON (eds.), Changing perspectives in mental illness. New York: Holt, Rinehart & Winston 1969.
129. OBERALL, J.E., HOLLISTER, L.E., KIMBELL, I.: Extrinsic factors influencing responses to psychotherapeutic drugs. Arch. gen. Psychiat. **21**, 89 (1969).
130. PARKER, S., KLEINER, R.J.: Migration and mental illness. Soc. Sci. Med. **3**, 1 (1969).
131. PASAMANICK, B., LEFTON, M., ANGRIST, S., DINITZ, S.: Social class expectations and performance of mental patients. Amer. J. Sociol. **68**, 79 (1962).
132. PASEWARK, R., FITZGERALD, B.J., DUNLAP, R.L., SPEAR, P.S.: Social class and disposition in a rural mental hospital. Hosp. Community Psychiat. **21**, 120 (1970).
133. PATCH, I.C. LODGE: Homeless men in London. I. Demographic findings in a lodging house sample. Brit. J. Psychiat. **118**, 313 (1971).
134. PAYKEL, E.S.: Life events and depression. Arch. gen. Psychiat. **21**, 751 (1969).
135. PLOG, S.C.: Urbanization, psychological disorders and the heritage of social psychiatry. In: PLOG and EDGERTON (eds.), Changing perspectives in mental illness. New York: Holt, Rinehart & Winston 1969.
136. PRIEST, R.G.: The Edinburgh homeless: a psychiatric survey. Amer. J. Psychother. **25**, 194 (1971).
137. RAMAN, A.C., MURPHY, H.B.M.: Failure of traditional prognostic indicators in Afro-Asian psychotics. J. nerv. ment. Dis. **154**, 238 (1972).
138. RAO, S.: Caste and mental disorder in Bihar. Amer. J. Psychiat. **122**, 1045 (1966).
139. Rawls, J.R.: Toward the identification of readmissions and non-readmissions to mental hospitals. Soc. Psychiat. **6**, 58 (1971).
140. RAWNSLEY, K., LOUDON, J.B.: Epidemiology of mental disorder in a closed community. Brit. J. Psychiat. **110**, 830 (1964).
141. REIMAN, H., HÄFNER, H.: Psychische Erkrankungen alter Menschen in Mannheim. Soc. Psychiat. **7**, 53 (1972).
142. REITER, L., HOFMANN, G., KATSCHNIG, H., POUSTKA, F.: Einfluß von Inter- und Intragenerationsmobilität auf die Anpassung psychisch Kranker. Wien. med. Wschr. **122**, 170 (1972).
143. RENAUDIN, E.: Observations sur les recherches statistiques rélatives a l'aliénation mentale. Ann. méd.-psychol. **2**, 339 (1856).
144. RENWICK, J.H.: Hypothesis: Anencephaly and spina bifida are usually preventable by avoidance of a specific but unidentified substance present in certain potato tubers. Brit. J. prev. soc. Med. **26**, 2 (1972).
145. RINGEL, E.: Der Selbstmord. Wien: Maudrich 1953.
146. RØDER, E.: Social psychiatric conditions in daughters not gainfully employed. [Danish.] Nord. psykiat. T. **23**, 384 (1969).
147. ROMAN, P.M., TRICE, H.M.: Psychiatric impairment among "middle Americans": Surveys of work organizations. Soc. Psychiat. **7**, 157 (1972).
148. ROOTMAN, I., LAFAVE, H.G.: Are popular attitudes toward the mentally ill changing? Amer. J. Psychiat. **126**, 261 (1969).
149. ROSENBERG, C.M.: Determinants of psychiatric illness in young people. Brit. J. Psychiat. **115**, 907 (1969).
150. ROTONDO, H.: Cultura de la pobreza, salud emocional y de familia. In: Poblacion y altitud, p. 139. Lima 1965.
151. ROWITZ, L., LEVY, L.: Ecological analysis of treated mental disorders in Chicago. Arch. gen. Psychiat. **19**, 571 (1968).
152. RUSHING, W.A.: Two patterns in the relationship between social class and mental hospitalization. Amer. Sociol. Rev. **34**, 533 (1969).
153. RUSHING, W.A.: Occupation, income and mental hospitalization. Ment. Hyg. Folkehelse **55**, 248 (1971).
154. RYLE, A.: Neurosis in the ordinary family. London: Tavistock Publ. 1967.
155. SAINSBURY, P. BARRACLOUGH, B.: Differences between suicide rates. Nature (Lond.) **220**, 1252 (1968).

156. Satin, D.G.: Life stresses and psychosocial problems in the hospital emergency unit. Soc. Psychiat. **7**, 119 (1972).
157. Schlesinger, B., James, G.M.: Psychiatry and poverty: A selected review of literature. Canad. med. Ass. J. **101**, 76 (1969).
158. Schneider, P.B., Chistoni, G.C., Guillem, P.: Troubles mentaux et statut socio-professionel. A propos d'une classification psychiatrique des professions. Schweiz. Arch. Neurol. Neurochir. Psychiat. **103**, 355 (1969).
159. Seeman, M.: The urban alienations: Some dubious theses from Marx to Marcuse. J. Pers. soc. Psychol. **19**, 135 (1971).
160. Seidel, K., Kohler, C.: Beziehungen zwischen Menschenbild und Psychotherapie. 9th Internat. Congr. Psychotherapy 1973, p. 5–9.
161. Shternberg, E.Y.: Some diverse tendencies in modern antipsychiatric approaches. [Russ.] Ž. Nevropat. Psihiat. **73**, 602 (1973).
162. Silverman, I.: Sociology and psychiatry. In: Freedman, Comprehensive textbook of psychiatry. Baltimore: Williams & Wilkins 1967.
163. Simon, A.: Geriatric mentally ill. Comprehens. Psychiat. **11**, 242 (1970).
164. Snezhnevsky, A.V.: Schizophrenia: Multidisciplinary investigations. [Russ.] Moskva: Meditsina 1972.
165. Spaulding, R.C., Ford, C.V.F.: The Pueblo incident: Psychological reactions to stresses of imprisonment and repatriation. Amer. J. Psychiat. **129**, 17 (1972).
166. Stein, Z., Susser, M.: Widowhood and mental illness. Brit. J. prev. soc. Med. **23**, 106 (1969).
167. Stenbäck, A., Achté, K.A.: Hospital first admissions and social class. Acta psychiat. (Kbh.) **42**, 113 (1966).
168. Stephan, W.G.: Role Differentiation, empathy and neurosis in urban migrants and lower class residents of Santiago, Chile. J. pers. soc. Psychol. **19**, 1 (1971).
169. Stotsky, B.L.: Social and clinical issues in geriatric psychiatry. Amer. J. Psychiat. **129**, 117 (1972).
170. Strotzka, H., Leitner, I., Czerwenka, G., Graupe, S., Simon, M.D.: Kleinburg. Eine socialpsychiatrische Feldstudie. Wien 1969
171. Strotzka, H., Simon, M.D., Siwy, P., Kunze, E., Stadler, H.: Wohnen und Bauen in Krems. Umweltbedingungen psychosozialer Fehlentwicklungen. Krems: J. Faber 1971.
172. Strotzka, H., Simon, M.S., Siwy, P., Kunze, E., Stadler, H.: Interdependenzen sozialer Disintegration. Soc. Psychiat. **6**, 158 (1971).
173. Tamerin, J.S.: Recent increase in adolescent cigarette smoking. Arch. gen. Psychiat. **28**, 116 (1973).
174. Terris, M.: Use of hospital admissions in epidemiologic studies of mental disease. Arch. gen. Psychiat. **12**, 420 (1965).
175. Turner, R.J.: Class and mobility in schizophrenic outcome Psychiat. Quart. **42**, 712 (1968).
176. Warren, D.I.: Status inconsistency theory and flying saucer sightings. Science **170**, 599 (1970).
177. Weinstein, R.M., Brill, N.Q.: Social class and patients perception of mental illness. Psychiat. Quart. **45**, 35 (1971).
178. Wender, P.H., Rosenthal, D., Kety, S., Schulsinger, F., Weiner, W.: Social class and psychopathology in adoptees. Arch. gen. Psychiat. **28**, 318 (1973).
179. WHO study group: Youth and drugs. Wld Hlth Org. techn. Rep. Ser. **516**, 1973.
180. Wilner, D.M., Price Walkley, R., Pinkerton, T.C.: The housing environment and family life. Baltimore: Johns Hopkins Press 1962.
181. Wing, J. K.: Principles of evaluation. In: Wing, J.K., and Häfner (eds.), Roots of evaluation. London-New York-Toronto: Oxford University Press 1973.
182. Winston, A., Pardes, H., Papernok, D.S.: Inpatient treatment of blacks and whites. Arch. gen. Psychiat. **26**, 405 (1972).
183. Woodruff, R.A., Gruze, S., Clayton, P.: Divorce among psychiatric out-patients. Brit. J. Psychiat. **121**, 289 (1972).
184. Yamamoto, J., Goin, M.K.: On treatment of the poor. Amer. J. Psychiat. **122**, 2676 (1965).
185. Yap, P.M.: Classification of the culture-bound reactive syndromes. Austral. New Z.J. Psychiat. **1**, 172, (1967).
186. Yap, P.M.: Cultural bias in psychiatry and mental health Austral. New Z. J. Psychiat. **2**, 8 (1968).
187. Ziferstein, L.: Soviet psychiatry and the American citizen. Int. J. Psychiat. **8**, 858 (1969).

Einstellung zu psychisch Kranken – Ergebnisse und Probleme

Von

HARALD FELDMANN

Inhalt

Einleitung	199
Definition und Dimensionen von Einstellungen	201
Ergebnisse psychiatrischer Einstellungsforschung	202
Meinungen und Einstellungen zu psychisch Kranken	202
Soziologische Differenzierung der Einstellungen	205
Psychologische Bedeutung von Einstellungen zu psychisch Kranken	206
Einstellungen und soziale Prozesse	208
Devianz und Etikettierung. Ätiologische Wirkung von Einstellungen	208
Das Vorfeld der Definition als „psychisch krank"	209
Funktionalistische Deutung von Einstellungen gegenüber psychisch Kranken	210
Einstellungswandel, Öffentlichkeitsarbeit	211
Zur Problematik psychiatrischer Einstellungsforschung	212
Methodenkritische Bemerkungen	212
Metakritische Überlegungen	213
Literatur	217

Einleitung

Die Untersuchung von Einstellungen gegenüber psychischen Krankheiten und psychisch Kranken ist in den letzten Jahrzehnten zu einem besonderen Anliegen der Psychiatrie geworden, und zwar im Hinblick auf die damit verbundenen praktischen Konsequenzen. Seit es eine psychiatrische Einstellungsforschung gibt, hat diese zugleich das Ziel, Voraussetzungen zu schaffen, um Vorurteile gegenüber psychisch Kranken in der Öffentlichkeit abzubauen und für die Kranken günstigere Einstellungen herbeizuführen. Diese Absicht war und ist der eigentliche Motor für die psychiatrische Einstellungsforschung. Die Prämisse dieser Bemühungen kann so formuliert werden: Durch Abbau von Vorurteilen und durch Einstellungsänderungen müsse es möglich sein, nicht nur ein besseres Verständnis für psychisch Kranke und ihre individuelle und soziale Lage zu wecken, sondern auch die Situation der Kranken objektiv zu verbessern, und zwar in mehrfacher Hinsicht. Positivere, unbefangenere Einstellungen zu psychisch Kranken sollen eine tolerantere Annahme der Kranken fördern, die „Schranken" zwischen ihnen und der Gesellschaft [3] mindern und damit den sozialen Verhaltensspielraum der Kranken konkret erweitern helfen. Zum anderen soll durch bessere Resonanz in der Öffentlichkeit die Lage der Psychiatrie selbst, und das heißt vor allem ihrer Einrichtungen der Krankenversorgung, Prävention und Nachsorge, zum Positiven gewandelt werden, um damit bessere Voraussetzungen für eine umfassende Therapie und die soziale Rehabilitation der Kranken zu schaffen. Die Möglichkeiten zur Verbesserung und zum Ausbau der psychiatrischen Institutionen, neuerdings besonders der gemeindenahen Einrichtungen, werden dabei in eine direkte Beziehung gesetzt zum Interesse der Öffentlichkeit und zu ihrer Aufgeschlossenheit gegenüber psychiatrischen Problemen ganz allgemein. Aber auch die wachsende Einsicht, daß eine Kooperation zwischen Psychiater und Laien (Angehörige, Arbeitgeber, Behörden) dem Interesse des Kranken dienlich ist, hat Anstöße gegeben, Einstellungen zu psychisch Kranken in der Bevölkerung zu untersuchen (vgl. [66]).

Trotz des eigenständigen Interesses der Psychiatrie an einer Einstellungsforschung ist diese dennoch nicht losgelöst von der allgemeinen sozialpsychologischen Einstellungsforschung zu sehen. Diese gibt vielmehr den weiteren sachlichen und methodischen Hintergrund ab, auf den Einstellungsprobleme in der Psychiatrie bezogen werden müssen. Ein flüchtiger Blick auf die Geschichte der sozialpsychologischen Einstellungsforschung läßt dabei auch den verhaltenswissenschaftlichen Standort erkennen, den die psychiatrische einnimmt. Nachdem LIPPMAN [45] im Jahre 1922 den Begriff des sozialen Stereotyps eingeführt hatte, kam es zu einer lebhaften Entwicklung der Sozialpsychologie mit einem ersten Höhepunkt zwischen den Weltkriegen. Sozialpsychologie war weitgehend mit Einstellungsforschung gleichzusetzen, Einstellungen (attitudes) stellten das wesentliche Forschungsthema dar. Im Vordergrund des Interesses standen methodische Probleme, insbesondere Fragen der Messung und Skalierung von Einstellungen. Einen zweiten Höhepunkt erfuhr die Einstellungsforschung seit dem letzten Kriege mit der Untersuchung von Konsum- und Wählerverhalten, speziell aber auch mit der Vorurteilsforschung, ausgehend zunächst von der Faschismus-Forschung bis hin zur Untersuchung von Vorurteilen gegenüber ethnischen, religiösen und sozial devianten Minderheiten. Damit traten auch Fragen der Einstellungsänderung und ihrer Voraussetzungen stärker in den Blickpunkt, nicht zuletzt auch im Hinblick auf das Problem devianter Randgruppen und ihrer sozialen Integration in einer immer stärker auf Erzeugung von Mehrwert eingestellten Industriegesellschaft. Wesentliche Anregungen gingen von dem monumentalen Werk von ADORNO et al.: „The Authoritarian Personality" [1] aus, aber auch von Autoren wie BETTELHEIM u. JANOWITZ [5]; erste wichtige Erkenntnisse in der Erforschung von Einstellungsänderungen teilte noch K. LEWIN mit ([43, 44]; vgl. [11]). Einstellungen gegenüber psychisch Kranken kann man als einen Sonderfall von Einstellungen gegenüber einer randständigen Minderheit ansehen. Die psychiatrische Einstellungsforschung begann sich folgerichtig nur wenig später als die sozialpsychologische Vorurteilsforschung zu entwickeln, und auch Probleme der Einstellungsänderung haben sie von Anfang an im Hinblick auf eine psychiatrische Öffentlichkeitsarbeit beschäftigt. Erwähnt sei dabei die Pionierarbeit des Ehepaares CUMMING aus dem Jahre 1951 [10]. Wesentliche Impulse kamen aus der Mental Health-Bewegung, die seit dem Kriege in den USA neu an Leben gewann.

Die damit verbundenen ideologischen Vorstellungen erklären zugleich aber auch viele Beschränkungen, die der psychiatrischen Öffentlichkeitsarbeit stets anhafteten und ihr vielleicht prinzipiell inhärent bleiben mußten. Der gutgemeinte, aber eher blinde Optimismus, der einen Einstellungswandel relativ kurzfristig für machbar hält und den „psychiatric point of view" [66] zum Leitfaden der Unterrichtung der Öffentlichkeit macht, ohne die psychologischen und soziologischen Voraussetzungen und die Ziele eines solchen Einstellungswandels ausreichend zu reflektieren, stieß auf Grenzen der Wirksamkeit, was wiederum zu resignierten Gegenreaktionen mancher Psychiater führte. Die engen Verbindungen zur sozialpsychologischen Einstellungsforschung und deren grundlegenden Probleme und Methoden können hier nicht weiter behandelt werden (vgl. dazu im Band Grundlagen und Methoden).

Definition und Dimensionen von Einstellungen

Der Begriff der Einstellung (attitude) bedeutet zunächst soviel, daß man gegenüber einem sozialen Objekt, etwa einer Person oder einer Gruppe, eine bestimmte Reaktions- und Handlungsbereitschaft aufweist. Darüber hinaus ist Einstellung ein intersubjektives Phänomen, da wir Einstellungen mit anderen teilen; so finden sich bestimmte Einstellungen an eine Gruppe, eine Schicht oder eine ganze Population gebunden, wenn auch mit individuellen Abweichungen. Es bestehen enge Beziehungen zu den sozialpsychologischen Begriffen des Image, des Stereotyps und des Vorurteils. Während das *Image* das verhältnismäßig stabile Meinungsbild ist, das einem Gegenstand anhaftet, engt sich das *Stereotyp* auf einen fixierten vereinfachenden und verallgemeinernden und damit schablonisierenden Vorstellungskomplex bezüglich des Meinungsgegenstandes ein. Das Meinungsbild des „Geisteskranken" in der Öffentlichkeit entspricht deshalb einem Stereotyp, weil allein durch Sprachgewohnheiten (Irrer, Verrückter, Tobsüchtiger) negativ verallgemeinert und durch Einengung auf bestimmte Merkmale wie Unberechenbarkeit und Gefährlichkeit vereinfacht wird und sich dieses Meinungsbild als sehr rigide erweist. Hier zeigt sich aber auch die Nähe zum *Vorurteil*, dieses ist durch subjektive Voreingenommenheit charakterisiert, welche die sachlichen Gegebenheiten nicht genügend beachtet oder sie verfälscht. Während ein Stereotyp sonst allgemein die soziale Orientierung erleichtert, verhärtet es sich hier zum Vorurteil, indem zutreffende Informationen nicht zur Kenntnis, falsche Informationen nicht korrigiert werden und vorschnelle, generalisierende Urteile gefällt werden.

Es besteht ein enger dynamischer Zusammenhang zwischen Einstellungen und dem Handeln im sozialen Feld, oder anders ausgedrückt: In der Einstellung drückt sich eine Prädisposition zum sozialen Handeln aus, so daß eine Einstellung als *Prädiktor sozialen Handelns* genommen werden kann. Darin drückt sich eine wesentliche Dimension aller sozialen Einstellungen aus, die sog. *Verhaltenskomponente*. Sie wird methodisch meist an der Bereitschaft zur sozialen Kontaktaufnahme und zur Nähe zum Einstellungsobjekt bestimmt, etwa mittels BOGARDUS-Skalen. Davon zu unterscheiden sind das *kognitive Moment* und die *affektive Komponente* von Einstellungen. Die kognitive Dimension umfaßt das informationale Vorstellungsbild vom Einstellungsobjekt, welches nach prägnanten, konsistenten Merkmalen kategorisiert wird. So werden vermeintlich stetige Merkmale wie Unberechenbarkeit, „irres" Lachen und Unverständlichkeit zu Merkmalen der Klasse *des* Geisteskranken; unter dieses Vorstellungsbild werden psychisch Kranke unterschiedslos subsumiert. Die affektive Komponente bedeutet die affektive Bewertung des Einstellungsobjektes oder die positive oder negative affektive Tönung einer Einstellung. Hierher gehören Bevorzugung und Ablehnung, Sympathie- und Antipathiegefühle. — Während die üblichen Meßverfahren wie Fragebögen vornehmlich auf die kognitive Komponente einer Einstellung abzielen, werden dem affektiv-erlebnismäßigen Bedeutungshorizont Verfahren wie das semantische Differential (von HOFSTÄTTER Polaritätsprofil genannt) eher gerecht [32, 57, 58].

In kognitiver Hinsicht stellen Einstellungen ein Raster dar, um soziale Objekte und Ereignisse typisieren und einordnen zu können und damit das Umweltverständnis zu ökonomisieren. Im praktischen Verhalten gegenüber dem Einstellungsobjekt macht sich darüber hinaus der affektive und konative Aspekt der Einstellung geltend, da das Verhalten durch positive oder negative Affekte, durch Präferenz oder Zurückweisung wesentlich bestimmt wird. Das offene Verhalten hängt aber nicht nur von der Einstellung zum Einstellungsobjekt ab, sondern auch von Bedingungen der aktuellen Situation (z.B. sozialen Normen und Erwartungen, zu erwartenden Konsequenzen des Verhaltens): Die Einstellung geht in die zum sozialen Handeln hinführende Entscheidungssituation nur als ein Moment ein (vgl. Einstellungstheorie von FISHBEIN [16, 17]). Es stellt sich also stets die Frage, wieweit ein *einstellungsspezifisches Verhalten* gegenüber dem Einstellungsobjekt tatsächlich aktiviert wird und wodurch die „situative Schwelle" (CAMPBELL, zit. [70]) bedingt wird, welche für die Manifestation eines einstellungsspezifischen Verhaltens entscheidend ist.

Ergebnisse psychiatrischer Einstellungsforschung

Meinungen und Einstellungen zu psychisch Kranken

In Deutschland stammen erste wichtige Überlegungen dazu von v. BAEYER und W. SCHULTE [3, 77—79]. v. BAEYER weist auf die breite Zone der „Entfremdung" zwischen psychisch Abnormen und Gesunden hin, welche über den objektiven Sachverhalt seelischer Abnormität hinaus durch beiderseitige Einstellungen und Reaktionen verbreitert werde. Der psychiatrischen Diagnose wird bereits — obwohl sie soziologisch gesehen als an sich machtlos bezeichnet wird — die Funktion zugesprochen, zur institutionellen Absonderung der Kranken zu führen und damit sozial in Kraft zu treten. Der wertfrei intendierte Begriff seelischer Abnormität, der der Wissenschaftlichkeit der modernen Industriegesellschaft entstamme, wird als Mittel gesehen, um nicht hineinpassende Menschen desto sicherer etikettieren und gesellschaftlich eliminieren zu können. SCHULTE befaßte sich mit den Reaktionsweisen der Umwelt in unmittelbarem Kontakt mit den Kranken und stellt unterschiedlichen psychiatrischen Krankheitsbildern jeweils differente Umweltreaktionen gegenüber — ein differenzierender Forschungsansatz, der bei der Mehrzahl psychiatrischer Einstellungsuntersuchungen, die überwiegend das globale Image des „Geisteskranken" zum Gegenstand haben, noch vernachlässigt wird.

Die wichtigsten empirischen Untersuchungen entstammen dem anglo-amerikanischen Raum, entsprechende deutsche Untersuchungen zogen erst später nach. Gute Übersichten findet man bei HALPERT [29, 30], REIMANN [68] und REINHARDT-SCHNADT [69]. Als besonders repräsentativ und bedeutsam sind die Arbeiten von SH. STAR [84, 85] und von NUNNALLY [53—56] anzusehen. Die Untersuchungen von STAR basierten im Rahmen einer NORC-Erhebung auf 3500 Interviews an einer repräsentativen Stichprobe der US-Bevölkerung, sie sind damit die bisher umfassendste Arbeit zu der Frage, wie Laien psychische Krankheiten definieren und erkennen. Wesentliches Ergebnis der Befragungen war, daß psychisch Kranken in der Öffentlichkeit allgemein Merkmale wie unberechenbar, impulsiv, unkontrolliert, extrem unvernünftig oder aber Symptome wie Gewalttätigkeit, unverständliches Reden, Wahn und Halluzinationen beigelegt werden. Fast die Hälfte der Befragten bezieht den Begriff der psychischen Krankheit (mental illness) mehr auf Neurosen oder emotionale und andere Persönlichkeitsstörungen, weniger auf Psychosen; erst bei direktem Nachfragen, was „mental illness" sei, griff man auf ein Psychosekonzept mit den negativen Charakteristika zurück. Insgesamt trat eine gewisse Dichotomisierung zwischen eigentlichem Irresein und nervösen Zuständen im Meinungsbild der Öffentlichkeit hervor, wobei psychische Krankheit eher zwischen diesen Extremfällen angeordnet erscheint. In einem methodisch originellen weiteren Ansatz wurden den Befragten fiktive Kurzbeschreibungen einer paranoiden Schizophrenie, einer Schizophrenia simplex, einer Angstneurose, eines Alkoholismus und eines Falles von kindlicher Verhaltensstörung vorgelegt zwecks näherer Beurteilung. Dabei zeigten sich deutliche Widerstände, psychische Krankheit als solche zu erkennen: Nur die paranoide Schizophrenie wurde — als extremster Fall — von der Mehrzahl als psychisch krank bezeichnet, die einfache Schizophrenie nur von 34%, der Alkoholiker von 29% der Befragten. STAR wertet dieses Ergebnis als besonders bedenklich, und zwar im Hinblick auf Möglichkeiten der Früherkennung psychischer Krankheiten durch Laien. Dabei berücksichtigte STAR freilich nicht, daß Früherkennung durch Laien auch eine Frühstigmatisation und Frühdiskriminierung des Kranken einschließen kann und daß es Schwellen der Stigmatisierung gibt, die durchaus sinnvoll sein können (s.u.). Nach STAR wird das Stereotyp des Geisteskranken in der Öffentlichkeit vor allem von drei Merkmalen bestimmt: Verlust der Verstandesfunktionen, Verlust der Selbstkontrolle, unangemessenes, nicht verständliches Verhalten. Dieses Stereotyp sieht sie im Rahmen allgemeinen sozialen Verhaltens, dessen verläßliches Funktionieren dadurch gewährleistet wird, daß jeder beim anderen ein in sich konsistentes, verständliches und verantwortliches Verhalten unterstellen kann, und das durch psychische Krankheit mit den Momenten der Unberechenbarkeit und des Bedrohlichen gestört wird. Angesichts von psychischer Krankheit werde ein „horror in dehumanization" empfunden, so daß man sich die Kranken lieber vom Leibe halte. Zwei Drittel der Befragten hielten psychisch Kranke für gefährlich und sprachen sich für ihre Asylierung aus, nur ein Drittel glaubte an weitgehende Besserungschancen.

NUNNALLY hat sich vor allem mit dem informativen Bild des psychisch Kranken in der Öffentlichkeit auseinandergesetzt und fand bei seinen Untersuchungen, daß die Bevölkerung bezüglich psychisch Kranker zwar nicht ausreichend informiert ist, im Vergleich mit Expertenurteilen aber auch nicht grob fehlinformiert. Der Laie ist in seinen Meinungen über psychische Gesundheit andererseits unsicher und von Expertenäußerungen abhängig. Das negative Meinungsbild psychischer Krankheiten erwies sich als sehr allgemein mit Merkmalen wie Unberechenbarkeit, Gefährlichkeit, mangelnde Intelligenz, Unaufrichtigkeit und Wertlosigkeit. NUNNALLY hebt auch den Einfluß des Sprachgebrauchs hervor, da Laientermini stark negativ getönte Konnotationen einschlössen. Gegenüber Begriffen wie Irrer, Verrückter, Geisteskranker sei es praktisch unmöglich, günstigere Einstellungen zu induzieren. Das Informationsbedürfnis in der Öffentlichkeit ist mehr auf Minderung von Bedrohung bezogen; deshalb hält NUNNALLY die Vermittlung nackter Information, daß etwa die Hälfte aller Hospitalbetten mit psychisch Kranken belegt sei, für schädlich, da damit nur die Angst vermehrt wird, ohne daß Lösungen aufgezeigt werden.

Bei einer Inhaltsanalyse von Massenmedien fand NUNNALLY, daß sachliche Informationen über psychische Krankheiten an sich dürftig vertreten sind, daß vor allem jedoch ein verzerrtes Bild psychiatrischer Probleme vermittelt wird. Das Stereotyp des psychisch Kranken ist so stark verzeichnet, daß es von dem Stereotyp, das sich der Durchschnittsbürger bildet, weit abweicht. Ursachen und Lösung psychischer Probleme werden stark vereinfacht und unrealistisch stilisiert dargestellt. Grundsätzlich erscheinen Psychotiker wie Neurotiker unwissend, gefährlich, unfreundlich und unberechenbar, die Krankheit könne man ihnen unmittelbar ansehen.

Der beschränkte Informationsstand der Öffentlichkeit und das eher negativ charakterisierte Stereotyp des psychisch Kranken finden sich in anderen Untersuchungen durchweg bestätigt. Vor allem die funktionale Verbindung von Unberechenbarkeit und Erregtheit psychisch Kranker und die Empfehlung ihrer Hospitalisierung ist — vor allem bei älteren Befragten — ein relativ stabiles stereotypisierendes Merkmal; auf der Seite der Befragten sind offenbar Angst und ihre Abwehr durch Schaffung sozialer Distanz zum Kranken bedeutungsvoll (vgl. [10, 47]). CUMMING u. CUMMING fanden zusätzlich, daß zwischen sozialer Verantwortung für psychisch Kranke und der Bereitschaft zu sozialer Nähe keine Beziehung besteht; die soziale Distanz, in die Kranke durch Asylierung versetzt werden sollen, wird dabei rationalisiert mit Begründungen wie: Dort fänden sie die bestmögliche Behandlung. — Bei einem Vergleich von Einstellungen gegenüber psychischer Krankheit, Krebs und Poliomyelitis (mittels eines modifizierten semantischen Differentials) fanden JENKINS u. ZYZANSKI [38] einen gemeinsamen Faktor des persönlichen Betroffen- und Beteiligtseins für alle drei Krankheiten, welcher bei Krebs ein Moment momentaner Gefährdung einschließt. Bei psychischer Krankheit traten als weitere Faktoren schädliche soziale Folgen und mangelnde Beherrschbarkeit des Zustandes besonders hervor.

In Deutschland sind in den letzten Jahren psychiatrische Einstellungsuntersuchungen vor allem von WIESER, JAECKEL, SCHNEIDER und STUMME vorgelegt worden [35—37, 74—76, 86—88]. JAECKEL und WIESER fanden in der Bevölkerung ein ganz ähnliches Stereotyp des psychisch Kranken, wie es aus den amerikanischen Untersuchungen bereits bekannt war. Dem Geisteskranken werden Aktivität und positive Fähigkeiten vorwiegend abgesprochen, vor allem solche Fähigkeiten, die Verstehen und Verhaltenssteuerung ermöglichen. Faktorenanalytisch ergaben sich Unverständlichkeit, Unberechenbarkeit und Unsicherheit als die Faktoren, die den Hauptteil der Varianz erklärten. Die sozialen Risiken einer psychischen Erkrankung werden allgemein hoch eingeschätzt; ausgeprägt ist dabei die Tendenz, soziale Nähe zum Kranken zu vermeiden. Den Informationsstand in der Öffentlichkeit fanden die Autoren — wie bereits NUNNALLY — relativ differenziert, da das Meinungsbild von „Geisteskrankheit" durchaus dem der Psychosen in der Schulpsychiatrie entspricht und sich auch eine Kongruenz bestimmter Vorstellungen über Anlagemäßigkeit, organische Begründung, Eigengesetzlichkeit des Verlaufs ergibt. Gemütskrankheiten werden von eigentlichen Geisteskrankheiten unterschieden und eher auf psychoreaktive Ursachen bezogen. Die Erkennbarkeit von Geisteskrankheit wird auf äußeres Benehmen und physiognomisches Verhalten bezogen, diese gelten als Indiz, daß man unfähig ist, sich sozial verläßlich einzugliedern. Die mangelnde soziale Sanktionierbarkeit des Kranken ist sein Hauptmerkmal; er wird als sozialer Unsicherheitsfaktor angesehen, dessen Störwert die Geisteskrankheit selbst operational definiert: Wer in psychiatrischer Behandlung war, war besonderer Kontrollmaßnahmen bedürftig und muß deshalb in besonderer Weise gestört sein.

SCHNEIDER u. WIESER haben auch das Meinungsbild des Geisteskranken in Massenmedien untersucht. In Tageszeitungen fanden sich vornehmlich fallbezogene Mitteilungen (in Zusammenhang mit Kriminalität, Devianz und motivisch unklaren Ereignissen), in Wochenzeitschriften eher Berichte mit sachlicher Information. In Rundfunk und Fernsehen nehmen psychiatrische Themen einen besonders geringen Raum ein. Das Meinungsbild des Geisteskranken fand sich im Ganzen durch Züge der Gefährlichkeit, Unverständlichkeit, Unberechenbarkeit und Unheimlichkeit ausgezeichnet, zwar mit dramaturgischer Überzeichnung, aber nicht so verzerrt, wie es NUNNALLY fand. SCHNEIDER u. WIESER fanden eher eine Ähnlichkeit zwischen dem Meinungsbild des Geisteskranken in der Bevölkerung und in den Massenmedien.

Einen Sonderfall psychiatrischer Einstellungsuntersuchungen stellen solche dar, welche die *Einstellungen von Psychiatern* bzw. psychiatrischem Personal einerseits und von *psychisch Kranken* andererseits behandeln. Einige repräsentative Arbeiten seien kurz erwähnt [8, 9, 14, 22]. Hospitalisierte psychiatrische Patienten haben im wesentlichen ein gleiches Meinungsbild von psychischer Krankheit wie Gesunde, auch hier treten die negativen stereotypisierenden Merkmale hervor, vielleicht mit größerer Betonung moralischer Aspekte [9]. Die Einstellungen psychiatrischen Klinikpersonals lassen faktorenanalytisch 5 unabhängige Faktoren erkennen: I. Autoritarismus; II. moralisch begründete Benevolenz; III. Orientierung an optimistisch-professionellen Maximen (entspr. der Ideologie der psychischen Hygiene); IV. soziale Einengung der Kranken; V. Orientierung an zwischenmenschlicher Ätiologie. Die einzelnen Gruppen der Beschäftigten weisen unterschiedliche faktorielle Scores auf: Autoritarismus bei Helferinnen und Küchenpersonal am höchsten, bei Psychologen und Psychiatern am geringsten; professionelle Ideologie und die Annahme zwischenmenschlicher Ätiologie bei Psychologen, Psychiatern und Sozialarbeitern höher als bei anderen Beschäftigten; patriarchalische Benevolenz bei Psychologen geringer als bei Psychiatern. — ELLSWORTH [14] stellte Einstellungen des Pflegepersonals Verhaltenseinschätzungen durch Patienten gegenüber und verglich sie. Dabei fanden sich konsistente Beziehungen zwischen restriktiver Einstellung und tatsächlichem kontrollierend-einengendem Verhalten, zwischen beschützender Benevolenz und distanziertem, unnahbarem und gönnerhaftem Auftreten, welches von den Kranken als unredlich empfunden wurde. Eine aufgeschlossene Einstellung des Personals zu psychischen Krankheiten korrelierte in der Sicht der Patienten dagegen mit verständnisvollem, offenem, kontaktbereitem, hilfsbereitem und verläßlichem Verhalten, d.h. die Aufgabe konservativer Denkschemata bedeutet offenbar zugleich Engagement und Wärme im Umgang mit den Kranken.

Soziologische Differenzierung der Einstellungen

Untersuchungen, welche Einstellungen zu psychischen Krankheiten auf soziologische Daten beziehen, haben insgesamt uneinheitliche Ergebnisse erbracht.

Aus der Yale-Gruppe [33, 66, 67] kommen Befunde, daß die Toleranz gegenüber psychisch Kranken in den unteren Sozialschichten geringer ist, Patienten aus Hospitälern weniger gern zurückgenommen werden und die feindselige Distanz zum Psychiater zunimmt. Andererseits hängt die Einstellung der Psychiater zu den Kranken stark vom sozioökonomischen Gefälle ab, da ein enges professionelles Verhältnis zum Kranken mit niederem sozioökonomischem Status und geringeren Verbalisierungs- und Einsichtsmöglichkeiten in psychodynamische Zusammenhänge schwieriger herzustellen ist. Hierin reflektiert sich allerdings wohl auch ein Unvermögen der Psychiater, sich auf die anders gelagerte Mentalität dieser Patienten und auf ihr Verstehensschema psychosozialer Störungen einzustellen, welches vorwiegend vom somatischen Krankheitskonzept geprägt erscheint. — FREEMAN [18] hat diese Befunde insoweit relativiert, als er keine Beziehung zwischen Einstellungen zu psychischen Krankheiten und sozialem Status fand, sobald man letzteren anders definiert und den Bildungsstand herausnimmt. Dagegen korrelieren „aufgeklärtere" Einstellungen eher mit Bildungsstand und verbalen Fähigkeiten (vgl. auch [63, 64]), während der psychiatrische Wissensstand bei Laien kaum Einfluß auf das Meinungsbild psychischer Krankheiten hat [19]. Der Einfluß von Verbalisierungsmöglichkeiten bei Patienten, von Alter, Ausbildung und Einheimischsein auf die Arzt-Patient-Beziehung, auf Prognose und Schlußdiagnose durch den Psychiater und auf Wahl und Dauer der Therapie findet in anderen Arbeiten Beachtung [40, 60].

Die Hypothese, daß psychische Erkrankungen in unteren Sozialschichten geringer toleriert werden, erfuhr durch DOHRENWEND u. CHIN-SHONG [12] eine beachtenswerte Differenzierung. Danach stufen niedere bzw. höhere Statusgruppen deviantes Verhalten nach unterschiedlichen Normen ein. Niedere Statusgruppen sind gegenüber abweichendem Verhalten, das sie als schwere geistige Krankheit definieren, intoleranter als höhere. Der Begriff der geistigen Krankheit wird bei ihnen aber sehr eng gefaßt, so daß Alkoholismus, neurotische und Reifungsstörungen nicht darunterfallen und besser toleriert werden als in höheren Statusgruppen. Hierzu passen auch Überlegungen von PAROW [59], daß eingeengte Sprachsysteme in unteren sozioökonomischen Schichten es erschweren, emotionale Vorgänge adäquat darzustellen und psychische Abweichungen innerhalb eines psychologischen Verstehensschemas zu kodieren. Hier gibt es nur die Dichtotomie zwischen „normal" und „verrückt", während Krankheit eher somatisch verstanden wird.

Psychologische Bedeutung von Einstellungen zu psychisch Kranken

Die Frage nach der psychologischen Funktion von Einstellungen kann nur dann zureichend beantwortet werden, wenn man sie im Gesamtzusammenhang des psychischen und psychosozialen Geschehens sieht. Das stereotypisierende kognitive Element von Einstellungen macht einen wichtigen funktionalen Aspekt schon deutlich, den bereits LIPPMAN [45] herausstellte: Durch Stereotypisierung werden *kategoriale Schemata* gebildet, welche die kognitive Bewältigung komplexer sozialer Sachverhalte erleichtern, indem soziale Stimuli typisiert und zu Klassen zusammengefaßt werden. Das Umweltverständnis wird dadurch zwar vereinfacht, andererseits aber auch eindeutiger und ökonomischer. Einstellungen haben aber nicht nur diese instrumentale Funktion, durch Bereitstellung von Erwartungsschemata einer besseren Umweltanpassung zu dienen, sie haben darüber hinaus eine *ich-defensive Funktion* (KATZ, [41]). Durch Vereinfachung sozialer Sachverhalte und durch Ausklammerung diskrepanter oder unangenehmer Umstände geben sie Sicherheit, schützen sie das eigene Selbstwertgefühl und wehren Angst ab. Wenn durch Stereotypisierung die Individualität eines Menschen auf kennzeichnende Kerneigenschaften — z.B. rothaarig, Brillenträger — reduziert wird, die dann als charakteristisch gelten, wird subjektive Ungewißheit vermindert. Dasselbe kann für das Stereotyp des „Geisteskranken" gelten: Wenn die Unberechenbarkeit des Kranken zu seinem typisierenden Merkmal, zu seiner Kerneigenschaft gemacht wird, wird das schwer Greifbare, das irrational Bedrohliche subjektiv kalkulierbarer und Unbehagen abgewehrt. — Es herrscht weitgehend Übereinstimmung darüber, daß die Vorurteile gegenüber psychisch Kranken der *Angstabwehr* dienen. Der Geisteskranke mit den Attributen unberechenbar, unkontrolliert und unverständlich wird als das „Unheimliche in Person" [3] empfunden; so spricht J.E. MEYER [51] auch von der „Angst vor dem Unbekannt-Unheimlichen im psychisch Kranksein". Hinzu kommt offenbar, daß latente eigene Ängste, besonders die Angst vor nicht akzeptablen inneren Antrieben (angestaute Aggressivität, z.B. bei unbewältigten Autoritätskonflikten), aktualisiert werden und daß eine solche innere Gefahrenquelle auf den psychisch Kranken im Sinne eines „Haßobjektes" [79] projiziert wird (vgl. [6]).

Einstellungsmäßige Reaktionen beinhalten nicht nur Kategorisierung und Stereotypisierung von sozialen Objekten, sondern in weiterem Sinne auch *soziale Urteilsprozesse* (vgl. Yale-Projekt; [34, 82, 90]), aus denen Präferenzurteile (Annahme oder Zurückweisung) und bestimmte Plazierungen (z.B. im Sinne Überlegenheit — Unterlegenheit) hervorgehen. Hier dienen gewisse Bezugspunkte als Ankerreiz für die Beurteilung: Die Vorstellung einer verzerrten Mimik, eines „irren" Lachens, eines zusammenhanglosen Stammelns kann — etwa in Massenmedien — ein sehr wirksamer Ankerreiz für das Stereotyp „geisteskrank" sein. Umgekehrt kann eine extrem intolerante Einstellung im Sinne eines Ankerreizes die soziale Beurteilung stark verzerren und polarisieren, so daß psychisch Kranke unterschiedslos einer Schwarz-Weiß-Zeichnung verfallen. So wirken sich auch charakterologische Merkmale wie Autoritarismus und Dogmatismus negativ auf Einstellungen gegenüber psychisch Kranken aus. Kustodiale Einstellungen, etwa in psychiatrischen Anstalten, korrelieren hoch mit den Autoritarismus-Score der F-Skala. Dabei spielt eine kustodiale Ideologie für autoritäre Persönlichkeiten offenbar eine spezifische Rolle, da die Interpretation des Patientenverhaltens als irrational und kontrollbedürftig das Selbstwertgefühl solcher Persönlichkeiten stabilisiert. Eine demokratischere, selbstkritische Einstellung, die mehr zur Selbstbestimmung der Kranken tendiert, drückt dagegen eine unbefangenere Selbstsicherheit aus [6, 21, 95].

Einstellungen gegenüber psychisch Kranken werden wohl zum großen Teil bereits in der Kindheit erlernt, teilweise im Zusammenhang mit dem Spracherwerb und ohne direkten Kontakt zum Meinungsobjekt. In welchem Ausmaß solche Einstellungen auch später noch *Lernprozessen* unterliegen und von sozialen Verstärkern — wie Konsens mit einer gleichgesinnten Gruppe und wechselseitigen Bekräftigungen — abhängen, kann vorerst nur vermutet werden. Immerhin konnten MANIS et al. [47] [zeigen, daß auch die Einstellung psychiatrisch Kranker zu psychischen Krankheiten nicht invariant ist, sondern sich der Einstellung des Hospitalpersonals angleicht. Hier spielen sich offenbar Lernvorgänge ab, bei denen von besonderer Bedeutsamkeit ist, daß konforme Meinungen und „Krankheitseinsicht" durch das Personal honoriert und somit positiv verstärkt werden.

Die *Aktualität* psychiatrischer Probleme, sowohl beim Einzelnen wie innerhalb einer Gruppe, ist für die sozialen Einstellungen bedeutsam, und zwar besonders für die Toleranz gegenüber psychisch Kranken. In unpersönlichen Situationen, wo der Kranke als relativ neutral und nicht bedrohlich empfunden wird, kann die soziale Toleranz überraschend hoch sein [91]. Werden psychiatrische Fragen dagegen thematisiert und aktualisiert, kann es wie bei dem Experiment von CUMMING u. CUMMING [10] zu einem Anwachsen feindseliger Abwehr und somit zu einem Bumerang-Effekt kommen. Die Aktualität psychischer Krankheit im Bewußtsein der Öffentlichkeit wird — dieses lehren die Untersuchungen von CUMMING u. CUMMING — dann am geringsten sein, solange psychisch Kranke in Institutionen abgesondert und eingeschlossen sind. Umgekehrt besteht jedenfalls die Tendenz, psychisch Kranke dorthin abzuschieben, um die Aktualität des Problems zu mindern und Angst zu vermeiden.

Einstellungen und soziale Prozesse

Devianz und Etikettierung. Ätiologische Wirkung von Einstellungen

Einstellungen gegenüber psychisch Kranken müssen innerhalb eines Kontextes sozialer Prozesse verstanden werden, welche den Kranken betreffen. Diese schließen das Erkennen und Einordnen von Auffälligkeiten als „Symptome", das Stellen der Laiendiagnose, die Stigmatisierung und Etikettierung des Kranken ebenso ein wie seine soziale Ausgrenzung bzw. Zurückweisung, die Hospitalisierung und schließlich die Rückkehr in die Gesellschaft. Die Karriere vor allem chronisch Kranker kann sehr wesentlich davon mitbestimmt werden, daß sie durch ihre Etikettierung als psychisch krank einen sozialdevianten Status zugewiesen bekommen und daß überwiegend negative Verhaltenserwartungen künftig an sie herangetragen werden. Die objektive Wirkung der Abstempelung kann darin liegen, daß der Kranke den devianten Verhaltenserwartungen der Umwelt im Sinne des sog. Andorra-Phänomens (nach MAX FRISCH) nachkommt. Das Hineingedrängtwerden in die deviante Rolle wirkt sich damit als zusätzlich ungünstiger ätiologischer Faktor auf das Sozialverhalten des Kranken aus. Dies trifft besonders für sog. totale Institutionen zu [13, 23, 25, 26, 62, 83], da ihre Lebensbedingungen die Annahme eines devianten Selbstbildes fördern und autonome Ichleistungen verkümmern lassen. Ein solcher Stil der Anstaltspsychiatrie ist andererseits geeignet, die negativen Einstellungen in der Öffentlichkeit zu bekräftigen, wie überhaupt die soziale Kontaktbereitschaft gegenüber psychisch Kranken dann besonders gering ist, wenn diese hospitalisiert waren [61].

Die Hypothese der sozialen Reaktion mit Stigmatisierung und Abstempelung wird vor allem von GOFFMAN, SCHEFF und SCHUR [23—26, 72, 73, 80] vertreten. Sie hat jedoch nur eine begrenzte Reichweite, zumal sie die Unterscheidung zwischen primärer und sekundärer Devianz nicht genügend beachtet [28, 80]. Die meisten psychisch Kranken zeigen schon primär ernsthafte Störungen, ehe sie etikettiert und schließlich sekundär deviant werden, und die Umwelt reagiert meist erst dann, wenn die Situation untragbar wird (vgl. dazu das nächste Kapitel). Insofern trifft auch die Ansicht von MECHANIC [50] nicht zu, daß die Laiendefinition als „geisteskrank" alsbald den weiteren Weg ebnet, da die psychiatrischen Krankenhäuser jeden absorbieren, der mit dieser Etikettierung erscheine. Die Entstehung psychischer Krankheiten wird durch die Hypothese der sozialen Reaktion in keiner Weise erklärt, da die initialen Verhaltensweisen mit ihren vielfältigen Bedingungen nicht erfaßt und berücksichtigt werden.

Erwähnt sei schließlich der bisher kaum systematisch untersuchte Umstand, daß bestimmte Einstellungen bzw. Einstellungsänderungen in der Öffentlichkeit bei psychischen Krankheiten zum Symptomwandel und sogar zum weitgehenden Verschwinden bestimmter Syndrome führen und sich auch insofern ätiologisch auswirken können. So hat SCHULTE [78] darauf hingewiesen, daß das Kriegszittern des ersten Weltkrieges nahezu verschwand, nachdem es als latent zweckgerichtete psychische Reaktion erkannt wurde und diese Erkenntnis die Einstellung der Öffentlichkeit beeinflußte. Ähnliches gilt für den großen hysterischen Anfall, der kaum mehr beobachtet wurde, seit die Einsicht in unbewußt-symbolhafte Beziehungen zum Geschlechtsakt das Meinungsbild des Anfalles in der Öffentlichkeit abwertete.

Das Vorfeld der Definition als „psychisch krank"

Bevor jemand als psychisch krank erkannt wird, spielen sich im sozialen Nahfeld des Kranken vielfältige Vorgänge ab. Im allgemeinen wird auffälliges Verhalten nicht sofort als krankhaft eingestuft, sondern über mehr oder weniger lange Zeit noch toleriert. Diese Toleranzschwelle steht vielleicht mit Hemmungen im Zusammenhang, den Kranken einer negativ charakterisierten Kategorie zuzuordnen. Insbesondere an Ehefrauen wurde untersucht, wie diese ihre erkrankenden Männer sehen und bewerten [81, 97]. Wenn ein auffälliges Verhalten als problematisch empfunden wird, schließen sich zunächst rationalisierende Interpretationen an. Es folgt ein Stadium einer schwankenden Einstellung, wo das Verhalten einmal als abnorm, dann wieder als normal eingeschätzt wird. Es kann zu einer gewissen Anpassung an das abnorme Verhalten kommen mit einem Abwarten weiterer Anzeichen, aber auch mit Verleugnungstendenzen, bis die Angehörigen an den Punkt gelangen, wo sie mit dem Problem nicht mehr fertig werden und es jetzt als eindeutig psychiatrisch anerkennen. — Dieser oft langwierige Prozeß und die deutlichen Hemmungen, ein Familienmitglied als psychisch krank zu bewerten, haben ihren negativen Aspekt dadurch, daß eine Früherkennung und Frühbehandlung psychischer Krankheiten häufig nicht möglich werden. Andererseits haben solche Einstellungen der Angehörigen oft günstige Auswirkungen auf die spätere Rehabilitation des Kranken ([81]; vgl. [20]). Viele Ehefrauen tendieren noch während der stationären Behandlung des Kranken dazu, sein Verhalten eher in Richtung „normal" einzuschätzen und das Stereotyp der Geisteskrankheit auf ihn nicht voll anzuwenden. Diese Einstellung ist in ihren

Erwartungen und Beobachtungen mehr auf das Normale des Verhaltens zentriert und ist der Wiedereingliederung des Kranken förderlich. Vielfach bleibt die Ehefrau für den Kranken die einzige Person, die sein Verhalten für bare Münze nimmt, statt ständig den psychopathologischen Maßstab anzulegen. Für die Ehefrau selbst bedeutet dieses, sich auf die Wiederaufnahme unbefangener Beziehungen zum Kranken leichter einstellen zu können. In diesem Zusammenhang stellt SCHWARTZ [81] die grundsätzliche Frage, ob es stets nützlich sei, daß Angehörige die psychiatrische Sichtweise übernehmen, statt sich dem Kranken unbefangener zu widmen, was für dessen Selbstverständnis und Selbstbild oft dienlicher sei.

Funktionalistische Deutung von Einstellungen gegenüber psychisch Kranken

Wesentliche Aspekte des Meinungsbildes vom psychisch Kranken, nämlich Unberechenbarkeit, Verlust der Verstandesfunktion und der Kontrolle über das eigene Verhalten deuten auf einen sozialen Funktionszusammenhang hin, in dem der Kranke und sein abweichendes Verhalten zu sehen sind. Dies hat den Arbeitskreis um WIESER, aber auch schon CUMMING u. CUMMING dazu veranlaßt, eine umfassende funktionalistische Erklärung der Einstellungsphänomene gegenüber psychisch Kranken vorzulegen [10, 35—37, 76, 93, 94]. Diese Konzeption, welche eng an dem soziologischen Struktur-Funktionalismus orientiert ist, geht von der Homöostase sozialer Beziehungen und ihrer Sicherung durch soziale Kontrollmechanismen aus, welche im Fall des psychisch Kranken als besonders gefährdet gelten. Die mangelnde soziale Kontrollierbarkeit und Verläßlichkeit als Hauptmerkmale des Stereotyps des psychisch Kranken erscheinen damit als logische und schlüssige Folgerung; dasselbe gilt für die Distanzierung vom Kranken, wenn die Bedingungen der sozialen Homöostase, die Verläßlichkeit wechselseitiger Verhaltenserwartungen, nicht mehr gegeben sind und die Gesellschaft eine solche Verunsicherung nicht zulassen kann. Unverständlichkeit und Unberechenbarkeit des Verhaltens bedeuten für das soziale Leben eine prinzipielle Störung und bringen soziale Koordinierungsschwierigkeiten mit sich. Der Vorgang der Distanzierung vom Kranken resultiert damit notgedrungen aus der Wechselwirkung zwischen seiner Devianz und den Sanktionen der Gesellschaft, sobald die formalen Bedingungen des sozialen Gleichgewichts, die Verläßlichkeit wechselseitiger Verhaltenserwartungen, nicht mehr gewährleistet sind. Die Sicherung des Fortbestehens sozialer Beziehungen durch soziale Kontrollmechanismen ist im Fall des psychisch Kranken besonders gefährdet, zumal wenn hier die Sanktionierbarkeit durch die üblichen sozialen Kontrollen entfällt. WIESER bezieht bei diesen Überlegungen auch Beobachtungen aus dem Vorfeld von Psychosen ein, wo auffällige Verhaltensweisen innerhalb der Intim- und Primärgruppen zunächst noch „normale" Sanktionen hervorrufen und das krankheitsbedingte Verhalten noch nicht als krankhaft eingeordnet wird. Die Angehörigen versuchen zunächst, ihre Erfahrungen mit dem Kranken in einen normalen Verstehenshorizont einzubeziehen und sich also an die Grundbedingung sozialen Miteinanderlebens zu halten, nämlich die durchschnittliche Verläßlichkeit rollen- und erwartungsgerechten Verhaltens. Erst wenn die Desorganisation des sozialen Systems droht, wird der Kranke als geisteskrank definiert und seine soziale Kontrolle an psychiatrische Institutionen delegiert. Die Unbestimmbarkeit und mangelnde Voraussehbarkeit des abweichenden Verhaltens, vor allem angesichts fruchtloser Kontrollversuche der Gesellschaft, führen in dieser Sicht zur Verunsicherung der sozialen Beziehungen. Die Gesellschaft muß jedoch auf einem Minimum von „Verhaltenskonstanzen" für die Aufrechterhaltung der sozialen Homöostase bestehen. — Die funktionalistische Deutung des Einstellungsproblems läßt wichtige Züge des Stereotyps des psychisch Kranken damit als durchaus sinnvoll erscheinen, und zwar unter dem Aspekt des wirkungsvollen Funktionierens und der Aufrechterhaltung der Homöostase innerhalb sozialer Systeme.

Einstellungswandel, Öffentlichkeitsarbeit

Die psychiatrische Öffentlichkeitsarbeit war in den USA seit dem Kriege vor allem von der Mental Health-Bewegung getragen, ihre Aktivitäten waren zunächst besonders auf Informationsvermittlung und Aufklärung der Öffentlichkeit ausgerichtet. Im ganzen haben diese Bemühungen nicht die erhofften Erfolge gehabt, wie auch die Joint Commission in ihrem Bericht [39] beklagt. Das klassische und sehr instruktive Beispiel für ein umfassendes, aber fehlgeschlagenes Experiment der Öffentlichkeitsarbeit ist die Untersuchung des Ehepaares CUMMING [10]: Intensive Aufklärung löste eher Feindseligkeit und Ängste aus, vermochte an den Einstellungen aber nichts Wesentliches zu ändern. Die reine *Informationsvermittlung* führt also zu keinen nennenswerten Einstellungsänderungen; ihnen stehen Widerstände gegenüber einstellungsändernden Einflüssen entgegen, welche sich bereits in der Selektivität des Publikums gegenüber Einflüssen von Massenmedien u.a. äußern. Eine englische Fernsehserie „Hurt Mind" vermochte zwar den Informationsstand der Befragten zu verbessern; diese hielten in der Mehrzahl aber an den negativen Kriterien für „geisteskrank" und an der Abwehrhaltung gegenüber psychisch Kranken fest [7]. Auch Informationsvermittlung durch psychiatrischen Unterricht fördert zwar die Verstehbarkeit krankhaften Verhaltens, muß sich auf die emotionale Einstellung zum Kranken aber nicht auswirken [2]. Ähnliches fand sich bei Medizinstudenten, die allerdings bereits günstigere Einstellungen mitbrachten [71].

Positive Einstellungsänderungen sind dagegen nach unmittelbaren Kontakten mit psychisch Kranken, etwa nach gemeinsamen Gruppenaktivitäten, feststellbar [2, 15, 65]. Dieses entspricht ganz den Erfahrungen der sozialpsychologischen Einstellungsforschung: Gegenüber informationalen Einflüssen und ihrer relativ geringen Wirkung gilt das Prinzip der *aktiven Beteiligung* und des *direkten Kontaktes* zum Einstellungsobjekt als besonders wirksam, um Einstellungsänderungen herbeizuführen. Hervorzuheben ist in neuerer Zeit der Einsatz von Laien in psychiatrischen Kliniken, der vor allem in den USA einen beachtlichen Umfang angenommen hat. Dabei wurde sehr deutlich, und Ähnliches wird aus Deutschland berichtet [15], daß abweisende und negative Einstellungen aufgegeben und positivere Haltungen zu den Kranken gewonnen werden. Zugleich mit dem Abbau stereotyper Vorstellungen über soziale Unerwünschtheit bestimmter Verhaltensweisen reduziert sich offenbar auch die Angst vor psychischer Krankheit. Insgesamt kann heute bereits gesagt werden, daß für die psychiatrische Öffentlichkeitsarbeit Formen der aktiven Interaktion und des unmittelbaren Kontaktes mit Kranken mehr Bedeutung als rein aufklärerische Tätigkeiten haben werden, um Einstellungsänderungen zu induzieren. Deshalb sind auch neuerliche Bemühungen des zweiten deutschen Fernsehens mit der „Kontakt-Aktion Psychiatrie" sicherlich begrüßenswert und der Aufmerksamkeit wert.

Sehr bemerkenswert sind Beobachtungen aus den letzten Jahren, die darauf hindeuten, daß es in der Öffentlichkeit zu einem allmählichen spontanen Einstellungswandel zu psychisch Kranken kommt. Die Erkennbarkeit einer psychischen Krankheit (Schizophrenia simplex) anhand einer fiktiven Fallbeschreibung hat — wie ein Vergleich verschiedener Untersuchungen zeigt — ersichtlich zugenommen:

1950   34% der Befragten (STAR),
1951   36% der Befragten (CUMMING u. CUMMING),
1960   78% der Befragten (LEMKAU u. CROCETTI),
1963/64 67% der Befragten (DOHRENWEND u. CHIN-SHONG).

Diese Beobachtungen zeigen, daß zumindest der Informationsstand in der Öffentlichkeit sich verbessert hat oder daß Hemmungen geringer geworden sind, auffälliges Verhalten als psychisch krank zu identifizieren. Ähnliches fand sich in der Maryland-Studie von MEYER [52] bestätigt. Hand in Hand damit gehen positivere, tolerantere Einstellungen zu psychisch Kranken und eine geringere Neigung, sie zurückzuweisen (vgl. auch [96]). — Die Ursachen solcher spontanen Einstellungsänderungen sind bisher nicht geklärt. Trotz der Mißerfolge der in den USA mit Enthusiasmus betriebenen Mental Health-Aufklärung bei gezielten Aktionen kann man daran denken, daß solche Einflüsse langfristig vielleicht doch nicht ganz wirkungslos geblieben sind. Der Einstellungswandel — besonders bei jüngeren Menschen zu verzeichnen — zeigt aber eher einen grundsätzlichen Wandel sozialer Verhaltensnormen und -erwartungen und einen Rückgang in das Vertrauen auf repressive Kontrollmechanismen in der Gesellschaft an. Die Psychiatrie selbst bleibt von solchen Veränderungen nicht unberührt, wenn ihr Weg von einengendem Kustodialismus und schützendem Autoritarismus fort zu vermehrter Selbstbestimmung der Kranken und zu Therapieformen hinführt, welche Autonomie und Entscheidungsspielraum des Kranken fördern sollen.

Zur Problematik psychiatrischer Einstellungsforschung

Methodenkritische Bemerkungen

Für alle Einstellungsuntersuchungen, also auch die psychiatrischen, gilt, daß ihre *Validität* als außerordentlich problematisch anzusehen ist. Dieses bezieht sich einmal auf die sog. Konstruktvalidität, da Einstellungen ein sehr komplexer Untersuchungsgegenstand sind und das übliche Vorgehen mittels Fragebogen die Gültigkeit der Messungen in Frage stellt, weil es sich dabei überwiegend um eine wissentliche Selbstdarstellung des Befragten handelt, dieser also nicht „wahre" Informationen über seine Einstellung liefert, sondern sich selbst mit seinen Meinungen und Einstellungen präsentiert. Die Laboratoriumssituation ist stets zugleich eine interpersonelle Situation, und gerade bei Einstellungsmessungen wird die Versuchsperson den Zweck der Befragung zu erraten versuchen; damit kommt der Befragungssituation ein „Nachfrage-Charakter" (ORNE) zu, dem der Befragte mit seinem „Angebot" (etwa sozial erwünschter Antworten) nachkommt. Außerdem spielen hier auch persönliche Antwort-Stile eine nicht zu unterschätzende Rolle. Zumindest ebenso große Schwierigkeiten bereitet das Problem der kriteriumbezogenen Validität. Damit ist die Frage gemeint, welche diagnostische und prognostische Aussagekraft Einstellungsmaße haben, ob also aus gemessenen Einstellungen bestimmte Verhaltensweisen voraussagbar sind, ob Einstellungsmaße ein gültiger Prädiktor für soziales Handeln sind [4, 48, 49, 92]. Diese wichtige Frage der Übereinstimmung zwischen Einstellung und Sozialverhalten durchzieht im Grunde die gesamte Einstellungsforschung. Methodische Bereicherungen, jedenfalls in bezug auf die Mehrdimensionalität von Einstellungen, stellen freilich Verfahren wie das semantische Differential (u.a. auch von NUNNALLY und WIESER benutzt) und die Repertory Grid-Methode nach KELLY dar.

Eine besondere Schwierigkeit psychiatrischer Einstellungsuntersuchungen ist darin begründet, daß zumeist Einstellungen gegenüber der Klasse *der* psychisch Kranken (statt gegenüber dem individuellen Kranken in der konkreten Situation) oder gegenüber dem globalen Attribut „geisteskrank" erfragt werden. Eine Untersuchung des Meinungsbildes von „geisteskrank", also eines Begriffes mit bestimmten konnotativen Inhalten im Sprachgebrauch, kann immer nur ergeben, was dieses Wort im Kontext der Befragungssituation bedeutet, nicht unbedingt, was es in der Sicht des Befragten durchschnittlich meint. Abgesehen von der Gefahr einer nur tautologischen Befragung ist diese von vornherein zugleich inhaltlich beschränkt. Untersuchungsansätze, die zwischen einzelnen psychischen Krankheiten keine Unterscheidungen treffen, bieten den Befragten außerdem ein viel zu grobes Raster an und unterschätzen die Differenzierungs- und Unterscheidungsmöglichkeiten des Laien. Wenn in der Öffentlichkeit psychische Krankheit zwischen Irresein (insanity) und „Nervenzusammenbruch" eingeordnet wird [46, 84], so ist hierin keine Voreingenommenheit zu sehen, sondern eine Differenzierung, welche psychiatrischen Klassifizierungen nicht so sehr fernsteht. In der Bevölkerung ist der Begriff „geisteskrank" offenbar extremen psychischen Störungen vorbehalten, was — psychiatrisch gesehen — dem Bereich der Psychosen entspricht [86—88]. — Auch die Aktualität des Einstellungsgegenstandes beeinflußt die Ergebnisse sozialpsychiatrischer Befragungen. Wenn das bisher ängstlich gemiedene Thema psychischer Krankheiten aktualisiert wird, werden Ängste wachgerufen, die wiederum Abwehrvorgänge nach sich ziehen. Andererseits ist die Aktualität psychiatrischer Probleme in der Öffentlichkeit selbst schon ein bestimmtes Einstellungsphänomen.

Metakritische Überlegungen

Die psychiatrische Einstellungsforschung wird nicht nur durch methodisch-technische Probleme belastet, sondern es stellt sich auch die Frage nach ihren grundsätzlichen Voraussetzungen und Bedingungen. Einstellungsuntersuchungen können zunächst ein mehr deskriptives Konstatieren dessen bedeuten, was an Meinungen, Überzeugungen und Einstellungen zu psychisch Kranken vorhanden ist, um sachlich fundierte Öffentlichkeitsarbeit leisten zu können. In diesem Forschungsansatz kann aber auch das verborgene Motiv liegen, die negativen Einstellungen und die mangelnde Aufgeschlossenheit der Öffentlichkeit zum Sündenbock für das Versagen der Psychiatrie in ihren hergebrachten Institutionen zu machen und das Unbehagen daran durch übereifrig-optimistische Aufklärungsarbeit überwinden zu wollen. Selbst wenn dieser neuerdings erhobene Vorwurf in solcher Allgemeinheit auch nicht berechtigt ist, muß man doch sagen, daß es an einer klaren Definition der Forschungsziele der Einstellungsforschung und ihrer möglichen Auswirkungen auf die Praxis bisher noch weitgehend mangelt. Auch muß es zweifelhaft sein, ob eine psychiatrische Öffentlichkeitsarbeit im herkömmlichen Sinne geeignet ist, dem gröblichen Versagen staatlicher Institutionen entgegenzuwirken, das an der mangelnden Förderung zeitgemäßer Einrichtungen psychiatrischer Krankenversorgung und psychiatrischer Forschung abzulesen ist.

Angesichts des Zieles, negative Einstellungen und Vorurteile gegenüber psychisch Kranken abzubauen, stellt sich sogleich die Frage, welche Einstellungen in der Öffenlichkeit denn erwünscht sind und angestrebt werden sollten. Vor einem Vierteljahrhundert konnte REDLICH [66] noch fordern, der Bevölkerung die psychiatrische Sichtweise beizubringen. Diese fast naive Sicherheit des psychiatrischen Selbstverständnisses und der Forderung, die professionelle Sicht an das Publikum weiterzugeben, ist heute kaum mehr möglich. Die professionellen Einstellungen der Psychiater sind zudem selbst im Wandel begriffen: Sie machen sich von der herkömmlichen patriarchalisch-schützenden Benevolenz gegenüber den Kranken mehr und mehr frei und verbinden eine selbstkritisch-offenere Zugewandtheit zum Kranken mit dem Anspruch auf Förderung seiner Eigeninitiative und Selbstbestimmung. Das Erwecken von „Verständnis" für den Kranken kann für Außenstehende bedeuten, das traditionelle Krankheitskonzept der Psychiatrie anzunehmen und den Krankenstatus des psychisch Gestörten als „Entschuldigung" für sein Verhalten zu akzeptieren; Verständnis kann aber auch Einsicht in psychologische und psychosoziale Zusammenhänge bedeuten. Der Appell an die Solidarität mit dem Kranken kann bedeuten, ihn mit wohlwollender Autorität unter Kontrolle zu halten und ihn dennoch als Menschen zu achten; bei einer jüngeren Generation kann er aber auch bedeuten, sich mit den Belangen des Kranken zu identifizieren, nach sozial-pathogenen Bedingungen für sein Kranksein zu fragen und diese auch für sich als gültig anerkennen und sie ändern zu wollen. Unterschiedliche normative Konzepte und Einstellungen in der Psychiatrie selbst sind jeweils dafür bestimmend, welche Einstellungen für die Öffentlichkeit als richtig und erwünscht gelten. — Auf der anderen Seite sind allerdings Mißtrauen und feindselige Abwehr gegenüber der Psychiatrie und ihren Einrichtungen in der Öffentlichkeit, welche sogar in höchstrichterlichen Urteilen ihren Niederschlag finden (zit. [51]), Barrieren und Widerstände gegenüber jeglicher Art von psychiatrischer Öffentlichkeitsarbeit, die nicht leicht zu überwinden sind.

Problematisch an der Öffentlichkeitsarbeit ist auch das herkömmliche, an der somatischen Medizin orientierte Krankheitskonzept der Psychiatrie. Die Übertragung dieses Krankheitsbegriffes auf psychische Störungen hat historisch gesehen umwälzend gewirkt, da die Psychiatrie durch ihre Integration in die Medizin zu einem neuen Selbstverständnis fand, damit eine eigentliche Ursachenforschung begann und die Krankenversorgung humanisiert wurde. Es kamen jetzt die Merkmale der Krankenrolle, welche u.a. Schutz und Freistellung von persönlicher Verantwortung bedeutet, auch dem psychisch Kranken zugute. Das Krankheitskonzept in der Psychiatrie soll — gerade auch Laien gegenüber — Einstellungen herbeiführen und sichern, wie sie gegenüber somatisch Kranken üblich sind. Das medizinische Krankheitsmodell ist in der Psychiatrie (entgegen Szasz, [89]) auch künftig nicht entbehrlich, und zwar nicht nur wegen der deutlichen Analogie zwischen psychologischer und somatischer Dysfunktion und zwischen psychiatrischer und ärztlicher Intervention, sondern auch wegen der unbezweifelbaren somatischen Ätiologie vieler psychischer Störungen und der Interdependenz psychischer und somatischer Faktoren bei Problemen wie der Sucht. Andererseits schließt die Krankenrolle eine eher passiv-rezeptive Haltung des Patienten ein, da dieser wie ein körperlich Kranker zum Spezialisten kommt, um dort — ohne Eigeninitiative aufbringen und Eigenverantwortung tragen zu müssen — die ursachenspezifische Behandlung zu erwarten (vgl. [98]). Das Krankheitsmodell kann ferner einen negativen Bezugsrahmen bezüglich der Irreversibilität einer Störung abgeben, und die Dichotomie krank — gesund im psychosozialen Bereich kann die Meinung induzieren, daß beides miteinander unvereinbar sei, und die Überzeugung bekräftigen: Wer einmal psychisch krank war, bleibt es ein für allemal. Zu erinnern ist an die Beobachtung von Schwartz [81], daß die Abwehr des Krankheitskonzeptes durch Ehefrauen Erkrankter deren Rehabilitation eher förderlich ist.

Cumming u. Cumming [10] weisen auf ein besonderes Dilemma hin, welches sich aus der Definition der Krankenrolle für psychisch Gestörte ergebe. Die Zuweisung des Krankenstatus beinhaltet, daß abweichendes Verhalten gewöhnlichen sozialen Sanktionen entzogen wird. Andererseits fehlt vielen psychisch Kranken die Einsicht; sie akzeptieren von sich aus die Krankenrolle nicht und bestehen vielmehr auf der normalen Zurechenbarkeit und Sanktionierbarkeit ihres Verhaltens. Der Psychiater wiederum sieht die mangelnde Einsicht gerade in der Krankheit begründet. Diese Paradoxie kann durchaus eine Ursache von Unsicherheit in der Öffentlichkeit und von schwankenden Einstellungen gegenüber Kranken sein. — Eine weitere Quelle von Unsicherheiten können die prognostischen Besonderheiten mancher Krankheitsbilder sein: Ein leichter schizophrener Schub bedeutet „Geisteskrankheit", er kann jedoch gut remittieren; eine schwere Zwangsneurose fällt nicht unter das Psychosekonzept, ist oft jedoch unheilbar und bleibt für die nähere Umgebung des Patienten eine schwere Belastung. Hierher gehört auch das Schwanken zwischen therapeutischem Nihilismus und einem Psychopharmaka-Fetischismus, der vielleicht weniger an die professionelle Psychiatrie als an die allgemein-ärztliche Praxis gebunden ist und der induzierend auf Einstellungen von Kranken und Angehörigen wirkt und Ansprüche weckt, die allgemeinen Konsumansprüchen verwandt sind: Jede psychische Befindens- und Verhaltensstörung müsse bei entsprechendem äußeren Aufwand behebbar sein. Dieser Einstellung steht wiederum die pharmakologische Abstinenz in der Psychotherapie gegenüber mit ihrem Anspruch auf Ausschließlichkeit der psychologischen Behandlungsmethoden. Solche Divergenzen machen das Problem, welche Einstellungen in der Öffentlichkeit als erwünscht anzustreben sind, zumindest sehr komplex.

Die Rezeption psychiatrischer Öffentlichkeitsarbeit in der Bevölkerung ist — abgesehen von Laienaktivitäten in psychiatrischen Krankenhäusern und ihren positiven Auswirkungen — unbefriedigend geblieben, sie hat nach HOLLINGSHEAD u. REDLICH [33] die soziale Unterschicht als Zielgruppe nicht einmal annähernd erreicht. Der Mental Health-Bewegung wirft STAR [85] sicher zu Recht vor, daß man zu weitgehend psychiatrisch orientierte Auffassungen propagierte und immer wieder behauptete, vor psychischen Krankheiten brauche man — wie vor einer Bronchitis — keine Angst zu haben. Die Öffentlichkeit durchschaue diese Verharmlosung, da sie es besser weiß, und die Angst vor psychischer Krankheit wird nur vermehrt. Auch nützt es offenbar nichts, stets von Geisteskrankheit im allgemeinen zu sprechen, wenn die Öffentlichkeit diese Bezeichnung gerade für die Auffälligkeiten reserviert hält, welche sie besonders einschüchtern.

Nicht zu übersehen ist schließlich, daß die psychiatrische Einstellungsforschung selbst bestimmten sozialen Voraussetzungen unterliegt und wissenschaftstheoretisch einen angreifbaren Standort eingenommen hat, nämlich den des soziologischen Struktur-Funktionalismus. So war es auch stets das Ziel der Mental Health-Bewegung, abweichendes und als krank zu definierendes Verhalten frühzeitig zu erkennen und die Readaptation des Kranken an bestehende soziale Verhältnisse zu erreichen, die als ein in sich geschlossenes und zweckmäßig reguliertes System gesehen werden. Auch das theoretische Verständnis von Einstellungen zu psychisch Kranken orientiert sich stark an Positionen des Struktur-Funktionalismus (vgl. S. 210f.). Die Gesellschaft ist danach ein soziales System mit selbsterhaltenden, homöostatisch wirkenden Kontrollen und Mechanismen, die die innere Stabilität garantieren; Integration und Anpassung dienen dazu, die Kohärenz des Systems und seiner Subsysteme aufrechtzuerhalten. Erscheinungen wie Anomie und soziale Konflikte bezeichnen nur Grenzfälle des Systems. Sozialer Wandel paßt ebenso wenig zum Struktur-Funktionalismus (etwa im Sinne von PARSONS) wie neue deviante Typen (Hippies, Psychodeliker, Blumenmädchen und andere Drop-outs), da diese — wie GOULDNER [27] hervorhebt — gerade gegen den Konservatismus und Utilitarismus eines sich selbst tragenden Sozialsystems revoltieren, sich seinen Kontrollmechanismen entziehen und damit auch bei der herkömmlichen Psychiatrie Hilflosigkeit zurücklassen können. Der Struktur-Funktionalismus durchschaut nicht die eigenen Abhängigkeiten von den Gegebenheiten der konservativen Industriegesellschaft, die er als sinnvolle Gegebenheit hinnimmt und in vermeintlicher Objektivität beschreibt. Im Extrem kann er dabei Opportunismus gegenüber Bestehendem bedeuten und selbst zu einem subtilen Instrument der sozialen Kontrolle werden. Davon sind die Mental Health-Bewegung und Bestrebungen des Human Engineering sicher nicht freigeblieben. — Die Alternative dazu wäre auch für die Sozialpsychiatrie die Hinwendung zu einer reflexiven Soziologie, wie sie GOULDNER programmatisch fordert ([27], vgl. [31]). Hier wird sich der Sozialforscher der Abhängigkeit seines eigenen Denkens von sozialen Einflüssen und der Auswirkung des eigenes Ansatzes auf die Praxis in viel radikalerer Weise als bisher bewußt und gibt er die Selbsttäuschung einer autonomen und „wertfreien" Forschung mit ihrem methodischen Dualismus auf, wo der Sozialforscher dem Objekt in überlegener Neutralität gegenübersteht. Konkret kann dieses bedeuten, am Beispiel soziologischen Rollendenkens zu erkennen, wie dieses Gesellschaftsinteressen entgegenkommt, indem es Rolleninhalte als etwas quasi Festgelegtes, Bestehendes beschreibt, damit aber zu ihrer Festlegung und zur rollenmäßigen Verfremdung des Individuums gerade beiträgt. Die Reichweite des Begriffs der sozialen Rolle (auch der des Kranken) ist also eingeschränkt zu sehen. Ähnliches gilt für soziale Einstellungen, da diese Wandlungen unterliegen und nichts funktionell oder inhaltlich Festgelegtes sind. Der Einstellungswandel gegenüber psychisch Kranken, der heute zu konstatieren ist, hat sich wahrscheinlich ohne Zutun der Psychiatrie — im Rahmen umfassenderer sozialer Wandlungsprozesse — und sogar entgegen denjenigen ihrer Institutionen vollzogen, die mit Gesellschaftsinteressen besonders verbunden sind. Vom psychiatrischen Einstellungsforscher fordert eine reflexive Haltung darüber hinaus, seine eigenen Einstellungen und seine Forschungsmotive in ihren sozialen Bedingtheiten in die Betrachtung mit einzubeziehen, statt seine persönliche Lage von seiner professionellen Tätigkeit grundsätzlich abzutrennen.

Literatur

1. ADORNO, T.W., FRENKEL-BRUNSWIK, E., LEVINSON, D.J., SANFORD, R.N.: The authoritarian personality. New York: Harper 1950.
2. ALTROCCHI, J., EISDORFER, C.: Changes in attitudes toward mental illness. Ment. Hyg. (N.Y.) **45**, 563—570 (1961).
3. BAEYER, W. v.: Die Schranke zwischen den seelisch Abnormen und der Gesellschaft. Nervenarzt **22**, 457—462 (1951).
4. BENNINGHAUS, H.: Soziale Einstellungen und soziales Verhalten. Zur Kritik des Attitüdenkonzepts. In: ALBRECHT, G., DAHEIM, H.J., SACK, F., Soziologie, Sprache, Bezug zur Praxis, Verhältnis zu anderen Wissenschaften. Opladen: Westdeutscher Verlag 1973.
5. BETTELHEIM, B., JANOWITZ, M.: Dynamics of prejudice. New York: Harper 1950.
6. CANTER, F.M.: The relationship between authoritarian attitudes, attitudes toward mental patients and effectiveness of clinical work with mental patients. J. clin. Psychol. **19**, 124—127 (1963).
7. CARSTAIRS, G.N., WING, J.K.: Attitudes of the general public to mental illness. Brit. med. J. **1958 II**, 594—597.
8. COHEN, J., STRUENING, E.L.: Opinions about mental illness in the personell of two large mental hospitals. J. abnorm. soc. Psychol. **64**, 349—360 (1962).
9. CRUMPTON, E., WEINSTEIN, A.D., ACKER, C.W., ANNIS, A.P.: How patients and normals see the mental patient. J. clin. Psychol. **23**, 46—48 (1967).
10. CUMMING, E., CUMMING, J.: Closed ranks. An experiment in mental health education. Cambridge, Mass.: Harvard University Press 1957.
11. DAVIS, E.E.: Attitude change. A review and bibliography of selected research. Social Science Clearing House Documents, No. 19. Paris: UNESCO 1964.
12. DOHRENWEND, B.D., CHIN-SHONG, E.: Social status and attitudes toward psychological disorder: The problem of tolerance of deviance. Amer. sociol. Rev. **32**, 417—433 (1967).
13. DREITZEL, H.P.: Die gesellschaftlichen Leiden und die Leiden an der Gesellschaft. Stuttgart: Enke 1968.
14. ELLSWORTH, R.B.: A behavioral study of staff attitudes toward mental illness. J. abnorm. Psychol. **70**, 194—200 (1965).
15. FINZEN, A., WIETHÖLTER, H.: Studentische Laienarbeit als wirksame Form langfristiger Öffentlichkeitsarbeit. In: LAUTER, H., MEYER, J.E. (Hrsg.), Der psychisch Kranke und die Gesellschaft. Stuttgart: Thieme 1971.
16. FISHBEIN, M.: Attitude and the prediction of behavior. In: FISHBEIN, M. (ed.), Readings in attitude theory and measurement. New York: Wiley 1967.
17. FISHBEIN, M., AJZEN, I.: Attitudes and opinions. Ann. Rev. Psychol. **23**, 487—544 (1972).
18. FREEMAN, H.E.: Attitudes toward mental illness among relatives of former patients. Amer. sociol. Rev. **26**, 59—66 (1961).

19. FREEMAN, H.E., KASSEBAUM, G.E.: The relationship of education and knowledge to opinions about mental illness. Ment. Hyg. (N.Y.) **44**, 42—47 (1960).
20. FREEMAN, H.E., SIMMONS, O.G.: The mental patient comes home. New York: Wiley 1963.
21. GILBERT, D.C., LEVINSON, D.J.: Ideology, personality, and institutional policy in the mental hospital. J. abnorm. soc. Psychol. **53**, 263—271 (1956).
22. GIOVANNONI, J.M., ULLMANN, L.P.: Conceptions of mental health held by psychiatric patients. J. clin. Psychol. **19**, 398—400 (1963).
23. GOFFMAN, E.: Interpersonal persuasion. In: SCHAFFNER, B. (ed.), Group processes. New York: Macy Foundation 1957.
24. GOFFMAN, E.: Stigma. Frankfurt: Suhrkamp 1967.
25. GOFFMAN, E.: Characteristics of total institutions. In: SPITZER, S.P., DENZIN, N.K. (eds.), The mental patient. Studies in the sociology of deviance. New York: McGraw-Hill 1968.
26. GOFFMAN, E.: Asyle. Frankfurt: Suhrkamp 1973.
27. GOULDNER, A.W.: The coming crisis of western sociology. New York: Heinemann 1970.
28. GOVE, W.R.: Societal reaction as an explanation of mental illness: An evaluation. Amer. sociol. Rev. **35**, 873—884 (1970).
29. HALPERT, H.: Surveys of public opinions and attitudes about mental illness. Publ. Hlth Rep. (Wash.) **80**, 589—597 (1965).
30. HALPERT, H.: Public acceptance of the mentally ill. Publ. Hlth Rep. (Wash.) **84**, 59—63 (1969).
31. HARTMANN, H.: Stand und Entwicklung der amerikanischen Soziologie. In: HARTMANN, H. (Hrsg.), Moderne amerikanische Soziologie. Stuttgart: Enke 1973.
32. HOFSTÄTTER, R.P.: Einführung in die Sozialpsychologie, 4. Aufl. Stuttgart: Kröner 1966.
33. HOLLINGSHEAD, A.B., REDLICH, F.C.: Social class and mental illness. New York: Wiley 1958.
34. HOVLAND, C.I., SHERIF, M.: Judgmental phenomena and scales of attitude measurement. In: FISHBEIN, M. (ed.), Readings in attitude theory and measurement. New York: Wiley 1967.
35. JAECKEL, M.: Zum Begriff der „sozialen Rolle" des psychisch Kranken. In: PETRILOWITSCH, N., FLEGEL, H. (Hrsg.), Sozialpsychiatrie. I. Bibl. psychiat. neurol. No. 141. Basel-New York: Karger 1969.
36. JAECKEL, M., WIESER, S.: Studien zur „unsichtbaren Schranke" bei psychisch Kranken. Soc. Psychiat. **2**, 100—106 (1967).
37. JAECKEL, M., WIESER, S.: Das Bild des Geisteskranken in der Öffentlichkeit. Stuttgart: Thieme 1970.
38. JENKINS, C.D., ZYZANSKI, S.J.: Dimensions of belief and feeling concerning three diseases, poliomyelitis, cancer, and mental illness. Behav. Sci. **13**, 372—381 (1968).
39. Joint Commission on Mental Illness and Health: Action for mental health. New York: Basic Books 1961.
40. KAHN, R.L., FINK, M., SIEGEL, N.: Sociopsychological aspects of psychiatric treatment. Arch. gen. Psychiat. **14**, 20—25 (1966).
41. KATZ, D.: The functional approach to the study of attitudes. Publ. opin. Quart. **24**, 163—204 (1960).
42. LEMKAU, P.V., CROCETTI, G.M.: An urban population's opinions and knowledge about illness. Amer. J. Psychiat. **118**, 692—700 (1962).
43. LEWIN, K.: Studies in group decision. In: CARTWRIGHT, D., ZANDER, A. (eds.), Group dynamics: Research and theory. Evanstone, Ill.: Row, Peterson & Co./London: Tavistock 1954.
44. LEWIN, K.: Group decision and social change. In: NEWCOMB, T.M., HARTLEY, E.L. (eds.), Readings in social psychology. New York: Holt 1947.
45. LIPPMAN, W.: Public opinion. New York: Harcourt-Brace 1922.
46. MACLEAN, U.: Community attitudes to mental illness in Edinburgh. Brit. J. prev. soc. Med. **23**, 45—52 (1969).
47. MANIS, M., HOUTS, P.S., BLAKE, J.B.: Beliefs about mental illness as a function of psychiatric hospitalization. J. abnorm. soc. Psychol. **67**, 226—233 (1963).
48. MCGUIRE, W.J.: The nature of attitudes and attitude change. In: LINDZEY, G., ARONSON, E. (eds.), Handbook of social psychology, 2. ed., vol. III. Reading, Mass.: Addison-Wesley 1969.
49. MCNEMAR, Q.: Opinion-attitude methodology. Psychol. Bull. **43**, 289—374 (1946).
50. MECHANIC, D.: Some factors in identifying and defining mental illness. Ment. Hyg. (N.Y.) **46**, 66—74 (1962).
51. MEYER, J.E.: Der Psychiater in seiner Stellung zwischen der Gesellschaft und den psychisch

Kranken. In: LAUTER, H., MEYER, J.E. (Hrsg.), Der psychisch Kranke und die Gesellschaft. Stuttgart: Thieme 1971.
52. MEYER, J.K.: Attitudes toward mental illness in a Maryland community. Publ. Hlth Rep. (Wash.) **79**, 769—772 (1964).
53. NUNNALLY, J.: The communication of mental health information: A comparison of the opinions of experts and the public with mass media presentations. Behav. Sci. **2**, 222—230 (1957).
54. NUNNALLY, J.: An overview of the public conceptions of mental health. In: WEINBERG, S.K. (ed.), The sociology of mental disorders. Chicago: Aldine 1967.
55. NUNNALLY, J.: What the mass media present. In: SCHEFF, T.J. (ed.), Mental illness and social processes. New York: Harper & Row 1967.
56. NUNNALLY, J.: Public attitudes toward mental health professions. Amer. Psychologist **13**, 589—594 (1958).
57. OPPENHEIM, A.N.: Questionnaire design and attitude measurement. London: Heinemann 1966.
58. OSGOOD, C.E., SUCI, G.J., TANNENBAUM, P.H.: The measurement of meaning. Urbana: University of Illinois Press 1957.
59. PAROW, E.: Psychotisches Verhalten und Umwelt. Frankfurt: Suhrkamp 1972.
60. PASAMANICK, B., DINITZ, S., LEFTON, M.: Psychiatric orientation and its relation to diagnosis and treatment in a mental hospital. Amer. J. Psychiat. **116**, 127—132 (1959).
61. PHILLIPS, D.L.: Public identification and acceptance of the mentally ill. Amer. J. Publ. Hlth **56**, 755—763 (1966).
62. PHILLIPS, D.L.: Rejection: A possible consequence of seeking help for mental disorders. Amer. sociol. Rev. **28**, 963—972 (1963).
63. RAMSEY, G.V., SEIPP, M.: Public opinions and information concerning mental health. J. clin. Psychol. **4**, 397—406 (1948).
64. RAMSEY, G.V., SEIPP, M.: Attitudes and opinions concerning mental illness. Psychiat. Quart. **22**, 428—444 (1948).
65. RAPPAPORT, J., CHINSKY, J.M., COWEN, E.L.: Innovations in helping chronic patients: College students in a mental hospital. New York: Academic Press 1971.
66. REDLICH, F.C.: What the citizen knows about psychiatry. Ment. Hyg. (N.Y.) **34**, 64—79 (1950).
67. REDLICH, F.C., HOLLINGSHEAD, A.B., BELLIS, E.: Social class differences in attitudes toward psychiatry. In: APPLE, D. (ed.), Sociological studies of health and sickness. New York: McGraw-Hill 1960.
68. REIMANN, H.: Die Gesellschaft und der Geisteskranke. Soc. Psychiat. **4**, 87—94 (1969).
69. REINHARDT-SCHNADT, H.: Einstellung der Bevölkerung zu psychisch Kranken. Köln. Z. Soziol. Sozialpsychol. **25**, 336—349 (1973).
70. ROKEACH, M.: Beliefs, attitudes, and values. San Francisco: Jossey-Bass 1968.
71. SALZMAN, L.F., GOLDSTEIN, R.H.: Studies of medical student attitudes toward mental illness. Ment. Hyg. (N.Y.) **49**, 161—167 (1965).
72. SCHEFF, T.J.: Social support for stereotypes of mental disorder. Ment. Hyg. (N.Y.) **47**, 461—469 (1963).
73. SCHEFF, T.J.: Beeing mentally ill. Chicago: Aldine 1966.
74. SCHNEIDER, U.: Der Schizophrene in den Massenmedien. In: KRANZ, H., HEINRICH, K. (Hrsg.), Schizophrenie und Umwelt. Stuttgart: Thieme 1971.
75. SCHNEIDER, U., WIESER, S.: Der psychisch Kranke in den Massenmedien. In: LAUTER, H., MEYER, J.E. (Hrsg.), Der psychisch Kranke und die Gesellschaft. Stuttgart: Thieme 1971.
76. SCHNEIDER, U., WIESER, S.: Der psychisch Kranke in den Massenmedien. Fortschr. Neurol. Psychiat. **40**, 136—163 (1972).
77. SCHULTE, W.: Die Reaktionsweisen der gesunden Umwelt auf einzelne seelische Krankheiten. Nervenarzt **28**, 509—514 (1957).
78. SCHULTE, W.: Die gesunde Umwelt in ihren Reaktionen auf Psychosen und Psychopathien. In: EHRHARDT, H., PLOOG, D., STUTTE, H. (Hrsg.), Psychiatrie und Gesellschaft. Bern-Stuttgart: Huber 1958.
79. SCHULTE, W.: Der seelisch Kranke und die heutige Gesellschaft. Therapiewoche **17**, 1533—1539 (1967).
80. SCHUR, E.M.: Labelling deviant behavior: Its sociological implications. New York: Harper & Row 1971.

81. SCHWARTZ, CH.: Perspectives on deviance — Wives' definitions of their husbands' mental illness. Psychiatry **20**, 275—291 (1957).
82. SHERIF, M., HOVLAND, C.I.: Social judgment. Assimilation and contrast effects in communication and attitude change. New Haven: Yale University Press 1961.
83. SPITZER, S., DENZIN, N.K.: The mental patient: Studies in the sociology of deviance. New York: McGraw-Hill 1968.
84. STAR, SH.A.: The public's ideas about mental illness. Annu. Meet. Nat. Ass. Ment. Hlth. Chicago: Nat. Opin. Res. Center 1955.
85. STAR, SH.A.: The place of psychiatry in popular thinking. Annu. Meet. Amer. Ass. Publ. Opin. Res. Chicago: Nat. Opin. Res. Center 1957.
86. STUMME, W.: Was heißt Geisteskrankheit? Nervenarzt **41**, 294—298 (1970).
87. STUMME, W.: Das Verhältnis der Öffentlichkeit zum Geisteskranken — Vorurteil oder Urteil? In: LAUTER, H., MEYER, J.E. (Hrsg.), Der psychisch Kranke und die Gesellschaft. Stuttgart: Thieme 1971.
88. STUMME, W.: Die differenzierten Vorstellungen des Laien zum Problemkreis psychischer Erkrankungen. Diss. Köln 1972.
89. SZASZ, T.S.: The myth of mental illness. Amer. Psychologist **15**, 113—118 (1960).
90. TRIANDIS, H.C.: Attitude and attitude change. New York: Wiley 1971.
91. WHATLEY, C.D.: Social attitudes toward discharged mental patients. In: SPITZER, S.P., DENZIN, N.K. (eds.), The mental patient. New York: McGraw-Hill 1968.
92. WICKER, A.W.: Attitudes vs. actions: The relationship of verbal and overt behavioral responses to attitude objects. J. soc. Issues **25**, 41—78 (1969).
93. WIESER, S.: Devianz und informelle Sanktionen bei psychisch Kranken. In: PETRILOWITSCH, N., FLEGEL, H. (Hrsg.), Sozialpsychiatrie. I. Bibl. psychiat. neurol. No. 141. Basel-New York: Karger 1969.
94. WIESER, S.: Isolation. Vom schwierigen Menschen zum hoffnungslosen Fall. Die soziale Karriere des psychisch Kranken. Reinbeck: Rowohlt 1973.
95. WILLIAMS, J.H., WILLIAMS, H.M.: Attitudes toward mental illness, anomia and authoritarianism among state hospital nursing students and attendants. Ment. Hyg. (N.Y.) **45**, 418—424 (1961).
96. WOODWARD, J.L.: Changing ideas on mental illness and its treatment. Amer. sociol. Rev. **16**, 443—454 (1951).
97. YARROW, M., SCHWARTZ, CH., MURPHY, H., DEASY, L.: The psychological meaning of mental illness in the family. J. soc. Issues **11**, 12—24 (1955). Ferner in: APPLE, D. (ed.), Sociological studies of health and sickness. New York: McGraw-Hill 1960.
98. ZAX, M., COWEN, E.L.: Abnormal psychology: Changing conceptions. New York: Holt, Rinehart & Winston 1972.

Anm.: Die Monographie von J. NUNNALLY: Popular conceptions of Mental Health, New York 1961, konnte von der Niedersächsischen Staats- und Universitätsbibliothek Göttingen leider nicht beschafft werden.

B. Psychiatrische Institutionen und Dienste

Das psychiatrische Krankenhaus; organisatorische und bauliche Planung

Von

Walter Theodor Winkler

Inhalt

Einleitung	221
Derzeitige Entwicklungstendenzen der angewandten Psychiatrie	222
Status quo ante	222
Humanisierung der Psychiatrie	226
Prinzip der Gleichstellung der psychisch Kranken mit den körperlich Kranken	228
Integration der Psychiatrie in die allgemeine Medizin	230
Gemeindenahe psychiatrische Versorgung	231
Ergänzung der Einrichtungen zur stationären Behandlung durch halbstationäre, ambulante und sonstige flankierende Einrichtungen und Dienste	232
Spezialisierung innerhalb der Psychiatrie	234
Maßnahmen zur Realisierung neuer psychiatrischer Versorgungssysteme	236
Beispiele aus dem Ausland	236
Zielpläne der einzelnen Länder der BRD	242
Zwischenbericht der Sachverständigen-Kommission zur Erarbeitung der Enquête über die Lage der Psychiatrie in der BRD	245
Einzelne Einrichtungen als Beispiele organisatorischer und baulicher Planung	247
Modernisierung eines psychiatrischen Landeskrankenhauses	247
Psychiatrische Abteilung an einem allgemeinen Krankenhaus	247
Psychiatrisches Gemeindezentrum	248
Gesichtspunkte zur Planung neuer psychiatrischer Krankenhauser bzw. psychiatrischer Abteilungen an allgemeinen Krankenhäusern und zur Umstrukturierung vorhandener psychiatrischer Großkrankenhäuser	249
Literatur	250

Einleitung

In der ersten Auflage des Handbuches „Psychiatrie der Gegenwart" finden sich in Band III („Soziale und angewandte Psychiatrie", 1961) bereits verschiedene Beiträge, die sich mit der psychiatrischen Versorgung hospitalisierter psychisch Kranker und speziell auch mit der Organisation psychiatrischer Einrichtungen befassen, so vor allem die Beiträge von Hans Merguet über „Psychiatrische Anstaltsorganisationen (Arbeitstherapie, Milieugestaltung, Gruppentherapie)", von Max Müller über „Neue Strömungen in der praktischen Psychiatrie" und von Paul H. Hoch über die Sozialpsychiatrie. Wenig später (1964) erschien die umfangreiche Monographie von Fr. Panse über „Das psychiatrische Krankenhauswesen", in der ein umfassender Überblick über die Entwicklung des psychiatrischen Krankenhauswesens im Laufe der Jahrhunderte, den neuesten Stand dieser Entwicklung in den verschiedenen Ländern der Erde und die Zukunftsperspektiven gegeben wird. Dank der in ihr enthaltenen zahlreichen konkreten Beispiele ist die Monographie zu einem unentbehrlichen Nachschlagewerk geworden. — Schließlich sei noch auf das Buch von Walter Schulte „Klinik der Anstalts-Psychiatrie" (1962) hingewiesen, das im besonderen den Problemen der psychiatrischen Großkrankenhäuser gewidmet ist.

In der Zwischenzeit hat sich auf dem Gebiet der Sozialpsychiatrie eine stürmische Entwicklung ergeben, die zum Entwurf neuer psychiatrischer Versorgungssysteme führte, in denen die stationäre Krankenhausbehandlung durch vielseitige „flankierende", halbstationäre und ambulante Dienste ergänzt wird. Von ausschlaggebender Bedeutung war dabei die Erkenntnis, daß an der Genese, der Symptomgestaltung und dem Verlauf psychischer Krankheiten soziale Momente viel häufiger und stärker beteiligt sind, als man früher schlechthin annahm, und daß die Hospitalisierung von psychisch Kranken infolge der in den psychiatrischen Institutionen herrschenden Verhältnisse Hospitalisierungsschäden („Anstaltsartefakte") zur Folge haben kann, die einer Rehabilitation und Resozialisierung dieser Kranken hinderlich im Wege stehen oder sie z.T. sogar unmöglich machen.

Im folgenden sollen nach einer kurzen Schilderung der früheren Verhältnisse in den psychiatrischen Institutionen zunächst einige allgemeine Entwicklungstendenzen der angewandten Psychiatrie, danach die bisher getroffenen Maßnahmen zur Etablierung neuer psychiatrischer Versorgungssysteme und schließlich einzelne Einrichtungen mit Modellcharakter zur Darstellung kommen, dies alles im Hinblick auf die Organisation und Bauplanung psychiatrischer Krankenhäuser.

Derzeitige Entwicklungstendenzen der angewandten Psychiatrie

Status quo ante

In der Zeit vor Ingangkommen der sozialpsychiatrischen Bemühungen um eine grundlegende Änderung der psychiatrischen Versorgungssysteme (in den Jahren nach dem Zweiten Weltkrieg) und vor Einführung der Psychopharmaka in die Therapie der Psychosen (1953), die die Realisierung sozialpsychiatrischer Konzepte wesentlich erleichterte, erfolgte die stationäre Versorgung der psychisch Kranken ganz überwiegend in psychiatrischen Großkrankenhäusern, deren Bausubstanz großenteils noch aus dem 19. Jahrhundert stammte und die noch nach den Gesichtspunkten der kustodialen Psychiatrie konzipiert worden waren. Vielfach waren diese psychiatrischen Großkrankenhäuser in schwach besiedelten Gebieten, weitab von den Ballungsräumen errichtet worden. Die weite Entfernung vom Wohnort der Patienten und ihre schlechte Erreichbarkeit mit öffentlichen Verkehrsmitteln mußten sich negativ auf die Besuchsfrequenz und (damit in Zusammenhang stehend) auch negativ auf die Resozialisierungs- und Rehabilitationschancen der Patienten auswirken [57, 122, 112, 46c]. Hinzu kam, daß die psychiatrischen Großkrankenhäuser trotz einzelner offener Abteilungen überwiegend als geschlossene Einrichtungen geführt wurden. Beides — die abseitige Lage und die weitgehende Abriegelung nach außen — gaben den psychiatrischen Großkrankenhäusern einen Ghetto-Charakter, der auch schon dadurch gefördert wurde, daß sie Dank der eigenen Wirtschafts- und Handwerksbetriebe von der Außenwelt relativ unabhängig waren und in mancher Hinsicht kleinen autonomen Gemeinden glichen, zumal das professionell in ihnen tätige Personal nur wenig Außenkontakte hatte.

In der abseitigen Lage der psychiatrischen Großkrankenhäuser kam die distanzierende Haltung der Gesellschaft gegenüber dem in ihnen untergebrachten bzw. unterzubringenden Personenkreis zum Ausdruck, insofern den psychiatrischen Großkrankenhäusern vor allem die Aufgabe zugedacht war, psychotische, psychisch abnorme, suchtkranke, intellektuell mangelhaft ausgestattete oder intellektuell abgebaute Personen mit sozial devianten, störenden und zum Teil auch die Mitwelt gefährdenden Verhaltensweisen aufzunehmen und zu verwahren. An den allgemeinen Krankenhäusern war für die Psychiatrie mit diesem ihrem „Krankengut" kein Platz. Zwar war an den Universitäten die Psychiatrie wie die anderen medizinischen Fachgebiete mit eigenen Kliniken vertreten, doch waren diese frei von einem Aufnahmezwang und hatten deshalb die Möglichkeit der Selektion ihres „Krankengutes", es sei denn, daß sie ausnahmsweise in Personalunion mit einem psychiatrischen Großkrankenhaus betrieben wurden bzw. mit diesem identisch waren (wie z.B. in der Schweiz, in Düsseldorf und früher auch in Bonn), somit auch einen bestimmten Aufnahmebezirk zu versorgen hatten und auch für langfristig zu hospitalisierende Patienten zuständig waren.

In den psychiatrischen Großkrankenhäusern wurde ein sehr heterogenes „Krankengut" angetroffen, das sich aus Patienten mit akuten psychotischen oder auch schweren neurotischen Störungen, abnormen Reaktionen und abnormen Persönlichkeitsstrukturen, Suchtkranken, Alterskranken, psychisch kranken Kindern und Jugendlichen, Epilepsiekranken, Oligophrenen und psychisch kranken bzw. psychisch abnormen Rechtsbrechern zusammensetzte, ohne daß in ihnen — von Ausnahmen abgesehen — eine hinlängliche Möglichkeit zur getrennten Unterbringung der verschiedenen Patientengruppen vorgesehen war. Allerdings darf hier nicht unerwähnt bleiben, daß von freien Trägerverbänden im In- und Ausland manche Spezialeinrichtungen für Oligophrene, Suchtkranke, Alterskranke und auch Epilepsiekranke geschaffen worden waren, was für die staatlichen bzw. kommunalen Einrichtungen eine wesentliche Entlastung mit sich brachte. — Vor allem stellte die Verpflichtung, psychisch kranke oder psychisch abnorme Rechtsbrecher aufzunehmen, für die psychiatrischen Großkrankenhäuser eine sehr belastende Hypothek dar, weil sie restriktive Maßnahmen erforderlich machte, die viele andere Patienten in Mitleidenschaft zogen, und weil sie erheblich dazu beitrug, den psychiatrischen Großkrankenhäusern ein negatives Image zu verleihen [20, 130].

Die Einweisung der Patienten in weit entfernt gelegene und im wesentlichen als geschlossene Einrichtungen geführte psychiatrische Großkrankenhäuser lief vielfach auf ihre endgültige Eliminierung aus der Gesellschaft hinaus. Jedenfalls sammelten sich in ihnen in großer Zahl „chronisch Kranke" mit psychischen oder geistigen Behinderungen an, die von ihren Angehörigen und Bekannten, ihren früheren Arbeitgebern und der Gesellschaft schlechthin mehr oder minder abgeschrieben worden waren und sich infolgedessen kaum mehr resozialisieren und rehabilitieren ließen. So repräsentierten die psychiatrischen Großkrankenhäuser faktisch „Verdrängungszonen der Verrücktheit" (K.P. KISKER, 1967), deren Insassen für die Außenwelt praktisch nicht mehr existierten. Daß die langfristige Hospitalisierung psychisch Kranker unter den gegebenen Umständen dem Prozeß der Chronifizierung abnormer (bzw. krankhafter) Erlebnis- und Verhaltensweisen Vorschub leistet, war damals noch nicht in zureichendem Maße erkannt worden. So verblieb ein großer Teil der in den psychiatrischen Großkrankenhäusern lebenden „chronisch Kranken" dort überwiegend aus Gründen ihrer sozialen Isolierung und sekundärer Hospitalisierungsschäden (und nicht primär aus Krankheitsgründen).

Die psychiatrischen Großkrankenhäuser alten Stils hatten des weiteren in ausgeprägter Weise den Charakter der „totalen Institution" (E. GOFFMAN, 1968): Die in ihnen untergebrachten Patienten waren weitgehenden Restriktionen unterworfen. Der Tagesablauf war in hohem Maße reglementiert und eintönig, er spielte sich auf engem Lebensraum in allen Abschnitten in der unmittelbaren Gegenwart einer großen Zahl anderer Patienten und des Pflegepersonals, also in der Öffentlichkeit, ab. Auf die besonderen Bedürfnisse des Einzelnen konnte kaum Rücksicht genommen werden, noch nicht einmal wurden die allgemeinmenschlichen Grundbedürfnisse hinlänglich respektiert, also etwa das Bedürfnis nach einem wenn auch kleinen privaten Bereich, nach einem wenn auch eingeschränkten Spielraum persönlicher Entscheidungsfreiheit, nach höflichen oder wenigstens korrekten Umgangsformen, nach einer menschenwürdigen Unterbringung. Die daraus hervorgegangenen Mißstände wurden von EBERHARD KLUGE als „brutale Realität" der psychiatrischen Krankenhäuser angeprangert [58, 95].

> Eine vom Landschaftsverband Rheinland in den eigenen psychiatrischen Einrichtungen im Jahre 1972 durchgeführte Erhebung ergab, daß dort kürzlich noch 11% der Patienten in Schlafsälen mit 21 und mehr Betten, 28% der Patienten in Schlafsälen mit 11 bis 20 Betten, 28% der Patienten in Schlafsälen mit 6 bis 10 Betten und nur 33% der Patienten in Schlafräumen mit 1 bis 5 Betten untergebracht waren, daß für 42% der Patienten kein Nachttisch zur Verfügung stand und sich in 2% der Fälle 10 Patienten und mehr, in 49% der Fälle 5 bis 9 Patienten ein einziges Waschbecken teilen mußten (veröffentlicht im „Zwischenbericht" der Sachverständigen-Kommission zur Erarbeitung der Enquête über die Lage der Psychiatrie in der BRD 1973 — [157]). Anderenorts dürfte die Situation in der BRD nicht oder jedenfalls nicht viel besser gewesen sein.

Das Dasein, das viele psychisch Kranke, besonders die Dauerhospitalisierten, auf geschlossenen Abteilungen psychiatrischer Großkrankenhäuser fristen mußten, war ein Leben auf äußerst bescheidenem Niveau. Manche dieser Patienten hatten so gut wie keinen eigenen Besitz mehr oder verfügten allenfalls über einige kümmerliche Habseligkeiten [95, 126].

Das ihnen zustehende Taschengeld reichte nicht weit, die Arbeitsbelohnung für Tätigkeiten im Rahmen der Arbeitstherapie war viel zu niedrig bemessen. — Schon an der abgetragenen, unmodischen und oft schlecht sitzenden Kleidung (bzw. der „Anstaltskleidung") sah man vielen Patienten der psychiatrischen Großkrankenhäuser von weitem ihren Patientenstatus an.

Einen ungünstigen Einfluß auf die Resozialisierungs- und Rehabilitationschancen der hospitalisierten psychisch Kranken übte insbesondere auch der kustodiale Stil aus, der die Gesamtatmosphäre der psychiatrischen Großkrankenhäuser prägte und die in ihnen üblichen anstaltsspezifischen Umgangsformen bestimmte.

Als typische Formen des Umganges mit den hospitalisierten Patienten der psychiatrischen Großkrankenhäuser wurden die „permissive" Einstellung (G. PUNELL, 1968) und die „paternistische" bzw. „maternistische" Einstellung (W.TH. WINKLER, 1971) des Pflegepersonals beschrieben: Unter einer „permissiven" Einstellung ist eine persönlich unengagierte Haltung zu verstehen, die es dem Patienten gestattet, seine abnormen Verhaltensweisen beizubehalten. Ihr liegt die Auffassung zugrunde, daß bei bestimmten Kranken ein sozial-korrektives feed-back, also ein das Verhalten des Patienten korrigierendes Reagieren, nicht sinnvoll sei, was gleichbedeutend ist mit einem Verzicht auf situationsgerechte zwischenmenschliche Interaktionen. Ein Gegenstück dazu bildet die „paternistische" bzw. „maternistische" Einstellung, die sich in der Übernahme der väterlichen bzw. mütterlichen Rolle seitens des Pflegepersonals bekundet und zur Konsequenz hat, daß den Patienten die Rolle der unmündigen Kinder zufällt. Eine solche Übertragungs-Gegenübertragungs-Konstellation kommt den Regressionstendenzen der psychisch Kranken stark entgegen, fördert also deren Geborgenheits- und Abhängigkeitswünsche und fixiert sie an die Institution. — Als für die Resozialisierung und Rehabilitation der Patienten nachteilig erwiesen sich ferner die in den psychiatrischen Großkrankenhäusern früher allenthalben herrschenden hierarchischen Systeme, weil in ihnen die Patienten an letzter Stelle rangierten und weil sie den Patienten zu wenig Spielraum für eigene Entscheidungen und eigene Initiative ließen. Sie begünstigten den Prozeß der passiven Anpassung der Patienten an die Institution. [191c, 111].

Nicht zuletzt zeigte sich der kustodiale Stil der psychiatrischen Großkrankenhäuser in den im Vergleich mit den allgemeinen Krankenhäusern außerordentlich niedrig liegenden Pflegesätzen, in dem ungünstigen Pflege- und Arztschlüssel und in der starken Inanspruchnahme des Personals durch administrative Aufgaben.

Nach Einführung der Psychopharmaka in die Therapie der Psychosen begann sich der Stil der psychiatrischen Institutionen in Richtung auf die allgemeine Medizin zu ändern, was Ende der Fünfziger Jahre in der BRD zu einer Umbenennung der „Heil- und Pflegeanstalten" in „Psychiatrische Landeskrankenhäuser", „Landesnervenkliniken" oder „Bezirkskrankenhäuser" führte. Doch hielt sich in ihnen, zumal auf den Abteilungen für langfristig hospitalisierte Patienten, weitgehend der Geist der kustodialen Psychiatrie. Das sozialpsychiatrische Denken gewann in der BRD nur sehr langsam an Boden. In anderen Ländern hingegen, so vor allem in Großbritannien, den Niederlanden, den skandinavischen Ländern, den USA und Kanada hatte die Entwicklung der Sozialpsychiatrie eine sehr weitgehende Verbesserung der psychiatrischen Versorgungssysteme zur Folge. Es kristallisierten sich dabei bestimmte Entwicklungstendenzen der angewandten Psychiatrie heraus, die in den nun folgenden Abschnitten skizziert werden sollen.

Literatur: a) Statistisches Material aus den verschiedenen Ländern der BRD: [72, 55a, 57, 32] (Baden-Württemberg), [46c, 47, 195] (Bayern), [80] (Hessen), [76, 125] (Niedersachsen), [122, 112, 101, 102; 132, 133, 131, 130, 186, 71] (Nordrhein-Westfalen; Landschaftsverband Rheinland; Landschaftsverband Westfalen-Lippe), [40a, 55, 83, 77] (ganze BRD). b) Besuchsfrequenz: [88, 120b] c) Bedeutung von Umweltfaktoren für den Krankheitsverlauf und die Hospitalisierung: [76d, 77, 139, 143, 180, 184, 191b]. d) Einfluß der Hospitalisierung auf den Krankheitsverlauf: [7, 14, 23, 25, 27, 30, 31, 36, 41, 63, 64a, 68, 126, 127, 145, 152, 155, 156, 170, 179, 184, 192, 196]. e) Die Anstalt alten Stils: [14, 30, 31, 36, 53, 63, 64a, 126—128, 152, 180]. f) *Allgemeine Kritik an den psychiatrischen Institutionen:* [35, 61, 99, 8, 48].

Humanisierung der Psychiatrie

Hier muß zunächst daran erinnert werden, daß es in der Deutschen Geschichte eine Epoche gab, in welcher eine extrem inhumane Einstellung gegenüber den psychisch und geistig Behinderten mit entsetzlichen Folgen um sich griff. Gemeint ist damit die Kapitulation der deutschen Psychiatrie gegenüber dem nationalsozialistischen Regime in den Jahren von 1933 bis 1945. Sie begann mit dem am 14. Juli 1933 verkündeten „Gesetz zur Verhütung erbkranken Nachwuchses", das im Gegensatz zu den Gesetzen freiheitlicher Länder eine Zwangssterilisation bei bestimmten Anomalien und Krankheiten vorsah und nur den ersten Schritt zu einer möglichst weitgehenden „Ausmerzung lebensunwerten Lebens" darstellte, und sie endete ab 1940 mit der Massenvernichtung zahlloser Patienten der psychiatrischen Anstalten.

Aber auch schon die übliche Unterbringung und Versorgung der psychisch Kranken und der psychisch und geistig Behinderten in den psychiatrischen Großkrankenhäusern trug viele inhumane Züge, die in der BRD erst durch Publikationen, die sich auf eine „teilnehmend-verdeckte Beobachtung" innerhalb psychiatrischer Institutionen stützen konnten, in das Allgemeinbewußtsein eindrangen (TH. MARKOTTY, 1965; R.D. HEMPRICH und K.P. KISKER, 1968; FRANK FISCHER, 1969). Diese Publikationen erregten zwar den Unmut mancher professionell in den psychiatrischen Krankenhäusern tätigen Berufsgruppen und verantwortlicher Repräsentanten der Krankenhausträger, doch trugen sie letztlich zu der Durchsetzung der Einsicht bei, daß die Humanisierung der Psychiatrie zu den vordringlichsten Aufgaben gehört [98c, 107].

Die Humanisierung der Psychiatrie muß eine menschenwürdige Unterbringung der hospitalisierungsbedürftigen Patienten in den psychiatrischen Institutionen, eine möglichst weitgehende Reduktion der Restriktionen, eine fortschreitende Öffnung der psychiatrischen Krankenhäuser, sowie eine Respektierung der allgemein-menschlichen Grundbedürfnisse und des Anspruches der Patienten auf humane Umgangsformen zum Ziele haben.

An die Stelle der ehemaligen Schlafsäle müssen kleinere Schlafräume mit ein bis vier Betten und, was leider bislang keineswegs selbstverständlich war, einer kompletten Möblierung (Nachttische, Nachttischlampen, abschließbare Schränke, Stühle bzw. Sessel) treten. Die Schlafräume sollten Waschbecken mit fließendem kalten und warmen Wasser und im klinischen Bereich nach Möglichkeit im Vorraum je eine Toilette haben. Auch auf Aufnahmeabteilungen kann man heute durchaus auf Wachabteilungen nach dem panoptischen System, sogar auf verglaste Türen, verzichten, wie Erfahrungen im Ausland (z.B. in Dänemark und Schweden) gelehrt haben. Allerdings sollten im Aufnahmebereich einzelne schalldichte Schlafräume mit stabiler Möblierung für besonders erregte Patienten, etwa für randalierende Alkoholkranke oder Epilepsiekranke im Dämmerzustand, zur Verfügung stehen. — Die sanitären Anlagen müssen den heutigen Ansprüchen genügen. Vom Flur aus einsehbare, nur durch halbhohe „Schamwände" abgetrennte Toiletten sollten der Vergangenheit angehören. Die abschließbaren Toilettenräume sollten von außen für Notfälle leicht zu öffnen sein. — Da die meisten der in den psychiatrischen Krankenhäusern befindlichen Patienten (von den sog. Siechenabteilungen abgesehen) nicht oder nur vorübergehend bettlägerig sind, kommt den Tagesräumen eine sehr große Bedeutung zu, zumal sie auch für die Gruppentherapie benötigt werden. So sollten ein Speiseraum, mindestens zwei weitere Aufenthaltsräume, ein Besucherzimmer und auf geschlossenen Abteilungen auch noch ein Hobbyraum vorhanden sein. Die Tagesräume sollten behaglich eingerichtet und mit normalen Möbeln ausgestattet sein. Auf jeden Fall sollten ein Rundfunkgerät und ein Fernsehgerät, evtl. auch eine Stereoanlage, verfügbar sein. Die einzelne Krankenabteilung sollte nicht mehr als 30 Betten haben und aus zwei Halbstationen mit getrennten Schlaftrakten für frisch aufgenommene und schon etwas länger anwesende oder für relativ unruhige und ruhige Patienten, aber mit gemeinsamen Aufenthaltsräumen bestehen. — Auf geschlossenen Abteilungen sollten Fenster aus Panzerglas mit einer ausreichenden Belüftungsmöglichkeit, die von den Patienten selbst betätigt werden kann, die andererseits aber eine Entweichungsmöglichkeit ausschließt, angebracht werden, so daß auf Gitter verzichtet werden kann.

Die Reduktion der Restriktionen ist in erster Linie durch die Einführung der Psychopharmaka in die Therapie der Psychosen möglich geworden, Methoden der mechanischen Fixierung sind (von ganz seltenen Ausnahmen abgesehen) überflüssig geworden. Zum Abbau der Restriktionen gehören aber auch die Abschaffung der Anstaltskleidung und des anstaltstypischen Eßgeschirrs, der Verzicht auf autoritäre Reglementierungen (z.B. auf die Kontrolle ein- und ausgehender Briefe), die Auflockerung der starren und einförmigen Tagespläne zugunsten variationsreicher sozialtherapeutischer Therapieangebote und eine möglichst großzügige Ausgangs- und Urlaubsregelung.

Inwieweit die psychiatrischen Krankenhäuser ihre Türen öffnen können, hängt in erster Linie davon ab, ob an anderer Stelle besondere Einrichtungen für gewalttätige und gemeingefährliche psychisch kranke bzw. psychisch abnorme Rechtsbrecher (§§ 81 und 126a StPO und § 42b und c StGB) vorhanden sind. Der Landschaftsverband Westfalen-Lippe unterhält seit langem eine Einrichtung für die nach § 42b StGB Untergebrachten in Eickelborn — das „Haus Rottland" — und eine Einrichtung für die nach § 42c StGB Untergebrachten in Haldem, was für die Westfälischen Landeskrankenhäuser eine große Entlastung bedeutet. Auch in Holland und Dänemark gibt es bereits seit längerer Zeit Spezialeinrichtungen für psychisch kranke bzw. psychisch abnorme Rechtsbrecher. Die Forderung solcher überregionaler Einrichtungen für den genannten Personenkreis [130] kann nicht nachdrücklich genug erhoben werden, weil sie eine der Voraussetzungen des heute allgemein intendierten, zur Gemeinde und zur Gesellschaft hin offenen psychiatrischen Versorgungssystems darstellen. Die fortschreitende Öffnung der psychiatrischen Einrichtungen sollte nämlich nicht nur in einer möglichst weitgehenden Öffnung der ehemals geschlossen gehaltenen Krankenabteilungen, sondern auch darin bestehen, daß der gesamte Krankenhauskomplex allen Besuchern offensteht, den Angehörigen der Patienten freier Zutritt zu den Krankenabteilungen gewährt wird und Laienhelfer zur Betreuung der Patienten mit herangezogen werden. (Früher konnten die Angehörigen z.T. nur im Besuchszimmer mit den Patienten sprechen.) Auf diese Weise wird die Öffentlichkeit auch mit den noch bestehenden Mißständen konfrontiert, was durchaus wünschenswert ist. Daß in psychiatrischen Krankenhäusern, die keine Möglichkeit zur Selektion ihres „Krankengutes" haben, einzelne Krankenabteilungen weiterhin geschlossen gehalten werden müssen, steht außer Zweifel, doch ist die Öffnung psychiatrischer Krankenabteilungen vielfach nur eine Frage des Stellenplanes.

Die Respektierung allgemeinmenschlicher Grundbedürfnisse der Patienten sollte sich auf alle Lebensbereiche, also nicht allein auf das leibliche Wohl, die Hygiene, die Kleidung, den Besitz erstrecken, sondern auch seelische und geistige Bedürfnisse mit einschließen, also das Bedürfnis nach persönlichem Kontakt mit anderen Menschen, nach einer individuellen Freizeitgestaltung, nach einem, wenn auch eingeschränkten Spielraum persönlicher Freiheit. — Unter diesem Aspekt sollte u.a. eine generelle Mischung der Geschlechter auf den Krankenabteilungen (selbstverständlich mit getrennten Schlafbereichen) angestrebt werden, zumal sie die Atmosphäre im Krankenhaus wesentlich verbessern hilft. Die Befürchtung, daß das zu häufigen Komplikationen führen werde, hat sich nicht bestätigt.

Zur Verwirklichung humaner Umgangsformen in den psychiatrischen Krankenhäusern hat die Idee der therapeutischen Gemeinschaft (BION u. RICKMAN; FOULKES, MAIN, MAXWELL JONES) entscheidend beigetragen, da sie die starren hierarchischen Systeme und die Asymmetrie der Personal-Patient-Beziehung zugunsten demokratischer Spielregeln und partnerschaftlicher Beziehungen abbauen half. Durch hinlängliche Information der Patienten, ihre Beteiligung an Planungen und Entscheidungsprozessen, offene Diskussion von Konflikten etc. kann erreicht werden, daß die hospitalisierten Patienten auf einem höheren Persönlichkeitsniveau bleiben und weniger der Gefahr der Bildung von „Anstaltsartefakten" ausgesetzt sind als in traditionell geführten psychiatrischen Krankenhäusern. In welchen Formen die Idee der therapeutischen Gemeinschaft Gestalt annehmen kann, hängt allerdings von dem Charakter der betreffenden Krankenabteilung und den dort lebenden Kranken ab (H. KAYSER, 1974). — Das Erlernen neuer Umgangsformen erfordert eine gründliche Schulung des gesamten Personals der psychiatrischen Einrichtungen.

Literatur: a) Humanisierung: [173a, 75, 96, 175, 191c, 91]. b) Prinzip der offenen Tür: [12, 113a, 108, 103, 91]. c) Milieu- und Sozialtherapie: [3, 6, 91, 149, 151, 191e, 192]. d) Mischung der Geschlechter: [91, 128]. e) Laienhelfer: [176]. f) Therapeutische Gemeinschaft: [89, 116, 163, 74; 60a—f; 191e; 91, 90, 156, 142b; 8, 142a]. g) Rolle des Personals und Notwendigkeit einer sozialpsychiatrischen Zusatzausbildung: [91].

Prinzip der Gleichstellung der psychisch Kranken mit den körperlich Kranken

In vieler Hinsicht waren die psychisch Kranken gegenüber den körperlich Kranken benachteiligt. Am krassesten zeigte sich ihre Benachteiligung in der mangelhaften, z.T. menschenunwürdigen Form der Unterbringung in den psychiatrischen Großkrankenhäusern, wie man sie körperlich Kranken keinesfalls zumuten würde. Die im Vergleich zu den allgemeinen Krankenhäusern sehr niedrig veranschlagten Pflegesätze sind ein augenfälliger Beweis für den relativ geringen Aufwand, der für die hospitalisierten psychisch Kranken betrieben wird und der sich im übrigen auch in den Stellenplänen (geringer Arzt- und Pflegeschlüssel) widerspiegelt. — Stillschweigend wird von den in den psychiatrischen Großkrankenhäusern untergebrachten Patienten sogar eine Selbstbeteiligung an den Krankenhauskosten durch Mithilfe in den krankenhauseigenen Betrieben und auf den Krankenabteilungen im Rahmen der Arbeitstherapie erwartet, und tatsächlich werden die Stellenpläne auch unter Berücksichtigung des Arbeitseinsatzes der Patienten im Rahmen der Arbeitstherapie kalkuliert. (In den skandinavischen Ländern und in den Niederlanden z.B. ist die traditionelle Arbeitstherapie vollkommen durch die Beschäftigungstherapie und eine industrielle Arbeitstherapie ersetzt worden, was eine erhebliche Vermehrung des Personals notwendig machte).

Im Akutkrankenbereich der psychiatrischen Krankenhäuser müssen heute an die klinische Diagnostik und Therapie nun aber die gleichen Anforderungen gestellt werden wie in den allgemeinen Krankenhäusern. Vor allem hat die Zunahme der Alterskranken mit ihren Herz- und Gefäßerkrankungen und den oft multiplen Erkrankungen anderer Organe und Organsysteme und die sehr starke Zunahme der Suchtkranken (der Alkoholkranken wie auch der drogenabhängigen Jugendlichen) mit ihren Leberschädigungen die Notwendigkeit der ständigen Verbesserung und Ausweitung der Labordiagnostik und konsequenter internistischer Behandlungen mit sich gebracht. Damit sind die Einstellung von Fachinternisten und die Schaffung internistisch geleiteter Krankenabteilungen unumgänglich geworden. — Jedoch finden sich auch auf den Abteilungen für mittel- und langfristige Behandlungsfälle zahlreiche Patienten, die an Erkrankungen der inneren Organe leiden und die infolgedessen ebenso einer intensiven Diagnostik und Therapie zugeführt werden müssen. — Unter diesen Aspekten empfiehlt sich dringend der Bau Klinischer Zentralen innerhalb der psychiatrischen Großkrankenhäuser. In diesen Klinischen Zentralen sollten sich außer einer internistischen Abteilung und eventuell auch einer neurologischen Abteilung alle für eine moderne Diagnostik und Therapie notwendigen Einrichtungen befinden, wobei in jeder Hinsicht die Maßstäbe der allgemeinen Krankenhäuser anzulegen sind.

Dem Umstand, daß sich im Akutkrankenbereich eine starke Annäherung der Psychiatrie an die allgemeine Medizin angebahnt hat, trägt das neue Krankenhausfinanzierungsgesetz (1972) Rechnung, insofern der Akutkrankenbereich der psychiatrischen Krankenhäuser nunmehr dieselben Förderungsmaßnahmen durch die einzelnen Länder der BRD beanspruchen kann wie die allgemeinen Krankenhäuser.

Im Rehabilitationsbereich ist bereits durch das Arbeitsförderungsgesetz (1969) und das Bundessozialhilfegesetz (1969) prinzipiell eine Gleichstellung der seelisch und geistig Behinderten mit den körperlich Behinderten erfolgt. Allerdings ergeben sich bei der praktischen Anwendung dieser neuen Gesetze noch manche Schwierigkeiten, etwa deshalb, weil die nötigen Einrichtungen zur Rehabilitation psychisch Behinderter fehlen oder weil die Zuständigkeiten und Kompetenzen nicht hinlänglich durchschaubar sind. — Als ein schwerer Rückschlag wurde von seiten der Psychiater das Bundeszentralregistergesetz (1971) empfunden, da es die Eintragung von Entmündigungen und von (nicht bloß einstweiligen) Unterbringungen in den psychiatrischen Einrichtungen nach den Landesunterbringungsgesetzen in das Bundeszentralregister vorschreibt, das an sich in erster Linie der Erfassung aller strafgerichtlichen Verurteilungen dient. Hier zeigt sich, daß der Gesetzgeber noch immer dazu geneigt ist, die psychisch Kranken in einen Topf mit den Delinquenten zu werfen und sie dadurch zu diffamieren. Von sehr großer Bedeutung sind daher die umfangreichen Erhebungen von W. BÖKER und H. HÄFNER, die zu dem Ergebnis führten, daß die Gefährlichkeit Geistesgestörter, definiert als die relative Wahrscheinlichkeit, eine Gewalttat zu begehen, die Gefährlichkeit der strafmündigen Bevölkerung als Gesamtheit nicht übersteigt.

Zweifellos ist die Benachteiligung der psychisch Kranken, wo immer sie sich zeigt, ein Ausdruck der negativen Einstellung, die sich in der Gesellschaft in

Gestalt bestimmter Vorurteile nachweisen läßt. Zwar ist die negative Einstellung der Bevölkerung gegenüber den psychisch Kranken erfahrungsgemäß nur schwer beeinflußbar, doch sollte ihr unbedingt durch eine entschiedene Aufwertung der psychiatrischen Krankenhäuser, wie der Psychiatrie überhaupt, entgegengewirkt werden.

Literatur: a) Gesetze: [65 a—e]. b) Einstellung der Gesellschaft zu den psychisch Kranken und den psychiatrischen Institutionen: [4, 85, 48, 53, 63, 170b und c, 178].

Integration der Psychiatrie in die allgemeine Medizin

Seit Einführung der Psychopharmaka in die Therapie der Psychosen (1953) hat sich der Charakter der psychiatrischen Krankenhäuser wesentlich gewandelt, vor allem ist Ruhe in die ehemals unruhigen Abteilungen eingekehrt, da sich auch schwere Unruhe- und Erregungszustände mittels der Neuroleptika in der Regel rasch kupieren lassen. Dank des Einsatzes von Psychopharmaka konnten dann auch immer mehr Abteilungen, sogar Aufnahmeabteilungen, geöffnet werden. Die Aufenthaltsdauer der neu aufgenommenen Patienten verkürzte sich wesentlich, rund 70% von ihnen können heute im Verlauf der ersten drei Monate wieder entlassen werden.

Die Suicidgefahr bei Depressionen muß selbstverständlich nach wie vor sehr sorgfältig im Auge behalten werden, doch kann sie durch eine intensive Behandlung mit Antidepressiva, notfalls auch durch eine schonend durchgeführte unilaterale Elektroschockbehandlung in relaxierter Kurznarkose gebannt werden. Bei Patienten mit zirkulären Psychosen kann im übrigen mit einer konsequent durchgeführten Lithiumprophylaxe großenteils eine Abflachung und ein Seltenerwerden der depressiven und manischen Schwankungen erreicht werden.

Die früher gegen die Einrichtung psychiatrischer Abteilungen an den allgemeinen Krankenhäusern erhobenen Einwände lassen sich also insoweit entkräften, als sich heute eine psychiatrische Abteilung auch für Schwerkranke so führen läßt, daß sie sich ziemlich reibungslos in den übrigen Krankenhausbetrieb einfügt [141]. Für eine Eingliederung psychiatrischer Abteilungen in die allgemeinen Krankenhäuser spricht auch der im vorausgegangenen Kapitel kurz dargelegte Bedarf an klinischer Diagnostik und Therapie im psychiatrischen Akutkrankenbereich. Weiterhin ist darauf hinzuweisen, daß die Behandlung von Alkoholdelirien und die Elektroschockbehandlung in relaxierter Kurznarkose die Mitwirkung von Anaesthesisten zweckmäßig erscheinen lassen, daß sie sich jedenfalls mit geringerem Risiko im allgemeinen Krankenhaus durchführen lassen. — Das allgemeine Krankenhaus aber könnte ebenso von der psychiatrischen Abteilung durch den krankenhausinternen Konsiliardienst profitieren, z.B. bei somatisch Kranken mit organischen Psychosyndromen, bei Patienten mit Neurosen und psychosomatischen Krankheiten oder bei Patienten, die zur Therapie frischer Vergiftungen infolge von Suicidversuchen auf der Intensivstation aufgenommen werden und einer psychiatrischen Weiterbehandlung bedürfen.

Seitens der psychiatrischen Großkrankenhäuser und ihrer Träger sind allerdings erhebliche Bedenken gegen die Einrichtung psychiatrischer Abteilungen an den allgemeinen Krankenhäusern geltend gemacht worden. Es wird nicht ganz zu Unrecht befürchtet, daß auf diese Weise eine Spaltung der Psychiatrie in eine vornehme, zur Selektion neigende Krankenhauspsychiatrie und eine zweitklassige und nur noch als Sammelbecken für Dissoziale und Pflegefälle fungierende, zur Aufnahme gesetzlich verpflichtete Anstaltspsychiatrie, für die dann kaum mehr qualifiziertes Personal zu gewinnen wäre, bewirkt werden könnte. Insbesondere müßte in der Tat mit einer Abwanderung junger Ärzte an die psychiatrischen Abteilungen der allgemeinen Krankenhäuser gerechnet werden, obschon andererseits zu hoffen ist, daß sich durch solche Abteilungen mehr junge Ärzte als seither dazu motivieren lassen, in die Psychiatrie zu gehen. — Des weiteren wurde gegen die psychiatrischen Abteilungen an den allgemeinen Krankenhäusern eingewandt, daß für die Behandlung von psychisch Kranken besondere Einrichtungen benötigt werden, die in den allgemeinen Krankenhäusern bislang nicht vorgehalten worden sind und wohl auch in der Zukunft wegen einer relativ geringen Zahl von Patienten nicht vorgehalten werden können, wie z.B. Räume für die Beschäftigungs- und Arbeitstherapie oder für sozialtherapeutische Aktivitäten (Gruppenräume, Sozial- und Sportzentrum), und daß bei geringer Bettenzahl auch keine hinlängliche Differenzierung der verschiedenen Patientengruppen nach Diagnosen und deren getrennte Unterbringung auf verschiedenen Stationen möglich sind.

Die Entwürfe zu einem neuen psychiatrischen Versorgungssystem berücksichtigen diese Einwände, indem sie für die psychiatrischen Abteilungen an den allgemeinen Krankenhäusern eigene Aufnahmebezirke mit Verpflichtung zur „Gesamtversorgung" und eine zureichende Zahl von Betten und sonstigen Behandlungsplätzen eingeplant haben. Mit dem Begriff der „Gesamtversorgung" ist gemeint, daß die psychiatrischen Abteilungen an den allgemeinen Krankenhäusern mit den in dem eigenen Aufnahmebezirk vorhandenen sonstigen psychiatrischen Einrichtungen (evtl. auch anderer Trägerschaft) dazu in der Lage sein müssen, alle psychisch Kranken, einschließlich der chronisch Kranken ihres Aufnahmebezirkes zu versorgen. Allerdings ist unbestritten, daß für bestimmte Gruppen von Patienten besondere, z.T. überregionale Einrichtungen geschaffen werden müssen, worauf weiter unten eingegangen werden soll.

Die Integration der Psychiatrie in die allgemeine Medizin sollte sich nun aber nicht allein auf der Ebene der allgemeinen Krankenhäuser abspielen, vielmehr muß erreicht werden, daß die psychiatrische Versorgung der Bevölkerung in allen ihren Aufgabenbereichen (also in den Bereichen der Prävention, der Behandlung und der Rehabilitation) zu einem Bestandteil der allgemein medizinischen Versorgung und in das System der allgemeinen Gesundheitsvorsorge und -fürsorge integriert wird (s. dazu Zwischenbericht der Sachverständigenkommission zur Erarbeitung der Enquête über die Lage er Psychiatrie in der Bundesrepublik Deutschland 1973 [157]).

Gemeindenahe psychiatrische Versorgung

Wie bereits eingangs erwähnt, sind manche der psychiatrischen Großkrankenhäuser im vergangenen Jahrhundert ganz abseits in schwach besiedelten Gebieten errichtet worden und haben weit entfernt liegende Gebiete psychiatrisch zu versorgen. Aber auch die günstig in der Nähe größerer Städte gelegenen psychiatrischen

Landeskrankenhäuser haben i.a. viel zu große Aufnahmebezirke, zu denen u.U. ebenfalls weit entfernt liegende Kreise gehören (s. A. Finzen). Daraus ergeben sich für einen großen Teil der Kranken und ihre Angehörigen lange Wegstrecken, große Zeitverluste und hohe Reisekosten, was selbstverständlich eine niedrige Besuchsfrequenz zur Folge hat. Auch können diese Patienten nicht so leicht nach Hause beurlaubt werden. Bei längerem Krankenhausaufenthalt droht dann eine zunehmende Entfremdung zwischen den Patienten und ihren Angehörigen, Freunden und Bekannten. Damit sinken die Entlassungs- und Rehabilitationschancen. Will man die Entlassungs- und Rehabilitationschancen der hospitalisierten psychisch Kranken verbessern, was unter allen Umständen anzustreben ist, so bleibt keine andere Wahl, als gemeindenahe Versorgunssysteme aufzubauen. Die Einrichtung psychiatrischer Abteilungen an den allgemeinen Krankenhäusern ist also auch unter dem Aspekt der gemeindenahen Versorgung indiziert. Wo anstelle solcher psychiatrischer Abteilungen der Bau neuer psychiatrischer Krankenhäuser geplant werden muß, sollte für sie unbedingt ein Standort in unmittelbarer Nähe großer Städte vorgesehen werden. Diese Forderung muß besonders auch im Hinblick auf die teilstationären und ambulanten Dienste erhoben werden, die für die Resozialisierung und Rehabilitation der Patienten heute benötigt werden. Die konsequenteste Form einer gemeindenahen psychiatrischen Versorgung der Bevölkerung stellt das in den USA konzipierte „Community Mental Health Center" dar, das sich mitten in der Stadt befindet und in dem alle in Betracht kommenden stationären, teilstationären und ambulanten psychiatrischen Dienste angeboten werden. Nur sollten einem solchen psychiatrischen Gemeindezentrum (evtl. an anderer Stelle) auch die nötigen Betten für chronisch Kranke zur Verfügung stehen, damit eine möglichst weitgehende Kontinuität der psychiatrischen Behandlung sichergestellt ist.

Ergänzung der Einrichtungen zur stationären Behandlung durch halbstationäre, ambulante und sonstige flankierende Einrichtungen und Dienste

Früher gab es praktisch nur die Alternative zwischen der vollstationären Behandlung und Pflege der psychisch Kranken in psychiatrischen Institutionen und der Behandlung durch den niedergelassenen Arzt. Mittels der von den psychiatrischen Landeskrankenhäusern betriebenen Außenfürsorge, in deren Rahmen keine Behandlung der Patienten erlaubt war, ließen sich aber wenigstens eine Kontrolle des im Krankenhaus erzielten Behandlungserfolges über längere Zeit, eine Beratung der Patienten und ihrer Angehörigen in Problemsituationen, die Bearbeitung von Schwierigkeiten im sozialen Feld und, falls notwendig, eine erneute Einweisung in das psychiatrische Landeskrankenhaus bewerkstelligen. Hausbesuche gestatteten einen Einblick in die häuslichen Verhältnisse und erleichterten die Kontaktaufnahme mit den Angehörigen. Im Grunde war die Außenfürsorge jedoch wenig effektiv. Das muß vor allem in Anbetracht der heute zu fordernden Maßnahmen der Nachsorge gesagt werden.

Der größte Mangel dieses Systems ist darin zu suchen, daß in ihm keinerlei Zwischenstationen vorgesehen waren, d.h. daß keine Möglichkeit zu einer vorsichtigen, schrittweisen Rehabilitation und Resozialisierung der stationär aufgenommenen Patienten bestand. In den psychiatrischen Landeskrankenhäusern sah man seine Aufgabe wohl auch zu einseitig in der Behandlung und Pflege der Patienten während ihres Krankenhausaufenthaltes und hatte zu wenig die Fragen der Wiedereingliederung der Patienten in das Berufsleben und in die Familie im Auge. Die niedergelassenen Ärzte aber waren ohne Frage mit der Aufgabe der Rehabilitation der aus den psychiatrischen Krankenhäusern zurückkehrenden Patienten überfordert, zumal ihnen die dazu nötigen Mitarbeiter fehlten.

Nun sind im Laufe der letzten Jahrzehnte, zunächst in Großbritannien, dann auch in manchen anderen Ländern, aus verschiedenen Zwischenstufen bestehende, gleitende Rehabilitationssysteme aufgebaut worden, die aus „extramuralen" Einrichtungen halbstationärer und ambulanter Art, auch aus bestimmten weiteren Angeboten bestehen und die die Lücke füllen, die früher zwischen der vollstationären Behandlung im Krankenhaus und der ambulanten Behandlung durch den Hausarzt bzw. den niedergelassenen Nervenarzt klaffte. Die genannten Einrichtungen wurden dann allerdings nicht nur für die nachgehende Fürsorge eingesetzt, sondern sie wurden den psychiatrischen Krankenhäusern auch als (potentielles) Filter vorgeschaltet, um nach Möglichkeit eine Aufnahme der Patienten im psychiatrischen Krankenhaus überhaupt überflüssig zu machen. De facto ergab sich daraus eine enorme Entlastung der psychiatrischen Krankenhäuser. So konnte vor allem aus Großbritannien eine erhebliche Verminderung der Bettenzahlen der psychiatrischen Großkrankenhäuser gemeldet werden.

Zu den halbstationären Einrichtungen zählen die Tageskliniken, in denen solche Patienten tagsüber betreut und behandelt werden, die zu Hause wohnen und dort abends, nachts und übers Wochenende von ihren Angehörigen versorgt werden, die Nachtkliniken, in denen Patienten, die einer regulären Arbeit nachgehen, in ihrer Freizeit betreut und behandelt werden und in denen diese Patienten auch schlafen, schließlich die Wochenendkliniken, in denen die Patienten (u.U. zusammen mit Angehörigen i.S. einer Ehepaar- oder Familientherapie) übers Wochenende betreut und behandelt werden. Üblicherweise werden diese verschiedenen Einrichtungen aus organisatorischen Gründen zu sog. Tages- und Nachtkliniken zusammengefaßt.

Unter den ambulanten Einrichtungen sind die Sprechstunden der niedergelassenen Ärzte (besonders des Hausarztes, des Nervenarztes und des Psychotherapeuten), die Beratungsstellen und Sozialdienste der Gesundheitsämter, sonstige Beratungsstellen (z.B. für Suchtkranke) und sonstige Sozialdienste, telefonische Beratungsdienste, sowie die Ambulanzen der psychiatrischen Krankenhäuser zu verstehen. — In der BRD sind die Ambulanzen noch sehr umstritten, obgleich sie sich in anderen Ländern, vorab in Großbritannien, bestens bewährt haben. Vorerst sind nur die psychiatrischen Universitätskliniken dazu befugt, eine offizielle Ambulanz zu betreiben. Den Leitenden Ärzten der psychiatrischen Landeskrankenhäuser wird auf Antrag von der Kassenärztlichen Vereinigung eine an die Person gebundene „Beteiligung" oder „Ermächtigung" i.S. der Reichsversicherungsordnung zuerkannt, wohingegen die ebenfalls in der Reichsversicherungsordnung vorgesehenen „Institutsverträge" seitens der Kassenärztlichen Vereinigung den psychiatrischen Landeskrankenhäusern bisher prinzipiell vorenthalten wurden. Dabei haben sich längst auf vielen Aufnahme- und Entlassungsabteilungen der psychiatrischen Großkrankenhäuser im Sinne einer begrenzten

Nachbetreuung der entlassenen Patienten „graue Ambulanzen" gebildet, die nicht selten eine Wiederaufnahme der Patienten überflüssig machen. Soweit ich sehe, geht es den psychiatrischen Landeskrankenhäusern in erster Linie um eine offizielle Sanktionierung dieser „grauen Ambulanzen", die dann allerdings u.U. auch die Funktion von Vorschaltambulanzen für Patienten, die von Allgemeinpraktikern zur stationären Behandlung eingewiesen werden, übernehmen können. Es hat sich nämlich gezeigt, daß bei manchen dieser Patienten eine ambulante Krisenintervention [144] ausreichen würde.

Mit den oben angesprochenen sonstigen Angeboten sind Übergangswohnheime, andere Wohnheime (z.B. Wohnheime für seelisch und geistig Behinderte, die nicht mehr im engeren Sinn krankenhausbedürftig sind), beschützende Wohnbereiche (z.B. Wohngemeinschaften in normalen Wohnhäusern oder Mietwohnungen), Tagesstätten (z.B. für alte Menschen), Werkstätten und Arbeitsplätze für Behinderte und Rehabilitationswerkstätten gemeint. — Ohne Frage ließen sich viele Patienten, die heute noch die Abteilungen für „chronisch Kranke" bevölkern, zur Entlassung bringen, wenn außerhalb des Krankenhauses Wohnheime und beschützende Wohnungen mit Werkstätten für Behinderte zur Verfügung stünden. Bei denjenigen der langfristig hospitalisierten Patienten, die im Rahmen der Arbeitstherapie in den krankenhauseigenen Betrieben wichtige Funktionen übernommen haben und dort zu nahezu unentbehrlichen Mitarbeitern geworden sind (sic!), könnte im Falle ihrer Unterbringung in einer nahe gelegenen Wohnung das Landeskrankenhaus die Funktion einer Werkstätte für Behinderte übernehmen.

Ein noch ungelöstes Problem ist das extramurale Arbeitstraining bei noch im Patientenstatus befindlichen Patienten. Diese Patienten gehen (in Gruppen oder einzeln) zur Arbeit in normale Betriebe (bevorzugt Industriebetriebe), um sich dort wieder an ein normales Arbeitsquantum und ein normales Arbeitsklima zu gewöhnen. Die Auswahl des Arbeitsplatzes erfolgt dabei nicht nach betrieblichen, sondern nach therapeutischen Gesichtspunkten. Schwierigkeiten entstehen dabei wegen der Frage des Arbeitslohnes, der im Widerspruch zum Patientenstatus der Betreffenden steht. Weitere Schwierigkeiten ergeben sich aus dem Umstand, daß Großbetriebe, in denen am leichtesten Plätze für das extramurale Arbeitstraining beschafft werden können, ihre eigene Betriebskrankenkasse haben und sich diese wegen des erhöhten Rückfallrisikos bei psychisch Kranken und in Anbetracht der dann auf sie zukommenden Leistungspflicht nicht dazu in der Lage sehen, die Einstellung der Patienten nach erfolgreichem Arbeitstraining der Betriebsleitung zu empfehlen.

Von allergrößter Bedeutung ist eine gut funktionierende Kooperation der verschiedenen extramuralen Dienste untereinander und mit dem Krankenhaus, wobei die unbürokratische Flexibilität eine conditio sine qua non darstellt.

Literatur: a) Gemeindenahe Versorgung: [5, 13, 22, 46a, 55a u. b, 57, 64b, 73c, u. d, 78, 92a, 97, 110, 137, 146, 148b, 167, 187, 190]. b) Tages- und Nachtkliniken etc.: [17b, 21b, 81, 93]. c) Arbeitstherapie, Arbeitstraining, industrielle Rehabilitation: [166, 15, 16, 51, 91, 147, 150, 158, 187a u. b]. d) Niedergelassene Ärzte, insonderheit Nervenärzte: [34b, 49, 181].

Spezialisierung innerhalb der Psychiatrie

Wie bereits erwähnt, haben die psychiatrischen Großkrankenhäuser ein sehr heterogenes Krankengut zu versorgen, ein Sachverhalt, aus dem sich immer mehr die Notwendigkeit der Entflechtung, Differenzierung und Spezialisierung ergab, weil bestimmte Gruppen von Kranken, beispielsweise die Gruppe der Alterskranken mit ihrer Multimorbidität oder die Gruppe der Alkoholkranken mit ihren spezifischen Suchtproblemen, die Entwicklung gezielter Therapieprogramme dringend geboten erscheinen ließen. Das legte eine Unterteilung der psychiatrischen Großkrankenhäuser in verschiedene Funktionsbereiche nahe. Für eine solche Unterteilung sprachen auch der starke Anstieg der Aufnahme- und Entlassungsziffer und die zunehmende Überlastung der Krankenhausdirektoren durch organisatorische und administrative Aufgaben. Es war dem ärztlichen Direktor immer weniger möglich, im ganzen Krankenhausbereich regelmäßig Visiten zu machen und die Verantwortung für die Diagnostik und Therapie für das ganze Krankenhaus zu übernehmen.

Je nach den örtlichen Gegebenheiten wurden deshalb in den vergangenen Jahren an den psychiatrischen Großkrankenhäusern verschiedene Funktionsbereiche mit je einem Leitenden Arzt an der Spitze geschaffen, etwa Funktionsbereiche für die Gerontopsychiatrie, die Kinder- und Jugendpsychiatrie, die Neurologie und forensische Psychiatrie. Mancherorts wurden für den Akutkrankenbereich, den Rehabilitationsbereich und den Chronisch-Kranken-Bereich getrennte Funktionsbereiche eingerichtet, während ich selbst am Westfälischen Landeskrankenhaus Gütersloh (unter Ausklammerung der Abteilungen für Alterskranke, die zu einem internistisch-geriatrischen Funktionsbereich zusammengefaßt wurden) eine Unterteilung des psychiatrischen Komplexes in vier Funktionsbereiche mit je eigenen Aufnahme-, Rehabilitations-, Entlassungs- und Langzeitabteilungen vornahm, weil das den Vorteil bietet, daß der Patient für die Dauer der stationären Behandlung i.A. in der Hand eines einzigen Ärzteteams bleiben kann. Später bildete sich bei uns dann auch noch ein besonderer Bereich für suchtkranke Männer heraus. — Die Kooperation der verschiedenen Funktionsbereiche läßt sich durch regelmäßige Konferenzen der Leitenden Ärzte und durch Konferenzen aller Ärzte, Psychologen und Sozialarbeiter bewerkstelligen. — Das zuerst in Frankreich proklamierte Departmentsystem i.S. einer Unterteilung des Krankenhauses in einzelne Unterbereiche mit je eigenem Aufnahmebezirk (aber gemeinsamen Pools für bestimmte Gruppen von Patienten, etwa für Alterskranke) konnte sich in der BRD noch kaum durchsetzen, obwohl es sich unter dem Aspekt der Kontinuität der Behandlung zweifellos am meisten empfiehlt, weil es eine klinische Behandlung und Nachsorge (mindestens in Form der Außenfürsorge) durch ein und dasselbe Ärzteteam sicherstellt; seine volle Wirksamkeit kann das Departmentsystem allerdings erst dann entfalten, wenn die nötigen halbstationären und ambulanten Dienste eingerichtet worden sind.

Zweifellos wird sich die Tendenz zur Spezialisierung innerhalb der Psychiatrie in der Weise weiter fortsetzen, daß für bestimmte Patientengruppen gesonderte Versorgungssysteme aufgebaut werden:

Für alte Menschen sind besondere Betreuungs-, Versorgungs- und Therapieangebote innerhalb der Gemeinde zu fordern, die von einer häuslichen Pflege durch Gemeindeschwestern und einer Versorgung durch „Essen auf Rädern", über Tagesstätten, Altenclubs, Beratungsstellen, Ambulanzen, besondere Wohnangebote (Altenwohnungen, Altenheime) bis hin zu Altenpflegeheimen und geriatrischen und gerontopsychiatrischen Krankenabteilungen reichen. — Eine vorbildlich eingerichtete gerontopsychiatrische Klinik mit den nötigen teilstationären und ambulanten Diensten ist von CHR. MÜLLER und seinen Mitarbeitern in Lausanne/Schweiz geschaffen worden [182, 129a].

Für psychisch kranke Kinder und Jugendliche wird ebenfalls ein besonderes Versorgungssystem benötigt, das aus ambulanten Diensten (Erziehungsberatungsstellen, Drogenberatungsstellen, schulpsychologischer Dienst, Kindertagesstätten, besondere Ambulanz), aus Heimen und Wohnangeboten (Heime für geistig behinderte Kinder und Jugendliche, heilpädagogische Heime, Pflegeheime, Pflegenester, Wohnheime und Wohngruppen für Jugendliche, Übergangsheime) und aus klinischen Einrichtungen für kurzfristige Untersuchung, Beobachtung und Behandlung und für langfristige Behandlung und Pflege bestehen sollte.

Auch für Suchtkranke (Alkoholkranke, Medikament- und Drogenabhängige) muß ein Netz vielseitiger ambulanter, teilstationärer und stationärer Dienste mit Beratungsstellen, organisierter Selbsthilfe („Anonyme Alkoholiker"), Fachambulanzen, Übergangs- und Dauerwohnheimen, Rehabilitationswerkstätten, Werkstätten für Behinderte, Nacht- und Wochenendkliniken sowie Suchtkrankenabteilungen bzw. Suchtkliniken geschaffen werden.

Besondere Einrichtungen werden ferner für erwachsene Oligophrene benötigt. Hierbei ist nicht nur an Pflegeanstalten und Pflegeheime, sondern auch an Dauerwohnheime mit Werkstätten für Behinderte zu denken. — In manchen Ländern, z.B. in Dänemark, ist die Versorgung der Oligophrenen bereits vollkommen von der Psychiatrie abgetrennt worden, was eine sehr gezielte heilpädagogische, physiotherapeutische, arbeitstherapeutische und verhaltenstherapeutische Behandlung ermöglichte. — Die in der BRD übliche Unterbringung erwachsener Oligophrener in den psychiatrischen Landeskrankenhäusern stellt ohne Frage eine Fehlplacierung dar, da die Oligophrenen dort praktisch keine Förderung erfahren, vielmehr nur nebenher mitversorgt werden.

Schließlich ist der Aufbau eines psychotherapeutischen Versorgungssystems mit psychotherapeutischen Beratungsstellen, Konsiliar- und Supervisionsdiensten, Spezialpraxen und Ambulanzen sowie psychosomatischen Abteilungen bzw. Kliniken notwendig.

Maßnahmen zur Realisierung neuer psychiatrischer Versorgungssysteme

Beispiele aus dem Ausland

In *Großbritannien*, wo die Sozialpsychiatrie ihren Ausgang nahm, ist die Verwirklichung eines umfassenden sozialpsychiatrisch fundierten Versorgungssystems am weitesten fortgeschritten. Vorbereitet wurde diese Entwicklung durch ein Gesetz, das die freiwillige Aufnahme von Patienten in psychiatrischen Krankenhäusern regelte und die Einrichtung von Polikliniken an den allgemeinen Krankenhäusern ermöglichte (Mental Treatment Act, 1930). Rund 10 Jahre später kam die Sozialpsychiatrie als eine neue Betrachtungsweise und als eine neue Organisationsform der angewandten Psychiatrie in Gang.

Im Jahre 1939 konstituierte sich im Runwell-Hospital auf Anregung von J. BIERER der erste therapeutische Patientenclub mit weitgehender Selbstverwaltung. Ab 1940 unternahmen BION und

RICKMAN am Military Hospital „Northfields" erste Versuche mit einer Gemeinschaftstherapie; dort gründete FOULKES die ersten Patientengruppen mit Selbstverwaltung. Im Jahre 1946 prägte T.F. MAIN den Begriff der „therapeutic community" zur Charakterisierung des neuen therapeutischen Stils [163]. Nach vorausgehenden Experimenten in den Ministry of Health Hospitals in Mill Hill und Dartford baute MAXWELL JONES das Prinzip der therapeutischen Gemeinschaft bei Patienten mit chronifizierten Neurosen und Charakterstörungen an der Industrial Neurosis Unit des Belmont-Hospitals in Sutton, einem Stadtteil von London, weiter aus. D.V. MARTIN erprobte das Prinzip der therapeutischen Gemeinschaft erstmals an Schizophrenen und nahm schließlich die Umstrukturierung eines ganzen psychiatrischen Krankenhauses — des Claybury-Hospitals in London-Woodford mit seinen rund 2000 Betten — nach den Gesichtspunkten der therapeutischen Gemeinschaft vor. Seinem Beispiel folgten manche anderen psychiatrischen Einrichtungen. Jedenfalls gewann die Idee der therapeutischen Gemeinschaft rasch an Boden. — G.M. BELL, D. MACMILLAN u.a. proklamierten und realisierten das Prinzip der offenen Tür in psychiatrischen Krankenhäusern. Zugleich wurden in zunehmendem Umfang Tages- und Nachtkliniken, Übergangswohnheime, Rehabilitationsbetriebe, Werkstätten für Behinderte, Beratungsdienste usw. eingerichtet [12, 113, 64, 187—190, 15, 16, 51, 17, 26, 27, 69, 161, 162, 167, 168, 108, 60b, 92a, 46a u. b, 9, 39].

Aus den vielseitigen sozialpsychiatrischen Therapie- und Rehabilitationsangeboten, die in immer stärkerem Maß aus den psychiatrischen Krankenhäusern in die Gemeinden hineingetragen wurden, entwickelte sich der „Comprehensive Community Mental Health Service", d.h. eine sehr flexible und umfassende Versorgung der einzelnen Gemeinden mit psychiatrischen und psychohygienischen Diensten. Das setzte natürlich eine strikte Regionalisierung der psychiatrischen Versorgung voraus.

Die Verlagerung der Therapie aus den psychiatrischen Großkrankenhäusern in extramurale Einrichtungen und die Intensivierung aller rehabilitativen Maßnahmen führte zu einer Reduktion der Bettenzahl der psychiatrischen Krankenhäuser: Von 1954 bis 1968 ging die Zahl der psychiatrischen Betten von 3,4 je tausend auf 2,5 je tausend Einwohner zurück. — Seitens des zuständigen Ministeriums wurden für Neubauten nur noch psychiatrische Abteilungen an allgemeinen Krankenhäusern empfohlen, wobei zwei verschiedene Typen in Vorschlag gebracht wurden: Typ A mit 120 Betten und ca. 150 bis 160 Tagesklinikplätzen für die Versorgung von etwa 250000 Menschen, Typ B mit 90 Betten und ca. 120 Tagesklinikplätzen für die Versorgung von etwa 150000 bis 180000 Menschen (H. HÄFNER [105e]).

Die neuen sozialpsychiatrischen Konzepte fanden überhaupt die volle Unterstützung seitens der Regierung und wurden durch verschiedene Gesetze (Disabled Persons Act, 1944; National Health Service Act, 1946; Mental Health Act, 1960; Social Services Act, 1970) und ministerielle Erlasse untermauert.

Von Großbritannien breiteten sich die neuen sozialpsychiatrischen Konzepte innerhalb Europas vor allem in die skandinavischen Länder und die Niederlanden aus.

In *Dänemark* wurde im Jahre 1952 vom Innenministerium eine Kommission mit dem Auftrag eingesetzt, Vorschläge zu einer Neuordnung des psychiatrischen Krankenhauswesens zu erarbeiten. Die Kommission bestand aus Psychiatern, Ministerialbeamten, Abgeordneten, Verwaltungsbeamten, Oberschwestern und Oberpflegern. Das im Jahre 1956 fertiggestellte Kommissionsgutachten enthielt u.a. detaillierte Angaben über die Verhältnisse in den vorhandenen psychiatrischen Einrichtungen und das Ergebnis epidemiologischer Erhebungen. Der in ihm ausführlich dargelegte Generalplan für die zukünftige Entwicklung der Psychiatrie in Dänemark sah vor allem eine enge Koppelung der neu zu errichtenden psychiatrischen Krankenhäuser an die allgemeinen Krankenhäuser vor. Die maximale Bettenzahl wurde für die psychiatrischen Krankenhäuser mit 400, die optimale Bettenzahl mit 300 beziffert, wobei davon ausgegangen wurde, daß aus ökonomischen Gründen nur bei einer bestimmten Größe des Krankenhauses die nötigen Sondereinrichtungen vorgehalten werden können. Nach Auffassung der Kommission sollten die psychiatrischen Krankenhäuser dazu in der Lage sein, alle Formen psychischer Störungen und Krankheiten zu behandeln und auch die chronisch Kranken zu versorgen. (Die Schwachsinnigenfürsorge ist in Dänemark von der Psychiatrie getrennt, für psychisch abnorme Rechtsbrecher gibt es besondere Einrichtungen in Herstedvester und Horsens, der Epileptiker hat sich eine private Einrichtung in den „Kolonien Filadelfia" angenommen.)

Nach den Richtlinien des Generalplanes wurden in der Folgezeit in unmittelbarer Nachbarschaft von allgemeinen Krankenhäusern die psychiatrischen Krankenhäuser in Glostrup und Aalborg gebaut; ein drittes befindet sich in Hillerod im Bau. In Gentofte, einem Stadtteil von Kopenhagen, wurde eine Tages- und Nachtklinik („Montebello") errichtet. — Ohne Berücksichtigung des Generalplanes wurden in der Folgezeit an mehreren allgemeinen Krankenhäusern jedoch kleine psychiatrische Abteilungen für ein ausgewähltes Krankengut eingerichtet. — Nun schaltete sich die dänische Fachgesellschaft für Psychiatrie mit einer Planungskommission ein, die im Jahre 1970 einen umfangreichen Bericht vorlegte. Aufgrund exakter epidemiologischer Erhebungen wurde in ihm als kleinste psychiatrische Einheit („Atom") für 30000 Einwohner eine Einrichtung mit 60 Betten zusätzlich 15 Plätzen für Tagespatienten und Zugang zu 20 Plätzen in psychiatrischen Pflegeheimen definiert. Mehrere solcher Einheiten (in der Regel vier bis sechs) sollen tunlichst zu einer größeren Einheit zusammengeschlossen werden. Sie sollen mit Ambulanzen ausgestattet sein und alle Funktionen eines psychiatrischen Gemeindezentrums übernehmen. Ihre Zuständigkeit soll sich auf die Region des allgemeinen Krankenhauses, dem sie angeschlossen sind, erstrecken [176, 138, 191 d].

In *Schweden* wurde im Jahre 1951 von einem staatlichen Komitee in Zusammenarbeit mit den psychiatrischen Krankenhäusern ein sehr detailliertes Raumprogramm für neue psychiatrische Krankenhäuser mit 800 Betten erarbeitet (Vollständige Wiedergabe in der Monographie von F. PANSE). Nach diesen Plänen wurden in der Folgezeit unter großem Kostenaufwand viele neue psychiatrische Krankenhäuser gebaut und die alten entsprechend umgestaltet [164, 191 d]. Darüber hinaus wurden aber auch an allgemeinen Krankenhäusern (Regionalkrankenhäusern) psychiatrische Abteilungen eingerichtet [153, 194]. Eine dieser Abteilungen, die psychiatrische Abteilung des Regionalkrankenhauses in Linköping entwickelte starke und vielseitige Aktivitäten im Sinne einer Gemeindepsychiatrie (G. WRETMARK, 1969). — Alle psychiatrischen Einrichtungen haben die Möglichkeit zur ambulanten Behandlung von Patienten. — Für Langzeitkranke stehen psychiatrische Pflegeheime zur Verfügung. — Die Versorgung der Oligophrenen wurde vollkommen abgetrennt. In den psychiatrischen Krankenhäusern brauchen nur noch Oligophrene mit psychiatrischen Komplikationen aufgenommen zu werden.

Durch eine Verwaltungsreform wurde im Jahre 1967 die Verantwortung für die psychiatrischen Einrichtungen, die vorher in den Händen des Staates lag, an die Landschaftsverbände delegiert. (Es gibt in Schweden 23 Landschaftsverbände und 3 große Stadtgemeinden.)

Am 1. Januar 1967 trat ein Gesetz in Kraft, wonach die Aufnahme, Behandlung und Entlassung der psychisch Kranken in der Regel auf der Basis der Freiwilligkeit zu erfolgen hat und eine zwangsweise Einweisung nur unter bestimmten Voraussetzungen (Gemeingefahr, Selbstgefährdung) möglich ist; eine Einweisung gegen den Willen des Kranken kann aber nach diesem Gesetz auch ohne Gerichtsbeschluß aufgrund des Zeugnisses eines Facharztes für Psychiatrie vorgenommen werden, wenn bei einem Patienten eine Verschlechterung seines Gesundheitszustandes ohne entsprechende Behandlung zu erwarten ist. Zwangsweise eingewiesene Patienten können bei einer sog. Entlassungskommission Einspruch erheben, deren Vorsitzender ein Richter ist und zu der u.a. ein vom Krankenhaus unabhängiger Facharzt für Psychiatrie gehört. Dieses Gesetz hatte eine starke Zunahme der freiwilligen Aufnahmen zur Folge. Nur noch wenige Krankenabteilungen brauchen geschlossen gehalten zu werden.

In rechtlicher Hinsicht wurden die psychisch Kranken vollkommen den körperlich Kranken gleichgestellt.

In *Norwegen* wurden in den letzten zwei Jahrzehnten eine enge Zusammenarbeit der Psychiatrie mit der allgemeinen Medizin und eine möglichst gemeindenahe psychiatrische Versorgung der Bevölkerung angestrebt. Dementsprechend wurden vielerorts psychiatrische Abteilungen an allgemeinen Krankenhäusern eingerichtet. Allerdings stößt die gemeindenahe Versorgung in Norwegen aus geographischen Gründen auf gewisse Schwierigkeiten. In Oslo sind jedoch bereits zahlreiche sozialpsychiatrische Dienste geschaffen worden, u.a. ein Notfalldienst (in Form eines 24 Stunden-Dienstes), eine psychiatrische Poliklinik für ehemals stationär behandelte Patienten, ein Rehabilitationsinstitut, mehrere Übergangswohnheime, Tageskliniken, Patientenclubs und Beratungsstellen, verschiedene Kliniken und Heime für Alkoholkranke, eine Poliklinik für drogenabhängige Jugendliche und etliche Einrichtungen für die Kinder- und Jugendpsychiatrie. Manche der genannten Dienste für Erwachsene wurden von einem Funktionsbereich des psychiatrischen Krankenhauses „Dikemark" aus gegründet, die anderen stehen unter der Trägerschaft des Staates, der Stadt oder freier Verbände.

Die Mehrzahl der psychiatrischen Krankenhäuser hat weniger als 400 Betten. Zwei der größeren psychiatrischen Krankenhäuser („Dikemark" bei Oslo und „Trøndelag" bei Trondheim) wurden i.S. des Departmentsystems unterteilt. — Abgesehen von Oligophrenen, für die ein gesondertes Versorgungssystem aufgebaut worden ist, finden Patienten mit allen psychiatrischen Diagnosen Aufnahme in den psychiatrischen Krankenhäusern. Für langfristig hospitalisierungsbedürftige Patienten gibt es aber auch besondere Pflegeheime.

Die Frage der Einweisung eines Kranken gegen seinen Willen ist durch ein im Jahre 1961 in Kraft getretenes Gesetz geregelt. Nach diesem Gesetz kann ein Patient bei Vorliegen einer behandlungsbedürftigen psychischen Krankheit aufgrund der Bescheinigung eines praktischen Arztes gegen seinen Willen bis zur Dauer von 3 Wochen im psychiatrischen Krankenhaus aufgenommen werden. Über Zwangseinweisungen auf unbestimmte Zeit haben der praktische Arzt, der Distriktsarzt, der kommunale Sozialdienst und die Familie des Kranken zu befinden. Einsprüche der Patienten werden von einer Kontrollkommission bearbeitet, die sich aus einem Richter, einem vom Krankenhaus unabhängigen Arzt und zwei weiteren Mitgliedern zusammensetzt und die auch eine administrative Kontrolle ausübt.

In den *Niederlanden* lag die Versorgung psychisch Kranker und Oligophrener seit je überwiegend in den Händen freier Trägerverbände (besonders konfessioneller Art), weshalb es nur ganz wenige psychiatrische Institutionen mit staatlicher Trägerschaft gibt. Die nicht-staatlichen Institutionen sind autonom, sie haben keine bestimmten Aufnahmebezirke und damit auch keine offizielle Aufnahmepflicht, sie haben also die Möglichkeit zur Selektion der Patienten. — Nach Beendigung des Zweiten Weltkrieges wurden die vorhandenen psychiatrischen Krankenhäuser großzügig renoviert und vielfach durch neue Gebäude erweitert.

A. QUERIDO unternahm in Amsterdam den Versuch, die stationäre psychiatrische Behandlung möglichst weitgehend durch eine häusliche Behandlung der Patienten zu ersetzen, die Patienten also in ihrer gewohnten Umgebung zu belassen. Das brachte allerdings eine erhebliche Belastung der Familien mit sich, besonders bei akut psychotisch erkrankten Patienten; außerdem wurde die Behandlung u.U. durch die bestehende Familienpathologie erschwert. Aus dem sog. Amsterdamer Experiment erwuchs aber ein psychiatrischer Notdienst mit mobilen Teams, der sich sehr bewährte.

Aus den Nachsorgediensten der psychiatrischen Krankenhäuser, aber auch ganz unabhängig davon, konstituierte sich seit Beginn der Fünfziger Jahre in allen Provinzen ein sozialpsychiatrischer Dienst mit sehr vielseitigen Angeboten (Notfalldienst rund um die Uhr, Beratungsstellen, häusliche Versorgung, nachgehende Fürsorge, Übergangsheime, beschützende Werkstätten etc.), der vollkommen selbständig arbeitet, also organisatorisch nicht mit den psychiatrischen Krankenhäusern verknüpft ist. Daraus haben sich manche Schwierigkeiten bezüglich der Kooperation ergeben, weshalb die psychiatrischen Krankenhäuser z.T. dazu übergegangen sind, eigene Einrichtungen für die Rehabilitation und Nachsorge zu schaffen.

Erst in den letzten Jahren ist seitens der Regierung ein Plan erarbeitet worden, der eine Verbesserung der Kooperation der verschiedenen psychiatrischen Dienste, eine klare Regelung der Zuständigkeiten und eine möglichst gemeindenahe Versorgung der Patienten zum Ziele hat. Dieser Plan sieht einerseits eine Unterteilung des Landes in Regionen mit maximal 1 Million Einwohnern, Bezirke mit 200000 bis 250000 Einwohnern und kleinere Einheiten (z.B. Stadtviertel) mit ca. 25000 Einwohnern, andererseits eine Staffelung der psychiatrischen Dienste nach verschiedenen Kriterien vor. Die Staffelung erfolgt jeweils in 3 Stufen („Echelons"): Bezüglich der Intensität der Behandlung und Betreuung wird z.B. zwischen ambulanter, teilstationärer und stationärer, bezüglich der Spezialisierung zwischen fehlender Spezialisierung (z.B. Hausarzt, Gemeindeschwester, Sozialarbeiter), Spezialisierung (z.B. niedergelassener Nervenarzt, Suchtberatungsstelle) und hoher Spezialisierung (z.B. psychiatrisches Fachkrankenhaus) unterschieden. Die verschiedenen „Echelons" sollen dann den oben genannten Arealen zugeordnet werden. — Für die Distrikte sind „District Mental Health Centers" mit verschiedenen sozialpsychiatrischen Diensten eingeplant. Die großen psychiatrischen Krankenhäuser sollen verkleinert und die Bettenzahl der einzelnen Krankenabteilung auf 12 bis 15 Betten reduziert werden. Eine große Bedeutung wird in dem Plan den psychiatrischen Abteilungen an den allgemeinen Krankenhäusern beigemessen [28, 115, 67, 6, 118].

In den *USA* lag die psychiatrische Versorgung der Bevölkerung früher besonders im argen. Die psychiatrischen Anstalten waren i.a. viel zu groß und lagen zu weit abseits, es herrschten dort bezüglich der Unterbringung der Patienten vielfach denkbar schlechte Verhältnisse und es fehlte allenthalben an Personal. In der Zeit nach dem Zweiten Weltkrieg setzten dann auch in den USA Bemühungen um eine gemeindenahe psychiatrische Versorgung durch Schaffung von psychiatrischen Abteilungen an den allgemeinen Krankenhäusern, Ambulanzen, Übergangseinrichtungen etc. ein.

Diese Entwicklung wurde durch die Sonderbotschaft des amerikanischen Präsidenten JOHN F. KENNEDY an den Kongreß vom 5.2.1963 entscheidend gefördert. Nach eindringlicher Darlegung der Misere der Psychiatrie in den USA empfahl J.F. KENNEDY dem Kongreß, die Länder zu autorisieren, Beträge für den Bau psychiatrischer Gemeindezentren zu bewilligen (wobei die Bundesregierung 45 bis 75% der vorgesehenen Kosten übernehmen solle) und für die Durchführung der Planung dieser psychiatrischen Gemeindezentren eine Summe von 4,2 Millionen Dollar zur Verfügung zu stellen. Ausdrücklich betonte J.F. KENNEDY, daß es in den USA bereits viele psychiatrische Dienste innerhalb der Gemeinden gebe, daß die Zusammenfassung aller dieser Dienste zu psychiatrischen Gemeindezentren aber neu sei. — Nachdem der Kongreß seine Zustimmung gegeben hatte, setzte alsbald die Planung ein. Wenige Jahre später (1966) wurde ein Gesetz („Comprehensive Mental Health and Retardation Act") verabschiedet, das die Unterteilung der einzelnen Länder in Bezirke und die Planung umfassender psychiatrischer Dienste für jeden dieser Bezirke vorschrieb. Die einzelnen Bezirke sollen 75000 bis 200000 Einwohner haben und in jedem soll sich ein Community Mental Health Center mit Möglichkeiten zur stationären, teilstationären und ambulanten Behandlung, einem 24 Stunden-Notfalldienst und einem Konsiliardienst befinden. Darüber hinaus sollen die Community Mental Health Centers weitere Aufgaben im Bereich der Prävention, Nachsorge und Rehabilitation, auch der Forschung übernehmen.

Bis Mitte Juni 1970 konnten bereits 245 Community Mental Health Centers in Betrieb genommen werden. Daraus ergab sich eine erhebliche Entlastung der psychiatrischen Anstalten und eine starke Akzentverschiebung von der stationären zur ambulanten Behandlung. Die Planung sieht bis Ende 1970 den Bau von insgesamt 500, bis Ende 1980 von insgesamt 2000 Community Mental Health Centers vor (H. HÄFNER) [87, 135, 137, 11, 13, 22, 50, 19, 92a, 97, 110, 148b, 169, 174].

Auch in manchen anderen Ländern bahnten sich unter dem Einfluß der neuen sozialpsychiatrischen Impulse ähnliche Entwicklungen in Richtung auf eine Integration der Psychiatrie in die allgemeine Medizin und vor allem in Richtung auf eine umfaßende gemeindenahe psychiatrische Versorgung der Bevölkerung an.

Durch die in Großbritannien in Gang gesetzte Reform veränderte sich der Stellenwert der psychiatrischen Krankenhäuser von Grund auf. Waren sie früher neben der Sprechstunde der niedergelassenen Nervenärzte überall die einzige Stätte, in der eine fachgerechte psychiatrische Spezialbehandlung angeboten wurde, so sind sie jetzt mancherorts zu einem Bestandteil eines hochdifferenzierten Versorgungssystems geworden, das viele verschiedene Formen der ambulanten, teilstationären und stationären Behandlung, einschließlich präventiver und rehabilitativer Maßnahmen umfaßt. Im Zuge dieser Entwicklung hatten und haben die psychiatrischen Krankenhäuser auch selbst einen Strukturwandel zu vollziehen, und zwar im Sinne der fortschreitenden Öffnung nach draußen, einer freiheitlichen Behandlung der Kranken, einer Auflockerung mit Reduktion der Bettenzahl, einer Spezialisierung für bestimmte Aufgaben. Sofern sie räumlich günstig liegen, etwa im Randgebiet größerer Städte, können sie die Funktion von psychiatrischen Gemeindezentren, durchaus auch im Verbund mit anderen Trägern, übernehmen. — Die knappe Darstellung der Entwicklung der Psychiatrie in anderen Ländern dürfte aber deutlich gemacht haben, daß die Erneuerung des psychiatrischen Versorgungssystems eine umfangreiche Planungsarbeit, die Unterstützung des Staates und neue gesetzliche Bestimmungen voraussetzt.

Zielpläne der einzelnen Länder der BRD

Nach dem Zweiten Weltkrieg mußte in Deutschland erst einmal an den Wiederaufbau der zerstörten Städte und der vollkommen darniederliegenden Wirtschaft gedacht werden. Das nach der Währungsreform (1948) in der BRD in Gang kommende „Deutsche Wirtschaftswunder" erfaßte daher die psychiatrischen Institutionen erst relativ spät. Immerhin konnten ab Mitte der Fünfziger Jahre, und dann vor allem in den Sechziger Jahren, viele der überalterten Krankengebäude der psychiatrischen Landeskrankenhäuser und Kliniken in immer großzügigerer Weise renoviert, zahlreiche neue Krankengebäude (Bettenhäuser, Aufnahmekliniken, besondere Gebäude für chronisch Kranke, Alterskranke, Suchtkranke, Kinder und Jugendliche) gebaut und hie und da auch Einrichtungen für die Arbeits- und Beschäftigungstherapie (z.B. Industriehallen für das Arbeitstraining und die industrielle Rehabilitation an den Westfälischen Landeskrankenhäusern Gütersloh und Eickelborn oder das Zentrum für Arbeits- und Beschäftigungstherapie am Psychiatrischen Bezirkskrankenhaus Gabersee) geschaffen werden. Da seit Jahrzehnten so gut wie nichts für die psychiatrischen Krankenhäuser getan worden war, erwies sich der Nachholbedarf jedoch als immens hoch und ein großer Teil der hospitalisierten psychisch Kranken mußte noch lange unter sehr unerfreulichen Verhältnissen in überfüllten, meist geschlossen gehaltenen Krankenabteilungen leben, bis vor kurzem Sofortprogramme zur Beseitigung unzulänglicher Patientenunterkünfte entwickelt und realisiert wurden. Im übrigen hielt und hält sich auf manchen Abteilungen noch relativ hartnäckig der kustodiale Stil.

An verschiedenen Stellen konnten neue psychiatrische Krankenhauskomplexe errichtet werden. So konnte das im Krieg total durch Bomben zerstörte Westfälische Landeskrankenhaus Münster-Marienthal wieder aufgebaut und in Berlin-Spandau eine neue Landesnervenklinik gebaut werden. In Homburg/Saar, Hamburg, Bonn, Hannover und Essen entstanden neue psychiatrische Universitätskliniken. Neue Einrichtungen für die Kinder- und Jugendpsychiatrie wurden u.a. in Delmenhorst/Oldenburg (Wichernstift), in Viersen-Süchteln (Rhein. Landesklinik für Jugendpsychiatrie), in Hamm (Westf. Institut für Jugendpsychiatrie und Heilpädagogik), in Marl-Sinsen (Westf. Landeskrankenhaus In der Haard) und in Oldenburg (Schwerstbehindertenzentrum für Kinder und Jugendliche) geschaffen. Weiterhin konnten neue Heilstätten für Suchtkranke (z.B. Westf. Landesheilstätte Gütersloh) gebaut werden. Schließlich seien auch die neu errichteten psychotherapeutischen Kliniken in Neuenkirchen (Psychosomatische Klinik) Berleburg (Klinik Wittgenstein), Gengenbach (Klinik Kinzigtal) und Stuttgart-Sonnenberg (Neurosenzentrum und psychosomatische Klinik) erwähnt. (Eine vollständige Aufzählung aller neuen Einrichtungen ist an dieser Stelle leider nicht möglich.)

Von einigen Ländern wurde die Planung neuer psychiatrischer Landeskrankenhäuser in Angriff genommen und weit vorangetrieben, so vom Land Baden-Württemberg (in Hirsau bei Calw, fast fertiggestellt), vom Landschaftsverband Westfalen-Lippe (in Fröndsberg bei Iserlohn und in Olpe) und vom Land Bayern in Erlangen. In Schleswig-Holstein sollen drei neuen allgemeinen Krankenhäusern psychiatrische Abteilungen angeschlossen werden. Für Mannheim wurde der Bau eines „Zentralinstitutes für seelische Gesundheit" geplant.

Im übrigen wurden ab Mitte der Sechziger Jahre von den meisten Ländern der BRD und von West-Berlin Zielpläne für die zukünftige psychiatrische Versorgung der Bevölkerung erarbeitet, größtenteils unter besonderer Berücksichtigung der Entwicklungen in den skandinavischen Ländern und den Niederlanden: (Bayern: [2, 47, 140, 195]; Baden Württemberg: [123, 159]; Berlin: [160]; Hessen: [100]; Niedersachsen: Zehnjahresplan 1970; Nordrhein-Westfalen: [122, 101, 102, 104, 112]; Rheinland-Pfalz: [124]; Schleswig Holstein: Ergänzungs- und Reformprogramm 1965). Hier ist anzumerken, daß das Grundgesetz für die Bundesrepublik Deutschland vom 24. Mai 1949 die gesamte Exekutive des öffentlichen Gesundheitswesens den Ländern übertragen hat. Stark umstritten waren dabei die psychiatrischen Abteilungen an den allgemeinen Krankenhäusern, die Ambulanzen an den psychiatrischen Krankenhäusern und die „Community Mental Health Centers". Man befürchtet bezüglich der psychiatrischen Abteilungen an den allgemeinen Krankenhäusern und bezüglich der Community Mental Health Centers die Entwicklung einer „Zweiklassenpsychiatrie" zum Nachteil der Landeskrankenhäuser, bezüglich der Ambulanzen eine Benachteiligung der niedergelassenen Ärzte, deren Zahl in der BRD viel größer ist als in Großbritannien, den Niederlanden und den skandinavischen Ländern, und eine Verstaatlichung des gesamten Gesundheitsdienstes. Der Gedanke an eine sehr weitgehende Hinausverlagerung der psychiatrischen Therapie aus den Krankenhäusern in die Gemeinde gewinnt nur sehr langsam an Boden, und nur sehr zögernd geht man an den Aufbau von Übergangseinrichtungen heran.

Besonders sei im folgenden noch auf die Organisation der sozial-psychiatrischen Dienste in Heidelberg-Mannheim und in West-Berlin, sowie auf die Planung für den Raum Frankfurt/Main eingegangen:

An der Psychiatrischen Universitätsklinik Heidelberg wurden im Jahre 1960 durch K.P. KISKER eine Nachtklinik, danach durch H. HÄFNER eine Krankenstation für die Behandlung und Rehabilitation von Schizophrenen mit chronischen Krankheitsverläufen und eine Forschungsstelle für psychiatrische Epidemiologie gegründet. Im Jahre 1965 konnte in einem ehemaligen Hotel eine Tagesklinik in Betrieb genommen werden. Alle diese Einrichtungen wurden dann zu einer selbständigen Abteilung für Sozialpsychiatrie an der Psychiatrischen Universitätsklinik Heidelberg zusammengefaßt. Im Jahre 1968 kam ein gemeinsam mit dem Evangelischen Gemeindedienst Heidelberg geführtes Übergangsheim hinzu. Nach Gründung der Fakultät für Klinische Medizin in Mannheim und nach Berufung von H. HÄFNER auf den dortigen Lehrstuhl für Psychiatrie wurden in Mannheim eine Außenstelle der Sozialpsychiatrischen Klinik Heidelberg und eine Arbeitsgruppe für Gemeindepsychiatrie, sodann in Zusammenarbeit mit den städtischen Behörden und den gemeinnützigen Trägerverbänden etliche sozialpsychiatrische Einrichtungen und Dienste ins Leben gerufen, so eine Werkstätte für psychisch Behinderte mit anfangs 40, jetzt 60 Plätzen, eine beschützte Wohnung für chronisch psychotische Patienten und beschützte Arbeitsplätze in verschiedenen Betrieben. Den Schwerpunkt der psychiatrischen Versorgung wird später das „Zentralinstitut für seelische Gesundheit" bilden, das z.Z. mit Mitteln der „Stiftung Volkswagenwerk" und des Landes Baden-Württemberg auf einem von der Stadt Mannheim zur Verfügung gestellten, in der Stadtmitte, nahe den Städtischen Krankenanstalten gelegenen Grundstück errichtet wird und das unter der Trägerschaft einer selbständigen Stiftung öffentlichen Rechts des Landes Baden-Württemberg betrieben werden wird. In dem Zentralinstitut werden sich u.a. 200 Betten für psychisch Kranke, einschließlich Tages- und Nachtklinik, und eine Ambulanz befinden (s. Abschnitt 4). Es ist geplant, die Versorgung chronisch Kranker in enger Zusammenarbeit mit dem Psychiatrischen Landeskrankenhaus Wiesloch nach dessen Sektorisierung durchzuführen [93, 74, 73c].

In West-Berlin gibt es seit 1969 für jeden Stadtbezirk einen „Sozialpsychiatrischen Dienst", der aus den schon in den Zwanziger Jahren bestehenden Beratungsstellen für psychisch Kranke hervorging und dem jetzt die ärztliche und fürsorgerische Beratung und Betreuung von geistig und psychisch Kranken und Behinderten, von Epileptikern und Süchtigen aller Altersstufen, die Vermittlung von Hilfen zur Beseitigung und Besserung der bestehenden krankhaften Störungen und die Beratung in psychischen Notsituationen obliegen. Er wurde in Anlehnung an das „Amsterdamer Modell" (QUERIDO) entwickelt. Im sozialpsychiatrischen Dienst arbeiten außer hauptamtlich angestellten Psychiatern stunden- oder halbtagsweise auch klinisch tätige Ärzte mit, wie das in Großbritannien üblich ist. Des weiteren gibt es in West-Berlin die bereits erwähnte Tages- und Nachtklinik „Haus Phönix" (1962 von H. HIPPIUS in Zusammenarbeit mit dem Landesverband Berlin des Deutschen Roten Kreuzes aufgebaut), eine Tagesklinik in der Landesnervenklinik Berlin-Spandau, verschiedene Werkstätten für Behinderte, Beschäftigungstagesstätten, etliche psychiatrische Abteilungen an allgemeinen Krankenhäusern, einige Wohnheime für psychisch Behinderte und Alkoholkranke, therapeutische Wohngemeinschaften und nicht zuletzt verschiedene große psychiatrische Krankenhäuser (Städt. Karl-Bonhoeffer-Nervenklinik, die z.Zt. in großem Stil erneuert wird, Landesnervenklinik Berlin, die psychiatrisch-neurologische Abteilung am Städtischen Krankenhaus Spandau-Süd und die Neuropsychiatrische Klinik Waldhaus), die Psychiatrische und Neurologische Klinik der Freien Universität Berlin, sowie eine Pflegeanstalt (die ASB-Pflegeanstalt Spandau). — Sicherlich hat die besondere geographische Lage von West-Berlin wesentlich zu der straffen Organisation der psychiatrischen Dienste beigetragen [81, 42, 54, 160b].

In Frankfurt/Main wurde schon seit 1952 ein sozialpsychiatrischer Dienst als gemeinschaftliche Institution des Gesundheitsamtes, Jugendamtes und Sozialamtes („Frankfurter Modell") mit fünf kommunalen Erziehungsberatungsstellen, einer Eheberatungsstelle und einer Fürsorgestelle für Gemüts- und Nervenkranke aufgebaut. Der Fürsorgestelle sind ein Übergangswohnheim für psychisch kranke Frauen mit 72 Wohnplätzen und einer Werkstatt für Behinderte mit 40 Plätzen, sowie ein Männerheim mit 85 Wohnplätzen und einer Werkstatt für Behinderte mit 120 Plätzen angegliedert (H. LECHLER). Es besteht eine enge Zusammenarbeit mit der sozial-psychiatrischen Abteilung der Klinik und mit der Frankfurter Werkgemeinschaft e.V. (einer Einrichtung des Caritasverbandes), die sehr vielseitige Einrichtungen zur beruflichen Rehabilitation und sozialen Integration psychisch Behinderter ins Leben gerufen hat. Darüber hinaus wurden für den Raum von Frankfurt/Main Pläne zur Realisierung einer Integration der Psychiatrie in die allgemeine Medizin, zum weiteren Ausbau der gemeindenahen psychiatrischen Versorgung und zur Intensivierung der Kooperation aller intra- und extramuralen Einrichtungen erarbeitet. Diese Pläne sehen vor: ein klinisches Behandlungszentrum mit 200 Betten, einschließlich Ambulanz, eine Klinik für Alkoholkranke mit 50 Betten, eine Klinik für Kinder- und Jugendpsychiatrie mit 50 Betten, eine Tagesklinik mit 50 Betten, eine Nachtklinik mit 20 Plätzen, ein Übergangswohnheim mit 70 Plätzen, eine psychiatrische Abteilung an einem allgemeinen Krankenhaus mit 180 Behandlungsplätzen, die Einbeziehung der Psychiatrischen und Neurologischen Universitätsklinik Frankfurt in das regionale psychiatrische Versorgungssystem, unter Wahrung der Lehr- und Forschungsaufgaben, den Ausbau des Waldkrankenhauses Köppern als Akutbehandlungsabteilung, die Einrichtung einer psychiatrischen Abteilung mit 150 Betten (davon 30 für Suchtkranke) an einem allgemeinen Krankenhaus im Raum Offenbach-Hanau. Ferner sind u.a. geronto-psychiatrische Abteilungen an Altenpflegeheimen geplant [106, 21a, 62, 80, 45].

Zwischenbericht der Sachverständigen-Kommission zur Erarbeitung der Enquête über die Lage der Psychiatrie in der BRD

Am 5. März 1970 wurde von einigen Abgeordneten des Deutschen Bundestages ein Antrag zur Situation der Psychiatrie in der Bundesrepublik vorgelegt (Drucksache VI/474). Dieser Antrag wurde am 17. April 1970 vom Deutschen Bundestag beraten und dem Ausschuß für Jugend, Familie und Gesundheit überwiesen, der am 8. Oktober 1970 und 23. April 1971 zwei „öffentliche Informationssitzungen" mit Sachverständigen (Hearings) veranstaltete. Auf der Grundlage des Antrages und unter Berücksichtigung der beiden Anhörungen beschloß der Deutsche Bundestag in seiner 130. Sitzung am 23. Juni 1971: „Der Bundestag ersucht die Bundesregierung, eine Enquête über die Lage der Psychiatrie in der Bundesrepublik Deutschland erstellen zu lassen. Als Grundlage sollen die in der Drucksache VI/474 enthaltenen Bereiche und die sich auf den beiden Sachverständigenanhörungen entwickelten Schwerpunkte dienen. — Die Enquête sollte dem Bundestag zum baldmöglichsten Zeitpunkt vorgelegt werden. Falls sich die Vorlage verzögern sollte, sollen dem Bundestag Zwischen- und Teilberichte vorgelegt werden" [29].

Daraufhin berief der Bundesminister für Jugend, Familie und Gesundheit am 31. August 1971 eine Sachverständigenkommission, der ein Beirat von Vertretern der Arbeitsgemeinschaft der Leitenden Medizinalbeamten der Länder („Ländervertreter") und des „Fachausschusses für Psychiatrische Krankenhäuser" der Deutschen Krankenhaus-Gesellschaft („Trägerverbände") an die Seite gestellt wurde. Alsbald nahm die Sachverständigenkommission die Arbeit auf. Sie gründete Arbeitsgruppen für die Gebiete Ausbildung und Personal, extramurale Dienste, Geronto-Psychiatrie, intramurale Dienste, „Ist-Daten", Kinder- und Jugendpsychiatrie, Psychotherapie, Rechtsfragen und Suchtkranke, eine Nomenklatur-Kommission, sowie Expertenteams für die Gebiete Epilepsie und Dissozialität. Für die Mitarbeit in den Arbeitsgruppen und Expertenteams gewann sie eine sehr große Zahl von Mitarbeitern, darunter auch Psychologen, Sozialarbeiter, Krankenschwestern und Vertreter anderer Berufsgruppen.

Im Jahre 1973 wurde dem Bundesminister für Jugend, Familie und Gesundheit von der Sachverständigenkommission ein Zwischenbericht vorgelegt (Drucksache 7/1124 vom 19.10.1973). In diesem Zwischenbericht [157] wurden verschiedene Empfehlungen und ein Programm für Sofortmaßnahmen unterbreitet. Die Empfehlungen beziehen sich auf das Prinzip der Gleichstellung der psychisch Kranken mit den körperlich Kranken, auf die Gliederung und Neuordnung des Versorgungssystems, auf die Koordination der psychiatrischen Versorgung und Sicherstellung von Fachaufsicht, Dokumentation und Planung, auf die Ambulanzen und auf die Aus-, Weiter- und Fortbildung.

Zwecks Gliederung und Neuordnung des Versorgungssystems wurde die Unterscheidung von Standardversorgungsgebieten, deren Größe zwischen 100 000 und 350 000 Einwohnern liegen soll, und übergeordneten Versorgungsgebieten vorgenommen.

Funktioneller Mittelpunkt des Standardversorgungsgebietes sollen die psychiatrische Abteilung am allgemeinen Krankenhaus oder ein psychiatrisches Behandlungszentrum sein. Diese müssen nach Auffassung der Sachverständigenkommission auch Einrichtungen für die Rehabilitation chronisch Kranker und Behinderter, angefangen von der Beschäftigungstherapie bis hin zur industriellen Arbeitstherapie, sowie Einrichtungen der ambulanten Vorsorge und Nachsorge von ausreichender Kapazität, als integrierenden Bestandteil auch Teilhospitalisierungseinrichtungen wie Tages- und Nachtkliniken zur Verfügung haben. Sie sollen mit flankierenden Einrichtungen, die der Beratung und Betreuung dienen, und deren Trägern kooperativ zusammenarbeiten.

Als Richtgröße für eine psychiatrische Abteilung werden 200 Betten (einschließlich der Tagesklinik-Plätze) angegeben. — Das psychiatrische Behandlungszentrum soll in seiner Kapazität größer als die Abteilung ausgelegt werden, jedoch soll es auf keinen Fall die Gesamtbettenzahl von 600 übersteigen. Psychiatrische Behandlungszentren sollen so gegliedert sein, daß sie alle Kategorien von psychisch Gestörten in den dafür erforderlichen Abteilungen und Sondereinrichtungen versorgen können. Sie sollen allgemeinen Krankenhäusern geographisch und funktionell zugeordnet werden. Bestehende psychiatrische Landeskrankenhäuser können im Zuge ihrer Umstrukturierung und der sowieso notwendig gewordenen Reduktion der Bettenzahl als „psychiatrische Behandlungszentren" fungieren, also den Kern von Standardversorgungsgebieten bilden.

Als Spezialeinrichtungen auf der Ebene übergeordneter Versorgungsgebiete werden vorgeschlagen: a) Einrichtungen für gerichtlich untergebrachte psychisch kranke oder psychisch abnorme Rechtsbrecher (§ 42b StGB), b) Einrichtungen für gerichtlich untergebrachte, wiederholt straffällig gewordene Alkoholiker (§ 42c StGB), c) Einrichtungen für Epilepsiekranke, d) psychosomatische Abteilungen, e) psychotherapeutische Institute, f) Universitätskliniken, g) vorberufliche, berufsbezogene und berufsbildende Rehabilitationseinrichtungen für psychisch Behinderte und h) Einrichtungen für Mehrfachkranke.

In Zusammenhang mit der Initiative des Deutschen Bundestages, die zum Auftrag zur Erstellung einer Enquête über die Lage der Psychiatrie in der BRD führte, wurde im Januar 1971 von Bundestagsabgeordneten aller Fraktionen, von Psychiatern und anderen Persönlichkeiten des öffentlichen Lebens die „Aktion psychisch Kranke e.V." gegründet. Dieser Verein will laut Satzung „die Reform der psychiatrischen Versorgung der Bevölkerung entsprechend den modernen medizinischen und gesellschaftlichen Erkenntnissen und Möglichkeiten fördern". Er steht der von der Deutschen Bundesregierung einberufenen Sachverständigen-Kommission administrativ zur Seite [1].

Im übrigen wurde in den letzten Jahren auch von der Deutschen Gesellschaft für Psychiatrie und Nervenheilkunde ein Rahmenplan zur Versorgung psychisch Kranker in der BRD erarbeitet [43]. Ferner beschäftigte sich der Deutsche Ärztetag 1970, 1971 und 1974 mit der psychiatrischen Versorgung der Bevölkerung in der BRD [44]. Schließlich nahm auch die Gewerkschaft Öffentliche Dienste, Transport und Verkehr zur Versorgung der seelisch Kranken und geistig Behinderten Stellung [66].

Einzelne Einrichtungen als Beispiele organisatorischer und baulicher Planung

Im folgenden können aus Gründen der beschränkten Seitenzahl nur drei konkrete Beispiele organisatorischer und baulicher Planung psychiatrischer Krankenhäuser gegeben werden:

Modernisierung eines psychiatrischen Landeskrankenhauses

Das im Pavillonsystem von 1912 bis 1919 erbaute Westfälische Landeskrankenhaus Gütersloh wurde im letzten Jahrzehnt schrittweise gemäß den neuen Konzepten renoviert, umstrukturiert und mit neuen Einrichtungen ausgestattet. Die einzelnen Krankenabteilungen wurden Zug um Zug, z.T. unter erheblichem Bettenverlust, einem Generalumbau unterzogen und neu möbliert. Seit 1964 gewann die Idee der therapeutischen Gemeinschaft und der Teamarbeit zunehmend an Boden; ziemlich viele Krankenabteilungen konnten geöffnet, mehrere als gemischte Abteilungen eingerichtet werden. Im Jahre 1969 erfolgte eine Unterteilung des Krankenhauses in verschiedene Funktionsbereiche mit je einem Leitenden Arzt an der Spitze (s. Abschnitt 1a). Für die industrielle Arbeitstherapie wurde eine Industriehalle, für die Soziotherapie ein großes Sozial- und Sportzentrum [191f., 193] geschaffen. Ein Krankengebäude wurde zur Tages- und Nachtklinik (25 Betten) umgebaut. Hinzu kamen ein in der Stadt gelegenes Übergangswohnheim (37 Einzelzimmer), eine dort betriebene Beratungsstelle für Suchtkranke, ein Patientenclub mit in der Stadt gelegenen Clubräumen und die mit Hilfe des „Gemeinnützigen Vereins für Rehabilitation e.V." gegründete „Sozialtherapeutische Gemeinschaft Oerlinghausen" (Einrichtung mit 34 Betten zur Rehabilitation von Alkoholkranken). Ein aus 4 Stufen bestehendes industrielles Rehabilitationssystem gestattet eine schrittweise Wiedereingliederung von Patienten in den Arbeitsprozeß. Die Einrichtung von Wohngemeinschaften für psychisch Behinderte außerhalb des Krankenhauses ist geplant. — Schließlich wurde 1974 der Neubau einer Klinischen Zentrale mit einer neurologischen Abteilung (60 Betten), einer internistischen Abteilung (ebenfalls 60 Betten) und einem räumlich und apparativ hervorragend ausgestatteten diagnostisch-therapeutischem Trakt fertiggestellt und in Betrieb genommen.

Psychiatrische Abteilung an einem allgemeinen Krankenhaus

Als Beispiel einer neu gebauten psychiatrischen Abteilung an einem allgemeinen Krankenhaus wähle ich die Psychiatrische Klinik der Medizinischen Hochschule Hannover, weil sie bezüglich der Integration der Psychiatrie in die allgemeine Medizin und bezüglich ihrer extramuralen Dienste ein Vorbild für psychiatrische Abteilungen an allgemeinen Krankenhäusern darstellt, zumal sie einen Sektor der Stadt Hannover mit 110000 Einwohnern (als eigenen Aufnahmebezirk) versorgt.

Die Klinik hat z.Z. 112 Betten. Eine der Krankenstationen, eine offene Übergangsstation mit 28 Betten, liegt im Erdgeschoß des Bettenhauses des Klinikums. Die anderen psychiatrischen Krankenstationen (zwei Stationen mit je 12 Betten für Akutkranke, zwei Stationen mit je 14 Betten für Rehabilitationsfälle, eine

Station mit 12 Betten für Selbstzahler, eine Station mit 8 Betten für forensische Psychiatrie und die Nachtklinik mit 12 Betten) sind in vier eingeschossigen, dem Bettenhaus vorgelagerten Gebäuden untergebracht. Daneben liegen die vier eingeschossigen Gebäude für die Kinder- und Jugendpsychiatrie (noch nicht fertiggestellt).

Der psychiatrischen Klinik ist ein Sozialzentrum mit einem großen Gemeinschaftsraum, einer Cafeteria, verschiedenen Räumen für die Beschäftigungstherapie, einem Gymnastikraum, der jetzt als Schreibsaal für das Schreibmaschinentraining verwendet wird, und einer Werkstätte für Behinderte (Arbeitstraining, industrielle Fertigungen) angeschlossen. Die Werkstätte für Behinderte wird von dem „Verein zur Hilfe psychisch Behinderter der Psychiatrischen Klinik der Medizinischen Hochschule e.V." betrieben, der auch zwei Wohnheime für chronisch Kranke mit einer Gesamtkapazität von 70 Betten unterhält. Im poliklinischen Zentrum findet sich ein besonderer Bereich für die Psychologische Medizin (Psychiatrie, Psychosomatik, Klinische Psychologie) mit Räumen für die Forschung und einem poliklinischen Sozialzentrum. — Die Psychiatrische Klinik betreibt im übrigen am Gesundheitsamt 2 Beratungsstellen, eine für Patienten und deren Angehörige aus dem eigenen Aufnahmesektor der Stadt, die andere für entlassene Patienten des Niedersächsischen Landeskrankenhauses Wunstorf [94].

Psychiatrisches Gemeindezentrum

Das bereits auf S. 243 genannte „Zentralinstitut für seelische Gesundheit", das auf Initiative von H.Häfner z.Z. in Mannheim gebaut wird, enthält nach dem Stand der Planung im März 1972 folgende Einrichtungen:

Im Untergeschoß ein Schwimmbad mit Hebevorrichtung, mehrere Räume für Gymnastik, Spiel und Sport, eine Kegelbahn, drei Clubräume, ferner die EEG-Abteilung, die EDV-Anlage und das Zentrum für Statistik und Programmierung;

im Erdgeschoß eine Empfangshalle, die Abteilung für Gesundheits-, Erziehungs- und Öffentlichkeitsarbeit, die Abteilung für Gemeindepsychiatrie und Alterspsychiatrie, die psychiatrisch-psychosomatische Poliklinik (einschließlich Psychotherapie), eine Notfallstation für hochakute Behandlungsfälle, Bereitschaftszimmer für Ärzte, das Klinische Labor und die Röntgenabteilung;

im 1. Obergeschoß die Schule für Weiterbildung von Krankenpflegepersonal, die Poliklinik für Kinder- und Jugendpsychiatrie (einschließlich Psychotherapie), die Abteilung für Psychodiagnostik und klinisch-psychologische Therapie, ein Studio für Filmaufnahmen, die Medikamentenausgabestelle und die Verwaltung;

im 2. Obergeschoß ein Freizeit- und Begegnungszentrum für alle Patienten;

im 3. Obergeschoß die aus 4 Stationen mit je 11 bzw. 12 Betten bestehende Abteilung für Kinder- und Jugendpsychiatrie;

im 4. Obergeschoß die Abteilung für Psychosomatik (4 Stationen mit je 12 Betten);

im 5. Obergeschoß eine sozialpsychiatrische Abteilung mit 4, teils geschlossen, teils halboffen zu führenden Stationen mit je 12 Betten;

im 6. Obergeschoß eine sozialpsychiatrische Abteilung mit 4 offen geführten Stationen mit je 12 Betten;

im 7. Obergeschoß die Forschungsabteilung und die Direktion.

Dieser 8geschossige Baukörper ist mit einem 2geschossigen Anbau verbunden, in dessen Erdgeschoß sich der Rehabilitationsbereich (mehrere große Räume für Rehabilitationsmaßnahmen), die Hauptküche, ein Speiseraum, eine Caféteria, dazu ein besonderer Raum für Gäste, und in dessen Untergeschoß sich weitere Räume der Rehabilitationsabteilung und die Lagerräume der Hauptküche befinden.

Bei der Konzeption des „Zentralinstitutes für seelische Gesundheit" in Mannheim haben die bei uns noch umstrittenen Community-Mental-Health-Centers aus den USA Pate gestanden. Es gibt für mich persönlich keinen Zweifel, daß das psychiatrische Gemeindezentrum in Mannheim nach seiner Fertigstellung im europäischen Raum neue Maßstäbe für eine intensive sozialpsychiatrische Versorgung einer Großstadt setzen wird.

Gesichtspunkte zur Planung neuer psychiatrischer Krankenhäuser bzw. psychiatrischer Abteilungen an allgemeinen Krankenhäusern und zur Umstrukturierung vorhandener psychiatrischer Großkrankenhäuser

Es dürfte wohl hinlänglich deutlich geworden sein, daß neue psychiatrische Krankenhäuser und neue psychiatrische Abteilungen an allgemeinen Krankenhäusern nur noch unter Einplanung aller in dem betreffenden Versorgungsgebiet schon vorhandener oder erst noch zu schaffender teilstationärer, ambulanter und sonstiger flankierender Einrichtungen und Dienste geplant werden sollten, damit ein den heutigen Erfordernissen entsprechendes, auf die Gemeinde bezogenes, bedarfsgerechtes psychiatrisches Versorgungssystem sichergestellt wird. Die für das psychiatrische Krankenhaus bzw. die psychiatrische Abteilung am allgemeinen Krankenhaus benötigte Bettenzahl hängt nicht allein von der Größe des zu versorgenden „Aufnahmebezirks", sondern sehr stark auch von der Zahl der Betten und Plätze in Tages- und Nachtkliniken, Wohnheimen und allen übrigen Einrichtungen für psychisch Kranke und psychisch und geistig Behinderte ab. Das psychiatrische Krankenhaus bzw. die psychiatrische Abteilung am allgemeinen Krankenhaus sollte als ein klinisches Behandlungszentrum den Kern der regionalen psychiatrischen Versorgung bilden und mit allen psychiatrischen Einrichtungen und Diensten anderer Trägerschaften, sowie den niedergelassenen Ärzten, insonderheit den niedergelassenen Nervenärzten, kooperativ zusammenarbeiten.

Die Verhältnisse in den vorhandenen psychiatrischen Großkrankenhäusern müssen im Sinne der Humanisierung entschieden verbessert werden. Durch Unterteilung in verschiedene Funktionsbereiche (soweit nicht bereits geschehen) und nach Möglichkeit auch durch eine Sektorisierung muß die Arbeit der psychiatrischen Großkrankenhäuser effektiver gestaltet werden. Ihre Bettenzahl muß durch den Bau neuer, in größeren Städten bzw. in deren Randgebieten placierter psychiatrischer Krankenhäuser oder durch Gründung neuer, zur „Gesamtversorgung" verpflichteter psychiatrischer Abteilungen an allgemeinen Krankenhäusern, auch durch Schaffung bestimmter extramuraler Einrichtungen (Wohnheime für „chronisch Kranke", Übergangswohnheime, Tages- und Nachtkliniken, Ambulanzen etc.) erheblich reduziert werden. Sie können dann die Funktion eines klinischen Behandlungszentrums für eine gut überschaubare Region, bei günstiger Lage in Nähe einer größeren Stadt sogar die Funktion eines psychiatrischen Gemeindezentrums übernehmen.

Die Aktivitäten zum Aufbau einer Gemeindepsychiatrie aber müssen in erster Linie von den psychiatrischen Krankenhäusern bzw. den psychiatrischen Abteilungen an allgemeinen Krankenhäusern ausgehen, wobei von vorneherein eine intensive Zusammenarbeit mit den kommunalen Behörden, den frei-gemeinnützigen Trägerverbänden, den Kirchengemeinden, den Selbsthilfeorganisationen (z.B. Anonyme Alkoholiker) usw. angestrebt und verwirklicht werden muß. Vor allem fällt den psychiatrischen Großkrankenhäusern die Aufgabe zu, ihre sozialpsychiatrischen Dienste mehr und mehr in die Gemeinden hineinzutragen.

Literatur

1. Aktion psychisch Kranke. Vereinigung zur Reform der Versorgung psychisch Kranker e.V.: Satzung v. 18. Januar 1971. Hrsg.: Aktion psychisch Kranke, 53 Bonn 9, Wolkenburgstraße 1, Postfach 9143.
2. Arbeitsgemeinschaft der Bayerischen Bezirkstagspräsidenten: Psychiatrische Krankenhausplanung und psychiatrische Versorgung der Bevölkerung in Bayern. Denkschrift der Arbeitsgemeinschaft der Bayerischen Bezirkstagspräsidenten, München 1971 (s. dazu auch DILLING, H. und D. V. ZERSSEN).
3. AMMON, G.: a) Psychoanalytische Milieutherapie. Dynamische Psychiatrie 6, 112—130 (1973). — b) Dynamische Psychiatrie. — Darmstadt und Neuwied: Luchterhand 1973.
4. BAEYER, W. VON: a) Die Schranke zwischen den seelisch Abnormen und der Gesellschaft. Nervenarzt 22, 457—462 (1951). — b) Die Verantwortung der Gesellschaft für ihre psychisch Kranken. Soc. Psychiat. 1, 2—6 (1966/67).
5. BALDUZZI, E., MÜLLER, CHR.: A propos de la sectorisation. — Soc. Psychiat. 6, 100—103 (1971).
6. BAMBANG OETOMO, R., ANDEL, H.V., RAVENZWAAIJ, F. V.: Changing the climate of a mental hospital. Psychiatrisch Ziekenhuis "Veldwijk", Ermelo/Niederlande 1974.
7. BARTON, R.: Hospitalisierungsschäden in psychiatrischen Krankenhäusern — Ursachen, Behandlung, Prävention. Ein Leitfaden für die Praxis. In: Werkstattschriften zur Sozialpsychiatrie, Heft 5—7, S. 1—81. Soziale Arbeitskreise an der Universitäts-Nervenklinik Tübingen 1972.
8. BASAGLIA, F. (Hrsg.): Die negierte Institution oder die Gemeinschaft der Ausgeschlossenen. Ein Experiment der psychiatrischen Klinik in Görz. Frankfurt am Main: Suhrkamp Verlag 1971.
9. BAUER, M., PICARD, W.: Bericht über den Besuch psychiatrischer Einrichtungen in England in der Zeit vom 22.—27.2.1971. Sozialpsychiatrische Informationen August 1971.
10. BAUER, M., RICHARTZ, M.: Angepaßte Psychiatrie als Psychiatrie der Anpassung. Argument 60, 152—162 (1970).
11. BECKER, R.E.: An evaluation of a rehabilitation program for chronically hospitalized psychiatric patients. Soc. Psychiat. 2, 32—38 (1967).
12. BELL, G.M.: A mental hospital with open doors. Int. J. soc. Psychiat. 1, 42 (1955).
13. BELLAK, L., BLACK, B.J.: The rehabilitation of psychotics in the community. Amer. J. Orthopsychiat. 30, 346 (1960).
14. BELKNAP, J.: Human problems of a state mental hospital. New York and Toronto: McGraw-Hill Book Co. 1956.
15. BENNETT, D.H.: The value of work in psychiatric rehabilitation. Soc. Psychiat. 5, 224—230 (1970).
16. BENNETT, D.H., WING, J.K.: Sheltered workshops for the psychiatric handicapped. In: FREEMAN, H., FARNDALE, J.: Trends in the mental health service. Oxford: Pergamon Press 1963.
17. BIERER, J.: a) Die therapeutischen social clubs. — Z. Psychother. med. Psychol. 5, 58—64 (1955). — b) Gegenwart und Zukunft der psychiatrischen Krankenhäuser. Z. Psychother. med. Psychol. 15, 122—125 (1965).

18. Bion, W.R.: Experiences in groups. New York: Basic Books Inc. 1961.
19. Boesten, H.: Erfahrungen eines deutschen Assistenzarztes an einer psychiatrischen Universitätsklinik in USA. Nervenarzt **41**, 444—451 (1970).
20. Böker, W., Häfner, H.: Gewalttaten Geistesgestörter. Eine psychiatrisch-epidemiologische Untersuchung in der Bundesrepublik Deutschland. Berlin-Heidelberg-New York: Springer 1973.
21. Bosch, G.: a) Zur Frage des Abbaues von Zwangseinweisungen. Nervenarzt **42**, 65—74 (1971).— b) Zur Indikation tagesklinischer Behandlung. Nervenarzt **42**, 457—466 (1971). — c) Intensivierung durch Integrierung. Zur Praxis psychiatrischer Nachsorge. Nervenarzt **42**, 523—531 (1971).
22. Brennan, J.G.: Evaluation of community mental health programs. A pragmatic and theoretical conceptualization. Soc. Psychiat. **6**, 116—121 (1971).
23. Brenner, M.H.: Economic change and mental hospitalization: New York 1910—1960. Soc. Psychiat. **2**, 180—188 (1967).
24. Brooke, E.: Methods of determining needs for mental health services. In: The planning of mental health services. WHO-Euro 0391, p. 17—25, Kopenhagen 1969.
25. Brown, G.W.: Social factors influencing length of hospital stay of schizophrenic patients. Brit. med. J. **1960 II**, 1300—1302. — b) Length of hospital stay and schizophrenia: a review of statistical studies. Acta psychiat. scand. **35**, 414 (1960).
26. Brown, G.W., Bone, M., Dalison, B., Wing, J.K.: Schizophrenia and social care. London-New York-Toronto: Oxford University Press 1966.
27. Brown, G.W., Wing, J.K.: a) A comparative clinical and social survey of three mental hospitals. In: Sociological Review Monograph No 5, University of Keele 1962. — b) Institutionalismus und Schizophrenie. In: Werkstattschriften zur Sozialpsychiatrie Heft 5—7, S. 83—119. Soziale Arbeitskreise an der Universitäts-Nervenklinik Tübingen 1972.
28. Buis, C.: Planungsprobleme in der Psychiatrie. Z. Psychother. med. Psychol. **23**, 77—82 (1973).
29. Bundesminister für Jugend, Familie und Gesundheit (Hrsg.): Materialsammlung I und II zur Enquête über die Lage der Psychiatrie in der BRD. Band 9 und 10 der Schriftenreihe des Bundesministers für Jugend, Familie und Gesundheit. Stuttgart-Berlin-Köln-Mainz: Verlag W. Kohlhammer 1973.
30. Burvill, P.W., Gruenberg, E.M., Solomon, M.: Comparative study of elderly Dutchess County patients in mental hospitals and nursing homes. Soc. Psychiat. **6**, 61—65 (1971).
31. Burvill, P.W., Mittelman, M.: A follow-up study of chronic mental hospital patients. Soc. Psychiat. **6**, 167—171 (1971).
32. Calov, B.: Verlegungen in psychiatrische Landeskrankenhäuser aus der Universitätsnervenklinik Tübingen (1967—1969). Werkstattschriften zur Sozialpsychiatrie, Heft 9. Soziale Arbeitskreise an der Universitäts-Nervenklinik Tübingen 1973.
33. Caudill, W.: The psychiatric hospital as a small society. Cambridge (Mass.): Harvard University Press 1958.
34. Cooper, B.: a) Social class and prognosis in schizophrenia. Brit. J. prev. soc. Med. **15**, 17 (1961). — b) Psychiatr. disorder in hospital and general practice. Soc. Psychiat. **1**, 7—10 (1966).
35. Cooper, D.: Psychiatrie und Anti-Psychiatrie. Frankfurt am Main: Suhrkamp Verlag 1971.
36. Cumming, E., Cumming, J.: The locus of power in a large mental hospital. Psychiatry **19**, 361—369 (1956).
37. Degkwitz, R.: a) Rahmenplan zur Versorgung psychisch Kranker in der Bundesrepublik. Referatsammlung XXIV. Gütersloher Fortbildungswoche 1971, S. 155—171. Landschaftsverband Westfalen-Lippe, Münster 1972. — b) Zur Planung der Verbesserung der Lage psychisch Kranker in der BRD. Planungs-Prinzipien-Synopsis vorliegender Pläne. Nervenarzt **44**, 585—593 (1973).
38. Degkwitz, R., Hampel, R., Schulte, P.W., Wessels, C.H., Zlatnikova, J.: Katamnesen langfristig entlassener schizophrener Kranker im Vergleich zu langfristig hospitalisierten Fällen — Krankheitsverlauf und soziale Stellung. In: Verlauf und Ausgang schizophrener Erkrankungen, Hrsg., G. Huber, S. 137—145. Stuttgart-New York: F.K. Schattauer Verlag 1973.
39. Degkwitz, R., Hermann, R., Längle, S., Linden, K.-J., Riedesser, P., Schulte, P.W.: Zur Versorgung psychisch Kranker in England — Entwicklungen und Erfahrungen. Nervenarzt **44**, 509—514 (1973).
40. Degkwitz, R., Schulte, P.W.: a) Einige Zahlen zur Versorgung psychisch Kranker in der Bundesrepublik. Bisherige Entwicklung — Status quo — Vorschläge zur Verbesserung. Nervenarzt **42**, 169—180 (1971). — b) Über den sozialen Status chronisch schizophrener Kranker vor und während der stationären Unterbringung. In: Schizophrenie und Umwelt, Hrsg. H. Kranz und

K. Heinrich, S. 160—164. Stuttgart: Georg Thieme Verlag 1971. — c) Wieweit helfen uns ideale Pläne und Modelle bei der Verbesserung der Versorgung psychisch Kranker in unserem Lande? Schlußwort zur Diskussionsbemerkung von A. Finzen: „Dezentralisierung der psychiatrischen Krankenversorgung — notwendige Strukturreform oder „unrealistisches Wunschdenken". Nervenarzt 43, 328—332 (1972).
41. Depp, F.: The dissociation of patient social status characteristics from psychiatric treatment 1955—1965. Soc. Psychiat. 6, 73—79 (1971).
42. Dettmering, P.: Die Rolle des sozialpsychiatrischen Dienstes bei der Betreuung psychisch Kranker. Probleme der extramuralen Psychiatrie. Nervenarzt 44, 26—30 (1973).
43. Deutsche Gesellschaft für Psychiatrie und Nervenheilkunde: Rahmenplan zur Versorgung psychisch Kranker in der Bundesrepublik. Entwicklung und heutiger Stand — Vorschläge zur Verbesserung. In: Perspektiven der heutigen Psychiatrie, Hrsg. H.E. Ehrhardt, S. 126—138. Frankfurt a. Main: Gerhards Verlag 1972.
44. Deutscher Ärztetag: a) Entschließung des 73. Deutschen Ärztetages zur Verbesserung der Hilfe für psychisch Kranke und Gefährdete. Dtsch. Ärztebl. 67, 1966—1969 (1970). — b) Entschließung des 74. Deutschen Ärztetages zur Behandlung und Rehabilitation psychisch Kranker. — Dtsch. Ärztebl. 68, 1805 (1971).
45. Deutsches Krankenhausinstitut e.V.: Entwurf des Betriebs- und Bauprogrammes für das Psychiatrische Zentrum in Frankfurt a.M.-Eschersheim. Diskussionsgrundlage — B 1934, 1972.
46. Dilling, H.: a) Gemeindepsychiatrie und Rehabilitation in England. Nervenarzt 41, 277—286 (1970). — b) Vergleich von Rehabilitationseinrichtungen in England und der Bundesrepublik Deutschland. In: Sozialpsychiatrie, Hrsg. K. Dörner und U. Plog, S. 89—105, 2. Aufl. Neuwied und Berlin: Luchterhand Verlag 1973. — c) Zur Frage der Beziehungen zwischen Dauer des stationären Aufenthalts und der Größe der Aufnahmegebiete bayerischer Nervenkrankenhäuser. Nervenarzt 45, 73—75 (1974). — d) Nervenärzte in der Praxis — Probleme der ambulanten psychiatrischen Versorgung. Psychiat. Prax. 1, 99—106 (1974).
47. Dilling, H., Zerssen, D.v.: Erhebungen und Überlegungen zur psychiatrischen Versorgung der Bevölkerung Bayerns unter besonderer Berücksichtigung der Rehabilitation. Referat vor der Kommission für die psychiatrische Krankenhausplanung der Arbeitsgemeinschaft der Bayerischen Bezirkstagspräsidenten am 4.12.1969
48. Dörner, K.: Bürger und Irre. Zur Sozialgeschichte der Wissenschaftssoziologie der Psychiatrie. Frankfurt a. Main: Europäische Verlagsanstalt 1969.
49. Ducho, E.G.: Vergessene Patienten? Zum Zwischenbericht „Über die Lage der Psychiatrie in der Bundesrepublik". Der niedergelassene Arzt 23, Heft 11, S. 14—18 (1974).
50. Dunham, H.W.: Community and schizophrenia. Detroit: Wayne State University press 1965.
51. Early, D.F.: a) Economic rehabilitation. In: Freeman, H.L. (Hrsg.), Psychiatric hospital care. London: Williams & Wilkins 1965. — b) Erfahrungen mit der sozialen und ökonomischen Rehabilitation am Glenside Hospital in Bristol — Referatsammlung XXIII. Gütersloher Fortbildungswoche 1970, S. 211—222. Landschaftsverband Westfalen-Lippe, Münster 1971.
52. Ehrhardt, H.E.: Zur Situation der Psychiatrie in der Bundesrepublik Deutschland. In: Perspektiven der heutigen Psychiatrie, Hrsg.: H.E. Ehrhardt, S. 9—16. Frankfurt a. Main: Gerhards Verlag 1972.
53. Erikson, K.T.: Patient role and social uncertainty. A dilemma of the mentally ill. Psychiatry 20, 263—274 (1957).
54. Fähndrich, E.: Über die Arbeit eines Assistenten der Universitäts-Nervenklinik im Sozialpsychiatrischen Dienst des Berliner Bezirks Charlottenburg. Nervenarzt 44, 581—584 (1973).
55. Finzen, A.: a) Ansätze zu einer gemeindenahen Psychiatrie. Referatsammlung der XXIII. Gütersloher Fortbildungswoche 1970, S. 223—247. Landschaftsverband Westfalen-Lippe, Münster 1971. — b) Dezentralisierung der psychiatrischen Krankenversorgung — notwendige Strukturreform oder „unrealistisches Wunschdenken"? Eine Diskussionsbemerkung zur Übersicht von R. Degkwitz und P.W. Schulte: Einige Zahlen zur Versorgung psychisch Kranker in der Bundesrepublik. Nervenarzt 43, 37—44 (1972).
56. Finzen, A., Beck, W., Becker, J., Nebert, U., Stehr, U.: Materialien zur psychiatrischen Krankenversorgung in Baden-Württemberg. Behandlungsplätze, Personal, ambulante Versorgung. Werkstattschriften zur Sozialpsychiatrie Heft 8. Soziale Arbeitskreise an der Universitäts-Nervenklinik Tübingen 1973.
57. Finzen, A., Grünewald, F., Jantzen, F., Wiethölter, H.: Ansatzmöglichkeiten für eine gemein-

denahe Psychiatrie. Die Bedeutung der geographischen Lage psychiatrischer Krankenhäuser für eine gemeindenahe psychiatrische Versorgung. Demographische und klinische Daten über die Patienten der psychiatrisch-psychotherapeutischen Erwachsenenabteilungen der Universitäts-Nervenklinik Tübingen 1969. Werkstattschriften zur Sozialpsychiatrie Heft 1. Soziale Arbeitskreise an der Universitäts-Nervenklinik Tübingen. 2. Aufl. 1973.
58. FINZEN, A., KLUGE, E.: Die Mißachtung der elementaren Grundbedürfnisse psychiatrischer Krankenhauspatienten. Eine Untersuchung zur brutalen Realität der psychiatrischen Krankenhausversorgung in der BRD. Psychiat. Praxis **1**, 130—132 (1974).
59. FISCHER, F.: a) Irrenhäuser. Kranke klagen an. München-Wien-Basel: Verlag Kurt Desch 1969.
60. FLEGEL, H.: a) Umgruppierung in einer psychiatrischen Abteilung als Soziotherapie. Beitrag zu einer Soziologie der Krankenhauspsychiatrie. Nervenarzt **34**, 384—391 (1963). — b) Das Therapiegemeinschafts-Hospital. Bericht über einen Studienaufenthalt am Claybury-Hospital London-Woodford/England. Nervenarzt **36**, 105—113 (1965). — c) Die psychiatrische Krankenabteilung als therapeutische Gemeinschaft. Nervenarzt **37**, 160—164 (1966). — d) Vom Wachsaal zur therapeutischen Gemeinschaft. Das psychiatrische Krankenhaus auf dem Wege zum psychotherapeutischen Institut. Z. Psychother. med. Psychol. **18**, 41—49 (1968). — e) Kooperationsmodelle der institutionellen Psychiatrie für Praxis, Lehre und Forschung in den USA. Nervenarzt **39**, 227—231 (1968). — f) Dynamische Psychiatrie und konventionelle ärztliche Aufsichtspraktik. Z. Psychother. med. Psychol. **23**, 72—77 (1973).
61. FOUCAULT, M.: a) Wahnsinn und Gesellschaft. Eine Geschichte des Wahns im Zeitalter der Vernunft. — Frankfurt am Main: Suhrkamp Verlag 1969. — b) Psychologie und Geisteskrankheit. Wahnsinn und Gesellschaft. — Frankfurt am Main: Suhrkamp Verlag 1970.
62. Frankfurter Werkgemeinschaft e.V.: Prospekt. Sekretariat 6 Frankfurt a. Main 1, Cronstettenstraße 33.
63. FREEMAN, TH., CAMERON, J.L., MCGHIE, A.: Studie zur chronischen Schizophrenie. Frankfurt am Main: Suhrkamp Verlag 1969.
64. FREUDENBERG, R.K.: a) Das Anstaltssyndrom und seine Überwindung. Nervenarzt **33**, 165—172 (1962). — b) Die Organisation des Gesundheitsdienstes auf psychiatrischem Gebiet in England. Referatsammlung XXII. Gütersloher Fortbildungswoche 1969. S. 59—82. Landschaftsverband Westfalen-Lippe, Münster 1970.
65. Gesetze: a) Arbeitsförderungsgesetz. Bundesgesetzblatt Teil I Nr. 51 v. 28.6.1969. — b) Bundessozialhilfegesetz (BSHG). Bundesgesetzblatt Teil I Nr. 99 v. 23.9.1969. — c) Gesetz über das Zentralregister (Bundeszentralregistergesetz) vom 18. März 1971. Bundesgesetzblatt Teil I Nr. 24 v. 23.3.1971. — d) Gesetz zur wirtschaftlichen Sicherung der Krankenhäuser und zur Regelung der Krankenpflegesätze — KHG. Bundesgesetzblatt Teil I Nr. 60 v. 1.7.1972. — e) Verordnung zur Regelung der Krankenhauspflegesätze (Bundespflegesatzverordnung) vom 25. April 1973., (Bundesgesetzblatt) Jahrgang 1973, Teil I Nr. 32 v. 3.5.1973. — f) Gesetz zur Sicherung der Eingliederung Schwerbehinderter in Arbeit, Beruf und Gesellschaft (Schwerbehindertengesetz — Schwbg) in der Fassung vom 29. April 1974. Bundesgesetzblatt 1974, Teil 1. — g) Gesetz über Hilfen und Schutzmaßnahmen bei psychischen Krankheiten (PsychKG) vom 2. Dezember 1969. Gesetz- und Verordnungsblatt für das Land Nordrhein-Westfalen. Ausgabe A, 23. Jg., Nr. 79, 872—878 (1969).
66. Gewerkschaft Öffentliche Dienste, Transport und Verkehr: Stellungnahme der Gewerkschaft Öffentliche Dienste, Transport und Verkehr zur Versorgung der seelisch Kranken und der geistig Behinderten. Stuttgart, Theodor-Heuss-Straße 2 (1972).
67. GOETZE, O.E.A.: a) Neue Entwicklungen in der holländischen Anstaltspsychiatrie. Referatsammlung XXI. Gütersloher Fortbildungswoche 1968, S. 167—192. Landschaftsverband Westfalen-Lippe, Münster 1969. — b) „Veldwijk" im Rahmen der Pflege der geistigen Gesundheit in den Niederlanden. Referatsammlung der XXIV. Gütersloher Fortbildungswoche 1971. S. 1—6. Landschaftsverband Westfalen-Lippe, Münster 1972.
68. GOFFMAN, E.: Asylums. Essays on the social situation of mental patients and other inmates. New York: Anchor Books 1961.
69. GOLDBERG, D.: Rehabilitation of the chronically mentally ill in England. Soc. Psychiat. **2**, 1—13 (1967).
70. GROSS, G., HUBER, G., SCHÜTTLER, R.: Verlaufs- und sozialpsychiatrische Erhebungen bei Schizophrenen. Nervenarzt **42**, *292—299 (1971).*

71. HABECK, D., SEELHEIM, H.: Psychiatrische Versorgungsstrukturen und statistische Erhebungen. Referatsammlung XXIV. Gütersloher Fortbildungswoche 1971, S. 106—123 und 250—261. Landschaftsverband Westfalen-Lippe, Münster 1972.
72. HADDENBROCK, S., POESCHEL, H.: Die chronisch Kranken eines Psychiatrischen Landeskrankenhauses. Zu ihrer diagnostischen Struktur, ihrer Soziologie und Therapie. Nervenarzt **34**, 49—55 (1963).
73. HÄFNER, H.: a) Dringliche Reformen in der psychiatrischen Krankenversorgung der Bundesrepublik. Über die Notwendigkeit des Aufbaus sozialpsychiatrischer Einrichtungen (psychiatrischer Gemeindezentren). In: Helfen und Heilen — Diagnose und Therapie in der Rehabilitation, Oktober 1965, Heft 4/5. Stuttgart-Bad Cannstatt, Remscheiderstraße 13. — b) Gutachten über Struktur und Organisation einer neu zu bauenden psychiatrischen Universitätsklinik. Soc. Psychiat. **2**, 189—196 (1967). — Diskussionsbemerkungen zu dieser Arbeit: H.E. RICHTER, J. ZUTT und D. EICKE, sowie Schlußwort von H. HÄFNER: Soc. Psychiat. **4**, 42—48 (1969). — c) Leitlinien für eine Modernisierung der psychiatrischen Krankenversorgung in der Bundesrepublik Deutschland. Archiv für Wissenschaft und Praxis der sozialen Arbeit. **2**, 1—13 (1971). — d) Allgemeine Probleme und heutige Bedürfnisse der psychiatrischen Krankenversorgung. In: Perspektiven der heutigen Psychiatrie, Hrsg. H.E. EHRHARDT, S. 85—95. Frankfurt a. Main: Gerhards Verlag 1972.
74. HÄFNER, H., ZERSSEN, D.v.: Soziale Rehabilitation, ein integrierender Bestandteil psychiatrischer Therapie. Nervenarzt **35**, 242—247 (1964).
75. HAISCH, E.O.: a) Reform der Anstaltspsychiatrie, eine Aufgabe. Nervenarzt **36**, 346—349 (1965). — b) Von der Anstalt zum psychiatrischen Krankenhaus. Ein Erfahrungsbericht. Nervenarzt **37**, 155—160 (1966).
76. HARTMANN, W.: a) Statistische Untersuchungen an langjährig hospitalisierten Schizophrenen. Soc. Psychiat. **4**, 101—114 (1969). — b) Untersuchungen an langjährig hospitalisierten Schizophrenen. I. klinische und soziale Daten bis zum Beginn der Dauerhospitalisierung. Arch. Psychiat. Nervenkr. **212**, 382—399 (1969). — c) Untersuchungen an langjährig hospitalisierten Schizophrenen. II. Daten aus der Zeit der Dauerunterbringung. Arch. Psychiat. Nervenkr. **215**, 129 (1972). — d) Soziale Faktoren bei chronisch Schizophrenen. In: Chronisch endogene Psychosen, Hrsg. H. KRANZ und K. HEINRICH, S. 102—105. Verlag Stuttgart: Georg Thieme 1973. — e) Über Einflüsse der Hospitalisierung auf den Verlauf der Schizophrenie. In: Verlauf und Ausgang schizophrener Erkrankungen, S. 177—186, Hrsg. G. HUBER, Stuttgart — New York: F.K. Schattauer Verlag 1973.
77. HARTMANN, W., MEYER, J.-E.: Zur stationären Behandlung chronisch Schizophrener in der Bundesrepublik. Ergebnisse und Konsequenzen. Nervenarzt **45**, 1—8 (1974).
78. HELD, T.: Erfahrungen mit einem gemeinde-psychiatrischen Zentrum in Paris. In: Perspektiven der heutigen Psychiatrie, Hrsg. H.E. EHRHARDT, S. 45—54. Frankfurt a. Main: Gerhards Verlag 1972.
79. HEMPRICH, R.D., KISKER, K.P.: Die „Herren der Klinik" und die Patienten. Erfahrungen aus der teilnehmend-verdeckten Beobachtung einer psychiatrischen Station. Nervenarzt **39**, 433—441 (1968).
80. Hessisches Sozialministerium: Zur psychiatrischen Versorgung im Lande Hessen. Untersuchungen zwecks Verbesserung der Lage der psychisch Kranken, der geistig und seelisch Behinderten sowie der Suchtkranken (Bettenbedarf), 1972.
81. HIPPIUS, H.: Sozialpsychiatrie in Übergangseinrichtungen. In: Das ärztliche Gespräch Bd. **13**, S. 33—35. Köln: Tropon Arzneimittel 1971.
82. HOCH, P.H.: Social psychiatry. In: Psychiatrie der Gegenwart — Forschung und Praxis, Band III: Soziale und angewandte Psychiatrie, S. 9—35. Berlin-Göttingen-Heidelberg: Springer 1961.
83. HUBER, G.: a) Dezentralisierung der psychiatrischen Krankenversorgung — notwendige Strukturreform oder „unrealistisches Wunschdenken"? Erwiderung zu der Diskussionsbemerkung von A. FINZEN. Nervenarzt **43**, 482—485 (1972). — b) Reintegration der Psychiatrie in das allgemeine Krankenhauswesen. Dtsch. Ärztebl. **69**, 496—499 (1972).
84. HÜLSMANN, P.: Neue Wege zur beruflichen Rehabilitation psychisch Kranker. Prinzipien aus der Sicht der Arbeitsverwaltung. Nervenarzt **41**, 131—138 (1970).
85. JAECKEL, M., WIESER, ST.: Das Bild des Geisteskranken in der Öffentlichkeit. Stuttgart: Georg Thieme Verlag 1970.

86. JANKE, M.: Diskussionsbemerkung zu „Eine Prognose der psychiatrischen Therapeutik" von K.P. KISKER. Nervenarzt **44**, 441 (1973).
87. Joint Commission on Mental Illness and Health: Action for mental health. Final Report of the Joint Commission on Mental Illness and Health, 1961. New York: Basic Books, Inc. Publ. 1961.
88. JONAS, R., OBERDALHOFF, H.E., SCHULZE, H.H.: Die Besuchsfrequenz an psychiatrischen und nicht-psychiatrischen Krankenhäusern. Soc. Psychiat. **4**, 69—75 (1969).
89. JONES, M.: a) Social psychiatry. Study of therapeutic communities. London: Tavistock Publications 1952. — b) The therapeutic community. New York: Basic Books 1953.
90. KAYSER, H.: Die verschiedenen Formen der therapeutischen Gemeinschaft und ihre Indikation für die Praxis. Z. Psychother. med. Psychol. **24**, 80—94 (1974).
91. KAYSER, H., KRÜGER, H., MÄVERS, W., PETERSEN, P., ROHDE, M., ROSE, H.-K., VELTIN, A., ZUMPE, V.: Gruppenarbeit in der Psychiatrie. Erfahrungen mit der therapeutischen Gemeinschaft. Stuttgart: Georg Thieme Verlag 1973.
92. KISKER, K.P.: a) Klinische und gemeinschaftsnahe psychiatrische Behandlungszentren heute und morgen. Heute in England, Canada und Skandinavien, morgen in den USA, übermorgen bei uns? Nervenarzt **35**, 233—237 (1964). — b) Die Verrücktheit, die Armut und wir. Nervenarzt **38**, 89—92 (1967). — c) Forderungen der Sozialpsychiatrie. Z. Psychother. med. Psychol. **17**, 73—77 (1967). — d) Wie man mit dem Hammer reformiert. Kommentar zu einer vierten psychiatrischen Revolution bei Gelegenheit der letzten französischen. Nervenarzt **41**, 403—407 (1970). — e) Medizin in der Kritik. Abgründe einer Krisen-Wissenschaft. Verlag Stuttgart: Ferdinand Enke 1971. — f) Eine Prognose der psychiatrischen Therapeutik. Nervenarzt **44**, 184—194 (1973).
93. KISKER, K.P., AMSEL-KAINAROU, A., SPAZIER, D.: Psychiatrie ohne Bett. Über eine zweijährige poliklinische Arbeit der Heidelberger Klinik. Nervenarzt **38**, 10—15 (1967).
94. KISKER, K.P., LANGER, D.: Struktur des Departments Psychologische und Neurologische Medizin der Medizinischen Hochschule Hannover. Nervenarzt **42**, 85—93 (1971).
95. KLUGE, E.: Besitz und Vermögensverhältnisse von Langzeitpatienten in psychiatrischen Landeskrankenhäusern der Bundesrepublik — Ergebnisse einer Stichprobe. Psychiat. Praxis **1**, 133—135 (1974).
96. KOESTER, H.: a) Möglichkeiten und Grenzen der Freizügigkeit in der stationären Behandlung psychisch Kranker. Eine statistische Auswertung über Zwischenfälle im Psychiatrischen Krankenhaus. Nervenarzt **40**, 421—429 (1969). — b) Die Risiken bei der Humanisierung der Psychiatrie. In: Das ärztliche Gespräch Bd. 12, S. 27—46. Köln: Tropon Arzneimittel 1970.
97. KOHLMEYER, W.A.: Das Konzept der Gemeinde-Psychiatrie in den USA, Theorie und Praxis. In: Perspektiven der heutigen Psychiatrie, Hrsg. H.E. EHRHARDT, S. 25—31. Frankfurt a. Main: Gerhards Verlag 1972.
98. KULENKAMPFF, C.: a) Psychiatrie in der Sowjetunion. Ergebnisse einer Studienreise nach Moskau und Leningrad. Soc. Psychiat. **2**, 124—127 (1967). — b) Die Versorgung des psychisch Kranken. — In: Der psychisch Kranke und die Gesellschaft, Hrsg. H. LAUTER u. J.-E. MEYER, S. 1—8. Stuttgart: Georg Thieme Verlag 1971. — c) Wie schlecht ist die Krankenhauspsychiatrie in diesem Lande? Bemerkungen zu dem Buch von FRANK FISCHER: „Irrenhäuser, Kranke klagen an". Nervenarzt **41**, 150—152 (1970). — d) Enquête — und kein Ende? Psychiat. Praxis **1**, 88—93 (1974).
99. LAING, R.D.: Phänomenologie der Erfahrung. Frankfurt am Main: Suhrkamp Verlag 1970.
100. Landeswohlfahrtsverband Hessen: a) Maßnahmen zur Verbesserung der Lage der geistig und seelisch Behinderten und Suchtkranken in Hessen, 1970. — b) Bettenbedarfsplan für den Bereich der Psychiatrie. Stand: Mai 1972 (Manuskript).
101. Landschaftsverband Rheinland, Abteilung Gesundheitswesen: Rahmenplan zur Versorgung psychisch Kranker und geistig Behinderter im Rheinland, Köln 1972.
102. Landschaftsverband Westfalen-Lippe, Münster: Rahmenplan zur Verbesserung der psychiatrischen Versorgung in Westfalen-Lippe auf der Grundlage des Zielplanes der Landesregierung, Münster 1974.
103. LANGE, E.: Die Suicidgefahr beim Open-Door-System (ODS) in stationären psychiatrischen Einrichtungen. Soc. Psychiat. **1**, 64—72 (1966/67).
104. LAUBER, H.: a) Der Plan zur Versorgung psychisch Kranker in Nordrhein-Westfalen. Spektrum der Psychiatrie und Nervenheilkunde **1**, 54—56 (1972). — b) Die Versorgung chronisch-psycho-

tisch Kranker nach dem Psychiatrieplan des Landes Nordrhein-Westfalen. In: Chronische endogene Psychosen, Hrsg. H. KRANZ und K. HEINRICH, S. 110—114. Stuttgart: Georg Thieme Verlag 1973.
105. LAUTER, H.: Die psychiatrische Krankenversorgung als gesellschaftspolitische Aufgabe. In: Der psychisch Kranke und die Gesellschaft, Hrsg. H. LAUTER u. J.-E. MEYER, S. 82—89, Stuttgart: Georg Thieme Verlag 1971.
106. LECHLER, H.: Frankfurter Modell der Sozialpsychiatrie und Psychohygiene. Spektrum der Psychiatrie und Nervenheilkunde **2**, 40—41 (1973).
107. LENNERTZ, A.: Die Reaktion der Bevölkerung auf die Veröffentlichung des Berichtes von FRANK FISCHER in einer Tageszeitung. Nervenarzt **43**, 50—51 (1972).
108. LEPPIEN, R.: Das open-door-System in Notthingham/England, seine Voraussetzungen und Auswirkungen. Nervenarzt **34**, 215—219 (1963).
109. LICKINT, K.: Der Empfang des Patienten und das Erstinterview in der psychiatrischen Klinik. Nervenarzt **39**, 451—456 (1968).
110. LIEBMANN, K.-O.: Aufgaben und Organisation der Community Mental Health Centers. Referatsammlung XXIV. Gütersloher Fortbildungswoche 1971, S. 83—92. Landschaftsverband Westfalen-Lippe, Münster 1972.
111. LINDINGER, H.: Beitrag zur Umstrukturierung der soziologischen Struktur in der psychiatrischen Heilanstalt und im psychiatrischen Krankenhaus. Nervenarzt **34**, 229—231 (1963).
112. LOTZ, H.: Planungsgesichtspunkte in der modernen Psychiatrie. Referatsammlung XXIV. Gütersloher Fortbildungswoche 1971, S. 124—154. Landschaftsverband Westfalen-Lippe, Münster 1972.
113. MACMILLAN, D.: a) Mental health services of Nottingham. Int. J. soc. Psychiat. **4**, 1 (1958). — b) The need for integration of mental health services. In: Proc. III World Congr. of Psychiatr. vol. I. Toronto: University Toronto Press 1961.
114. MARCOTTY, TH.: Begegnung mit dem Wahn. München: List Verlag 1965.
115. MARLET, J.J.C.: Die Zusammenarbeit zwischen klinischen und ambulanten psychiatrischen Zentren in den Niederlanden. Z. Psychother. med. Psychol. **23**, 196—199 (1973).
116. MARTIN, D.V.: Adventure in psychiatry. Oxford: Cassirer 1962.
117. MARX, R.: Psychiatrische Laien sehen ein psychiatrisches Großkrankenhaus. Grafenberg — Eine totale Institution? Kölner Z. Soziologie und Sozialpsychologie **25**, 350—364 (1973).
118. MATTHEIS, R.: Praktische Psychiatrie in Holland. (Vergleichende Studie als Ergebnis einer Fellowship des Europarats.) Nervenarzt **36**, 268—271 (1965).
119. MERGUET, H.: Psychiatrische Anstaltsorganisation (Arbeitstherapie, Milieugestaltung, Gruppentherapie). In: Psychiatrie der Gegenwart — Forschung und Praxis, Band III: Soziale und angewandte Psychiatrie, S. 75—110, Berlin-Göttingen-Heidelberg: Springer 1961.
120. MEYER, J.-E.: a) Der Psychiater in seiner Stellung zwischen der Gesellschaft und den psychisch Kranken. In: Der psychisch Kranke und die Gesellschaft, Hrsg. H. LAUTER und J.-E. MEYER, S. 63—67. Stuttgart: Georg Thieme Verlag 1971. — b) Schizophrenie und soziale Isolierung. In: Schizophrenie und Umwelt, Hrsg. H. KRANZ u. K. HEINRICHS, S. 44—50. Stuttgart: Georg Thieme Verlag 1971.
121. MEYER, J.-E., HARTMANN, W.: Statistische Untersuchungen an langjährig hospitalisierten Schizophrenen. In: Problematik, Therapie und Rehabilitation der chronischen endogenen Psychosen, Hrsg. FR. PANSE. Stuttgart: Enke-Verlag 1967.
122. Minister für Arbeit, Gesundheit und Soziales Nordrhein-Westfalen: Zielplan zur Versorgung psychisch Kranker und Schwachsinniger im Lande Nordrhein-Westfalen, Düsseldorf 1972.
123. Minister für Arbeit, Gesundheit und Sozialordnung Baden-Württemberg: Landespsychiatrieplan für das Land Baden-Württemberg, Stuttgart 1974.
124. Ministerium für Soziales, Gesundheit und Sport Rheinland-Pfalz: Krankenhausplan 1972, S. 74—84.
125. MOHS, U.: Statistische Untersuchungen an langjährig hospitalisierten Schizophrenen. Nervenarzt **37**, 34—36 (1966).
126. MORGAN, R., CUSHING, D.: The personal possessions of long-stay patients in mental hospitals. Soc. Psychiat. **1**, 151—157 (1966/67).
127. MORGAN, R., DREW, C.D.A.: Early to bed...? Soc. Psychiat. **5**, 99—101 (1970).
128. MORGAN, R., ROGERS, J.: Some results of the policy of integrating men and women patients in a mental hospital. Soc. Psychiat. **6**, 113—116 (1971).

129. MÜLLER, CHR.: a) Alterspsychiatrie. Stuttgart: Georg Thieme Verlag 1967. — b) Emploi du temps du personell soignant en psychiatrie. Soc. Psychiat. **4**, 156—158 (1969). — c) L'avenir de l'institution psychiatrique, utopie ou réalité? Soc. Psychiat. **8**, 185—191 (1974).
130. MÜLLER, H.-W., HADAMIK, W.: Die Unterbringung psychisch abnormer Rechtsbrecher. Nervenarzt **37**, 67—76 (1966).
131. MÜLLER, H.-W., KOESTLER, H.: Entwicklungsformen des psychiatrischen Krankenhauses in der heutigen Zeit. Nervenarzt **35**, 473—479 (1964).
132. MÜLLER, H.-W., SCHEURLE, G.: Statistische Erhebungen über stationär untergebrachte psychisch Kranke. I. Mitteilung: Nervenarzt **32**, 374—378 (1961). — II. Mitteilung: Nervenarzt **32**, 418—423 (1961). — III. Mitteilung: Nervenarzt **33**, 358—366 (1962).
133. MÜLLER, H.-W., SCHEURLE, G., ENGELS, G.: Zur Hospitalisierung psychisch Kranker im Rheinland in den Jahren 1962—1965. Nervenarzt **41**, 234—246 (1970).
134. MÜLLER, M.: Neue Strömungen in der praktischen Psychiatrie. In: Psychiatrie der Gegenwart — Forschung und Praxis, Band III: Soziale und angewandte Psychiatrie, S. 1—8 Berlin-Göttingen-Heidelberg: Springer 1961.
135. National Institute of Mental Health, Community Mental Health Facilities Branch: Planning, Programming and Design for the Community Mental Health Center, Bethesda, Maryl. 1965.
136. ØDEGÅRD, Ø.: Hospitalized psychoses in Norway: time trends 1926—1965. Soc. Psychiat. **6**, 53—58 (1971).
137. OZARIN, L.D., LEVENSON, A.J.: The community mental health centers program in the U.S.: A new system of mental health care. Soc. Psychiat. **2**, 145—149 (1967).
138. PANSE, FR.: Das psychiatrische Krankenhauswesen. Stuttgart: Georg Thieme Verlag 1964.
139. PAROW, E.: Psychotisches Verhalten und Umwelt. Eine sozialpsychologische Untersuchung. Frankfurt am Main: Suhrkamp Verlag 1972.
140. PETERS, G., ZERSSEN, D.v. (Hrsg.): Die stationäre psychiatrische Versorgung der Bevölkerung Bayerns. Mit Beiträgen von G. PETERS, F.W. BRONISCH, D.v. ZERSSEN und H. DILLING, sowie CH. SCHULZ. Schriftenreihe der Bayerischen Landesärztekammer, Band 22 (1970).
141. PHILIPZEN, H.: Die psychiatrische Abteilung am Allgemeinkrankenhaus. Referatsammlung der XXIV. Gütersloher Fortbildungswoche 1971. S. 93—105. Landschaftsverband Westfalen-Lippe, Münster 1972.
142. PLOEGER, A.: a) Eine Fahrt nach Gorizia. Ein Blick in die Sozialpsychiatrie Italiens. Nervenarzt **42**, 438—440 (1971). — b) Die therapeutische Gemeinschaft in der Psychotherapie und Sozialpsychiatrie. Theorie und Praxis. Stuttgart: Georg Thieme Verlag 1972.
143. POLAK, P.R.: The crisis of admission. Soc. Psychiat. **2**, 150—157 (1967).
144. PÖRKSEN, N.: Über Krisenintervention. Z. Psychother. med. Psychol. **20**, 85—95 (1970).
145. PUNELL, G.: Entwicklung von Anstaltsartefakten und deren systematische Behandlung. Z. Psychother. med. Psychol. **18**, 21—30 (1968).
146. QUERIDO, A.: The Amsterdam plan. Ment. Hosp. **10**, 18 (1959).
147. RAVE-SCHWANK, M.: Probleme der Arbeitstherapie in der Psychiatrie. Nervenarzt **43**, 565—570 (1972).
148. REIMANN, H.: a) Die Gesellschaft und der Geisteskranke. Soc. Psychiat. **4**, 87—94 (1969). — b) Kritische Betrachtung gemeindepsychiatrischer Programme in den USA. In: Sozialpsychiatrie, Hrsg. K. DÖRNER und U. PLOG, S. 106—116, 2. Aufl. Neuwied und Berlin: Luchterhand-Verlag 1973.
149. REIMER, F., WESSEL-AXER, U.: Die sozialpsychiatrische Abteilung im Landeskrankenhaus und die Behandlung chronisch psychisch Kranker. In: Chronisch endogene Psychosen, Hrsg. H. KRANZ und K. HEINRICH, S. 120—124. Stuttgart: Georg Thieme Verlag 1973.
150. REIMER, F., WILLIS, E.: Neue Wege industrieller Arbeitstherapie im psychiatrischen Krankenhaus. Nervenarzt **43**, 155—156 (1972).
151. ROSE, H.K.: Überlegungen zu einem sozialpsychiatrischen Reaktivierungsprogramm bei chronisch Psychotischen. Nervenarzt **40**, 255—264 (1969).
152. ROSENBERG, S.D.: The disculturation hypothesis and the chronic patient syndrome. Soc. Psychiat. **5**, 155—165 (1970).
153. ROST, S.: Psychiatrische Rehabilitationsklinik. Soc. Psychiat. **5**, 231—233 (1970).
154. RÜTHER, B.: Der Aktionsausschuß zur Verbesserung der Hilfe für psychisch Kranke. In: Der psychisch Kranke und die Gesellschaft, Hrsg. H. LAUTER und J.-E. MEYER, S. 117—121. Stuttgart: Georg Thieme Verlag 1971.

155. RÜTHER, W.: Soziale Determinanten der „Produktion und Weiterverarbeitung" von LKH-Patienten und ihre sozialen Folgen. Kölner Z. Soziologie u. Sozialpsychologie **25**, 286—298 (1973).
156. RUNDE, P.: Die soziale Situation der psychisch Behinderten. München: Wilhelm Goldmann Verlag 1971.
157. Sachverständigenkommission zur Erarbeitung der Enquête über die Lage der Psychiatrie in der Bundesrepublik Deutschland: Zwischenbericht. Deutscher Bundestag, 7. Wahlperiode, Drucksache 7/1124 vom 19.10.1973, Sachgebiet 212. Bonn-Bad Godesberg: Verlag Dr. Hans Heger 1973.
158. SALM, H.: Industrielles Arbeitstraining im Rahmen rehabilitativer Maßnahmen. Erfahrungsbericht über eine mehr als 5jährige Tätigkeit von psychiatrischen Patienten in Industriebetrieben. Nervenarzt **42**, 359—365 (1971).
159. SAUTTER, G.E.: a) Verknüpfung verschiedener sozialpsychiatrischer Einrichtungen zu einem Netz für die gemeinschaftsnahe Versorgung der Bevölkerung auf Landesebene. In: Das ärztliche Gespräch, Bd. 13. S. 36—48. Köln: Tropon Arzneimittel 1971. b) Die Einbeziehung nichtstaatlicher Krankenhäuser in die regionale Versorgung im Rahmen des Baden-Württembergischen Psychiatrieplanes. Psychiat. Praxis **1**, 93—99 (1974).
160. Senator für Gesundheit und Umweltschutz Berlin: a) Grundlagen für eine Reform der Psychiatrie in West-Berlin, 1972. — b) Bericht über den gegenwärtigen Stand und die Planung auf dem Gebiet der Versorgung psychisch Kranker. Abgeordnetenhaus von Berlin, 6. Wahlperiode, Drucksache 6/895 vom 18.5.1973. Berlin: Kulturbuchverlag 1973.
161. SHEPHERD, M.: Die ärztliche Versorgung psychisch Kranker in der Bevölkerung. Nervenarzt **44**, 505—508 (1973).
162. SHEPHERD, M., DAVIES, D.L.: Studies in psychiatry. London-New York-Toronto: Oxford University Press 1968.
163. SHOENBERG, E.: The therapeutic community. In: Moderne Wege der Krankenhauspsychiatrie, Hrsg. G. STOCKHAUSEN. Stuttgart-New York: F.K. Schattauer Verlag 1968.
164. SIEDOW, H.: Das psychiatrische Versorgunssystem in Schweden. Spektrum der Psychiatrie und Nervenheilkunde **1**, 29—33 (1972).
165. SIM, M.: Hilfe für den psychisch Kranken. Ein Grundriß der Sozialpsychiatrie. Stuttgart: Evangelisches Verlagswerk 1971.
166. SIMON, H.: Aktivere Krankenhausbehandlung in der Irrenanstalt. Berlin und Leipzig: Walter de Gruyter & Co., 1929.
167. SUSSER, M.W.: Leitlinien für eine gemeindenahe Psychiatrie. In: Sozialpsychiatrische Texte, Hrsg. J.v. CRANACH und A. FINZEN, S. 97—109. Berlin-Heidelberg New York: Springer 1972.
168. SUSSER, M.W., STEIN, Z., MOUNTNEY, G.H., FREEMAN, H.L.: Chronic Disability following mental illness in an english city. Part I: Total prevalence in and out of mental hospital. Soc. Psychiat. **5**, 63—69 (1970). — Part II: The location of patients in hospital and community. Soc. Psychiat. **5**, 69—76 (1970).
169. SCHLINGENSIEPEN, W.: Aspekte psychiatrischer und sozialwissenschaftlicher Gemeinschaftsforschung in den Vereinigten Staaten. Soc. Psychiat. **2**, 129—134 (1967).
170. SCHRENK, M.: a) der chronische Kranke und seine Abteilung. Nervenarzt **37**, 357—365 (1966). — b) Zur Geschichte der Sozialpsychiatrie. Isolierung und Idylle als „Therapeutik der Seelenstörungen". Nervenarzt **38**, 479—487 (1967). — c) Über den Umgang mit Geisteskranken. Berlin-Heidelberg-New York: Springer 1973.
171. SCHÜLER-SPRINGORUM, H.: Zur Rechtsstellung des psychisch Kranken. — In: Der psychisch Kranke und die Gesellschaft, Hrsg. H. LAUTER u. J.-E. MEYER, S. 122—132. Stuttgart: Georg Thieme Verlag 1971.
172. SCHULTE, P.W.: Ein psychiatrisch-neurologisches Fallregister für Klinik und Praxis — Analyse einiger Daten unter besonderer Berücksichtigung des psychiatrischen Landeskrankenhauses Weinsberg. In: Anlage oder Umwelt. Beiträge zur Kausalitätsfrage in der Psychiatrie, Hrsg. F. REIMER. Düsseldorf: Janssen GmbH 1971.
173. SCHULTE, W.: a) Klinik der „Anstalts"-Psychiatrie. Stuttgart: Georg Thieme Verlag 1962. — b) Sozialmedizinische Aspekte in der Behandlung und Fürsorge bei Alterskranken. Nervenarzt **36**, 162—166 (1965). — c) Die Auswirkungen der Schizophrenie auf ihre Umwelt. Nervenarzt **39**, 98—104 (1968).

174. SCHULZE, G.: Neue Wege in der psychiatrischen Krankenversorgung. Werkstattschriften zur Sozialpsychiatrie, Heft 4. Soziale Arbeitskreise an der Universitäts-Nervenklinik Tübingen 1971.
175. STOCKHAUSEN, F.G.: Die Demokratisierung psychiatrischer Einrichtungen. In: Das ärztliche Gespräch, Bd. 12, S. 47—53. Köln: Tropon Arzneimittel 1970.
176. STRÖMGREN, E.: Zur institutionellen und personellen Organisation sozialpsychiatrischer Dienste aufgrund bisheriger Ergebnisse epidemiologischer Forschung. In: Perspektiven der heutigen Psychiatrie, Hrsg. H.E. EHRHARDT, S. 32—37. Frankfurt a. Main: Gerhards Verlag 1972.
177. STROTZKA, H.: Einführung in die Sozialpsychiatrie. Reinbek bei Hamburg: Rowohlt Taschenbuch Verlag GmbH 1965.
178. STUMME, W.: a) Das Verhältnis der Öffentlichkeit zum Geisteskranken —Vorurteil oder Urteil? In: Der psychisch Kranke und die Gesellschaft, Hrsg. H. LAUTER und J.-E. MEYER, S. 43—50. Stuttgart: Georg Thieme Verlag 1971. — b) Die differenzierten Vorstellungen des Laien zum Problemkreis psychischer Erkrankungen. — Eine Kritik der Vorurteilsforschung. Inaug.-Diss. Köln 1972.
179. VELTIN, A., KRÜGER, H., ZUMPE, V.: a) Soziometrische Untersuchungen an einem chronischen Krankengut als Beispiel für die Bedeutung soziologischer Forschung am psychiatrischen Krankenhaus. Referatsammlung XIX. Gütersloher Fortbildungswoche 1966, S. 27—50. Landschaftsverband Westfalen-Lippe, Münster 1967. — b) Zur arbeitstherapeutischen Situation langjährig hospitalisierter Patienten. Nervenarzt 41, 173—177 (1970).
180. WATT, D.C., BUGLASS, D.: The effect of clinical and social factors on the discharge of chronic psychiatric patients. Soc. Psychiat. 1, 57—63 (1966/67).
181. WEINLAND, W.L., HOHEISEL, H.P., GROBE, E.: Psychiatrie, heute und morgen. Frankfurt a. Main: Eigenverlag Goethestraße 21 (1973).
182. WERTHEIMER, J., LOBRINUS, A., BIRCHER, A.: Die Organisation eines geronto-psychiatrischen Versorgungsdienstes, dargestellt am Beispiel des Lausanner Modells. Referatsammlung der XXV. Gütersloher Fortbildungswoche 1972, S. 1—9. Landschaftsverband Westfalen-Lippe, Münster 1973.
183. WHO: Psychiatric hospital care and rehabilitation. World Health Organization, Copenhagen 1968.
184. WIESER, ST.: Isolation. Vom schwierigen Menschen zum hoffnungslosen Fall. Die soziale Karriere des psychisch Kranken. Reinbek bei Hamburg: Rowohlt Verlag GmbH 1973.
185. WIESER, ST., KUNAD, E.: Katamnestische Studien beim chronischen Alkoholismus und zur Frage von Sozialprozessen bei Alkoholikern. Nervenarzt 36, 477—483 (1965).
186. WILKEN, M.: Hospitalisationsrisiko und Gemeindestruktur. Ergebnisse einer ökologischen Untersuchung der Einweisungen auf dem Gebiet der Stadt Düsseldorf in das Landeskrankenhaus Düsseldorf-Grafenberg. Kölner Z. Soziologie und Sozialpsychol. 25, 319—335 (1973).
187. WING, J.K.: a) Experimental and clinical studies of Rehabilitation in chronic schizophrenia. Ph. D. Thesis, University of London 1959. — b) A study of the process of industrial rehabilitation in 212 disabled persons. — MD Thesis, University of London 1961. — c) Social and psychological changes in a rehabilitation unit. Soc. Psychiat. 1, 21—28 (1966/67). — d) Soziale Behandlung psychiatrischer Erkrankungen. Die Arbeit einer Forschungsabteilung für Sozialpsychiatrie. Z. Psychother. med. Psychol. 18, 140—148 (1968). — e) Über Entwicklung und Auswirkung eines neuen Programms zur psychiatrischen Versorgung in London. In: Perspektiven der heutigen Psychiatrie, Hrsg. H.E. EHRHARDT, S. 38—44. Frankfurt a. Main: Gerhards Verlag 1972.
188. WING, J.K., BENNETT, D.H., DENHAM, J.: The industrial rehabilitation of long-stay schizophrenic patients. M.R.C. Memorandum No. 42 HMSO, London 1964.
189. WING, J.K., BROWN, G.W.: a) Social treatment of chronic schizophrenia: a comparative survey of three mental hospitals. J. ment. Sci. 107, 847—861 (1961). — b) Institutionalism and schizophrenia. London: Cambridge University Press 1970.
190. WING, J.K., HAILEY, A.M.: Evaluating a community psychiatric service. London-New York-Toronto: Oxford University Press 1972.
191. WINKLER, W.TH.: a) Zwang und Freiheit in der Psychiatrie. Nervenarzt 37, 304—310 (1966). — b) Die Schizophrenie als sozialer Prozeß. Z. Psychother. med. Psychol. 17, 54—72 (1967). — c) Hierarchie und Demokratie im psychiatrischen Krankenhaus. Z. Psychother. med. Psychol. 19, 114—126 (1969). — d) Das moderne Psychiatrische Krankenhaus. Hippokrates (Stuttg.) 40, 107—114 (1969). — e) Die kustodiale Psychiatrie in der Auseinandersetzung mit dem Prinzip

der therapeutischen Gemeinschaft. In: Der psychisch Kranke und die Gesellschaft, Hrsg. H. LAUTER u. J.-E. MEYER, S. 75—81. Stuttgart: Georg Thieme Verlag 1971. — f) Gesichtspunkte zum Bau psychiatrischer Krankenhäuser. Bauwelt 63, Heft 49, S. 1866—1871 (1972).
192. WINKLER, W.TH., KRÜGER, H., ZUMPE, V., VELTIN, A.: Ergebnisse soziodiagnostischer und soziotherapeutischer Maßnahmen bei langjährig hospitalisierten Schizophrenen. Psychother. Psychosom. 17, 1—9 (1969).
193. WINKLER, W.TH., STIAWA, R.: Sozial- und Sportzentrum im Westfälischen Landeskrankenhaus Gütersloh. Bauwelt 61, Heft 45, 1747 (1970).
194. WRETMARK, G.: Der Organisationsplan der psychiatrischen Klinik in Linköping, Schweden. Das psychiatrische Krankenhaus als gruppentherapeutische Situation. Z. Psychother. med. Psychol. 19, 229—240 (1969).
195. ZERSSEN, D.V., DILLING, H.: Die stationäre psychiatrische Versorgung der Bevölkerung Bayerns vom Standpunkt der Planung. In: Die stationäre psychiatrische Versorgung der Bevölkerung Bayerns. Schriftenreihe der Bayerischen Landesärztekammer, Band 22, S. 26—44, München 1970.
196. ZUMPE, V.: Über die sozialen Beziehungen des chronisch Kranken im psychiatrischen Krankenhaus. Referatsammlung der XX. Gütersloher Fortbildungswoche 1967, S. 277—292. Landschaftsverband Westfalen-Lippe, Münster 1968.

Einen ausgezeichneten Einblick in die derzeitigen Entwicklungstendenzen der Psychiatrie vermitteln im übrigen die „Sozialpsychiatrischen Informationen", die seit Februar 1971 in regelmäßiger Folge erscheinen und Beiträge von Mitarbeitern aus allen in der Psychiatrie tätigen Berufsgruppen bringen. (Redaktion: Hannover, Karl-Wiechert-Allee 9).

Community Facilities and Sectorisation*

By

R.K. Freudenberg

Contents

Introduction 261
Prevention 262
Primary Care Team 265
Out-Patient Services 266
Community Facilities 267
Day Hospital 270
Department of Psychiatry in District General Hospital 271
Division of Psychiatric Hospitals. 272
References 276

Introduction

Institutions for the mentally ill were originally created because psychiatric patients, particularly those with persisting disabilities and inadequacies of personality, could not cope and tended to come to harm in the community at large. An increasing number found their way into prisons or workhouses of deplorable standards. This in turn led to greater antagonism in the community against the unfortunate sufferers from mental disorders. Institutions were assumed to provide better care for them and it was not sufficiently realised what sort of effects the transplantation of people, often into remote country areas, far distant from their original residencies would have.

At the time, these institutions were planned for a few hundred at most. The consequences of a growth to many hundred and up to thousands of beds since the industrial revolution was not foreseen. The effects of size and regimentation on the identity of individual patients and of inaccessibility on existing links with the family and community were not recognised [1–8]. This, in spite of early warnings by, for instance, JOHN REID in 1816: "It is by no means the object of these remarks to deprecate the value of institutions which, under a judicious and merciful superintendance, might be made essentially conducive to the protection of lunatics themselves, as well as that of others, who would else be continually exposed to their violence and caprice. But it is feared that

---

* The views expressed in this contribution are those of the author and do not necessarily represent those of the D.H.S.S. and D.E.

many have been condemned to a state of insulation from all rational and sympathising intercourse before the necessity has occurred for so severe a lot. Diseased members have been amputated from the trunk of society before they have become incurable or unsound, as intellectual invalids may be regarded only as nurseries for and manufacturers of madness, magazines or reservoirs of lunacy, from which is issued from time to time a sufficient supply for perpetuating and extending the formidable disease" [9].

These early insights have found wider acceptance only in recent years and, consequently, present planning is directed towards the creation of a comprehensive accessible psychiatric service with many small components able to meet individual requirements as needs arise at any particular time.

The choice of relevant strategies for developing a comprehensive network of alternatives to the mental hospital obviously depends on the present state of existing services and the socio-political and economic circumstances of a particular region or country. Some are able to give priority to the creation of psychiatric departments in General hospitals, others decided to concentrate on the improvement of existing services in the first place, yet others put most emphasis on the development of community-based facilities. Circumstances may lead to various combinations in any of those directions. Preventive measures receive little attention. Though some of these considerations apply to most countries much of the following is predominantly based on experiences in Britain. I shall concern myself with services for the adult and elderly mentally ill only.

The trend to develop alternatives to the large mental hospital is the natural consequence of all the disadvantages associated with large institutions. The size of future inpatient units and of all other components of a comprehensive psychiatric service is, therefore, proposed to be comparatively small and accessible to the community. The aim is to leave the family closely in touch with patients and to avoid the severance of the links a patient has in the community in which he is normally resident in order to make a return to normal work and living as easy as possible. The prevention of an accumulation of large numbers of patients in remote institutions is a welcome consequence [9a]. These objectives are only gradually attainable. As a transitional measure it has been successfully demonstrated that it is possible to counteract some of these undesirable effects by dividing the large mental hospitals into independent sectors or divisions of manageable size, each division to serve a defined district [10, 11] and intended to meet the needs of the community concerned.

Prevention

One of the objectives of community psychiatry is the detection and control of factors detrimental to health and well-being. By investigating the distribution of mental disorders throughout the population some clues for the development of preventive services can be otained [12].

Much of this is the responsibility of the community physician. Having had special training in community medicine he is equipped with the knowledge of epidemiology, statistics, medical sociology and administration [12, 13]. He will be playing an increasingly important part in the future development, including that of psychiatric services in close co-operation with the care-giving professions and with volunteers. "He is concerned with the population, he does not treat individuals, but prescribes in terms of organising medical and psychiatric services in the community. From epidemiology he derives an awareness of the kind of service required" [12]. Preventive mental health services, particularly through community health agencies, should be his particular concern. He will also be involved with the evaluation of these services and has to determine where further investigation or operational research is required.

A comprehensive community psychiatric service concerns itself not merely with patients who are currently in contact with services but also with their interpersonal relationships and conditions they may be exposed to. This includes all levels of prevention and means primarily all those factors which can reduce the incidence of disease [14], although present knowledge is very limited in this respect. Many general factors, predominantly environmental, can, however, promote mental health and reduce the risk of vulnerable groups to develop overt mental disorders [15, 16a]. All the various signs of social breakdown need examination in relation to the individual, the family and the community as a whole; such as truancy from school, the accumulation of debts, isolation, unemployment, impoverished and under-privileged districts in the community, etc. An early assessment of illness and relevant treatment as a secondary preventive measure can reduce prevalence. The reduction of distress in the families of mentally ill patients can, at the same time, have primary preventive aspects, while adequate techniques and facilities for rehabilitation in the community will reduce and circumvent disability (tertiary prevention) [4, 17].

As CAPLAN suggests [14], in the absence of knowledge of the cause of mental disorder primary prevention must be directed towards improving non-specific helping-resources in the community. It must also aim at reducing exposure to conditions that are likely to be harmful. An individual requires continued 'supplies' (physical, psycho-social and cultural) in relation to his needs [14]. If these fail a vulnerable person is at greater risk to become mentally ill.

Prevention can be concerned with genetic counselling, ante-natal care and attempts to ensure normal development of the foetus. It endeavours to foster a healthy environment at home and at school. Guidance can be given to parents and adolescents. Child psychiatric clinics are approached if required. Other activities include Family Planning and Marriage Guidance, the discussion of employment problems and preparation for retirement, etc.

Preventive measures have a number of objectives:
1. The development of facilities which are likely to help to increase the biological strength of individuals.

2. Exploration and possibly removal of negative factors which may eventually lead to the involvement of specialised professional psychiatric services.

Ante-natal clinics are run by Health Authorities with the help of general practitioners and offer opportunities for early assessment of personal and social problems. 204,420 women attended such clinics in 1972 in England and Wales. Regular consultative sessions for the staff of such clinics with a psychiatrist, psychologist or specialist social worker can help in dealing with complicated situations. Group sessions can help to prevent more serious problems in anxious and disturbed pregnant mothers.

Similarly, Child Health Clinics play an important part in prevention and early assessment. In 1972, 552,160 children of under one year attended in England and Wales, 524,635 of one year but under two years and another 569,552 of two years but under five years. Only a low proportion of these are at risk [18].

These Child Health Clinics concentrate their efforts mainly on developmental screening at regular intervals [19, 20] and assessment of handicaps. Assessment clinics are developing attached to paediatric departments. Such clinics offer opportunities to discover difficulties in mothers or the whole family as well. Attention needs to be paid to aggressive feelings mothers often have towards their infants as it is possible to sort out many of these problems and to anticipate the development of the battered baby syndrome [21, 22]. Guidance can be helpful to new fathers who are generally little aware of these problems and need to be more deeply involved, indeed more needs to be done and is being done about teaching parent craft [23–25].

Activities in connection with pre-school children belong to the most important functions of the health visitor. She is a comprehensively trained general nurse who has completed an additional one-year training in public health. She is more highly qualified than the district nurse who is involved with practical nursing tasks in the community.

An individual can be advised to avoid certain environmental situations or, as needs become better understood, compensatory opportunities for individuals in vulnerable situations can be developed; like day groups for pre-school children from under-developed areas or the creation of youth and community centres for adults and the elderly with opportunities for social activities—possibly supported by counselling services of social service departments and others—quite apart from all the various clubs for special interests and needs, all open to any resident of a district. Some charitable voluntary social work agencies have been created of which the Blackfriars Settlement in South East London is an example. They provide preventive social work programmes like family counselling, various club activities, workshops and neighbourhood work [25a].

Our knowledge as to why certain mental illnesses occur in an individual are deficient, though recent studies clarified some of the environmental relationship [26]. Attention needs to be paid to the assessment of stress and the whole range of the causes of human failure [27]. The genetic equipment of an individual, and particularly genetically determined defects, can, with our present knowledge, be very little influenced except at most by genetic counselling.

Psycho-sexual counselling of couples, often in the context of family planning, abortion and marriage guidance are further important measures [28] to be undertaken by community health agencies. Much of this has been pioneered by voluntary organisations like the Family Planning Association or the National Marriage Guidance Council.

Psychiatric services can play an increasing part in teacher-training with the help of seminars or discussion groups at regular intervals. This can help the teachers to be aware of indication of social breakdown and of early signs and symptoms of emotional disturbances, both in the child and in the family. They should become capable of basic counselling in social and educational problems and learn to recognise those children who ought to be brought to the attention of psychiatric services.

A district service cannot overlook the occupational health needs within it. The promotion of mental health has an important place in both industrial and non-industrial organisations. This particularly concerns itself with human relationships in the work situation [29–31]. Advisory services by industrial psychologists and others can help to give insight into personal and group behaviour and the psychological aspects of motivation. They can explore reasons for certain dissatisfactions like the loss of identity and a feeling of being trapped and pushed around. The impact of noise, the stress of unemployment and preretirement preparation are problems to be aware of. There is also a need for more management education and its close inter-connection with the inter-personal relationship side of industry and the understanding of human needs.

It is encouraging to learn that counselling services during various crises connected with adolescence, marriage, pregnancy, bereavement, retirement, etc., appear to reduce calls on caring services generally.

Some of the reasons for the slow progress of preventive services arise from inadequate knowledge and from pressures of acute treatment on existing resources. Much can, however, be achieved with the help of public health agencies and with volunteers. Action directed towards the total environment appears to be the most promising approach towards the promotion of mental health. This cannot be the primary task of the care-giving professions but mental health education and consultation services can do much to increase the public's awareness of the situation and can stimulate appropriate action by non-specialised community agencies. Health educators are a newly emerging profession in a number of Countries.

Primary Care Team

The medical agency to which mental health problems are referred to in the first instance is in most Countries the family doctor or general practitioner. He is also the one to be called in psychiatric emergencies. If he considers it necessary he will consult with or transfer to a specialist. More and more family doctors work in group practices based in health centres where 6–8 general practitioners have their consulting rooms serving a population of around 20,000. Together, with health visitors, community nurses, social workers, secretarial and receptionist staff, and in some instances clinical psychologists, they form the primary care team [32–35]. The general practitioner is himself capable of treating 80–90% of the patients consulting him but can, if necessary, rely on hospital diagnostic facilities. He is, at least in Britain, likely to remain a generalist. He is not expected to develop into a disease group or age group specialist, although in a group practice each member will often maintain a special interest. 59% of general practitioners in Britain are already organised in this way [36].

The overall demands made on general practice are increasing for a number of reasons; the standards of health expectancy of the population are rising, medicine has become more sophisticated leading to early discharge from hospital. Preventive medicine makes more claims on the general practitioners' time, like the ante-natal clinics, developmental screening of infants, regular surveys with the help of health visitors of at-risk groups like the single parent, the bereaved, the separated, the divorced, the unemployed or elderly.

Morbidity statistics from general practice reveal that about 11% of the people on general practitioners' lists seek his advice for psychiatric reasons. Of those, only 1% were admitted to hospital and about 10% were referred to psychiatric out-patient clinics, leaving about 89% to be cared for by the general practitioner and his team. The majority show minor emotional disorders like anxiety or depression, and only a comparatively small proportion suffer from psychotic disorders [32, 34]. A total of 4.7 million new episodes of mental disorder were noted in England and Wales in one year in general practice.

The continuing care of the patient remains in the hands of the general practitioner, and the secondary specialised care team consisting of psychiatrists, psychologists, social workers, nurses, occupational therapists, is generally involved only for comparatively short periods. Regular consulting sessions by psychiatrists have been instituted in a number of group practices and are useful in helping family doctors in coping with psychiatric problems.

Out-Patient Services

With the development of a community orientated psychiatry, psychiatric out-patient clinics in general hospitals find themselves with an increasing number of patients. The number of out-patient sessions, on average of about $3^1/_2$ hours each, has increased by 30% during the past ten years. During 1972 185,846 new patients were seen in out-patient clinics in England and Wales and the total number of attendances was 1,654,574. In Britain general practitioners refer about 10% of their patients to such clinics. They are staffed by the secondary and specialised multi-professional psychiatric team. It is suggested that there should be a minimum of six out-patient sessions each week per 100,000 population. Colleagues already working in district general hospital units with a much more limited number of beds at their disposal feel that even more sessions are required to cope with the needs, particularly of chronic patients. If the team responsible for these clinics is the same as that dealing with hospital in-patients and day-patients, continuity of care can be achieved. Doctors, nurses and social workers will, therefore, have patients in a number of components of the service. This means that patients who need successive placement in different components of the service need not change to a different team and all that this implies. At these out-patient clinics in the general hospital social workers are usually present to see families, to make a social report, or to participate in group therapy sessions with families and married couples. Similarly, psychiatric nurses increasingly participate and may hold follow-up clinics for patients they knew as day-patients or in-patients.

Community Facilities

Community facilities consist of various kinds of small components, such as day centres (in addition to day-hospitals) and various kinds of residential and work facilities. These are in England and Wales the responsibility of the social service departments of local authorities. These are also the employers of social workers. Various considerations have led to the conclusion that the training of social workers should be on a generic basis with opportunities for specialisation for some at a later stage. Those with training in the special implications of mental illness may function in specialised roles and provide consultation for non-specialised colleagues. A separate social work service is provided for offenders. Within each social services department social workers are organised in teams, each serving a smaller area whose population may be around 60,000. In a circular issued in 1972 the Government suggested a target of 50–60 field social work staff for all purposes per 100,000 population. Some social workers in a department will have specialised knowledge of fields such as child care or mental health and can give advice to their colleagues when particular problems arise. In some areas a limited number of social workers are seconded by the local authorities to work with general practitioners and their colleagues in the primary care team. It has emerged from recent research that the clinical condition and social adjustment of psychiatric patients cared for by the primary team is much better and the burden on their families reduced [38–40] if social workers are involved.

Considerable relief can be given to families of mentally ill people by day centres. They have a different function from day hospitals in that they are concerned with tertiary prevention such as the circumvention, reduction and containment of disability. These day centres are for patients who do not require specialised medical or nursing care, but mainly social support, occupation and rehabilitation. Included in this is rehabilitation for employment and some clients will move on from the day centre to sheltered or possibly open employment. Many patients who have in the past occupied a long-stay bed in a psychiatric hospital can now go to these centres and live in the community. The Government has suggested that about 60 such day centre places should be provided per 100,000 of the general population. About 100 such centres have been established so far. No evaluative studies are available as yet [41–43].

In most countries the large psychiatric hospital performs a welfare function for a proportion of its patients. It provides a home for people who really are no longer in need of psychiatric treatment or nursing as in-patients. These are generallly suffering from various psychiatric disabilities but have no home to return to. Many of them could be discharged to alternative accommodation in the communities if this were available. The danger is that patients are discharged without appropriate, careful and often long preparations concerned with the relearning of social skills after a long stay in hospital. These should not only be concerned with industrial work but all the other skills required for daily living. The indiscriminate discharge of patients from mental hospitals must be resisted until alternatives of adequate standards are available in the different types of hostels or homes to be described.

Many of the present long stay hospital patients are characterised by differing degrees of dependence and/or disability and, therefore, require a series of sheltered living facilities, from supportive ones to situations of greater independence and normal living.

a) One type of hostel accommodation can be used for patients who, after a short period of in-patient treatment, either in a general hospital unit or in a psychiatric hospital, can be transferred there if family circumstances are too traumatic to return to, or for some other reason. The duration of hospital stay can be considerably shortened in consequence [44].

If a patient normally lives at home a short stay in a hostel can also provide intensive support for short periods to overcome some domestic crisis. This may make admission to hospital unnecessary [42, 43]. It may even be a preventive measure and reduce the need for specialised services.

b) A much greater need is for accommodation for longer periods of stay for patients with persistent disabilities, for some as a step towards resettlement in normal living conditions and for some as a permanent home. Some differentiations are necessary. For patients likely to need indefinite support hostels are suitable which are run by wardens where they can stay for long periods. These take on a function similar to some of the "hostel-like" wards in psychiatric hospitals, but on a more domestic pattern and have the advantages of being accessible to the amenities of the community.

c) A very successful venture in recent years is the development of group homes where 4–6 carefully selected patients can live together independently—most of them go to full or part-time employment. A social worker calling about once weekly can listen to problems and can help in sorting them out. These homes have proved very popular and were mostly sponsored and are run by voluntary local mental health associations. The initial step was usually to form a housing association.

d) So-called supervised lodgings in single rooms let by landladies, with special arrangements for the payment of rents and regular support both for landladies and clients by social workers, is another arrangement.

It has been suggested that 50 places per 100,000 population will be needed for those long-stay patients who, despite intensive treatment, are still accumulating in the mental illness hospitals (excluding provision for those over 65) [43]. In future many of these are expected to go into alternative residential accommodation in the community, while about 17 of the 50 places would need to provide for patients requiring specialised medical and nursing care. These could be provided in hostels closely associated with the specialist service. The remainder, i.e. 33 per 100,000 are judged to require the different forms of longer term residential accommodation in the community. A district of 200,000–250,000 would ultimately need perhaps 60–80 such places.

Once adequate facilities are available to provide a local comprehensive service catering among others for the "new long-stay" patients, it is anticipated that no new patients would be admitted to the psychiatric hospital and that the number of patients in these hospitals would gradually reduce in numbers until the hospital could finally be closed. This remains a hotly discussed issue.

A variety of graded *work* situations are required to match different degrees of disability. For the most severely disabled clients these occupational facilities are available in day centres. Some of these patients may progress to other forms of employment, but a proportion have disabilities too severe for them to be suitable for even "sheltered" work. These will not be able to be financially independent through their own work. Other workshop places are required for patients of whom it can be expected that they can, after a reasonable period of training to redevelop residual skills, transfer to sheltered or open employment. Such "rehabilitation workshops", often run by charitable industrial therapy organisations [45], are subsidised by the Department of Employment (DE). A training wage is paid and patients can attend there, either from the hospital, or while living in the community. After about a year, if their work performance is adequate, they are placed in employment. Sheltered employment is provided for conditions where a permanent disability is present but where the person's productive capacity is not less than one third of a fit person. Placement in such a workshop is recommended where patients with the help of subsidies from the DE can earn a living wage. They can stay there for indefinite periods or, if their work performance improves sufficiently, transfer to open employment. Provision for this kind of facility is still very inadequate and a considerable expansion of sheltered workshop places is necessary. After adequate preparation patients can be referred to one the 17 Industrial Rehabilitation Units in England and Wales of the DE for an 8 week assessment period which provides a more realistic industrial climate and can then be placed, according to the results, in appropriate employment. If they do not reach the standard for open or sheltered employment they may return to day centres [46].

These Industrial Rehabilitation Workshops are for physically as well as for psychiatrically disabled persons, the latter of up to one third of the total number. Experience has shown that the tempo and climate of the workshop would otherwise deteriorate.

Patients afflicted with severe and often permanent psychiatric disabilities particularly, a large proportion of whom suffer from schizophrenia, require the help of community agencies. Of the one in 100 people in the population affected by this illness at some time in their lives about one half retain handicaps requiring prolonged contact with various services. Community based services for this group of patients have been successfully developed in some areas, but need expansion to eventually replace the traditional mental hospital system everywhere. Experienced social workers and/or psychiatric nurses who can refer patients for psychiatric medical advice as required must be able to remain concerned for prolonged periods of time as contact may otherwise be lost. As a large proportion of such handicapped patients remain resident at home the whole family will need support and counselling [47].

These disabling conditions have been stutied in detail in recent years but among many workers in this field and the general public the knowledge of them remains deficient. Much educational work is necessary in this direction.

Many of these patients are incapable of working in competitive employment and need not only sheltered employment but also sheltered living. This becomes particularly acute when elderly parents can no longer carry the burden of looking after them.

It is not yet sufficiently realised that without occupation and employment such patients tend to regress. A short rehabilitation course can be completely wasted unless followed by adequate occupational placement afterwards and aftercare by nurses, social workers or at out-patient clinics. Many psychiatric patients require rehabilitation for long periods of time, to be followed up by opportunities for long term sheltered employment.

Similar problems exist with psychiatric elderly patients [48]. Regular assessment with the help of community health nurses and the opportunity for regular physical examinations can be a preventive measure. Many authorities have established clinics for this purpose. "Meals on Wheels" (prepared meals taken to the home) and home help services for people unable to cope adequately need to be available if required. This is where day centres with sheltered living facilities can be of invaluable help. Hostels and/or hospital facilities can further relieve families by admitting suitable elderly patients for short periods during holiday time. Counselling with the help of social and welfare agencies is particularly important for this group of people [48–51].

Day Hospital

In recent years a large number of day hospitals have been established. They provide specialised medical and nursing care for people whose conditions allow them to be out of hospital overnight, either in residential or their own accommodation when relatives are back from work, but who otherwise need active treatment or rehabilitation. Generally they would be too acutely ill or too severely disabled to pursue their previous occupations. These Day hospitals have developed in different ways. Firstly, in an already available psychiatric hospital, day patients can be attached to wards where they had been in-patients and are, therefore, known to the staff, returning home each night; or a section of the hospital can be converted for day use only. Day hospital facilities have also been developed in the community, either as part of the general hospital psychiatric unit or as a seperate unit. In the latter it may be easier to create a domestic and informal atmosphere. A walk-in clinic, additional to the ordinary out-patient clinic, in connection with acute problems can be provided there or in the older types of day care facilities or it can be a separate facility. The day hospital can, in the evenings, readily provide club facilities for psychiatric patients.

In the day hospital attached to the District General Hospital, in-patient and day-patients alike share day and dining rooms as well as facilities for occupation. This has the important advantage that day-patients, who retain at least some of their normal roles, can help to counter the tendency towards a merely sick role amoungst in-patients. Depending on individual needs patients may attend daily or part-time.

By 1970 there were 115 psychiatric day hospitals in England and Wales with attendances during the year totalling 1,062,556. Recent studies have shown that up to 40% of patients at present referred for admission to in-patient units can be treated on a day-patient basis [52].

Some recent pilot facilities were created in existing but accessible large psychiatric hospitals suggesting that a day hospital should provide for three streams of patients; one large in numbers for the short-staying group of patients of up to three months, a second one for an intermediate group with a need for specialised treatment from three to eighteen months and a third, a long-staying one, for patients who retain severe symptomatology for still longer periods. The latter two treating largely people who would otherwise become long stay in-patients [53].

A nursery attached to a day hospital for pre-school children of young mothers in need of psychiatric treatment prevents separation of mother and child and often offers an opportunity to look at the pattern of child/mother relationship and to influence it wherever necessary and possible. At times it is required to admit whole families either as in-patients of day-patients. This has been successfully instituted in a number of units.

All these elements of a community service supplement the hospital facilities.

Community psychiatric nursing activities can operate either from wards or day hospitals or independently. They can be concerned with a wide range of psychiatric conditions. Patients can be discharged earlier if the psychiatric nurse, who knew them while they were receiving treatment as in-patients or day-patients, can keep in touch to observe progress, to ensure that medication is taken regularly and to be available for family counselling and advice on household management, etc. Patients often need encouragement to go to the day centre or day hospital or to their work place regularly. If nurses can keep in touch with chronic patients withdrawal or regression can be countered. Much can be done to help elderly people at home with psychiatric illness by counselling, supervising medication and calling on additional help at a suitable point. It needs to be kept in mind at all times that specialised help may be required for limited periods and that the various alternative less specialised community resources, like home helps, community nurses, social workers, clubs of various kinds, are brought in as early as possible. Community psychiatric nursing will, however, be able to make a major contribution towards a more community orientated pattern of care.

The co-ordination between health and social service facilities at area level will be the task of statutory joint consultative committees. Health service planning at district level will be carried out by district management teams, each advised by a mental illness health care planning team. Major research projects in the development of locally based mental illness sevices are being created at Worcester and Southampton [54]. The evaluation of these services will influence future planning. Psychiatric case registers have supplied valuable information in this respect [55]. Although there is considerable practical experience in the use of individual components of a comprehensive locally based service, there is as yet no single area in which all these elements have been brought together to operate as a comprehensive service. The Worcester projekt will provide the first example.

Department of Psychiatry in District General Hospital

In order to ensure as close as possible an integration between community and hospital based facilities each individual component must be related to a sufficiently small population. The size of a district is on average about 220,000. Each such district will need its own comprehensive network of services, though some components like, for instance, a sheltered workshop may have to be shared by several districts.

Hospital facilities for such a district are based in the district general hospital. All medical specialities are represented there except, until fairly recently, psychiatry. These hospitals are within easy reach of the community. Present plans propose that each general hospital should also contain a department of psychiatry. This is to have around 120 hospital beds for the mentally ill mainly suffering from functional disorders at a minimum of 0.5 per 1,000 of the population [56, 57] and 0.65 per 1,000 day hospital places. So far 95 general hospital units of various sizes for the mentally ill have been established in England and Wales [42, 43], but only a proportion of these have adequate facilities to form the basis for a comprehensive service to a district population.

Separate provision is to be made for the longer term case of patients suffering from dementia without significant physical complications, at the rate of 2.5–3 per 1,000 beds plus 2 per 100 day hospital places. These beds are in addition to 10 per 1,000 geriatric, non-psychiatric, beds and 2–3 day places per 1,000 for elderly patients primarily suffering from physical disease.

Secondary multi-professional specialised mental health teams within the district can operate according to different principles. They can decide to be generalists by dividing a district into 4 teams relating to arround 60,000 population each. This has the advantage of making it possible for one team to provide continuity of care for a cross-section of all kinds of patients. Or they can divide into those concerned with mental illness in adults and others with a special interest in old age. The local situation may demand yet other modifications.

The district facilities will be supported by specialised units for children, adolescents, drug addicts and alcoholics and for patients requiring treatment under conditions of security, which will serve a larger catchment population.

The services for the mentally handicapped are subject to separate development, but here too the intention is to create a service which is much more community based with very close integration between non-health services (like education) and hospital services. A comprehensive network of assessment centres is being developed in each district which will cover the entire range of physical and mental disability.

Division of Psychiatric Hospitals

The transition from centralised services in large institutions to a comprehensive local service is going to take time. In the meantime, the mental hospital and its extramural facilities can be reorganised into independent sectors each providing a district service.

Most existing psychiatric hospitals are large and serve several districts each of about 220,000. They can, however, be partitioned into serveral smaller divisions, each relating to the catchment area of a District General Hospital. Whether such divisions should be further sub-divided into teams responsible for a population of around 60,000 is a matter of local arrangement.

If the existing psychiatric hospital is geographically too distant from the population to be served, a general re-distribution of hospital catchment areas may have to precede the division of the hospital to ensure that each psychiatric hospital and its divisions has an accessible catchment area. In some areas this cannot be achieved. Where this is the case, development of alternatives at an early stage needs to be given priority. It is of interest in this connection that the comprehensive development of alternative services to the mental hospital has more readily occurred where a geographically favourable situation existed and where the co-operation between the hospital and the respective local authority had a long established tradition. During a transitional period it is possible for existing services to pioneer the development of community components in their respective districts.

In more favourable circumstances, i.e. easy accessibility, the mental hospital will continue to function for longer periods until alternatives are available. The existing institutions are required to comply with certain minimum standards, like a minimum nursing ratio of 1 nurse to 3 patients, the elimination of non-nursing duties by the employment of adequate numbers of domestic staff, the organisation and availability of occupational facilities for everyone, including leisure-time activities, and a minimum number of consultants, i.e. 0.45 per 100 resident patients.

Each hospital division must contain several components from short term treatment to rehabilitation of the psychiatrically disabled younger, as well as older age groups, because each requires different programmes. Unless each division has an equal case load, nurses, social workers and doctors cannot be adequately trained within a sub-division.

Before a divisionalisation of this kind can take place it is necessary, on a particular census day, to collect information about each patient's residence prior to admission and to assess his condition in detail, including diagnosis, age, etc. The number of patients from each population area needs to be determined so that all this information can be adequately integrated to determine the present bed need for each division and its sub-division.

The needs of patients fall into certain broad categories:—(1) Admission and short-term treatment units; duration of stay generally under three months for patients suffering from functional disorders. (2) Readmission units; for patients who have remained psychiatrically disabled and may require readmission because of an acute flare up of their illness. (3) Resettlement units; for patients of working age settled in work inside or outside hospital. These are particularly concerned with the development of social and work skills often for periods of six. months to two years. These groups require hostel-like accommodation within the hospital. (4) Longer-stay rehabilitation; for patients of working age, both for preparing patients to advance to resettlement or for providing sheltered work and living conditions for indefinite periods in hostel-like accommodation within the hospital with a minimum number of staff. (5) Admission, assessment and short term treatment for the elderly suffering from mental illness and disorders associated with dementia. (6) Longer term care; for rehabilitation or for providing prolonged care for severely dependent elderly and sheltered living for the less dependent elderly, much of it again like hostel accommodation. (7) Sick wards, for psychiatric patients who are physically sick. (8) Provision for patients in need of some level of security, either by closed doors or a higher staff/patient ratio.

Where a division serving about 220,000 is subdivided into sectors, the size of population served by each sector is also the average size population for a social service area team, i.e. 60,000, and relates on average to three group general practices for primary medical care. It is important that sectors are small enough to allow intimate contact with general practitioners and the various elements of the comprehensive network of services.

Many other steps can be taken to link division and sub-divisions with the local community. Contact needs to be made with all the various organisations and clubs within it by giving talks to local organisations about the work of the hospital or involving their members in voluntary work there; like helping to organise social activities, to visit patients without relatives or friends, to organise excursions of various kinds or to befriend patients and invite them to their homes. Some voluntary organisations (like Leagues of Friends of the hospitals) are particularly concerned with such activities. They can, in addition to all this, make regular visits to wards in order to explore where help is needed and what is in their power to provide, like supplying amenities of various kinds or to finance innovations with the help of voluntary contributions.

One important organisation called the Samaritans [62] plays an increasing part in supporting and befriending those in despair. All these voluntary agencies need regular access to members of the psychiatric team for consultation over difficult problems.

Many hospitals employ co-ordinators of volunteers who recruit, allocate and advise voluntary helpers from the community in consultation with the staff concerned.

Though the creation of divisions subdivided into sectors is the desirable arrangement for providing continuity of care, some special facilities may need to be shared. In particular there are valid objections to providing separate workshops for each division because otherwise their grading into various steps requiring increasing competence and independence would be lost.

Until recently large psychiatric hospitals favoured a functional partition, each functional part serving a large population area of often many districts. Because of the size of the population a detailed knowledge is difficult of the facilities and staff working in the district like general practitioners and social worders, etc. It is for this reason that a "general psychiatrist", related to a small circumscribed district, has considerable advantages and this arrangement is, therefore, preferable for a community-related district service. A choice had to be made between as close as possible a link with the community associated with continuity of care for all kinds of patients, or more refined classifications within the hospital as a whole. Such a service should not exclude specialisation or freedom of choice of a doctor. As the choice is requested only very rarely it can usually be agreed to, although it may make an adequate link with the community services relevant to the patient's residence difficult.

Easy communication is important between psychiatrists, general practitioners, nurses, clinical psychologists, occupational therapists an social workers. Regular meetings, therefore, need to be held between the members of the multi-professional team to discuss current problems. This can be done in the form of seminars and/or regular case conferences or consultative sessions in all components of the comprehensive network of services in the district. This means the home, hostel, day centre, workshop, day hospital or in-patient unit, either in the district general hospital or in the larger psychiatric hospital.

Multi-professional assessment is concerned with in-patients, day-patients, out-patients and people requiring domiciliary care. It is able to make a comprehensive evaluation and to formulate individually tailored treatment and rehabilitation programmes at any stage of the patient's progress. It aims at a domiciliary and/or out-patient assessment of the clinical and social situation before placing a patient into any of the components of the service.

Health service planning was, in the past, far too much geared to the provision of hospital beds and not fully related to providing comprehensive services for a defined district embracing all areas of prevention and involving a multi-professional team. It seems a logical step, therefore, to suggest that administrative authorities should no longer relate to hospitals alone who predominantly deal with only one phase in the patient's treatment or care. As the treatment and care, particularly in mental health, is a multi-professional concern it also no longer holds that the top level management, even in a hospital, is the concern of any single professional group, but that there must be a multi-professional executive consisting of medical, nursing, social work, psychological and administrative staffs making decisions by consensus. If the employer is an area or regional authority related to the health needs of a defined population, it follows that staff can be deployed in any of the relevant elements of the service. For staff who in the past were employed by a large psychiatric hospital management committee this means that with the reorganisation and the development of units in district general hospitals they can move to new facilities without having to be re-employed. Such an arrangement avoids the dangers of a two-tier service, i.e., one for the acute and shorter term patients and the other for the chronic.

It has sometimes been said that the criticisms of large institutions have gone too far and that the positive achievements of good and imaginatively run psychiatric hospitals should not be lost sight of, that there are advantages of having the functionally differing components of a mental health service all on one site, i.e. treatment, rehabilitation and shelter or the greater ease of control and training or maintenance of standards. These can, however, only rarely succeed in overcoming the social unrealities of the large institution. Anyone who is involved with a large mental hospital must be aware of the enormous difficulties in maintaining a sufficiently stimulating environment to ward off its institutionalising effects. Divisionalisation can contribute to reducing this problem. Constant alertness is, however, also required in the various community facilities so that the "backwards" of the institution are not perpetuated in the community.

The maintenance of standards in the various components cannot be stressed too strongly. For this reason a Hospital Advisory Service has been created in England consisting of a team of administrators, social workers, nurses, occupational therapists and psychiatrists, who qay regular visits to hospitals and community facilities to investigate the present position to make recommendations for improvements and to report to the employing authority about their findings.

The transitional period until a fully comprehensive accessible service is implemented will offer opportunities to test the effectiveness of different patterns of care.

Meanwhile, the need for regional security units for mentally abnormal offenders [63] and the suggestion that some of these might be suitably sited in existing psychiatric hospitals [64] is an example of how to constructively use vacated premises during the transitional period. Likewise, units for other special groups, such as those for adolescents, alcoholics and drug addicts have, in fact, also been developed in suitable accessible existing hospitals making use of their amenities (like sports grounds) at least for an interim period. Circumstances often require considerable flexibility in planning. Sometimes, it may be possible that community based alternatives to the hospital can be developed, first related to a division or sector served by an existing psychiatric hospital, before a psychiatric department in a District General Hospital can be realised. The size and characteristics of the various components of the comprehensive network, the size and composition of the multi-professional teams and the size of the population to which they relate will have to vary according to the psycho-social characteristics of the population, whether metropolitan, rural, a new town or an under-privileged area. The suggested scale of provision for the various elements can only serve as guidelines.

As a comprehensive service develops in each area admissions from these areas to the larger psychiatric hospital will eventually cease. The development of such services throughout the country will be a long-term programme. The pattern of service will ultimately be determined by what a community can accept, what preventive services can achieve, and what is most effective for the treatment and rehabilitation of patients within the manpower and economic resources of any particular country.

The process of reducing the large centralised services to manageable elements is slow. Firmly entrenched traditional attitudes need to be changed. Other patterns of care have to be shown to lead to better results, both to patients and staff. Some of the steps from the traditional institution over divisionalisation to a community-based network of services have been described. Much remains to be done to reach a situation where the community really cares and will be interested, helpful and involved with the implementation and running of a truly community-based service.

References

1. Goffman, A.: Asylums. Essay on the social situation of mental patients and other inmates. New York: Doubleday 1961.
2. McAtee, O.B., Zircles, G.A.: The evaluation of a state hospital into a human service centre. Hosp. Community Psychiat. **25**, 383–401 (1974).
3. Cochran, B.: Conference reports. (1). The future role of the state hospital. (11). The chaning mental hospital outgoing alternatives. (111). Where is my home? The closing of the state hospitals. Hosp. Community Psychiat. **25**, 383–401 (1974).
4. Wing, J.K., Brown, G.W.: Institutionalism and schizophrenia. Cambridge: University Press 1970.
5. Barton, R.: Institutional neurosis. Bristol: Wright 1966.
6. Freudenberg, R.K.: Das Anstalts-Syndrom und seine Überwindung. Nervenarzt, 165 172 (1962).

7. FREUDENBERG, R.K., BENNETT, D.H., MAY, A.R.: The relative importance of physical and community methods in the treatment of schizophrenia. Congress Report ii International Congress of Psychiatry, 1957.
8. SABSKIN, M.: Theoretical models in community and social psychiatry (eds: ROBERTS, L.M., HALLECK, S.L., LOEB, M.B.). Madison: University of Winconsin Press 1966.
9. HUNTER, P., MACALPINE, I.: 300 years of psychiatry. Oxford: University Press 1964.
9a. DHSS: Statistical report series No. 4.5.6. London: HMSO 1970–1971.
10. Community mental health centre. An analysis of existing models. Joint information service of the American Psychiatric Association and the National Association of Mental Health. Congress Catalog Card No. 64-8013 (1964).
11. GREENBERG, I.M.: Community mental health and the state hospital. Soc. Psychiat. **9**, 77–84 (1974).
12. Tripartite report mental health services after unification. London: B.M.A. 1972.
13. The role of the community physician. Lancet **1974II**, 30.
14. CAPLAN, G.: Principles of preventive psychiatry. London: Tavistock Publications 1964.
15. BINDMAN, J., SPIEGEL, A.D. (eds.): Perspectives in community mental health. Chicago: Aldine Publishing Co. 1969.
16. STEIN, Z., SUSSER, M.: Bereavement as a precipitate event in mental illness. psychiatric epidemiology. Published for Nuffield Prov. Hospital Trust, p. 327–333. Oxford: University Press 1970.
16a. LINDEMAN, E.: The meaning of crisis in individual and family living. Teachers College record **57**, 310–315 (1956).
17. BENNETT, D.H.: Principles underlying a new rehabilitation workshop in evaluating a community psychiatric service (eds. WING, J.K., HAILEY, A.M.). Published by Nuffield Prov. Hospital Trust by Oxford: University Press 1972.
18. DHSS: Annual Report. London: HMSO 1973.
19. SHERIDAN, M.D.: The developmental progress of infants and young children. London: HMSO 1969.
20. BRAZELTON, T.B.: Neonatal behavioural assessment scale. Clinics in developmental med. Philadelphia: Heinemann, Lippincott, T.B., Co. 1974.
21. KEMPE, C.H., HELFER, R.C.: Helping the battered child and his family. Philadelphia, Ferante: T.B. Lippincot Co. 1972.
22. Children in danger. Lancet, **1974I**, 1090.
23. SZUSECK, S.A., BERLIN, I.V.: The joys and sorrows of parenthood. The group for advancement of psychiatry. New York: Charles Scriber 1973.
24. BARTON, H.H., BARTON, S.S.: Children and their parents in brief therapy. New York: Behavioural publications 1972.
25. DIX, CAROL: Parents can learn. New Society **29**, 484–485 (1974).
25a. CHARING, G., CLARK, G., HARRISON, J., RADFORD, J., RICHES, G.: Blackfriars settlement, 44/47 Nelson Square. London: Southwark 1973.
26. BROWN, G.W., SKLAIN, F., HARRIS, T.O., BIRLEY, J.L.T.: Life events and psychiatric disorders. Part 1. Psychol. Med. 3, 24–87 (1973).—Nature of causal links, Part 11. Psychol. Med. 3, 159–176 (1973).
27. PHILLIPS, L.: Causes of human failure. New York, London: Academic Press 1968.
28. Volunteers: Social services directory, p. 89. Bedford: Square Press 1973.
29. STEWARD, R.: The reality of management. London: Heineman 1967.
30. HERZBERG, F.: Motivation to work. New York: John Wiley 1967.
31. HERZBERG, F.: Work and the nature of man. London: Staples 1968.
32. Morbidity statistics in general practice. Second National Study, 1970–71. Studies on medical and population subjects., No. 26. London: HMSO 1974.
33. Present state and future needs of general practice. Report of the Royal College of General Practitioners, London, 1970.
34. SHEPHERD, M., COOPER, B., BROWN, A.C., KALLEN, G.W.: Psychiatric illness in general practice. Oxford: University Press 1966.
35. DHSS: The organisation of group practice. London: HMSO 1971.
36. Health and the growing dilemma. New York: McKinsey Comp. Inc. 1974.
37. Report of the committee on local authority personal and allied social services. Seebohm report. London: HMSO 1968.

38. GOLDBERG, M.E., NEILL, J.E.: Social work in general practice. London: George Allen, Unwin 1972.
39. GREENBERG, E.M.: Evaluating the community psychiatric service. Mem. Fund., 44, 246. Milbank 1966.
40. SAINSBURY, P., GRAD DE ALARCON, J.: Evaluating a service in Sussex in roots of evaluation, eds. WING, J.K., HEIFNER, A. Published for the Nuffield Prov. Hosp. Trust, p. 239–255. Oxford: University Press 1973.
41. WILKIE, J.R.: Day hospital and day centre in an English county. Proc. royal Soc. Med. **67**, 677–680 (1974).
42. Policy for action: A Symposium on the planning of a comprehensive district psychiatric service. For Nuffield Prov. Hospital Trust. Oxford: University Press 1973.
43. Providing a comprehensive district psychiatric service London: HMSO 1974.
44. APTE, R.F.: Halfway houses. Occasional pages on social administration. No. 27. London: Bell 1968.
45. EARLY, D.T.: Bristol Industrial Therapy Housing Association: a contribution to domestic resettlement. Brit. med. J. **1973 III**, 491–494.
46. WING, J.K., BENNETT, D.H., DENHAM, J.: Industrial rehabilitation of long stay schizophrenic patients. MRC Memo No. 42. London: HMSO 1964.
47. GREER, C., WING, J.K.: Schizophrenia at home. National Schizophrenia Fellowship, Surbiton. Surrey 1974.
48. BROTHWOOD, J.: The organisation and development of services for the aged with special reference to the mentally ill. Recent developments in psycho-geriatric care. Ashford, Kent: RMPA 1971.
49. WHITEHEAD, J.A., MANIKAR, G.: Geriatric psychiatry Lancet **1974 I**, 1213.
50. WHITEHEAD, J.A.: Psychiatric disorders in old age. A handbook for the clinical team. Harvey Miller & Metcalf 1974.
51. SIR MARTIN ROTH: Evaluating services for the elderly. The principle of providing a service for psycho-geriatric patients., p. 215–238 in Roots of evaluation. Published for Nuffield Prov. Hosp. Trust. Oxford: University Press 1973.
52. GLEISNER, J., HEWITT, K., MANN, S.: Reasons for admission in evaluating a community psychiatric service, ed. WING, J.K., HAILEY, A.M., p. 199–221. Oxford: University Press 1972.
53. FREUDENBERG, R.K.: A new pattern of day and in-patient care (in preparation, 1974).
54. List of DHSS promoted research and development 1972/73. Portfolio for health 2. For Nuffield Prov. Hospital Trust. Oxford: University Press 1973.
55. DHSS: Psychiatric case registers. Proceedings of the Conference on Psychiatric Case Registers. London: HMSO 1974.
56. DHSS: Hospital services for the mentally ill. H.M. (71), 97. London: HMSO 1971.
57. DHSS: Report of the central health services council committee on the function of the district general hospital. London: HMSO 1969.
58. DHSS: Psychogeriatric assessment units. H.M. (70) 11. London: HMSO 1970.
59. DHSS: Service for mental illness related to old age H.M. (72) 71. London: HMSO 1972.
60. DHSS: Better services for the mentally handicapped. London: HMSO 1974.
61. Minimum Minimum standards in hospitals for the mentally D.S. D. 86/72, DHSS, 1972.
62. Varah Chad.: The samaritans in the 1970's. London: Constable 1973.
63. Treatment of mentally disordered offenders. Interim report of butler committee. London: DHSS 1974.
64. Regional security units. Report of departmental working party. London: DHSS 1974.

Extramurale psychiatrische Versorgungssysteme

Von

Michael von Cranach*

Inhalt

Einleitung	279
Allgemeine Probleme sozialpsychiatrischer Versorgung	281
Ein Vergleich der Entwicklung in England und den USA	281
Besondere Aspekte sozialpsychiatrischer Versorgung	286
Die psychiatrische Abteilung am allgemeinen Krankenhaus	286
Die Tagesklinik	288
Krisenintervention	290
Die Belastung der Angehörigen und der Gesellschaft	292
Zusammenfassung	293
Literatur	294

Einleitung

„Zahlreich sind die Fäden, welche die Psychiatrie, im weiteren Sinne das Irrewesen überhaupt, mit allen möglichen Gebieten des menschlichen Wesens verknüpfen... Die Psychiatrie wird immer mehr eine soziale Wissenschaft werden, und es wird eine wichtige Aufgabe sein, diese sozialen Bestrebungen und Beziehungen nach Möglichkeit zu fördern" schrieb Enge 1919 in einer Monographie, die bereits den Titel „Soziale Psychiatrie" trug. Viel ließe sich über die Geschichte dieser immer wieder erhobenen Forderung in der Psychiatrie schreiben, insbesondere warum gerade jetzt, d.h. nach dem zweiten Weltkrieg, zum ersten Mal versucht wird, diesen Gedanken durch systematische Planung innerhalb medizinischer Versorgungssysteme derart zu verwirklichen, daß ganze Bevölkerungen umfassend in diesem Sinne betreut werden. Die Erfahrung der Weltkriege, der Weltwirtschaftskrise sowie die sozialen Veränderungen, die während der letzten Jahrzehnte entstanden sind, spielen dabei eine wichtige Rolle. Außerdem standen parallel zu dieser Entwicklung erstmalig auch Methoden der wissenschaftlichen Analyse sozialer Prozesse sowie Erfahrungen in sozialer Intervention zur Verfügung, wodurch der von Enge zitierte Gedanke zum ersten Mal Chancen bekam, umfassend in die Praxis umgesetzt zu werden.

Leitmotiv dieser neuen Form psychiatrischer Versorgung war einerseits die Erkenntnis, daß die kustodiale Behandlung oder besser Unterbringung von psy-

---

* Nervenklinik der Universität München (Direktor Prof. Dr. H. Hippius), 8 München 2, Nußbaumstr. 7.

chisch Kranken ein beschämendes Zeugnis versagender medizinischer und sozialer Politik war und andererseits, daß ein Verweilen in der Gemeinschaft dem Patienten und der Gemeinschaft selbst von Nutzen ist. Es ist festzuhalten, daß nicht das Vorhandensein neuer, bereits erprobter Behandlungsmethoden Anlaß zur Neuerung war, sondern die Unzufriedenheit mit der bisherigen Versorgung, eine Unzufriedenheit, die sowohl von einem Teil der in der Psychiatrie Tätigen, sowie der Versorgungsempfänger selbst empfunden wurde. 1959 erschien in England der berühmte Mental Health Act, 1955 der Mental Health Study Act und 1963 der Community Mental Health Centers Act in den USA, die diese Entwicklung in den beiden Ländern einleiten. Zu dieser Zeit gab es lediglich impressionistische, dafür umso eindrucksvollere Berichte über die Art der institutionellen Versorgung (z.B. STANTON u. SCHWARTZ, 1954; BARTON, 1959; GOFFMANN, 1972). Die Ergebnisse der wissenschaftlichen Untersuchung des Hospitalismusproblems erschienen erst, die anfänglichen Eindrücke bestätigend, als die Entwicklung bereits eingeleitet war (z.B. WING u. BROWN, 1970). Auch wußte man um 1960 wenig über die Möglichkeiten zum Beispiel chronische Patienten in die Gemeinschaft zu integrieren und noch weniger Wissen bestand darüber, welche Folgen eine gemeindenahe Betreuung für die Angehörigen und für die Gemeinschaft selbst haben wird. Es soll hiermit betont werden, daß die Entscheidung praktische Sozialpsychiatrie bzw. Community Care, Community Mental Health, Gemeindenahe Psychiatrie einzuführen auf Werturteilen beruhte. Erst in den letzten Jahren wurde damit begonnen, die Konsequenzen dieser Entscheidung empirisch zu überprüfen. Daraus ergibt sich, daß Community Care, um einen Begriff auszuwählen, keine Lösung, sondern ein Experiment ist: ein beginnendes, aufregendes, humanes und soziales Experiment, das mit Liebe aber auch Objektivität durchgeführt werden muß. Daraus folgt auch, daß kontinuierlich neue Hypothesen aufgestellt und durch Erfahrung und wissenschaftliche Ergebnisse korrigiert werden müssen, um wiederum geprüft zu werden. Die Planung einer gemeindenahen Versorgung steht erst am Anfang ihrer Entwicklung, die Einführung sozialpsychiatrischer Versorgungsmaßnahmen ist oft als revolutionär bezeichnet worden (BELLAK, 1964), ihre Zukunft ist jedoch evolutionärer Natur.

Gemeindenahe psychiatrische Behandlung ist demnach keine Alternative zu herkömmlichen Behandlungsformen, sondern eine alle nur denkbaren sinnvollen Therapiemethoden integrierende Betreuungsform, seien diese biologischer, psychologischer oder soziologischer Natur, mit dem Ziel, die Kontinuität des Lebens des Patienten entsprechend seinen eigenen Erwartungen sowie der seiner sozialen Gruppe zu erhalten. Aus dieser Aussage läßt sich die Folgerung ableiten, daß eine gemeindenahe Betreuung im Gegensatz z.B. zu einer Digitalistherapie nicht nach einem einheitlichen, universellen Verfahren durchgeführt werden kann, sondern den speziellen örtlichen sozialen Gegebenheiten sowie den Erwartungen und Bedürfnissen der zu versorgenden Bevölkerung anzupassen ist. Das heißt, es gilt nicht nur nachzuweisen, daß eine therapeutische Methode irgendwo, sondern auch an der Stelle, wo sie eingeführt werden soll, unter den lokalen Bedingungen wirksam ist. Aus diesem Grunde wurde z.B. in England und in den USA sinnvoller Weise die letztliche Verantwortung für die Planung der Versorgung in die Hände der Gemeinde gelegt, der Staat schreibt lediglich allgemeine Richtlinien vor.

Diese allgemeinen Bemerkungen sollen Blickwinkel und Vorurteile des Verfassers darlegen und damit auch Schwerpunktsetzung und Auswahl der nicht mehr überschaubaren zum Thema gehörenden Literatur rechtfertigen. Schließlich sei noch zu vermerken, daß es natürlich nicht sinnvoll ist, von extramuralen im Gegensatz zu intramuralen Versorgungssystemen zu sprechen. Ein gemeindenahes Versorgungssystem integriert beide Möglichkeiten der Betreuung. Überhaupt ist die Beibehaltung des Wortes „Mauer" ungeschickt, da ja auch die vollstationäre Behandlung eher hinter offenen Glastüren und Fenstern als hinter Mauern stattfinden sollte.

Es ist unmöglich, in dem begrenzten Rahmen dieses Handbuchartikels eine vollständige Übersicht über die Vielzahl der zu berücksichtigenden Aspekte zu geben. Es wäre möglich die Entwicklung einzelner Länder mit einer stark extramural orientierten psychiatrischen Praxis detailliert zu schildern. Da über diese Länder jedoch viel publiziert worden ist, und auch bei uns viele „Reiseberichte" erschienen sind, soll hier eine systematische Darstellung entfallen. Es wird im folgenden vielmehr versucht, einige Kriterien zur Beurteilung psychiatrischer Versorgungssysteme zu entwickeln, um dann am Beispiel der USA und England zwei inhaltlich und formal sehr verschiedene Lösungsversuche zu diskutieren. Schließlich soll zu einigen speziellen Fragen und Einrichtungen psychiatrischer Versorgung Stellung genommen werden.

Allgemeine Probleme Sozialpsychiatrischer Versorgung

Ein Vergleich der Entwicklung in England und den USA

Die Entwicklung der psychiatrischen Versorgung in England ist nach dem zweiten Weltkrieg durch die Einrichtung des nationalen Gesundheitsdienstes im Jahre 1948 geprägt worden. Dieser Gesundheitsdienst ruht auf drei Säulen: dem Allgemeinpraktiker, dem allgemeinen Krankenhaus mit Poliklinik für alle Spezialdisziplinen und der lokalen Gesundheitsbehörde. Eine enge Zusammenarbeit zwischen diesen Institutionen sollte gewährleisten, daß die verschiedensten Aspekte medizinischer Versorgung, Akutbehandlung, Betreuung chronischer Patienten, Rehabilitation und Prävention allen Einwohnern der betreuten Region in gleichem Umfang und ohne administrative Schwierigkeiten zugänglich sind. Die psychiatrischen Großkrankenhäuser wurden in diese regionalisierte Versorgung miteinbezogen, dabei wurde jedoch die extramurale Versorgung psychisch Kranker betont und neben psychiatrischen Polikliniken entstanden allmählich Tages- und Nachtkliniken, Rehabilitationseinrichtungen (Industrial Rehabilitation Unit), Heime und Patientenclubs mit dem erklärten Ziel, eine Hospitalisierung zu vermeiden. DILLING (1970, 1972) und BAUER (1973) haben ausführlich über die Entwicklung in England, insbesondere über die Rehabilitation chronisch Kranker berichtet.

Die zentrale staatliche Organisation der Gesundheitsversorgung ermöglichte es auch, kontinuierlich die Effizienz des Systems zu überprüfen und durch Einrichtung experimenteller Versorgungsmodelle [in der Psychiatrie z.B. in Camberwell

(WING u. HAILEY, 1972) oder in Chichester-Salisbury (SAINSBURY, 1973)] neue Formen sozialpsychiatrischer Versorgung zu erproben.

Ausgehend von diesen und anderen Untersuchungen kam es zu einem zunehmenden Unbehagen über die Arbeitsweise der bereits in die regionale Versorgung integrierten psychiatrischen Krankenhäuser; es setzte sich zunehmend die Erkenntnis durch, daß mit der Intensivierung der Rehabilitationsmaßnahmen eine drastische Reduzierung der Krankenhausbetten erreicht werden konnte, und daß ein Großteil der chronisch Kranken unter beschützenden Bedingungen in engerem Kontakt mit der Gemeinde leben könnte.

Diese Entwicklung schlug sich nieder in den 1972 veröffentlichten Vorschlägen einer von den Fachgesellschaften ernannten Kommission (Report of the Tripartite Committee. The Mental Health Service after Unification). Hauptziel dieser Vorschläge war die vollständige Integration der medizinischen und der sozialen Dienste der Gemeinde sowie die Kontinuität der Betreuung. Angelpunkt der psychiatrischen Versorgung sollte ein sogenanntes Mental Health Team sein, das eine Bevölkerung von ca. 62500 Einwohnern betreuen soll. Vier derartige Teams betreuen einen Sektor von 250000 Einwohnern. Dieses Team soll seinen Sitz am allgemeinen Krankenhaus haben und verantwortlich für die stationäre Versorgung der ihm anvertrauten Bevölkerung sein, aber gleichzeitig auch die ambulante Betreuung übernehmen in Form von poliklinischer Behandlung, Hausbesuchen, Beratungen mit den lokalen sozialen Diensten und den Hausärzten. Außerdem betreut es Patienten aus seinem Sprengel in Übergangseinrichtungen sowie die chronischen Patienten, die sich im psychiatrischen Krankenhaus befinden, auf das nach Meinung dieser Kommission noch nicht ganz verzichtet werden kann. Ein derartiges Team soll bestehen aus drei Psychiatern, zwei Ärzten in psychiatrischer Fachausbildung, einem Medizinalassistenten, sowie einem Gemeindearzt (community physician); hinzu kommen drei Sozialarbeiter, sieben Beschäftigungstherapeuten, ein klinischer Psychologe sowie 24 Schwestern als „health visitors" und „home nurses". Enge Beziehungen sollen zwischen diesem Team und den lokalen sozialen Diensten bestehen, wo ebenfalls Teams von ca. 10 Sozialarbeitern für die Betreuung derselben Bevölkerung vorgesehen sind.

Dieses neue Modell psychiatrischer Versorgung, in manchen Aspekten bestehen trotz grundsätzlicher konzeptueller Unterschiede gewisse Ähnlichkeiten zu dem XIIIe Arrondissement in Paris (BÉQUART, 1965), wird heftig diskutiert (CAWLEY u. MC.LACHLAN, 1973; Reports on Health and Social Subjects 1974). Es ist vorauszusehen, daß dieses Modell die Entwicklung der englischen Psychiatrie in den nächsten Jahren bestimmen wird.

Anders verlief die Entwicklung in den USA. Die Ausgangslage war besonders problematisch durch die Zweiteilung der psychiatrischen Versorgung: einerseits existierten psychiatrische Großkrankenhäuser (State and County Mental Health Hospitals), die, überdimensioniert, mit minimaler ärztlicher und pflegerischer Betreuung chronische Patienten meist der unteren sozialen Schichten entfernt von ihren Gemeinden asylierten. Andererseits gab es zahlreiche, meist von Belegärzten betreute private psychiatrische Krankenhäuser, sowie eine hohe Anzahl freipraktizierender Psychiater, meist analytischer Ausrichtung, die, aufgrund des Fehlens jeder Art von versicherungsrechtlicher Abdeckung der Bevölkerung, nur Patienten der oberen Mittelschicht und Oberschicht behandelten. Einschneidende

Änderungen dieses seit Jahrzehnten auch in den USA stark kritisierten Systems traten erst nach dem zweiten Weltkrieg auf mit der Gründung des National Institute of Mental Health und schließlich mit den 1961 veröffentlichten Empfehlungen der Joint Commission on Mental Illness and Health, die zu der Community Mental Health Centers Act 1963 führten. Damit verpflichtete sich die Regierung allen Organisationen, seien sie staatlicher, universitärer oder privatrechtlicher Natur, die sich entschlossen, ein Community Mental Health Center (CMHC) zu bauen, einen Großteil der baulichen und personellen Kosten zu erstatten. CMHCs sollten psychiatrische Gemeindezentren sein, die die vollständige psychiatrische Versorgung eines Sektors zwischen 75000 und 200000 Einwohner übernehmen. Über fünf Dienste mußte ein derartiges CMHC verfügen, um von der Regierung gefördert zu werden: 1. vollstationäre Behandlungsplätze, 2. ambulante Dienste, 3. teilstationäre Einrichtungen, 4. einen Tag und Nacht erreichbaren Notdienst und 5. Beratung und Erziehung (consultation and education). Empfohlen aber nicht gefordert wurden Rehabilitationsprogramme, diagnostische Einrichtungen, Ausbildung, wissenschaftliche Tätigkeit und Evaluation.

Zusammenfassende Übersichten über die Entwicklung der amerikanischen Gemeindepsychiatrie sind zu finden bei: BELLAK (1964, 1974), BELLAK und BARTEN (1969), BARTEN und BELLAK (1969), GOLAN und EISDORFER (1972); im deutschen Schrifttum hat REIMANN (1972) einen kritischen Überblick über die Entwicklung der CMHCs gegeben.

Der CMHC Act wurde in den USA von vielen Psychiatern mit Begeisterung empfangen. BELLAK (1974) schrieb über dieses Gesetz: „Diese Maßnahme muß als die Magna Charta der Gemeindepsychiatrie angesehen werden, denn sie ist dazu gedacht, ein grundlegendes Menschenrecht in einem bisher noch nicht geträumten Ausmaß zu garantieren, nämlich das Recht auf psychische Gesundheit". Innerhalb kurzer Zeit wurden eine größere Zahl CMHCs gebaut. 1970 waren es bereits 380 von den geplanten 2000, die offiziell von der Regierung unterstützt wurden. Es gab jedoch kaum eine auf epidemiologischen Untersuchungen basierende Bedarfsplanung, noch einen organisatorischen Zusammenhang mit anderen psychiatrischen, medizinischen oder sozialen Institutionen. Rehabilitative Maßnahmen traten in den Hintergrund, da chronische Patienten weiterhin in den überfüllten Anstalten behandelt wurden.

Auch führte der mangelnde Kontakt mit dem hausärztlichen Bereich der medizinischen Versorgung dazu, daß viele Patienten den Weg zum CMHC nicht fanden. Die intensive Beschäftigung mit primärpräventiven Maßnahmen, auf die später noch näher eingegangen werden soll, führte vielerorts zu einer Vernachlässigung therapeutischer und rehabilitativer Aktivitäten. Jetzt, 10 Jahre nach ihrer Einführung ist eine Phase des Überdenkens der Rolle der CMHCs eingetreten, insbesondere nachdem sie bei der Lösung der Probleme, die in manchen Staaten durch Massenentlassungen aus den staatlichen Großkrankenhäusern entstanden waren, versagt hatten. Überlegungen gehen dahin, die CMHCs in eine allgemeine noch zu schaffende Organisation medizinischer und sozialer Versorgung zu integrieren. BROWN, Direktor des National Institute of Mental Health, hat es so ausgedrückt: „... Die jüngste Entwicklung auf dem Gebiet der Psychiatrie muß als ein Prolog angesehen werden; die jüngsten Erfahrungen mit dem nationalen gemeindepsychiatrischen Programm können als Keimzelle einer Entwicklung betrachtet werden, die in Richtung eines ‚National Human Services Program' geht" (1974).

Versorgungseinrichtungen oder Versorgungssysteme lassen sich nicht getrennt von den lokalen medizinischen und sozialen Bedingungen und ihrer historischen Entwicklung beurteilen. Es ist deshalb schwierig, verschiedene Versorgungssysteme miteinander zu vergleichen in der Absicht ein Qualitätsurteil abzugeben, was auch hier nicht geschehen soll. Vielmehr soll anhand von drei Kriterien eine objektive Beschreibung erfolgen. Es wird versucht, die Versorgungssysteme in den USA und England unter folgenden Gesichtspunkten zu beschreiben: 1. Zielsetzung, 2. organisatorische Prinzipien, die zur Erreichung dieses Ziels eingesetzt werden und 3. Effizienz, mit der sie die gesteckten Ziele erreichen.

WING (1972) hat die Ziele des englischen Versorgungssystems folgendermaßen formuliert: „Hauptziel der Gesundheitsdienste ist die Reduktion der Morbidität, zunächst beim Patienten selbst, dann im Bereich seiner Familie, und schließlich im Bereich der Gemeinde". Zwei Aspekte dieser Formulierung bedürfen einer näheren Erläuterungen: Es ist eine operationalisierbare Definition. Morbidität ist, unabhängig davon wie weit der Begriff gefaßt ist, mit epidemiologischen Untersuchungen erfaßbar. Es wird damit möglich, zu jeder Zeit festzustellen, ob das Ziel erreicht worden ist oder nicht. Zweitens läßt diese Formulierung durch die Reihenfolge der Aufzählung erkennen, daß die Akzentsetzung mehr auf therapeutischen und rehabilitativen Maßnahmen gesetzt wird als auf primäre Prävention.

LINDEMANN (1974) hat die Ziele der amerikanischen Gemeindepsychiatrie, die er selbst für überzogen hält, folgendermaßen beschrieben: „Die Ziele beschränken sich nicht mehr auf Gesundheit oder Krankheit sondern beinhalten auch, jedem Menschen, den ihm geeignetesten Lebensstil zu ermöglichen. Anstatt hauptsächlich mit Patienten oder potentiellen Patienten umzugehen, besteht die Haupttätigkeit in der Interaktion mit den Personen der Gemeinde, die die gesundheitspolitischen Entscheidungen treffen". Diese Formulierung der Ziele, die sicher nicht global für alle CMHCs gilt, steht in krassem Gegensatz zu der Wing'schen Formulierung. Nicht mehr die Morbidität sondern das Wohlbefinden der allgemeinen Bevölkerung wird als Hauptziel angegeben, ein äußerst subjektives, kaum noch operationalisierbares Konzept, das eine empirische Überprüfung der Zielsetzung kaum noch ermöglicht. Zweitens wird deutlich welches starke Gewicht primärer Prävention gegenüber Therapie und Rehabilitation beigemessen wird. Wer die unvorstellbare Trost- und Auswegslosigkeit der amerikanischen Ghettos und die Atmosphäre der Gewalt in den Städten, wo der tägliche Nachhauseweg zu einem Wagnis werden kann, erlebt hat, und wer gesehen hat, wie die Sprechstunde im Krankenhaus unter Aufsicht hemdsärmeliger, schwer bewaffneter Polizisten stattfindet, kann den starken Wunsch nach präventiven Maßnahmen, nach Änderung der allgemeinen sozialen Situation verstehen. Doch sind die wissenschaftlichen Voraussetzungen für eine sinnvolle Prävention psychischer Störungen nur in geringem Umfang gegeben. Es wird für die Psychiatrie immer eine schwierige Aufgabe sein, im Spannungsfeld zwischen vergleichsweise gut fundierten therapeutischen Bemühungen und weniger wissenschaftlich begründbarer präventiver Tätigkeit den adäquaten Platz zu finden, und hierbei nicht in die Situation zu geraten, von der Gesellschaft als Ersatz für notwendige soziale Reformen mißbraucht zu werden. GOLDBERG (1971) hat unter diesem Gesichtspunkt die amerikanische Psychiatrie scharf angegriffen.

Eine enge Koppelung zwischen medizinischen und sozialen Versorgungsdiensten, wie sie in England angestrebt wird, scheint dieses Dilemma einer Lösung näher zu bringen. Gemeinsam wird es leichter fallen, den Kompetenzbereich gegenseitig abzustecken als bei einer Trennung beider Versorgungsbereiche, wo der Zufall oder unkontrollierbare Kräfte die Zuweisung des Hilfesuchenden zu diesem oder jenem System steuern. Wir selbst haben die impressionistische Erfahrung (die wir jetzt empirisch überprüfen wollen), daß unter den Klienten der lokalen Familienfürsorge ein großer Prozentsatz psychisch Gestörter ist, der nie vom Psychiater gesehen wird; andererseits haben wir bei einer Untersuchung konsekutiver Aufnahmen an einem Bezirkskrankenhaus beobachten können, daß bei einem beträchtlichen Teil der Patienten eine rein soziale Indikation Anlaß zur Aufnahme war, und nur mit Mühe und schlechtem Gewissen eine Diagnose im Sinne einer reaktiven Depression oder einer abnormen Erlebnisreaktion gestellt wurde.

Betrachten wir beide Versorgungsmodelle unter dem Gesichtspunkt ihrer organisatorischen Prinzipien, finden sich theoretisch eine Reihe Gemeinsamkeiten: das Prinzip der Sektorisierung, das Prinzip der umfassenden Betreuung mit allen bekannten Mitteln der extra- und intramuralen Versorgung und das Prinzip der Integration aller dieser psychiatrischen Dienste, um eine Kontinuität der Behandlung zu ermöglichen. Aus dem Vorhergegangenen geht jedoch hervor, daß in der Praxis die CMHCs die Forderung nach Integration aller psychiatrischer Dienste nicht erfüllt haben, da sie neben und organisatorisch getrennt von den psychiatrischen Anstalten errichtet wurden. Hinzu kommt ein weiterer wesentlicher Unterschied: das englische Modell ist integrierter Bestandteil der medizinischen Versorgung mit einer, wie bereits erwähnt, engen Beziehung zu den sozialen Versorgungsdiensten. In den USA beginnt erst jetzt die Forderung danach lautzuwerden.

Betrachten wir beide Versorgungssysteme aus dem Blickwinkel der Effizienz, mit der sie ihre Ziele erreichen, so fällt auf, wie wenig darüber bekannt ist, wie spärlich evaluative Untersuchungen noch sind. WING (1973) hat sechs Fragen aufgestellt, die seiner Ansicht nach beantwortet werden müssen, wenn Aussagen über die Effektivität eines Versorgungssystems gemacht werden sollen:

1. Wer hat zur Zeit Kontakte zu den primären und sekundären medizinischen und sozialen Einrichtungen?

2. Was sind ihre Bedürfnisse und die Bedürfnisse ihrer Angehörigen?

3. Befriedigen diese Einrichtungen diese Bedürfnisse angemessen, effizient und ökonomisch?

4. Wieviel Personen, die nicht erfaßt sind, haben diesbezüglich Bedürfnisse; unterscheiden sich diese Bedürfnisse von denen der Leute, die den Einrichtungen bekannt sind?

5. Welche Neuerungen sind erforderlich, um unbefriedigten Bedürfnissen entgegenzukommen?

6. Wenn Neuerungen eingeführt werden, sind diese erfolgreich in der Reduktion unbefriedigter Bedürfnisse?

Diese vielzitierten sechs Fragen spiegeln deutlich die Komplexität evaluativer

Forschung wieder. Halten auch wir die Beantwortung dieser Fragen für das Ziel evaluativer Forschungen, dann muß festgestellt werden, daß noch kein Versorgungssystem umfassend in diesem Sinn beurteilt wurde. Die organisatorische Integration des englischen Systems mit einer einigermaßen klar definierten Zielsetzung macht es jedoch verständlich, daß dort evaluative Forschung fortgeschritten ist. Die mit Hilfe eines Fallregisters durchgeführten Untersuchungen im Londoner Bezirk Camberwell (ebenfalls WING, 1972) sind beispielhaft für einen hohen Standard evaluativer Untersuchungen. Im Nebensatz sei hier verwiesen auf den Einfluß KARL POPPERS (z.B. 1965) mit seiner Falsifikationstheorie und seinem Gedanken des „piecemeal social engineering" auf die pragmatische Entwicklung englischer Sozialpolitik. Es wäre interessant unter denselben Gesichtspunkten (Zielsetzung, organisatorische Prinzipien und Effektivität) auch die Entwicklung in den skandinavischen Ländern, in Holland, in der UDSSR, in der DDR und auch die Ansätze in der BRD (z.B. die Versorgungsmodelle in Hannover und Mannheim) zu betrachten.

Besondere Aspekte sozialpsychiatrischer Versorgung

Die psychiatrische Abteilung am allgemeinen Krankenhaus

Erster Schritt in Richtung einer gemeindenahen, extramuralen Psychiatrie ist die Verlegung der stationären Behandlung von den isolierten Großanstalten in das allgemeine Krankenhaus. Diese Forderung, die überall dort, wo die Psychiatrie ihre Weichen in Richtung Gemeindenähe gestellt hat, erhoben und zum Teil auch verwirklicht worden ist, bleibt nicht unumstritten. Gegner einer allzu starken Anlehnung der Psychiatrie an die Allgemeinmedizin, an den sogenannten „medizinischen Krankheitsbegriff" (z.B. SZASZ, 1974; FOUDRAINE, 1973) fürchten, daß dadurch Etikettierungsprozesse perpetuiert und die Sicht für den sozialen Aspekt des Faches getrübt werden kann. Sicher sind diese Befürchtungen ernst zu nehmen, doch lassen sich die Vorteile einer Integration in das allgemeine medizinische Versorgungssystem nicht negieren: der Abbau von Vorurteilen in der Bevölkerung, dadurch daß alle Kranken in ein Krankenhaus kommen, die Gemeindenähe und nicht zuletzt den Anstoß, den die Psychiatrie der allgemeinen Medizin geben kann, ihre einseitige Bevorzugung des körperlichen gegenüber den psychologischen und sozialen Aspekten der Krankheitsdefinition der Welt-Gesundheits-Organisation aufzugeben. Eines ist sicher zu vermeiden, eine Gefahr, die nicht immer erkannt zu sein scheint: Die Abteilung im allgemeinen Krankenhaus darf nicht, was Status- und Entscheidungsgewalt betrifft, an der Spitze der Versorgungskette stehen. Die strukturierte und übersichtlichere Arbeit im stationären Bereich, die besseren Chancen der wissenschaftlichen Betätigung und anderes können eine derartige Entwicklung begünstigen.

Nach diesen allgemeinen Sätzen einiges über die tatsächliche Entwicklung psychiatrischer Abteilungen an allgemeinen Krankenhäusern.

Erstaunlicherweise gibt es wenige Studien, die die Effizienz derartiger Abteilungen als Alternative zur Behandlung in bisherigen Anstalten untersuchen. 1973 endete ein Vortrag zu diesem Thema auf einem Symposium über die Planung eines „district psychiatric service" in England folgendermaßen: „Protagonists of district general hospital units have never proven their superiority over mental hospitals. You do not have to prove axioms. When you are ill it is better to be treated in your local hospital. It is better not to be segregated. District general hospital units have been shown to work. In no way are they less efficient than large psychiatric hospitals. The district general hospital is where the action is" (KESSEL, 1973).

Diese Mischung aus pragmatischem Innovationswillen, den diese Worte beispielhaft ausdrücken und mühseliger evaluativer Kleinarbeit sind sicher eine der Grundlagen des Erfolges der englischen Psychiatrie.

In den USA ist die Verlagerung der stationären psychiatrischen Behandlung in allgemeine Krankenhäuser zahlenmäßig weit fortgeschritten. 1971 erfolgten 42,5% aller psychiatrischen Aufnahmen durch psychiatrische Abteilungen an allgemeinen Krankenhäusern, gegenüber 40,4% durch psychiatrische Anstalten. (Den Rest teilen sich Krankenhäuser der Veterans Administration und Community Mental Health Centers). Diese Zahlen bedeuten jedoch nicht, daß bereits über ein Drittel der Bevölkerung gemeindenah in einem integrierten Versorgungssystem behandelt wird. Von den 653 allgemeinen Krankenhäusern mit einer psychiatrischen Abteilung sind 512 Privatkrankenhäuser, meistens Belegkrankenhäuser, die unabhängig von anderen sozialen und psychiatrischen Institutionen arbeiten und eine stark selegierte Patientenpopulation betreuen, (z.B. 30% depressive Patienten in allgemeinen Krankenhäusern gegenüber 8% in den State und County Mental Hospitals; 83% der nicht weißen Patientenpopulation wurde in öffentlichen Krankenhäusern aufgenommen gegenüber 16,6% in privaten Einrichtungen. Die Zahlen für die weiße Population lagen dagegen bei 60,9% gegenüber 31,1%. Es läßt sich daher aus diesen, den regelmäßig erscheinenden statistischen Publikationen des US Department of Health, Education and Welfare (Statistical Note 92) entnommenen Zahlen wenig über die Effektivität einer in die allgemeine psychiatrische Versorgung integrierte psychiatrische Abteilung an einem allgemeinen Krankenhaus sagen.

Anders Untersuchungen aus England. OLDHAM (1969, 1973) berichtet über einen Modellversuch der englischen staatlichen Gesundheitsbehörde. Die Londoner Bezirke Bermondsey und Southwark, deren Patienten bis zu Beginn der Untersuchung in verschiedene entlegene Großkrankenhäuser geschickt worden waren, wurden nun von einer psychiatrischen Abteilung an dem lokalen Allgemeinkrankenhaus betreut. Die Abteilung bestand aus 32 Betten sowie 40 Tagesklinikplätzen. Außerdem konnte in einem entlegeneren Großkrankenhaus eine unbegrenzte Zahl von Betten belegt werden, falls dies erforderlich wurde. Vier (!) Ärzte betreuten alle stationären sowie alle ambulanten Patienten dieser Region mit ca 90000 Einwohnern. Natürlich standen ihnen eine größere Anzahl von Sozialarbeitern, Beschäftigungstherapeuten, Rehabilitationsfachleuten sowie eine Reihe von Heimen, Patientenclubs u.ä. Einrichtungen zur Verfügung. Außerdem bestand eine sehr enge Zusammenarbeit mit den lokalen sozialen Diensten. Unter diesen Bedingungen wurden jährlich ca 800 Patienten stationär aufgenommen, davon 100 in das entlegene Großkrankenhaus, 350 vollstationär in die psychiatrische Abteilung des allgemeinen Krankenhauses, 350 in die Tagesklinik. Nach acht Jahren, von 1964–1972, waren im entlegenen Großkrankenhaus 47 Betten belegt, 15 durch Patienten, die länger als ein Jahr stationär behandelt wurden,

32 wurden wie die Betten am allgemeinen Krankenhaus mit akut Erkrankten belegt. Außerdem betreute OLDHAM mit seinen Mitarbeitern 250 Patienten dieser Region, die bei Beginn der Untersuchung bereits chronisch hospitalisiert waren. Drei Jahre nach Beginn der Untersuchung, 1967, hatte sich diese Gruppe auf 160 Patienten reduziert, 32 waren entlassen und 58 gestorben. Anhand dieser Erfahrung kommt OLDHAM zu dem Schluß, daß in den 80er Jahren die stationäre psychiatrische und psychogeriatrische Versorgung von einer Bevölkerung von ca 90000 ca 60 Betten für kurzfristige Aufnahmen und 60 Betten für chronische Patienten benötigt (ca 1,3 Betten pro 1000 Einwohner), und daß es keinen Grund dafür gibt, diese Behandlungsplätze nicht an das allgemeine Krankenhaus anzugliedern.

Wenn auch durch diese Untersuchung eine Überlegenheit der psychiatrischen Abteilung im allgemeinen Krankenhaus gegenüber der psychiatrischen Anstalt nicht gezeigt werden konnte, so wird doch deutlich, daß die Verlagerung ohne größeren ökonomischen und personellen Aufwand möglich ist. SMITH (1973) weist in diesem Zusammenhang auf die Probleme hin, die gerade in der Übergangszeit von einer anstaltsorientierten zu einer kommunalorientierten stationären Versorgung auftreten und wie diese zu meistern sind.

Die Tagesklinik

Tageskliniken sind ein erstaunliches Phänomen in der Landschaft psychiatrischer Versorgungseinrichtungen. Kaum eine Form moderner sozialpsychiatrischer Betreuung hat eine so lange Geschichte und ist so mit Vorschußlorbeeren versehen worden. Tageskliniken sind eine der wenigen Versorgungseinrichtungen, die eingehend unter kontrollierten Bedingungen untersucht worden sind, die nachgewiesenermaßen eine Reihe von Vorteilen und wenig nennenswerte Nachteile mit sich bringen. Dennoch hat sich die Tagesklinik, der man bereits voraussagte, sie würde die vollstationäre Behandlung ablösen, in diesem Sinne noch nicht durchgesetzt. Das ist erstaunlich, denn selten besteht in der Psychiatrie eine derartige Einigkeit über den Sinn einer Einrichtung wie es bei der Tagesklinik der Fall ist.

Übersichtsreferate über tagesklinische Behandlung geben GLASSCOTE et al. (1969), ROSS (1964), GLASER (1972), BENNETT (1972); im deutschen Schrifttum BOSCH (1971), JUNGJOHANN (1969), RENNERT und KÜHNE (1968) sowie FINZEN (1974), der die Einleitung zu einem dem Thema der tagesklinischen Behandlung gewidmeten Heft der „Psychiatrischen Praxis" verfaßt hat.

Die 1933 in Moskau aus Bettenmangel heraus gegründete Tagesklinik (DZHAGAROV, 1933, zitiert nach ROSS, 1964) wird in der Literatur als erste ihrer Art beschrieben. 1946 wurde in Canada (CAMERON, 1947) die erste Tagesklinik mit der expliziten Absicht errichtet, eine alternative Betreuungsform zur vollstationären Behandlung zu finden. Im selben Jahr entstand in London das Marlborough Day Hospital (BIERER, 1964). 1961 sah FARNDALE voraus, daß in kurzer Zeit „The day hospital movement" die Zahl der vollstationären Betten in England halbieren würde. Obwohl sich diese Voraussage nicht erfüllt hat, besteht kein Zweifel, daß die tagesklinische Behandlung einen festen Platz in der Kette psychiatrischer Versorgungseinrichtungen einnimmt.

Von 1963–1972 hat sich die Zahl der Tageskliniken in den USA verneunfacht; 1972 gab es 989 Tageskliniken (Department of Health, Education and Welfare Statistical Report 96), die immerhin 3% aller Krankheitsepisoden versorgten (55% wurden ambulant, 42% vollstationär behandelt. Die von privat praktizierenden Ärzten behandelten Patienten sind hier nicht mit erfaßt). FINZEN (1974) schätzt, daß es in der Bundesrepublik höchstens zwei Dutzend tagesklinische Einrichtungen gibt, die 2–3% der stationären psychiatrischen Behandlungsplätze ausmachen.

In England sind laut offiziellen ministeriellen Versorgungsplänen (Report of the Tripartite Committee 1972) 0,65 Tagesklinikplätze pro 1 000 Einwohner vorgesehen.

Zwei Fragen tauchen immer wieder in der Literatur im Zusammenhang mit Tageskliniken auf, die hier näher diskutiert werden sollen:

Erstens: Welche Patienten *sollen* in Tageskliniken behandelt werden? GLASSCOTE *et al.* (1969) fanden bei ihrer Erhebung sämtlicher tagesklinischer Programme in den USA vier verschiedene Zielsetzungen: 1. Tagesklinische Behandlung als Alternative zur vollstationären Behandlung. 2. Tageskliniken als Übergangseinrichtungen zwischen vollstationärer und ambulanter Behandlung. 3. Tageskliniken als erste Stufe der Rehabilitation und 4. tagesklinische Behandlung als Alternative zur Dauerhospitalisation.

BENNETT (1972) macht in seinem Überblick der englischen tagesklinischen Entwicklung einen Unterschied zwischen Tageskliniken und Tageszentren. *Tageskliniken* sind für ihn Einrichtungen, die über sämtliche therapeutische Verfahren eines psychiatrischen Krankenhauses verfügen, während *Tageszentren* Einrichtungen sind, die über soziale und beschäftigungstherapeutische Maßnahmen unter nur minimaler ärztlicher Aufsicht verfügen.

Die meisten in der Literatur näher beschriebenen Tagesklinikprogramme haben sich nicht auf eine Zielsetzung spezialisiert, sondern betreuen Patienten unter allen den von GLASSCOTE zitierten Blickwinkeln. Ausnahmen sind natürlich Tageskliniken, die lediglich Patienten mit bestimmten Störungen oder bestimmtem Alter aufnehmen. So gibt es in England und in den USA bereits eine größere Zahl psychogeriatrischer Tageskliniken sowie auch tagesklinische Programme für geistig Behinderte, auch in Deutschland nimmt ihre Zahl ständig zu.

Zweitens stellt sich die Frage, welche Patienten in Tageskliniken behandelt werden *können*. Hiermit ist gleichzeitig die Frage nach der Wirksamkeit tagesklinischer Betreuung gestellt. Es ist selbstverständlich, daß Patienten, die sich aufgrund mangelnder Krankheitseinsicht jeder Behandlung entziehen und dadurch sich selbst oder die Gemeinschaft gefährden, nicht in Tageskliniken aufgenommen werden können. Auch Suicidgefährdete sind nur in Ausnahmefällen für eine derartige Behandlung geeignet. Hinzu kommt, daß auch dort eine vollstationäre Behandlung vorzuziehen ist, wo die Belastung des Patienten durch sein häusliches Milieu oder die Belastung der Angehörigen nicht mehr verantwortbar ist. Unter Berücksichtigung dieser Gesichtspunkte fanden Fox u. Mitarb. (1960), daß 40% aller Zugänge einer Londoner Notaufnahmeabteilung für eine tagesklinische Behandlung geeignet waren. Ähnliche Zahlen fand KRAFT (1964) in den USA.

ZWERLING und WILDER (1964) wiesen eine Zufallsstichprobe aus allen stationären Einweisungen in das Bronx Municipal Hospital Center in die Tagesklinik ein. 34% dieser Patienten wurden von der Tagesklinik abgelehnt, die Hälfte davon litt an organischen Erkrankungen. Die restlichen 66% wurden tatsächlich in der Tagesklinik behandelt, allerdings mußte über ein Drittel dieser Patienten kurzfristig vollstationär aufgenommen werden, jedoch nie länger als eine Woche.

Nachdem durch diese Untersuchung gezeigt werden konnte, daß es organisatorisch möglich ist, einen beachtlichen Prozentsatz stationär eingewiesener Patienten in Tageskliniken zu betreuen, fehlte bis vor kurzem noch der Nachweis, daß die Tagesklinik der vollstationären Behandlung überlegen ist. HERZ u. Mitarb. (1971, 1972) haben begonnen, diese Lücke zu schließen. Die Untersuchung wurde in dem berühmten, von dem psychiatrischen Institut der Columbia University betreuten Washington Heights Bezirk New Yorks durchgeführt. Zwei Gruppen von je 45 zufällig ausgelesenen, stationär eingewiesenen Patienten wurden in einer Tagesklinik bzw. vollstationär behandelt und regelmäßig katamnestisch nachuntersucht. "The results showed that, on virtually every measure used to evaluate outcome, day care was superior." Die Behandlung dauerte mehr als doppelt so lange bei den vollstationären Patienten, auch war ihre Wiederaufnahmerate nach drei und neun Monaten jeweils doppelt so hoch. Auch psychopathologisch besserten sich die Tagespatienten schneller. Diese methodisch sehr sorgfältig geplante und durchgeführte Untersuchung ist ein schönes Beispiel evaluativer Forschung und es ist zu erwarten, daß längere Katamnesen auch die Frage beantworten werden, für welche Patientengruppen eine tagesklinische Behandlung besonders indiziert ist.

Angesichts dieser Untersuchungen, ist es, wie eingangs gesagt, erstaunlich, wie langsam sich die Tagesklinikbewegung durchsetzt, und mit welchen Schwierigkeiten sie dabei zu kämpfen hat: Unterbesetzung aufgrund von versicherungsrechtlichen Problemen sowie aufgrund von Vorurteilen und Unkenntnis der zuweisenden Institutionen ist eines ihrer Hauptprobleme.

Eine Frage ist allerdings noch nicht gelöst: vielleicht ist die weit sinnvollere Alternative zur Krankenhausbehandlung nicht die Tagesklinik sondern die ambulante Behandlung. PASAMANICK u.Mitarb. (1967) zeigten, daß es möglich ist, stationär eingewiesene schizophrene Patienten zu Hause zu behandeln; GUY u.Mitarb. (1969) fanden nur geringe Unterschiede zwischen einer tagesklinisch und einer ambulant behandelten Patientengruppe.

Zukünftige Forschung sollte sich nicht nur auf die Untersuchung der Alternative Tagesklinik/Krankenhaus konzentrieren sondern auch die Alternative Tagesklinik/ambulante Behandlung berücksichtigen.

Krisenintervention

Das Konzept der Krise ist sicherlich eine Bereicherung für die Psychiatrie, wenn es auch mit einer Reihe theoretischer und praktischer Probleme verbunden ist, auf die hier kurz eingegangen werden soll. Auf die zusammenfassenden Arbeiten von CAPLAN (1964), PÖRKSEN (1970) HÄFNER (1974) und JACOBSON (1974) sei hingewiesen.

„Krise" nennt HÄFNER (1974) einen nicht durch Krankheit erklärbaren Verlust des seelischen Gleichgewichts, hervorgerufen durch einen äußeren oder inneren

Anlaß oder durch das Zusammenwirken beider. Er fügt hinzu, daß Krisen spontan abklingen, chronifizieren oder bestimmte Krankheiten auslösen können.

Das Krisenkonzept ist demnach ein Versuch, abweichendes Verhalten als Reaktion auf äußere (Lebensereignisse) oder innere Stimuli zu erklären. In diesem Sinne hat es sicherlich einen großen heuristischen Wert, denn es verlagert die Betrachtungsweise auf die in zeitlichem Zusammenhang mit der Störung stehende soziale und psychologische Situation und bildet ein Gegengewicht z.B. zu den psychoanalytischen Modellen, in denen das momentane Verhalten stärker in Beziehung zum frühkindlichen Erlebnisbereich gesetzt wird. Die Tatsache, daß der Begriff der Krise gerade in der amerikanischen Psychiatrie entstanden ist, wird als Reaktion auf die starke psychoanalytische Tradition verständlich.

Die Bedeutung von Lebenskrisen für die Auslösung psychotischer Erkrankungen haben BROWN u.M. (z.B. 1973) demonstriert. Welche Bedeutung sie bei der Patientenpopulation haben, die nie zum Psychiater kommt, nämlich jene 20% der Patienten praktischer Ärzte, die primär unter psychischen Störungen leiden, zeigen COOPER und SYLPH (1973). Gerade für diese an sogenannten „neurotischen Störungen" leidenden Patienten kann es therapeutisch sinnvoll sein, wenn ihre Störungen aus dem Blickwinkel der Krisentheorie betrachtet werden. COOPER (1975) konnte z.B. nachweisen, daß durch die Mitarbeit eines Sozialarbeiters in einer allgemeinen Praxis der therapeutische Erfolg bei dem psychisch auffälligen Anteil der Patienten weitaus besser war als wenn kein Sozialarbeiter zur Verfügung stand.

Es ist umstritten ob der Krisentheorie (Krisenintervention) ein gesonderter Platz in der Psychiatrie eingeräumt werden sollte (in den USA ist dies vielerorts der Fall) oder ob nicht vielmehr das, was unter Krisentheorie verstanden wird, Grundlage jeden psychiatrischen Handelns sein sollte, nämlich die Berücksichtigung der sozialen und psychologischen situativen Faktoren bei Diagnose und Therapie. GOLDBERG (1971) hat diese letzte Ansicht krass zum Ausdruck gebracht: „In short ‚crisis' has come to be a rather overworked term: to the extent that it is useful it is merely a new bottle for some very old wine."

Vom Standpunkt der Versorgung stellt sich daher die Frage ob es sinnvoll ist Kriseninterventionsteams oder sogar Kriseninterventionskliniken in die Kette sozialpsychiatrischer Dienste zu integrieren, oder ob die Aufgabe nicht vielmehr von den anderen Diensten übernommen werden soll. Weder die englischen Versorgungspläne noch der Community Mental Health Centers Act sehen derartige Einrichtungen vor. Ein integriertes Versorgungssystem mit flexiblen Übergangsmöglichkeiten von einem Dienst zum anderen macht eine gesonderte Einrichtung dieser Art meiner Ansicht nach überflüssig. Der berühmte, von QUERIDO (z.B. 1968) bereits in den 30er Jahren gegründete psychiatrische Dienst der Stadt Amsterdam zeigte mit zunehmender Entwicklung gemeindenaher Versorgungseinrichtungen einen deutlichen Rückgang der Beratungsfrequenz (LEMKAU u. CROCETTI, 1961).

Die Bedeutung der Krisentheorie liegt vielmehr auf dem Gebiet der Prävention. Die Kenntnis der Bedeutung von Krisen und Lebensereignissen für die Entwicklung oder Auslösung von psychischen Störungen ermöglicht es, präventive Maßnahmen durchzuführen. LINDEMANNs Untersuchungen (1944) über normale und abnorme Trauerreaktionen bei den Hinterbliebenen der Brandkatastrophe des Cocoanut Grove Nachtclubs in Boston ermöglichten es, Variablen zu identifizieren, die eine abnorme Trauerreaktion vorhersagen ließen und eröffneten damit präventiven Maßnahmen den Weg.

Angeregt durch diese Untersuchungen entwickelten Lindemann und später CAPLAN (1970) das Konzept der Mental Health Consultation, der psychiatrischen Beratung. PÖRKSEN hat dieses Konzept nach Deutschland eingeführt und seine Erfahrungen ausführlich beschrieben (1974).

Die Belastung der Angehörigen und der Gesellschaft

Fast ausnahmslos befassen sich sozialpsychiatrische Studien mit dem Einfluß der verschiedensten Variablen auf das Wohlergehen der Patienten. Es ist erstaunlich wie vergleichsweise wenige Studien veröffentlicht wurden über die Frage der Belastbarkeit und der tatsächlichen Belastung des mikro- sowie makrosozialen Umfeldes des Patienten durch seine Störung. Eine extramural orientierte psychiatrische Versorgung wird unweigerlich dazu führen, daß in ihrem Verhalten und Erleben stark gestörte Patienten mit ihren Angehörigen leben werden, an ihrer Arbeitsstelle bleiben werden, ganz allgemein an den Aktivitäten der Gemeinde teilhaben. Es ist sicher von eminenter Bedeutung die Probleme, die dadurch rückwirkend auf Angehörige und Gemeinschaft zukommen zu kennen, um ihnen entgegentreten zu können. Die wissenschaftliche Vernachlässigung dieses Aspektes extramuraler Versorgung wird vielleicht aus dem schlechten Gewissen der Psychiatrie dem psychisch Kranken gegenüber verständlich, den sie bisher in vieler Hinsicht vernachlässigt hat.

CLAUSEN und YARROW (1955) gehören zu den ersten, die versuchten, zunächst an Falldarstellungen zu untersuchen welche Veränderungen im Rahmen der Familie auftraten wenn ein Mitglied hospitalisiert wurde. YARROW (1963) selbst hat die methodologischen Probleme erörtert, die bei einer derartigen Studie auftreten, und 1967 führten HOENIG und HAMILTON eine empirische Untersuchung zu dieser Fragestellung durch. 1968 veröffentlichten GRAD und SAINSBURY eine Untersuchung, die hier exemplarisch detaillierter geschildert werden soll, da sie das Problem nicht primär aus dem Blickwinkel des individuellen Patienten sondern des Versorgungssystems betrachtet. Zugleich ist diese Studie ein Beispiel dafür wie in England im Rahmen der Fortentwicklung der psychiatrischen Versorgung regionale Unterschiede in der Versorgung genutzt werden, um vergleichende evaluative Studien durchzuführen.

Ausgangspunkt der Untersuchung war ein Vergleich zweier Regionen mit sehr unterschiedlichen Versorgungseinrichtungen bei ähnlicher demographischer und sozialer Zusammensetzung. Salisburys Dienste waren stark krankenhausorientiert, während in Chichester viel Wert auf eine extramurale gemeindenahe Betreuung gelegt wurde. (In Salisbury wurden 52% aller an psychiatrische Dienste überwiesene Patienten stationär aufgenommen, in Chichester dagegen lediglich 14%). Aus jeder Region wurde eine Stichprobe erstmalig psychiatrisch behandelter Patienten gezogen und bei Beginn der Behandlung sowie zwei Jahre später wurden die Angehörigen nach Arbeitsproblemen, Freizeitverhalten, Gesundheit, Einkommen, Eheproblemen, Beziehungen zur Nachbarschaft und ähnlichem befragt, um daraus einen allgemeinen Score der „Belastung" zu gewinnen. Beim ersten Kontakt zu den psychiatrischen Diensten bestand kein Unterschied zwischen den Patientenangehörigen in Salisbury und Chichester. Ca. 70% der Angehörigen wurden als belastet angesehen. Nach zwei Jahren jedoch fand man, daß in Chichester mit dem gemeindenahen System bei 36% der Angehörigen „Belastungen" bestanden, dagegen nur bei 19% in Salisbury.

Tabelle 1. Prozentsatz der belasteten Familien zur Zeit des Erstkontaktes und zwei Jahre später. (Nach GRAD u. SAINSBURY, 1968)

Belastungsbereich	Bei Erstkontakt		Nach 2 Jahren	
	Chichester ($N=223$)	Salisbury ($N=120$)	Chichester ($N=215$)	Salisbury ($N=114$)
Hausarbeit	25	36	13	6
Sozial- u. Freizeitverhalten	32	32	22	14
Einkommen	27	25	20	10
Arbeit	8	7	13	9
Psychische Gesundheit	53	77	38	19
Körperliche Gesundheit	17	8	6	4
Kinder	36	37	40	32

Tabelle 1 gibt den Prozentsatz der Familien an, die in den erfaßten Bereichen Probleme aufwiesen, die im Zusammenhang mit der Erkrankung des Angehörigen standen. GRAD und SAINSBURY analysieren sehr ausführlich die Ursachen für diese Unterschiede, auf die hier nicht näher eingegangen wird.

Diese Untersuchung soll zeigen, daß das Problem der Belastung der Angehörigen nicht übersehen werden darf. Ähnliche Untersuchungen müßten überall dort durchgeführt werden, wo gemeindenahe Versorgungsprinzipien realisiert werden sollen, denn die Belastbarkeit ist sicher sehr stark nationalen und regionalen Schwankungen unterworfen und abhängig von den lokalen Schichtstrukturen, Wohnstrukturen, Einstellungen psychisch Kranken gegenüber usw. GRAD und SAINSBURY betonen, und das kann nur unterstrichen werden, daß ihr Ergebnis natürlich nicht gegen die Einführung eines gemeindenahen Versorgungssystems spricht, sondern daß neue Formen der Betreuung gefunden werden müssen, die die Belastung der Angehörigen stärker berücksichtigen.

Über die Belastungen, die für die Gemeinschaft entstehen können, ist wenig bekannt (wobei ökonomische Probleme hier nicht berücksichtigt werden sollen). Wir weisen in diesem Zusammenhang auf eine Untersuchung von BÖKER und HÄFNER (1973) hin, in der gezeigt werden konnte, daß psychische Kranke nicht häufiger mit Kapitalverbrechen delinquent werden als die Normalbevölkerung.

Zusammenfassung

Angesichts der Unmöglichkeit in diesem Rahmen einen erschöpfenden Überblick über die Entwicklung gemeindenaher Versorgungssysteme insbesondere ihre extramuralen Schwerpunkte zu geben, wurde zunächst versucht, anhand des Vergleichs der Entwicklung der Psychiatrie in England und den USA einige Kriterien zur Beurteilung gemeindenaher Versorgungsdienste zu erörtern. Eine umrissene Zielsetzung, organisatorische Prinzipien im Sinne einer umfassenden Betreuung aller Bedürftigen, eine Integrierung aller psychiatrischen Dienste sowie eine Integrierung in das allgemeine medizinische und soziale Versorgungssystem erscheinen als ideale Voraussetzungen, die auch eine Effizienzprüfung des Versorgungssystems ermöglichen.

Anschließend werden psychiatrische Abteilungen an allgemeinen Krankenhäusern sowie Tageskliniken unter dem Gesichtspunkt ihrer Effektivität beschrieben. Der heuristische Wert des Krisenkonzepts im therapeutischen und präventiven Bereich wird diskutiert und schließlich auf den Mangel an Kenntnissen über die Konsequenzen einer gemeindenahen Betreuung für die Angehörigen der Patienten hingewiesen.

Die Psychiatrie ist in einem Wandel begriffen. Epidemiologische Forschungsergebnisse über die Rolle sozialer Faktoren bei der Verursachung, Veranlassung und Therapie psychischer Störungen haben ihren Niederschlag gefunden in neuen Versorgungsmodellen, die jedoch erst am Anfang ihrer Entwicklung stehen und um deren Evaluation sich verstärkt bemüht werden sollte.

Literatur

BARTEN, H.H., BELLAK, L.: Progress in community mental health, vol. 2. New York: Grune & Stratton 1969.
BARTON, R.: Institutional neurosis. Bristol: Wright 1959.
BAUER, M.: Streifzüge durch die englische Psychiatrie. Sozialpsychiatrische Informationen 3, 1–166 (1973).
BELLAK, L. (ed.): Handbook of community psychiatry. New York: Grune & Stratton 1964.
BELLAK, L. (ed.): A concise handbook of community mental health. New York: Grune & Stratton 1974.
BELLAK, L., BARTEN, H.H. (eds.): Progress in community mental health, vol. 1. New York: Grune & Stratton 1969.
BENNETT, D.H.: Day hospitals, day centers and workshops. In: J.K. WING and A. HAILEY (eds.), Evaluating a community psychiatric service. London: O.U.P. 1972.
BÉQUART, P. (ed.): Psychiatrie de secteur dans la communauté du XIIIe à Paris. Inform. psychiat., Numero special, Juillet 1965.
BIERER, J.: The Marlborough experiment. In: L. BELLAK (ed.), Handbook of community psychiatry. New York: Grune & Stratton 1964.
BÖKER, W., HÄFNER, H.: Gewalttaten Geistesgestörter. Berlin-Heidelberg-New York: Springer 1973.
BOSCH, G.: Zur Indikation tagesklinischer Behandlung. Nervenarzt 42, 457–466 (1971).
BROWN, B.S., ISBISTER, J.D.: Governmental organization for human services—implications for mental health planning. In: G. CAPLAN (ed.), American handbook of psychiatry, 2nd ed., vol. 2. New York: Basic Books 1974.
BROWN, G.W., HARRIS, T.O., PETO, J.: Life events and psychiatric disorders. Part 2: Nature of causal linc. Psychol. Med. 3, 159–176 (1973).
CAMERON, D.E.: The day hospital: An experimental form of hospitalization for psychiatric patients. Mod. Hosp. 69, 60–62 (1947).
CAPLAN, G.: Principles of preventive psychiatry. New York: Basic Books 1964.
CAPLAN, G.: The theory and practice of mental health consultation. London: Tavistock Publications 1970.
CAWLEY, R., MCLACHLAN, G. (eds.): Policy for action. London: O.U.P. 1973.
CLAUSEN, J.A., YARROW, M.R. (eds.): The impact of mental illness on the family. J. Social Issues 11, (1955).

COOPER, B.: Gemeindenahe psychiatrische Versorgung — eine evaluative Studie. Vortrag an der Psych. Univ. Klinik München, Januar 1975.

COOPER, B., SYLPH, J.: Life events and the onset of neurotic illness: an investigation in general practice. Psychol. Med. 3, 421–429 (1973).

Department of Health, Education and Welfare Statistical Report Nr. 92 and 96, National Institute of Mental Health 1973.

DILLING, H.: Gemeindepsychiatrie und Rehabilitation in England. Nervenarzt 41, 277–286 (1970).

DILLING, H.: Vergleich von Rehabilitationseinrichtungen in England und der Bundesrepublik Deutschland. In: K. DÖRNER u. U. PLOG (Hrsg.), Sozialpsychiatrie. Berlin: Luchterhand 1972.

DZHAGAROV, M.A.: Experience in organizing a day hospital for mental patients. Nevropath. i Psichiat. 6, 137–147 (1937).

ENGE, I.: Soziale Psychiatrie. Berlin: Adler Verlag 1919.

FARNDALE, J.: The day hospital movement in Great Britain. London: Pergamon 1961.

FINZEN, A.: Hat die Tagesbehandlung in der BRD eine Chance? Psych. Praxis 1, 33–35 (1974).

FOUDRAINE, J.: Wer ist aus Holz? München: Piper 1973.

FOX, R., RUTTER, M., SMITH, E.B.O.: Psychiatric day hospitals. Lancet 1960 I, 824–825.

GLASER, F.B.: The uses of the day program. In: H.H. BARTEN and L. BELLAK (eds.), Progress in community mental health. New York: Grune & Stratton 1972.

GLASSCOTE, R.M., KRAFT, A.M., GLASSMAN, S.M., JEPSON, W.W.: Partial hospitalisation for the mentally ill. Washington: The Joint Information Service 1969.

GOFFMAN, E.: Asyle. Frankfurt a.M.: Suhrkamp 1972.

GOLAN, S.E., EISDORFER, C. (eds.): Handbook of community mental health. New York: Appleton 1972.

GOLDBERG, D.: The scope and limits of community psychiatry. In: C. SHAGASS (ed.), The role of drugs in community psychiatry. Mod. Probl. Pharmacopsychiat. 6, 5–25 (1971).

GRAD, J., SAINSBURY, P.: The effect that patients have on their families in a community care and a control psychiatric service. A two years follow-up. Brit. J. Psychiat. 114, 265–278 (1968).

GUY, W., GROSS, M., HOGARTY, G.E., DENNIS, H.: A controlled evaluation of day hospital effectiveness. Arch. gen. Psychiat. 20, 329–338 (1969).

HÄFNER, H.: Krisenintervention. Psych. Praxis 1, 139–150 (1974).

HERZ, M.I., ENDICOTT, J., SPITZER, R., MESNIKOFF, A.: Day versus inpatient hospitalisation: a controlled study. Amer. J. Psychiat. 27, 107–118 (1971).

HERZ, M.I., SPITZER, R., ENDICOTT, J.: Evaluation of community psychiatric practice. Psychiat. Quart. 46, 474–482 (1972).

HOENIG, J., HAMILTON, M.W.: The burden on the household in an extramural psychiatric service. In: H. FREEMAN and J. FARNDALE (eds.), New aspects of the mental health services. New York: Pergamon 1967.

JACOBSON, G.F.: Programs and techniques of crisis intervention. In: G. CAPLAN (ed.), American handbook of psychiatry, 2nd ed., vol. 2. New York: Basic Books 1974.

JUNGJOHANN, E.E.: Patientenselektion zur Aufnahme in eine Tagesklinik als Alternative zur stationären Behandlung in einem Landeskrankenhaus. Nervenarzt 40, 82–87 (1969).

KESSEL, N.: The district general hospital is where the action us. In: R. CAWLEY and G. MCLACHLAN (eds.), Policy for action. London: O.U.P. 1973.

KRAFT, A.M.: Day hospital services as part of an integrated psychiatric treatment program. In: R.L., EPPS, and HANES, L.D. (eds.). Springfield: Thomas III. 1964.

LEMKAU, P.V., CROCETTI, G.M.: The Amsterdam municipal psychiatric service: a psychiatric sociological review. Amer. J. Psychiat. 117, 779–783 (1961).

LINDEMANN, E.: Symptomatology and management of acute grief. Amer. J. Psychiat. 101, 141–148 (1944).

LINDEMANN, E.: Foreword. In: L. BELLAK (ed.), A concise handbook of community psychiatry and community mental health. New York: Grune & Stratton 1974.

OLDHAM, A.J.: Community psychiatry in London. A three year analysis. Brit. J. Psychiat. 115, 465–474 (1969).

OLDHAM, A.J.: Development of a comprehensive psychiatric service for North Southwark. In: R. CAWLEY and G. MCLACHLAN (eds.), Policy for action. London: O.U.P. 1973.

PASAMANICK, B., SCARPITTI, F.R., DINITZ, S.: Schizophrenics in the Community. New-York: Appleton 1967.

Pörksen, N.: Über Krisenintervention. Z. Psychother. med. Psychol. **20**, 85–95 (1970).
Pörksen, N.: Kommunale Psychiatrie. Hamburg: Rowohlt 1974.
Popper, K.: Das Elend des Historizismus. Tübingen: Mohr 1965.
Querido, A.: The shaping of community mental health care. Brit. J. Psychiat. **114**, 293–302 (1968).
Reimann, H.: Kritische Betrachtung gemeinde-psychiatrischer Programme in den USA. In: K. Dörner u. U. Plog (Hrsg.), Sozialpsychiatrie. Berlin: Luchterhand 1972.
Rennert, H., Kühne, G.E.: Erfahrungen mit der Tages- und Nachtklinik in der Psychiatrie. Z. Psychiat. Neurol. med. Psychol. **20**, 266–269 (1968).
Reports on Health an Social Subjects: Providing a comprehensive district psychiatric service for the adult mentally ill. London: H.M.S.O. 1974.
Report of the Joint Commission on Mental Illness and Health: Action for mental health. New York: Basic Books 1961.
Report of the Tripartite Committee: The mental health service after unification. London: Britisch Medical Association 1972.
Ross, M.: Extramural treatment techniques: An international overview. In: Bellak, C. (ed.), Handbook of community psychiatry. New York: Grune & Stratton 1964.
Sainsbury, P.: A comparative evaluation of a comprehensive community psychiatric service. In: R. Cawley and G. McLachlan (eds.), Policy for action. London: O.U.P. 1973.
Smith, A.L.G.: A retrospective survey of the successful creation of a psychiatric unit in a general hospital, using the existing staff of the current psychiatric hospital. In: R. Cawley and G. McLachlan (eds.), Policy of action. London: O.U.P. 1973.
Stanton, A.H., Schwartz, M.S.: The mental hospital. New York: Basic Book 1954.
Szasz, T.S.: Die Fabrikation des Wahnsinns. Freiburg: Walter Verlag 1974.
Wing, J.K., Brown, G.W.: Institutionalism and Schizophrenia. Cambridge: University Press 1970.
Wing, J.K., Hailey, A. (eds.): Evaluating a community psychiatric service. London: O.U.P. 1972.
Yarrow, M.R.: Problems of methods in parent-child-research. Child Develop. **34**, 215–226 (1963).
Zwerling, I., Wilder, J.F.: An evaluation of the applicability of the day hospital in treatment of acutely disturbed patients. Israel Ann. Psychiat. **2**, 162–185 (1964).

Psychiatrische Dienste und die Beeinflussung von Schlüsselpersonen in der Gemeinde

Von

A. FINZEN

Mit 2 Abbildungen

Inhalt

Der Begriff der Schlüsselperson in der Psychiatrie 297
Schlüsselpersonen und präventive Psychiatrie 298
Schlüsselpersonen und gemeindenahe psychiatrische Krankenversorgung 302
Die Rolle von Schlüsselpersonen in der therapeutischen Kette 304
Das soziale Netzwerk der „Gemeinschaft der Gesunden" 307
Versuch einer Systematik der Schlüsselpersonen 308
Schlüsselpersonen und psychiatrische Dienste 309
  Betroffene als Schlüsselpersonen 311
    Angehörige 311
    Angehörigengruppen 313
    Selbsthilfeorganisationen 314
  Sekundär professionelle Schlüsselpersonen 314
    Niedergelassene praktische Ärzte 314
    Gemeindeschwester 315
    Gesundheitsämter 316
    Sozialamt 316
    Arbeitsamt 316
    Jugendamt 317
    Polizei 317
  Freiwillige Hilfsorganisationen 317
    Überregionale Verbände 317
  Hilfs- und Trägervereine 318
    Laienarbeit 319
  Schlüsselpersonen mit kommerzieller Orientierung 320
  Andere Schlüsselpersonen 321
  Zusammenfassung 321
Literatur 322

Der Begriff der Schlüsselperson in der Psychiatrie

„Eine der wichtigsten Methoden, ein großes Kollektiv von irgend einer Richtung therapeutisch zu erfassen, sind der Kontakt mit und die Beeinflussung von Menschen, die in dieser Gruppe ein hohes Prestige besitzen und als Meinungsbildner bekannt sind. Für die Zwecke der Sozialpsychiatrie handelt es sich meist um Fragen der Gesundheitserziehung in Bezug auf psychische Erkrankungen, um den Abbau von Vorurteilen, die Beseitigung von krankheitserzeugenden Spannungen und um ähnliche Aufgaben... Als Schlüsselpersonen in unserem Sinne kommen zuerst die institutionalisierten Autoritätsrollen wie Lehrer, Priester, Beamte mit viel Parteienverkehr, Ärzte, Vorgesetzte aller Art und vor allem Politiker in Frage. Weiterhin kämen Funktionäre in Vereinen und Organisationen, Künstler, Journalisten usw. in Betracht" (STROTZKA, 1972).

So umreißt STROTZKA in seiner Einführung in die Sozialpsychiatrie die Funktion von Schlüsselpersonen. Er fügt zugleich hinzu, wo er den Hauptschwerpunkt ihrer Aufgaben sieht:

1. bei der Einrichtung von psychiatrischen Gemeindezentren,
2. bei der Durchführung von epidemiologischen Untersuchungen,
3. bei der Bereitstellung der erforderlichen Geldmittel,
4. sei Öffentlichkeitsarbeit überhaupt unvermeidlich für jede psychohygienische und sozialpsychiatrische Aktion.

Der Begriff der Schlüsselperson ist aktuell. Er taucht im Zusammenhang mit der gemeindenahen psychiatrischen Krankenversorgung immer häufiger in der Psychiatriediskussion auf. Demgegenüber besteht zumindest in der deutschsprachigen Literatur ein beachtlicher Mangel an substantieller Literatur zu diesem Thema. Auch STROTZKA (1972) führt zu seinem Kapitel über die Beeinflussung von Schlüsselpersonen keinen einzigen Literaturhinweis an.

Im Grunde ist das nicht so erstaunlich, wie das zunächst erscheinen mag, handelt es sich beim Rückgriff auf Schlüsselpersonen zur Durchsetzung von Zielen ja nicht um einen spezifisch psychiatrischen Ansatz; er wurzelt in der angewandten Soziologie und Sozialpsychologie und kann ebenso gut für die Verbreitung von politischen Überzeugungen wie von Waschmitteln eingesetzt werden. In jedem Fall aber — und das ist das entscheidende Merkmal dieses Vorgehens — steht dahinter die Absicht, durch *Aktion* bestimmte Ziele innerhalb eines Gemeinwesens durchzusetzen.

So ist es nicht zufällig, daß die Beeinflussung von Schlüsselpersonen im Zusammenhang mit sozialen Diensten in der amerikanischen Literatur immer wieder in Zusammenhang mit „Social Action" und „Community Organization" auftaucht (vgl. MECHANIC, 1969; CAPLAN, 1964; ROEN u. GOTTESFELD, 1972; ROMAN u. SCHMAIS, 1972; vgl. BELLAK, 1972); und man muß mit MECHANIC (1969) fragen, ob dahinter nicht teilweise naive Vorstellungen von seelischer Gesundheit, ihrer Erhaltung und ihrer Wiedererlangung stehen.

Schlüsselpersonen und präventive Psychiatrie

Der Begriff der Schlüsselperson und die Methoden ihrer Beeinflussung haben in der Psychiatrie vor allem durch die Hauptwerke GERALD CAPLANS (1961, 1964, 1970) über gemeindenahe, präventive und konsultative Psychiatrie ein so großes Echo gefunden. In diesem Zusammenhang mag es bezeichnend sein, daß CAPLAN seinen „Prinzipien der präventiven Psychiatrie" (1964) eine von ihm mitverfaßte Botschaft an die Mitglieder des amerikanischen Friedencorps beifügt. Daraus wird CAPLANS Überzeugung deutlich, daß die Aufgaben des Friedencorps-mitglieds ähnlich sind wie die der Mitglieder einer psychiatrischen Arbeitsgruppe im Gemeinwesen. Diese in den USA recht weitverbreitete Einstellung ist dadurch zu erklären, daß die amerikanische Community-Mental-Health-Bewegung sich bald nach der Kennedy-Botschaft (KENNEDY, 1963) als weit mehr verstand als ein Bündel von Maßnahmen zur Verbesserung der psychiatrischen Krankenversorgung in den Vereinigten Staaten auf der Grundlage eines gemeindenahen Versorgungskonzepts. Vielmehr galt sie sehr bald in Selbst- und Fremdbild als Bewegung zur Lösung der Kernprobleme der Vereinigten Staaten der 60er Jahre: den Sieg über die Armut, die Rassenzwistigkeiten, die Überwindung der sozialen Desorganisation in den Slums der großen Städte. GOLDBERG (1970) hat das in einer Arbeit über die Unterschiede zwischen der amerikanischen und der englischen Community-Psychiatrie plastisch herausgearbeitet. Es wird aber auch in den meisten Sammelbänden über die amerikanische Community-Mental-Health-Bewegung deutlich (z.B. BARTON u. BELLAK, 1969/1972; vgl. dazu die kritischen Bemerkungen von DUNHAM, 1964, und die Auseinandersetzung über die Entwicklung der Community-Mental-Health-Bewegung zwischen KOLB u.a., 1970).

Angesichts der sozialen Situation in den Vereinigten Staaten der 60er Jahre — dem Jahrzehnt der Community Psychiatrie — sind diese hochgestochenen Ziele, letztlich die „Rehabilitation der kranken Gesellschaft" (MECHANIC, 1969) nicht verwunderlich. Daneben nimmt sich das Ziel der Prävention von psychischer Krankheit in der Gesellschaft und die Rehabilitation der bereits Kranken bescheiden aus, im ungünstigen Fall so bescheiden, daß man glaubt, es vernachlässigen zu dürfen. DUHL (1963) formuliert den Rahmen einer solchen politischen Psychiatrie folgendermaßen: „Der Psychiater muß eine wahrhaft politische Persönlichkeit in dem besten Sinne des Wortes sein. Er muß eine Rolle bei der *Kontrolle* der Umwelt spielen, die der Mensch geschaffen hat." So wichtig es ist, daß der Psychiater seine Arbeit in gesamtgesellschaftlichem Zusammenhang begreift, so problematisch wird sie, so MECHANIC (1969), wenn „ihre ehrgeizigen Ziele nichts mehr mit dem zu tun haben, was wir leisten können oder worüber wir etwas wissen".

CAPLAN (1964) mit seinem Konzept einer präventiven Psychiatrie hat viel zu dieser Entwicklung beigetragen. Dabei ist es vor allem die Konzentration auf die primäre Prävention, die eine so verstandene Community Psychiatrie in den Bereich der Ideologie einordnen läßt. MECHANIC (1969): „Obwohl wir verstehen, daß Armut, Leben in Slums, Konflikte und Feindseligkeit innerhalb der Familien und andere soziale Belastungen seelischer Gesundheit nicht förderlich sind, hat die Unfähigkeit, diese Probleme zu bewältigen, wenig mit psychiatrischem Wissen und psychiatrischen Aufgaben zu tun". Demgegenüber ist primäre Prävention für CAPLAN (1964) die reale Möglichkeit der Identifikation von schädlichen Einflüssen auf Persönlichkeitsentwicklung und seelische Gesundheit und die Stärkung von Kräften, die den Widerstand gegenüber solchen Faktoren ermöglichen. Solche Vorstellungen stützen sich etwa auf die Untersuchungen D. LEIGHTONS (1963), die feststellten, daß die psychische Gesundheit der Bewohner von kanadischen Gemeinden mit hohem Integrationsniveau besser war als in desorganisierten Gemeinden; sie stützen sich auch auf die Ergebnisse der frühen Untersuchungen von FARRIS und DUNHAM (1939) und HOLLINGSHEAD und REDLICH (1958).

Das Programm, das CAPLAN (1964) daraus ableitet, ist im Kreis „Social Action" und „Interpersonal Action". Nun ist das Social-Action-Programm, wie MECHANIC (1969) richtig feststellt, kaum mehr als eine Form von politischer Psychiatrie: „Der Mental-Health-Fachmann bietet dem Gesetzgeber und der Verwaltung Rat an. Er arbeitet mit anderen Bürgern bei der Beeinflussung von Behörden zusammen, um Gesetze und Verordnungen zu verändern. Social Action schließt Anstrengungen ein, die allgemeinen Einstellungen und das Verhalten der Mitglieder der Gemeinde auf dem Wege über das Erziehungssystem, die Massenmedien und die Interaktion zwischen den professionellen Vereinigungen und jenen der Laien zu verändern".

Dabei muß er zwangsläufig fundamentale soziale Werte berühren. Zu welch zweifelhaften Lösungsansätzen das in der Praxis führen kann, beweist er selber, wenn er etwa fordert, Psychiater, Gesetzgeber und Wohlfahrtseinrichtungen sollten dabei helfen „die moralische Atmosphäre in Heimen (für uneheliche Mütter, wo deren Kinder aufgezogen werden) zu verbessern, und ihre Mütter zu beeinflussen zu heiraten und sie mit stabilen Vätern zu versorgen". Hier wird den Betroffenen mit einem bemerkenswerten Mangel an kritischer Reflexion zur primären Prävention naiv das Wertsystem der herrschenden sozialen Gruppen übergestülpt; und die Schlüsselpersonen sollen dabei helfen.

In einer anderen Arbeit (1965) diskutiert CAPLAN, wie die Psychiater sich an der Auswahl und an der Beförderung von Personal für Organisationen und Betriebe beteiligen können — also an der Besetzung von Schlüsselpositionen. In den Principles of Preventive Psychiatry (1964) geht er so weit, zu überlegen, ob der Psychiater „nicht andere Schlüsselpersonen in der Gemeinde überwachen und eingreifen sollte, wo er gestörte Beziehungen entdeckt, um Behandlung anzubieten oder die Entlassung (aus dem Dienst) zu empfehlen" (1964). Er verwirft diese Überlegungen wegen der politischen und sozialen Komplikationen solchen Handelns, nicht etwa wegen fehlender Kompetenz der Psychiater.

MECHANIC (1969) meint in seiner kritischen Auseinandersetzung mit CAPLANS Ideen, ihr größter Mangel sei neben ihrer unzureichenden Belegbarkeit die Gefahr, daß die psychiatrische Intervention zum unzulässigen Eindringen in die Privatsphäre wird, wenn die Betroffenen keinen Beistand wünschen: „Wenn Psychiater in das Leben von Menschen gegen ihren Willen eingreifen, wenn sie glauben, daß die Gemeinschaft des Schutzes bedarf, ist diese Intervention günstigenfalls ein notwendiges Übel. Eingriffe in das Leben von normalen Personen und Gruppen ohne ihre Zustimmung sollte die Öffentlichkeit nur mit größter Zurückhaltung und Vorsicht akzeptieren" (MECHANIC, 1969).

CAPLANS Konzept einer präventiven Psychiatrie und der Beziehung zwischen Schlüsselpersonen und psychiatrischen Diensten ist problematisch, weil es die gesicherten Kenntnisse über die Möglichkeiten der modernen Psychiatrie überschätzt; aber auch weil es in fataler Weise den Gedanken an totalitäre Überwachungssysteme heraufbeschwört — in letzter Konsequenz etwa im Sinne „1984", die sich der Psychiatrie als besonders subtilem Mittel der Kontrolle abweichenden Verhaltens bedienen. Konsequent zu Ende gedacht, rechtfertigt es die Entfernung von unbequemen Persönlichkeiten aus gesellschaftlichen Schlüsselpositionen, in denen sie zwangsläufig zur Ursache von Konflikten und Streß werden — also „pathogen" wirken — wenn sie beispielsweise soziale Veränderungen anstreben.

Auf diese Weise würde dem Mißbrauch der Psychiatrie eine neue Dimension hinzugefügt. CAPLAN stellt einen ähnlichen Anspruch für die Rolle der Psychiatrie in der Gesellschaft wie Platon für den Philosophen. Und dieser Aspekt der Caplanschen Psychiatrie ist ähnlich utopisch, ähnlich gefährlich. Denn „wer psychiatrisches Handeln politisiert, ist am Ende mit seiner Therapie und steht am Anfang der Indoktrination" (KISKER, 1973).

Auf der anderen Seite ist CAPLANS Grundthese über die Funktion der Schlüsselpersonen in der Gemeinde bis zu einem gewissen Grade richtig. Sie spielen zur Identifikation und Wiedereingliederung von psychisch Kranken eine wichtige Rolle, nicht nur bei der Korrektur von Vorurteilen und bei der Gesundheitserziehung. Aufgrund ihrer Schlüsselfunktion im Gemeinwesen, ihrer Einflußnahme auf die sozialen Beziehungen und ihrer Stellung in den Machtstrukturen des sozialen Systems spielen sie zugleich eine wichtige Rolle bei der positiven und negativen Sanktionierung von sozialem Verhalten. Sie können in Streßsituationen harmonisieren, in Krisensituationen ausgleichend wirken und so im Caplanschen Sinne echte primäre Prävention leisten.

Aber sie können auch negativ, etwa desintegrierend oder im Sinne einer Verstärkung sozialer Desorganisation wirken, wenn sie selber Anschauungen vertreten und durchsetzen, die Streß verursachen und Konflikte heraufbeschwören, oder wenn sie notwendigen sozialen Veränderungen im Wege stehen. So können sie als Lehrer, Pfarrer, Polizisten, als „allgemein geschätzte Bürger" zum Stigmatisierungs- und Etikettierungsprozeß von psychisch Kranken, Gastarbeitern, Obdachlosen und anderen Angehörigen von Randgruppen beitragen (vgl. KEUPP, 1972; ROMAN, 1972; SCHEFF, 1966, 1968). Auf die Änderung ihrer Haltungen und Einstellungen wäre dann *bei Klarheit über das Ziel* durch „Social Action" und „Community Organization" Einfluß zu nehmen.

Eine andere Möglichkeit des negativen Einflusses von Schlüsselpersonen wurde von CAPLAN (1964, s.o.) hervorgehoben: wenn die Schlüsselperson selber psychosozial gestört ist und ihre Position innerhalb des Gemeinwesens dazu ausnützt, ihre ungelösten psychischen Probleme auszuagieren, um auf diese Weise schädlichen Einfluß auf die Gesundheit und das soziale Leben der ihr anvertrauten Bürger zu nehmen. PÖRKSEN (1969) berichtet aus der gemeindepsychiatrischen Arbeit in Mannheim über eine gestörte Lehrerin, aus deren Klasse 13 Kinder nicht versetzt wurden. Andere mehr oder weniger extreme Beispiele wären leicht hinzuzufügen; denn die Situation, in der eine Schlüsselperson aufgrund persönlicher Insuffizienz oder psychosozialer Probleme die Atmosphäre in einem Betrieb vergiftet, ist allgemein bekannt. Sie wird vor allem dort zum Problem, wo die sozialen Beziehungen mehr oder weniger ausgeprägte Merkmale von totalen Institutionen (GOFFMAN) haben oder durch hierarchische Ordnungsprinzipien bestimmt sind, also etwa in Schulen, Behörden, Krankenhäusern oder beim Militär. Aus diesem Bereich stammen auch die besten literarischen Darstellungen solcher Situationen, etwa in Gestalt der Lehrerpersönlichkeiten der Brüder Mann, von Hermann Wouks Kapitän der „Meuterei auf der Bounty" oder H.H. Kirsts Unteroffizierspersönlichkeiten aus den 08/15-Romanen.

Angesichts des Leidens, die solche Personen in wichtigen sozialen Positionen verursachen, liegen die oben kritisch diskutierten Überlegungen CAPLANS über die Möglichkeiten der Psychiatrie, hier Hilfe zu leisten, gar nicht so fern. Aber selbst ausreichend abgesichertes „objektives" Wissen vorausgesetzt, einen gestörten Offizier kann man möglicherweise pensionieren oder anderweitig einsetzen — man könnte das auch ohne Psychiatrie — aber was macht man mit dem tyrannischen Familienvater oder der insuffizienten Mutter: Über dem legitimen Bedürfnis zu helfen, sollte nicht in Vergessenheit geraten, daß soziale Gruppen über zahlreiche andere Möglichkeiten zur Bewältigung sozialer Konflikte verfügen als die psychiatrische Intervention!

Schlüsselpersonen und gemeindenahe psychiatrische Krankenversorgung

Das Caplansche Konzept der Prinzipien einer präventiven und konsultativen Psychiatrie durch Community Organization unter Einbeziehung der Schlüsselpersonen macht deutlich, wie fließend die Grenzen zwischen der „Psychiatrisierung" einer Gemeinschaft und ihrer psychiatrischen Versorgung sind. Bei der Beziehung zwischen psychiatrischen Diensten und den Schlüsselpersonen in der Gemeinde ist das *Ziel* von vornherein von entscheidender Bedeutung für Art, Umfang und Komplexität der Einbeziehung von Schlüsselpersonen. Dabei ist grundsätzlich zwischen den beiden extremen Möglichkeiten zu unterscheiden, entweder mit Hilfe der Psychiatrie Einfluß auf das gesamte soziale und politische Leben der Gesellschaft zu gewinnen und diese zu verändern oder mit Hilfe der Schlüsselpersonen in der Gemeinde eine bessere psychiatrische Versorgung der Bürger im Rahmen der bestehenden sozialen Ordnung zu erreichen (FINZEN, 1973): „Wer Politik nicht mit der Psychiatrie sondern für sie, aber für sie als Plateau der Patientenbedürfnisse macht, wird möglicherweise dem Einfahren neuer Versorgungsstrategien und rationellen therapeutischen Techniken voranhelfen" (KISKER, 1973).

Im folgenden wird dieser zweite Aspekt im Vordergrund stehen. Dabei wird stillschweigend vorausgesetzt, daß die kustodiale, auf langfristige Verwahrung ausgerichtete Psychiatrie in Großkrankenhäusern der Vergangenheit angehört und durch ein komplexes System gemeindenaher intramuraler und extramuraler psychiatrischer Einrichtungen abgelöst wird (vgl. FREUDENBERG u. V. CRANACH, Kap. 2.2 u. 2.3). Gleichfalls vorausgesetzt wird, daß es zwischen den Alternativen „gesund" und „psychisch krank" einen breiten sich ausweitenden Fächer anderer Zustände gibt, die entsprechende Maßnahmen zur Behandlung, Betreuung und sozialem Schutz verlangen, etwa im Sinne der Susserschen These, daß der chronisch ambulante Patient zunehmend an die Stelle des dauerhospitalisierten psychisch Kranken tritt (SUSSER, 1963, 1972; vgl. STRÖMGREN, 1970).

Wesentliches Merkmal dieser veränderten psychiatrischen Versorgungsstrukturen ist neben ihrer Komplexität ihre Gemeindenähe. Ein mögliches Modell eines psychiatrischen Gemeindezentrums sei unbeschadet der Darstellungen von FREUDENBERG und V. CRANACH zur Verdeutlichung der Ausgangssituation noch einmal schematisch dargestellt (s. Abb. 1).

Komplexität und Gemeindenähe vervielfachen die Zahl der Begegnungen und der Konfliktmöglichkeiten zwischen psychisch Kranken, Rehabilitanden und den

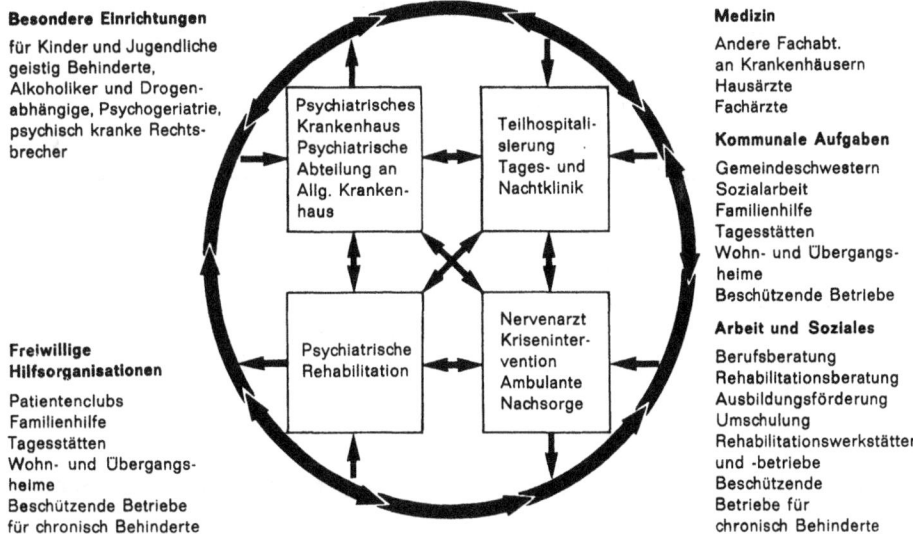
Abb.1. Komplexe Struktur eines psychiatrischen Gemeindezentrums

gesunden Mitgliedern der Gesellschaft. Das gilt um so mehr, wenn man das monolithische Großkrankenhaus mit seinen isolierenden und letztlich kommunikationsfeindlichen Tendenzen (vgl. GOFFMAN, 1961, 1972; HARTMANN, 1969; FREUDENBERG u.a., 1957) zum Vergleich heranzieht. Im abgeschlossenen Großkrankenhaus beschränkt sich der wesentliche soziale Kontakt der Patienten auf professionelles Personal und Mitpatienten, von gelegentlichen, mit zunehmender Verweildauer abnehmenden Besuchs- und Briefkontakten abgesehen, außerdem vielleicht vom Engagement einiger Laienhelfer, wie KLUGE (1970) und WESSEL-AXER (1970) am Beispiel von zwei Großkrankenhäuser zeigen.

Diese Tendenz ändert sich mit Öffnung und zunehmender Orientierung nach außen selbstverständlich auch bei den herkömmlichen psychiatrischen Krankenhäusern. Sie gelangt aber erst mit der Auflösung der Institution Großkrankenhaus in eine therapeutische Kette zur vollen Entfaltung. Erst damit gewinnt die Einstellung der Öffentlichkeit gegenüber dem psychisch Kranken für den Krankheitsverlauf — nämlich für berufliche und soziale Wiedereingliederung — ihre entscheidende Bedeutung; erst mit dem Schritt der komplexen vielschichtigen Institution in die Gemeinde kommt der Gewinnung, Mobilisierung und Beeinflussung von Schlüsselpersonen für den Erfolg der psychiatrischen Behandlung ihre heutige Rolle zu. Die Komplexität des Gemeindezentrums legt nahe, daß es nur mit Hilfe von Schlüsselpersonen, deren eigentliches berufliches Wirken gar nicht oder nur mittelbar mit der Psychiatrie verbunden ist, möglich sein kann, jene allgemein anerkannten Grundprinzipien der Organisation psychiatrischer Versorgungssysteme zu verwirklichen (vgl. HÄFNER, 1970; MAY, 1968; FRETS, 1971), die dem Kranken zugleich ein Optimum an Behandlung und Betreuung und ein Höchstmaß an individuellem Entfaltungsspielraum vermitteln, nämlich:

1. *Zugänglichkeit* der Einrichtungen für alle,
2. *Koordination* und *Kooperation* aller an der Behandlung beteiligten medizinischen und sozialen Institutionen,

3. *Integration* der Psychiatrie in die übrige Medizin,
4. *Flexibilität* bei Einweisung, Verlegung und Entlassung,
5. *Kontinuität der Behandlung*
6. Differenzierung der Behandlungsfelder.

Die Zugänglichkeit der Behandlungseinrichtungen wird z.B. durch eine raschere Identifikation des psychisch Kranken verbessert, zu der Angehörige, Nachbarn, Lehrer oder Arbeitskollegen Entscheidendes beitragen können. Kooperation und Flexibilität sind berührt, wenn nichtpsychiatrische Einrichtungen in die Betreuung von Patienten eingeschaltet werden. Die Kontinuität der Behandlung wird gesichert, wenn Angehörige oder Arbeitskollegen den Patienten beispielsweise vor einem Behandlungsabbruch bewahren, der auch in gemeindenahen psychiatrischen Versorgungssystemen außerordentlich häufig vorkommt (WING, 1967, 1972).

Die Rolle von Schlüsselpersonen in der therapeutischen Kette

Bei gemeindenaher Orientierung der Psychiatrie wird in letzter Konsequenz jedes Mitglied der gesunden Umwelt des Kranken zur Schlüsselperson, das aufgrund seiner beruflichen oder sozialen Stellung zum Patienten oder zu den psychiatrischen Diensten Anteil hat an der Prävention, der Erkennung der Krankheit, der Zuweisung in die Behandlung, der Unterstützung während des Behandlungsablaufs oder bei Wiedereingliederung und Nachsorge — oder der daran Anteil haben könnte — und unabhängig von seiner sonstigen Stellung innerhalb des sozialen Bezugsrahmens: „Gemeindenahe Psychiatrie bedeutet nicht die Psychiatrisierung der Gemeinde, sondern die Kommunalisierung der Psychiatrie" (LOEB, 1969).

Will man dieser Aufgabe gerecht werden, ist nach LOEB (1964, 1969) „ein Spektrum von Dienstleistungen auf dem Gebiet der seelischen Gesundheit oder richtiger der seelischen Erkrankungen" erforderlich, das vier Grundkategorien berücksichtigt: Prävention, ambulante, beschützende und vollstationäre Behandlung. Der planvolle Einsatz dieses Grundangebots im Sinne eines gestuften kontinuierlichen Behandlungssystems — einer therapeutischen Kette — mit verschiedenen Interventionsebenen sei der Wesenskern der gemeindenahen psychiatrischen Versorgung.

Anhand eines Schemas von LOEB (1969) und in Anlehnung an seine Ausführungen läßt sich die Verflechtung der Aufgaben von psychiatrischen Diensten und Schlüsselpersonen auf den verschiedenen Ebenen eines solchen Behandlungssystems sehr gut darstellen (s. Abb. 2).

1. Auf der ersten Interventionsebene haben die Menschen vorrangige Bedeutung, mit denen der Kranke bzw. der potentielle Kranke lebt. In diese Gruppe gehören neben Angehörigen und Freunden auch Nachbarn, Arbeitskollegen, Vorgesetzte usw.: „Das sind die Leute, mit denen er üblicherweise Kontakt hat und für die er zur Last wird. Aber obwohl er sie beeinträchtigen mag, bedeutet das nicht zwangsläufig, daß sie sein Verhalten auch als krankhaft erkennen. Es kommt vor, daß sie ihn nur als Ärgernis betrachten; und nicht selten werden sie angeschuldigt, bei der Verursachung der Krankheit eine negative Rolle zu

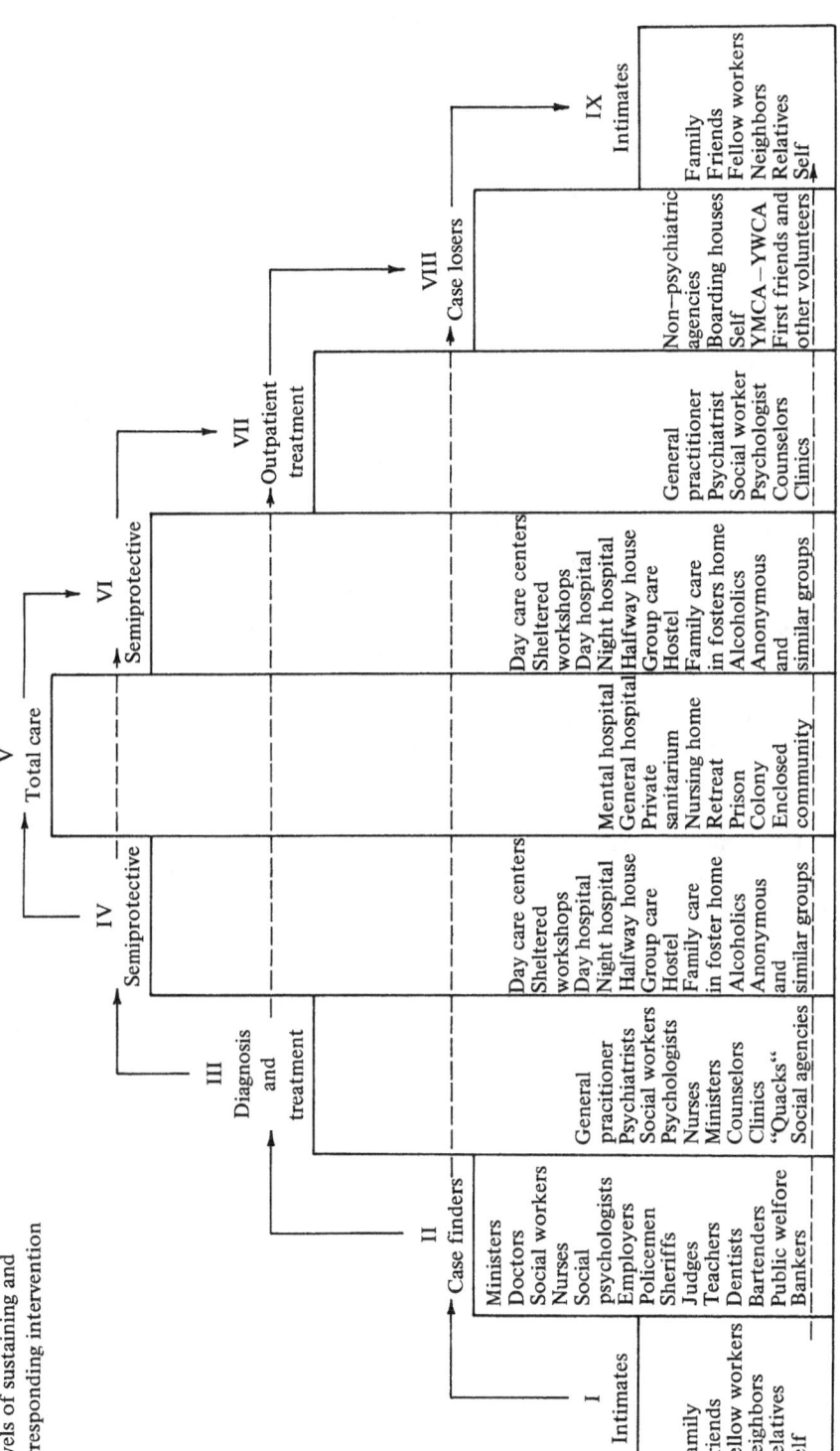

Abb. 2. Gestuftes kontinuierliches Behandlungssystem: Stufen I—V Ebenen der Prävention, Identifikation und Frühintervention; zunehmende Behandlungs- und Personalintensität. V—IX Ebenen der Rehabilitation, Wiedereingliederung, Nachsorge und sekundären Prävention; abnehmende Behandlungs- und Personalintensität. (Aus LOEB, 1969)

spielen" (LOEB, 1969). In einer dieser Primärgruppen wird der künftige Patient in der Regel als psychisch krank identifiziert und der Behandlung zugeführt. Es kommt jedoch auch vor, daß diese Gruppe Wege findet, den Kranken ohne Behandlung auf ihre Weise sozial zu integrieren. Diese Gruppe ist ebenfalls von entscheidender Bedeutung für die Prognose.

Unter diesem Aspekt sind die Angehörigen der Primärgruppe des Kranken als Schlüsselpersonen zu begreifen.

2. Auf der zweiten Interventionsebene lokalisiert LOEB die „case-finders": Personen, die aufgrund ihrer sozialen Stellung bevorzugt dann eingreifen, wenn krankhaftes Verhalten in Form von sozialen Krisen oder sozialem Zusammenbruch sichtbar wird. Von ihnen wird erwartet, daß sie erkennen, ob sie es mit abweichendem Sozialverhalten zu tun haben oder nicht. Sie müssen imstande sein, die zuständigen Dienste zu vermitteln oder zumindest das Bedürfnis nach Hilfe zu artikulieren. In diese Gruppe gehören Pfarrer, Ärzte, Sozialarbeiter, Krankenschwestern, Psychologen, Lehrer, Vorgesetzte, Polizisten, Richter, Rechtsanwälte. Aufgabe der psychiatrischen Dienste ist es, diesen Personenkreis zu beraten, nicht jedoch zu Diagnostikern zu machen. Konkret sollten die „case-finders" lernen, wohin man sich wendet, um Hilfe zu veranlassen und wie man das am besten tut. Die psychiatrischen Dienste können das erleichtern, indem sie ihre Zugänglichkeit für die Zuweisenden aus diesem Personenkreis verbessern.

3. Auf der dritten Ebene ist die vorrangige Bedeutung der Bezugspersonen aus dem unmittelbaren sozialen Bezugsfeld des Patienten nicht mehr ganz so deutlich. Hier treten ambulante Versorgung, professionelle Diagnose und fachliche Behandlung in den Vordergrund. Diese Aufgaben werden in der Hauptsache von Ärzten, Krankenschwestern, Sozialarbeitern und Psychologen geleistet. Allerdings spielen auf dieser Interventionsebene auch Pfarrer, Beratungstellen und nicht zuletzt Quacksalber aller Art eine wichtige Rolle. LOEB betont, daß die gemeindenahe Psychiatrie gerade sie nicht ignorieren sollte. Denn sie behandeln zahlreiche Patienten, wie viele ist unbekannt.

Auf dieser Ebene treten die Beziehungen zwischen den Patienten und seinen Angehörigen in eine kritische Phase. Denn Patient und Primärgruppe müssen sich nun mit den sozialen Konsequenzen der ihm zugewiesenen Rolle des psychisch Kranken und allen ihren Komplikationen auseinandersetzen (vgl. ERIKSON, 1956, 1972; SCHEFF, 1968; DÖRNER, 1968; YARROW, 1954). Deshalb ist die Betreuung des Patienten durch seine Angehörigen und die Stützung der Angehörigen durch das therapeutische Personal zu diesem Zeitpunkt besonders wichtig.

4. Auf der Ebene der beschützenden Maßnahmen übernehmen die psychiatrischen Dienste einen noch größeren Teil an Fürsorge und Verantwortung. Aber nicht nur in der Familienpflege oder bei Selbsthilfeorganisationen von Patienten bleibt der Kontakt zur gesunden Umwelt weitgehend erhalten. Tagesklinik, Tageszentrum, Nachtklinik, Übergangsheim und beschützender Betrieb sind gerade dadurch charakterisiert, daß wesentliche Beziehungen zu Personen und Lebensbereichen bestehen bleiben, die nicht dem professionellen Bereich angehören.

5. Die Vollhospitalisierung wird in dieser Konzeption der therapeutischen Kette zur Ausnahmesituation. Sie ist zugleich Beginn des Rückgliederungsprozesses, der sich im Schema LOEBS symmetrisch zum Einweisungsweg darstellt und, wenn er bestmögliche Ergebnisse haben soll, tragfähige Beziehungen zwischen

den psychiatrischen Diensten und jenen Mitgliedern der Gemeinde herstellt, die im sozialen Empfangsraum Schlüsselpositionen inne haben.

Eine solche Definition der Schlüsselperson durch ihre Beziehungen zum Betroffenen und zu den psychiatrischen Diensten ist einseitig. Sie widerspricht der oben angeführten Caplanschen Sichtweise ebenso wie einer allgemeinen gemeindesoziologischen Betrachtung. Sie entspricht jedoch in Struktur und Funktion psychiatrischen Diensten, die ihr psychiatrisches Handeln nicht politisieren, zugleich aber im Lebensraum des Patienten und seiner Angehörigen verwurzelt sind. Die durch ihre Beziehung zum Betroffenen definierte Kategorie von Schlüsselpersonen stellt jedoch aufgrund ihrer Bindungen zum Kranken ein erhebliches sozialpolitisches Potential dar, wenn man im Sinne von KISKER (1973) „Politik nicht mit der Psychiatrie sondern für sie als Plateau der Patientenbedürfnisse" macht. Das gilt um so mehr, seit die Psychiatrie durch das Vordringen sozialer Betrachtungsweisen den Kreis derjenigen wesentlich erweitert hat, für den sie sich zuständig fühlt: Personen mit schweren sozialen Auffälligkeiten, langfristig Arbeitslose, bestimmte Gruppen von Wiederholungsstraftätern, Personen ohne festen Wohnsitz. Damit wird auch der Kreis der Schlüsselpersonen wesentlich ausgeweitet.

Das soziale Netzwerk der „Gemeinschaft der Gesunden"

Es ist seit langem bekannt, daß soziale Faktoren für die Hospitalisierung, insbesondere für die langfristige Hospitalisierung von psychisch Kranken, von großer Bedeutung ist (ØDEGAARD, 1946; FREUDENBERG u.a., 1957; P.W. SCHULTE, 1969). Schlüsselpersonen, Familie, Nachbarn, das soziale Netzwerk der Nachbarschaft im weitesten Sinne, sind dafür verantwortlich, daß nicht wesentlich mehr Kranke und Behinderte aus der „Gemeinschaft der Gesunden" (VICKERS) ausgegliedert und in Institutionen eingewiesen werden. SHELDON (1960) verweist auf die Bereitschaft der Nachbarschaft, Verantwortung für Behinderte zu übernehmen. In den Jahren nach dem Krieg sei zwischen 20 und 30% der häuslichen Krankenpflege von Nachbarn getragen worden. BENNETT (1970, 1972) und ROTH (1960) weisen darauf hin, daß 95% der über 65jährigen aufgrund von privater Fürsorge außerhalb von Institutionen leben. MCMILLAN (1960) verlangt die Unterstützung solcher Nachbarschafts- und Selbsthilfe durch die psychiatrischen Dienste als Alternative zum Bau immer neuer Institutionen. BENNETT (1970, 1972) rügt in diesem Zusammenhang, daß die Krankenhausaufnahme auch heute noch im Mittelpunkt psychiatrischen Denkens stehe. Alle übrige psychiatrische Arbeit werde als *Vor-* oder *Nach*-Sorge eingeordnet. Die meisten Änderungen der Versorgungsstruktur seien mithin lediglich taktischer Natur gewesen. BENNETT versucht den Mangel an Strategie auf dem Gebiet der Versorgungsplanung durch einen neuen Ansatz zu überwinden. Er unterscheidet zwischen „Carers" und „Care-Takers", zwischen Personen, die sich aufgrund emotionaler oder anderer persönlicher Bindungen um den Patienten sorgen, und Personen, die ihn aus beruflichen Gründen versorgen. Nur innerhalb des professionellen Systems gebe es eine scharfe Trennung zwischen der Rolle desjenigen, der versorgt und desjenigen, der versorgt werde. Im täglichen Leben verwischen sich diese Grenzen.

Auch wer Fürsorge genieße, sorge sich um andere: „Es wäre nicht notwendig, die Bedeutung der Carers hervorzuheben, wenn nicht so viele von uns in unserer eigenen Arbeit als Care-Takers absorbiert wären. Wir müssen uns daran erinnern, daß die Zahl der Carers viel größer ist als die der Care-Takers". BENNETT erinnert an die Feststellung FLORENCE NIGHTINGALES, in jeder Frau sei etwas von einer Krankenschwester, und meint schließlich, der größte Teil der Fürsorge für Kranke und Behinderte werde von der Gemeinschaft der Gesunden unmittelbar geleistet.

Er führt dazu GEOFFREY VICKERS an: „Die Gemeinschaft der Gesunden ist ein komplexes System menschlicher Beziehungen, das aus zahllosen miteinander verbundenen Subsystemen besteht. Jede Krankheit belastet eines oder mehrere dieser Systeme, insbesondere die Familie, in der der kranke Mensch lebt und den Ort, an dem er arbeitet." So schulde sie denjenigen Unterstützung und Hilfe, die durch die Störung am stärksten betroffen seien und die wichtigste Rolle bei der Eingrenzung ihrer Auswirkungen spielten. Das sei meist nicht der Patient selber, sondern jemand anderes — Ehefrau, Ehemann, Vater oder Mutter —, den der Zufall in die Rolle des Partners des Arztes gezwungen habe: „Ärzte würden nicht so viel vom Arzt-Patienten-Verhältnis und so wenig von den gegenseitigen Rechten und Pflichten von Arzt und Laienpartnern reden, wenn sie ihre Medizin nicht an Krankenhäusern lernten, wo allein diese zweite Beziehung weniger deutlich hervortritt und meist weniger wichtig ist" (VICKERS, 1970).

BENNETT (1970, 1972) folgert daraus, daß die professionellen psychiatrischen Dienste die unbedingte Pflicht haben, die nichtprofessionellen Helfer zu unterstützen; wenn wir dem Laienpartner nicht helfen können, müssen wir die Versorgung selber übernehmen. Eine tragfähige Partnerschaft zwischen Arzt und Laien setze jedoch eine Revision der traditionellen Auffassung von ärztlicher Verantwortung und Vertraulichkeit voraus, weil diese den Arzt daran hindere, mit der großen Zahl von Care-Takers außerhalb der professionellen medizinischen Dienste zu sprechen, Schlüsselpersonen der zweiten Interventionsebene nach LOEB, wie Polizeibeamte, Werkschwestern oder Mitgliedern der Heilsarmee. Gerade diese Gruppe nichtprofessioneller Helfer, die durch ihre berufliche und soziale Position verstärkt mit potentiellen Patienten, Patienten und ehemaligen Patienten in Berührung kommen, machen letztlich eine gemeindenahe psychiatrische Krankenversorgung erst möglich.

Versuch einer Systematik der Schlüsselpersonen

Versucht man die Personengruppen, die Einfluß auf den Krankheitsverlauf und die soziale Wiedereingliederung des psychisch Kranken nehmen, nach der Art ihrer Beziehungen zum Betroffenen und zu den psychiatrischen Diensten zu ordnen, bietet sich folgende Einteilung an:

1. Personen, die durch die Erkrankung aufgrund ihrer emotionalen und sozialen Bindungen zum Betroffenen direkt beeinträchtigt sind, für die seine Krankheit unmittelbare persönliche Konsequenzen hat. Dazu sind neben den engeren Familienangehörigen Freunde, Kollegen am Arbeitsplatz, Nachbarn und andere Angehörige von Primärgruppen des Patienten zu rechnen. Für sie kann sie die Ursache von Spannungen im eigenen Lebensbereich werden.

2. Personen, die aufgrund ihres Berufes oder ihrer sozialen Stellung verstärkt Kontakte zu potentiellen oder bereits identifizierten psychisch Kranken haben. Dazu gehören alle Berufsgruppen, in denen sich soziale Beziehungen verdichten, die mit der Bewältigung von sozialen Konflikten zu tun haben, sei es in Form von Beratung, aufgrund von Entscheidungs- oder Ordnungsfunktionen oder als „Katalysatoren". Konkret gehören in diese Gruppe, die LOEB (1969) als Case-Finders zusammenfaßt, nicht in der Psychiatrie arbeitende Ärzte und Schwestern, Pfarrer, Sozialarbeiter, Psychologen, Arbeitgeber und Vorgesetzte, Polizisten, Richter, Lehrer, Gastwirte, Personal von Sozialbehörden, Arbeits- und Jugendämtern, Gefängnissen, kurz Einrichtungen, die mit der Bewältigung von sozialen Krisen und sozialem Elend zu tun haben.

3. Personen, die aus sozialen oder persönlichen Motiven zur Arbeit auf dem Gebiet der Psychisch-Krankenfürsorge bereit sind. Das ist möglich durch direktes Engagement bei den Betroffenen in Form von Mitarbeit im Krankenhaus, Gruppen- und Clubarbeit, Übernahme von Patenschaften, Familienpflege usw.; oder durch die Bereitstellung von Mitteln oder die Organisation und den Aufbau von Hilfs- und Trägervereinigungen sowie Organisation von Heimen, Tagesstätten, Clubs oder beschützenden Werkstätten. Auf der politischen Ebene entspricht dem die Organisation von regionalen oder überregionalen Vereinigungen zur Verbesserung der Versorgungsstrukturen und des Schicksals der psychisch Kranken.

4. Personen, die durch ihr Engagement in der Psychisch-Krankenfürsorge kommerzielle Vorteile haben. Dazu gehören Träger von Heimen, die auf kommerzieller Basis betrieben werden ebenso wie bestimmte Betriebe, die von der Vermittlung von Arbeit für Kranke, Behinderte und Rehabilitanden profitieren.

5. Personen, die selbst von der Krankheit betroffen sind oder betroffen waren und sich zur Selbsthilfeorganisationen zusammengeschlossen haben. Am bekanntesten auf diesem Gebiet sind die Anonymen Alkoholiker und möglicherweise Synanon in den Vereinigten Staaten. Auch in Europa spielen die Selbsthilfeorganisationen vor allem auf dem Drogensektor eine Rolle, etwa in Form der Release-Zentren. Es gibt jedoch auch auf anderen Gebieten der psychiatrischen Versorgung Selbsthilfeeinrichtungen, von denen nur wenige durch die Fachliteratur bekannt sind, z.B. BIERERS Neurotics nomine (HOUSDEN, 1961), LAINGS Wohnkommune Kingsley Hall (BARNES, 1972, 1970), MARKS (1970) Phobikervereinigung in London und schließlich das Heidelberger Sozialistische Patientenkollektiv (SPK), eine tragische Entwicklung auf dem Gebiet der Selbsthilfeorganisationen (vgl. RICHTER, 1972). Auch Angehörigengruppen sind hier ebenso wie in der ersten Kategorie aufzuführen, weil sie immer auch ein Stück Selbsthilfe darstellen.

Schlüsselpersonen und psychiatrische Dienste

Auf welche Weise können die psychiatrischen Dienste diesen Gruppen von Schlüsselpersonen bei ihrer beruflichen oder freiwilligen Arbeit und bei ihrem Mitbetroffensein helfen? Diese Frage war Gegenstand von zwei WHO-Arbeitsgruppen über psychiatrische Dienste in der Gemeinde (OPATIJA, 1971; PEEBLES, 1972), in deren Mittelpunkt u.a. auch die oben angeführten Überlegungen von

BENNETT (1972) standen. Eine eindeutige Antwort konnte allerdings auch dort nicht gegeben werden.

Am einfachsten liegen die Verhältnisse ohne Zweifel dann, wenn Vertreter der psychiatrischen Dienste die Aktivitäten von Schlüsselpersonen initiieren, fördern und steuern. Beispiele dafür sind zahlreiche Laienhelfergruppen (KLUGE, 1970, 1971; FINZEN u.a., 1970; WESSEL-AXER, 1971). Aber das ist eher die Ausnahme, und, wie LOEB (1969) betont, ist es auch nicht Aufgabe des Psychiaters, alle Aktivitäten von Schlüsselpersonen selber zu organisieren. Nicht selten haben sich solche Gruppen auf caritativer oder kommunaler Basis (z.B. Telefonseelsorge, Beratungsstellen), als Selbsthilfeorganisationen oder Angehörigengruppen längst unabhängig von den psychiatrischen Diensten entwickelt. Dann kommt es in erster Linie darauf an, Kontakte zu knüpfen und zu tragfähigen Beziehungen auszubauen. Das gilt in besonderem Maße für die Schlüsselpersonen, die wir in der zweiten Gruppe zusammengefaßt haben, also für Personen, die aufgrund ihrer beruflichen oder sozialen Stellung sekundär vermehrt mit psychosozialen Problemen zu tun haben.

Im derzeit noch vorherrschenden traditionellen Berufsbild der Angehörigen psychiatrischer Dienste sind solche Aktivitäten, die den Patienten nur mittelbar betreffen und ihm erst auf Umwegen zugute kommen, nicht vorgesehen. Ausgenommen sind möglicherweise die Sozialarbeiter im Außendienst. Deshalb sind psychiatrische Einrichtungen nicht selten außerordentlich zurückhaltend bei der Aufnahme von Kontakten zu nichtprofessionellen Vereinigungen und gegenüber dem Engagement von Laienpartnern. Manchmal sind ideologische Gründe dafür verantwortlich. Denn oft beschreiben die psychiatrischen Laien ihre eigenen Wege, die in den Augen der Fachleute als nicht kunstgerecht, naiv oder geradezu gefährlich erscheinen. Solche Befürchtungen werden durch direkte Einflußnahme vollintegrierten psychiatrischen Fachpersonals weitgehend gegenstandslos, etwa durch Übernahme von Führungspositionen oder Koordinationsaufgaben in Laiengruppen. Damit ist jedoch ein verhältnismäßig hoher Aufwand an Zeit und Energie verbunden, den zu leisten gegenwärtig nur wenige psychiatrische Dienste bereit und in der Lage sind. Außerdem ist die Gefahr nicht zu übersehen, daß auf diese Weise die Spontaneität und Initiative der Laienpartner beschnitten und ihr Horizont auf den des psychiatrischen Fachpersonals eingeengt wird. Die Schlüsselpersonen verfügen aufgrund ihrer Stellung im Gemeinwesen mit ihrem spezifischen Wissen und Können ja gerade über ein Potential, das über den engen Bereich der Psychiatrie weit hinausgeht und für den psychisch Kranken nutzbar gemacht werden soll.

Kooperation und Konsultation bieten sich deshalb als weitere Möglichkeiten der Zusammenarbeit ohne direkte Einflußnahme von seiten der psychiatrischen Dienste. Die Beratung von Institutionen und Personen ist einer der wesentlichsten Pfeiler der amerikanischen Community Mental Health Bewegung. Die Bereitstellung eines konsultativen Dienstes ist neben ambulanten, teilstationären, stationären und 24 Std-Notdiensten eine der fünf Voraussetzungen für die Finanzierung von psychiatrischen Gemeindezentren durch Bundesmittel. Zur Methodik der „Community Consultation" sei auf CAPLAN (1964, 1970) verwiesen. Wesentlich ist dessen Auffassung, die Angehörigen der psychiatrischen Dienste sollten bei ihrer konsultativen Arbeit auf der Ebene der Beratung verharren. Sie sollten der betroffenen Schlüsselperson raten, wie sie sich in Problemsituationen selber verhalten sollte bzw. wie sie mit dem Klienten umgehen sollte. CAPLAN warnt eindringlich davor, die persönlichen Probleme der Schlüsselperson bzw. ihre Probleme im Umgang mit Klienten bzw. Institutionen zum Gegenstand der Beratung zu machen. Sonst werde die Beziehung zwischen den Angehörigen des psychiatrischen Konsultationsdienstes und der beratenden Schlüsselperson leicht zu einer psychotherapeutischen Beziehung; und das müsse vermieden werden. Auf diese Weise würden die Mitglieder des Konsultationsdienstes vor einer Verflechtung von therapeutischen und anderen beruflichen Aufgaben im Rahmen der Gemeinwesenarbeit bewahrt. Man muß jedoch fragen, ob diese Form der Beratung auf die Dauer ausreichen kann, ob sie realitätsgerecht ist. Man kommt nämlich nicht umhin, auch mit problematischen Schlüsselpersonen zusammenzuarbeiten. In solchen Fällen muß die Möglichkeit einer Verhaltensänderung als Ziel der Konsultation zumindest diskutiert werden, müssen entsprechende aufdeckende Methoden angeboten und eingesetzt werden.

Betroffene als Schlüsselpersonen

Angehörige

Es gehört inzwischen zu den Banalitäten der Psychiatrie, daß die Angehörigen der Primärgruppen des Patienten, in erster Linie seine Familie, bei Entstehung, Verlauf und Prognose eine wichtige Rolle spielen. Die Konzentration der Forschung auf die Ätiologie psychischer Erkrankungen, vor allem der Schizophrenie (LIDZ, 1965; BATESON u.a., 1969; JACKSON, 1960) war nicht selten Ursache unreflektierter Anschuldigungen gegen die Familie. Darüber wurde häufig vergessen, daß die übrigen Mitglieder genauso wenig für die pathologischen Kommunikationsprozesse innerhalb der Familie verantwortlich gemacht werden können, wie ihr am stärksten betroffenes Mitglied, der Patient. Mit Bewußtwerden dieser Tatsache war der Grund für familientherapeutische Ansätze gelegt. Aber während man nicht alle Primärgruppen von Patienten *behandeln* kann, sind sie als Angehörige, Freunde, Nachbarn und Arbeitskollegen in jedem Fall als Schlüsselpersonen zu betrachten, die Einfluß auf den Krankheitsverlauf nehmen. Deshalb wird die Auseinandersetzung der psychiatrischen Dienste mit diesen Personen zu einem wichtigen Faktor für die soziale Wiedereingliederung des Kranken und für die sekundäre Prävention.

GRAD und SAINSBURY (1968) haben die Art der Belastung der Angehörigen durch psychisch kranke Familienmitglieder beschrieben. HOENIG und HAMILTON (1965, 1969) und MCMILLAN (1960) haben das für die Psychogeriatrie getan. RUTTER (1966) hat auf den Einfluß der Erkrankung der Eltern auf die Entwicklung der Kinder hingewiesen; SUSSER (1967, 1972) auf die Bedeutung eines geistig Behinderten für die gesamte Familiensituation und die Entwicklung der Geschwister. YARROW u.a. (1954) haben den langwierigen schmerzlichen Prozeß der Auseinandersetzung von Ehefrauen mit der psychischen Störung ihrer Männer dargestellt. PASAMANIK u.a. (1967) haben sich mit den Beziehungen von ehemaligen psychiatrischen Krankenhauspatienten zu ihren Nachbarn beschäftigt. Alle diese

Untersuchungen zeigen, daß die Primärgruppenmitglieder der Unterstützung und Entlastung bedürfen, wenn sie ihren Aufgaben als Schlüsselpersonen zur Verbesserung der Prognose des psychisch kranken Freundes oder Angehörigen gerecht werden sollen. Sonst besteht die Gefahr, daß bei längerem Krankenhausaufenthalt, Arbeitsunfähigkeit oder dem Unvermögen des Kranken, seine Aufgaben und Rollenverpflichtungen in Familie, Freundeskreis, Nachbarschaft und Arbeitsfeld wahrzunehmen (PARSONS, 1957; ERIKSON, 1956), daß ein Abgrenzungsprozeß zwischen den Angehörigen und dem Patienten einsetzt. Dieser schwächt die sozioemotionalen Bindungen, hebt sie schließlich ganz auf und läßt den Kranken nur noch als Fremdkörper innerhalb der Primärgruppe erscheinen, der endlich zur untragbaren Belastung wird, von der man sich befreien muß:

„Sobald die Ablehnung sich einmal verfestigt hat, kann sie nach meiner Erfahrung nicht mehr rückgängig gemacht werden. Weder eine kurze, noch eine längere Entlastung durch die Aufnahme in die Klinik ist von Nutzen. Die Angehörigen haben beschlossen, keine weitere Verantwortung zu übernehmen, und werden alles tun, um ihr auszuweichen. Wenn man entscheiden muß, ob man einen Patienten in die Klinik aufnehmen soll oder nicht, ist die Haltung der Angehörigen weit wichtiger als die Dauer der Psychose oder der Schweregrad ihrer Symptome. Falls die Angehörigen sich bereiterklären, sich um den Patienten zu kümmern, mag die stationäre Aufnahme selbst bei schweren Alterssymptomen nicht notwendig sein. Dagegen kann sie bei einer ganz leichten Erkrankung unumgänglich sein, wenn der Patient von seinen Angehörigen oder seiner sozialen Umwelt abgelehnt wird" (MCMILLAN, 1960).

Die psychiatrischen Dienste müssen den Primärgruppenmitgliedern also helfen, ihre Rolle als Schlüsselpersonen wahrzunehmen. Eine Reihe von Vorteilen dieses Ansatzes liegt auf der Hand. Die Angehörigen sind, wenn der Patient erst einmal als psychisch krank identifiziert worden ist, in der Regel leichter verfügbar als andere Schlüsselpersonen. Sie sind als Zielgruppe eindeutig auszumachen. Die Ausgangssituation ist durch Anamneseerhebung, Gespräche mit den Angehörigen, Hausbesuche, wenn notwendig Besuche in der Nachbarschaft, bei Kollegen und am Arbeitsplatz klärbar; und die Kooperation mit dem Fachpersonal ist letzlich im Interesse aller Betroffenen.

Wenn der Kontakt zwischen psychiatrischen Diensten und der Primärgruppe des Patienten erst einmal hergestellt ist, können ihre Mitglieder zum Garanten für die Kontinuität der Weiterbehandlung gegen den einseitigen Behandlungsabbruch von seiten des Patienten — und auf diese Weise zum wichtigen Faktor der sekundären Prävention — werden. Angehörige, Freunde und Arbeitskollegen können sich dann in kritischen Situationen in der Familie oder am Arbeitsplatz mit weniger Hemmungen im Vertrauen auf schnelle Abhilfe an den psychiatrischen Dienst wenden. Trotz dieser Schlüsselposition zwischen psychiatrischen Diensten und Patient werden die Mitbetroffenen, die Carer im Sinne BENNETTS (1970, 1972) häufig nicht als Schlüsselpersonen erkannt.

Konkrete Maßnahmen zur Entlastung der Primärgruppen müssen der individuellen Situation möglichst weitgehend angepaßt sein. Sie können bei Krisen in der zeitweiligen Krankenhausaufnahme bestehen, auch wenn diese klinisch nicht indiziert wäre; in Tagesbehandlung, die die Familie sozioemotional und oft auch wirtschaftlich entlastet, weil sie niemanden zwingt, wegen Erkrankung eines Angehörigen von der Arbeit fernzubleiben. Oft bewirken einfache materielle Hilfen fühlbare Entlastung. GRAD und SAINSBURY (1968) haben nachgewiesen, daß psychische Krankheit eines Angehörigen fast immer zu einer wirtschaftlichen Schlechterstellung der Familie führt. Eine mögliche Form der materiellen Entlastung bei beibehaltener Integration des Patienten in die Familie ist die Familienpflege in der eigenen Familie, wie sie in Norwegen bekannt ist (WHO-Düsseldorf-Report, 1970). Die stationäre Aufnahme am Wochenende oder während des Urlaubs entlastet Angehörige und Freunde von unbilligen Einschränkungen ihres Lebensraumes. Nicht selten reicht die Integration in einem Patientenclub oder einen Freundeskreis aus, die Familie von dem Gefühl zu entlasten, in einer emotional angespannten Situation mit dem Patienten allein gelassen zu sein.

Die Verfügbarkeit solcher Hilfen oder ihr Fehlen kann bei der Entscheidung über Verbleib in der Gemeinde oder Institutionalisierung den Ausschlag geben.

Angehörigengruppen

Die „Lebenshilfe für Geistig Behinderte e.V." mit ihren mehreren hundert regionalen Gruppen ist ein Beispiel dafür, in wie wirksamer Weise die Selbstorganisation von Angehörigen Einfluß auf das Schicksal von Behinderten nehmen und zur Verbesserung ihrer Versorgung führen kann. Ähnliche überregionale Zusammenschlüsse von Angehörigen psychisch Kranker im engeren Sinne fehlen bisher. Zum Teil ist das sicher darauf zurückzuführen, daß die Lebenshilfe zunächst ein Zusammenschluß betroffener Eltern war, während die Familienbeziehungen zu anderen psychisch Kranken wesentlich vielfältiger sind und andere soziale und emotionale Merkmale haben als die zwischen zwei gesunden Elternteilen und einem von Geburt an krankem Kind. Während der letzten Jahre entstanden jedoch, meist auf Anregung psychiatrischer oder psychiatrienaher Dienste Gruppen von Angehörigen psychisch Kranker. Ein Beispiel dafür ist der „Aktionskreis Stuttgart der Angehörigen von seelisch Kranken", der 1970 im Anschluß an eine Angehörigentagung der Evangelischen Akademie Bad Boll entstand. Dieser Aktionskreis hat sich neben Öffentlichkeitsarbeit und Einflußnahme auf staatliche Institutionen die gegenseitige Hilfeleistung zur Aufgabe gemacht.

In der Folgezeit haben sich aufgrund dieser Initiative des psychiatrischen Sozialdienstes des Diakonischen Werks weitere Angehörigenkreise entwickelt. Ihr Ziel ist die überregionale Organisation (HARMSEN, 1971). Diese vereinzelten Gruppen können zu einem wichtigen Potential für die gemeindenahe psychiatrische Versorgung werden.

Man darf aber nicht übersehen, daß sie bei Fehlentwicklungen die Ausgrenzung psychisch Kranker aus der Primärgruppe beschleunigen können; dann nämlich, wenn der psychisch Kranke selber von der Mitwirkung ausgeschlossen wird. Diese Tendenz läßt sich bei fehlender fachlicher Anleitung nicht ganz selten beobachten. Sie ist um so bedrohlicher, weil sie unter dem Aspekt des Bedürfnisses der Angehörigen nach Entlastung gut verständlich ist; und eine Tagung, bei der diese von der unmittelbaren Gegenwart des Patienten befreit sind, sich einmal nicht mit ihm auseinandersetzen müssen, sondern sich — schlimmstenfalls gegen ihn — auf der Basis ihrer gemeinsamen Leiden solidarisieren können, bedeutet eine rasche Entlastung.

Selbsthilfeorganisationen

Auch Patienten können selber nach der Genesung oder als langfristig Behinderte in die Rolle von Schlüsselpersonen wachsen, z.B. wenn sie in Patientenclub, Tagesstätten, beschützenden Werkstätten oder anderen Einrichtungen aktive Rollen übernehmen. Deutlicher sichtbar wird das bei Patientenselbsthilfeorganisationen. Die bekannteste Vereinigung dieser Art sind die „Anonymen Alkoholiker" (AA), die Ende der 30er Jahre gegründet wurden und heute in über 80 Ländern arbeiten. Ihre gegenwärtige Mitgliederzahl wird auf 3—4 Millionen geschätzt (KEMPP, 1969). Die Anonymen Alkoholiker haben sich von jeder Professionalisierung ferngehalten. Voraussetzung für den informellen Beitritt zur Organisation ist, daß der Betroffene alkoholkrank ist. KEMPP bezeichnet die Anonymen Alkoholiker als „Loge", die durch die gemeinsame Überzeugung, in der Gruppe sei es leichter, den Alkohol aufzugeben, und durch den besonderen Kommunikationsstil der regelmäßigen Gruppensitzungen der AA gekennzeichnet wird. Dieser Logencharakter aber erschwert es zahlreichen Alkoholkranken, Anschluß bei dieser Gruppe zu finden. Wesentliche Aufgabe der psychiatrischen Dienste in der Zusammenarbeit mit den AA ist es, die Verbindung zwischen Alkoholkranken und der Gruppe herzustellen, also ihre Zugänglichkeit für den Hilfebedürftigen zu erleichtern.

Bei anderen weniger esoterischen Selbsthilfeorganisationen ist die direkte Unterstützung durch psychiatrisches Fachpersonal in Form von Beratung oder direktem Engagement erwünscht.

Die Selbsthilfeorganisationen spielen vor allem auf dem Sucht- und Drogensektor eine wichtige Rolle. Vereinigungen anderer psychisch Kranker sind in erster Linie in England zu finden (HOUSDEN, 1961; SIM, 1971; MARKS, 1970; BARNES, 1972). Es ist jedoch damit zu rechnen, daß solche Vereinigungen überall an Bedeutung gewinnen werden, wo die Prinzipien einer gemeindenahen psychiatrischen Versorgung sich durchsetzen, wo die Hospitalisierungsquote geringer wird und die Zahl der chronisch Behinderten in der Gemeinde ansteigt.

Sekundär professionelle Schlüsselpersonen

Niedergelassene praktische Ärzte

Der Anteil der psychisch Kranken an der Klientel des praktischen Arztes wird zwischen 10 und 50% geschätzt. Die einzige zuverlässige Untersuchung im deutschsprachigen Raum, STROTZKAs Kleinburgstudie (1969), stellt 15% fest. Diese Zahlen stimmen mit denen der Londoner Gruppe um SCHEPHERD überein (SHEPHERD u.a., 1966; COOPER, 1972). Auch die Samsø-Studie STRØMGRENS (1968) unterstreicht die Bedeutung der Allgemeinpraxis bei der Versorgung psychisch Kranker. Der Anteil der Psychotiker in der Allgemeinpraxis ist verhältnismäßig gering (nach STROTZKA 8—10% der Patienten mit psychischen Störungen). Aber auch die Patienten mit neurotischen Entwicklungen, sogenannten Versagenszuständen und psychoorganischen Erkrankungen geben dem praktischen Arzt zahlreiche therapeutische Probleme auf; denn er kann ja nur einen kleinen Teil dieser Kranken in fachärztliche Behandlung weiterverweisen. Die heutige Struktur der psychiatrischen Versorgung im deutschsprachigen Raum läßt den praktischen Arzt mit seinen Problemen mehr oder weniger allein. Das wird schon deutlich, wenn man die Zahlen der niedergelassenen Nervenärzte betrachtet, die ihn entlasten könnten: in Nordrhein-Westfalen gab es 1970 14 nervenarztfreie Kreise (NRW-Zielplan), in Baden-Württemberg im gleichen Jahr 23 (BECK, 1973; FINZEN u.a., 1973). Auch die Außenfürsorge der psychiatrischen Landeskrankenhäuser, die manchmal in wöchentlichen, meist aber in 14tägigen, monatlichen oder vierteljährlichen Sprechstunden an den Gesundheitsämtern der Kreise besteht, kann dem praktischen Arzt nur in Einzelfällen Hilfe leisten. Wegen der großen Entfernung oder der eigenen desolaten Personalsituation sind andere Formen der Unterstützung kaum möglich. Universitätskliniken liegen nur im Ausnahmefall in erreichbarer Nähe; meist haben sie auch kein Interesse an langfristigen extramuralen Versorgungsproblemen. Psychiatrische Abteilungen an allgemeinen Krankenhäusern fehlen fast ganz.

Die psychiatrische Ausbildung, über die der praktische Arzt verfügt, ist meist mangelhaft. Der Stellenwert der Psychiatrie im Medizinstudium entspricht dem Gewicht psychischer Probleme in der Praxis in keiner Weise; und Fortbildungsveranstaltungen können die rasche Entwicklung auf dem Gebiet der Psychiatrie nicht ausreichend vermitteln. Ohne Zweifel leistet der praktische Arzt trotzdem einen wesentlichen Beitrag zur psychiatrischen Versorgung. Darüber wie er es tut, liegen keine Untersuchungen vor. Aus den Arbeiten der Gruppe um SHEPHERD (1966) wird allerdings deutlich, daß er bei ausreichender Unterstützung durch die psychiatrischen Dienste, insbesondere durch soziale Dienste, wesentlich mehr leisten könnte. Gegenwärtig wird daran wenig zu ändern sein. Sozialstationen, wie sie in Rheinland-Pfalz begonnen und in Baden-Württemberg geplant sind, können zu einer gewissen Entlastung führen. Auch ein verstärktes Angebot an Kooperation und Weiterbildung von seiten der psychiatrischen Dienste — etwa in Form von Balint-Seminaren (LOCH, 1972; ARGELANDER, 1972), kann die Fähigkeit der praktischen Ärzte mit psychotherapeutischen Problemen verbessern. Mit dem verstärkten Aufbau von teilstationären Einrichtungen bieten sich dem Allgemeinpraktiker in der Mitarbeit an psychiatrischen Diensten lohnende Aufgaben in der Nachsorge. Aber auch heute schon ist festzuhalten, daß nur die flexible Zusammenarbeit zwischen Allgemeinpraktiker und psychiatrischen Diensten Früherkennung, Frühbehandlung, Frühentlassung wirksame soziale Wiedereingliederung und Nachsorge psychisch Kranker gewährleistet.

Gemeindeschwester

Für die Gemeindeschwester gilt ähnliches wie für den niedergelassenen praktischen Arzt. Auch ihre Arbeit kann eine Schlüsselrolle bei der Versorgung des psychisch Kranken in der Gemeinde spielen, wenn sie nicht allein gelassen wird. Das ist letzlich erst zu erreichen, wenn echte gemeindenahe psychiatrische Dienste eingerichtet werden.

Gesundheitsämter

Die Beziehungen zwischen psychiatrischen Diensten und Gesundheitsämtern sind in den verschiedenen Bundesländern unterschiedlich geregelt. Die Gesundheitsämter haben im wesentlichen hoheitliche und Kontrollfunktionen zu erfüllen. Ihre Bindungen zur Psychiatrie wurden dadurch verstärkt, daß sie Sitz der von KOLB (1931) Anfang des Jahrhunderts inaugurierten Außenfürsorge der psychiatrischen Landeskrankenhäuser wurden. In Nordrhein-Westfalen wurde diese Beziehung durch das Psychisch-Kranken-Gesetz (1969) neu geregelt. Die Gesundheitsämter wurden dadurch verpflichtet, hauptamtlich Psychiater einzustellen und einen psychiatrischen Sozialdienst aufzubauen. Das ist bisher allerdings erst in Ansätzen geschehen. Im wesentlichen sind die psychiatrischen Dienste der Gesundheitsämter auch in Nord-Rhein-Westfalen noch Außenstationen der psychiatrischen Landeskrankenhäuser, die ihre volle Wirksamkeit wegen Personalmängel oder wegen der Belastung durch hoheitliche Aufgaben wie etwa Zwangseinweisungen, Entmündigungen usw. nicht voll erfüllen können. Eine Koordinationsfunktion wie die englische Local Authority für die gesamten psychiatrischen Dienste des Kreises oder des Bezirkes (vgl. Seebohm-Report, 1968) haben die Gesundheitsämter bisher nirgendwo; und die Frage muß offen bleiben, ob sie eine solche Funktion angesichts der heutigen Struktur des öffentlichen Gesundheitswesens jemals wahrnehmen können. Ansätze zu einer Ausweitung der Aufgaben auf den rehabilitativen Sektor sind in Hannover beschrieben worden (BAUER, 1972). Trotz aller Probleme ist festzuhalten, daß das Gesundheitsamt die einzige in jedem Landkreis und jeder kreisfreien Stadt präsente öffentliche Einrichtung ist, die wenigstens einen rudimentären psychiatrischen Dienst leistet oder leisten könnte und dementsprechend ausbaufähig wäre.

Sozialamt

Die Struktur der Sozialämter ist je nach örtlichen Gegebenheiten außerordentlich unterschiedlich. Als Ausführungsbehörden für das Bundessozialhilfegesetz sind die örtlichen Sozialhilfeträger auch zur Psychisch-Krankenfürsorge verpflichtet, u.a. auch dazu, auf ihre soziale Wiedereingliederung hinzuwirken (§§ 39, 100). In den meisten Fällen treten die Sozialämter jedoch nur als Kostenträger auf, nicht selten für Patienten, die über das ganze Bundesgebiet verstreut in Heimen oder Klinikeinrichtungen untergebracht sind (BIENERT u.a., 1973). Aufgrund der gesetzlichen Voraussetzungen bieten sich theoretisch fruchtbare Ansätze zu einer Kooperation der psychiatrischen Dienste mit den Sozialbehörden. Ein praktisches Beispiel dafür liefert PÖRKSEN (1970).

Arbeitsamt

Die Behindertenvermittlung der Arbeitsämter gewinnt allmählich an Bedeutung. Nicht wenige Ämter verfügen inzwischen über Behindertenberater. Ihr psychologischer Dienst ist zu einer Selbstverständlichkeit geworden. Allerdings konzentriert sich die Tätigkeit der Arbeitsämter auf körperlich Behinderte, nicht zuletzt wegen der mangelnden Ausbildung im Umgang mit psychisch Kranken, der mangelhaften Kooperation mit und Beratung durch psychiatrische Dienste.

Jugendamt

Bei den Jugendämtern herrscht ein großer Bedarf nach fachpsychiatrischer Beratung und Kooperation, der angesichts der desolaten Situation der jugendpsychiatrischen Dienste bisher in keiner Weise befriedigt werden kann.

Polizei

Die Polizei spielt eine größere Rolle beim Umgang mit psychischer Krankheit und psychisch Kranken als gemeinhin bekannt ist. HOLLINGSHEAD und REDLICH (1958) verweisen darauf, daß Unterschichtenangehörige in den USA bis zu 50% durch die Polizei in psychiatrische Behandlung kommen. Eine Tübinger Untersuchung (REMPP, 1973) zeigte, daß die Polizei bei der Einweisung in die Universitäts-Nervenklinik bei 7% der Aufnahmen, bei der Einweisung ins Landeskrankenhaus bei 13% der Aufnahmen beteiligt war. Zahlreiche andere psychisch Kranke werden aufgrund mangelnder Kenntnis und fehlender Beratung in Arrestzellen geschickt oder dem Richter vorgeführt. Auch hier ist neben Ausbildung die ständige Kooperation und Beratung durch die psychiatrischen Dienste eine wesentliche Aufgabe. Das gleiche gilt für die Gefängnisse, deren Insassen zum großen Teil nicht nur sozial auffällig geworden sind, sondern zugleich an Persönlichkeitsstörungen leiden.

Freiwillige Hilfsorganisationen

Überregionale Verbände

„Freiwillige Hilfsorganisationen, die sich mit psychisch Kranken und Behinderten beschäftigen, sind heute in den meisten Ländern fest etabliert. Sie können starken Druck auf die Regierungen ausüben, indem sie für eine verstärkte Zuweisung von Mitteln für die psychiatrischen Dienste kämpfen und aufmerksam über die Standards der Behandlung und der Versorgung wachen. Oft erkennen sie als erste neue oder veränderte Bedürfnisse. Sie können die Dringlichkeit dieser Bedürfnisse und verschiedene Wege, sie zu erfüllen, prüfen. Sie sind ein nützliches Barometer der öffentlichen Meinung und erfüllen zugleich eine wichtige Funktion bei der Vermittlung aufgeklärter Einstellungen gegenüber psychisch Kranken und geistig Behinderten". So faßt eine WHO-Arbeitsgruppe über die Entwicklung psychiatrischer Dienste in der Gemeinde die Wirkungsmöglichkeiten freiwilliger Hilfsorganisationen zusammen (PEEBLES, 1972). Solche Verbände haben vor allem in den angelsächsischen Ländern eine lange Tradition (ROOFF, 1957; MORRIS, 1969; HOBMAN, 1964/1969). Aber auch in Deutschland sind Hilfsvereine für psychisch Kranke schon zu Anfang dieses Jahrhunderts entstanden.

Freiwillige Hilfsorganisationen haben in den verschiedenen Ländern je nach Verbreitung und Zielen eine außerordentlich unterschiedliche Bedeutung (SODDY u. AHRENFELD, 1967). Sie können überregional arbeiten und auf die Veränderung von Versorgungsstrukturen ausgerichtet sein oder regional auf die direkte Hilfeleistung (PEEBLES, 1972; BECKER, 1970; BOWE, 1970). SODDY und AHRENFELD stellen als Ergebnis in einer Studiengruppe der World Federation of Mental Health (WFMH) folgende Typen dar:

1. Extrem komplexe Organisationen zur Unterstützung des vernachlässigten einzelnen psychisch Kranken. Beispiel dafür ist die National Association for Mental Health (NAMH) der Vereinigten Staaten, die überregional organisiert ist, ihre wesentliche Arbeit jedoch in regionalen Gruppen leistet, also in Städten oder ländlichen Gemeinden.

2. Die englische National Association of Mental Health leistet zwar auch auf regionaler Basis direkte Hilfe. Aber im Gegensatz zu der NAMH der USA ist sie sehr stark zentralisiert und stellt eine wichtige Größe in der englischen Sozialpolitik dar.

3. Der holländische Prototyp der Nationalen freiwilligen Organisation auf dem Gebiet der seelischen Gesundheit ist eine Föderation, die im wesentlichen Koordinationsaufgaben hat.

4. Die Fachgesellschaften verfolgen in der Regel wissenschaftliche, oft standespolitische, aber nur selten ausgesprochen sozialpolitische Ziele.

Die nationalen Gesellschaften für seelische Gesundheit spielen in England, Holland oder den USA eine wichtigere Rolle als die professionellen oder interprofessionellen Fachgesellschaften, die im deutschsprachigen Raum im Vordergrund stehen. Hier ist allenfalls die Lebenshilfe für geistig Behinderte den nationalen Gesellschaften für seelische Gesundheit in Zielrichtung, Größe und Breite der Basis am ehesten vergleichbar. Auf dem Gebiet der Psychisch-Kranken-Arbeit im engeren Sinne fehlt die entsprechende Gruppe bisher. Die interprofessionelle „Deutsche Gesellschaft für soziale Psychiatrie" hat noch zu wenig Mitglieder, um eine vergleichbare Rolle spielen zu können. Auch die „Aktion psychisch Kranke", die maßgeblichen Einfluß auf die Psychiatriepolitik in Bund und Ländern genommen hat und für die Ingangsetzung einer „Enquête über die Lage der Psychiatrie in der Bundesrepublik" mitverantwortlich ist, ist eine verhältnismäßig kleine Gruppe ohne Massenbasis: „Bundestagsabgeordnete aller Fraktionen, Psychiater und andere Persönlichkeiten des öffentlichen Lebens haben sich in ihr zusammengeschlossen, um mit politischen Mitteln auf eine grundlegendere Form der psychiatrischen Krankenversorgung hinzuwirken. Die Aktion will auf die Gesetzgebung von Bund und Ländern sowie auf die Krankenhausplanung von Ländern und Kommunen Einfluß nehmen" (Aktion 1971).

Hilfs- und Trägervereine

Die Hilfsvereine, in England die Leagues of Friends, entstanden überwiegend mit dem Ziel, psychisch Kranken in Einzelfällen materielle Hilfe zu leisten. Durch die Verbesserung der Sozialhilfe hat sich der Schwerpunkt ihrer Tätigkeit verlagert. Sie haben sich, wie zum Beispiel der Hilfsverein für Nerven- und Gemütskranke in Baden-Württemberg verstärkt auf Öffentlichkeitsarbeit und Einwirkung auf die Psychiatriepolitik verlegt; oder sie haben sich zu Trägervereinen für die Durchführung flexibler Maßnahmen auf dem Gebiet von Rehabilitation, Nachsorge und dem Auf- und Ausbau von therapeutischen Ketten entwickelt. Dabei können diese Vereine wie in Weinsberg (REIMER, 1971) im wesentlichen von professionellem psychiatrischen Personal gegründet und getragen werden oder, wie die Frankfurter Hilfsvereinigung (PÖHLER, 1970) privat oder durch karitative Organisationen initiiert und getragen werden. Dann sind Kooperation mit und

Konsultation durch die psychiatrischen Dienste eine wichtige Forderung. Ein Beispiel für die optimale Ausschöpfung der Möglichkeiten solcher Trägerorganisationen bei flexibler Zusammenarbeit mit den professionellen psychiatrischen Diensten ist die Industrial Therapy Organization in Bristol, die einen breiten Fächer beschützender Arbeits- und Wohnformen vermittelt (EARLY, 1970, 1973; FINZEN, 1971).

Grundsätzlich können solche Trägervereinigungen auf privater Basis außer der vollstationären Behandlung die meisten Aufgaben professioneller psychiatrischer Dienste übernehmen, wenn die zuständigen Institutionen nicht bereit oder nicht in der Lage sind, die Bedürfnisse der psychisch Kranken zu erfüllen. Ihre größere Flexibilität und ihr Handlungsspielraum machen sie zu einem wichtigen Motor der Verbesserung der psychiatrischen Krankenversorgung (WHO, PEEBLES, 1972).

Laienarbeit

Der Einsatz von Laien zur Unterstützung des psychiatrischen Personals hat in den angelsächsischen Ländern eine lange Tradition (MORRIS, 1969; ROOFF, 1957; UMBARGER u.a., 1962, GREENBLATT u. KANTOR, 1962; BECK u.a., 1963). Während der letzten Jahre hat sie auch im deutschsprachigen Raum an Bedeutung gewonnen. So hat KLUGE (1970, 1971) Laiengruppen an den psychiatrischen Landeskrankenhäusern Weinsberg, Weißenau und Warstein aufgebaut. So sind von sozialen Arbeitskreisen der Hochschulgemeinden Laiengruppen in Freiburg (BOWE, 1970), Tübingen (FINZEN u.a., 1970; FINZEN u. WIETHÖLTER, 1971), Münster (BECKER, 1970) und Zürich aufgebaut worden. In Düsseldorf leistet die Aktion „Robinson" Laienhilfe im psychiatrischen Krankenhaus Grafenberg (A. KULENKAMPFF, 1971). An zahlreichen anderen Orten wirken ähnliche Gruppen, ohne daß darüber in der Fachliteratur berichtet worden ist.

Die Arbeit aller dieser Gruppen besteht in erster Linie in der Vermittlung von sozialen Aktivitäten innerhalb oder außerhalb der betreuten Institutionen. Sie gilt nicht so sehr der Entlastung des Pflegepersonals von Aufgaben der klassischen Krankenpflege, wie dem Versuch, die Isolierung und Stigmatisierung der Patienten zu mildern und durch Verstärkung der Kommunikation nach innen und außen sozialtherapeutische Aktivitäten zu fördern. Die Laiengruppen stellen in der Regel keinen „therapeutischen Anspruch" (FINZEN u.a., 1970; GELKE, 1971; KLUGE, 1971; WESSEL-AXER, 1971; WIETHÖLTER, 1971). Aber im Sinne der therapeutischen Wirkung eines ausgefüllten strukturierten Tageslaufes (BARTON, 1966/1973) wird ihre Arbeit zur sozialtherapeutischen Aktivität. Sie ist, wie verschiedentlich betont wird, zugleich eine Form langfristig wirksamer Öffentlichkeitsarbeit (FINZEN u. WIETHÖLTER, 1971; WIETHÖLTER, 1971; KLUGE, 1971), indem sie z.B. Studenten, die später einmal Schlüsselpositionen der Gesellschaft einnehmen werden, ein realistisches Bild vom psychisch Kranken, seinen Bedürfnissen und seinen Nöten vermitteln, das sie später in ihrem Beruf als Richter, Pfarrer oder Lehrer entsprechend umsetzen und weitervermitteln können.

Aktivitäten und Rekrutierungsmodus von Laienhelfern hängen von den lokalen Gegebenheiten ab. Bei den Aktivitäten handelt es sich in der Regel um die Veranstaltung von Clubabenden außerhalb der Institution, die Übernahme von Patenschaften, Einladungen in Familien, Hilfe bei der Suche von Arbeitsplätzen und Wohnungen; innerhalb des Krankenhauses um die Veranstaltung von geselligen Abenden oder Nachmittagen, Diskussionsveranstaltungen, oder einfach um Besuche und Gespräche. Am einfachsten ist es sicherlich, Laienhelfergruppen in Universitätsstädten mit Hilfe von Studenten aufzubauen oder an anderen Orten bereits bestehende Gruppen zu gewinnen, die in ihren Zielen nicht festgelegt, aber zu sozialen Aktivitäten bereit sind — etwa CVJM-Gruppen, höhere Klassen von Schulen oder Berufsschulen, schließlich Gruppen von Hausfrauen. Aufgrund der Literatur scheint es nicht möglich, allgemein verbindliche Ratschläge zu geben.

Auch die Art und Weise der Betreuung der Laienhelfer durch die psychiatrischen Dienste ist außerordentlich unterschiedlich. Hier scheint jedoch zu gelten: je intensiver das Engagement der Laienhelfer ist, je mehr Verantwortung man ihnen überläßt, desto intensiver muß auch die Betreuung sein (KLUGE, 1970; A. KULENKAMPFF, 1971). Wenn die Laienarbeit in psychiatrischen Institutionen einen bestimmten Umfang überschreitet, ist der Rat der WHO-Arbeitsgruppe über die psychiatrischen Dienste in der Gemeinde (WHO, PEEBLES, 1972) zu beherzigen, professionelles Personal für Organisation und Betreuung der Helfer freizustellen, wie das etwa in Littlemore oder in Netherne in England bereits der Fall ist.

Schlüsselpersonen mit kommerzieller Orientierung

In einem medizinischen Versorgungssystem, das sich in weiten Bereichen auf privatwirtschaftliche Organisationsformen stützt, muß man damit rechnen, daß in bestimmten Bereichen kommerzielle Überlegungen in den Vordergrund treten. In der Psychiatrie gilt das in erster Linie für den Heimsektor und für die Bereitstellung von Industriearbeit innerhalb der Institutionen. Auf beiden Gebieten liegt zugleich ein Mangel der öffentlichen Versorgung und der gesetzlichen Kontrollmöglichkeiten vor. Über den Umfang solchen kommerziellen Engagements in der Versorgung psychisch Kranker liegt bisher kaum Material vor. Es scheint jedoch klar zu sein, daß der Betrieb von Heimen mit Übergangs- und Verwahrcharakter in Krisengebieten des Fremdenverkehrs und in ehemaligen Tuberkuloseheilstätten ein lohnendes Geschäft ist. Andererseits scheint ebenso klar zu sein, daß die Entlastung der überfüllten psychiatrischen Krankenhäuser durch private Heimplätze dringend erforderlich ist. Ähnliche Überlegungen gelten für den Bereich der Arbeitsbeschaffung. Daß beides derzeit von Privatunternehmern geleistet wird, obwohl es eigentlich Aufgabe der öffentlichen psychiatrischen Dienste wäre, sollte Anlaß zur Reflexion über deren Struktur, insbesondere über deren Flexibilität sein. Es ist zugleich eine Mahnung, die Tendenz zu beachten, daß Tausende von psychisch Kranken aus dem gegenwärtigen System der öffentlichen psychiatrischen Versorgung ausscheren bzw. ausgegliedert werden. Auf diese Weise werden Scheinlösungen präsentiert, die darin bestehen, daß man die chronisch Kranken versteckt (CUMMING, 1968; FINZEN u.a., 1973). Unbeschadet der Bedenken, die gegen diese Entwicklung bestehen, scheint es dringend geboten, daß die psychiatrischen Dienste den kommerziellen Unternehmern vor allem auf dem Heimsektor Kooperation und Beratung anbieten, um die Kontrolle nicht ganz zu verlieren.

Andere Schlüsselpersonen

Im Rahmen dieser Arbeit war es nicht möglich, alle möglichen Schlüsselpersonen für die psychiatrischen Dienste in der Gemeinde anzusprechen und ihre Bedeutung zu erörtern. Die Rolle der Gewerkschaften, der Personalabteilungen in Betrieben, von Personen mit besonderer Öffentlichkeitswirksamkeit, aber auch die potentielle Schlüsselrolle von Personen mit großem Publikumsverkehr wie Einzelhandelskaufleuten, Briefträgern, Gastwirten usw. wurde nicht diskutiert. Damit ist nichts über ihre Bedeutung ausgesagt. Letztlich kann jedes Mitglied eines Gemeinwesens zur Schlüsselperson werden. Die Mobilisierung und Ausschöpfung ihres präventiven und therapeutischen Personals unter Berücksichtigung der jeweiligen sozialen Situation und der sozialen Kraftfelder ist eine der Aufgaben einer gemeindenahen psychiatrischen Krankenversorgung.

Zusammenfassung

Mit zunehmender Integration von psychisch Behinderten und psychiatrischer Krankenversorgung in die Gesellschaft werden die Beziehungen zwischen psychiatrischen Diensten und den übrigen Institutionen der Gemeinde sowie den individuellen Trägern des Gemeinwesens zu wichtigen Faktoren der psychiatrischen Arbeit. Die Identifikation von psychischer Krankheit, die Zuweisung zur Behandlung und schließlich die berufliche und soziale Wiedereingliederung sind Vorgänge, die weitgehend sich außerhalb des Rahmens der professionellen psychiatrischen Dienste abspielen. Diese können auf die Dauer nur dann effektiv arbeiten, wenn ihre Träger sich dessen bewußt werden und Kontakte zur „Gemeinschaft der Gesunden" pflegen. Die im funktionalen Zusammenhang wichtigsten Vertreter der Gemeinschaft sind als „Schlüsselpersonen" zu betrachten. Für die Psychiatrie sind das Angehörige von professionellen und teilprofessionellen Diensten, die bei ihrer Arbeit primär oder sekundär mit psychisch Kranken und deren Problemen in Berührung kommen, wie niedergelassene Ärzte, Gemeindeschwestern, Angehörige von Gesundheits-, Sozial-, Arbeits-, Jugendämtern und Polizei, Richter, Lehrer, Gastwirte usw.; es sind Mitglieder von freiwilligen Hilfsorganisationen, die sich die Bewältigung der Probleme von psychisch Kranken zum Ziel gesetzt haben. Es sind aber auch und vor allen Dingen die Angehörigen der Primärgruppe des Kranken und die Angehörigen seiner unmittelbaren alltäglichen Umwelt wie Arbeitskollegen, Freunde und Nachbarn — mithin ein breites Spektrum von Personen mit verschiedenen Aufgaben in der Gemeinschaft und unterschiedlicher Beziehungen zum Betroffenen. Entsprechend unterschiedlich ist ihre Bedeutung für die soziale Integration des psychisch Behinderten. Bei allen kommt es in erster Linie darauf an, Interesse und Verständnis zu wecken, nicht sie zu professionalisieren. Entgegenkommen und Verständnis für die Belange des psychisch Kranken aber können die psychiatrischen Dienste nur erwarten, wenn sie über die Aufklärungsarbeit hinaus bei konkreten Problemen mit Rat und Tat zur Verfügung stehen und bereit sind, zu entlasten. Sie müssen den Schlüsselpersonen zeigen, wann und auf welche Weise man die Hilfe der psychiatrischen Dienste in Anspruch nehmen kann; und vor allem, sie dürfen sie im Ernstfall nicht enttäuschen. Nur dann wird das soziale „Netzwerk der Gesunden" den psychisch Behinderten jene Stützen gewähren, die unabdingbare Voraussetzung sind für eine gemeindenahe integrative psychiatrische Versorgung.

Literatur

ARGELANDER, H.: Gruppenprozesse, Wege zur Anwendung der Psychoanalyse in Behandlung, Lehre und Forschung. Hamburg: Rowohlt Verlag 1972.
BARNES, M.: Meine Reise durch den Wahn. München: Kindler 1973.
BARTEN, H., BELLAK, L. (eds.): Progress in community mental health, vol. I. New York: Grune & Stratton 1969.
BARTON, R.: Institutional neurosis, Bristol, 1959. Deutsch: Werkstattschriften zur Sozialpsychiatrie, Tübingen: Soziale Arbeitskreise an der UNK, Heft 5—7, 1973.
BATESON, J.: Schizophrenie und Familie. Frankfurt: Suhrkamp Verlag 1969.
BAUER, M.: Streifzüge durch die englische Psychiatrie. Sozialpsychiatrische Informationen 14/15 (1973).
BECK, J.C., KANTOR, D., GELINEAU, V.A.: Amer..J. Psychiat. **120**, 269 (1963).
BECK, W.H.A.: Die ambulante Versorgung psychisch Kranker in Baden-Württemberg. Inaugural-Dissertation, Tübingen, 1973.
BECKER, K.: Erfahrungen, Erfolge, Schwierigkeiten, Denkanstöße. Referatensammlung der Gütersloher Fortbildungswoche, 1970.
BELLAK, L., in: BARTEN, H., BELLAK, L. (eds.) Progress in community mental health, vol. II. New York: Grune & Stratton 1972.
BENNETT, D.H.: Out of hospital–who cares? Vortrag zur Jahrestagung der NAMH, London, 1970.
BENNETT, D.H.: Communication and contact between the comprehensive service and the community, in: WHO-Peebles, 1972.
BIENERT, J., FINZEN, A., KNÖPFLER, W.: Grundkonzeption, Bedarfsanalyse, Organisationsplan und Funktionsbeschreibung für die Errichtung eines integrierten Neuropsychiatrischen Zentrums beim Caritas-Krankenhaus Bad Mergentheim, unveröffentl. Gutachten, 1973.
BOWE, N.: Realpolitische Ansätze. Ref. Sammlung, Gütersloher Fortbildungswoche, 1970.
CAPLAN, G.: An approach to community mental health. London: Tavistock, Publications 1961.
CAPLAN, G.: Principles of preventive psychiatry. New York: Basic Books 1964.
CAPLAN, G.: Community psychiatry: Introduction and overview, in: S.E. GOLDSTONE (ed.), Concepts of community psychiatry, p. 3—18. Washington: D.C. Government Printing Office 1965.
CAPLAN, G.: Theory and practice of mental health consultation. New York: Basic Books 1970.
COOPER, B.: Psychiatric disorder in hospital and General practice. Soc. Psychiat. 1, No. 1, 7 (1966). Deutsch: In Sozialpsychiatrische Texte, hrsg. v. M. v. CRANACH u. A. FINZEN. Berlin-Heidelberg-New York: Springer 1972.
CRANACH, M. v., FINZEN, A. (Hrsg.): Sozialpsychiatrische Texte. Berlin-Heidelberg-New York: Springer 1972.
CUMMING, E.: Planning where to hide the chronic patients. „Concepts and issues in health planning." Boston, Congr. Am. Soc. Ass., Aug. 26., 1968.
DÖRNER, K.: Die Rolle des psychisch Kranken in der Gesellschaft. Verhandlungsbericht der wissenschaftl. Jahrestagung der Deutschen Gesellschaft für Sozialmedizin, Heidelberg, 1./2.10.1968. Hrsg. v. M. BLOHMKE. Stuttgart: Gentner 1969.
Dokumentation zum Sozialistischen Patientenkollektiv, Bd. I u. II, Hrsg. Basisgruppen Gießen/Heidelberg. Gießen Offset-Druck, o.J.
DUHL, L.: The urban condition. New York: Basic Books 1963.
DUNHAM, H.W.: Community psychiatry: The newest therapeutic band wag on. Arch. gen. Psychiat. **12**, 303—313 (1965).
EARLY, D.F.: Rehabilitation von Schizophrenen. Referatensammlung der Gütersloher Fortbildungswoche, 1970, 211—222.
EARLY, D.F.: Industrial therapy organisation. Soc. Psychiat. **8**, 109 (1973).
ERIKSON, K.T.: Patient role and social uncertainty. A dilemma of the mentally ill. Psychiatry **20**, 263—274 (1957). Deutsch: Sozialpsychiatrische Texte, hrsg. v. M. v. CRANACH u. A. FINZEN. Berlin-Heidelberg-New York: Springer 1972.

FARIS, R.E.L., DUNHAM, H.W.: Mental disorders in urban areas. Chicago: Chic. Univ. Press 1939.
FINZEN, A., BECK, W., BECKER, J., NEBERT, U., STEHR, U.: Materialien zur psychiatrischen Krankenversorgung in Baden-Württemberg. Tübingen: Werkstattschriften zur Sozialpsychiatrie 1973.
FINZEN, A., PÖRKSEN, N., RÖSGER, U.: Studentische Laienarbeit in einer Nervenklinik. Nervenarzt **41**, 397—400 (1970).
FINZEN, A., WIETHÖLTER, H.: Studentische Laienarbeit als wirksame Form langfristiger psychiatrischer Öffentlichkeitsarbeit. In: LAUTER, MEYER, H.E., Hrsg., Der Psychisch Kranke und die Gesellschaft. Stuttgart: Thieme 1971.
FRETS, F.: The mentally ill and the Community, WHO working Group on comprehensive mental health services. Opatija, 17—21. Mai 1971 (WHO-Euro 5407).
FREUDENBERG, R.K., BENNETT, D.H., MAY, A.: The relative importance of physical and community methods in the treatment of schizophrenia. Proc. Congr. Int. Psychiat. 1957, Zürich, vol. 1, 157—178.
GELKE, E.: Laienarbeit in der Seelsoge an der Karl-Bonhoeffer-Nervenklinik in Berlin. Innere Mission, Heft 2/3 (1971).
GOFFMAN, E.: The mental hospital as a "total institution". From DONALD R. CRESSEY (ed.), The prison. New York: Holt, Rinehart and Winston 1961. Deutsch: Sozialpsychiatrische Texte, hrsg. v. M.v. CRANACH u. A. FINZEN. Berlin-Heidelberg-New York: Springer 1972.
GOFFMAN, E.: Asyle. Frankfurt: Suhrkamp 1972.
GOLDBERG, D.: The scope and limits of community psychiatry. Unveröffentl. Mskr. (1970).
GRAD, J., SAINSBURY, P.: A two year follow-up. Brit. J. Psychiat. **114**, 265—278 (1968).
GREENBLATT, M., KANTOR, D.: Amer. J. Psychiat. **118**, 809 (1962).
HÄFNER, H. Stenographischer Bericht über die öffentliche Informationssitzung des Ausschußes für Jugend, Familie und Gesundheit betreffend die Situation der Psychiatrie in der Bundesrepublik. Bundestagsdruckssache VI/474 (1970.
HARMSEN, E.: Auf dem Weg zur Aktivität — Arbeit mit Angehörigen psychisch Kranker. Innere Mission, Heft 2/3 (1971).
HARTMANN, W.: Statistische Untersuchungen an langjährig hospitalisierten Schizophrenen. Soc. Psychiat. **4**, 101—114 (1969).
HOBMAN, D.: A guide to voluntary service. London: HMSO 1969.
HOENIG, J., HAMILTON, M.W.: Extramural care of psychiatric patients. Lancet **1965**, 1322—1325.
HOENIG, J., HAMILTON, M.W.: The desegregation of the mentally ill. London: Routledge 1969.
HOLLINGSHEAD, A.B., REDLICH, F.: Social class and mental illness. New York: Wiley 1958.
HOUSDEN, J.: Neurotics nomine. Lancet **1961 II**, 1453.
JACKSON, D.D. (ed.): The etiology of schizophrenia. New York: Basic Books 1960.
KEMP, R.: Drinking and alcoholism., London: Brit. Med. Ass. 1969.
KENNEDY, J.F.: Mental illness and mental retardation. A message from the president of the united States, Feb. 5, 1963, to the House of Representativies, 88th Congress, First Session, Document No. 58.
KEUPP, H.: Psychische Störungen als abweichendes Verhalten. Berlin-München: Urban & Schwarzenberg 1972.
KISKER, K.: Eine Prognose der psychiatrischen Therapeutik. Nervenarzt **44**, 184–196 (1973).
KLUGE, E.: Erfahrungen mit Laienhelfergruppen in psychiatrischen Landeskrankenhäusern. Referatensammlung der Gütersloher Fortbildungswoche, 1970.
KLUGE, E.: „Die wollen das nicht" — Laienhelfergruppen auf psychiatr. Altenstationen. Innere Mission, Heft 2/3 (1971).
KOLB, G.: Die offene psychiatrische Fürsorge. In: BUMKE, Handwörterbuch der Psychiatrie, Hygiene und der psychiatrischen Fürsorge. Berlin-Leipzig: de Gruyter 1931.
KOLB, L.: Int. J. Psychiat. 283—293 (1970), diskutiert von ALBEE, G.W., GORMAN, M., KUNNES, R., MESNIKOFF, A., PEPPER.
KULENKAMPFF, A.: Möglichkeiten und Grenzen der Mitarbeit von Laien in einem psychiatrischen Krankenhaus. In: LAUTER, MEYER, H.E., Hrsg., Der Psychisch Kranke und die Gesellschaft. Stuttgart: Thieme 1971.
LEIGHTON, D.C., HARDING, J.S., MACKLIN, D.B., HUGHES, C.C., LEIGHTON, A.H.: Psychiatric findings of the Stirling County Study. Amer. J. Psychiat. **119**, 1021 (1963).
LIDZ, TH.: Schizophrenia and the family. New York: IUP 1965.
LOCH, W.: *Zur Theorie, Technik und Therapie der Psychoanalyse.* Frankfurt: S. Fischer 1972.

Loeb, M.: What community psychiatry is and is not. In: Roberts, L.M. et al. (eds.), Community psychiatry. New York: Anchor Books 1969.
Marks, I.M., Herst, E.R.: A survey of 1200 Agoraphobies in Britain. Soc. Psychiat. **5**, 16—24 (1970).
May, A.R.: Principles of organization. In: The planning of mental health services. WHO-Euro 0391, 26—28-Kopenhagen 1968.
McMillan, D.: Preventive geriatrics: Opportunities of a community Mental health service. Lancet **1960 II**, 1439.
Mechanic, D.: Mental Health and social policy. Englewood Cliffs: Prentice Hall 1969.
Morris, M.: Voluntary work in the welfare state. London: Routledge 1969.
Ødegaard, Ø.: Marriage and mental disease. J. ment. Sci. **92**, 35—39 (1946).
Parsons, T.: Struktur und Funktion der modernen Medizin. In: König, R., Tönnesmann, M., Probleme der Medizin-Soziologie, 2. Aufl. Köln-Opladen: Westdeutscher Verlag 1961.
Pasamanick, B. (ed.): Schizophrenia and the community. New York: Appleton-Crofts 1967.
Pöhler, W.: Die Frankfurter Werkgemeinschaft (soziale Integration). Innere Mission, Heft 2/3 (1971).
Pörksen, N.: Ein Jahr Gemeindepsychiatrie in Mannheim (1970).
Reimer, F., Willis, E.: Neue Wege industrieller Arbeitstherapie im psychiatr. Krankenhaus. Nervenarzt **43**, 155—156 (1972).
Rempp, B.: Zur stationären psychiatrischen Versorgung des Kreises Tübingen. Inaugural-Dissertation, Tübingen, 1973.
Richter, H.E.: Die Gruppe. Hamburg: Rohwolt 1972.
Roen, S.R., Gottesfeld, H.: Strategies and tactics in community mental health services, in: Community mental health, vol. II, ed. by Barten, H., Bellak, L. New York: Grune & Stratton 1972.
Roman, M., Schmais, A.: Consumer, participation and control: A conceptual overview, in: Community mental health, vol. II, ed. by Barten, H., Bellak, L. New York: Grune & Stratton 1972.
Rooff, M.: Voluntary societies and social policy. London: Routledge 1954.
Roth, M.: Problems of an ageing population. Brit. med. J. **1960 I**, 1226.
Rutter, M.: Children of sick parents. Maudsley Monograph No. 16. London: O.U.P. 1966.
Scheff, T.J.: Being mentally ill; a sociological theory. London: Weidenfeld and Nicolson 1966. Deutsch: Etikett Geisteskrankheit. Frankfurt: S. Fischer 1973.
Scheff, T.J.: Negotiation reality: Notes on power in the assessment of responsibility. In: Social Problems **16**, 3—17 (1968).
Schulte, P.W.: Ergebnisse der Basisdokumentation der baden-württembergischen Psychiatrischen Landeskrankenhäuser. Referate zur Sommertagung 1969 und zur Wintertagung 1970 der baden-württemb. Krankenhauspsychiater.
Seebohm-Report on local authority and allied social services. London: HMSO 1968.
Sheldon, J.H.: Problems of an ageing population. Brit. med. J. **1960 I**, 1224.
Shepherd, M., Cooper, B., Brown, A., Kalton, G.: Psychiatric illness in general practice. London: Oxford University Press 1966.
Sim, M.: Hilfe für den psychisch Kranken. Ein Grundriß der Sozialpsychiatrie; aus dem Engl. von Finzen, A., u.a. Stuttgart: EVM 1971.
Soddy, K., Ahrenfeldt, R.: Mental health in the service of the community. London: Tavistock Public, Ltd. 1967.
Strømgren, E.: Contributions to psychiatric epidemiology and genetics, Acta Jutlandica Med. ser. **16**, 1968.
Strømgren, E.: Zur institutionellen und personellen Organisation sozialpsychiatrischer Dienste aufgrund bisheriger Ergebnisse epidemiologischer Forschung. Vortrag auf dem Kongreß der DGPN, Bad Nauheim, 23.—25.10.1970.
Strotzka, H.: Kleinburg — eine Sozialpsychiatrische Feldstudie. Wien: Österr. Bundesverlag 1969.
Strotzka, H.: Einführung in die Sozialpsychiatrie. Hamburg: Rowohlt Verlag 1972.
Susser, M.: Rationale for community care. In: Freeman-Farndale, ed., New aspects of the mental health services, p. 153—167. London: Pergamon 1967. Deutsch: In v. Cranach M., Finzen, A., Hrsg., Sozialpsychiatrische Texte. Berlin-Heidelberg-New York: Springer 1972.
Umbarger, C. (ed.): College students in a mental hospital. New York: Grune & Stratton 1962.
Vickers, G.: Zit. nach Bennett, 1970.

Wessel-Axer, U.: Laienarbeit in der Psychiatrie — Erfahrungen mit einem Laienhelferkreis in Heilbronn. Innere Mission, Heft 2/3 (1971).
WHO-EURO 5405 II: Classification and evaluation of mental health service activities. Second interim report, Düsseldorf 1970. Kopenhagen: WHO 1971.
WHO-EURO 5407: Comprehensive mental health services and the community (Opatija 1971). Kopenhagen: WHO 1972.
WHO-EURO 5414 I: The development of comprehensive mental health services in the community in Peebles, Schottland, 24.—30. Mai 1972.
Wing, J.K.: Social treatment, rehabilitation and management. From A. Coppen and A. Walk (eds.), Recent developements in schizophrenia. Ashford Headley Brothers/RMPA 1967. Deutsch: In v. Cranach u. Finzen, Sozialpsychiatrische Texte. Berlin-Heidelberg-New York: Springer 1972.
Yarrow, M.R., Green-Schwartz, C., Murphy, H., Deasy, L.: The psychological meaning of mental illness in the family. J. Social Issues **11**, No. 4, 12—24 (1955).

Institutional Influences on Mental Disorders

By

J.K. Wing

Contents

Introduction	327
The Nature of Psychiatric Morbidity	328
The Functions of Institutions	330
Effects of Admission to Hospital	331
The Therapeutic Community	335
Institutions for Long-Stay Patients	339
Earlier Studies	339
"Intrinsic" Impairments in Schizophrenia and their Reactivity to Factors in the Social Environment	342
"Secondary" Impairments in Schizophrenia: Institutionalism	344
Benign Institutional Influences in Schizophrenia: Rehabilitation	346
Institutional Influences on Conditions other than Schizophrenia	349
Conclusions Concerning the Effects of Institutions on Long-Stay Patients	350
The "New" Long-Stay: Alternative Sheltered Environments	352
Summary and Conclusions	354
References	356

Introduction

Any discussion of a topic in social psychiatry demands some statement as to how social and clinical terms are being used by the participants, otherwise the main subject matter, which always concerns the interaction between social and clinical factors, must be imprecise and confusing. This will be particularly true in a volume such as this with a multiple and international authorship. The title of this chapter could be construed in a broad or in a narrow sense. The term "institution" is often used to designate very broad social functions such as those of government, business, the church or the family. The term "mental disorder" is even more susceptible to broad interpretation. At the extreme, therefore, it would be legitimate to include a discussion of the mental status of the average adult in paleolithic times or in dynastic Egypt, compared with that of middle-class America as described by DAVID RIESMAN (1950), or with the alarming symptom list apparently characteristic of the West African villagers surveyed by LEIGHTON and LAMBO (1963). At the other extreme, it would also be legitimate to devote the whole chapter to a consideration of the problems of the long-stay schizophrenic population of mental hospitals, since this aspect of the subject has attracted more scientific attention from sociologists and psychiatrists than most others, and the relevant literature is rich enough to deserve such a comprehensive review. However, this would mean leaving out other important issues, such as the effects of admission to hospital on people with acute mental illnesses, the usefulness of the "therapeutic community" and the value of what has come to be known as "community care".

It is therefore necessary to compromise. Institutions will be considered only in the sense of complex bureaucratic organisations (ETZIONI, 1961). Among these, the focus of attention will be residential and day units for the treatment or care of the mentally ill or disabled. Mental hospitals, general hospital psychiatric units, day hospitals, hostels, group homes, sheltered communities, day centres and workshops will be included. Studies of other types of complex organisation, such as schools, churches, factories, prisons or refugee camps will only be considered insofar as they throw light on the more specialised group of psychiatric units. The adjective "institutional" will be used in conformity with this restricted meaning of the term "institution". Adverse psychological effects of exposure to institutional processes, apart from effects which are manifested purely as exacerbations of previously existing illnesses or impairments, will be called "institutionalism".

It will be assumed that the first purpose of these organisations is to prevent, to cure or to minimise mental disorders and their effects, and that evaluation of efficacy must primarily be made in terms of decreased "intrinsic" psychiatric impairments without the induction of harmful secondary effects. The question of what constitutes "mental disorder" requires more extended discussion.

The Nature of Psychiatric Morbidity

Several components in psychiatric morbidity have to be distinguished, each of which has its own implication for evaluating the effects of institutional procedures. In the first place there is illness or injury recognised by the presence of abnormalities which are definable in purely biological or psychological terms, such as anxiety or depression, dementia or intellectual retardation, "gedankenlautwerden" or psychomotor slowness. The definition of psychological impairments must clearly be, so far as possible, in psychological terms; for example, whether or not someone is regarded as suffering from the first rank symptoms of schizophrenia (SCHNEIDER, 1959, 1971) depends much less upon a knowledge of the social circumstances than on an examination of the psychological state. This ideal situation is often not achievable in practice; for example, a member of a religious sect in a state of "possession" may complain of something that is difficult to differentiate from a delusion of control. The paradigm, however, is that a "primary" or "intrinsic" psychological abnormality has no social component in its definition. There will, of course, frequently be social causes, social treatments and social effects and whether the condition is thought worth recognising and treating is sometimes mainly a social matter.

When these "primary" abnormalities occur acutely, they appear in the form of syndromes which are often theoretically linked to abnormalities of physiological funtioning and thus called "illnesses". This is the classical model of acute disease. They may also occur in chronic form, for example as psychomotor slowness and impaired thought processes in chronic schizophrenia. The disease model is not then as appropriate as a model of handicap, and the concepts of rehabilitation or shelter must be added to that of treatment. In the present chapter, the various forms of intellectual retardation and dementia will not be considered in the same detail as the so-called "functional" neuroses and psychoses (that is, an organic aetiology or pathology is hypothesized but has not yet been demonstrated in convincing detail). In addition to the organic and the functional conditions, however, there are also much less well-defined conditions, such as the "personality disorders", in which the hypothetical biological, psychological and social elements are so inter-related, so complex and so obscure that it is impossible to say that any one of them is "primary" or even predominant. Some consideration will be given to these in the section on the therapeutic community.

Whenever there are "primary" or "intrinsic" impairments, there are also attitudinal and behavioural reactions which can accumulate as secondary handicaps; for example, lack of confidence in ability to obtain a job or a desire to remain in a protected environment, even though the severity of primary impairment does not require such a degree of dependence. The individual's self-esteem, self-confidence and attitudes to family, work and way of life may change because of the experience of illness. The attitudes of important people in the social environment (employees, relatives, neighbours and helping professionals) may change because they know someone has been mentally ill and the individual's own self-attitudes may come to reflect this opinion. The milder the intrinsic impairment the more important in prognosis the secondary impairment becomes.

These two elements, "primary" and "secondary", together constitute the morbidity due to psychiatric illness and account for much of the social impairment which often accompanies it. There is, however, a third element, which can exist independently of any clinical impairment, such as a lack of occupational or social skills due to poverty or a poor education, or a lack of opportunity due to colour or racial prejudice. Such "non-clinical" or "extrinsic" handicaps have a potentiating effect on the other two types. Often, the contribution made by the various kinds of impairment to a final low level of social performance may be difficult to disentangle. Nevertheless, the three strands are theoretically separable and it is useful to distinguish between them when considering the effects of social environments such as mental hospitals, since their causes and mode of development may be different. Moreover, the time sequence of the three types of impairment is different, and different methods of treatment or prevention may therefore be appropriate depending on the stage of development of each.

This tripartite terminology (intrinsic, secondary and extrinsic impairments) has the advantage that it relates psychiatric morbidity to that of physical disease and handicap, for which the concepts of treatment, rehabilitation and shelter are well developed. The combined effects of these three types of impairment on the social performance of an individual creates a condition which may be variously named but will here be called "disablement". Disablement is defined in purely social terms, according to the degree to which the individual falls short of the level of social performance which is generally accepted within a given social group and by the individual concerned.

Poor social performance may be due purely to extrinsic factors and in such a case, disablement is not caused by psychiatric morbidity. This case is important because of the difficulty of defining some psychiatric disorders (particularly the personality disorders) in terms of purely biological or psychological abnormalities. Strictly speaking, the term "illness" should not be used even hypothetically, if the abnormalities present can only be defined in social terms. However, many people are referred to medical services because of a condition of disablement which has no obvious intrinsic component. Confusion is caused because such people are often referred to as "sick" or "ill" even by doctors. Some sociologists have come to write as though illness can only be defined in this way (SCHEFF, 1963; GOFFMAN, 1961). MECHANIC (1968) presents a more balanced view, differentiating "illness" from the "sick role" and "illness behaviour". This is the only way to resolve the semantic part of the issue. In this chapter, "illness" refers only to conditions which are defined in terms of biological or psychological abnormalities.

It is particularly important in a work which is devoted to considering the problems of institutions to specify these limitations in the use of the "disease model". The claims made by psychiatrists who define illness in social terms can be very wide. Practically any discontent may be regarded as an aspect of neurosis or psychosis when these terms are not strictly defined, and may be put down to such features of modern civilization as the psychiatrist happens particularly to dislike. The reaction by some antipsychiatrists is correspondingly sweeping (LAING, 1967; SZASZ, 1971).

The Functions of Institutions

A typology of complex bureaucratic organisations has been presented by ETZIONI (1961), who analysed the differences between hospitals, factories, political parties, churches and so on in terms of their compliance structure. "Compliance is a relationship consisting of the power employed by superiors to control subordinates and the orientation of the subordinates to this power". Thus there are two elements in ETZIONI's analysis; a structural element concerned with the kinds and distribution of power and a motivational element concerned with the differential commitment of participants to the organisations. Three broad kinds of power are recognised—coercive, remunerative and normative, each of which produces its own kind of involvement—alienative, calculative and moral. A typology of compliance is derived from the interaction between these three kinds of power and three kinds of involvement, but the nine types are not likely to occur empirically at the same frequency. The congruent types (coercive-alienative, remunerative-calculative, normative-moral) are most common, at least in effective organisations; examples would be prisons, business firms and religious organisations respectively. It is clear, however, that there are many exceptions and that all types of compliance may be present at the same time within any particular organisation. ETZIONI naturally concentrates his argument chiefly upon organisations in general and congruent organisations in particular, rather than upon the variations between individual participants, both higher and lower in the power hierarchy, within any one institution. Although his scheme has not yet been empirically tested, it has considerable merit in providing a general context in which important features of a given mental hospital or psychiatric unit can be compared with those of organisations with totally different ostensible purposes.

Within ETZIONI's scheme, the "custodial mental hospital" is seen as a predominantly coercive organisation, whose alienated inmates are kept at the bottom of the power hierarchy, essentially by force. General hospitals and "therapeutic mental hospitals" are regarded as predominantly normative organisations whose participants, both staff and patients, are motivated by a moral commitment to improving health. However, mental hospitals have a multiplicity of functions. CLARK (1956) described four: observation ward, geriatric hospital, unit for "psychopaths" and neurosis centre. A more social classification of functions would specify those of hospital, training centre, place of sheltered work, hotel, hostel, detention centre and asylum or retreat. The types of compliance found are likely therefore to range throughout all the varieties described by ETZIONI, both congruent and noncongruent, and the dichotomy between therapeutic and custodial appears over-simple.

In view of this complexity, the sensible way to proceed seems to be to single out certain aspects of psychiatric institutions for particular attention, either because they represent very common problems in everyday psychiatric practice or because they have attracted the attention of empirically-minded scientists. Three aspects seem to be specially interesting from both points of view. These are the effects of admission to hospital for a short stay, the effects of being in a "therapeutic community" and the effects of a long stay in a mental hospital or similar institution.

Effects of Admission to Hospital

Two-thirds of patients admitted to mental hospitals and psychiatric units in the United Kingdom are discharged again within two months and 93% are discharged within a year. Of admissions in 1969, only 17% were under any form of legal compulsion and then usually for only a few days. The commonest diagnosis in that year was depressive psychosis (38%). Schizophrenia accounted for 21%, psychoneurosis for 13%, personality disorders for 6% and alcoholism and other addictions for 5%.

Why are people admitted? SVENDSEN (1952) divided the reasons into three groups: "nosocomial" (factors affecting the actual capacity of the service such as number of available beds), "threshold-affecting" (those concerning the readiness of patients or professional people to use the service), and "prevalence-affecting" (those determining the number of mentally ill people in the population).

MISHLER and WAXLER (1963) examined referrals to two American psychiatric hospitals over an eleven-week period. The significant factors in making the decision to admit or not were: source of referral, who made the decision, the number of previous admissions, the presence of relatives, the time of day that the decision was made and the sex of the patient. Variables such as diagnosis and type and severity of behaviour disorder were not examined.

SCHEFF (1963) makes the point that an underlying rule in clinical medicine is, "when in doubt, continue to suspect illness". This rule may have advantages and disadvantages, depending on the relative importance of false negatives and false positives. In the psychiatric clinic an extension of the rule may suggest that the more junior the clinician the more he might want to be on the safe side and admit rather than not admit; perhaps also, that the more staff involved, the more likely admission will be. TWADDLE and SWEET (1970), evaluating the decisions of doctors admitting patients to a general hospital, found that over half need not have been admitted. Most of these false positives were due to factors in the patient but some, no doubt, were due to doctors erring on the safe side.

Family tolerance is obviously an important factor influencing the decision to admit. GRAD and SAINSBURY (1966) showed that severe burdens felt by families were relieved equally in a "community care" and in an "admission-oriented" service: both services, however, admitted equal proportions of suicidal or aggressive patients, and probably the most severely affected families were relieved by the admission of the patient in both services. So far as lesser degrees of burden were concerned, the "admission-oriented" service gave somewhat more relief.

FREEMAN and SIMMONDS (1959) found that relatives asked for patients to be readmitted mainly because of the reappearance of bizarre symptoms and not because of dissatisfaction with the general level of performance. BROWN, BONE, DALISON, and WING (1966) in a five-year follow-up study of discharged schizophrenic patients in three areas with community services developed to differing degrees, found that the most community-oriented service was characterized by the highest readmission rate, possibly because of a greater awareness by doctors and social workers of the morbidity exhibited by patients after discharge. Behaviour disturbance did not necessarily lead to readmission however; in fact the degree of severity of behaviour disturbance recorded in the social worker's case-notes was not related to whether or not the patient was admitted following a crisis.

One of the most important factors governing admission policies will be the availability of alternative types of service. The studies of MARKSON, KWOH, CUMMING (1971) in the USA and PASKER and ASHLEY (1971) in England suggest that considerable numbers of elderly patients need not be admitted to hospitals.

The possible alternatives range from brief emergency admission to hospital or use of hostels, through admission to day-hospitals or other day facilities, to domiciliary care with out-patient supervision. None of these has been adequately investigated. WEISMAN, FEIRSTEIN, and THOMAS (1969) described a policy of emergency admission for a few days only with appropriate transfer to other services. FOX, RUTTER, and SMITH (1960), who considered 273 emergency clinic patients, thought that 40 per cent were suitable for day-care. WILDER, LEVIN, and ZWERLING (1966) selected alternative patients, at random, for day- and in-patient care, after deciding that one or the other was needed and could be accepted by the patient. (The criteria for making this initial decision to admit were not, however, given.) Of 180 patients assigned to the day-hospital, 39 per cent were treated there without transfer. Another one-third were transferred only for very brief in-patient treatment and otherwise could be managed in the day-hospital. GUY et al. (1969) randomly assigned 137 patients to out-patient or day-patient treatment and found a greater over-all improvement in the latter (particularly an increase in the accessibility of schizophrenic patients) with fewer and shorter periods of readmission. Depressed patients treated in the out-patient department seemed, however, to improve more quickly.

KESSEL et al. (1965, 1971) described a service in Plymouth whose organization was specifically designed to prevent much admission to hospital. MORRISEY (1966) described a similar attempt in Worthing. Both were based on an increased use of day- and out-patient facilities. The Plymouth study failed to show any effect on numbers or on length of stay. The Worthing study did show a decrease in number of admissions towards the national average.

GLEISNER and his colleagues (1972) investigated admissions from an area in south-east London which was known to have a higher than average admission rate and compared data obtained from interviews with staff, patients and relatives with equivalent information about people who were not admitted although admission had been considered. The four main reasons for admission were disturbed behaviour, pressures from relatives and professionals, availability of beds and lack of alternative forms of care. Disturbed behaviour was by no means an absolute indication for admission. One-third of the patients with aggressive or destructive behaviour were not admitted. An interaction between behaviour and diagnosis was apparent. Thus expressed suicidal intentions in a depressed patient were taken more seriously than in a patient with personality disorder. The patients tended to underreport certain symptoms, judged by the relatives' account. The doctors gave as their main reasons for admission self-neglect in one-third of cases, protection from suicide in one-quarter, and need for skilled observation and assessment, need for special clinical investigations or need for a therapeutic environment in the rest. The investigating team thought that admission could have been avoided in one-quarter of cases, mostly women. Flexible and simple arrangements for rapid admission to the day-hospital, availability of a hostel, and an emergency domiciliary assessment service available in the evenings and at weekends, would have been particularly useful.

It is clear that this mixed bag of studies allows no definitive answers to the questions; why are people admitted to hospital and is this the most effective and economic means of giving care and treatment? Each study is too much bound to the specifics of a given service and each uses methods which are not quite comparable with all the others. This is inevitable in any developing science. Eventually, uniform techniques will be adopted and acceptable generalizations will be made. There does, however, seem to be an agreement that a substantial proportion of admissions could be prevented.

It might appear that a short stay in hospital, particularly for treatment of an acute illness, would be likely to have only good effects. The evidence that various types of treatment are indeed helpful for some conditions will not be reviewed here, but it is substantial and convincing. The evidence for social treatments will be discussed below. However, even taking a physical condition such as prostatic obstruction, it is clear that some hospitals produce better results than others. It matters a good deal which hospital a patient goes to. The most severe critics of mental hospitals have suggested, on the basis of studies of American mental hospitals, that admission quite often does harm rather than good (GOFFMAN, 1959; SCHEFF, 1963). This position stems from the assumption that people are not so much admitted because they are ill, as ill because they have been admitted. The treatment creates the disease. An extension of this point of view is known as labelling theory (SCHEFF, 1964, 1966). Other variants of this theory, less coherently argued and philosophical or political rather than scientific in nature, are given by LAING (1967) and SZASZ (1971).

Scheff's observations on methods of admission to certain American state mental hospitals provide the most systematic data. He came to the conclusion that the psychiatrists concerned were able to devote very little clinical expertise to making a diagnosis and that terms like schizophrenia were used so readily that their effect was mainly to give a spurious medical legitimacy to a technique which was really aimed at removing unwanted people from society. The law governing compulsory admission has been changed since that time.

More recently, ROSENHAN (1973) has described how eight professional people got themselves admitted to American mental hospitals with a diagnosis of schizophrenia, simply by fabricating a single symptom: a disembodied voice saying the words "empty", "thud" and "hollow". If there were indeed no further grounds for admission than this one symptom it would appear that the "threshold" was extremely low. MECHANIC (1968), one of the few sociologists to have seriously examined disease theories and their uses, has also pointed out the dangers of misdiagnosis, particularly when the disturbance for which an individual is brought to a psychiatrist can be defined only in social terms and the benefits likely to be derived from psychiatric treatment are not clearly established.

In many other countries with well-developed psychiatric services, criticisms of compulsory admission have been restricted to isolated cases, but there is evidence that appeal procedures could be improved (GREENLAND, 1970).

Thus, in summary, the adverse effects of a short period in a psychiatric hospital depend mainly upon the selection of the wrong type of people for admission. There is good evidence that conventional psychiatric treatment, based upon accurate diagnosis, is beneficial, but it could sometimes be given in a day hospital quite as well as in a ward setting. When admission is really necessary, the process of "labelling" is less likely to be damaging to the patient than the ill-effects that would occur if in-patient treatment were not given. However, once admitted, the patient may develop a dependence on the hospital which remains after the condition for which he was admitted has cleared up. He is then exposed to the problems which are discussed in sections 6 and 7. However, positive benefits are claimed from living in a unit which is deliberately organised in such a way that the social contacts made by the patient are themselves therapeutic and this claim will be examined in the next section.

The Therapeutic Community

The term "social treatment" can be used with various degrees of strictness. At its most specific, the term can be restricted to brief periods of individual or group contact, in which inter-personal relationships are deliberately manipulated in order to decrease clinical impairments. Such group psychotherapy does not fall within the scope of this chapter. In a rather more general sense, any deliberate attempt to structure the interactions within a group or community over a prolonged period of time, with the same aim of reducing clinical impairments, may be said to be a form of social treatment. More broadly still, the use of social factors to decrease secondary and extrinsic impairments and to increase socially useful skills, may also be included, but then the elements are so complex that great care has to be taken in assessing any claim of effectiveness.

The term "therapeutic community" is most often applied to a ward or day unit with rather broad and non-specific aims. Decrease in symptoms, change in self-attitudes or increase in social skills would all be regarded as evidence of successful treatment. Very often other forms of treatment, psychological, physical and group, are given at the same time, so that it is very difficult indeed to sort out what, if any, effect is due simply to being exposed to the "social milieu". There could theoretically be many types of therapeutic community, run on completely different principles. An authoritarian approach, for example, might have good effects with some people while a permissive approach might work with others. However, one particular line of development of social treatment has in practice been accorded the exclusive use of the title "therapeutic community" and this usage will be followed here. Having their origins in the concepts of SULLIVAN and MAYER before the war, these ideas were developed particularly in a neurosis unit for soldiers returning to civilian life after it (BION and RICKMAN, 1943; MAIN, 1946; FOULKES, 1948). MAIN was the first to write of the "therapeutic community". MAXWELL JONES (1952) applied similar ideas, at first to the treatment of people with effort syndrome, then to returned prisoners of war, and eventually to chronically unemployed people admitted to an Industrial Neurosis Unit opened in 1947. This eventually became the Henderson Hospital where people with all kinds of personality disorders were treated. The idea of the therapeutic community spread widely and many accounts were published during the 1950s and 1960s describing how it was applied in different kinds of institution (GREENBLATT et al., 1955, 1957; WILMER, 1958; DENBER, 1960; JONES, 1962, 1968; MARTIN, 1962; CLARK, 1964).

CLARK (1968) summarises the principles as follows: freeing of communications, analysis of all events in the therapeutic community in terms of individual and interpersonal dynamics, provision of learning experiences, flattening of the authority pyramid and role-examination. The community meeting is the main arena in which these principles are put into practice but every occasion when staff or patients come together is regarded as an opportunity to apply them.

Because of the wide generality of the principles and the nonspecific nature of the aims, scientists have rarely been attracted to study the efficacy or the procedures of therapeutic communities. Practically all the literature is descriptive. The concept is perhaps better seen as an ideology than as a theory of treatment.

However, if the aim is briefly formulated as an attempt, through group sharing of feelings and experiences, to develop a better appreciation in patients of how disturbed social role-playing leads to symptom-formation and to definition as a patient, thus enabling them to modify their attitudes, improve their self-confidence and increase their social skills, (particularly *after* they have left hospital), it should not be impossible to devise techniques of evaluation. RAPOPORT (1960), for example, has shown, in a preliminary way, that the attitudes of people with personality disorders or neuroses admitted to the Henderson Hospital did change while they were there though there was no discernible long-term effect. FREEMAN, CAMERON and McGHIE (1955) applied the ideas, in modified form, to schizophrenic patients and demonstrated improvements among some whose handicaps had been thought to be irreversible. Their design did not, however, allow any specification of precisely which method of treatment was most effective. LETEMENDIA *et al.* (1967) studied a group of seventy-seven long-stay schizophrenic men in 1959 and again in 1964. Roughly half of the patients had been transferred during this time to a new division of the hospital, run on the lines suggested by MAXWELL JONES and CLARK, and spent the last three years of the period under these conditions. The measurements were mainly clinical and showed virtually no change in either group over the five-year period. Since no social indices were included it is impossible to know whether transfer to the new division actually did involve any considerable change in environment, and since there was no measure of social withdrawal (probably the best measure of severity in chronic institutionalised schizophrenic patients—see next section) there is no means of knowing whether patients changed on this important variable. Nevertheless, taken together with the results of CLARK and HOOPER (CLARK, HOOPER and ORAM, 1961; HOOPER, 1962), it is difficult to be optimistic about the general effects of introducing a "therapeutic community" so far as schizophrenic patients are concerned.

Further discussion of the effects of environmental pressures on long-stay patients, most of whom carry a diagnosis of schizophrenia, will be found in the next section.

RUBINSTEIN and LASSWELL (1966) studied a therapeutic community at the Yale Psychiatric Institute, using an analysis of interactions during community meetings in order to investigate the claim that power was actually being shared by those whom ETZIONI would call "lower participants". They came to the conclusion that, in spite of an appearance to the contrary judged by the statements of staff, authority remained firmly in the hands of "upper participants". The authors did not attempt to measure the clinical effects of participation in the regime or the subsequent course of events after the patient left hospital.

It seems probable that no further advance will be made until more specific theories are put forward concerning the way in which limited aspects of deviant behaviour are influenced by definable environmental factors. Meanwhile the therapeutic community concept will remain attractive to many people, both staff and patients, particularly perhaps those who enjoy an aura of charismatic leadership, and it may well be that some people can only be helped through participation in such a community. It will, however, remain difficult to demonstrate precisely how many, which ones and why.

If the scheme of impairments outlined earlier is taken as a guide, it may be suggested that one of the chief aims of social treatments is to change attitudes. Such a formulation allows access to a considerable scientific literature which may hold the key to further advance.

FESTINGER and his co-workers showed, in a series of elegant experiments (CARTWRIGHT, 1949; BACK, 1951; FESTINGER and KELLY, 1951; FESTINGER, 1950, 1955; BREHM and FESTINGER, 1957), that where there is no clear-cut physical solution, an individual's attitude will depend in large part upon social pressure to conform to the standards of his "reference group" (the group to which he wishes to belong and from which he derives his values). FESTINGER'S theory was later generalised in terms of the principle of cognitive dissonance (1957) but the earlier work is more relevant to the present discussion. Handicapped people are likely to change their reference groups if they move from a state of full social functioning to one in which they are seen, and see themselves, as impaired. This change is accompanied by alterations in self-concepts and in personal behaviour which may be maladaptive for the individual.

In many illnesses, the importance of preventing the formation of disabling social attitudes on the part of the patient or his immediate social group has long been clinically recognised. VARRIER-JONES (1918) devoted his life to trying to prevent the deterioration in attitudes and self-confidence and in social habits which often accompanied chronic tuberculosis. SIMON'S work (1927, 1929) with the chronically mentally ill was motivated in a similar fashion. HOCHBAUM (1954) showed that selfconfidence could be influenced by social situations in the same way as attitudes. Confidence is likely to be an important factor affecting the social performance of handicapped people. It may be defined, in this context, as the expectation that an attitude (such as an intention to succeed in a particular course of social action) will be realised in future behaviour. KATONA (1958) put the relationship succinctly: "Expectations may be defined as subjective notions of things to come and are therefore attitudes with a future time perspective".

Very few workers have applied the theories worked out by social psychologists to practical problems in social medicine or social psychiatry. FEINTUCH (1955), a social psychologist working in Montreal, made a detailed study of attitude changes in 52 people who were difficult to place in employment because of various physical handicaps. They were given vocational guidance and individual counselling during a course in a sheltered workshop. Ratings of attitudes at admission and on discharge were made by three judges from the case-notes of each person; reliability was satisfactory. The number of days worked during the year after discharge (mean 116) was significantly greater than the number during the year before admission (average 27). Seven attitudes were found, at discharge, to be significantly associated with subsequent employment status: maintaining good work habits, giving a full day's work, use of disability as a barrier against work, self-confidence, willingness to take low wages or a low status job and willingness to do a lot of job-hunting. All seven attitudes had improved significantly during the course and it was assumed that attitude change was one of the causes of success. Many other factors, such as age, number of dependents, severity of handicap and length of previous occupation, were also related. The author concluded that the workshop provided an opportunity to try out working skills and personal relationships in a realistic industrial setting and that this demonstration, when successful, led to a gradual revision of self-concepts. In these circumstances, vocational guidance and casework became realistic instruments of re-education. Moreover, the social atmosphere of the workshop facilitated the adoption of "values and attitudes common to those of the group who were making a better adjustment". The relevance of FESTINGER's theory to these findings is obvious.

A subsequent investigation of an industrial day unit, in which disabled people undertook courses averaging six weeks in length, was based more consciously on FESTINGER's work (WING, 1966). The later stages of rehabilitation were studied in a series of 212 disabled people passing through an Industrial Rehabilitation Unit in London. Over half had primary handicaps resulting from physical illness or injury; the rest were given diagnoses of mental illness, mental retardation or personality disorder. A marked characteristic of all these individuals was a lack of confidence in their ability to obtain and hold down a job that they thought would be reasonable for them. In accordance with prediction a substantial proportion improved in this respect, both on selfrated indices and on an objective assessment by the manager of the unit. This improvement was accompanied by a decrease in self-rated anxiety and depression. Those who became confident were significantly more likely to be employed two months after leaving the unit than those who remained unconfident.

The major difference between those who improved and those who did not was in initial attitude. Those who showed, at interview during the first week in the unit, a constructive approach to their difficulties, whether or not they were emotionally distressed by them, tended to do well compared with those who had a passive or casual attitude or who showed strong but idiosyncratic and unconstructive drives. This was just as true of people given psychiatric diagnoses as of people given physical diagnoses, many of whom had a psychological overlay in addition. More people with physical diagnoses tended to have constructive attitudes. This may have been due to a more routine habit on the part of referring doctors of recognising patients with physical disabilities as candidates for industrial rehabilitation while psychiatric patients tended to be referred only as a last resort.

A theory of "social pressure" was put forward to account for the increase in confidence in people who initially had constructive attitudes. Such individuals wish to achieve a solution to the problem of their handicap and present circumstances, but have lost confidence in their ability to do so. On entry to the Industrial Rehabilitation Unit they are exposed to staff pressures to act in a confident manner and given support if they fail in this. More important, they belong to a community in which severely handicapped persons can be seen to be working without self-consciousness and with every appearance of normality. At any particular time, there is always a substantial population of individuals who have recently acquired confidence. One-third are confident throughout. Thus, the new entrant perceives a community where confidence is valued and where it is visibly attainable—even by people more handicapped than himself. The pressure to adopt the group-approved posture of selfconfidence and the behavioural traits associated with a constructive attitude is very great. Under these conditions the subject is given the opportunity to demonstrate his own abilities and a wide range of activities is available, with opportunity for trial and error. FESTINGER'S experiments show that, under conditions like these, and individual is likely to adopt the group-approved attitude (in this case, self-confidence) or, where he has it already, to intensify it. Clearly, in such circumstances, some people would be likely to become unrealistically selfconfident and this did occur in some cases whom the manager regarded as over-confident and who were mostly found to be unemployed at follow-up.

FESTINGER'S theory also explains why there was a large group (one-third of all entrants) who did not improve. The main reason was that they did not wish to join the new reference group, either because of a lack of motivation in general or because of an idiosyncratic motivation which was quite unrealistic in the circumstances. A disproportionately high number of psychiatric patients fell into these two categories. Rather longer periods of rehabilitation might have been successful in a proportion of cases, but in others the nature and severity of the handicaps was such that no return to full social performance was likely and the use of more sheltered environments seemed appropriate.

Attitude change lasted only a short time after leaving the unit if the individual did not get a job. In other words, rehabilitation consists of a series of small steps each of which must follow in close sequence if the effect of achieving the previous one is not to be lost.

Thus although the industrial rehabilitation unit would not be regarded as a "therapeutic community" in the sense of MAXWELL JONES or CLARK, there is evidence that there were measurable social influences which could be demonstrated to have useful effects. Studying the social structure and social functions of such units, even in these simple terms, may in time yield results which can be welded together into a coherent theory of social treatments. Unfortunately, very little such work has yet been undertaken and the interpretation of the few individual studies must remain speculative. Further consideration will be given to whether any generalisations can safely be drawn after work on long-stay institutions has been reviewed in the next section.

It must, of course, be pointed out that not all cultures have the same social aims as our own. To be independent, self-supporting in employment and living within a nuclear family is the common ideal in the West and it is inevitable that residential and day units with a social treatment function should take it for granted. However, as HEARNSHAW (1954) points out, "we have insufficiently realised the unusualness, and perhaps the precariousness, of the kind of attitudes to work upon which our civilisation rests".

Institutions for Long-Stay Patients

Earlier Studies

The particularly rich literature on the history and development of mental hospitals has been summarised for the United Kingdom by KATHLEEN JONES (1972), AYERS (1971) and PARRY-JONES (1972). The social organisation of mental hospitals during the "custodial" era was largely concerned, in ETZION's terms, with keeping the patients in and keeping them disciplined, at a low cost to public funds. This had always been the case. The "moral treatment" practised in many hospitals when they were first set up in the early and middle years of the nineteenth century was based on principles which would be generally accepted today (CONOLLY, 1856; DEUTSCH, 1949; BOCKOVEN, 1956; REES, 1957). The use of bleeding, purging, intimidation and restraint was generally discredited. The legal processes of admission were intended to be mainly in the patient's own interest, in order to ensure protection from exploitation, starvation and physical illtreatment. The discharge rates from many hospitals were high. However, the other aim of early legislation was to ensure that improper detention did not occur and during the later part of the nineteenth century public horror of mental institutions was such that it was virtually impossible to be admitted unless the condition was severe and often chronic. The era that followed was characterised by large and overcrowded hospitals with a high proportion of chronic wards in which long-stay patients led a restricted and inactive life.

The social characteristics of two American state hospitals which were primarily custodial in function have been described in some detail by BELKNAP (1956) and DUNHAM and WEINBERG (1960). The major function was to prevent a mentally ill individual from harming himself or others and to ensure that he could not escape. Routines of supervision and control were developed which would leave nothing to chance—hence the railed airing-courts, the locked doors, the windows that would only open two inches, and the warning whistle that every attendant carried. Given the twin facts of a large patient population and a small inadequately-trained staff, it was inevitable that procedures which were adopted for the control of a few potentially dangerous patients should be generalised to the relatively amenable majority. The same rule of economy applied to many other activities. As GOFFMAN (1961) points out, much time and trouble can be saved "if everyone's soiled clothing can be indiscriminately placed in one bundle, and laundered clothing can be redistributed, not according to ownership, but according to rough size". GOFFMAN's style and polemic are most effective in showing up the deficiencies of custodial institutions and his observation of the similarities between what he calls "total institutions" (prisons, concentration camps, monasteries, etc.) make his papers easy and interesting to read. However, his style is literary rather than scientific. His papers contain plenty of ideas but no attempt to turn them into hypotheses and test them. In particular, his tendency to leave out the concept of handicap and to assume that any abnormality seen in a long-stay patient must be due to the social circumstances in which he is living requires empirical demonstration.

BELKNAP found that the most stable elements among the staff were the least trained attendants and the maintenance staff and that these were the most influential in controlling the details of patients' lives. CUMMING and CUMMING (1956) made a similar observation. ETZIONI's classification of old-fashioned state mental hospitals as basically coercive appears to have been justified at least in part.

The movement towards reform took two main lines which at first ran parallel but apart from each other. On the one hand there was an emphasis on humane care, on meaningful domestic and industrial roles within the hospital, and on transitional settings such as hostels and sheltered workshops through which some patients could progress towards full participation in community life. Part of this development derived from the tradition of SIMON of Gutersloh (CARSTAIRS, CLARK and O'CONNOR, 1955) and the concept of "total push" (MYERSON, 1939). On the other hand, there was an emphasis on early discharge or the avoidance of admission altogether in order to prevent the accumulation of long-stay patients (MACMILLAN, 1958).

These methods were empirical and based on a revival of many of the early techniques of "moral treatment". It is still arguable how far they, rather than the introduction of new drugs such as Reserpine and Chlorpromazine, contributed to the dramatic reversal of the long-continued upward trend in mental hospital bed occupancy, which was first noticed in 1955. Since then, the number of beds occupied in mental hospitals has steadily fallen (TOOTH and BROOKE, 1961; BALDWIN, 1971; HAILEY, 1971). It seems probable that the pioneering use of social techniques began in certain British hospitals well before the national swing was noticed. The underlying statistical trends must have antedated the change in overall bed-occupancy. Pharmacotherapy then made it easier to improve social conditions in hospitals where change had not already begun.

The main long-stay inhabitants of mental hospitals have always been people with the most severe conditions; schizophrenia, mental retardation and dementia. Studies which concentrate upon the general social features of institutions such as the authority structure, or on the techniques employed to ensure conformity with the rules or to prevent escape, or even on the amount of interaction between staff and patients, have tended to leave out of account the fact that most patients are admitted because their social functioning is already impaired. Whatever happens subsequently, there is always an interaction between patient and environment, not merely a one-way action of environment on patient. Schizophrenic patients, for example, by reason of their numbers and prolonged residence, acquire, transmit and partially determine the peculiar culture of the hospital community (SOMMER, 1959) and the problem of institutionalism in mental hospitals is, in large measure, a problem of the long-term management of schizophrenia.

The empirical work which goes beyond mere clinical or sociological assertion will therefore be reviewed principally as it concerns schizophrenia[1]. The important literature on mental retardation and dementia will be considered subsequently but in less detail.

During the 1930's, over 60% of the patients first admitted to British mental hospitals with a diagnosis of schizophrenia remained there for at least two years. After that time had passed, the chance of ever being discharged alive dropped sharply (BROWN, 1960). Three-quarters of the beds in most public mental hospitals in the western world are still occupied by long-stay patients, most of them suffering from chronic schizophrenia. It is important to determine, not just what factors in the social environment make for neglect and ill-treatment, since these are

---

[1] In view of the evidence that the term "schizophrenia" is used in a wider sense by some clinicians than by others, it should be made clear that a narrow definition is used throughout this article (COOPER et al., 1972; WHO, 1973; WING, COOPER and SARTORIUS, 1974).

clearly reprehensible in any humane system of care (it is not necessary to bring scientific method to bear in order to point out inhumanity), but what factors cause preventable deterioration even in a hospital where gross abuses do not occur.

"Intrinsic" Impairments in Schizophrenia and their Reactivity to Factors in the Social Environment

Several studies have demonstrated that long-stay schizophrenic patients are often severely impaired in social performance. A survey of three hospitals by WING and BROWN (1970) suggested that about two-thirds of the long-stay schizophrenic women had symptoms that would be immediately apparent to anyone who tried to converse with them, because of delusions, or incoherence or poverty of speech.

The nature of the impairment was explored by WING and FREUDENBERG (1961), who found that severely impaired schizophrenic patients responded to social stimulation (encouragement and demonstration) from a well-known and liked charge nurse by an immediate increment in output on a simple industrial task which was maintained as long as the stimulation was kept up. As soon as the extra social stimulation was removed, output dropped to what it had been before. That the effect was *social* in nature was indicated by the fact that a control group of patients next door, who were aware of what was happening, produced an output graph on the same task which was the mirror image of that of the experimental group. Their output went down and then returned to the previous level, showing that they were aware, in spite of the severity of their disability, that they were in some way being deprived[2].

Earlier experiments had suggested that chronic schizophrenic patients could not be motivated by environmental changes when these were presented cognitively, e.g. an indication of current output or in the form of straightforward rewards for increased output (O'CONNOR and RAWNSLEY, 1959). The social element in motivation therefore appears to be crucial. The form of the response, an immediate increment or decrement following the onset or removal of the social stimulation, was quite unlike that of the learning curve that would be characteristic of mentally retarded people of a similar functional intelligence level. Increase and decrease in output was accompanied by equivalent changes in behaviour such as pacing up and down or restless fidgeting, which are alternatives to working. No change was noted, however, in behaviour outside the immediate workshop situation.

This experiment raises a number of problems about clinical disability in schizophrenia. First, it seems to be highly reactive to the social environment. Second, it is clear that what the charge nurse was doing when he gave the extra social stimulation, was to supply motivation which the patient was unable to supply of his own volition, and which was not susceptible therefore to the ordinary learning processes. Thirdly, it appeared that this added motivation had to be

---

[2] Although experimental studies of the "total push" method of treatment did not yield significant results, it was often noted that deterioration occurred in the control group (BENNETT and ROBERTSON, 1955; GALIONI et al., 1953; MAAS et al., 1951; POWDERMAKER and FRANK, 1953; SPEAR, 1960).

kept up, otherwise the patient relapsed at once into his former state. Moreover, the response to stimulus in the workshop did not generalise to behaviour in the ward; there was no transfer of training. Fourthly, "defect" behaviours such as pacing aimlessly up and down or simply sitting doing nothing, could be controlled to a considerable extent by social action. Finally, it was not clear how long extra social stimulation would have to be continued before the patient was able to take over the process of motivating himself, so that he was no longer so dependent upon his environment. The longest period of extra social stimulation during the experiment was two weeks and this was certainly not long enough. There is an analogy with physical rehabilitation, in which a joint which cannot be actively moved because of a nerve lesion is passively exercised to prevent ankylosis, in the hope that nerve regeneration will eventually take place.

The survey by WING and BROWN (1970) showed that flatness of affect, poverty of speech, social withdrawal, slowness and underactivity (the clinical poverty syndrome) was highly responsive to the social environment. The hospital with the most isolating social environment contained most withdrawn patients. Within this particular hospital, the patients exposed to the least socially stimulating environment were the most withdrawn. The most important factor appeared to be the length of time that the patient was allowed to do nothing. Clinical poverty was also related to length of stay.

Even among the least handicapped long term schizophrenic patients, from the hospital with the best social environment, a marked difference in social behaviour was observed when they were attending a local Industrial Rehabilitation Unit, compared with the behaviour of physically handicapped entrants. The schizophrenic patients were said to be less friendly, less sociable and less spontaneous (WING, BENNETT and DENHAM, 1964).

These studies of schizophrenic patients in a wide range of settings suggest that there is often a degree of chronic "negative" impairment which can be minimised to some extent by appropriate structuring of the social environment (that is, it is legitimate to speak of social treatment) but that there often remains an irreducible residuum of handicap. This will not always be the case. In their follow-up study, BROWN and his colleagues (1966) found that 55% of schizophrenic patients were functioning quite normally from a social point of view five years after first admission. Only 25% were severely handicapped. It would, however, be unrealistic and harmful to the patient and his relatives to deny the existence of a degree of handicap which may not be reducible by any means known at present. Drug treatment is much less effective for the clinical poverty syndrome than for more florid symptoms (WING, LEFF and HIRSCH, 1972).

The clinical poverty syndrome is not the only type of chronic impairment characteristic of schizophrenic patients. In fact, the best-known syndrome is of course characterised by delusions and hallucinations of a specific type. Such symptoms are less frequently seen in hospital than they are in the community, possibly because they are reactive to rather different factors in the social environment (BROWN and BIRLEY, 1968; BROWN, BIRLEY and WING, 1972; WING, LEFF and HIRSCH, 1972) which are less often found in sheltered settings. However, too precipitate or too enthusiastic attempts at rehabilitation may have a similar effect to interactions with a highly-involved relative (STONE and ELDRED, 1959; WING, BENNETT and DENHAM, 1964). A residual chronic impairment, characterised by thought disorder and a tendency to eccentric behaviour, is not uncommon. Thus one patient in a carpentry workshop was able to make a tray perfectly well except that he insisted on using only half the number of screws specified in the instructions, because he thought this would save money. Another patient had no desire to get an ordinary job, although his performance in a sheltered workshop was very good, because he said that when it was time to leave he would probably marry royalty (WING, BENNETT and DENHAM, 1964).

Since these two types of impairment—"negative", and liability to florid relapse—tend to be precipitated by rather different social circumstances (understimulation in one case and overstimulation in the other), a knowledge of the environmental circumstances in which they are minimised is an essential part of a rational plan of rehabilitation. The other part is a knowledge of the ways in which secondary handicaps develop, and this is discussed in the next section.

An individual may, of course, be impaired before he ever comes to be recognised as suffering from schizophrenia. Social withdrawal, poor cognitive and manual skills, eccentricity and a preference for a solitary manner of life are characteristic of patients even before the onset of florid illness (HARE, 1956; WARDLE, 1962; GOLDBERG and MORRISON, 1963). These are not necessarily "extrinsic" impairments since they may simply be an early manifestation of the disease process. Such previously existing impairments do, however, set limits to the level of performance which is likely to be achieved.

"Secondary" Impairments in Schizophrenia: Institutionalism

Secondary impairments are extra handicapping factors which would not have occurred but for the fact that an intrinsic impairment was present, though they are not themselves part of the intrinsic dysfunction. Probably everyone who is chronically handicapped because of illness develops secondary impairments. HEWITT (1949) found that physically disabled men who were unemployed tended to do nothing but walk the streets and read newspapers in public libraries. They frequently developed attitudes of resentment, depression and anxiety. HEWITT came to the conclusion that "the attitude of mind of the disabled man is the largest single factor in determining the prospects of future employment". Such attitudes reflect not only the clinical effects of the illness and the disabled peron's view of himself, but the opinions towards him adopted by important people in the social environment. It has not been shown that the relatives of schizophrenic patients are particularly rejecting and parents, particularly, are often very tolerant, even in the face of difficult behaviour, but their attitudes do not always reflect back to the patient the image of himself that would be most helpful to his progress. Wives and husbands are less tolerant and the divorce rate is three to four times that in the general population (BROWN et al., 1966; BROWN, BIRLEY and WING, 1970; STEVENS, 1969, 1972). OLSHANSKY, GROB and MALAMUD (1958) have shown how important the attitudes of employers are.

Perhaps the most obvious example of the development of secondary handicaps in schizophrenia is "institutionalism". This is a condition of gradually increasing dependence on a protected environment, so that the institutional way of life eventually replaces and precludes any active participation in the general community. In the final stage, the individual has no further desire to leave. Clearly the more the sheltered unit approximates to the "total" institution described by GOFFMAN (1961) the more likely this condition will be. Probably the severely handicapped are more liable to it and particularly those who had rather little interest in social life and rather few social skills even before they entered the institution. However, THOMAS MANN's long and claustrophobic story, *The Magic Mountain*, describes in convincing detail how a passive but quite normal young man succumbs to the processes of institutionalism in a tuberculosis sanatorium and loses all will to return to the world outside. Many other descriptions of gradual adaptation to institutional life have been published. There are also remarkable accounts of how particularly resistant individuals have survived with personality and social adaptability intact. Edith Bone, for example, gave an account of seven years spent in solitary confinement. If the liveliness of her writing is anything to go by, she can have suffered very little diminution of personality during this time and indeed she found an extraordinary variety of ways in which to keep her mind alert and occupied. In general, however, one would expect that the longer an individual had been exposed to a deadening routine the more likely he would be to show traits of institutionalism.

WING (1962) found that the longer a schizophrenic patient had been in hospital the less likely he was to want to leave. This was true independently of age, sex, clinical condition and previous occupation. In a subsequent replication, WING and BROWN (1970) confirmed these results. They also found that there was rather little difference in attitude to discharge between patients in three different hospitals, in spite of the differences in the social environment provided. Other characteristics also depended on length of stay; fewer visitors came, the patient was less likely to have information about what was going on outside the hospital, less likely to have gone out recently, less likely to know how much the current price of a postage stamp was, less likely to have his own personal possessions, and so on. It is not surprising, therefore, that the longer an individual had been in hospital, the less likely he was to have any plans for a future outside. This is the core of institutionalism. It was established during the follow-up that those who did wish to leave were, in fact, much more likely to do so, so that it is clear that attitudes did affect behaviour.

Here then is the second component in rehabilitation; the prevention of disablement due to secondary impairments such as institutionalism. It should be remembered that institutionalism is only one, particularly severe, secondary cause of disablement. There are equivalents outside the hospital such as was evident in the patient with a catatonic form of schizophrenia who was admitted, mute and incontinent, after living for twenty years in an attic which he had never left until the death of the relative who looked after him.

In a recent study, WING and her colleagues interviewed all the schizophrenic patients living in the area of Camberwell in south-east London, who had been unemployed for a year or more although they were of employable age. None *was in hospital. Their secondary handicaps were severe.* Many were quite content with an aimless and inactive existence, wandering the streets or staying in their room at home, and would not consider the idea of attending a rehabilitation workshop. This was a different form of secondary handicap but the principles of development and the effects on social performance were the same as in the case of institutionalism developing in hospital (L. WING et al., 1972).

Perhaps the most obvious indication that environmental pressures are requiring the long-stay patient to play a social role which is maladaptive so far as life outside is concerned may be found in a simple list of personal possessions. One-third of the patients in one of the hospitals studied by WING and BROWN had no personal possessions at all, not even a toothbrush. The criterion for personal possessions was continuous and sole use; for example, if a dress was marked with the patient's name and returned to her after laundering it was regarded as hers even if it was hospital issue. Such lists have an importance which goes beyond the mere cataloguing of differences between hospitals. Performance of a female role requires the availability of accessories such as handbags and make-up, the use of potentially dangerous instruments such as needles, scissors and mirrors and the expression of individuality in clothing (MORGAN and CUSHING, 1966). An imposed pauperism has been characteristic of many large mental hospitals throughout the world and has contributed to educating the inmates in a concept of themselves as inferior beings who are unfit to live outside. When such secondary impairments are added to those which are part of the illness, themselves exaggerated by the social conditions in which the patients live, it is understandable that an attitude of hopelessness about the prognosis of schizophrenia should have been generally adopted.

In fact, as one of the other hospitals in the survey by WING and BROWN illustrates, pauperism and neglect are completely unnecessary. Allowing and encouraging patients to play more acceptable social roles within the hospital will not necessarily change their attitudes to discharge, since this depends upon practising other skills—going on public transport, talking to strangers, working outside, and so on—but at least it will provide a basis on which a gradual reintroduction to life outside becomes possible.

Benign Institutional Influences in Schizophrenia: Rehabilitation

The foregoing discussion of intrinsic and secondary impairments in schizophrenia has indicated how very responsive to the social environment the condition is and therefore makes it possible to specify how institutions can influence the residents or day attenders for better or for worse. Administrative or community therapy is therefore best seen in terms of techniques of preventing the harmful influences and maximising the benign ones. Rehabilitation and social treatment are part of this process.

The clinical poverty syndrome shown by schizophrenic patients is made worse by lack of social stimulation from outside. This stimulation has to be kept up over long periods even in the face of lack of progress. On the other hand, it must not be too enthusiastic or the opposite process of overstimulation will occur, with the appearance of florid symptoms. In fact, even everyday stresses, which most people take in their stride, or chronic family tensions, may be sufficient to cause a relapse. The schizophrenic patient thus has to walk a tightrope between two sets of unfavourable social conditions. What he needs for optimal stability is a structured environment that provides steady but neutral and acceptable stimulation to perform up to an attainable standard, both socially and occupationally. It is possible to imagine many different kinds of community where these conditions might obtain, depending on the cultural norms of the society in which the patient lives.

In the mental hospital all the various activities of everyday life are carried out within a complex of buildings and sheltered gardens or courts which are all placed together on one site. We shall consider in a later section whether it is feasible to separate the various functions of a mental hospital into groups which can be carried out on geographically separate sites so that the main institution disappears altogether. For the moment it will be convenient to concentrate discussion particularly on the activities of daily living within the mental hospital.

In industrially developed countries, "work therapy" has arisen to meet the needs of long-stay schizophrenic patients during the daytime (CARSTAIRS, O'CONNOR and RAWNSLEY, 1956; BENNETT, 1972). The discussion that follows is concerned mainly with the functions of workshops but the principles enunciated can readily be applied to other types of working situation. Routines in rehabilitation and sheltered workshops can all too easily become stereotyped and unthinking so that, although better than allowing total inactivity, they cease to be specific and rational means of advancement towards a goal. A rehabilitation or sheltered workshop should have five main functions; assessment, treatment, education, occupation and prevention. It is only by continuous assessment that a plan of rehabilitation can be maintained, updated and executed. Social treatment (that is, the application of social procedures with the deliberate aim of reducing clinical impairment) will be most successful if the schizophrenic patient has some control over the level of social stimulation to which he is exposed; if supervision is emotionally neutral but normative, that is, if the standard expected is within the patient's reach, constantly revised, relevant to the patient's own values and also to the values of the social group to which he wishes to belong; and if the stimulation is kept up for a sufficiently lengthy period of time. The term "education" covers a wide range of normative and instrumental activities designed to get the individual to accept certain standards of quality: of behaviour, of appearance, of manners, of timekeeping, of relationships with other workers and with supervisors, of work output and finish. Practice in role-playing is one of the most useful functions of the workshop. The individual is no longer a patient; he becomes a worker. His attitudes towards himself change accordingly. His pay, no matter how small, contributes to his self-esteem as well as to his pocket. When it becomes more substantial he can actually contribute towards the cost of his stay, a salutary lesson in pride and in economics. The full rate should be paid for the work done. Even lowly work such as labouring in the grounds of the hospital or work in the main kitchen should be done under the same conditions of service and paid for at the same rate which a worker of similar competence from outside the hospital would expect. This is the ideal. In the early stages it will often be necessary to encourage motivation in an apathetic patient by using more creative and personal techniques (FREEMAN, CAMERON and MCGHIE, 1955). If successful, however, these methods simply suffice to recall the attention of the patient to the ordinary social world which he will rejoin if he is successfully resettled.

Some of the practical problems in running sheltered and rehabilitation workshops—supply of work, type of work, management, supervision, staffing, pay, administration, relations with trade unions, mixing of patients, etc. have been discussed by BENNETT and WING (1963). A range of occupational facilities is required, so that the needs of the most severely handicapped who need more individual attention and injection of motivation from the outside, as well as those who need practice in working up to a full working week prior to independent resettlement, can be catered for (EARLY, 1965).

The advantages for this latter group of attending a workshop where these principles were put into practice, and where physically handicapped people were in a majority, were demonstrated by WING and his colleagues (WING, 1960; WING, BENNETT and DENHAM, 1964), at least for schizophrenic patients whose handicaps were of moderate severity. Attitudes towards work improved considerably and the improvement was related to employment status at follow-up. Out of 45 moderately-handicapped long-stay schizophrenic patients who attended a local Industrial Rehabilitation Unit, run mainly for physically handicapped people, 21 were working satisfactorily one year after discharge from the Unit. Nine of these were working in Remploy factories[3]; their adjustment was quite as good as that of matched physically-handicapped controls. It was also demonstrated in this project that adequate social and vocational preparation in the mental hospital, before the patients attended the IRU, decreased the likelihood of adverse reactions from overstimulation and increased the proportion of patients likely to benefit from the course. This preparation requires skilled hospital staff.

These vocational techniques thus serve the purposes of treatment and of prevention. The latter function should never be forgotten. Rehabilitation in chronic schizophrenia consists of a long series of small steps, each depending on the success of the previous one, but often with long periods in between when no progress appears to be made. However the benign social pressures *must* be kept up because they prevent progress from being lost. Skilled staff understand that a therapeutic process is at work all the time and that a lack of deterioration is evidence that treatment is being successful.

Experiments such as these indicate that rehabilitation and sheltered workshops have the important function of reducing intrinsic and secondary disabilities as well as providing occupation and training. The studies of an outside Industrial Rehabilitation Unit also illustrated three important processes which would be more difficult to incorporate in a hospital unit: (i) demonstration of working ability in a realistic setting; (ii) presence of a large majority of non-psychiatric and non-institutionalised workers; (iii) deliberate inculcation of good working habits—time-keeping, workshop behaviour, high standard of finish, and so on. Such outside units, together with sheltered units in factories such as those de-

---

[3] Remploy runs a system of sheltered factories mostly for physically handicapped people, subsidised by the British Department of Employment.

scribed in the USSR (MELEHOV, GROSSMAN and PETRUNEK, 1970), complete the range of day-time facilities required.

This discussion has focussed on activities of daily living, with special reference to occupation. Similar principles apply outside working hours, in the evenings and at weekends, and also to the provision of residential accommodation. Further consideration will be given to these matters in a later section on the "new long-stay". First, however, the literature on institutional influences on conditions other than schizophrenia will be briefly considered.

Institutional Influences on Conditions other than Schizophrenia

In a pioneering study, TIZARD showed that severely mentally retarded children, transferred from a hospital ward to a home-like environment in which "houseparents" looked after a small family of mixed ages and sexes, made more satisfactory progress than matched controls who remained behind in hospital (LYLE, 1959, 1960; TIZARD, 1960, 1964). Since then several scientific studies have illuminated and extended these observations with the result that the principles of care for the mentally retarded are beginning to be laid down in some detail. When finally delineated and applied, these principles should both prevent harm being done (i.e. intrinsic and secondary handicaps will be confined to the irreducible minimum) and ensure the optimum use of assets in order to circumvent the disability that inevitably remains.

KING and RAYNES (1968) developed a Child Management Scale which was based partly on the ideas of GOFFMAN (1961). Four areas of life in residential units were measured: rigidity, block treatment, depersonalisation and social distance. By using such scales, it was possible to show that hospitals were institutionally-oriented as compared with local authority hostels which were much more child-oriented, even though the children being cared for were comparable in terms of age, intelligence quotient and severity of physical handicap in the two kinds of unit (KING and RAYNES, 1968; KING, RAYNES and TIZARD, 1971). The important variables appeared to be the amount of time actually spent with the children and the type of role adopted by the staff. In the hospitals, the nurses spent more time on administrative and routine work which was not necessarily child-oriented, while in the hostels the staff spent more time in activities with the children. Training seemed to have much to do with these differences but factors such as the size of unit did not seem to be particularly important.

KUSHLICK (1966, 1970, 1973) has also approached these problems scientifically, using a combination of epidemiological and experimental techniques to evaluate a plan of care which envisages the eventual replacement of large institutions by a complex of homes, hostels and day units. This work is concerned with the problems of adults as well as with those of children. A similar approach is being used by WING and CORBETT in south-east London (CORBETT and WING, 1972; L. WING et al., 1972).

It has yet to be demonstrated in detail how far client-oriented care actually decreases unnecessary intrinsic impairment and prevents the development of unnecessary secondary impairment, but there is sufficient evidence already to make it appear probable that a theoretical basis for increasing the benign influences and decreasing the harmful influences of the social environment will eventually be laid down (KING, 1973).

The interactions between intrinsic and secondary handicap, on the one hand, and social environment on the other, are well illustrated by the special problems of early childhood autism, in which some of the problems of mental retardation and some of the problems of language disorders are combined. All the institutional problems which have been described for schizophrenia are evident, although the nature of the intrinsic disability is quite different. The way in which biological, psychological and social techniques can be combined to reduce handicap and maximise the chances of an enjoyable and socially useful life are beginning to be laid down in considerable detail (PETERS, 1974; RUTTER, 1972; WING, 1966, 1973).

The literature on senile and presenile dementia, on epilepsy and on the severe chronic neuroses is less advanced but preliminary work suggests that the principles involved are much the same as those discussed earlier in this chapter. In each case, the precise nature of the intrinsic handicaps is the chief differentiating factor, determining, together with any extrinsic factors and the extent to which secondary impairments are allowed to develop, what the degree of social disablement will be. There is no doubt that institutionalism can occur, as a severely disabling type of secondary handicap, in all these conditions. These conclusions, however, are based on survey work rather than in experiments and the precise details have yet to be elaborated (SHANAS et al., 1968; TOWNSEND, 1962).

Conclusions Concerning the Effects of Institutions on Long-Stay Patients

This brief survey of the scientific literature suggests that there are points of similarity in the way that institutions ought to be run in order to ensure that disablement remains minimal. Each condition has its own characteristic intrinsic impairments. Learning problems are not the same in schizophrenia as in Down's disease; trying to prevent selfneglect in an individual with senile dementia is not like trying to teach an autistic child the elements of hygiene. Treating psychiatrically handicapped people as though they all had different degrees of the same fundamental handicap is itself likely to lead to a form of institutionalism; one which is entirely iatrogenic. The basic rule of social treatment is that the condition to be treated must be recognised. The kind of active social stimulation which a severely handicapped schizophrenic patient needs must be kept up over a long period of time even in the face of little apparent progress. To create a social environment in which staff will appreciate this need and will continue to supply extra social stimulation requires administrative as well as social skills.

When the principles of preventing secondary handicaps are also applied so that pauperism and neglect (let alone ill-treatment) do not occur and secondary impairments such as institutionalism are maintained at the irreducible minimum, it is possible to talk rationally of a "therapeutic community" for chronically handicapped people. WING and BROWN (1970) suggested that the main differences between the social environments of the three hospitals they studied, which appeared so important in determining the clinical condition of the long-stay patients, could have been predicted from a knowledge of the three psychiatrists in charge, who set the tone for their respective communities. The studies lasted from 1960 to 1968. At one of the hospitals, the one where there was most room for improvement, social conditions continued to get better throughout the period although the rate of improvement was not so marked towards the end. At the other two, there was a definite fall-off after an initial improvement, so that the final level, though still superior to most hospitals, was little different from what it had been in 1960. This shows how difficult it is to maintain social innovations.

Two kinds of explanation suggest themselves. The effect of age might be invoked, although this variable seems to have been of surprisingly little significance throughout the analysis. In fact, the same trends could be seen in patients under the age of 45. Even in 1968, more than half the patients were under 60 and one-third were under 50. The second kind of explanation is, in some ways, more disheartening; that the therapists (doctors, nurses, occupational therapists and social workers) began to feel, at different turning points in different hospitals, that they had done as much as they could and should begin to turn their attention towards other priorities. With the full flowering of the early discharge policy mentioned in an earlier section, with the admission rate steadily rising, with out-patient, day patient and domiciliary services all presenting increasing demands, with psychogeriatric work taking up a larger and larger proportion of clinical time, the attention that doctors, nurses, occupational therapists and social workers can give to long-stay patients and the number of staff who can be spared for rehabilitation, must inevitably diminish.

Whatever the reason, it appeared that reform itself might have a natural history and an end. Constant vigilance and a high morale are necessary in order to keep intrinsic and secondary handicaps at a minimal level. At the end of the eight-years period of study the three hospitals surveyed by WING and BROWN represented a fairly high standard of care even if it did not appear that they were likely to improve much further. The most emotive charge against mental hospitals which are not up to this high standard is no longer that of pauperism or institutionalism but of cruelty and neglect. Complaints made about a few British hospitals for the mentally ill or the mentally retarded were investigated by specially appointed Committees of Inquiry (1969, 1971, 1972). Their reports made it clear that cruelty was rare in these hospitals but neglect not uncommon. Low standards of training and skill among nursing staff, poor morale, lack of leadership and absence of clearly defined lines of responsibility from the management committee (whose function it is to represent patients), and from administrators, senior doctors and nurses, were the factors held responsible. In these circumstances it was possible for pockets of authoritarianism, bullying, neglect and delinquency to develop (or persist from the old days), with the passive acquiescence or ignorance of the decent majority.

It should not be necessary, after the discussion in earlier sections, to point out that to react to such revelations by deciding to close mental institutions altogether will not solve the problem. Institutions may, if the principles of *social treatment and rehabilitation are not taken into account*, make disablement worse than it need be, but they do not create schizophrenia or mental retardation or dementia (assuming these terms are used properly) in the first place. Nor will closing the mental hospitals prevent these conditions from occurring.

Thus the lesson to be learned from a consideration of the longterm hospital treatment of the mentally ill and retarded can be generalised to any social environment in which such people may be cared for. The principles of interaction between the individual, the disease and the environment hold true in general, and planning the sociomedical services of a given geographical area must take them into account (WING, 1973). In the next section, the alternative services will be considered which might substitute for the mental hospital in the case of people who still become long-stay under present-day conditions.

The "New" Long-Stay: Alternative Sheltered Environments

There is now good evidence that, parallel to the decrease in the number of beds occupied by long-stay patients in British mental hospitals, there is an increase in the number of long-stay patients in hostels and day units. This latter group may be called the "new" long stay. HASSALL, GATH and CROSS (1972) found that 40% of the patients in day hospitals in the Birmingham region had been attending for one year or longer. At follow-up one year later, 60% of the same patients were still attending. WING and HAILEY (1972) described the same phenomenon, not only in day hospitals but in local authority and voluntary day centres and in hospitals. Half of the patients from one geographical area in south-east London who were receiving any form of day care had been attending for more than a year. It is too early to predict how long this accumulation will continue or what its consequences will be but it is fairly clear that it is a consequence of the policy, generally accepted in Britain, to geographically and administratively fragment the functions of the mental hospital so that they are carried out by smaller, more specialised agencies not all on the same site. APTE (1968) pointed out that the local authority social service departments and the voluntary organisations which took over responsibility when the patient left hospital tended to adopt the philosophy that hostels and daycentres should be "transitional" facilities. They have been influenced by the current social reaction against the "medical model" to the extent that they expect a brief period of social readjustment to be sufficient for the client to be able to move on to a situation in which he is self-supporting. When this does not occur, there is a natural tendency to disappointment and disillusion. This is remarkably like the situation which affected British mental hospitals a hundred years ago when they abandoned an optimistic therapeutic orientation for a custodial one. However, it appears that the principles of social treatment, rehabilitation and management of handicapped people are much the same whatever the unit they are living in or attending is called. To summarise; the factors that must be avoided are social isolation (due to geographical remoteness, large size, poor staffing), stigma (prejudiced labelling), institutionalism, pauperism, neglect and ill-treatment. The studies by TOWNSEND (1962), MOUNTNEY (1965), APTE (1968) and FLETCHER (1970) leave no doubt that residential or day accommodation provided by social service departments or voluntary bodies carries the same danger as that provided in hospitals. The methods of prevention are therefore the same.

The new British plan for the psychiatric services is strikingly imaginative and innovative. It is proposed to set up psychiatric units in general hospitals for all mentally ill patients who need only a short stay. All the rest will be looked after in a range of sheltered environments, most of which will not be on the hospital site but will be administered by the social rather than the medical services. If the principles described in this chapter are used as a basis for planning the new local units, the advantages of good mental hospitals will be taken over without the disadvantages of bad mental hospitals but this can only be achieved by well-trained staff applying the appropriate principles (BROTHWOOD, 1973).

There will remain a large area of overlap between the medical and the social services, since every problem concerning handicap has inseparable medical and social components. This is well-illustrated by studies of long-stay patients newly accumulating in mental hospitals. On 31 December 1970, 227 per 100,000 of the population of England and Wales were resident in a mental hospital and nearly three-quarters of them had been there for more than a year (DHSS, 1972). Those who had been resident for more than one but less than three years comprised 31.5 per 100,000. This group was studied in a sample of mental hospitals by MANN and her colleagues (MANN and SPROULE, 1972; MANN and CREE, unpublished work). Only about one-third of the 'new' long-stay patients aged under 65 appear to need further medical treatment or nursing care for the symptoms or handicaps of functional mental illness. (This includes a small group of patients who present "security" problems.) There is, however, a substantial group of patients (about one fifth) with presenile organic conditions, including epilepsy, who certainly need sheltered conditions with a fair degree of medical supervision. There is also a group (5%) of people who ought to be looked after in more specialised settings — for the blind, deaf, mentally retarded, etc. About one-quarter need well-supervised residential accommodation but the treatment and care required do not *necessitate* a hospital environment. Finally, there is a group (8%) who need less supervised residential settings. Very few would be able to live at home. Moreover, in contrast to what was found in previous studies of long-stay patients (WING, 1962; WING and BROWN, 1970), a large proportion of patients already expressed a wish to remain in hospital, even though they had been there a comparatively short time. This was presumably due to the fact that nowadays only highly selected and vulnerable people become long-stay.

Above the age of 65, the "new" long-stay group includes a much higher proportion of people with severe senile dementia, who need general nursing and medical care as well as social rehabilitation and practice in the activities of everyday living. The mental hospital does not appear to be the ideal environment in which to give such treatment though excellent individual models have been developed in certain mental hospitals (ARIE, 1970).

The weak point of most psychiatric care systems is the standard of care provided for the chronically handicapped. This is true in every country. The thorough after-care in the Soviet dispensary system has been well documented, although not yet evaluated (KABANOV and VOLOVIK, 1972; MELEHOV, 1968; MELEHOV, GROSSMAN and PETRUNEK, 1970). The question of whether it is possible to avoid harmful institutional influences by using new models of service must therefore remain an open one. At least, however, the main lines that evaluation should take are now laid down.

The problems of organising and administering a complex of social and medical units in order to provide a responsible, integrated and efficient service for a given geographical area do not fall within the scope of this chapter. Nevertheless, these problems are as important as any others in determining the effectiveness of individual units. Criticisms of the mental health centre and state hospital systems in the United States, for example, demonstrate how much the functioning of each unit depends upon the organisation (CUMMING, 1968; GOLDBERG, 1972). The National Health Services in the United Kingdom and the Soviet Union and the national services in the Scandinavian countries have been planned on the assumption that groups of isolated units are unlikely to be able to act in the interests of the majority of the population.

Summary and Conclusions

Institutions are complex organisations with many functions. No single theory is likely to be able to comprehend all the ways in which mental disorders may be exacerbated or minimised, precipitated or prevented, by the social processes which characterise psychiatric institutions, centres or units. It is therefore necessary to break down the problem of institutional influence into more manageable fragments. For the purposes of the present article, three main aspects have been selected for study; the effects of admission to hospital on people with acute illnesses, the theory and practice of the "therapeutic community", and the problems associated with a prolonged stay in a mental hospital.

In each case, it is necessary to consider what is meant by psychiatric morbidity, since this is the criterion against which the success or failure of the institution is judged. The degree of impairment of social competence shown by a given individual at a given time is called "disablement". It is suggested that disablement has three components. In the first place, many mental disorders carry the risk that chronic "intrinsic" impairments of psychological functioning will develop; schizophrenia, dementia and Down's disease are examples. These impairments may be made worse or better by environmental circumstances. Secondly, it is suggested that, whenever an individual suffers from chronic "intrinsic" impairments, additional "secondary" impairments are likely to accumulate as well. These are seen in personal attitudes and habits and in reactions to the social environment. Severe secondary impairments may accompany moderate or even minor degrees of intrinsic impairment and are then the major focus for social treatment. "Institutionalism" in mental hospitals is an example. The third component in disablement is "extrinsic" in the sense that it often exists before illness has been recognised at all. Poor social skills due to poverty, to lack of education or vocational training, or to an unsociable personality, may obviously have a potentiating effect on other varieties of impairment. The condition of disablement is the result of all these three factors operating together. Institutional influences may affect each component in different ways and a scientific social psychiatry must attempt to consider all the elements separately before any attempt is made to lay down principles for maximising beneficial institutional influences and minimising adverse ones.

So far as the first topic, that of admission to hospital, is concerned, it seems likely that the adverse effects of a relatively short stay are likely to come mainly from the selection of the wrong people for admission. Several studies have suggested that treatment could often be given equally well in day hospital or outpatient clinic. Other studies indicate that appeal procedures against compulsory admission could be improved. Although "labelling theory" is too sweeping in its claim that admission to hospital usually does more harm than good, the first principle of medicine, to do no harm, requires a recognition among doctors that admission to hospital carries more implications than simply a need for treatment. Indeed, the indications for admission are nearly always social rather than medical.

The second topic, that of the "therapeutic community", has quite different implications, since the name itself suggests that beneficial rather than harmful effects come from exposure to such an institutional environment. In fact, the scientific literature is rather sparse. Considerable claims have been made but very little confirmatory work is yet forthcoming. However, it seems probable that secondary impairments resulting from maladaptive attitudes and habits can be reduced by environmental action and that theories from the field of social psychology may prove of practical value in guiding the construction of therapeutic environments.

The third area, that of institutional influences on long-stay patients, has been most thoroughly investigated. There is good evidence that intrinsic impairments in conditions such as schizophrenia, mental retardation, early childhood autism and probably dementia, can be increased or decreased by the action of social pressures. When the intrinsic impairment is not of overwhelming severity, secondary impairments are of great importance and can also be exacerbated or minimised by environmental action. Rational social treatment (including long-term management and rehabilitation), depends upon recognising the particular pattern of impairments present in any individual case.

Since many chronically handicapped people are now accumulating in settings other than psychiatric hospitals, it is important to realise that the principles of social treatment are the same in day hospitals, day centres, hostels, sheltered workshops and the individual's own home. Any social group in which these principles are applied may be termed "therapeutic". Quite often, it will be necessary to prescribe a succession of different therapeutic environments as the predominant type of impairment changes. Thus the concept of a single type of "therapeutic community" is likely to give way to a more complicated but more flexible approach which recognises a diversity of needs in different patients and that an environment which is helpful for one person may actually hinder the resettlement of another. In this way, through the study of institutional influences on mental disorders, the basis of a scientific social psychiatry is now beginning to appear.

References

Apte, R.Z.: Halfway houses. London: Bell 1968.
Ayers, G.M.: England's first state hospitals, 1867–1930. London: Wellcome Institute of the History of Medicine 1971.
Back, K.W.: Influence through social communication. J. abnorm. soc. Psychol. **46**, 9 (1951).
Baldwin, J.A.: The mental hospital in the psychiatric service: A case-register study. London: O.U.P. 1971.
Belknap, I.: Human problems of a state mental hospital. New York: McGraw Hill 1956.
Bennett, D.: The value of work in psychiatric rehabilitation. Soc. Psychiat. **5**, 224–230 (1970).
Bennett, D.H., Robertson, J.P.S.: The effects of habit training on chronic schizophrenic patients. J. ment. Sci. **101**, 664–672 (1955).
Bennett, D.H., Wing, J.K.: Sheltered workshops for the psychiatrically handicapped. In: Trends in the mental health services, eds.: Freeman, H., and Farndale, J. London: Pergamon Press 1963.
Bion, W.R., Rickman, J.: Intra-group tensions in therapy. Lancet **1943 II**, 678.
Bockoven, J.S.: Moral treatment in American psychiatry. J. nerv. ment. Dis. **124**, 167 (1956).
Brehm, J., Festinger, L.: Pressures toward uniformity of performance in groups. Hum. Relat. **10**, 85 (1957).
Brothwood, J.: The development of a national policy. In: Policy for action, eds.: Cawley, R., and MacLachlan, G. London: Oxford University Press 1973.
Brown, G.W.: Length of hospital stay and schizophrenia: a review of statistical studies. Acta psychiat. neurol. scand. **35**, 414 (1960).
Brown, G.W., Birley, J.L.T.: Crisis and life changes and the onset of schizophrenia. J. Hlth hum. Behav. **9**, 203–214 (1968).
Brown, G.W., Birley, J.L.T., Wing, J.K.: Influence of family life on the course of schizophrenic disorders: a replication. Brit. J. Psychiat. **121**, 241–258 (1972).
Brown, G.W., Bone, M., Dalison, B., Wing, J.K.: Schizophrenia and social care. London: Oxford University Press 1966.
Carstairs, G.M., Clark, D., O'Connor, N.: Occupational treatment of chronic psychotics. Lancet **1955 II**, 1025–1030
Carstairs, G.M., O'Connor, N., Rawnsley, K.: The organisation of a hospital workshop for chronic psychotic patients. Brit. J. prev. soc. Med. **10**, 136 (1956).
Cartwright, D.: Some principles of mass persuasion. Hum. Relat. **2**, 253 (1949).
Clark, D.H.: Functions of the mental hospital. Lancet **1956 II**, 1005.
Clark, D.H.: Administrative therapy. London: Tavistock Publications 1964.
Clark, D.H., Hooper, D.F., Oram, E.G.: Creating a therapeutic community in a psychiatric ward. Hum. Relat. **15**, 123 (1961).
Committee of Inquiry into Allegations of Ill-Treatment of Patients and other Irregularities at the Ely Hospital, Cardiff: Cmnd. 3975. London: H.M.S.O. 1969.
Committee of Inquiry into Conditions at Farleigh Hospital: Cmnd. 4557. London: H.M.S.O. 1971.
Committee of Inquiry into Conditions at Whittingham Hospital: Cmnd. 4861. London: H.M.S.O. 1972.
Conolly, J.: The treatment of the insane without mechanical restraints. London: Smith, Elder and Co. 1856.
Cooper, J.E., Kendell, R.E., Gurland, B.J., Sharpe, L., Copeland, J.R.M., Simon, R.: Psychiatric diagnosis in New York and London. London: Oxford University Press 1972.
Corbett, J., Wing, L.: A plan for a comprehensive service for the mentally retarded. In: Evaluating a community psychiatric service, eds.: Wing, J.K., and Hailey, A. London: Oxford University Press 1972.
Cross, K.W., Hassall, C., Gath, D.: Psychiatric day-care — the new chronic population? Brit. J. prev. soc. Med. **26**, 199–204 (1972).
Cumming, E.: Community psychiatry in a divided labor. In: Social psychiatry, eds.: Zubin, J., and Freyhan, F.A. New York: Grune and Stratton 1968.
Cumming, J., Cumming, E.: The locus of power in a large mental hospital. Psychiat. **19**, 361 (1956).
Denber, H.C.B.: Research conference on therapeutic community. Springfield, Illinois: Thomas 1960.
Department of Health and Social Security: Psychiatric hospitals and units in England and Wales:

In-patient statistics from the mental health enquiry for the year 1970. Stat. and Res. Rep. Series No. 4. London: H.M.S.O. 1972.

DEUTSCH, A.: The mentally ill in America. New York: Columbia University Press 1949.

DUNHAM, H.W., WEINBERG, S.K.: Culture of the state mental hospital. Detroit: Wayne State University Press 1960.

EARLY, D.: Domestic resettlement and economic rehabilitation. In: Psychiatric hospital care, ed: FREEMAN, H. London: Balliere, Tindall and Cassell 1965.

ETZIONI, A.: A comparative analysis of complex organisations. Glencoe: The Free Press 1961.

FEINTUCH, A.: Improving the employability and attitudes of "difficult-to-place" persons. Psychol. Monogr. Gen. and App. **69**, No. 7 (1955).

FESTINGER, L.: Informal social communication. Psychol. Rev. **57**, 271 (1950).

FESTINGER, L.: Social psychology and group processes. Ann. Rev. Psychol. **6**, 187 (1955).

FESTINGER, L.: A theory of cognitive dissonance. Evanston: Row, Peterson 1957.

FESTINGER, L., KELLY, H.H.: Changing attitudes through social contacts. Research Center for Group Dynamics, Institute for Social Research, University of Michigan 1951.

FLETCHER, J.C.: Mental health hostels: Progress and problems. Working Papers No. 2. Aylesbury: Buckinghamshire County Council 1970.

FOULKES, S.H.: Introduction to group analytic psychotherapy. London: Heinemann 1948.

FOX, R., RUTTER, M., SMITH, E.B.O.: Psychiatric day hospitals. Lancet **1960 I**, 824.

FREEMAN, H.E., SIMMONDS, O.G.: Mental patients in the community Amer. soc. Rev. **23**, 147 (1959).

FREEMAN, T., CAMERON, J.L., McGHIE, A.: Chronic schizophrenia. London: Tavistock Publications 1958.

GALIONI, E.F., ADAMS, F.H., TALLMAN, F.F.: Intensive treatment of back-ward patients. A controlled pilot study. Amer. J. Psychiat. 109, 576 (1953).

GLEISNER, J., HEWETT, S., MANN, S.: Reasons for admission to hospital. In: Evaluating a community psychiatric service, eds.: WING, J.K., and HAILEY, A.M. London: Oxford University Press 1972.

GOFFMAN, E.: The moral career of the mental patient. Psychiat. **22**, 123 (1959).

GOFFMAN, E.: On the characteristics of total institutions. In: The prison, ed.: D.R. CRESSEY. New York: Holt, Rinehart and Winston 1961.

GOLDBERG, D.: The scope and limitations of community psychiatry. In: The role of drugs in community psychiatry, ed.: SHAGASS, C. Mod. Prob. Pharmacopsychiat. **6**, 5 (1971).

GOLDBERG, E.M., MORRISON, S.L.: Schizophrenia and social class. Brit. J. Psychiat. **109**, 785-802 (1963).

GRAD, J., SAINSBURY, P.: Evaluating the community psychiatric service in Chichester: Results. In: Evaluating the effectiveness of mental health services, ed.: GRUENBERG, E.M. Milbank Mem. Fund Quart. **44**, 246 (1966).

GREENBLATT, M., LEWISON, D.J., WILLIAMS, R.N.: The patient and the mental hospital. Glencoe, Illinois: Free Press 1957.

GREENBLATT, M., YORK, R.H., BROWN, E.L.: From custodial to therapeutic patient care in mental hospitals. New York: Russell Sage Foundation 1955.

GREENLAND, C.: Mental illness and civil liberty. Occas. Papers on Soc. Admin. No. 38. London: Bell 1970.

GUY, W., GROSS, M., HOGARTY, G.E., DENNIS, H.: A controlled evaluation of day hospital effectiveness. Arch. gen. Psychiat. **20**, 329 (1969).

HAILEY, A.M.: Long-stay psychiatric in-patients: a study based on the Camberwell register. Psychol. Med. **1**, 128–142 (1971).

HARE, E.H.: Mental illness and social conditions in Bristol. J. ment. Sci. **102**, 349–357 (1956).

HEARNSHAW, L.S.: Attitudes to work. Occup. Psychol. **28**, 129 (1954).

HOCHBAUM, G.M.: The relation between group members' self-confidence and their reactions to group pressure to uniformity. Amer. soc. Rev. **19**, 678 (1954).

HOOPER, D.F.: Changing the milieu in a psychiatric ward. Hum. Relat. **15**, 111 (1962).

JONES, K.: A history of the mental health services. London: Routledge 1972.

JONES, M.: Social psychiatry. London: Tavistock 1952.

JONES, M.: Social psychiatry in the community, in hospitals and in prisons. Springfield, Illinois: Thomas 1962.

JONES, M.: Beyond the therapeutic community. New Haven: Yale University Press 1968.

KABANOV, M.M., VOLOVIK, V.M. (eds.): Rehabilitation of the mentally ill. Translation of Soviet Neur. Psychiat., vol. 5. New York: International Arts and Sciences Press 1972–73.

KATONA, G.: Attitude change: instability of response and acquisition of experience. Psychol. Monogr. Gen. and App. **72**, No. 10 (1958).
KESSEL, N., HASSALL, C.: Psychiatric out-patients in Plymouth — an area service analysed. Brit. J. Psychiat. **111**, 10 (1965).
KESSELL, N., HASSALL, C.: Evaluation of the functioning of the Plymouth Nuffield Clinic. Brit. J. Psychiat. **118**, 305 (1971).
KING, R.D.: Alternatives to the hospital for the residential care of the mentally retarded. In: Roots of evaluation: An epidemiological basis for planning psychiatric services, eds.: WING, J.K., and HÄFNER, H. London: Oxford University Press 1973.
KING, R.D., RAYNES, N.V.: Patterns of institutional care for the severely subnormal. Amer. J. ment. Defic. **72**, 700–709 (1968).
KING, R.D., RAYNES, N.V., TIZARD, J.: Patterns of residential care. London: Routledge 1971.
KUSHLICK, A.: A community service for the mentally subnormal. Soc. Psychiat. **1**, 73 (1966).
KUSHLICK, A.: Evaluating residential services for mentally retarded children. In: Roots of evaluation: An epidemiological basis for planning psychiatric services, eds.: WING, J.K., and HÄFNER, H. London: Oxford University Press 1973 (to be published).
KUSHLICK, A., COX, G.: Planning services for the subnormal in Wessex. In: Psychiatric case registers, eds.: WING, J.K., and BRANSBY, R. DHSS Stat. Rep. Series No. 8. London: H.M.S.O. 1970.
LAING, R.D.: The schizophrenic experience. In: The politics of experience. London: Penguin Books 1967.
LEIGHTON, A.H., LAMBO, T.A., HUGHES, C.C., LEIGHTON, D.C., MURPHY, J.M., MACKLIN, D.B.: Psychiatric disorder among the Yoruba. New York: Cornell University Press 1963.
LETEMENDIA, F., HARRIS, A.D., WILLEMS, P.J.A.: The clinical effects on a population of chronic schizophrenic patients of administrative changes in hospital. Brit. J. Psychiat. **113**, 959 (1967).
LYLE, J.G.: The effect of an institution environment upon the verbal development of institutional children. I. Verbal intelligence. J. ment. Defic. Res. **3**, 122 (1959). II. Speech and language. III. The Brooklands residential family unit. J. ment. Defic. Res. **4**, 1, 14 (1959).
MAAS, H.S., VARON, E., ROSENTHAL, D.: A technique for studying the social behaviour of schizophrenics. J. abnorm. soc. Psychol. **46**, 119–123 (1951).
MACMILLAN, D.: Community treatment of mental illness. Lancet **1958 II**, 201.
MAIN, T.F.: The hospital as a therapeutic institution. Bull. Meninger Clinic **10**, 66–70 (1946).
MANN, S., CREE, W.: Personal communication (1973).
MANN, S., SPROULE, J.: Reasons for a six-month stay. In: Evaluating a community psychiatric service, eds.: WING, J.K., and HAILEY, A.M. London: Oxford University Press 1972.
MARKSON, E., KWOH, A., CUMMING, J., CUMMING, E.: Alternatives to hospitalisation of psychiatric geriatric patients. Amer. J. Psychiat. **127**, 1055 (1971).
MARTIN, D.V.: Adventure in psychiatry. London: Cassirer 1962.
MECHANIC, D.: Medical sociology: A selective view. New York: Free Press 1968.
MELEHOV, D.E.: Development and results of social psychiatry in the USSR. Soc. Psychiat. **3**, 14–18 (1968).
MELEHOV, D.E., GROSSMAN, A.V., PETRUNEK, V.P.: Industrial rehabilitation of psychiatric patients in open industry and in special workshops. Soc. Psychiat. **5**, 12–15 (1970).
MISHLER, E.G., WAXLER, N.E.: Decision process in psychiatric hospitalisation: patients referred, accepted and admitted to psychiatric hospital. Amer. soc. Rev. **28**, 576 (1963).
MORGAN, R., CUSHING, D.: The personal possessions of long-stay patients in mental hospitals. Soc. Psychiat. **1**, 151 (1966).
MORRISEY, J.D.: The Chichester and district service. In: Evaluating the effectiveness of mental health services, ed.: GRUENBERG, E.M. Milbank Mem. Fund. Quart. **4**, 28–36 (1966).
MOUNTNEY, G.: Local authority psychiatric hostels. Brit. J. Psychiat. Soc. Work **10**, 20–26 (1965).
MYERSON, A.: Theory and principles of the 'total push' method in the treatment of chronic schizophrenia. Amer. J. Psychiat. **95**, 1197 (1939).
O'CONNOR, N., RAWNSLEY, K.: Incentives with paranoid and nonparanoid schizophrenics in a workshop. Brit. J. med. Psychol. **32**, 133–143 (1959).
OLSHANSKY, S., GROB, S., MALAMUD, I.: Employers' attitudes and practices in the hiring of ex-mental patients. Ment. Hyg. **42**, 391 (1958).
PARRY-JONES, W.L.: The trade in lunacy. London: Routledge 1972.
PASKER, P., ASHLEY, J.S.A.: Interrelationship of different sectors of the total health and social services system. Commun. Med. **127**, 272 (1971).

Peters, E. (ed.): The autistic child in society: A blueprint for services. London: Balliere, Tindall and Cassell 1974.
Powdermaker, F.B., Frank, J.D.: Group psychotherapy. Cambridge, Mass.: Harvard University Press 1953.
Rapoport, R.N.: Community as doctor. London: Tavistock Publications 1960.
Rees, T.P.: Back to moral treatment. J. ment. Sci. **103**, 303 (1957).
Riesman, D., Glazer, N., Denney, R.: The lonely crowd. New Haven: Yale University Press 1950.
Rosenhan, D.L.: On being same in insane places. Science **179**, 250–258 (1973).
Rubinstein, R., Lasswell, H.D.: The sharing of power in a psychiatric hospital. New Haven: Yale University Press 1966.
Rutter, M. (ed.): Infantile autism: Concepts, characteristics and treatment. London: Churchill 1971.
Scheff, T.J.: The role of the mentally ill and the dynamics of mental disorder: a research framework. Sociometry **26**, 436–453 (1963).
Scheff, T.J.: The societal reaction to deviance, ascriptive elements in the psychiatric screening of mental patients in a Midwestern State. Social Problems **11**, 401–413 (1964).
Scheff, T.J.: On being mentally ill. Chicago: Alldine 1966.
Schneider, K.: Clinical psychopathology. Trans. Hamilton, M.W. London and New York: Grune and Stratton 1959.
Schneider, K.: Klinische Psychopathologie, 9. Aufl. Stuttgart: Thieme 1971.
Shanas, E., Townsend, P., Wedderburn, D., Henning, F., Milhøj, P., Stehouwer, J.: Old people in three industrial societies. London: Routledge 1968.
Simon, H.: Activere Krankenbehandlung in der Irrenanstalt, I. Allg. Z. Psychiat. **87**, 97 (1927).
Simon, H.: Activere Krankenbehandlung in der Irrenanstalt, II. Allg. Z. Psychiat. **90**, 69 (1929).
Sommer, R.: Patients who grow old in a mental hospital. Geriatrics **14**, 581 (1959).
Spear, F.G.: Deterioration in schizophrenic control groups. Brit. J. med. Psychol. **33**, 143–148 (1960).
Stevens, B.: Marriage and fertility of women suffering from schizophrenia or affective disorders. London: Oxford University press 1969.
Stevens, B.C.: Dependence of schizophrenic patients on elderly relatives. Psychol. Med. **2**, 17–32 (1972).
Stone, A.A., Eldred, S.H.: Delusion formation during the activation of chronic schizophrenic patients. Arch. gen. Psychiat. **1**, 77 (1959).
Svendsen, B.B.: Psychiatric morbidity among civilians in wartime. Acta Jutlandica **24**, Suppl. A (1952).
Szasz, T.S.: The manufacture of madness: A comparative study of the inquisition and the mental health movement. London: Routledge. 1971.
Tizard, J.: Residential care of mentally handicapped children. Brit. med. J. **I**, 1041–1046 (1960).
Tizard, J.: Community services for the mentally handicapped. London: Oxford University Press 1964.
Tooth, G., Brooke, E.M.: Trends in the mental hospital population and their effect on future planning. Lancet **1961 I**, 710–713.
Townsend, P.: The last refuge. London: Routledge 1962.
Twaddle, A.C., Sweet, R.H.: Factors leading to preventable hospital admissions. Med. Care **8**, 200 (1970).
Varrier-Jones, P.: Further experiences in colony treatment and after-care. Lancet **1918 II**, 133.
Wardle, C.J.: Social factors in the major functional psychoses. In: Society: Problems and methods of study, eds.: Welford, A.T., Argyle, M., Glass, D.V., and Morris, J.N. London: Routledge 1962.
Weisman, G., Feirstein, J.A., Thomas, C.: Three day hospitalisation: a model for intensive intervention. Arch. gen. Psychiat. **21**, 620 (1969).
Wilder, J.F., Levin, G., Zwerling, I.: A two-year follow up of evaluation of acute psychotic patients treated in a day hospital. Amer. J. Psychiat. **122**, 1095 (1966).
Wilmer, H.A.: Social psychiatry in action. Springfield, Illinois: Thomas 1958.
Wing, J.K.: A pilot experiment on the rehabilitation of longhospitalised male schizophrenic patients. Brit. J. prev. soc. Med. **14**, 173 (1960).
Wing, J.K.: Institutionalism in mental hospitals. Brit. J. soc. clin. Psychol. **1**, 38 (1962).

Wing, J.K.: Social and psychological changes in a rehabilitation unit. Soc. Psychiat. **1**, 21–28 (1966).
Wing, J.K.: Principles of evaluation. In: Evaluating a community psychiatric service, eds.: Wing, J.K., and Hailey, A.M. London: Oxford University Press 1971.
Wing, J.K.: Problems of a developing psychiatric service. In: Policy for action, eds.: Cawley, R., and MacLachlan, G. London: University Press 1973.
Wing, J.K. (hrsg.): Frühkindlicher Autismus. Weinheim: Beltz 1973.
Wing, J.K., Bennett, D.H., Denham, J.: The industrial rehabilitation of long-stay schizophrenic patients. Med. Res. Council memo. No. 42. London: H.M.S.O. 1964.
Wing, J.K., Brown, G.W.: Institutionalism and schizophrenia. London: Cambridge University Press 1970.
Wing, J.K., Cooper, J.E., Sartorius, N.: The description and classification of psychiatric symptomatology: An instruction manual for the PSE and catego system. London: Cambridge University Press 1974.
Wing, J.K., Freudenberg, R.K.: The response of severely ill chronic schizophrenic patients to social stimulation. Amer. J. Psychiat. **118**, 311 (1961).
Wing, J.K., Hailey, A.M. (eds.): Evaluating a community psychiatric service: The Camberwell register 1964–1971. London: Oxford University Press 1972.
Wing, J.K., Leff, J., Hirsch, S.H.: Preventive treatment of schizophrenia: some theoretical and methodological issues. In: Psychopathology and psychopharmacology, eds.: Cole, J.O., Freedman, A.M., and Friedhoff, A.J. Baltimore: Johns Hopkins University Press 1973.
Wing, L.: Autistic children. London: Constable 1971.
Wing, L., Corbett, J., Pool, D., Wollen, W., Yeates, S.: Services for the mentally retarded in Camberwell. In: Evaluating a community psychiatric service, eds.: Wing, J.K., and Hailey, A.M. London: Oxford University Press 1972.
Wing, L., Wing, J.K., Griffiths, D., Stevens, B.: An epidemiological and experimental evaluation of industrial rehabilitation of chronic psychotic patients in the community. In: Evaluating a community psychiatric service by Wing, J.K., and Hailey, A.M. London: Oxford University Press 1972.
World Health Organisation: The international pilot study of schizophrenia. Geneva: W.H.O. 1973.

Evaluation of Community Psychiatric Programs

By

H.B.M. MURPHY

Contents

Evaluation at the Planning Stage	363
Economic Planning	365
Structure and Process	367
Reaching those in Need	370
Helping those who are Reached	374
The Results of Therapy	376
The Care of the Chronic	380
Efficiency and Cost-Benefit Analysis	381
Evaluating Preventive Efforts	383
Computerized Data-Banks	384
Communicating the Results	385
References	385

Evaluation of health care is an idea as old as medicine itself, but its application to whole communities and their services is comparatively recent. Clinicians have always sought to know the value of their services, and health departments have for long been interested in assessing the effects of community-wide campaigns directed against infectious disease. The extension of such ideas to the totality of health and the totality of medical services, however, has only really occurred since the payment for such services began to be centralized. Before then, the procurement of medical services was seen as the patient's private affair, and since physicians have always had to face the fact that death defeats them all, there has been something of a conspiracy of silence regarding the means whereby the patient could judge between one treatment or physician and another. Even today the public shows no real signs of being able to judge (CLUTE, 1963). The more responsible physicians have always examined their own results scrupulously and sought to better them, but custom has decreed that they should not examine the efforts of their colleagues or make public comment on the latter. In the era of private medical practice, therefore, we had efficient means of communicating to one-another the latest improvements in treatment but no means of assessing whether these improvements were being made use of, and it was rarely anyone's official function to examine whether there were disjunctions between one service or specialty and another, for instance disjunctions between what a specialist would advise and what the patient had access to.

The growth of sickness insurance and national health services has changed this. When these organizations became more professionally managed and when public pressure arose for more services at no more cost, finance committees began to apply business standards to their operations and to seek means of judging how valuable different types of medical intervention were. Doctors at first resisted this in most countries, arguing that only the individual physician could know what his patient needed, but there has since come some realization that it is better that their efforts be judged on sound medical standards rather than by criteria that may be completely inappropriate. Also, it is being recognized that what evaluation procedures judge is usually the organizational set-up and not the individual physician. Most important of all in advancing the idea of evaluation, however, is the fact that payment may depend on it (the chairman of one government committee in the U.S. is reported to have said: "If you do not evaluate properly, we do not give you the money; that is the name of the game!") plus the feeling that if we deny the public the effective means of judging our work we are putting ourselves in the same boat as manufacturers who conceal from the public the ingredients of their products, or use packaging designed to make comparison difficult.

Psychiatry has usually shown a greater recognition of the need for public accounting than most other medical specialties, in part because its patients are often unable to judge for themselves and in part because so much of psychiatry was at one time conducted in public hospitals. It therefore came to be in advance of most other branches of medicine in its recognition of such matters as the influence of the hospital's social milieu on the patient, the percentages of sick individuals not reaching medical care, and the importance of assessing a treatment's outcome after the patient had returned to the stresses of his customary life rather than simply at the time of his leaving hospital. Psychiatry has also benefitted from the fact that social scientists have chosen the mental hospital rather than the general hospital as the focus for their medical studies. These advantages, however, are becoming out-of-date, by reason of the very fact that they concerned the mental hospital. It has been argued that 90% of psychiatric illness does not reach the mental hospital, and for those types of illness that would formerly have gone there (the psychoses) we now have treatments which permit the patient to remain outside, if that is thought best for him. The mental hospital has been transformed from the main or sole location for psychiatric treatment for the mass of the population (private office psychiatry never reached that mass) to being only one of several facilities which one should be able to call upon in the treatment of any mental patient. Hence evaluation which focuses on the hospital has to be replaced by evaluation focusing on the total network of facilities, and while the lessons learnt within the hospital can sometimes still be relevant, a different and more general approach is required.

There are four main ways of approaching the evaluation of any program, regardless of what it may be dealing with. These concern the plan, the structure, the process and the results. Evaluation of any plan can be done at a theoretical level without leaving one's office desk, and it focuses on the clarity and width of thinking that is exhibited. Obviously, all plans should receive such treatment before they are put into action, but a perfect plan does not mean a perfect execution. Evaluation of the structure whereby the plan must be implemented can also be done without leaving one's desk, but is more usually undertaken by means of a brief visit since questions frequently arise that are not answered in the original proposals. Here one seeks to learn whether the program possesses the personnel, equipment, contacts and legal authority necessary for its success. Evaluation of process concerns itself with the ways in which the work is being carried out and nearly always demands some investigation on the spot, but does not usually necessitate the collection of original data or permit quantifiable assessment. The study of results usually permits measurement and it certainly provides the most convincing answers, but it cannot be undertaken until the program has been in operation for some time and it does usually demand the collection of original data, so that it is the most costly and delaying. Each phase in the development of a program thus demands a different approach, and much effort is wasted by employing these at the wrong time.

Community mental health programs are in a rapid state of change at the time this chapter is being written, and will probably remain so for many years to come. To address myself now to any particular model of program would therefore be wrong, since that model might be superseded by the time these remarks are published. In California an attempt is currently being made to do away with mental hospitals entirely, while in some other parts of the world there is a drive for more such hospitals. In Norway a struggle is going on to establish more child guidance services in collaboration with school authorities, while in Britain the long-established relationship between these authorities and the medical services is being loosened. However, while all these organizational experiments are taking place, the principle which ought to underlie any evaluation is a very simple one. The public's mental health requires care, regardless of who provides this, and any program evaluation should have in view (though perhaps not in central focus) the totality of the care that is being given, regardless of whether that comes under private practitioners, an insurance fund, a health authority, the armed forces or an international agency for space exploration. In practice most evaluation focuses on relatively small programs or parts of programs, but the same principles apply to these as to programs that attempt to cover everything. In all instances it should be the task of evaluation to examine not merely what is being done, but also what is needed, and there is no good reason for halting that examination artificially simply because the task of responding to one of the relevant needs has been assigned to another organization. For instance, evaluation of the care provided to adult psychiatric patients should not stop short of examining that part which is provided by private psychiatrists, even though it may be a State mental hospital which sponsors the evaluation. It may be that difficulties in the collection of data make some sectors much more easy to evaluate than others, but these others must never be forgotten.

Evaluation at the Planning Stage

The great weakness of most plans, regardless of their topic, is that they *leave some of their major ideas as* unquestioned assumptions and do not explore the hypothetical effects of alternative models. In community mental health planning the next greatest weakness is a lack of balance or failure to think through some admittedly important aspects at the same time as loving care and detail are being given to other aspects which happen to have claimed the planner's or the public's attention at the moment. It is not at all easy to produce a balanced plan, and there is a great risk that if one starts questioning assumptions one gets so trapped in fruitless arguments about abstract concepts (the nature of mental illness, social responsibility, the criteria for cure, etc.) that one never arrives at making a plan at all. However, there are established ways of tackling these weaknesses, and although a mechanical adherence to them can lead to a very lifeless presentation they are a great help when one wishes to assess whether a plan is satisfactory or not.

Table 1. Evaluation of a C.M.H. plan

Attention should be paid to the following *before* the plan is put into action:

1. Far-sightedness and clarity of goals
2. Clarity of concepts and definitions
3. Ability to meet recognized needs
4. Consideration given to alternative approaches
5. Availability of suitable personnel
6. Reliability of estimates of future costs
7. Effect on existing programs
8. Coordination with adjacent fields

A first rule in judging a plan is to ask whether its long-term objectives have been clearly specified and kept in view throughout. Because long-range goals usually take years to achieve, whereas the administrators and planners must often occupy themselves with shorter-range problems, there is a serious risk that the former goals get forgotten if care has not been taken to keep them in view. The development of a clinic to serve the poor of a particular area, for instance, may impose so many short-term problems that the clinic edifice becomes the goal in its own right and the serving of the poor gets forgotten, as HOLLINGSHEAD and REDLICH (1958) found in Connecticut. The clearer the language used to define the long-term goal, the sounder is likely to be the planning, while a plan that is vague about its eventual goals invites suspicion that the planners are more interested in means than in ends. A second rule concerns the clarity of ancillary definitions. Is it clear, for instance, whether the term „the mentally ill" in a given plan refers to only those persons who have been declared so in a court of law, plus those seeking psychiatric aid, or whether it applies to all whom a psychiatrist might so label, if he had a chance to examine them? The difference to the program could be enormous. Similarly, if a child psychiatry service is being proposed, is it clear at what age childhood is seen as ending? If this is clear, then one can reasonably assume that the planners have given adequate consideration to the needs of adolescents, while if it is not clear they may have to be reminded of these. The text of a community mental health plan should not be encumbered by a host of definitions like a legal contract, and it may not even be necessary to put these in an appendix, but one criterion of good planning is that there should be no doubt in anyone's mind about the meaning of the key terms being used.

With objectives and key terms adequately defined it usually becomes easy to check whether the various proposals in the plan are properly designed to serve the objectives, but that by itself is not enough. One must also assess whether they are *sufficient* to serve the intended ends, and whether they are designed to run in harmony with one another. One would be suspicious, for instance, of a plan whose goal was to "improve mental health" but whose ingredients were all designed to serve the mentally ill. Similarly, if the plan proposed two different types of service with overlapping clienteles, as for instance a mental hospital and a general hospital psychiatric ward, then one would want to assess how well the relationships between these two had been thought out. Whether one then wishes to go on to assess whether the declared objectives of the program are appropriate will depend on one's terms of reference, but certainly this matter should not be left out of consideration. When one is dealing with a piece of writing or of research, it is common to remark that while one would oneself have tackled the subject differently, each writer is entitled to his own point of view. However, with community mental health programs the same cannot be said. The planner may be entitled to his own point of view, but his commission is to serve his community and in evaluating his plan one may legitimately ask whether he had done this.

The basic principle to be applied here is obscure, for what a community desires and what its leaders or psychiatric advisors consider it to need may be quite different, and although the theoretical ideal is to educate the voters to a better understanding of their true needs, planners often feel that they cannot wait long enough for this. However, there is a lesser principle which can be applied whenever community needs and desires appear in conflict, and this is to state clearly the grounds for the particular choices proposed. In all planning of mental health services it is necessary to establish certain priorities—whether one should start first with services for children or for the aged, with a psychosomatic clinic or a clinic for alcoholics. The choice has often to be arbitrary insofar as one cannot easily argue that the one is more important than the other, but at least one can show what alternatives were considered and why a particular scale of priorities was chosen. If a plan does not show this, but instead states simply that this or that service is to be developed without mentioning other potentially equal ones that come to mind, then in most cases it will be appropriate to ask for an explanation. There may be good reasons for the choice, but it may also have been determined by lack of thought or by personal bias, without the desires of the community being taken into consideration. If that is the case then the plan is not only arbitrary, but it runs the risk of failing by reason of public or political opposition.

Economic Planning

All planning envisages the use of resources, and it is normal that if resources are used for one purpose they become unavailable for another. In evaluation at the planning stage, therefore, one should ask whether there has been adequate consideration of where these resources would come from, what steps would be necessary to ensure that they were obtainable, what other services would be deprived of resources if the plan were put into effect, and what alternative means of employing the same resources had been considered. These are matters which the psychiatrist may consider to be outside his competence, and certainly it is true that with larger plans the aid of economists and social planners should be sought, but the medical man who leaves these questions completely to outsiders is liable to see his plans crumble under the counter-attack of some unforeseen problem. For instance, many plans for switching patients from hospital wards to outside clinics have got into difficulties because the planners did not give sufficient consideration to the employment security of their mental hospital attendants.

In psychiatry the important resources are personnel, money, buildings and drugs, in that order. Drugs usually pose a problem only in underdeveloped countries where certain imports may be forbidden. For community mental health services, buildings pose a problem mainly in the negative sense, since legislators and other financial supporters tend to give them too much prominence; but we sometimes make the mistake of forgetting them entirely. Regarding personnel, the two key questions which any plan should cover are supply and organizational relationships. If existing medical schools seem unlikely to produce enough new workers of the desired kinds, and if it is socially undesirable that such workers be enticed away from other services (including the enticing of personnel from poorer countries to richer ones) then it may be necessary to include special training as part of the initial plan. Conversely, if it is known that there is an excess supply of mental health workers of any particular type (e.g. the mental hospital attendants in the illustration above) then one would have expected a good planner to take this into consideration also. Whether he should have taken into consideration the organizational relationships will depend on his setting. If the relationships between different groups are quite stable or are laid down by law this may not be necessary, but in community mental health services at the present time there are many unresolved questions of status, responsibility and function which need to be taken into consideration when new mental health services are being designed, at least in some countries. This is not to say that all decisions should have been taken at the planning stage, but the plan should contain sufficient guidelines for ambiguities to be reduced to a minimum. For instance, if the program has a medical director, it should be clear whether he is expected to be primarily an administrator with few or no clinical functions, or whether he is to be primarily a clinician, in which case a well-qualified administrative assistant will usually be required.

Money matters are considered by many doctors to be below their dignity (with the result that they may give their patients unnecessary prescriptions which they cannot pay for) and in government circles budgetary decisions tend to be based on factors which few doctors have any concept of. In long-established bureaucracies the task of budgetting is often quite divorced from that of planning, so that traditional levels of spending are maintained regardless of whether the need for the service increases or declines, and the bulk of the money is assigned to long-established bureaus so that very little is available for innovations. Nevertheless, a sound mental health program plan must take into consideration the probable current and future budgets allotted to it, and in medical services there is often a closer relationship between planning and budgeting than one meets in other branches of government. A key question which too many community mental health plans ignore is whether the establishment of a new service will create a demand which then cannot be met within the projected budget. In other branches of medicine the public demand can usually be predicted on the basis of what is known about the incidence and duration of the target condition, but in psychiatry it is quite difficult to predict the demand for services at, say, a child guidance clinic or at a follow-up service when some clinicians like to see their patients come back year after year and others close their case records after a few months. The mental health program planner who thinks that he has merely to tell his financing body how much money he needs to run a proposed service will in the long run get a poorer welcome than the one who shows he proposes to tackle such questions as increased demand and who presents alternative ways of working within a given budget.

The final aspect of program planning which evaluation should pay attention to is the consideration given to the effect of a new program on existing ones which serve the same population. In psychiatry much more than in most other branches of medicine we are concerned with the effect of other social institutions on our work, and that work often extends out until it affects these institutions. We are, for instance, concerned with the effects of the educational system on our patients, with employment retraining schemes, with the instruction given to prospective mothers at pre-natal clinics, and with the financial aid given to the elderly. We may send our workers into the schools, into the law-courts, into the social work agencies. In the United States one of the characteristics of mental health program planning has been that the impact of the new program on these surrounding ones has been far too little considered. If a service for pregnant women is thought psychiatrically desirable it will be established under the aegis of the mental health program, whether or not other agencies are also attempting to work with these women. In Europe, responsibilities tend to be more clearly defined, with less risk of duplication, less conflict of interests, but also less competitive stimulation. On either continent, however, good planning means taking the interests of neighboring organizations into consideration, whether these are inside or outside medicine, and the best planning is that which shows where interests can be expected to harmonize and to conflict.

Structure and Process

All the foregoing points have related to the assessing of a new plan before it gets put into operation, but that is quite different from assessing a new program. It is one thing to put an attractive plan on paper, and a very different thing to make it work. Accordingly, after a program has been approved, financed and been given some months to establish itself one should in theory say: Now show me your results. It takes years for any mental health service to arrive at a stable functioning, however, and it may also take years before sufficient data can be accumulated to permit sound analysis, whereas budgetary or other considerations may demand that an evaluation be effected much sooner. Therefore, evaluation often needs to be based not on what is being achieved but on what one would expect to be achieved, given the organizational structure and working processes that have been developed. This type of evaluation should never, in my opinion, substitute for an examination of the actual results, but it can usefully precede the latter by some years, or be used as the basis for according an "approval in principle" to the program.

Table 2. Evaluation of a C.M.H. program's structure and facilities

Attention should be paid to the following *soon after* the plan is put into action:

1. Adequacy of accommodation
2. Adequacy of equipment
3. Qualifications of personnel
4. Adequacy of legal and administrative powers
5. Clarity of decision-taking structure
6. Clarity of chains of authority
7. Structure of relationships with other bodies

By "structure" is meant, as was indicated earlier, the physical and organizational arrangements with which the program has been provided; by "process" is meant the activities which take place within this structure. In other branches of medicine an assessment of the physical arrangements and facilities can be quite important and is often given prime place, since there are many types of medical care that cannot be done properly in the absence of quite elaborate equipment and facilities. In psychiatry, however, most of our work is done with little equipment and it is the structure of authority and of the human relationships that have been developed which is usually of much greater importance than the physical side. An obvious first step in the evaluation of this structure is to see whether the numbers and training of the personnel are in accordance with the initial plan and also in accordance with the functions being asked of them. Regarding authority, an equally obvious but more often overlooked consideration is whether each service has been provided with the necessary legal or administrative powers to undertake its prescribed tasks. For instance, a psychiatric service attached to a law-court, as widely exists on behalf of juvenile delinquents, may be unable to function properly if it has not been given legal authority to examine the court records. Moving further into the assessment of structure, one might now enquire who was responsible for each main type of decision and whether the chains of authority were clear. Plenty mental health services function without such matters being defined, and there are some schools of community psychiatry that would maintain that such matters must remain flexible and democratic, but clarity is preferable even if, thereafter, a person's activities do not entirely accord with his assigned roles. Patients need to know who is finally responsible for the decisions that may be affecting their lives, and if an error is made the organizational structure must be such that it can be ascribed to a particular person or persons. If this is not so then the whole service can become malfunctioning, as one has seen with the Watergate crisis in the U.S. government.

Table 3. Methods of evaluating organizational process in C.M.H. programs

1. Examination of official diaries
2. Examination of case records
3. Observation in halls and waiting rooms
4. Structured interviews with personnel
5. Termination interviews with clients
6. Ward Atmosphere Scales

Evaluation of the processes that take place within this structure means mainly examining in what ways the program or its personnel responds to the legitimate demands that are made on it, and then comparing these responses with some hypothetical or actual norm. The most elementary method of doing this is by the examination of official diaries and of a random sample of case records. The approach is very subjective, for what the evaluator is in fact asking himself is whether he or his colleagues elsewhere would have taken the same actions as those which the records indicate to have been taken in the studied organization. The process also is highly dependent on the record-keeping habits of the staff, habits which may reflect well or very poorly what actually occurs. One can find the term "psychotherapy" used for the process that goes, "How do you do—how are you keeping—here's a prescription—good-bye" and on the other hand there are many excellent psychotherapists who refuse to put pen on paper or even use a dictaphone. Nevertheless, a screening of case records can be very useful, particularly if the patient is being cared for by a team rather than an individual, and it is something which every program director should undertake for his private enlightenment.

Getting beyond the written record in process evaluation is difficult, but not as much as some have assumed. One cannot, usually, follow a staff member on his rounds or sit with him while he interviews his patients, although this has been done in isolated instances. However, one can get a patient's-eye view of the process by conducting interviews at time of discharge or even, for the more chronic, at earlier intervals. In large hospitals one may be able to get a more general picture by using a questionnaire such as Moos's Ward Atmosphere Scale, and in other types of setting one may be able to get quite useful impressions simply by sitting for some hours in a clinic waiting room or recreation hall, with or without a discreet recording apparatus. Interviewing personnel is routine when such evaluations are undertaken, and some evaluators are highly skilled at inferring what may be being hidden, but abilities vary so greatly in this respect that one cannot make just comparisons when using them.

If some funds or staff are available specially for such evaluation, then my own preference is to hire students who simply sit at key locations and make discreet notes of what occurs. If their function is known, then when they first arrive the behavior around them may be somewhat artificial, but after some hours or at the most days their presence is taken for granted and one can get a good picture of how patients are treated, how much time gets wasted, whether conflicts appear to be disrupting smooth functioning, and whether all that is supposed to be taking place really occurs. Sociograms or other formal instruments for depicting interaction may be employed to provide greater precision to this type of information, but often the students' notes by themselves are sufficient to yield a clear picture and thereby to stimulate action.

If one attempts to get away from the subjectivity of process evaluation by demanding that each report is compared with what is believed, either from similar reports or more impressionistically, to occur else-where, then the result has more substance but less sensitivity. The mental health team which goes about matters in an original fashion may get rated poorly and there may be pressure on everyone to conform to a uniform but mechanically applied pattern. However, this is a useful and important technique for ensuring that the quality of services does not sink too far below a certain level, and it is particularly applicable to situations where one has many small units that cannot easily be assessed more accurately. The most obvious services of this type are the small nursing-homes for the elderly, which can vary enormously in quality, which cannot easily be assessed in terms of their results (since so many of their patients never recover) but which also cannot be adequately assessed through standard visits by supervisors. Out-patient clinics for milder cases might also be best tackled by this approach, however, since their recovery rates are likely to be determined more by the type of patients that use them than by what they actually do for these patients. Such clinics can operate efficiently and humanely, or with great inefficiency and inhumanity, and crude outcome measures may show little difference. Therefore, to judge them on the basis of process rather than of outcome might make more sense, even though outcome assessments are generally preferable.

Reaching those in Need

By contrasting evaluation of process with evaluation by outcomes in the previous paragraph, the impression has probably been given that these are the two main alternatives that one would have to choose between once a mental health program has actually been established. However, there are a number of intermediaries between processes and final outcomes which yield more easily interpretable results than either of these extremes, and which therefore deserve attention. The first of these concerns the program's success in reaching those who need its services.

As stated earlier, community mental health programs cannot attend equally to all needs for their services and are obliged to establish their lists of priorities. In the main, such priorities cannot be objectively established since they will depend on the value that the society places on different elements and activities. One cannot, for instance, provide objective proof that services for children should be given priority over services for adults, or vice versa. What is able to be assessed objectively, however, is how well a program is responding to different needs, and this may make the establishment of new priorities easier. For instance, if it is considered that the needs of children and the needs of adults are roughly equal, and if it is then found that adult needs are being actively responded to while the needs of children are receiving little attention, then it would seem logical that child psychiatry should now receive the higher priority. Of course, there are other factors which have to be taken into consideration as well, as for instance the availability of effective treatments. One might still decide to push ahead with special services for one rare but treatable disease while retarding services for a less rare but untreatable one. But it is undoubtedly useful to be able to compare the magnitude of different needs with the magnitude of the community mental health program's efforts with respect to each need.

In practice this usually means estimating the number of cases of a particular disorder in the community, and comparing this with the number of cases that the mental health program has attempted to treat or at least has made contact with. Not all 'needs' can be measured thus,—the need for positive mental health promotion, for instance—and it is frequency rather than intensity that is being studied, but with a little refinement intensity may be able to be estimated also. The number of cases of a particular type registered by a service each year can usually be obtained from the latter's annual report without difficulty, and the main task is the estimating of the number of relevant cases in the community, something which involves a consideration of epidemiological method.

Neither household surveys employing symptom check-lists nor international compilations of statistics on the frequency of the major mental disorders are of any real use in estimating the frequency of different types of psychiatric disturbance in a community. The symptom check-list approach yields results that are too weighted with mild and doubtful disturbances and are too inaccurate with respect to the major categories of schizophrenia and psychopathic disorder. (Persons with the latter types of disorder tend to score low on such scales, and in any event household surveys fail to pick up people in hospital or prison.) The international compilations, conversely, are too weighted with cases seeking treatment or forced to enter hospital. Sometimes they have been based only on hospitalizations, at other times only on persons coming to the attention of the police or medical authorities. While both these sources of information about the amount of certain types of mental disorder in a community are useful for certain purposes, therefore, they are not useful if one seeks to know how many persons with a serious mental disturbance are failing to reach the psychiatric services. ØDEGAARD (1952) has argued that virtually all cases of serious mental illness reach the mental hospital eventually, so that hospitalization rates can be used to substitute for the 'true' rates, but this has not been my own experience and in any case what one wishes to know is not the number of persons who will at some time or other show signs of a serious mental illness, but the number who are showing signs and hence needing help at the present time, a quite different figure.

To estimate the number of cases of a particular mental disorder which one would expect to exist in one's community (whether treated or untreated) therefore, one has to use existing sources with care, and perhaps add to these one's own special investigation. For some disorders or specific categories of the population the rates given in the literature may be so uniform that one can accept the average figure yielded by studies in societies quite different from one's own and assume that it is likely to apply to one's own society as well. This is true of epilepsy and of schizophrenia, provided one considers only surveys that have shared a common definition for each condition and have obtained their results by community survey, not by counting hospitalizations only. It may be true of certain childhood disorders if one considers only children from the ages of 7 to 11, i.e. after they have come to the attention of the school health authorities and before they begin to exhibit the transitory disturbances of adolescence.

On the other hand there are categories of disorder for which the world's literature shows enormous ranges of incidence or of prevalence, either because these disorders vary greatly from one population to another or, more commonly, because the definitions employed by the researchers have varied too much. The neuroses and the psychopathic (sociopathic) disorders are the notable instances here, and one can only begin to estimate the incidence or prevalence of these after one has stipulated that one is employing such-and-such a definition and such-and-such a measurement technique. In the latter instances an estimate may still be worth making if one can be assured that roughly the same definitions and techniques have been used when counting the number of cases seen by the mental health services.

If the literature about the particular disorder in which one is interested yields no satisfactory basis from which to derive an estimate, then one will have to either abandon this enquiry or undertake the considerably more arduous task of surveying the condition oneself. Moreover, even if that literature yields an apparently satisfactory estimate of the number of cases to be expected, one may still wish to make a check on that, particularly if the number of cases contacting the mental health services is much larger or much smaller than that estimate would lead one to expect. (It is necessary to assure oneself, of course, that the figure for cases contacting the mental health services is a just one. If there are many private psychiatrists in one's community, for instance, and one is studying the neuroses, it is absurd to make this type of comparison without including these psychiatrists' patients. Conversely, though less obviously, if a neighboring community has no psychiatric services and one's own community has many, patients coming from that other community should be excluded from the total seen before the rate of contact within one's own community is calculated.) For this an enquiry by means of "key informants" is likely to be of much greater use than a household survey or the distribution of a questionnaire to all the employees of a large company, and may also be considerably less costly. However, for particular purposes a more direct enquiry may be still simpler and better. For instance, if one reviews rapidly a series of case histories of patients seen at a general hospital emergency or outpatient service (non-psychiatric) and finds there many cases having psychiatric symptoms or receiving psychotropic drugs but whose names are unknown to the mental health services (including private psychiatrists, if relevant) then one need not look further to learn that these mental health services are not in good contact with people needing their aid. A community survey at this point then seems unnecessary. But there can still be instances where such a study of patients using a hospital emergency room would be misleading, for instance if there were within one's community a minority group that made little use of the general hospital (the aged who are confined to their homes, or certain types of immigrant) and then a small key-informant-type survey would still be desirable.

It is not the purpose of this chapter to discuss epidemiological survey techniques, but I have found from experience that the key-informant type of survey is not widely known (the method derives from anthropology) and hence is liable to be wrongly used. A brief note regarding it is therefore appropriate. The obvious category of informant with which to start in any such mental health survey is the general medical practitioner, but it is a great mistake (for most disorders) either to confine one's efforts to this category or to assume that the information spontaneously provided is likely to be sufficient. Furthermore, it is my opinion that unless one's survey is a very large one, medical practitioner informants should not be chosen at random or on a purely geographic basis. Such persons vary enormously respecting their ability to recognize psychiatric symptoms and even in their readiness to listen to what their patients are saying to them, and a mental health survey should therefore seek out practitioners who show some sensitivity towards psychiatric disturbances, although not so much sympathy that they have acquired a special clientele thereby.

The reason why one should not confine one's enquiries to medical practitioners is that there are certain types of mental disturbance which lead persons to avoiding medical attention. Some alcoholics fall into this category, many drug addicts, and most sociopaths. Furthermore, there are some other types of disorder which, though not leading to avoidance, do not show themselves in the practitioner's office either, notably paranoid ideation and obsessionality. Depending on which categories of disorder specially interest one (i.e. seem specially to call for service evaluation), therefore, one should seek informants among the police, teachers, social workers, clergy, organizers of certain types of club, leaders of minority groups, or persons without any special social role but who are by personal disposition or geographic situation unusually well placed to observe others. Key informant surveys succeed much better in the countryside than in the city, though in cities where there is little population movement they may succeed quite well also. However, even in cities with high mobility it may be possible to use this method successfully for particular sections of the population—the school-children, for instance, or the inhabitants of somewhat isolated blocks of housing, or the employees of a large company.

Few key informants, even the medical ones, are willing to commit themselves to making psychiatric diagnoses and it is better not to ask them to do so. Instead, one can present them with a list of abnormal behaviors, and ask them to name anyone whom they remember to have exhibited any one of these behaviors during the past year (or whatever time period one has chosen). It helps greatly if one can aid their memories by providing them with a list of names of persons in their district, school, factory, or whatever population base one is working with, and doctors can be asked to thumb through the cards with their patients' names on them. It helps also to return for a second interview, since there are always pertinent cases that get forgotten the first time.

In key-informant surveys which are not confined to special settings such as schools and army camps there can be difficulties in determining the population base to be used. A lone country doctor probably knows every family for miles around his home, but a city policeman has usually no such definable group that he can be related to. In the city the best general method is probably to take several relatively small neighborhoods and obtain a large number of informants for each, asking them to confine their remarks only to residents of the specified blocks, but it may be preferable to give more thought to just what conditions one wishes to survey, and then to seek out definable populations for each.

The purpose of comparing the estimated number of cases of a particular type of mental disorder in the community with the number of such cases known to the mental health services should be obvious. It permits these services, or the program director, to see which sections of the population are best and which are least well reached. This is not the same as seeing which are the best served, and it does not automatically mean that a poorly contacted section must be given special priority in the future; but the information is helpful for evaluation and planning. In one survey done in Canada it was found that the ratio of "untreated" to "treated" psychosis in one of the two main subcultures was much higher than in the other main subculture. In a later study it was found that although the ratio of contacted cases to estimated total cases for schizophrenia (2 to 3) and for depressive psychosis was satisfactorily high, it was extremely low (between 1 to 20 and 1 to 30) for alcoholics, indicating the need for a special drive to reach the latter. In this second study, moreover, it was found that although the numbers of schizophrenics and depressives in contact with the community mental health services was substantially below the number estimated to exist in the community, the incidence of fresh contacts (cases not previously known to the services) was substantially higher than the estimated incidence of new cases of these disorders in the community, probably indicating that the contact ratio was rising.

If an estimate of the number of cases of a particular mental disorder in the community cannot be derived from the literature, then a costly local study should not be undertaken until the community mental health program has been in operation for some years and the local needs and problems have been adequately appreciated. I am regularly asked to advise on the design of mental health surveys which have been proposed as preliminary measures to the development of a community mental health program, and experience shows that such ideas delay rather then facilitate that development. There is quite sufficient guidance in the literature to permit the launching of an adequate mental health service in any community, and it is only after the obvious problems have been taken care of that one needs to undertake formal surveys which would enable one to map the less obvious.

Helping those who are Reached

In many instances, an evaluation of the success of mental health services in reaching those in need of their care must be differentiated from the success of these services in responding to that need. By this is not meant whether they succeed in curing the patients (which may be only one of the needs) but whether there is an adequate follow-up after contact has been first established. Many services have an open door policy with respect to registering applicants for their aid, but actually arrange treatment or service for only a minority of the persons registering. Moreover, even when such arrangements are made they may not be carried through, either because the application is withdrawn or because of administrative difficulties. In the evaluation of any community mental health program, therefore, an examination should always be made of the numbers of applications for aid that are not adequately acted upon, with the assumption that a failure to act adequately means either that the applicants are not being properly helped or that the system is inefficient.

Not all applicants for aid require that aid, and some of those that do require it may be able to obtain it more quickly or satisfactorily elsewhere, so that one cannot say that they are unaided. However, if a community mental health program is efficiently administered and has efficient contacts with the community, the number of persons seeking aid unnecessarily should be very small and those that are justified in their request should not need to visit more than one facility. There will always be the occasional person who has misunderstood the function of a service or who seeks to manipulate it for private and unacceptable reasons (as a weapon in a family quarrel, for instance) but if many such persons are being seen, then either the program's public relations need improving or there is a serious discrepancy between what the public wants and what the planners have considered to be its true needs. Hence in either instance the situation calls for review. There will also always be the type of person who needs the service and seeks it out, and then withdraws in fear when treatment is proposed, but once again the presence of more than a few such cases in the register of a service or clinic invites a reassessment. Some such individuals would undoubtedly withdraw regardless of the way in which they were treated at the initial contact, but the great majority can be persuaded to continue contact if they are handled correctly.

Evaluation of this aspect of a program can be done purely from records, but may demand something more. If there is a waiting list, then probably the first point to check on is the percentage of applicants who refuse a further appointment when their turn comes round. If this is substantial (more than 10%) then the waiting period must be too long, the initial need for service must not have been so great, or there must be an alternative source of aid with which one's own service is not properly coordinated. (If it were properly coordinated, there would either be a common waiting list for the two or there would be a sufficiently clear division of responsibilities that the same case would not normally be accepted by both.) Next, one should probably examine to see whether there is any bias respecting the type of case that gets priority. Such a bias is not uncommon in many types of medical clinic, and although it should theoretically be based on the urgency of the case, the danger of delay and the probability of successful treatment, one frequently finds that it is based on personal preference. Middle-class patients get accepted more easily than lower class, neurotics more easily than alcoholics and psychopaths, and young women more easily than older women. Sometimes it is argued that some bias is necessary in order that trainees can see a suitable variety of conditions, but with proper planning this can be compensated for. Of course, if there is so large a waiting list that many cannot possibly be seen, and if alternative services are not available, then the service is patently inadequate to meet the demand. That may be a situation which one must tolerate, but it is none-the-less evidence of a defect in the program.

If there is little or no waiting-list, then this does not automatically mean that conditions are satisfactory. Some enquiry should be made regarding the conditions which have to be met before the applicant's name will even be registered, for many may be being sent away even though there is no other resource to which they can turn for the needed care. Furthermore, although all appropriate cases may be offered early attention, the percentage remaining in care for more than one or two sessions may be low enough to invite further investigation, particularly after these have been analysed by type of background or type of disorder. When two Canadian clinics were studied with respect to the types of case dropping out of treatment after less than three visits, it was found that the drop-out rates were higher for the more chronic conditions than they were for those conditions like anxiety neurosis which might have been expected to need only crisis intervention, suggesting that it was not because the patients had so quickly recovered that they had ceased to attend. Moreover, when the two clinics were compared, the one proved to have lost over half its patients with alcoholism or drug addiction in the first three interviews whereas the other lost less than a third, suggesting that the first might be able to learn something from the second. At yet a third quite highly reputed clinic, this time for children, a questionnaire was sent out to a sample of drop-out cases, asking if the child was now better and if the treatment had been satisfactory. The answers revealed that the main reason for the stopping of contact was not that the child was thought to be better but that the parents were dissatisfied with their relation to the clinic and had, in about half the cases, sought other help. Even when it is recognized that parents and spouses can become uneasy when a patient is getting better, this last result suggests that that clinic had been resting on its laurels and had become insufficiently attentive to the *parents*' needs.

Table 4. Methods of evaluating intermediate and final results

1. Comparison of known to estimated numbers of cases in population
2. Comparison of treated to known numbers of cases
3. Proportion of cases refusing or dropping prematurely out of treatment
4. Estimation of numbers seeking help outside the program
5. Assessment of symptoms some months after treatment's end
6. Assessment of social functioning some months after treatment's end
7. Proportion of *unplanned* re-admissions into treatment
8. Duration between discharge and re-admission

The latter type of questionnaire enquiry to persons who have dropped out of treatment or who have been on a waiting list for a long time can be quite instructive, but it is my opinion that an enquiry by telephone is probably better, certainly if one wants to help these people. The telephonic follow-up interview costs more, since a lot of time is lost in trying to catch the person at home, and if the local telephone network is overworked, as in Paris, the effort can be so frustrating that the person telephoning may refuse to continue. One gets a great deal more useful information by telephone in this type of enquiry, however, and if the staff member is tactful the mere fact that one has shown interest may lead the patient to come back into therapy again.

The Results of Therapy

Not all mental health work is therapy; some of it consists of attempts at prevention and the caring for persons whose disabilities are untreatable. Nevertheless, when we are asked what we are achieving with public (or sickness insurance) money, it is usually to the results of therapy that we point, and any evaluation of a community mental health program would be expected to examine this.

Having considered the problems of assessing the extent of a mental health program's efforts to help those in need of its services, therefore, the next step is to examine the results of this help, and at this point it is necessary to be somewhat more sophisticated today than was formerly the case.

At one time there were only two main measures of success in ordinary psychiatry (excluding psychoanalysis). The one was that the patient's major symptoms should have disappeared or at least declined by the end of the period of therapy; the other was that he should be able to be discharged from hospital and should avoid a long stay therein. Today it is the duty of the community mental health program to ensure, if possible, that symptoms are reduced not merely at the end of the therapy but after the patient has resumed his customary social roles. Also, while it is increasingly easy to discharge patients from hospital nowadays, thanks to advances in pharmacotherapy, it has become recognized as our duty to see that the patients' health outside is not worse than it was inside the hospital, and to ensure that in the community the discharged patients are doing no harm. Finally, it is desirable (though not yet much demanded of us) that we ensure that the results of our efforts are substantially better than the results which are obtained by the mere passage of time or by simpler and less specialized treatments.

In practice these new demands call for:

a) assessment of outcomes some months after the end of the main period of treatment or of hospitalization, in place of immediately afterwards;

b) some means of assessing the burdens which patients may create for their families and for the broader community;

c) a better knowledge of what results can be expected without specialist treatment, particularly as respects the neuroses and situational disturbances. The last of these points does not really come within the scope of program evaluation, but it is the function of that evaluation to keep in mind whatever is known about the course of untreated illness and to compare the results of treatment with this instead of with the pictures which the patients present at time of entry into treatment. Many psychiatric symptoms decline or change with time, particularly in children, and we should not be claiming as our own successes changes which would have taken place in any case.

The assessment of the burdens which patients create for their families and for others definitely does come within the scope of evaluation, but is a subject which is still in its infancy. The work of SAINSBURY and GRAD (1968) in Britain, KATZ (1963) in the U.S., and ANTHONY (1972) in both countries has provided us with starting points, but the approaches of the first three strike me as accepting too easily what relatives or other guardians may say about an ex-patient, while the method employed by ANTHONY (and by his anthropological colleague, HENRY, 1963) seems too detailed. An adequate assessment of the impact of ex-patients on their families and neighbors probably demands a program of regular follow-up visiting by psychiatric nurses or social workers, and if these visitors give aid (as is almost obligatory) in addition to assessing the situation then it becomes difficult to prevent their reports from being influenced by what they are expected to do in the way of assistance. However, if these visitors employ formal rating schedules to be completed both by themselves and by one of the patient's relatives, then useful data may be obtained in the course of what should be a routine community mental health activity.

The follow-up of patients some months after they have officially ceased treatment is undoubtedly the most useful single method of evaluating the average community mental health program, since if the results from this are good, one is in a strong position to justify one's activities. After this period the patient has presumably returned to his normal environment, has been confronted with the stresses therein, and has got over his first, potentially transitory, reactions to his treatment, whether these be favorable or unfavorable. However, this approach should only be used if the patients have remained sufficiently long in therapy to be expected to benefit from it, and have been discharged (at least from an active-care to an after-care program) promptly thereafter. The method should not be depended upon if many cases are dropping out of treatment early, or if therapists have a tendency to keep every patient on their "active" lists for many years. There are numerous ways of conducting a follow-up assessment. One can summon the ex-patients to come back for an intensive investigation, one can send letters to their general medical practitioners, or one can decide to assess only those who come spontaneously to one's aftercare clinic. My own preference is for a simple questionnaire conveyed to the ex-patient either by telephone or by mail. Table 5 presents one example of such a questionnaire, and one can see that it focuses on the patient's functioning and global sense of well-being rather than on symptoms. This is because it was intended for a wide variety of cases, but if we had been intending to study patients with certain types of trouble only, then reference to specific symptoms might have been more appropriate. Such questionnaires must be quite brief and very simply worded. Hence one can get only very broad impressions from them. But if a number are sent out each month and the answers are charted month by month, this type of form permits a program director to see whether his results are showing an improving trend or a deteriorating one. Such questionnaires should be followed up by telephone if they are not returned within a month, and if one's patients change residence frequently (as is true in Canada) then the forms should be dispatched within about three months of the patient's discharge, otherwise he may have disappeared.

In the last part of that questionnaire it can be seen that we enquired about the patient having sought help elsewhere. The relevance of this point varies from one country to another, since there is sometimes no "elsewhere" to turn to if one is dissatisfied with one's treatment. Where there is the possibility of the patient turning to a different clinic or doctor for treatment, however, it is useful to measure how frequently this occurs, either by a questionnaire such as the above or by searching the records of other services for patients whom one would have expected to come to one's own service. This may seem a rather rash step to take, but when we did this for one Canadian program (MURPHY, 1973) we were pleasantly surprised to see how few patients were "deserting" it for the more highly reputed services in a neighboring city.

When most psychiatric treatment took place in hospitals the classical approach to assessing its efficacy was by measuring
(a) the mean duration of stay in the hospital and
(b) the proportion of discharged patients who required re-admission.

Table 5. Example of a postal follow-up questionnaire

Dear Sir/Madam,

The doctors at our hospital and its clinics would like to know how far they have been able to help the persons they have been treating. For this reason they would be grateful if you could indicate on the following sheets how you have been keeping since your last visit to us.

If you have been keeping well, or fairly well, please answer the questions in Part 1 only and return it to us in the enclosed envelope, which does not need a stamp. If you have been doing not so well, please send back Part 2 filled in also, telling us at the end if you would like to see someone from the treatment team again.

The information which you send will remain confidential. There is no need to sign the sheet and you will note that your name is not written anywhere on it.

Yours sincerely,
Medical Director

Unit name and address

No. _____ Date _____

Part 1

Health

Have you been keeping well most of the time since your last visit?	YES NO
Have you had the old troubles, but too slight to take to a doctor?	YES NO
Have you needed to see a doctor earlier, but do not need this now?	YES NO
Has your health been troubled by something quite different from before?	YES NO

Work

Have you been able to take up your old work (or housework) full time?	YES NO
Have you decided to take it easier than before?	YES NO
How much are you working now? FULL TIME PART TIME	NOT AT ALL

(Please circle one answer to each question.)

Part 2

Health

Are you feeling better than before your treatment from us?	BETTER SAME WORSE
Did your troubles go away for a time and then come back?	YES NO

Treatment

Have you been taking any treatment for these in the last 3 months?	YES NO
Did you see your local doctor about them, since we last saw you?	YES NO
Did you see another nerve specialist for them, since we saw you?	YES NO
Do you intend to visit one of our clinics in the near future?	YES NO

(If you would like someone to contact you, please give your address and telephone no.)

The "mean duration of stay in hospital" figure has served specific researches quite well (see for instance ULLMANN, 1967) but should never have been used for general evaluations, since it is too dependent on how old the hospital is and whether alcoholics are admitted for "drying-out". The duration of stay for patients admitted during the past one or two years is a more meaningful figure, particularly if the total number of days in hospital during a given period is considered rather than the number of days since the last admission; but any approach which looks at the hospital as an entity apart from the other psychiatric services is becomming out-of-date today. Hospitalization is only one of the several modalities which the therapeutic team now has at its disposal, and different teams may decide to use these in quite different fashions. Counting the percentages of readmissions is for this reason also out-of-date, but the act of readmission is still worth while paying attention to if one distinguishes those readmissions that are planned from those that are unplanned. When the quality of care was assessed by a reading of case records (as mentioned under the heading of Process evaluation) then it was found that readmissions had been part of the treatment plan in the better-treated cases, but had been forced on the hospital in the poorer ones. Also, good planning proved to be associated with a longer interval between discharge and readmission than was the case when the record showed a lack of proper planning.

The Care of the Chronic

In the foregoing discussion of outcomes, what was in mind was the type of case that can be expected to show measurable improvements over a period of weeks or months; but we know that many of our patients offer no such promise. The community mental health program that evaluates only those services which are focused on the curables is only paying proper attention to a limited part of its responsibilities, therefore, and a full evaluation of such a program demands that one looks at the incurable also. These incurable patients, whether they suffer from mental deficiency, brain injury, arterio-sclerosis or the end results of long-term schizophrenia, may be in the mental hospital, in the community, or in a special institution, but they remain the responsibility of the C.M.H. program regardless of where they are and the latter's success with them cannot be assessed in terms of resumption of functioning or disappearance of symptoms. Certainly, if they have first come into care in an acute reactive confusion, as sometimes occurs when the person who has been caring for them can no longer continue, then one can dissolve that confusion and return the patient to his former, partial functioning; but this is likely to compare poorly with the results obtained in other types of case and it is therefore better to separate the two, when possible. For the chronic case, evaluation of achievement should focus on the prevention of deterioration rather than on the percentage return to normality. The evaluation cannot be effected without effort, but it is important that it be undertaken at least for some representative samples. Caregivers have a tendency to be satisfied with such patients if they give no trouble, and this attitude can push such patients into inactivity. Hence neither the opinions of the patients themselves nor the opinions of their caregivers are to be relied upon, when assessing the chronic state. Instead I believe it necessary to undertake some form of testing of such patients at regular but relatively long intervals. If there has been a deterioration of memory, persistence of effort, problem-solving ability and social participation, then the result must be assessed as unsatisfactory no matter how "good" the patient may be in the eyes of his relatives or nurses.

And such deterioration can happen as easily outside of hospital as inside it (MURPHY et al., 1972).

In all such evaluations of outcome, one has the choice between making comparisons and letting a single group of results speak for themselves. To compare two or more sets of treatments is more scientific than simply describing one's findings, but the latter may often be sufficient and should therefore not be ignored. If many patients are dropping out of treatment before that treatment can be expected to have any effect, this is unsatisfactory even if the same percentage of patients are dropping out of treatment elsewhere. Nevertheless, comparisons are usually preferable, either using two treatments or a treated and an untreated group, since they permit more accurate judgements to be made concerning the desirability of one or another service.

Efficiency and Cost-Benefit Analysis

To say that a program is effective is not the same thing as saying that it is efficient, for its effectiveness may have been achieved at unnecessary cost. In medical eyes, to be concerned with the costs of a program often appears to be concerned with money rather than with people, and when the term "cost-benefit analysis" appears, we tend to associate it (sometimes justifiably) with accountants who show concern for quantity but not for quality. Some laymen think that if we see a hundred patients in a given time, then that is economy regardless of how they are treated, whereas if we see only twenty in the same time then this is wasteful, even though all twenty are cured. However, it would be better if doctors did their own cost-benefit analyses instead of fighting the process or leaving it entirely to the accountants. No matter what our program is, we never have as much time or as many resources as we would like to have in order to help our clients. Always there is something more which could be done, and if we were able to save some time or money on our present activities then we might be able to do that something more. Therefore, it is to the advantage of ourselves and of those whom we try to help if we can discover a more efficient way of operating, a way which will enable us to achieve the same results with less effort and hence leave us with more energy to attempt something more. The only thing which we must be careful to ensure is that our patients benefit and do not suffer from any economies.

In much of what has already been said in this chapter, the question of efficiency has been implied. For instance, it is clearly inefficient to plan a service which duplicates something that is already existing—an employment bureau for ex-mental patients when the State employment bureau is already giving them good service, for instance. It is inefficient to treat a patient so casually that he has to be readmitted to hospital only a few days after he has been discharged from it. Spending time assessing and planning the treatment of new patients at a clinic is inefficient if many of these new patients fail to carry on with that treatment. But for a proper cost-benefit analysis, a more elaborate approach is nearly always needed.

Table 6. Costs and benefits of C.M.H. programs

Costs	Benefits
1. Buildings and accommodation	1. Relief of distress—patients
2. Drugs and equipment	2. Relief of distress—associates
3. Man-hours, total personnel	3. Protection of wider society
4. Man-hours, highly skilled personnel	4. Improvement of patient's functioning
5. Financial support of patients	5. Improvement of patient's earning power
6. Time and labor lost by patients	6. Prevention of illness
7. Time and labor lost by relatives, etc.	

In Table 6 can be seen the main costs and benefits which are involved in community mental health work. As is quite obvious, the different items are not commensurable, and some of them are difficult to measure by any scale. Relief of distress is a purely subjective matter; the protection afforded to society is largely hypothetical; the equivalence of highly skilled and semi-skilled manpower will vary from one society to another. One can never, therefore, arrive at a mathematical formula which will enable one to rank different programs in order of efficiency, like one might rank branches of supermarket chain. But the fact that the matter is difficult does not mean that we cannot tackle and cannot profit from it. By breaking down a mental health program into its different activities one can often assess whether one method of carrying out an activity is better than another. One can compare different methods of arriving at an initial diagnosis (in a mental hospital, in a general hospital or at an out-patient clinic for instance), calculate their costs in terms of manpower and loss of the patient's time, and then see if the most expensive method has a correspondingly lower rate of diagnostic error (compared with diagnoses at time of discharge) than the less expensive. One can take suicide prevention programs, as KREITMAN (1973) has done, and assess whether they are achieving a reduction in suicide and parasuicide commensurate to the effort being devoted to them. (His conclusion is that they are not achieving this.) One can compare different mental hospitals in terms of their mean durations of stay, as ULLMANN (1967) and STERN (1963) have done, and come to the conclusion that larger hospitals are less efficient than smaller ones in this respect, without any apparently compensating advantages.

Obviously, this type of evaluation is not something which the mental health program staff can usually undertake on their own; they need the aid of a medical economist and perhaps a field research team to investigate the impact of policies on the patients' milieux. This runs against the direction which I have been attempting to give the present chapter, since most of the steps that have been proposed hitherto have been such as could be carried out by a program director or by some of his staff, with little or no outside help. However, if the aid of an economist can be obtained to establish a computerized data bank for the program, wherein not just the patients but the activities of the treatment staff are recorded, then if the data on each patient are detailed enough and include follow-up assessments, the program staff might thereafter carry out its own cost-benefit analyses in a much more satisfactory manner than could otherwise be done.

Evaluating Preventive Efforts

All that has been said so far in this chapter has focused on the treatment of the mentally ill, but most community mental health programs are expected to attempt some primary prevention, and there is usually much interest in knowing what these attempts are achieving. Why, therefore, have I not given more emphasis to this topic?

The simple and discouraging answer is that most attempts at assessing primary prevention in the mental health field have yielded negative results, assuming that they have been serious attempts in the first place. It is relatively easy to demonstrate that people's *declared* attitudes towards their children, or towards mental patients, or towards modes of interacting with others, have changed as the result of some educational program which a mental health unit has conducted; but what people say and what they do can be very different. Accordingly, if one wants to evaluate a preventive program that has been directed at parents, teachers, policemen, foremen or others who are able to influence the mental health of others, one must assess the effects of this program not by questionnaire or interview but by either observation of their behavior or a counting of the number of adverse effects which one's program had been designed to prevent. And when one does attempt to do the latter the results are usually negative, either because our measures are still too crude to detect the subtle changes that have occurred, or because our preventive efforts have been too weak to counteract the full weight of habit and other environmental pressures. I can think of only three attempts at primary prevention in social psychiatry which have been satisfactorily proven to have been effective, and to find these three I have had to cover a quarter of a century and three continents. Of course, this view of prevention does not include the work done on phenylketonurea, syphilis, sleeping sickness and other conditions with a known, organic basis. Also, my criteria for proof of success may be stricter than some other workers would think necessary. But if one insists on strict criteria and is interested in the primary prevention of the common mental disturbances, then evidence of success is hard to find.

With secondary and tertiary prevention the picture is different. There is ample evidence that good after-care, involving a combination of social support and pharmacotherapy, enables patients or ex-patients to maintain themselves socially in a fashion which cannot be attained if that after-care is omitted (given the same socio-cultural setting). The evaluation of such secondary prevention does not call for approaches that are any different from those already discussed. The only precaution is to ensure that one assesses such an after-care program on the basis of the total number of cases discharged from active care, not just on the number that make use of the program or that get referred to the after-care clinics. In one U.S. program to which I was consultant, it was found that the results achieved by their after-care services were good but that the state mental hospitals were only referring a minority of their discharged patients to these services. In another program all discharged patients were referred back to their general practitioners, but although this was highly satisfactory with some of these practitioners it was quite unsatisfactory with others. Hence an after-care program which involves hospital clinics and general practitioners in addition to community-based clinics needs to operate flexibly and to be constantly evaluated, otherwise its success in some directions may mask the fact that it is failing in others.

Computerized Data-Banks

The computerized record system employing magnetic tape or random-access disks in place of cards is undoubtedly the best tool which we have at the present time for program evaluation, whether or not one wishes to link such evaluation to cost-benefit analysis, but it can be an excessively expensive one. There are many types of evaluation for which such a record system is not suitable, and there are many problems which have still to be overcome in its use, but a well designed system can be so flexible in switching its focus from one aspect of the program to another that this advantage overcomes the disadvantages.

For a computerized data-bank to be properly used, it should receive data from several sources, not necessarily all within the mental health program, and should have the ability to maintain a single consecutive record for each patient regardless of how many 'admissions' that patient may have, or how many different types of service he may have used. Each change from one service to another (or to full discharge) must be recorded, and it may also be desirable to record in brief the category of treatment received each time. If follow-up enquiries (e.g. the type shown in Table 5) are made, then the results from these should be added to each record. Where data-banks are to be used for on-going evaluation and for rapid history recall rather than for academic epidemiological research, the ability of the record system to obtain minimum information about every patient from a whole community is more important than its ability to record greater detail about the patients at certain services only; and if the system can be used for financial accounting then there is much more likelihood of it being kept in existence than if it is for medical research only. It is a mistake to cover only part of the mental health services of a community and omit others (some private hospitals, for instance) but this may be unavoidable. It is also a mistake to design the case record around the type of data that can be obtained in a mental hospital, and forget that in outpatient clinics patients usually do not stay long enough to provide the same information.

The proper use of a computerized data-bank demands not merely that one learns how to use new types of data; it also demands that one learns how to frame new types of question. Switching over from a traditional type of record system to this type is expensive and has little purpose if one is only going to ask the same types of question that the old system was able to answer. It is in tracing the relationships of one type of service to another and the effect of these relationships on clinical outcomes that the computerized data-bank is valuable. One can see whether patients who passed through a rehabilitation centre had fewer days of mental hospitalization over a two-year period, had a shorter mean period on after-care pharmacotherapy, and made less use of other outpatient services than patients of similar age, education, chronicity, etc., who did not go through the rehabilitation centre. One can test whether treating one member of a pathological family tends to make other members worse, even if these other members are visiting different clinics or doctors.

The use of computers in community mental health programs is changing so rapidly at time of writing that it is difficult to know what will have proved a success and what a cul-de-sac in a few years time. To write more on the subject for this chapter could therefore prove a mistake. However, there is no doubt that if one is interested in the evaluation of C.M.H. programs, one should attempt to keep up-to-date with the use of computers and data-banks in this respect.

Communicating the Results

In mental health work, evaluation is only a means towards an end, that end being the improvement of our services for those that need us. It is therefore highly important that evaluation subserves this end and does not produce the reverse, something which can easily happen if it creates insecurity, excessive self-doubt or mutual distrust. With any program evaluation, the most important aspect is the communication of its results to those that are affected by them, and in this matter the evaluator has a difficult although by no means impossible task. He must not be so closely in contact with the service teams that every new observation which he makes induces them to change their mode of working, before he has accumulated enough data for his findings to be reliable. He must not be so distant from the service teams, on the other hand, that he becomes unaware of the difficulties under which they are operating or is seen by them to be an enemy or a mere bureaucrat. His approach to them when he obtains his findings should not be by means of a dispassionate description which carries no judgemental implications, for then his results are likely to be ignored; but neither should it be in the form of straight criticism, since that is likely to arouse resentment and defenses. Instead, he should point out those aspects of the program which differ from what had been expected or had been observed elsewhere, and then he should say: Let us see if we can find out why these differences have occurred. The reason will very rarely be simple. Questions of treatability, of the ratio of personnel to population, and of organization interact with questions of personal competence and theoretical orientation. Nevertheless, by looking at the findings first from one angle and then from another it is usually possible to agree that one method of working appears better than another or that certain changes should be instituted. The results from an evaluation should be seen as one contribution to the ongoing process of self-examination which all good treatment teams and administrations undertake. Often these results merely confirm what was already known, but even then they can be useful, either through providing a new way of looking at an old situation, or through forcing people to face up to facts which they had previously preferred to leave undiscussed.

References

ANTHONY, E.J.: A clinical and experimental study of high-risk children and their schizophrenic parents. In: Genetic factors in schizophrenia, ed. A.R. KAPLAN, Springfield, Ill.: Thomas 1972.

CLUTE, K.F.: The general practitioner: a study of medical education and practice in Ontario and Nova Scotia. Toronto: University of Toronto Press 1963.
FERBER, C. VON: Verfahren zur Beurteilung der gesundheitspolitischen Relevanz der ärztlichen Versorgung. Öff. Gesundh.-Wesen 33, 259–268 (1971).
FINZEN, A.: Dezentralisierung der psychiatrischen Krankenversorgung — notwendige Strukturreform oder "unrealistisches Wunschdenken". Nervenarzt 43, 37–44 (1972).
GRAD, J., SAINSBURY, P.: The effects that patients have on their families in a community care and a control psychiatric service. Brit. J. Psychiat. 114, 265–278 (1968).
HENRY, J.: Culture against man. New York: Random House 1963.
HOLLINGSHEAD, A.B., REDLICH, F.C.: Social class and mental illness. New York: Wiley 1958.
KATZ, M.M., LYERLY, S.B.: Methods for measuring adjustment and social behavior in the community. Psychol. Reports 13, 503–555 (1963).
KREITMAN, N.: Prevention of suicidal behaviour (eds. WING and HÄFNER). London-New York-Toronto: Oxford Univ. Press 1973.
KRÜGER, H.: Führungstile und Behandlungskonzepte in der Sozialpsychiatrie. Nervenarzt 43, 181–188 (1972).
LITSIOS, S.: The principles and methods of evaluation of national health plans. Int. J. Hlth Serv. 1, 79–85 (1971).
MURPHY, H.B.M.: Methods of evaluating community mental health programs. Canad. Psychiat. Ass. J. 16, 525–532 (1971).
MURPHY, H.B.M.: Foster homes; the new back wards? Can. Ment. Hlth, Suppl. No. 71, 1–17 (1972).
MURPHY, H.B.M.: Results from evaluating a Canadian regional mental health Program. Hosp. Community Psychiat. 24, 533–539 (1973).
ØDEGAARD, Ø.: The incidence of mental diseases as measured by census investigation versus admission statistics. Psychiat. Quart. 26, 212–218 (1952).
PFLANZ, M.: German health insurance; the evaluation and current problems of a pioneer system. Int. J. Hlth Serv. 1, 315–330 (1971).
ROBERTS, L.M., GREENFIELD, N.S., MILLER, M.H.: Comprehensive mental health: the challenge of evaluation. Madison: Univ. of Wisconsin Press 1968.
STERN, B.E., STERN, E.S.: Efficiency of mental hospitals. Brit. J. prev. soc. Med. 17, 111–120 (1963).
ULLMANN, L.P.: Institution and outcome: a comparative study of psychiatric hospitals. London: Pergamon Press 1967.
WING, J.K., HÄFNER, H., (eds.) Roots of Evaluation: the epidemiological basis for planning psychiatric services. London-New York-Toronto: Oxford Univ. Press 1973.
World Health Organization: Evaluation of the effectiveness of mental health services; report and recommendations. Typescript, 28 pages (1970) (unpublished).
ZUSSMAN, J., ROSS, E.R.R.: Evaluation of the quality of mental health services. Arch. gen. Psychiat. 20, 352–357 (1969).

C. Aktuelle sozialpsychiatrische Probleme

Psychische Schäden bei Konzentrationslagerhäftlingen

Von

Paul Matussek

Mit 7 Abbildungen

Inhalt

Bedeutung und Art psychischer Symptome nach KZ-Inhaftierung	387
Hypothetische Ursachen der psychischen Spätschäden	394
Hunger	394
Hirnorganische Störungen	395
Persönlichkeitswandel	400
Beziehung zwischen KZ-Belastung und Krankheitsdimensionen	413
KZ-Belastung und allgemeine Lebensbewältigung	422
Literatur	425

Bedeutung und Art psychischer Symptome nach KZ-Inhaftierung

Nach dem Ersten Weltkrieg wurde die Medizin mit einer Reihe Folgelasten des Krieges konfrontiert, die in diesem Ausmaß vorher ziemlich unbekannt waren. Vor allen Dingen waren es die zahlreichen Dauerschäden nach Verwundungen an den verschiedensten Organen. Im Bereich der Neurologie brachten die Schäden und Hirnverletzungen neue Fragestellungen und neue Erkenntnisse, wohingegen der wissenschaftliche Ertrag für die Psychiatrie relativ bescheiden war. Die Anzahl der Psychosen hat sich weder nach Zahl noch nach Gestalt verändert. Neue Therapiemöglichkeiten wurden auch nicht gewonnen. Das einzige, was bei einem pauschalierenden Rückblick dem Psychiater als Folge des Krieges imponierte, war die Schar der Rentenneurosen. Nicht der Tod von Angehörigen, nicht der dauernde Streß beim Fronteinsatz, noch der Verlust oder die Unterbrechung der bürgerlichen Existenz waren die Traumata, die der Krieg in erhöhtem Maße mit sich brachte. Allein die Aussicht auf eine Rente mit der dazugehörigen psychologischen Strategie sprang als Massenphänomen dem Psychiater in die Augen, wenn er global über die Auswirkungen des Krieges auf sein Fach nachzudenken hatte. Alles andere schien ihm bekannt, jedenfalls nicht als etwas, das er allein oder nur vorwiegend durch die Eigenarten eines Krieges kennengelernt hätte.

Nach dem Zweiten Weltkrieg war das anders, allerdings nicht in erster Linie durch die Erkenntnisse, die unmittelbar mit dem Kriegsgeschehen zusammenhängen. Hier hat der Krieg keine neuen Einsichten beschert. Vielmehr war die Psychiatrie schon bei Kriegsausbruch differenzierter als am Ende des Ersten Weltkrieges, vor allen Dingen in den USA. Man widmete sich, nicht zuletzt unter dem Einfluß so verschiedener Schulrichtungen wie denen von SULLIVAN und FREUD, intensiver dem Studium psychodynamischer Einflüsse von Neurosen und Psychosen. Der Krieg brachte nun massenweise solche Erscheinungen mit sich, die man vorher an Einzelfällen studiert hatte. Die Folgen des Zweiten Weltkrieges auf dem psychiatrischen Erkenntnishorizont lagen auf einem anderen Sektor. Er hing nicht direkt mit dem Krieg zusammen, sondern trat nach Kriegsende nur erschreckend deutlich zutage. Das waren die Erfahrungen in den deutschen Konzentrationslagern. Auf den ersten Blick mag diese Behauptung überraschen. Denn schließlich gehören in erster Linie die zahlreichen Kriegsgefangenen zu den Folgen dieses Krieges. Sie gaben den Nervenärzten genügend Gelegenheit, das Leben unter extrem harten Bedingungen und deren Folgen zu studieren. Auch wenn man sich sträubt, die Verhältnisse in Konzentrationslagern mit denen in amerikanischen, englischen oder französischen Kriegsgefangenen-Camps zu vergleichen, so bietet sich ein solcher Vergleich bei der Berücksichtigung der russischen Gefangenenlager doch an. Dort waren die Bedingungen im Durchschnitt wesentlich härter als in anderen Ländern. Zahlreiche Dokumentationen belegen das eindeutig. Und dennoch bestehen Unterschiede zwischen den russischen Gefangenenlagern und den deutschen Konzentrationslagern. V. BAEYER, HÄFNER und KISKER sind im einzelnen darauf näher eingegangen.

Diese Unterschiede können aber gewisse Gemeinsamkeiten nicht übersehen lassen: Nahrungsmangel, unzureichende Unterkünfte, katastrophale hygienische Verhältnisse, das Leben in der Masse, schwere Arbeit, feindselige, ja sadistische Wachmannschaften. Darüber hinaus können andere Unterschiede nicht geleugnet werden, wie etwa der Grund der Inhaftierung oder die totale Rechtlosigkeit der Häftlinge. Ob aber diese und ähnliche Differenzen wirklich ausreichen, eine qualitativ anders geartete Belastung mit entsprechenden Folgen anzunehmen, konnte man nicht a priori entscheiden. Es mußte im einzelnen untersucht werden.

Aus diesem Wissen heraus, das nicht immer explizit formuliert war, gingen in fast allen Ländern die Psychiater daran, die Folgen der Konzentrationslagerhaft genau zu studieren. Die Untersuchung der Spätschäden wurde eine exemplarische und vorrangige Aufgabe der Nachkriegszeit. An diesen Folgen des Dritten Reiches konnte der Psychiater nicht vorbeisehen. Er mußte raten und helfen, vor allen Dingen durch Gutachten, für welche ihm jedoch verbindliche Maßstäbe fehlten. So ist es nicht verwunderlich, daß die ersten Untersuchungen über die Spätschäden bei ehemaligen KZ-Häftlingen eine Reihe methodischer Mängel aufwiesen, die eine adäquate Erkenntnis des Gegenstandes unmöglich machten. So rückte man nur zögernd und ungenau von einem mehr oder weniger deutlich ausgesprochenen somatischen Konzept der Folgeerscheinungen nach KZ-Inhaftierung ab. Zu tief verwurzelt und verbreitet war die Annahme, daß sich die schlimmsten und andauerndsten Inhaftierungswirkungen vorwiegend in körperlichen Krankheiten äußern müßten: Lungentuberkulose, erhöhte Anfälligkeit für Infektionen, Magengeschwüre, Herz-Kreislauf-Störungen. Diese und andere Erkrankungen konnte man sich als Folge von Unterernährung, Kälte, schwerer Arbeit, Infektionen, mangelnder Therapie und zahlreicher anderer Unbillen des Lagers vorstellen. Aber seelische Störungen als Dauerfolge von derartigen Inhaftierungen paßten nicht in das vorhandene Konzept. Man rechnete hier in Anlehnung an analoge Erfahrungen bei Einzelschicksalen mit einem Abklingen von Trauer, Angst, Erschöpfung oder Isolation.

Um so überraschter waren die Ärzte, nicht zuletzt die Psychiater, als bei der wachsenden Anzahl von Nachuntersuchungen an ehemaligen KZ-Häftlingen Ausmaß und Gewicht der seelischen Störungen sichtbar wurden. Man war aber nicht nur überrascht, sondern auch irritiert, und zwar deswegen, weil eine Reihe psychischer Störungen erst Jahre nach der Befreiung in Erscheinung trat. Man überlegte, ob die „symptomfreie Zeit" nur eine scheinbar beschwerdefreie Zeit, in Wirklichkeit jedoch durch Erlebnis- und Verhaltensweisen charakterisiert war, für die lediglich die psychiatrischen Kategorien fehlten. Neben dem verspäteten Auftreten fiel auch die Dauer der psychischen Schäden auf. Zumindest war ein nicht zu geringer Prozentsatz hartnäckiger, als man es von traumatischen Neurosen, reaktiven Depressionen oder Erschöpfungszuständen gewohnt war.

Diese Erfahrung machte man im Prinzip in allen Ländern. Ratlos war man hinsichtlich der diagnostischen Einordnung. So kam es zu recht unterschiedlichen Klassifizierungen. Entkleidet man diese Begriffe ihrer landes- und schulüblichen Herkunft, so erkennt man, daß bei grober Übersicht fast alle psychischen Funktionsbereiche mehr oder weniger deutlich durch die Haft geschädigt waren. Folgende Darstellung kann das verknappt veranschaulichen:

Schwerpunkte in der psychiatrischen Diagnostik ehemaliger Verfolgter

Schwerpunkte der beschriebenen Symptombilder	Autoren
Depressives Bild: Chronisch-reaktive Depression, Trauer, Resignation, Freudlosigkeit, Verzichtshaltung, Suicidgedanken, Schuldgefühle	HERMANN u. THYGESEN, TARGOWLA, STRAUSS, KOLLE, VENZLAFF, BENSHEIM, EITINGER, TRAUTMANN, KLIMKOVA-DEUTSCHOVA, CHODOFF, V. BAEYER, HÄFNER u. KISKER, LESNIAK, KRYSTAL u. NIEDERLAND
Asthenisches Bild: Apathie, Adynamie, Initiativelosigkeit, Müdigkeit, Erschöpfbarkeit, vitale Schwäche, Spannungsabfall	MINKOWSKI, TARGOWLA, BASTIAANS, FICHEZ, STRAUSS, VENZLAFF, BENSHEIM, EITINGER, KLIMKOVA-DEUTSCHOVA, V. BAEYER, HÄFNER u. KISKER
Störungen im emotional-affektiven Bereich: Hypersensibilität, Reizbarkeit, Explosivität, Erregbarkeit, Gefühls. Labilität, Empfindungslosigkeit, Gefühlsabstumpfung, Affektlähmung	HERMANN u. THYGESEN, FICHEZ, BENSHEIM, EITINGER, MINKOWSKI, BENSHEIM, TRAUTMANN, KLIMKOWA-DEUTSCHOVA, LESNIAK et al.
Angstsymptomatik: Angstzustände, phobische Reaktionen, Furchtsamkeit, Angstträume (Schlafstörungen)	HERMANN u. THYGESEN, VENZLAFF, BENSHEIM, TRAUTMANN, V. BAEYER, HÄFNER u. KISKER, KLIMKOVA-DEUTSCHOVA, KRYSTAL u. NIEDERLAND

Schwerpunkte der beschriebenen Symptombilder	Autoren
Störungen im intellektuellen Bereich: Gedächtnis- und Konzentrationsstörungen, verminderte Aufmerksamkeit, Amnesie und Hypermnesie	HERMANN u. THYGESEN, TARGOWLA, EITINGER, KLIMKOVA-DEUTSCHOVA, KRYSTAL u. NIEDERLAND
Störungen im sozialen Kontakt: Isolierung, Dissozialität, Kommunikationsstörungen	FICHEZ, VENZLAFF, V. BAEYER, HÄFNER u. KISKER, KRYSTAL u. NIEDERLAND
Störungen des Selbstgefühls: Minderwertigkeits- u. Insuffizienzgefühle, Selbstunsicherheit, verringerte Selbsteinschätzung, Identitätsverschiebung	FICHEZ, VENZLAFF, EITINGER, KRYSTAL u. NIEDERLAND
Paranoide Symptomatik: Mißtrauen, Feindseligkeit	STRAUSS, VENZLAFF, V. BAEYER, HÄFNER, u. KISKER

Es wäre verkehrt, aus dieser Tabelle zu schließen, daß die psychischen Dauerschäden nach Konzentrationslagerhaft grundsätzlich alle seelischen Funktionen beeinträchtigten. Sicherlich kann die Stimmung von der Intaktheit des Wahrnehmens, Denkens und Erinnerns abhängen, wie auch die Affektivität durch das Gefühl des Ausgeschlossenseins beeinträchtigt werden kann. Aber diese Verflochtenheit verschiedener seelischer Funktionen und der daraus resultierenden Vorstellung, wenn ein Bereich geschädigt ist, müßten auch alle anderen in Mitleidenschaft gezogen sein, ist mit dieser Übersicht nicht gemeint. Hier geht es nur um die Demonstration der Vielfältigkeit der psychischen KZ-Schäden, wie sie sich in der Anzahl der Diagnosen niederschlägt.

Um im einzelnen zu erfahren, ob und welche Störung denn nun wirklich mit der durchgemachten Konzentrationslagerhaft zusammenhängt, kann man sich auf eine derartige Übersicht nicht verlassen. Dafür waren die Differenzierung der Untersuchungstechnik in den einzelnen Ländern, die Nomenklatur sowie der Zeitraum nach der Befreiung bei den oben angeführten Untersuchungen zu unterschiedlich. Der entscheidende Einwand gegen diese Aufstellung richtet sich aber gegen die Tatsache, daß die ihr zugrundeliegenden Befunde fast ausnahmslos in Gutachtersituationen gewonnen wurden.

Um dieses Argument voll gelten zu lassen, sollte man sich zunächst vergegenwärtigen, daß eine Bestandsaufnahme über die körperlichen und seelischen Schäden nach Konzentrationslagerhaft in ausreichender Anzahl nur von Gutachtern erbracht werden konnte. Denn Psychiater und Ärzte, die lediglich in ihren Sprechstunden derartige Kranke betreuten, bekamen nur eine vergleichbar geringe Zahl zu Gesicht. Diese reichte für eine umfassende Beurteilung nicht aus.

Es mußten daher die Erfahrungen der Ärzte herangezogen werden, die aufgrund ihrer Gutachtertätigkeit Hunderte von ehemaligen KZ-Häftlingen untersuchten und so eine ausreichende Basis für eine Überschau gewannen. Dieser Vorteil der großen Zahl wird allerdings durch einige Nachteile wettgemacht. Zwei davon scheinen besonders gravierend zu sein und sollen daher eigens erwähnt werden. Das eine ist die mangelnde Berücksichtigung der gesundgebliebenen

Fälle, das andere die möglicherweise verzerrte Befunderhebung durch die Gutachtersituation.

Was den ersten Einwand betrifft, so muß man bedenken, daß ein Urteil, welches sich lediglich auf die zur Begutachtung wegen eventueller Gesundheitsschäden drängenden Fälle stützt, gar nicht entscheiden kann, ob, wie viele und welche Personen die Tortur des Konzentrationslagers unbeschädigt überstanden haben. Es war nicht zuletzt diese Frage, die mich veranlaßte, Ende der 50er Jahre ein von der Gutachtersituation unabhängiges Projekt durchzuführen. Zu diesem Zweck haben wir in einer alphabetisch geordneten Kartei des Landesentschädigungsamtes München von 210 811 erfaßten ehemaligen Verfolgten jeden 40. ausgewählt. Durch weitere, nicht die Gesundheit betreffende Selektionsprinzipien (Wohnort München und Umgebung, New York, Israel), Alter (1960 nicht älter als 65 Jahre), Verfolgungsgrund (aus rassischen, politischen oder religiösen Gründen), kamen wir schließlich auf eine Zahl von 245 Personen, die von uns in einem mehrstündigen, halbstrukturierten Interview exploriert wurden. Die dabei aufgestellten Kategorien sind in der Originalarbeit aufgeführt. An dieser Stelle interessiert zunächst nur die Frage, wie hoch der Prozentsatz der Personen war, die nach einer KZ-Inhaftierung keinen Antrag auf Rente für die durch die Haft erlittenen Gesundheitsschäden einreichten.

Bei deren Beantwortung ist zunächst zu berücksichtigen, daß nicht alle der von uns angeschriebenen Personen zu einem Interview bereit waren. Von 66 Interviewverweigerern waren mit Sicherheit 7 Personen dabei, die deswegen zu keiner Nachuntersuchung bereit waren, weil sie sich gesund fühlten. Die weitaus größere Anzahl der Verweigerer lehnte eine Kooperation jedoch aus anderen Gründen ab. Auf sie können wir hier im einzelnen nicht näher eingehen. Nur von 18 Untersuchten der Gesamtgruppe wurde kein Antrag auf Gesundheitsschäden gestellt. Diese Personen waren aber keineswegs kerngesund. Sie hatten körperliche und seelische Beschwerden, die allerdings der Häufigkeit nach unter dem Durchschnitt der Beschwerden der Antragsteller lagen. Mit Ausnahme der 4 sich gesundfühlenden ehemaligen Verfolgten waren die Beschwerden der genannten 14 Personen nicht so geringfügig, daß eine Aussicht auf eine Bewilligung einer Rente von vornherein aussichtslos gewesen wäre. Ohne an dieser Stelle ins Detail gehen zu können, lassen sich die Motive für die Nichtantragstellung auf zwei gegensinnige Grundformeln bringen. Die einen betonen die KZ-Vergangenheit in einer Weise, daß sie jedes Gesuch um eine Berentung schon als Verrat an der Vergangenheit auffassen. Die anderen spielen die KZ-Zeit herunter, weil sie daran nicht mehr erinnert werden wollen. Sie befürchten eine Aktivierung schlimmster Erinnerungen durch das Interview.

Zieht man aus diesen Untersuchungen den für das aufgeworfene Problem richtungsweisenden Schluß, so stellt man fest, daß der Anteil Gesundgebliebener relativ klein ist. Das Konzentrationslager schadlos überstanden zu haben, dürfte somit eher die Ausnahme als die Regel gewesen sein, auch wenn wir keine exakten Prozentzahlen angeben können. Die geringe Anzahl von gesundgebliebenen KZ-Häftlingen überrascht nicht, wenn man sich die Zustände in den Konzentrationslagern vor Augen hält, wie sie in zahlreichen, von verschiedenen Gesichtspunkten aus durchgeführten Erlebnisberichten niedergelegt worden sind (COHEN, FRANKL, GILBERT, KOGON u.a.).

Körperliche Beschwerden ($n=144$)

Beschwerden	Angaben bei medizinischen Untersuchungen	Angaben bei psychologischen Interviews	Signifikanzniveau[a]
Vegetative Beschwerden	86 (59,7%)	48 (33,7%)	h.s.
Zahnbeschwerden	53 (36,8%)	19 (13,3%)	h.s.
Rheumatische Beschwerden	48 (33,7%)	24 (16,8%)	s.s.
Herz-Kreislauf-Beschwerden	95 (66,0%)	68 (47,2%)	s.s.
Kopfbeschwerden	64 (44,4%)	42 (29,3%)	s.s.
Leber-Gallen-Beschwerden	35 (24,3%)	16 (11,2%)	s.s.
Urologische Beschwerden	24 (16,8%)	8 (5,6%)	s.s.
Wirbelsäulenbeschwerden	48 (33,7%)	30 (20,8%)	s.
Gehör- und Sehbeschwerden	35 (24,3%)	21 (14,1%)	s.
Lungen-Bronchial-Beschwerden	57 (39,6%)	41 (28,7%)	s.
Darmbeschwerden	27 (18,7%)	13 (9,1%)	s.
Magenbeschwerden	61 (42,6%)	50 (34,8%)	—
Beschwerden nach Mißhandlungsverletzungen	22 (15,3%)	19 (13,3%)	—
Neurologische Beschwerden	11 (7,6%)	8 (5,6%)	—
Chron.-anginöse Halsbeschwerden	9 (6,3%)	0 (0%)	—
Durchblutungsbeschwerden (nach Erfrierungen)	5 (3,5%)	4 (2,8%)	—
Hautausschläge	1 (0,7%)	0 (0%)	—
Gynäkologische Beschwerden (von 38 Frauen)	14 (37,8%)	10 (27,0%)	—

[a] Der Unterschied zwischen den Angaben aus den medizinischen Untersuchungen und den psychologischen Interviews wirde mit dem Vier-Felder-Chi-Quadrat-Test auf Signifikanz geprüft (h.s.: 0,1%-; s.s.: 1%-; s.: 5%-Signifikanzniveau).

Seelische Beschwerden ($n=144$)

Beschwerden	Angaben bei medizinischen Untersuchungen	Angaben bei psychologischen Interviews	Signifikanzniveau[a]
Mißtrauen, Menschenscheu, Kontaktstörungen	6 (4,2%)	62 (43,4%)	h.s.
Gefühl der Isoliertheit	2 (1,4%)	54 (37,8%)	h.s.
Angstträume	28 (19,4%)	75 (52,5%)	h.s.
Haßgefühle	0 (0%)	31 (21,6%)	h.s.
Paranoide Ideen	1 (0,7%)	21 (14,7%)	h.s.
Innere Unruhe, Reizbarkeit	41 (28,5%)	72 (50,2%)	h.s.
Depressive Verstimmung	43 (29,9%)	61 (42,6%)	s.
Schlafstörungen	45 (31,3%)	46 (32,2%)	—
Angstzustände	29 (20,1%)	33 (22,9%)	—
Gedächtnis- und Konzentrationsstörungen	32 (22,2%)	39 (27,3%)	—
Müdigkeit, Apathie	30 (20,8%)	36 (25,2%)	—
Vitalstörungen	11 (7,6%)	9 (6,3%)	—
Suicidgedanken	6 (4,2%)	5 (3,5%)	—

[a] Der Unterschied zwischen den Angaben aus den medizinischen Untersuchungen und den psychologischen Interviews wurde mit dem Vier-Felder-Chi-Quadrat-Test auf Signifikanz geprüft (h.s.: 0,1%-; s.s.: 1%-; s.: 5%-Signifikanzniveau).

Was aber bedeutete die Gutachtersituation für die zweite oben aufgeworfene Frage? Hat die Tatsache, daß sich die ehemaligen KZ-Häftlinge der ärztlichen Untersuchung mit dem ausdrücklichen Wunsch nach einer Berentung stellten, irgendeinen Einfluß auf die Befunderhebung gehabt? Oder anders ausgedrückt: Entspricht das Beschwerdebild, wie es der Gutachter erhebt, im wesentlichen den tatsächlichen Verhältnissen, oder ist es durch die Untersuchungssituation beeinflußt?

Die Antwort auf diese Frage muß zunächst hervorheben, daß nach allen, auch nach strengen Maßstäben vorgenommenen Untersuchungen, der Prozentsatz der Simulanten und Aggravierer relativ klein geblieben ist. Hier stimmen alle Autoren überein, die sich intensiv — und nicht nur nebenbei und in Einzelfällen — mit dem Problem der KZ-Spätschäden befaßt haben. Die Flut der Rentenneurotiker, wie sie für die Zeit nach dem Ersten Weltkrieg typisch war, hat sich bei den aus dem Konzentrationslager Entlassenen nicht wiederholt, übrigens auch nicht bei den ehemaligen deutschen Kriegsgefangenen.

Die Beeinträchtigung der Befunderhebung durch die Gutachtersituation zeigt sich in einer anderen Weise. Zur Demonstration dieses Effekts, den ich den „Zwang zur Symtomanpassung" nannte, seien die Beschwerden gegenübergestellt, die sich einerseits in der Gutachtersituation und andererseits in der Interviewsituation ergaben (s. Tabellen S. 392).

Ganz generell ergibt sich aus dieser Übersicht, daß der Gutachter weit mehr körperliche Beschwerden erfuhr, als es bei dem von uns durchgeführten Interview der Fall war. Zum großen Teil hing das damit zusammen, daß der ärztliche Gutachter mehr nach körperlichen Beschwerden und damit zusammenhängenden Symptomen fragte, während wir alles erzählen ließen, was sich im Laufe des Gespräches an mehreren Tagen schwerpunktmäßig ergab. Beachtenswert und für die Beurteilung der Spätschäden wesentlich scheint die Tatsache zu sein, daß in der Gutachtersituation hoch signifikant weniger über Mißtrauen, Menschenscheu, Kontaktstörungen, Isolationsgefühle, paranoide Ideen, Reizbarkeit und Angstträume gesprochen wurde. Damit aber fällt ein wesentlicher Symptombereich bei der Befunderhebung in der Gutachtersituation aus bzw. wird so stark abgewertet, daß ein sachgerechtes Urteil über die gestellte Frage nicht möglich ist. Dasselbe gilt auch für die Aggression. Haßgefühle werden dem Gutachter gegenüber gar nicht geäußert. In der Interviewsituation rangieren sie in der oberen Spitze der Symptome. Auch das unterstreicht nur erneut die unzureichende Struktur der Gutachtersituation bei der Fragestellung der psychischen Schäden. Kein Arzt, geschweige ein Psychiater, wird annehmen, daß Aggressionen, ob verbal geäußert oder nur gefühlt, für die Einstellung zu sich und der Welt irrelevant sind. Sie bilden vielmehr ein sehr dichtes Geflecht mit anderen Symptomen, die in einem engen Zusammenhang mit der KZ-Belastung stehen.

Bevor wir darauf näher eingehen, seien zunächst die Haupttheorien über die ursächlichen Zusammenhänge zwischen seelischen Schäden und Konzentrationslagerhaft dargestellt.

Hypothetische Ursachen der psychischen Spätschäden

Ursprünglich hatte man die seelischen Symptome, die man Jahre nach der Befreiung bei den ehemaligen KZ-Häftlingen feststellte, auf körperliche Schädigungen zurückgeführt. Zwei Hauptquellen wurden dabei am häufigsten diskutiert: 1. Hunger, 2. hirnorganische Störungen.

Hunger

Die Hungertheorie ist vor allen Dingen von HELWEG und LARSSEN vertreten worden. Sie stützten ihre Annahme auf eine Untersuchung von zwei in den Jahren 1947 bis 1948 bzw. 1951 bis 1953 untersuchten Gruppen. Die erste bestand aus 1 300, die zweite aus 120 Personen. Die Datenerhebung erfolgte mittels Fragebogen. Während bei beiden Gruppen unmittelbar nach der Befreiung sehr häufig eine Tuberkulose beobachtet wurde, konnten die Autoren 7 Jahre und später ein eintöniges Gemisch von „asthenischen, vegetativen und psychischen Symptomen" feststellen. Die Symptome standen in deutlicher Korrelation zum Gewichtsverlust.

Diese Hypothese konnte von keinem Autor bestätigt werden. Wahrscheinlich hängt das damit zusammen, daß die dänischen Autoren relativ kurze Zeit nach der Befreiung diese Untersuchung anstellten. Wenige Jahre nach dem KZ-Aufenthalt standen für viele ehemalige Häftlinge der Hunger und seine unmittelbaren Folgen im Vordergrund der Beschwerden. In unserer Untersuchung, die im Durchschnitt 10 Jahre nach der dänischen Untersuchung erfolgte, fanden wir keinerlei objektive Befunde, die einen Gewichtsverlust als Ursache für irgendwelche körperlichen oder seelischen Symptome verantwortlich machen ließen. Auch in den Aussagen der von uns befragten Personen fand sich dafür kein Anhaltspunkt. Zwar wurde häufig der Hunger als schwerstes Belastungserlebnis der KZ-Zeit erinnert, ihm aber keinerlei oder nur eine geringe Bedeutung für die Beschwerden 15 bis 20 Jahre nach der Befreiung beigemessen. Im Gegenteil: Einige ehemalige KZ-Häftlinge waren sogar überrascht, wie sie wider Erwarten schnell ihr früheres Gewicht erreicht hätten. Als Beispiel können folgende Aussagen dienen:

„Zwei Jahre nach der Befreiung waren meine Magenbeschwerden völlig verschwunden. Ich hatte auch wieder normalen Appetit. Alles, was meine Frau machte, konnte ich jetzt gut vertragen. Es schmeckte mir auch. Zu schaffen machte mir nur meine dauernde Arbeitsunlust. Am Morgen dauerte es Stunden, bis ich richtig zu mir kam. Oft quälten mich auch Angstträume, die ich in der Nacht hatte." (42jähriger Geschäftsmann — 3 Jahre in Auschwitz).

„Nach der Befreiung war ich für 5 Monate in einem Krankenhaus. Man mußte mich erst hochpäppeln. Vorher war ich mager wie ein Skelett. Meine passive und mißtrauische Haltung wich aber nicht. Im Büro traute ich keinem, obwohl da auch viele ehemalige politische Häftlinge tätig waren." (48jähriger Angestellter — 4 Jahre in Dachau).

„Das Grauenhafteste im KZ war für mich der Hunger. Ich versuchte, Essen zu organisieren, wo immer es ging. Nach der Befreiung war ich so geschwächt, daß ich glaubte, sterben zu müssen. Niemals habe ich damit gerechnet, je wieder arbeiten zu können. Um so überraschter war ich, daß ich schon nach 4 Jahren mein altes Gewicht hatte und mich körperlich wohl fühlte. Quälender waren und wurden die seelischen Symptome." (51jähriger Handwerker — 6 Jahre Theresienstadt).

„Ein Jahr nach der Befreiung aus dem KZ Sachsenhausen konnte ich wieder arbeiten. Ich wog mehr als vor meinem KZ-Aufenthalt. Das hing wohl damit zusammen, daß ich nach einigen Wochen Kuraufenthalt sehr viel aß, jedenfalls mehr als früher. Essen wurde nach Jahren des Hungerns zu einer Art „Lieblingsbeschäftigung". Ich gab dafür viel Geld aus. Nur wenn ich gut und viel gegessen hatte, war ich ausgeglichen. Sonst platzte ich bei jeder Kleinigkeit los. Ich war sehr reizbar. Ich konnte nichts dagegen tun, obwohl ich es selbst für unerträglich hielt." (55jähriger Beamter — 11 Jahre in verschiedenen Konzentrationslagern).

Hirnorganische Störungen

Exemplarisch für die Annahme einer hirnorganisch bedingten Ursache der Spätschäden sind die Arbeiten des norwegischen Psychiaters EITINGER. Für ihn sind auch die psychischen Symptome bei ehemaligen KZ-Häftlingen primär die Folge einer im Lager erlittenen „Meningoencephalopathie". Diese Vermutung stützte er auf Befunde bei über 100 ehemaligen KZ-Häftlingen 12 Jahre nach der Befreiung. Er fand u.a. bei über 75% der Fälle „organische" Züge bei psychologischen Testuntersuchungen und die verschiedensten neurologischen Symptome. Bei der Pneumencephalographie zeigten sich bei 75 von 78 ausgewerteten Röntgenbildern eine Ventrikelerweiterung und Veränderungen an der Hirnoberfläche. In einem geringeren Prozentsatz der Fälle waren synkopale oder epileptische Anfälle vorhanden.

Diese Befunde konnten von keinem der zahlreichen Nachuntersucher an ehemaligen KZ-Häftlingen in diesem Umfang bestätigt werden. Zwar stellten andere Autoren (KOLLE, KLUGE, LEVINGER u.a.) ebenfalls neurologische Befunde fest, aber nicht so häufig wie EITINGER. Trotzdem war die Hypothese allgemein verbreitet, daß sich alle psychischen Symptome auf eine im Konzentrationslager erlittene Hirnstörung zurückführen ließen, auch wenn diese Jahre danach nicht mehr einwandfrei nachweisbar sei. So betonte z.B. TARGOWLA aufgrund seiner Untersuchung an französischen Deportierten, daß die durch Hunger, Schläge, Infektionskrankheiten, unhygienische Lagerumstände, aber auch durch Angst und seelische Erschütterung bedingten Hirnschädigungen (diencephal lokalisiert) die Ursache für die noch Jahre später aufgetretenen psychischen Störungen sei.

Die Reduktion aller seelischer Beschwerden auf eine, wie auch immer bedingte Schädigung des Gehirns, entsprach weniger den nachgewiesenen Fakten als einem Postulat.

An den von uns untersuchten Fällen konnten wir feststellen, daß sich das Beschwerdebild, welches der Diagnose "Hirnorganische Veränderungen" zugrundelag, kaum von anderen psychiatrischen Diagnosen unterschied. Bei 66 neurologisch-psychiatrisch begutachteten Fällen ergaben sich folgende, von uns gewählte diagnostische Hauptkategorien: 1. Hirnorganische Veränderungen; 2. Neurasthenie; 3. Chronisch-reaktive Depression; 4. Neurotische Depression; 5. Psychose.

Die diagnostistischen Bezeichnungen sind relativ willkürlich und stellen keine abgrenzbare Titulierung eines differenten Beschwerdebildes dar. Das zeigt sich aus folgender Übersicht:

1. Hirnorganische Veränderungen	24 Diagnosen
Hirnsubstanzschädigung (nach contusio cerebri)	7
Gefäßbedingte Hirnschädigung	7
Postencephalitisches Erscheinungsbild (nach Typhus)	5
Traumatische Epilepsie	2
Epileptische Anfälle	1
Vasomotorisch bedingte cerebrale Anfälle	1
Postcommotionelle Störungen	1
2. Neurasthenie	24 Diagnosen
Neurovegetative Dystonie	6
Nervöse Übererregbarkeit	5
Nervöser Erschöpfungszustand	4
Neurasthenischer Versagenszustand	4
Psychasthenie	2
Neurozirkulatorische Asthenie	1
Asthenie	1
Vasovegetative Erscheinungen	1
3. Chronisch-reaktive Depressionen	19 Diagnosen
Reaktiv-depressive Verstimmungszustände	7
Chronisch-reaktive Depression	7
Depressionszustände	4
Seelische Depression	1
4. Neurotische Reaktion	14 Diagnosen
Chronische Angstzustände	5
Traumatische Angstneurose	2
Psychoneurotische Reaktion	2
Neurotische Dauerreaktion	2
Allgemeine Neurose	1
Chronische Angstdepression	1
Psychoreaktive Störungen	1
5. Psychosen	2 Diagnosen
Schizophrenie	1
Endogene Depression	1

Der Eindruck der weitgehenden Ähnlichkeit der Krankheitsbilder bestätigt sich bei gleichzeitiger Betrachtung aller 4 Syndrome. Berücksichtigt man sämtliche Beschwerden, so ergibt sich eine nach KENDALL berechnete Konkordanz für alle 4 psychiatrischen Diagnosen (ohne Psychosen) von $W = 0{,}81$; bei der Berücksichtigung der nur vom Psychiater erfaßten Beschwerden ist $W = 0{,}83$. Beide Werte sind auf der 0,1%-Ebene signifikant.

Generell läßt sich sagen:

1. Die meisten Ärzte und Psychiater diagnostizierten die zur Begutachtung untersuchten Fälle nicht nach der Vorstellung einer Krankheitseinheit, sondern aufgrund des Beschwerdebildes.

2. Zur Diagnose wurden bevorzugt die Beschwerden benutzt, die nach Ansicht des Gutachters im Vordergrund der Klagen standen (Schwäche, Depression, Angst). Das schließt keineswegs das Vorhandensein psychischer Beschwerden aus einem anderen diagnostischen Bereich aus.

3. Die unter der Diagnose „hirnorganische Veränderungen" zusammengefaßten Beschwerden haben als Leitsymptom Kopfschmerzen. Nur in etwa der Hälfte

der Fälle ließen sich leichte neurologische Abweichungen von der Norm feststellen (Reflexanomalien, Ventrikelerweiterung). Bei keinem der Untersuchten waren diese Befunde aber so eindeutig und gravierend, daß sie das diffuse Beschwerdebild erklärten. Im Prinzip unterschied es sich nicht wesentlich von dem Beschwerdebild der anderen Hauptkategorien — mit Ausnahme der Psychose —, nur daß bei ihnen die Kopfschmerzen statt Verstimmung, Apathie oder Angst im Vordergrund der Beschwerden standen.

Aus diesem Befund läßt sich folgern: Jeder Gutachter kann, falls er es für angebracht hält, bei psychischen Spätschäden die Diagnose „hirnorganische Veränderungen" stellen. Die hierfür erforderlichen Befunde sind in der gutachterlichen Situation meistens zu finden, weil ihre Bewertung weitgehend von den subjektiven Maßstäben des Begutachters abhängt.

Was aber sind es für Gründe, die den Untersucher zur Diagnose „Hirnorganische Veränderungen" oder verwandten Bezeichnungen greifen läßt? In erster Linie dürfte es wohl die Einstellung der Entschädigungsbehörden sein. Die bei der Entschädigungsbehörde angestellten Amtsärzte bzw. die Richter entscheiden letztlich über den Vorschlag der Gutachter, ob diese nun Nervenfachärzte sind oder nicht. Am ehesten werden von diesen Instanzen die Spätschäden als verfolgungsbedingt anerkannt, deren Entstehung auf eine hirnorganische Veränderung zurückgeführt werden. Das ergibt sich aus folgender Tabelle:

Beurteilung der Verfolgungsbedingtheit bei ärztlichen Gutachtern und Entschädigungsbehörden. (Die Summen bei den Entschädigungsbehörden entsprechen nicht immer denen bei ärztlichen Gutachtern, da nicht alle Entschädigungsverfahren zum Zeitpunkt unserer Aktenanalyse abgeschlossen waren)

Psychiatrische Diagnosen	Ärztliche Gutachten		Entschädigungsbehörde	
	verfolgungs-bedingt	nicht verfolgungs-bedingt	verfolgungs-bedingt	nicht verfolgungs-bedingt
Hirnorganische Veränderungen	20	3	16	3
Chronisch-reaktive Depressionen	18	1	14	3
Neurotische Reaktionen	10	4	4	5
Neurasthenie	16	8	13	9
Psychosen:				
Schizophrenie	1	—	1	—
Endogene Depression	1	—	1	—

Es läßt sich folgern:

1. Die Entschädigungsbehörde entscheidet nicht immer im Sinne des ärztlichen Begutachters. 2. Am stärksten weicht die Entschädigungsbehörde noch bei der Diagnose „Chronisch-depressive Reaktion" und „Neurotische Reaktion" von den Vorschlägen der Gutachter ab. Am ehesten übernimmt sie dagegen jene Diagnose, die nach ihrer Vorstellung eine organische Verursachung (Hirnschädigung) oder Mitbeteiligung (Neurasthenie) bedingen. 3. Fast ein Viertel der psychiatrischen Diagnosen wird von der Entschädigungsbehörde als nicht-verfolgungsbedingt korrigiert.

Die Tendenz, KZ-Häftlinge mit psychischen Beschwerden niedriger zu bewerten als solche mit körperlichen Krankheiten geht auch aus folgender Übersicht hervor. In ihr haben wir die körperlichen und seelischen Beschwerden der 16 Personen zusammengestellt, die den niedrigsten EWM-(Erwerbsminderungs-)Satz (unter 25%) erhielten:

Körperliche und seelische Beschwerden von 16 Personen mit einem verfolgungsbedingten Erwerbsminderungssatz unter 25%

Körperliche Beschwerden	Abs. Zahl	Seelische Beschwerden	Abs. Zahl
Herz-Kreislauf-Beschwerden	7	Angstträume	9
Vegetative Beschwerden	5	Mißtrauen, Kontaktstörungen	9
Kopfbeschwerden	5	Innere Unruhe, Reizbarkeit	8
Magenbeschwerden	5	Schlafstörungen	8
Lungen-Bronchial-Beschwerden	4	Depressive Verstimmungen	7
Zahnbeschwerden	3	Angstzustände	6
Wirbelsäulenbeschwerden	3	Müdigkeit, Apathie	5
Rheumatische Beschwerden	2	Gedächtnis- und Konzentrationsstörungen	4
Gehör- und Sehstörungen	2		
Darmbeschwerden	2	Paranoide Ideen	3
Extremitätenverletzungen nach Mißhandlung	2	Haßgefühle	2
		Vitalstörungen	1
Urologische Beschwerden	1		
Gynäkologische Beschwerden	1		
Gesamtzahl	42	Gesamtzahl	67

Die Tabelle zeigt, daß bei den Personen, die einen EWM-Satz unter 25% zugesprochen bekamen, mehr seelische als körperliche Beschwerden festgestellt wurden. Auch hieraus darf man schließen, daß seelische Störungen als Folge der Konzentrationslagerhaft weder für so gravierend noch für KZ-bezogen gehalten wurden wie körperliche Leiden. Infolgedessen ist es nur konsequent, wenn die höheren Durchschnitts-EWM-Sätze für solche seelischen Beschwerden gegeben wurden, die man mittels einer organischen Diagnose einzuordnen versuchte. Das verdeutlicht folgende Übersicht:

Durchschnittlicher verfolgungsbedinger EWM-Satz psychischer Erkrankungen

Diagnosen	Durchschnittlicher verfolgungsbedingter EWM-Satz %
Hirnorganische Veränderungen	41,1
Neurotische Reaktion	31,7
Chronisch-reaktive Depression	29,6
Neurasthenie	28,9

Es ist also nicht nur die Entschädigungsbehörde, die eher bei körperlich begründeten Folgeerscheinungen einen Kausalzusammenhang zur Konzentrationslagerhaft annimmt. Auch die Ärzte folgen eher einem organischen Konzept der Verfolgungsschäden. Es verwundert daher nicht, daß die Psychiater zu der Ärztegruppe gehörten, die im Vergleich zu den praktischen Ärzten, den Ärzten des Gesundheitsamtes und Internisten die niedrigsten EWM-Sätze feststellten. Das ergibt sich aus folgenden Vergleichen:

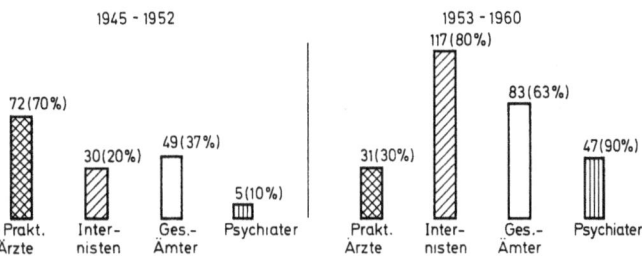

Abb. 1. Anzahl der von verschiedenen Ärzten begutachteten Personen im Zeitraum von 1945—1960

Die Psychiater sind erst nach 1952 in größerem Umfang zur Begutachtung ehemaliger KZ-Häftlinge herangezogen worden. Das kann damit zusammenhängen, daß unmittelbar nach der Befreiung die körperlichen Krankheiten als unmittelbare Folge der Haft im Vordergrund standen und die psychischen Beschwerden als deren Ausdruck verstanden wurden. Die oben erwähnte Untersuchung von HERMANN ist für die Annahme Beleg. Darüber hinaus muß man erwägen, daß seelische Symptome bei vielen ehemaligen KZ-Häftlingen erst dann voll zur Geltung kamen, als sie ihren gesellschaftlichen Eingliederungsprozeß, die Probleme von Ehe und Beruf gelöst zu haben glaubten.

Nach 1952 verteilt sich der Anteil der Ärztegruppen folgendermaßen:

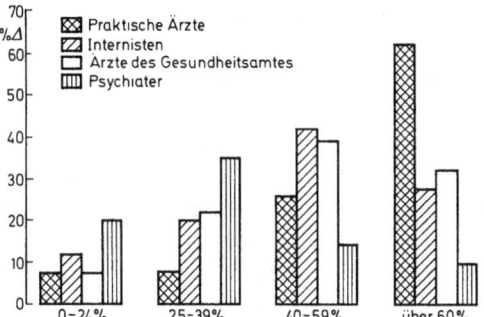

Abb. 2. Verteilung von EWM-Sätzen bei 4 verschiedenen Ärztegruppen

Für die Tatsache, daß Psychiater die niedrigsten EWM-Sätze vorschlugen, wird man in erster Linie das Fehlen eines wissenschaftlichen Konzept über die kausalen Beziehungen zwischen Konzentrationslagerhaft und psychischen Störungen verantwortlich machen müssen. Seelische Leiden, die nicht als Folge einer Hirnschädigung interpretiert werden konnten, wurden somit nicht als verfolgungsabhängig anerkannt. Warum das so war, läßt sich nur schwer erklären. Wahrscheinlich ging man von der in vielen Gutachten immer wieder auftauchenden, allgemeinen Lebensweisheit aus, daß die Zeit alle Wunden, auch die seelischen heile.

Persönlichkeitswandel

Wollte man die psychischen Störungen als KZ-abhängig anerkennen, mußte eine tiefergreifende Beeinträchtigung der Persönlichkeit postuliert werden. Das taten zuerst v. BAEYER (1957) und VENZLAFF (1958). v. BAEYER sprach von einer Umstrukturierung der Persönlichkeit, VENZLAFF von einem erlebnisbedingten Persönlichkeitswandel. Damit schien eine den meisten Psychiatern als unüberwindlich geltende Hürde genommen: Die seelischen Störungen waren nicht unmittelbare Folgen der Belastung — denn dann müßten sie ja mit der Zeit abklingen —, sondern Ausdruck einer Persönlichkeitsveränderung. Diese aber wurde durch die Konzentrationslagerhaft hervorgerufen. Was für die Organiker das Gehirn, das wurde für v. BAEYER und VENZLAFF die Persönlichkeit. Deren Veränderung war der Boden für die festgestellten psychischen Schäden. Sie äußern sich in verschiedensten Symptomen. v. BAEYER, HÄFNER u. KISKER konnten dann (1964) schreiben, daß die Bezeichnungen, die die Veränderungen der Persönlichkeit meinen, allgemeine Bezeichnungen für die Tatsache sind, „daß sich bei den Verfolgten chronische Veränderungen des Verhaltens und Erlebens nachweisen lassen, die vom Typus der gewohnten traumatischen Wunschneurose abweichen und auch den klinischen Befunden nach keine hirnpathologische Grundlage haben. Die genannten Bezeichnungen lassen nun aber weder die spezielle Richtung des Persönlichkeitswandels erkennen, noch geht aus ihnen hervor, wie konstant, wie umfassend, wie tiefgehend gestört das Erleben und Verhalten in ihnen erscheint. Es ist klar, daß solche vorläufigen und pauschalen Begriffe der symptomatologischen Aufgliederung bedürfen, um an deskriptivem Wert zu gewinnen. Vorläufig heißt Umstrukturierung, Persönlichkeitswandel in unserem Zusammenhang ja nur, daß hier nichts Oberflächliches, Gemachtes, verdeckt Zielstrebiges vorliegt, wie auch keine bloß passagere, situationsbedingte Entgleisung, sondern eine tiefer fundierte Veränderung der seelisch-sozialen Haltung, der emotionalen Reaktionsbereitschaften, wobei sich aus der Vorgeschichte keine Anhaltspunkte für eine manifeste Abnormität des Verhaltens vor der Verfolgung ergeben."

Aus dieser Feststellung ergibt sich, daß man nur dann die verschiedenen seelischen Symptome der Nach-KZ-Zeit auf eine Persönlichkeitsveränderung zurückführen kann, wenn diese ausreichend tief ist und nachgewiesenermaßen mit der Belastung der Konzentrationslagerhaft zusammenhängt. Wie soll aber der Nachweis geführt werden, daß die geforderte Umstrukturierung der Persönlichkeit aus der KZ-Zeit resultierte und nicht aus anderen Einflüssen vor der Inhaftierung oder nach der Befreiung?

Bei der Beantwortung dieser Frage darf man zunächst nicht übersehen, daß die in einer Gutachtersituation erhobenen Daten zur vollständigen Beantwortung der Frage kaum ausreichen dürften. Die überwiegende Anzahl aller Gutachter über KZ-Schäden standen unter einem Zeitdruck, der eine ausreichende körperliche und psychologische Untersuchung der Geschädigten nicht gewährleistete. Das ist verständlich. Mancher Gutachter, der in Deutschland, Amerika oder Israel ausschließlich für die Entschädigungsbehörde Gutachten über ehemalige KZ-Häftlinge ausstellte, konnte die ihm angetragene Arbeit nur schwer bewältigen. Der Zeitdruck führte zu einem unvermeidbaren, pauschalierenden Etikettieren der rasch, allzu rasch erhobenen Befunde. Die gute Absicht der Gutachter soll dabei keineswegs in Frage gestellt werden. Sie wollten ja in den meisten Fällen nur die Beschleunigung eines Prozesses bewirken, der für die ehemaligen KZ-Häftlinge viel zu träge und umständlich verlief. So mancher hat das Ergebnis eines Rentenverfahrens nicht mehr erlebt.

Der Zeitdruck der Untersuchungssituation hat sich auf die Erhebung einzelner Befunde unterschiedlich ausgewirkt. Am genauesten waren wohl im Durchschnitt die körperlichen Störungen zu diagnostizieren. Hier brauchte man im allgemeinen weniger Zeit als zur Erhebung der psychischen Beschwerden mit ihrer Entstehungsgeschichte. Außerdem ließen sich die somatischen Befunde objektiver registrieren als die seelischen, zu deren Erhebung der Untersucher viel Geschick, Geduld und Erfahrung benötigte. Aber auch wo diese Voraussetzungen gegeben waren, ließen sich bestimmte methodische Fehlerquellen der Gutachtersituation nicht eliminieren. Sie führten, wie wir oben gezeigt haben, zu einer verschiedenen Akzentuierung von körperlichen und seelischen Beschwerden.

Für die hier zu diskutierende Frage, ob die nach der Befreiung konstatierten seelischen Beschwerden auf eine durch die KZ-Zeit bedingte Persönlichkeitsveränderung zurückzuführen sind, bedeuten diese differenten Befunde sehr viel. Sie besagen nämlich, daß es in der Gutachtersituation äußerst schwer, wenn nicht unmöglich war, folgende Fragen mit ausreichender Sicherheit zu beantworten: a) Welche Belastungen waren für den ehemaligen KZ-Häftling so gravierend, daß sie eine Persönlichkeitsveränderung bewirkten? b) Wie war die Persönlichkeit vor der KZ-Inhaftierung?

Auf die erste Frage antworteten die meisten Gutachter mit der generellen Feststellung, daß die Inhaftierung insgesamt die Persönlichkeit verändert habe. Man könne die einzelnen Belastungselemente nicht voneinander trennen. Danach sei es gleichgültig, ob jemand 1 oder 10 Jahre im Konzentrationslager war, in Auschwitz oder Dachau gequält wurde, in einer Schreibstube saß oder beim Straßenbau arbeitete. Der in solchen Ansichten meist mehr implizit als explizit ausgesprochene Mangel an Differenzierungen der Belastungen wird von den ehemaligen KZ-Häftlingen selbst korrigiert. Sie sehen in ihren Schilderungen erhebliche Unterschiede hinsichtlich des Ausmaßes ihrer Leiden. In unserer Untersuchung gingen wir diesen Differenzen nach und fragten nach den Erlebnissen, die in der Erinnerung als schwerste erfahren wurden. Oft wurden mehrere genannt. Ein Ausschnitt dieser Antworten sei hier wiedergegeben:

„Das Gefühl, in solchen Händen zu sein, wo man jede Stunde mit dem Tod rechnet, war am schlimmsten. Ich war schon bald kein Mensch mehr. Ich dachte, ich werde verrückt aus Angst. Sie sagten, jeder Jude hat sein Todesurteil schon in der Tasche. Und dann immer das Aussuchen zum Vergasen..."

„Man ist nicht mehr als Mensch betrachtet worden. Zur Illustration möchte ich folgende Episode erwähnen: Ich begegnete einmal, als ich mich in einer Arbeitskolonne befand, dem Inhaber eines Restaurants, in dem ich häufig mein Bier getrunken hatte. Dieser hatte mich früher auch immer mit großer Hochachtung empfangen. Jetzt aber begrüßte er mich überhaupt nicht, obwohl ich ihn erkannte, sondern schlug mich mit seiner Peitsche."

„Das Allerschlimmste waren für mich die Mißhandlungen. Ich war dabei besonders schlimm dran, weil ich durch meine Größe und durch meine jüdische Nase der SS leicht auffiel. Ich war der erste, wenn Schläge ausgeteilt wurden."

„Man mußte dauernd mit Schlägen rechnen. Den Hunger konnte man noch aushalten. Aber die Kapos und Blockältesten waren fürchterlich. In Dachau wollte mich ein polnischer, nicht-jüdischer Stubenältester auf folgende Weise ersticken: Er stopfte mir einen Schlauch in den Mund, dessen anderes Ende an einem Wasserhahn angeschlossen war. Ich habe mich jedoch gewehrt, und kurz vor dem Tode konnte ich mich aus seinen Händen befreien."

„Ich empfand es am schlimmsten, daß ich dauernd in Gefahr war, wegen Kleinigkeiten zusammengeschlagen zu werden. Es war auch quälend für mich, sehen zu müssen, wenn andere geschlagen wurden. Ich lebte in fortwährender Spannung und Angst, aufzufallen und mißhandelt zu werden. Damals trat darauf erstmals häufig Durchfall auf. Auch heute erleide ich bei Aufregungen leicht Durchfall."

„Das Allerschlimmste in dieser Zeit war erstens die Unsicherheit darüber, was in der nächsten Minute passiert, und zweitens wurde man auch nicht als Mensch behandelt. Man mußte das Leid der anderen ansehen, ohne helfen zu können. Das war manchmal schlimmer als das eigene Leid. Ich habe in der Küche selber gesehen, wie die Politischen zwei Stückchen Margarine in die Suppe bekamen, die Bibelforscher eines und die Juden überhaupt keines. Das Schlimmste im KZ war noch, daß die kranken Eltern zu Hause ohne meine Pflege waren. Dieser Gedanke hat mich am meisten bedrückt. Andererseits habe ich im KZ trotz allem meine schönste Zeit verbracht, weil ich mich damals wirklich für eine Sache eingesetzt habe und die Kameradschaft unvergleichlich gut war."

„Ich fand am störendsten und verwirrendsten die Unsinnigkeit aller Lagervorkommnisse. Das Verhalten der SS ist widersinnig gewesen. Auf der einen Seite wurde das Bemühen demonstriert, eine perfekte Ordnung zu schaffen, die Arbeitskraft optimal auszunützen und den Häftlingen eine „gerechte" Behandlung zukommen zu lassen. Andererseits wurden tagtäglich Tausende in die Gaskammern geschickt. Schläge haben mir nicht soviel ausgemacht. Ich hatte nie das Gefühl, dadurch geschmäht oder entwürdigt zu werden. Ich habe es so aufgefaßt, daß nicht ich die Schläge bekommen habe, sondern irgend jemand, den die SS schlagen wollte wie die anderen auch. Todesangst hatte ich nicht. Nur ein bestimmtes Gefühl der Unruhe. Angst hatte ich eigentlich nur bei Selektionen. Denn da wußte ich, daß es um Leben oder Tod ging. Sonst hatte ich keine Angst. Man hat sich an die Verhältnisse im Lager gewöhnt. Es waren ja auch noch andere da, die dasselbe Schicksal wie ich teilten."

Die Vielfalt und Verschiedenartigkeit der Belastungen kommt in diesen Schilderungen klar zum Ausdruck. Es fragt sich allerdings, ob diese subjektiven Erlebnisse mit dem objektiven „Streß" identisch sind, zumal es sich hier um Erinnerungen handelt. Die erlebte und erinnerte Belastung dürfte mit der gelebten und tatsächlich wirksamen nicht unbedingt übereinstimmen, wie ich es an anderer Stelle über die Anlaßerlebnisse bei der Depression (1965) im einzelnen näher herausgearbeitet habe. Die Wichtigkeit dieser Unterscheidung ergibt sich schon daraus, daß erinnerte Ereignisse, die dem Außenstehenden von peripherer Bedeutung erschienen, für den Betroffenen selbst den höchsten Schweregrad erhielten. Das hing auch mit der Gewöhnung und somit mit der Zeit der Inhaftierung zusammen. So sagte etwa eine Frau:

„Es war unterschiedlich, was ich als Schlimmstes erlebt habe. Als man mir anfangs die Haare abschnitt, habe ich das als fürchterliche Entwürdigung erlebt. Später in Auschwitz war besonders entwürdigend, als ich mich nackt vor SS-Leuten im Brauseraum waschen mußte, während die Wachmänner sich über Belanglosigkeiten unterhielten. Als die Lagerverhältnisse immer schlimmer wurden, erschien mit so etwas als völlig unwichtig. Im KZ Weißensee war der Hunger am schlimmsten. Das Gefühl, wie man etwas erlebte, veränderte sich stark."

Abgesehen davon, daß in dieser Schilderung der Belastungsgrad von verschiedenen Zeitpunkten der Inhaftierung abhängig gemacht wurde, impliziert der Bericht auch, daß das Geschlecht eine Rolle spielte.

Grundsätzlich läßt sich resümieren: Die in den Schilderungen zum Ausdruck kommenden subjektiven Variablen machen es verständlich, daß die meisten Autoren, die sich mit den Spätschäden bei ehemaligen KZ-Häftlingen beschäftigten, keine Differenzierung der Belastung vornahmen. Man konnte im allgemeinen mit guten Gründen davon ausgehen, daß die Mehrzahl der Häftlinge mit extremem Hunger, Lebensbedrohung, schlimmen hygienischen Verhältnissen, Angst vor Schikanen und Schlägen, erschöpfender Arbeit und haßerfüllter Diffamierung durch die Wachmannschaften für kürzere oder längere Zeit in Berührung kamen. Bei dieser Sachlage erscheint es wenig erfolgversprechend, wollte man die Belastungselemente voneinander trennen und sich fragen, ob und inwieweit sie als „Stressoren" gewirkt haben.

Gegen diese plausible und naheliegende Annahme spricht allerdings die Tatsache, daß die Überlebenden der Konzentrationslager in ganz verschiedener Weise geschädigt worden sind. Das hat die Übersicht im Abschnitt 1 deutlich gezeigt. Die Symptome sind nicht nur in ihrer Art, sondern auch in ihrer Schwere unterschiedlich. Man kommt daher trotz allgemein verständlichen Sträubens an der Frage nicht vorbei, ob diese Differenzen — zumindest teilweise — mit den durchgemachten Belastungen zusammenhängen. v. BAEYER, HÄFNER u. KISKER folgern mit Recht, daß die manifeste Symptomatologie darauf zu untersuchen ist, „ob sie nach allgemeinen Gesichtspunkten anlaßadäquat ist. (Angstneurotische Reaktionen auf Schreck- und Angstsituationen, depressive Reaktionen nach Verlust nahestehender Menschen, Entwurzelung usw.) Wenn möglich, ist auch der thematische und psychodynamische Zusammenhang zwischen dem anlaßgebenden Erlebnis und der Symptomatik aufzudecken."

Die dringende Beantwortung dieser Fragen wird noch dadurch kompliziert, daß es hier nicht um die Feststellung von objektiven, sondern auch subjektiven Belastungsfaktoren geht. Unter „objektiven", situationsgebundenen Belastungen sollen jene Momente verstanden werden, deren Belastungscharakter allgemein evident ist, wie etwa Nahrungsmangel, Massenunterkunft, schlechte hygienische Verhältnisse, Schläge, Folterungen etc. Die „subjektiven" Momente sind dagegen die, welche die „objektive" Belastung zu dem macht, was sie für den bestimmten Menschen an faktischer Belastung darstellt. Von den feststellbaren Momenten gehören hierher in erster Linie Geschlecht, Alter, Verfolgungsgrund, vor allen Dingen aber Persönlichkeitsfaktoren.

Ein bekanntes Beispiel der KZ-Literatur für die Bedeutung der subjektiven, personabhängigen Belastungsfaktoren ist die Theorie von BENSHEIM. Bekannt wurde das Beispiel in der Literatur über die Spätschäden hauptsächlich wegen seiner Einseitigkeit. Denn es berücksichtigt von den zahlreichen subjektiven Momenten lediglich das Lebensalter. BENSHEIM kam zu folgender Annahme über die Beziehung zwischen Lebensalter und KZ-Belastung: Personen, die zwischen dem 5. und 12. Lebensjahr verfolgt wurden, entwickelten im Lager animalisch-motorische Primitivreaktionen und behielten sie später bei. Jugendliche zwischen 12 und 17 Jahren wurden in ihrem vegetativ-hormonalen System gestört und zeigten später vegetativ-hormonale Symptome. Personen, die mit 20 bis 30 Jahren inhaftiert wurden, fielen nach der Befreiung durch chronische Angstzustände depressiver Färbung auf oder wurden asozial als Überkompensation der Angst. Zu einem „chronischen Depressionszustand ängstlichparanoider Färbung" kam es bei den Überlebenden, die im Alter von 30 bis 40 Jahren inhaftiert waren.

So beachtenswert das Bemühen BENSHEIMS war, den Faktor der Lebenszeit in die Abschätzung der Belastung einzuführen, so deutlich zeigt dieser Versuch, daß alle Vereinfachungen zu einem Schema führen, das nichts mehr von der vielfältigen und lebendigen Wirklichkeit erkennen läßt, die es doch zu erfassen gilt. Denn keine der zahlreichen Untersuchungen an ehemaligen KZ-Häftlingen konnte die von BENSHEIM behaupteten Verbindungen zwischen Lebensalter und Symptomatologie bestätigen.

Ein wesentlicher Schritt vorwärts waren die Untersuchungen von v. BAEYER, HÄFNER u. KISKER. Sie untersuchten außer dem Lebensalter auch die Einflüsse des Verfolgungsgrundes, der Inhaftierungsdauer, des Geschlechts, der Verfolgungsschwere, der Familienverluste und der soziokulturellen Bedingungen nach der Befreiung. Daß trotz dieser wertvollen Differenzierung keine für die Fragestellung ausreichend begründeten Ergebnisse herauskamen, heben die Autoren immer wieder hervor. Es sind vor allen Dingen folgende Gründe, die den Nachweis verschiedener Belastungsfaktoren als Ursache der geforderten Persönlichkeitsveränderung verfehlen ließen:

a) Die von den genannten Autoren vorgelegten Befunde sind in einer Gutachtersituation gewonnen worden. Das aber macht aus den o.g. Gründen eine ausreichende Abschätzung der Belastungsschwere unmöglich. Denn um festzustellen, was von der Verfolgung und dem Aufenthalt in einem Konzentrationslager so deletär gewirkt haben soll, daß dauernde Persönlichkeitsveränderungen die Folge waren, muß man zumindest in Umrissen die Persönlichkeitsstruktur erfassen, die dem KZ-Terror ausgeliefert war. Darüber machten die Betroffenen in der Gutachtersituation nur spärliche oder ungenaue Angaben, so daß es nicht verwunderlich ist, wenn die Autoren über die Wirkung von verschiedenen Belastungsfaktoren zu keinem zwingenden Ergebnis kommen.

b) Die Gutachtersituation ermöglicht keine adäquate Erfassung der Persönlichkeit vor ihrer KZ-Haft. V. BAEYER, HÄFNER u. KISKER mußten sich daher mit pauschalen Urteilen über die Persönlichkeit der Vorverfolgungszeit begnügen, wie etwa der Hervorhebung von psychopathischen oder neurotischen Zügen. Gerade die Suche nach neurotischen oder sonstigen Abnormitäten macht es dem Untersuchten noch schwerer, Charakterzüge aus der Zeit vor der Inhaftierung zu erinnern, als es ohnehin in dieser durch Zeit und Fragestellung beeinträchtigten Untersuchungssituation der Fall ist. Wer in einer solchen Situation etwa Angst oder Angstträume als Symptom der Nach-KZ-Zeit angibt, wird mit hoher Wahrscheinlichkeit etwaige Angstzustände seiner Jugendzeit kaum erwähnen. Das braucht keine tendenziöse Verfälschung zu sein, wie es allzu leicht jene Gutachter annehmen, die in allen nicht-organisch bedingten, seelischen Beschwerden den Ausdruck einer Persönlichkeitseigenart sehen, die nicht mit dem Konzentrationslager zusammenhängt. Es ist natürlich, daß jemand, der nach seiner Haft menschenscheu und mißtrauisch, unausgeglichen oder apathisch wurde, sein Verhalten vor der Haft nur durch die Brille seiner jetzigen Symptomatik sehen kann. Dabei wird er viele Persönlichkeitszüge der Vergangenheit gar nicht oder nur sehr ungenau erleben. Als Psychoanalytiker sieht man solche Erscheinungen tagtäglich. Die Vergangenheit wird unter jeweils verschiedenen anamnestischen Aspekten nachvollzogen. Es gehören schon Sonderbedingungen dazu, die Persönlichkeit von früher ausreichend und genau genug zu erfassen.

c) Der wahrscheinlich entscheidende Grund für die mangelnde Stringenz der Beweisführung der genannten Autoren dürfte in der angewandten Verrechnungsmethodik liegen. Selbst wenn die beiden durch die Gutachtersituation bedingten methodischen Fehlerquellen der Befunderhebung ausgeschlachtet wären, hätte das angewandte Verrechnungsverfahren zu keinem Ergebnis geführt, das eine überzeugende Antwort auf die gestellte Frage ermöglicht hätte. Denn bei einem so multivariabel bestimmten Geschehen, wie es einerseits der KZ-Streß und andererseits die Symptome der späteren Zeit waren, kann man deren Beziehungen nicht mit einer einfachen prozentualen Häufigkeitsbeschreibung der einzelnen Elemente erfassen.

In unserer eigenen Untersuchung haben wir versucht, die genannten 3 Fehlerquellen auszuschalten. In den unabhängig von der Gutachtersituation durchgeführten Interviews sind folgende Belastungsfaktoren berücksichtigt worden: Arbeitssituation, Dauer der Verfolgung und Haft, Verlust von Angehörigen, Lagerschwere und Lagerkrankheiten. Dazu kommen als „subjektive" Variable: Verfolgungsgrund, Alter, Geschlecht, Anpassung im KZ und Merkmale der Persönlichkeit. Bevor wir auf die Verrechnungsmethodik näher eingehen, seien die soeben geschilderten Kategorien in ihrer Bedeutung und der Art, wie wir sie zu quantifizieren versuchten, beschrieben:

Arbeitssituation. Sie ist in kaum einer bisherigen Untersuchung separat gewürdigt worden. Das ist um so bemerkenswerter, als sie das Ausmaß der KZ-Belastung besser beschreibt als etwa die verschiedenen Kriterien der Lagerschwere (Getto, Arbeitslager, Vernichtungslager etc.). Jemand konnte in einem relativ leichten Lager schwere, äußerst zermürbende Arbeit verrichten, während ein anderer in einem Vernichtungslager in der Schreibstube saß und eine Reihe von Erleichterungen genoß. Es ist daher nicht verwunderlich, daß eine hochsignifikante Korrelation zwischen der erinnerten Lebensbedrohung und der Arbeitslast ($r = 0,30$), dagegen zur Lagerschwere nur eine Korrelation von $r = 0,05$ besteht.

Die Arbeitssituation ist auch aus einem anderen Grund von besonderem Gewicht. Der Häftling hatte in gewissen Grenzen die Möglichkeit, sich durch sein Verhalten, seine Aktivität und durch seine Anpassung solche Arbeitsgegebenheiten zu verschaffen, die ihm die Unbillen des Lagerlebens erleichterten. So berichtete ein ehemaliger Häftling aus Auschwitz:

„In den ersten Woche war ich durch die körperliche Arbeit und den Hunger so heruntergekommen, daß mir klar wurde, ein Überleben sei nur dann möglich, wenn ich zum Kartoffelschälen eingeteilt würde. Mit List und Tücke schaffte ich es, daß ich dahin kam. Ich bin heute sicher, daß ich nur dieser Initiative mein Leben verdanke."

Ein anderer Häftling führte aus:

„Jeden Morgen stellten sie Arbeitsgruppen zusammen. Eine Viertelstunde vor dem Abmarsch kamen die stärksten Häftlinge, packten die Schwächeren am Kragen und warfen sie aus den bevorzugten Gruppen hinaus. Die Stärkeren belegten also die leichteren Arbeitsgruppen, und die Schwachen mußten Arbeiten leisten, deren Schwere bald zur Vernichtung führen konnte."

Man darf bei aller notwendigen Berücksichtigung des Einflusses der Häftlinge auf die Tätigkeit allerdings nicht vergessen, daß solche Möglichkeiten nur prinzipiell, nicht aber in jedem Fall bestanden. So erzählte mir EITINGER, der selbst in Auschwitz war, von einem jungen deutschen Juden, der sich in einer Gruppe gleichgesinnter Menschen relativ geborgen fühlte, dann aber nach einer im Revier ausgestandenen Krankheit in eine Baracke kam, in der nur ukrainische Häftlinge waren. Hier verstand er kein Wort. Er fand keinen Anschluß. Nach wenigen Tagen magerte er ab und starb.

Um die Arbeitssituation quantitativ zu bestimmen, wurden alle von den Untersuchten angegebenen Tätigkeiten von mehreren Mitarbeitern auf ihren mutmaßlichen Belastungsgrad eingeschätzt und in 4 Schweregrade eingeteilt. Folgende Tabelle gibt das Ergebnis wieder:

Klassifikation der verschieden schweren Arbeitssituationen

1 Leichtere Arbeit	2 Mäßig schwere Arbeit	3 Schwere Arbeit	4 Sehr schwere Arbeit
1. Verwaltungsarbeit im Büro 2. Materialverwaltung 3. Bibliothek 4. Arbeiten innerhalb des Gefängnisses 5. Küchenarbeit 6. leichte handwerkliche Arbeiten innen 7. Sonderposten wie Kapo, Blockältester, Vorarbeiter 8. Unterbringung im Priesterblock ohne Arbeit 9. Aufenthalt in Auffanglagern 10. Einzelhaft ohne Arbeit	1. leichte Fabrikarbeit 2. handwerkliche Außenarbeiten ohne Vergünstigungen 3. leichte Außenarbeiten wie Aufräumen und Schneeschippen 4. Wäscherei 5. Krankenpflege 6. Untersuchungshaft 7. Quarantäne 8. Getto-Aufenthalt ohne Arbeit	1. Außenarbeit ohne nähere Bezeichnung 2. Arbeiten in dem ZAL 3. schwere Fabrikarbeit 4. Bauarbeiten (Häuserbau, leichtere Straßenarbeiten) 5. Arbeit außerhalb des Gefängnisses 6. Totengräber 7. Landwirtschaft 8. Aufräumungsarbeiten (bei Frauen)	1. schwere Erdarbeiten 2. Forstarbeiten 3. Arbeiten im Steinbruch, Kiesgrube, Moor oder Bergwerk (unter Tage) 4. Strafkommando 5. schwere Tragarbeiten (bei Frauen) 6. Strafbataillon

Es versteht sich von selbst, daß solche Merkmale im Zusammenhang mit modifizierenden Variablen gesehen werden müssen, z.B. in der Tatsache, daß jemand seinen gelernten Beruf ausübt. Die Arbeitsschwere wurde daher einen Grad niedriger eingestuft, wenn der Betreffende bei der Arbeit Aufsicht führte oder in seinem früheren Beruf eingesetzt war. Außerdem wurde bei der Arbeitsschwere auch berücksichtigt, wie lange jemand die Tätigkeit auszuüben hatte. Je nach der Zeitdauer ergab sich eine Zweiteilung in „eher leichte" und „eher schwere" Arbeit.

Lagerschwere. Daß die Schwere des Lagers einer der wichtigsten Faktoren ist, der die Härte der KZ-Belastung ausmacht, geht aus den Schilderungen von ehemaligen Häftlingen hervor, wie etwa den folgenden:

„Wenn ich in Dachau geblieben wäre, hätte ich die ganze Zeit leichter ertragen. Erst als ich nach Auschwitz kam, wurde ich an die Grenzen meiner Widerstandskraft getrieben."

„Verglichen mit Auschwitz ist Theresienstadt ein Sanatorium gewesen. Theresienstadt kann man eigentlich kein KZ nennen. Es war eine eigene Gettostadt mit eigener Verwaltung und Gesetzgebung. Schlimm war dort allerdings die Korruption. Die Monate in Auschwitz waren viel schwerer als die Jahre in Theresienstadt."

Es wäre verkehrt, diese Erfahrungen zu verabsolutieren und anzunehmen, daß eine für alle verbindliche Stärke der Lagerschwere existiert. So erklärte ein ehemaliger Häftling:

„Das Leben in Auschwitz ist im Gegensatz zum Getto (Lodz) ein Paradies gewesen. Man hat da richtige Graupensuppe und Margarine bekommen. Die Selektionen waren natürlich fürchterlich. Man hatte deswegen dauernd Angst. Aber immerhin bekam man etwas zu essen."

Trotz dieser notwendigen Relativierung durch die innere und äußere Situation des Lagers erschien es uns sinnvoll, die einzelnen Lager nach „objektiven" Kriterien einzuteilen. Aufgrund der vom Institut für Zeitgeschichte dankenswerterweise gelieferten Unterlagen über Aufgaben und Zustand des Lagers kamen wir zu folgender Skalierung der Lagerschwere:

a) Vernichtungslager (Belcec, Birkenau, Madjanek, Sobibor):
Medizinische Experimente. Arbeit und Seuchen traten als Belastung zurück, da diese Lager der SS zur Massenvernichtung der Häftlinge dienten. Nahezu 100% der Inhaftierten wurden in Gaskammern getötet.

b) Äußerst schwere Konzentrationslager (Auschwitz, Mauthausen, Stutthof, Bergen-Belsen):
Massenvergasungen, Injektionstötungen, Genickschußanlagen, Verhungerungen größten Ausmaßes, Töten durch kaltes Wasser (Totbaden), medizinische Experimente in großem Umfang, Rüstungs- und Fabrikarbeit. Vor allem in Stutthof und Bergen-Belsen starben ab 1943 immer häufiger Häftlinge an Ruhr, Typhus und Fleckfieber. Über 50% der Häftlinge wurden vernichtet.

c) Schwere Konzentrationslager (Sachsenhausen, Ravensbrück, Buchenwald, Flossenbürg, Groß-Rosen):
Erschießungen und Vergasungen kleinerer Häftlingsgruppen standen im Vordergrund. Medizinische Experimente kamen seltener und in kleinem Ausmaß vor. Die Arbeitsbelastung schwankte zwischen leichterer Fabrikarbeit und schwerster Arbeit im Stollen, Straßenbau und in der Rüstung. Seuchen, vor allem Typhus, waren ab 1944 sehr häufig. 30—50% der Häftlinge wurden vernichtet.

d) Als mäßig schweres Konzentrationslager konnte nur Dachau charakterisiert werden:
Kleine Gruppen von Ausländern wurden erschossen oder vergast. Vereinzelt unternahm die SS ab 1942 medizinische Experimente. Die Arbeitsbelastung war vergleichsweise mäßig schwer. Seuchen traten vor allem 1945 auf. Der SS diente Dachau zeitweise als Sammellager für prominente Häftlinge.

Die Zustände in den Lagern wurden nach der berüchtigten Wannseekonferenz 1942 schlagartig verschlechtert. Wir stuften daher das Belastungsausmaß eines Häftlinges einen Grad schwerer ein, wenn er die Lagerhaft nach 1942 ertragen mußte.

Dauer von Verfolgung und Haft. Die Dauer der Haft wird von vielen Betroffenen als entscheidenster Faktor der Belastung gewertet. Folgende Äußerungen sind dafür typisch:

„Wenn ich 1 Jahr in Bergen-Belsen gewesen wäre, so hätte ich vielleicht gesagt, daß man das KZ schadlos überstehen könne. Aber 3 Jahre waren zuviel."
„Sicher gewöhnt man sich an vieles. Wir Politischen hielten auch zusammen, was uns viel Kraft gegeben hat. Nach 6 Jahren ließen aber meine Widerstandskräfte nach."
„Mir reichten die 14 Tage, die ich bei der Gestapo im Gefängnis war. Länger hätte ich es nicht durchgehalten, ohne total durchzudrehen."

Auch aus diesen Schilderungen wird ersichtlich, daß die Haftzeit genauso wenig wie andere Variable allein als der entscheidende Belastungsindex genommen werden darf. Was für die oben wiedergegebene Theorie von BENSHEIM gilt, wonach eine eindeutige Korrelation zwischen Lebensalter und Zeitpunkt der Haft und der Art der Spätschäden besteht, gilt auch für analoge Theorien, die etwa eine gesicherte Belastungsbeziehung zwischen Haftdauer und Störungen hervorheben wollen. Nach Ansicht französischer Autoren sollte beispielsweise jedes Jahr Lageraufenthalt eine quantitativ nachweisbare Beschleunigung des Alterungsprozesses bedingen. Für diese oder ähnliche Angaben besteht keinerlei empirischer Hinweis. Man muß jedoch prüfen, welche Rolle dem Faktor Zeit bei der Bewertung der Belastung zukommt. Wir bemühten uns auch, die Dauer mit der Lagerschwere in Beziehung zu setzen und die Dauer des Aufenthaltes in leichteren und schwereren Lagern abzugrenzen. Da die Streuung hinsichtlich der Belastung in der Verfolgungszeit, also der Zeit vor der Inhaftierung, zu groß war, berücksichtigten wir bei der Verrechnung der wirksamen Belastungsfaktoren nur die Dauer der Inhaftierung.

Verlust von Angehörigen. Die Vernichtung von Angehörigen durch das SS-Regime erschien uns ein besonders wichtiges Belastungsmoment. So mancher ehemalige KZ-Häftling hat die KZ-Zeit nur überstanden, weil er wußte, daß die Frau, der Vater, die Mutter, der Mann oder die Kinder überlebten. Für andere bedeutete es das Erlöschen aller Hoffnungen, wenn sie erfuhren, daß keiner von den Angehörigen überlebte. Bei manchen dieser Personen kamen zu dem Gefühl des Allein- und Verlassenseins auch Schuldgefühle hinzu, überlebt zu haben. Das hat TRAUTMANN ausführlich beschrieben und ihm hinsichtlich seiner Belastungsbedeutung Rechnung getragen.

Lagerkrankheiten. Einen wichtigen Belastungsfaktor stellen die Lagerkrankheiten dar. Sie waren gelegentlich so entscheidend, daß von ihnen Überleben oder Tod abhing. Man starb an ihnen (z.B. Typhus) oder wurde aufgrund des erschöpften Zustandes zur Selektion bestimmt. Folgendes Beispiel kann das verdeutlichen:

> Herr B. war Anstreicher und versuchte mit allen Mitteln, im KZ eine Facharbeit zu bekommen. Er wurde schließlich zu Anstreicharbeiten abkommandiert. Seine Lage charakterisiert er so: „Obwohl die Arbeit schwer war und es keine vernünftigen Arbeitsgeräte und Farben gab, konnte ich mich gut über Wasser halten. Ich rauchte nicht und tauschte meine Zigaretten lieber gegen Lebensmittel. Meinem Vater, mit dem ich zusammen war, ging es umgekehrt. Er war apathisch geworden und mußte schwere Eisenträger schleppen. Ich wollte den Vater immer wieder ermuntern, aber er wollte nicht mehr. Ich warnte ihn vor allem vor dem Krankenrevier, das überfüllt war und aus dem die meisten zur Vergasung abgeschoben wurden. Der Vater hörte nicht auf mich. Er bekam bald die Cholera und starb dann einige Tage später."

Auch wenn die Angaben über die durchgemachten Krankheiten erinnerungsabhängig und damit nicht frei von Irrtümern sind, seien doch die Krankheiten genannt, die bei 144 von 219 ehemaligen KZ-Häftlingen unserer Untersuchung gefunden wurden. Sie sollen einen Eindruck über die Krankheitsbilder vermitteln, die bei der Bestimmung der Krankheitsgröße in unsere Verrechnungen eingegangen sind. Man kann dabei annehmen, daß Krankheiten eine unmittelbare Folge der Lagerbelastung waren, andererseits aber auch den Boden für seelische und körperliche Schäden nach der Befreiung lieferten:

Körperliche und seelische Krankheiten im Lager (n=144)

Art der Krankheiten	Männer		Frauen		Summe
	jünger[a] (n=42)	älter[b] (n=65)	jünger[a] (n=21)	älter[b] (n=16)	(n=144)
1. Kopfverletzungen durch Mißhandlungen	20 (48%)	36 (55%)	8 (38%)	3 (19%)	67 (46,5%)
2. Seuchen (Typhus, Ruhr, Fleckfieber u.a.)	16 (38%)	14 (22%)	9 (43%)	6 (38%)	45 (31,2%)
3. Lungen-Bronchialaffektionen (Tbc u.ä.)	11 (26%)	21 (32%)	4 (19%)	4 (25%)	40 (27,8%)
4. Herz-Kreislauferkankungen	12 (29%)	16 (25%)	5 (24%)	6 (38%)	39 (27,1%)
5. Rheumatische Beschwerden	11 (26%)	15 (23%)	4 (19%)	7 (44%)	37 (25,7%)
6. Dyspeptische Beschwerden	11 (26%)	14 (22%)	3 (14%)	4 (25%)	32 (22,2%)
7. Hungerdystrophische Symptome	12 (29%)	10 (15%)	8 (38%)	4 (25%)	34 (23,6%)
8. Bakterielle Infektionen	8 (19%)	14 (22%)	6 (29%)	2 (13%)	30 (20,8%)
9. Mißhandlungsverletzungen (außer Kopfverletzungen)	9 (21%)	9 (14%)	3 (14%)	—	21 (14,6%)
10. Wirbelsäulen-Beschwerden	4 (10%)	8 (12%)	3 (14%)	5 (31%)	20 (13,9%)
11. Infektionskrankheiten (Malaria, Gelbsucht u.ä.)	3 (7%)	6 (9%)	2 (10%)	1 (6%)	12 (8,3%)
12. Kurzdauernde, hochfieberhafte Infekte	4 (10%)	—	3 (14%)	2 (13%)	9 (6,3%)
13. Erfrierungen an den Füßen	1 (2%)	1 (2%)	2 (10%)	1 (6%)	5 (3,5%)
14. Menstruationsstörungen	—	—	11 (52%)	2 (13%)	13 (35,1%)
15. Ständige Angst	12 (28%)	23 (35%)	9 (44%)	8 (52%)	52 (36,4%)
16. Depressive Verstimmungen	13 (31%)	17 (26%)	7 (31%)	7 (44%)	44 (30,5%)
17. Suicidgedanken	7 (16%)	5 (8%)	1 (6%)	2 (12%)	15 (10,3%)

[a] „jünger" heißt: bei Inhaftierungsbeginn unter 30 Jahre.
[b] „älter" heißt: bei Inhaftierung über 30 Jahre.

Verfolgungsgrund. Für die Einschätzung der Beziehung zwischen den Spätschäden und der Belastung durch die Haft spielte auch der Verfolgungsgrund eine Rolle. In der Sicht der ehemaligen Häftlinge kommt das etwa in folgenden Erinnerungen zum Vorschein:

„Die deutschen Juden waren im Lager viel besser dran als wir polnischen. Die konnten sich wenigstens mit den Wachmannschaften verständigen. Einige hatten auch Kontakte mit ihren Bewachern."

„Wir Zeugen Jehovas haben uns den Respekt unserer Wächter in vielen Fällen erringen können. Ein SS-Mann sagte zu mir: „Ihr seid ja noch fanatischer als wir. Wenn der Führer lauter solcher Gläubige hätte, wäre der Krieg schon längst gewonnen." Er machte mich zu seinem Putzer. Hier war das Lager erträglich, auch deswegen, weil ich mich oft zurückziehen und beten konnte. Die anderen konnten nie allein sein."

„Als polnischem Häftling ging es mir besser als den Juden. Wir wurden selten aus reinem Sadismus gequält, was gegenüber den Juden häufiger vorkam."

Die hier ausschnittsweise mitgeteilten Eindrücke konnten wir auch in unserer Untersuchung objektivieren, zumindest hinsichtlich folgender Verallgemeinerung: Die aus religiösen oder politischen Gründen Verfolgten waren im Durchschnitt geringeren Belastungen im Lager ausgesetzt als die Juden. Es muß daher geprüft werden, ob und inwieweit sich dieser Zusammenhang bei der Verrechnung der Nach-KZ-Zeit auswirkte.

Über die Bedeutung der Variablen Lebensalter und Geschlecht brauchen wir hier keine näheren Erläuterungen zu geben. Es sei auf die Untersuchungen von BENSHEIM und TRAUTMANN, V. BAEYER, HÄFNER u. KISKER, FRANKL und MATUSSEK verwiesen. Der Einfluß dieser personabhängigen Belastungsgrößen ist dort mit recht unterschiedlichem Ergebnis dargestellt worden. Man kann daraus schließen: Nur solche Methoden, welche die Interdependenz der verschiedenen Variablen berücksichtigen, kommen dem tatsächlich erfahrenen Belastungsausmaß am nächsten. Bevor wir aber darauf eingehen, muß noch ein Moment genannt werden, das in allen Untersuchungen fehlte, obwohl es von ausschlaggebendem Gewicht ist: Die Persönlichkeit des Häftlings.

Persönlichkeit des Häftlings. Mit diesem Stichwort seien die Charakterzüge gemeint, die sich im Interview als Verhaltens- und Erlebnisweisen während der KZ-Haft feststellen ließen. Diese Fakten sind in fast allen statistischen Untersuchungen über die Spätschäden an ehemaligen KZ-Häftlingen ununtersucht geblieben. Vorwiegend lag das daran, daß man individuelle Differenzen zugunsten pauschaler Beurteilungen zurücktreten ließ. Man sprach von „seelischer Primitivierung" (KOGON, 1954) oder genereller „Regression auf primitiv-infantile Triebregungen" (BETTELHEIM, 1960). So sehr diese und ähnliche Bezeichnungen für bestimmte Zustände und wohl auch für verschiedene Zeiträume des Lageraufenthaltes zutreffen, so erinnerten die ehemaligen KZ-Häftlinge 10 bis 15 Jahre danach doch stärkere Differenzierungen ihrer Verhaltensweise:

„Nach den ersten Wochen, in denen meine Stimmung zwischen Apathie und Verzweiflung schwankte, fing ich an, die Situation im Lager genauer zu beobachten. Ich kam dahinter, wie ich mir Vorteile erringen konnte, ohne unkameradschaftlich zu werden. Dabei war es für mich wichtig, daß ich mich innerlich nicht gehen ließ. Ich bekämpfte meinen Hang zur Bequemlichkeit."

„Ich half den anderen, so gut ich konnte. Manchmal nahm ich jemandem eine schwere Arbeit ab; gelegentlich gab ich auch von meinen spärlichen Essensrationen etwas ab. Kaum einer merkte, wie schwer es mir fiel. Die Freude der guten Taten fiel aber auf mich zurück."

„Ich mußte mir einen Sinn für das trostlose Grauen des Lagers geben. Das fand ich in meinen Gedichten. Ich besorgte mir kleine Kartons- und Papierstücke und schrieb darauf in der Nacht die Verse, an denen ich schon während des Tages gearbeitet hatte."

„Ich hatte die Einstellung zu sagen: ‚Was kommt, das kommt'. Ewig lebt man sowieso nicht. Ich hatte aber auch den Wunsch, die Zukunft zu erleben, und dachte gar nicht an die Vergangenheit. Was hätte mir das angesichts des Krematoriums auch geholfen? Ich wollte leben und tat alles mit Bedacht. Ich dachte: ‚Immer arbeiten, dann kann nichts passieren.' "

Es leuchtet ein, daß sich auch in einem von der Frage der Begutachtung unabhängigen Interview nicht alle Einzelheiten der Persönlichkeit rückblickend erinnern ließen. Das ist aber auch nicht erforderlich. Es genügt, die Hauptlinien des Charakters zu erfassen, um festzustellen, ob und eventuell welche Merkmale die Leiden der Konzentrationslagerhaft mildern oder verschärfen konnten. Mit dem empirischen Nachweis solcher Faktoren wird der allgemein verbreitete Eindruck homogener Belastungsfaktoren relativiert.

Die dabei zu berücksichtigenden Persönlichkeitsmerkmale lassen sich auf die Grundformel der Anpassungsfähigkeit bringen. Das ergab sich bei der faktorenanalytischen Verrechnung, in der neben Verfolgungsgrund, Herkunftsland, Alter,

Geschlecht und Familienstand auch einige Anpassungs- und Belastungsmerkmale in ihrer inneren, „dimensionalen" Verflochtenheit bestimmt wurden. Von den dabei erhaltenen Faktoren schien der von uns als „Anpassung im KZ" bezeichnete der wichtigste zu sein. Die Ladung der einzelnen Merkmale und ihre Pole gehen aus folgender Tabelle hervor:

Faktor der Anpassung im Konzentrationslager

Merkmal	„Gelungene Anpassung im Lager" (Pol A)	„Nichtgelungene Anpassung im Lager" (Pol B)	Ladung
Kontaktverhalten gegenüber den Mithäftlingen	Kontaktinitiative	Kontaktschwäche	0,77
Einstellung zu den Mithäftlingen	Kameradschaftlichkeit	Teilnahmslosigkeit	0,74
Aktivitätsentfaltung während der Haftzeit	Aktives Durchkommen	Passives Durchkommen	0,67
Beziehungen zu Wachmannschaften	Angepaßt gegenüber den Wachmannschaften	Keine Anpassung an die Wachmannschaften	0,39

Zur Verdeutlichung dieser Übersicht seien nun einige exemplarische Verhaltensweisen genannt, die als Grundlage für die Einschätzung der genannten Pole dienten:

Pol A: Gelungene Anpassung im Lager:
Kontaktinitiative (132 Befragte): „Machte aktiv in einer Gruppe von politisch Organisierten mit", „Hatte regen Kontakt zu religiös Gleichgesinnten", „Konnte sich verschiedenen Gruppen anschließen", „Hatte als Vorarbeiter viele Kontakte", „Sah sich auch in anderen Baracken um".
Kameradschaftlichkeit gegenüber Mithäftlingen (149 Befragte): „Tröstete Mitgefangene", „Wies neue Häftlinge ein, wie man sich schützt", „Sorgte als Blockältester für das Wohl seiner Leute", „Teilte gelegentlich sein Essen, wenn es anderen schlecht ging".
Aktivität (134 Befragte): „Versuchte immer wieder, über seine Arbeit als Friseur Beziehungen herzustellen und diese für sich und andere auszunützen", „War als guter Organisator bei Wachleuten beliebt", „Schmiedete Fluchtpläne und brach einmal aus", „Suchte sich Arbeit und Lager aus, in denen die Vernichtungsgefahr gering war", „Trieb Handel im KZ", „Versuchte auf allen möglichen Wegen, eine Arbeit in der Küche zu bekommen, was ihm schließlich auch gelang."
Angepaßt gegenüber Wachmannschaften (108 Befragte): „Nötigte Bewachern durch kluges und forsches Auftreten Respekt ab", „Unterwarf sich opportunistisch", „Erwarb Sonderrechte als Vorarbeiter", „Wurde häufiger durch Bewacher vor Strafen geschützt".

Pol B: Nichtgelungene Anpassung im Lager:
Kontaktschwäche (87 Befragte): „War ein Sonderling", „Zeigte sich mißtrauisch gegenüber allen", „Suchte nur vorteilhafte Sonderbeziehungen zu Wachmannschaften", „War mit Kriminellen zusammengesperrt, die er ablehnte".
Teilnahmslosigkeit (70 Befragte): „War unkameradschaftlich gegenüber Mithäftlingen", „War immer Außenseiter", „Sorgte nur für sich", „Wurde abgelehnt und zog sich zurück".
Passivität (85 Befragte): „Klammerte sich an Mithäftlinge an", „Lief mit unter den politisch Organisierten", „War völlig apathisch, hoffte auf den Tod", „Betrachtete sein Überleben als nur vom Glück oder Zufall abhängig", „Muselmann", „Versuchte, sich durch Flucht in die Krankheit zu retten".
Unangepaßt (111 Befragte): „Wurde häufig bestraft", „Bekam immer schlechteste Arbeit", „War gegenüber Bewachern feindlich und stur", „Wurde immer benachteiligt", „Erlitt häufig Folterung wegen Ungehorsams".

Die höchsten Ladungen erhielten die Merkmale „Kontaktinitiative" und „Kameradschaftlichkeit". Ihre Interkorrelation ist sehr hoch ($r=0,46$). Keine Beziehungen ließen sich zur Arbeitsschwere nachweisen, was darauf hindeuten dürfte, daß auch leichte Arbeiten nicht zu Unkameradschaftlichkeit und Initiativelosigkeit verführten. Deutliche Beziehungen ergaben sich zur Lagerschwere, und zwar negativer Art: Verfolgte mit Kameradschaftlichkeit (1%) und Kontaktinitiative (5%) hatten weniger hohe Lagerbelastungen zu ertragen. Daraus läßt sich vorwiegend folgern, daß in schweren Lagern, in denen der Hunger, vor allen Dingen aber die Angst vor Terror und Vernichtung stärker waren als in anderen Lagern, die Tendenz zur Abnahme der Kameradschaftlichkeit bestand. Je schwerer also die äußere Bedrohung war, desto eher wurden mitmenschliche Fähigkeiten beeinträchtigt. Zwar waren Aktivität und Anpassung ebenfalls eingeschränkt, aber nicht in dem Ausmaß wie Kontaktinitiative und Kameradschaftlichkeit.

Was die Beziehung zu den Wachmannschaften betrifft, so spielte sie als Anpassungsfaktor eine geringe Rolle. Sie hatte die niedrigste Ladung (0,39).

Um festzustellen, von welchen Bedingungen die Anpassung im Lager abhängig war, haben wir für jeden Häftling einen eigenen Anpassungindex gebildet. Dabei wurden alle 4 Merkmale als gleichwertig gewichtet. Die Häftlinge mit 0 bis 2 Merkmalen wurden als „schlecht angepaßt", die mit 3 bis 5 Merkmalen als „gut angepaßt" eingestuft. Bei einer Verrechnung dieser Variablen mit 60 Merkmalen der Vorverfolgungszeit, des soziologischen Hintergrundes und der Belastung zeigten nur die Persönlichkeitsvariablen eine signifikante Beziehung zur „Anpassung". Mit anderen Worten: Alter, Geschlecht, Herkunftsland, Dauer der Inhaftierung, Familienstand, Verlust von Angehörigen ergaben keine statistisch nachweisbare Beziehung zur Anpassungsleistung im Konzentrationslager. Hierfür war allein die Persönlichkeit verantwortlich, wobei allderdings die Anpassung durch Arbeits- und Lagerschwere in ihrem Spielraum eingeschränkt war.

Damit läßt sich resümieren, daß jeder Häftling aufgrund seiner Persönlichkeit den Belastungsdruck variieren konnte, jedoch nur in bestimmten Grenzen.

Es taucht daher die Frage auf, von welchen Faktoren die Vorgeschichte der Persönlichkeitseigenart geprägt wurde. In unseren Untersuchungen fanden wir folgende Hinweise als Bedingung für eine gute Anpassung im Konzentrationslager[1]:

Die Mutter war aufgeschlossen und offen	10% Sign.
Die Mutter erzog kooperativ	0,1% Sign.
Die Beziehungen zu den Geschwistern waren harmonisch	10% Sign.
Die psychosoziale Entwicklung verlief geglückt	5% Sign.
Die Lösung vom Elternhaus gelang	5% Sign.
Es bestanden gute Beziehungen zu Gleichgeschlechtlichen und Gleichaltrigen	5% Sign.
Die berufliche Entwicklung war erfolgreich	5% Sign.
Die Beteiligung am öffentlichen Leben war aktiv	1% Sign.
Das Einsetzen der Verfolgung wurde mit aktiven Gegenmaßnahmen beantwortet	0,1% Sign.

---

[1] Die Merkmale sind nach ihrer psychogenetischen Folge, nicht nach ihrer statistischen Bedeutsamkeit geordnet.

Wenn auch die statistische Wahrscheinlichkeit bei einigen Korrelationen als grobe Tendenzen, bei anderen dagegen als hoch bedeutsame Beziehungen nachweisbar sind, so läßt sich doch generell sagen: Die Persönlichkeitsmerkmale, welche für die Stärke der Belastung mitbestimmend waren, entwickelten sich vor der Inhaftierung. Dazu gehört eine im ganzen harmonische Beziehung zur Mutter, so inhaltlich ungenau die Mitteilungen im Interview auch bleiben mußten. Anschaulicher werden die Befunde, wenn man sich einige typische Äußerungen des geprägten Häftlings vor Augen führt:

„Mit meiner Mutter verstand ich mich gut. Sie gab mir viel Kraft, ohne daß sie mich verwöhnte. Von ihr habe ich ein unbändiges Vertrauen in allen schwierigen Lebenssituationen geerbt."

„Die Mutter zog keinen von uns 3 Geschwistern vor. Wir fühlten uns gerecht und liebevoll behandelt. Sie hielt keinen fest."

Gerade die letzte Bemerkung deutet auf eine Mutterbeziehung hin, die den Übergang zu extrafamiliären Bindungen nicht erschwert. Es verwundert so nicht, daß bei den im Lager durch Initiative und Kameradschaftlichkeit ausgezeichneten Häftlingen die Beziehungen zu Gleichgeschlechtlichen und Gleichaltrigen reibungslos vonstatten gingen. Auch im Beruf und im gesellschaftlichen Leben gehörten diese Häftlinge eher zu den Durchsetzungsfähigen und Aktiven als zu den Zögernden und Scheuen. Sie besaßen somit Eigenschaften, die es ihnen möglich machten, den KZ-Terror in seiner delitären Wirkung abzuschwächen: Man setzte sich für andere ein, variierte die Arbeitsbedingungen im Rahmen des Möglichen, verschaffte sich Kontakte, die Trost und Hilfe waren.

Auch wenn man davon ausgehen muß, daß die skizzierten Charaktermerkmale keineswegs die einzigen waren, die die Lagerbelastung modifizierte, so zeigen doch die Ergebnisse, daß die Prä-KZ-Persönlichkeit für den Belastungsgrad mitbestimmend war. Das soll nicht heißen, daß es sich bei den geschilderten Verhaltensweisen um Eigenschaften handelt, die man willkürlich erwerben kann. Diese Annahme muß ausdrücklich zurückgewiesen werden. Schließlich sind es nicht nur psychiatrische Laien, sondern auch Fachleute, die explizit oder implizit die Ansicht vertreten, z.B. in Gutachten, jemand könnte ohne weiteres initiativereicher, kameradschaftlicher oder aktiver werden. Solche in Extremsituationen wünschenswerten Verhaltensweisen hängen von Lernprozessen ab, die weit in die Kindheit zurückreichen und nicht beliebig verändert werden können. Um das zu demonstrieren, sei auf die Beziehungen zwischen den Spätschäden bei KZ-Inhaftierten und der KZ-Belastung eingegangen.

Beziehung zwischen KZ-Belastung und Krankheitsdimensionen

Nach der Beschreibung der Hauptfaktoren, welche die Belastung im Konzentrationslager bestimmten, muß nun nach den Zusammenhängen zwischen den Beschwerden und den Belastungsfaktoren gesucht werden. Es wurde gezeigt, daß weder Hunger noch organische Hirnveränderungen noch Persönlichkeitsmerkmale als alleinige Ursache für die festgestellten Symptome in Frage kommen. Die Gründe müssen komplexer sein. Sie lassen sich nicht dadurch erfassen, daß man prozentuale Häufigkeiten von Symptomen mit bestimmten Belastungsfaktoren in Beziehung setzt. Das haben die Untersuchungen von v. BAEYER, HÄFNER u. KISKER deutlich gezeigt. Auch wir konnten keine Beziehung zwischen Symptomen und Belastung feststellen, wenn die körperlichen und seelischen Beschwerden mit einzelnen Belastungselementen in Beziehung gebracht wurden. Statistisch nachweisbare Beziehungen ergaben sich erst, als die beschriebenen Beschwerden in einer Faktorenanalyse verrechnet und damit Dimensionen bzw. Typen von Reaktionsformen gefunden wurden. Wir gingen dabei in zwei Schritten vor.

In einem ersten verrechneten wir die sowohl im Interview wie bei der Begutachtung geäußerten körperlichen und seelischen Beschwerden, wie sie auf Seite 392 aufgeführt wurden [2]. Hiermit wollten wir feststellen, ob sich bei einer gemeinsamen Berechnung nur die körperlichen Symptome durchsetzten oder seelische und körperliche Krankheitsdimensionen erkennbar waren. Darüber hinaus sollte geprüft werden, ob das sogenannte KZ-Syndrom sich in einem eigenen Typus statistisch nachweisen läßt, und welche Bedeutung ihm zukommt. In einem zweiten Schritt verrechneten wir dann nur die psychischen Beschwerden.

Die faktorenanalytische Verrechnung von körperlichen und seelischen Beschwerden ergab 4 Faktoren, die wir folgendermaßen nannten:

Faktor I: Psychophysisches Syndrom (Erschöpfungszustand)
Faktor II: Gynäkologische Erkrankungen
Faktor III: Innere Erkrankungen
Faktor IV: Psychisches Syndrom (Mißtrauen).

Der Faktor I, der von uns „Psychophysisches Syndrom" genannt wurde, weil er sich aus körperlichen und seelischen Beschwerden zusammensetzt, hat folgende Merkmale:

Faktor „Psychophysisches Syndrom"

Merkmale	Ladung
Kopfbeschwerden	0,61
Gedächtnis- und Konzentrationsstörungen	0,58
Müdigkeit, Apathie	0,56
Depressive Verstimmungszustände	0,53
Angstträume	0,49
Schlafstörungen	0,49
Innere Unruhe, Reizbarkeit	0,39
Vegetative Beschwerden	0,38
Vitalstörungen	0,38

Die Merkmale dieses Faktors weisen eine weitgehende Ähnlichkeit mit dem Bild auf, das von verschiedenen Autoren (KLIMKOVA-DEUTSCHOVA, HERMANN u. THYGESEN, EITINGER, u.a.) als „KZ-Syndrom", „Syndrom der Asthenie" oder „KZ-Neurose" beschrieben wurde. Völlig decken sich die von den einzelnen Autoren genannten Symptome nicht. Die mangelnde Einheitlichkeit dieses Krank-

---

[2] Daß wir Beschwerden und nicht Diagnosen in Beziehung setzten, hat seinen Grund in der oben beschriebenen Mehrdeutigkeit der Diagnosen, vor allen Dingen der psychiatrischen.

heitsbildes, das man auch als „Depressives Erschöpfungssyndrom" bezeichnen kann, ist für unsere Fragestellung weniger wichtig als die Tatsache, daß diese Beschwerden weder bei allen ehemaligen Häftlingen noch in voller Ausprägung anzutreffen waren. Wie aus folgender Grafik ersichtlich ist, vertritt nur ein ehemaliger KZ-Häftling das Syndrom in reiner Form, d.h. er hat alle Merkmale dieses Faktors, während 6 Personen keine Symptome dieser Art aufweisen. Zwischen diesen beiden Extremen bewegen sich die restlichen Fälle.

Auf die Faktoren II und III wollen wir nicht näher eingehen, da sie aus rein körperlichen Beschwerden bestehen. In diesem Zusammenhang sei aber darauf verwiesen, daß sich sowohl die rein gynäkologischen (Faktor II) wie auch die rein internen Erkrankungen (Faktor III) als Krankheitstypen aus einer Fülle von anderen Krankheiten durchgesetzt haben. Zieht man bei diesem Befund die Tatsache in Betracht, daß bei keinem einzelnen Beschwerdenkomplex eine eindeutige statistische Korrelation zwischen Konzentrationslagerhaft mit ihren verschiedenen Belastungsindices und dem Symptombild auftrat, so muß man wohl schließen, daß die durch das Konzentrationslager bewirkten Schädigungen umfassendere Krankheitsneigungen an bestimmten Systemen als an Einzelorganen betreffen. Ein Magengeschwür oder ein Hochdruck, der sich etwa 5 Jahre nach der Befreiung aus der Haft entwickelt, zeigt keine statistisch nachweisbare Korrelation zur Haft. Dagegen läßt sich eine statistisch dimensionale Beziehung zwischen Störungen des Herz-Kreislaufs bzw. des Gastrointestinalsystems mit der Konzentrationslagerhaft feststellen. Die Konzentrationslagerhaft hat das Risiko für bestimmte Erkrankungen wesentlich erhöht.

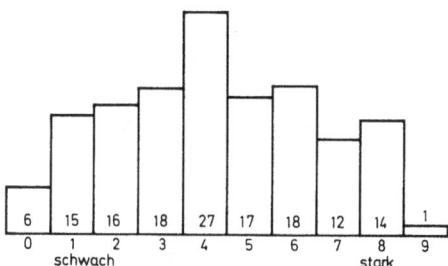

Abb. 3. Verteilung von 144 Personen über die 9 Merkmale des Faktors „Psychophysisches Syndrom"

Bei Berücksichtigung dieses Zusammenhanges kann einem in medizinischen Gutachten immer wieder anzutreffenden Fehler vorgebeugt werden, der darin besteht, daß man fragt, ob die Kopfschmerzen oder die Bronchitis ursächlich mit der Inhaftierung im Konzentrationslager zusammenhängen. Man muß vielmehr fragen: Welche Krankheitsbereitschaft ist durch die Belastung im Konzentrationslager an welchen Organsystemen erhöht worden? Die Ausgestaltung und die Konkretisierung der Einzelerkrankung ist dann auch noch von anderen Faktoren abhängig, die wir bei der Darstellung der psychischen Beschwerden im einzelnen aufzählen werden.

Vorher sei noch der Faktor IV erwähnt. Wir nannten ihn das „Psychische Syndrom", weil er nur aus seelischen Merkmalen besteht:

Faktor „Psychisches Syndrom"

Merkmale	Ladung
Mißtrauen	0,65
Gefühl der Isoliertheit	0,48
Paranoide Ideen	0,48

Es ist bemerkenswert, daß dieser Faktor, der sich unter einer Vielfalt von Beschwerden als ein aus rein psychischen Beschwerden bestehender Typus durchsetzt, nur die Symptome „Mißtrauen", „Gefühl der Isoliertheit" und „Paranoide Ideen" zeigt. Hiermit deutet sich eine Art „sozialer Erkrankung" an und weist auf die Bedeutung hin, welche die Konzentrationslagerhaft für den Zusammenbruch des ungestörten mitmenschlichen Kontaktes hat. VENZLAFF (1958), v. BAEYER, HÄFNER u. KISKER (1964) weisen mit Recht auf die „Verunsicherung der mitmenschlichen und sozialen Bedingungen" als dem Kernelement in den erlebnis-reaktiven Störungen hin. Unsere Faktorenanalyse bestätigt diesen Befund.

Es wäre nun zu fragen, mit welchen speziellen Belastungsbedingungen die 4 Faktoren in Beziehung stehen. Denn ohne Beantwortung dieser Frage hängen die Symptome im „luftleeren Raum". Man weiß nicht, was im einzelnen womit zusammenhängt. Aus Raumgründen können wir nicht alle Befunde mitteilen. Wir haben sie an anderer Stelle ausführlich dargestellt. Es sei lediglich auf folgende Ergebnisse hingewiesen: Weder die Lagerschwere noch die Inhaftierungsdauer haben einen nachweisbaren Einfluß auf eine der genannten Krankheitsdimensionen. Das hat allein die Arbeitsbelastung. Sie steht in Beziehung zu den beiden mit seelischen Beschwerden durchsetzten oder nur aus psychischen Symptomen bestehenden Merkmalskomplexen (Faktor I und IV), nicht aber zu den Faktoren II und III (gynäkologische und innere Erkrankungen). Ähnlich different waren die Beziehungen zwischen den Beschwerden der Nachlagerzeit und den im Lager durchgemachten Erkrankungen, wie sie in der Nachuntersuchung angegeben wurden. Ehemalige KZ-Häftlinge mit rein körperlichen Lagerkrankheiten, insbesondere Hungerdystrophie, hatten Jahre nach der Befreiung vorwiegend körperliche Erkrankungen. Da es unwahrscheinlich ist, daß die Repräsentanten der anderen Dimensionen keine Hungerdystrophie hatten, liegt die Annahme nahe, daß die ehemaligen KZ-Häftlinge, deren Beschwerdebild mit psychischen Symptomen durchsetzt ist oder aus ihnen besteht, die seelischen Störungen während ihrer Inhaftierung (Depression, Suicidgedanken, Angst) stärker erlebten und erinnerten als die anderen. Das hängt sicherlich auch mit der Persönlichkeit der Häftlinge zusammen.

Deren Bedeutung für die Ausgestaltung der Symptome sei daher etwas näher erläutert an dem zweiten Schritt, den wir bei der Bearbeitung des Materials vollzogen. Dabei verrechneten wir nur die psychischen Symptome. Wir erhielten 3 Faktoren, die durch alle Extraktionen relativ konstant blieben und nannten sie: „Resignation und Verzweiflung" (Faktor I), „Apathie und Hemmung" (Faktor II), „Aggressiv-gereizte Verstimmung" (Faktor III).

Der Faktor „Resignation und Verzweiflung" hat folgende Merkmalsladungen:

Faktor „Resignation und Verzweiflung"

Merkmal	Ladung
Verzweifeln am KZ-Schicksal ist sichtbar	0,68
Die KZ-Zeit wird heute als sinnlos und lebenszerstörend erlebt	0,65
Die heutige Stimmungslage ist eher gedrückt	0,64
Zeichen des „Reifens" am KZ-Schicksal sind nicht sichtbar	0,61
Gefühlsansprechbarkeit kaum vorhanden	0,49

Der durch diese Merkmale geschilderte Syndromtypus weist Ähnlichkeiten mit den chronisch-depressiven Zustandsbildern auf, die von mehreren Autoren als Spätschäden bei ehemaligen KZ-Häftlingen detailliert beschrieben worden sind (HERMANN u. THYGESEN, 1954; TARGOWLA, 1954; KOLLE, 1958; EITINGER, 1961; LEVINGER, 1962; KRYSTAL u. NIEDERLAND, 1965). Völlig decken sich die Symptombilder nicht. In dem von uns herausgefundenen Typ steckt hinter der Resignation ein Stück Trotz. Während die Depressiven vorwiegend das Nicht-mehr-Können, die lastende Schwere der erlittenen Haft realisieren, schimmert bei den Resigniert-Verzweifelten Protest durch. Dieser richtet sich nicht gegen bestimmte, nahe Bezugspersonen, sondern gegen das Schicksal, welches sie ins Konzentrationslager gebracht hat. Folgende Äußerungen können das Gesagte veranschaulichen:

„Ich kann nur gelegentlich arbeiten. Im allgemeinen bin ich stumpf und ohne jeden Schwung. In meinem Innersten rumort noch oft die Frage: ‚Warum hat das Grauen der KZ-Haft gerade dich erwischt?'"

„Ich gehe selten aus. Gelegentlich schaue ich mir mit meiner Frau einen Film an. Wenn ich dann die unbekümmerten und frohen Gesichter der Zuschauer sehe, packt mich oft eine unendliche Trauer, ja Verzweiflung: So unbeschwert werde ich das Leben nie mehr betrachten können!"

Da es sich bei den Faktoren um Typen handelt, versteht es sich, daß sie nur in Ausnahmefällen in voller Ausprägung auftreten. Eine Verteilung der Häufigkeit der Merkmale ergibt sich bei den von uns untersuchten Fällen aus nachstehender Grafik:

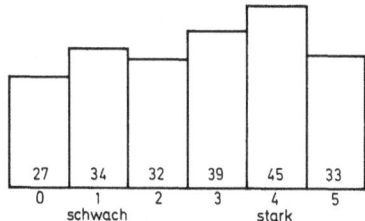

Abb. 4. Verteilung von 210 Personen über die 5 Merkmale des Faktors „Resignation und Verzweiflung"

Um die Zusammenhänge zwischen der KZ-Belastung und diesen Faktoren zu prüfen, wurden die 210 Untersuchten anhand des Faktors dichotomiert. Es ergaben sich 93 Personen (44,3%) mit 0 bis 2 Merkmalen (schwache Ausprägung dieses Typs) und 117 (55,7%) mit 3 bis 5 Merkmalen (starke Ausprägung). Die Zweiteilung machte eine Verrechnung der durch unsere Fragestellung wichtigen

Beziehungen möglich. Es zeigte sich, daß unter den Personen, die diesen Typ stark repräsentieren, häufiger Juden als aus politischen oder religiösen Gründen verfolgte Deutsche (1%) und mehr polnische als deutsche Juden waren (5%).

Schon dieser Zusammenhang deutet an, daß die Lagerbelastung eine wichtige Rolle für die Entstehung der Symptome spielt. Das wird noch deutlicher bei der Verrechnung der im Kap. II näher erläuterten Belastungsmerkmale. Personen mit stark ausgeprägter Resignation und Verzweiflung standen häufiger unter schwerer Arbeitsbelastung (0,1%), waren häufiger in schweren Konzentrationslagern (1%), haben durch die Verfolgung häufiger Vater und Mutter verloren (5%), unterschieden sich aber nicht durch die Dauer der Haft.

Aus diesen Befunden läßt sich schließen, daß die KZ-Belastung wirklich einen ursächlichen Anteil an der Symptomgenese hatte. Denn wären die Beschwerden KZ-unbezogen entstanden, hätten andere Korrelationen auftauchen müssen. Der Ursachenzusammenhang zwischen Symptom und KZ-Belastung wird ebenfalls durch die Tatsache nahegelegt, daß auch hier der Belastungsfaktor als der entscheidende errechnet werden konnte, der als Inbegriff für eine Reihe seelischer und körperlicher „Stressoren" gelten kann: Die Arbeitsschwere (0,1%). Bei dem Hunger, den die KZ-Häftlinge fast ständig zu ertragen hatten, waren diejenigen am schwersten belastet, welche in diesem Zustand schwerste Arbeit, z.B. im Steinbruch, zu verrichten hatten. Dem Zusammenbruch nahe, konnten sie nur noch an sich und ihr Überleben denken und verfielen so in eine Haltung, die wegen der Isolation das schwere Los noch unerträglicher machte, als es ohnehin schon war. Es verwundert daher nicht, daß in diesen desolaten Zustand überwiegend die Häftlinge gerieten, die durch ihre nationale und rassische Herkunft den Wachmannschaften der größte Stein des Anstoßes waren: Die polnischen Juden.

Daß diese Personen noch in eher schweren Lagern waren, kennzeichnet zwar nicht ganz so deutlich, aber doch noch ausreichend genug (1%) einen weiteren Grund ihrer späteren Symptomatik. Auch der Verlust von Angehörigen setzt sich nur bei einem Typ als Belastungsmerkmal durch, wenn auch nicht so gravierend wie die soeben genannten. Immerhin ist aber zu erwähnen, daß bei keiner anderen Dimension seelischer Beschwerden der Verlust von Angehörigen als symptomprägender Belastungsfaktor eruiert werden konnte. Das dürfte darauf hindeuten, daß bei den ehemaligen KZ-Häftlingen, die durch ihre Resignation und Verzweiflung besonders markant auffielen, die Angehörigen eine wesentlich größere Rolle gespielt haben müssen als bei den anderen Symptomtypen. Diese Besonderheit ist in unserem Material durch ausschließlich positive Erinnerungen an Elternhaus und Kindheit gekennzeichnet. Sicherlich lassen sich daraus keine allzu weiten Schlüsse über die Persönlichkeitsentwicklung ziehen. Sie macht aber plausibel, warum gerade diese Personengruppe nicht nur auf Arbeits- und Lagerschwere mit deutlichen chronischen Schäden reagierte, sondern auch auf den Verlust von Angehörigen. Sie blickten auf eine im wesentlichen harmonische Entwicklung zurück, in welcher die Eltern wegen ihrer liebevollen Kooperation in bester Erinnerung waren. Ihr Verlust ließ sie die Grauen der KZ-Zeit in einem besonderen Licht erscheinen, nämlich dem der totalen Sinnentfremdung des Daseins. Hier blieben nur Resignation und Verzweiflung übrig.

Anders liegen die Beziehungen beim zweiten Faktor, der von uns als „Apathie und Hemmung" gekennzeichnet wurde. Er hat folgende Merkmale:

Faktor „Apathie und Hemmung"

Merkmal	Ladung
Antriebslosigkeit	0,74
Klagsamkeit	0,59
Ermüdbarkeit	0,56
Hypochondrische Beschwerden	0,53
Mutlosigkeit	0,41

Diese Menschen waren weniger wegen des Sinnverlustes ihres Lebens durch die Konzentrationslagerhaft verzweifelt. Sie waren vielmehr resigniert, weil sie sich zu keiner geregelten Arbeit oder Betätigung fähig fühlten. Ihnen schien alles schwer zu sein. Persönliche Erinnerungen sehen dann so aus:

„Zunächst nahm ich an, daß ich wieder mehr Freude am Leben bekäme, wenn die schlimmsten körperlichen Folgeerscheinungen der KZ-Haft überstanden wären. Vor allen Dingen hoffte ich zunächst auf mein altes Gewicht. Der Hunger hatte mir arg zugesetzt. Meine Hoffnung hat mich getäuscht. Ich wog im Lauf der Jahre mehr als früher, war aber doch zu kraftlos für irgendeine systematische Arbeit."

„In den ersten Jahren nach der Befreiung verspürte ich eine große Erleichterung. Ich konnte auch bald in meinem alten Betrieb als Angestellter arbeiten. Dann aber setzten immer häufiger Zustände totaler Erschöpfung ein. Kein Ausruhen und keine Kur nutzten. Das waren immer nur Hilfen für den Augenblick. Ich war ganz ausgelaugt."

„Einige Jahre nach der Befreiung gab ich meinen Beruf als Schlosser auf. Ich blieb immer häufiger von der Arbeit fern. Bleierne Müdigkeit überfiel mich oft. Mit Hilfe von ehemaligen Kameraden kam ich dann in das Büro einer Behörde. Aber auch hier hielt ich nicht lange aus. Ich gab bald auf. Wenn meine Frau nicht gewesen wäre, hätte ich nur von der kargen Rente leben müssen."

Diese Schilderungen deuten an, daß die in diesem Faktor repräsentierten psychischen Spätschäden sehr viel Ähnlichkeit mit den Zuständen haben, die in der Literatur als physische und psychische Asthenie bei ehemaligen KZ-Häftlingen beschrieben wurden: „Syndrom der Asthenie der Deportierten" (TARGOWLA, 1954), „Chronisch-progressive Asthenie" (FICHEZ, 1954), „Psychosomato-traumatischer Schwächezustand" (BASTIAANS, 1957). Die Verteilung der einzelnen Merkmale bei 210 Personen stellte sich so dar:

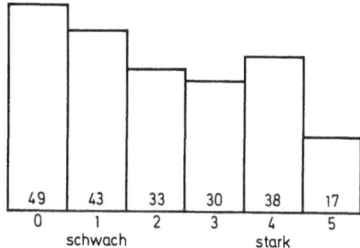

Abb. 5. Verteilung von 210 Personen über die 5 Merkmale des Faktors „Apathie und Hemmung"

Bei einer Dichotomierung fallen 125 Befragte (59,5%) auf den Pol der schwächeren Ausprägung (0 bis 2 Merkmale) und 85 Befragte (40,5%) auf den Pol der stärkeren Ausprägung (3 bis 5 Merkmale).

Keiner der oben beschriebenen soziologischen Daten korrelierte mit diesem

Faktor. Ob Mann oder Frau, Deutscher oder Pole, Zeuge Jehovas oder Jude, alt oder jung: All das ist von keiner nachweisbaren Bedeutung für die Frage, ob eine bestimmte Person auf die Belastung der KZ-Zeit mit Apathie und Hemmung reagierte. Das ist vielleicht weniger verwunderlich als die Tatsache, daß auch keines der Belastungsmerkmale eine signifikante Beziehung zu diesem Syndromtypus aufweist. Lediglich die Arbeitsschwere steht in einem leichten Zusammenhang (5%) zur Symptomatik. Man kann daraus folgern, daß der „asthenische Syndromkomplex" von allen bisher beschriebenen Symptomen noch die am geringsten nachweisbare Beziehung zur KZ-Belastung besitzt. Nur bei den Personen, die eine besonders schwere Arbeit im Lager zu leisten hatten, wird man diesen eindeutigen Zusammenhang annehmen müssen. Bei allen anderen aber tritt stärker als bei den übrigen Faktoren die Entwicklung vor der KZ-Haft in Erscheinung. Das zeigt sich zunächst darin, daß diese Personen während ihrer Lagerzeit durch ihr Ausweichen und ihre Passivität auffielen. Sie wurden dadurch weniger gut mit den Unbilden des Lagers fertig als die Kontaktfrohen und Initiativereichen.

Diese Persönlichkeitszüge deuteten sich schon vor der Inhaftierung an. Die Beziehungen zu einer autoritären Mutter waren schlecht, und in der Pubertät fielen diese Menschen durch ihre Passivität auf.

Als dritte Grundform psychischer Störungen ergab sich ein Faktor, den wir als „Aggressiv-gereizte Verstimmung" bezeichneten, und der sich aus folgenden Merkmalen zusammensetzt:

Faktor „Aggressiv-gereizte Verstimmung"	
Merkmal	Ladung
Reizbarkeit	0,78
Unzufriedenheit	0,73
Selbstmitleid	0,55
Stimmungslabilität	0,47
Hypochondrische Beschwerden	0,44

Dieses Symptombild ist mehr durch Unruhe und Dynamik gekennzeichnet als das der beiden bisher beschriebenen Faktoren. Im Mittelpunkt stehen die Merkmale mit den höchsten Ladungen: Reizbarkeit und Unzufriedenheit. Diese Menschen stören sich an allem. Über Kleinigkeiten regen sie sich maßlos auf. Ärger ist ihr Dauerzustand. Wenn nicht alles so läuft — im privaten wie im öffentlichen Bereich —, wie sie es sich vorstellen, werden sie leicht zornig. Folgende Äußerungen können das verdeutlichen:

„Ich habe ein Geschäft. Obwohl ich weiß, daß ich meine Kunden durch anmaßendes und unfreundliches Verhalten vergraule, tue ich es dennoch. Wenn z.B. jemand die Ware umständlich oder unentschlossen aussucht, kann ich nur mühsam meinen Ärger verbergen. Auch in der Familie bin ich leicht irritiert. Wenn meine Frau mir nicht sofort das bringt, was ich will, fange ich an zu brüllen. Meine Kinder dürfen nicht mit mir spielen, weil mich das zu sehr aufregt."

„Meine Frau macht mir meinen Alltag so bequem als möglich. Sie beseitigt alles, was mich stören könnte. Trotzdem bin ich bei dem kleinsten Vorfall, manchmal auch ohne jeden Anlaß auf sie wütend. Dann stört es mich, daß sie eine Deutsche ist und nicht im KZ war."

„Ich war im KZ, die anderen nicht. Ich habe für die mitgelitten, und jetzt will ich Wiedergutmachung, aber nicht bloß Geld."

Aus diesen Äußerungen geht auch hervor, daß den anderen nicht ausgewichen wird wie bei den anderen Grundformen psychischer Störungen. Man sucht sie eher. Durch die Empfindlichkeit und leichte Erregbarkeit werden die Kontakte aber schnell wieder abgebrochen. Man bemitleidet sich als den, der am meisten gelitten hat, und für den die anderen das geringste Verständnis entgegenbringen.

Es ist bemerkenswert, daß diese psychischen Schäden in der Literatur über die Spätfolgen hinter der Beschreibung von depressiven und asthenischen Beschwerdebildern zurücktreten. Wahrscheinlich hängt auch diese Tatsache mit der Befunderhebung in der Gutachtersituation zusammen. Wie die Übersicht im ersten Abschnitt zeigte, wurden gerade die aggressiven, ja haßerfüllten Äußerungen in der Gutachtersituation wesentlich weniger genannt als in den von uns durchgeführten Interviews.

Die 5 Merkmale des Faktors „Aggressiv-gereizte Verstimmung" verteilen sich folgendermaßen:

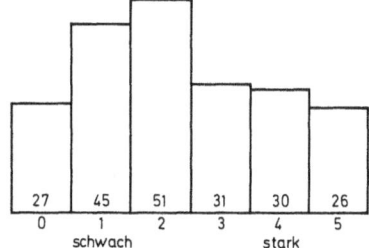

Abb. 6. Verteilung von 210 Personen über die 5 Merkmale des Faktors „Aggressiv-gereizte Verstimmung"

Die Dichotomierung ergibt 123 (58,6%) Befragte mit einer schwachen Ausprägung (0 bis 2 Merkmale) und 87 (41,4%) mit einer starken Ausprägung (3 bis 5 Merkmale). Abgesehen von einer leichten, als Tendenz zu bezeichnenden Korrelation (10%) zum Alter ergaben sich keine Beziehungen zu anderen soziologischen Merkmalen. Auch konnten keine Zusammenhänge mit der Dauer der Haft, dem Schweregrad des Lagers und dem Verlust von Angehörigen errechnet werden. Die einzig signifikante Beziehung ergab sich zur Arbeitsschwere (0,1%). Darüber hinaus zeigte sich ein deutlicher Zusammenhang mit einem Persönlichkeitsfaktor, nämlich dem der Anpassung im Konzentrationslager (0,1%). Es sieht danach so aus, als wenn im Gegensatz zum Faktor „Resignation und Verzweiflung" die Arbeitsschwere auch etwas zu tun hat mit der mangelnden Anpassungsfähigkeit der Person. Wie oben ausgeführt wurde, bestand für die schlecht Angepaßten, d.h. diejenigen, die vor allen Dingen durch Kontaktschwäche und Initiativelosigkeit auffielen, ein erhöhtes Risiko bei der Einteilung schwerster Arbeit.

Als einziger Hinweis für den Grund dieser mangelnden Anpassungsfähigkeit ließ sich eine schlechte emotionale Beziehung zur Mutter eruieren (5%). Da der Kontakt zum Vater, zu den Geschwistern, zu Gleichaltrigen und Berufskollegen keinen Hinweis auf die Mitverursachung für die Kontaktstörungen im Konzentrationslager aufweist, liegt die Vermutung nahe, daß hierfür eine gestörte Beziehung zur Mutter verantwortlich gemacht werden muß. Wahrscheinlich hat sich bereits in der Kindheit das Gefühl entwickelt, zu kurz gekommen und nicht so behandelt worden zu sein, wie es den eigenen Bedürfnissen entsprach. Schon hier wurde der Keim für die in der Nach-KZ-Zeit manifesten Symptome der Selbstbemitleidung und der Hypochondrie gelegt. Ausschließlich die anderen sind nach diesen Eindrücken die Ursache für die eigene Unzufriedenheit.

Damit zeigt sich auch an dieser Dimension der psychischen Störungen, daß die Charakterprägung vor der KZ-Zeit für die Ausgestaltung der Symptomatik von Bedeutung ist. Man kann zudem aus diesen Befunden folgern: Daß seelische Spätschäden auftreten, ist für die hohe Korrelation mit dem eindeutigsten Belastungsindex, nämlich der Arbeitsschwere, als KZ-abhängig nachgewiesen. Welche Gestalt aber die Symptome annehmen, hängt zum großen Teil von der Persönlichkeit im Konzentrationslager ab, die wiederum durch die Erfahrungen und Lebenseinflüsse der Vor-KZ-Zeit bestimmt war.

KZ-Belastung und allgemeine Lebensbewältigung

Bisher haben wir die Störungen bei ehemaligen KZ-Häftlingen vorwiegend unter ärztlich-klinischen Gesichtspunkten behandelt. Wir fragten nach Symptomen und bemühten uns, den bisher von manchen Autoren und Psychiatern angezweifelten Zusammenhang mit der Inhaftierung nachzuweisen. Daß dieser Nachweis nicht mit der Feststellung von Symptomhäufigkeiten in der Nach-KZ-Zeit erbracht werden konnte, hatte die vorhandene Literatur gezeigt. Wir fragten daher nach Krankheitsdimensionen, d.h. nach den den einzelnen Beschwerden zugrundeliegenden Faktoren und suchten nach deren Korrelation zu Belastungsfaktoren, inklusive den sehr wichtigen Persönlichkeitselementen.

Für den Psychiater ist der Nachweis wichtig. Er zeigt, daß die Symptome nach einer Extrembelastung ein enges, schwer zu entwirrendes Geflecht von früheren, persönlichkeitsprägenden Einflüssen und der Schwere der Belastung darstellen. Dieser Zusammenhang wird noch deutlicher, wenn man sich von dem ärztlich-psychiatrischen Symptombegriff trennt und ganz allgemein fragt, welchen Einfluß die Inhaftierung auf die Lebensbewältigung nach der Haft gehabt hat. Das ist sowohl für die Betroffenen wie auch für die Psychiatrie wichtig. Für die Betroffenen deswegen, weil sie sich von den allgemein üblichen Begriffen psychiatrischer Etikettierung mißverstanden fühlen mußten. Abgesehen davon, daß die vielfältigen und damit inhaltsleeren Begriffe dem psychiatrischen Verständnis und damit der Wissenschaft gar nicht nützen, helfen sie auch dem Geschädigten nicht. Dieser befindet sich so in einem echten Beweisnotstand, der allerdings nicht von ihm, sondern von einer Psychiatrie verursacht ist, die mit ihren Begriffen der Wirklichkeit nicht gerecht wird. Eine Hauptschwierigkeit bestand ja für den ehemaligen KZ-Häftling darin, solche Symptome zu produzieren, welche auch dem Psychiater, der 30 Jahre zuvor seine Ausbildung abgeschlossen und sein wissenschaftliches Weltbild nicht mehr wesentlich geändert hatte, als KZ-bedingt auffallen mußten. Am einfachsten war die Entscheidung für den Psychiater immer dann, wenn der ehemalige Häftling möglichst grauenhafte und körper(kopf-)nahe Torturen im Lager erfahren hatte. Dann konnte er, wie oben gezeigt wurde, hirnorganisch bedingte psychische Veränderungen konstatieren und einen entsprechenden Entschädigungsvorschlag unterbreiten. So blieben die „weniger dramatischen"

Einwirkungen während der KZ-Zeit wie auch die nicht so grob auffälligen Schäden im psychischen Bereich unberücksichtigt. Wir wollen daher abschließend eine allgemeine Kategorie betrachten, die über das Klinisch-Psychiatrische im engeren Sinne hinausgeht. Sie soll auch jene weniger schrillen, aber nichtsdestoweniger schwerwiegenden Beeinträchtigungen im Leben der ehemaligen KZ-Häftlinge aufzeigen.

Da wir uns auch hier um eine möglichst weitgehende Objektivierung bemühten und somit bewußt auf die qualitative Beschreibung des individuellen Schicksals verzichten mußten, haben wir uns bei der Charakterisierung der allgemeinen Lebensbewältigung an die Lebensbereiche Ehe und Familie, Kontakt, Beruf und Verarbeitung des KZ-Schicksals gehalten. Es schien uns zweckmäßig, diese Untersuchung ausschließlich an der Gruppe der jüdischen Häftlinge durchzuführen, also an einer Personengruppe, die in unserem Sample — analog ihrem Verhältnis unter den KZ-Überlebenden — die größte Gruppe bildete. Außerdem stand sie als Gruppe auch unter einer weitaus größeren Belastung, sowohl während der KZ-Zeit als auch nach der Befreiung. Das zeigt sich u.a. in folgenden Befunden: 1) Die Juden wurden wegen ihrer rassischen Zugehörigkeit verfolgt, also wegen eines Merkmals, für das sie nichts konnten und das sie auch nicht zu ändern vermochten. Keiner von ihnen wurde aufgrund seiner persönlichen Einstellung zum NS-Regime verurteilt. Sie waren hier nur mit den Zigeunern zu vergleichen. 2) Das Ziel der Judenverfolgung war ihre Ausrottung. Der einzelne Jude konnte daher weniger Hoffnung schöpfen als die aus religiösen oder politischen Gründen Verfolgten. 3) Die Juden waren häufiger in schweren Konzentrationslagern untergebracht und hatten da auch die schweren Arbeiten zu leisten. Sie verloren als Gruppe die meisten Angehörigen.

Bei 165 Juden ergaben sich folgende Interkorrelationen der 4 Lebensbereiche mit der Grundkategorie „Allgemeine Lebensbewältigung":

	Ehe und Familie	Kontakt	Beruf	Verarbeitung	Gesamt
Ehe und Familie	—	0,38	0,19	0,36	0,53
Kontakt		—	0,29	0,50	0,66
Beruf			—	0,19	0,60
Verarbeitung					0,66
Gesamt					—

Aus dieser Tabelle ergibt sich der für unsere Fragestellung wichtige Befund, daß jeder Einzelbereich am höchsten mit dem Merkmal „Allgemeine Lebensbewältigung" korreliert: Mit anderen Worten: Die Gesamtkategorie repräsentiert die Unterkategorien am besten. Daher können wir im folgenden mit der Kategorie „Allgemeine Lebensbewältigung" gut arbeiten.

Aus der Gesamtgruppe konnten wir 3 Untergruppen bilden. Gruppe A stellt Personen mit geglückter, Gruppe B solche mit teilweise geglückter, Gruppe C die mit nicht geglückter Lebensbewältigung dar. Bei der Beschreibung beschränken wir uns auf die Extremgruppen A und C.

Zur Gruppe A gehören Personen, die im Kontaktbereich zwar nicht konfliktfrei, aber mit Erfolg agieren. Sie haben Freunde und Bekannte und nehmen am gesellschaftlichen Leben teil. Im Beruf, bei welchem wir nur Männer berücksichtigten, sind sie meistens so erfolgreich, daß sie eine Familie ernähren können. Die Berufsentwicklung verläuft kontinuierlich, ja gelegentlich auch deutlich ansteigend. Im großen und ganzen sind die Personen der Gruppe A mit ihrem Beruf zufrieden. Die Ehe ist durch gegenseitige Zuneigung, Rücksicht- und Verständnisnahme gekennzeichnet. Die Bindungen sind relativ stabil. Hinsichtlich der KZ-Verarbeitung zeichnen sich die Menschen dadurch aus, daß die Erinnerungen an das Lager nicht die Weiterentwicklung hemmen. Sie brauchen die Erinnerungen nicht zu verdrängen, um am Leben teilzunehmen und ihre Zukunft besser zu gestalten.

Personen mit mißglückter Lebensbewältigung (Gruppe C) haben in allen 4 Bereichen die entgegengesetzten Erfahrungen berichtet. Im mitmenschlichen Bereich zeichnen sie sich durch die Tendenz zur Isolation und Vereinsamung aus. Ihre wenigen Freunde und Bekannten beschränken sich häufig auf den Kreis ehemaliger Leidensgenossen. Interessen, die über einen engen Lebensbereich hinausgehen, lehnen sie überwiegend ab. Der berufliche Lebensgang nach der Verfolgung zeigt einen deutlichen Abstieg. Viele scheiden vorzeitig aus dem Beruf aus und leben von Unterstützung und Rente. Wenn jemand aus dieser Gruppe arbeitet, ist er schnell mit seiner Stelle unzufrieden und wechselt bald den Arbeitsplatz. Die Ehen solcher Personen sind disharmonisch. Man lebt bestenfalls nebeneinander her. Was die Verarbeitung der KZ-Zeit betrifft, so kommen Vertreter dieser Gruppe nicht über sie hinweg. Sie können sich von ihren Erfahrungen nicht distanzieren, geschweige ihnen einen Sinn abgewinnen. Oft werden sie von Träumen aus dem Lager gequält. Personen der Gruppe B stehen in der Mitte. Bei den einen ist dieser, bei den anderen jener Lebensbereich mehr oder weniger deutlich gestört. Die Verteilung der 165 Personen auf die 3 Gruppen zeigt sich in folgendem Bild.

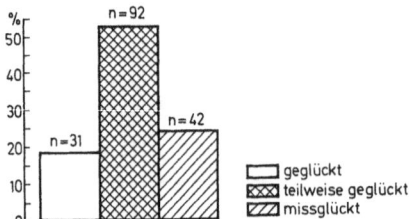

Abb. 7. Verteilung der Befragten auf die 3 Lebensbewältigungsgruppen ($n=165$)

Daraus ergibt sich, daß nur bei einem kleinen Teil der Gruppe (18%) die Bewältigung des Lebens nach dem Konzentrationslager geglückt ist. Wichtiger aber noch als die prozentuale Größe der einzelnen Gruppe ist die Frage nach den Bedingungen, die die unterschiedlichen Leistungen mitbestimmten. Bei der statistischen Analyse zeigt sich, daß die sozialen Variablen, wie Geschlecht, Alter, Herkunftsland und heutiger Aufenthaltsort, die Verschiedenartigkeit der Lebensbedingungen nicht nachweisbar beeinflußt haben. Auch die Dauer der Haft und der Verlust von Angehörigen ist kein statistisch nachweisbarer Grund für die abweichenden Schicksale nach der Befreiung. Dagegen war die Lagerschwere insofern von Bedeutung, als die Personen mit mißglückter Lebensbewältigung häufiger in weniger schweren Lagern waren als die der entgegengesetzten Gruppe. Dafür hatten sie — auch das ein signifikanter Befund — in diesen Lagern die schwerste Arbeit zu verrichten und waren damit einer Belastung ausgeliefert, die sich als der zuverlässigste Indikator für die KZ-Belastung herausstellte. Für diese Konstellation waren die Personen aber insofern mitverantwortlich, als sie durch ihre Teilnahmslosigkeit und Passivität ihr Arbeitslos nur schwer zum Besseren wenden konnten. Diese Persönlichkeitseigenarten hatten sie aber nicht „freiwillig gewählt". Sie sind vielmehr als Ergebnis eines Prozesses zu verstehen, der in der frühen Kindheit seine Prägung bekam und in der Pubertät den Schwung in der Kontaktfähigkeit vermissen ließ, der den erfolgreicheren KZ-Insassen eigen war. Sie kamen als die Ich-Schwächsten in das Lager und wurden dort am härtesten bestraft. Kein Wunder, wenn ihr Leben nach der Inhaftierung auch keine Wende erkennen läßt.

Betrachtet man abschließend einige der Konsequenzen, die sich aus diesem Überblick über die psychischen Störungen bei ehemaligen KZ-Häftlingen ergeben, so können wir zusammenfassen:

1. Die Vielfältigkeit und das Ausmaß der psychischen Schäden zeigen sich nur, wenn man die ehemaligen KZ-Häftlinge in einer Situation untersucht, die frei ist von dem Zwang zur Anpassung an ein erwartetes Symptomschema.

2. Die Bedeutung der KZ-Belastung für die Entwicklung der Symptome kann nur sichtbar gemacht werden, wenn man alle objektivierenden Belastungsmerkmale gemeinsam verrechnet, um so festzustellen, welche Indices für die Symptomentstehung verantwortlich sind.

3. Für die Symptomwahl ist nicht allein die durchgemachte Inhaftierung von Bedeutung. Hier spielen Persönlichkeitsmerkmale aus der Vorverfolgungszeit eine mitentscheidende Rolle. Sie beeinträchtigten nämlich die Art der Belastung und ihre Verarbeitung nach der KZ-Inhaftierung.

4. Vom Inhalt der Symptome her gesehen lassen sich folgende psychischen Krankheitsdimensionen als die typischsten Spätschäden bei ehemaligen KZ-Häftlingen ansehen: a) Depressiv-resignierte Haltung; b) Kraft- und Initiativelosigkeit (Asthenisches Syndrom); c) Aggressive Gereiztheit; d) Isolation aufgrund mißtrauisch-paranoider Einstellung.

Literatur

BAEYER, W. V.: Erschöpfung und Erschöpftsein. Nervenarzt **32**, 193 (1961).
BAEYER, W. V.: Erlebnisbedingte Verfolgungsschäden. Nervenarzt **32**, 534 (1961).
BAEYER, W. V., HÄFNER, H., KISKER, K.P.: Psychiatrie der Verfolgten. Berlin-Göttingen-Heidelberg: Springer 1964.
BENSHEIM, H.: Die KZ-Neurose rassisch Verfolgter. Nervenarzt **31**, 462 (1960).
BETTELHEIM, B.: The informed heart; autonomy in mass age. New York 1960.
BONDY, C.: Problems of internment camps. J. abnorm. soc. Psychol. **38**, 453 (1943).
BONHOEFFER, K.: Über die Bedeutung der Kriegserfahrungen für die allgemeine Psychopathologie und Ätiologie der Geisteskrankheiten. In: Handbuch der ärztlichen Erfahrungen im Weltkriege 1914/18, Bd. 4, Leipzig 1922.

CAYROL, J.: Lazarus unter uns. Stuttgart 1959.
CHODOFF, P.: Late effects of the concentration camp syndrome. Arch. gen. Psychiat. **8**, 323 (1963).
COHEN, E.A.: Human behaviour in the concentration camp. London: Jonathan Cape 1954.
DÖRING, G.K.: Spezifische Spätschäden der weiblichen Psyche durch die politische Verfolgung. In: Psychische Spätschäden nach politischer Verfolgung. Hrsg.: H. PAUL und H.-J. HERBERG. Basel 1963.
EITINGER, L.: Pathology of the concentration camp syndrome. Preliminary report. Arch. gen. Psychiat. **5**, 371 (1961).
EITINGER, L.: Concentration camp survivors in Norway and Israel. London 1964.
EITINGER, L., STRØM, A.: Mortality and morbidity after excessive stress. Oslo-New York 1973.
FICHEZ, L., KLOTZ, A.: Die vorzeitige Vergreisung und ihre Behandlung. (Anhand von Beobachtungen an ehemaligen Deportierten und KZ-Häftlingen.) Wien 1961.
FRANKL, V.E.: Ein Psycholog erlebt das Konzentrationslager. Wien 1946.
FRANKL, V.E.: Psychohygienische Erfahrungen im Konzentrationslager. In: Handbuch der Psychotherapie und Neurosenlehre, Bd. 4. München-Berlin 1959.
FRANKL, V.E.: Psychologie und Psychiatrie des Konzentrationslagers. In: Psychiatrie der Gegenwart, Bd. III. Berlin-Göttingen-Heidelberg: Springer 1961.
GILBERT, G.M.: The psychology of dictatorship. New York 1950.
HERMANN, K.: Die psychischen Symptome des KZ-Syndroms. In: Gesundheitsschäden durch Verfolgung und Gefangenschaft und ihre Spätfolgen. Hrsg.: M. MICHEL, Frankfurt a.M. 1955.
HERMANN, K., THYGESEN, P.: KZ-syndromet. Kopenhagen 1954.
HERMANN, K., THYGESEN, P.: Die Wirkungen des KZ-Syndroms 19 Jahre danach — eine medicosoziale Analyse. Kongr. Bukarest 1964.
HOCHREIN, M., SCHLEICHER, J.: Die vegetative Dystonie beim Spätheimkehrer. Med. Klin. **50**, 2017, 2057 (1955).
HUK, B.: Reihenuntersuchung ehemaliger KZler. In: Gesundheitsschäden durch Verfolgung und Gefangenschaft und ihre Spätfolgen. Hrsg.: M. MICHEL. Frankfurt 1955.
KENDALL, M.J.: Rank correlation methods. London: Griffin 1948.
KLIMKOVA-DEUTSCHOVA, E.: Neurologische Beiträge zur Diagnostik und Therapie der Folgezustände des Krieges. Kong. K., Thygesen, P.: 1961.
KOGON, E.: Der SS-Staat — Das System der deutschen Konzentrationslager, 5. Aufl. Berlin 1955.
KOLLE, K.: Die Opfer der nationalsozialistischen Verfolgung in psychiatrischer Sicht. Nervenarzt **29**, 148 (1958).
KRYSTAL, H., NIEDERLAND, W.G.: Psychic sequelae in concentration camp survivors. Kongr. New York 1965. Zit. aus PAUL, H., Neuere Studien zum Thema. In: Psychische Spätschäden nach politischer Verfolgung. Hrsg.: H. PAUL und H.-J. HERBERG, 2. Aufl., Basel 1967.
LANGNER, F.S., MICHAEL, S.T.: Life stress and mental health. London 1963.
LESNIAK, R., ORWID, M., SZYMUSIK, A., TEUTSCH, A.: Psychiatric studies of former prisoners of the Auschwitz concentration-camp. Internat. Congress of social Psychiatry. London 1964.
LEVINGER, L.: Psychiatrische Untersuchungen in Israel an 800 Fällen mit Gesundheitsschaden-Forderungen wegen Nazi-Verfolgung. Nervenarzt **33**, 75 (1962).
MATUSSEK, P.: Die Konzentrationslagerhaft als Belastungssituation. Nervenarzt **32**, 538 (1961).
MATUSSEK, P.: Die Rückgliederung von Verfolgten — Die Bewältigung ihres Schicksals. Therapiewoche **13**, 1109 (1963).
MATUSSEK, P.: Ideologie als Faktor der Persönlichkeit. Mitteilungen aus der Max-Planck-Gesellschaft z.F.d.W., Heft 2, 93 (1968).
MATUSSEK, P.: Die Konzentrationslagerhaft und ihre Folgen. Berlin-Heidelberg-New York: Springer 1971.
MATUSSEK, P., HALBACH, A., TROEGER, U.: Endogene Depression. München 1965.
MICHEL, M.: Gesundheitsschäden durch Verfolgung und Gefangenschaft und ihre Spätfolgen. Frankfurt a.M. 1955.
MINKOWSKI, E.: L'anaestésie affective. Ann. méd.-psychol. **104**, 80 (1946).
MÜLLER-HEGEMANN, D., SPITZNER, G.: Reihenuntersuchungen bei Verfolgten des Naziregimes — mit besonderer Berücksichtigung von Einzelhaftfolgen. Dtsch. Gesundh.-Wes. **18**, 107 (1963).
PAUL, H.: Psychologische Untersuchungsergebnisse 15 Jahre nach der Verfolgung. In: Psychische Spätschäden nach politischer Verfolgung. Hrsg.: H. PAUL und H.-J. HERBERG. Basel 1963.
RICHET, CH., DREYFUS, G., FICHEZ, L., UZAN, H.ß Die Folgeerscheinungen des physiologischen

Elendszustandes. In: Gesundheitsschäden durch Verfolgung und Gefangenschaft und ihre Spätfolgen. Hrsg.: M. MICHEL. Frankfurt a.M. 1955.

SEGELLE, P., ELLENBOGEN, R.: Fréquence et gravité des differentes affections et infirmités rencontrés chez les survivants des camps de concentration. Kopenhagen 1954.

STRAUSS, H.: Besonderheiten der nichtpsychotischen Störungen bei Opfern der nationalsozialistischen Verfolgung und ihre Bedeutung bei der Begutachtung. Nervenarzt **28**, 344 (1957).

STRØM, A., EITINGER, L., GRÖNVIK, O., LÖNNUM, A., ENGESET, A., OSVIK, K., ROGAN, B.: Untersuchungen an norwegischen ehemaligen Konzentrationslagergefangenen. T. norske Lægeforen **13** (1961).

TARGOWLA, R.: Syndrom der Asthenie der Deportierten. In: Gesundheitsschäden durch Verfolgung und Gefangenschaft und ihre Spätschäden. Hrsg.: M. MICHEL. Frankfurt a.M. 1955.

TRAUTMANN, E.C.: Psychiatrische Untersuchungen an Überlebenden der nationalsozialistischen Vernichtungslager 15 Jahre nach der Befreiung. Nervenarzt **32**, 545 (1961).

VENZLAFF, U.: Die psychoreaktiven Störungen nach entschädigungspflichtigen Ereignissen. (Die sog. Unfallneurosen.) Berlin-Göttingen-Heidelberg: Springer 1958.

Psychiatrie der Gastarbeiter

Von

W. BÖKER

Mit 2 Abbildungen

Inhalt

Einleitung	430
Die Gastarbeiterwanderung als komplexes Migrationsphänomen	431
Quantitative und strukturelle Aspekte	433
Anzahl ausländischer Arbeitnehmer in Europa	433
Verteilung nach Nationalität	434
Alters- und Geschlechtsverteilung	435
Personenstand	436
Berufsgruppen — Arbeitsbereiche — Vorbildung	436
Sprachkenntnisse	437
Zur psychischen Morbidität der Gastarbeiter	438
Epidemiologische Überlegungen	438
Allgemeine Erkrankungshäufigkeit	438
Zur Inzidenz und Prävalenz psychiatrischer Krankheiten	441
Ätiologische Überlegungen und Konzepte	444
Befunde und Interpretationen zur Ätio-Pathogenese	445
Befunde zum Konzept „sozio-kultureller Streß"	445
Klimawechsel	445
Ernährungsumstellung	445
Wohnmilieu	446
Wechsel vom Land in die Stadt	446
Mangelnde Sprachkenntnisse	446
„Zusammenprall" der Kulturen	447
Kritische Anpassungsphase	449
Befunde zum Konzept der Selektion	450
Befunde über den Einfluß von Alter, Geschlecht, Personenstand, Beruf und Gruppenkontakt	452
Alter	452
Geschlecht	452
Personenstand	453
Beruf und Beschäftigung	453
Gruppenkontakte	454
Psychopathologische Befunde	455
Hypochondrisch-depressive Syndrome	456
Paranoide Syndrome	457
Funktionelle Störungen	458
Magen-Darm-Störungen	458
Potenzstörungen	459
Hysteriforme Organstörungen	459
Therapeutische Aspekte	460
Forschungsausblick	462
Literatur	463

Einleitung

Die nach dem II. Weltkrieg in Europa einsetzende, in den letzten zwölf Jahren gewaltig angeschwollene Gastarbeiterbewegung aus den sozioökonomisch wenig entwickelten europäischen, nordafrikanischen und kleinasiatischen Ländern nach Mitteleuropa hat u.a. das Gesundheitswesen der anwerbenden und aufnehmenden Länder vor praktische Probleme gestellt und zahlreiche Forschungsfragen aufgeworfen.

Psychisch erkrankte Gastarbeiter bleiben in ihrer Symptomatologie den Ärzten des Gastlandes weithin fremdartig, für Diagnostik und Therapie oft schwierig und stimulieren wissenschaftliche Überlegungen über die Ätio-Pathogenese solcher Störungen:

Handelt es sich um „übliche" psychiatrische Krankheitszustände, die lediglich in ihrer Pathoplastik von kulturspezifischen Verhaltensweisen der ausländischen Patienten eigentümlich geformt sind und auch in deren Herkunftsländern in gleichartiger Weise und gleicher Häufigkeit auftreten — oder stehen wir Phänomenen gegenüber, die erst durch den Migrationsprozeß ausgelöst oder gar verursacht wurden und möglicherweise in typischen *„Gastarbeitersyndromen"* beschrieben werden können?

Läßt sich ein Handbuchartikel mit dem Titel „Psychiatrie der Gastarbeiter" überhaupt begründen, wenn man sich die Mannigfaltigkeit der Entsende- und Aufnahmeländer sowie die — unten darzulegende — Uneinheitlichkeit der Migrationsformen und die komplexen Persönlichkeitsdifferenzen der ausländischen Arbeitnehmer vor Augen stellt, deren Aufenthaltsdauer im Gastland zudem zwischen wenigen Wochen und Jahrzehnten schwankt?

Die drängenden praktisch-klinischen Fragen und ein wachsendes Interesse der modernen Psychiatrie für transkulturelle Forschungen mögen indessen einen Versuch zu diesem Thema rechtfertigen.

Allerdings liegen nur sehr wenige wissenschaftlich befriedigende psychiatrische Untersuchungen an Gastarbeitern vor.

Der Kritik von PFLANZ et al. (1967) [71], die medizinische Literatur über diesen Gegenstand benutze nur selten wissenschaftliche und differenzierte Argumente und komme mit wenigen Ausnahmen nicht über eine erweiterte Kasuistik hinaus, muß zugestimmt werden.

Vielfach handelt es sich um allgemeine psychologische oder sozialpsychologische Erörterungen von Anpassungsproblemen der Gastarbeiter [19, 21, 27, 36, 58, 87, 90—94] oder um Deskriptionen klinisch untersuchter, diagnostisch oder therapeutisch ungewöhnlicher Fälle ausländischer Patienten im Krankengut psychiatrischer Einrichtungen [17, 46, 56, 66, 73, 74].

Wenige Autoren versuchen anhand gründlicher kasuistischer Darstellungen differenzierte psychodynamische oder kulturvergleichende Interpretationen psychiatrischer Störungen bei ausländischen Arbeitern [14, 77, 78]. Selten finden sich Gruppenvergleiche zwischen Gastarbeitern verschiedener Nationalität untereinander und/oder mit der Bevölkerung des Gastlandes mit dem Versuch, Morbiditätsunterschiede herauszuarbeiten [11, 24, 34, 53]. Eine Studie vergleicht Ungarn-Flüchtlinge mit südeuropäischen Gastarbeitern in der Schweiz [72], eine andere psychologische Probleme jugoslawischer Arbeiter in einer österreichischen Fabrik [49].

Methodisch anspruchsvollere epidemiologische Untersuchungen an repräsentativen Samples fehlen fast völlig [67, 71].

Einige sorgfältige soziologische Studien liefern gute Analysen der Eingewöhnungsproblematik ausländischer Arbeiter [12, 20, 26, 44, 97] und gehen zum Teil auch auf deren Gesundheitsverhalten und psychische Krisen ein [13, 60]. Die gerade in deutscher Übersetzung erschienene „Soziologie der Geisteskrankheiten" von R. BASTIDE (Kiepenheuer & Witsch, Köln 1973) referiert Befunde zur Migrationspsychopathologie ethnischer Gruppen.

Soziale und arbeitsmedizinische Aspekte der Gastarbeiterfrage werden in zahlreichen Publikationen zur ärztlichen Voruntersuchung, Behandlung und fürsorgerischen Betreuung dieses Personenkreises diskutiert [1, 29, 35, 55, 75, 81, 82, 84, 88].

Die Gastarbeiterwanderung als komplexes Migrationsphänomen

Vor der Erörterung psychiatrischer Befunde bei Gastarbeitern wird eine Auseinandersetzung mit der Migrationsforschung notwendig, haben wir es doch in erster Linie mit psychologischen Ursachen und Auswirkungen komplexer Wanderungsphänomene zu tun. — Dabei scheint das Phänomen der „Gastarbeit", wie es sich in Europa heute darstellt, in keine der herkömmlich benutzten wissenschaftlichen Kategorien von Migrationsformen zu passen.

Im Jahre 1961 hatte bereits Frau PFISTER-AMMENDE in der ersten Auflage von „Psychiatrie der Gegenwart" Migrationsfragen behandelt. Damals standen die europäischen Untersucher dieses Themenkreises ganz unter dem Eindruck der gewaltigen Wanderbewegungen und Fluchtwellen nach dem II. Weltkrieg, und eine „Psychologie und Psychiatrie der Internierung und des Flüchtlingsdaseins" — so der Titel ihres Beitrages [69] — ließ das Interesse an freiwilligen Wanderungsformen in den Hintergrund treten.

In der zweiten Auflage dieses Handbuches faßte ØDEGARD (1972) [65] epidemiologische Ergebnisse der modernen Migrationsforschung zusammen, wobei der Schwerpunkt seiner Darstellung auf Befunden zur europäischen Auswanderung nach Übersee und zur amerikanischen Binnenwanderung lag. Die Gastarbeiterwanderung in Europa wurde von ihm nicht erwähnt.

Ebenso hat MURPHY (1965) [62] in einer Übersicht über Theorien und Ergebnisse dieses Forschungsgebietes darauf keinen Bezug genommen. Lediglich BERNER u. ZAPOTOCZKY (1969) [10] weisen in ihrem Referat zur Psychopathologie von Umsiedlern auf vielfältige intereuropäische Nachkriegswanderungen, darunter auch die von ausländischen Fabrikarbeitern, hin, dergegenüber die transkontinentale Auswanderung an Bedeutung verliere.

Das im wesentlichen nur für Europa bedeutsame Gastarbeiterproblem wirft zunächst die Schwierigkeit auf, ob dieser Personenkreis in die Kategorie des „Gastes", d.h. des kurzfristigen Besuchers, z.B. des „Saisonarbeiters" oder des „Einwanderers auf Probe" bzw. „auf Dauer" eingeordnet werden soll.

Bis ca. 1962 wurden die ausländischen Arbeiter in Deutschland als „Fremdarbeiter" bezeichnet, wie dies heute noch in der Schweiz üblich ist. Dann bürgerte sich der Begriff „Gastarbeiter" ein, der in offiziellen Publikationen zugunsten des Begriffs „ausländischer Arbeitnehmer" aufgegeben wurde.

Flüchtlinge, namentlich politische, können sie im engeren Sinne nicht genannt werden. Inwieweit aber ist die „Freiwilligkeit" ihres Wanderungsentschlusses erzwungen durch schlimmes wirtschaftliches Elend oder Ausdruck des Wunsches, „Lehr- und Wanderjahre" im Ausland mit ökonomischen Motiven zu verknüpfen?

Der Soziologe MÜHLMANN (1967) [60] beschreibt am Beispiel sizilianischer Migrationen vier verschiedene Wanderungskategorien: Die Auswanderung nach Übersee; die Auswanderung nach Festland-Italien; die Gastwanderung nach der Schweiz oder in die BRD mit dem vorherrschenden Motiv, nach ein bis zwei Jahren wieder heimzukehren; die Binnenwanderung innerhalb Siziliens.

Nach seiner Meinung ist die Auswanderung nach Festland-Italien von einem anderen Lebensentwurf bestimmt („Aufstiegsemigration") als die temporäre Arbeitswanderung nach Deutschland, die nicht im engeren Sinne als Emigration bezeichnet werden könnte.

Neuere statistische Erhebungen lassen jedoch zumindest in der BRD einen Trend der Gastarbeiter zur Dauerimmigration erkennen. Dies darf aus sinkenden Rückwanderungsquoten [18] und dem seit 1968 erkennbaren Bestreben, die Familie nachzuholen vermutet werden: 1972 z.B. lebten von allen 1971 erstmals in die BRD eingereisten verheirateten Gastarbeitern 48% allein, von allen vor 1968 erstmals eingereisten aber nur 19%; am Stichtag 1. Januar 1972 wohnten neben 2,159 Mill. ausländischen Arbeitnehmern zusätzlich noch 1,4 Mill. von ihnen abhängige Familienangehörige in der BRD (MARPLAN: „Forschungsbericht zur sozialen Situation der Gastarbeiter in der BRD 1972" [52]).

Dieser in seinen Ausmaßen nicht voll erfaßbare und prognostizierbare Wandel vom Saisonarbeiter oder „Pendler" zum Einwanderer auf Dauer, der — mit vielerlei regionalen und ethnischen Unterschieden — nicht nur für die BRD anzunehmen ist, wirft nicht nur Probleme der Kategorisierung auf, sondern auch psychologische Fragen, die mit der psychiatrischen Morbidität dieser Personen eng verknüpft sein dürften.

Man kann vermuten, daß der Entschluß, vollgültiger Bürger eines fremden Landes zu werden, zu andersartigen intrapsychischen Verarbeitungen der Situation und zu grundlegenderen Einstellungsüberprüfungen führt als die Entscheidung, sich vielleicht nur 2 Jahre in der Fremde zu verpflichten.

MURPHY [64] und MESZAROS [57] haben auf die Identitätsproblematik hingewiesen, die bei vorübergehender oder dauernder Immigration in unterschiedlicher Weise entsteht: Der Immigrant auf Dauer gerät in den Konflikt, seinen anerzogenen kulturellen Wertmaßstäben auch in der neuen Welt treu zu bleiben („cultural loyalty") [64] oder sie zugunsten einer erzwungenen oder selbstangestrebten Assimilation gegen neue Regeln und Inhalte auszutauschen. Dem Gastarbeiter, der eine Rückkehr in die Heimat für einen Zeitpunkt in absehbarer Zukunft, z.B. in ein bis drei Jahren fest ins Auge faßt, bliebe dieser kulturelle „Loyalitätskonflikt" möglicherweise erspart (s.S. 448).

Das bisher Gesagte soll verdeutlichen, daß im Phänomen „Gastarbeiter" gewöhnlich verschiedenartige Migrationsformen zusammengefaßt werden. Psychopathologische Befunde aus der älteren Migrationsforschung, namentlich bei außereuropäischen Wanderungsprozessen, lassen sich also nicht ohne weiteres mit unserem Thema vergleichen. Wir wollen uns deshalb — auch einem persönlichen Rat MURPHYS [64] folgend — bei den folgenden Ausführungen auf europäische Literatur konzentrieren. Allerdings wird auch dort der oben herausgestellte Unterschied zwischen vorübergehender und dauernder Einwanderung so gut wie nie berücksichtigt.

Quantitative und strukturelle Aspekte

Anzahl ausländischer Arbeitnehmer in Europa

Die offiziell geförderte, zum Teil durch Anwerbeaktionen (in der BRD seit 1954, s. SEIDEL, 1967 [84]) stimulierte Einwanderung von Arbeitnehmern aus industriell unterentwickelten Gebieten in die ökonomisch stark expandierenden Industrieländer Nord- und Mitteleuropas hat in den letzten zwei Jahrzehnten beträchtlich zugenommen.

Tabelle 1. Ausländische Arbeitskräfte in Aufnahmeländern Westeuropas[a]

Aufnahmeländer	Ausländische Arbeitskräfte	Jahr
Belgien	218 000	1971
Bundesrepublik	2 316 980	1972
Frankreich	1 527 000	1971
Großbritannien	860 000	1968/69
Luxemburg	33 100	1970
Niederlande	214 640	1971
Österreich	187 004	1972
Schweden	224 128	1971
Schweiz	611 552	1972
Insgesamt	6 192 404	

[a] Daten des Instituts für Arbeitsmarkt- und Berufsforschung der Bundesanstalt für Arbeit, Nürnberg 1973 [40].

Ein Vergleich der Anzahl ausländischer Arbeitskräfte in europäischen Ländern (Tabelle 1) zeigt die BRD (1972) mit 2,31 Mill. an der Spitze, im Abstand gefolgt von Frankreich (1,52 Mill.).

Wegen schwieriger Vergleichbarkeit und Unvollständigkeit[1] sind diese Zahlen nur als Anhaltspunkte zu betrachten. Insgesamt kann mit ca. 6,2 Mill. offiziell gemeldeter eingewanderter Arbeiter (ohne Angehörige) in Europa gerechnet wer-

---

[1] Auch in der DDR (Ostdeutschland) sind ausländische Arbeitskräfte, vorwiegend aus Polen und Ungarn, beschäftigt. Über ihre Anzahl liegen keine offiziellen Angaben vor [95].

den. Die darüber hinausgehende Anzahl inoffiziell einreisender und polizeilich nicht gemeldeter ausländischer Arbeitnehmer ist weder in exakten noch in Schätzzahlen bekannt [40].

Sie soll bei türkischen Arbeitnehmern besonders hoch sein [50]. Auch für die italienischen Arbeiter in der Schweiz dürfte diese Zahl nicht unerheblich sein, da auch die niederlassungsberechtigten Italiener als nicht mehr kontrollpflichtig statistisch nicht erfaßt werden [77].

Die gesamte ausländische Wohnbevölkerung (Arbeitnehmer + Angehörige) in Westeuropa wird auf 9,5 bis 11,5 Mill. geschätzt [40].

Allein in der BRD hat sich die Ausländer-Beschäftigung seit 1968 mehr als verdoppelt, seit 1960 gar verachtfacht [18].

Der erste Rangplatz in der Beschäftigungszahl läßt es gerechtfertigt erscheinen, die deutschen Verhältnisse im folgenden mit größerer Ausführlichkeit zu berücksichtigen.

Verteilung nach Nationalitäten

Tabelle 2 zeigt die Verteilung der verschiedenen Nationalitätengruppen in der BRD in den Jahren 1971 bis 1973 [18].

Während noch 1969 die Italiener an der Spitze lagen, hat sich inzwischen die Einreise von Jugoslawen und Türken nach vorne geschoben. (Das Reservoir italienischer Arbeitskräfte ist durch die Expansion auch der norditalienischen Industrie kleiner geworden.) — In Frankreich stehen (1972) Arbeitskräfte aus Nordafrika (Algerien und Marokko) an erster Stelle, gefolgt von Italienern, Spaniern und Portugiesen [59]. In Großbritannien überwiegen Immigranten aus Westindien, Indien und Pakistan, für die der Begriff „Gastarbeiter" kaum oder nur

Tabelle 2. Beschäftigte ausländische Arbeitnehmer in der BRD nach Herkunftsländern. (Quelle: BRD, Bundesanstalt f. Arbeit [18])

Herkunftsland	Ende Januar				
	Bestand			Veränderung 1973 gegenüber 1972	
	1973	1972	1971	absolut	%
Türkei	528 414	449 676	373 019	+ 78 738	+17,5
Jugoslawien	465 611	434 893	415 461	+ 30 718	+ 7,1
Italien	409 448	384 303	362 704	+ 25 145	+ 6,5
Griechenland	268 408	264 427	250 971	+ 3 981	+ 1,5
Spanien	179 157	175 998	170 382	+ 3 159	+ 1,8
Portugal	68 994	57 180	47 387	+ 11 814	+20,7
Marokko	15 261	12 360	9 774	+ 2 901	+23,5
Tunesien	11 124	10 092	8 262	+ 1 032	+10,2
Anwerbeländer insgesamt	1 946 417	1 788 929	1 637 960	+157 488	+ 8,8
Übrige Länder	400 383	369 751	326 253	+ 30 632	+ 8,3
Zusammen	2 346 800	2 158 680	1 964 213	+188 120	+ 8,7

sehr bedingt zutrifft [38, 40]. In der Schweiz arbeiten vorwiegend Italiener [40]. In Schweden handelt es sich zu $^2/_3$ um skandinavische, vor allem um finnische Arbeitskräfte [40, 58].

Alters- und Geschlechtsverteilung

Da Arbeit zu höherem Lohn als in der Heimat als Hauptwanderungsmotiv gelten darf, entscheiden sich vor allem jüngere und mittlere Jahrgänge sowie mehr Männer als Frauen zur Arbeitsaufnahme im Ausland.

Abb. 1 zeigt für die BRD den Altersaufbau der Gastarbeiter im Vergleich mit demjenigen der Gesamtbevölkerung (Maßstab Gastarbeiter fünffach überhöht).

Die Altersgruppen zwischen 20 und 39 Jahren stellen mit 77% den größten Anteil; älter als 40 Jahre sind nur 19%. Damit weicht die Altersstruktur der Gastarbeiter erheblich vom Altersaufbau der bundesdeutschen Bevölkerung ab

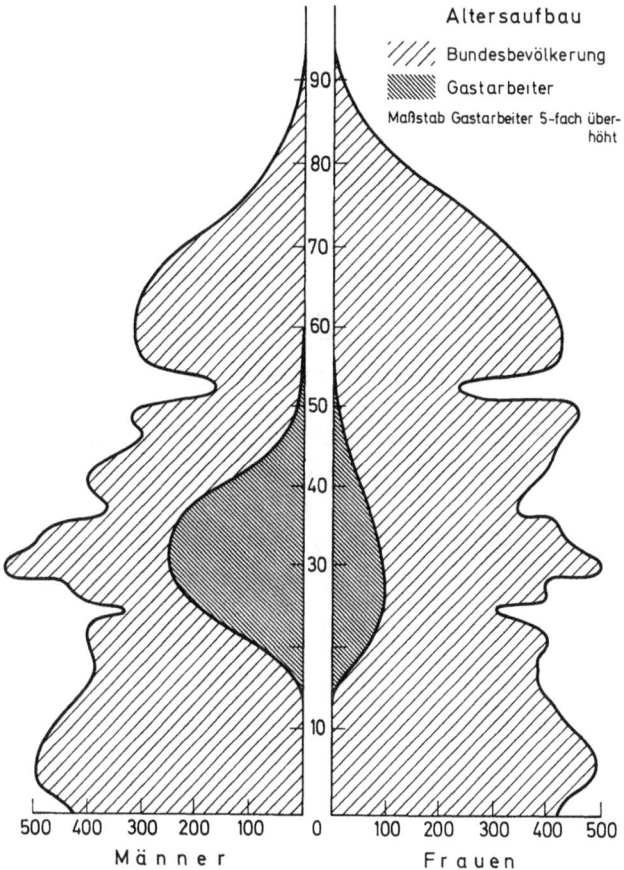

Abb. 1. Altersaufbau der Gastarbeiter in der BRD im Vergleich mit der Gesamtbevölkerung. Maßstab Gastarbeiter fünffach überhöht. (Quelle: MARPLAN, 1972 [52])

[18, 52]. Ähnliche Verhältnisse dürften für die anderen europäischen Industrienationen gelten.

Der *Anteil der Frauen* unter den ausländischen Arbeitnehmern in der Bundesrepublik betrug 1973 rd. $^3/_{10}$ (insgesamt 706 591 Frauen). Er ist bei den verschiedenen Nationalitäten jedoch unterschiedlich: Bei Griechen 43,6%, Jugoslawen 32,2%, Spaniern 30,8%, Italienern 25,2% und Türken 24,4% [18].

> Dies hängt einerseits mit dem Familienstand der Gastarbeiter zusammen, scheint aber auch Traditionen des Heimatlandes widerzuspiegeln [52]. Zum Beispiel soll es für türkische Väter und Ehemänner schwer akzeptabel sein, ihre Töchter bzw. Frauen einer Arbeit nachgehen zu sehen [13].

Personenstand

Rund $^2/_3$ der in der BRD tätigen Gastarbeiter waren 1972 verheiratet; von den Verheirateten hatten ca. 70% ihre Familie nachgeholt, so daß, bezogen auf die Gesamtzahl aller Gastarbeiter in der BRD rd. 46% mit ihren Familien in Deutschland leben [52].

Berufsgruppen — Arbeitsbereiche — Vorbildung

Eine Aufgliederung der Berufsgruppen nach Aufenthaltsdauer in der BRD zeigt Tabelle 3.

In Deutschland sind die meisten ausländischen Arbeitnehmer in der Metallindustrie beschäftigt (s. Tabelle 4); es folgt die verarbeitende Industrie und (bei den Männern) das Baugewerbe. Frauen sind häufiger im Dienstleistungsbereich tätig als Männer.

Wesentlich für die Berufsbildungsmöglichkeiten im Heimatland aber auch für die Arbeitseingliederung und die Weiterbildungschancen im Gastland ist die zu Hause genossene Schulbildung. Einen Überblick liefert Tabelle 5.

Die niedrigen Zahlen für Analphabeten hängen damit zusammen, daß solche Personen in der BRD schwer beschäftigt werden können. Es zeigt sich darin also eine Selektion, die sich vor allem in den letzten Jahren ausgewirkt hat.

Nach einer Erhebung von RISSO (1964) [77] bei 709 italienischen Patienten psychiatrischer Einrichtungen in der Schweiz waren bis zu 23% der aus den

Tabelle 3. Aufgliederung der Berufsgruppen von Gastarbeitern in der BRD nach der Aufenthaltsdauer. (Quelle: MARPLAN 1972 [52])

	Total	Aufenthaltsdauer in Deutschland seit				
	%	vor 1968 %	1968 %	1969 %	1970 %	1971 %
Angelernte Arbeiter	46,1	44,2	49,5	50,1	45,3	44,9
Ungelernte Arbeiter	27,4	21,5	20,4	25,5	33,5	39,1
Facharbeiter	13,8	17,6	16,1	13,0	10,4	8,6
Handwerker	5,2	5,0	4,1	8,1	5,1	3,7
Angestellte	4,7	6,8	5,6	2,9	4,9	1,7
Selbständige	1,4	3,3	2,2	—	—	—
Rest und keine Angabe	1,4					

Tabelle 4. Gastarbeiter in der BRD: Aufteilung in Wirtschaftsabteilungen. (Quelle: BRD, Bundesanstalt f. Arbeit [18])

Wirtschaftsabteilung	Ende Januar				Veränderung 1973 gegenüber 1972	
	1973		1972	1971		
	absolut	%	%	%	absolut	%
Eisen- und Metallerzeugung und -verarbeitung	836 539	35,7	36,5	39,6	+ 48 378	+ 6,1
Verarbeitende Gewerbe (ohne Eisen- und Metallverarbeitung)	565 865	24,1	24,7	24,4	+ 32 706	+ 6,1
Bau-, Ausbau- und Bauhilfsgewerbe	389 854	16,6	15,6	15,0	+ 53 733	+16,0
Handel, Geld-, Versicherungswesen	147 266	6,3	5,9	5,1	+ 20 152	+15,9
Öffentlicher Dienst und Dienstleistungen im öffentlichen Interesse	137 867	5,9	5,6	5,0	+ 17 037	+14,1
Private Dienstleistungen	126 811	5,4	5,3	4,6	+ 12 502	+10,9
Bergbau, Gewinnung und Verarbeitung von Steinen und Erden, Energiewirtschaft	70 991	3,0	3,3	3,2	+ 644	+ 0,9
Verkehrswesen	52 577	2,2	2,3	2,3	+ 2 085	+ 4,1
Land- und Forstwirtschaft, Gartenbau, Fischerei	19 030	0,8	0,8	0,8	+ 883	+ 4,9
Insgesamt	2 346 800	100,0	100,0	100,0	+188 120	+ 8,7

Tabelle 5. Schulbildung wichtiger Gastarbeitergruppen in der BRD (in %). (Quelle: MARPLAN 1972 [52])

	Ohne Schulbildung	Mindestens 5 Jahre	Mindestens 6 Jahre	Mindestens 7 Jahre	Mindestens 8 Jahre
Türken	4,7	86,2	46,1	30,4	21,8
Griechen	4,3	76,0	67,2	25,4	16,6
Spanier	3,5	78,6	69,6	50,4	37,8
Jugoslawen	1,5	76,4	69,9	52,3	43,7
Italiener	1,3	86,3	64,0	45,5	30,8

süditalienischen Provinzen Campania, Basilicata, Calabria Eingereisten Analphabeten. Ca. 50% der süditalienischen Patienten waren „Semianalphabeten", d.h. sie wiesen nur eine Schulbildung von 0 bis 3 Jahren auf.

Sprachkenntnisse

Schließlich sind für die Integration im Gastland, nicht zuletzt auch für eine Inanspruchnahme medizinischer Dienste, Sprachkenntnisse bedeutungsvoll. Nach den Erhebungen von MARPLAN (1972) [52] besuchen 10% der Gastarbeiter in der BRD „wenigstens gelegentlich" Sprachkurse. Rd. 30% beherrschen die deutsche Sprache gut bis perfekt, rd. 4% können sich auf deutsch gar nicht verständigen. Die besten Sprachkenntnisse weisen die Italiener auf, die allerdings auch den größten Anteil der schon viele Jahre in der BRD tätigen Gastarbeiter stellen; die schlechtesten Sprachkenntnisse besitzen die Türken, unter denen sich die größte Zahl der in den letzten 2 Jahren Eingereisten findet.

Zur psychischen Morbidität der Gastarbeiter

Epidemiologische Überlegungen

Die psychiatrische Migrationsliteratur beschäftigt sich sehr wesentlich mit der Frage, ob die vom Wanderungsschicksal betroffenen Personen eine höhere Erkrankungsrate an psychischen Störungen aufweisen als die Ursprungspopulation oder die angestammte Bevölkerung der neuen Umwelt.

Die ältere Migrationsforschung (z.B. ROBERTSON, 1903; ØDEGARD, 1932; RUESCH, JACOBSEN u. LOEB, 1948; HARE, 1952; ROSE u. STUB, 1956 etc.) hatte vor allem anhand von erhöhten Einweisungsziffern in psychiatrischen Anstalten bei europäischen Immigranten in den USA die Meinung vertreten, Einwanderer litten vermehrt unter psychischen Störungen (zit. nach PFLANZ, 1960 [70]). Spätere Untersuchungen z.B. aus New Haven (HOLLINGSHEAD u. REDLICH, 1954 [39]) sowie altersbereinigte Studien z.B. von MALZBERG und LEE (1956) [51] und Untersuchungen aus Kanada (MURPHY, 1961, 1965 [61, 62]) stellten diese Behauptung in Zweifel, da sie statistisch nicht genügend gestützt erscheint.

Während die Befunde bei Flüchtlingen (MURPHY, 1955; EITINGER, 1958; PFISTER-AMMENDE, 1961; zit. nach [69]) eindeutig dafür sprechen, daß hier psychische Zusammenbrüche, beispielsweise Suicide und Depressionen, häufiger sind als bei regulären Auswanderern und der autochthonen Bevölkerung, sind die Ergebnisse bei den übrigen Migrationsformen offenbar widersprüchlich. (Neuere Analysen und Übersichten bei MURPHY, 1965; BERNER et al., 1969; ØDEGARD, 1972 [10, 62, 65].)

So kann es nicht wundernehmen, wenn für das so viel schwerer definierbare Populationskonglomerat „Gastarbeiter", in dem sich — wie auf S. 431 ff. aufgeführt — verschiedene Migrationsformen mischen, genaue Angaben fehlen und selbst Schätzungen für die Gesamtheit noch kaum gewagt werden.

Allgemeine Erkrankungshäufigkeit

Zunächst interessieren Daten zur allgemeinen Erkrankungshäufigkeit, da hier auch die Auswirkungen psychischer Störungen miterfaßt werden.

In der deutschen Öffentlichkeit wird gelegentlich das Vorurteil geäußert, ausländische Arbeiter „feierten öfter krank" [13, 22, 87, 96]. Ein Blick auf die Repräsentativstatistik der deutschen Verbindungsstelle für Krankenversicherung zeigt jedoch keine wesentliche Abweichung der Krankenquote ausländischer Pflichtversicherter — im Jahre 1971 sogar eine leichte Erniedrigung der Quote — im Vergleich zu derjenigen bei den deutschen Krankenkassenmitgliedern [18].

Die Quote der ausländischen Männer liegt in den Berichtsjahren durchweg niedriger als diejenige der ausländischen Frauen, im Gegensatz zum Geschlechterverhältnis bei den Pflichtversicherten insgesamt. Die im Berichtsjahr höchste Quote wiesen die italienischen Frauen, die niedrigste die portugiesischen Frauen auf.

Tabelle 6. Krankenstand versicherter Gastarbeiter in % (6 Nationalitäten) im Vergleich zur Krankheitsquote sämtlicher pflichtversicherter Arbeitnehmer in der BRD[a]. (Quelle: BRD, Bundesanstalt f. Arbeit [18])

Stichtag: 1. Oktober		Versicherte insgesamt	Ausgewählte ausländische Nationalitäten						
			zusammen	davon					
				Italiener	Griechen	Spanier	Türken	Jugoslawen	Portugiesen
1970	Insgesamt	5,34	5,45	5,70	5,34	5,54	6,23	4,75	3,87
	Männer	5,33	5,40	5,51	5,50	5,51	6,06	4,74	3,94
	Frauen	5,37	5,59	6,49	5,10	5,65	6,96	4,78	3,70
1971	Insgesamt	5,44	5,38	6,21	5,47	5,20	5,59	4,61	3,63
	Männer	5,46	5,33	6,17	5,43	5,18	5,47	4,46	3,76
	Frauen	5,39	5,55	6,35	5,53	5,25	6,13	5,01	3,27
1972	Insgesamt	5,39	5,53	6,08	5,89	6,44	5,70	4,43	3,49
	Männer	5,45	5,52	5,85	6,28	6,54	5,63	4,32	3,56
	Frauen	5,27	5,55	6,87	5,31	6,16	6,01	4,66	3,30
1973	Insgesamt	6,22	6,40	7,00	7,03	7,29	6,59	5,35	3,89
	Männer	6,22	6,25	6,69	7,21	7,38	6,51	4,95	3,81
	Frauen	6,22	6,76	8,00	6,79	7,03	6,84	6,21	4,09

[a] Durch die Repräsentativ-Erhebung wurden erfaßt:

1. Oktober 1970: 2,9 Mio. Versicherte, dar. 97600 Italiener, 56700 Griechen, 45900 Spanier, 65600 Türken, 84800 Jugoslawen und 9100 Portugiesen.
1. Oktober 1971: 2,8 Mio. Versicherte, dar. 88800 Italiener, 53300 Griechen, 46200 Spanier, 83400 Türken, 85200 Jugoslawen und 11700 Portugiesen.
1. Oktober 1972: 2,2 Mio. Versicherte, dar. 73700 Italiener, 55000 Griechen, 36400 Spanier, 79500 Türken, 81400 Jugoslawen und 9700 Protugiesen.
1. Oktober 1973: 3,0 Mio. Versicherte, dar. 90000 Italiener, 59300 Griechen, 46800 Spanier, 134400 Türken, 103100 Jugoslawen und 20400 Portugiesen.

Die Aussagekraft dieser Statistik ist sehr begrenzt, worauf schon andere Autoren hingewiesen haben [22, 33], und die Interpretation der mitgeteilten, insgesamt geringfügigen Unterschiede[2] schwierig.

Zunächst ist die Vergleichbarkeit der gegenübergestellten Gruppen durch folgenden Umstand beeinträchtigt: Die Repräsentativstatistik erfaßt unter den pflichtversicherten Krankenkassenmitgliedern nicht nur Arbeiter sondern auch die Angestellten, die sich nach krankenstatistischer Erfahrung [18] seltener krank melden als Arbeiter. Angestellte aber sind unter den genannten ausländischen Nationalitätengruppen kaum vertreten.

Außerdem werden die Krankenquoten durch „positive" und „negative" Einflußfaktoren mitbestimmt [18].

Folgende positive Faktoren sind anzunehmen:

1. Die Gastarbeiter weisen eine wesentlich günstigere *Altersschichtung* auf als die Deutschen (s. Abb. 1). Involutive und präsenile Erkrankungen sind deshalb von vornherein sehr viel seltener zu erwarten.

---

[2] Signifikant hohe Unterschiede finden sich hingegen bei der Häufigkeit von *Arbeitsunfällen*: Ausländer weisen eine doppelt so hohe Unfallhäufigkeit auf wie ihre deutschen Kollegen [48].

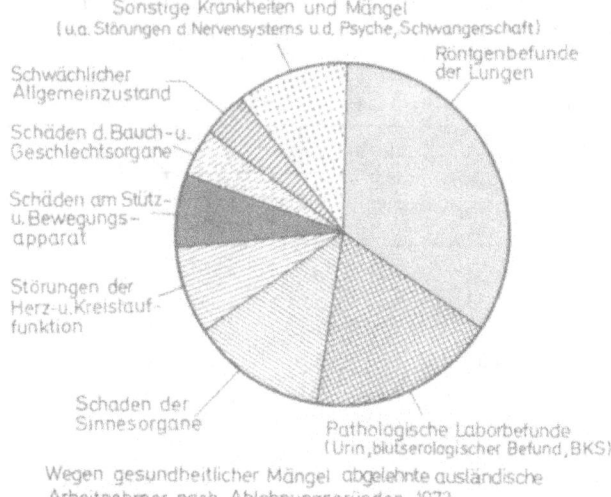

Abb. 2. Wegen gesundheitlicher Mängel abgelehnte ausländische Arbeitnehmer nach Ablehnungsgründen 1973. (Quelle: BRD, Bundesanstalt f. Arbeit [18])

2. Ausländische Arbeitsplatzbewerber werden vor der Einreise in die BRD von deutschen Kommissionen in ihrer Heimat ärztlich untersucht und nach bestimmten Richtlinien der Bundesanstalt für Arbeit zugelassen oder abgewiesen (Einzelheiten des Verfahrens und seiner Problematik s. VAN EIMEREN, 1969 [29]). Dabei wurde und wird offenbar nicht einheitlich verfahren: Zum Teil wurden auch einheimische Ärzte mit der Untersuchung betraut, z.B. in Jugoslawien [18]; mindestens zu Beginn der offiziellen Anwerbe- und Vermittlungsaktion dürften nicht alle Bewerber ärztlich gemustert worden sein.

Die häufigsten Ablehnungsgründe sind Röntgenbefunde der Lunge und pathologische Laborwerte (s. Abb. 2).

Psychiatrisch relevante Ablehnungsgründe werden folgendermaßen definiert:

„Krankheiten oder Gesundheitsstörungen, welche das Zusammenleben mit anderen Personen erheblich beeinträchtigen: Schwere geistige oder seelische Störungen, offensichtliche Psychosen mit Erregungszuständen; Wahnvorstellungen und Sinnestäuschungen mit Verwirrtheitszuständen; Suchtkrankheiten." [29].

Ihr Anteil an den Ablehnungsquoten ist nicht exakt zu ermitteln, da er unter der Rubrik „Sonstige Krankheiten und Mängel" mit Schwangerschaft in eine Sammelkategorie eingeordnet zu werden pflegt (s. Abb. 2).

„Störungen des Nervensystems und der Psyche" wurden 1969 allein bei Tunesiern und 1970 mit 5,6% nur bei Italienern als Ablehnungsgrund genannt [18].

Gewiß können durch solche einmaligen, höchstens zweimaligen ärztlichen Untersuchungen, die, wie FRIESSEM (1971) [33] zu Recht kritisiert, mit verschiedenen Untersucherbias belastet sind, vor allem psychische Krankheiten nur höchst mangelhaft aufgedeckt werden. Indessen dürften sich schwerere Schwachsinnsformen und akute Phasen endogener, vor allem schizophrener Psychosen auch von

Nichtfachärzten zum großen Teil erkennen lassen [65]. Solche Patienten dürften den Anforderungen der Ausreise auch schlecht gewachsen sein.

3. Man kann vermuten, daß Sprachschwierigkeiten viele Gastarbeiter mit milderen Beschwerden von einem Arztbesuch, der zu einer Krankmeldung führen würde, abhält.

4. Eine starke Motivation, schnell viel Geld zu verdienen, sowie das z.B. bei vielen Süditalienern und Sizilianern ausgeprägte Mißtrauen vor Behörden [77], das sich auch auf Betriebsärzte ausdehnen mag, dürfte bei einem Teil der Gastarbeiter zu dissimulatorischem Verhalten führen. Viele von ihnen haben Angst, bei Krankheit in die Heimat abgeschoben zu werden.

Über die „negativen", d.h. die Erkrankungsziffer erhöhenden Faktoren bei Gastarbeitern herrscht noch wenig Klarheit.

Häufig wird darauf hingewiesen, daß in den Eingewöhnungsmonaten nach der Einreise die allgemeine Morbidität durch Klima- und Ernährungsumstellung und die insgesamt anderen Lebens- und Arbeitsverhältnisse, denen der Ausländer ausgesetzt wird, ansteigt [18]. Auf S. 445 ff. werden wir uns mit diesen Fragen auseinandersetzen.

Zur Inzidenz und Prävalenz psychiatrischer Krankheiten

Exakte, methodisch voll befriedigende epidemiologische Studien zu diesem Thema liegen an Gastarbeitern unseres Wissens noch kaum vor.

Der Unterschied zwischen Dauerimmigration und Gastwanderern, der diesbezüglich wichtig erscheint, wird in den meisten europäischen Untersuchungen an Ausländerpopulationen nicht eindeutig berücksichtigt.

DAUMEZON, CHAMPION et al. (1955) [24] prüften die Inzidenz psychopathologischer Störungen bei nordafrikanischen Einwanderern (vor allem aus Algerien) in der Region Paris. Sie fanden höhere Hospitalisationsraten als in der autochthonen Bevölkerung, abweichende psychopathologische Symptome, niedrigere Entlassungsraten und höhere Mortalität bei schwierigen sozialen Anpassungsproblemen. — Unter Berücksichtigung der Altersgruppenverteilung reduzierten sich die Admissionsraten und glichen sich nach längerem Aufenthalt derjenigen der französischen Bevölkerung an [3].

Weitere französische Literatur zu Migrationsfragen siehe BERNER et al. (1969) [10], bes. auch: VI. Internationaler Kongreß für Soziologie, Evian 1967.

Englische Inzidenzberechnungen von HASHMI (1966) [38] auf der Basis von Einweisungszahlen in psychiatrische Krankenhäuser ergaben für Immigranten aus dem Commonwealth, Wales und Irland höhere Raten (9,31 pro 1000) als für die in England geborenen.

In Deutschland zählte FRIESSEM [34] an einer städtischen Nervenklinik (Stuttgart) im Zeitraum 1963 bis 1970 351 psychiatrische Aufnahmen ausländischer Patienten (überwiegend Gastarbeiter aus Südeuropa und der Türkei), die er mit deutschen psychiatrischen Patienten (n = 7234) verglich. Schizophrenie und affektive Psychosen erwiesen sich als gleichverteilt, Neurosen, abnorme und psychosomatische Reaktionen waren signifikant häufiger (s. auch RICHTER [74]), Suicidversuche und Alkoholkrankheiten etwas seltener als bei deutschen Patienten. Im Vergleich der einzelnen Nationalitätengruppen untereinander glaubt der Autor, folgende Differenzen statistisch sichern zu können: Höhere Schizophrenierate bei Spaniern, niedrige Alkoholismusrate bei Türken und Griechen (am höchsten bei Jugoslawen), relativ hohe Ziffern für psychosomatische, neurotische und abnorm-reaktive Symptome bei Türken.

Sein Versuch, Gesamtinzidenzraten (bezogen auf 1000 der Bevölkerung: 11,5 bei Deutschen, 8,1 bei Ausländern) zu berechnen, erscheint methodisch problematisch, da er sich nur auf Aufnahmedaten eines einzigen Krankenhauses stützt.

BENKERT, FLORU und FREISTEIN (1974) [6] fanden bei der Analyse von 130 ausländischen Patienten, die vom 1.1.1970 bis 31.12.1971 in der Psychiatrischen Universitätsklinik Düsseldorf zur Beobachtung gelangten (Jugoslawen 33 Fälle, Griechen 26, Italiener 20, Spanier 11, Türken 10 Fälle), ein Überwiegen schizophrener Psychosen bei Griechen, Italienern und Spaniern, ein völliges Fehlen affektiver Psychosen bei Jugoslawen und Türken sowie einen ersten Rangplatz für Neurosen und Persönlichkeitsstörungen bei Jugoslawen. Die insgesamt kleinen Fallzahlen mahnen jedoch auch hier zu großer Vorsicht bei der Bewertung solcher Beurteilungen.

ÖZEK [67] führte von 1971 bis 1973 eine prospektive Fragenbogenuntersuchung an 206 männlichen türkischen Arbeitnehmern aus Mittelanatolien durch, die er aus vier westdeutschen Arbeitsamtsbereichen (Städte Mannheim, Heidelberg, Ludwigshafen, Worms) auswählte. Als vorläufiges Ergebnis[3] fand er Anhaltspunkte für eine Häufung leichter und mittelschwerer Depressionen in den ersten zwei Monaten des Aufenthaltes; in der zweiten Periode (3. bis 24. Monat) schienen psychosomatische Krankheitsbilder und psychogene Organfunktionsstörungen gehäuft aufzutreten. Nur in 3 Fällen hatte sich eine Alkoholabhängigkeit entwickelt.

In der Literatur finden sich häufig Angaben über funktionelle Störungssymptome aller Art (s.S. 458 ff.).

So vermerkten BINGEMER et al. (1968) [13] bei ihrer Befragung spanischer, italienischer, türkischer und griechischer Gastarbeiter in Köln neben „Grippe und Erkältung" als häufigstem Leiden (in 47%[4]) Übelkeit, Magen- und Darmbeschwerden in 33%[4]; es folgten Klagen über Kopfschmerzen und Kreislauf (18%[4]), Traurigkeit und Bedrückung (13%[4]), Schwindelgefühl und Verwirrtheit (4%[4]). Nach Meinung der Autoren sind mehr als die Hälfte dieser Krankheitserscheinungen „psychogen bedingt oder mitbedingt".

Interessanterweise gaben nach dieser Untersuchung die Griechen am wenigsten fixierte Symptome dieser Art an. „Traurigkeit und Bedrückung" wurde fast ausschließlich von den Türken geklagt.

In einer methodisch sorgfältig angelegten epidemiologischen Studie konnten PFLANZ et al. (1967) [71] die oft pauschal behauptete besondere Häufigkeit funktioneller Beschwerden bei Gastarbeitern für ein Untersuchungskollektiv griechischer Arbeiter widerlegen. Die Untersuchung stützt sich auf Griechen beiderlei Geschlechts in der Altersgruppe 20 bis 44 Jahre und hatte das Ziel, den Einfluß des soziokulturellen Wandels auf den Blutdruck und die genannten Beschwerden zu prüfen.

---

[3] Die statistische Auswertung ist noch unabgeschlossen; Publikation in Vorbereitung.
[4] Auch Mehrfachnennungen gezählt.

Untersucht und verglichen wurden zwei Gruppen: Gastarbeiter in Deutschland (in Gießen; n = 599; 189 Frauen) und in Griechenland wohnende Personen (ländliche und Industriebevölkerung; n = 678; 439 Frauen), die beide von ein und demselben ärztlichen Untersucher, dessen Muttersprache griechisch ist, befragt wurden. Der Blutdruckvergleich ergab bei den Männern beider Gruppen keine signifikante Differenz; die Gastarbeiterinnen zeigten signifikant höhere Blutdruckmittelwerte als die in Griechenland gemessenen Frauen, wobei Körpergewichtsunterschiede ausgeschlossen werden konnten. Die Autoren vertreten die Meinung, daß die Hypertonie der Arbeiterinnen in Deutschland kaum durch „Anpassungsprozesse" erklärt werden könne, da sich zwischen den Frauen, die erst wenige Monate im Gastarbeiterstatus standen, und denjenigen, die bereits mehr als 12 Monate in Deutschland lebten, keine Blutdruckdifferenzen feststellen ließen.

Überraschenderweise zeigten die griechischen Gastarbeiter weniger funktionelle Beschwerden als ihre Landsleute in der Heimat (s. Tabelle 7), eine Differenz, die bei „Oberbauchbeschwerden" für beide Geschlechter, bei dem Merkmal „innere Unruhe" für die Männer hochsignifikant war.

Dieses Ergebnis erscheint deshalb bemerkenswert, weil gerade Magenbeschwerden nach Ansicht vieler Autoren — entweder durch Ernährungsumstellungen bedingt oder als Körpersignal einer larvierten Depression — bei Gastarbeitern besonders typisch angetroffen werden sollen [13, 35, 49, 54, 56, 81, 88, 89]. Die Befunde BINGEMERS et al. [13] betonen in diesem Punkt allerdings auch die relative Symptomfreiheit der Griechen im Vergleich mit den drei anderen Nationen, besonders den Türken und Italienern, so daß die von PFLANZ et al. gefundenen Daten wahrscheinlich nicht für alle Gastarbeiter Geltung haben.

Eine Fragebogenuntersuchung von MACEK und MAYER (1971) [49] an 328 jugoslawischen Gastarbeitern in einer österreichischen Textilfabrik, die den Gründen häufig geklagter Unzufriedenheit im Betrieb nachging, ergab gehäuft gastrointestinale Krankheiten (Gastritis, Ulcus ventriculi et duodeni) und außerordentlich

Tabelle 7. Häufigkeit verschiedener funktioneller Beschwerden in Griechenland und bei griechischen Gastarbeitern in der Bundesrepublik. (Quelle: PFLANZ et al., 1967 [71])

Untersuchungsort	Kopfschmerzen		Herzbeschwerden		Oberbauchbeschwerden		Obstipation	
	%	Sign.	%	Sign.	%	Sign.	%	Sign.
Männer								
Griechenland	20	n.s.	9	n.s.	25	$p < 0,001$	5	n.s.
Gastarbeiter	16		6		10		5	
Frauen								
Griechenland	28	n.s.	13	$p < 0,005$	19	$p < 0,001$	13	n.s.
Gastarbeiter	22		5		8		13	

Untersuchungsort	Schlafstörungen		Mattigkeit		Innere Unruhe	
	%	Sign.	%	Sign.	%	Sign.
Männer						
Griechenland	12	$p < 0,025$	15	$p < 0,01$	43	$p < 0,001$
Gastarbeiter	19		8		29	
Frauen						
Griechenalnd	17	n.s.	25	$p < 0,05$	37	n.s.
Gastarbeiter	17		17		29	

viele Fälle von akuter operationsbedürftiger Appendicitis. Vergleichszahlen aus Jugoslawien oder von österreichischen Arbeitnehmern wurden nicht mitgeteilt. Hingegen beziehen sich die Autoren auf (nicht näher bezeichnete) Studien über neurotische Störungen in Jugoslawien und stellen fest, daß in der Gastarbeitergruppe weniger Neurotiker gefunden worden seien als im Heimatland.

Insgesamt läßt sich die Frage, ob Gastarbeiter eine höhere oder möglicherweise niedrigere Morbidität für psychische und psychosomatische Leiden aufweisen, als die Bevölkerung der Entsende- bzw. der Aufnahmeländer, noch keineswegs mit „ja" oder nein" beantworten. Die Befunde von PFLANZ et al. mahnen zu kritischer Zurückhaltung vor voreiligen, gelegentlich ideologisch geprägten Urteilen über die angeblich erhöhte Krankheitsanfälligkeit der ausländischen Arbeitnehmer.

Ätiologische Überlegungen und Konzepte

Die nachstehenden Erörterungen gehen von der — keinesfalls selbstverständlichen — Annahme aus, psychopathologische Phänomene bei Gastarbeitern seien möglicherweise spezifische Reaktionen auf den Gastarbeiterstatus, in dem sich diese Ausländer befinden (vgl. Einleitung, S. 430).

Gewöhnlich werden die bei verschiedenartigen Migrationspopulationen oft widersprüchlich häufig gefundenen Morbiditätsziffern anhand von zwei klassischen Theorien [10, 85] bzw. von drei Grundkonzepten [62] diskutiert, deren Gültigkeit auch für Gastarbeiter zu überlegen ist:

1. Die *Theorie vom sozio-kulturellen Streß*, den jeder Einwanderer, sei er auf Zeit oder für immer in ein sozio-kulturell neuartiges Milieu gekommen, durchleben müsse, gleichgültig wie geartet seine Ausgangslage, seine Motive und Ziele sind. Dieses Konzept betont vor allem die mannigfaltigen Schwierigkeiten der Neuanpassung und neigt dazu, die „Transplantation selbst" (SIVADON et al., 1954 [85]), d.h. den Migrationsprozeß als krankmachend oder zumindest krankheitsauslösend anzusehen.

2. Die *Selektionstheorie*, welche von der Erwägung ausgeht, bestimmte aktive Formen sozialer Mobilität wie die Auswanderung, seien durch Persönlichkeitseigenschaften der Immigranten stark determiniert; es würden z.B. eher Personen mit präpsychotischen Zügen zum Aufbruch neigen als stabile Individuen. Die Umsiedlung wäre so etwas wie der Ausdruck eines „pathologischen Fluchtwunsches" [85].

3. Das dritte Konzept nimmt an, es bestehe ein ätiologisch unwesentlicher Zusammenhang zwischen Migration und zahlreichen, für psychische Erkrankung prädisponierenden oder auslösenden Faktoren. Beispielsweise könnten auch bei Gastarbeitern Faktoren wie Alter, Sozialschicht, Beruf oder Personenstand bzw. deren Interferenzen diesbezüglich bedeutungsvoller sein als Selektionsfaktoren oder der Acculturationsstreß.

PFLANZ et al. (1967) [71] geben bei der Interpretation ihrer bereits angeführten Studie über funktionelle Störungen bei griechischen Gastarbeitern fünf Hypothesen zu bedenken:

1. Der sozio-kulturelle Wandel ist belastend und führt dadurch zu Gesundheitsstörungen.

2. Die neue Situation ist protektiv und bringt dadurch eine Besserung vorher bestehender Gesundheitsstörungen mit sich.

3. Die neue Situation ist so belastend, daß Beschwerden nicht geäußert werden und psychosomatische Krankheiten nicht in Erscheinung treten können.

4. Die Gastarbeiter bringen ihre alte Umwelt mit. Sie haben daher keinen sozio-kulturellen Wandel mitgemacht und unterliegen deshalb auch keinen Anpassungsprozessen.

5. Nur solche Personen kommen in die neue Situation des Gastarbeiterlebens, die sich in verschiedener Hinsicht von den Daheimgebliebenen unterscheiden.

Die Autoren glauben, ihre Befunde (s.S. 442) größtenteils durch die Selektionshypothese (Nr. 5) erklären zu können, wobei sie vor allem an eine Selbstselektion der sich in der Motivation, vielleicht auch in der biologischen und psychosomatischen Ausgangslage, von den daheimgebliebenen unterscheidenden Personen denken.

MURPHY (1965) [62] stellte in der modernen Forschung eine Tendenz fest, die Belastungen der Migrationserfahrung bezüglich des Auftretens von psychischen Störungen für bedeutsamer zu halten als die Selektion.

ØDEGARD (1972) [65] sieht die „kontrastierenden Mechanismen" sozialer Streß und Selektion beide in der Migrationssituation gleichermaßen am Werk, ohne einem der beiden Konzepte den Vorzug zu geben.

Befunde und Interpretationen zur Ätio-Pathogenese

Im folgenden wollen wir anhand von Schlüsselbegriffen versuchen, Überlegungen und Befunde aus der Gastarbeiter-Literatur zu den drei angeführten Grundkonzepten zusammenzustellen.

Befunde zum Konzept „sozio-kultureller Streß"

Der oft erheblichen sozio-kulturellen Umorientierung, die von Gastarbeitern — man denke etwa an analphabetische Tagelöhner aus Sizilien oder Anatolien, die plötzlich in eine mitteleuropäische Großstadt versetzt werden — bei und noch nach ihrer Einreise geleistet werden muß, legen die meisten Autoren große pathogenetische Bedeutung bei.

Die in den Rang von „Streßfaktoren" erhobenen Einflußvariablen stammen aus einem breiten Feld menschlicher Erfahrungen: Genannt werden folgende Faktoren:

Klimawechsel

Klimawechsel, der vor allem für Arbeiter aus den warmen Mittelmeerländern und aus Afrika belangvoll scheint [19, 74, 93, 94].

Ernährungsumstellung

Die Ernährungsumstellung [19, 74, 89], wobei nicht immer klar wird, ob es die andersartig zubereitete und zusammengesetzte Kost ist oder die geänderten Eßsitten, z.B. Einnehmen der Mahlzeiten in einer Kantine, die von den Gastarbeitern als unbefriedigend erlebt werden. — Man darf annehmen, daß die Änderung altgewohnter Speiseritualien, an die sich auch bestimmte menschliche Kommunikationsweisen knüpfen, für die Entstehung psychischer Störungen größere Bedeutung hat als eine veränderte Zusammensetzung der Nahrung.

Wohnmilieu

Das neue Wohnmilieu. Eine Tatsache, die von vielen Sozialberichten kritisiert wird, ist die oft mangelhafte, hygienisch unzulängliche oder zu enge Unterbringung der Gastarbeiter in Baracken, Billigstwohnungen oder von Firmen angemieteten Massenunterkünften.

Nach der von MACEK und MAYER (1971) [49] durchgeführten Milieubeobachtung und Befragung an 328 jugoslawischen Arbeitnehmern standen Klagen über schlechte Wohnverhältnisse mit Abstand an der Spitze einer Beschwerdenliste. In den überbelegten Schlafsälen, Wasch- und Wirtschaftsräumen herrschte auch nachts durch den Schichtwechsel ständige Unruhe, Streitigkeiten und bei den Frauen eine Art „euphorische Aufregung", die schnell in Gezänk umschlagen konnte. Die Autoren brachten die häufig festgestellte nervöse Gereiztheit dieser Arbeiterinnen mit Schlafmangel in Zusammenhang, der aus der Situation resultierte.

Wechsel vom Land in die Stadt

Eine norwegische Studie (4) spricht dafür, daß Binnenwanderer, die aus ländlichen Gebieten in Großstädte umsiedeln, höhere Admissionsraten aufweisen. Vermutlich spielt dabei ein Selektionsprozeß mit: Psychisch bereits Gestörte sollen vom Glanz der großen Städte angezogen werden [64]. Ob diese Hypothese auch für Gastarbeiter zutrifft, kann noch nicht sicher beantwortet werden.

Wahrscheinlich dürfte die verwirrende Komplexität (Verkehrslärm, schwer durchschaubare soziale Systeme) großer Städte gerade für jene Gastarbeiter aus ländlichen Gebieten eine erhebliche psychische Belastung sein, die früher ihr Heimatdorf nie verlassen hatten [46, 60, 77].

Mangelnde Sprachkenntnisse

Daß eine Anpassung an fremdsprachige Arbeitsplätze und die Integration im neuen Milieu besser gelingen, wenn die neue Sprache ausreichend verstanden wird, ist einleuchtend. (Hierin dürfte ein Grund für die hohe Unfallrate ausländischer Arbeiter liegen: Arbeitsschutzregeln, z.B. an gefährlichen Maschinen, werden nicht ausreichend verstanden.) Schlechte Sprachkenntnisse begünstigen Irrtümer im Kontakt zur neuen Welt. Sie können ein „unscharfes Wahrnehmungsfeld" konstellieren, in das Ängste und inadäquate Erwartungen projiziert werden und die Realität verfälschen. ALLERS [2] hat 1920 in Wien bei ausländischen Soldaten psychogene Beziehungswahnformen beschrieben, die er auf Kommunikationsmißverständnisse im sprachfremden Milieu zurückführte. Die bei frisch Eingewanderten vielfach erwähnten paranoiden Reaktionen [43, 57, 64], die nicht eindeutig in den Formenkreis wahnbildender Schizophrenien gehören, hängen offenbar eng mit solchen Mißverständnissen zusammen (s. S. 457ff.).

„Zusammenprall" der Kulturen

Bedeutsam ist das Konzept des „Kulturschocks", das von mehreren Autoren zur Interpretation psychischer Störungen bei Auswanderern, Umsiedlern und Gastarbeitern herangezogen wird [10, 60, 64, 66, 77, 78].

Einhellig wird dabei die Diskrepanz zwischen der modernen Industriegesellschaft und den andersartigen Arbeitsgewohnheiten, Sozialregeln, Sitten und Wertnormen, die in den technisch unterentwickelten, kulturell oft vollkommen andersorientierten Herkunftsländern herrschen, herausgestellt. Bei der großen Vielfalt dieser Variablen ist Auskunft über eine mögliche ätiologische Verknüpfung mit psychischen Krankheiten der Gastarbeiter nicht von jenen Studien zu erwarten, die sich auf die Behauptung eines allgemeinen kausalen Zusammenhanges beschränken. Mit Recht kritisieren deshalb auch BERNER et al. [10] den Begriff des „kulturellen Schocks" als zu grob, um die „zwischen seelischer und sozialer Adaptation spielende Dialektik (zit. nach BASTIDE u. RAVEAU, 1967) bei Umsiedlern zu beleuchten". Brauchbarer sind Studien, die den kulturellen Faktor entweder in bezug auf die Auslösung oder die Pathoplastik bestimmter Syndrome genauer untersuchen.

So arbeiteten RISSO und BÖKER (1964) [77,78] an 11 süditalienischen Arbeitern in der Schweiz einen Kulturkonflikt heraus, der sich bei den Italienern in der Begegnung mit Frauen des Gastlandes entwickelte.

Die unter dem Bild eines „Verhexungswahns" zur klinischen Aufnahme gelangten jungen Männer hatten für Mitteleuropa übliche und „harmlose" Verhaltensweisen Schweizer Mädchen, in die sie sich verliebt hatten, als sexuelle Verführung mißdeutet, die sie in ihrer Heimat nur bei Prostituierten kannten. Dadurch gerieten sie in quälende Zweifel über den Wert dieser Mädchen und glaubten sich schließlich durch Liebes- oder Todeszauber von ihnen gebannt. — Die Autoren erklären die Psychodynamik dieser Wahnentwicklung durch projektive Entlastung der Ambivalenz, wobei von den Patienten — übrigens auch deren Angehörigen — ein für Sizilien und Süditalien kulturspezifisches Interpretationsmuster, nämlich die magische Beeinflussung, verwandt wurde.

Ähnliche kulturelle „Mißverständnisse", wie sie dieses Beispiel illustriert, werden auch von anderen Autoren gerade bei italienischen Gastarbeitern aus bestimmten Gebieten Süditaliens, die noch von einem archaisch-magischen Weltverständnis geprägt sind, bestätigt [46, 60].

BINGEMER et al. [13] liefern in ihrer psychoanalytisch orientierten Studie über spanische, italienische, griechische und türkische Gastarbeiter Charakterstudien der einzelnen ethnischen Gruppen, wobei sie kulturspezifische Entgleisungs- und Dekompensationslinien darzulegen suchen, z.B. für aggressives Verhalten. Sie glauben dartun zu können, daß bei Angehörigen bestimmter Nationen eine Neigung etwa zu depressiven oder gastrointestinalen Störungen aus kulturellen Prägungen ableitbar ist. In der Begegnung mit stark leistungsfordernden und orale Bedürfnisse frustrierenden Gesellschaftsformen würden dann psychische Störungen ausgeklinkt. Ähnliche Überlegungen entwickelte ÖZEK (1971) [66] bei psychotisch-depressiven türkischen Männern.

Die genannten Hypothesen stehen im Zusammenhang mit Interpretationen der transkulturellen Psychiatrie zur unterschiedlichen Prävalenz depressiver Psychosen in verschiedenen Ländern (Übersicht bei PFEIFFER, 1971 [68]).

Wissenschaftliche Befunde, die das von MURPHY an Immigranten entwickelte interessante Konzept der „Kulturloyalität"[5] auch für Gastarbeiter gültig zu machen und mit psychischen Störungen in Verbindung zu setzen versuchen, liegen nicht vor. Sie sind wohl auch eher bei jenen Ausländern zu erwarten, die sich endgültig entschlossen haben, die Staatsbürgerschaft des Einwanderungslandes zu erwerben.

Ein weiteres Konzept[6], das von Murphy (1969) [63] zur Erklärung psychischer Störungen bei Personen, die ihre soziale Position wechseln, entwickelt wurde, lehnt sich an Festingers Theorie der kognitiven Dissonanz an [31].

Wenden wir uns wieder den Gastarbeitern zu: Bezüglich ihres wesentlichen Wanderungsmotivs, nämlich ihren ökonomischen Status im Ausland zu verbessern, werden sie wahrscheinlich Zielvorstellungen mitbringen, die, was ihre angestrebten Positionen betrifft, mit der Realität in der Fremde übereinstimmen oder stark davon abweichen können. Viele Gastarbeiter dürften in Murphys Typ A passen, da sie von Behörden oder von aus ausländischen Arbeitsstellen zurückkehrenden Landsleuten Informationen vermittelt bekamen. Viele reisen ohne genaue Kenntnisse ins Gastland (Typ B), haben aber ebenfalls das feste Ziel, mehr Geld zu verdienen oder es den Kameraden aus demselben Dorf gleichzutun, die schon fortgegangen sind.

In welchem Ausmaß kognitive Dissonanzen an psychiatrischen Störungen von Gastarbeitern beteiligt sind, kann aus der vorliegenden Literatur noch nicht abgeschätzt werden.

Manche Befunde sprechen für die ätiologische Bedeutung dieses Konzeptes. (Den von Risso und Böker [77] mitgeteilten Kulturkonflikt könnte man evtl.

---

[5] Der kanadische Autor versteht darunter den intrapsychischen Konflikt des Immigranten, entweder den Wertvorstellungen seiner angestammten Kultur auch im neuen Kulturmilieu treu zu bleiben oder sie zugunsten einer vollkommenen Anpassung aufzugeben [64].

[6] Das Konzept geht davon aus, daß es für die Bewältigung der Umstellungsprozesse von großer Bedeutung ist, ob eine dem soziokulturellen Wechsel unterworfene Person, z.B. ein Immigrant, genaue Vorstellungen über und feste Ziele für das neue Milieu entwickelt hat und auch bestimmte kognitive Haltungen darüber besitzt, welche Mittel eingesetzt werden, um diese Ziele, z.B. Berufspositionen, zu erreichen. Entstehen zwischen Erwartungen und wahrgenommener Realität neuer angestrebten und tatsächlich erreichten Positionen Dissonanzen, dann ist die seelische Gesundheit gefährdet. (Murphy [63]: "... this theory would predict that the correlation between dissonance and mental health would be strongest where there was a close correspondence between the chosen ideal and a known model, but would steadily weaken insofar as the chosen model, and all others, were felt to be defective and inadequate.") Rüppell (1972) [80] hat Attitüdenveränderungen infolge kognitiver Dissonanz bei Neurotikern untersucht.

Murphy (63) schlägt zur Untersuchung soziokultureller Wechselprozesse, wozu auch die Migration in andere Länder zählt, eine Typologie vor, die solche, möglicherweise zu kognitiven Dissonanzen führenden Positionserwartungen oder deren Fehlen berücksichtigt. Er nennt vier Idealtypen:

    A Self-motivated change towards a known or imagined model,
    B Self-motivated change towards an unknown model,
    C Unmotivated change away from a highly valued state,
    D Unmotivated change away from an indifferently valued state.

Nach seiner Auffassung kennzeichnet Typus A die meisten europäischen Immigrationen nach USA und die frühen Siedlungsbewegungen aus den amerikanischen Oststaaten in den Westen. Typus C und D träfen z.B. auf Flüchtlingsgruppen zu, während Typ B bisher nicht beachtet worden sei. Hilfreich zur Erklärung der seelischen Gesundheit erwiese sich die Theorie der kognitiven Dissonanz für die Typen A und C, da hierbei Inkompatibilitäten zwischen erwarteten Positionen oder Zielvorstellungen und neuer Realität möglich seien. In Typus B stecke als komplizierender Faktor eine soziale Aufwärtsmobilität, die zu unvorhersehbaren kognitiven Fehlverarbeitungen führen könne.

als ein Beispiel für dissonante Vorstellungen über die Position gegenüber Frauen des Gastlandes interpretieren.) RISSO [77] und LAFFRANCHINI [46] fanden psychische Störungen bei Süditalienern, die in der Schweiz nicht nur bessere Verdienstmöglichkeiten, sondern auch die Erfüllung eines „Maximums an Hoffnungen und Illusionen" (LAFFRANCHINI) gesucht, aber nicht gefunden hatten. Vielmehr waren durch mancherlei Frustrationen ihre mitgebrachten Minderwertigkeitsgefühle eher noch verstärkt worden.

BURNER und ZARAGOZA (1965) [19] glauben an eine „direkte Beziehung zwischen der soziologischen Situation des einzelnen vor der Immigration und dem Grade seiner Anpassungsfähigkeit im Gastland".

Kritische Anpassungsphase

Das bisher über Faktoren des soziokulturellen Stresses Gesagte ließe eine erhöhte Morbidität an psychischen Störungen für den Zeitraum unmittelbar nach der Einreise, etwa im ersten halben Jahr, erwarten. — Befunde bei Überseeauswanderern und Binnenwanderungen in den USA zeigten stark erhöhte Inzidenzraten psychischer Störungen bei den weniger als 5 Jahre am neuen Platz Immigrierten gegenüber bereits längere Zeit Eingewanderten [65].

Allgemeinen Krankenhausstatistiken zufolge hatten Arbeiter aus dem Mittelmeerraum ihr Hauptfehlzeiten in den ersten drei Monaten ihres Deutschlandaufenthaltes [84]. Diagnostisch handelte es sich dabei am häufigsten um „Überanstrengungssyndrome", wie Muskelschmerzen und Sehnenscheidenentzündung. An zweiter Stelle rangierten Funktionsstörungen des Magen- und Darmtraktes und des Kreislaufes. An psychischen Störungen nennt SEIDEL [84] „nostalgische Phänomene", die nach seiner Ansicht auch viele der genannten Funktionsstörungen bewirken.

Im Gegensatz dazu konnten PFLANZ et al. [71] bei ihrer Studie an griechischen Arbeitern keine klare Beziehung der Beschwerdehäufigkeit zur Aufenthaltsdauer in Deutschland erkennen. Die männlichen Gastarbeiter, die zum Zeitpunkt der Untersuchung erst weniger als 7 Monate lang in der BRD waren, hatten sogar signifikant seltener Herzbeschwerden und Oberbauchsymptome als Arbeiter, die schon 7 bis 12 Monate lang in Deutschland lebten. Das Symptom „innere Unruhe" zeigte sich gleichfalls seltener bei den Neuankömmlingen als bei den länger hier Arbeitenden. (Bezüglich der Blutdruckwerte fand sich zur Aufenthaltsdauer keine signifikant unterschiedliche statistische Beziehung.)

LAFFRANCHINI [46], der bei 489 zwischen 1961 und 1964 an der Psychiatrischen Poliklinik Zürich untersuchten italienischen Gastarbeitern die Aufenthaltsdauer in der Schweiz bis zur ersten Untersuchung in der Poliklinik prüfte (Tabelle 8), fand mehr als die Hälfte (ca. 55%) von ihnen länger als 4 Jahre in der Schweiz wohnhaft.

Prüft man indessen die 3-Jahres-Zeiträume, dann ergibt seine Tabelle für die Aufenthaltsdauer bis 3 Jahre 160 Fälle, für diejenige von 4 bis 6 Jahren 133 Fälle und für 7 bis 10 Jahre 44 Fälle, so daß doch mit einem Konsultationsschwergewicht in den ersten 3 Jahren zu rechnen ist.

Bei der Interpretation solcher Zahlen ist zu berücksichtigen, daß psychische Störungen ein gewisses Ausmaß erreichen müssen, bevor ärztliche Hilfe gesucht

Tabelle 8. Dauer des Aufenthaltes in der Schweiz bis zur ersten Untersuchung in der Psychiatrischen Poliklinik Zürich von 489 italienischen Männern und Frauen der Jahre 1961–1964. (Quelle: LAFFRANCHINI, 1965 [46])

Bis 3 Wochen	10	
Bis 3 Monate	30	ca. 45%
4 bis 9 Monate	22	
Bis 3 Jahre	160	
4 bis 6 Jahre	133	
7 bis 10 Jahre	44	ca. 55%
Mehr als 10 Jahre	90	
	489	

wird. Auch dürfte die Sprachbarriere anfänglich vom Arztbesuch abhalten. Vermutlich wirkt sich die sozio-kulturelle Umstellung erst innerhalb von Monaten als „Streß" aus, wenn der Eingliederungsprozeß in der neuen Umgebung intensiver wird.

ÖZEK [67], der 206 männliche türkische Gastarbeiter, die 1971 frisch in die BRD eingereist waren, in Abständen nachuntersuchte, fand eine Häufung depressiver Syndrome in den ersten drei Monaten ihres Aufenthaltes, später aber eine Zunahme psychischer Auffälligkeiten mit einem Symptomwandel von depressiven Störungen hin zu Organfunktionsstörungen psychosomatischer Natur. BURNER und ZARAGOZA (1965) [19] stellten fest, daß mehr als die Hälfte ihrer 76 in einer psychiatrischen Klinik bzw. Poliklinik zur Beobachtung gelangten spanischen Patienten ($n=39$) vor Ablauf des ersten Jahres ihres Aufenthaltes in der Schweiz zum Arzt gelangten. DAUMEZON et al. (1965) [24] fanden die höchsten Inzidenzraten psychischer Störungen bei algerischen Gastarbeitern in der Region Paris während des zweiten Halbjahres nach der Ankunft. MACEK und MAYER (1971) [49] beobachteten bei jugoslawischen Textilarbeitern das Auftreten psychosomatischer Störungen in den ersten Monaten nach Ankunft in Österreich.

Insgesamt betrachtet scheinen die unter 1. bis 6. zusammengetragenen Faktoren besonders innerhalb des ersten Jahres nach Einwanderung wirksam zu sein. Eine besondere „Risikoperiode" kann aber nicht eindeutig abgegrenzt werden.

Befunde zum Konzept der Selektion

Über Faktoren, welche im Heimatland die Auswahl der zur Gastarbeit aufbrechenden Personen beeinflussen, finden sich in der Literatur keine systematischen Untersuchungen.

ØDEGARD [65] stellt aus der Heimat wegstoßende soziale Kräfte, wie Überbevölkerung, Hunger, Arbeitslosigkeit, auch politische Verfolgung etc., den aus der Fremde anlockenden Einflüssen, wie besserer Verdienst, Landerwerb, soziale Gerechtigkeit etc., gegenüber und sieht eine Interaktion beider Vektoren.

Fast in allen Publikationen werden bei den Gastarbeitern die sozioökonomischen Motive, d.h. die „anlockenden" Faktoren, stark hervorgehoben, wie hohes Lohnniveau, Ausbildungsmöglichkeiten, Chancen sozialen Aufstiegs und wohl auch bessere ärztliche Versorgung in den Industrieländern.

Daß neben der medizinischen Selektion durch Musterungsärzte der arbeitsvermittelnden Behörden (s.S. 440) auch Selbst-Selektionen nicht ökonomischer Natur wirksam werden, wird nur von wenigen Autoren ausdrücklich formuliert [3, 14, 34, 49, 71].

Nach ØDEGARD [65] muß vermutet werden, daß manche Individuen mit präpsychotischen, vor allem präschizophrenen Persönlichkeitszügen vor Ausbruch einer akuten Psychose ihre lokale Umwelt, mit der sie nicht mehr harmonisch übereinstimmen, verlassen und auf Reisen gehen. Ob sich unter Gastarbeitern ein nennenswerter Prozentsatz derartiger, latent psychotisch Gefährdeter befindet, ist unbekannt. Einige Befunde sprechen dafür, daß unter jenen Gastarbeitern, die im Gastland mit psychiatrischen Diensten in Kontakt kommen, Personen mit prämorbider Labilität gehäuft vorkommen. Nach Ansicht PINTERs [72] sollen die süditalienischen Gastarbeiter in der Schweiz eher eine asthenische, die ungarischen Flüchtlinge von 1956 hingegen eher eine sthenische Auswahl ihrer Landsleute darstellen.

LAFFRANCHINI [46], der alle zwischen 1934 und 1964 an der Psychiatrischen Poliklinik Zürich gesehenen italienischen Patienten ($n=1094$) beurteilte, sah offenbar häufig einen Charaktertypus, der durch negative Milieueinflüsse in der Heimat (besonders bei den seit 1961 überwiegend in Erscheinung tretenden Süditalienern) geprägt war. Dieses Milieu habe durch Armut, schlechte Schulbildung und politische Unmündigkeit frühe Erfahrung eigener Ohnmacht vermittelt. In der Schweiz seien gerade diese intellektuell oft undifferenzierten Arbeiter den Anpassungsanforderungen nicht gewachsen und zeigten gehäuft abnorme Reaktionsweisen. In der prämorbiden Persönlichkeit würden sich also „individuelle, zum Teil konstitutionelle, zum Teil erworbene Eigenschaften" mischen.

POECK [73] beschrieb 1962 die Persönlichkeit von italienischen Patienten, die wegen hypochondrisch-depressiver Symptome in psychiatrische Behandlung kamen, in sehr ähnlicher Weise. Vergleichbare Befunde erhoben BURNER und ZARAGOZA in Lausanne (1965) bei spanischen Gastarbeitern [19].

Einige Befunde sprechen dafür, daß psychische Störungen bei Gastarbeitern durch intrafamiliäre Schwierigkeiten begünstigt werden, die entweder den Entschluß zur Ausreise förderten oder durch die Trennung kompliziert wurden. So fanden MACEK und MAYER (1971) in ihrer bereits erwähnten Studie [49] über jugoslawische Textilarbeiter in Österreich die größte Anzahl von Fällen mit psychischen Krankheiten und Neurosen (besonders bei Frauen) in jener Gruppe, die Jugoslawien wegen Familienkonflikten verlassen hatte. — Einige der von RISSO und BÖKER [77] beschriebenen Fälle mit Verhexungswahn waren junge Männer, die in Italien verlobt waren und über diese Bindung zwiespältig schienen.

BLUM (1972) [14] beschrieb bei 15 jugoslawischen Gastarbeiterinnen eine psychogene Anfallsepidemie, die 1968 in einem Berliner Wohnheim unter 80 hinsichtlich Alter, Herkunft und sozialer Schicht ziemlich homogenen Gruppe von Jugoslawinnen ausgebrochen war. Ein Vergleich der 15 Anfallskranken mit 15 Frauen der Gesamtgruppe ohne Anfälle ergab, daß „Auffälligkeiten in der Vorgeschichte" — darunter auch traumatische Kindheitserfahrungen durch Kriegserlebnisse (Partisanenkämpfe der Eltern gegen die Deutschen) — zwar bei den Anfallskranken etwas häufiger waren, insgesamt aber „überraschend oft" gefunden wurden. Der

Autor erwog, „ob es sich insgesamt bei allen jugoslawischen Gastarbeiterinnen (dieses Heimes) nicht um eine Population handeln könnte, die sich allein schon deswegen zur Annahme einer Arbeitsstelle in Deutschland entschließt, weil sie sich auch in ihrem Heimatland nur mit Schwierigkeiten zurechtfinden würde".

ÖZEK (1971) [66] schilderte bei 12 türkischen Gastarbeitern, die an einer depressiven Psychose erkrankt waren, prämorbide Persönlichkeitsmerkmale, die an analoge Beschreibungen bei deutschen Melancholie-Kranken (TELLENBACH) erinnern (sensitiv-unsicher, gewissenhaft, zuverlässig, fleißig, besonders mit der Primärfamilie verbunden).

BENKERT et al. (1974) [6] fanden bei mehr als 50% ihrer 130 in der Düsseldorfer Psychiatrischen Klinik stationär behandelten ausländischen Arbeitnehmer verschiedener Nationalitäten eine Prädisposition oder eine psychische Krankheit schon in der Heimat.

Insgesamt lassen die genannten, überwiegend kasuistisch gewonnen Befunde bei erkrankten Gastarbeitern die Wirksamkeit von Selektionsfaktoren vermuten (s. auch PFLANZ et al. [71]). Ausmaß und Spezifität solcher Einflüsse sind indessen nicht genau abzuschätzen.

Befunde über den Einfluß von Alter, Geschlecht, Personenstand, Beruf und Gruppenkontakt

Schließlich sind Befunde zu Faktoren anzuführen, die mit den beiden ätiologischen Konzepten „Sozialer Streß" und „Selektion" keinen direkten Zusammenhang haben.

Alter

Der Einfluß des Lebensalters kann vernachlässigt werden, da der allergrößte Teil der Gastarbeiter zwischen 20 und 40 Jahre alt ist und bereits eine Altersselektion darstellt. Sie erklärt die Seltenheit bestimmter hirnorganischer Erkrankungen (s.S. 435).

Geschlecht

Eine signifikante Ungleichverteilung der Geschlechter ließ sich bei den wenigen, diesbezüglich Zahlen mitteilenden Untersuchungen nicht eindeutig konstatieren. LAFFRANCHINI [46] fand unter 1094 italienischen Patienten der Poliklinik Zürich 568 Männer und 526 Frauen. Die erwähnte Jugoslawen-Studie von MACEK und MAYER [49] notierte unter den neurotisch gestörten Arbeitern 40% Frauen und 30% Männer.

Da jedoch keine Vergleiche mit der Geschlechtsverteilung der in die betreffenden Gastländer insgesamt eingewanderten Kontingente ausländischer Arbeitnehmer angestellt wurden, besagen derartige Zahlen nicht viel über evtl. erhöhte oder erniedrigte Inzidenzraten der Geschlechter.

Personenstand

In der Migrationsforschung wie auch in der Epidemiologie der Psychosen erweist sich der Personenstand als bedeutsamer Faktor: Die Inzidenzunterschiede zwischen Verheirateten und Ledigen scheinen größer zu sein als zwischen Immigranten und Nichtimmigranten (LAZARUS, LOCKE et al., 1963 [47]), wobei vor allem geschiedene Personen und ledige Männer ein erhöhtes, Verheiratete ein niedriges Risiko tragen. Verheiratete Männer, die sich mit ihrer Familie zur Migration entschließen, scheinen eine günstige Auslese darzustellen, da zur Umsiedlung einer Familie sorgfältigere Planungen vonnöten sind, die an die Stabilität der Persönlichkeit höhere Anforderungen stellt [65].

Von den Gastarbeitern in der BRD waren 1972 rd. 2/3 verheiratet [52], wobei gewöhnlich die verheirateten Männer zuerst einreisen und in letzter Zeit ihre Familie nachholen. Folgt man dem oben dargestellten Gesichtspunkt, so liegt hier eine überwiegend gute Selektion vor. Angaben über den Anteil geschiedener Gastarbeiter liegen uns nicht vor.

Eine Aufstellung der von LAFFRANCHINI [46] gesammelten Züricher italienischen Patienten nach dem Zivilstand zeigt ein eindeutiges Überwiegen der ledigen Frauen, während bei den Männern die Verheirateten etwas häufiger waren. Ein Vergleich mit den Personenstandsverhältnissen italienischer Arbeitnehmer in der Schweiz insgesamt wird allerdings nicht mitgeteilt.

Die Untersuchung an 328 jugoslawischen Textilarbeitern beiderlei Geschlechts [49] erwähnt, die seltensten psychischen Störungen hätten sich bei verheirateten Paaren gefunden; Ehepaare würden sich gegenseitig bei Schwierigkeiten helfen, andererseits im Ausland engere Beziehungen zueinander entwickeln.

Diese Befunde scheinen die eingangs zitierten Forschungsergebnisse zu bestätigen.

Beruf und Beschäftigung

Über die Beziehung des Berufsstatus zu Inzidenz und Prävalenz psychischer Störungen bei Immigranten lassen sich aus der Literatur keine eindeutig gesicherten Ergebnisse entnehmen [65].

Bei vielen Gastarbeitern darf eine soziale Aufwärtsmobilität im Gastland angenommen werden, die sie auch anstreben.

Von den 1971 erstmals in die BRD eingereisten Gastarbeitern gaben 39% als Berufsbezeichnung „ungelernte Arbeiter" an. Nur 8,6% bezeichneten sich als Facharbeiter. Im Gegensatz dazu betrug bei den bereits seit 1967 oder noch länger in Deutschland arbeitenden Ausländern der Anteil ungelernter Arbeiter nur 21,5%, der Anteil der Facharbeiter dagegen 17,6% [52].

Die wohl eher seltenen Fälle, in denen Gastarbeiter nicht im erlernten Beruf arbeiten können und einen beruflichen Abstieg hinnehmen müssen, könnten mit psychischen Störungen verbunden sein. Dafür sprechen Befunde von BURNER und ZARAGOZA (1965) [19] an 76 spanischen Gastarbeitern, die in psychiatrischen Einrichtungen in Lausanne zur Beobachtung kamen. Wenn die neue Arbeit weniger spezialisiert war als in der Heimat, fühlten sich viele Spanier „entwertet" und unzufrieden.

PFLANZ et al. (1967) [71] unterteilten die 410 männlichen Gastarbeiter aus *ihrer Griechen-Studie in*

1. gelernte Arbeiter, die in der BRD im alten Beruf arbeiten,
2. ungelernte Arbeiter,
3. gelernte Arbeiter, die in Deutschland nicht ihren alten Beruf ausüben.

Hinsichtlich der Beschwerdehäufigkeit ergaben sich nur zwei signifikante Differenzen: Die im alten Beruf tätigen gelernten Arbeiter äußerten seltener Schlafstörungen als die beiden anderen Gruppen; die gelernten Arbeiter, die sich umstellen mußten, gaben häufiger innere Unruhe an. Nur der letztere Befund, so urteilen die Autoren, entspräche den landläufigen Vorstellungen, daß ein Abstieg im Beruf zu Unzufriedenheit und damit zu gehäuften Beschwerden führe. Die Schwere der Arbeit war, dieser Studie zufolge, von keiner großen Bedeutung für die Beschwerdehäufigkeit. Jedoch klagten Männer mit körperlich schwerer Arbeit etwas häufiger über Herzbeschwerden und Oberbauchstörungen als solche mit leichter Arbeit. Männer, die mit ihrer gesamten Situation „unzufrieden" waren, klagten signifikant häufiger über funktionelle Symptome als „zufriedene". Bei den Frauen ergab sich diesbezüglich kein signifikanter Unterschied.

Diese Befunde passen zur Auffassung von JACKSON (1962) und der These von KLEINER und PARKER (1963), die in der Diskrepanz zwischen angestrebtem und erreichtem Sozialstatus eine entscheidende Variable bei der Entstehung von geistigen Störungen erblicken (zit. nach BERNDT, 1968) [8].

Aus einer detaillierten Berufsverteilung, die LAFFRANCHINI [46] für seine 1094 italienischen Patienten gibt (überwiegend Ungelernte in beiden Geschlechtern) lassen sich keine Schlüsse ziehen, da hier der gleiche Einwand gilt wie bei seinen Angaben zur Geschlechts- und Personenstandsverteilung: Es fehlt der Vergleich mit einer Berufsverteilung aller in der Schweiz arbeitenden Italiener.

Eine methodisch aufwendigere Untersuchung von MASCARELL et al. (1972) [53] stellte aus den zwischen 1.2. und 3.4.1971 an der Psychiatrischen Poliklinik Lausanne untersuchten Patienten eine Gruppe italienischer ($n=71$) und spanischer ($n=40$) Patienten einer Zufallsauswahl schweizer Patienten gegenüber. Die Spanier unterschieden sich dabei bezüglich ihrer Berufsverteilung (zur Hälfte Hilfsarbeiter) signifikant von den Italienern (nur ca. 32% ungelernte Arbeiter) und hochsignifikant von den Schweizern der Vergleichsgruppe. Indessen zeigten beide Gastarbeitergruppen in rd. 60% reaktive Störungen, die Schweizer Patienten nur in 28%. Die Italiener und Spanier erwiesen sich also trotz ihrer unterschiedlichen Berufsverteilung auf „ähnlichem diagnostischem Niveau".

Gruppenkontakte

Erfahrungen bei jüdischen Dorfgemeinschaften, die aus dem Jemen oder Indien nach Israel einwanderten und niedrige Aufnahmeraten zeigten (HALEVI, 1963 [37]), sog. „100% Wanderungen" [65], sowie Befunde an italienischen Einwanderern in Boston, die in „Nichtitaliener-Vierteln" lebten (SCHWARTZ, MINTZ, 1963 [83]) und aus Kanada (MURPHY, 1965 [62]) lassen vermuten, daß auch bei Gastarbeitern landsmannschaftliche Kontakte in größeren Gruppen vor seelischen Krisen schützen mögen.

Dieser Gesichtspunkt wird von mehreren Autoren betont [19, 46, 77], wobei auf die bekannte Gewohnheit, besonders der mediterranen Gastarbeiter hingewiesen wird, sich im Gastland auf Plätzen und Bahnhöfen zu Diskussionsgruppen zusammenzufinden. (Die Nähe zum Schienenstrang, der die Schweiz mit der Heimat verknüpft, soll insbesondere bei den Süditalienern ein Stück Heimweh kompensieren [46].

BURNER et al. (1965) [19] fanden „seelische Konflikte" vor allem bei solchen spanischen Gastarbeitern, die von ihren Landsleuten getrennt lebten und keine Kontaktmöglichkeiten mit anderen Spaniern hatten.

Andererseits mag in vielen Fällen ein zu enger Gruppenkontakt, der z.B. in überfüllten Wohnheimen keinerlei private Sphäre mehr zuläßt, den gegenteiligen Effekt haben [49]. Auch dürfte die nicht nur protektive, sondern auch isolierende Wirkung solcher „Ausländer-Ghettos" den Anpassungsprozeß an das neue Milieu behindern und damit sekundär die Integration erschweren [10].

Viele Autoren, vor allem von Sozialberichten zur Unterbringung von Gastarbeitern in Barackenlagern und Billigstquartieren, betonen den unzureichenden sozio-ökonomischen Standard in solchen Gruppen. Hier kommt es zu einer kulturellen Isolierung von Gastland, dessen negative Auswirkungen an die Befunde von FARIS und DUNHAM (1939) aus zentralen Slumgebieten Chicagos denken lassen. BENKERT et al. sehen die von diesen amerikanischen Autoren entwickelte „Breeder-Hypothese" durch solche negativen sozialen Wohn- und Kontaktverhältnisse, die sie auch bei ihren Gastarbeiterpatienten fanden, gestützt.

Psychopathologische Befunde

Frühe Publikationen über Gastarbeiter wurden durch klinische Bilder angeregt, deren psychopathologische Symptomatik Beobachtern im Gastland ungewöhnlich erschien. Besonders über italienische psychiatrische Patienten sind in Mitteleuropa zahlreiche Befunde mitgeteilt worden [17, 46, 53, 56, 72, 73, 76, 77, 89–94]. Dies hängt wohl damit zusammen, daß die Italiener zu den ersten Gastarbeitern in der Schweiz und in der BRD gehören, leichter sprachkundige Ärzte finden als z.B. Türken und Jugoslawen und vielleicht auch ein intensiveres Hilfesuchverlangen äußern als andere ethnische Gruppen.

Oft findet sich das Bemühen, Ansätze einer spezifischen Nosologie zu erarbeiten, wobei Begriffe der Flüchtlings- und Auswandererpathologie modifiziert herausgestellt werden. Syndrome, wie „nostalgische Reaktion" [98, 99], „Entwurzelungssyndrome" [72, 73, 88], „Südländerkrankheit" [72] und andere mit dem Gastarbeiterstatus verknüpft scheinende seelische Reaktionsformen gehören hierher.

Dabei wurden uralte Krankheitsbeschreibungen des 17. Jahrhunderts wie die „Pothopatridalgia", die Heimwehkrankheit der Schweizer Söldner in europäischen Heeren und durch Heimweh mitbedingte Ausnahmezustände, die KARL JASPERS 1909 an jugendlichen Brandstiftern beschrieben hatte [42], wiederentdeckt und beispielsweise von CH. ZWINGMANN [99] als nostalgisches Syndrom in den Rang eines Typus psychiatrischer Gastarbeiterstörungen erhoben.

ZWINGMANN beschreibt bei ausländischen Arbeitern ein durch Vitalitätsverlust, abnehmende Frustrationstoleranz, erhöhte Suggestibilität, Skrupeln über zu Hause gebliebene Angehörige und feindselige Gefühle charakterisiertes „Heimwehverhalten", das in schweren Fällen Krankheitswert besitzen und andere im Gastland auftretende Krankheiten komplizieren könne. Aggressionsdelikte von Gastarbeitern seien zum Teil dadurch mitbestimmt, analog zu Disziplinstörungen und ernsten Gesetzesverletzungen, die FLICKER und WEISS (1942) [32] bei „heimwehkranken" amerikanischen Soldaten in USA beobachteten.

Bei der Interpretation derartiger Symptome als „Gastarbeitersyndrome" ist aber immer die Kritik MURPHYS [64] zu beherzigen, viele europäische Psychiater würden irrtümlich dazu neigen, durch den Migrationsprozeß ausgeklinkte oder beeinflußte psychische Störungen mit kulturspezifischen Verhaltensmustern zu verwechseln, die auch in den Herkunftsländern der Gastarbeiter gesehen werden oder der sozialen Schicht eigentümlich sind, aus welcher der Patient stammt.

Beispielsweise fallen bei vielen italienischen Patienten, auch wenn sie nichtpsychiatrischer Krankheiten wegen in Kliniken des Gastlandes eingewiesen werden [5, 16], Verhaltensweisen auf, die von manchen Ärzten als Psychose oder hysterische Neurose, gelegentlich auch als Simulantentum fehlgedeutet werden [46, 73]. Wahrscheinlich aber fließen hier kulturspezifische Ausdrucksmuster ein: Eine plastisch-dramatische Schilderung des leiblichen Befindens scheint allgemein für Italiener typisch zu sein [46, 73, 76, 77]. Zusätzlich illustrieren diese Fälle den Einfluß der Sozial- und Bildungsschicht: Besonders die intellektuell weniger differenzierten, aus primitiven Verhältnissen stammenden Italiener nehmen die „Körpersprache" zur Hilfe, um ihre Gefühle auszudrücken (LAFFRANCHINI [46]).

Beim jetzigen Stand der Forschung erscheint es deshalb kaum möglich, typische „Gastarbeitersyndrome" für die einzelnen ethnischen Gruppen darzustellen, will man nicht in eine breite Erörterung vergleichend psychiatrischer Probleme eintreten, die nicht Aufgabe dieses Artikels ist.

Wenn im folgenden gleichwohl einige Symptomgruppen herausgehoben und kurz skizziert werden, dann deswegen, weil sie bei psychiatrisch untersuchten Gastarbeitern als häufige psychopathologische Bilder veröffentlicht wurden, die zu diagnostischen und therapeutischen Überlegungen Anlaß geben.

Hypochondrisch-depressive Syndrome

Im Erscheinungsbild vieler „psychoreaktiver affektiver Syndrome" [46] und der oft genannten „Entwurzelungsdepressionen" [72, 73] bei Italienern, aber auch der „atypischen depressiven Psychosen", die ÖZEK [66] bei Türken diagnostizierte, ragen Klagen über *Leibveränderungserlebnisse* heraus, die gelegentlich psychotisch bizarr erscheinen. POECK [73] hat solche hypochondrischen Bilder ausführlich bei italienischen Gastarbeitern beschrieben und ihre Krankheitsentwicklung wie auch ihre Symptomatik von hypochondrischen Erscheinungsformen deutscher Patienten abgegrenzt. Er fand bei süditalienischen Männern zwischen 20 und 30 Jahren, die aus armen ländlichen, religiös und matriarchalisch geprägten Gebieten stammten, leibnahe Depressionen ohne Tagesschwankungen, in der Regel ohne Gehemmtsein, aber mit tiefer Beunruhigung über nachlassende „Lebenskraft". Präzise Krankheitsvorstellungen über einzelne Organe, etwa eine Carcinophobie, fehlten meist oder wurden vom Erlebnis des vitalen Versagens an den Rand gedrängt. In allen Fällen fanden sich Ausgangserlebnisse, wie eine leichte Krankheit, ein Unfall geringer Schwere o.ä. Prämorbid handelte es sich vorwiegend um emotional bestimmte, expressive Persönlichkeiten ohne depressive Züge.

Im Rahmen eines paranoischen Syndroms („Verhexungswahn") sahen RISSO und BÖKER [77] ähnliche schwere Vitalstörungen, die sie für ein Hauptcharakteristikum jener 11 Fälle hielten. Schilderungen dieser Kranken, z.B. „die Glieder seien geschrumpft", eine Körperhälfte sei „unempfindlich, blutleer und wie tot" „das Blut stocke in den Adern, das Gesicht verfärbe sich schwarz" etc. erinnern an Beschreibungen ÖZEKS [66] bei 12 türkischen Depressiven, die zum Teil über wahnhafte Dysmorphophobien klagten. Die Äußerungen seiner Patienten, ihr Penis habe sich verkleinert und schrumpfe, die Augen würden in die Tiefe der Augenhöhlen gezogen und verkleinert, lassen an das sog. Koro-Phänomen denken, das in China und Indonesien beobachtet wurde (PFEIFFER, 1971 [68]).

LAFFRANCHINI [46] erwähnte bei den meisten seiner italienischen Patienten mit „depressiv-hypochondrisch gefärbten neurasthenischen Syndromen" eine Lokalisierung hypochondrischer Befürchtungen in den Kopf oder in den Verdauungstrakt. Er betont die diagnostischen Schwierigkeiten und hebt das Leiberleben bei allen Italienern hervor. PINTER [72] bezeichnete die „hypochondrische Entwurzelungsdepression" geradezu als Schlüssel zum Verständnis der sog. „Südländerkrankheiten".

Paranoide Syndrome

Neben hypochondrisch-depressiven Störungen scheinen — oft eng mit diesen verknüpft — paranoide Phänomene oder für Mitteleuropäer auf Wahnbildungen verdächtige Symptome bei ausländischen Arbeitnehmern keine Seltenheit zu sein.

Ihre nosologische Einordnung ist schwierig. Zu schnell wird an eine Psychose aus dem schizophrenen Formenkreis gedacht. Die flüchtige Natur vieler Wahnbildungen, ihre Einbettung in ängstlich-erregte Verstimmungen, ihre Auslösung durch die Patienten beunruhigende Mißverständnisse in der Begegnung mit dem neuen Milieu lassen vielfach *paranoide Reaktionen in sprach- und kulturfremder Umgebung* als Diagnose wahrscheinlicher sein [2], wobei gelegentlich auch Prozeßschizophrenien ausgeklinkt werden mögen.

RISSO und BÖKER [77] konnten ihre 11 süditalienischen Patienten mit Verhexungswahn mangels katamnestischer Nachprüfungen nicht präzise diagnostizieren. Klinisch zeigten die mit ängstlicher Unruhe, coenästhetischen und akustischen Trugwahrnehmungen und Wahnideen verknüpften Syndrome große Ähnlichkeit mit den von LABHARDT [45] beschriebenen Emotionspsychosen und den bouffées délirantes aiguës der französischen Psychiatrie[7]. Als solche bezeichnen auch BURNER et al. [19] akute psychotische Zustände bei spanischen Arbeitern in Lausanne, die in 24 von 76 Fällen zur Beobachtung gelangten. Ebenso wie MELON et al. [56] bei Italienern fand ÖZEK [66] bei seinen türkischen Fällen zahlreiche Verfolgungs- und Beeinträchtigungsideen mit magischen Inhalten, z.B. das Gefühl, durch Dämonen besessen, durch Zaubermittel entmannt und entmächtigt zu sein. PINTER [72] sah bei psychisch erkrankten Ungarn in der Schweiz besonders häufig Beziehungswahn mit Erregungszuständen; allerdings handelt es sich hier meist um Flüchtlinge und Dauerimmigranten, weniger um Gastarbeiter. POECK [73] beobachtete wahnhaftes Mißtrauen bei Süditalienern, denen thera-

---

[7] Eine neue Übersicht über atypische und reaktive (psychogene) Psychosen gibt STRØMGREN (1972) in diesem Handbuch [86].

peutische Maßnahmen im Krankenhaus unverständlich und beunruhigend erschienen.

Insgesamt scheint die Entstehung paranoider Symptome am ehesten mit den Anpassungsproblemen der Gastarbeiter in Zusammenhang zu stehen. BERNER (1972) [9] hat unter den Bedingungskonstellationen paranoider Syndrome die „Projektionsbereitschaft" untersucht, die bei einer Verunsicherung der mitmenschlichen Beziehung entweder im Gefolge von „Lebensentwicklungen" oder bei akuten Belastungssituationen gesteigert sei. In der für Migranten typischen Schwierigkeit, mit einer fremden Umgebung in Kontakt zu treten, können Verunsicherungen und Isolierung diese Projektionsbereitschaft in hohem Maße sensibilisieren. So hat sich offenbar in der Literatur die „paranoide Reaktion des Ausländers" [43] als häufiges Phänomen bei Immigranten [64] eingebürgert. Hier könnte es sich auch um ein typisches „Gastarbeitersyndrom" handeln.

Funktionelle Störungen

Viele medizinische Untersucher halten Funktionsstörungen verschiedener Organsysteme, vor allem des Magen-Darm-Traktes (s.S. 443) für charakteristische Krankheitssymptome bei Gastarbeitern. Das Spektrum hier angeführter Diagnosen umfaßt Begriffe wie „psychosomatische Reaktionen", „vegetative Dystonie", „atypische Neurosen", „psychogene Beschwerden", „nostalgische Reaktionen", „psychoreaktive Syndrome" etc. Die Symptome entwickeln sich in vielen als Streß oder Krise empfundenen Situationen im Gastland z.B. nach Konflikten oder Unfällen am Arbeitsplatz, bei Mißhelligkeiten in Wohnheimen, bei ausbleibenden Briefen aus der Heimat o.ä., und sie werden von den meisten Autoren als Reaktionen auf diese Erlebnisse aufgefaßt.

MASCARELL et al. [53] fanden bei italienischen und spanischen Gastarbeitern in Lausanne signifikant häufiger „reaktive Störungen" (in 60%) als bei einer Vergleichsgruppe Schweizer Patienten (28%), die alle in die Psychiatrische Poliklinik zur Beobachtung gelangt waren. FRIESSEM [34] sah bei ausländischen Patienten (Aufnahmen einer städtischen Nervenklinik) ebenfalls häufiger „abnorme und psychosomatische Reaktionen und Symptome" als bei deutschen Patienten, wobei besonders die Türken hohe Erkrankungsziffern zeigten.

Viele derartige Störungen scheinen Ausdruck relativ milder psychischer Mißbefindlichkeit, z.B. anfängliche Heimwehkrisen, zu sein, die bald abklingen; andere sind Vorläufer depressiver Entwicklungen oder psychosomatischer Krankheiten, z.B. Ulcusleiden.

Bei näherer Untersuchung dieser unscharfen Sammelkategorie funktioneller Störungen lassen sich 3 Formenkreise herausheben:

Magen-Darm-Störungen

Magen-Darm-Störungen, die als Obstipationen, Oberbauchbeschwerden, Appetitlosigkeit, Blähungsgefühl u.ä. vor allem von italienischen und jugoslawischen Gastarbeitern geklagt werden sollen [46, 49, 54, 89] und manchmal hysterisch-hypochondrisches Gepräge tragen [56, 73]. Sie sind besonders häufig in depressive Verstimmungen eingebettet [73, 76]. Griechen und Spanier sollen seltener unter gastrointestinalen Störungen leiden als die anderen ethnischen Gruppen [13, 19, 71].

Potenzstörungen

Hinter vielen Fällen von Schlaflosigkeit, Arbeitsunlust und unbestimmten neurovegetativen Beschwerden bei jungen italienischen Gastarbeitern verbergen sich Formen psychogener Impotenz [46], die der Kranke aus Scham und Angst nicht sogleich äußert. Offenbar werden besonders von Süditalienern Potenzschwankungen oder organische Reizzustände im Genitalbereich, etwa eine leichte unspezifische Prostatitis, mit Argwohn und Minderwertigkeitsbefürchtungen registriert und schnell depressiv-hypochondrisch verarbeitet [73]. Genitale Mißempfindungen und Potenzschwäche wurden auch von ÖZEK [66] bei türkischen Arbeitnehmern mit Depressionen anschaulich geschildert und in seiner prospektiven Studie [67] als häufige Störung nach längerem Aufenthalt im Gastland gefunden.

Ob man diese Störungen allerdings als „Sexualneurose" bezeichnen soll, wie LAFFRANCHINI dies tut, erscheint fraglich. Eine unbewußte Konfliktfehlverarbeitung wird in seinen Fällen nicht sichtbar; eine Symptomfixierung lag meist nicht vor; durch suggestive, das Selbstwertgefühl stärkende kürzere Gesprächstherapien konnte den Kranken leicht geholfen werden [46].

Hysteriforme Organstörungen

Bereits die bei vielen italienischen Patienten auffallende Diskrepanz zwischen Verhalten und krankhaftem Erleben kann von manchen Ärzten des Gastlandes als „hysterisch" interpretiert werden [73]. Einige Autoren beschreiben aber Funktionsstörungen, die deutlich als hysterische Konversionssymptome mit und ohne hysterische Erregungszustände imponieren.

LAFFRANCHINI [46] sah bei $^3/_4$ seiner 1094 in Zürich poliklinisch untersuchten Italiener psychoreaktive oder neurotische Bilder, darunter in mehr als einem Zehntel ($n=82$) „hysterische Syndrome". Sie traten meist bei Süditalienerinnen auf und äußerten sich in hysterischen Szenen nach Streitigkeiten oder in Anfällen, nach deren Abklingen psychogene Paresen, Sprach- und Schluckstörungen zurückblieben. Der Autor sieht darin Entladungen verdrängter Affekt- und Triebwünsche, die in der Heimat bei lautstarken Straßendiskussionen und religiösen Massenveranstaltungen ein kulturspezifisches Ventil fänden, in der disziplinierten Schweiz hingegen nur in krankhafter konversionsneurotischer Form zum Ausdruck gebracht werden könnten. In einigen Fällen kam es zu massiven Erregungszuständen und Bewußtseinstrübungen hysterischer Art. LAFFRANCHINI schildert schließlich vor allem bei unintelligenten, primitiv-strukturierten süditalienischen Unfallpatienten abnorme posttraumatische Reaktionen, deren psychopathologisches Bild zwischen Hysterie und Pseudodemenz, Aggravation und Simulation schwankte.

BLUM [14] beschrieb 1972 eine mehrere Wochen anhaltende psychogene Anfallsepidemie bei einer Gruppe von 15 jugoslawischen Arbeiterinnen in einem Berliner Wohnheim, die wahrscheinlich durch den Anfall einer Frau mit einem cerebralen Krampfleiden ausgelöst worden war. Die psychogenen Anfälle äußerten sich als Kollapszustände mit Bewußtseinsstörungen (Ohnmachten), als typische hysterische Anfälle oder tetaniformer Anfall, in einem Fall auch als paroxysmal einsetzender, zwei Stunden anhaltender grobschlägiger Tremor. BLUM erwähnt eine ähnliche Serie hysterischer Anfälle bei 10 jugoslawischen Arbeiterinnen in München, die 1970 ebenfalls in einem Wohnheim ausbrach, nachdem eine Heimbewohnerin aus dem Fenster auf die Straße gestürzt war und sich schwere Verletzungen zugezogen hatte. Die Psychogenese der Anfälle war dort klarer zu erkennen als bei den Berliner Vorfällen.

An der Sozialpsychiatrischen Poliklinik Mannheim haben wir seit 1968 zahlreiche Gastarbeiter verschiedener Nationalität wegen hysterischer Konversionssymptome untersucht und behandelt.

Abschließend sei noch einmal an die bereits im Einleitungskapitel erwähnte Problematik einer „Gastarbeiterpsychiatrie" erinnert: Handelt es sich bei den in diesem Kapitel vorgestellten Syndromen[8] um dem Gastarbeiterstatus eigentümliche Phänomene oder nicht? Ein sehr großer Teil von ihnen findet sich in Symptomschilderungen der transkulturellen Psychiatrie wieder, die außerhalb eines Migrationskontextes gesammelt wurden [25, 33, 68, 79].

So scheinen sich Depressive in außereuropäischen Kulturen sehr häufig der „Organsprache" zu bedienen, um schwer formulierbare seelische Empfindungen (z.B. melancholische Selbstentwertung) sowie ihren Leidensdruck zu verdeutlichen [68]. Leibveränderungserlebnisse und das Gefühl einer diffusen „vitalen Erschöpfung" sind dort nichts Ungewöhnliches. — Bei nordafrikanischen (algerischen) psychiatrischen Patienten sind delir-ähnliche Wahnpsychosen und hysterische Neurosen mit grob demonstrativer Charcotscher Symptomatik und Konversionserscheinungen wohlbekannte Bilder in einheimischen Spitälern [7]. COLLOMB [23] sah in seinem westafrikanischen Krankengut (Senegal) in 30% paranoide Reaktionen vom Typ des bouffeé delirante. — Psychiatrisch-ethnologische Beobachtungen aus Süditalien und Sardinien [79] bestätigen die Lebendigkeit magischer Vorstellungen im Krankheitserleben der dort ansässigen Landbevölkerung, aus der viele Gastarbeiter stammen. — Die Ähnlichkeit subjektiver Potenzstörungen bei türkischen Gastarbeitern mit dem Koro-Phänomen wurde bereits erwähnt [66, 68].

Klare Antworten auf diese Frage kann erst eine weitere differenzierte Forschung liefern.

Therapeutische Aspekte

Die psychiatrische Versorgung ausländischer Arbeitnehmer in Mitteleuropa erscheint vielenorts völlig ungenügend [1, 33].

Dies hat seinen wesentlichen Grund in sprachlichen Verständigungsschwierigkeiten, unter denen sowohl die diagnostische und therapeutische Arbeit der Ärzte wie auch die Bereitschaft der erkrankten Gastarbeiter, sich einer fremden Medizinalperson anzuvertrauen, leidet. Aber auch bei nichtpsychiatrischen Behandlungsanlässen fallen Verständigungsprobleme und die Schwierigkeit, die andersartige Mentalität zu verstehen, stark ins Gewicht [5, 35, 75].

So wird die dringende Notwendigkeit, einen qualifizierten medizinischen Dolmetscherdienst [75] an Krankenhäusern, Polikliniken und betriebsärztlichen Ambulanzen einzurichten, von vielen Autoren betont. Die Möglichkeit, mit einem Gastarbeiter in seiner Muttersprache zu sprechen, kann bereits ein erster Schritt einer therapeutischen Beeinflussung sein [46].

---

[8] BERNER et al. [10] beschrieben die Psychopathologie von Umsiedlern mit ähnlichen Syndromen, die sie in akute und chronische Zustände unterteilten. Die akuten gliederten sie in: 1. Les états dépressifs, 2. Les états délirants aigus, 3. Les états confuso-oniriques; die chronischen in: 1. Les états dépressifs de longue dureé, 2. Les états délirants chroniques.

Von seiten des Pflegepersonals werden Verhaltensauffälligkeiten ausländischer Patienten in allgemeinen Krankenhäusern wahrscheinlich schneller als Ausdruck psychischer Störungen oder psychopathischer Persönlichkeitsabweichungen fehlinterpretiert als bei einheimischen Patienten [16], wobei auf die oft voreilige Diagnosestellung „Hysterie" oder „Simulation" bei süditalienischen Patienten bereits wiederholt hingewiesen wurde.

Psychotisch erkrankte Gastarbeiter werden möglicherweise häufiger auf geschlossenen psychiatrischen Abteilungen interniert als einheimische Patienten [1, 34].

Den ausländischen Patienten ihrerseits erscheint der komplizierte, auch sprachkundige inländische Kranke nicht selten beunruhigende Betrieb eines modernen Großkrankenhauses [15] mit seiner Vielzahl technischer Verrichtungen angsterregend [73]. Da es sich oft um einfache, im ethnologischen Sinne „primitiv"-strukturierte, aus einsamen ländlichen Gebieten stammende Analphabeten handelt, wird der Arzt auf klare, einfach formulierte Krankheitsbezeichnungen [73] und die genaue Erklärung seines therapeutischen Tuns besondere Aufmerksamkeit legen müssen, um nicht primitive Angstreaktionen zu stimulieren.

Bei der Behandlung italienischer Patienten mit depressiv-hypochondrischen oder neurasthenischen Syndromen bewährten sich RISSO, POECK und LAFFRANCHINI [46, 73, 76] eine einfache, suggestive Gesprächstherapie mit wenigen Terminen, unterstützt durch Tranquilizer und Antidepressiva. Die Injektionsform wirkte besser als die Tabletten- oder Tropfenanwendung. Mehr als bei sonstigen Patienten muß der „magische Aspekt" (JORES) der Medizin bei diesen Patienten berücksichtigt werden [73]. Die große Bedeutung magischer Vorstellungen bei vielen süditalienischen Patienten zeigte sich in den von RISSO und BÖKER [77] beobachteten Selbstheilungsversuchen, die sich vorzugsweise auf den Leib bezogen: Die Kranken rieben den ganzen Körper mit Zwiebeln oder Bienenwachs ein, aßen täglich ein Kilo Fleisch, kauften zahlreiche teure Stärkungsmittel, schliefen auf Amuletten etc. — Ein geschickter Arzt wird derartige Vorstellungen in seinen Therapieplan einbeziehen und sie nicht verächtlich machen. Gelegentlich muß er auch einmal „hart und autoritativ" (LAFFRANCHINI) auftreten, um regressiven Tendenzen entgegenzuwirken oder an die mütterliche Autorität, die bei Südländern große Bedeutung hat, appellieren [46]. Wiederholte körperliche Untersuchungen, die gerade von hypochondrisch Kranken gefordert werden, bringen die Gefahr iatrogener Fixierungen in hohem Maße mit sich [46].

Bei Depressionen mit endogenem Gepräge oder lang anhaltenden paranoid-halluzinatorischen Zuständen erscheint vielen Autoren eine Rückverlegung ins Heimatland ratsam. (Dies ist vielfach eine Verlegenheitslösung, getroffen unter dem Druck sprachlicher und auch psychologischer Kommunikationsmängel.) Depressive Entwicklungen sollen nach Beendigung der Umstellungsbelastungen zu Hause schneller abheilen, bevor sich eine „Protest- und Rechtfertigungshaltung" im Gastland eingeschliffen hat [73].

Vielfach fehlt es den Ausländern an grundlegenden Informationen über das neue Milieu.

BLUM [14] fordert deshalb psychohygienische Beratungsstellen für Gastarbeiter in enger Verbindung mit sozialpsychiatrischen Diensten sowie den Einsatz freiwilliger Helfer aus den Herkunftsländern als Dolmetscher und Informanden. In

„Adaptationskursen", die neu eingereisten Ausländern Informationen über die Lebensverhältnisse des Gastlandes vermitteln sollen, sieht er eine Möglichkeit, seelischen Störungen vorzubeugen. Ähnliche Überlegungen finden sich in zahlreichen sozialpsychologischen und sozialmedizinischen Publikationen zum Thema.

Forschungsausblick

Die 6 Mill. übersteigende und vielleicht weiter anwachsende Gastwanderung ausländischer Arbeitskräfte in die europäischen Industrieländer beschert der Forschung eine „quasi-experimentelle Situation" [71], in der Untersuchungen über den Einfluß sozio-kultureller Anpassungsforderungen auf die psychische Befindlichkeit der Immigranten möglich und aus praktischen Bedürfnissen heraus dringend notwendig werden. Daneben bietet sie die Chance, in der Gegenüberstellung von Gastarbeitergruppen, einheimischen Patienten und Vergleichspopulationen aus den Herkunftsländern transkulturelle Studien über Morbiditätsraten, psychopathologische Unterschiede und therapeutische Fragen durchzuführen.

Gleichwohl steht eine „Gastarbeiter-Psychiatrie" wissenschaftlich erst in den Anfängen. Die bisher vorliegenden, insgesamt nicht sehr zahlreichen psychiatrischen Publikationen zum Thema befriedigen methodisch nur selten; oft stehen sie diesbezüglich hinter dem Niveau soziologischer Studien zurück.

Sorgfältige kasuistische oder vergleichend-kasuistische Untersuchungen, deren hypothesen-generativer Wert unbestritten ist, wurden bisher noch zu wenig erarbeitet. Fast völlig fehlen statistisch-epidemiologisch brauchbare Arbeiten, die über folgende Grundprobleme Klarheit schaffen:

1. Gilt auch für Gastarbeiter eine Selektion prämorbid in bestimmter Weise strukturierter Individuen, die bevorzugt zur Gastarbeit aufbrechen, und lassen sich evtl. Unterschiede zu Dauerimmigranten finden?

2. Bringt der Gastarbeiterstatus eine erhöhte Inzidenzrate psychischer Störungen mit sich oder nicht?

3. Läßt sich diesbezüglich für den Anpassungszeitraum im Gastland eine bestimmte „Risikoperiode" abgrenzen oder nicht?

4. Lassen sich bei psychisch erkrankten Gastarbeitern besondere psychiatrische Syndrome verifizieren, deren Symptomatik von psychopathologischen Erkrankungen im Herkunftsland abweicht oder nicht?

5. Wie verlaufen psychiatrische Krankheiten von Gastarbeitern nach deren Rückkehr in die Heimat? (Notwendigkeit von katamnestischen Studien.)

6. Wie verändert sich die seelische Gesundheit von Gastarbeitern, die nach mehrjährigem Auslandsaufenthalt in ihre Heimatländer zurückkehren?

Wie Pflanz et al. [71] zu Recht betonen, reicht es nicht aus, psychisch erkrankte Gastarbeiter mit Bedingungen und Patienten des Gastlandes in Vergleich zu setzen; gültige Befunde zur Psychopathologie der Gastarbeiterwanderung können im wesentlichen nur von einer Einbeziehung der Herkunftsländer (Auswahl von Vergleichsgruppen; katamnestische Studien) erwartet werden.

Literatur

1. Akademie für Sozialmedizin Hannover e.V.: Symposion: Die medizinische Versorgung ausländischer Arbeitnehmer. 26./27.1.1973 in Hannover.
2. ALLERS, R.: Über psychogene Störungen in sprachfremder Umgebung. Zbl. Neurol. **60**, 281 (1920).
3. ALMEIDA, Z.: Introduction à la psychopathologie de la transplantation. Inform. psychiat. **48**, 167—173 (1972).
4. ASTRUP, CH., ØDEGARD, Ø.: The incidence of psychoses in migrants and non-migrants in Norway 1958—1963. Brit. J. Soc. Psychiat. **4**, 101   109 (1970); zit. nach 65.
5. BECK, H.O., BRANDER, U.: Die Problematik der Ausländergeburt unter Berücksichtigung medizinischer, psychologischer und sozialer Aspekte. Dissertation Heidelberg 1971.
6. BENKERT, H., FLORU, L., FREISTEIN, H.: Psychische Störungen bei ausländischen Arbeitnehmern, die zur stationären Behandlung in die Psychiatrische Klinik eingewiesen wurden. Nervenarzt **45**, 76—87 (1974).
7. BENMILOUD, K., BENSMAIL, B., BOUCEBCI, M.: La psychiatrie en Algérie. Numéro spécial de Inform. psychiat. **45**, 8 (1969).
8. BERNDT, H.: Zur Soziogenese psychiatrischer Erkrankungen. Ein Bericht über ökologische und epidemiologische Forschungsergebnisse. Soziale Welt **19**, 22—46 (1968).
9. BERNER, P.: Paranoide Syndrome. In: Psychiatrie der Gegenwart, 2. Aufl., Bd. II/1, Klinische Psychiatrie I. Berlin-Heidelberg-New York: Springer 1972.
10. BERNER, P., ZAPOTOCZKY, H.G.: Psychopathologie des transplantés. Confrontations psychiatriques No. 4: Aspects modernes de la psychiatrie, 135—154 (1969).
11. BHASKARAN, K., SETH, R.C., YADAV, S.N.: Migration and mental ill-health in industry. Indian J. Psychiat. **12**, 102—116 (1970); Nachdruck in: Uprooting and after ... Eds. ZWINGMANN, CH., M. PFISTER-AMMENDE, Berlin-Heidelberg-New York: Springer 1973.
12. BIELSER, A.: Das Kind ausländischer Arbeitskräfte im Kanton Basel-Stadt. Ther. Umschau **30**, 90—96 (1973).
13. BINGEMER, K., MEISTERMANN-SEEGER, E., NEUBERT, E., (Hrsg.): Leben als Gastarbeiter — Geglückte und mißglückte Integration, 2. Aufl. Opladen: Westdeutscher Verlag 1972.
14. BLUM, A.: Über eine Anfallsepidemie bei einer Gruppe jugoslawischer Arbeiterinnen. Nervenarzt **43**, 192—197 (1972)
15. BÖKER, W.: Psychopathologische Probleme im Allgemeinen Krankenhaus heute. Fortschr. Med. **91**, 551—552, 572 (1973).
16. BÖKER, W.: Sozialpsychiatrische Konsultationstätigkeit im Allgemeinen Krankenhaus. Fortschr. Med. **91**, 683—684, 714 (1973)
17. BOLZANI, L.: Osservazioni sul fenomeno immigratoria italiano nel Cantone Ticino. Schweiz. Arch. Neurol. Neurochir. Psychiat. **93**, 363—369 (1964).
18. Bundesanstalt für Arbeit: Ausländische Arbeitnehmer 1968—1972/73. Nürnberg: Verlag Bundesanstalt für Arbeit.
19. BURNER, M., ZARAGOZA, H.: Quelques considérations médicosociales à propos des ouvriers espagnols travaillant en Suisse. Praxis **49**, 1480—1491 (1965).
20. BUSSMANN-BRIGAGLIA, S.: Sizilianische Arbeiter in der BRD. Magisterarbeit, Heidelberg 1968.
21. CHAWAF, A.: Adaptation and mental pathology of North-African workers in Belgium. In: Mental health in foreign workers, ed. P. VERHAEGEN. Leuven: Acco-Verlag 1972.
22. CALDE, H.: Feiern Gastarbeiter in der Bundesrepublik weniger krank? Dtsch. Ärztebl. **48**, 3162—3163 (1972).
23. COLLOMB, H.: Aspects de la psychiatrie dans l'Ouest Africain (Sénégal). In: Beiträge zur vergleichenden Psychiatrie. Hrsg. N. PETRILOWITSCH. Aktuelle Fragen der Psychiat. Neurol., Bd. 5, S. 229—253. Basel-New York: S. Karker 1967.
24. DAUMEZON, D., CHAMPION, Y., CHAMPION-BASSET, J.: L'incidence psychopathologique sur une population transplanteé d'origine Nord-Africaine. In: Etudes de sociopsychiatrie, ed. DUCHÊNE. Ministère de la santé publique. Paris 1955; zit. nach 62.
25. DE MARTINO, E.: Sud e Magia. Milano: Feltrinelli 1959.
26. DIARRA, S.: African workers in France and problems of adaptation. Original französisch: Psychologie Africaine **2**, 1, 107—126 (1966); engl. Nachdruck in: Uprooting and after ... Eds. CH. ZWINGMANN, M.PFISTER-AMMENDE. Berlin-Heidelberg-New York: Springer 1973.

27. DIERKENS, J.: Psychological problems in the integration of migrants. In: Mental health in foreign workers, ed. P. VERHAEGEN. Leuven: Acco-Verlag 1972.
28. DUCHÊNE, H., SEMPE, J.C.: Les cas-limites entre l'inadaptation sociale et les troubles mentaux chez les immigrant. Hyg. ment. **52**, 118—127 (1963).
29. EIMEREN, W. VAN: Gesichtspunkte und Probleme bei der medizinischen Auswahl ausländischer Arbeitskräfte und Praktikanten. Med. Sachverst. **65**, 197—204 (1969).
30. FARIS, R.E.L., DUNHAM, H.W.: Mental disorders in urban areas. Chicago: Univ. Chicago Press 1939.
31. FESTINGER, L.: A theory of cognitive dissonance. New York 1957; zit. nach 80.
32. FLICKER, J.D., WEISS, P.: Nostalgia and its military implications. War Med. **4**, 380 (1943); zit. nach eds. CH. ZWINGMANN, M.PFISTER-AMMENDE: Uprooting and after ... Berlin-Heidelberg-New York: Springer 1973.
33. FRIESSEM, D.: Gesundheitsprobleme ausländischer Arbeiter in Westdeutschland. Argument **13**, 945—953 (1971).
34. FRIESSEM, D.H.: Psychiatric disorders of foreign workers in a metropolis of South-Western Germany. 4th International Congress of Social Psychiatry, Jerusalem, May 21—26, 1972.
35. GMELIN, W.: Ärztliche Probleme der Gastarbeiter in der Bundesrepublik. Ärztl. Prax. **17**, 886—890 (1965).
36. GROSSMANN, S.: Die Identität des Gastarbeiters. — Eine Analyse aus der Sicht der sozialen Arbeit. Ther. Umschau **30**, 79—85 (1973).
37. HALEVI, H.S.: Frequency of mental illness among Jews in Israel. Int. J. Soc. Psychiat. **9**, 268-282 (1963); zit. nach 65.
38. HASHMI, F.: Mores, migration and mental illness. In: Immigration — medical and social aspects. A Ciba Foundation Report. London: Churchill social 1966.
39. HOLLINGSHEAD, A.B., REDLICH, F.C.: Schizophrenia and social structure. Amer. J. Psychiat. **110**, 695 (1954).
40. Institut für Arbeitsmarkt- und Berufsforschung der Bundesanstalt f. Arbeit, Nürnberg; persönliche Mitteilung 23. 8. 1973.
41. International Committee on Occupational Mental Health. Proceedings of the 7th Annual Meeting (Leuven, Belgium, 18—20. August 1971). In: Mental health in foreign workers, ed. P. VERHAEGEN. Leuven: Acco-Verlag 1972.
42. JASPERS, K.: Heimweh und Verbrechen. In: Gesammelte Schriften zur Psychopathologie. Berlin-Göttingen-Heidelberg: Springer 1963.
43. KINO, F.F.: Aliens' paranoid reaction. J. ment. Sci. **97**, 589—594 (1951); Nachdruck in: eds. CH. ZWINGMANN, M. PFISTER-AMMENDE: Uprooting and after ... Berlin-Heidelberg-New York: Springer 1973.
44. KOCH, H.R.: Gastarbeiterkinder in deutschen Schulen. Königswinter/Rh.: Verlag für Sprachmethodik H.Kessler 1970.
45. LABHARDT, F.: Die schizophrenieähnlichen Emotionspsychosen. Monographien aus dem Gesamtgebiet der Neurol. u. Psychiat., Heft 102. Berlin-Göttingen-Heidelberg: Springer 1963.
46. LAFFRANCHINI, SP.: Psychiatrische und psychotherapeutische Probleme der italienischen Arbeiter in der Schweiz. In: Praxis **26**, 786—795 (1965).
47. LAZARUS, J., LOCKE, B.Z., THOMAS, D.S.: Migration differentials in mental disease. Milbank Mem. Fd. Quart. **41**, 25—42 (1963); zit. nach 65.
48. LEICHSENRING, CH.: Die Unfälle der ausländischen Arbeitskräfte in der Bundesrepublik Deutschland. Schriftenreihe des Hauptverbandes der gewerbl. Berufsgenossenschaften e.V., Bonn 1972; zit. nach Dtsch. Ärztebl. **48**, 3161—3162 (1972).
49. MACEK, O., MAYER, B.: From a study on mental hygiene and social problems of the Yugoslav workers in an Austrian textile factory. In: Mental health in foreign workers, ed. P. VERHAEGEN. Leuven: Acco-Verlag 1972.
50. Magazin „Der Spiegel": Eine Million Türken, **27**, 31, 24—34 (1973).
51. MALZBERG, B., LEE, E.S.: Migration and mental disease. New York: Social Science Research Council 1956; zit. nach 65.
52. MARPLAN — Forschungsgesellschaft für Markt und Verbrauch, Offenbach/Main. Zur sozialen Situation der Gastarbeiter in der BRD 1972. Typoskript — Eigendruck.
53. MASCARELL, S., PIOLINO, P., FARGNOLI, D.: Contribution à l'étude de la clientèle italienne et espagnole dans un service de psychiatrie ambulatoire en Suisse. Z. Präv. Med. **17**, 225—226 (1972).

54. MASCHERPA, G.: Emigrazione, evoluzione sociale e patologia psicosomatica — Studio presso dei lavoratori italiani in Svizzera. Schweiz. Arch. Neurol. Neurochir. Psychiat. **114**, 147—168 (1974).
55. MEHRLÄNDER, U.: Soziale Aspekte der Ausländerbeschäftigung. Studie im Auftrag des Bundesministers für Arbeit und Sozialordnung. Bonn-Bad Godesberg: Verlag Neue Gesellschaft 1974.
56. MELON, J., TIMSIT, M.: Etude statistique sur la psychopathologie des immigrés. Acta psychiat. belg. **71**, 98—120 (1971).
57. MESZAROS, A.F.: Types of displacement reactions among the post revolution Hungarian immigrants. Canad. Psychiat. Ass. J. **6**, 1, 9—19 (1961).
58. MINDUS, E.: Adaptation of foreign workers in Sweden. In: Mental health in foreign workers, ed. P. VERHAEGEN. Leuven: Acco-Verlag 1972.
59. Ministère de L'Intérieur/Frankreich: Les étrangers en France. Statistische Mitteilungen, Paris 1972.
60. MÜHLMANN, W.E.: Soziologische und sozialpsychologische Probleme italienischer Gastarbeiter. Med. Sachverst. **63**, 35—39 (1967).
61. MURPHY, H.B.M.: Social change and mental health. In: Causes of mental disorder: A Review of epidemiological knowledge 1959. New York: Milbank Mem. Fd. 1961.
62. MURPHY, H.B.M.: Migration and the major mental disorders: A reappraisal. In: Mobility and mental health, ed. M. KANTOR, chap. 1, p. 5—29. Springfield/Ill. 1965.
63. MURPHY, H.B.M.: Psychiatric concomitants of fusion in plural societies. Paper presented at the conference "Social change and cultural factors in mental health in Asia and the Pacific". The East-West Center, Honolulu/Hawaii, March 17—21, 1969. To be published in conference proceedings.
64. MURPHY, H.B.M.: Persönliche Mitteilung, Februar 1973.
65. ØDEGARD, Ø.: Epidemiology of the psychoses. In: Psychiatrie der Gegenwart, 2. Aufl., Bd. II/1, Klinische Psychiatrie I. Berlin-Heidelberg-New York: Springer 1972.
66. ÖZEK, M.: Soziale Umstrukturierung als Provokationsfaktor depressiver Psychosen. In: Probleme der Provokation depressiver Psychosen. Internationales Symposion, p. 109—115, Graz 1971.
67. ÖZEK, M.: Verhaltensmodifikation bei anatolischen Arbeitnehmern in der Bundesrepublik Deutschland (1971-1973). Publikation in Vorbereitung.
68. PFEIFFER, W.M.: Transkulturelle Psychiatrie — Ergebnisse und Probleme. Stuttgart: G. Thieme 1971.
69. PFISTER-AMMENDE, M.: Psychologie und Psychiatrie der Internierung und des Flüchtlingsdaseins. In: Psychiatrie der Gegenwart, Bd. III. Soziale und angewandte Psychiatrie. Berlin-Göttingen-Heidelberg: Springer 1961.
70. PFLANZ, M.: Soziokulturelle Faktoren und psychische Störungen. Fortschr. Neurol. Psychiat. **28**, 471-508 (1960).
71. PFLANZ, M., HASENKNOPF, O., COSTAS, P.: Blutdruck und funktionelle Beschwerden bei Gastarbeitern, ein transkultureller Vergleich. Arbeitsmedizin, Sozialmedizin, Arbeitshygiene **5**, 181—185 (1967).
72. PINTÉR, E.: Psychische Morbidität der südländischen und osteuropäischen Emigranten in der Schweiz. Sozialpsychiatrie **3**, 143—148 (1968).
73. POECK, K.: Hypochondrische Entwurzelungsdepressionen bei italienischen Arbeitern in Deutschland. Dtsch. med. Wschr. **87**, 1419—1424 (1962).
74. RICHTER, K.: Psychologische Probleme und neurologisch-psychiatrische Erkrankungen der Gastarbeiter. Therapiewoche **8**, 228—234 (1967).
75. RICHTER, R., DEFFNER, G.: Zur Situation der Gastarbeiter in Osnabrück. Hrsg.: Der Oberstadtdirektor Stadt Osnabrück, Osnabrück 1971.
76. RISSO, M.: Der Einfluß des magischen Weltbildes auf die Gestaltung geistiger Störungen bei süditalienischen Patienten. Beiträge zur vergleichenden Psychiatrie, ed. N. PETRILOWITSCH. Aktuelle Fragen Psychiat. Neurol., vol. 6, p. 155—165 (Basel-New York: Karger 1967).
77. RISSO, M., BÖKER, L.W.: Verhexungswahn — Ein Beitrag zum Verständnis von Wahnerkrankungen süditalienischer Arbeiter in der Schweiz. Bibl. psychiat. neurol. (Basel-New York), Fasc. 124 (1964).
78. RISSO, M., BÖKER, W.: Delusions of witchcraft: A cross cultural study. Brit. J. Psychiat. **114**, 963 (1968).
79. RISSO, M., ROSSI, A., SATRIANI, L.: Magische Welt, Besessenheit und Konsumgesellschaft in Süditalien. In: Ergriffenheit und Besessenheit. Hrsg. J. ZUTT. Bern-München: Francke 1972.

80. RÜPPELL, A.: Die Veränderung von Attitüden infolge kognitiver Dissonanz bei neuroseerkrankten Patienten. Z. Sozialpsychologie **3**, 25—36 (1972).
81. SCHOLZ, J.F.: Der Ausländer als Patient — Ärztliche und sozialmedizinische Gedanken. Gesundheitsfürsorge **16**, 2, 22—25 (1966).
82. SCHOLZ, J.F.: Gesundheitliche Probleme bei ausländischen Arbeitnehmern. Ärzteblatt Baden-Württemberg 5, 304 (1973).
83. SCHWARTZ, D.T., MINTZ, N.L.: Ecology and psychosis among Italiens in 27 Boston communities. Social Problems **10**, 371—374 (1963); zit. nach 65.
84. SEIDEL, H.: Die Beschäftigung ausländischer Arbeiter in der Bundesrepublik. Med. Sachverst. **63**, 2, 45—48 (1967).
85. SIVADON, M.M.P., KOECHLIN, PH., GUIBERT, M.: A propos des troubles mentaux des transplantés. Ann méd. psychol. **112**, 101—106 (1954).
86. STRÖMGREN, E.: Atypische Psychosen. Reaktive (psychogene) Psychosen. In: Psychiatrie der Gegenwart 2. Aufl., Bd. II/1, Klinische Psychiatrie I. Berlin-Heidelberg-New York: Springer 1972.
87. UHLIG, O.: Gastarbeiter in Deutschland. In: Freiheit und Ordnung — Soziale Fragen der Gegenwart, Nr. 48. Hrsg. Heinrich Pesch Haus, Mannheim 1966.
88. VIEFHUES, H.: Der Ausländer im Krankenhaus. Gesundheitsfürsorge **16**, 2, 21—22 (1966).
89. VILLA, J.L.: Les troubles digestifs fonctionnels chez l'émigré italien en Suisse romande. Rev. Méd. psychosom. **5**, 100—104 (1960).
90. VILLA, J.L.: A propos de quelques problèmes de l'émigration italienne en Suisse. Z. Präventivmed. **5**, 298—313 (1960).
91. VILLA, J.L.: Les problèmes d'hygiène mentale du travailleur étranger en Suisse. Société vaudoise d'hygiène mental, 59me rapport (1961).
92. VILLA, J.L.: Problèmes de l'adaptation psycho-sociale de la main-d'oeuvre étrangère en Suisse. Praxis **14**, 363—371 (1962).
93. VILLA, J.L.: Les difficultés d'adaptation du travailleur italien. Rev. méd. préventive **8**, 393—402 (1963).
94. VILLA, J.L.: Problèmes de dépaysement et d'assimilation des ouvriers étrangers en Suisse. Praxis **54**, 1443—1449 (1965).
95. Wochenschrift „Die Zeit": In der DDR heißen sie Freunde. Nr. 33, 10.8.1973.
96. WURSTER, W.: Erfahrungen und Probleme mit den Gastarbeitern aus der Sicht der Krankenkasse. Med. Sachverst. **63**, 3, 49—53 (1967).
97. ZEHRAOUI, A.: Les travailleurs algériens en france — étude sociologique de quelques aspects de la vie familiale. Paris: Francois Maspero 1971.
98. ZWINGMANN, CH.: Das nostalgische Phänomen. In: Akademische Reihe: Zur Psychologie der Lebenskrisen. Hrsg. CH. ZWINGMANN. Frankfurt/Main: Akademische Verlagsgesellschaft 1962.
99. ZWINGMANN, CH.: Nostalgic behaviour—A study of foreign workers in West Germany. In: Uprooting and after... Ed. CH. ZWINGMANN, M. PFISTER-AMMENDE. Berlin-Heidelberg-New York: Springer 1973.

Psychiatrische Dienste an Schulen und Hochschulen

Von

E. Sperling

Inhalt

Einleitung 467
Epidemiologie und Problemstrukturen 471
Die Struktur psychiatrischer Dienste an Schulen und Hochschulen 477
Therapie 479
Literatur 481

Einleitung

Dieser erstmalig in ein deutschsprachiges psychiatrisches Handbuch aufgenommene Beitrag über institutionell definierte jugendliche Patientengruppen konfrontiert hauptsächlich mit Forschungslücken und Konzeptionsschwierigkeiten in allen thematisierten Bereichen. Bezüglich der Psychiatrie ist zu fragen, welche Psychiatrie gemeint ist, die hier zu Dienstleistungen in der Lage ist. Da die diesbezüglichen wissenschaftlichen Publikationen meistens aus dem angelsächsischen Sprachraum stammen [69, 116], kann eine dynamisch-orientierte Psychiatrie unterstellt werden, die ihre Konzepte der ausgefächerten und angewandten Psychoanalyse entlehnt. Weil die kontinental-europäische Psychiatrie sich überwiegend klassifikatorisch versteht und im Bereich der Kinder- und Jugendpsychiatrie Störungsursachen im Zentralnervensystem betont [68], ist eine Übertragung der hauptsächlich in Amerika gewonnenen Erfahrungen auf hiesige Verhältnisse nicht ohne weiteres möglich. Besonders deutlich wird der Mangel an einer eigenständigen Konfliktkonzeption der Psychiatrie [40]. Während im angelsächsischen Schrifttum der der Psychoanalyse entliehene, zugegeben verschwommene Neurosenbegriff für die Heranwachsenden gerade im Hochschulbereich eine Einengung und Ausdifferenzierung erfuhr (Übersicht bei Dörner, 1967), die allerdings in dem für therapeutisches Handeln eingeschränkten Bereich des Deskriptiven verbleibt, wird er in den Erfahrungsberichten der später entstandenen kontinentalen Beratungsstellen noch in seiner ursprünglichen Form verwendet [115, 134]. Die begriffliche Klärung ist jedoch für eine einigermaßen aussagefähige Epidemiologie von besonderer Bedeutung. Sie wäre gegenwärtig auch im Hinblick auf die Bereitstellung finanzieller Mittel für die Einrichtung institutioneller Hilfeangebote für Schüler und Hochschüler unerläßlich. KUBIE (1967) empfiehlt die Einrichtung von Forschungslaboratorien direkt an den Schulen, um die bewußten und unbewußten Vorgänge bei Lern- und kreativen Prozessen überhaupt erst einmal wissenschaftlich zu erfassen. Außerdem wird Epidemiologie benötigt für die Erarbeitung therapeutisch verwendbarer Konzeptionen einer dynamischen Entwicklungspsychologie, die nicht, wie die am häufigsten verwendete von ERIKSON (1950, deutsch 1961), die wichtigste sekundäre Sozialisationsinstanz Schule praktisch ausklammert [42]. Wie weit sich dabei allgemein verbreitete unbewußte Prozesse widerspiegeln, bedürfte näherer Untersuchung. FÜRSTENAU (1964), betont, daß die beiden entscheidenden berufstypischen Partnerbeziehungen des Lehrers, die zu den Schülern und die zu seinen Vorgesetzten, gemeinsam die Reaktivierung früher kindlicher Auseinandersetzungsmuster mit den Eltern begünstigen. In diesem Sinne steht der Lehrer (durch die behördliche Hierarchie) in der permanenten Versuchungssituation der Identifikation mit der versachlichten „Institution Eltern" einerseits und den dagegen rebellierenden Jugendlichen andererseits. Als Institution stelle die Schule in mancher Hinsicht ein Stück „archaischer Menschenbehandlung" dar, deren Ableitung aus „ältesten Erziehungsritualen" kaum einem der Betroffenen bewußt sei [42]. So ist es nicht verwunderlich, daß zwischen der primär immer klinisch orientierten Psychoanalyse und der Pädagogik trotz vereinzelter intensiver Integrationsversuche (W. SCHMIDT, AICHHORN, BERNFELD, ZULLIGER, REDL) ein antinomisches Spannungsverhältnis besteht. Dient die Pädagogik primär der gemeinsamen Verankerung von Wissensinhalten und gesellschaftlich geschätzten Wertnormen — jede Erziehung ist Anpassung an das Bestehende [53] — so kommt sie mit dem vornehmlichen Ziel psychoanalytischer Therapie, nämlich der Aufhebung von Angst- und Schuldgefühlsreflexen, unweigerlich in Konflikt. Obwohl psychoanalytisch ausgebildete Pädagogen in Sonderbereichen hervorragende und anerkannte Arbeit leisteten und wesentliche Einsichten in die Psychodynamik von Lernhemmungen beitragen konnten [92, 94, 43, 106], scheiterte die institutionalisierte Einbeziehung von Psychiatern, die europäischen Konzeptionen entsprechend etwa mit Psychoanalytikern gleichgesetzt werden müßten, auch in den USA nicht selten am Widerstand der Lehrer, Schuldirektoren und -behörden [93, 84, 67]. Die Gründe für dieses schließliche Aufgeben einer dauerhaften Zusammenarbeit werden mit dem chronischen Personal- und Geldmangel der Schulen bzw. Trägerinstitutionen rationalisiert. Die angeblich unzureichende Effizienz wird von psychoanalytischer Seite als „unbewußter" Boykott [67] aufgefaßt, wobei die Tatsache, daß der Psychiater hierbei einer durch „Verbreiterung in die Grenzbereiche des Normalen" [31] ungewohnten Tätigkeit nachgeht, für die „seine Kompetenz fragwürdig" sei, verleugnet wird. Die speziellen Schwierigkeiten, die einem „gelernten Psychiater" bei seiner Mitarbeit in einer Institution begegnen, die selbst nicht psychiatrisch orientiert ist, beschreibt DAVIDSON (1968), die in einer Schule für schwer erziehbare Mädchen, die von katholischen Ordensschwestern geleitet wird, tätig war. — Neben den Wertnormproblemen, die in allen Erziehungsinstitutionen eine besondere Bedeutung haben, scheint außerdem ein Konflikt zwischen Pädagogen und Psychiatern auf der sozialen Geltungsebene zu bestehen [46], der dazu geführt hat, daß in einigen Bundesstaaten der USA Therapieausübung in Schulen ausdrücklich für ungesetzlich erklärt wird [24]. Trotzdem kann die Notwendigkeit der Bildungsberatung in Deutschland von FATKE (1973) am eindringlichsten am Beispiel der psychohygienischen Dienste in den USA dargestellt werden. Der Vorsprung der US-Beratungsinfrastrukturen manifestiert sich sichtbar in der Personalstärke der mit „mental health" befaßten Spezialisten, unter denen die „counsellors" das Hauptkontingent mit ca. 40000 im Jahre 1969 [103] ausmachen.

Im Ganzen zeigt sich jedoch, daß die eigentliche therapeutische Aktivität auch dort nach außerhalb der schulischen Einrichtungen verlagert ist, nämlich hin zu meist kommunalen child-guidance-Kliniken und Erziehungsberatungsstellen. Weil die divergierenden Wert- und Verfahrensaxiome zwischen Pädagogen und Klinikern permanente Konfliktquellen bilden [46, 72], haben sich in grober Annäherung für die Schulen überwiegend psychologisch bzw. pädagogisch orientierte Organisationsformen — schulpsychologische Dienste (school-psychologists, „guidance-counsellors"), die den Psychiater höchstens als „consultant" oder als Gutachter, z.B. bei der Einweisung in Sonderschulen [104] hinzuziehen, herausgebildet, wogegen sich an Universitäten, die sich nicht explizit als pädagogische Anstalten verstehen, psychiatrische Dienste, meist in Anlehnung an psychiatrische Universitätskliniken, etabliert haben. Das bedeutet im Hinblick auf die eingangs erwähnten epidemiologischen Fragestellungen, daß das Problem des „casefinding" bei den Lehrern und Eltern verblieb, wobei nach den Untersuchungen von LAPOUSE und MONK (1958) noch eine gewisse Korrelation bezüglich der Konfliktbeurteilung zwischen Klinikern sowie Schülern und Eltern, jedoch keine mit den Lehrern und der Schuladministration besteht. Betonen die Lehrer vorwiegend die Probleme des Ausagierens, so sind für Kliniker Hinweise auf Rückzugsverhalten alarmierend [2, 123]. In diesem Sinne vermuten die Autoren [66] eine mindestens 10fach höhere Konfliktfrequenz bei Schülern als tatsächlich diagnostiziert oder gar therapiert wird.

Da sowohl die schulpsychologischen als auch die „hochschulpsychiatrischen" Einrichtungen über chronischen Personalmangel klagen, ist die Frage nach der Häufigkeit und Gewichtigkeit behandlungsbedürftiger Störungen im Schul- und Studienalter vorerst nur eine Frage der Kapazität der bereits vorhandenen Einrichtungen. Eine Übersicht über die verschiedenen Institutionen zur Hilfe psychisch behinderter Kinder in der Welt gab die *UNESCO* zuletzt 1960 heraus [125]. Diese ist in ihren Grundlinien noch heute verbindlich. Es ist ersichtlich, daß die Einbeziehung des Psychiaters nur ausnahmsweise geschieht. Dagegen haben sich die Beratungsstellen für Studenten, die bis 1955 [124] nur an 30% der Hochschulen in der Welt bestanden, unter dem Einfluß der politischen Studentenbewegungen ohne Zweifel, wenn auch in unterschiedlicher Organisationsform und Zielsetzung, vermehrt. Während dabei zumeist am klassischen mental-health-team Psychiater, Psychologe, Sozialarbeiter, festgehalten wird, sind in der Bundesrepublik Deutschland unter anderem Studienbüros mit Gesprächs- und Verhaltenstherapieangeboten unter ausschließlich lerntheoretischer Orientierung (Modell Bochum) ins Leben gerufen worden. Die damit erfolgte Ausklammerung psychosomatischer Aspekte erscheint nicht unbedenklich.

An den Schulen wird durch Ausbildung von counsellors (sog. „Beratungslehrer") weiter eine Multiplikatorwirkung im Sinne der Früherkennung und Prävention psychischer Beeinträchtigungen zu erreichen versucht. Über die Rolle des

„Beraters" bestehen unterschiedliche Auffassungen [99]. Auf der einen Seite wächst ihre Bedeutung mit der zunehmenden Unübersichtlichkeit der Ausbildungsgänge an Gesamtschule (etwa entsprechend der „comprehensive school") und -hochschule, so daß „Schullaufbahnberater" [6] und Studienberater [100] zunehmend unerläßlich werden. Gerade hierbei zeigt sich, daß eine moderne Bildungsberatung, die historisch ihren Ausgang von der Berufsberatung nahm, ohne Einbeziehung motivations- und tiefenpsychologischer Aspekte fragwürdig ist. Zumindest teilweise resultiert die Notwendigkeit des Aufsuchens von „Bildungsberatern" ausschließlich aus dem persönlichen konflikthaften Erleben ihrer Klienten. So besteht, unabhängig von der Ausgangsdisziplin, für alle beratenden Berufe die Notwendigkeit eines Angebotes möglichst kompetenter Einzelfallhilfe, die in jedem Fall einen erheblichen Zeitaufwand erfordert, und die Möglichkeit der Zusammenarbeit mit einem psychiatrischen „consultant" wünschenswert macht, sofern dieser hierfür über die genügenden Fachkenntnisse verfügt. Was das bedeutet, ist bisher nur für den Psychiater im Dienste der Hochschule definiert: seine Ausbildung soll „dynamisch orientiert" sein und „Psychoanalyse, Soziologie, Anthropologie, Pädagogik und Ökonomie umfassen" [49]. Diese extremen Anforderungen stehen im Gegensatz zur realen sozialen Einbettung und Status-Position, vor allem aber den Laufbahnaussichten des Psychiaters an der Hochschule, so daß die praktische Arbeit, auf jeden Fall aber die Forschung, durch häufigen Wechsel der Stelleninhaber bzw. vakante Stellen behindert sind. H. Friedrich (1974) stellt die zu koordinierenden Beiträge der einzelnen Fachdisziplinen in Form von Wissenschaftsprofilen gesondert heraus und verweist auf die dringende Notwendigkeit einer breit angelegten Forschung, die neben der Individualdynamik auch die speziellen Aspekte der beteiligten Institutionen sowie Besonderheiten der sozialen Schichtzugehörigkeiten der Klienten zu berücksichtigen habe. In der „Beratung" handele es sich um die „praktische Anwendung verschiedener wissenschaftlicher Disziplinen" [40]. Für den Schulbereich betonen Minde und Werry (1969), daß die Einbeziehung des häuslichen Milieus in die therapeutische Arbeit entscheidend für deren Effektivität sei (vgl. auch [81]). Wenn sich die Schule von ihren mittelständischen Werthorizonten freimachen könnte, besäße sie bislang ungenutzte Möglichkeiten als sozialtherapeutisches Milieu, verbringe doch ein schulpflichtiges Kind mindestens 12000 Std [78] in ihr, eine Größenordnung, die sich auf Ganztagsschulen bezieht. Auch bei Studenten kommt der Herkunftsfamilie eine größere Bedeutung als bisher vermutet, zu [114a]; die besonderen Schwierigkeiten der noch immer in der *BRD* zahlenmäßig weit unterrepräsentierten Arbeiterkinder liegen in einer fast völligen Bezugsgruppenlosigkeit. Bei Studenten aus asiatischen Heimatländern können die ambitionierten Familienerwartungen einen solchen Erfolgszwang darstellen, daß Studien- und Therapieversuche scheitern, zumal die Familie dort noch ein Sacrosanctum darstellt, daß vor etwaiger Kritik an Sozialisationspraktiken geschützt ist [121]. Das bedeutet, daß deren verinnerlichte Normen, wenigstens im Leistungsbereich, noch absolut gelten und unbewußte Protestreaktionen provozieren.

Insgesamt ist die Rolle des Psychiaters in den Dienstleistungen für Schule und Hochschule noch sehr problematisch. Nach Illing (1963) hat der Sozialarbeiter zweifellos den weitesten Aktionsbereich. Strong *et al.* (1971) schildern die verschiedenen Rollen von Psychologen, „counsellors" und „advisors" im

Gegensatz zum Psychiater, der nach dem Erleben (von Studenten) als „bestimmt, dominant, kalt", aber auch „verwirrbar und ängstlich" beschrieben wird, dennoch in seiner Tätigkeit effektiv sei. Nach Präferenzanalysen in der Suicidprophylaxe [58] bei schwierigen Fällen ist er sogar unersetzbar und weist auch den größeren therapeutischen Erfolg auf [83].

Epidemiologie und Problemstrukturen

Nach dem bisher Ausgeführten dürften einigermaßen verbindliche epidemiologische Angaben über die Häufigkeit von Beeinträchtigungen bei Schulkindern, welcher Art auch immer, derzeit nicht zu erhalten sein [vgl. 40]. Hinzu kommen Sachverhalte, die sich aus dem zwar notwendigen, aber zu kurzfristig experimentierenden Wandel innerhalb der schulischen Vorgehensweisen selbst ergeben. AKINLAYA (1973) überschreibt das gegenwärtige Problem der Schule als Institution für den Arzt direkt mit „moderne Unterrichtsmethoden bedrohen unsere Kinder". Hiernach sei das gehäufte Versagen im 2. Schuljahr am schwerwiegendsten. Überprüfe man die Lese- und Rechenfähigkeit von durchschnittlich begabten Kindern im 2. Schuljahr, zeige sich nicht selten, daß sie nur ungenau oder überhaupt nicht lesen können. Ähnlich stehe es mit der Rechenfähigkeit. Häufig würden durch die Lernschwierigkeiten sekundär Verhaltensstörungen ausgelöst. Ca. 30% aller Kinder erreichen nicht das Ziel der Hauptschule. Die ständige Konfrontation der Schule mit neuen „Rahmenrichtlinien", Lehrinhalten und Unterrichtsmethoden überfordere Lehrer, Eltern und Kinder. Der Einzug der Ganzheitsmethode in den Schulunterricht ergab zwar, daß das intelligenzschwächste Drittel und das (nicht identische) aus der Unterschicht stammende Drittel der Schüler im 2. Schuljahr mit der „synthetischen Methode" erfolgreicher lernte, diese aber für die durchschnittlich intelligenten oder gar begabten Kinder ohne Relevanz, wenn nicht hinderlich sei [82]. In ähnlicher Weise erzeuge die Einführung der Mengenlehre in den Elementarunterricht rechengeschädigte Kinder, zumal ein Teil der Lehrer selbst die Kenntnisse dieser neuen Mathematik erst in Wochenendkursen erwerben mußte, und die Eltern praktisch nicht mehr bei den Schularbeiten helfen können. So sehr der berechtigte Trend mit der modernen Bildungsplanung auf Chancengleichheit und tunliche Vermeidung der zu frühen Ausklammerung Minderbegabter gerichtet ist, geben diese Akzentsetzungen doch zu denken. Gerade die Untersuchungen aus den sozialistischen Ländern, welche die üblichen Auffassungen einer im Intelligenzquotienten faßbaren konstanten Intelligenz widerlegen [47] und die Bedeutung von Milieufaktoren unterstreichen [122], zeigen, daß erst das Zusammenwirken mehrerer, realer leistungsbelastender Faktoren und der Wegfall belastungsmindernder Kompensationen klinisch relevante Symptome bewirken. Lediglich die Mitverursachung von Lernbehinderungen durch unbefriedigte Elternansprüche müsse bedacht werden; immerhin hatten sich 72% derartiger Kinder durch eine weitgehende Passivitätshaltung gegenüber zu hohen Forderungen vor Überlastungsgefahren selbst immunisiert. Auch die Arbeiterklasse entwickelte eine eigene Aufstiegsideologie, in der die Brechung des Bildungsprivilegs einen wesentlichen Platz einnahm. Die sozialistische Gesellschaft zeige aber ebenfalls eine Gesellschaftspyramide, jedoch ist in ihr der soziale Status nicht mehr vererbbar, sondern müsse immer neu erworben werden. Dem Kind, nicht mehr nur als Erwerbskraft betrachtet, sondern als Träger sozialer Ansprüche, wird auch hier seitens der Familie zunächst vor allem die mangelnde Anstrengungsbereitschaft vorgeworfen [122]. Weil die Anspruchsbildung der Eltern ein außerschulischer Vorgang ist und zu weitreichenden Folgerungen für die spätere Lebensgestaltung führt, wird, besonders in Norwegen und Israel, gerade dem begabten Kind in der Primarschule durch zusätzliche Lernangebote wieder mehr Beachtung geschenkt [54, 136].

Die Problematik der Schule als Institution im Ganzen verdeutlicht vielleicht am besten der Befund von HITPASS (1967), wonach nur 14% der Schüler überhaupt ohne Klassenwiederholung die Hochschulreife erreichen. Hierbei wurde bereits von einem Sextanerjahrgang, also einer Auswahl, ausgegangen. Die Bedeutung der Rolle des Arztes für die Beurteilung der Hintergründe von Mißerfolg in der Schule unterstreichen die jüngsten Untersuchungen von NEWBERRY (1973) in Kanada, die ergaben, daß nur ein Viertel der Kinder einer Intensivschule klinisch unauffällig war. Es fanden sich Seh-, Hör- oder Sprachstörungen, Überaktivität, Cerebralparesen, Enuresis etc., so daß geschlossen wird, daß eine große Zahl lerngestörter Kinder zunächst einmal einer medizinischen Behandlung bedürfe, um die Chance einer Teilnahme am normalen Unterricht überhaupt zu ermöglichen. Leider werden in dieser Untersuchung organische, sozio- und psychogenetische Ursachen, bzw. deren Verflechtungen nicht unterschieden.

Um so mehr verwundert es, daß die wenigen epidemiologischen Forschungsansätze zu Schulerfolgsfragen fast ausschließlich von Nichtmedizinern stammen. Auch die gründliche, einzige neuere deutschsprachige Untersuchung von THALMANN (1971) diskutiert sehr eingehend das internationale Schrifttum, gelangt aber aufgrund von nur Eltern- und Lehrerinterviews, ausschließlich bei Jungen, zu Einstufungen, die zumindest den Psychoanalytiker verwundern. Es werden in Anlehnung an die schwedische Untersuchung von JONSSON und KÄLVESTEN (1964) 5 Belastungskategorien vorgegeben und definiert. Unter dem Symptombelastungsgrad 3 „mäßig gestört" werden beispielsweise Kinder mit Jactationen, Bettnässen und Sitzenbleiben eingeordnet, weil offenbar die verwahrlosenden Eltern und die auf schulische Disziplin bedachten Lehrer darin kein ernsthaftes Problem sehen. Trotzdem sind noch in dieser Statistik nur 22% der in den Jahren 1958—1960 geborenen 8—10jährigen Jungen einer süddeutschen Mittelstadt hiernach symptomfrei. Immerhin jedoch schläft schon jeder 4. Junge dieser Altersgruppe schlecht, und 22,7% der männlichen Kinder klagen über häufige Kopfschmerzen. Die Häufigkeitsangaben über Konzentrationsstörungen scheinen auf Einstellungsunterschiede der Eltern hinzuweisen; sie betragen in Reutlingen 38%, in Schweden dagegen nur 10%.

Es wurden Jungen für diese Studie gewählt, weil diese doppelt so häufig wie Mädchen psychosozial auffällig werden [32]. Am größten ist der Geschlechtsunterschied bei der Beurteilung von aggressivem und antisozialem Verhalten mit 4:1 [45]. Als schulspezifische Störung ist das Schulverweigern, aufgefaßt als Folge psychischer Entwicklungsbeeinträchtigungen [21], zu erwähnen. Die Bedeutung des Problems wird durch eine Abwesenheitsrate von durchschnittlich 10% der Schülertage erhellt. Die unter 9jährigen Kinder sind doppelt so häufig vertreten wie die älteren. Schulverweigern wird als eine Erkrankung der „Beziehungsfunktion des Kindes" aufgefaßt. Da es sich zumeist um eine extreme Abhängigkeit der Mütter von jeweils diesem Kind handelt, wird eine Behandlung der ganzen Familie für notwendig erachtet.

Die spezielle Abhandlung der widersprüchlichen Legastheniedeutung und -therapie würde diesen Rahmen sprengen; hervorhebenswert ist nur die Mitteilung aus der CSSR, wonach die Schule lediglich in 14% der Kinder die konkreten Empfehlungen der Ärzte respektierte [19].

Hochschule. Über die Arbeit der „Student Psychiatric Services" hat DÖRNER (1967) das Schrifttum bis 1966 unter dem Titel „Die Hochschulpsychiatrie" kritisch gesichtet und 1969 in einem Nachtrag ergänzt [31]. Wichtig erscheint, daß ein oft vermuteter plötzlicher Anstieg psychischer Störungen bei Studenten nicht nachzuweisen ist, auch nicht in den USA, wo bereits seit 30 und mehr Jahren die Studenten in etwa gleicher Zahl die „Student Psychiatric Services" frequentieren. Hiernach besuchen pro Jahr etwa 5—10% die psychiatrischen Dienste, die als personell ausreichend besetzt gelten, wenn auf 1000 Studenten ein Psychiater oder Psychologe kommt, ein Schlüssel, der allerdings nur bei den namhaften Hochschulen in den USA erreicht wird. Von besonderer Bedeutung für den Therapieerfolg ist, daß die Studenten von sich aus, also ohne Überweisung, eine Beratungsstelle aufsuchen; REDDING (1971) fand, daß die „freiwilligen" Klienten im Gegensatz zu den überwiesenen in signifikant höherer Anzahl einen akademischen Abschluß erreichten und dabei auch einen höheren Notendurchschnitt verzeichneten. WOODMANSEY (1971) begründete die Notwendigkeit psychotherapeutischer Behandlungen von Studenten u.a. anhand folgender Problemfelder: in Großbritannien beenden etwa 14% der Studenten ihr Studium nicht. Verläßliche Angaben zur sogenannten „drop-out"-Rate sind wegen häufiger Umschulungen und späterer Wiederaufnahme des Studiums z.Z. nirgends erhältlich. Auf die Suicidhäufigkeit bei Studenten wird noch ausführlich einzugehen sein. Vor allem aber hinsichtlich der Notwendigkeit einer Prophylaxe alarmiere die Tatsache, daß viele erfolgreiche Hochschulabsolventen erst später in beeinträchtigende oder bedrohliche Krisen geraten [129] (z.B. sterben 2% aller männlichen Mediziner bis zum 50. Lebensjahr durch Selbstmord [14]). Die Hochschulen sollten deshalb alle Ressourcen für psychotherapeutische Betreuung ausschöpfen und Tutoren unter ständiger Supervision zur Verbesserung der psychotherapeutischen Versorgung an den Hochschulen heranziehen [61]. Über die Vor- und Nachteile nichtprofessioneller Hilfsdienste gibt es nur Meinungen, aber keine empirischen Befunde. Sicher ist Idealismus ein entscheidender Faktor für die Wirksamkeit von Aktualhilfe. Im Grunde werden Kurztherapien benötigt, deren besondere Schwierigkeiten MALAN (1965) abgehandelt hat und dabei den Faktor der „Empathie" hervorhob. Aber auch die Schwierigkeit der Eingrenzung von Konfliktfeldern wurde deutlich. So stehen Laienkräfte an Schulen wie Hochschulen vor wissenschaftlich schwer erfaßbaren Aufgaben, die bisher nur in der Suicidprophylaxe in der Umkanalisierung der Aggression auf die Person des Therapeuten eine erste Bearbeitung gefunden haben [58, 112]. Analog zum Beratungslehrer (counsellor) an den Schulen wird beispielsweise an der Universität Sheffield seit 1967 Beratung in so durch Studenten selbst verbreitertem Umfange praktiziert [129]. SNYDER and KAHNE (1969) haben 893 Studenten des Jahrganges 1965

4 Jahre lang auf ihrem Studienweg begleitet, wovon 209 Studenten mindestens einmal die Beratungsstelle aufsuchten (sog. „user"). Es ergab sich, daß die „Patienten" vorzugsweise aus sozio-ökonomisch höherer Schicht sowie vermehrt aus Familien mit 2 Kindern stammten. Es handelte sich nach Meinung der Autoren nicht um schwere Charakterneurosen, sondern vorwiegend um momentane Anpassungsschwierigkeiten, ein Problem, das aus den bereits erwähnten Gründen nur die unterschiedlichen Standpunkte der Untersucher wiedergibt. Unbestreitbar ist die relativ schnelle Wiedereinpendelung der Studenten in Krisen, was jedoch nichts über den Grad der Wiedergefährdung aussagt. APPLETON (1970) betont, daß fast jeder der von ihm interviewten Studenten über Konzentrationsstörungen klagte. In gezielten Untersuchungen stellte er fest, daß diese unter ihren unrealistisch hohen Erwartungsmaximen bezüglich eines „totalen Aufgehens" in der jeweiligen Materie litten. Bei einem derartigen Konzentrationsideal werde das durchschnittliche Konzentrationsniveau bereits als Versagen erlebt. Gerade das spezielle intensive Konzentrieren mache besonders störanfällig und könne Monotonie, Langeweile, aber auch Unruhe, Bedürfnis nach vermehrten Sozialkontakten sowie Tagtraumphantasien freisetzen. Auf jeden Fall bilden gemäß der Bedeutung des Lernens als dem Zentrum der Tätigkeit eines Studenten Lern- und Arbeitsstörungen den Kern seiner Behinderungen. ZIOLKO (1968) betont daneben die besondere Rolle sexueller Triebimpulse dergestalt, daß intellektuelle Leistungsstörungen immer mit psychosexuellen Beeinträchtigungen einhergingen. Die Hervorhebung der Schwere der Störungen durch SPERLING (1968a) im Gegensatz zu einem Teil anderer Autoren hängt mit der gehäuften Beobachtung sog. „schizoider" Charakterneurosen im Sinne SCHULTZ-HENCKES (1949) oder „narzißtischer Neurosen" im Sinne KOHUTS (1973) zusammen. Die Gefährdung der Studenten wird als Teil der potentiellen Gefährdung der Akademiker überhaupt gesehen, die im Vergleich zu allen sonstigen sozialen Einbettungen die höchste Suicidquote haben und behalten [129, 81].

Während bezüglich der Zusammensetzung der Klientel die Beobachtungen von Beratungsstellen in aller Welt ziemlich gleichförmig sind, immer überwiegen Studenten der geisteswissenschaftlichen Fächer sowie weibliche Studierende [80], verdient eine 1967 durch die Göttinger Arbeitsgruppe durchgeführte Feldstudie bei Germanistikstudenten besondere Beachtung [65]. Weil es sich um ein Kollektiv von Nicht-Patienten handelt, das sehr gründlich untersucht und dessen Ergebnisse faktorenanalytisch aufgeschlüsselt wurden, ist es von hohem Aussagewert, daß über die Hälfte aller Befragten Beschwerden angaben, die eigentlich psychotherapeutische Behandlung notwendig erscheinen lassen. Weil Symptome aus dem depressiven Formenkreis (vgl. auch ZENZ 1971) im Sinne eines Erschöpfungssyndroms mit fast allen typischen psychosomatischen Begleiterscheinungen im Vordergrund der Nennungen stehen, und die Dimension „Unlust" überwiegt, ist die Strukturkrise der Hochschule ernst zu nehmen. Immerhin ist diese „Unlust" bei einem zu großen Teil der studentischen Jugend tödlich. 1951 alarmierte PARNELLS Suicidstudie über Oxford [76] die Öffentlichkeit und gab der englischen Studentenpsychiatrie entscheidenden Auftrieb, 1965 fanden BRUYN und SEIDEN in Berkeley unter den Studenten eine Rate von Suicidhandlungen, die um 77% höher als die der vergleichbaren allgemeinen Bevölkerung liegt. 1968 konnte LUNGERSHAUSEN nachweisen, daß die Häufigkeit von Suiciden bei Studenten deutlich über der einer vergleichbaren Durchschnittsbevölkerung liegt. Die besonders methodenkritische Untersuchung von V. FRIEDRICH (1972) bestätigt und differenziert diese Vorbeobachtungen. Demnach waren Suicide signifikant häufiger in der medizinischen und sozialwissenschaftlichen Fakultät mit Gipfeln in der Mitte und gegen Ende des Studiums. Die Väter der Suicidanten hatten häufiger eine akademische Ausbildung als dem Durchschnitt der Studentenschaft entspricht. Gegenüber der gängigen Erfahrung, daß die Anzahl vorausgegangener Suicidversuche die Gefahr des tödlichen Ausganges erhöhe [96], ergab sich hier nur bei den Suicidversuchen eine bedeutsame Zahl vorangegangener und bis in die Schulzeit zurückreichender suicidaler Handlungen, was die These STENGELS (1969), daß zwischen Selbstmord und Selbstmordversuch auch ein qualitativer Unterschied bestünde, bestätigt. Im Hinblick auf die institutionelle Rolle der Universität war bemerkenswert, daß die Suicidanten häufiger in Prüfungssituationen standen. In etwa der Hälfte der Fälle ließen sich erheblich problembelastete Familiensituationen feststellen. Hervorhebenswert ist das hohe Suicidrisiko der Studentinnen als ein Hinweis darauf, ,,daß der Emanzipationsprozeß der Frau an der Hochschule unter größeren Schwierigkeiten und Friktionen als in der Gesamtgesellschaft abläuft" [114a, b]. Wie kompliziert die Dinge liegen, geht aus der zunehmenden Häufung von Partnerkonflikten hervor [114a].

Das Problem der Überlang-Studierer und Studienabbrecher, die in anderen Beschäftigungen dann erfolgreich tätig sein können [30], soll hier nur als Aufgabe einer umfassenden Lebensberatung für die psychiatrischen Dienste an Hochschulen hervorgehoben werden. KROEBER-KENNETH (1973) nimmt die Schätzung der Max-Planck-Gesellschaft für Bildungsforschung aus dem Jahre 1966, wonach ca. $^1/_3$ aller Studenten die Hochschule ohne Abschluß verlassen, zum Ausgangspunkt differenzierender Berufskarriereüberlegungen.

Die Studentenunruhen definieren sich zunächst als bewußt antischulische Lebensform, tauchen vorübergehend in die Drogenwelle, um sodann jedoch weltweit eine Zeit lang als moralische Kraft politisch Einfluß zu nehmen [130, 7]. MCAREE (1968) betont den Unterschied zwischen den absoluten Standpunkten Jugendlicher und den beständigen Kompromissen Erwachsener. Die Bedeutung des Studententherapeuten sieht er sowohl in der Klärung der Konflikte mit einer rigiden Administration, deren anachronistische Verfahrensweisen besonders im Umgang mit der sogenannten ,,sexuellen Revolution" in großen Campus deutlich werden, als auch der eigenen innerpsychischen Hintergründe eines nach diesen Ausdrucksformen drängenden Erlebens.

SPERLING und JAHNKE (1974) haben auf die psychischen Folgeprobleme politischer Aktivitäten von Studenten im Geltungsbereich und die reaktiven Sexualstörungen infolge der Einbeziehung der sexuellen Freiheit in den ,,emanzipierten Normenzwang" aufmerksam gemacht. Die psychologischen Hintergründe studentischer Aktivisten wurden mit denen von Tic-Kranken verglichen und ihr übergroßer Drang zum Agieren in der Nähe von Psychosen angesiedelt [105]. Diese und Interpretationen aus Besonderheiten des Generationenkonfliktes nach dem 2. Weltkrieg [97] werden unter Heranziehung studentischer Selbstzeugnisse über die politisch wirklich intendierten Zielsetzungen von BERNDT (1973) in einem umfassenden soziologisch-psychoanalytischen Kontext gestellt. Die 3-Generationen-Studie von FLACKS (1967), wonach politisch aktive Studenten die latenten

Wünsche ihrer Väter in die Tat umzusetzen versuchen, ist bisher nicht wiederholt worden. FRANCIS (1970) hebt die Unbehandelbarkeit der Allmachtsphantasien hervor. POHLEN (1969) sieht in der Studentenrevolte eine „Scheinrebellion" und thematisiert die Abhängigkeitsproblematik. Die meisten Autoren betonen die depressiven Erlebenshintergründe.

Die relative Suicidhäufung in Prüfungszeiten ([41a]: 33% beim Suicid, 39% beim Suicidversuch) verweist auf persönliche Krisenzuspitzungen aus studienspezifischen Gründen. Auf die wegen der studentischen Initiativen in Fluß geratene Diskussion über Lerninhalte, Unterrichtsformen und Veränderungen der Modalitäten von Leistungsnachweisen kann hier nur hingewiesen werden, weil empirische Grundlagen, die verbindliche Aussagen über Vor- und Nachteile unterschiedlicher Verfahrensmodi erlauben, fehlen (vgl. BUCHHOLZ, 1969, die einen internationalen Vergleich gibt). Obwohl es sich bei der akademischen Prüfung um ein eindeutig studienbedingtes Konfliktfeld handelt, fiel schon DÖRNER (1967) auf, daß die Anzahl der Untersuchungen über Prüfungsstörungen auffällig gering ist, was auch in der Zukunft so blieb.

ZIOLKO (1968) betont die Angst vor dem Leistungsbeweis bei allfälligen Lernstörungen. MOELLER (1967) sieht in spezifischen Organisatoren-Defekten der psychischen Struktur das pathogenetische Prinzip der Prüfungsangst. BUCHHOLZ (1969) stellte die Schlafstörung als Leitsymptom heraus. Die Prognose der Examensneurose wird als relativ gut bezeichnet. Über den Umfang des Problems ist wenig zu erfahren, außer, daß die Prüfungsgestörten in Göttingen mit 10,8% an dem Gesamtklientengut der Beratungsstelle beteiligt sind. Eine Verbindung zwischen Prüfungsangst und vorausgegangenen Lernstörungen scheint vorzuliegen. Im übrigen sind die Prüfungsbedingungen in den einzelnen Ländern so unterschiedlich, daß eine Abgrenzung von Individual- und Sozialpathologie schwerfällt. BLOCH und RAPOPORT-SCHOONBROODT (1968) berichten ausführlich über die schwierigen Prüfungsverhältnisse in Belgien.

Obwohl die Lernbehinderungen das Kernproblem der „Schulpathologie" [26] darstellen, beschäftigen sich nur wenige Arbeiten explizit mit ihnen [40]. Eine Übersicht über Lern- und Leistungsstörungen aus psychoanalytischer Sicht gibt LÜDERS (1967) und hebt die besondere Bedeutung der Rolle der gestörten Aggressivität hervor. ZANDER (1967) analysiert das unterschiedliche Arbeitsverhalten und seine Störbarkeit bei verschiedenen, neurosenpsychologisch definierten Charakterstrukturen. Daß der neurotisch Lerngestörte immer zu wenig arbeitet, wurde von HEIGL (1969) herausgestellt.

Obwohl für diese Problematik eine Zusammenarbeit von Pädagogen und Therapeuten naheliegt, wäre eine solche nur in eigens dafür geschaffenen, geschlossenen Institutionen möglich. Als Beispiel aus dem Primarschulbereich berichten CHRISTUSOW u. Mitarb. (1973) aus Bulgarien, wobei neben den regelmäßigen intensiven Teamkonferenzen für die „Krankenschule" die Herabsetzung der Klassengröße (höchstens 7 Kinder), Verminderung der Stundenzahl und Lernstofferweiterung erst nach gründlicher Überprüfung des bisher tatsächlich assimilierten Lernstoffes erfolgt. In diesem Sinne ist auch die „Orthopädagogik" [26, 27] für psychisch erkrankte Gymnasiasten höherer Klassen und Studenten in mehreren speziell eingerichteten Musteranstalten in Frankreich organisiert. Neben der psychotherapeutischen Arbeit durch Psychoanalytiker, von der den Lehrern so viel mitgeteilt wird, daß sie den jeweils erkrankten Schüler verstehen können, ist das Kernstück der „Orthopädagogik" die Fehleranalyse. Der positiv motivierende Umgang mit Kenntnis-„Inseln" und die Auffüllung von partiellen, zumeist Grundkenntnislücken wird zum Teil durch ergänzenden Einzelunterricht geleistet. Weil Fleiß kein Gesundheitskriterium sei, dürfe die Beziehung zum Lehrer nicht vorrangig vom Leistungserfolg abhängig sein. Wichtig für die Psychiatrie ist die Beobachtung, daß die pädagogischen Kategorien mehr den prognostischen Kriterien der tiefenpsychologischen Dynamik als nosologischen Kategorien entsprechen [27].

Die Struktur psychiatrischer Dienste an Schulen und Hochschulen

In der zuletzt im Zusammenhang mit der „pathologie scolaire" genannten Musterklinik Dupré in Frankreich sind für je 130 Patienten 5 Vollzeit- und 5 Teilzeit-Psychiater, 2 Psychologen, 3 Sozialarbeiter sowie 25 vollbeschäftigte Lehrkräfte der Sekundarstufe angestellt. Außerdem stehen 15 Psychoanalytiker im Bedarfsfalle auf Abruf zur Verfügung. Derartig optimale Bedingungen sind selten, wenn nicht einmalig anzutreffen. In Frankreich stehen 4 ähnlich aufgebaute Kliniken für den höheren Bildungsbereich zur Verfügung.

Die Übertragung des an Hochschulen und child guidance-Kliniken etablierten klassischen Mental-Health-Teams von Psychiater, Psychologe und Sozialarbeiter auf das allgemeine Schulwesen muß vorerst als gescheitert angesehen werden. Einen differenzierten Bericht über die Art und Schwierigkeiten der Zusammenarbeit in den Jahren 1957 bis 1963 geben LAWRENCE et al. (1971). Der Schwerpunkt der psychotherapeutischen Tätigkeit bestand in der Vermittlung von Einsichten in die Psychodynamik an Lehrer. Obwohl eine deutlich positive Multiplikatorwirkung für einen ganzen Schulbezirk zu beobachten war, und auch die wachsende integrative Kompetenz des Schulpsychologen innerhalb der Schule wuchs, wurde das Projekt, gescheitert am prinzipiellen Widerstand der Schulbehörden wegen des „institutionellen Niemandslandes" und der fehlenden weisungsgebundenen Einordnung des Teams in das System der Schulverwaltung, schließlich durch Streichung der finanziellen Mittel beendet. Die Opponenten sprachen sich für direkte psychiatrische Dienste anstelle von Mental-Health-Aktivitäten aus.

Dagegen haben sich in den Vereinigten Staaten von Amerika und in deren Nachfolge in Großbritannien (Übersichten bei [72, 55, 127]) Guidance- und Counselling-Systeme entwickelt, die sich ursprünglich von der 1908 durch FRANK PARSONS ins Leben gerufenen Berufsberatung (vocational couselling) ableiten und einem Stufenplan der Einbeziehung weiterer Bereiche folgen, wie er seit 1952 am differenziertesten von CAPLAN (1959) als „mental-health"-Dienst konzipiert wurde. Ausgangspunkt ist die Familie als Beratungseinheit, die mit einem vorwiegend praktisch ausgebildeten Team-Mitglied, meist der Sozialarbeiterin, Kontakt hält, die ihrerseits Spezialisten, darunter auch Psychiater, konsultieren kann. Schlüsselbegriff ist die „Krise", wobei jede Individualentwicklung durch eine Folge von Krisenperioden aufgefaßt wird. Die Hilfe besteht in der gemeinsamen

Erarbeitung eines akuten Handlungsplanes. Hierfür wird eine kurze Folge von Gesprächen angeboten. In der Schule hat sich der „Berater ständig mit den Verantwortlichen der Hierarchiespitzen zu arrangieren, da ihr Widerstand jeglichen Erfolg gefährdet". Eine Hauptschwierigkeit sei, zu hohe Erwartungen der Klienten rechtzeitig abzubauen. In den USA sei das Pro-Kopf-Verhältnis Schüler: Counsellor im Sekundarschulbereich etwa 500:1. Auch dort ist der so wichtige Primarschulbereich noch deutlich unterbesetzt. Interessant ist, daß der Aufbau derartiger Einrichtungen offenbar stets nach ähnlichem Muster erfolgt: der Bericht aus Japan (1968) betont zwar den Anfall innerschulischer Probleme und das Anwachsen der Jugendkriminalität, bleibt aber bezüglich der Aktivitäten vorwiegend im Bereich wirtschaftlicher Personalkanalisierung [44]. Aus Jugoslawien werden ebenfalls fast ausschließlich berufsberaterische Aktivitäten berichtet [13]. In den sonstigen sozialistischen Staaten seien (Bericht der UNESCO, 1963) keine Beratungseinrichtungen erforderlich, weil „die Berufsförderung im Rahmen des Erziehungssystems und seiner Einordnung in den gesellschaftlichen Produktionsprozeß" [126] erfolge. Nach neueren Informationen scheint jedoch die Notwendigkeit besonderer therapeutischer Institutionen zunehmend anerkannt zu werden, wie das Beispiel Bulgariens zeigt [20].

Gerade bezüglich der Breitenwirkung der mental-health"-Konzeptionen ist die Einbeziehung von Laien viel diskutiert worden. GRUVER (1971) berichtet über die Mitwirkung von College-Studenten, die bei der offenbaren Erfolglosigkeit der Professionellen in Defizitbereichen (bei Slumarbeit, Suchtkrankheiten, Jugendkriminalität etc.) eine „Brückenfunktion" auszuüben vermochten. Hierbei werde die unverbrauchte Motivation Jugendlicher bei fehlender Theorielastigkeit bewußt eingesetzt. Die Gefahr negativer Spätwirkungen infolge unzureichender Qualifikationen wird durchaus gesehen; die Erfolge seien methodisch noch nicht objektivierbar. Auf jeden Fall aber sei eine positive Auswirkung in Richtung einer „Persönlichkeitsänderung" bei den in diesen Projekten beteiligten Studenten selbst zu verzeichnen.

Hochschule. Bei der Studententherapie hält WITTENBERG (1970) aufgrund ihrer Erfahrungen in England die Einbeziehung eines Laienteams für nicht geeignet. Insbesondere im Hinblick auf die Mithilfe von Hochschullehrern müsse festgestellt werden, daß diese neben ihren sonstigen Qualifikationen nur selten eine Begabung hätten, die Bedürfnisse junger Menschen zu verstehen. Dagegen beschreiben MECHANIK et al. (1969) die Vorteile eines von Medizinstudenten betriebenen zusätzlichen Beratungssystems, das sich auf allgemeine Gesprächshilfe beschränken und als Überweisungsangebot fungieren kann. Der Vorteil bestünde darin, daß diese Einrichtung einen nicht geringen Personenkreis, der von offiziellen Institutionen in bestimmten Problemsituationen keinen Gebrauch mache, noch erreichen könne. Diesem studentischen Beratungsdienst, der sich an den Gesichtspunkten der Caplanschen Krisenintervention orientiert, stehe ständig ein Psychiater für Telefonkontakte zur Verfügung. Eine therapeutische Tendenz durch sozialpsychiatrisches Einwirken wird in der „Milieukontrolle", die KAMBLY (1968) beschreibt, dadurch versucht, daß bewußt erfolgreiche mit lerngestörten Studenten in Wohneinheiten zusammengefaßt werden. Unter anderem sollen ältere Studenten jüngeren bei der Bewältigung ihrer Schwierigkeiten in Zusammenarbeit mit dem "mental-health-team" behilflich sein. Eine Beziehungssetzung zwischen amerikanischen Campus und europäischen Studentensiedlungen ist wegen der gänzlich anderen administrativen und strukturellen Verhältnisse nicht möglich.

Die Kooperation zwischen Psychiatern, Psychologen und Sozialarbeitern hat sich im allgemeinen durchgesetzt. Die Frage der Integration der Mitarbeiter in den Lehrkörpern [36], um Identifikationen zu ermöglichen, oder die Forderung nach strikter Unabhängigkeit [61], um eine volle, unparteiliche Wirksamkeit entfalten zu können, wird unterschiedlich beantwortet, für die Patientenauswahl ist sie sicher bedeutsam. Wichtig ist auf jeden Fall, daß die administrativen Probleme (einschließlich der Ausstellung von Bescheinigungen etc.) in den therapeutischen Prozeß selbst mit einbezogen werden [111]. Für den Behandlungserfolg scheint die institutionelle Einbettung nicht so wichtig wie die Tatsache, ob ein Therapeut als „warm" oder „kalt" erlebt wird. Obwohl der „Warmherzige" technisch weniger versiert sein kann, sei er effektiver [119]. In einer Übersicht über die überhaupt in einer Fragebogenaktion erfaßten "College-Counseling-Centers" in den USA kommen NUGENT und PAREIS 1968 zu dem Ergebnis, daß nur 41% der Einrichtungen über das wünschenswerte Verhältnis von Berater-Student von 1:500—1000 verfügen. Bezüglich des Anteiles der Psychiatrie im Beratungswesen ist hervorhebenswert, daß seinerzeit nur 38% der erfaßten Anstalten die Möglichkeit einer psychiatrischen Konsultation anbieten konnten.

Auf die Unterschiedlichkeit der Probleme, die an Psychiater, Psychologen und Sozialarbeiter herangetragen werden, ist verschiedentlich hingewiesen worden [18, 30, 56, 72, 95, 108, 114, 118]. Wichtig ist deshalb, daß möglichst über alle Klienten in Teamkonferenzen gemeinsam diskutiert wird, und die Schwerpunkte der Behandlung festgelegt werden. Die zunehmende Anzahl von Institutionen, die unter psychologischer Leitung nur Gesprächs- und Verhaltenstherapie anbieten, vernachlässigen m.E. die häufigen begleitenden psychosomatischen Störungen. Auch ist das Problem des Symptomenwandels noch nicht ausdiskutiert.

In der letzten Zeit mehren sich die Stimmen, die von der Individualtherapie mit der „psychiatrischen Tyrannei" (SZASS, 1967) zu einer entwicklungsorientierten Funktion studentischer Gesundheitsdienste vordringen möchten. In Wirklichkeit handele es sich um eine Konfrontation von Konflikten ganzer sozialer Systeme [120, 74]. Die Innovationen im studentischen Gesundheitsdienst [35] sollten sich auf die Schaffung therapeutischer Gemeinschaften konzentrieren und bewußt ihre Kompetenz über die Krisenintervention hinaus erweitern. Den Hauptbetroffenen, den Studenten, sollte ein Höchstmaß an Mitwirkung ermöglicht werden. Dies könne nur durch eine Vielzahl von Aktivitäten erreicht werden, die auch außerhalb des Beratungszentrums stattfinden sollten. Dem Ziel der Verbreitung psychodynamischer Einsichten dient auch die Herausgabe von Druckschriften [11, 12] und die Mitarbeit an Studentenzeitschriften [48].

Therapie

Hier begegnet man einer Vielzahl von Konzepten, die von der Betonung der aktuellen Krisenintervention bis zur primären Prävention reichen. Durchgängig kann gesagt werden, daß in der ganzen Welt der für die rechtzeitige Prävention so wichtige Primarschulbereich institutionell völlig unterversorgt ist [72, 40, 127]. Hier dürfte die Einbeziehung familientherapeutischer Konzepte (Übersichten bei [1, 98, 113]) unerläßlich werden. Im Sekundarschulbereich stammen entscheidende Anregungen von psychoanalytisch ausgebildeten Pädagogen [9]. Die Konzeption der „emotionalen Soforthilfe" (Life-space-Interview nach REDL, 1959 [92a, 94]) verdiente breitesten Eingang sowohl in die Schul- als auch die Behandlungspraxis. Hierbei wird dem Kind sofort Verständnis für sein Fehlverhalten angeboten, die Verbindung zu früheren ähnlichen Situationen hergestellt, aber auch zu vermitteln versucht, daß es immer mehrere Möglichkeiten der Konfliktbewältigung gibt und „krankhaftes" Verhalten sich wirklich nicht lohne. Die Einbeziehung allfälliger emotionaler Störungen in den pädagogischen Gruppenprozeß hat R.C. COHN (1972) mit ihrer themenzentrierten-interaktionellen Methode versucht. Es werden dabei neben der Stoffvermittlung die Lernbarrieren und die Beziehungen der Gruppenmitglieder zueinander mit thematisiert, um den Unterricht humaner und damit effektiver zu gestalten [23]. Ähnlich halten DEARMONT und PARKER (1970) ein Schulsystem, das nur auf Wissensanhäufung ausgerichtet ist, sich aber um emotionale Mangelzustände und Verkrüppelungen nicht bekümmert, für inhuman. Innovationen im Sinne einer Mitgewährung von „Therapie" in den Unterrichtsveranstaltungen selbst würden aber eine gänzlich veränderte Didaktik, dargeboten durch völlig anders ausgebildete Pädagogen bedeuten.

Das allmähliche Umdenken innerhalb der Medizin zeigt sich am deutlichsten in Konzeptionen, wonach der Studentenarzt ein Psychiater sein sollte [34], weil tatsächlich die meisten Gesundheitsstörungen im Studentenalter psychischer oder psychosomatischer Genese seien. — Nahezu durchgängig wird Kurztherapieverfahren der Vorrang zugesprochen. Damit ergibt sich jedoch eine Schwierigkeit: erfolgreiche Kurztherapie setzt ein Maximum an Kenntnissen des Therapeuten voraus, soll doch der Klient in die Lage versetzt werden, die volle Verantwortung für alles ihn Betreffende tragen zu lernen und aktiv Wertentscheidungen zu fällen [90]. Hierbei sei das Eindringen in die Tiefendimension nur begrenzt erforderlich. Demgegenüber werden gerade in den USA Therapieformen zunehmend verbreitet, die in extremer Weise die psychosozialen Abwehrformationen sprengen, um mit der emotionalen Tiefenperson zu arbeiten [57, 88]. Fallbeispiele betreffen häufig Studenten. Bezüglich der Einbeziehung nicht psychoanalytisch ausgebildeter „Counsellors" beobachteten JOHNSON u. Mitarb. (1969) ein erschreckendes Maß an Ignoranz hinsichtlich psychodynamischer Grundeinsichten. Auf der anderen Seite stellten PALMERTON und FRUMKIN (1969) bei Personen mit guten psychodynamischen Grundkenntnissen eine negative Einstellung gegenüber körperlich Behinderten fest. Die Konzeption der Situations- gegenüber der Methodenzentrierung in der psychotherapeutischen Technik [114a] ist in der Praxis der psychiatrischen Dienste an Schulen und Hochschulen unvermeidlich, stößt aber, bewußt gemacht, auf affektive und wissenschaftstheoretische Widerstände. Sie befürwortet ausdrücklich den Wechsel der Interventionsstrategien innerhalb einer Therapieeinheit je nach Konstellation im Rahmen einer psychodynamisch grundorientierten Gesprächstherapie. Daß die gruppentherapeutischen Möglichkeiten in der Schul- und Hochschulpraxis immer nur eine relativ geringe Bedeutung hatten [17, 30], möge Anlaß sein, die Frage der wirklichen Bedürfnisse, die an psychiatrische Dienste an Schulen und Hochschulen herangetragen werden, zu überdenken: in einer Zeit der Vermassung der Institutionen wünscht der junge Mensch als Individuum genommen zu werden. Anders steht es mit den Studenten, die unter europäischen Verhältnissen der Gefahr der Vereinsamung ausgesetzt sind. Hier kann eine Auffang- und Orientierungsgruppe mit psychagogischer Zielsetzung [110] wichtige Dienste leisten. Schließlich sind noch die an der University von Massachusetts neu eingeführten Einführungstage für Studienanfänger zu erwähnen, die gemeinsam mit deren Familienangehörigen zum Abbau gegenseitiger Vorurteile durchgeführt werden [17].

Es mag aufgefallen sein, daß die Drogenproblematik aus diesem Bericht ausgeklammert wurde. In passageren Fällen werden Drogensüchtige von den bestehenden Einrichtungen mitzubetreuen versucht, bei schwerem Abusus an Selbsthilfeorganisationen und Spezialkliniken, soweit vorhanden, verwiesen.

Literatur

1. ACKERMAN, N.W.: Family psychotherapy today. Family Process **9**, 123—134 (1970).
2. ADAM, R.: 10 Jahre Erziehungsberatungsstelle Göttingen. Prax. Kinderpsychol. **18**, 152—156 (1969).
3. AICHHORN, A.: Erziehungsberatung und Erziehungshilfe. Hamburg: Rowohlt 1972.
4. AKINLAYA, G.: Moderne Unterrichtsmethoden bedrohen unsere Kinder. Medical Tribune (Ausgabe für Deutschland) **8**, Nr. 45a, 9 (1973).
5. APPLETON, W.S.: Difficulty in concentration as a college mental health problem. Int. psychiat. Clin. **7**, 67—82 (1970).
6. AURIN, K.: Zur Eingliederung von Beratungssystemen und Schulzentren und Gesamtschulen. In: AURIN, K., GAUDE, P., ZIMMERMANN, K. (Hrsg.), Bildungsberatung. Frankfurt-Berlin-München: Diesterweg 1973.
7. BERNDT, H.: Nachträgliche Bemerkungen zur „Unruhe der Studenten". Psyche (Stuttg.) **27**, 1128—1151 (1973).
8. BERNFELD, S.: Sisyphos oder die Grenzen der Erziehung. Frankfurt: Suhrkamp 1967.
9. BETTELHEIM, B.: The decision to fail. The school Review **69**, 389–412 (1961).
10. BLOCH, C., RAPOPORT-SCHOONBROODT, L.: Problèmes particuliers de la psychothérapie individuelle d'étudiants en période d'examens. Confin. psychiat. (Basel) **11**, 51—57 (1968).
11. BLOCH, C., DEBREYNE, C.: Etudier et vivre à l'université (Service d' aide psychologique aux étudiants.) Bruxelles 1972.
12. BLOCH, C., DEBREYNE, C.: Choisir sa voie dans les études universitaires. (Service d' aide psychologique aux étudiants.) Bruxelles 1972.
13. BRANCIS, B.: Vocational guidance in Yugoslavia. Belgrad 1970.
14. Suicide among doctors. Brit. med. J. **1964 I**, No. 5386, 789.
15. BRUYN, H.B., SEIDEN, R.H.: Student suicide. J. Amer. Coll. Hlth Ass. **14**, 69—77 (1965).
16a. BUCHHOLZ, B.: Die akademische Prüfung als institutionelles und persönliches Problem (Untersuchungen zur Examensneurose). Med. Diss. Göttingen 1969.
16b. BUCHHOLZ, B.: In: SPERLING, E. JAHNKE, J. (Hrsg.): 114b.
17. CANN, M.A.: Principal Psychologist, Mental Health Service, The University of Massachusetts, Persönliche Mitteilung (1973).
18. CAPLAN, G.: Concepts of mental health and consultation. Washington: U.S. Children's Bureau Publication No. 375 (1959).
19. ČERNÝ, L., ŽLAB, Z.: Die Erfahrungen mit der Reedukation der Dyslexien in der ČSSR. III. Internationales Symposion der Kinderpsychiater sozialistischer Länder, Sofia (1973) (hektogr. Vortragsmanuskript).
20. CHRISTOSOW, C., et al.: Neurosen und neurotische Entwicklungen im Schulalter. III. Internationales Symposion der Kinderpsychiater sozialistischer Länder, Sofia (1973) (hektogr. Vortragsmanuskript).
21. CLYNE, M.B.: Schulkrank? Schulverweigern als Folge psychischer Störungen. Stuttgart: Klett 1969.

22. COHN, R.C.: Stil und Geist der themenorientierten interaktionellen Methode. In: SAGER, C.J., KAPLAN, H.S. (Hrsg.), Handbuch der Ehe-, Familien- und Gruppentherapie, Bd. III. München: Kindler 1972.
23. COHN, R.C.: Zur Humanisierung der Schulen. Schlesw.-Holst. Ärzteblatt **26**, 11/12, 497—504 (1973).
24. CROWTHER, P.: A school mental health program. Ment. Hyg. (N.Y.) **52**, 400—404 (1968).
25. DANON-BOILEAU, H., LAB, P.: L'inhibition intellectuelle. Psychiat. Enf. **5**, 43—173 (1962).
26. DANON-BOILEAU, H., DELESALLE, S., GAUGE, D., LAB,, P., LEVY, E., PLUMYENE, J., RUFFIOT, A.: La Rôle d'une Orthopédagogie dans le traitment des maladies mentales de l'adolescent scolaire et de l'étudiant. Annales méd. psychol. **121**, 13—28 (1963).
27. DANON-BOILEAU, H., DELLESALLE, S., LAB, P., BAZIN, P., FRONTISI, F., GOLDBERG, J., GUIBOUT, D.: Essai clinique sur certaines disciplines litteraires: aspects symptomatiques, rationnels et techniques. Psychiat. Enf. **10**, 281—463 (1967).
28. DAVIDSON, J.: Psychiatric consultation in a school for problem girls. Ment. Hyg. (N.Y.) **53**, 280—288 (1968).
29. DEARMOND, M., PARKER, A.T.: Becoming human. J. Higher Educ. **39**, 506—511 (1970).
30. DÖRNER, K.: Die Hochschulpsychiatrie. Sozialpsychiatrischer Beitrag zur Hochschulforschung. Stuttgart: Enke 1967.
31. DÖRNER, K.: Hochschulpsychiatrie: ein Problembereich der Sozialpsychiatrie. Nervenarzt **40**, 1—7 (1969).
32. EISENBERG, L.: Emotionally disturbed children and youth. (1969 White House Golden Anniversary Conf. on Children and Youth.) Washington 1960.
33. ERIKSON, E.H.: Kindheit und Gesellschaft, 2. Aufl. Stuttgart: Klett 1961.
34. FAHY, P.: Problems of psychotherapy with students. Confin. psychiat. (Basel) **11**, 4—7 (1968).
35. FALK, R.B.: Innovations in college mental health. Ment. Hyg. **55**, 451—455 (1971).
36. FARNSWORTH, D.L., OLIVER, H.K.: Mental health in college and university in the United States of America. Int. Soc. Sci. J. **11**, 54—62 (1959).
37. FATKE, R.: Die Notwendigkeit psychohygienischer Dienste im Rahmen der Bildungsberatung — dargestellt am Beispiel der USA. In: AURIN, K., GAUDE, P., ZIMMERMANN, K. (Hrsg.), [6].
38. FLACKS, R.: The liberated generation. An exploration of the students' protest. J. Soc. Issues **23**, 52—75 (1967).
39. FRANCIS, J.J.: Depressionen, Allmachtsphantasien und Nichtbehandelbarkeit bei Proteststudenten. Psyche (Stuttg.) **24**, 530—532 (1970).
40. FRIEDRICH, H.: Psychosoziale Konflikte und schulpsychologische Beratung. In: ROTH, H., FRIEDRICH, D. (Hrsg.), Gutachtenband für den Deutschen Bildungsrat (Arbeitstitel). Stuttgart: Klett 1974.
41a. FRIEDRICH, V.: Selbstmord und Selbstmordversuch unter Göttinger Studierenden. Med. Diss., Göttingen (1972).
41b. FRIEDRICH, V.: In: SPERLING, E., JAHNKE, J. (Hrsg.), [114b].
42. FÜRSTENAU, P.: Zur Psychoanalyse der Schule als Institution. Das Argument (Berliner Hefte für Probleme der Gesellschaft) **6**, 65—78 (1964).
43. FÜRSTENAU, P. (Hrsg.): Psychoanalytischer Beitrag zur Erziehungswissenschaft. Darmstadt: Wissenschaftliche Buchgesellschaft 1974.
44. FUJIMOTO, G.K.: Educational and vocational guidance in Japan. Psychologia (Kyoto) **11**, 101–113 (1968).
45. GILBERT, G.M.: A survey of „Referral problems" in metropolitan child guidance centers. J. clin. Psychol. **13**, 37—42, (1957).
46. GLIDEWELL, J.C.: The child at school. In: HOWELLS, J.G. (ed.), Modern perspectives: international psychiatry. Edinburgh: Oliver & Boyd 1969.
47. GÖLLNITZ, G., RÖSLER, H.-D.: Störungen der intellektuellen Entwicklung und ihrer Dynamik. III. Internationales Symposion der Kinderpsychiater sozialistischer Länder, Sofia (1973) (hektogr. Vortragsmanuskript).
48. GOERTZEN, S.M., STRONG, D.J.: Counselling practices in the small colleges and universities of the pacific northwest: a twelve-year follow-up study. Pers. Guid. J. **41**, 254—259 (1962).
49. Group for the advancement of psychiatry: The role of psychiatrists in colleges and universities, N.Y., No. 17 (1957).
50. GRUVER, G.G.: College students as therapeutic agents. Psychol. Bull. **76**, 111—127 (1971).

51. HEIGL, F.: Zur Psychodynamik der Lernstörungen. Z. psychosom. Med. Psychoanalyse **15**, 239—251 (1969).
52. HITPASS, J.: Verlaufsanalyse des schulischen Schicksals eines Sextanerjahrganges von der Aufnahme bis zur Reifeprüfung. Schule und Psychologie **14**, 371—378 (1967).
53. HOCHHEIMER, W.: Zur Tiefenpsychologie des pädagogischen Feldes. In: DERBOLAV, J., ROTH, H. (Hrsg.), Psychologie und Pädagogik. Heidelberg: Quelle & Meyer 1959.
54. HOFSET, A.: Gifted children in the primary schools in Norway. IVth International Round Table of Educational and Vocational Guidance, The Hague (1970), (hektogr. Vortragsmanuskript).
55. HUGHES, P.M.: Guidance and counselling in British education. European Teacher **6**, 3—15 (1968).
56. ILLING, H.A.: Das therapeutische Team in der Psychiatrie und Psychotherapie in Amerika. Heilkunst **76**, 238—239 (1963).
57. JANOV, A.: Der Urschrei. Ein neuer Weg der Psychotherapie. Frankfurt: Fischer 1973.
58. JOHNSON, P.J., TUCKER, E.B., BRADBURY, B.A., SPENCER, F.J.: Survey of suicide Counseling available to students in metropolitan Richmond. Publ. Hlth Rep. (Wash.) **84**, 118—120 (1969).
59. JONSSON, G., KÄLVESTEN, A.L.: 222 Stockholms pojkar. Stockholm-Göteborg-Uppsala: Almquist & Wiksell 1964.
60. KAMBLY, A.J.: Milieu control: an aid in the psychiatric treatment of adolescent underachievers. Confin. psychiat. (Basel) **11**, 34—42 (1968)
61. KIRK, B.A., FREE, J.E., JOHNSON, A.P., MICHEL, J., REDFIELD, J.E., ROSTON, R.A., WARMAN, R.E.: Guidelines for university and college counseling services. Amer. Psychologist **26**, 585—589 (1971).
62. KOHUT, H.: Narzißmus. Frankfurt: Suhrkamp 1973.
63. KROEBER-KENNETH, L.: Studienabbruch kein Beinbruch. Das Deutsche Bildungsmagazin **5**, 32—33 (1973).
64. KUBIE, L.S.: The utilization of preconscious functions in education. In: BOWER, E.M., HOLLISTER, W.G. (eds.), Behavioral science. Frontiers in education. New York: Wiley 1967.
65. KUDA, M.: Bericht über eine Feldstudie (von SCHALTENBRAND, J. u.a.) bei Germanisten. In: SPERLING, E., JAHNKE, J. (Hrsg.), [114b].
66. LAPOUSE, R., MONK, M.A.: An epidemiological study of behavior characteristics in children. Amer. J. publ. Hlth **48**, 1134—1149 (1958).
67. LAWRENCE, M.M.: The mental health team in the schools. New York: Behavioral Publications 1971.
68a. LEMPP, R.: Frühkindliche Hirnschädigung und Neurose. Bern-Stuttgart: Huber 1964.
68b. LEMPP, R.: Lernerfolg und Schulversagen. München: Kösel 1971.
69. LONG, N.J., MORSE, W.C., NEWMAN, R.G. (eds.): Conflicts in the classroom. The education of the emotionally disturbed child, 6th ed. Belmont (Cal.): Wadsworth Comp. 1968.
70. LÜDERS, W.: Lern- und Leistungsstörungen. Psyche (Stuttg.) **21**, 915—938 (1967).
71. LUNGERSHAUSEN, E.: Zum Problem der Suizidhandlungen an Universitäten. In: ZIOLKO, H.-U. (Hrsg.), [134].
72. LYTTON, H.: School counseling and counselor education in the United States. Slough: National foundation for educational research in England and Wales. Occasional Publication Series No. 19 (1968).
73. MCAREE, C.P.: The ecology of colleges and universities and the psychotherapy of students. Confin. psychiat. (Basel) **11**, 8—17 (1968).
74. MAHLER, E.: Psychische Konflikte und Hochschulstruktur. Psyche (Stuttg.) **23**, 772—795 (1969).
75. MALAN, D.H.: Psychoanalytische Kurztherapie. Bern-Stuttgart: Huber/Klett 1965.
76. MALLESON, N.: The mental health of exology Paris: International Universities Bureau 1954.
77. MECHANIK, P., RAPPAPORT, B.S., SCARAMELLA, T.J., VATZ, K.A., WINIG, H.R.: New concepts in university community mental health services. J. Amer. med. Ass. **208**, 2453—2456 (1969).
78. MINDE, K.K., WERRY, J.S.: Intensive teacher counseling in a low socioeconomic area: a controlled evaluation. Amer. J. Orthopsychiat. **39**, 595—608 (1969).
79. MOELLER, M.L.: Untersuchungen zur Psychodynamik der neurotischen Prüfungsangst. Med. Diss. Berlin (1967).
80. MOELLER, M.L., SCHEER, J.W.: Psychotherapeutische Studentenberatung, Probleme der Klienten — Probleme der Institution. Stuttgart: Thieme 1974.
81. MÖLLHOFF, G.: Suizid in sozialmedizinischer und rechtlicher Sicht. Med. Welt **23**, 1508—1511 (1972).

82. MÜLLER, H.: Methoden des Erstleseunterrichts und ihre Ergebnisse. Hain: Meisenheim/Glahn 1964.
83. MUENCH, G.A.: An evaluation of student mental health services. Amer. J. Orthopsychiat. 30, 608—617 (1960).
84. MUNFORD, E., BALSER, B.H., RUCKER, M.: Ambiguities in a secondary school mental health project. Amer. J. Psychiat. 126, 1711—1717 (1970).
85. NEWBURRY, P. (Department of Paediatrics. The Chedoke-McMaster Centre, Hamilton, Ontario, Canada.): In: Med. Tribune (Ausgabe für Deutschland) 8, Nr. 40, 39 (1973) (Bericht über den Kongreß der Canadian Paediatric Society 1973).
86. NUGENT, R.A., PAREIS, E.N.: Survey of present policies and practices in college counseling centers in the United States of America. J. cons. Psychol. 15, 94—97 (1968).
87. PALMERTON, K.E., FRUMKIN, P.M.: College counselor knowledge about and attitudes towards disabled persons. Percept. Motor Skills 28, 657—658 (1969).
88. PERLS, F.: Gestalt therapy verbatim. Lafayette (Cal.): Real People Press 1969.
89. POHLEN, M.: Die Abhängigkeitsthematik in der Revolte der Studenten. Psyche (Stuttg.) 23, 762—771 (1969).
90. PRATT, D.: Psychotherapy in the university. Teachers' College Record. 62, 282—287 (1961).
91. REDDING, R.: Self-referred students and other-referred students using college counseling services. J. cons. Psychol. 18, 22—25 (1971).
92a. REDL, F.: The concept of the life space interview. Amer. J. Orthopsychiat. 29, 1—18 (1959).
92b. REDL, F.: In: LONG, N.J., MORSE, W.L., NEWMAN, R.G. (eds.), [69].
93. REDL, F., WINEMAN, D.: Kinder, die hassen. Fehlfunktionen des Ich bei milieugeschädigten Kindern. Freiburg i.B.: Lambertus 1970.
94. REDL, F.: Erziehung schwieriger Kinder. München: Piper 1971.
95. RHODES, W.C.: Utilization of mental health professionals in the school. Rev. Educ. Res. 28, 497—511 (1968).
96. RINGEL, E. (Hrsg.): Selbstmordverhütung. Bern, Stuttgart: Huber 1969.
97. ROSKAMP, H.: Über Identitätskonflikte bei im Zweiten Weltkrieg geborenen Studenten. Psyche (Stuttg.) 23, 754—761 (1969).
98. SAGER, C.J., KAPLAN, H.S. (eds.): Progress in group and family therapie. New York-London: Brunner/Mazel, Butterworths 1972.
99. SANBORN, M.P.: A. Comparison of four high school guidance programs in terms of four criteria. Pers. Guid. J. 43, 293—298 (1964).
100. SCHMIDT, H.-U.: Überlegungen zur Beratung im Hochschulbereich. In: AURIN, K., (Hrsg.), [6].
101. SCHMIDT, W.: Psychoanalytische Erziehung in Sowjetrußland. Bericht über das Kinderheim-Laboratorium in Moskau. Leipzig-Wien-Zürich: Intern. Psychoanalytischer Verlag 1924.
102. SCHULTZ-HENCKE, H.: Lehrbuch der analytischen Psychotherapie. Stuttgart: Thieme 1951.
103. SHERTZER, B., JACKSON, R.: School counseling in America and England. Comp. Educ. 5, 143—148 (1969).
104. SIGRELL, B.: Problemkinder in der Schule. Weinheim-Berlin-Basel: Beltz 1968.
105. SIMENAUER, W.: Der behandlungsbedürftige Proteststudent als „Tiqueur". Psyche (Stuttg.) 24, 526—530 (1970).
106. SINGER, K.: Lernhemmung, Psychoanalyse und Schulpädagogik. München: Ehrenwirth 1970.
107. SNYDER, B.R., KAHNE, M.J.: Stress in higher education and student use of university psychiatrists. Amer. J. Orthopsychiat. 39, 23—35 (1969).
108. SPERLING, E.: Müdigkeit, ein Leitsymptom neurotischer Lernstörungen bei Studenten. Z. psycho-som. Med. Psychoanalyse 13, 188—190 (1967).
109. SPERLING, E.: Struktur und Funktion eines studentischen Beratungsdienstes. Confin. psychiat. (Basel) 11, 43—50 (1968a).
110. SPERLING, E.: Behandlungseinleitung in offenen Gruppen bei Studenten. Gruppenpsychotherapie und Gruppendynamik 2, 147—152 (1968b).
111. SPERLING, E., FRIEDRICH, D.: Administrative Probleme und Möglichkeiten eines Behandlungsangebotes in Beratungsstellen für Studenten. In: ZIOLKO, H.-U. (Hrsg.), [134].
112. SPERLING, E.: Das therapeutische Gespräch mit Suizidalen. Nervenarzt 43, 409—411 (1972).
113. SPERLING, E.: Die Technik der Partner- und Familientherapie. Z. psycho-som. Med. Psychoanalyse 19, 272—278 (1973).

114a. SPERLING, E., JAHNKE, J.: Zwischen Apathie und Protest. Studentenprobleme und Behandlungskonzepte einer ärztlich-psychologischen Beratungsstelle, Bd. I. Bern-Stuttgart-Wien: Huber 1974.
114b. SPERLING, E., JAHNKE, J. (Hrsg.): Zwischen Apathie und Protest, Bd. II. Empirische Studien zur psychosozialen Situation der Studenten. Bern-Stuttgart-Wien: Huber 1974.
115. SPOERRI, T., WINKLER, W.T. (Hrsg.): Student und Neurose. Verhandlungen des VII. Internationalen Kongresses für Psychotherapie, Wiesbaden, 1967. Basel-New York: Karger 1969.
116. STARR, B.D. (ed.): The psychology of school adjustment. New York: Random House 1970.
117. STENGEL, E.: Selbstmord und Selbstmordversuch. Frankfurt: Suhrkamp 1969.
118. STRONG, S., HENDEL, D.D., BRATTON, J.C.: College students' views of campus help-givers: counselors, advisers, and psychiatrists. J. cons. Psychol. 18, 234—238 (1971).
119. STRUPP, H.: The perfomance of psychiatrists and psychologists in a therapeutic interview. J. clin. Psychol. 14, 219—226 (1958).
120. SZASZ, T.S.: The ethics and politics of college psychiatry. Amer. J. Orthopsychiat. 37, 288—289 (1967).
121. TAYLOR, A.J.W.: The cultural handicap in university education. J. spec. Educ. 3, 295—302 (1969).
122. TEICHMANN, H., GÖLLNITZ, G., GÖHLER, I.: Entstehung und Wirkung höher Leistungsforderungen durch das Elternhaus. III. Internationales Symposion der Kinderpsychiater sozialistischer Länder, Sofia (1973) (hektogr. Vortragsmanuskript).
123. THALMANN, H.-C.: Verhaltenstörungen bei Kindern im Grundschulalter. Stuttgart: Klett 1971.
124. University Health Services. A study based on a world survey to which 40 countries responded. Geneva: World University Services 1955.
125. Unesco-Publication No. 214: Organization of special education for mentally deficient children. A study in comparative education. Geneva-Paris 1960.
126. Unesco-Publication No. 254: The organization of educational and vocational guidance. Geneva-Paris 1963.
127. VAUGHAN, T.D.: Education and vocational guidance today. London: Routledge & Kegan Paul 1970.
128. WITTENBERG, I.: Psychotherapeutic consultations with students in difficulty. IVth International Round Table of Educational Counseling and Vocational Guidance, The Hague (1970) (hektogr. Vortragsmanuskript).
129. WOODMANSEY, A.C.: Psychotherapy in the student health service. Lancet **1971** (London), 1122—1123.
130. WYATT, F.: Motive der Rebellion. Psyche (Stuttg.) 22, 561—581 (1968).
131. ZANDER, W.: Arbeitsstörungen und Neurosenstruktur. Z. psycho-som. Med. Psychoanalyse 13, 236—243 (1967).
132. ZENZ, H.: Empirische Befunde über die Giessener Fassung einer Beschwerdeliste. Z. Psychother. med. Psychol. 21, 8—13 (1971).
133. ZIOLKO, H.-U.: Student und Neurose. Confin. psychiat. (Basel) 11, 58—66 (1968).
134. ZIOLKO, H.-U. (Hrsg.): Psychische Störungen bei Studenten (Symposion Berlin 1968). Stuttgart: Thieme 1969.
135. ZIOLKO, H.-U.: Psychische Auffälligkeiten bei Studienanfängern. In [134].
136. ZIV, A.: Problems in the guidance of the gifted child. IVth. International Round Table of Educational Counseling and Vocational Guidance, The Hague (1970) (hektogr. Vortragsmanuskript).
137. ZULLIGER, H.: Schwierige Kinder, 3. erw. Aufl. Bern-Stuttgart: Huber 1951.

The Biological and Social Character of Drug Dependence (Drogenabhängigkeit)

By

N. Bejerot

With 1 Figure

Contents

Introduction	488
The Biological Nature of Addiction	489
Drug Dependence is a Condition in Itself	489
Definitions	490
Will and Pleasure	491
The Pleasure-Pain Principle	493
The Short-Circuit Mechanism	494
Addiction in the Animal World	494
Discussion	495
General Remarks	495
Anorexia Nervosa	496
Gambling	496
Physical Dependence	497
Socio-Medical Classification of Addictions	497
Single Cases	497
Addiction Resulting from a Consciously Accepted Risk During Medical Treatment	498
Addiction Inadvertently Caused by Medical Treatment	498
Self-Established Addictions	499
Epidemic Addictions	499
Contagion	499
Rapid Spread	500
Historic Boundaries	500
Geographic Boundaries	500
Ethnic Boundaries	501
Age Distribution	501
Sex Ratios	502
Group Boundaries	504
Massivity	504
Fashion in Choice of Drugs	505
Fashion in Method of Administration	505
Endemic Addictions	506

Risk Groups 507
   Risk Groups in Addiction of Therapeutic Type 507
   Risk Groups in Self-Established Addictions 507
   Risk Groups in Addiction of Epidemic Type 508
   Addictions of Epidemic and Therapeutic Type: Two Different Diseases 510
   Risk Groups in Addictions of Endemic Type 510
Treatment and Drug Policy 512
References 513

Introduction

Earlier in this work (Bd. II/2) KIELHOLZ, BATTEGAY and LADEWIG have presented the clinical psychiatric aspects of the addiction problem (Drogenabhängigkeiten). Here I will take up the biological and socio-medical aspects.

In this chapter the term drug dependence is used in its widest sense and includes even coffee and nicotine dependence. Drug addiction has been reserved for the malignant forms (morphinism, cocainism, barbiturism, alcoholism, etc.), which lead to individual and social dysfunction. We will return to definitions later.

Drug dependence has previously been a relatively limited problem within psychiatry. In the rapidly spreading youth addictions, clinical psychiatry is faced not only with a new type of patients, but also with a new and very complicated problem.

The international debate on drug addiction grows in proportion to the problem, and the literature is already extensive. The debate, however, has been more contradictory than is usual in scientific questions. This is doubtless because a number of scientific fields are involved—from chemistry, pharmacology and physiology, over internal medicine, pathology and psychiatry, to social medicine, psychology, sociology, law, social and political science, etc. In addition there is an emotional interference from the lay public which often makes the interdisciplinary communication still more difficult. There is already a wealth of knowledge on drug dependence, but the cross-scientific integration of this has only just begun.

At multidisciplinary conferences on the problem of drug dependence, research workers from different fields often do not even understand each others terminology and theories. Chemists and pharmacologists stress the blocking of the effects of drugs (HALD et al., 1948; DOLE and NYSWANDER, 1965; MARTIN et al., 1967; SCHUSTER, 1970; JÖNSSON et al., 1971; GROSZ, 1972), psychiatrists and psychologists root about among underlying psychological disturbances and unsolved conflicts which prevent the development of a mature super ego (SIMMEL, 1929; MEERLOO, 1952); sociologists point out the social stigmatizing process of deviating behaviour and fixation in negative roles (WILKINS, 1965; DINITZ et al., 1969; KAPLAN and MEYEROWITZ, 1970; STEPHENS and LEVINE, 1971); lawyers and penologists experience the abuse problem as an expression of asocial conduct and lawlessness (BLUM and WAHL, 1964; ROBITSCHER, 1969), while theologians and philosophers consider it as a moral issue. Common to all of these approaches is the tendency to see addiction as a *symptom* of some chemical, psychological, social or ethical deficiency in the individual, in society or in both.

The Biological Nature of Addiction

Drug Dependence is a Condition in Itself

To start with I will increase the confusion by stating that the "symptom theories" are basically incorrect and unfruitful, and due to lack of understanding of addiction as a *biological condition*. We are all agreed that abuse of alcohol and drugs, like, for instance, criminality and prostitution, may be—and often is—a symptom of individual and social disturbances, *but alcoholism and other addictions are not symptoms, they are themselves deeply rooted, morbid conditions which are characterized by their own dynamics of development when they are once established.*

Let me illustrate this argument with a simple, every-day example, nicotinism, which is one of the most banal of all drug dependences in spite of the marked excess morbidity and mortality connected with it (HAYBITTLE, 1966; BELL and LAING, 1969; WEIR and DUNN, 1970). Most people who smoke tobacco started in the lower teenages, or even earlier, usually to imitate their elders and to look grown-up. In the beginning it was often unpleasant, and the youngsters suffered from headache and vomitting, but they coughed their way through one packet of cigarettes after the other to prove to themselves and others how grown-up they were.

If the ambition to look big was the *underlying cause* which induced the teenager to *begin* smoking (RUSSELL, 1971), this can hardly explain why the same person, thirty years later, may be smoking a packet of cigarettes a day. "The cause"—to look grown-up—no longer exists, but the individual, as we know, still finds it very difficult to stop smoking. Why? I say it is because he has developed a nicotine dependence. Cigarette smoking is now no longer a symptom, and it has not been so since the teenage period of abuse. The craving for cigarettes has become *a condition of its own*, a disease if you like, and far more serious than was previously realized (HAY, 1972; CHERRY and FORBES, 1972), and only nicotine can satisfy this craving (JARVIK et al., 1970; Glick, 1971). The same applies to morphinism, for instance, which has arisen as a complication of the treatment of pain. Even if the pain was temporary and ultimately disappeared altogether, the morphinism remains and develops according to its own dynamics.

From the example with cigarette smoking and nicotinism we can immediately conclude that *no disturbed personality is required, and no underlying social problems, for an individual to develop a drug dependence. In principle any individual and any animal will develop a dependence of this type if addicting substances are administered in sufficient quantities during a certain period of time, even if there are large individual differences in the dose and time required for development of addiction.* The more potent a dependence producing substance, and the more pleasant the psychopharmacological effects, the quicker and stronger is the development of addiction.

The established drug dependence thus becomes a force in itself and follows its own laws. It is the same, for instance, with a lung cancer which is directly caused by tobacco smoking. Even if the causal mechanism—smoking—is discontinued after the inception of cancer, the tumor progresses none the less according to its own dynamics. We could agree with HEGEL, and say that in these processes a dialectic change occurs in the development: A certain *quality* (A) ("abuse", e.g. "experimental smoking") after successive *quantitative* increments (that is repeated experimental smoking) after a while changes to a *new quality* (B) ("dependence", in this case "nicotinism"). The effects of quality B may then through quantitative accumulation (prolonged smoking) give rise to a third quality (C) cancer of the lung, which even that follows its own laws, increases quantitatively and finally leads to the last quality (D), death.

We should be in agreement now that drug dependence is in principle a condition essentially different from drug use and abuse. Even if there are intermediary stages that are difficult to classify, in most cases it should not cause the trained clinician any great difficulty to differentiate abusers from those who have passed the abuse phase and developed a well-established addiction.

Definitions

There are many more or less sophisticated definitions of addiction, and I have discussed this in detail earlier (BEJEROT, 1970). A simple and pragmatic definition is given by VOGEL et al. (1948): "Drug addiction may be defined as a state in which a person has lost the power of self-control with reference to a drug and abuses the drug to such an extent that the person or society is harmed." In addiction there is a continuous or intermittent craving (LINDESMITH, 1965) to continue taking the drug "by any means" as it was expressed in the WHO definitions (1964).

MØLLER (1955) suggested that the addictions should be called *euphomanias* and said: "The desire for euphoria is such an essential feature in the picture of euphomania that I consider that it should be included unconditionally in the definition of euphomania".

I believe that the element MØLLER describes is the most essential in the whole dependence problem: the attempt to obtain a pleasurable experience. But this attempt is usually present also during the phase of abuse, before dependence has developed. I would therefore like to define manifest drug dependence—or toxicomania, which I consider is a more adequate term (BEJEROT, 1970)—as *a condition of (1) recurrent or continuous (2) medically unmotivated or inappropriate, (3) chemically induced pleasurable influence on the central nervous system (4) sought by the individual and (5) having the strength and character of a basic drive.* In this concept I include all forms and degrees of drug dependence, from cocainism and heroinism to nicotinism and dependence on coffee. These are all variations of the same phenomenon, although the pleasurable effects of the substances, and therefore their addicting potential, differ greatly. To the inveterate smoker, however, tobacco may be of as much importance as alcohol is to the alcoholic, but the difference in the psychotoxic qualities of the substances, the negative effects on the individual, and on his ability to function socially are overwhelming. Drug addiction should be reserved for the malignant forms of drug dependence or toxicomanias where the condition gives rise to individual and social dysfunction. Dependence on coffee, nicotine, etc. could be termed banal toxicomanias, in spite of the negative effects which occur in tobacco smoking.

With this definition of addiction we can—at least theoretically—easily differentiate between abuse and addiction: At the abuse stage the individual can steer his consumption and intoxication through his own free will (precompulsive stage). In time, however, according to the addicting quality of the drug, the dosage, the intensity and duration of drug consumption, and individual factors, abuse will change into dependence, and then it assumes a character similar to that of a basic drive (the compulsive stage). The individual now loses the power of mastering his craving for the drug, the addiction dominates the individual and his way of life. In regard to cocaine and heroin this condition usually develops after only a few weeks of continual abuse, but it can occur much more quickly; in fact it can occur at the first contact with the drug. With barbiturates and amphetamines it usually takes months of intensive consumption of large doses before addiction arises. Alcoholism, on the other hand, usually takes years of abuse to develop: a couple of years in young people, far longer in the middle-aged.

The addicting power of the drug thus varies greatly. Intravenous administration results in a quicker and stronger dependence than if the drug is taken orally. Monkeys develop alcoholism in a few weeks if they are given copious amounts of alcohol intravenously (SEEVERS, 1968).

Will and Pleasure

When drug dependence has developed the character and strength of a natural drive, the individual has not therefore lost all voluntary control over his drug consumption. The individual—anyway in the case of humans—always retains some power of modifying his behaviour. For a long while the drug dependent person tries to hide his drug consumption or to steer it into socially accepted forms. The alcoholic tries as long as possible to remain sober at work and perhaps also while driving. The intravenous addict attempts in the beginning to conceal from his relatives that he is taking drugs. The same applies to the average person in regard to sexual instincts; he postpones his activity until the situation is suitable.

It should be observed that unreliability, manipulation and simulation so characteristic of addicts (DUNCAN, 1965; KOLB, 1962), are in fact a defence for their craving for drugs, and this phenomenon—which might be called "pseudopsychopathic behaviour", and which clinically is often erroneously considered to be a manifestation of primary character disturbances—is strongly marked even in those cases where the individual has not demonstrated any abnormal psychological tendencies before the inception of addiction (TERRY and PELLENS, 1928). We recognize this behaviour from the defence of sexual behaviour in every-day life. For instance, we know that an individual who is usually honest and reliable in other respects, may be very dishonest when he has to protect some extramarital love affair which is vital to him. The natural drives make the unfaithful husband tell lies about repeated committee meetings, business trips, scientific congresses or what ever smoke-screen he uses to hide his libidinous behaviour.

Thus even when a certain behaviour is an expression of a natural or acquired drive, an individual still has considerable freedom in forming the details in and around the desired experience, but he/she has little power to suppress it.

From clinical experience we know that drug effects are often valued above sexual satisfaction by addicted humans and animals, both quantitatively and qualitatively. SEEVERS (1969) writes: "All the evidence suggests that, following an initial experience, drugseeking is probably as powerful a drive in human and animal behaviour as food and sex, and in susceptible individuals may supercede either or both." This gives some idea of the difficulty in treating addiction, and it may be compared with the difficulty in treating sexual abberations. How many people suffering from sexual difficulties would be prepared to accept castration as a solution to their problem? Practical experience from the prison services is instructive here. Previously, before it was possible to treat dangerous sexual delinquents with hormones, these men were often interned for life or until they reached a high age. They were usually offered castration and immediate release; but this was often refused. They preferred to remain locked up—but with the opportunity of masturbating—rather than be rid of their dangerous sexual drives, and return to society as free men.

RADO (1963) has described the addict's situation very tellingly in a single sentence: "The patient does not suffer from his illness, he enjoys it." On the other hand this does not mean that the addict is not burdened by many severe problems. The emotional debit and credit of addiction, however, speak for continued drug consumption, and that is the usual result.

Let us for one moment consider the commonest of our forms of addiction—alcoholism. We know that the alcoholic can drink away his money, family, work, social position, and lose everything that previously was important to him. The only explanation of how he can accept this psychological, economic and social deterioration is that the successive painful losses are outweighed by the immediate satisfaction which alcohol gives him.

Will-power and craving often collide in every-day life, and we need not be psychologically disturbed or weak-willed individuals to be unable to master our desires. We need only think of all the fat people who so whole-heartedly desire to be thin. The desire to eat tempting food, however, is usually stronger, for which reason their curves increase with the years (SWANSON and DINELLO, 1970). Consider then that the craving for drugs in most kinds of addiction is far more insistent than the desire to eat excessively.

Obese patients provide many parallels with addicts: They are often quite incapable of steering developments in spite of strong medical support; they are unreliable in reporting what they consume, they often insist that they "just haven't taken anything at all" although they continue to gain weight. If they are admitted to hospital for slimming ("weaning") they have a tendency to smuggle in unpermitted calories, and after discharge there is a very high risk of relapse. STUNKARD (1958) wrote on the treatment of obesity: "Most obese persons will not stay in treatment for obesity. Of those who stay in treatment most will not lose weight and of those who do lose weight, most will regain it".

Just as with addicts, the overweight persons want to get rid of the complications to their special enjoyment without being prepared to sacrifice the source of enjoyment itself. On the other hand they willingly undergo worthless "treatment" (as massage for obesity or "advice" for addiction) if it does not hazard the satisfaction of their craving. In the same way the alcoholic seeks assistance for his gastritis or ulcers, insomnia or irritability, but he is not prepared to give up alcohol. Usually the heavy smoker will try all possible medicaments for his chronic bronchitis, but generally he rejects the only adequate measure—to stop smoking.

The Pleasure-Pain Principle

We have now reached the core of the problem. It is easiest to understand the process of addiction, the paradoxical symptomatology, its poor prognosis and chronic character if we see the *development of dependence as a "short-circuiting" of the pleasure-pain mechanism, and addiction as an artificially induced drive that has arisen in this way, as strong or even stronger than sexual drives.*

The pleasure-pain principle seems to be the primary biological steering mechanism for the whole animal world including humans, with optimation of pleasure as the goal. To obtain pleasure—whether it is to eat and drink, to find warmth, security and friendship or to obtain sexual satisfaction—some kind of effort is required. In the same way effort is needed in order to avoid discomfort—irrespective of whether it is hunger, thirst, pain, cold, loneliness, sexual deprivation, etc. It seems that *the pleasure-pain principle is the unconscious regulator in the animal world, and it furthers the adjustment of the individual and the survival of the species.*

The pleasure-pain principle has internal barriers preventing or counteracting abuse of the normal biological pleasure mechanism which might hazard the individual's adjustment or the ability of the species to survive. Even the strongest pleasurable sensation, the sexual orgasm, is followed by a refractory period. This has as a result that even the most libidinous young male must spend time on other activities between his sexual adventures, activities which may be essential to life, such as building a nest, hunting, etc.

Some people may object that we humans are not animals guided only by basic drives, and perhaps they will point out that we daily force ourselves to do many unpleasant things: We get up early to go to work, where perhaps we have unpleasant and dull tasks to perform. It requires little further consideration, however, to understand that the unpleasantness would soon be still greater if we did not struggle through our daily measure of disagreeable tasks; we would lose our job, the respect of friends and relatives, and in time risk a process of social rejection. On the other hand, if we overcome our difficulties we receive various rewards for our pains—income, respect, security—sometimes perhaps only a good conscience, but that is not a bad satisfaction either. The main difference in the way human and animal behaviour is guided by the pleasure-pain principle is that *humans are more capable of following long-term goals, denying themselves satisfaction for the moment and enduring present discomfort in favour of future pleasure.* This long-term, socio-cultural way to the satisfaction of pleasure requires a learned character moulding.

The Short-Circuit Mechanism

What happens if we "short-circuit" the pleasure-pain mechanism and give the individual unlimited means of gratifying his desires? This has been demonstrated by the nevrophysiologists OLDS and MILNER (1954). It was observed that when electrodes were implanted in the pleasure center of the brain of rats, and they were given the opportunity to self stimulation, there was a positive reinforcement with the characteristics of a primary reward. "With electrodes correctly placed and with the current correctly set, it was possible to generate more motive force with a brain stimulus reward than with any other reward ordinarily used in animal experimentation" (ST-LAURENT and OLDS, 1967). These research workers also showed that the reinforcement of brain stimulation could be so strong as to lead to death from starvation or collapse from physical exhaustion.

In Ann Arbor, SEEVERS and his coworkers have experimented with rhesus monkeys which, by means of an ingenious apparatus, were enabled to self-administer drugs intravenously. All the common drugs of dependence proved to be reinforcing in the monkeys, and the pattern of abuse in man and monkeys is strikingly similar (SCHUSTER et al., 1969). When central stimulant drugs were administered the monkeys took the drug day and night for a period of about 6–9 days without sleep and with practically no food or fluids. Then they were exhausted; they took some water and slept or rested for a few days. After that they ate and drank and then started again on the next intensive injection period of about a week, and so on. This periodic abuse is completely governed by pharmacological and physiological factors, and is typical also for human addicts injecting stimulants when they have access to an ample supply of drugs. When an amphetaminist is asked why he stops his period of heavy abuse he often declares it is because his throat is so dry that it is difficult to swallow: "It feels like a laryngitis". At this stage the body and the mucous membranes are so dehydrated that the discomfort of continued drug administration exceeds the satisfaction obtained. There is also a tolerance for the euphoric effects of amphetamine (ROSENBERG et al., 1963). This has been related to exhaustion in the transmittor mechanisms (LEWANDER, 1970, 1971).

Addiction in the Animal World

It is also of great theoretical interest that addiction occurs spontaneously in the animal world, especially among social insects.

Among ants there are many species that have this special type of pleasure seeking behaviour. HÖLLDOBLER (1971) described how one of these species, *Formica polyctena,* adopts beetles and larvae *Atemeles pubicollis,* whose secretions are greatly desired by the ants. Even filter paper soaked with the beetle secretion is carried into the nest by the ant hosts. He was able to demonstrate that not only did the ants feed the beetle larvae, but the presence of beetle larvae reduced the normal flow of food to ant larvae, while the presence of ant larvae did not affect the flow of food to the beetles. These and other ants, e.g. *Lasius flavus,* also habor the beetle species *Lomechusa,* whose larvae feed on the ants' own larvae. When they are disturbed the ants will carry the beetles to safety before their own offspring (LINDROTH and NILSSON, 1959). Thus for the delights of the beetle secretion the ants are prepared to offer their own offspring. This leads our thoughts to the opium smokers in old China; it was not unusual for them to sell their wives and children in order to buy more opium.

SEEVERS (1969) reports other types of spontaneous addiction in the animal world: "... certain animals in their natural habitat behave much like man in seeking drugs. Stock-raisers in various countries have long suffered economic losses when their horses, cattle, or sheep discover the so-called "loco-weeds". Once having come under the influence of these toxic herbs, animals often will refuse other fodder and greedily seek them, and even influence other animals to eat them, often with fatal results."

Discussion

General Remarks

It is important to understand these deeply rooted biological phenomena. Behavioural and social scientists are unfamiliar with these natural forces, and they often interpret them as deprivation conditions (deprivation of love, acceptance, self-confidence, security, social and material assets, etc.) or as a result of unfortunate habit forming. Such etiological factors are of great significance in the *inception of abuse,* but the fully developed addiction is, in principle, a condition of quite a different quality.

Nowadays pharmacologists, in contrast to many behavioural scientists, are aware that certain substances give rise to severe dependence conditions regardless of who takes them; but it has not been pointed out previously that these conditions assume the character of basic drives. A generation ago even pharmacologists did not always realize that certain substances could cause serious dependence conditions if, in the course of research, the scientist tested them on himself for a time. LEWIN (1924) says in his classic ethnopharmacological work *Phantastica:* "During recent years I have seen among men of science frightful symptoms due to the craving for cocaine. Those who believe they can enter the temple of happiness through this gate of pleasure purchase their momentary delights at the cost of body and soul." But the addict is prepared to do this, and he finds inumerable reasons to avoid adequate treatment and inumerable ways back to his drug experiences.

There are a number of other psychiatric conditions which theoretically appear to have a relationship to addiction in so far as they seem to involve a disturbance in the ballance of the pleasure-pain mechanism. I have, in passing, mentioned over-eating and (common forms of) extreme obesity, and similarities between this condition and drug addiction have been described by other authors (SWANSON and DINELLO, 1970; YORKE, 1970). Two other related conditions may be mentioned; anorexia nervosa and gambling. The background and initiating mechanisms are different from that of drug addiction, and these conditions are also very dissimilar from each other in regard to their onset, the population at risk and premorbid personality. The strong, instinctive pattern—and therefore the resistance to treatment—seem, however, to be common to them all.

Anorexia Nervosa

It is not only over-eating which may be pleasurable, even hunger can be appreciated. Those who have brought down their weight by prolonged starvation know that it is distressing to fast the first few days, but after about a week sensations of hunger diminish significantly. During a long period of starvation hunger seems to disappear completely in many cases, and the individual enters a trance-like state which may even be accompanied by hunger hallucinations. Fasting plays an important part in many religions, and it is quite possible that the revelations experienced by holy men and religious leaders during prolonged fasts have had this background.

Here I will not go into the psychogenesis of anorexia nervosa. For these patients starvation has become extremely pleasurable (even if it does not give rise to euphoria), and this seems to have developed the character of a basic drive. These patients also act in a similar manner to the addicts, but in an inverted way: Instead of smuggling in forbidden substances and denying this, they smuggle away their food, hide it in the room or in their clothes, throw it out of the window or flush it down the toilets, while in many cases they insist the whole time that they have eaten it.

Many anorexia patients starve themselves to death if they are not forcibly fed. They themselves are often quite incapable of interrupting the course of the condition, just as addicts with a drug fixation; both conditions prove very resistant to psychotherapy, although the patients's intellect is completely intact (BRUCH, 1971).

Gambling

Gambling mania is a common condition and has been a well-known phenomenon for thousands of years. A game that for most people seems quite meaningless and in addition obviously leads to loss for the player, is experienced by the inveterate gambler as so exciting and pleasurable that he can discontinue only with difficulty, if he can stop at all. Although the player knows that he has the odds against him, and that the man manipulating the roulette, totalizator, bingo or lottery earns large sums out of his activity, the gambler does not stop playing until his money is gone or the premises are closed (MORAN, 1970; YORKE, 1970). Just as in drug addiction, gambling is often accompanied by cultural and social declination. Ruin and suicide may be the final stage in both conditions (KUSYSZYN, 1973).

Also sexual perversions (fetishism, exhibitionism, sadism, etc.), pyromania, kleptomania and even nail-biting, seem to be conditions of an addictive nature.

Regardless of what predisposing traits an individual may have for the development of drug dependence, and regardless of which factors initiate an abuse of drugs, there develops not only an immediate dose-response mechanism, but in time also a deep fixation to the pleasurable effects of the drug (or the effects of allaying distress caused by absence of the drug). This pleasure fixation appears to assume the character of an artificially induced drive, and the treatment is as problematic as in other disturbances in the function of natural drives. The intellect is usually intact (even if there is intellectual deterioration in alcoholism, abuse of barbiturates, etc., and mental changes in the direction of a magical way of thinking can be seen in dependence on hallucinogens), while the morbid process affects the emotional section of the personality. The most serious damage is to will-power, which is changed in accordance with the needs produced by the new, artificially induced drives. The addicted individual becomes extremely manipulative in defending his craving and drug consumption.

Physical Dependence

Earlier physical dependence was considered of vital importance (WHO 1957, 1964) because forms of addiction associated with tolerance development, increasing doses and physical dependence were completely dominant. In the approach presented here *physical dependence falls outside the actual dependence concept and is reduced to an incidental, metabolic complication.* Physical dependence is strongly marked in connection with a long period of consumption of central nervous depressants (opiates, barbiturates and other sedatives and hypnotics, alcohol, ether, thinner, etc.), but subtle and relatively insignificant in consumption of stimulants (cocaine, amphetamines, phenmetrazine, methylphenidate, mescaline, psilocybin, LSD, cannabis, etc.) (WIKLER, 1973). Physical dependence plays an important part in the continuation of abuse when it has once begun (WIKLER, 1971). Physical dependence can also give rise to psychological conditioning to the abstinence phenomena (WIKLER, 1973), so that both psychological and physical dependence are intimately connected. Physical dependence does not present any problem on correct medical detoxification. But the actual addiction, the deep emotional bond to the intoxication experience, is not affected by detoxification. Otherwise morphinists, barbiturate addicts and alcoholics, etc. would be greatly improved once they are detoxified, but we know that this is not so. Addicts seem to bear an easily aroused craving for their drugs for the rest of their lives, and a severe relapse is usually provoked by renewed consumption of their favourite drug, even of small amounts, regardless of the length of the drug-free interval.

Socio-Medical Classification of Addictions

Before 1965 addictions were classified according to the type of drug abused, and addicts were described as morphinists, heroinists, amphetaminists, etc. That year I introduced a socio-medical classification according to the genesis, dividing addictions into single, epidemic and endemic types (BEJEROT, 1965, 1969).

Single Cases

By single cases is meant addictions which have arisen without the influence of other addicts. We can distinguish three main types of single cases:

Addiction Resulting from a Consciously Accepted Risk During Medical Treatment

This is mainly a matter of the relief of pain in incurable and dying patients, and a complicating addiction in these cases has to be accepted. Generally there is no great problem with regard to these addictions.

Addiction Inadvertently Caused by Medical Treatment

Isolated cases of morphinism have arisen in this way, but the risk of addiction is small in correct medical treatment of pain.

On the other hand it is not unusual for nervous and anxiety-ridden patients to become addicted through long over-consumption of tranquilizing drugs and sleeping tablets. The risk is particularly great if the patients wander from one physician to another, and receive drugs from several of them simultaneously without any coordination of the medication. Many physicians also prescribe tranquilizing and sleeping tablets in an irresponsible way, and thereby initiate addiction in their unsuspecting patients. The risks are thus correlated to the degree of urbanization. From Norway RETTERSTØL and SUND (1965) reported in a follow-up study of 122 cases of addiction, that none of them came from the large Norwegian fishing and agricultural population.

The single cases have in recent years been completely overshadowed by the epidemic addictions. However, even the iatrogenic addictions are probably rising rapidly in number as a result of the great increase in the prescribing of psychotropic drugs during the last ten years.

FREYHAN (1971) reported that production of tranquilizers has doubled in the USA in the last four years. During 1970 five billion doses of tranquilizing drugs, three billion doses of amphetamine and five billion doses of barbiturates were produced in the USA. A third of all Americans between 18 and 74 were reckoned to have taken psychoactive drugs of some kind during 1970. "We must face up to the fact that we cannot account scientifically for this consumption rate of therapeutic drugs. There is no evidence of an increase in the incidence of drug treatable psychiatric disorders to match the astronomic increase of prescriptions."

BALTER and LEVINE (1971), on the basis of a long study of the prescribing of a representative sample of 1500 American physicians and 400 pharmacies, showed that 70 per cent of the prescriptions of psychoactive drugs in private practice were from non-psychiatrists. Also in the case of anti-depressive and anti-psychotic drugs psychiatrists were responsible for only a small part of the prescriptions.

From Sweden BERGSTRÖM and WESTERHOLM (1971) reported a representative study of 816 persons in a medium sized Swedish town (Östersund). 25 per cent of these had received prescriptions for psycho-active drugs during a 15-month period 1968–69. 361 received only one prescription, but 73 received 8 or more prescriptions of this type during the observation period.

This type of abuse of drugs and addiction risk can be reduced with the help of a central data register of prescriptions. Norway has already introduced a system of this type (JØLDAL and HALVORSEN, 1972).

Self-Established Addictions

These are old and familiar phenomena. Through the ease with which they can obtain drugs, medical staff have always run a risk through self-administration of dangerous drugs in conditions of pain, depression or stress.

In none of these three groups of single cases is there any marked tendency to draw others into drug abuse. The individual cases are often very severe, but their addiction is not *contagious*, with some reservation for addicted physicians, about a fifth of whom draw their wives into addiction (EVANG, 1967). They also have a marked tendency to be careless in prescribing dangerous drugs to patients. As early as 1915 BROWN declared: "Certain physicians unhappily leave behind them a sad trail of addicts. In most instances these physicians are themselves addicts."

Epidemic Addictions

It is often considered that some kind of microbes are involved if we talk of epidemics. Other forms of contagion occur, however. We had, for instance, bizarre mass phenomena during the Middle Ages, such as epidemics of dancing (JASPERS, 1923; PLAUT, 1930; BACKMAN, 1945). Local outbreaks of suicide and arson occur now and then. Previously there has been great interest in mental epidemics (WEYGANT, 1905; DIX, 1907; WOLLENBERG, 1920; JASPERS, 1923 and SCHNEERSOHN, 1928), but these experiences have not been applied to drug epidemics.

The literature abounds in descriptions of small, local, mental epidemics, and I will quote a recent report from Britain (BENAIM et al., 1971): "An epidemic of falling, confined to one single class of a large comprehensive school in a London suburb, is described. There were 24 adolescent girls in the class, all in the sixteen-seventeen age group, and the class was involved in examinations. The school authorities decided to close down the class one week before the end of term, when 8 girls and a young locum teacher lay unconscious on the floor. Most of the girls affected belonged to the 'in-group': the very bright, the Greek, the Jewish and the one coloured girl were unaffected."

One of the protagonists of the epidemic was admitted to hospital for observation, and there she started a hysterical "pregnancy epidemic" in her ward.

The epidemic addictions have a number of characteristics which differentiate them radically from addictions of single type.

Contagion

The type of epidemic addiction which now afflicts most Western industrial countries has, as a prerequisite, direct, personal contagion between an established abuser and a beginner (BEJEROT, 1965). It is unlikely that anyone would begin to inject drugs into the veins without being taught by an experienced person. It is perhaps less widely recognized that you cannot even learn to smoke hashish properly without being taught the technique (BECKER, 1953; BLOOMQUIST, 1968).

As early as 1968, CAMERON. Chief of the Drug Dependence Unit, World Health Organisation, pointed out: "There is only one major difference between the classical infectious-disease model of illness and drug dependence as a communicable disorder. With infectious diseases, the host may be indifferent to the agents of such diseases as cholera or malaria. But with drug dependence, the host wants and seeks out the agent."

DE ALARCÓN (1969) has traced in detail the paths of contagion in a heroin epidemic in Crawley, a new town outside London (see Fig. 1 in SHEPHERD's chapter, p. 132).

Contagion in epidemic addictions is spread almost exclusively via close personal contact (BEWLEY, 1965; GLATT, 1965; AUSUBEL, 1966; BRILL, 1966; CAMERON, 1968; BLACHLY, 1970; COCKETT, 1971; NAHAS, 1973; LEVENGOOD et al., 1973). It is still a common misconception that pushers initiate people into abuse of this type. Pushers come into the picture later, and they then play a pernicious role as suppliers and reinforcers.

Rapid Spread

The number of single cases in a society is usually fairly stable, while drug epidemics, once started, seem to develop by geometric progression as long as potential risk groups remain and drug policy is unchanged. The heroin epidemic in Britain doubled every sixteenth month between 1959–67 (BEWLEY et al., 1968). The Swedish amphetamine epidemic doubled about every thirtieth month between 1948–68 (BEJEROT, 1970).

Historic Boundaries

The epidemic addictions always start suddenly, as when a spark lights a forest fire. On the other hand, it may smoulder in the undergrowth a long while before the flames break out in full force.

Drug epidemics may be brought to an end, as the great amphetamine epidemic in Japan after the World War II (TATETSU, 1963; BRILL and HIROSE, 1969) or the Chinese opium smoking, which was overcome by firm action after the revolution in 1949 (BLAUSTEIN, 1962). Addicts were compelled to work on farms under supervision, and were not permitted to return to the towns (CHEUNG, 1973; LOWINGER, 1973).

The cocaine epidemics in England and Germany in the twenties were also checked by law enforcement methods (SPEAR, 1969).

Geographic Boundaries

A drug epidemic may be limited to a school, a district in a city, a region, or a country. On the other hand, epidemic addictions are checked by political and geographic boundaries for long periods, even if communications across the borders are lively.

The injection of amphetamines, which started in Stockholm in the late forties, was practised by about 400 individuals before the first known cases appeared outside Stockholm in 1956, when one of my addicted patients moved to Gothenburg. Before 1966 the Danish authorities did not know of any intravenous addicts. A well-known Swedish pedlar had made energetic attempts to sell central stimulants in Copenhagen in 1966, but failed. However, that year the first intravenous cases were discovered in Denmark. In 1968 there was already a daughter epidemic of a few hundred cases of intravenous abuse in Copenhagen, and one year later there were an estimated 500 cases. In 1972 there were about 3.500 intravenous drug abusers in Denmark, mainly teenagers, and most of them were using opiates (morphine base).

Ethnic Boundaries

This phenomenon was observed early. HARNEY and CROSS (1961) pointed out that heroinism in the USA before World War II was most frequent among the whites. The black population was not over-represented, and only came to dominate the addiction scene after the war. Later, the Spanish speaking immigrants (Puerto Ricans) were drawn into heroinism, and finally the white population again. RICHMAN et al. (1971) have described the demographic characteristics of heroinism in New York on the basis of the New York narcotics register. The epidemiologic literature on the development of heroinism in the USA up to the end of the sixties is analysed in BALL and CHAMBERS (1970).

In England heroinism has expanded among the white population while the epidemic has not made any headway among the large groups of black immigrants (GLATT et al., 1967).

In Sweden it was found that for nearly two decades foreign citizenship gave almost complete protection from being drawn into intravenous drug abuse, even for people domiciled in Stockholm, the center of the Swedish epidemic (BEJEROT, 1965, 1970).

In 1965 there was a breakthrough of abuse of central stimulants into the large Finnish population in Stockholm. In 1966 a daughter epidemic broke out in Helsinki also. The first cases of intravenous abuse were reported from Norway in 1967 (RETTERSTØL, 1972). In that year about a dozen Norwegian girls who had become intravenous abusers in Sweden had been returned home by the child welfare authorities. Some other individual aliens had also learned the injection technique in Sweden in the late sixties, and then returned to their home countries.

Even in the little epidemic of falling girls described on page 499 the ethnic boundaries were strong enough to protect the non-Anglian girls although they attended the same school class.

The ethnic barriers for the spread of drug epidemics are weak if the epidemic has its center in groups with a wealth of international contacts and considerable international mobility, for instance among jazz and pop musicians and students, as has been the case with the cannabis epidemic.

Age Distribution

The epidemics first affect narrow age groups. Thinner sniffing usually occurs in young teenagers (LITT and COHEN, 1970), hashish smoking is most common in the upper teens and the early twenties; intravenous drug abuse originally spread among the 20 to 30 age group.

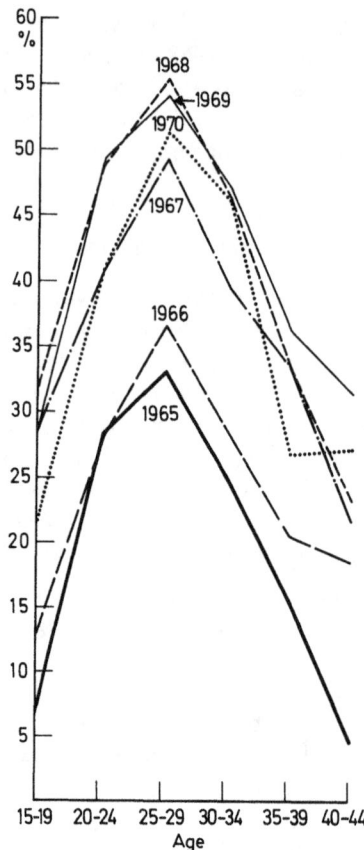

Figure 1. Percentage of drug abuse of intravenous type in different age groups among male Swedes arrested under the criminal code in Stockholm, April 1965 to June 1970

The more a drug epidemic spreads, the broader the age distribution becomes. In the spring of 1965 there were very few persons under 20 or over 40 who took drugs intravenously in the Stockholm arrest population. And yet at that time 39 per cent of the arrestees between 25 and 30 were injecting drugs (Fig. 1).

The rates for this advanced form of abuse in the youngest and oldest age groups in the arrest population (those between 15–19 and 40–44) increased tenfold between spring 1965 and spring 1967, from 3 to 30 percent (BEJEROT, 1972). The mean age of Swedish amphetaminists is about 26, which is the same as for American heroinists (BRILL, 1968).

Sex Ratios

While the number of men and women is usually about equal in addiction of therapeutic origin, and women may even be over-represented in this group (BRILL, 1968), men are always over-represented in addiction of epidemic type. The male excess tends to diminish, however, the more widely spread the epidemic becomes and the older it grows.

Table 1. Some contrasts in two types of opiate dependence. (From H. BRILL, 1968)

Characteristic	Nonmedical (street addict)	Medical
Usual age range of cases	18 to 30 (avg. 27)	30 and beyond (avg. 40)
Male/female ratio	6 or 8 men to each woman	Female incidence equals that of male
Locale	Cases tightly clustered in specific metropolitan areas	Cases dispersed
Drugs used	Heroin is the drug of choice; multiple drug use is the rule marijuana frequent	Morphine and demerol the prevailing drugs; heroin rare in U. S., infrequent abroad
Psychiatric classification	Character and personality disorders	Neuroses, depressions, and psychoses; psychosomatic disorders
Psychiatric history	Conduct disorder only	Long history of subjective symptoms, often psychosomatic
Severity of habit	Fluctuating but characteristically severe	Varies in severity; unknown proportion of cases thought to follow stable dosage
Degree of economic disability	Severe as a rule often to the point of vagabondage (periodic)	Serious but often not complete; many retain a degree of marginal productivity
Effect of maturation	A proportion of cases recover as they age (loss of capacity for euphoric reaction?)	Probably not a factor
Condition after drug withdrawal is completed	Marked physical and mental improvement is the rule	An underlying psychiatric disturbance may be uncovered or existing one increase in severity
Delinquency	Frequent before, and during addiction; also seen after	Delinquency not a feature prior to addiction; tends to be limited to technical infractions during addiction
Way in which habit began	Usually "on the street" under social pressure of a group and seeking pleasure	Under medical conditions. For treatment of a complaint
Social use of drugs	Frequent use in groups	Solitary use only
Psychic contagion	Primary mode of spread. May assume epidemic proportions	Not a problem
Attitude toward drug use	Often seen as highly desirable	Guilt and anxiety

In the beginning of a drug epidemic there are often six to seven men to every woman involved, but the difference falls successively to three or four men to every woman. BALL and CHAMBERS (1970) have discussed the sex ratios in drug epidemics in the USA; BRILL and HIROSE (1969) in Japan; BEJEROT (1970) in Sweden, and GLATT et al. (1967) in England.

If drug abuse of epidemic type finally becomes a socially accepted and endemic phenomenon the proportion of women increases successively (as, for instance, in the use of tobacco and alcohol in industrial countries), but is still far from the ratio 1:1.

Probably sex ratios are the most usueful statistical indicator of whether current addiction in a society is mainly of epidemic or therapeutic type. For instance from BROWN's (1915) report from Tennesse we can trace the commencement of the heroin epidemic in USA: He found 66.9 percent women among opiate addicts, and only in the age group under 25 and among the 1.3 percent of the opiate abusers who used heroin were the men in a majority.

Group Boundaries

Hashish smoking was brought to Scandinavia by American jazz musicians in the late forties. For a long while hashish was confined to just these circles in Scandinavia.

In 1965 it was estimated that there were only a few hundred hashish smokers in Sweden, nearly all in Stockholm, and centered around one jazz restaurant. Four years later there were tens of thousands of school children and students all over the country who had tried hashish (Sou, 1967:25), and it is now difficult to estimate the number who are severely addicted. Annual questionnaires to conscripts (AGRELL, 1972) and school children (HERULF, 1972) show escalating rates for heavy cannabis smokers.

The pop music cult has played an important role in spreading the cannabis epidemic, not only in the USA (TAQI, 1969; FARROW, 1972; KAPLAN, 1972; NAHAS, 1973), but also in Scandinavia, Great Britain and the central and western part of the European continent.

Intravenous drug abuse, on the other hand, represents quite another epidemic and affects different groups; in Sweden until 1965 mainly bohemians and criminals.

Massivity

Drug abuse, as opposed to addiction, is often a symptom of maladjustment of various kinds. This is particularly the case when the drugs of choice cannot be obtained legally. It is often deviating individuals who are prepared to break the social norms and engage in criminal activity in order to obtain drugs for which, in the beginning, they have no craving; and it is the maladjusted youth who form the core of most new drug epidemics. It should be remembered, however, that many youths start on drugs during a critical phase in what might otherwise have been a normal course of development; also when addicts are asked why it was that they took the first dose, the reason most commonly given is that it was out of curiosity or the desire to belong to an "in-group" (WILLIS, 1969; BALL, 1970; BROWN et al., 1971).

JOHNSON (1973) has described the process by which youngsters are drawn from the youth subculture into a drug subculture. On the basis of four variables indicating involvement in peer culture (sex, tobacco smoking, religious participation and political orientation) it was possible to predict with amazing accuracy whether or not an individual was a marijuana user. PICKENS and MEISCH (1973) consider that peer pressure explains the use among drug abusers of substances that have no psychoactive constituents, such as banana peel.

The more widespread abuse becomes the more exposed to drugs the non-abuser will be (AGRELL, 1972) and the less predisposing personality disorders and social difficulties are required for an individual to be drawn in. This corresponds to the massivity phenomenon in epidemics spread by microbes: there is an *increased morbidity risk on increased concentration of pathogenic agents in the environment*.

The mechanism has been exemplified clearly in the present cannabis epidemic where, after a time, large groups of ordinary youth have been drawn in through the massivity effect in their environment. WALTERS et al. (1972) express this phenomenon rather drastically: "Thus, not only in the college studied, but probably in most others like it, the nonuser has become, in a *statistical* sense, deviant."

Fashion in Choice of Drugs

The great Japanese epidemic of drug abuse after World War II concerned exclusively methamphetamine (BRILL and HIROSE, 1969). Abuse of central stimulants began in Sweden at the end of the forties with amphetamine. During 1957–58 the new slimming drug phenmetrazine (Preludin) came into the picture and took the place of amphetamine. For a period methylphenidate (Ritalin) was very popular. When Preludin was taken off the legal market amphetamine, illicitly manufactured, came back into fashion, besides smuggled phenmetrazine, mainly produced in Italy.

Illegally produced morphine base was introduced at the end of the sixties, and first gained popularity among the younger addicts who had previously mainly abused cannabis and LSD. Heroin first appeared on the Scandinavian drug market on a large scale in 1974. In the USA it took a long time before amphetamines began to be injected to any large extent. The central stimulants ("speed") seem to have won popularity first on the American west coast where tens of thousands of mainly middle class youths who had previously abused hallucinogens, went over to central stimulants as the main drug of abuse (SCHICK, 1969).

Fashion for Method of Administration

For a long while amphetamine tablets were taken orally in addict circles in Sweden. At the end of the forties, addicts began to dissolve the drugs and inject them directly into the veins. At the end of the sixties there were not many addicts who were content to take the drugs by mouth (ALLGÉN et al., 1971).

In America, subcutaneous injection of opiates was for a long time the usual method of administration. The intravenous technique was introduced in the early thirties in America, but is said to have begun in Egypt in the twenties. The method was copied by addicted seamen, and later by addicts in harbour cities (O'DONNELL and JONES, 1970; BADEN, 1971; HELPERN, 1972) and soon intravenous injections became the dominant method of administration.

In Hong Kong people still smoke opiates even though it is usually heroin they smoke these days (HESS, 1965; WHISSON, 1965).

In comparison with addictions of single type, the epidemic addictions constitute a different form of illness, even if the addicts are dependent upon the same drug. The most alarming factor in the present situation is that the *drug-taking behaviour of addicts of epidemic type is potentially contagious.*

Endemic Addictions

These are addictions which are constantly present in a country, and which have arisen as a result of a more or less socially accepted use of certain addicting substances for enjoyment, relaxation, or stimulation, or to facilitate social contact. Many endemic addictions in the distant past must have begun as epidemics. It is possible that at the present time we are witnessing the conversion of a marijuana epidemic into an endemic in the United States.

Among endemic addictions we can include opium smoking in ancient China, after the initial epidemic phase; hashish smoking in North Africa; coca chewing among South American Indians; kat chewing in Jemen (HUGHES, 1973); alcoholism among the ancient Israelites (KELLER, 1970), and in a large part of the world today. Alcoholism exists mainly in Christian areas, while Buddhist and Muhammadan countries, up to the present, have been spared this, thanks to their religious precepts. It appears that Muhammad not only eradicated alcoholism in North Africa and Asia Minor, but also the grape-vine.

Since endemic forms of addiction arise on the basis of the drug being more or less socially accepted or tolerated within the country, these addictions affect a more average and "normal" selection of the population than the epidemic addictions. Epidemic addictions mainly affect special population groups (youth, bohemians, criminals, etc.). These phenomena can be clearly seen in Sweden. Alcoholism, our endemic form of addiction, affects the various social groups fairly evenly. Intravenous abuse, on the other hand, which has a markedly epidemic character, mainly affects deviant groups.

While abusers and addicts of epidemic type have a strong tendency to change from one type of intoxicant to another ("poly-drug-abusers", "multiple addiction") (BEWLEY and BEN-ARIE, 1968; MITCHESON et al., 1970; MELLINGER et al., 1971; BIRDWOOD, 1971; DODSON et al., 1971; MIRIN et al., 1971; FISHER and BRICKMAN, 1973; PORTER et al., 1973) addicts of endemic type—like those of therapeutic origin—have a strong tendency to keep to their habitual and socially sanctioned intoxicant (BRILL, 1968). If morphinists of therapeutic type cannot obtain morphine they do not then go over to central stimulants or cannabis (but sometimes to the socially accepted alcohol or sleeping tablets); morphinists of epidemic type on the other hand experiment willingly with other illicit drugs in an abstinence situation. The alcoholic with his endemic form of abuse does not begin to sniff thinner or smoke hashish if his source of supply should be cut off, for instance through a strike (BJERVER and NERI, 1965), but in some cases he may abuse sleeping tablets and other socially accepted preparations instead.

Risk Groups

Those who have been afflicted by addiction of therapeutic, self-established, epidemic and endemic type differ fundamentally as groups. The different personality patterns are thus intimately connected with the different paths into addiction, i.e. the reason why the addicting drug originally came into use.

Risk Groups in Addiction of Therapeutic Type

Here addiction has by definition occurred as a complication to medical treatment, principally through a) continuous or repeated pain, b) anxiety and stress or c) insomnia.

Those affected by therapeutic addictions are mainly middle aged people (BRILL, 1968). As already mentioned, women and men are affected about equally often, and women may even predominate. Anxiety may be connected with personal problems such as love, sexual difficulties, marriage, family and children, and also with stress and difficulties in working life and the social situation. Personal problems dominate in the genesis in women, while problems connected with occupation and career dominate in men (KIELHOLZ et al., 1972).

Those who are afflicted by addiction of therapeutic type are often more ambitious than the average, but also more sensitive for criticism and reverses. Various forms of neuroses, frustration and depression are common background factors in addiction of therapeutic type. Addiction-prone personality types of this kind in therapeutic addictions have been frequently discussed in the literature (VAILLANT et al., 1972; CLIFT, 1972; EDELSTEIN, 1972). Criminality and asocial conduct are very rare in this group (BRILL, 1968). These socially responsible, rather over-ambitious, neurotic, anxious and sensitive individuals stand psychologically further from addicts of epidemic type than the average population.

Risk Groups in Self-Established Addictions

It is mainly physicians and nurses who are affected by self-established addiction, but seldom pharmacists (KROOK, 1970). It is thus not only the availability of the drugs, but proximity to use of them and familiarity with the clinical effects that are a source of hazard. The self-established addictions are almost always therapeutic in origin, and due to self-medication for pain, stress, frustration or depression, and sometimes even for impotence and fatigue.

MODLIN and MONTES (1964) refer to a number of investigations from the United States, England, Germany, Holland and France; these all show that physician addicts comprised about 15 percent of all known addicts in these countries. The addicted group is one percent of the American physicians (FOX, 1957; WINICK, 1965), and there is much to suggest that it is of about the same proportions in Europe. This makes addiction 30 to 100 times as frequent among physicians as among the rest of the population—in countries where there is no current drug epidemic.

In this connection I will also quote GARB (1969): "If addiction is to be explained largely on the basis of 'inadequate' or 'defective' personality, we would have to conclude that physicians are more than 100 times more likely to have 'inadequate' or 'defective' personalities than the general public. This does not seem likely, in general, and more specifically, if physicians were 100 times more susceptible to drug addiction because of some personality trait, we would expect an extremely high incidence of addiction to heroin, cocaine, and other addicting drugs, and as pointed out, this does not occur."

The addicted physicians as a group do not present particularly deviating premorbid personalities. MODLIN and MONTES (1964) examined a group of 25 and found that there had been strained family relations in the childhood home, but these patients had been very ambitious at school. "Few were interested in athletics and outdoor sports. Adolescent rebelliousness, idealism, asceticism, turbulence, and disorganization were notably absent or of negligible extent." Most of them were of average ability for the group to which they belonged, but had high and unrealistic ambitions and great expectations of the future. "Once the final practical terminus is reached, the naive expectation of gaining a future paradise ends too; then disillusionments and reactive regression set in."

PESCOR (1942) investigated 47 addicted physicians treated at the Fort Worth hospital from 1930 to 1942. The treatment results were bad, and PESCOR summarized: "Yes, despite all these advantages" (good education, financial situation and housing, and usually a functioning family life, etc.) "he has little, if any, better prospect for cure than the ordinary addict". On the other hand there is a later American study showing extremely good results in the treatment of addicted physicians subjected to long and strict control with frequent urine tests taken without warning, and loss of the medical certificate if the physician relapsed (JONES and THOMPSON, 1958; QUINN, 1959). In Denmark a marked reduction in the rates of addiction among physicians was noticed when, in 1950, a systematic registration of prescriptions of narcotic drugs was introduced, together with control over physicians with irresponsible prescribing habits (BEJEROT, 1967).

Risk Groups in Addiction of Epidemic Type

Even if we can easily show that drug abuse of epidemic type is very overrepresented during certain periods, in certain societies, in special age groups, subcultures and social classes, there is, of course, even different individual susceptibility to drug abuse and different susceptibility to fasten in abuse once it has begun, and then develop a severe dependence.

Those who are drawn into drug epidemics differ as a group in almost every variable from those who are afflicted by addiction of therapeutic type. In epidemic addictions it is mainly young, unstable, immature adventurous and easily led individuals who experiment with drugs (COCKETT, 1971; FELDMAN and FELDMAN, 1972; BURKE and EICHBERG, 1972; GORDON, 1973). There is also a risk for individuals with school or work problems, and those who for any reason have difficulty in being accepted in the ordinary gangs, and therefore are prepared to take drugs in order to be accepted at least by aberrant groups (JAMES, 1969). Those youngsters who experiment with injections are a much more deviant group than those experimenting with hallucinogens (cannabis, LSD, etc.) (BLUMENFIELD et al., 1972; RILEY and JAMIESON, 1972; JOHNSON, 1973).

Even if most addiction epidemics afflict underpriviledged groups (BIRDWOOD, 1969), this is far from always the case. The Swedish amphetamine epidemic commenced in bohemian circles of middle class character, and on the American west coast the amphetamine epidemic has maintained this character (SCHICK, 1969; SMITH, 1969). The cannabis epidemic had also a clearly middle class dominance during its most expansive period in the United States, Canada and Europe (Advisory Committee, 1968; SCHICK et al., 1968; MANHEIMER et al., 1969; LEDAIN-REPORT, 1972).

Problems in the childhood environment are far more common among epidemic addicts than in the general population (CHEIN et al., 1964), but many come from good homes (GOSSETT et al., 1971).

All addicts of epidemic type have in common that they have not sought relief from pain, anxiety or insomnia, but rather intoxication for enjoyment and euphoria. Epidemic addicts have even previously shown a greater tendency than the average towards other forms of pleasure-seeking behaviour: They have as a group early experience of tobacco, alcohol and an early sexual debut (BACK-HOUSE and JAMES, 1969; RILEY et al., 1971; JOHNSON et al., 1972; McKAY et al., 1973) and they have been more promiscuous (COHEN et al., 1972), and even in other ways they have proved themselves more desirous of recreation and more "advanced" than the average youths in their age and social strata (KOLB, 1962). As a group they have often had greater difficulty in tolerating frustration and in realizing long-terms goals, which may have been expressed in truancy, dropping out of school (PLAG and GOFFMAN, 1973), absence from work, frequent change of job, vagrancy, etc. prior to initiation into drug abuse (COCKETT, 1971). Many, particularly the nucleus of the epidemic group, has an early and extensive history of criminal activity and a background of a weak super-ego and character disorders (BEJEROT, 1970).

It is important to remember that what has been said applies only statistically for the group of epidemic addicts as a whole. The individual variations are very large even in the most serious forms, such as intravenous abuse. In addition the susceptibility of the individual changes, not only through the age factor, but also with incidental crises and strain. In some phases of his life an individual may accept proferred drugs which he would have refused at other periods.

What has been described here represents the personality factors connected with a high susceptibility for addiction of epidemic type. They represent minus variations in a relatively stable, statistical normal distribution of character traits in the population. *Susceptibility, however, represents only one of the components in the development of addiction of epidemic type. The other components are exposure to and massivity of contagion.* It is principally the exposure factors which determine who and how many will be drawn into the various addiction epidemics. The weakest are drawn in as soon as they are exposed to risk, but even average or "strong" personalities may be drawn in when the massivity of contagion is high.

Addictions of Epidemic and Therapeutic Type: Two Different Diseases

The fundamental differences between the two main types of addiction, the epidemic and therapeutic, do not seem to have been observed before the middle of the sixties (BEJEROT, 1965). These observations are so new that they are still not generally known even in psychiatric circles, and they have not yet been introduced into textbooks on psychiatry.

From the presentation in table 1 it is apparent that addiction of epidemic and therapeutic type represent two different morbid conditions, not only in regard to the initiation mechanism and circumstances generally, but also in regard to the persons affected, their social and psychological characteristics and even their attitude to their disease: Addicts of therapeutic type experience their dependence as a great tragedy, they feel shame and guilt because they are unable to resist their craving, and they try to hide their drug problem from others by every means they can. Addicts of epidemic type, on the other hand, regard drug intoxication as the most desirable experience in the world, the climax in life, and they can talk indefinitely on their drug experiences with other addicts, just as boys talk about girls and sex.

I consider that addiction of therapeutic and epidemic type in fact comprise *two basically different morbid conditions* even if the same drug (for instance morphine) is used. From this follows that also treatment and particularly prevention must be designed in different ways for these two diseases, and I consider that it is a professional mistake to treat them together. The neurotic and sensitive therapeutic addicts do not feel anything in common with the demanding, uninhibited addicts of epidemic type with their hedonistic attitude and acting-out behaviour. In mixed wards it is often the most disturbed personalities among the "junkies" who dominate (HUGHES *et al.*, 1971), and it is not unusual that addicts of therapeutic type are urged to take the drugs in fashion among the epidemic addicts, and may even go as far as to try them. There are many cases where addicts of therapeutic type or psychiatric patients without a previous addiction problem, have been drawn into addiction of epidemic type during treatment in hospital (BEJEROT, 1974), and have then fastened in intravenous abuse. Even young members of the hospital staff—particularly girls—may sometimes be drawn into epidemic addiction due to a love affair with an addicted patient.

Risk Groups in Addictions of Endemic Type

The endemic addictions are represented in Europe only by alcoholism, which has become the most important nation-wide disease since tuberculosis was fought down.

It is well-known that alcoholism affects people from all classes of society in all occupations and all enviroments (McCORD and McCORD, 1959; TIDMARSH, 1970). In spite of extensive research it has not been possible to prove that there are any special personality types which are predisposed to develop alcoholism, nor any special types who are free from risk of developing alcoholism. MACANDREW and GEERTSMA (1964) examined the three MMPI scales which were claimed to be effective in differentiating alcoholics from non-alcoholic psychiatric patients. Of 191 different items of the three scales, seven were common to all three: "The manifest content of these 7 items indicated that, relative to normals, people diagnosed as alcoholics describe their alcohol intake as excessive rather than moderate, tend to accept the responsibility for their past failures and transgressions, and while not consistent churchgoers, profess to believe in miracles."

Recent research suggests that medical and social damage from alcohol is directly proportional to the amount of alcohol consumed (HAYMAN, 1972) rather than to individual factors.

It is often claimed that alcoholism afflicts predominately people with a boring and monotonous life or uninteresting and unpleasant work. In fact alcoholism is far more common among people with pleasant and interesting jobs—actors authors, musicians, journalists, painters, diplomats, restaurant staff, etc. ØDEGÅRD (1970) has shown that alcohol psychoses are 20 times more common among restaurant staff than among farmers in Norway. Physicians and many other academic groups probably have higher rates of alcoholism than the average, while clergy and teachers are under-represented.

Even if there is naturally a strong self-selection to all occupations, the risk for alcoholism appears to be greatest among those who have the lowest social control in their daily life: those who can drink during the working day without any supervisor to notice it, or who have free and irregular working hours.

Among alcoholics there is a group with a remarkably high tendency to neurotic reactions, and under other conditions it would be easy for them to develop addiction of therapeutic type. This may to some extent explain why women, who ususally do not turn to alcohol for relief of tension, tend to be over-represented in drug addiction of therapeutic type. Many alcoholics have also developed a secondary therapeutic addiction to sedatives and hypnotics.

Another, considerably larger, group present primary character deficiencies of the type common among addicts of epidemic type. If abuse of drugs had been widespread in their youth they could just as easily have abused these as alcohol. In this group we also meet the self-established multiple addictions with barbiturates and other drugs used for intoxication. Early social maladjustment and criminality are common phenomena in this group, and it is often a matter of chance which maladjustment and insufficiency pattern develops and dominates the picture (CHEIN et al., 1964).

If the role of brain lesions in the development of character distrubances was exaggerated in the old Europiean psychiatry, it is clear that the etiological significance of physical factors is underestimated in the Anglo-Saxon literature. With improved epidemiologic studies, EEG techniques, chromosome analysis and advances in biochemistry (NIELSEN and HENRIKSEN, 1972; CRANDALL et al., 1972; CROWE, 1972; GOODWIN et al., 1973; SNYDER, 1973), predisposing physical factors can be demonstrated in a considerable number of the more severe cases of character disturbances seen among alcoholics and criminals.

Large groups of alcoholics, however, do not present any demonstrable primary personality deficiencies, and during their youth they would not have been considered to have run a greater risk of alcoholism than anyone else. Their alcoholism developed as a result of social drinking, and too hazardous alcohol habits in the groups and milieux where they worked or lived (VAILLANT et al., 1970).

The low rates of alcoholism among Jews (GLATT, 1970) and Chinese in western societies strongly suggests that cultural factors and social values in respect to the use and abuse of alcohol are of greater significance than individual personality deviations for the development of alcoholism.

Treatment and Drug Policy

In regard to single (therapeutic) cases of addiction, treatment has been discussed in the clinical section. Epidemic addictions, on the other hand, present a new problem in psychiatry.

In the treatment of epidemic addictions the problems are practically the same as in treatment of criminally identified personalities, not only because the populations to a great extent overlap (ECKERMAN et al., 1971; D'ORBÁN, 1973), but also because the criminal identification, in the same way as gambling and sexual perversions, can be seen as a special form of addictive behaviour, in this case "addiction to a way of life" with a strong and primitive fixation to the immediate satisfaction of pleasure as the foremost characteristic (WIKLER, 1971).

Within psychiatry there are nowadays excellent possibilities for successful treatment of most psychoses and neuroses. Our knowledge about character disturbances and destructive drives and the treatment of these is still a very undeveloped field within psychiatry. The treatment problem in regard to neuroses and psychoses is strongly bound to the individual and the clinical approaches, which lie within the traditional frame of psychiatry. The character disorders, particularly criminal identification and addiction of epidemic type, on the other hand, should be met on a broad socio-psychiatric field and in close cooperation with a number of social organs which clinical psychiatry hitherto has had little contact with (child welfare, temperance committees, social welfare, penal services, police, courts, etc.). The result is that relatively little has been accomplished within psychiatry to contend with this huge problem complex, even though there has been some dedicated work in this field (JONES, 1953; STÜRUP, 1968).

The enormous proportions that the epidemic addictions have reached in a short period may be expected to lead to new and fundamental impulses in the treatment of alcoholics and criminals also.

In regard to epidemic addictions, the result of treatment in the individual case is greatly dependent upon the success that society has had in controlling the epidemics. If, after treatment, an addict returns to a society where there is a high massivity of addiction, he has little chance of resisting relapse. If, on the other hand, society has quelled the epidemic, the ex-addict has a far better chance of remaining drug free, and this irrespective of what treatment he has received. The successful suppression of opium smoking in China and of amphetamine abuse in Japan illustrate this situation. Ultimately it is drug policy and not treatment schemes orientated towards the individual which will be decisive in combatting drug epidemics. The intricate question of a liberal and permissive contra a restrictive and repressive drug policy has been discussed in detail in a number of monographies. The liberal line has mainly been based on the theories of LINDESMITH (1947, 1965) and CHEIN et al. (1964), some of these ideas had been expressed earlier by DE QUINCEY (1822). I have analysed different types of drug policy in a number of countries (BEJEROT, 1970) and in different periods in Sweden (BEJEROT, 1974) and drawn the conclusion that a permissive policy in epidemic addictions is unrealistic and contributes greatly to the rapid spread of the epidemics (the question is more complicated in addiction of therapeutic and endemic types). Others who have illuminated these matters are VAILLANT (1966, 1973), one of the very few who can base his conclusions on a careful follow-up study to evaluate different lines of treatment; HARNEY and CROSS (1961) who presented a survey of addiction rates and drug policy in the USA during the twentieth century; LIPSCOMB (1971) who discussed the epidemiology of addictions in general in relation to drug policy, CHAPPLE and MARKS (1965), JAMES (1967), GLATT et al. (1967) and EDWARDS (1970) who discussed the role of social conditions in England, and BELL (1968) and MADDISON (1971) in Australia.

Just as was the case with diseases spread by microbes, it is the recognition of the dynamics of spread in drug epidemics that is the foremost weapon in gaining control. Drug policy, also, must always be based upon systematic observations of pathogenesis, morbid processes, and prognostic and epidemiologic studies, and not on more or less idiologically coloured theories on how social problems should be met in society.

References

Advisory Committee on Drug Dependence: Cannabis. London: Her Majesty's Stationary Office 1968.
AGRELL, J.: Missbruk av narkotika, thinner och läkemedel bland inskrivningsskyldiga 1967–1970/71. Stockholm: MPI no 15 1972.
ALARCÓN, R. DE: The spread of heroin abuse in a community. Bull. Narcot. 3, 17 (1969).
ALLGÉN, L.G., BEJEROT, N., BERGSMAN, A., HELLSTRÖM, L., SANDBERG, A.: Alkohol och droger i blod och urin. Läkartidningen 30, 3405 (1971).
AUSUBEL, D.: Why compulsory closed-ward treatment of narcotic addicts? Illinois med. J. 130, 474 (1966).
BACKHOUSE, C.I., JAMES, I.P.: The relationship and prevalence of smoking, drinking and drug taking in (delinquent) adolescent boys. Brit. J. Addict. 64, 75 (1969).
BACKMAN, E.L.: Den religiösa dansen inom kristen kyrka och folkmedicin. Stockholm: Nordstedt & Söner 1945.
BADEN, M.: Narcotic abuse: A medical examiner's view. Legal Medicine Ann. P. **1971**, 137.
BALL, J.: Onset of marihuana and heroin use among Puerto Rican addicts. In: BALL, J., CHAMBERS, C. (eds.), The epidemiology of opiate addiction in the United States, p. 167. Springfield, Ill.: Charles C. Thomas 1970.
BALL, J., CHAMBERS, C.: The epidemiology of opiate addiction in the United States. Springfield, Ill.: Charles C. Thomas 1970.
BALTER, M., LEVINE, J.: Character and extent of psychoactive drug usage in the United States. V World Congress of Psychiatry, p. 12. Mexico City: La Prensa Medica 1971.
BECKER, H.: Becoming a marihuana user. Amer. J. Sociol. 59, 235 (1953).
BEJEROT, N.: Aktuell toxikomaniproblematik. Läkartidningen 50, 4231 (1965).
BEJEROT, N.: The Danish Board of Health's drug dependence register. Int. J. Addict. 2, 291 (1967).
BEJEROT, N.: Social medical classification of addictions. Int. J. Addict.. 4, 391 (1969).
BEJEROT, N.: Addiction and society. Springfield Ill.: Charles C. Thomas 1970.
BEJEROT, N.: Addiction—an artificially induced drive. Springfield, Ill.: Charles C. Thomas 1972.
BEJEROT, N.: Drug abuse and drug policy: A methodological and epidemiological study of drug abuse of intravenous type in the Stockholm arrest population 1965–1970 in relation to changes in drug policy. Acta psychiat. scand. Suppl. **256**, Copenhagen: Munksgaard 1975.

Bell, D.S.: Drugs and addiction. Curr. Affairs Bull. **7**, 99 (1968).
Bell, J.A.E., Laing, D.H.: Statistical analysis of mortality rates of cigarette, pipe and cigar smokers. Canad. med. Ass. J. **100**, 806 (1969).
Benaim, S., Horder, J.P., Anderson, J.: The falling firls. Observations on the dynamics of a hysterical epidemic. V World Congress of Psychiatry, p. 13. Mexico City: La Prensa Medica 1971.
Bergström, K., Westerholm, B.: Consumption of sedatives, hypnotics and minor tranquilizers in a Swedish town. V World Congress of Psychiatry, p. 13. Mexico City: La Prensa Medica 1971.
Bewley, T.: Heroin and cocaine addiction. Lancet **1965I**, 808.
Bewley, T., Ben-Arie, O.: Morbidity and mortality from heroin dependence. 2. Study of 100 consecutive inpatients. Brit. med. J. **1968I**, 727.
Bewley, T., Ben-Arie, O., James, I.P.: Morbidity and mortality from heroin dependence.1. Survey of heroin addicts known to Home Office. Brit. med. J. **1968I**, 725.
Birdwood, G.: The willing victim. London: Secker & Warburg 1969.
Birdwood, G.: A pill for the maladies of society. Wld med. J. **2**, 26 (1971).
Bjerver, J., Neri, A.: Alkoholkonsumtionens förändringar våren 1963 hos måttliga alkoholförtärare och hos personer med alkoholproblem. Alkoholkonflikten 1963. Stockholm: Norstedt & Söner 1965.
Blachly, P.H.: Seduction a conceptual model in the drug dependencies and other contagious ills. Springfield, Ill.: Charles C. Thomas 1970.
Blaustein, A.P. (ed.): Fundamental legal documents of Communist China, p. 237. South Hackensack, N.J.: Rothman 1962.
Bloomquist, E.R.: Marijuana. Beverly Hills: Glencoe Press 1968.
Blum, R., Wahl, J.: Police views on drug use, p. 224. In: Blum and associates: Utopiates. New York: Asherton Press 1964.
Blumenfield, M., Riester, A.E., Serrano, A.C., Adams, R.L.: Marijuana use in high school students. Dis. nerv. syst. **33**, 603 (1972).
Brill, H.: Sociological aspects of drug dependence in the U.S.A. and Great Britain. Importance of the dimension of social contagion. Excerpta Med. Int. Congr. Ser. No. **129**, 267 (1966).
Brill, H.: Medical and delinquent addicts or drug abusers: a medical distinction of legal significance. The Hastings Law J. **3**, 783 (1968).
Brill, H., Hirose, T.: The rise and fall of a methamphetamine epidemic: Japan 1945–1955. Seminars in Psychiatry **2**, 179 (1969).
Brown, B., Gauvey, S., Meyers, M., Stark, S.: In their own words: addicts reasons for initiating and withdrawing from heroin. Int. J. Addict. **6**, 635 (1971).
Brown, L.: Enforcement of the Tennessee anti-narcotic law (1915), p. 34. In: O'Donnell, J., and Ball, J. (eds.), Narcotic addiction. New York/London: Harper & Row 1966.
Bruch, H.: Death in anorexia nervosa. Psychosom. Med. **33**, 135 (1971).
Burke, E.L., Eichberg, R.H.: Personality characteristics of adolescent users of dangerous drugs as indicated by the Minnesota multiphasic personality inventory. J. nerv. ment. Dis. **154**, 291 (1972).
Cameron, D.: Youth and drugs. J. Amer. med. Ass. **206** (6) 1267 (1968).
Chapple, P.A.L., Marks, V.: The addiction epidemic. Lancet **1965I**, 288.
Chein, I., Gerard, D., Lee, R., Rosenfeld, E.: The road to H. New York/London: Basic Books Inc. publishers 1964.
Cherry: W.H., Forbes, W.F.: Smoking and health. Lancet **1972II**, 824.
Cheung, S.Y.C.: Personal communication 1973.
Clift, A.D.: Factors leading to dependence on hypnotic drugs. Brit. med. J. **1972III**, 614.
Cockett, R.: Drug abuse and personality in young offenders. London: Butterworths 1971.
Cohen, M., Klein, D., Oaks, G.: Age of onset of drug abuse in psychiatric inpatients. Arch. gen. Psychiat. **26**, 266 (1972).
Crandall, B., Carrel, R., Sparkes, R.: Chromosome findings in 700 children referred to a psychiatric clinic. J. Pediat. **1**, 62 (1972).
Crowe, R.R.: The adopted offspring of women criminal offenders. Arch. gen. Psychiat. **27**, 600 (1972).
Dinitz, S., Dynes, R., Clarke, A.: Deviance. New York: Oxford University Press 1969.
Dix, W.: Hysterische Epidemien an deutschen Schulen. Langensalza: H. Beyer & Söhne 1907.

DODSON, E., ALEXANDER, D., WRIGHT, P., WUNDERLICH, R.: Pattern of multiple drug abuse among adolescents referred by a juvenile court. Pediatrics **6**, 1033 (1971).
DOLE, V.P., NYSWANDER, M.: A medical treatment for diacetylmorphine (heroin) addiction: A clinical trial with methadone hydrochloride. J. Amer. med. Ass. **123**, (8) 80 (1965).
DUNCAN, T.: Understanding and helping the narcotic addict. New Jersey: Prentice-Hall 1965.
ECKERMAN, W., BATES, J., RACHEL, V., POOLE, K.: Drug usage and arrest charges. Washington D.C.: Bureau of Narcotic and Dangerous Drugs 1971.
EDELSTEIN, E.L.: Compulsive mechanisms of drug dependent persons, 2nd. Internat. Symposium on Drug Abuse. Jerusalem 1972.
EDWARDS, G.: Place of treatment professions in society's response to chemical abuse. Brit. med. J. **1970 II**, 195.
EVANG, K.: Personal communication. 1967.
FARROW, R.J.: 'Pop' music festivals, a special medical problem. Practitioner **208**, 380 (1972).
FELDMAN, D.J., FELDMAN, H.S.: On the etiology of narcotic addiction and its relation to curiosity. Psychosomatics **13**, 304 (1972).
FISHER, G., BRICKMAN, H.R.: Multiple drug use of marihuana users. Dis. nerv. syst. **34**, 40 (1973).
FOX, J.: Narcotic addiction among physicians. J. Mich. med. Soc. **56**, 214 (1957).
FREYHAN, F.A.: Use and misuse of psychoactive drugs. V World Congress of Psychiatry, p. 12. Mexico City: La Prensa Medica 1971.
GARB, S.: Drug addiction in physicians. Anaesth. Analg. **1**, 129 (1969).
GLATT, M.M.: Reflections on heroin and cocaine addiction. Lancet **1965 II**, 171.
GLATT, M.M.: Alcoholism and drug dependence amongst Jews. Brit. J. Addict. **64**, 197 (1970).
GLATT, M.M., PITTMAN, D., GILLESPIE, D.: The drug scene in Great Britain. London: Edward Arnold (Publishers) 1967.
GLICK, S.D.: Titration of oral nicotine intake with smoking behaviour in monkeys. Nature (Lond.) **233**, 207 (1971).
GOODWIN, D.W., SCHULSINGER, F., HERMANSEN, L., GUZE, S.B., WINOKUR, G.: Alcohol problems in adoptees raised apart from alcoholic biological parents. Arch. gen. Psychiat. **28**, 238 (1973).
GORDON, A.M.: Patterns of delinquency in drug addiction. Brit. J. Psychiat. **122**, 205 (1973).
GOSSETT, J., LEWIS, J., PHILLIPS, V.A.: Extent and prevalence of illicit drug use as reported by 56,745 students. J. Amer. med. Ass. **216**, 1464 (1971).
GROSZ, H.J.: Narcotic withdrawal symptoms in heroin users treated with propranolol. Lancet **1972 II**, 564.
HALD, J., JACOBSEN, E., LARSEN, V.: The sensitizing effect of tetraethylthiuram disulfide (antabuse) to ethyl alcohol, Acta pharmacol. (Kbh.) **4**, 285 (1948).
HARNEY, M., CROSS, J.: The narcotic officer's notebook. Springfield, Ill.: Charles C. Thomas 1961.
HAY, D.R.: Smoking and health: the 1972 situation. N.Z. med. J. **76**, 4 (1972).
HAYBITTLE, J.L.: Cigarette smoking and life expectancy. Brit. J. prev. soc. Med. **20**, 101 (1966).
HAYMAN, M.: Warning! Social drinking may be hazardous to your health and welfare. Report on Alcohol **3**, 4 (1972).
HECKER, J.F.C.: Epidemics of the Middle Ages. (1833). Translated by Babington, B.G. London: Woodfall & Son 1844.
HELPERN, M.: Deaths resulting from narcotic addiction—a major health problem, p. 51. In: KEUP, W. (ed.), Drug abuse. Springfield, Ill.: Charles C. Thomas 1972.
HERULF, B.: Ungdom och Narkotika. Svenska föreningen för psykisk hälsovård. Stockholm 1972.
HESS, A.: Chasing the dragon. Amsterdam: North-Holland Publishing Co. 1965.
HÖLLDOBLER, B.: Communication between ants and their guests. Sci. Amer. **3**, 86 (1971).
HUGHES, P.H.: Kat chewing in Yemen—some epidemiological observations. 4th. Internat. Institute on the Prevention and Treatment of Drug Dependence. Belgrade 1973.
HUGHES, P.H., CRAWFORD, G., BARKER, N.: Developing an epidemiologic field team for drug dependence. Arch. gen. Psychiat. **24**, 389 (1971).
JAMES, I.P.: Suicide and mortality amongst heroin addicts in Britain. Brit. J. Addict. **62**, 391 (1967).
JAMES, I.P.: Delinquency and heroin addiction in Britain. Brit. J. Crim. **9**, 108 (1969).
JARVIK, M.E., GLICK, S.D., NAKAMURA, R.K.: Inhibition of cigarette smoking by orally administered nicotine. Clin. Pharmacol. Ther. **4**, 574 (1970).
JASPERS, K.: *Allgemeine Psychopathologie*, 3. Aufl. Berlin: Springer 1923.
JASPERS, K.: *Allgemeine Psychopathologie*, 5. Aufl. Berlin: Springer 1948.

Jönsson, L.L., Änggård, E., Gunne, L.M.: Blockade of intravenous amphetamine euphoria in man. Clin. Pharmacol. Ther. **6**, 889 (1971).
Johnson, B.D.: Marihuana users & drug subcultures. New York-London-Sydney-Toronto: John Wiley & Sons 1973.
Johnson, M.S., Abbey, H., Scheble, R., Weitman, M.: Survey of adolescent drug use. Amer. J. publ. Hlth **62**, 164 (1972).
Jøldal, B., Halvorsen, T.: Electronic data processing in the control of legal consumption of narcotics in Norway. Bull. Narcot. **1**, 55 (1972).
Jones, L., Thompson, W.: How 92% beat the dope habit. Bull. Los Angeles County med. Ass. April 3, 19 (1958).
Jones, M.: The therapeutic community. New York: Basic Books 1953.
Kaplan, H., Meyerowitz, J.: Social and psychological correlates of drug abuse. Soc. Sci. Med. **4**, 203 (1970).
Kaplan, S.: I attended the celebration of life music festival. Med. Insight **1**, 43 (1972).
Keller, M.: The great Jewish drink mystery. Brit. J. Addict. **64**, 287 (1970).
Kielholz, P., Battegay, R., Ladewig, D.: Drogenabhängigkeiten. In: Psychiatrie der Gegenwart, Bd. II/2, S. 497. Berlin-Heidelberg-New York: Springer 1972.
Kolb, L.: Drug addiction. Springfield, Ill.: Charles C. Thomas 1962.
Krook, G.: Personal communication 1970.
Kusyszyn, I.: Gambling, risk-taking and personality: A bibliography. Int. J. Addict. **8**, 173 (1973).
Ledain-Report: Cannabis: A report of the commission of inquiry into the non-medical use of drugs. Ottawa 1972.
Levengood, R., Lowinger, P., Schooff, K.: Heroin addiction in the suburbs—an epidemiologic study. Amer. J. publ. Hlth **63**, 209 (1973).
Lewander, T.: Brain catecholamines in chronic amphetamine intoxication. Acta Universitatis Upsaliensis, 1970.
Lewander, T.: Displacement of brain and heart noradrenaline by p-hydroxynorephedrine after administration of p-hydroxyamphetamine. Acta pharmacol. (Kbh.) **29**, 1 (1971).
Lewin, L.: Phantastica (1924). London: Routledge & Kegan Paul 1964.
Lindesmith, A.: Opiate addiction. Bloomington, Ind.: Principia press 1947.
Lindesmith, A.: The addict and the law. Bloomington: Indiana University Press 1965.
Lindroth, C., Nilsson, L.: Myror, Stockholm: Forum 1959.
Lipscomb, W.: An epidemiology of drug use-abuse. Amer. J. publ. Hlth **61**, 1794 (1971).
Litt, I., Cohen, M.: The drug-using adolescent as a pediatric patient. J. Pediat. **2**, 195 (1970).
Lowinger, P.: How the People's Republic of China solved the drug abuse problem. Amer. J. Chin. Med. **1**, 275 (1973).
Macandrew, C., Geertsma, R.H. (1964): Cited by Lisansky, E., p. 9 in: Fox, R. (ed.) Alcoholism—behavioral, research, therapeutic approaches. New York: Springer 1967.
Maddison, D.: Mental health in the permissive society. Med. J. Aust. **1**, 908 (1971).
Manheimer, D.I., Mellinger, G.D., Balter, M.B.: Marijuana use among urban adults. Science **166**, 1544 (1969).
Martin, W.R., Gorodetzky, C.W.: Cyclazocine, an adjunct in the treatment of narcotic addiction. Int. J. Addict. **2**, 17 (1967).
McCord, W., McCord, J.: Origins of alcoholism. London: Tavistock Publications 1959.
McKay, A.J., Hawthorne, V.M., McCartney, H.N.: Drug taking among medical students at Glasgow University. Brit. med. J. **1973**, 540.
Meerloo, J.A.M.: Artificial ecstasy: a study of the psychosomatic aspects of drug addiction. J. nerv. ment. Dis. **115**, 246 (1952).
Mellinger, G.D., Balter, M.B., Manheimer, D.I.: Patterns of psychotherapeutic drug use among adults in San Francisco. Arch. gen. Psychiat. **25**, 385 (1971).
Mirin, S., Shapiro, L., Meyer, R., Pillard, R., Fisher, S.: Casual versus heavy use of marijuana. A redefinition of the marijuana problem. Amer. J. Psychiat. **9**, 1134 (1971).
Mitcheson, M., Hawks, D., Davidson, J., Hitchens, L.: Sedative abuse by heroin addicts. Lancet **1970I**, 606.
Modlin, H., Montes, A.: Narcotics addiction in physicians. Amer. J. Psychiat. **121**, 358 (1964).
Møller, K.: Eufomani i farmakologisk belysning. Nord. Med. **40**, 1533 (1955).
Moran, E.: Gambling as a form of dependence. Brit. J. Addict. **3**, (4) 419 (1970).

NAHAS, G.: Marihuana—the deceptive weed. New York: Raven Press 1973.
NIELSEN, J., HENRIKSEN, F.: Incidence of chromosome aberrations among males in a Danish youth prison. Acta psychiat. scand. **48**, 87 (1972).
ØDEGÅRD, Ø.: Psykosernes epidemiologi. Nord. psykiat. T. **24**, 15 (1970).
O'DONNELL, J., JONES, J.: Narcotic addicts. In: BALL, J., CHAMBERS, C. (eds.), The epidemiology of opiate addiction in the Unived States, p. 147. Springfield, Ill.: Charles C. Thomas 1970.
OLDS, J., MILNER, P.: Positive reinforcement produced by electrical stimulation of septal area and other regions of rat brain. J. comp. Physiol. Psychol. **47**, 419 (1954).
D'ORBÁN, P.T.: Female narcotic addicts: A follow-up study of criminal and addiction careers. Brit. med. J. **1973 IV**, 345.
PESCOR, M.: Physician drug addicts. Dis. nerv. Syst. **3**, 2 (1942).
PICKENS, R., MEISCH, R.A.: Behavioral aspects of drug dependence. Minn. Med. **56**, 183 (1973).
PLAG, J.A., GOFFMAN, J.M.: Characteristics of naval recruits with histories of drug abuse. Milit. med. J. **138**, 354 (1973).
PLAUT, P.: Handwörterbuch der medizinischen Psychologie, hrsg. von K. BIRNBAUM, Leipzig: G. Thieme 1930.
PORTER, M.R., VIEIRA, T.A., KAPLAN, G.J., HEESCH, J.R., COLYAR, A.B.: Drug use in Anchorage, Alaska. J. Amer. med. Ass. **223**, 657 (1973).
QUINCEY, T., DE: Confessions of an English opium-eater (1822). The world's classics. London: Oxford University Press 1918.
QUINN, W.: Medical and legal problems involved in narcotic addicts. Panel address at meeting of American Bar Ass. and Amer. med. Ass. held April 1959 at Salt Lake Cyty, Utah.
RADO, S.: Fighting narcotic bondage and other forms of narcotic disorders. J. comp. Psychol. **4**, 160 (1963).
RETTERSTØL, N.: Medikament of stoffmisbruk. Oslo: Universitetsforlaget 1972.
RETTERSTØL, N., SUND, A.: Drug addiction and habituation. Acta psychiat. scand. **40** (Suppl. 179, 1964). Copenhagen: Munksgaard 1965.
RICHMAN, A., FISHMAN, J.J., BERGNER, L., PATRICK, S.W.: A narcotics case register—some perspectives on multiple reports. Social Psychiat. **4**, 179, (1971).
RILEY, D.N., JAMIESON, B.D.: Personality pathology and student drug use. N.Z. med. J. **76**, 252 (1972).
RILEY, D.N., JAMIESON, B.D., RUSSELL, P.N.: A survey of drug use at the university of Canterbury. N.Z. med. J. **75**, 365 (1971).
ROBITSCHER, J.: The right of society to protect its members, p. 299 in: WITTENBORN, J.R., BRILL, H., SMITH, J.P., WITTENBORN, S.A. (eds.), Drugs and youth. Springfield, Ill.: Charles C. Thomas 1969.
ROSENBERG, D.E., WOLBACH, A.B., MINER, E.J., ISBELL, H.: Observations on direct and cross-tolerance with LSD and d-amphetamine. Psychopharmacologia (Berl.) **5**, 1 (1963).
RUSSELL, H.: Cigarette smoking: natural history of a dependence disorder. Brit. J. med. Psychol. **44**, 1 (1971).
SCHICK, F.: The use of amphetamine in the Haight-Ashbury. J. psychedelic Drugs **2**, 139 (1969).
SCHICK, F., SMITH, D., MEYERS, F.: Use of marijuana in the Haight-Ashbury subculture. J. psychedelic Drugs **2**, 49 (1968).
SCHNEERSOHN, F.: Beiträge zur Massenpsychologie. In: VON PLAUT. Halle: 1928.
SCHUSTER, C.R., JR.: Psychological approaches to opiate dependence and self-administration by laboratory animals. Pharmacology Soc. Symposium. Fed. Proc. **29** (1), 2 (1970).
SCHUSTER, C.R., JR., WOODS, J.H., SEEVERS, M.H.: Self-administration of central stimulants by the monkey. In: SJÖQVIST, F., TOTTIE, M., Abuse of central stimulants, p. 339. Stockholm: Almqvist & Wiksell 1969.
SEEVERS, M.: Psychopharmacological elements of drug dependence. J. Amer. med. Ass. **6**, 1263 (1968).
SEEVERS, M.: Drugs, monkeys and men. Mich. quart. Rev. **1**, 3 (1969).
SIMMEL, E.: Psycho-analytic treatment in a sanatorium. Int. J. Psycho-Anal. **10**, 70 (1929).
SMITH, R.: Traffic in amphetamines: Pattern of illegal manufacture and distribution. J. psychedelic Drugs **2**, 30 (1969).
SNYDER, S.H.: Amphetamine Psychosis: A "model" schizophrenia. Amer. J. Psychiat. **130**, 61 (1973).
(SOU) Narkomanvårdskommittén: Kartläggning och vård. Stockholm SOU 1967:25.

SPEAR, H.B.: The growth of heroin addiction in the United Kingdom. Brit. J. Addict. **64**, 345 (1969).
STEPHENS, R., LEVINE, S.: The "street addict role": implications for treatment. Psychiatry **34**, 351 (1971).
ST-LAURENT, J., OLDS, J.: Alcohol and brain centers of positive reinforcement. In: FOX, R. (ed.), Alcoholism, behavioral, research, therapeutic approaches, p. 80. New York: Springer Publishing Co., Inc. 1967.
STÜRUP, G.K.: Treating the "untreatable". Baltimore: The Johns Hopkins Press 1968.
STUNKARD, A.: The management of obesity. N.Y. St. J. Med. **58**, 79 (1958).
SWANSON, D., DINELLO, F.: Severe obesity as a habituation syndrome. Arch. gen. Psychiat. **22**, 120 (1970).
TAQI, S.: Approbation of drug usage in rock and roll music. Bull. Narcot. **21**, 29 (1969).
TATETSU, S.: Methamphetamine psychoses. Folia psychiat. neurol. jap. Suppl. no 7. 377. Tokyo 1963.
TERRY, C.E., PELLENS, M.: The opium problem, p. 515 (1928). Reprinted in New Jersey: Patterson Smith 1970.
TIDMARSH, D.: Some sociological characteristics of male alcoholic patients from London admitted to a mental hospital. Brit. J. Addict. **64**, 333 (1970).
VAILLANT, G.: A twelve-year follow-up of New York narcotic addicts. 1. the relation of treatment to outcome. Amer. J. Psychiat. **7**, 727 (1966).
VAILLANT, G.: A 20-year follow-up of New York narcotic addicts. Arch. gen. Psychiat. **29**, 237 (1973).
VAILLANT, G., BRIGHTON, J., MCARTHUR, C.: Physicians' use of mood-altering drugs: a 20-year follow-up report. New. Engl. J. Med. **282**, 365 (1970).
VAILLANT, G., SOBOWALE, N.C., MCARTHUR, C.: Some psychologic vulnerabilities of physicians. New. Engl. J. Med. **287**, 372 (1972).
VOGEL, V., ISBELL, H., CHAPMAN, K.: Present status of narcotic addiction with particular reference to medical indications and comparative addiction liability of the newer and oldest analgesic drugs. J. Amer. med. Ass. **14**, 1019 (1948).
WALTERS, P., GOETHALS, G., POPE, H., JR.: Drug use and life-style. Arch. gen. Psychiat. **26**, 92 (1972).
WEIR, J.M., DUNN, J.E.: Smoking and mortality: a prospective study. Cancer (Philad.) **25**, 105 (1970).
WEYGANT, W.: Beiträge zur Lehre von den psychischen Epidemien. Halle 1905.
WHISSON, M.: Under the rug. Hong Kong: Council of Social Services 1965.
WHO, Technical Reports Series 116, 1957.
WHO, Technical Reports Series 273, 1964.
WIKLER, A.: Some implications of conditioning theory for problems of drug abuse. Behav. Sci. **1**, 92 (1971).
WIKLER, A.: Dynamics of drug dependence. Arch. gen. Psychiat. **28**, 611 (1973).
WILKINS, L.T.: Some sociologic factors in drug-addiction control, p. 141. In: WILNER, D.M., KASSEBAUM, G.G., Narcotics. New York-Toronto-Sydney-London: McGraw-Hill Book Co. 1955.
WILLIS, J.H.: The natural history of drug dependence: some comparative observations on United Kingdom and United States subjects, p. 301. In: STEINBERG, H. (ed.), Scientific basis of drug dependence. London: Churchill Ltd. 1969.
WINICK, C.: Epidemiology of narcotics use. In: WILNER and KASSEBAUM (eds.), Narcotics, p. 3. New York: McGraw-Hill 1965.
WOLLENBERG, R.: Über psychische Infektion. Arch. Psychiat. Nervenkr. **20** (1920).
YORKE, C.: A critical review of some psychoanalytic literature on drug addiction. Brit. J. med. Psychol. **43**, 141 (1970).

Medizinische Extremsituationen und der sterbende Patient
Mit einem Anhang: Zur Psychopathologie in Katastrophen

Von

E. Bönisch und J.-E. Meyer

Inhalt

Einleitung	519
Vorbemerkung zur Lebensverlängerung bei chronischen Organleiden	520
Herzerkrankungen	521
Chirurgische Eingriffe bei Mitralstenose	521
Intensivbehandlung bei Herzinfarkt	522
Herzschrittmacher	525
Nierenerkrankungen	526
Langzeitdialyse	526
Einstellungen zur Behandlungsbedürftigkeit	526
Zentrumsdialyse	529
Heimdialyse	530
Nierentransplantation	531
Dialysebehandlung und Nierentransplantation im Kindes- und Jugendalter	532
Die Krebskrankheit	533
Der unheilbare Patient und die Wahrheit am Krankenbett	535
Der sterbende Patient	538
Die Bedeutung des Lebensalters	539
Kindheit	539
Jugendalter	541
Alter	541
Psychotherapeutische Aspekte	542
Anhang: Zur Psychopathologie in Katastrophen	544
Literatur	546

Einleitung

Erst vor einigen Jahrzehnten hat man begonnen, die psychologischen Probleme des unheilbaren und des sterbenden Kranken zu studieren. Man bemerkte, daß Menschen mit prognostisch ungewissen, unheilbaren, tödlichen Krankheiten sich zu ihrem Leiden ganz unterschiedlich verhalten und auch im Ablauf der Erkrankung verschiedene Einstellungen zeigen. Man entdeckte typische Abwehrformen der Angst vor Sterben und Tod und psychogenetische Zusammenhänge mit der früheren Lebensgeschichte. EISSLERs 1955 erschienene Monographie „Der Psychiater und der sterbende Patient" ist die erste große Veröffentlichung zu diesem Thema, mit der das besonders in den USA zunehmende Interesse ihren Ausdruck fand. Dabei war von Anfang an deutlich, daß es nicht genügt, sich mit dem Kranken, mit seinem Erleben und Verhalten auseinanderzusetzen. Als ebenso wichtig erwiesen sich das Geschehen in der Familie, die Soziologie des modernen Krankenhauses und schließlich die Fortschritte der Medizin, welche durch außergewöhnliche technische Maßnahmen ein jahrelanges Überleben von Menschen ermöglicht haben, die noch vor wenigen Jahrzehnten in kurzer Zeit starben. Heute setzt sich in Nordamerika die Auffassung mehr und mehr durch, daß die Psychologie und Psychopathologie in solchen medizinischen Extremsituationen und im Sterben besondere psychologische und psychotherapeutische Aufgaben stellen [125]. Hier ist ein ganz neues Gebiet auf den Psychiater zugekommen [22, 101], der vom Sterben fast nur den Aspekt des Suizids, von Extremsituationen vornehmlich die Erfahrungen des modernen Krieges und der Konzentrationslager kannte. Im deutschen Schrifttum sind die Fragen, mit denen sich dieser Beitrag beschäftigt, bisher kaum behandelt worden. — Wenn im folgenden nur von einzelnen Organkrankheiten und vom Krebs die Rede sein wird, so ist dies paradigmatisch zu verstehen. Die Auswahl suchten wir nach der praktischen Wichtigkeit der Erkrankungen und ihrer speziellen Therapie, aber auch nach den psychologisch-psychiatrischen Implikationen vorzunehmen.

Vorbemerkung zur Lebensverlängerung bei chronischen Organleiden

Es ist heute durch die moderne Biotechnik möglich geworden, künstliche Organsysteme zu entwickeln (künstliche Niere, „eiserne Lunge", Herzschrittmacher, Herz-Lungenmaschine), mit deren Hilfe der Ausfall lebenswichtiger Organfunktionen prothetisch ersetzt und so menschliches Leben künstlich verlängert werden kann. Außerdem wurde dadurch gleichzeitig die Voraussetzung geschaffen, Transplantationen innerer Organe vorzunehmen. Diese medizinischen Innovationen haben bei Laien wie auch bei Ärzten eine Einstellungsänderung beträchtlichen Ausmaßes erforderlich gemacht. Denn man war bis dahin gewohnt, alle therapeutischen Maßnahmen bei Eintritt einer „vita reducta", d.h. von Zuständen einer „Desintegration der das Leben gewährleistenden großen Funktionssysteme durch exogene oder endogene Ereignisse" (MASSHOFF) lediglich als zeitlich befristete Hilfen zu betrachten. Ziel war dabei, Überleben zu ermöglichen, bis sich der Organismus soweit wieder erholt hatte, daß er aus eigener Kraft weiter existieren konnte, oder aber im ungünstigen Fall der Tod eintrat.

Die *langfristige Verwendung künstlicher Organsysteme* zur Substitution lebenswichtiger Körperfunktionen war deshalb zunächst auch nicht unumstritten. So wurden 1963 auf dem Kongreß für innere Medizin in Wiesbaden ernsthafte Bedenken erhoben, beispielsweise im Finalstadium einer Schrumpfniere wiederholte extrakorporale Dialysen anzuwenden, da dies einer „vertretbaren ärztlichen Grundhaltung" widerspreche [164]. Bereits zwei Jahre später galt in Deutschland diese Einstellung, wohl auch aufgrund der inzwischen erreichten weiteren Fortschritte, als medizinisch wie auch ethisch nicht mehr gerechtfertigt [44]. Daß dennoch viele Fragen der ethischen, rechtlichen und psychologischen Implikationen ärztlichen Handelns bei Verwendung dieser neuesten technischen Entwicklung offen geblieben sind, geht aus den zahlreichen Publikationen zu diesem Thema hervor [z.B. 1, 5, 77, 92, 186, 208].

Auf diesem Hintergrund sind die folgenden Ausführungen zu sehen, in denen der klinisch-medizinischen Seite der Lebensverlängerung die psychologisch-psychosoziale gegenübergestellt wird. Dabei ist gleich zu Beginn die Problematik hervorzuheben, die sich aus der ungewohnten Mitwirkung eines psychotherapeutisch-psychosomatisch orientierten Psychiaters ergibt. Hier besteht die Gefahr, durch ambivalente Haltungen und Fehlerwartungen auf beiden Seiten Enttäuschungen zu erleben, so daß sich die Kluft zwischen den medizinischen Fächern und der Psychiatrie weiter vertiefen kann; andererseits birgt gerade dieser medizinische Bereich in unvergleichlicher Weise auch die Chance, den Graben zu überbrücken [12, 23, 35, 47, 48, 67, 90, 108, 114, 118, 125, 148, 155, 163, 174, 181, 196, 200, 202, 215, 240, 262—264, 283, 285]. Vielleicht wird es — abgesehen von diesem interdisziplinären Aspekt — in Zukunft vom Ausmaß und Erfolg dieses Zusammenwirkens abhängen, wieweit der einzelne Patient mit der ihm vom medizinisch-biotechnischen Fortschritt offerierten Verlängerung seiner Lebenszeit umzugehen vermag.

Herzerkrankungen

Chirurgische Eingriffe bei Mitralstenose

Ausgeprägte depressive Reaktionen nach Kommissurotomie bei Patienten mit postrheumatischer Mitralstenose waren Anfang der 50er Jahre Anlaß, den Psychiater im Zusammenhang mit dem operativen Eingriff zu konsultieren. Die wenigen Arbeiten, die seinerzeit darüber erschienen sind, besitzen — rückschauend — Modellcharakter für alle späteren gleichartigen Bemühungen [87, 136, 201]. Die Grundkonstellation ist dabei vereinfachend so zu umreißen: Patienten mit einer chronischen Erkrankung eines lebenswichtigen Organsystems treten in ein Stadium der Dekompensation ein, in dem sie nur noch eine geringe Lebenschance haben, die allein durch unübliche therapeutische Maßnahmen zu verbessern ist. Letztere können zum vollen Erfolg und damit zur Lebensverlängerung, aber auch zum Tode führen. Dementsprechend haftet der gesamten Situation von vornherein — gemessen an der sonstigen klinischen Alltagspraxis — etwas Außergewöhnliches an, das auch auf den heutigen Intensivstationen trotz der zunehmenden Gewöhnung noch spürbar ist. Die Mitarbeiter-Patientenbeziehung in diesem medizinischen Arbeitsbereich ist über weite Strecken sehr „emotionalisiert", entsprechend der oft und mitunter rasch sich ändernden Richtung im Spannungsgefälle ungewöhnlichen Erfolgserlebens und ohnmächtigen Versagens [1, 59, 97, 116, 119, 137, 154, 187, 210, 290].

In den genannten ersten Studien wurde von den beteiligten Psychiatern die psychodynamische Konzeption, wie sie von der Psychoanalyse entwickelt worden ist, zur Erfassung der psychologischen Situation des Patienten angewandt; dies hat sich in der Folgezeit als äußerst fruchtbar erwiesen. Die mehrfachen prä- und postoperativen Interviews, die in erster Linie diagnostischen Zwecken dienen und einen Zugang zum Verständnis des Verhaltens ermöglichen sollten, wirkten sich darüberhinaus auch im psychotherapeutischen Sinne für die meisten Patienten günstig aus; es wurde von diesem Angebot, über Ängste und Phantasien im Zusammenhang mit der Herzerkrankung und der bevorstehenden Operation offen sprechen zu können, sehr oft auch spontan Gebrauch gemacht. Es stellte sich dabei u.a. heraus, daß das subjektive Erleben bestimmter Symptome, beispielsweise das der kardialen Dyspnoe, auch psychologisch in Zusammenhang mit früheren Erfahrungen ähnlicher Art (ausgeprägte Abhängigkeitsbeziehungen zu nahen Angehörigen, symbolisch als Engegefühl reaktualisiert) zu sehen war [87]. Es ließen sich verschiedene Formen der Erlebnisverarbeitung und Anpassung im Zustand akuter Lebensbedrohung und nach chronischer lebenseinschränkender Belastung nachweisen, wobei es in erster Linie um eine Auseinandersetzung mit dem Erlebnisbereich Aktivität-Passivität, Abhängigkeit-Unabhängigkeit und um die Neuregulierung von Berufs- und Freizeitinteressen ging. Dieses Gebiet der Erlebnisverarbeitung von Erkrankung wurde unter dem Titel „personal response to illness" klar herausgestellt und auf dem Hintergrund der individuellen Lebensgeschichte gesehen. Implizit ist darin das psychoanalytische Konzept des primären und sekundären Krankheitsgewinnes enthalten, das auch in weiterführenden neueren Untersuchungen ähnlicher Art [54, 65, 109, 180] nutzbringend angewandt und durch den soziologischen Aspekt (Beziehung zwischen Streß, Krankheitsverhalten und Krankheitsrolle) ergänzt wurde [142, 192, 193].

Eine besondere zwischenmenschliche Spannung ergab sich auf der Station manchmal dadurch, daß erfolgreich operierte Patienten den Chirurgen als Spender eines zweiten Lebens priesen, während bei anderen die Operation erfolglos blieb und die Patienten in diesem Bewußtsein mitunter noch über Wochen ihrem Ende entgegensehen mußten.

Intensivbehandlung bei Herzinfarkt

Während die Literatur über Persönlichkeitsmerkmale von Koronarkranken („Risikopatienten") unüberschaubar angewachsen ist, gibt es überraschend wenige systematische Untersuchungen, die sich mit dem Krankheitsverhalten unmittelbar nach dem Infarkt und mit der Einstellung der Ärzte und des Pflegepersonals zum Infarktpatienten befassen [41, 48, 53, 70, 109, 116, 117, 126, 247, 264]. Zunächst ist auf die westeuropäische und noch mehr im nordamerikanischen Raum verbreitete gesellschaftliche Einstellung hinzuweisen, nach der ein Koronarkranker „verbraucht" und „am Ende" ist [247]. Die von PERLMAN et al. bei Herzkranken hervorgehobene Haltung des Nicht-wahrhaben-wollens ihres Leidens ist deshalb auf diesem sozio-kulturellen Hintergrund zwar nicht überraschend, bedarf aber sicher einer differenzierteren Erklärung. In unserem Zusammenhang interessiert zunächst die Frage, wieweit *individuelle* Abwehrmechanismen wie die Verleugnung (denial) das Krankheitsverhalten und damit auch die Möglichkeiten therapeutischer Kooperation [65] prägen. ROSEN u. BIEBRING haben diesbezüglich festgestellt, daß Patienten unter 60 Jahren, die wegen einer Herzattacke hospitalisiert werden mußten, zu einem hohen Prozentsatz — unabhängig vom Bildungsgrad — nicht in der Lage waren, medizinisch in zweckvoller Weise mitzuarbeiten. Dennoch verrieten auch diese Patienten deutlich Angst vor einem Rezidiv, was auch in ihrem Ausdrucksverhalten (gedrückte Stimmung) zutage trat.

In der zeitlichen Abfolge der emotionalen Verfassung unmittelbar nach Herzinfarkt wurden in den beiden ersten Tagen nach Aufnahme vorwiegend Angst, danach überwiegend Depression beobachtet [48]. Diejenigen Patienten, die in ihrem Verhalten eine ausgeprägte Verleugnungstendenz zeigten, waren teils euphorisch, teils — in ihrem Verhalten den Schwestern gegenüber — aufdringlich oder abhängig mit latenter Feindseligkeit. Das letztgenannte, passiv-abhängige Verhalten ließ sich auch regelmäßig in der Vorgeschichte des Patienten nachweisen und entsprach somit einer primär-persönlichen Haltung, deren Wiederauftauchen das Abklingen des akut bedrohlichen Krankheitszustandes anzeige. Von der Krankheits-Verleugnung deutlich zu unterscheiden ist der Abwehrmechanismus der *Affektisolierung*, worauf im Zusammenhang mit Herzerkrankungen DRUSS u. KORNFELD hinweisen. So sagte einer ihrer Patienten mit dieser Isolierungstendenz: „Ich glaube, ich hätte Angst haben sollen, aber ich hatte keine". Daneben können auch noch andere Abwehrmechanismen wie Regression, Projektion, Intellektualisierung und Verschiebung (letztere beispielsweise als Aufmerksamkeitshinlenkung auf störende, aber vergleichsweise harmlose Geschehnisse in der Umgebung einer Intensivstation) vorkommen.

Patienten mit Verleugnungsverhalten gebrauchen bei Selbstschilderungen nicht selten Beiworte wie „ironman", „lucky", um ihr Lebensgefühl zu charakterisieren [116]. P. HAHN teilte ein grotesk anmutendes Beispiel eines Infarktpatienten mit, der am zweiten Tag nach dem akuten Ereignis am Bettgestell Klimmzüge ausführte, um bald wieder „fit" zu sein [117, S. 135]. Aufgrund einer ausgeprägten charakterneurotischen Abwehrhaltung leidet der Herzinfarktpatient — im Unterschied zum Herzneurosepatienten — in erster Linie an dem Folgezustand eines somatischen Geschehens, während das unmittelbare Erleben von Angst oder Depression nur in der allerersten Zeit und dann meist flüchtig in Erscheinung tritt [53]. Fragt man Patienten, die anläßlich eines Infarktes einen *Herzstillstand* überlebt haben, nach ihrer Einstellung zum Tode, trifft man auf eine eigenartige Unschlüssigkeit darüber zu sprechen [116]. Bei vielen scheint ein Grundgefühl zu bestehen, das aus dem Bewußtsein hervorgegangen ist, etwas Einzigartiges erlebt zu haben, aber gleichzeitig die Erfahrung enthält, in dieser Situation ganz auf sich selbst zurückgeworfen und von den anderen isoliert gewesen zu sein; dies entspricht einer Grenzsituation, vielleicht dem allein Sterben vergleichbar.

Als persistierende Symptome überwiegen Schlaflosigkeit und eine Art innere Unruhe. Daß sich jedoch nicht gravierendere Symptome, etwa eine chronische Depression oder rezidivierende schwere Angstzustände entwickeln, hängt möglicherweise mit der bereits erwähnten charakterneurotischen Abwehrhaltung zusammen, die offenbar auch durch die Erlebnisse der akuten Krise nicht erschüttert wird. Auch das unmittelbare Miterleben eines Herzstillstandes bei einem Mitpatienten löst keinerlei Angst aus. *Angstträume* bei Infarktpatienten ohne Herzstillstand scheinen eher selten zu sein. Diejenigen Patienten, die bei einer Verneinung manifester Ängste über Angstträume berichten, in denen häufig Gewalttätigkeiten eine Rolle spielen, haben einen Herzstillstand erlitten, so daß die Trauminhalte möglicherweise auf die aktuelle Erfahrung zu beziehen sind (elektrische Defibrillation, Einführen von Schrittmachersonden). Es ist aber bei der Bewertung des akuten Krankheitserlebens und des nachfolgenden Krankheitsverhaltens auch das Faktum der großen pathophysiologischen Variabilität des Infarktgeschehens zu berücksichtigen, inwieweit die Infarzierung mit dem bekannten Vernichtungsgefühl und mit Schmerz einhergeht, in welchem Umfang das Bewußtsein beeinträchtigt und der Kranke imstande ist, seine Lage zu realisieren.

Der Untersucher steht hier einer Vielzahl von klinischen Phänomenen und pathogenetischen Faktoren gegenüber, deren relevante Zuordnung zur Erhellung des Bedingungsgefüges schwierig ist. Neben der Beachtung somatologischer Faktoren bieten die schon mehrfach angesprochenen Abwehrmechanismen [61, 68, 89, 112, 144, 209, 248, 276] eine gute Orientierungshilfe. Bereits in den 30er Jahren hat der Internist und Psychoanalytiker Felix Deutsch diese Konzeption in der Klinik bei der Untersuchung des Verhaltens schwerkranker und sterbender Patienten erfolgreich angewendet. Mit der analytischen Beobachtungsmethode war es ihm möglich, überraschende Verhaltensänderungen von Patienten in hoffnungslosen Situationen als tiefreichende Regressionen zu erklären. So kam es bei einem seiner Patienten mit fortgeschrittener „Lungenblähung und Herzmuskelentartung" angesichts des bevorstehenden Endes zu einer schweren depressiven Verstimmung mit völliger Abwendung von der Umwelt, Teilnahmslosigkeit, Nahrungsverweigerung und Inkontinenz. Unerwarteterweise schlug dieses Verhalten in einen Zustand heiterer Gelassenheit um, der Patient kehrte sich wieder zu und aß mit gutem Appetit. Dabei fiel auf, daß er seine um vieles jüngere, zweite Frau, die sich nicht sonderlich mehr um ihn gekümmert hatte, mit einem falschen Vornamen ansprach, der sich als der seiner jüngeren Schwester erwies und damit die Rückwendung in seine frühkindliche Erfahrungswelt offenbarte [66]. Von hier aus ergeben sich Beziehungen zum manischen Abwehrverhalten als Notfallreaktion [24]. Eine äußerlich durch das medizinische Behandlungsarrangement erzwungene, künstliche Infantilisierung ist von der eben geschilderten Regressionsform als Abwehrmechanismus deutlich zu trennen, da der psychische Differenziertheitsgrad in beiden Fällen verschieden ist [173].

Trotz der belastenden Erfahrungen auf Wiederbelebungs- und Herzintensivstationen scheint es — wenn man der Literatur folgt — die Regel zu sein, daß die Patienten vorwiegend positiv zu dem medizinischen Regime eingestellt sind und auf Befragen kaum Beanstandungen vorbringen. Verlegungen auf andere Abteilungen werden als Ausdruck der Besserung angesehen und begrüßt. Es stellt sich aber bei einigen Patienten auch ein Verlusterlebnis ein, da sie nun auf den hohen Grad von Fürsorge und Zuwendung verzichten müssen. (Diese Erfahrungen an Herzpatienten sind nicht auf Kranke anderer Intensivstationen zu übertragen.) Cassem u. Hackett sind der Frage nachgegangen, in welchem Umfang bei Patienten mit akutem Herzinfarkt Psychiater konsiliarisch zugezogen werden und wie diese Entscheidung zustande kommt. Sie ermittelten einen Prozentsatz von knapp einem Drittel der Gesamtpatientenzahl, wobei die behandelnden Ärzte selbst kaum je vorhatten, den Psychiater zu konsultieren. Die Hauptinitiative lag bei den Schwestern, die wegen der Symptome Angst, Depression und Verhaltensauffälligkeiten auf Beratung drängten.

Im therapeutischen Umgang mit Infarktpatienten haben sich verschiedene Techniken bewährt, zu denen auch allgemeine Erläuterungen und Sachinformationen gehören, nachdem es sich herausgestellt hat, daß bei den Patienten nicht selten falsche Körpervorstellungen bestehen, die unkorrigiert als Angstfocus wirken. Dies zeigt die Bedeutung des kognitiven Aspektes mit Streß umzugehen, z.B. zu erwartende emotionale Reaktionen hinweisend vorwegzunehmen und Fehlvorstellungen über den eigenen Körper und den Krankheitsprozeß direkt zu korrigieren [14, 48, 105, 277, 279].

Herzschrittmacher

Obwohl die Anwendung von Schrittmachern zur Behandlung verschiedener Reizleitungs- und Reizbildungsstörungen des Herzens seit Einführung 1952 (zitiert nach [34]) eine zunehmende Verbreitung gefunden hat — zur Zeit wird die Zahl der Schrittmacherpatienten in der BRD auf 28 000 geschätzt — liegen nur wenige Arbeiten über die psychologischen Auswirkungen vor [34, 69, 107, 254, 262]. Hierbei ist vielleicht zu berücksichtigen, daß die Erstimplantation meist erst im höheren Lebensalter — in der Mehrzahl der Fälle nach dem 60. Lebensjahr — erfolgt. Patienten mit implantierten Schrittmachern müssen aber weiterhin als gefährdet betrachtet und im technischen Bereich wie auch medizinisch ständig kontrolliert werden, was allein schon eine chronische Abhängigkeitsbeziehung schafft. Hinzu kommt als weiterer Unsicherheits-Beunruhigungsfaktor, daß auch in den letzten Jahren Zwischenfälle beobachtet wurden, die auf einer Störung der Schrittmacher durch elektrische Geräte in der Umgebung des Kranken beruhen. Im Ganzen hat es sich jedoch gezeigt, daß sich die überwiegende Mehrzahl der Patienten auffallend gut an den Schrittmacher adaptiert [107] und psychische Störungen nur bei Patienten mit größerer operativer Belastung beobachtet wurden [69]. Für die psychologischen und psychotherapeutischen Implikationen bei Herzschrittmachergebrauch nach früherworbenem Herzfehler ist der kasuistische Beitrag von SCHUMACHER, der auch katamnestiziert wurde, ein instruktiver Beleg [254, 262].

Die Anwendung von pacemakern bei Kindern und Jugendlichen ergibt ein ähnlich günstiges Bild. GALDSTON u. GAMBLE fanden drei psychologische Merkmale bei diesen Kindern und ihren Familien: 1. Identifikation mit einer bestimmten medizinischen Behandlungsstrategie, die sich in einem überbetonten Optimismus äußert, 2. Intellektualisierung im Sinne einer Wissensaneignung, 3. Organbezogene Affektisolierung, die nur im Zusammenhang mit dem gestörten Körperbereich auftritt, jedoch nicht die affektive Reaktionsfähigkeit des Individuums im allgemeinen zu beeinträchtigen scheint. Die ausgeprägte idealisierende Orientierung der Kinder mit Herzschrittmachern sowie deren Eltern gegenüber den behandelnden Ärzten und Schwestern geht mitunter bis in deren — die Pflegepersonen imitierende — Gestik und Mimik ein [95]. Welches Ausmaß die Ausblendung von Krankheit bei Kindern mit angeborenen Herzfehlern erreichen kann, zeigt etwa die Studie von PLÜGGE u. MAPPES [239].

Nierenerkrankungen

Langzeitdialyse

Während bereits 1913 der Name „künstliche Niere" geprägt worden war (zitiert nach [110]), vergingen noch drei Jahrzehnte, bis W.J. KOLFF daran ging, in den Niederlanden einen Dialysator für therapeutische Zwecke zu entwickeln [160]. Zwei weitere Jahrzehnte dauerte es, bis Anfang der 60er Jahre die chronisch-intermittierende Hämodialyse zunächst in Nordamerika [267], bald darauf in vielen anderen Ländern als Langzeittherapie bei chronischer Niereninsuffizienz in großem Umfang angewendet wurde. Fand zunächst die Dialysebehandlung ausschließlich in nephrologischen Zentren statt, ging man bereits 1963 in Boston [199] und 1964 in Seattle (Arbeitsgruppe SCRIBNER) und London [18] wegen des bald nicht mehr zu deckenden Bedarfs an Dialyseplätzen in den Kliniken dazu über, die Patienten und jeweils einen Angehörigen in dem Gebrauch der Maschinen zu trainieren (*Heimdialyse*). Nach neueren Schätzungen kommen vierzig bis sechzig Patienten je 1 Mio. Einwohner jährlich ins terminale Nierenversagen, was beispielsweise für ein Land wie die BRD (einschließlich West-Berlin) eine Behandlungsbedürftigkeit von jährlich etwa 3000 chronischen Urämiekranken bedeutet [261].

Die Therapie des chronisch Nierenkranken ist als komplexe, dem jeweiligen Zustand des Patienten neu anzupassende Strategie zu betrachten, bei der neben der maschinellen Hämodialyse auch die medikamentöse und die diätetische Unterstützung wichtig sind. Gerade die diätetischen Restriktionen können bei entsprechend disponierten Patienten den bevorzugten Austragungsort für psychologische Probleme darstellen [90, 141].

In der Anfangszeit war es die Regel, daß Patienten erst im urämischen Stadium mit entsprechend hoher Komplikationsrate zur Behandlung kamen. Inzwischen ist man bestrebt, die Patienten bereits im präurämischen Stadium in das Dialyseprogramm aufzunehmen und sie entsprechend darauf vorzubereiten. Dazu gehört, daß möglichst noch vor einem Anstieg des Serum-Kreatinins auf über 12mg/100ml ein Scribner-Shunt oder eine Brescia-Cimino-Fistel am Bein oder Unterarm angelegt wird, so daß im Bedarfsfall der Anschluß an die künstliche Niere (Platten- oder Spulendialysator) erfolgen kann. Es wird z.Z. gewöhnlich 2 bis 3 mal in der Woche 8 bis 12 Std dialysiert, also im Durchschnitt 30 Std pro Woche.

Für die psychologische Situation ist es bedeutsam, daß die chronische Niereninsuffizienz in vielfältiger Weise auch die Funktionen anderer Organsysteme stört und entsprechende Beschwerden hervorruft. Hinzu kommen die äußeren Kennzeichen der schweren Krankheit, wie die grau-fahle Hautfarbe aufgrund der Anämie. Für den Ablauf der Therapie steht das Funktionieren des Shunts an erster Stelle.

Einstellungen zur Behandlungsbedürftigkeit

Grundsätzlich sind auch beim Nierenkranken — trotz des hervorstechenden Merkmals der permanenten Abhängigkeit von einer Maschine — sehr verschiedene Modi des Krankheitsverhaltens anzutreffen. Diese sind abhängig von der

Art der Primärpersönlichkeit, dem Alter, der Familien- und Berufssituation, der Progredienz des Leidens und dem Umfang der bisherigen Komplikationen. Obwohl die Patienten in der Anfangsphase der Entwicklung der Dialysebehandlung viel stärker eine unmittelbare Lebensbedrohung erlebt haben, weil sie gewöhnlich erst im Präfinalstadium zur Dialyse kamen, zeigen Studien aus neuerer Zeit, daß auch beim gegenwärtigen Stand der Therapie unterschwellig eine vitale Beunruhigung fortbesteht [280]. Dafür sprechen die nachweisbaren Angst-Verleugnungstendenzen, die über das Maß hinauszugehen scheinen, das bei vergleichbaren Krankheiten (Patienten mit künstlichen Herzklappen) angetroffen wird [275]. Es ist auch immer wieder zu beobachten, daß Patienten, die schon längere Zeit eine nephrologische Sprechstunde aufsuchen und bereits eine Shuntoperation hinter sich haben, auf die Mitteilung, es sei jetzt bei ihnen eine Dialysebehandlung notwendig, mit Überraschung und Schrecken reagieren. Je nach der medizinischen Ausgangslage und dem jeweiligen Entwicklungsstand der nephrologischen Diagnostik und Therapie sind Überraschungsmoment und körperliche Beeinträchtigung (stress) und damit das herabgesetzte subjektive Befinden (distress) des Patienten verschieden. Patienten, die unter den Zeichen einer ausgeprägten Wasserretention und urämischen Intoxikation komatös eingeliefert und dann erfolgreich dialysiert werden, haben eine andere Einstellung zur Behandlungsprozedur und zu den Behandlern als diejenigen, die sich bislang durch ihre Nierenerkrankung nur geringgradig gestört fühlten. Letztere nehmen die ärztliche Mitteilung, daß die Harnstoff- und Kreatininwerte die kritische Grenze erreicht haben und nun mit einer Behandlung begonnen werden muß, fast ungläubig und achselzuckend zur Kenntnis. Hier kann sich ein deutlicher Unterschied zum Koronarkranken ergeben, der anfangs als „Risikopatient" ebenfalls noch nicht allzu gravierende Beschwerden hat, durch ein lebensbedrohliches Krankheitsereignis, das ihn zum „Infarktpatienten" macht, jedoch eine schwere Erschütterung seines bisherigen Vertrauens in seine körperliche Integrität erfährt. So führt die moderne Behandlungskonzeption der terminalen Niereninsuffizienz mehr und mehr dazu, daß der Nierenkranke zum Dialyse- oder Transplantationspatienten „erklärt" wird. Die Annahme liegt nahe, daß sich dieser Sachverhalt auch auf das Krankheitsverhalten und die Arzt-Patientenbeziehung auswirkt, obwohl die bisherigen Untersuchungen dies noch nicht eindeutig genug belegen, da sie meist unter anderen medizinischen Voraussetzungen durchgeführt wurden.

Die Änderung in der Handhabung der Dialyse gegenüber der Anfangszeit führte zu einer Ausweitung der Indikationsstellung, deren gesamte Konsequenzen psycho-sozial gesehen sicher noch nicht abgeschätzt werden können. Die anfänglichen Erfahrungen (schwere Angst- und Depressionszustände bis hin zu Katastrophenreaktionen und suizidalen Handlungen) gaben Anlaß, unter die Indikationskriterien neben der Kooperationsfähigkeit auch „psychische Stabilität" aufzunehmen [2, 3, 138, 267]. Es hat sich dann allerdings herausgestellt, daß die Einschätzung gerade dieses Faktors im Einzelfall recht schwierig sein kann, was wiederum eine optimale Auswahl der verfügbaren Möglichkeiten (Heimdialyse, Zentrumsdialyse, Organtransplantation) erschwert. Ein wesentlicher Grund liegt darin, daß in das Krankheitsverhalten auch Faktoren eingehen wie die familiäre Situation und die Partnerbeziehung, welche sich rasch ändern können. Unter dem Eindruck einer lebensbedrohlichen Notsituation herrscht zunächst eine überschießende Hilfs- und Opferbereitschaft seitens der Angehörigen vor, die auch tiefergreifende familiäre Konflikte zu verdecken vermag. Bei einem Behandlungsaufwand, der Einschränkungen aller Beteiligten erfordert, treten die alten Konflikte über kurz oder lang wieder zutage und lassen sich nicht in allen Fällen psychotherapeutisch abbauen. Das kann zur Folge haben, daß beispielsweise Patienten aus der Heimdialyse wieder ins Zentrum zurückübernommen werden müssen oder ein anderer Dialysepartner statt des ursprünglich ausgewählten und trainierten gefunden werden muß. Deshalb sind viele Dialysezentren etwa in USA und der Schweiz dazu übergegangen, durch psychiatrisch geschulte Sozialarbeiter die Familien- und Berufssituation des einzelnen Patienten möglichst schon vor Behandlungsbeginn sorgfältig zu überprüfen [159].

Auch bei Dialysepatienten mit chronischer Niereninsuffizienz wurde — neben verschiedengradig ausgeprägten toxisch bedingten hirnorganischen Störungen — das bekannte Abwehrverhalten, insbesondere Verleugnungstendenzen beschrieben [90, 102, 138, 271, 280]. COOPER berichtete über eine hypomanische Psychose, die während der Hämodialyse ausbrach [56]. Die seelischen Kompensationsversuche stehen im engen Zusammenhang mit dem Suizidproblem [4, 90, 103]. FREYBERGER unterscheidet direkte suizidale Handlungen (Einnahme von toxischen Substanzen, bewußte Nahrungs- und/oder Flüssigkeitsexzesse, Manipulation am Shunt mit nachfolgender Gefahr des Verblutens, andere Selbsttötungsformen wie Erschießen) und indirekte suizidale Handlungen (unbewußte Nahrungs- und/ oder Flüssigkeitsexzesse und sog. freiwillige Verweigerung der Dialysetherapie). Neuerdings wurde darauf hingewiesen, daß nicht alle Diätverstöße als bewußte oder unbewußte Suizidversuche aufgefaßt werden dürfen, sondern daß selbst hierbei auch an Verhaltensweisen im Sinne des sekundären Krankheitsgewinns zu denken ist. Es müssen weitere eindeutige Zeichen für eine depressive Verstimmung nachweisbar sein; gerade sorgfältig dialysierende Patienten können — wenn sie eines Tages den Mut gefunden haben — Suizid begehen [141].

Ein besonderes psychologisches Problem bildet als *sichtbares Zeichen* für das Erfordernis der Dialyse und somit für eine einschränkende Abhängigkeitsbeziehung schlechthin der Shunt. Er verändert darüberhinaus, wie eine Prothese, das Körpergefühl, was gerade bei jugendlichen Patienten zu einer schwierigen Periode der Verarbeitung und Anpassung führen kann.

Ein jetzt 19jähriger Patient berichtet, wie sehr ihn anfänglich der Shunt gestört habe, so daß er längere Zeit nur langärmelige Hemden trug. Inzwischen habe er sich nicht nur daran gewöhnt, sondern er sei fast stolz darauf, einen „ausgearbeiteten" Shunt zu haben. Er halte sich überhaupt irgendwie für etwas Besseres, besonders wenn er sehe, wie sich die Leute schon über ihre kleinen Beschwerden aufregen[1].

KAPLAN DE-NOUR wies auf ein weiteres psychologisches Problem hin, das bisher in der Literatur kaum Beachtung fand, vermutlich weil die Patienten von sich aus kaum je darüber sprechen, nämlich den Verlust der Fähigkeit Wasser zu lassen. In einigen Fällen von Nephrektomie (als Vorbereitung zur Nierentransplantation) führte dies interessanterweise sogar zu Phantom-ähnlichen Reaktionen [139]. Es wurden auch Patienten beobachtet, die ihre Potenzstörungen in Zusammenhang mit dem Verlust der Harnausscheidung brachten und unter sol-

---

[1] Die hier mitgeteilten kasuistischen Beispiele wurden bei Untersuchungen von Nierenkranken der Nephrologischen Abteilung (Leiter: Prof. F. Scheler) der Göttinger Medizinischen Universitätsklinik (Direktor: Prof. W. Creutzfeldt) gesammelt.

chen falschen Vorstellungen den Flüssigkeitskonsum gegen die diätetische Anweisung steigerten, um wieder urinieren zu können. KAPLAN DE-NOUR u. CZACZKES halten es für möglich, daß ein Teil der Potenzstörungen bei Dialysepatienten nicht allein toxisch bedingt ist, sondern mit einer seelischen Fehlverarbeitung des Verlustes der Fähigkeit, Wasser zu lassen, zusammenhängt [141].

Nicht unerwähnt soll bleiben, daß in den letzten Jahren an verschiedenen Orten dialysebedürftige Patienten aus Platzmangel zurückgewiesen werden mußten, woraus sich schwerwiegende ethische Probleme grundsätzlicher Art (u.a. Zusammensetzung sog. Auswahlkomitees) ergaben [62, 260].

Zur Frage der nosologischen Zuordnung der psychopathologischen Syndrome bei chronischen lebensbedrohlichen Organkrankheiten und lebensverlängernden Maßnahmen ist zu sagen, daß in der Literatur meist Symptomdiagnosen angegeben werden; nur bei ausgeprägten organischen Psychosen vom Typ der exogenen Reaktion [37] erfolgt gewöhnlich die entsprechende Klassifizierung. Es ist heute noch verfrüht zu entscheiden, ob es auch unter einer *medizinischen Dauerbelastung* — analog dem erlebnisreaktiven Persönlichkeitswandel in anderen Extremsituationen [288] — zu *überdauernden* Persönlichkeitsveränderungen bei Erwachsenen kommen kann [151, 185]. Daß es zumindest im Kindesalter nachhaltige Persönlichkeitsstörungen gibt, die einer seelischen Verkrüppelung gleichkommen, geht aus neueren Befunden französischer Psychiater hervor [241]. Außer Zweifel steht, daß ebenso wie bei anderen gravierenden Erkrankungen auch im Verlauf der Dialyse- oder Transplantationsbehandlung ungelöste neurotische Konflikte, die bis dahin gut kompensiert waren, als echte Psychoneurose manifest werden können.

Zentrumsdialyse

Voranzustellen ist, daß schon durch den langen Aufenthalt von 20 bis 30 Std pro Woche auf der Dialysestation der Behandlungsplatz für den Patienten die Wertigkeit eines „zweiten Zuhause" bekommt. (Die biotechnische Weiterentwicklung [161] zielt deshalb u.a. auf eine Zeitverkürzung ab.) Außerdem ist der Patient an einen starren Turnus mit festen Terminen gebunden. (Es sind Bestrebungen im Gange, die Zentrumsdialyse im Sinne teilstationärer Behandlung abzuwandeln, um den Alltag des Patienten, soweit es geht, zu normalisieren.) Der durch das Behandlungsarrangement erforderliche Zeitaufwand, verbunden mit der Abwesenheit von den Angehörigen, machen einen Rollenwechsel in der Familie fast unvermeidlich. Dialysepatienten werden, auch wenn die Behandlung unter den genannten Umständen glatt und komplikationsfrei verläuft, von den Familienmitgliedern geschont und weniger um Rat gefragt, so daß sie so die früher innegehabt Gruppenposition verlieren [280]. Mit diesem innerfamiliären Isolierungsprozess geht häufig auch ein gesellschaftlicher einher, da die Patienten aus Zeitgründen und wegen ihrer körperlichen Erschöpfbarkeit (diesen Befindensaspekt hat v. BAEYER [17] in anderem Zusammenhang erörtert) Außenkontakte mit Freunden und Bekannten einschränken oder ganz aufgeben. Auch von seiten der Bekannten kann ein Rückzug erfolgen, der häufig mit dem leidenden Aussehen der Patienten begründet wird.

Der Aufenthalt im Zentrum wird in erster Linie durch die Organisation und die Einstellung des nephrologischen Teams geprägt. Da die Patienten weniger der Zuverlässigkeit der Maschinen als mehr der Präsenz geschulten Fachpersonals vertrauen [280], hängt die emotionale Befindlichkeit während der Dialysezeit — abgesehen von medizinischen Komplikationen [43] — entscheidend von der Qualifikation und Konstanz der vorhandenen personellen Besetzung ab. Hier ergeben sich im Team selbst und zwischen dem Team und den Patienten mannigfache Spannungsmöglichkeiten, die mitunter nur durch Gespräche im Kreis aller Mitarbeiter geklärt werden können.

Eine nicht seltene Form der Beziehungsstörung Patient-Schwester besteht darin, daß beunruhigte oder sich verlassen fühlende Patienten auf dem Wege über Reklamationen an der Maschine versuchen, die Schwester in ihre Nähe zu holen und so Zuwendung zu erhalten. Wenn von den Schwestern diese Motivation nicht verstanden wird, entwickelt sich leicht eine vorwurfsvoll-feindselige Atmosphäre, weil sich die Schwester zu unrecht kritisiert und überflüssigerweise belästigt fühlt. Als Gegenstück dazu läßt sich an Enttäuschungs- und Rückzugsreaktionen seitens der Schwestern ablesen, wie stark überprotektiv-possessive Einstellungen dem Patienten gegenüber bestehen können und in ihrem ganzen Ausmaß erst sichtbar werden, wenn Patienten diesen Erwartungen nicht entgegenkommen oder sich ganz entziehen, indem sie etwa den Wunsch äußern, zur Zeitersparnis in ein nähergelegenes Zentrum vermittelt zu werden [137].

Der Bereich der „Objektbeziehungen" [8, 21, 81, 82, 130, 253, 278, 294] ist beim Dialysepatienten durch die vielfältigen Möglichkeiten der Störbeeinflussung sowohl seitens des Teams als auch seitens der Angehörigen sehr labilisiert, so daß ein starkes Bedürfnis besteht, eine feste Bezugsperson — meist ist es eine Schwester des Teams — verfügbar zu haben und mit ihr offen sprechen zu können [197, 296].

Heimdialyse

Das Verfahren der Heimdialyse hat nach den letzten Statistiken [42, 134, 149, 226] die weiteste Verbreitung gefunden und erzielt z.Z. offenbar die besten Erfolge in der Behandlung der terminalen Niereninsuffizienz. Der Hauptvorteil liegt darin, daß der Patient durch die Möglichkeit der *Nacht*dialyse die Tageszeit weiterhin zur Berufstätigkeit nutzen und außerdem die Behandlungszeiten nach subjektiven Bedürfnissen variieren kann. Nachdem früher der Dialysepartner (im allgemeinen ist es der Ehepartner) die Hauptverantwortung zu übernehmen hatte, gab man sehr rasch dieses Arrangement zugunsten der selbstverantwortlichen Dialyse des Patienten auf, da es bei den Patienten zu ausgeprägten regressiven Abhängigkeiten und bei den Partnern angesichts ihrer Verantwortung zu schweren depressiven Krisen gekommen war. Grundsätzlich erlaubt die Heimdialyse [36, 85, 106, 149, 230, 257, 268] in einem hohen Prozentsatz — bis zu 90% — eine Rehabilitation [20]. Dennoch hängt die erfolgreiche Durchführung weitgehend von der Bereitschaft und Fähigkeit des Patienten ab, die Selbstbehandlung zu übernehmen. Da junge Ehepartner weniger bereit zu sein scheinen, an der Behandlung des Partners verantwortlich mitzuwirken, mußte in manchen Fällen nach anfänglich gutem Erfolg die Heimdialyse wieder aufgegeben werden.

Eine Schwierigkeit besonderer Art ergibt sich aus der „Philosophie" der Heimdialyse [36], die ganz auf Autonomie des Patienten abzielt. Das kann dazu führen, daß Patienten sich nicht mehr trauen, wegen Schwierigkeiten im Zentrum anzurufen, weil sie dies als Versagen erleben. Erst recht bleiben eigene psychische Schwierigkeiten oder Familienprobleme verdeckt und kommen auch bei den medizinischen Routineuntersuchungen nicht ohne weiteres zur Sprache. Gelegentlich erfahren dann die Techniker des Teams bei Hausbesuchen (anläßlich der Überprüfung der Maschine) etwas von solchen Schwierigkeiten. Es wird deshalb — bei unterschiedlicher Wertung dieser Problematik seitens der Nephrologen — mancherorts für notwendig erachtet, durch regelmäßige Besuche von Mitgliedern des Trainingsteams den Kontakt zu den Patienten und deren Familien aufrecht zu erhalten, um dem Anwachsen von psychologischen Schwierigkeiten vorzubeugen. SHAMBAUGH u. KANTER haben darüber hinaus versucht, auch die Familienangehörigen (Dialysepartner) der Patienten einzubeziehen und deren emotionale Schwierigkeiten im Zusammenhang mit der Dialyse zu verarbeiten [269]. Dieses Beispiel zeigt zugleich, daß je nach den Erfordernissen der psychotherapeutische Ansatzpunkt ganz verschieden gewählt werden muß und von Kurz- und Notfallpsychotherapie [29, 135, 189, 240, 286] nach dem Konzept der dynamischen Psychotherapie [71] über Hypnosebehandlung [266] bis zu Gruppentreffen mit Angehörigen [269] und modifizierter Gruppentherapie [127] reichen kann.

Nierentransplantation

Es fällt zunächst auf, daß in den einzelnen Ländern eine sehr unterschiedliche Praxis hinsichtlich der Organwahl geübt wird. Während in Nordamerika fast die Hälfte der transplantierten Organe von *verwandten Lebendspendern* stammen, wurden in der BRD bis 1970 bei 284 Transplantationen nur 32 mal Lebendspender herangezogen [42, 49, 226, 261]. Dieser Aspekt führt zu dem psychologischen Problem der Spenderwahl für den Fall, daß Leichennieren nicht zur Verfügung stehen. Entsprechende Erfahrungen haben gezeigt, daß bei Verwandten-Spendung äußerst konflikthafte Belastungssituationen entstehen können, wobei auch die Art und Weise, in welcher der Arzt die Notwendigkeit einer Organspende an die Familie heranträgt, eine den Konflikt mitgestaltende Rolle spielen dürfte. Die zu beobachtenden Familieninteraktionen laufen in der Regel in drei Phasen ab: zunächst konzentriert sich das gesamte Interesse auf das erkrankte Familienmitglied. Wenn sich ein Angehöriger bereit erklärt, seine Niere zu spenden, steht dieser dann ganz im Mittelpunkt der Aufmerksamkeit, so daß ihm sein eigenes Risiko und die Belastung durch die Nierenentnahme kaum bewußt wird. Sobald die Operation durchgeführt ist, wendet sich die ganze Erwartung wieder dem Empfänger zu in der Ungewißheit, ob das Transplantat angeht oder abgestoßen wird. In dieser Situation erlebt dann der Spender einen doppelten Verlust, so daß depressive Reaktionen oder auch Konversions-ähnliche Symptome häufig sind [147]. Gelegentlich können auch alte ungelöste Konflikte durch die Nierenspendung re-aktualisiert werden und zur Manifestation einer psychoneurotischen Reaktion führen.

KEMPH et al. berichten von einer Patientin, die im Jugendalter eine sehr intensive Beziehung zu ihrem Vater hatte und sich durch frühzeitige Verheiratung und Wegzug an einen entfernten Ort daraus zu befreien vermochte. Als sich bei ihr eine terminale Niereninsuffizienz einstellte, erhielt sie von ihrem Vater als dem geeignetsten Spender eine Niere und geriet durch die Transplantation wieder in ein Abhängigkeitsverhältnis mit ausgeprägt regressivem Charakter, woraus sich verschiedene neurotische Symptome entwickelten. Gleichzeitig wurde ihre Beziehung zu ihrem Ehemann äußerst gespannt, so daß erst eine intensive Psychotherapie mit allen Beteiligten eine Lösung dieses Konfliktes ermöglichte. In einem anderen Fall verband ein Vater mit der Nierenspende an seinen Sohn die irrationale Erwartung, daß aus dem bisher passiven und jetzt außerdem kränklichen „Versager" doch noch ein strebsam-erfolgreicher Sohn werden könnte [147].

In anderen Fällen ergab sich für potentielle Spender, die bisher das schwarze Schaf der Familie gewesen sind, die Chance, erstmals im Familienverband volle Anerkennung zu finden. FELLNER u. MARSHALL unterschieden drei „Systeme" der Auswahl eines lebenden verwandten Nierenspenders: 1. die Auswahl des ärztlichen Teams nach den geeignetsten Transplantationskriterien, 2. die Selbstauswahl des Spenders, und 3. die Entscheidung des Familienverbandes [79]. Hierbei lassen sich die verschiedensten Formen von offenen oder verdeckten Beziehungskonflikten und Kommunikationsstörungen feststellen, die mit mehr oder weniger ausgeprägtem Scham- und Schuldgefühlen verbunden sind [1, 25, 26, 49, 57, 58, 74, 79, 145, 146, 147, 217, 272]. Unter den Patienten, die nach einer Nierentransplantation starben, fanden sich in einem hohen Prozentsatz Personen, die sich von ihren Familien verlassen fühlten und/oder von vornherein sehr pessimistisch gegenüber der Organverpflanzung eingestellt waren [25, 26, 74].

Für den Organempfänger ergibt sich körperlich mit dem Vorgang der Organverpflanzung das psychologische Problem, durch die vor der Transplantation erforderliche Nephrektomie zwei (ehemals) lebenswichtige Organe zu verlieren und ein fremdes aufzunehmen, d.h. diesen Organwechsel gleichzeitig im body image mitzuvollziehen. H.L. MUSSLIN sprach deshalb von einer „emotionalen Transplantation", die mit der organischen einhergehen müsse [217]. Andere Untersucher gewannen den Eindruck, daß die Empfänger von Leichennieren-Transplantaten erstaunlich wenig Schwierigkeiten hatten, das fremde Organ psychisch zu integrieren und als ihr eigenes zu betrachten [33]. Bei Gegengeschlechtlichkeit von Spender und Empfänger wurden gelegentlich auch Befürchtungen vor dem Verlust der eigenen sexuellen Identität beobachtet [57]. Libido- und Potenzstörungen scheinen sich nach Nierentransplantation eher als bei Dialysebehandlung zurückzubilden [170].

Dialysebehandlung und Nierentransplantation im Kindes- und Jugendalter

Die Durchsicht der Literatur zu diesem Thema hinterläßt den Eindruck, daß der medizinische Erfolg bei der Durchführung dieser Behandlungen durchaus als befriedigend angesehen wird [19, 46, 83, 84, 88, 113, 177, 245, 252]. Als Dialysepartner wird in den meisten Fällen die Mutter herangezogen. Analog den Erfahrungen mit Erwachsenen ist aber auch bei der Dialyse-Partnerauswahl für Kinder große Sorgfalt auf die Eignung des Partners zu verwenden, da nicht alle Mütter den damit verbundenen Anforderungen seelisch gewachsen sind.

So mußte in einem Fall unserer Beobachtung bei einem jetzt 11jährigen Jungen das Heimdialysetraining mit der Mutter abgebrochen werden, da sie nicht in der Lage war, sich in rationaler Weise zu der Behandlungsnotwendigkeit einzustellen. Sie konnte es nicht verstehen, daß ihr Sohn diese Behandlung brauchte. Sie verband falsche Körperkonzepte mit der Nierenerkrankung, die auch durch wiederholte sachgemäße Informationen nicht abgebaut werden konnten. Wegen ihrer eigenen ausgeprägten Infantilität war sie nicht imstande, in Krisenzeiten der Behandlung ihrem Sohn beizustehen, sondern neigte sogar dazu, Diätfehler zu begünstigen, die Dialysezeit zu reduzieren oder die fällige Dialyse zu verschieben.

Während KORSCH et al. über günstige Entwicklungen nach Nierentransplantation und einen positiven Effekt auf den Familienzusammenhalt berichteten [162], fand BERNSTEIN Verhaltensauffälligkeiten bei den Kindern wie kontraphobisches Draufgängertum, phobische Kontaktvermeidungen und Depressionen bei Abstoßungsreaktionen aus Schuldgefühl, die Niere zerstört zu haben. Aufgrund regionaler Publicity fühlten sich die Kinder einerseits außergewöhnlich exponiert, andererseits dadurch auch separiert. Die enge Abhängigkeitsbeziehung zur Familie erschwerte es ihnen, außerhalb sich durchzusetzen und ihr Selbstkonzept zu finden. Bei aggressiven Reaktionen der Kinder wurde ihnen mitunter gedroht, die Niere wegzunehmen; es gab auch Ermahnungen, auf die Niere achtzugeben [30]. Eine sehr ausführliche und detaillierte Untersuchung legte RAIMBAULT vor. Die Autorin weist daraufhin, daß die Kinder und Jugendlichen „zwei aggressiven Welten" ausgesetzt sind, der inneren (kranker Körper, Ängste) und der äußeren (schmerzvolle und einschränkende Behandlungsmaßnahmen). Dadurch überwiegen negative Identifikationen mit Aggressoren und Verfolgern, was den Boden für Charakterstörungen bereitet. Die Patienten brauchen zu viel seelische Kraft zur Verarbeitung ihrer Lebensumstände, sie zeigen einen Mangel an Phantasie, sind passiv und ohne Zukunftsplanung, ihr body image ist nach den testpsychologischen Untersuchungen inkomplett. Die Familie neigt zunächst dazu, die Ärzte mit einer quasi göttlichen Macht auszustatten. Wenn die ersten Rückschläge eintreten, kommt eine Phase der direkten oder indirekten Anschuldigungen, worauf unter Hinweis auf den weiteren medizinischen Fortschritt und unter erneuten Anstrengungen eine Erholungspause eintritt. Treten dann erneute, unaufhaltsame Komplikationen auf, kommt es zum Bruch [241]. Ein besonderes Problem stellt bei Transplantationen die Notwendigkeit zur Corticosteroid-Einnahme und die damit einhergehende Änderung des Aussehens dar. Gelegentlich werden aus diesem Grund von Jugendlichen die Medikamente nicht mehr eingenommen, auch Suizidversuche kamen im Zusammenhang damit vor [88].

Die Krebskrankheit

Die medizinische Situation: die Frühdiagnose des Karzinoms entscheidet über die Heilbarkeit. Auf die Sicherung der Diagnose folgt in der Regel rasch die Operation mit dem Versuch einer Totalentfernung der Geschwulst, dann die Nachbestrahlung, oft zunächst mittels Radiumeinlagen, anschließend als Serien-Röntgenbestrahlung. (Bei gynäkologischen Karzinomen wird anstelle einer Operation oft primär bestrahlt.) Danach sind über 5 Jahre regelmäßige Kontrolluntersuchungen notwendig. Entwickeln sich Metastasen, so erfolgt manchmal eine zweite Operation, häufig erneute Bestrahlung und Anwendung von Cytostatika.

Die Diagnose „Krebs" wird in der Bevölkerung noch weitgehend mit Unheilbarkeit gleichgesetzt, obwohl die medizinische Wissenschaft heute davon ausgeht, daß 30% aller Karzinomträger geheilt werden können [39]. In einer kanadischen Untersuchung aus dem Jahre 1955 [227] gaben 70% der Frauen an, niemals davon gehört zu haben, daß Krebs heilbar ist; in einer deutschen Studie von 1967 waren es immerhin noch 20% [221]. Der Diagnose „Krebs" haftet wegen des schleichenden Beginns etwas beängstigend Unheimliches an und darüber hinaus nicht selten auch das Attribut des Unreinen [7] oder Ansteckenden [153]. Wird Krebs festgestellt, so begegnet man dieser Krankheit oft nicht als Schicksal, sondern als Schuld, d.h. als Versäumnis des Kranken und seiner Familie, weil eine rechtzeitige Untersuchung unterblieb, oder des Arztes, der nicht sogleich richtig diagnostiziert und die Behandlung veranlaßt hat [7, 250].

In diesem Zusammenhang ist das *delay*-Problem von großem theoretischen und praktischen Interesse: die Verzögerung der Diagnose durch den Patienten, der den Arzt trotz Krankheitsgefühl und Symptomen nicht aufsucht. Große Statistiken haben gezeigt, daß 45% der Krebskranken 3 Monate, 17% sogar ein Jahr nach (subjektiv feststellbarem) Symptombeginn erstmals zum Arzt gingen [9]. Dieses Hinausschieben der ärztlichen Untersuchung hat verschiedene bewußte und unbewußte Ursachen. Die wirkliche Unwissenheit in der Beurteilung erster Anzeichen spielt nur eine geringe Rolle [284]; PATERSON konnte zeigen, daß die durchschnittliche Verzögerung signifikant länger bei denen auftrat, die „wußten", als bei denen, die einfach unwissend waren. Häufig besteht Krebsverdacht, d.h. der Patient weiß, daß er Krebs haben könnte, geht aber nicht zum Arzt — aus Angst vor Schmerzen (z.B. durch diagnostische Eingriffe oder Operation), aus Scham vor der Entdeckung, aus Resignation, da könne man doch nichts mehr machen [284]. Untersucht man solche delay-Patienten psychologisch genauer, so läßt sich oft wenig über manifeste Todesangst in Erfahrung bringen; sie scheint dem krankheitsverleugnenden Verhalten aber oft zugrunde zu liegen, welches daher durch aufklärende Informationen manchmal sogar noch verstärkt werden kann [121]. Die Angst wirkt, wie man fand, in der delay-Gruppe lähmend, während sich in der Nicht-delay-Gruppe aus dieser Angst und der Furcht vor totaler Abhängigkeit vom Arzt ein Bemühen um eine möglichst vernünftige Kooperation mit ihm entwickelt. Delay- und Nicht-delay-Patienten unterscheiden sich nicht nach Intelligenz, Geschlecht, Sitz des Karzinoms oder Karzinom-Vorerfahrungen in der Familie, wohl aber nach der sozialen Klasse, nach dem Alter (etwas häufiger im typischen Risikoalter), nach der seelischen Gesundheit („mehr Psychopathologie" in der delay-Gruppe) und vor allem nach der Art ihrer früheren Erfahrungen mit Ärzten [55, 121].

Die *Ungewißheit*, welche schon in der Vorphase von großer Bedeutung ist, bleibt auch im weiteren Verlauf des Krebsleidens *der* psychologisch am stärksten belastende Faktor [124]. Sie betrifft die Frage, ob eine totale Entfernung des Tumors gelang, ferner die „prophylaktische" Nachbestrahlung, die Pflicht zur regelmäßigen Nachuntersuchung, bis nach mehrjährigem Verlauf die Sorge schrittweise abnimmt. Überdenkt man diesen Ablauf, so wird einsichtig, welche Bedeutung der Verläßlichkeit des Arztes zukommt und warum Ca-Patienten im allgemeinen „gute" Patienten sind [129]. Diese Patienten klagen wenig, sind oft übermäßig freundlich und kooperativ und entwickeln eine zunehmende Abhängigkeit vom Arzt [6]. Die Sprache des Arztes „wir haben einen Patienten verloren" drückt das traditionelle „Besitzverhältnis" Arzt-Patient aus; Wertschätzung, Fürsorge, Verantwortlichkeit gehören dazu. Selbstschilderungen wie die des amerikanischen Senators Neuberger [220] vermitteln einen lebendigen Einblick in die Bedeutung der Rolle des Arztes und zugleich in das ganz veränderte Wertsystem eines solchen Kranken. Es ist nicht nur die Sorge als täglicher Begleiter, welche oft der frei flottierenden (neurotischen) Angst nähersteht als der konkreten „Furcht vor". Im Gegensatz zu anderen Krankheiten kann der Patient selbst (etwa durch Schonung) nichts zur Heilung beitragen. Häufig findet sich eine depressive Grundeinstellung mit latenter, gelegentlich auch manifester Suizidalität [256]. Hinzu kommt die veränderte leibliche Befindlichkeit, die Mattigkeit und die Auszehrung, vor allem auch im Zusammenhang mit verstümmelnden Operationen [224, 282]. Wenn nach PLÜGGE mein Körper immer auch der Mittler zwischen mir und meiner Welt ist, so gilt dies in ausgezeichnetem Maße für den schwerkranken, den zunehmend hinfälligen Patienten.

Mit dem als typisch geschilderten Verhalten des Krebskranken als vernünftig kooperierenden Patienten ist natürlich nur ein Typus beschrieben, welcher u.a. dadurch charakterisiert ist, daß er um seine Lage weiß. Generell ist beim Krebskranken von einem Kontinuum des Wissens auszugehen, welches von stärkster Verleugnung, also geringstem Krankheitswissen bis zu minimaler Verleugnung, also stärkstem Krankheitswissen reicht. Dabei können beide Extreme, die totale Verleugnung und das uneingeschränkte rationale Wissen als Formen der Angstabwehr verstanden werden [214]. Der Kranke, der „alles" weiß, wird sich nicht selten resignierend der Behandlung entziehen, das gilt vice versa auch für den, der die Krankheit ganz verleugnet, wobei letzterer häufig zu offenen Aggressionen tendiert.

Ein besonderes psychologisches Problem der Krebstherapie ist mit der Bestrahlung verbunden. Zur räumlichen Isolierung über 12—24 Stunden während der Radiumeinlagen, kurzfristig aber auch bei täglicher Bestrahlung kommen der technische Aufwand, das automatische Funktionieren der Bestrahlungsapparatur und die Unmöglichkeit, Applikation und Wirkung der Strahlen subjektiv wahrzunehmen, hinzu. Angesichts der Abgeschlossenheit solcher Bestrahlungsabteilungen und der räumlichen Distanz vom Personal wundert es nicht, wenn die *Claustrophobie* eine typische Angstreaktion bei Bestrahlungspatienten ist.

Der folgende Fall illustriert dies, wobei die Heftigkeit der Angst-Abwehr nur auf dem Hintergrund der (hier kaum angedeuteten) biographischen Anamnese zu verstehen ist:

Der 52jährige Patient wurde uns gemeinsam vom behandelnden Otologen und vom Radiologen überwiesen, weil er trotz forcierter Information über sein Larynx-Ca die Radiumbehandlung ganz abgelehnt und sich auch nur mit einer ambulanten Röntgenbestrahlung einverstanden erklärt hatte. Er erschien beim Psychiater erst zum dritten vereinbarten Termin: Er kenne die Natur seines Leidens, aber er könne sich wegen seiner Angst vor dem Alleinsein, vor geschlossenen Räumen aller Art nicht aufnehmen lassen. Er fuhr daher täglich im eigenen Wagen 4 Std. zur Bestrahlung. — Er habe, so berichtete er, Angst früher nie gekannt. Als Napola-Schüler habe er alle Mutproben bestanden, als Panzeroffizier im 2. Weltkrieg wurde er mit dem Ritterkreuz ausgezeichnet. Die Angst sei erst gekommen, als (ein halbes Jahr nach dem Tode seiner Mutter) seine beiden Schwestern starben, „eigentlich verreckten".

Der unheilbare Patient und die Wahrheit am Krankenbett

In der Regel wird der Patient hierzulande über die Prognose einer bösartigen Erkrankung nicht informiert. In anderen Ländern gibt es dagegen Krankenabteilungen, die dem Patienten allein schon durch ihren Namen die Natur seines

Leidens eindeutig vor Augen führen, oder solche, in denen es selbstverständlich ist, daß der Patient über die Art (nicht die Dauer) seiner Krankheit voll in Kenntnis gesetzt wird und man ihm u.U. anbietet, an gefährlichen therapeutischen Experimenten teilzunehmen.

Zu der in unserem Lande typischen Situation des ahnungslosen Kranken und der genau informierten Angehörigen ist folgendes zu bedenken: Die nicht selten bis in die Wortwahl stereotype Auskunft, welche der Kranke erhält, ist von Arzt zu Arzt verschieden, jedoch — wie eingehende Untersuchungen gezeigt haben — weitgehend unabhängig vom individuellen Fall. Die ärztlichen Informationen beim Ca-Patienten werden im übrigen so dosiert, daß sie seine Kooperation für alle diagnostischen und therapeutischen Maßnahmen garantieren. Das Verhalten der Ärzte gegenüber dem Kranken ist nach den Untersuchungen von OKEN durch rigide festgehaltene, irrationale Überzeugungen bestimmt, wird von ihnen aber mit ihrer *persönlichen* klinischen Erfahrung begründet. Man hat zeigen können, daß sich die Einstellung der Ärzte verschiedener Altersgruppen tendenziell wenig unterscheidet, wenn auch jüngere Ärzte mehr dazu neigen, dem Patienten die Wahrheit nicht ganz zu verheimlichen [292]. Im übrigen wird die Information des Kranken nur dann geändert, wenn das unübersehbare Fortschreiten seines Leidens gewisse Korrekturen erforderlich macht.

Die volle Wahrheit, mit der die Angehörigen konfrontiert werden, ist nicht selten ungerechtfertigt, d.h. der Arzt behauptet dabei oft, mehr zu wissen, als er über den Einzelfall aussagen kann. Das gilt weniger für die möglichen diagnostischen Irrtümer als für den *Zeitfaktor* [169]. Jede Statistik über chronisch progrediente Leiden demonstriert die große Variationsbreite des zeitlichen Ablaufs. Man hat die Vermutung ausgesprochen, daß der durch die Unheilbarkeit seines Patienten in seinem Omnipotenzbewußtsein gekränkte Arzt mit der „Überinformation" der Angehörigen unbewußt eine Kompensation vollzieht. Die massive Diskrepanz in den Aussagen gegenüber dem Kranken und seiner Familie kann die Beziehungen zueinander sehr belasten: Die Familie zieht sich vorzeitig von ihm zurück, weil sie sich nicht mehr in der Lage fühlt, ihre Hoffnungslosigkeit vor dem Kranken zu verbergen. Daraus läßt sich ableiten, daß es angemessener wäre, dem Patienten ehrlicher zu begegnen, ohne ihm doch ganz die Hoffnung zu nehmen, und die Familie nicht durch (im Einzelfall unzutreffende) Voraussagen über den Zeitablauf zu täuschen. Sonst kann es geschehen, daß die Angehörigen auf den Tod des Kranken zu warten beginnen und dies unter starken Schuldgefühlen erleben.

HERTL [1974] erwähnt einen 8jährigen Jungen mit akuter Leukämie, der präfinal in die Klinik eingeliefert wird. Die Eltern werden über den hoffnungslosen Zustand informiert. Der Vater, ein etwas schwerfälliger, wortkarger Mann, fragt nur zurück, und es ist keine reine Frage mehr: „Wir müssen uns also keine Hoffnung mehr machen!" Er sagt nicht: „Wir dürfen uns keine Hoffnung mehr machen", und auch nicht „Wir haben nun keine Hoffnung mehr ...".

Hinter dem Wunsch der Angehörigen, aber auch der Ärzte und des übrigen Personals, der Kranke möge bald von seinem Leiden erlöst werden, verbergen sich manchmal zugleich Wünsche, selbst aus dieser Situation verfälschter Kommunikation mit dem Kranken so schnell wie möglich befreit zu werden [244]. Es kommt auch vor, daß die mit dem Akzeptieren der Diagnose in der Familie einsetzende antizipatorische Trauer schon abgeschlossen ist, bevor der Kranke stirbt [179]. Dann wird Sterben in extremem Maße zum allein Sterben.

Der anthropologische Aspekt der Einsamkeit und des allein Sterbens kann hier nicht erörtert werden. Die Studien von FRIEDA FROMM-REICHMANN (loneliness) und von D.W. WINNICOTT (the capacity to be alone) sind in diesem Zusammenhang bedeutungsvoll, obwohl sie explizit das Todesthema nicht berühren.

GLASER u. STRAUS (1974) haben in ihrer Krankenhaus-soziologischen Untersuchung eine subtile Analyse über das Wissen des Kranken um seine Lage (*awareness*) vorgenommen. Es wird dargelegt, daß das Personal im Krankenhaus dazu erzogen ist, medizinische Informationen zurückzuhalten (s. auch [64]). So hat der Patient im Bemühen, seine Situation richtig einzuschätzen, keine Verbündeten. Steht fest, daß er unheilbar ist, so verändern alle, die mit seiner Behandlung und Pflege zu tun haben, automatisch ihr Verhalten. Es kommt zu einer Minimalisierung des persönlichen Kontakts, zu einer Vermeidung von Gesprächsthemen, die sich auf Zukünftiges beziehen, wobei die Familie in die Strategie des Verbergens einbezogen wird, ja manchmal zunächst dabei führend ist. Beginnt der Patient Verdacht zu schöpfen, wie es um ihn steht, so geschieht dies in der Regel durch die Verschlechterung seines Zustandes und durch die Enttäuschung über den geringen Erfolg der Hospitalbehandlung. Der Kranke wird mißtrauisch, beobachtet sorgsam das Verhalten seiner Umgebung, sucht den Arzt oder die Schwester mit Fragen zu überrumpeln. Er kann dabei massive Aggressionen gegenüber seiner abwehrenden und ausweichenden Umgebung zeigen. Dies ist ein sehr labiler, das Personal beunruhigender Zustand. Er ist überwunden, wenn der Kranke „weiß", wie es um ihn steht.

Dieses auch als „middle knowledge" [290a] bezeichnete Stadium ist wohl die häufigste Einstellung bei hospitalisierten Kranken: die Patienten und ihre Betreuer, beide wissen um die Natur der Erkrankung und — das ist das Entscheidende — sie wissen auch, daß der andere davon weiß, aber die entsprechende verbale Verständigung unterbleibt. Der Kranke fragt nicht mehr, das Personal ist weniger ängstlich, sich zu verraten; denn beide beherrschen nun die Spielregeln dieser Situation. Es ist wichtig, diese Interaktion des *schweigenden Einverständnisses* zu kennen und sich darüber im klaren zu sein, daß nun ein Zustand zwischenmenschlicher Beziehungslosigkeit eingetreten ist oder aber das Gegenteil, daß jetzt (wieder) persönliche Kommunikation möglich geworden ist. Unter diesem Aspekt relativiert sich die Bedeutung der so vehement diskutierten Frage nach der „Wahrheit am Krankenbett" [167].

Wenn eine krebskranke Frau angesichts ihres rapide absinkenden Körpergewichts eines Tages zu ihrem Mann sagt: „Wir wollen jetzt nicht mehr wiegen", so kann sich, wenn der Partner dieses Signal versteht und die darin enthaltene Botschaft ertragen kann, daraus eine Gemeinsamkeit entwickeln, die gerade darin ihren Wert hat, daß es nicht notwendig ist, darüber zu sprechen.

Für den Kranken kann dieser Zustand des unausgesprochenen Wissens bedeuten, daß er nicht gezwungen ist, die Krankheit offen zu verleugnen, aber auch nicht, über „letzte Fragen" Rede und Antwort zu stehen. Er gewinnt dadurch einen größeren Freiheitsgrad des Verhaltens, er kann im Fortschreiten des Leidens u.U. (wieder) zur Verleugnung der Realität gelangen oder auch — oft gegenüber einer ihm relativ fernstehenden Person — einmal ganz offen aussprechen, daß er „weiß". Wird vom Krankenhauspersonal oder der Familie dagegen nicht erkannt, daß der Kranke „weiß", fährt man fort mit Euphemismen zu trösten, so wird der Patient dadurch gezwungen, sich entsprechend „unwissend" zu verhalten.

Geht man davon aus, daß die Verleugnung die typische Abwehrform des unheilbar Kranken darstellt [72, 256, 291], so muß man dennoch berücksichtigen, daß das Verhalten des Kranken — vom Nichtwissen über den Verdacht bis zum (scheinbar) vollen Wissen — nicht ohne weiteres mit vorhandener oder fehlender Verleugnung identisch ist. WEISMAN hat auf den Kaleidoskop-artigen Wechsel aller Grade des Verleugnens und Akzeptierens bei ein und dem selben Patienten hingewiesen und beim Vergleich (unwissender) Krebskranker mit (oft gut informierten) Herzinfarktpatienten keine prinzipiellen Unterschiede im Hinblick auf die Verleugnung feststellen können.

Die Einsicht in die Schwierigkeit, vor allem für psychologisch ungeschultes Personal, den jeweiligen Verleugnungsgrad — und nicht nur das „Wissen" — zu erkennen, hat zu der Meinung geführt, der Arzt solle dem Patienten über seinen Zustand so informieren, daß er daraus je nach seinem Befinden die Bestätigung seiner guten Überlebenschancen oder den vollen Ernst der Lage entnehmen kann [11, 99]. Sicher ist, daß die Art und die Situation, in der der Arzt den Kranken mit der Wahrheit konfrontiert, von maßgeblicher Bedeutung ist.

So berichtet ein jetzt 45jähriger Patient von dem Schock, den es ihm versetzt habe, als der Urologe sich auf sein Bett setzte und ihm sagte, seine Nieren seien kaputt und würden nie wieder gut werden. „Es war, als wenn man einem Hund ganz abfällig etwas hinwirft, es war zu kraß. Sechs Mann waren im Zimmer, jeder hörte mit". Einen ähnlichen Schock habe er nur einmal in seinem Leben erlebt, als er vor 20 Jahren wegen Beteiligung an einem Streik 4 Wochen vor Weihnachten fristlos entlassen wurde.

Der sterbende Patient

Wir gehen im folgenden von der Situation eines erwachsenen Patienten aus, der am Ende einer langen Krankheit bei bis zuletzt weitgehend erhaltenem Bewußtsein stirbt. Weder biologisch noch psychologisch läßt sich die Phase des Sterbens genau abgrenzen. Die Erfahrung des Patienten „I am going to die", des medizinischen Personals „nothing more to do" und der Familie stimmen auch zeitlich nicht überein.

Die terminale Phase setzt dann ein, wenn mit dem Tode jederzeit gerechnet werden muß. Der Kranke bemerkt dies mittelbar an äußeren Veränderungen: Entlassung nach Hause, Verlegung in ein Einzelzimmer, Aufhebung der zeitlichen Besuchsbeschränkungen, Verzicht auf Medikamente oder eingreifende therapeutische Maßnahmen und statt dessen großzügige Anwendung schmerzlindernder Mittel. Er wird zugleich an sich selbst den zunehmenden Verfall seiner Körperkräfte erleben. Die Bemühungen auch des Personals verändern sich: an die Stelle der Therapie tritt die Linderung der Beschwerden, d.h. die an den Schmerzen und an den Behinderungen der Körperfunktionen orientierte Erleichterung des aktuellen Zustandes: „comfort" statt „treatment". Mit dem Gewahrwerden der terminalen Phase verändert sich — immer unter der Voraussetzung eines intakten Bewußtseins — die seelische Befindlichkeit des Kranken. Es vollzieht sich damit (in der Regel ohne dramatische Zuspitzung) ein schrittweises Aufgeben der Verleugnung [115]. Dies kann zu einer Abkehr von der Außenwelt führen; psychoanalytisch gesprochen erfolgt eine Einengung (Retraktion) der Ich-Grenzen [11], ein Zurückziehen der Libido von den Objekten auf den kranken Leib oder das schmerzende Organ. Eine stille, fast apathisch wirkende Traurigkeit setzt ein – ein Zustandsbild, das als Entpersönlichung [165] bezeichnet werden kann. Daneben gibt es aber auch die Möglichkeit, daß an die Stelle der Kooperation des Kranken mit dem Arzt (im Erkrankungsbeginn) und der Abhängigkeit (während der eigentlichen Behandlung) zunehmend eine regressive Haltung mit entsprechenden infantilen Bedürfnissen in Erscheinung tritt. Die psychotherapeutische Behandlung eines sterbenden Patienten von NORTON ist ein gutes Beispiel dafür (s. auch [50, 75, 246]). Zulassen der Regression kann an das Pflegepersonal große Anforderungen stellen, da der Wunsch nach körperlichem Kontakt und das Dulden offen geäußerter Verzweiflung nicht in die Institution Krankenhaus „passen", welche Kooperation und Selbstkontrolle voraussetzt [80]. „Infantiles", unbeherrschtes Verhalten oder heftige Todesangst Sterbender können bei der Umgebung Ängste hervorrufen, etwa daß es einem selbst im Sterben so ergehen könne. Das unablässige Rufen solcher Patienten, wie es gerade bei alten Menschen vorkommt, entspricht als Angst vor dem allein Sterben der frühkindlichen Angst vor der Trennung von der Mutter. Welche Rolle das seul mourir für die terminale Phase spielt [228], geht manchmal auch aus den *Träumen* der Patienten hervor.

KÜBLER-ROSS hat in ihren Interviews mit Sterbenden, welche gleichzeitig der Erkenntnis, der Therapie und der Unterweisung dienten, verschiedene Phasen unterschieden, die z.T. mehrfach durchlaufen werden können. Sie nennt Nichtwahrhabenwollen und Isolierung, Zorn, Verhandeln, Depression, Zustimmung. Die wesentlichen Gesichtspunkte dieser sich wandelnden Einstellungen sind schon im Vorhergehenden beschrieben worden. Nur auf die Phase der Depression soll noch etwas näher eingegangen werden. Mit Depression meint KÜBLER-ROSS zunächst die mit dem Ende der Verleugnung sichtbar werdenden realen Sorgen um das eigene Sterben, um die, die man zurücklassen wird, oder um die Arbeit, die man nicht wieder aufnehmen kann. Zur Depression rechnet KÜBLER-ROSS aber auch das *Trauern*, die Aufgabe aller menschlichen Beziehungen und Werke, welche bisher wichtig waren. Gedanken, was wird aus dem unabgeschlossenen eigenen Tun, was kann und wird vielleicht ein anderer daraus machen, sind immer zugleich auf Reales bezogen und dienen dem Sich-Lösen aus den bisherigen Bindungen an Menschen und Dinge. Es ist Trauern um den bevorstehenden Verlust alles dessen, was einem lieb war. Wichtig ist, sich zu vergegenwärtigen, daß die seelischen Vorgänge beim Sterbenden nicht — wie das heute vereinfachend manchmal geschieht [11, 120] — mit der Trauer der Überlebenden verglichen werden können. Für den Sterbenden kommt hinzu: Der Verlust seiner ganzen Welt, das Ungewisse des Sterbens, des Todes und vielleicht eines „danach".

Die Bedeutung des Lebensalters

Kindheit

Über unheilbar kranke, sterbende Kinder und ihre Familie liegen mehr Untersuchungen vor als über Erwachsene und alte Menschen. Dies hängt wohl damit zusammen, daß der Tod im Kindesalter als vorzeitiges Ende eines unerfüllten

Lebens, als besonders tragisches Schicksal erlebt wird, was manchmal eine Glorifizierung als früh Vollendete nahelegt [15].

Das Kind erlebt eine schwere Krankheit als Versagen der schützenden elterlichen Allmacht. Dabei überwiegt bei kleinen Kindern (bis zu 5 Jahren) die Trennungsangst von der Mutter, zwischen 5 und 10 Jahren die Furcht vor den schmerzhaften diagnostischen und therapeutischen Maßnahmen; nach dem 10. Lebensjahr findet sich dann deutliche Todesangst, oft mobilisiert durch das Sterben anderer Kinder auf der Station [28, 73, 218, 219]. MORISSEY [212, 213] untersuchte 50 leukämie- oder krebskranke Kinder und fand bei 13 Kindern offene Todesangst, darunter war nur 1 Kind unter 10 und 1 Kind unter 5 Jahre alt. Manchmal kommt es bei jüngeren Kindern zu offener Ablehnung ihrer Eltern, weil diese sie nicht gegen die schmerzhaften Eingriffe zu schützen vermögen [91]. Zugleich meinen die Kinder, irgendwie seien sie an ihrer Krankheit selbst Schuld, etwa durch Ungehorsam gegenüber den Eltern. Sie wissen schon vom Tod als irreversiblen Vorgang, ohne noch in der Lage zu sein, sich einen längeren Zeitraum, also den Krankheitsablauf vorstellen zu können. Sie erraten die Schwere ihres Zustandes auch daran, daß die Eltern ihre Sorgen vor dem Kind kaum zu verbergen vermögen [25]. Sie sind oft froh, über ihre Ängste sprechen zu können [156, 258, 273]. Diejenigen Kinder fühlen sich am einsamsten, die von ihrem Schicksal wissen, aber zugleich am Verhalten der Eltern bemerken, sie sollten nicht davon wissen, und die daher über ihre Ängste nicht zu sprechen wagen [32].

In der Praxis vermeidet man heute noch fast durchweg jeden Hinweis auf den Ernst der Erkrankung, während sich im pädiatrischen und kinderpsychiatrischen Schrifttum die Meinung durchzusetzen scheint, daß jedenfalls ältere Kinder ein Anrecht haben, über die Schwere ihres Leidens informiert zu werden [171, 242, 289, 298].

Wenn den *Eltern* die Diagnose eröffnet und eingehend erläutert ist, werden sie zumeist um eine Haltung vernünftigen Akzeptierens bemüht sein. Kommt es unter der Therapie, wie ärztlich vorausgesagt, vorübergehend zu einer guten Remission, so pflegen sich bei den Eltern sogleich wieder Zweifel an der Diagnose als Ausdruck eines Nicht-wahr-haben-wollens einzustellen. Zu den typischen Verhaltensweisen gehört ferner, daß sich die Eltern von ihren Verwandten und Freunden isolieren, welche ihnen oft mit Unglauben statt mit akzeptierendem Mitgefühl begegnen [51, 91]; die Eltern werden nicht selten überaktiv, suchen sich medizinisch möglichst genau zu informieren, hören sich nach ausgefallenen Behandlungsmöglichkeiten um oder nehmen Kontakt mit anderen Eltern auf, deren Kinder in gleicher Weise erkrankt sind [122]. Sie fragen immer wieder nach dem Sinn dessen, was ihrem Kind (und damit ihnen) widerfahren ist. Auch kann schon früh eine antizipatorische Trauer, gelegentlich mit Entfremdungsgefühlen verbunden [91], einsetzen [219].

Man läßt heute die Eltern am Leben ihres Kindes auf der Station möglichst viel teilnehmen. Für kleine Kinder scheint (wegen der Trennungsangst) die Anwesenheit der Mutter besonders notwendig [72, 157]. Im weiteren Verlauf kann beobachtet werden, daß die Eltern sich nicht mehr ausschließlich um ihr eigenes Kind kümmern, sondern sich mehr und mehr anderen Kindern auf der Station zuwenden [91]. Starke Schuldgefühle sind bei Eltern und Geschwistern [45] häufig.

Nach GARDNER sind sie nur selten Ausdruck unbewußter Todeswünsche der Eltern, sondern eine Abwehrform gegen die in der Erkrankung des Kindes miterlebte existenzielle Bedrohung. Ohnmacht und eine ohnmächtige Wut aus Hilflosigkeit begleiten oft die Schuldgefühle der Familie. In welchem Umfang das ganze Familiengefüge durch die unheilbare Erkrankung eines Kindes gestört werden kann, geht u.a. daraus hervor, daß nach BINGER et al. in der Hälfte aller Fälle ein anderes Familienmitglied psychiatrische Hilfe braucht — häufig ein Geschwister, welches sich vernachlässigt fühlt [31, 297].

Jugendalter

Für Jugendliche scheint es ganz besonders schwer, das Vorliegen einer tödlichen Krankheit zu akzeptieren. Durch die intensive Leibbezogenheit und die in diesem Alter einsetzende Wandlung des body image leiden sie außerordentlich an ihren körperlichen Entstellungen und Behinderungen, sie fühlen sich dadurch ganz außerstande, am Leben der Gleichaltrigen teilzunehmen [211, 259]. Hinzu kommt die Bedrohung aller Zukunftspläne und schließlich auch wieder die Schuldfrage: was habe ich getan, das zu verdienen? Das gilt ebenso für junge Erwachsene, die oft nicht in Resignation sondern in Verbitterung sterben [72].

Alter

Überlegungen zum Sterben alter Menschen sollten von der Frage ausgehen, wieweit der Tod von der Lebensmitte ab zu einer persönlichen Angelegenheit wird [132] und d.h. mit zunehmendem Alter immer stärker in das Bewußtsein rückt [216]. Das Sterben Gleichaltriger, mannigfache Behinderungen und die zunehmende Schwächung der physischen und psychischen Kräfte machen dies offenbar unvermeidlich [205, 206]. Dennoch ist über manifeste Todesangst im Alter, etwa durch Beobachtung oder Befragung des Pflegepersonals, wenig in Erfahrung zu bringen [78]. In einer früheren Untersuchung konnte LIEBERMAN zeigen, daß bei im Verlauf eines Jahres bevorstehendem Tod gegenüber später Sterbenden zwar eher ein geringeres „Todesbewußtsein" festzustellen ist, zugleich aber ein Schrumpfen der Zeitperspektive, Hoffnungslosigkeit und ein stärkeres Befaßtsein mit dem eigenen Körper; ein Nachlassen des Interesses an der Außenwelt (disengagement) war dagegen nicht nachweisbar. Beim Vergleich einer Gruppe, die innerhalb eines Jahres starb, mit einer Gruppe, die noch nach 3 Jahren, also wesentlich länger lebte, zeigten dagegen die früher Sterbenden ein stärkeres „Todesbewußtsein" [176]. Es scheint so zu sein, daß zwar ein hoher Grad an Bewußtheit des bevorstehenden Endes gegeben ist, daß aber gegenüber Jüngeren wenig davon gesprochen wird. Im Hospital oder Heim ist die Todesthematik unter Gleichaltrigen zwar keineswegs tabuiert, Todes*angst*, vor allem die Sorge um das allein Sterben, wird jedoch fast nie geäußert [52, 104, 143]. Vielleicht in Übereinstimmung mit den statistischen Befunden von PFLANZ, wonach alte Menschen weniger klagen, ergibt sich nur selten Gelegenheit, etwas von der möglichen Intensität der Todesangst bei alten Menschen in Erfahrung zu bringen. JEFFERS et al. haben die methodischen und interpretativen Schwierigkeiten deutlich gemacht, die Einstellung alter Menschen zum Tode zu erfassen. In der Familie wie im Krankenhaus oder Altenheim gibt es Überschneidungen zwischen der *individuellen Einstellung* zu Sterben und Tod und den *öffentlichen Normen*, mit denen der Kranke als Erwartungen seiner Umgebung konfrontiert wird.

Eine neurotische Verarbeitung der Angst zu sterben, die nach Art eines Konversionssymptoms zu einer sehr bildhaften Verarbeitung des Todesthemas führte, sei hier abschließend noch kasuistisch angeführt. Vielleicht sind solche Erlebnisweisen nicht so selten, im Schrifttum scheinen sie ganz zu fehlen.

> Ein über 80jähriger Akademiker befürchtete noch vor 2 Jahren, bald nicht mehr wissenschaftlich arbeiten zu können. Diese Gedanken waren jetzt verschwunden; statt dessen berichtete er über anfallsartige Beklemmungszustände, die er auf das Herz bezog: „Ich kann es nicht beschreiben, es ist ein Gefühl, als wenn das Blut aus den Händen herausfließt, die sind dann eiskalt. Der ganze Körper wird schließlich kalt". Die Frage, ob er fürchte, daß es in einem solchen Zustand einmal mit ihm zu Ende ginge, wurde mit Nachdruck verneint.

Psychotherapeutische Aspekte

Man kann sich fragen, wieweit die bisherigen psychotherapeutischen Erfahrungen im Umgang mit Sterbenden [z.B. 75, 168, 172, 222, 244, 246, 249] als Psychotherapie im eigentlichen Sinne zu bezeichnen sind. Sicher sind einige zentrale Elemente der Psychotherapie darin enthalten und für die Wirksamkeit maßgeblich. Die Grundhaltung eines neben dem Mediziner tätig werdenden Psychotherapeuten muß die Verläßlichkeit [75] sein, d.h. für den Kranken die Gewißheit, daß dieser für ihn bis zum Sterben im Krankenhaus oder zu Hause „da" sein wird, stets erreichbar, ähnlich wie es in der Betreuung unmittelbar suizidaler Patienten notwendig ist. Die generelle Tendenz des analytisch vorgehenden Psychotherapeuten, eine Situation nicht zu beschönigen, bleibt bei der meist fluktuierenden Verleugnungstendenz von untergeordneter Bedeutung. Im folgenden sollen die Elemente eines psychotherapeutischen Umgangs mit unheilbar Kranken und einer daran orientierten Beratung des medizinischen Personals und der Familie zusammengetragen werden, wie es der heutige, noch sehr begrenzte Wissensstand erlaubt. Für den Arzt wie für alle Pflegepersonen ist es am einfachsten die Verleugnung zu stärken [115], aber nach psychotherapeutischem Konzept soll der Patient wählen und gewissermaßen jede Stunde neu zwischen Wahrheit und Verleugnung wählen können [255]. Der immer mögliche rasche Wechsel wird an folgendem Beispiel deutlich:

> Ein 45 jähriger Mann, der beim Auftreten von Blasenstörungen durch Metastasen eines Rektum-Karzinoms einen Suizidversuch unternommen hatte, ließ sich nur mit Mühe zur Aufnahme in die Psychiatrische Klinik überreden. Drei Tage später lehnte er die ihm zur bequemeren Pflege angebotene Verlegung in ein Einzelzimmer ab, wollte vielmehr weiter mit jungen Leuten zusammen liegen. Er kannte seine Diagnose und schlug von sich aus vor, zur Erholung noch einige Tage hier zu bleiben. Zu Hause werde er, wenn er mit guten Schmerzmitteln versorgt sei, mit seinem Leben wieder zurecht kommen, vormittags mit seinem Hunde spazieren gehen und am Nachmittag sei dann seine Frau bei ihm. Vorsorgliche Überlegungen für die Zeit, in der er nicht mehr würde aufstehen können, wies er von sich, ja er schien sie einfach zu überhören. Wenige Tage der Betreuung und einige — lang vermißte — Besuche durch seine Kinder hatten genügt, das vorübergehend zusammengebrochene Abwehrsystem der Verleugnung wieder herzustellen.

Die an den jeweiligen Bedürfnissen des Kranken orientierte Einstellung des Psychotherapeuten ist die einer partiellen Identifizierung [75], die auch offenes

Mitgefühl, Wunsch nach Regression [50] und Körperkontakt zuläßt. Es geht in erster Linie darum, dem Patienten nicht die eigenen (unbewußten) Erwartungen vom Sterben aufzudrängen [229], sondern zu erkennen, was für ihn nötig und möglich ist, ob es sich dabei um Verleugnung oder ausnahmsweise um eine Glorifizierung des Todes handelt. Die zuweilen alternativ auftauchende Frage, ob man solche Patienten in ihren Regressionstendenzen bestärken, diese zumindest ohne Einschränkung zulassen soll oder ob es darum geht, verbleibende Aktivitätsmöglichkeiten, etwa im Sinne von self-care, zu stimulieren [154], läßt sich generell nicht beantworten.

Die Situation der Patienten mit *chronischen Organleiden,* die akut oder auf lange Zeit lebensverlängernde Maßnahmen erforderlich machen, läßt sich gegenüber jener der krebskranken, sterbenden Patienten insofern abheben, als zumindest seitens der Ärzte und der ärztlichen Hilfskräfte alles daran gesetzt wird, die verfügbaren Behandlungsmöglichkeiten voll auszuschöpfen. Daß hier die ärztliche Grundhaltung angesichts der derzeit vorhandenen biotechnischen Hilfsmittel in einen unkritischen, ja inhumanen Therapie-Enthusiasmus ausarten kann, ist ein Faktum, das auch in Zukunft nicht übersehen werden darf. Die Ablehnung einer Dialyse- oder Transplantationsbehandlung durch einen Patienten wirkt sich unmittelbar auf das Selbstverständnis des Teams aus. Falls dann der Psychotherapeut konsultiert wird, sieht er sich zunächst weniger mit einem Problem des Patienten konfrontiert, als vielmehr mit der Erwartung der Behandler, er möge in erster Linie den Patienten umstimmen, um die Therapie doch noch durchführen zu können.

Zu berücksichtigen sind ferner institutionelle Verleugnungstendenzen, die einen unbefriedigenden Behandlungserfolg bagatellisieren [1] oder eine mangelnde Kooperation des Patienten dafür anschuldigen. Soweit die Mitwirkung eines Psychiaters noch nicht üblich ist, muß also bei einer solchen Konsultation zunächst die Frage geprüft werden, aus welcher Motivation und warum er gerade zu diesem Zeitpunkt hinzugezogen wird.

Die Einstellung der Behandler ist für den einzelnen Patienten deshalb so entscheidend, weil — je nach Art der Vorerfahrungen mit Hilfs- und Elternfiguren — verschiedene Reaktionsbereitschaften vorhanden sind, die von vernünftiger Kooperation im Idealfall über vorherrschend regressive Tendenzen bis hin zu euphorischer Verleugnung oder zu feindseligem Negativismus reichen können. Es gibt Patienten, die sehr motiviert sind, neue, wenn auch äußerst belastende Behandlungsmethoden an sich erproben zu lassen, was besonders in der Anfangszeit der Dialysebehandlung eine Rolle spielte. Diese Patienten nahmen erhebliche Restriktionen in Kauf, fühlten sich aber durch den Pioniergeist der Gruppe getragen. Unabhängig von der medizinischen Situation des Patienten hängt das Leidensgefühl des Patienten also auch davon ab, unter welchen Auspizien der Behandlungsverlauf bisher gestanden hat. Einige Heimdialyse-Patienten haben immer wieder Schwierigkeiten, sich von der zuwendungsintensiven Trainingssituation auf den Dialysealltag zu Hause umzustellen, insbesondere wenn die Rehabilitation noch nicht weit genug gediehen ist. Es stellt sich dann bei diesen Patienten mitunter das Gefühl ein, zunächst von Ärzten und Schwestern umworben, ja vielleicht sogar für ihre Zwecke ausgenützt und dann fallengelassen worden zu sein. Wenn es sich um überdauernde Reaktionen dieser Art handelt, ist an eine

Reaktualisierung früher Beziehungsstörungen in einem pathogenen Kindheitsmilieu zu denken. Solche Patienten haben — ihrem depressiven Persönlichkeitsstrukturanteil entsprechend — eine ausgeprägte Tendenz, sich auf die Bedürfnisse ihrer Mitmenschen einzustellen, fühlen sich aber bei vermeintlicher oder tatsächlicher Nichtbeachtung und Abwendung nachhaltig enttäuscht und verletzt. Es ist deshalb sehr wichtig, daß das Pflegepersonal, das die meiste Zeit mit den Patienten zusammen verbringt, auch über Eigentümlichkeiten von Charakterstrukturen und den damit korrelierenden Verhaltensweisen ausreichend unterrichtet ist, um auf Fehlverhalten vorbereitet zu sein und angemessen darauf reagieren zu können [158]. Es ist allerdings bei der Bewertung von Verhaltensauffälligkeiten im Zusammenhang mit medizinischen Extremsituationen neben charakterstrukturellen Gesichtspunkten auch die neue Lebenserfahrung des Patienten als pathogenetisches Moment zu berücksichtigen. Da der Patient wegen der Art seiner Erkrankung auf eine künstlich-lebensverlängernde Behandlung angewiesen ist, erwächst ihm daraus ein neuer Daseinsmodus, in den nicht nur die „Realität" der Maschine eingeht, sondern auch die der Beziehung zu jenem Personenkreis, der die Maschine sachgerecht handzuhaben versteht. Dieses Faktum der Notwendigkeit zur Beziehung mit dem ärztlichen Team ist einer der wichtigen Faktoren, welche die neue Lebensrealität des Patienten als psychosoziale Extremsituation konstituieren.

Anhang

Zur Psychopathologie in Katastrophen

In der ersten Auflage des III. Bandes haben wir über die *abnormen Erlebnisreaktionen* im II. Weltkrieg berichtet (204). Das Problem des menschlichen Verhaltens in Katastrophensituationen wurde dabei vor allem in Zusammenhang mit dem Schrecksyndrom und den Erfahrungen bei Luftangriffen auf die Zivilbevölkerung [225] diskutiert. Im folgenden soll ein knapper Überblick über einige seitdem vorliegende Untersuchungen gegeben werden.

Die im ganzen nicht zahlreichen, überwiegend englisch sprachigen, Arbeiten beschäftigen sich zumeist mit den verschiedenen Stadien, welche bei den von einer Katastrophe Betroffenen zu beobachten sind [131, 194, 295], wobei die unmittelbare Gefahrenzeit, die anschließende erste Nachreaktion und die weitere Erlebnisverarbeitung unterschieden werden können. Während der Katastrophe spielt die von dem deutschen Psychiater BAELZ bei einem Erdbeben in Japan erlebte und beschriebene Emotionslähmung insofern immer noch eine wichtige Rolle, als sie zu den „normalen" Reaktionen, wie man sie bei $^3/_4$ der Überlebenden antrifft [287], gerechnet werden kann. Dieser Zustand wird auch als traumatische Depersonalisation bezeichnet [194], häufig ist dabei das Zeiterleben verändert, vorübergehend ist das Individuum wie immobilisiert. Daneben gibt es die von Schreckreaktionen aller Art bekannten psychosomatischen Erscheinungen bis hin zu grob angsthysterischem Verhalten mit Amnesien, Phobien und Tics [111]. Besonderes Interesse hat im Schrifttum die *Panik* gefunden, eine Katastrophenreaktion, welche durch hochgradige Angst, Erregung und die Tendenz zu kopfloser Flucht gekennzeichnet ist und dabei oft ansteckend wirkt. Das Verhalten in der Panik ist unvernünftig, selbstschädigend und zugleich rücksichtslos gegenüber anderen. In der ersten Nachreaktion, auch „recoil" [287] genannt, wird wieder eine Verbalisierung von Gefühlen möglich, man wünscht nicht allein zu sein, möchte sich aussprechen und zeigt deutliche Anlehnungstendenzen. Die abschließende Phase der Erlebnisverarbeitung zeigt nach Intensität und Dauer die größte Variationsbreite. Am häufigsten ist das Auftreten von Nervosität, Konzentrationsschwäche, Reizbarkeit, Schlafstörungen mit Angstträumen [93]; ferner sind zu nennen: quälendes Rekapitulieren der Erlebnisse, Furcht vor Wiederholung der Katastrophe, manchmal auch ein Drang, an den Ort des Schreckens zurückzukehren [295]. Hinzu kommen besonders bei Katastrophen von großem Ausmaß Schuldgefühle, überlebt zu haben, während andere sterben mußten, wie sie u.a. von LIFTON an Hiroshima-Opfern beobachtet wurden. Hier war die Intensität der (psychologischen) Konfrontation mit Krankheit und Tod durch die noch nach Jahren auftauchenden Meldungen von Folgekrankheiten und Mißbildungen der Kinder besonders schwer und anhaltend.

Neben der Analyse dieser einzelnen Stadien und ihrer Symptomatologie hat man auch einzelne Phänomene näher studiert, etwa das neuro- und psychomotorische Verhalten in den ersten Schrecksekunden [293], die protektive Bedeutung einer Gruppenzugehörigkeit während und nach einer Katastrophe [152] oder das Verhalten von Kindern [38].

Die wichtigsten deutschen Untersuchungen von MENDE und vor allem von PLOEGER betreffen die Katastrophe von Lengede, bei der 1963 21 Bergleute durch Verschüttung eingeschlossen waren, von denen 11 wider Erwarten nach 10 Tagen entdeckt und nach 14 Tagen durch einen einzigartigen technischen Einsatz gerettet werden konnten. Nahrungsentzug, Erschöpfung, Dunkelheit, zunehmende räumliche Beengung, Angst, von den Steinen erschlagen zu werden, und die von Tag zu Tag wachsende Hoffnungslosigkeit waren der ganzen überlebenden Gruppe gemeinsam. Während der Hunger kaum wahrgenommen wurde, litten alle am meisten unter der Finsternis. PLOEGER hat sich eingehend mit dem veränderten Zeiterleben [234], mit der Gruppendynamik [236] und vor allem mit den optischen Sinnestäuschungen auseinandergesetzt. Diese reichten von entoptischen Phänomenen bis zu szenenhaften Halluzinationen deutlich angstabwehrenden Charakters („Realangst-Halluzinose") [235]. Die Beziehungen zu der heute viel untersuchten Psychopathologie der Isolation (sensory deprivation) sind deutlich [191]. PLOEGER's Nachuntersuchung 10 Jahre später ergab — bemerkenswerterweise mit Ausnahme derjenigen, die eine Halluzinose erlebt hatten — eine reizbar-explosive Wesensänderung, ferner Phobien, andrängende Erinnerungen an die Katastrophe und Angstträume. Man wird also auch bei *einmaligen* Extremsituationen nicht ausschließen können, daß es wie in langanhaltendem Streß zu psychischen Dauerveränderungen kommt.

Zusammenfassend läßt sich sagen: Die Unterschiede gegenüber den Kriegserfahrungen bestehen in der Erlebnisverarbeitung; denn beim Überleben der Katastrophe befindet sich das Individuum außer Gefahr, ihm wird materielle Unterstützung und menschliche Hilfe zuteil. Die vor allem von KRETSCHMER studierte hysterische Ausgestaltung eines Schrecksyndroms angesichts neuer Gefahren und Belastungen im Kriege werden nur ausnahmsweise bei besonderer Persönlichkeitsstruktur und prätraumatischen Erfahrungen vorgefunden. Gegenüber der Psychopathologie, wie sie bei Flüchtlingen, Kriegsgefangenen und KZ-Insassen anzutreffen ist, liegen Katastrophenreaktionen in der Regel ganz plötzliche und unerwartete, maximale Bedrohungen zugrunde. Diese dramatische — alle Anpassungsversuche ausschließende — Zuspitzung der Situation erklärt in der akuten Phase das Überwiegen von psychischen und psychosomatischen Phänomenen, welche ohne eine Veränderung des Wachbewußtseins, wahrscheinlich im Sinne einer Bewußtseinseinengung [204], wohl nicht hinreichend verstanden werden können. Ein anhaltender „erlebnisreaktiver Persönlichkeitswandel" [288] scheint bei einmaliger Extrembelastung nur ausnahmsweise aufzutreten.

Literatur

1. Abram, H.S.: The prosthetic man. Comprehens. Psychiat. 11, 475–481 (1970).
2. Abram, H.S.: The psychiatrist, the treatment of chronic renal failure, and the prolongation of life: I. Amer. J. Psychiat. 124, 1351–1358 (1968).
3. Abram, H.S.: The psychiatrist, the treatment of chronic renal failure, and the prolongation of life: II. Amer. J. Psychiat. 126, 157—167 (1969).
4. Abram, H.S., Moore, G.L., Westervelt, F.B., Jr.: Suicidal behavior in chronic dialysis patients. Amer. J. Psychiat. 127, 1199—1204 (1971).
5. Abram, H.S., Wadlington, W.: Selection of patients for artificial and transplanted organs. Ann. intern. Med. 69, 615—620 (1968).
6. Abrams, R.D.: The patient with cancer—his changing pattern of communication. New Engl. J. Med. 274, 317—322 (1966).
7. Abrams, R.D., Finesinger, J.E.: Guilt reactions in patients with cancer. Cancer (Philad.) 6, 474—482 (1953).
8. Adamson, J.D., Schmale, A.H., Jr.: Object loss, giving up, and the onset of psychiatric disease. Psychosom. Med. 27, 557—576 (1965); dtsch.: Psyche (Stuttg.) 20, 641—669 (1966).
9. Aitken-Swan, J., Paterson, P.: The cancer patient: delay in seeking advice. Brit. med. J. 1955 I, 623—627.
10. Alby, N., Alby, J.M.: The doctor and the dying child. In: Anthony, E.J., Koupernik, C. (eds.), The child in his family. New York: J. Wiley 1973.
11. Aldrich, C.K.: The dying patient's grief. J. Amer. med. Ass. 184, 329—333 (1963).
12. Alexander, F.: Psychological aspects of medicine. Psychosom. Med. 1, 7—18 (1939).
13. Angel, A.: Einige Bemerkungen über den Optimismus. Int. Z. Psychoanal. 20, 191—199 (1934).
14. Arieti, S.: Conceptual and cognitive psychiatry. Amer. J. Psychiat. 122, 361—366 (1965).
15. Asperger, H.: Frühe seelische Vollendung bei todgeweihten Kindern. Wien. klin. Wschr. 81, 365—366 (1969).
16. Baelz, E.: Über Emotionslähmung. Allg. Z. Psychiat. 58, 717—721 (1901).
17. Baeyer, W. v.: Erschöpfung und Erschöpftsein. Nervenarzt 32, 193—199 (1961).
18. Baillod, R.A., Comty, C., Ilahi, M., Konotey-Ahnen, F.D.J., Sevitt, L., Shaldon, S.: Overnight haemodialyses in the home. Proc. Europ. Dial. Transpl. Ass. 2, 99—103 (1965).
19. Baillod, R.A., Ku, G., Moorhead, J.F.: Home dialysis in children and adults. Proc. Europ. Dial. Transpl. Ass. 9, 335—342 (1972).
20. Bailey, G.L., Hampers, C.L., Merrill, J.P., Paine, P.A.: The artificial kidney at home. A look five years later. J. Amer. med. Ass. 212, 1850—1855 (1970).
21. Balint, M.: Trauma und Objektbeziehung. Psyche (Stuttg.) 24, 346—358 (1970).
22. Barton, D.: Teaching psychiatry in the context of dying and death. Amer. J. Psychiat. 130, 1290—1291 (1973).
23. Barton, D., Abram, H.S.: Preventive psychiatry in the general hospital. Comprehens. Psychiat. 12, 330—336 (1971).
24. Bateman, J.F., Agostan, T., Kovitz, B., McCullough, M.W.: The manic state as an emergency defense reaction. J. Nerv. ment. Dis. 119, 349—357 (1954).
25. Beard, B.H.: Fear of death and fear of life. The dilemma in chronic renal failure, hemodialysis, and kidney transplantation. Arch. gen. Psychiat. 21, 373—380 (1969).

26. BEARD, B.H.: The quality of life before and after renal transplantation. Dis. nerv. Syst. 32, 24—31 (1971).
27. BEECHER, H.K.: Ethical problems created by the hopelessly unconscious patient. New Engl. J. Med. 278, 1425—1430 (1968).
28. BENNHOLDT-THOMSEN: Sterben und Tod des Kindes. Dtsch. med. Wschr. 84, 1437—1442 (1959).
29. BELLAK, S., SMALL, L.: Kurzpsychotherapie und Notfallpsychotherapie. Frankfurt a.M.: Suhrkamp 1972.
30. BERNSTEIN, D.M.: After transplantation—the child's emotional reactions. Amer. J. Psychiat. 127, 1189—1193 (1971).
31. BINGER, C.M.: Childhood leukemia—emotional impact on siblings. In: ANTHONY, D.J., KOUPERNIK, C. (eds.), The child in his family. New York: J. Wiley 1973.
32. BINGER, C.M., ABLIN, A.R., FEUERSTEIN, R.C., KUSHNER, J.H., ZOGER, S., MIKKELSEN, C.: Childhood leukemia. New Engl. J. Med. 280, 414—418 (1969).
33. BIÖRK, G., MAGNUSSON, G.: The concept of self as experienced by patients with a transplanted kidney. Acta med. scand. 183, 191—192 (1968).
34. BLACHER, R.S., BASCH, S.H.: Psychological aspects of pacemaker implantation. Arch. gen. Psychiat. 22, 319—323 (1970).
35. BLACKWELL, B., GOLDBERG, D.P.: Psychiatric interviews in general practice. Brit. med. J. **1968** **IV**, 99—101.
36. BLAGG, C.R., HICKMAN, R.O., ESCHBACH, J.W., SCRIBNER, B.H.: Home hemodialysis: Six years' experience. New Engl. J. Med. 283, 1126—1131 (1970).
37. BLEULER, M., WILLI, J., BÜHLER, H.R.: Akute psychische Begleiterscheinungen körperlicher Krankheiten. „Akuter exogener Reaktions-Typus". Übersicht und neue Forschungen. Stuttgart: Thieme 1966.
38. BLOCH, D.A., SILBER, E., PERRY, S.E.: Some factors in the emotional reaction of children to disaster. Amer. J. Psychiat. 113, 416—422 (1956).
39. BOCK, H.E.: Arzt und Krebskranker. Dtsch. med. Wschr. 98, 1625—1630 (1973).
40. BROYER, M., LOIRAT, C., KLEINKNECHT, C., RAPPAPORT, R., RAIMBAULT, G.: Eighteen month's experience with haemodialysis in children. Proc. Europ. Dial. Transpl. Ass. 7, 261—272 (1970).
41. BRUHN, J.G., CHANDLER, B., WOLF, S.: A psychological study of survivors and nonsurvivors of myocardial infarction. Psychosom. Med. 31, 8—19 (1969).
42. BRUNNER, F.P., GURLAND, H.J., HÄRLEN, H., SCHÄRER, K., PARSONS, F.M.: Combined report on regular dialysis and transplantation in Europe, II, 1971. Proc. Europ. Dial. Transpl. Ass. 9, 3—32 (1972).
43. BRUNNER, F.P., THIEL, G.: Komplikationen während der Hämodialyse. In: FRANZ, H.E. (Hrsg.), Praxis der Dialysebehandlung. Stuttgart: Thieme 1973.
44. BUCHBORN, E.: Probleme der intermittierenden Dauerdialyse bei chronischer Urämie. Internist (Berl.) 6, 174—180 (1965).
45. CAIN, A.C., FAST, I., ERICKSON, M.E.: Children's disturbed reactions to the death of a sibling. Amer. J. Orthopsychiat. 34, 741—752 (1964).
46. CAMERON, J.S.: The treatment of chronic renal failure in children by regular dialysis and by transplantation. Nephron 11, 221—251 (1973).
47. CAPLAN, G., GRUNBAUM, H.: Perspectives on primary prevention. Arch gen. Psychiat. 17, 331—346 (1967).
48. CASSEM, N.H., HACKETT, T.P.: Psychiatric consultation in a coronary care unit. Ann. intern. Med. 75, 9—14 (1971).
49. CASTELNUOVO-TEDESCO, P. (ed.): Psychiatric aspects of organ transplantation. New York-London: Grune & Stratton 1971.
50. CHODOFF, P.: A psychiatric approach to the dying patient. Cancer (Philad.) 10, 29—32 (1960).
51. CHODOFF, P., FRIEDMAN, ST. B., HAMBURG, D.A.: Stress, defences and coping behavior: observations in parents of children with malignant disease. Amer. J. Psychiat. 120, 743—749 (1964).
52. CHRIST, A.E.: Attitudes towards death among a group of acute geriatric psychiatric patients. J. Geront. 16, 56—59 (1961).
53. CHRISTIAN, P., HAHN, P.: Der Herzinfarkt in psychosomatischer und anthropologischer Sicht. Internist (Berl.) 13, 421—424 (1972).
54. CHRISTIAN, P., HAHN, P.: Psychosomatische Syndrome im Gefolge internistischer Erkrankungen. Internist (Berl.) 5, 163—171 (1964).

55. Cobb, B., Clark, R.L., McGuire, C., Howe, C.D.: Patient responsible delay of treatment in cancer. Cancer (Philad.) **7**, 920—926 (1954).
56. Cooper, A.J.: Hypomanic psychosis precipitated by hemodialysis. Comprehens. Psychiat. **8**, 168—174 (1967).
57. Cramond, W.A.: Renal homotransplantation—some observations on recipients and donors. Brit. J. Psychiat. **113**, 1223—1230 (1967).
58. Cramond, W.A., Court, J.H., Higgins, B.A., Knight, P.R., Lawrence, J.R.: Psychological screening of potential donors in a renal homotransplantation programme. Brit. J. Psychiat. **113**, 1213—1221 (1967).
59. Cramond, W.A., Knight, P.R., Lawrence, J.R.: The psychiatric contribution to a renal unit undertaking chronic haemodialysis and renal homotransplantation. Brit. J. Psychiat. **113**, 1201—1212 (1967).
60. Cramond, W.A., Knight, P.R., Lawrence, J.R., Higgins, B.A., Court, J.H., McNamara, F.M., Clarkson, A.R., Miller, C.D.J.: Psychological aspects of the management of chronic renal failure. Brit. med. J. **1968 I**, 539—543.
61. Cremerius, J.: Abriß der psychoanalytischen Abwehrtheorie (unter besonderer Berücksichtigung der Klinik). Z. Psychother. med. Psychol. **18**, 1—14 (1968).
62. Czaczkes, J.W., Kaplan De-Nour, A.: Selection of patients for regular haemodialysis. Proc. Europ. Dial. Transpl. Ass. **9**, 167—171 (1972).
63. Dansak, D.A.: Secondary gain in long-term hemodialysis patients. Amer. J. Psychiat. **129**, 352—355 (1972).
64. Davis, F.: Definitions of time and recovery in paralytic polio convalescence. Amer. J. Sociol. **61**, 582—587 (1956).
65. Davis, M.S.: Variations in patients' compliance with doctors' advice: An empirical analysis of pattern of communication. Amer. J. publ. Hlth. **58**, 274—288 (1968).
66. Deutsch, F.: Über Euthanasie. Eine klinische Studie. Int. Z. Psychoanal. **21**, 220—234 (1935).
67. Deutsch, H.: Some psychoanalytic observations in surgery. Psychosom. Med. **4**, 105—115 (1942).
68. Deutsch, H.: Über bestimmte Widerstandsformen. Int. Z. Psychoanal. Imago **24**, 10—20 (1939).
69. Dlin, B.M., Fischer, H.K., Huddell, B.: Psychologic adaptation to pacemaker and open heart surgery. Arch. gen. Psychiat. **19**, 599—610 (1968).
70. Druss, R.G., Kornfeld, D.S.: The survivors of cardiac arrest. A psychiatric study. J. Amer. med. Ass. **201**, 291—296 (1967).
71. Dührssen, A.: Analytische Psychotherapie in Theorie, Praxis und Ergebnissen. Göttingen: Verlag für medizinische Psychologie im Verlag Vandenhoeck & Ruprecht 1972.
72. Easson, W.M.: Care of the young patient who is dying. J. Amer. med. Ass. **203**, 203—207 (1968).
73. Easson, W.M.: The dying child, 2nd ed. Springfield: Thomas, Ch.C 1972.
74. Eisendrath, R.M.: The role of grief and fear in the death of kidney transplant patients. Amer. J. Psychiat. **126**, 381—387 (1969).
75. Eissler, K.R.: The psychiatrist and the dying patient. New York: Intern. Univ. Press 1955.
76. Elkinton, J.R.: When do we let the patient die? Ann. intern. Med. **68**, 695—700 (1968).
77. Elkinton, J.R.: The literature of ethical problems in medicine. Ann. intern. Med. **73**, 495—498, 662—666, 863—870 (1970).
78. Exton-Smith, A.N.: Terminal illness in the aged. Lancet **1961 II**, 305—308.
79. Fellner, C.H., Marshall, J.R.: Kidney donors—the myth of informed consent. Amer. J. Psychiat. **126**, 1245—1251 (1969).
80. Ferber, Chr. v.: Der Tod. Ein unbewältigtes Problem für Mediziner und Soziologen. Kölner Z. Soziologie **22**, 237—250 (1970).
81. Ferenczi, S.: Entwicklungsstufen des Wirklichkeitssinnes. Int. Z. ärztl. Psychoanal. **1**, 124—138 (1913).
82. Ferenczi, S.: Sprachverwirrung zwischen den Erwachsenen und dem Kind. Int. Z. ärztl. Psychoanal. **19**, 5—15 (1933).
83. Fine, R.N.: Renal transplantation in children. Proc. Europ. Dial. Transpl. Ass. **9**, 200—210 (1972).
84. Fine, R.N., Korsch, B.M., Stiles, Q., Riddell, H., Brennan, L.P., Edelbrock, H.H., Grushkin, C.M., Lieberman, E.: Renal homotransplantation in children. J. Pediat. **76**, 347—357 (1970).

85. FINKE, K., GRÖSCHEL, G., HEINECKE, G., RENNER, E.: Heimdialyse. Internist (Berl.) **12**, 84—91 (1971).
86. FLYNN, C.T., KLOGH, B., CARMODY, M., O'DWYER, W.F.: Transplant failure—the fate of the patient. Proc. Europ. Dial. Transpl. Ass. **8**, 230—235 (1971).
87. FOX, H.M., RIZZO, N.D., GIFFORD, S.: Psychological observations of patients undergoing mitral surgery: a study of stress. Psychosom. Med. **16**, 186—208 (1954).
88. FRANCIS, V.R., FINE, R., KORSCH, B.: Psychologic and social adjustment to extended haemodialysis and renal homotransplantation in 42 children. Proc. Europ. Dial. Transpl. Ass. **7**, 366—370 (1970).
89. FREUD, A.: Das Ich und die Abwehrmechanismen. Wien: Internationaler Psychoanalytischer Verlag 1936.
90. FREYBERGER, H.: Psychosomatik, Rehabilitation, Psychotherapie. In: FRANZ, H.E. (Hrsg.), Praxis der Dialysebehandlung. Stuttgart: Thieme 1973.
91. FRIEDMAN, S.B., CHODOFF, P., MASON, J.W., HAMBURG, D.A.: Behavioral observations on parents anticipating the death of a child. Pediatrics **32**, 610—625 (1963).
92. FRITSCHE, P.: Grenzbereich zwischen Leben und Tod. Klinische, juristische und ethische Probleme. Stuttgart: Thieme 1973.
93. FRITZ, C.E., MARKS, E.S.: The NORC studies of human behavior in disaster. J. soc. Issues **10**, 26—41 (1954).
94. FROMM-REICHMANN, F.: Loneliness, Psychiatry **22**, 1—15 (1959).
95. GALDSTON, R., GAMBLE, W.J.: On borrowed time: observations on children with implanted cardiac pacemakers and their families. Amer. J. Psychiat. **126**, 104—108 (1969).
96. GARDNER, R.A.: The guilt reaction of parents of children with severe physical disease. Amer. J. Psychiat. **126**, 636—644 (1969).
97. GELFMAN, M., WILSON, E.J.: Emotional reactions in a renal unit. Comprehens. Psychiat. **13**, 283—290 (1972).
98. GERLACH, J.: Syndrome des Sterbens und der Vita reducta. Münch. med. Wschr. **111**, 169—176 (1969).
99. GLASER, B.G.: Disclosure of terminal illness. In: JACO, E.G. (ed.), Patients, physicians and illness, 2nd ed. New York: Free Press 1972.
100. GLASER, B.G., STRAUSS, A.L.: Interaktion mit Sterbenden. Göttingen: Vandenhoeck u. Ruprecht 1974.
101. GLASER, B.G., STRAUSS, A.L.: Time for dying. Chicago: Aldine Comp. 1968.
102. GLASSMAN, B.M., SIEGAL, A.: Personality correlates of survival in a long-term hemodialysis program. Arch. gen. Psychiat. **22**, 566—574 (1970).
103. GOLDSTEIN, A.M., REZNIKOFF, M.: Suicide in chronic hemodialysis patients from an external locus of control framework. Amer. J. Psychiat. **127**, 1204—1207 (1971).
104. GÖSSLING, S.: Der Tod — ein ständiger Gast. Unveröffentlicht.
105. GORDON, C.: Self-conceptions methodologies. J. Nerv. ment. Dis. **148**, 328—364 (1969).
106. GORDON, P.M., CATTELL, W.R.: Home conditions — the limiting factor in domiciliary dialysis. Proc. Europ. Dial. Transpl. Ass. **7**, 248—253 (1970).
107. GREEN, W.A., MOSS, A.J.: Psychosocial factors in the adjustment of patients with permanently implanted cardiac pacemakers. Ann. intern. Med. **70**, 897—902 (1969).
108. GROTJAHN, M.: Über die Zusammenarbeit von Psychotherapeut und Internist. Psyche (Stuttg.) **10**, 530—550 (1957).
109. GUNTHER, M.: Psychiatric consultation in a rehabilitation hospital: a regression hypothesis. Comprehens. Psychiat. **12**, 572—585 (1971).
110. GURLAND, H.J.: Entwicklung und Fortschritt in der Technik der Hämodialyse. Internist (Berl.) **6**, 185—191 (1965).
111. GUTHEIL, E.A.: Diskussionsbemerkung. Amer. J. Psychother. **10**, 132—140 (1956).
112. HAAN, N.: A tripartite model of ego functioning values and clinical and research applications. J. nerv. ment. Dis. **148**, 14—30 (1969).
113. HABIT, R., BROYER, M., BENMAIZ, H.: Chronic renal failure in children. Nephron **11**, 209—220 (1973).
114. HACKETT, T.P., WEISMAN, A.D.: Psychiatric management of operative syndromes. Psychosom. Med. **22**, 267—282, 356—372 (1960).
115. HACKETT, T.P., WEISMAN, A.D.: The treatment of the dying. Curr. Psychiat. Ther. **2**, 121—126 (1962).

116. HACKETT, T.P., CASSEM, N.H., WISHNIE, H.A.: The coronary-care unit. An appraisal of its psychologic hazard. New Engl. J. Med. **279**, 1365—1370 (1968).
117. HAHN, P.: Der Herzinfarkt in psychosomatischer Sicht. Göttingen: Verlag für medizinische Psychologie im Verlag Vandenhoeck & Ruprecht 1971.
118. HAWKINS, D.R.: The gap between the psychiatrist and other physicians. Causes and solutions. Psychosom. Med. **24**, 94—102 (1962).
119. HAY, D., OKEN, D.: The psychological stresses of intensive care unit nursing. Psychosom. Med. **34**, 109—118 (1972).
120. HEIMLICH, H.J., KUTSCHER, A.H.: The family's reaction to terminal illness. In: SCHOENBERG, B. et al. (eds.), Loss and grief. New York-London: Columbia Univ. Press 1970.
121. HENDERSON, J.G., WITTKOWER, E.D., LOUGHEED, M.N.: A psychiatric investigation of the delay factor in patient to doctor presentation in cancer. J. psychosom. Res. **3**, 27—41 (1958/59).
122. HERTL, M.: Erfahrungen mit Eltern von Leukämie-Kindern. Münch. med. Wschr. **103**, 997—1002 (1961).
123. HERTL, M.: Die Eltern von Kindern mit Krebs und Leukämie. Dtsch. Ärztebl. **71**, 1101—1106, 1186—1188 (1974).
124. HERTZBERG, L.J.: Cancer and the dying patient. Amer. J. Psychiat. **128**, 806—810 (1972).
125. HOLLENDER, M.H.: The psychology of medical practice. Philadelphia a. London: W.B. Saunders Comp. 1958.
126. HOLLING, H.E.: Closed chest resusciation. Ann. intern. Med. **63**, 719—721 (1965).
127. HOLLON, T.H.: Modified group therapy in the treatment of patients on chronic hemodialyses. Amer. J. Psychother. **26**, 501—510 (1972).
128. HUBER, W., STRAUCH-RAHÄUSER, G., WERNER, J., HÄFNER, H., STRAUCH, M.: Factors influencing rehabilitation in regular haemodialyses — a standardised questionnaire in 222 patients. Proc. Europ. Dial. Transpl. Ass. **9**, 257—264 (1972).
129. HUTSCHNECKER, A.A.: Personality factors in dying patients. In: FEIFEL, H. The meaning of death, p. 237—250. New York-Toronto-London: McGraw-Hill Book Comp. 1959.
130. JACOBSON, E.: Das Selbst und die Welt der Objekte. Frankfurt a.M.: Suhrkamp 1973.
131. JANIS, I.L.: Problems of theory in the analysis of stress behavior. J. soc. Issues **10**, Nr. 3, 12—25 (1954).
132. JAQUES, E.: Death and the mid-life crisis. Int. J. Psycho-Anal. **46**, 502—514 (1965).
133. JEFFERS, F.C., NICHOLS, C.R., EISDORFER, C.: Attitudes of older persons toward death. J. Geront. **16**, 53—56 (1961).
134. JOHNSON, W.J., HATHAWAY, D.S., ANDERSON, C.F., CARLSON, R.A.: Hemodialysis. Comparison of treatment in the medical center, community hospital, and home. Arch. intern. Med. **125**, 462—467 (1970).
135. JONES, M., POLAK, P.: Crisis and confrontation. Brit. J. Psychiat. **114**, 169—174 (1968).
136. KAPLAN, S.M.: Psychological aspects of cardiac disease. A study of patients experiencing mitral commissurotomy. Psychosom. Med. **18**, 221—233 (1956).
137. KAPLAN DE-NOUR, A., CZACZKES, J.W.: Emotional problems and reactions of the medical team in a chronic haemodialysis unit. Lancet **1968 II**, 987—991.
138. KAPLAN DE-NOUR, A., SHOLTIEL, J., CZACZKES, J.W.: Emotional reactions of patients on chronic haemodialysis. Psychosom. Med. **30**, 521—533 (1968).
139. KAPLAN DE-NOUR, A.: Some notes on the psychological significance of urination. J. nerv. ment. Dis. **148**, 615—623 (1969).
140. KAPLAN DE-NOUR, A.: Psychotherapy with patients on chronic hemodialysis. Brit. J. Psychiat. **116**, 207—215 (1970).
141. KAPLAN DE-NOUR, A., CZACZKES, J.W.: Personality factors in chronic hemodialysis patients causing noncompliance with medical regimen. Psychosom. Med. **34**, 333—344 (1972).
142. KASL, S.V., COBB, S.: Some psychological factors associated with illness behavior and selected illnesses. J. chron. Dis. **17**, 325—345 (1964).
143. KASTENBAUM, R.: The mental life of dying geriatric patients. Gerontologist **7**, 97—100 (1967).
144. KATZ, J.L., WEINER, H., GALLAGHER, T.F., HELLMAN, L.: Stress, distress, and ego defenses. Arch. gen. Psychiat. **23**, 131—142 (1970).
145. KEMPH, J.P.: Renal failure, artificial kidney and kidney transplant. Amer. J. Psychiat. **122**, 1270—1274 (1966).

146. KEMPH, J.P.: Psychotherapy with patients receiving kidney transplant. Amer. J. Psychiat. **124**, 623—629 (1967).
147. KEMPH, J.P., BERMANN, E.A., COPPOLILLO, H.P.: Kidney transplant and shifts in family dynamics. Amer. J. Psychiat. **125**, 1485—1490 (1969).
148. KERN, E.: Chirurgie und Psyche. Ther. Umsch. **23**, 256—261 (1966).
149. KESSEL, M.: Heimdialyse als familiäres Problem. Verh. dtsch. Ges. inn. Med. **77**, 241—243 (1971).
150. KHAN, A.U., HERNDON, C.H., AHMADIAN, S.Y.: Social and emotional adaptions of children with transplanted kidneys and chronic hemodialysis. Amer. J. Psychiat. **127**, 1194—1198 (1971).
151. KHAN, M.M.R.: The concept of cumulative trauma. Psychoanal. Stud. Child. **18**, 286—306 (1963).
152. KILLIAN, L.M.: The significance of multiple-group membership in disaster. Amer. J. Sociol. **57**, 303—314 (1952).
153. KING, S.H.: Perceptions of illness and medical practice. New York: Russel Sage Found 1962.
154. KLAGSBRUN, S.C.: Cancer, emotions, and nurses. Amer. J. Psychiat. **126**, 1237—1244 (1969/70).
155. KLAUBER, J.: Der Psychiater in der internistischen Abteilung. Psyche (Stuttg.) **15**, 363—381 (1961/62).
156. KLIMAN, G.: Seelische Katastrophen und Notfälle im Kindesalter. Stuttgart: Hippokrates Verlag 1973.
157. KNUDSON, A.G., NATTERSON, J.M.: Participation of parents in the hospital care of fatally ill children. Pediatrics **1960**, 482—490.
158. KÖNIG, U.: Psychische Aspekte bei Dialyse und Transplantation. Veska-Z. **38**, 225—226 (1974).
159. KÖNIG, U.: Persönliche Mitteilung 17.4.1973.
160. KOLFF, W.J.: First clinical experience with the artificial kidney. Ann. intern. Med. **62**, 608—619 (1965).
161. KOLFF, W.J.: Artificial kidneys in the seventies. Nephron **9**, 257—274 (1972).
162. KORSCH, B.M., GARDNER, J.E., FINE, R.N., NEGRETE, V.F.: Long-term follow up on kidney transplant patients and their families. Proc. Europ. Dial. Transpl. Ass. **9**, 359—363 (1972).
163. KOUMANS, A.J.: Psychiatric consultation in an intensive care unit. J. Amer. med. Ass. **194**, 633—637 (1965).
164. KRESS, H. v.: Eröffnungsansprache des Vorsitzenden. Verh. dtsch. Ges. inn. Med. **69**, 1—11 (1963).
165. KRESS, H. v.: Klinische Aspekte des Sterbens. Naturwissenschaften **57**, 1—5 (1970).
166. KRETSCHMER, E.: Hysterie, Reflex und Instinkt, 5. Aufl. Stuttgart: G. Thieme 1948.
167. KRÜSI, G.: Psychologische Probleme bei Krebskranken. Praxis **56**, 1696—1701 (1967).
168. KÜBLER-ROSS, E.: Interviews mit Sterbenden. Gütersloher Taschenbücher 1973.
169. LAFORET, E.G.: The "hopeless" case. Arch. intern. Med. **112**, 314—326 (1963).
170. LARSEN, N.A.: Sexual problems of patient on RDT and after renal transplantation. Proc. Europ. Dial. Transpl. Ass. **9**, 271—275 (1972).
171. LENARD, H.G.: Sterben und Tod bei Kindern. Im Druck.
172. LESHAN, L., LESHAN, E.: Psychotherapy and the patient with a limited life span. Psychiatry **24**, 318—323 (1961).
173. LEWIN, K.: Psychoanalyse und topologische Psychologie. Schweiz. Z. Psychol. **21**, 297—306 (1962).
174. LIDZ, T., FLECK, S.: Integration of medical and psychiatric methods and objectives on a medical service. Psychosom. Med. **12**, 103—107 (1950).
175. LIEBERMAN, M.A.: Observations on death and dying. Gerontologist **6**, 70—72, 125 (1966).
176. LIEBERMAN, M.A., COPLAN, A.S.: Distance from death as a variable in the study of aging. Develop. Psychol. **2**, 71—84 (1970).
177. LIEBERMAN, E.: Management of acute renal failure in infants and children. Nephron **11**, 193—208 (1973).
178. LIFTON, R.J.: On death and death symbolism: the Hiroshima disaster. Psychiatry **27**, 191—210 (1964).
179. LINDEMANN, E.: Symptomatology and management of acute grief. Amer. J. Psychiat. **101**, 141—148 (1944).
180. LIPOWSKI, Z.J.: Psychosocial aspects of disease. Ann. intern. Med. **71**, 1197—1206 (1969).
181. LIPOWSKI, Z.J.: Consultation-liaison psychiatry in general hospital. Comprehens. Psychiat. **12**, 461—465 (1971).

182. LIPOWSKI, Z.J.: Review of consultation psychiatry and psychosomatic medicine. Psychosom. Med. **29**, 153—171, 201—224 (1967).
183. LOHMANN, R.: Der chronisch körperlich Kranke. (Somatopsychischer Zugang.) Internist (Berl.) **13**, 452—460 (1972).
184. LOHMANN, R., TEUWSEN, E.: Verlaufsuntersuchungen zur psychischen Situation des chronisch Nierenkranken unter den Bedingungen der Zentrumsdialyse, der Heimdialyse und der Nierentransplantation. Verh. dtsch. Ges. inn. Med. **77**, 241 (1971).
185. LORENZER, A.: Zum Begriff der „traumatischen Neurose". Psyche (Stuttg.) **20**, 481—492 (1966).
186. LÜDEKE, H.: „Unheilbare Krankheiten" in der Sicht des Chirurgen. Med. Klin. **50**, 926—929 (1955).
187. MACNAMARA, M.: Psychosocial problems in a renal unit. Brit. J. Psychiat. **113**, 1231—1236 (1967).
188. MARGOLIS, G.J.: Postoperative psychosis on the intensive care unit. Comprehens. Psychiat. **8**, 227—232 (1967).
189. MASSERMANN, J.H. (ed.): Current psychiatric therapies, vol. IX. New York: Grune & Stratton 1969.
190. MASSHOFF, W.: Allgemeines zur Vita reducta. Verh. dtsch. Ges. inn. Med. **69**, 12—15 (1963).
191. MATUSSEK, P.: Wahrnehmung, Halluzination und Wahn. In: Psychiatrie der Gegenwart, Bd. I/2. Berlin-Göttingen-Heidelberg: Springer 1963.
192. MECHANIC, D.: The concept of illness behavior. J. chron. Dis. **15**, 189—194 (1962).
193. MECHANIC, D., VOLKART, E.H.: Stress, illness behavior, and the sick role. Amer. sociol. Rev. **26**, 51—58 (1961).
194. MEERLOO, J.A.M.: Patterns of panic, 2nd ed. New York: Intern. Univ. Press 1950.
195. MENDE, W., PLOEGER, A.: Das Verhalten und Erleben von Bergleuten in der Extrembelastung des Eingeschlossenseins. Nervenarzt **37**, 209—219 (1966).
196. MENDELSON, M., MEYER, E.: Countertransference of the liaison psychiatrist. Psychosom. Med. **23**, 115—122 (1961).
197. MENZIES, J.C., STEWART, W.K.: Psychiatric observations on patients receiving regular dialysis treatment. Brit. med. J. **1968 I**, 544—547.
198. MERRILL, J.P.: Statement of the committee on morals and ethics of the transplant society. Ann. intern. Med. **75**, 631—633 (1971).
199. MERRILL, J.P., SCHUPAK, E., CAMERON, E., HAMPERS, C.L.: Hemodialysis in the home. J. Amer. med. Ass. **190**, 468—470 (1964).
200. MEYER, B.C.: Some psychiatric aspects of surgical practice. Psychosom. Med. **20**, 203—214 (1958).
201. MEYER, B.C., BLACHER, R.S., BROWN, F.: A clinical study of psychiatric and psychological aspects of mitral surgery. Psychosom. Med. **23**, 194—218 (1961).
202. MEYER, E., MENDELSON, M.: Psychiatric consultations with patients on medical and surgical wards: patterns and processes. Psychiatry **24**, 197—220 (1961).
203. MEYER, J.E.: Der Bewußtseinszustand bei optischen Sinnestäuschungen. Arch. Psychiat. Nervenkr. **189**, 477—502 (1952).
204. MEYER, J.E.: Die abnormen Erlebnisreaktionen im Kriege bei Truppe und Zivilbevölkerung. In: Psychiatrie der Gegenwart, Bd. III. Berlin-Göttingen-Heidelberg: Springer 1961.
205. MEYER, J.E.: Tod und Neurose. Göttingen: Vandenhoeck u. Ruprecht 1973.
206. MEYER, J.E.: Psychoneuroses and neurotic reactions in old age. J. Amer. Geriat. Soc. **22**, 254—257 (1974).
207. MIGONE, L.: Probleme der periodischen Hämodialyse — Behandlung bei chronischer Niereninsuffizienz. Münch. med. Wschr. **111**, 725—731 (1969).
208. MIKOREY, M.: Der Arzt und die letzten Dinge. Med. Klin. **50**, 954—961 (1955).
209. MODELL, A.H.: Denial and the sense of separateness. J. Amer. psychoanal. Ass. **9**, 533—547 (1961).
210. MOORE, G.L.: Nursing response to the long-term dialysis patient. Nephron **9**, 193—199 (1972).
211. MOORE, D.C., HOLTON, CH. P., MARTEN, G.W.: Psychological problems in the management of adolescents with malignancy. Cancer (Philad.) **8**, 464—473 (1969).
212. MORRISSEY, J.R.: Childrens's adaption to fatal illness. Social work **8**, 81—88 (1969).
213. MORRISSEY, J.R.: Death anxiety in children with a fatal illness. Amer. J. Psychother. **18**, 606—615 (1964).

214. MOSES, R., CIVIDALI, N.: Differential levels of awareness of illness. Ann. N.Y. Acad. Sci. **125**, 984—994 (1966).
215. MÜLLER-WIELAND, K., FREYBERGER, H., MAETZEL, F.K.: Funktionale Organisation der Intensivstation einer Medizinischen Klinik. Med. Klin. **62**, 831—834 (1967).
216. MUNNICHS, J.M.A.: Die Einstellung zur Endlichkeit und zum Tod. In: THOMAE, H. u. U. LEHR (Hrsg.), Altern. Frankfurt: Akad. Verlagsges. 1968.
217. MUSLIN, H.L.: On acquiring a kidney. Amer. J. Psychiat. **127**, 1185—1188 (1971).
218. NATTERSON, J.N.: The fear of death in fatally ill children and their parents. In: ANTHONY, E.J., a. C. KOUPERNIK (eds.), The child in his family. New York: J. Wiley 1973.
219. NATTERSON, J.M., KNUDSON, A.G.: Observations concerning fear of death in fatally ill children and their mothers. Psychosom. Med. **22**, 456—465 (1960).
220. NEUBERGER, R.L.: When I learned I had cancer. Harper's Magazine Juni 1959.
221. NEUMANN, G.: Das Problem der Krebserkrankungen in der Vorstellung der Bevölkerung. Dtsch. med. Wschr. **94**, 1581—1582 (1969).
222. NORTON, J.: Die Behandlung einer sterbenden Patientin. Psyche (Stuttg.) **22**, 99—117 (1968).
223. OKEN, D.: What to tell cancer patients. J. Amer. med. Ass. **175**, 1120—1128 (1961).
224. ORBACH, CH. E., SUTHERLAND, A.M.: Acute depressive reactions to surgical treatment for cancer. In: HOCH, P.H. a. J. ZUBIN (eds.), Depression. New York: Grune & Stratton 1954.
225. PANSE, F.: Angst und Schreck. Stuttgart: G. Thieme 1952.
226. PARSONS, F.M., BRUNNER, F.P., GURLAND, H.J., HARLEN, H.: Combined report on regular dialysis and transplantation in Europe. I. Proc. Europ. Dial. Transpl. Ass. **8**, 3—25 (1971).
227. PATERSON, R.: Why do cancer patients delay? Canad. med. Ass. J. **73**, 931—940 (1955).
228. PATTISON, E.M.: The experience of dying. Amer. J. Psychother. **21**, 32—43 (1967).
229. PAYNE, E.C.: The physician and his patient who is dying. In: LEVIN, S. a. KOHANA (eds.), Psychodynamic studies in aging. New York: Intern. Univ. Press 1967.
230. PENTECOST, R.L.: Family study in home dialysis. Arch. gen. Psychiat. **22**, 538—546 (1970).
231. PERLMAN, L.V., FERGUSON, S., BERGUM, K., ISENBERG, E.L., HAMMERSTEN, J.F.: Precipitation of congestive heart failure: social and emotional factors. Ann. intern. Med. **75**, 1—7 (1971).
232. PFLANZ, M.: Sozialer Wandel und Krankheit. Stuttgart: F. Enke 1962.
233. PILOWSKY, C.B., MANZCP, D.P.M., BOND, M.R.: Pain and its management in malignant disease. Psychosom. Med. **31**, 400—404 (1969).
234. PLOEGER, A.: Zeiterleben in einer Extremsituation. Z. Psychother. med. Psychol. **16**, 13—20 (1966).
235. PLOEGER, A.: Persönlichkeitseigentümliche Angstabwehr durch psychogene Halluzinose. Z. Psychother. med. Psychol. **18**, 134—140 (1968).
236. PLOEGER, A.: Gruppendynamik in einer Extremsituation. Nervenarzt **40**, 308—314 (1969).
237. PLOEGER, A.: Lengede — zehn Jahre danach. Z. Psychother. med. Psychol. **24**, 137—143 (1974).
238. PLÜGGE, H.: Wohlbefinden und Mißbefinden. Tübingen: M. Niemeyer 1962.
239. PLÜGGE, H., MAPPES, R.: Über das Leiden herzkranker Kinder. Internist (Berl.) **3**, 49—56 (1962).
240. RAHÄUSER, G., BÖKER, W.: Zur psychiatrischen Krisenintervention beim chronisch hämodialysierten Patienten. Verh. dtsch. Ges. inn. Med. **76**, 1044—1046 (1970).
241. RAIMBAULT, G.: Psychological aspects of chronic renal failure and haemodialysis. Nephron **11**, 252—260 (1973).
242. RAIMBAULT, G., ROYER, P.: Thematique de la mort chez l'enfant atteint de maladie chronique. Arch. franç. Pédiat. **26**, 1041—1053 (1969).
243. REINHART, J.B.: The doctor's dilemma. Whether or not to recommend continous renal dialysis or renal hemotransplantation for the child with end-stage renal disease. J. Pediat. **77**, 505—506 (1970).
244. RENNEKER, R.E.: Countertransference reactions to cancer. Psychosom. Med. **19**, 409—418 (1957).
245. RILEY, C.M.: Thoughts about Kidney transplantation in children. J. Pediat. **65**, 797—800 (1964).
246. ROOSE, L.J.: The dying patient. Int. J. Psycho-Anal. **50**, 385—395 (1969).
247. ROSEN, J.L., BIBRING, G.L.: Psychological reactions of hospitalized male patients to a heart attack. Psychosom. Med. **28**, 808—821 (1966).
248. ROSEN, V.H.: The role of denial in acute postoperative affective reactions following removal of body parts. Psychosom. Med. **12**, 356—361 (1950).
249. ROSENTHAL, H.R.: Psychotherapy for the dying. Amer. J. Psychother. **11**, 626—633 (1957).

250. ROTHENBERG, A.: Psychological problems in terminal cancer management. Cancer (Philad.) **14**, 1063—1073 (1961).
251. SACHTLEBEN, P.: Die Betreuung des leukämiekranken Kindes und seiner Eltern. Mschr. Kinderheilk. **118**, 14—19 (1970).
252. SCHÄRER, K., BRUMER, F.P., GURLAND, H.J., HÄRLEN, H., PARSONS, F.M.: Combined report on regular dialysis and renal transplantation of children in Europe, 1971. Proc. Europ. Dial. Transpl. Ass. **9**, 191—200 (1972).
253. SCHMALE, A.H., Jr.: Relationship of separation and depression to disease. Psychosom. Med. **20**, 259—277 (1958).
254. SCHNEEMANN, N., HILDEBRANDT, H., HEHRLAU, F.W.: Katamnestische Untersuchung eines Patienten mit einem Herzschrittmacher. Z. Psychother. med. Psychol. **20**, 195—198 (1970).
255. SCHOENBERG, B.: Management of the dying patient. In: SCHOENBERG, B. *et al.* (eds.), Loss and grief. New York-London: Columbia Univ. Press 1970.
256. SCHOENBERG, B., SENESCU, R.A.: The patient's reaction to fatal illness. In: SCHOENBERG, B. *et al.* (eds.) Loss and grief. New York-London: Columbia Univ. Press 1970.
257. SCHOEPPE, W.: Heimdialyse. In: FRANZ, H.E. (Hrsg.), Praxis der Dialysebehandlung. Stuttgart: Thieme 1973.
258. SCHOWALTER, J.E.: The child's response to his own terminal illness and anticipation of death. In: SCHOENBERG, B., *et al.* (eds.), Loss and grief: Psychological management in medical practice. New York: Columbia Univ. Press 1970.
259. SCHOWALTER, J.E.: The child's reaction to his own terminal illness. In: SCHOENBERG, B. *et al.* (eds.), Loss and grief. New York-London: Columbia Univ. Press 1970.
260. SCHREINER, G.E., MAHLER, J.F.: Hemodialysis for chronic renal failure. III. Medical, moral and ethical, and socio-economic problems. Ann. intern. Med. **62**, 551—557 (1965).
261. SCHÜLER, H.W., RITZ, E., SIEDEK, M., UHSE, H.G., ZIEGLER, M.: Derzeitiger Stand (15.11.1970) der Nierentransplantation in der Bundesrepublik und in West-Berlin. Dtsch. med. Wschr. **96**, 965—966 (1971).
262. SCHUMACHER, W.: Psychotherapeutische Aspekte zur Situation des Herzoperierten. Z. Psychother. med. Psychol. **15**, 12—23 (1965).
263. SCHWAB, J.J., BROWN, J.: Uses and abuses of psychiatric consultation. J. Amer. med. Ass. **205**, 65—68 (1968).
264. SCHWAB, J.J.: The psychiatric consultation: problems with referral. Dis. nerv. Syst. **32**, 447—452 (1971).
265. SCHWIDDER, W.: Regression als Abwehrphänomen. Prax. Psychother. **15**, 145—151 (1970).
266. SCOTT, D.L.: Psychiatric problems of haemodialysis: their treatment by hypnosis. Brit. J. Psychiat. **122**, 91—92 (1973).
267. SCRIBNER, B.H., BURI, R., CANER, J.E.Z., HEGSTROM, R., BURNELL, J.M.: The treatment of chronic uremia by means of intermittent haemodialysis: a preliminary report. Trans. Amer. Soc. artif. intern. Org. **6**, 114—121 (1960).
268. SHAMBAUGH, P.W., HAMPERS, C.L., BAILEY, G.L., SNYDER, D., MERRILL, J.P.: Hemodialysis in the home — emotional impact on the spouse. Trans. Amer. Soc. artif. intern. Org. **13**, 41—45 (1967).
269. SHAMBAUGH, P.W., KANTER, S.S.: Spouses under stress: group meetings with spouses of patients on hemodialysis. Amer. J. Psychiat. **125**, 928—936 (1969).
270. SHEA, E.J., BOGDAN, D.F., FREEMAN, R.B., SCHREINER, G.E.: Hemodialysis for chronic renal failure. IV. Psychological considerations Ann. intern. Med. **62**, 558—563 (1965).
271. SHORT, M.J., WILSON, W.P.: Roles of denial in chronic hemodialysis. Arch. gen. Psychiat. **20**, 433—437 (1969).
272. SIMMANS, R.G., KLEIN, S.D.: Family noncommunication: the search for kidney donors. Amer. J. Psychiat. **129**, 687—692 (1972).
273. SOLNIT, A.J.: Who mourns when a child dies? In: ANTHONY, E.J. a. KOUPERNIK, C. (eds.) The child in his family. New York: J. Wiley 1973.
274. SPANN, W., LIEBHARD, E.: Rechtliche Probleme bei der Organtransplantation. Münch. med. Wschr. **109**, 672—675 (1967).
275. SPEIDEL, H., BAUDITZ, W., BÜNGER, P., FREYBERGER, H., v. KEREKJATRO, M., RAMB, W.: Beitrag zur Psychopathologie der Dauerdialysepatienten. Verh. dtsch. Ges. inn. Med. **76**, 1040—1042 (1970).

276. SPERLING, S.J.: On denial and the essential nature of defence. Int. J. Psycho-Anal. **39**, 25—38 (1958).
277. SPIEGEL, L.A.: Selbst, Selbst-Gefühl und Wahrnehmung. Psyche (Stuttg.) **15**, 211—236 (1961/62).
278. SPITZ, R.A.: Das Leben und der Dialog. Psyche (Stuttg.) **26**, 249—264 (1972).
279. STEIN, E.H., MURDAUGH, J., MACLEOD, J.A.: Brief psychotherapy of psychiatric reactions to physical illness. Amer. J. Psychiat. **125**, 1040—1047 (1969).
280. STRAUCH, M., HÄFNER, H., HUBER, W., RAHÄUSER, G., WERNER, J., BRITTINGER, W.D., HÄFNER-RANABAUER, W.: Standardisierte sozialpsychiatrische Fragebogenuntersuchung beim chronisch-hämodialysierten Patienten. Verh. dtsch. Ges. inn. Med. **76**, 1042—1044 (1970).
281. STRAUCH, M., HUBER, W., RAHÄUSER, G., WERNER, J., WALZER, P., HÄFNER, H.: Rehabilitation in patients undergoing maintenance haemodialysis: results of a questionnaire in 15 dialysis centres. Proc. Europ. Dial. Transpl. Ass. **8**, 28—32 (1971).
282. SUTHERLAND, A.M., ORBACH, CH.E., DYK, R.B., BARD, M.: The psychological impact of cancer surgery. Cancer (Philad.) **5**, 857—872 (1952).
283. SUTHERLAND, J.D.: The consultant psychotherapist in the National Health Service: his role and training. Brit. J. Psychiat. **114**, 509—515 (1968).
284. TITCHENER, J.L., et al.: Problem of delay in seeking surgical care. J. Amer. med. Ass. **160**, 1187—1193 (1956).
285. TRETHOWAN, W.H.: Psychiatric emergencies in general practice. Brit. med. J. **1968 IV**, 164—166.
286. TUCKMAN, A.J.: Brief psychotherapy and hemodialysis. Arch. gen. Psychiat. **23**, 65—69 (1970).
287. TYHURST, J.S.: Individual reactions to community disaster. Amer. J. Psychiat. **107**, 764—769 (1950/51).
288. VENZLAFF, U.: Die psychoreaktiven Störungen nach entschädigungspflichtigen Ereignissen. Berlin-Göttingen-Heidelberg: Springer 1958.
289. VERNICK, J., KARVON, M.: Who's afraid of death on a leukemia ward? Amer. J. Dis. Child. **109**, 393—397 (1965).
290. VREELAND, R., ELLIS, G.L.: Stresses on the nurse in an intensive care unit. J. Amer. med. Ass. **208**, 332—334 (1969).
290a. WEISMAN, A.D.: On dying and denying. New York: Behavioral Publ. 1972.
291. WEISMAN, A.D., HACKETT, TH.P.: Denial as a social act. In: LEVIN, S. a. KAHANA, E.J. (eds.), Psychodynamic studies on aging. New York: Intern. Univ. Press 1967.
292. WIENER, J.M.: Response of medical personnel to the fatal illness of a child. In: SCHOENBERG, B. et al. (eds.), Loss and grief. New York-London: Columbia Univ. Press 1970.
293. WIESER, ST.: Das Schreckverhalten des Menschen. Bern u. Stuttgart: H. Huber 1961.
294. WINNICOTT, D.W.: The capacity to be alone. Intern. J. Psycho-Anal. **39**, 416—420 (1958).
295. WOLFENSTEIN, M.: Disaster. London: Routledge & Kegan Paul. 1957.
296. WRIGHT, R.G., SAND, P., LIVINGSTON, G.: Psychological stress during hemodialysis for chronic renal failure. Ann. intern. Med. **64**, 611—621 (1966).
297. WUNNERLICH, A.: Zur Psychologie der ausweglosen Situation. Bern-Stuttgart-Wien: H. Huber 1972.
298. YUDKIN, S.: Children and death. Lancet **1967**, 37—41.

Nachtrag: Die beiden folgenden in der 2. Auflage des *American Handbook of Psychiatry* (ed.: S. ARIETI, New York, Basic Books, 1974, vol. 1) erschienenen, einschlägigen Kapitel konnten nicht mehr berücksichtigt werden (SZALITA, A.B.: Grief and bereavement, pp. 673—684; PATTISON, E.M.: Help in the dying process, pp. 685—702.).

Suicide and Attempted Suicide

By

PETER SAINSBURY

With 3 Figures

Contents

The Statistics and Epidemiology of Suicide	559
Urban and Rural	562
Ecological Studies	563
Demographic Categories and Suicide – Sex and Age	564
Marital Status	567
Nativity and Mobility	568
Ethnic and Racial Groups	570
Class and Social Status	570
Economic Conditions, War and Suicide	572
Religion and Social Attitudes to Suicide	573
Cyclic Events and Suicide	574
Methods of Suicide	575
Social Factors and Case Studies of Suicides	576
Living Alone	577
Suicide and Membership of Occupational Group	577
Life Stresses and Personal Crises and Suicide	578
Bereavement and Suicide	578
Physical Illness	579
Mental Disorder and Suicide	579
Depression and Suicide	581
Alcoholics and Suicide	582
Other Diagnoses and Suicide	583
Personality and Suicide	584
Psychopathology of Suicide	585
Warnings of Suicide	586
Health and Social Services and the Management of the Suicide	587
The Family Doctor and the Emergency Services	588
The Psychiatric Services	589
Suicide Prevention Centres	591
The Samaritans	591
Attempted Suicide	592
The Epidemiology of Attempted Suicide	592
Age, Sex and Marital Status	593
The Ecology	594
Mental Disorder and Suicide Attempt	595
Depression	595
Alcoholism, Drug Dependency and Psychopathic Personality	595

Personality Tests 596
Psychopathology 597
The Previous History 597
Methods and Attempted Suicide 598
The Risk of Repetition and the Management of the Suicide Attempt 598
Assessing Intent and Predicting the Risk 598
The Management of the Suicidal Attempt and its Evaluation 601
Evaluation of Suicide Prevention Services 602
References 603

Suicide has been more a topic for speculation and conjecture than one for the kind of factual inspection this chapter will endeavour to direct to it. In doing so I am glad to follow Erwin Stengel's important contribution to this subject; he wrote this chapter for the first edition of "Psychiatrie der Gegenwart", 1961. The scientific study of suicide has its origins in two distinct sources: developments in clinical psychiatry and in epidemiological sociology. Freud (1971) and other psychoanalysts, notably Menninger (1938), in describing the psychopathology of melancholia and suicide provided a theoretical basis for comprehending self-destructive behaviour. But I think it fair to add that, while Freud promoted the detailed analysis of the labyrinthian ways by which a person may come to wish his own destruction and that of others, he did not offer a form of therapy the psychiatrist could readily apply in his day to day encounters with the suicidal. Indeed it fell to the mental hospital psychiatrist to identify the clinical features of the suicidally prone and introduce the treatments that could erase an inclination to suicide—defining the manic-depressive group of disorders (Kraepelin, 1913), and the discovery of specific treatments for these conditions has been among the most significant clinical achievements in psychological medicine.

The principal objectives of research into suicide are: 1. to identify the clinical and personal characteristics that indicate a high risk of suicide; 2. on the basis of this information to introduce therapies and services to protect the suicidal and abate their proclivity to suicide; and 3. to unravel the interaction of biological, psychological and social factors that predispose to or cause suicide, and so construct a solid theoretical foundation on which to develop primary prevention; that is, to discover in what ways the individual's psychological and social development must be fostered in order to preclude his need to resort to suicide when faced by "the slings and arrows of outrageous fortune".

The other scientific strand picked up by Morselli (1881) and others, was the analysis of suicide mortality statistics. This approach culminated in Durkheim's (1897) seminal contribution 'Le Suicide'. Durkheim derived his social theory of suicide by examining the distribution of suicides in a variety of demographic, social and geographic populations; a technique which has since been widely used in epidemiological and ecological investigations (Cavan, 1928; Sainsbury, 1955; Gibbs and Martin, 1964; Henry and Short, 1954). By and large, these have confirmed Durkheim's original contention that those conditions in society that increase social cohesion protect its members against suicide, and those that decrease it promote its occurrence.

The applications of the statistical and social method which now concern the epidemiologists are distinguishing social conditions and social groups associated with a high risk of suicide. Observations that can provide a guide to the kind of social action needed to diminish the incidence of suicide, and to which it would therefore repay directing welfare and preventative services.

It is evident however that the methods, findings and theories of sociologists and psychiatrists differ radically. The one considering suicide as a social phenomenon; the other as the outcome of the way in which the personality develops and copes with relationships and events, or in terms of mental illness. Many see the two as irreconcilable; but facts obtained by carefully planned work remains "facts"—their assimilation into a satisfactory sociopsychological theory is another matter, which new knowledge will in due course achieve.

In the ensuing sections information from both sources will be described; their practical value and theoretical implications discussed; and the interaction of social, psychological and life events (the stresses that the layman often claims as the sufficient cause of suicide) will be advocated as a profitable standpoint from which to pursue the subject.

The Statistics and Epidemiology of Suicide

The contribution of mortality statistics to the understanding of social and other factors that predispose to suicide will be considered first.

The analysis of the suicide rates of selected categories of people in the population, using official and other statistics, are the epidemiologists' tools; and their applications are numerous (MORRIS, 1964):

1. They are used to determine the extent of the problem. The incidence of suicide in national or geographical districts, and in the social categories that compose a population tells us what kinds of people are most predisposed to suicide.

2. The trends in suicide may be examined over time, and the conditions associated with its increase or decrease discerned. An important application of this kind of analysis is to evaluate the effects of preventive services or therapeutic innovations on the incidence of suicide.

3. By comparing the rates of selected groups clues about the causes of suicide can be obtained, predictions made and hypotheses tested. Ecological studies are of particular interest in this context, that is studies which examine the relations between suicide and characteristics of the social environment postulated as affecting its occurrence. But the authenticity of such associations must then be confirmed by demonstrating the presence of the hypothesised factor in individual cases of suicide.

The analysis of suicide statistics has recently been criticised as unscientific, and in particular the use of official figures is deprecated. DOUGLAS (1967) contends not only are they inaccurate to the point of being useless, but they are invalid because suicide is to a large extent culturally defined. Consequently national and other differences in its reported incidence are determined by the affect of cultural bias on the ascertainment procedures and on the person giving the 'verdict'.

Table 1. Suicide rates in 1959 of foreign born United States citizens from selected countries correlated with the suicide rates of countries of birth. (From DUBLIN, 1963)

Country	A Suicide rate/ 100,000 of foreign-born in USA (1959)	B Suicide rate/ 100,000 of country of origin (1959)	Rank order of A	Rank order of B
Sweden	34.2	18.1	1	4
Austria	32.5	24.8	2	2
Czechoslovakia	31.5	24.9	3	1
Germany, Fed. Rep.	25.7	18.7	4	3
Poland	25.2	8.0	5	6
Norway	23.7	7.8	6	7
England and Wales	19.2	11.5	7	5
Italy	18.2	6.2	8	9
Canada	17.5	7.4	9	8
Ireland	9.8	2.5	10	10
Mexico	7.9	2.1	11	11
U.S.A.	10.4			

$rs = 0.90$, $P\ 0.01$

This argument is difficult to accept for three reasons: First, suicide mortality figures are more extensive in scope and in detail than those available on any other deviant human behaviour; in England, Norway, France and Denmark records cover 150 years. And, there is no reason to suppose they are less accurate than are other mortality figures. A study on the accuracy of Certification of Causes of Death (Registrar-General, 1966) has shown an error, for instance, of 15% in reporting deaths from lung cancer; but the conclusions drawn from these sources is not in doubt, nor the wisdom of the preventive measures that have followed.

Secondly, death by suicide presents unique opportunities to the epidemiologist as the statutory process for investigating violent deaths takes care of his two major problems of method: defining the case, and then finding all the cases in a population. But, of course, it is just this advantage which DOUGLAS has so strongly decried.

To settle the matter SAINSBURY and BARRACLOUGH (1968) resorted to observation. On the one hand, they said if the definition and reporting procedures were controlled and the nation's suicide rates were still found to be ranked in their customary order, then methods of reporting and ascertainment could be discounted as the explanation of their differing incidence. The suicide rates of foreign immigrants to the United States were therefore related to the rates of their countries of origin (see Table 1). Suicide in the former is ascertained by the procedures used in the United States, and in the latter by the procedures peculiar to each country. The almost identical order of the two sets of rates shows us that countries really do differ in their incidence of suicide in spite of their different ways of defining or reporting it. It was possible to confirm this using immigrants to Australia (WHITLOCK, 1971), and at the same time

Table 2. Correlations between (A) Suicide rates of county boroughs 1950–1952 and 1960–1962 (B) Open verdict rates of county boroughs 1954–1957 and 1964–1967 by whether or not coroner changed

	Boroughs	N	SPEARMAN'S r	P
(A)	All	79	0.42	0.001
	Same coroner	39	0.45	0.01
	Different coroner	19	0.49	0.05
(B)	Sample	55	0.34	0.02
	Same coroner	30	0.56	0.001
	Different coroner	20	0.27	N.S.

Boroughs in which coroner changed in the years during which average was estimated are excluded.

show that the findings hold for both sexes. The correlation between the sixteen immigrant male rates and those of their countries of birth was 0.79; and for females it was 0.76.

And on the other hand, using a comparable procedure, they looked at the further objection that comparisons are invalid because coroners use differing criteria and search procedures. If they do, then a change of coroner should alter the suicide rate of his district. The suicide rates of all the coroners' districts in England and Wales at two periods in time, 1950 and 1960, were therefore correlated; and then the process was repeated for those districts where the coroner was the same person in both periods and for those where he had changed. Table 2 shows that the district rates in the two periods are indeed correlated; that is to say, districts with high rates tend to remain that way, as do those with low rates. But when the coroner changes, the correlation does not fall as it should have done were his criteria to have a significant effect on the reporting of suicide. BARRACLOUGH (1970) confirmed the fitness of this method by showing that when it is applied to 'open' verdicts an effect can be clearly discerned: a change of coroner decreases the correlation (see Table 2).

Thirdly, other observations, not readily contained by DOUGLAS's supposition, are: that suicide rates had been shown to relate to the social characteristics of five London boroughs, all within the jurisdiction of a single coroner, in the same way as they did to the characteristics of London boroughs with different coroners; and, most importantly, many of the social factors statistically identified as relating to suicide by using official mortality figures can, and have been verified by directly comparing consecutive cases and the normal population on the social factor in question (SAINSBURY, 1955).

It therefore seems that DOUGLAS's criticisms do not survive this kind of investigation. So we are led to the conclusion that national and other differences between rates are not artefacts due to reporting procedures.

Nevertheless, it has been repeatedly shown that suicide is under-reported, but the assumption is that the errors are randomised. However, for all practical epidemiological purposes under-reporting or seeking the "absolute" rate of suicide is of small consequence. What matters, and what epidemiology seeks to establish, is whether differences observed between particular social, clinical, or other categories are valid; we discern causes by showing certain groups of people differ consistently in their incidence of suicide.

Since such differences between rates can be reliably obtained, we can get on with the business of identifying the characteristics of those at risk, of pursuing causes, and investigating remedies.

The interesting facts we must first explain are: 1 countries differ widely in their incidence of suicide. Those having the highest rates in 1960 (WHO, 1968a) were West Berlin (37 per 100,000); the Eastern European States (Hungary 25, Austria 23, and Czechoslovakia 21); Switzerland 19; and the Scandinavian countries (Finland 21, Denmark 20, and Sweden 19); West Germany 19; and Japan 22. The lowest reliably recorded rates in Europe are found in Ireland, 3; and Spain, 6. Intermediate between these high and low rates are, in descending order, France, England and Wales, the U.S.A. and the Netherlands. In most Central and South American, and Asian countries, which return statistics, rates are relatively low.

The ranking of the national rates of countries that reported mortality statistics 100 years ago is the same today as it was then; indeed, the order of countries' suicides in any two recent decades correlates highly. The only feasible explanation of this remarkable constancy is that it is a social or cultural effect: DURKHEIM inferred it was the level of "social integration".

However, the information that can be derived from comparing the overall rates of large heterogenous populations, such as nations, is rather limited; of greater value are the comparisons made between districts or small homogenous administrative areas within a country. In this way the effects of social factors on suicide, can be more reliably discerned.

Urban and Rural

The first step in making comparisons between more uniform districts is to divide the nations into their urban and rural components. What is then usually found is that urban suicide rates exceed rural ones; but in recent decades this difference, though still substantial, is becoming less. In a few countries, notably France and the Netherlands, the rural rate is in excess of the urban one. When this exceptional state of affairs was investigated in Holland the conclusion drawn was that the decay of the traditional pastoral economy with the growth of urban industrialisation had led to demoralisation and deterioration in the rural communities. A somewhat similar situation would also appear to be occurring in the U.S.A. where many rural areas have recently acquired a rate of suicide in excess of the metropolitan areas.

In general, areas undergoing social and economic recession, those with a highly mobile population, and where social isolation is prevalent, have high rates of suicide. The interpretation offered is that these disorganised communities preclude a stable social framework by which the individual may orientate himself, and so he comes to pursue an anonymous and aimless existence predisposing to ennui and suicide. Such high rate areas are to be found, for example, in the decaying centres of cities, so ably documented by the Chicago sociologists; in the economically declining cotton towns in Lancashire; and seaside resort towns in England, where immigration and social mobility are the dominant features. By contrast, suicide is low in settled neighbourhoods such as the stable middle class towns and residential districts where conformity prevails—the suburban communities in New England, for example.

Ecological Studies

RUTH CAVAN (1928) described the suicide rates of 72 communities within Chicago. She found the central part of the city had the highest rates; and these corresponded with the lodging house districts, communities with a high social mobility, high rates of divorce, murder and other indicators of social and personal disorganisation. This general pattern has been confirmed in other American cities (SCHMID, 1928), and in Hamburg (GRUHLE, 1940). SAINSBURY (1955) also undertook a study of suicide in the London boroughs. The aim was to test DURKHEIM's social hypothesis by attempting to define operationally the concept of social integration. To do this the boroughs' suicide rates were related to indices of the social isolation, socio-economic status, social disorganisation, and social mobility of the boroughs, using such measures as the proportion of their populations who were immigrants (or London born), living alone, living in poverty, delinquents, of illegitimate birth, etc. And then to test the validity of any associations found between suicide and the social indices (the 'ecological fallacy') by examining the records of consecutive suicides to see if, in fact, suicides were living alone, or poorer, or more often immigrants than were the population at large. Not only were significant correlations obtained between suicide and the indices postulated as measuring the social attributes of a community that predispose people to the act, but the individuals committing suicide were shown to have experienced those social circumstances to a greater extent than the rest of the population. Thus, more suicides lived alone, were not native born, and were in the upper socio-economic classes. So there is strong evidence that suicides occur more often in those districts where life is lonely or anonymous, relationships are tenuous, and values are in conflict—in other words, wherever the social and cultural processes whereby people are assimilated into a community are weakened and it might be said that life tends to lack a clear purpose or meaning.

Sociologists, in America particularly, have since sought more rigorous ways of defining the concept of social integration in terms, for example, of the stability of social relations within a population, of status integration and of role conflict (GIBBS and MARTIN, 1964). Though many problems of method remain unsettled, the consensus is that there are conditions or processes in society, whether described as "disintegration", "status change" or "isolation", that predispose to suicide. HENRY and SHORT (1954), however, proposed a more psychosociological hypothesis, namely that aggressive behaviour is produced by environmental frustrations, especially socio-economic restraints or impediments, and it is to these characteristics that suicide rates are related; they therefore predicted that suicide (and homicide) would reflect economic conditions (see p. 571).

These views seem to be a paraphrase, in a more concrete and testable form, of DURKHEIM's theory; and they have the further merit of bridging the gap between the social processes and psychological ones.

Demographic Categories and Suicide—Sex and Age

There are certain regularities in the incidence of suicide by age and sex; these have both practical and causal implications.

Women commit suicide less than men do (though more attempt it—see below). Exceptions to this rule are so few that any age group, country or epoch showing it is worth studying for clues about the causes of the difference in rates between the sexes. Meanwhile we can see whether the published figures give any indications, socio-cultural or biological, why this should be.

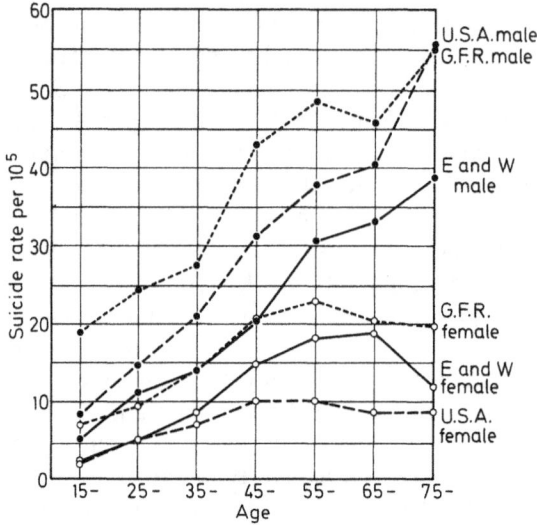

Fig. 1. Suicide rates per 100,000 by age and sex. England and Wales, German Federal Republic and the USA. (Source WHO, 1968a)

Fig. 1 presents typical graphs of the male and female suicide rates by age. At all ages the female rates are lower. In England and Wales the ratio of male to female is 1.5, which is the lowest in Europe. The ratios of the sexes mean suicide rates (1955 1965) varies from over 4 in Portugal, over 3 in France and 2.9 in Switzerland, to 1.7 in the Netherlands and Denmark.

In both sexes suicide increases with age, but the peak in women usually occurs at about 55 while in men it is some 10 years later. This age in women coincides on the one hand with a period of physiological change, and on the other to important changes in her social role, at least in Western societies. That biological considerations may have some part to play in affecting the predisposition to suicide is apparent from the observation that women suicides of childbearing age are more likely to be in the luteal than in the oestrogenic phase of the menstrual cycle (MacKinnon and MacKinnon, 1956); but this, and the fact that women have a higher incidence of manic-depressive illness, might be expected to increase their susceptibility as compared with men.

Is a socio-cultural explanation any more helpful? The peak incidence of female suicide occurs at that time in her life when her children are leaving home and her principal family and domestic responsibilities are relinquished—her most valued function in our society. While the peak in male suicides corresponds with his retirement, when he might similarly be said to lack a useful social role. However, these increases in suicide and changes in role in later life occur in both sexes; it does not explain their overall difference. But the proposition that the purposefulness of life, and hence suicide, in men and women is partly determined by social considerations of this kind may be pursued by looking more closely at the relations of suicide to age.

Fig. 2 shows the five-yearly suicide rates of men and women by age groups in England and Wales since the start of the century (SAINSBURY, 1963, 1973).

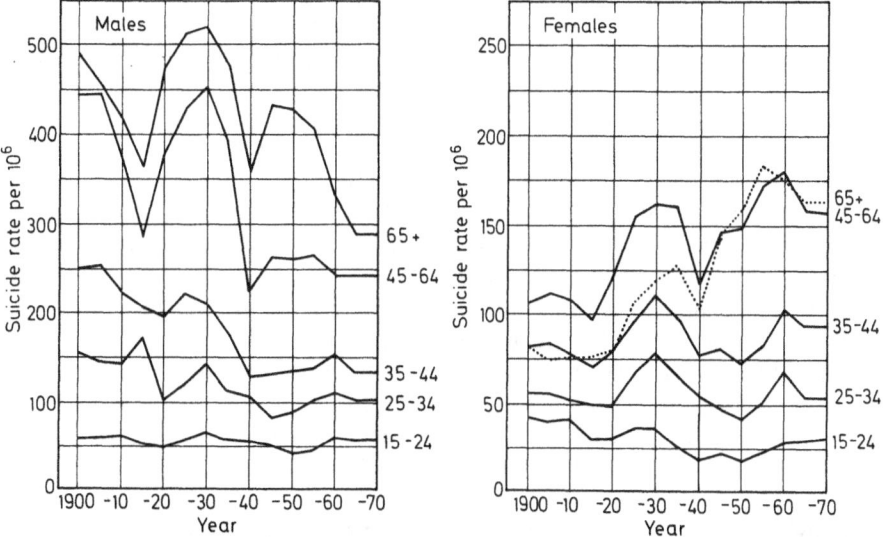

Fig. 2. Suicide rates in England and Wales 1900–1970 per million by age and sex. (Source Registrar's General's Statistical Reviews)

It is clear that the rates vary considerably over the years; the dips relate to the two world wars and the peak to the economic depression in the thirties (see p. 571), events that affect male rates proportionately more than they do the female ones. But the feature of interest here is that the general trend of male rates is downwards while that for females is upwards. An increase in female rates is found in all nine countries that have recorded mortality figures from 1900–1965; and in the 23 with records covering the period 1920–1965 a significant proportion show an increase; but largely because the rate in women over 40 has risen steeply. Suicide in men, on the other hand, has decreased in most countries, and significantly in younger men between 1920–1954.

If the hypothesis that the high rates in the old is because they have come to lack a socially useful role, domestically and occupationally, the incidence of suicide in a society which clearly valued its elderly members would not be expected to show the familiar and usual pattern of low rates in the young, and high rates in the older age groups. YAP (1963) has reported suicide rates in Peking for 1922–1924. At that time reverence of the old was customary; similarly respect for the elders is usual in Nigerian tribal communities for whom ASUNI (1962) obtained age and sex specific rates. In both studies the familiar pattern was reversed for both sexes, and notably for women: the young age groups, not the older ones, had the higher incidence of suicide. It is in this way that simple epidemiological analyses of official statistics can be used to formulate and test ideas about the causes of suicide; hypotheses which will then be well worth confirming by the more arduous procedures of obtaining the relevant data on a sample of consecutive suicides and matched controls; a combined epidemiological and case-study method of investigating the problems of suicide.

The young have very low suicide rates, nevertheless suicide is a much more frequent cause of death in people below 40, ranking as the sixth most common in England, but in some countries, it is the second or third most common. For example, 15% of all deaths in Germany at ages 25–34 are from suicide. One socially very interesting, if transitory, exception to the general rule that suicides are lowest in those aged 15–24 was recorded in Japan in 1955 when the rates of young women as well as men were higher than in any other age group (TATAI, 1958). It is difficult to escape the inference that the profound challenge to traditional Japanese cultural values and customs during the period of occupation by the Americans had exposed them to a conflict of mores and deprived their lives of clear goals and purposes.

It is often claimed that university students are more at risk for suicide than other young people are. The evidence from controlled studies of Harvard students (TEMBY, 1961) in the U.S. and Cambridge ones in England (CARPENTER, 1959) is that these university students had considerably higher rates than their non-academic peers; but the same conclusion could not be drawn for English students other than those at Oxford and Cambridge. When students dying by suicide were compared with their classmates, the suicides were found to be older, to be studying languages, were more often foreign students, and were academically better than the student population at large (SEIDEN, 1966).

In spite of the general decline in suicide, the rate in young people has shown a marked increase during the past 10 years. The rate has doubled in England and Wales; and in countries reporting to W.H.O. the rates in young males has increased in more than can be attributed to chance. Again DURKHEIM would have little hesitation in describing the predicament of the young today as "anomic"—there is less consensus within Western societies than previously, and the social "rules" are becoming increasingly ill-defined.

Nevertheless, Fig. 2 and the data on trends lend little support for the tattered cliche that the stresses of life in this industrial and technological age of social change is causing more suicide. However, some categories, such as older women and young males, are, it would seem, more vulnerable than they were; but others are less so; the net result has been that the *extent* of the problem has changed very little since the start of the century.

Lastly, to return to the question of the suicide rates of the sexes. It might reasonably be claimed when the biological and social roles of the two sexes are compared, the female role in society appears more precisely defined and her biological and social functions more harmonised; and this protects her against suicide. Admittedly, in recent decades women in many countries, for good reasons, are questioning the desirability of their traditional domestic and maternal functions; then their suicide rates have been increasing. The male on the other hand, especially in urban societies, is less restricted by conformity; but an aggressive individualism is an encouraged social norm, opportunities for both success and failure are greater, and hence for social mobility. The greater lability of the male suicide rates in response to social and economic stresses and his exposure to conflicting roles afford a likely explanation of the excess of male over female suicides.

Marital Status

Another regularity in the incidence of suicide is its relation to marital status. Since the beginning of the century the observation that the married commit suicide less than the single, the single less than the widowed, and that the divorced are the most vulnerable, has been repeatedly commented upon. And the most recent statistics on suicide (W.H.O., 1968a) confirm that the order is still the same for nearly all countries.

This marital pattern holds for both men and women, though marriage rather surprisingly seems to protect women less obviously than it does men: the suicide rate of married women in some countries is slightly higher than for single women; and allowing for age, widowed men quite often have the highest rates. Although comparisons between suicides and controls matched for age and sex corroborate the pattern, married men and women living apart (a category not included in the census) can then be shown to have by far the greatest risk (BARRACLOUGH et al., 1974).

The order of suicide rates for the different marital groups holds for nearly all age groups (KRAMER et al., 1972); except that the rates of the married under the age of 20 are often higher than the single; and those of young widowers higher than the divorced.

This general picture was known to DURKHEIM and it undoubtedly fits his notion that integration with the family group protects against suicide; clearly the more domestically alienated a person is, the more he is likely to commit suicide. HALBWACHS (1930) added a neat confirmatory rider: he found that as each child was added to the family so did the risk of suicide in the parents decrease—up to five children!

Personal loneliness is badly endured; but being single, widowhood, a change of residence, depression and so on are common experiences, whereas suicide is rare; so a combination of factors must be invoked to account for it.

Two examples will serve to illustrate this. First, when married suicides and their matched controls were compared on whether or not the spouse was ill, 31% of spouses of the suicides were in hospital but only 3% of the controls' were. Secondly, when the marital status of those who had recently moved house was compared in the two groups, significantly more suicides than controls were single and widowed. In both instances not only were the suicides more alienated domestically but they had the added stress of a sick spouse in one instance, and of a change in residence in the other. These interactions may be clearly discerned among immigrant suicides.

Nativity and Mobility

While Table 1 disposes of methods of ascertaining suicide as an important cause of national differences, it implies that socio-cultural influences are. It is evident that the suicide rates of immigrants to the United States of all nationalities have a much higher rate than the countries they come from; also their rates are higher than the country to which they move. The question therefore arises whether people who leave their native land for another are more at risk for suicide because they have difficulty in adapting to the beliefs and customs of an alien culture, or because immigrants are in some way a selected group in whom there are already the psychological seeds of suicide.

The issues can be simplified by looking at immigration and emigration within a culture—those who move house from the district where they were born to another part of the country.

SCHMIDT (1933) found a high correlation between the suicide rates of a number of cities in the United States and the percentage of their residents who were born in another state. In the London boroughs the proportion of London born residents, and of immigrants from overseas were used as measures of social isolation in the boroughs; each of these measures also had a significant correlation with the suicide rates. In order to verify these statistical relationships the coroners records were examined; it was then found the suicides were, in fact, more often immigrants than were the general population. The next question is whether districts with many immigrants have more suicides because the newcomers kill themselves or because they cause the population into which they move to do so by loosening the social cement of the communities.

When the suicide rates of all English boroughs were related to the data on immigration in the 1961 Census, they did not relate to moving house *within* the borough, nor to the number of people *leaving* them to live elsewhere, but suicide (notably in women) did relate to the numbers coming in; moreover there is a striking association with *duration* of residence. These findings indicate that it is the visitors who kill themselves. A casestudy of all suicides in two English boroughs in which their homes were visited soon after their death, elucidated the effects of moving house (SAINSBURY, 1973). When their duration of residence was compared with matched controls significantly more suicides had recently moved (Table 3), thereby confirming the findings initially disclosed by the official statistics.

Those found to be most vulnerable to the effects of moving house were elderly men and middle-aged women—adjusting to a new environment is more difficult in later life—and suicides who had moved recently were more likely than other movers to be single or widowed, less likely to be married, and more often to be living alone. Isolation and loneliness apparently play a part in the suicide of people who move house. In this context the aged who retire to a seaside resort are of interest: more suicides than other old people had moved to the seaside than to non-resort areas. Moving, so common on retirement, deprives the elderly of the life-long social supports of their previous neighbourhood.

Furthermore, immigrant suicides complained of loneliness, had fewer children living, and had fewer relations living nearby than had the controls who moved

Table 3. Duration of Residence — Comparison of Suicides and Controls

A. Correlation between rates of suicide and of duration of residence of men and women in 83 county boroughs (England and Wales)

Duration of residence	Males r	Females r
Less than 1 year	0.13	0.35[b]
1– 2 years	0.09	0.37[b]
3– 5 years	0.28[a]	0.32[b]
6–15 years	0.14	−0.01
More than 15 years	−0.19	−0.05
Since birth	−0.18	−0.45[b]

[a] $p<0.01$. [b] $p<0.001$.

B. Percent suicides and controls resident in Sussex and Portsmouth for different durations

Duration of residence	Suicides N=75 %	Controls N=150 %	P
<1 year	27	5	<0.01
1–2 years	13	7	<0.05
3–5 years	17	25	n.s.
5–10 years	11	21	n.s.
10+ years	32	42	n.s.
	100	100	

$p<0.001$, 4 d.f.

Table 4. Relation between moving house and (a) Marital status (b) Domestic isolation

(a) Marital status and moving house. % Suicides and controls moving house in previous 2 years by marital status

	Suicides (75)	Controls (150)	P
Single	52	17	0.01
Married	14	10	n.s.
Widowed	47	0	0.01
Divorced/Separated	73	40	n.s.
	p 0.005	n.s.	

(b) % Suicides and controls moving house in last 2 years by domestic isolation

	Suicides (75) %	Controls (150) %	P
Living alone	49	23	0.05
No children living	46	20	0.01
No relatives within 10 minutes	43	13	0.01
Lonely	50	27	0.05
Living in hotels etc.	52	23	0.05

(Table 4). They had also experienced more recent bereavements both before and after moving, particularly the women. Misfortunes, such as the loss of a husband after moving to a new locality, may very well aggravate the effects of loneliness and so conduce to suicide.

Lastly, the mental state of suicides who moved and those who did not differed. When the movers were divided into those moving once only, the first group differed in having more abnormal personalities; but nearly all of the second group had a depressive illness and in this respect closely resembled the suicides who had not moved.

Suicidal immigrants, it may be concluded, lack family, neighbourhood and occupational ties, because of this they are especially vulnerable to bereavements and losses; and though they have the same incidence of mental illness as other suicides, a group of recurrent movers have seriously disturbed personalities. The nexus of the social situation, critical life events and psychological disorder in predisposing to these suicides is apparent.

Ethnic and Racial Groups

For the most part non-white immigrants to the United States resemble white immigrants in having suicide rates above the national mean (KRAMER et al. 1972). But the rates for a large ethnic group that has been assimilated into the population—the Negroes—are consistently lower than white Americans, though this difference is less evident in the urbanised negroes in some Northern regions.

Since endemic poverty and an underprivileged status are not usually associated with suicide the figures are not at variance with what is known: shared hardships seem to bind people together in mutual support; but affluence and neighbourliness are less often in accord.

By contrast the American Indians have very high suicide rates in the young and they are much above those of the elders—one of the few instances where this reversal is reliably recorded. But the Indians are an alienated minority who have retained some of their ancient culture, while only reluctantly assimilating that of the intruders; conflicting needs, standards and ways of living are disruptive and may engender the wish to die.

There is very little evidence that race in the genetic sense predisposes to suicide. Though one study of suicide in twins provides some evidence of a genetic factor: 4 out of 19 monozygotic pairs were concordant for suicide. And family studies of manic-depressive cases agree that suicide was the cause of death in 4–6% of their parents, that is about 5 times the expected figure (PERRIS, 1966).

Class and Social Status

The English census reports are a valuable source of information on class mortality because since 1901 the population has been divided into five social classes largely on the basis of their occupations. Suicide rates are consistently found to be higher at the upper end of the scale (classes I and II), and then to rise again in the poorest class (V)—a feature which is most marked in the younger age groups.

When the occupational mortality tables are examined it is apparent that the occupations with the higher suicide rates are not necessarily those of higher social and economic status. Besides the professions, in particular physicians (psychiatrists are most at risk), lawyers, dentists, and businessmen, among the highest rates are hotel-keepers, bookmakers, and actors, while occupations with the lowest rates range from clergymen and civil servants to coalminers and railway workers. It therefore seems that social considerations besides economic status must be accounting for differences in the suicide rates of the social classes, and one that has been postulated is the sense of belonging or of isolation that membership of an occupational group confers. Thus, the relationships of the bookmaker or hotelier are anonymous and impersonal; the businessman is exposed to changes of status within the social class structure; whereas the clergyman is strong in his shared beliefs and convictions; and coalminers are renowned for their fraternal solidarity—which may explain the astonishing fact that, at the peak of the economic depression of the nineteen thirties, this afflicted occupation not only had one of the lowest suicide rates, but it decreased; it was the rates of the upper classes that rose so dramatically.

Poverty alone does not appear to be a sufficient explanation for the high rates in class V. We have already seen that the poorest and the most resolutely Catholic areas of Europe, Ireland, Spain, Portugal and Calabria, have the lowest incidence of suicide. In order to clarify the problem a controlled comparison between the economic status of suicides and the rest of the population is needed. When this was done in London the suicides were not only earning significantly more than their non-suicidal neighbours but fewer were living below the poverty line. In spite of which the incidence of suicide among the insured unemployed was three times that of the borough's population; it was the *lack* of employment which featured strongly as contributing to their death. The conclusion reached from this study was "that indigenous poverty does not foster suicide. On the contrary, the suicide rate tends to increase with social status. On the other hand, poverty befalling those used to a better standard of living is a burden badly tolerated, and a factor predisposing to suicides" (SAINSBURY, 1955).

The educational status of the population of Britain is now recorded in the census. Consequently it is possible to compare the observed and expected status of consecutive suicides within a census district. When this is done the suicides are found to have reached a significantly higher educational level; an observation which is consistent with other findings on their class, social and economic status.

Thus, whether social mobility results in a improved class status or loss of status, it removes the individual from his accustomed social milieu; a state of affairs that DURKHEIM has described as lack of social integration, and others as social isolation. These relations between suicide and class mobility have been profitably advanced by the work of GIBBS and PORTERFIELD (1960); and BREED (1963). Their studies also indicate that loss of a job and loss of income increase the probability of suicide.

However, other factors interacting with the social ones, must also contribute to the occupational risk of suicide; attributes of personality that determine choice of work; occupational hazards such as easy access to alcohol; and the stressfulness of the job.

Economic Conditions, War and Suicide

Other more indirect ways of approaching the problem of economic status, social integration and suicide have been first, to correlate indices of business conditions with suicide rates over a period of years. DUBLIN and BUNZEL (1933) describe American studies that show substantial negative correlations. Secondly, national trends and suicide can be examined in relation to world economic conditions. If the mean mortality figures for 20 countries during a period of relative prosperity (1921–1922) and those during the economic depression (1931–1933) are compared (Table 5), the incidence of suicide rose dramatically in most of them (WHO, 1956) and the increase was most evident in the middle aged and elderly in whom, presumably, the prospects of future employment were least favourable; for it is the unemployed, rejected socially and alienated occupationally, that have a higher incidence of suicide than any other socio-economic category. But thirdly, war illustrates even more forcibly the effects of the condition of society on suicide. In 24 out of 25 countries, whether belligerents or vicariously involved, suicide rates decreased between 1938 and 1944. Spain is only an apparent exception as the situation there was reversed—in 1938 the civil war was still

Table 5. Changes in the incidence of suicide in selected countries between 1921–1923 and 1929–1931 (economic depression) by large age groups. Mortality during period round 1921 = 100 (SAINSBURY, 1963)

Country	Males			Females		
	20–39	40–59	60+	20–39	40–59	60+
South Africa	+ 10	− 4	+ 17	+ 63	+104	+35
Canada	+ 29	+ 48	+ 33	+ 32	+ 15	+23
Chile	+ 96	+150	+ 41	+ 90	+200	—
United States	+ 6	+ 28	+ 36	+ 19	+ 21	+20
Germany	− 3	+ 17	+ 1	+ 13	+ 28	+15
Belgium	+ 29	+ 19	+ 19	− 6	+ 18	+ 2
Denmark	+ 13	+ 22	− 9	+ 88	+ 6	+ 5
Spain	− 5	+ 36	+ 23	+ 14	+ 26	+33
Finland	+108	+ 58	+ 68	+ 39	+ 42	+13
France	+ 8	+ 3	0	− 5	+ 5	− 5
Italy	+ 5	+ 76	+ 55	− 4	+ 47	+52
Norway	+ 22	+ 35	+ 49	+ 63	+ 18	−24
Netherlands	− 14	+ 11	− 1	+ 15	+ 54	+38
Portugal	+ 14	+ 61	+ 54	− 10	+ 5	+46
England and Wales	+ 41	+ 20	+ 16	+ 42	+ 32	+45
Scotland	+ 56	+ 77	+ 76	+128	+ 91	+68
Sweden	− 9	+ 8	− 2	+ 3	− 2	−15
Switzerland	+ 13	+ 5	+ 5	− 4	+ 13	− 9
Australia	+ 25	+ 10	0	0	+ 17	− 7
New Zealand	− 10	+ 26	+ 19	− 15	+ 28	+47
Number which increased	15	19	15	13	19	14
Number which decreased	5	1	3	6	1	5
Number which did not change	0	0	2	1	0	0
No. of times age group had:						
Highest increase	6	11	3	5	10	5
Highest decrease	5	1	1	4	0	4

Table 6. Effect of war on male and female suicide rates in selected belligerent and neutral countries (SAINSBURY, 1963)

Countries at war	Males			Females		
	1938	1944	Differ. %	1938	1944	Differ. %
Union of South Africa	15.5	10.7	−31	5.0	3.4	−32
Canada	13.1	8.9	−32	3.7	3.2	−14
United States	23.5	14.9	−37	6.9	5.4	−22
Ceylon	10.1	8.2	−19	3.9	4.1	+ 5
Austria	60.7	28.1	−54	28.6	13.8	−52
France	31.0	18.2	−41	8.9	6.1	−32
Italy	11.0	6.0	−46	3.6	2.0	−44
England and Wales	18.0	13.5	−25	8.2	5.8	−30
Scotland	12.3	9.1	−26	6.3	4.5	−29
N. Ireland	6.9	5.6	−19	6.9	5.6	−19
Australia	16.4	9.9	−40	5.0	4.9	− 2
New Zealand	19.5	14.6	−25	5.1	5.7	+12
Belgium	27.6	18.1	−34	8.6	6.5	−24
Denmark	28.9	24.0	−17	12.9	20.5	+59
Finland	32.8	27.7	−16	7.3	5.3	−27
Norway	10.7	8.2	−23	5.3	9.8	+85
Netherlands	11.6	7.4	−36	5.4	5.6	+
Japan	21.0	18.7	−11	12.9	12.9	−
Neutral Countries						
Chile	6.8	6.5	− 4	2.5	2.3	− 8
Ireland	4.7	4.6	− 2	1.8	0.6	−67
Portugal	16.6	13.9	−16	5.0	4.8	− 4
Sweden	25.0	20.6	−18	6.8	5.7	−16
Switzerland	38.4	37.2	− 3	11.6	14.7	+27
Spain	6.9	8.8	+28	2.3	2.6	+13

lingering (Table 6). The decreases in suicide consistently found in war-time have been attributed to full employment; and in England, at least, suicide fell most in the occupationally more vulnerable elderly males. But war also concentrates social cohesion and purpose remarkably (DURKHEIM, 1930); level of employment may only be one manifestation of this.

Religion and Social Attitudes to Suicide

Cultural influences acting through the family, school and church play an important part in the development of personality, particularly as regards the tenacity with which the individual subscribes to certain values and beliefs prevalent in society; and among these will be attitudes to death, self-destruction and the purposes of life. The religious community to which a man belongs will be a major determinant of these, and the vigour with which suicide is proscribed might be expected to affect its incidence. Few studies have compared the attitudes to suicide of social groups that are known to differ in their incidence; nor have there been any satisfactory surveys of populations to assess the extent to which ordinary people consider suicide as one of the alternative solutions to their problems when faced by some crisis.

However DURKHEIM investigated the effect of membership of different religious faiths—of the collective religious life. He claimed that the Protestant faith does not foster integration among its members to the extent that Catholicism does, and supported this propositon by comparing their suicide statistics. The more individualistic Protestants were found to have a higher rate. STEARNS (1921) also found suicide had a higher incidence among Protestants than Catholics. A fact often quoted is that the suicide rates of the Catholic countries are the lowest in Europe: Ireland, Spain, Portugal and Italy (but Catholic France has a high rate); whereas in the predominantly Protestant ones—Germany, Sweden, England and Wales, for example—the rates are higher.

In order to control other variables—economic, social change, and the extent to which the religion plays an active rather than nominal part in the life of the community—it is necessary to compare cases of suicides and controls. When this was done in Sussex and Hampshire the suicides were found not only to have attended church less often than the controls, but also significantly fewer of them belonged to those denominations—Catholic and Non-conformists—that tend to keep a closer rein on their congregations (SAINSBURY, 1973).

Cyclic Events and Suicide

All of the 15 countries in the Northern Hemisphere that record their monthly suicide figures have their highest incidence in the same three months—April, May and June—a finding more strikingly observed in the male than female figures (WHO, 1961). Not unexpectedly, in Australia the increase in suicide is found in their spring months too. The reasons for this remarkable seasonal phenomenon has been widely speculated upon. There is some evidence that in equatorial latitudes, where the seasons do not divide into the orderly progression of the temperate regions, the pattern is different. The sociologists find an explanation in changes in the intensity and nature of social life which follow winter; and in support of this, is the observation that the increase is more apparent in rural than urban communities. Others seek biological reasons, such as the effect of lengthening daylight on the hypothalamic-pituitary system; and certainly Slater found that the admission to mental hospital of patients with manic depressive psychosis—in which a biological factor is conspicuous—increased in Spring. But the interpretation must remain an item on the research workers' agenda.

The days of the week and time of day when suicide is more common has received less attention; it is difficult to establish with accuracy the time the suicide act was begun. However BARRACLOUGH (1974) sought this information on 100 suicides and found men committed suicide on Monday to an extent greater than chance expectation, but women showed no preference; the national figures he obtained from death certificates were similar. To establish the hour of the day is even more difficult. SHNEIDMAN and FARBEROW (1957) found 12 noon to 6 p.m. to be the time of greatest risk in California, and midnight to 6 a.m. to be the least. In England both SEAGER and FLOOD (1965) and BARRACLOUGH found the early morning (6 a.m. to 12 noon) to be the most likely time and late evening (18.00 to 24.00) the least. Their observations are therefore consistent with their other findings that many suicides have a manic depressive illness, a condition in which diurnal variation, with aggravated symptoms in the early morning, is a prominent symptom.

A regiment of investigators have considered suicide with respect to every possible meteorological variable; but their reasons for believing they might be of importance are, at best, nebulous; and POKORNY's (1968) statistical studies show then to be irrelevant.

One kind of anniversary, that of a parent's death, was examined as a test of the Freudian concept that guilt and anxiety would be exacerbated at this time, was rather unexpectedly verified, at least as far as the anniversaries of mothers' deaths were concerned; allowance having been made for seasonal variation in mortality. More daughters than sons killed themselves near in time to a parental death (BUNCH and BARRACLOUGH, 1971).

Methods of Suicide

The methods most commonly used by suicides differ between the sexes, age groups, urban and rural districts and countries, and they change from one decade to another. Nevertheless certain regularities persist.

An examination of suicide methods in England during the least 50 years shows that poisoning continues to be most commonly used, but quite recently it is poisoning by drugs rather than by household gas that heads the list—not surprisingly, now that town gas is no longer poisonous.

An increase in the proportion of suicides dying from poisoning by drugs during the period 1955–1965 is apparent in most countries; and is now the leading method among women nearly everywhere; in men, however, hanging is much the most usual means, and next is firearms (in the United States it is the commonest), but men too are increasingly turning to poisons (WHO, 1968a).

So one of the facts about suicide methods about which it is possible to generalise is men tend to use violent methods, while women either poison or drown themselves, though hanging is more usual in a few countries e.g. in Germany. The effect of age in relation to methods of suicide is not so consistent; but statistics comparing methods in the young and old dying by suicide and those attempting it are informative. There is an undoubted association between suicidal acts in which the intent to die is high, typically an elderly, depressed male, and the lethality of the method used. But in the suicidal attempt of a young women, whose goal is not so much to die as to change the course of her life when it has taken an unsatisfactory turn, the method is often, though by no means invariably, innocuous.

One inference that inspection of the data on methods clearly points to is that availability is a major determinant. For example, where guns are unlicensed or readily obtainable, as in the United States or in rural districts, firearms head the list; similarly, in towns supplied with coal gas carbon monoxide poisoning comes first; and drowning is the method preferred by women in watery Holland

and Norway. But two sources of another kind suggest that custom or "fashion" may play some part. One is the rather rare accounts of suicide "epidemics", well illustrated by the suicide of a school teacher, Miss MOYES, much publicised at the time, who jumped from the "Monument" in London; and was promptly imitated by a brigade of suicides (FEDDEN, 1938). The other is the report on the preferred methods of suicide of immigrants to Australia (WHITLOCK, 1971). Immigrants tend towards using the methods customary in Australia rather than those usual in their country of origin.

Whether the availability of a comparatively peaceful way of obtaining oblivion, such as modern hypnotic drugs make possible, can affect the actual incidence of suicide is debated. It seems improbable; with the one qualification that slowly acting drugs, notably the barbiturates, allow time for the suicide to be discovered and resuscitated in a poisoning treatment centre; thereby saving a person intent on dying.

Trends observed over a short period are often misleading, nevertheless in the last 5 or 6 years there has been an unexpected diminution of suicide in England, excepting the young. During this period psychiatric and lay preventive services have been extended, and in my view this is the likely explanation of the general fall in incidence at a time when an increase might be expected. However, the decrease correlates very closely with the introduction of detoxified domestic gas and natural gas (HASSELL and TRETHOWAN, 1972), and with a marked fall in the prescribing of barbiturates—a similar decrease in Australia where barbiturates have been deliberately controlled is well documented by HETZEL (1972). But BARRACLOUGH (1974) has shown that this does not explain the change; and points out that the fall also correlates highly with an increased prescribing of anti-depressants (BARRACLOUGH, 1972).

In conclusion, the causal nature of these relations between the incidence of suicide and easy access to drugs is as yet unsettled; and the important question still to be answered is whether availability of a method of committing suicide has any affect at all on its incidence or whether it only alters the relative extent to which one method rather than another is used.

Social Factors and Case Studies of Suicides

In the preceding sections the abundance of statistics available from official sources has allowed us to identify the various demographic and social groups, and social conditions that carry a high risk of suicide; and some logical and consistent explanation as to why this is so was possible in terms of DURKHEIM's contention that circumstances and events that increase social isolation, or decrease social cohesion, predispose to suicide. Further, it has been possible to examine the more specific hypothesis that suicide relates to lack of ties with the domestic or marital groups, with the neighbourhood group (immigrants and those who have moved house), with the occupational group (the retired and unemployed), and with the religious group. In the first place epidemiological and ecological studies indicated these interactions are probably valid. Then in order to confirm them and to begin to understand how the individual is predisposed to suicide by his social environment or group membership, the actual circumstances of an unselected sample of suicides were compared with their non-suicidal counterparts in the general population. This is a much more laborious procedure; it involves identifying all the suicides within a defined district, interviewing the deceased's relatives, friends and doctors soon after the event, and obtaining uniform and systematically planned information from them. Moreover, the problem of obtaining the appropriate controls and interviewing them raises many methodological problems.

So only a few case-studies of this kind have been undertaken. ROBINS et al. (1959) visited the homes of 134 consecutive suicides in St. Louis and obtained details of their clinical history; DORPAT and RIPLEY (1960) did the same in Seattle; BREED (1963) looked at the work history and occupational mobility of suicides; MURPHY and ROBINS (1967) compared the social stresses experienced by alcoholic suicides and depressive ones; and more recently BARRACLOUGH et al. (1974) recorded the medical history, life events preceding the suicide, the social history (with special reference to membership of a family and other social groups), and their management by the health services in the period preceding death. One hundred cases were seen, and 175 controls randomly obtained from the population, but matched on age, sex and ever-married. These data will be used to describe in more detail the effects of some social factors on the suicidal individual.

Living Alone

The composition of the suicides' households differed markedly from the controls'. The differences in marital status have already been described, but even among the married domestic ties were less: the male suicides had fewer children than the controls; and allowing for the smaller household size, the suicides had fewer relatives visiting them; and fewer friendships as well. Also more suicides, of all ages, lived alone than did the general population and they had complained of loneliness more. Among the elderly nearly a quarter had been living by themselves for more than 10 years; most of these had elected to live alone; and in every instance their suicide followed an illness that upset this accustomed way of living: cancer in three cases and a *first* depressive illness in the others. On the other hand, another group of old people had been compelled to live alone by circumstances; each of them having been either bereaved or separated (the spouse, for example, had to be admitted to hospital); and all of these cases had been by themselves for less than a year. Their suicides were apparently an interplay of disturbing events and their social circumstances, acting so as to sever their links with their family or neighbourhood.

Suicide and Membership of Occupational Group

On the one hand, more suicides than their controls were in socioeconomic class I, more had attained a higher educational level, and fewer were in class III; and on the other, they were also greatly over represented in class V and among the unemployed. So when the suicides are compared with the population at risk they have a class distribution similar to that of all suicides reported by the Registrar General for England and Wales.

But this closer examination of their occupational life showed the suicides to be less settled in their jobs in other respects: not only were fewer of them in full time employment, but they changed their jobs more often, were more frequently off sick, and retired from work at a younger age (and then felt more lonely); but their loss of income on retirement was the same as in the controls. The overall impression therefore is of a group of men who had not been successful in their occupational life and derived little satisfaction from it, either because of ill health or the limitations of their personalities.

Life Stresses and Personal Crises and Suicide

The prevalence of life stresses immediately prior to suicide is found to be twice that of controls of the same age and sex. Recent loss of employment and moving house, for instance, have already been shown to occur more often in suicide than in the rest of the population. But stresses and frustrations of this sort, and the same may be said of bereavements and illness, are the lot of every human being; by carefully interrogating relatives some clues were found as to why these events lead to suicide in some and not in others.

Bereavement and Suicide

Systematic studies of suicide in relation to recent bereavement of spouse and parents are few. However, the risk of suicide has been shown to increase in the 4 years following bereavement of a spouse (McMahon and Pugh, 1965). More recently Bunch (1972) undertook a controlled study of the loss of spouse and recent parental bereavement in suicides and a matched sample from the population; she also looked at early parental loss.

In the case of bereavement of spouse, significantly more suicides than controls had been widowed more than five years as well as in the most recent 3 year period, suggesting that long-term widowhood, as well as recent, may predispose to suicide. McMahon and Pugh showed that deaths from suicide clustered in the year following widowhood, and this was more marked for men, especially the elderly, than for women. Bunch was able to confirm this sex difference; but age had no discernable effect: the incidence of bereavement in the suicides was twice that of the controls in each age group.

Loss of parents in childhood could be reasonably postulated as a causal factor in suicide by predisposing to depression in later life (Micic et al. 1967), but Bunch found no difference in early bereavement between suicides and their controls. Moreover, the proportion of parents surviving was the same for both groups up to five years prior to the suicide (or date when controls were seen). But after this point more suicides than controls had lost one or other of their parents, or their mothers; as regards fathers the difference was not significant. The difference in bereavement between suicides and the rest of the population was greatest in the last two years. And the bereaved in whom the risk of suicide is most markedly increased are single males who have lost a mother.

A relation of bereavement to mental illness is also evident. Sixty per cent of the suicides in this study had a psychiatric illness or made a suicide attempt before the bereavement; further the suicides who had been bereaved were more likely to need psychiatric help after it.

The social consequences of bereavement were also greater for the suicides; it caused more social disruption, they received less support from relatives, and they were much more likely to be living alone.

Physical Illness

A disproportionately high incidence of physical illness in suicides has often been commented upon. Again controlled studies have been few, and though some comparisons with the national incidence have been made, they have not allowed for the effects of age and sex. DORPAT and RIPLEY (1960) reported serious physical and psychosomatic disorders in over half of the suicides; a prevalence many times that of the general population; and in half of them the illness was considered to have contributed to the suicide, but in men more than women. A third of their sample of attempted suicides also suffered from a physical or psychosomatic illness which appeared to contribute to the attempt.

However, if matched controls are used the prevalence of serious physical illness is identical in the two groups, though the suicides complain more of trivial disorders, such as pains and discomfort. When post-mortem findings on the elderly suicides are separately examined and compared with matched deaths from recent accidents, serious conditions (malignancy and other illnesses likely to be fatal within two years) are found to be significantly higher in the suicides; but all the physically ill aged had an unequivocal depressive illness as well. So once again at least two interrelated factors were motivating the suicide (BARRACLOUGH, 1971).

Other stresses, which were more evident in the suicide during the week preceding death (or interview with the controls), were financial difficulties, trouble with the police, admissions to hospital and illness in a close relative. A marital history of separation from spouse was also obtained much more often among the suicides; marital disharmony, however, is characteristically more conspicuous in attempted than completed suicides.

Mental Disorder and Suicide

The suicides social circumstances, and the stresses and events that predispose to the act are two major considerations; the third is the relation of mental disorder to suicide. The questions to be answered are: (a) to what extent are suicides suffering from a recognisable mental disorder—especially a treatable one? (b) what is the risk of a patient with a given diagnosis committing suicide? and (c) what clinical and environmental characteristics of the mentally ill are associated with a high risk?

Earlier estimates of the incidence of mental disorder in suicides were derived from the perusal of coroners' records and those of other officials responsible for ascertaining the cause of death. Using these sources KRAEPELIN in 1913 judged a third of suicides as mentally ill as also did RINGEL (1961) in Vienna, CAVAN (1921) in Chicago obtained a much lower figure (18%), and SAINSBURY's (1955) estimate, working from the reports of a London coroner, was 47%. When later investigators searched the local hospital records as well, the proportion with a pre-existing illness increased to 68% (SEAGER and FLOOD, 1965).

The most reliable figures, however, are likely to be those found by taking a detailed psychiatric history from relatives, friends and doctors soon after the suicide's death. When ROBINS et al. (1959) obtained the histories of 134 suicides in St. Louis they diagnosed 94% as having a psychiatric disorder (another 4% were physically ill); 68% suffered from either a manic-depressive psychosis or from chronic alcoholism; and none of them had an uncomplicated neurosis. DORPAT and RIPLEY (1960) reached a similar conclusion on 114 consecutive suicides in Seattle; a psychiatric diagnosis was made in every case, though the diagnoses were more varied.

The comparable study (BARRACLOUGH et al., 1974) of 100 suicides in West Sussex and Portsmouth, in which their relatives and doctors were interviewed also agreed closely with ROBINS' findings—93% being diagnosed mentally ill by an independent panel of psychiatrists (see Table 7), but a higher proportion of St. Louis suicides were alcoholics, an observation in keeping with the higher

Table 7. Psychiatric diagnosis in 100 suicides. Diagnoses[a]

Principal diagnosis	Other diagnosis	N	
Depression	None	64	
	Malignant terminal illness	2	
	Non-malignant terminal illness	2	70
	Barbiturate dependence	1	
	Dementia and barbiturate dependence	1	
Alcoholism	None	4	
	Depression	9	15
	Depression and non-malignant terminal illness	1	
	Non-malignant terminal illness	1	
Schizophrenia		3	3
Phobic anxiety state	None	2	3
	Barbiturate dependence	1	
Barbiturate dependence		1	1
Acute (schizo-affective) psychosis		1	1
Total mentally ill			93
Total not mentally ill[b]			7
			100

[a] All diagnoses made by panel of 3 psychiatrists (BARRACLOUGH et al., 1974).
[b] Included an epileptic in mental hospital; a head injury with severe personality changes; a man with glaucoma preoccupied with blindness; and a probable depressive illness.

prevalence of alcoholism reported in the mental health statistics of the United States.

The consensus, therefore, of studies in which psychiatrists attempt to make a diagnosis, using procedures ordinarily followed in the clinic, is that the prevalence of mental disorder exceeds 90%, that an affective illness is the commonest one, and in less than 10% of suicides is there no, or only slender, evidence of illness.

Other disorders, in which the risk of suicide has been evaluated by long-term follow-up, are severe head injury 3% and temporal lobe epilepsy 8%. It is also high in other epileptics; indeed there is evidence that the brain damaged (Parkinsonism, for example) have a proclivity for suicide; and this may be particularly the case in early dementia in the elderly, in whom insight into their waning powers and their dependency on others causes acute distress and depression.

Two follow-up studies are outstandingly informative. In one, FREMMING (1951) followed a large cohort on Bornholm Island from birth through 50 years; and in the other HELAGSON (1964) traced all Icelanders born during 1895–1897 until 1957. Both examined the relation between psychiatric disorder and deaths from suicide, and in both 50% of people with manic-depressive psychoses who had died committed suicide; and 11% and 17% (respectively) of all cases did so, by contrast only 6% and 2% of schizophrenics died from this cause.

Attempted suicides merit special comment. STENGEL (1958, 1972) lists twenty-four follow-up studies; these testify that between $^1/_2$ and 2% of attempters kill themselves in the first and each subsequent year of follow-up. The problem of identifying those who are most at risk following an attempt is discussed on page 598.

Depression and Suicide

Because so large a proportion of suicides are found to be suffering from a definite depressive illness, and because this is a readily recognisable and treatable condition, prevention is a realistic goal. Thus 69% of the Sussex and Portsmouth suicides, whose demographic characteristics were typical of the nation's, were independently assessed as having a treatable affective illness. When the other cases are included in whom a depressive illness was the second diagnosis the proportion rises to 81%. The suicides were not atypical depressives because on comparing them with all the depressives referred to the psychiatric services in the same district during one year, the rank order of fifteen leading symptoms was the same for both. At least 17% of the affectively disordered suicides had had manic as well as depressive episodes, and half of them had a recorded history of previous treatment; in these respects they again closely resembled the non-suicide depressives. Lastly, 20% of the first degree relatives of both groups had had an affective disorder and 6% had committed suicide, similar figures to those of PERRIS (1966). The depressed suicides, however, differed significantly from the comparison group of depressives in two ways: they made more previous suicide attempts (46% and 6%); and the duration of the current spell of illness was longer, thereby confirming the clinical observations that suicide occurs later in an episode of depressive illness and that intent to die is high in the suicidal attempts of depressives.

The elderly manic-depressives are more vulnerable than younger ones (ROBINS et al., 1959); in no cases over 65 was the first illness before the age of 45 (BARRACLOUGH et al., 1974). And the risk in males has been found to be four times that of females (PITTS and WINOKUR, 1964). Being single, separated or widowed also enhances the probability of a depressed person killing himself. And as regards their social circumstances more depressed suicides than other depressives were living alone, again implying that social isolation aggravates a suicidal inclination.

Alcoholics and Suicide

In the three studies in which suicides' homes were visited, between 15 and 27% were diagnosed as alcoholics, the second commonest condition. The alcoholism of suicides is usually chronic. Other workers have also reported a high incidence. In Victoria, Australia for example, 33% male and 22% female suicides were alcoholics.

Follow-up studies confirm the high risk of suicide in alcoholics. Between 1 and 2% of treated cases commit suicide after one year, e.g. DAHLGREN, 1945; KESSEL and GROSSMAN, 1961. The figures for alcoholics known to a psychiatric case register were lower: 0.2% of inebriates aged below 55 died by suicide, and 0.6% of those above that age (GARDNER et al., 1964). The survey in which a cohort of the population of Iceland was followed through 60 years found that of the 163 alcoholics identified 5.5% died by suicide (about 16% of all alcoholic deaths) (HELGASON, 1964).

The clinical conclusions reached in Sussex and Portsmouth in which the findings were compared with a survey of alcoholics in Cambridgeshire were: 1. four times as many male alcoholics killed themselves as did the females—the same ratio as in the survey. 2. The male suicides were significantly older than the survey alcoholics, so it would seen the elderly inebriate is at greater risk. 3. The social and personal complications in their lives were conspicuous—their divorce rate was seventeen times the expected figure, and in excess of the non-alcoholic suicides; also more were divorced (and widowed) than among the survey cases; half of them had lost their jobs, and a third had been prosecuted for drunkenness. Bereavement, marital and social problems are therefore a feature of alcoholics who end their own lives (see also MURPHY and ROBINS, 1967). 4. Half of them had a physical illness attributable to drinking, and the CNS had been or was affected in all of them. 5. Psychiatrically a third were chronic drinkers, a third symptomatic, and a third compulsive or bout drinkers (JELLINEK). Over half were also diagnosed as having a definite depressive illness, but their symptoms did not differ from the other suicides with depression; and the same proportion had, on the one hand, received previous psychiatric treatment either to control their drinking or to treat their depressions, and on the other, made a previous suicide attempt; in this respect they differed significantly from the Cambridgeshire survey alcoholics (10%). The alcoholic suicides' past and family histories of affective disorder were also similar to the uncomplicated depressive ones', suggesting that many of them drink excessively to alleviate a painful affect.

Other Diagnoses and Suicide

1. Schizophrenia. In both ROBINS' and BARRACLOUGH'S series only 3% of the suicides were schizophrenics. In the latter all were young and either long-stay in-patients or day patients. None of them had made previous attempts nor did they give any warnings or show any recent affective change. The potentially suicidal schizophrenic is difficult to recognise; some clinicians claim the paranoid type is the most vulnerable; others that it is the young acute schizophrenic whose affect is preserved and who has some insight into the dissolution of his personality.

2. The psychoneuroses, uncomplicated by other clinical conditions, are sparsely represented: ROBINS did not diagnose any; DORPAT categorised 12% of the depressed suicides as "psychoneurotic" and also recorded a high prevalence of psychosomatic symptoms; and in BARRACLOUGH's series three patients were being treated for a phobic anxiety state—two were young married women also dependent on barbiturates, the man was a heavy drinker, and all three faced critical situations. Other investigators also maintain that suicide is unusual in neurotics unless another clinical condition is present.

3. Two suicides in ROBINS' series and three in BARRACLOUGH's were addicted to drugs, the latter were all middle aged women addicted to barbiturates, two of whom also had a depressive illness and the act was clearly on impulse.

4. About 4% of both DORPAT's and ROBINS' cases had a chronic brain syndrome, and one of BARRACLOUGH's depressions had a dementia. There may be a tendency to under-report these conditions because of a more obvious concomitant depression. BATCHELOR and NAPIER (1953), however, diagnosed 10% of their *elderly attempted* suicides, in whom the intent to die is always serious, as having an organic dementia. The combination of an affective disorder (or cyclothymic temperament) with other conditions, notably dependency on alcohol and drugs, and physical illness heightens the risk of suicide. And perhaps because of the known constitutional or biological component in manic-depressive disorders, the association between this condition and stressful social and interpersonal situations is less obvious than with other suicides (SAINSBURY, 1968) and with alcoholic ones (MURPHY and ROBINS, 1967).

5. Of considerable interest are the suicides in whom no psychiatric illness was diagnosed. ROBINS found only 2%, but another 4% had a terminal medical illness only; DORPAT considered all his suicides had a psychiatric illness. Of the 7% of cases in Sussex the psychiatrists were unanimous in making no diagnosis in only three of them: a retired nurse with an undiagnosed abdominal pain thought she had cancer—at post-mortem there was an abscess in the pouch of Douglas; another, young Asian nurse, drowned herself without warning after a domestic quarrel; a male nurse aged 50, with no previous history, became irritable, began losing weight and neglecting his work and appearance—he took an overdose of barbiturates; an elderly recently widowed doctor living alone, who had a coronary 18 months before and Meniere's disease, left a note realistically appraising her health and dislike of living without her husband; an epileptic male, aged 71 and 23 years resident in a mental hospital, but symptom free and awaiting transfer to a welfare home, drowned himself. An elderly married

man developed glaucoma, though reassured by his surgeon, feared blindness and gassed himself; and lastly, a married Anglo-Indian of 29 had a severe head injury 6 years before, and personality changes such that he had bouts of depression and violent behaviour that led to his wife taking out a separation order—on that day he gassed himself. Scarring of the cortex was seen post mortem. Some of these cases might easily have been categorised as mentally disordered by less cautious assessors.

Personality and Suicide

Personality is even more difficult to assess retrospectively than is mental disorder. Nevertheless its importance in predisposing to suicide is unquestionable for three reasons. Firstly, certain traits are likely directly to affect susceptibility to self-destruction, such as impulsiveness or masochism. Secondly, some types of personality are more liable to develop mental disorders with a high suicide risk, such as the cyclothymic and chronic depressive temperaments found in sufferers from manic-depressive and recurrent depressive illness; and the dependent, egocentric and immature character who seeks support from alcohol or drugs. And thirdly, because personality provides the link between the individual and those aspects of society and culture that conduce to or protect against suicide. It is through the study of personality that clues as to why it is that while many live in, say, a socially disorganised locality, and everyone has to adjust to disrupting situations, only a few commit suicide.

Four interdependent determinants of personality can be distinguished; constitutional, situational, role and group membership, and each has some bearing on the individual's vulnerability to suicide. The *constitutional* one is related to the inherited or biological aspects of personality—the example of the cyclothymic temperament has already been mentioned. The *situational* determinant refers to the chance and accidental events of life, for example, being an orphan or widowed when young, or beginning life in one culture and then emigrating to another with a different ethos: these stressful experiences lead to conflicts that a staunch personality can cope with whereas a less robust one might succumb. The culture defines how the *roles* necessary to group life are to be performed, these, assigned on the basis of age, sex or class, being potent in differentiating personalities within a group. The family, school and neighbourhood instil the values, feelings, and interests which make life meaningful, and where they are contradictory and weak the personality is correspondingly diminished and lacking purpose. Lastly, *group membership* determinants relate to the effects on personality of belonging to a particular occupation, religion or domestic group; the protection against suicide of shared standards, beliefs and attitudes, especially those towards death, life after death, and suicide itself, have been amply illustrated in the earlier sections.

In BARRACLOUGH's study the diagnostic panel of three psychiatrists classified 27 of the suicides as having abnormal personalities (unanimously in 20); twice as many alcoholics as depressives (47% and 21%) were so categorised. An effect of personality could also be discerned in suicides who moved house. Two groups could be differentiated: those making a number of moves and those moving once, nearly all of the latter had a depressive illness; the first group differed however, in having more cases with abnormal personalities, more alcoholism, more encounters with the law, more changes of job and in making more previous attempts—in short many were asocial personalities. But these are features of attempted suicides that KESSEL and MCCULLOCH (1966) have shown to predict suicide or a repetition of the attempt. It would therefore seem that these suicides with unstable personalities are recruited from the 1% of the attempters who, each year, go on to kill themselves. Personality, it may be inferred, not only affects the individual's innate proclivity to suicide but also partly determines some of the situations that contribute to the act.

FLOOD and SEAGER (1968) described a personality disorder in 8% of suicides in Bristol, and found fewer suicides had normal premorbid personalities than had control patients matched for diagnosis, age, and sex; more suicides having cyclothymic, obsessional and hysterical traits.

Psychopathology of Suicide

The development of personality in the family and social setting is an aspect of the psychopathology of suicide that HORNEY (1937) has pursued. She is critical of the analysts disregard of the cultural contribution to psychological conflict. In western society, she remarks, competitiveness is extolled to an extent that induces hostility towards others, fears of failure and loss of self esteem; attitudes that may engender suicidal behaviour. Many psychiatrists have remarked on the manifest inability of the suicide to come to terms with his feelings of hate and aggression. The psychoanalysts claim that the suicidal person directs these impulses towards the self instead of outwardly. FREUD describes the process in depressive patients as an oral incorporation of a once-loved, now hated figure who is murdered in suicide (FREUD, 1925). Later he developed the concept of the death instinct, the part played by which is described by KARL MENNINGER in his influential book "Man Against Himself" (1938). Suicide, he says, is a gratification of the self-destructive tendencies, and is a synthesis of three elements: 1. a wish to kill undesirable features or identifications within the self; 2. a wish to be killed, a masochistic desire to atone; and 3. a wish to die and obtain reunion with God or a loved one.

It is probable that such psychodynamic mechanisms occur in suicide; and the study of them throws light on why a solution to psychological problems is sought in suicide, or even in a particular method of suicide. Nevertheless the account is incomplete, omitting as it does the sociocultural dimension, and for the most part the hypotheses are untestable.

Another unsatisfactory facet of psychoanalytic writers is to broaden the concept 'suicide' to embrace many kinds of behaviour, ranging from alcoholism to physical illness   MENNINGER speaks of 'suicide equivalents'. The scientifically trained investigator finds this difficult to accept; the one merit of suicide is that it can be precisely defined, all the cases can be identified in a population, and the accumulated statistics can then be analysed, the cases scrutinised and hypotheses verified.

More recently, Litman (1967) has critically followed the development of Freud's views on suicide and he recognises the psychodynamics are more varied and necessitate taking into account adaptation to environmental stresses.

A novel approach to exploring the psychology of the feelings and thoughts of suicides has been Shneidman's and Farberow's (1970) analysis of the notes that some 15% of suicides leave. Their method has been to mix genuine and simulated notes. These have then been analysed to elucidate the writers emotional state, logic, reasons for killing himself, death wishes, relationships to others, and the characteristics of the language and syntax used. The genuine and mimicked notes can be reliably distinguished; the genuine ones are characterised by their dichotomous logic, hostility and self-blame, and because they give more precise and decisive instructions. The form and content, though often depressive, was infrequently psychotic.

Warnings of Suicide

Suicide notes, if discovered before the person's death, are the most explicit warning of suicide and so provide an obvious spur to preventive action.

In fact, the large majority of suicides give a prior indication of their intention to their relatives or friends, either as unequivocal statements or covert threats or by such preparatory behaviour as making a will or by hints of suicidal thinking, which are admittedly difficult for the unprepared layman to interpret.

Those studies in which the suicides families were visited again provide the most reliable and detailed information of the prevalence and nature of warnings. In two consecutive series two-thirds of the suicides had communicated their preoccupation with death or suicide (Dorpat and Ripley, 1960; Robins et al., 1959); but, of course, many people with depressive illnesses or who make half-hearted attempts express suicidal intentions.

The presence of suicidal ideation was recorded, for instance, in all patients referred to the psychiatrist during one year in two psychiatric services: a community one in the Chichester district of Sussex and a hospital based one in the Salisbury district of Wiltshire. Five per cent of some 800 referrals to one and 10% of 600 referrals to the other expressed suicidal ideas, but less than 1% committed suicide in two years (Sainsbury et al., 1966).

In the St. Louis project a definite statement of intent was the one most commonly made (41% of 134 cases), but nearly a quarter said they were tired of living or that they wanted to die, though many of these warnings preceded the suicide by many months. Warnings were most often given to the spouse (60%), then to other relatives (51%), to friends (35%), but to doctors by only 18%. Half of them, however, had seen a doctor or psychiatrist during the year before death.

It is informative to compare these observations in the United States with those in Britain where everyone is registered with a family doctor. Of the 100 suicides in Sussex, Barraclough wrote "the proportion of suicides who can be regarded as having given warnings depends on what evidence the investigator and the informant, both with enlightened hindsight, are prepared to accept as a warning." If only unequivocal threats are counted, then 34% did so.

Table 8. Period between most recent contact with Family Doctor and death, by diagnosis

	Depression	Alcoholism	Misc	Not mentally ill	All	Controls
	(N=64) %	(N=15) %	(N=14) %	(N=7) %	(N=100) %	(N=150) %
0–7 days	34	60	36	43	40	7
8–30 days	19	13	29	14	19	17
31–90 days	16	13	7	14	14	23
91–365 days	13	7	0	14	10	28
366+ days	17	7	29	14	17	25
	99	100	101	99	100	100

Significantly more alcoholic than other suicides made an overt threat, which perhaps is not inconsistent with the alcoholic personality. Thirteen per cent of all the cases made the threat during the week before death and 22% during the month. If a less stringent criterion is taken, then recent talk about death, dying and suicide was reported by 55% of the relatives. These statements led to the relative acting so as to prevent suicide on about 17 occasions. Only 10% of suicides were classified as impulsive; two-thirds of them ensuring they were alone when beginning the act. So in a substantial proportion of suicides there were opportunities for intervening if the recipient were able to evaluate the threat. The family doctor and psychiatrist are the members of the community best equipped to do so; it is therefore worthwhile seeing how they managed.

All the family doctors and psychiatrists were interviewed and the records of most of them were examined. Two-thirds of the suicides had seen their general practitioner in the month before death, and 40% in the week before (see Table 8). But only 25% of the matched controls had seen a doctor in the previous month, and 7% in the previous week. Evidently the suicides felt the need for help or perceived themselves as sick.

Of the 17 cases who had not seen their family doctor for over a year, three were under psychiatric care. In fact, a quarter of the sample was seeing a psychiatrist, and half of these had visited him in the week before they killed themselves. Most of them were severely ill; they included the three schizophrenics and the more difficult alcoholics. Two others had been recently discharged from care and one was in the process of compulsory admission. Of the two most vulnerable groups, 80% of the alcoholics and 40% of the depressives visited a doctor in the week before death.

The salient findings, then, were that most suicides had very recently seen their family doctor or psychiatrist; and the majority had easily recognisable and eminently treatable psychiatric illnesses. The opportunities for prevention and for receiving the appropriate treatment are evident.

Health and Social Services and the Management of the Suicide

The possibilities for preventing suicide therefore depend first on the skill with which the medical, psychiatric and welfare personnel are able to recognise those most at risk and elicit their suicidal feelings; and secondly on how efficiently services are organised to meet the medical and social needs of the suicidal.

And by the same token the effectiveness of a suicide prevention programme will be related on the one hand to the extent to which the health and social services are freely and universally available, and on the other to the degree of collaboration between them.

The Family Doctor and the Emergency Services

In any suicide prevention service the individual or agency to whom the suicidal person, his family, the social worker and so on can turn to for help needs to be clearly defined. The family doctor is the obvious point of reference in countries that have a general practitioner service; otherwise it might be an emergency psychiatric clinic or a voluntary service expressly catering for the suicidal.

At least one study in Britain has shown that most suicides sought the general practitioner's help in the period immediately preceding death; 15% also made contact with a social worker or clergyman; but only 3% had approached a lay organisation such as the Samaritans.

But whoever is to be the pivot of responsibility, whether psychiatrist, general practitioner or lay volunteer, their training should be such that they are able to assess the seriousness of intent to die and recognise those most likely to be at risk. In addition the channels for effective action must be available to them. These will need to include: 1. a 24-hour ambulance service and a district accident and poisoning treatment centre; 2. reliable links between the psychiatric services and both the general practitioner (or his counterpart) and the emergency services to allow for an expert clinical formulation of the patient's problem, and his management; and 3. close collaboration between the foregoing and the welfare services so that where appropriate the social worker can provide the subsequent support and follow-up.

The way in which family doctors in fact managed a series of patients who committed suicide soon after the consultation illustrates some of the practical problems of prevention. Eighty per cent were prescribed psychotropic drugs, mostly hypnotics, so their doctors recognised they were distressed. Fifteen of the 17 suicides categorised as "impulsive" received a barbiturate, 12 of them within seven days of their death (BARRACLOUGH et al., 1971). The dangers of giving these drugs to an impetuous individual led BARRACLOUGH to recommend that the size of a prescription be statutorily limited; that they might also be made so large that it would be difficult to swallow many of them at one time; and packed so as to make their extraction an exercise in patience.

On the other hand, nearly a third of the depressed patients were given antidepressants; but in only one case was the dose and type of drug appropriate.

This investigation preceded the controlled trials on lithium demonstrating its prophylactic value in recurrent depression. BARRACLOUGH (1972), using the criteria of recurrence and success rate of the lithium trial reported by COPPEN et al. (1971), calculated from his sample of suicides that there could have been 750 fewer deaths in England during 1972 if those with recurrent depressions had been treated in that way. At least there appears to be a case for advocating lithium clinics in suicide prevention.

But apart from prescribing psychotropic drugs with skill and avoiding potentially dangerous hypnotics, the expertise the doctor needs to possess in dealing with the suicidal patient and which his postgraduate training (as well as undergraduate) should equip him with if suicides are to be prevented are 1, the ability to identify those disorders in which suicide is a common sequel, 2, to assess the probability of suicide, and 3, to be able to examine the patient's mental state and particularly to discuss openly his feelings about the future, dying and suicide.

But seminars and courses devoted to these topics need to be extended to all community service personnel who are likely to have contact with the suicidal: social workers, particularly welfare workers in the geriatric field; community nurses; and lay volunteers.

The Psychiatric Services

The psychiatric services, it has already been emphasised, must be easily accessible to their medical and social worker colleagues in order to assess and give advice on suicidal patients, and where necessary to provide treatment either in the psychiatric hospital or in psychiatric facilities in the community. But in addition they have an important function in training personnel who come in contact with suicidal patients.

They also need to keep their own house in order by organising regular aftercare for patients in whom the risk of a repetition of suicidal behaviour or a recurrence of a depression is known to be high. This may entail setting up special clinics and soliciting the help of the family doctor and relatives by pointing out the symptoms that signify the onset of a relapse in a particular patient so that treatment may be started as quickly as possible.

The acutely depressed patient, whether seen at an emergency clinic or at the request of the general practitioner, will often require admission to the mental hospital; since the most rapid way of removing the seriously ill and suicidal depressive from immediate danger is by administering electroshock therapy, and beginning treatment in a tranquil environment.

This however raises the problem of the effects of two recent developments: administrative changes in the mental hospital; and the extension of psychiatric services into the community—the preferential use of day-hospitals, out-patient clinics and home care for treating patients.

It is often argued by the guardians of our institutions that the present trend towards the more liberal, therapeutic community type of hospital, in which the stress is upon open wards, social rehabilitation, and fostering a more normal intercourse with the local community, exposes the patients to a greater risk of suicide. The changes in suicide mortality of the resident populations of the mental hospitals of England and Wales during recent decades offers one means of assessing any increase in risk to patients of these policies. STENGEL and COOK (1958) reported the suicide rate of in-patients during the periods 1920–1922 and 1945–1947. By comparing these rates at a time when patient care was mainly custodial, and "suicidal caution" was strictly observed, with those for 1954–1957, a period in which social restraints were progressively removed, and for 1964–1966 when the distinction between psychiatric and general hospital patients were virtually abolished and compulsory admission became the exception, it is surprising to discover that the suicide rate decreased from a mean of 50 per 100,000 residents in the two former periods to 39 in the latter. It would therefore appear that the more tolerant social milieu, rather than increasing the risk, has diminished it. Nevertheless, there are aspects of these changes that require more rigorous examination: to allow for the changed age, and diagnostic composition of the patients; to look more closely at the incidence of suicide in the months following a return to the community; and to study the long term patient, who, having been rehabilitated, is discharged to a hostel or group home—the impression of some psychiatrists is that a proportion of chronic patients find this readjustment very difficult and their failure to resettle predisposes to suicide.

A reference has previously been made to duration of illness and the risk of suicide; the views of such experienced students of suicide as KIELHOLZ, RINGEL and STENGEL is that the onset and termination of an episode of depressive illness are the danger periods; and there has been recent statistical confirmation of this (COPENS et al., 1971). But alcoholics seldom commit suicide in the early stages—the mean duration of chronic alcoholism in ROBINS' series was 20 years, and 25 in BARRACLOUGH'S.

A number of careful epidemiological studies support the contention that the termination of a depressive illness, or rather discharge from active psychiatric treatment, is a time of undue risk. To quote two examples: POKORNY (1964) identified all patients discharged from the V.A. hospitals in the U.S. between 1949 and 1953 who died by suicide, and found that about a third of the manic-depressives who committed suicide did so within one month of leaving hospital. The annual rates per 100,000 were estimated for a number of categories of patients; in descending order they were: depressives, 566; schizophrenics, 167; alcoholics, 133; personality disorders, 130; neurotics, 119; and organic brain syndromes, 78. TEMOCHE et al. (1964) compared the incidence of suicide in the population of Massachusetts who had and had not been admitted to a mental hospital. Former mental hospital patients, notably depressives, psychoses, had much higher rates than resident ones, and the risk was greatest soon after discharge, being 34 times higher than in the general population.

The inference for prevention is, once more, the vital importance of a well planned follow-up service for the suicide prone patients. The after care can be provided by any member of a district community team who has made a good relationship with the patient, whether this be the community nurse, the general practitioner, the psychiatrist or the social worker; the salient requisite being that whoever undertakes it, does it punctually and is accessable.

The recent promotion of community care also raises the question of whether patients are being exposed to a greater risk of suicide, because the effect of introducing such community psychiatric facilities as day hospitals means that many patients who would have previously been admitted are now unsupervised at home. Calculating the suicide rate of patients in countact with the psychiatrist before and after the introduction of community services provides one very pertinent method of evaluating the effects of a policy of this kind.

WALK (1967) undertook such a study. A community psychiatric service was started in Chichester and district in 1958 in which most patients (86%) were, in the first instance, treated extramurally. In an evaluative study of the service it had already been shown that one of its effects had been to provide psychiatric treatment for many more people in the district, but especially the elderly; also more suicidal people received treatment in this service than in the control one. In order to obtain the incidence of suicide, WALK calculated the proportion of suicides occuring in the service district who had been known to a psychiatrist at some time in the year preceding death. He did this for the five-year period before the introduction of the service and again for the five years after, and found the suicide rate in patients over 65 had decreased significantly. As the number and rate of referrals had increased in the second period, it is fair to infer that the improvement in services was probably responsible. The ability to demonstrate that changes in service policy can affect the number of suicides is an area of investigation that could act as a valuable spur to extending measures for the prevention of suicide.

Suicide Prevention Centres

In those countries where medical services are not nationalised, suicide prevention services have been established to meet the needs of defined areas, through the collaboration of community, private and voluntary resources. Among the pioneers in this field have been SHNEIDMAN and FARBEROW, whose Suicide Prevention Service in Los Angeles has served as a model for similar services in the United States and elsewhere. The poison-control centre in Vienna (RINGEL, 1953) is another pathfinding enterprise, the centre in this instance being organised in collaboration with the University Psychiatric Clinic, and referrals are encouraged from the families of suicidal people. A controlled comparison of Los Angeles' suicide rate following the inception of the Suicide Prevention Centre with San Francisco, also with a centre, and two other cities without, showed no significant affects on the rates of suicide. But other evaluative studies in the U.S. have reached more favourable conclusions.

The goals of prevention centres are all very similar to those described in the preceding sections. Though the administrative and staffing policies vary according to the availability of trained personnel, the organisation of local social and psychiatric services, and the extent to which trained volunteers contribute. The scope and nature of these agencies are surveyed in a number of books (FARBEROW and SHNEIDMAN, 1961; DUBLIN, 1963; and WHO, 1968b).

The Samaritans

This is a lay organisation started in London (VARAH, 1966) and now working on an international scale, it provides a good illustration of how effective a voluntary body can be.

A recent study has shown that the Samaritans are, indeed, contacted by suicidal persons who have a serious intention of dying. BARRACLOUGH and SHEA (1970, 1972) found by examining the coroners' and Samaritans' records in districts served by a Samaritan branch that 4% of suicides were clients. The estimated suicide rate of the clients was 357/100,000, 44% of them dying within a month of contact. And when compared with control (living) clients, the best discriminators were a previous history of psychiatric illness and being in contact with other agencies; so once again those most at risk (and most often unrecognised as such) were the psychiatrically ill.

Attempted Suicide

Attempted suicides have little in common with people who die by suicide. Because of this many writers prefer to avoid the semantic implications of "suicide" and to describe them as cases of self-inflicted injury or selfpoisoning. KREITMAN on the other hand favours the synonym "parasuicide". But I will retain the familiar "attempted suicide", if only to remind the clinical psychiatrist that one of his principal tasks in assessing suicidal acts is to recognise that small fraction who are most likely to make a second, and perhaps fatal, attempt.

STENGEL (1958) was among the first to point out that suicides and attempted suicides differ both clinically and epidemiologically. They are two distinct yet overlapping populations; hence the causes of each type of behaviour are also likely to differ. However, among those making an attempt are some who are bent on ending their lives, though they fail to do so; these cases might be expected to have many characteristics in common with people dying by suicide. No doubt other attempts have mistakenly led to the death of a young person who neither intended it nor was ready for it.

The Epidemiology of Attempted Suicide

Notification of suicide attempts is statutory in very few countries, consequently there are not the detailed statistics on prevalence and trends that are available for suicide.

In Czechoslovakia, however, it is now mandatory to report all suspected suicide attempts; these cases are then interviewed by a psychiatrist (MAY, 1972). The mean ratio of suicide to attempted suicide recorded between 1963–1969 was 1:2.8. And the female rates exceeded the male: the converse of what is seen with suicides. The annual incidence of attempted suicide obtained from Czechoslovakian data is about 52 per 100,000 for males and 81 for females; but these figures are much lower than estimates derived from smaller scale sample surveys elsewhere. STENGEL using these sources inferred the incidence of attempted suicide is at least 10 times that of suicide.

Probably the most reliable figures for Western Europe are those from the Regional Poisoning Treatment Centre (R.P.T.C.) in Edinburgh. Ninety-eight percent of attempts in the City needing hospital treatment are seen at the R.P.T.C., and data are available on all cases referred during 1962 and from 1967 onwards. Furthermore, KENNEDY et al. (1974) surveyed a random sample of 50 general practitioners in the City; and established that the findings based on hospital-treated cases are representative of all suicide attempts, though the figures underestimate prevalence by 30%, that is the proportion the general practitioners manage themselves without recourse to hospital.

Age, Sex and Marital Status

The crude rates for Edinburgh and the trends over the five years for both sexes treated in hospital are shown in Table 9. The rate for men in 1970 was 180/100,000 and for females it was 243. These figures are about 13 and 27 times those for suicides. But the increase in suicide attempts during this period has been proportionately more marked for males than for females (KREITMAN, 1972).

Table 9. Crude parasuicide rates (per 100,000 aged 15+), Edinburgh 1962 and 1967–1970 (KREITMAN, 1972)

	1962	1967	1968	1969	1970
Males	92	142	157	174	180
Females	142	178	193	218	243

The age-specific attempted suicide rates for men and women reported from Edinburgh are typical. The peak for both is usually in the 20–24 age group; next are the teenagers (15–19), though recently the 25–34 group have come second; thereafter the rates decline sharply with increasing age.

Reproduced from the same source (Fig. 3) are the age-specific rates for 1962, 1969 and 1970: the increase in young men has been meteoric, but of interest too is his findings that older men (aged 55 and over) have shown a fall (as also have suicides in that age group); a very substantial increase is also apparent in women of all ages, but again with the exception of the elderly. These findings corroborate the increases reported from other parts of Europe and Britain.

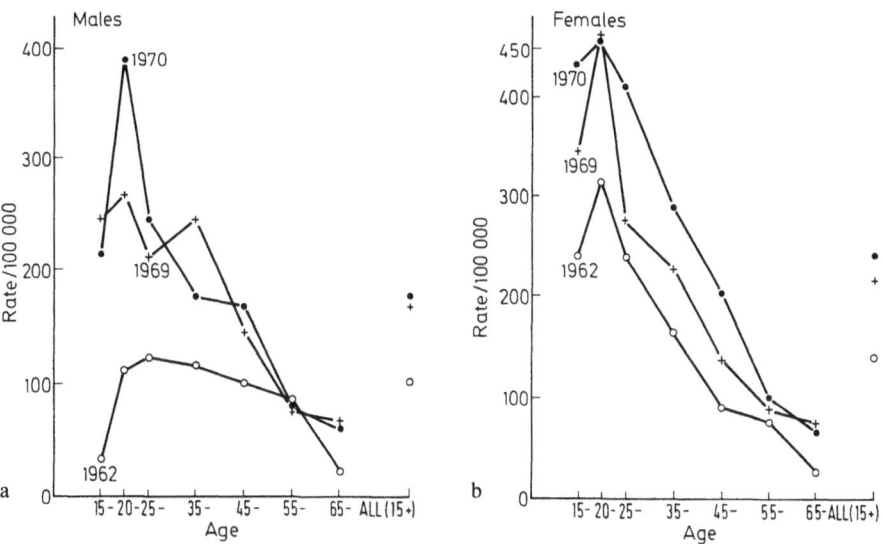

Fig. 3a and b. a Males: Age-specific attempted suicide rates—Edinburgh (from KREITMAN, 1972)
b Females: Age-specific attempted suicide rates—Edinburgh (from KREITMAN, 1972)

When attempted suicides and suicides are further compared on other demographic and social variables, the two are again found to differ remarkably (AITKEN et al., 1969).

The rates of attempted suicide for single men and women aged 15–34 are nearly identical with the married; whilst those of single women aged 35 and over are only half those of the married; but for men the reverse obtains. Moreover, the widowed tend to have lower rates than either the single or married; and the divorced, especially divorced males, have the highest ones. With this exception, the pattern of attempted suicide by marital status is quite unlike that of suicide.

The Ecology

The ecology of attempted suicide has also been studied in Edinburgh (KESSEL, 1965; MCCULLOCH et al., 1967; BUGLASS et al., 1970). Over the years the rates of the City wards retain their relative rank positions despite an overall increase in attempts; and the wards with most attempts are those with the highest rates for deviant behaviour and poor living conditions—overcrowding and child neglect correlated notably with the attempted suicide rates. The observed number of attempts in a city ward still differed significantly from the expected number after standardising the population on six characteristics whose association with attempted suicide is well established: age, sex, civil status, a low social class, overcrowding and unemployment; from which it may be inferred there are other social factors affecting the incidence of attempted suicide. KREITMAN et al. (1970), for example, postulated a socio-cultural explanation of the area differences: that attempted suicide is a subcultural phenomenon in which this type of behaviour is an acknowledged way of communicating distress within a community. He obtained some support for this view since more than the expected number of "close contacts" of attempted suicides had been admitted to the R.P.T.C.—the excess being significant for young women.

So, as was also found with suicide, the social circumstances and the psychosocial stresses to which attempted suicides are exposed are important determinants of their behaviour. In particular, the current "epidemic increase" in attempts in young people appears to be an effect of socio-cultural change: the blurring of roles that society confers on the sexes, on age groups, and between the family of origin and of procreation; the lack of consensus, especially in urbanised and industrialised communities, with respect to values, standards and expectations; the want of acceptable figures in the community to whom to turn for help, and the consequent recourse to the peer group to supply these needs—or in the terminology of DURKHEIM, to an increase in anomie. BAGLEY (1973) takes this view. He ascribes the upsurge not only of attempted suicide, but also of drug abuse and illegitimacy to the "relaxation of authoritarian moral standards, a lessening of the ties .... which constrain the actions of individuals". To test this proposition he correlated measures of authoritarianism and of suicide behaviour in a number of American states; and, indeed, found an inverse relationship between them (–0.80). Furthermore, when he compared young attempted suicides admitted to a casualty department and matched controls treated for accidents, the two differed as he had predicted: a significantly higher proportion of the attempters had been treated for VD, had had illegitimate pregnancies, abused drugs, were not in regular contact with their parents, and had recently moved into the area.

Mental Disorder and Suicide Attempt

Many investigators have reported on mental disorder among attempted suicides (WHO, 1968b). The consensus is that most people making attempts are suffering from some form of psychiatric disorder, though only a small proportion are psychotic. In most series psychoneurosis is the predominant diagnosis; but SCHMID et al. (1954) in St. Louis, KESSEL (1965) in Edinburgh, and PROKUPECK (1967) in Czechoslovakia categorised about a third of the men as "psychopathic personalities". Only a few investigators report no psychiatric abnormality in a substantial proportion; among these, KESSEL was uncompromising in his opinion that "a fifth suffered no psychiatric illness. But they suffered". More recent reports (1970–1972) from Edinburgh are much more conservative, no psychiatric diagnosis being made in nearly half the referrals; women are more often diagnosed as having a depressive disorder (48%), and men as having an abnormal personality (43%). Both of these categories warrant separate consideration—alcoholism will be included with abnormal personality.

Depression

Though only a small proportion of attempted suicides, less than 10%, have a manic-depressive or psychotic depression, they are a crucial group to distinguish as they include most of the suicide attempts in which both intention to die, and the risk of a subsequent and fatal attempt, are highest. Relatively more of the attempts made by the elderly come into this category, and irrespective of how medically serious the attempt is, the psychiatrist or doctor in an emergency ward needs to be alert to this. Reactive and neurotic depression are varyingly diagnosed in up to 50% of attempts, but in women more often than in men. Again caution must be exercised as in many depressed patients the endogenous element, which is so closely allied to suicide, is present to a greater or lesser degree. No matter, therefore, whether the depression is qualified by 'reactive' or 'neurotic', the other clinical features that are known to increase the risk of suicide in the depressive must be carefully weighed: previous attempts, previous psychiatric treatment, alcoholism, drug-taking, abnormalities of personality, bereavement and separations, social alienation, and so forth.

Alcoholism, Drug Dependency and Psychopathic Personality

The alcoholic's proclivity to suicide has already been emphasised. When alcoholics are followed up between 0.5 and 20% have died by suicide, depending on the duration of follow-up and the type of population they are drawn from; the higher figure occurring among the elderly inebriates, those who have previously sought treatment, and those whose drinking has led to domestic, social and medical complications. They also have a very high incidence of non-fatal suicide attempts. BATTEGAY (1965) and LERCH (1959) both found a fifth of the samples they had followed between two and three years had made a suicidal attempt.

Alcoholics similarly feature conspicuously in samples of males who attempt suicide (WHO 1968b). In Czechoslovakia nearly a third of males who attempt suicide are inebriates. Recent figures from Edinburgh give an even higher incidence of alcoholism and of addiction to drugs (7%); but the incidence in women is only a fraction of this.

Sociopaths are prominent among those making attempts. They are people whose social and personal relationships are tenuous. The men are often chronic drinkers or drug takers, they have histories of a broken home, conflicts with the law, violence, unemployment and many changes of jobs, of moving residence frequently, and of previous suicide attempts. The women on the other hand, have a history of cursory and unhappy love affairs, and unwanted pregnancies.

Reasons for supposing a proportion of completed suicides are drawn from the ranks of the sociopaths have already been given: the suicides who had moved house more than once were those who had also made repeated previous attempts and who had the other characteristics of the sociopathic personality.

KESSEL and MCCULLOCH (1966) approached the question of what kind of person repeatedly attempts suicide by following a series of referrals to the R.P.T.C. to see in what respects the patients who made a further or fatal attempt differed from those who did not. Nineteen percent repeated within one year; an estimate similar to that of STENGEL and COOK (1958). The *repeaters* have a higher incidence of previous attempts and of attempts subsequent to the first year of follow up than have other referrals; and the act was more likely to be impulsive. A significantly higher proportion are dependent on alcohol or drugs and have been diagnosed psychopathic personalities. More repeaters with this diagnosis also committed suicide than did repeaters with other psychiatric disorders. But an especially dangerous combination is psychopathy and a cyclothymic temperament.

Personality Tests

Formal psychological assessment and personality testing of attempted suicides has not been rewarding. Most studies can be criticised either because samples are biased, or because the investigator assumes the attempted suicide to be a "forme fruste" of suicide with whom he shares a common psychopathology.

PHILIP'S (1970) comment on the quest for the "suicidal personality" is apposite: "such a quest", he says, "has been unsuccessful, the results from projective techniques and questionnaire methods alike being equivocal in many instances and contradictory in others". The unselected sample of attempted suicide he tested confirmed there is little psychometric evidence to support the notion of a distinctive suicidal personality. He did, however, endorse the clinical conclusion that a "character disorder" is common among attempted suicides—more so than among other psychiatric populations—and they harbour more hostility than normal or neurotic people.

Impulsiveness has received too little attention; especially since KESSEL (1965) rated over two thirds of the acts in young people as having been made on the spur of the moment. By contrast, among the elderly, in whom the intent to die is high, the act is more often manifestly deliberate and premeditated.

Psychopathology

Of considerable clinical and social interest are the referrals to the Edinburgh R.P.T.C. with neither a psychiatric nor personality disorder—nearly half of the women and a third of the men. KESSEL pertinently comments that by not assigning them to categories to which they do not clearly belong, attention is focussed "upon the purposes of the act and makes us concentrate upon personal relationships in their social setting". And it is to these cases (and to many of the recognisably neurotic and character disorders) that STENGEL'S ingenious notion of the appeal function of suicide attempts seems particularly appropriate. STENGEL argued that many suicide attempts can best be understood as a "cry for help", rather than as a wish to die; the means by which the immature individual tries to obliterate her distress and supplicate those who are the cause of it.

Relevant to this interpretation is the fact that at least a third of those making an attempt give some warning of their intention, commonly on the same day; though in only a minority of instances (21%) is it heeded and action taken (KESSEL, 1965).

Other more covert psychopathological mechanisms, in which aggressive and guilt feelings are misplaced or misdirected, must also play a part; but these will necessarily be of a highly individual kind that may or may not need to be resolved by psychotherapy (FARBEROW and SHNEIDMAN, 1961).

The Previous History

The incidence of *previous suicide attempts* in case of self-injury and self-poisoning is high. In 17 studies quoted in the Prevention of Suicide (WHO, 1968b) the modal figure for having made a prior attempt is about one third of all attempts referred to hospital. Whereas prospective studies are in agreement that a history of previous attempt is one of the best predictors of a subsequent, and perhaps fatal, suicidal act.

Other clinical features in the previous history are important predictors: treatment for mental illness, notably of a depressive disorder and alcoholism; an organic brain disorder, including epilepsy, and early dementia in the elderly.

The loss of a parent by death or divorce before the age of 10 has also been widely observed in people attempting suicide, the proportion being over 50% in some series (WHO, 1968b). In Los Angeles, for example, 88% of young people aged 14–18 making suicidal attempts had lost one or other parent; and in London the proportion of suicidal patients with a depressive illness who had lost a parent was 77%; but the predictive value of such a history is not high.

The kinds of social and personal situations precipitating suicidal behaviour are those difficulties in personal relationships which everyone experiences; and give few clues as to why an individual seeks a solution specifically in self-injury. Yet, some situations more often precede an attempt than a fatal suicide. A crisis in personal relationships, especially between husband and wife, seems to be the most common precipitating event; whereas physical illness, bereavement and material problems are infrequently mentioned. WHITLOCK and EDWARDS (1968) reviewing the literature on pregnancy in attempted suicide concluded that its prevalence did not differ appreciably from that found in the rest of the female population; other factors, such as personality difficulties, more often determined a suicide attempt made during pregnancy.

Methods and Attempted Suicide

The methods most commonly used in suicide attempts and in completed suicide differ. A much higher proportion of persons attempting suicide take drugs and poisons; self injury, such as cutting wrists, form only a small fraction of cases coming to hospital; whereas violent and more lethal methods, which predominate in suicide, are, not surprisingly, rare in attempted suicide.

The drugs most commonly used change both with psychopharmacological innovations, and with the current vogue in the youth subculture. The barbiturates, from being the most frequently used drugs, now compete with the new hypnotics and tranquillisers as the popular means of obliterating distress and what is painful; antidepressants are being increasingly used and share second place with the salicylates, which still continue to account for some 10%. A bare 1 or 2% now use carbon monoxide poisoning or organic poisons. Self-injury has, till recently, been the method chosen by perhaps 1 in 10 male attempts, but now only 1 or 2 in 100 do so. Though when KENNEDY et al. (1974) surveyed attempts known to general practitioners they found cases of "self-injury" are often not admitted.

The lethality of a drug and the dosage used (assessed by level of consciousness) do not relate consistently either to intent or to the likelihood of repeating the attempt, except in the case of the seriously depressed person.

All the more reason, therefore, for adopting some of the measures recommended for making it less easy for the person with a Russian roulette approach to suicide mistakenly to exceed the lethal dose. Some advocate restrictions on the quantity of aspirin sold at any one time, and HETZEL's advice to the authorities in Victoria was that no barbiturates prescription should exceed 25 tablets. BARRACLOUGH has suggested hypnotics should be disagreeably large and made up in tedious tin-foil wrappings to deter a mortal overindulgence. He has also produced grounds for supposing that barbiturates incorporating an anti-emetic are less likely to cause death from poisoning than are standard barbiturate preparations (BARRACLOUGH, 1974).

The Risk of Repetition and the Management of the Suicide Attempt

The two major clinical problems in the management of the suicidal attempt are, first assessing the risk of a further, and possibly fatal, suicidal act; and secondly, planning the appropriate psychological and social care.

Assessing Intent and Predicting the Risk

KESSELS's (1965) *index of endangering life* predicts four categories of outcome in cases of self-poisoning. The categories are derived by combining two factors;

one assessing the toxicity of the dose taken, and the other the extent to which the suicidal act is concealed. Using this index he inferred: 1 that in nearly 20% of attempts the intent to die was serious; 2 the acts endangered life more in patients who had been given a formal psychiatric diagnosis—a depressive illness, for example—than in those described as abnormal personalities or without a psychiatric illness; and 3 impulsive acts were less likely to endanger life than premeditated ones. A similar conclusion was also reached by BIRTCHNELL and DE ALARCON (1971) when they related the period of contemplation of the attempt and the wish to die. DORPAT and BOSWELL (1963) made the additional and important observation that people whose suicide attempts were rated as serious were similar in many respects to those who commit suicide; and this leads us to examine what characteristics are the most reliable predictors.

There have been few prospective studies designed to identify predictors of a subsequent suicidal act, but the problems of obtaining reliable data are considerable. On the one hand intentions and motives are not easily recalled following an attempt, and on the other it is difficult to validate a scale when so few attempters subsequently kill themselves. Nevertheless, objective facts can be recorded about many clinical, and personal items and regarding the circumstances of the attempt, such as the preparations made beforehand, the timing, and the warnings given.

TUCKMAN and YOUNGMAN (1968) managed to trace 48 suicides among nearly 4,000 people who made attempts. The personal and demographic characteristics that differentiated the suicides were then used to construct a 'suicide risk scale'. These included most of the items which clinical and epidemiological studies have shown to relate to a high risk, namely being male, over 45, separated or widowed, living alone, unemployed, receiving medical care, a previous suicide attempt and diagnosed as having a psychiatric illness, a behaviour disorder or being alcoholic. As regards the circumstances of the attempt: the suicide's method was more violent, discovery early, a note was left, and the 'intent to die' was explicit.

The same predictors emerged from the comparison between suicides and attempted suicide made by OVENSTONE (1973) and OVENSTONE and KREITMAN (1974). But in addition they differentiated the suicides who had made a previous attempt (the 'overlap' group) from both the suicides who had not and the attempted suicides. The overlap cases were sociopaths, drug addicts or alcoholics with the usual history of living in a socially disturbed neighbourhood, of criminality, unemployment and debt. They intimated their intent and killed themselves with drugs. In short the kind of psychopathic personality who is also clinically conspicuous in many series of suicide attempts and especially among "repeaters".

Recent work, notably PALLIS (1974), in which the characteristics of suicide attempts are related to scores on a scale of seriousness of their intent to die (SILVER et al., 1971) confirms that, in general, the 'high intent' suicide attempts also have the now familiar characteristics of high risk groups. In addition PALLIS found those scoring highest on intent have depressive symptoms: loss of sleep and of weight, feelings of hopelessness, social withdrawal, slowing and a dejected appearance; they also used methods more likely to endanger life and regretted their attempt failed.

On the other hand there is less consensus about the percentage of *attempts who subsequently repeat* it (WHO, 1968b). Variations presumably depending on the proportion of the cohort traced and interviewed. KESSEL and MCCULLOCH's (1966) estimate that 19% repeat their attempt within a year is an acceptable one.

BUGLASS and MCCULLOCK (1970) also constructed scales using the data on admissions to the R.P.T.C. in 1962–1963 to discriminate between patients who were subsequently readmitted or committed suicide within three years (the repeaters) and those who did not repeat. The male scale contained only three items; alcoholism, alcohol at time of suicide act and violence. But the female one included: previous suicide attempt, previous psychiatric treatment, psychopathy, drug addiction, residential mobility, and the absence of mother or of father when the patient was less than 10 years old. To validate the scales suicide attempts admitted after 1967 were scored and followed up for a year; the female but not the male scale predicted outcome satisfactorily. However, recent studies on larger numbers indicate that all items predicting repetition in women apply equally to men.

The findings of other clinicians who rated the attempt as having been a serious or less serious one, using lethality of method as the criterion were equivocal. However, SCHMID *et al.* (1954) and ROSEN (1970) scored the precautions taken against discovery and psychiatric as well as medical seriousness. They then found 32 and 21 per cent of attempts fell into the serious category, and they committed suicide more often than did those in the less serious one.

ROSEN took another important step. He compared the epidemiological characteristics of the two groups, and was able to show that those making serious attempts resembled manic-depressive patients more closely than the less serious did: persons making serious attempts were older, they had more stable jobs and more stable marriages. He also identified some additional predictors of successful suicide. They were much as might be expected from what is known to be typical of completed suicide: significantly more serious attempts were widowed and retired; were from the middle class and had held good jobs; were living alone and had recently separated; and suffered from depression with severe insomnia.

BAGLEY and GREER (1971) made a further valuable contribution to the crucial problem of recognising the suicide attempt who overlaps with the suicide. They analysed data relating to 204 attempted suicides who were admitted to a London Hospital and then followed them for 18 months; they identified two principal components which defined two very different populations. The first consisted of older, often widowed and seriously depressed people. The suicidal methods they used and their efforts to conceal their attempts were such that, but for chance discovery, death would have been almost certain. The second population contained young males, whose marriages were disrupted and who were socially and personally maladjusted; they were taking drugs, and they had made previous attempts. It is this unstable sociopath, BAGLEY (1974) adds, who is "contributing most to the increase in the parasuicide population. It is the first type, however, ... who are most prone to subsequent *successful* suicide". And this conclusion is nicely confirmed by OVENSTONE's (1973) findings.

In summary therefore, the evidence from well planned research and the opinions of experienced clinicians are in agreement: firstly, that the attempted suicide who is most at risk for a *fatal* repetition is the one who can be diagnosed as suffering from a depression, especially if he is elderly, has had previous treatment, made a previous attempt, has experienced a recent separation and lives alone. In making the attempt he is likely to use more lethal methods and to hide his intentions. And secondly the attempted suicide most at risk for a repetition is the young male sociopath; the risk is the greater if he drinks heavily, takes drugs, is not living with a relative, made previous attempts, has had previous psychiatric treatment and if his social circumstances are adverse. Such a person also has a relatively higher risk of dying by suicide than other attempters.

The Management of the Suicidal Attempt and its Evaluation

The services required to meet the needs of people who make attempts on their lives are, essentially, those already discussed under suicide prevention; but in addition to the preventive aspect, that of their management following the attempt merits further consideration.

Attention was previously drawn to the importance of emergency services, including trained ambulance teams and district poisoning and accident centres, directed by specialists in this field.

Once the medical danger is past, the attempted suicide needs to be examined psychiatrically. The clinical aims will be: to assess the risk of further suicidal acts, their mental status (with particular regard to suicidal ideation), and the circumstances that precipitated the attempt; and to decide about their subsequent care. This in turn will entail having facilities available to give either immediate in-patient psychiatric treatment, or to provide social and psychiatric support in the community. In either setting the personal problems, stressful situations and social conditions relating to the attempt will have to be dealt with.

But if it is to be effective, support must be systematically planned and the patient allocated to the person most suited to cope with his or her particular needs; decisions which are best taken jointly by a mental health team. Thus, the psychiatrist might take on the depressive or provide psychotherapy where a neurotic disorder warrants it; the social worker or family doctor might take care of the case in which situational stresses need to be realistically handled and a dose of common sense injected; and so on. Most importantly, whoever is responsible for patients in the high risk categories must guarantee to support the patient through the weeks immediately following the attempt; the period when he is most likely to relapse or repeat it.

In planning preventive and supportive services, therefore, acceptable referral points within the community need to be agreed which the suicidal person faced with a crisis can turn to. This can be the general practitioner, the local welfare department, a suicide prevention centre administered by professional and lay workers, or a purely voluntary organisation such as the Samaritans; but whichever is chosen effective collaboration with the other services is a salient requirement.

Evaluation of Suicide Prevention Services

Evaluative research alone can demonstrate the effectiveness of suicide prevention services; and recently some beginnings have been made in this direction.

When BAGLEY and GREER (1971) followed up their 204 attempted suicides they also related the treatment given to outcome, the criterion of which was a repetition of the attempt. Although the official policy in England is that a psychiatrist assesses all suicide attempts before they are discharged from the emergency centre, 22% were in fact not seen. When the outcome of these 44 patients was compared with that of the 160 who had received some kind of psychiatric and social help, significantly more attempts and suicides had occurred among the untreated patients; and the more prolonged the treatment the better was the prognosis. So their conclusion that active intervention can reduce suicidal behaviour and probably prevent deaths by suicide seemed justified. The prognosis was also clearly related to other factors. It was better when a diagnosis of depression was made, but worse when: (1) the diagnosis was an antisocial personality, alcoholism or drug addiction; (2) there was a previous history of suicidal attempts; (3) psychiatric help was refused; (4) the case was male.

KENNEDY (1972) reached a similar conclusion when he randomly allocated attempted suicides to one of two treatments: they were either admitted and given intensive psychiatric and social care, or treated by community agencies, not necessarily psychiatric. Three times as many of the less intensively treated group made a further attempt.

Clearly there is scope for improving the medical, social and psychiatric services available to people attempting suicide; and the evidence so far is that to do so would reduce the incidence of subsequent suicidal acts.

Evaluative studies of lay organisations for preventing suicide and extemporised suicide prevention services whether officially supported or not, have been briefly considered already (p. 591).

The Samaritans, for example, unquestionably offer help to many distressed people who would not otherwise get it. But do they achieve their primary purpose of preventing suicide or attempts at it? The most convincing evidence that they probably do, was obtained by BAGLEY (1968). He compared the suicide rates of fifteen English towns for a period before and after the introduction of a Samaritan branch, with the rates of 15 ecologically matched towns without a Samaritan service during the same two periods. Suicide decreased by 6% in the Samaritan towns, but increased by 20% in the controls. A difference which cannot be ascribed to chance.

LESTER (1971) adopted a less direct technique to evaluate the suicide prevention service in Buffalo. He suggested that areas with a high rate of attempted suicide should contribute a correspondingly high attendance at the centre; and, in fact, he found they did.

The inference for national health services, at least, is that much is to be gained by giving training in the care of the suicidal to all those service personnel to whom the ordinary citizen usually bring their troubles. Wherever health services are organised on districts, suicide prevention services can be effectively promoted by planned collaboration between doctors, psychiatrists, nurses, welfare workers and volunteers from the citizens in the local community; though the precise form that the administration at the local level takes will depend on the political and economic structure of the countries' health services.

References

ATKEN, R.C.B., BUGLASS, D., KREITMAN, N.: The changing pattern of attempted suicide in Edinburgh, 1962–1967. Brit. J. prev. soc. Med. **23**, 111–115 (1969).

ASUNI, T.: Suicide in Western Nigeria. Brit. med. J. **1962 II**, 1091.

BAGLEY, C.: The evaluation of a suicide prevention scheme by an ecological method. Soc. Sci. Med. **2**, 1–14 (1968).

BAGLEY, C.: Social policy and the prevention of suicidal behaviour. Brit. J. Social Wk. **3**, 473–495 (1973).

BAGLEY, C., GREER, S.: Clinical and social predictors of repeated attempted suicide: a multivariate analysis. Brit. J. Psychiat. **119**, 515–521 (1971).

BARRACLOUGH, B.M.: The effect that coroners have on the suicide rate and the open verdict rate. In: Psychiatric epidemiology, eds. E.H. HARE and J.K. WING. London and New York: Oxford University Press 1970.

BARRACLOUGH, B.M.: Suicide in the elderly. In: Recent developments in psychogeriatrics, edits. D.W.K. KAY and A. WALK. Brit. J. Psychiat. Spec. Publ. No 6 (1971).

BARRACLOUGH, B.M.: A medical approach to suicide prevention. Soc. Sci. Med. **6**, 661–671 (1972).

BARRACLOUGH, B.M.: Suicide prevention, recurrent affective disorder and lithium. Brit. J. Psychiat. **121**, 391–392 (1972).

BARRACLOUGH, B.M.: Are there safer hypnotics than barbiturates? Lancet **1974 I**, 57.

BARRACLOUGH, B.M., BUNCH, J., NELSON, B., SAINSBURY, P.: A hundred cases of Suicide: clinical aspects. Brit. J. Psychiat. **125**, 355–373, 1974.

BARRACLOUGH, B.M., NELSON, B., BUNCH, J., SAINSBURY, P.: Suicide and barbiturate prescribing. J. roy. Coll. Gen. Practit. **21**, 645–653 (1971).

BARRACLOUGH, B.M., SHEA, M.: Suicide and Samaritan clients. Lancet **1970 II**, 868–870.

BARRACLOUGH, B.M., SHEA, M.: A comparison between Samaritan suicides and living Samaritan clients. Brit. J. Psychiat. **120**, 79–84 (1972).

BATCHELOR, I.R.C., NAPIER, M.B.: Attempted Suicide in old age. Brit. Med. J. (1953) ii 1186–1190.

BATTEGAY, R.: Selbstmordprophylaxe bei Süchtigen. Z. Präv.-Med. **10**, 440 (1965).

BIRTCHNELL, J., ALARCON, J. DE: Depression and attempted suicide: a study of 91 cases seen in a casualty department. Brit. J. Psychiat. **118**, 289–296 (1971).

BREED, W.: Occupational mobility and suicide. Amer. Sociol. Rev. **28**, 179–188 (1963).

BUGLASS, D., DUGARD, D., KREITMAN, N.: Multiple standardisation of rates in Edinburgh. Brit. J. prev. soc. Med. **24**, 182–186 (1970).

BUGLASS, D., MCCULLOCH, J.W.: Further suicidal behaviour: the development and validation of predictive scales. Brit. J. Psychiat. **116**, 483–491 (1970).

BUNCH, J.: Recent bereavement in relation to suicide. J. psychosom. Res. **16**, 361–366 (1972).

BUNCH, J., BARRACLOUGH, B.M.: The influence of parental death anniversaries upon suicide dates. Brit. J. Psychiat. **118**, 621–626 (1971).

BUNCH, J., BARRACLOUGH, B.M., NELSON, B., SAINSBURY, P.: Suicide following bereavement of parents. Social Psychiat. **6**, 193–199 (1971).

CARPENTER, R.G.: Statistical analysis of suicide and other mortality rates in students. Brit. J. prev. soc. Med. **13**, 163–174 (1959).

CAVAN, R.S.: Suicide. Chicago: University of Chicago Press 1928.

COPAS, J.B., FREEMAN-BROWN, D.L., ROBIN, A.A.: Danger periods for suicide in patients under treatment. Psychol. Med. **1**, 400–404 (1971).

COPPEN, A., NOGUERA, R., BAILEY, J., BURNS, B.H., SWAMI, M.S., HARE, E.H., GARDNER, R., MAGGS, R.: Prophylactic lithium in affective disorders. Lancet **1971 II**, 275–279.

DAHLGREN, K.G.: On suicide and attempted suicide. Lund 1945.

DORPAT, T.L., BOSWELL, J.W.: An evaluation of suicide intent in suicide attempts. Comprehens. Psychiat. **4**, 117–125 (1963).

Dorpat, T., Ripley, H.S.: A study of suicide in the Seattle area. Compr. Psychiat. **1**, 349–359 (1960).
Douglas, J.D.: The social meaning of suicide. Princeton: Princeton University Press 1967.
Dublin, L.I.: Suicide: a sociological and statistical study. New York: Ronald Press 1963.
Dublin, L.I., Bunzel, B.C.: To be or not to be, a study of suicide. New York: Random House 1933.
Durkheim, E.: Le suicide. Nouv. ed. Paris: Alcan 1930.
Farberow, N.L., Shneidman, E.S.: The cry for help. New York-London: McGraw-Hill Book Company, Inc. 1961.
Fedden, G.R.: Suicide: A social and historic study. London: Peter Davies 1938.
Flood, R.A., Seager, C.P.: A retrospective examination of psychiatric case records of patients who subsequently committed suicide. Brit. J. Psychiat. **114**, 443–450 (1968).
Fremming, K.H.: The expectation of mental infirmity in a sample of the Danish population. London: Cassell 1951.
Freud, S.: Collected papers, vol. IV. London 1925.
Freud, S.: Mourning and melancholia, complete psychological works, ed. James Strachey, XIV. London: Hogarth Press 1964.
Gardner, E.R., Bahn, A.K., Mack, M.: Suicide and psychiatric care in the ageing. Arch. gen. Psychiat. **10**, 547 (1964).
Gibbs, J.P., Martin, W.T.: Status integration and Suicide. Eugene: University of Oregon Press 1964.
Gibbs, J.P., Porterfield, A.L.: Occupational prestige and social mobility of suicides in New Zealand. Amer. J. Sociol. **66**, 147–152 (1960).
Gruhle, H.W.: Geographie des Selbstmordes. Nervenarzt **13**, 337–341 (1940).
Halbwachs, M.: Les causes du suicide. Paris 1930.
Hassell, C., Threthowan, W.: Suicide in Birmingham. Brit. med. J. **1972 I**, 717.
Helgason, T.: The epidemiology of mental disorder in Iceland. Acta psychiat. scand., Suppl. 173 (1964).
Henry, A.F., Short, J.F.: Suicide and homicide. Glencoe: The Free Press 1954.
Hetzel, B.S., Oliver, R.G.: Rise and fall of suicide rates in Australia in relation to sedative availability. Med. J. Aust. **2**, 919–923 (1972).
Horney, K.: The neurotic personality of our time. New York: W.W. Norton 1937.
Kennedy, P.: Efficacy of a regional poisoning treatment centre in preventing future suicidal behaviour. Brit. med. J. **1972 IV**, 255–257.
Kennedy, P., Kreitman, N., Ovenstone, I.M.K.: The prevalence of suicide and parasuicide (attempted suicide) in Edinburgh. Brit. J. Psychiat. **124**, 36–41 (1974).
Kessel, N.: Self poisoning. Brit. med. J. **1965 II**, 1265–1270, 1336–1340.
Kessel, N., Grossman, G.: Suicide in alcoholics. Brit. med. J. **1961 II**, 1671–1672.
Kessel, N., McCulloch, J.W.: Repeated acts of self poisoning and self injury. Proc. roy. Soc. Med. **59**, 89 (1966).
Kraepelin, E.: Lectures on clinical psychiatry, 3rd ed. London 1913.
Kramer, M., Pollack, E.S., Redick, R.W., Locke, B.Z.: Mental disorders: Suicide. Cambridge (Mass.): Harvard University Press 1972.
Kreitman, N.: Aspects of the epidemiology of suicide and "attempted suicide" (parasuicide). Scandia International Symposia: Suicide and attempted suicide, p. 45–52. Stockholm: Nordiska Bockhandelns Forlag 1972.
Kreitman, N., Smith, P., Eng-Seong Tan: Attempted suicide as a language: an empirical study. Brit. J. Psychiat. **116**, 465–478 (1970).
Lerch, D.: Administrative Trinkerversorgung und Antabuskuren in Bask in den Jahren 1947–1957 und ihre Ergebnisse. Z. Präv.-Med. **4**, 381 (1959).
Lester, D.: Geographical location of callers to a suicide prevention centre: note on the evaluation of suicide prevention programs. Psychol. Rep. **28**, 421–422 (1971).
Litman, R.E.: Sigmund Freud on suicide. In: E.S. Shneidman, ed., Essays in self destruction. New York: Science House 1967.
MacKinnon, P.C.B., MacKinnon, I.L.: Hazards of the menstrual cycle. Brit. med. J. **1956 I**, 555.
May, A.R.: Suicide a world health problem. Skandia International Symposia: Suicide and attempted suicide, p. 13–25. Stockholm: Nordiska Bockhandelns Forlag 1972.

McCullock, J.W., Philip, A.E., Carstairs, G.M.: The ecology of suicidal behaviour. Brit. J. Psychiat. **113**, 313 (1967).

McMahon, B., Pugh, T.F.: Suicide in the widowed. Amer. J. Epidem. **81**, 23–32 (1965).

Menninger, K.: Man against himself. New York: Harcourt Brace Jovanovich Inc. 1938.

Micic, S., Rajs, J., Panduroric, S.: Il Suicido nei minorenni osservazioni su autopsie eseguite a Belgrado nel perido 1953–1962. Minerva pediat. **19**, 255 (1967).

Morris, J.N.: Uses of epidemiology, 2nd ed. Edinburgh and London: Livingstone 1964.

Morsellii, H.: Suicide: an essay on comparative moral statistics, London: Kegan Paul 1881.

Murphy, G.E., Robins, E.: Social factors in suicide. J. Amer. med. Ass. **199**, 303–308 (1967).

Ovenstone, I.M.K.: Spectrum of suicidal behaviours in Edinburgh. Brit. J. prev. soc. Med. **27**, 27–35 (1973).

Ovenstone, I.M.K., Kreitman, N.: Two syndromes of suicide. Brit. J. Psychiat. **124**, 336–345 (1974).

Pallis, D.J.: The value of assessing intent in "attempted suicide". To be published.

Perris, C.: A study of bipolar (manic depressive) and unipolar recurrent depressive psychoses. Acta psychiat. scand., Suppl. 194 (1966).

Philip, A.E.: Traits, attitudes and symptoms in a group of attempted suicides. Brit. J. Psychiat. **116**, 475–482 (1970).

Pitts, F.N., Winokur, G.: Affective disorder 111: diagnostic correlates and incidence of suicide. J. nerv. ment. Dis. **139**, 176–181 (1964).

Pokorny, A.D.: Suicide rates in various psychiatric disorders. J. nerv. ment. Dis. **139**, 499–506 (1964).

Pokorny, A.D.: Myths about suicide. In: Suicidal behaviour, diagnosis and management, ed. Essays in self destruction. New York: Science House 1968.

Prokupeck, J.: Suicide analysis in Czechoslovakia in the 1963–1966 period. Quoted in Prevention of suicide. Geneva: World Health Organization 1968.

Registrar-General for England and Wales: Certification of causes of death. London: H.M.S.O. 1966.

Ringel, E.: Der Selbstmord — Abschluß einer krankhaften psychischen Entwicklung. Vienna: Maudrich 1953.

Ringel, E.: Neue Untersuchungen zum Selbstmordproblem. Vienna: vie Hollineck 1961.

Robins, E., Murphy, G.E., Wilkinson, R.H., Gassner, S., Kayes, J.: Some clinical considerations in the prevention of suicide based on a study of 134 successful suicides. Amer. J. publ. Hlth **49**, 888–898 (1959).

Rosen, D.H.: The serious suicide attempt: epidemiological and follow-up study of 886 patients. Amer. J. Psychiat. **127**, 764–770 (1970).

Sainsbury, P.: Suicide in London: an ecological study. Maudsley Monograph No 1. London: Chapman and Hall 1955.

Sainsbury, P.: Social and epidemiological aspects of suicide with special reference to the aged. In: Process of ageing 11, edit. R.H. Williams. New York: Atherton Press 1963.

Sainsbury, P.: Suicide and depression. In: Recent developments in affective disorders, edits. A. Coppen and A. Walk. Brit. J. Psychiat., Spec. Publ. No 2 (1968).

Sainsbury, P.: Suicide: opinions and facts. Proc. roy. Soc. Med. **66**, 579–587 (1973).

Sainsbury, P., Barraclough, B.M.: Differences between suicide rates. Nature (Lond.) **220**, 1252 (1968).

Sainsbury, P., Walk, D., Grad, J.: Evaluating the Graylingwell Hospital Community Psychiatric Service in Chichester: Suicide and community care. Milbank Mem. Fund. Quart. **44**, part 2, 243–245 (1966).

Schmid, C.F.: Suicides in Seattle 1914–1925, an ecological and behavioristic study. Seattle: University of Washington 1928.

Schmid, C.F.: Suicide in Minneapolis, Minnesota 1928–1932. Amer. J. Sociol. **39**, 30–48 (1933).

Schmid, E.H., O'Neal, P., Robins, E.: Evaluation of suicide attempts as a guide to therapy. J. Amer. med. Ass. **155**, 549 (1954).

Seager, C.P., Flood, R.A.: Suicide in Bristol. Brit. J. Psychiat. **111**, 919–932 (1965).

Seiden, R.H.: A campus tragedy; a study of student suicide. J. abnorm. Psychol. **71**, 389–399 (1966).

Shneidman, E.S., Farberow, N.L.: Clues to suicide. New York and London: McGraw-Hill Book Company 1957.

Shneidman, E.S., Farberow, N.L.: Some comparisons between genuine and simulated suicide notes *in terms of Mowrer's concept of discomfort and relief.* J. gen. Psychol. **56**, 251–256 (1967).

Silver, M.A., Bohert, M., Beck, A.T., Marcus, D.: Relations of depression to attempted suicide and seriousness of intent. Arch. gen. Psychiat. **25**, 573–576 (1971).

Stearns, A.W.: Suicides in Massachusetts. Ment. Hyg. Concord. **5**, 752 (1921).

Stengel, E.: A survey of follow-up examinations of attempted suicides. Skandia International Symposia. Suicide and attempted suicide, p. 250–257. Stockholm: Nordiska Bockhandelns Forlag 1972.

Stengel, E., Cook, N.G.: Attempted suicide: its special significance and effects. Maudsley Monograph No 4. London: Chapman and Hall 1958.

Tatai, K.A.: A further study of suicides in Japan. Bull. Inst. Publ. Hlth **7**, 52–58 (1958).

Temby, W.D.: Suicide: In emotional problems of the student, eds. G.B. Blaine and C.C. McArthur, New York: Appleton-Century Crofts 1961.

Temoche, A., Pugh, T., MacMahon, B.: Suicide rates among current and former mental institution patients. J. nerv. ment. Dis. **138**, 124–130 (1964).

Tuckman, J., Youngman, W.F.: A scale for assessing suicide risk of attempted suicides. J. clin. Psychol. **24**, 17–19 (1968).

Varah, Chad: The Samaritans. New York: The Macmillan Company 1966.

Walk, D.A.: Suicide and community care. Brit. J. Psychiat. **113**, 1381–1391 (1967).

Whitlock, F.A.: Migration and suicide. Med. J. Austral. **1971 II**, 840.

Whitlock, F.A., Edwards, J.E.: Pregnancy and attempted suicide. Comprehensive Psychiat. **9**, 1–12 (1968).

World Health Organisation: Mortality from suicide. Epidem. Vital Statist. Rep. **9**, 243–287 (1956).

World Health Organisation: Suicide: deaths by months, according to sex. Epidem. Vital Statist. Rep. **14**, 534–538 (1961).

World Health Organisation: Mortality statistics: Suicide. World Hlth Statist. Rep. **21**, 368–445 (1968a).

World Health Organisation: Prevention of suicide. Public Health Papers No 35, Geneva (1968b).

Yap, P.M.: Ageing and mental health in Hong Kong. In: Process of ageing II, edit. R.H. Williams. New York: Atherton Press 1963.

D. Spezielle therapeutische Techniken

Gruppenanalyse – Einzelanalyse, ein Vergleich

Von

H. Argelander

Mit 4 Abbildungen

Inhalt

Das psychoanalytische Konzept 607
Die analytische Situation 612
Unterschiede in beiden Verfahren, die sich aus der Anwendung der psychoanalytischen Technik
  ergeben 614
Literatur 618

Das psychoanalytische Konzept

Bei der Behandlung eines psychisch kranken Menschen verfügen wir als Psychoanalytiker sowohl über eine differenzierte Theorie der Krankheit als auch über eine Theorie der therapeutischen Technik. Wir können damit den Behandlungsgegenstand (die Krankheit) und das Behandlungskonzept definieren. Im Gegensatz dazu existiert bei der Gruppenpsychotherapie eine solche umfassende Theorie z.Z. noch nicht. Diese Auffassung unterstreichen z.B. M.A. Lieberman et al. mit folgender Feststellung: „Trotz dieser bedeutenden Ansätze zur Entwicklung einer Theorie der Gruppentherapie, die psychoanalytische und Konzeptionen sozialer Systeme vereint, fehlt uns noch immer eine umfassende Theorie der Gruppentherapie, die den Phänomenen gerecht wird, die für den Gruppentherapeuten von Interesse sind" (1972, S. 284). Kürzlich hat A. Heigl-Evers (1972) die bekanntesten gruppentherapeutischen Konzepte in einem Buch systematisch zusammengestellt und einer kritisch vergleichenden Betrachtung unterzogen. Mit dieser Arbeit verfolgte sie unverkennbar das Ziel, brauchbare Kriterien für ein allgemein verbindliches Konzept der Gruppentherapie zu finden.

Die Gruppentherapie hat es ebenso schwer, die von ihr behandelte Krankheit zu definieren. Deshalb werden oft nur die Ziele einer solchen Behandlung angegeben: z.B. Verhaltensänderung, Bewußtseinserweiterung, Einübung sozialer Rollen, Erweiterung der Selbst- und Fremdwahrnehmung, Förderung von Kontakten, Erwerb der Gemeinschaftsfähigkeit usw. Niemand wird daran zweifeln, daß die

Verfolgung solcher Ziele therapeutische Wirkungen auslösen kann. Strenggenommen verbessert sie aber nur die Voraussetzungen zur Behandlung. Offensichtlich sind die gruppentherapeutischen Modelle im Gegensatz zur Psychoanalyse nicht aus der Erforschung von psychischen Krankheiten und deren Behandlung erwachsen. Diese Feststellung kann nicht verwundern, wenn man bedenkt, daß sich die Kleingruppenforschung in den Händen vieler Fachdisziplinen befindet, wie Psychologie, Soziologie, Anthropologie, Pädagogik usw. und daß alle Disziplinen die ihrem Denken gemäßen theoretischen Modelle benutzen, die sich primär nicht an Krankenbehandlung orientieren. Als weiterer Faktor kommt hinzu, daß sich gerade unter diesem Einfluß der klassische Krankheitsbegriff der Medizin im psychischen Bereich aufzulösen scheint; denn die Erforschung sozialer Felder hat überzeugend dargelegt, daß sich psychische Krankheitserscheinungen nicht mehr allein durch psychopathologische Vorgänge im psychischen System eines einzelnen Menschen begründen lassen.

Aus diesen Gründen kann ein Vergleich der psychoanalytischen Einzelbehandlung mit der psychoanalytischen Gruppentherapie nur eine vorläufige und der subjektiven Ansicht eines Einzelnen überlassene Betrachtung bleiben, im vorliegenden Fall der eines Psychoanalytikers. Ein Psychologe oder ein Soziologe würde aus einer anderen Sicht an diese Fragestellung herangehen.

Ich gehe von der Annahme aus, daß Krankenbehandlung und Krankheitsvorstellung einen gemeinsamen theoretischen Bezugsrahmen besitzen müssen, es sei denn, Krankenbehandlung erschöpft sich in prophylaktischen, palliativen, symptomatischen oder polypragmatischen Maßnahmen. Ohne den praktischen Wert solcher Maßnahmen in Frage stellen zu wollen, möchte ich sie bei meinen weiteren Überlegungen unberücksichtigt lassen.

Viele psychotherapeutische Schulen, speziell gruppentherapeutische, benutzen ein überholtes psychoanalytisches Krankheits- und Behandlungskonzept. Nach ihm läßt sich der Krankheitsprozeß auf unlösbare unbewußte Konflikte zurückführen und wird von ihnen auch unterhalten. Der Kranke selbst kann zu ihnen keine angemessene bewußte Einstellung finden. Aus dieser Definition wird eine Behandlung abgeleitet, deren Ziel es ist, diese ungelösten Konflikte ausfindig zu machen und sie zu formulieren. Therapie in diesem Sinne bedeutet Aufklärung, die vom Behandler vermittelt werden muß. Die aufklärende Funktion des Therapeuten in der Einzelbehandlung geht in der Gruppentherapie entweder unter Anleitung des Therapeuten auf die Gruppenteilnehmer über, oder die Gruppe wird zu einem kritisch beobachtenden und teilnehmenden Zuschauer, wenn eines ihrer Mitglieder über seine persönlichen unbewußten Konflikte informiert wird. Eine solche Gruppenerfahrung ist wertvoll, zumal die Aufklärungsbereitschaft in Gegenwart anderer Kranker, die sich in dem gleichen Krankheitsdilemma befinden, erheblich anwächst. Die Vergleichsmöglichkeiten gegenüber den verschiedenen persönlichen Problemen und die Resonanz, die man dabei von den anderen Gruppenmitgliedern erfährt, erweitern die Perspektive der persönlichen Erfahrungen.

Dieses Behandlungskonzept ist heute nicht mehr haltbar, soweit ein Anspruch auf die unmittelbare Behandlung von psychischer Krankheit mit ihm verbunden wird. In der Einzeltherapie vollzog sich diese Erkenntnis bereits vor über 50 Jahren. An ihr ging die Freundschaft zwischen BREUER und FREUD zugrunde.

BREUER war seinerzeit nicht bereit, die für ihn unerträgliche intime innere Beteiligung, die ihm seine inzwischen berühmt gewordene Patientin Anna O. bei seinen Aufklärungs-Bemühungen aufzwang, als Bestandteil des Krankheitsgeschehens anzusehen und daraus Konsequenzen für das therapeutische Vorgehen zu ziehen. FREUD setzte diese Forschungen deshalb allein fort, entdeckte die Übertragungsneurose und baute auf dieser Erkenntnis das heute noch gültige Konzept der klassischen psychoanalytischen Behandlung auf. Der entscheidende Erkenntnisschritt FREUDS berücksichtigte die Tatsache, daß die an innere Objekte gebundenen unbewußten Konflikte erst dann zu sichtbaren Krankheitserscheinungen führen, wenn sie sich in aktuellen unbewußten Beziehungen manifestieren. Für die Behandlung ergab sich die logische Konsequenz, die Beziehungsstruktur, in der sich der krankhafte Prozeß abspielte, an der Person des Behandlers festzumachen, d.h. die Symptomneurose in eine Übertragungsneurose zu überführen. „Diese mit unerwünschter Treue auftretende Reproduktion hat immer ein Stück des infantilen Sexuallebens, also des Ödipuskomplexes und seiner Ausläufer, zum Inhalt und spielt sich regelmäßig auf dem Gebiet der Übertragung, das heißt der Beziehung zum Arzt ab. Hat man es in der Behandlung so weit gebracht, so kann man sagen, die frühere Neurose sei nun durch eine frische Übertragungsneurose ersetzt" (FREUD, S., 1905, S. 17).

An dieser zu Behandlungszwecken neu geschaffenen aktuellen Beziehungsstruktur, die aus den unbewußten Quellen der Übertragung und Gegenübertragung gespeist wird, läßt sich die spezifische Psychopathologie der Krankheit unmittelbar studieren. Die moderne Interaktionsforschung hat diesen Sachverhalt, den FREUD schon 1905 im Nachtrag zu seinem Fall Dora durchschaute, voll bestätigt, soweit sie unbewußte Interaktionen in ihr Konzept einbezieht. FREUD schrieb damals: „Dann hätte sich ihre Aufmerksamkeit auf irgendein Detail aus unserem Verkehre, an meiner Person oder an meinen Verhältnissen gerichtet, hinter dem etwas Analoges, aber ungleich Wichtigeres, das Herrn K. betraf, sich verborgen hielt, und durch die Lösung dieser Übertragung hätte die Analyse den Zugang zu neuem, wahrscheinlich tatsächlichem Material der Erinnerung gewonnen" [1905, S. 282]. FREUD wollte mit dieser neu gewonnenen Erkenntnis zum Ausdruck bringen, daß sich in der Beziehung zu seiner Patientin eine aktuelle Struktur entwickelt hatte, die sich an der Art ihres gemeinsamen Umganges, den Eigenheiten seiner Person oder seiner Verhältnisse orientierte. Diese Struktur besaß einen unbewußten Bedeutungsgehalt, in dem ungleich Wichtigeres aber Analoges enthalten war, was mit den aktuellen außeranalytischen Beziehungen der Patientin, in denen sich ihre Krankheit manifestiert hatte, im Einklang stand. Dieses Wichtigere wiederum hätte ihn zu „tatsächlichem" Material der Analyse geführt. Die Struktur der aktuellen therapeutischen Beziehung knüpft demnach in die gegenwärtigen Beziehungsmerkmale intime Bedeutungsgehalte ein, deren Sinn erst an der Struktur dieser Beziehung evident wird.

Die Analyse der aktuellen therapeutischen Beziehungsstruktur offenbart damit erst die tatsächliche Bedeutung des in ihr verarbeiteten unbewußten Materials. In einem anderen Zusammenhang habe ich darauf hingewiesen, daß die unbewußten Konflikte in der aktuellen Situation zu einer unbewußten Szene verarbeitet werden und bezeichnete diese Leistung als szenische Funktion des Ich (ARGELANDER, H., 1970). Aus der Perspektive der Manifestation von psychischer Krankheit in aktuellen Beziehungen bietet sich die Analyse der aktuellen Beziehungsstruktur mit dem Therapeuten als der geeignete Zugang zum „tatsächlichen" Verstehen des Krankheitsgeschehens an.

Wir grenzen von diesen aktuellen, relativ flüchtigen Beziehungsstrukturen die qualitativ andersartigen stabilen Persönlichkeitsstrukturen ab, auf die sich das Strukturkonzept der Psychoanalyse bezieht. Letztere differenzieren sich beim einzelnen Menschen während der Sozialisation aus, stellen das spezifische Persönlichkeitspotential zur Verfügung, nach dem sich die aktuellen Beziehungsstrukturen formieren und bleiben für ein ganzes Leben irreversibel persönlichkeitsspezifisch festgelegt. Die Entwicklung der Struktur erfolgt nach biographischen Gegebenheiten. Sie stellt eine Integration aus genetischer Anlage, aus Einflüssen der mit der Reifung und Entwicklung einhergehenden primären Beziehungen und aus den durch sie vermittelten Umwelteindrücken dar. Die Zerstörung der Persönlichkeitsstruktur ist nur unter extremen Bedingungen denkbar.

Wenn sich aus den Potentialen solcher Persönlichkeitsstrukturen in konstanten sozialen Beziehungsfeldern kontinuierlich aktuelle Beziehungsstrukturen bilden, z.B. über Jahre in einer Analyse, über Jahrzehnte in einer Ehe oder Familie oder über Jahrhunderte in einem Volk, kristallisiert sich aus ihnen eine für den Psychoanalytiker wahrnehmbare und nur wenig reversible psychosoziale Struktur aus, deren spezifische Ausprägung an die Existenz ihrer Träger gebunden ist (Ehepaarstruktur, Familienstruktur, psychosoziale Struktur größerer Gruppen). Auch eine solche psychische Struktur läßt sich nach den Merkmalen der psychoanalytischen Strukturtheorie beschreiben. Sie hat hinsichtlich ihrer Dauer eine ähnliche Qualität wie die Persönlichkeitsstruktur.

Die Definition von psychischer Krankheit umfaßt somit die als psychopathologisch geltenden Phänomene einer aktuellen Beziehungsstruktur. Das pathogene Potential lagert in den irreversiblen gewachsenen Strukturen der an dieser Beziehung beteiligten Personen oder der an dieser Beziehung beteiligten psychosozialen Struktur. Die gewachsenen, geronnenen oder auskristallisierten psychosozialen Strukturen bilden ebenfalls Identitätsmerkmale aus, verfügen über ihre eigene Geschichte, begrenzen sich räumlich nach einer Körpervorstellung und entwickeln eine individuelle Vorstellungs- und Gefühlswelt mit spezifischen Konflikten und Ängsten.

Von diesem Ansatz aus kann man genauer definieren, in welche Richtungen sich die genannten psychotherapeutischen Bemühungen bewegen. Das überwiegend aufklärende Prinzip betrachtet die psychische Krankheit als ein in sich abgeschlossenes Geschehen, das sich an aktuellen Beziehungsstrukturen außerhalb der Behandlungssituation manifestiert hat und zur „Behandlung vorgeführt wird". Eine solche Wahrnehmungseinstellung berücksichtigt in erster Linie das in einer Persönlichkeitsstruktur (Einzeltherapie) oder in einer psychosozialen Struktur (Ehepaar-, Familien- oder Gruppentherapie) gebundene Krankheitspotential. Krankheit wird auf ihre Möglichkeiten, auf ihr pathoplastisches Material untersucht, aber Krankheit ist nicht gegenwärtig greifbar und nicht auf ihre aktuelle Bedeutung einschätzbar. Bei einer Behandlung der psychischen Krankheit unter Berücksichtigung der konkreten aktuellen Beziehung Patient-Therapeut und der in dieser Beziehung auftretenden psychopathologischen Phänomene hat man den krankhaften psychischen Prozeß unmittelbar „in der Hand", wie wir es als Ärzte von einer Befunderhebung am Krankheitsort selbst gewohnt sind. Der Umgang mit der konkreten und aktuell wirksamen Beziehung, die sich als Beziehungsstruktur darbietet, bleibt eine Aufgabe der unmittelbar an dieser Beziehung beteiligten Personen. Trotz seiner Professionalisierung, die Verhalten und Haltung festlegt, beteiligt sich der Therapeut an der Gestaltung der momentanen unbewußten Beziehungsstruktur durch kaum merkbare Eigenheiten, woraus die unbestreitbare Tatsache resultiert, daß diese aktuelle Struktur für beide Personen spezifisch ist, auch wenn ihr manifester Ausdruck überwiegend auf den Patienten zurückgeht und nur zu seinem Verständnis benutzt wird. Der Behandler ist keineswegs vollkommen neutral oder unbeteiligt. In der Praxis läßt sich nachweisen, daß die Sukzession der Deutungen nach Inhalt und Form persönlichkeitsspezifische Anteile des Analytikers enthält, mit denen er an der unbewußten Strukturierung der aktuellen Beziehung beteiligt ist. Das unbewußte Zentrum seiner Beteiligung ist seine Gegenübertragung. Sein therapeutisches Vorgehen, das auf die Analyse des Patienten ausgerichtet ist, erweist sich somit als ein methodisches Problem. Die Zuverlässigkeit der Aussage über die psychische Krankheit des Patienten ist von der Korrektheit abhängig, mit der er die Methode handhabt.

Bei der Gruppentherapie, wie sie im allgemeinen verstanden wird, liegen die Verhältnisse komplizierter. Eine solche Gruppe hat keine gewachsene, präformierte psychosoziale Struktur wie z.B. eine Familie; denn in der gruppentherapeutischen Praxis werden 6—10 Patienten nach bestimmten Gesichtspunkten zu einer Gruppe zusammengestellt. Die Beziehungen dieser Patienten untereinander und die zum Therapeuten beginnen mit der Gruppenbildung und enden im allgemeinen mit der Auflösung der Gruppe. Wenn sich die Gruppenteilnehmer über einen festgelegten Zeitraum regelmäßig mit ihrem Therapeuten treffen, kristallisiert sich aus den einzelnen aktuellen Beziehungstrukturen während der einzelnen Sitzungen eine spezifische Gruppenstruktur, die der Gruppe eine eigene Identität verleiht. Sie macht sich in einem Zugehörigkeitsgefühl — einem „Wirgefühl" — bemerkbar. Im Gegensatz zum Umgang mit präformierten psychosozialen Strukturen wie bei der Ehepaartherapie, Familientherapie usw., bietet die sogenannte Gruppentherapie die einmalige Chance, der Bildung, dem Wachstum und der Reifung eines psychosozialen Strukturprozesses beizuwohnen. Während wir uns bei der Behandlung bereits festgelegter, präformierter Strukturen auf eine vorhandene psychische Krankheit, die sich in der aktuellen therapeutischen Beziehung präsentiert, einlassen können, wird sie bei der Gruppentherapie erst im Bildungsprozeß der Gruppe zu erwarten sein. Wir können zu Beginn der Gruppentherapie noch nicht wissen, welche Form der Gruppenkrankheit wir zu behandeln haben werden. Wir kennen nur gewisse Anhaltspunkte. Nach unserer bisherigen Erfahrung bildet sich die spezifische Gruppenstruktur langsam als Resultante der in sie eingebrachten individuellen Persönlichkeitsstrukturen aus, die auch für Strukturierungen der ersten aktuellen Beziehungen verantwortlich ist. Wir werden z.B. nicht eine psychotische Gruppenstruktur zu erwarten haben und uns nicht auf Krankheitserscheinungen dieser Größenordung einstellen müssen, wenn kein Mitglied der Gruppe einer solchen Persönlichkeitskategorie angehört. Anderseits werden wir mit einer psychotischen Gruppenstruktur arbeiten müssen, wenn die Gruppe sich nur aus psychotisch kranken Mitgliedern zusammensetzt. Über die genauen Einzelheiten des Strukturbildungsprozesses wissen wir m.E. bisher nur sehr wenig. Wenn die Gruppe eine für sie spezifische und für die Dauer ihres Bestehens stabile und irreversible Struktur ausbildet, ist damit zu rechnen, daß die dynamisch aktiven, aktuellen Beziehungsstrukturen, die das Geschehen in den einzelnen Sitzungen bestimmen, sich nach dem aus der Einzeltherapie bekannten Gesetzmäßigkeiten der Übertragungsneurose gestalten. Im Prinzip wären damit die Theorie und Technik der psychoanalytischen Behandlung auch in der Gruppenarbeit anwendbar.

Aus meiner bisherigen Darstellung läßt sich ableiten, daß in die aktuelle Beziehungstruktur der therapeutischen Situation die psychopathologisch wirksamen Elemente einer psychischen Krankheit eingehen, wenn die Beziehung nach den Regeln der psychoanalytischen Technik hergestellt wurde. Die an der Person des Behandlers festgemachte Beziehung setzt bei regelmäßigem Kontakt einen therapeutischen Prozeß frei, den überwiegend die Persönlichkeitspotentiale des Patienten bzw. die spezifischen Strukturpotentiale einer Gruppe gestalten. Die einzelnen Stadien dieses Prozesses, reguliert durch regressive und progressive Strömungen, schlagen sich in der jeweiligen Struktur der aktuellen Beziehung während einer Sitzung nieder. FREUD nannte die aktuelle Beziehungsstruktur die Tagesoberfläche, von der seine tägliche analytische Arbeit ihren Ausgang nahm (1905). Die dynamisch wirksamen, aktuellen Beziehungsstrukturen, die die äußeren Tagesereignisse in sich aufnehmen, formieren sich nach unserer Erfahrung in Sekundenschnelle und unterliegen dabei gestaltpsychologischen Gesetzen. In einer Gruppe ist die Gestalt einer solchen dynamischen Beziehung als momentane, in sich geschlossene Struktur mehr als die Summe der vielschichtigen Beziehungen der einzelnen Teilnehmer untereinander.

Die analytische Situation

Bei Zugrundelegung des dargestellten Behandlungskonzeptes ergeben sich für die Herstellung der analytischen Situation keine prinzipiellen, sondern nur äußere Unterschiede zwischen der klassischen Psychoanalyse und der Gruppenanalyse. In beiden Verfahren richtet der Therapeut seine Wahrnehmung auf die Inhalte des unbewußten Prozesses, die er nach den Gesichtspunkten der in jeder Sitzung neu gestalteten aktuellen Beziehungsstruktur ausschließlich mit Deutungen zur Sprache bringt und darum bemüht ist, sein gewonnenes Verständnis mit seinem Patienten zu teilen. Obwohl die psychoanalytische Technik die gleiche bleibt, spielen bei ihrer Anwendung die äußeren Unterschiede eine nicht zu unterschätzende Rolle. Ich möchte diese Behauptung an zwei Merkmalen der analytischen Situation näher begründen. In der Einzelanalyse liegt der Patient auf einer Couch und kann den hinter ihm sitzenden Analytiker nicht sehen, während der Gruppenanalytiker sich inmitten seiner Gruppe befindet und sein Verhalten bis hin zum feinsten Mienenspiel ständig seinen Patienten optisch darbietet. Bedenkt man ferner, daß die manifest erlebte Dynamik der Situation unter solchen Bedingungen und noch um die Anzahl der anwesenden Personen vervielfacht einen viel höheren Spannungsgrad erreicht, kann man sich vorstellen, um wieviel mehr der Gruppentherapeut sich äußerlich kontrollieren und um wieviel sicherer er sich seiner analytischen Haltung sein muß. Er kann sie nur überzeugend dokumentieren, wenn er sich seiner Funktion bewußt, seine Wahrnehmung und seine volle Aufmerksamkeit bei allen Vorgängen in der Gruppe nur auf ihre unbewußte Bedeutung konzentriert und den umgangssprachlichen Sinn am Rande registriert. Beim Mitgehen und Einfühlen allein auf die umgangssprachliche Bedeutung des momentanen Geschehens gerät er unversehens ins Mitagieren und setzt damit seine therapeutische Funktion aufs Spiel. Die von der unbewußten Thematik besonders tangierten Gruppenmitglieder üben auf alle anderen einen starken Druck aus und verleiten die Gruppe viel schneller zum Agieren und den Therapeuten zum Mitagieren. Aus diesem Grunde fällt es der Gruppe viel schwerer, die therapeutische Allianz herzustellen und für die Dauer der Behandlung aufrechtzuerhalten. Die Gruppe ist darauf angewiesen, sich an der Haltung des Therapeuten zu orientieren, um mit Hilfe seiner Deutungen den Kontakt zu den fremdartigen unbewußten Vorgängen aufzunehmen und sich in Besinnung auf die Behandlungsaufgabe kooperativ zum Gruppenleiter einzustellen.

Beim zweiten Merkmal der analytischen Situation handelt es sich um die Tatsache, daß die Gruppenanalyse aus verständlichen Gründen keine Grundregel kennt. Die Gespräche und Verhaltensweisen werden zwar von der Gruppe spontan inszeniert, entsprechen aber im allgemeinen dem umgangssprachlichen Denken und Verhalten im Gegensatz zur Einzeltherapie, bei der der Patient angehalten ist, alles kritiklos preiszugeben, was ihm durch den Sinn geht und nichts Intimes oder Unsinniges zurückzuhalten. Die Gruppe bildet deshalb einen größeren Widerstand aus, das vom Analytiker aufgezeigte unbewußte Bild der Situation als etwas zu ihr Gehöriges anzuerkennen, sich von ihm betroffen machen zu lassen und die notwendige Neugier zu entfalten, um mehr über das unbewußte Gruppenleben zu erfahren. Der Gruppenleiter muß über die besondere Fähigkeit verfügen, seine Deutungen an Details der Situation zu konkretisieren und damit unmittelbarem Erleben zugänglich zu machen. In dieser Hinsicht kommt ihm die Gruppensituation entgegen. Allein die Sitzordnung bietet in ihren Variationen viele Möglichkeiten, die Struktur einer unbewußten Szene als Ergebnis der Beteiligung der Gruppenmitglieder sichtbar werden zu lassen. Die Gruppensituation ist viel lebendiger und facettenreicher als die Situation in der Einzeltherapie, weil der zur Verfügung gestellte Handlungs- und Bewegungsspielraum mit Rücksicht auf die Vielzahl der Personen größer ist. Aus diesem Grunde legen wir bei der Gruppentherapie ganz besonderen Wert darauf, in einer Vorbesprechung den Spielraum mit den Gruppenmitgliedern als eine verpflichtende Vereinbarung für alle festzulegen, um nicht einem wilden Agieren Tür und Tor zu öffnen und damit chaotische Situationen herbeizuführen, die das Ziel der Behandlung torpedieren. In Gruppen ist es ein besonders befriedigendes Erlebnis, wenn man eine „analytische Kultur"[1] herstellen kann, in der die Teilnehmer auf Deutungen hören und sich von ihnen bewegen lassen, ohne in der Darstellung der unbewußten Probleme irritiert zu werden, d.h. wenn die therapeutische Ichspaltung vollzogen ist. Zusammenfassend kann man sagen, daß sich die analytische Situation aus den Bedingungen definiert, die mit Rücksicht auf die äußeren Gegebenheiten eine psychoanalytische Arbeit garantieren. Sie ist keineswegs, wie manche glauben, allein durch äußere Merkmale wie „Couch" oder „die Anzahl der anwesenden Personen" charakterisiert. Diese Klarstellung hat sich bereits bei der Einführung der Kinderanalyse bestätigt.

---
[1] Diesen besonders anschaulichen Begriff habe ich einer mündlichen Mitteilung von P. Kuiper entnommen.

Dabei ist allerdings zu berücksichtigen, daß die Unterschiede der äußeren Situation an die Einhaltung der klassischen psychoanalytischen Technik besonders hohe Anforderungen stellen, eine Erfahrung, die auch bereits bei der Kindertherapie gemacht wurde.

Unterschiede in beiden Verfahren, die sich aus der Anwendung der psychoanalytischen Technik ergeben

Der Sukzession der Einfälle mit den sie begleitenden averbalen Phänomenen in der Einzeltherapie entspricht in der Gruppe das gemeinsam geführte Gespräch mit seinen wechselnden Inhalten. Ein wesentlicher Unterschied zwischen beiden Verfahren ergibt sich daraus, daß die Beiträge der Teilnehmer einer Gruppe verschiedene individuelle Reaktionen auf das Thema des Gespräches enthalten, die zu einer konkreten konflikthaften Polarisierung der persönlichen Meinungen und Auffassungen führen. Die Polarisierung folgt den Gesetzen der Gruppendynamik und stellt ein spezifisches Gruppenphänomen dar. Im Gegensatz zur Einzelbehandlung werden Konflikte nicht nur dargestellt, sondern von mehreren Personen durchgespielt mit allen realen Konsequenzen, die aus der Einzeltherapie in dieser Form nicht bekannt sind. So kann die Gruppe z.B. ohne den Therapeuten zusammenkommen (alternate meeting) oder einzelne Mitglieder zwingen, die Gruppe zu verlassen. Aus der Sicht der Aufgabe, Krankheit bei Patienten zu behandeln, stellen solche Konsequenzen hohe Anforderungen an die Fähigkeit des Therapeuten bei der Anwendung der Behandlungstechnik und bei der Auswahl und Zusammensetzung der Patienten für die Gruppe. Passagere „alternate meetings" oder vorübergehendes Fernbleiben einzelner Gruppenmitglieder gehören zu den normalen Erscheinungen des Gruppenlebens und üben eine Ventilfunktion für unerträglich anwachsende unbewußte Spannungen aus. Der reale Charakter des situativen Geschehens wird hinsichtlich seiner Konsequenzen entschärft, wenn die Gruppe, wie der Patient in der Einzeltherapie, ein Bewußtsein dafür entwickelt, diese Realität nur als den Ausdruck des unbewußten Prozesses zu verstehen, dem das augenblickliche Interesse der Gruppenarbeit gilt. In der gleichen Richtung erweisen sich die Polarisierungen innerhalb der Gruppe als verschiedene Einstellungen zu dem gemeinsamen latenten Konfliktgeschehen. Die zunächst individuell bedingten Auffassungen stellen sich bei tieferem Verständnis als verschiedene Lösungsversuche eines Konfliktes oder seine regressiven bzw. progressiven Tendenzen heraus. Damit steht der Analytiker in der Gruppe vor der gleichen Aufgabe wie in der Einzeltherapie, aus einem scheinbar vielfältigen und individuell markierten Geschehen den gemeinsamen aktuellen unbewußten Sinnzusammenhang zu erarbeiten und in Deutungen zu fassen. In der Gruppe spielt sich vor seinen Augen ein dramatischeres, lebendigeres und spannungsreicheres Geschehen ab, was seine Aufgabe erleichtert, aber in mancher Hinsicht auch erschwert.

Während die bewußt motivierten verschiedenartigen Vorgänge in der Gruppe die Erfassung des ihnen gemeinsam zugrunde liegenden unbewußten Erlebens für den Therapeuten erschweren, gewinnt der Polarisierungsprozeß als typisches Phänomen der Gruppe für den einzelnen Teilnehmer eine Bedeutung, wie wir sie bei der Einzeltherapie vermissen. Der Patient lernt unmittelbar Alternativen zu seinem eigenen Verhalten kennen. Oft wird er sogar schmerzhaft mit ihnen konfrontiert, weil er die Feindseligkeit, die die Polarisierungsalternativen zunächst erzeugen, ertragen muß. Manchmal kann eine solche feindselige Stimmung Formen annehmen, unter denen die Gruppe auseinanderzubrechen droht. Erst das Verständnis für die zunächst fremdartig erscheinenden Motive alternativen Verhaltens und die Erkenntnis, daß es sich dabei um eigene abgewehrte unbewußte Tendenzen handelt, bilden die Voraussetzung zu einer Konfliktlösung auf einer neuen Ebene. Die reale Auseinandersetzung mit zunächst fremden Persönlichkeiten, die als Repräsentanten gefährlicher unbewußter Ansprüche in Erscheinung treten, macht die Konfliktlösung plastischer, aber auch schwieriger. Sehr häufig verbergen sich hinter diesen Repräsentanten unbewußte Identifizierungen mit primären Beziehungspersonen. Wenn in der Gruppe solche Identifizierungen für den Einzelnen eine persönliche Kontur annehmen, bleiben sie für das Gesamterleben der Gruppe nur ein Anschauungsbeitrag. Aus begreiflichen Gründen tritt in der Gruppenanalyse die systematische Erhellung persönlicher biographischer Zusammenhänge in den Hintergrund. Persönliche Daten einzelner Gruppenmitglieder können nicht einen lebensgeschichtlichen Sinnzusammenhang für die ganze Gruppe abgeben.

Zwischen der Einzeltherapie und der Gruppentherapie besteht demnach ein wesentlicher qualitativer Unterschied. Die Gruppenanalyse wirkt mit ihrer Behandlungsaufgabe auf eine andere Persönlichkeitsschicht ein als die Einzeltherapie. Die Bewußtmachung erfolgt in beiden Verfahren durch die erlebnismäßige Beteiligung an aktuellen Beziehungen. Die Fixierung der Erlebnisse im Gedächtnis und damit im Bewußtsein schlägt sich in der Gruppentherapie mehr in allgemeinen gleichwohl emotionell bedeutsamen Sinnstrukturen nieder, in der Einzeltherapie mehr in Sinnstrukturen der eigenen persönlichen Vergangenheit. Vielleicht läßt sich der Unterschied dahingehend formulieren, daß die gleiche Bedeutung unbewußter Erlebnisse verschiedenartige Erklärungen findet. So kann z.B. die unbewußte Abhängigkeit von einer Elternfigur in der Gruppe sehr intensiv erlebt werden, läßt sich aber im allgemeinen nicht wie in der Einzeltherapie mit den persönlichen Eigenheiten der individuellen Elternfigur in eine erklärende Beziehung setzen. Der Unterschied kommt dadurch zustande, daß die aktuelle Beziehungsstruktur in der Einzeltherapie nur persönliche Elemente enthält, während die aktuelle Beziehungsstruktur einer Gruppe ein psychosoziales Phänomen darstellt, an dem die persönlichen Elemente mehrerer Personen beteiligt sind.

Ich möchte diesen Unterschied an einem einfachen Schema deutlich machen und gehe davon aus, daß die Inhalte der aktuellen Beziehungsstruktur als Folge der Asymmetrie der therapeutischen Beziehung überwiegend von den Patienten gestaltet werden.

Bei der Analyse der Beteiligungsform einzelner Patienten nach ihrer individuellen Persönlichkeit zerfällt die psychosoziale Struktur, weil sie in ihrer aktuellen Gestalt mehr ist als die Summe der einzelnen Glieder. Folgerichtig setzt die analytische Technik nicht am Erleben des einzelnen Patienten an, etwa nach der Formel, „was erlebt er hier", sondern nach dem Modell der Übertragungsneurose, „was erlebt er mit mir" bzw. „was erlebt die Gruppe mit mir". Die Zentrierung der Frage auf den Therapeuten nimmt alle unbewußten Bedeutungen auf, die seiner Person in diesem aktuellen Beziehungsfeld verliehen werden. Die einzel-

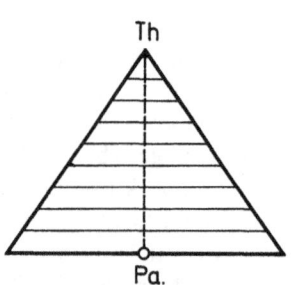 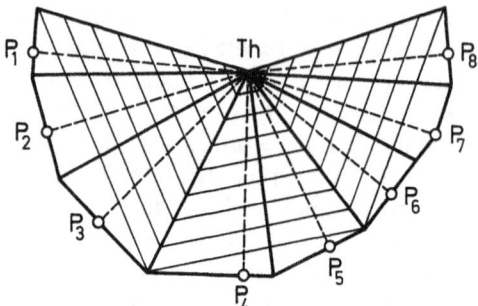

Abb. 1. Schema der asymmetrischen Beziehungsstruktur in der Einzelanalyse

Abb. 2. Schema der asymmetrischen Beziehungsstruktur in der Gruppenanalyse

nen Beziehungsfacetten der sozialen Struktur einer Gruppe (s. Abb. 2) enthalten die verschiedenen Einstellungen zum gemeinsamen Übertragungsvorgang. Die Facetten polarisieren sich im gemeinsamen Spannungsfeld nach den Gesetzen der Gruppendynamik (s. Abb. 3).

Die unterbrochenen Linien der beiden Abbildungen zeigen die Richtung der aktuellen Beziehungsstruktur, die gestrichelten Felder die durch die Polarisierung entstandenen dynamischen Verlagerungen an. Wenn man die Beziehungsrichtung nach den Spannungspolen ändert, d.h. die Spannungen auf die Beziehungen der Teilnehmer untereinander bezieht, zerfällt die psychosoziale Struktur in einzelne Beziehungselemente (s. Abb. 4). In den Deutungen wird der Strukturzerfall daran erkennbar, daß das konflikthafte Geschehen auf die einzelnen Teilnehmer als Person bezogen wird und nicht mehr auf die Bedeutung ihres Verhaltens für den gemeinsamen Konflikt. Ich möchte diesen Vorgang an einem Beispiel schildern:

Eine Gruppe befand sich lange Zeit in einer oralen Abhängigkeit vom Therapeuten und hatte damit ihre Probleme. Im Zuge einer progressiven Entwicklung kamen Tendenzen auf, sich vom Therapeuten unabhängiger zu machen und den eigenen Wert gegen den Therapeuten auszuspielen. Die Gruppe hat sich zu diesem Zeitpunkt außerhalb der therapeutischen Sitzung getroffen und macht sich durch Andeutungen über dieses Treffen interessant. An dem Treffen haben unter Führung von Nr. 7 (s. Abb. 3) die Teilnehmer 3, 4, 7 und 8 teilgenommen. Das Gruppenmitglied Nr. 6 nahm auch an dem Treffen teil, mußte aber das gemeinsame Treffen vorzeitig verlassen, weil es einen Anfall von Platzangst bekam. Gruppenmitglied Nr. 2 fühlte sich bei diesem Treffen nicht wohl und konnte sich nicht zu dieser Aktion persönlich bekennen. Teilnehmer 1 und 5 blieben dem gemeinsamen Treffen fern. Mitglied Nr. 1 erklärte, ohne den Therapeuten könne er nicht dabei sein. Er ist der einzige Teilnehmer, der unangefochten seinen Platz rechts neben dem Therapeuten über die ganze Zeit der Gruppenanalyse behauptet hat. Nr. 5 hat sich über sein Fernbleiben nicht geäußert.

Zwischen der Untergruppe 1, 5 und 3, 4, 7, 8 besteht eine feindselige Spannung. In der sozialen Beziehungsstruktur der Gruppe sind die beiden Untergruppen die Pole für regressives und progressives Verhalten. Die Lösung des Konfliktes wird anzeigen, ob die Gruppe sich gegenüber ihrem bisherigen regressiven Verhalten verändern und damit reifen kann. Faßt man die Auseinandersetzung aber „persönlich" auf (siehe Abb. 4), übersieht man die wichtige Bedeutung dieser

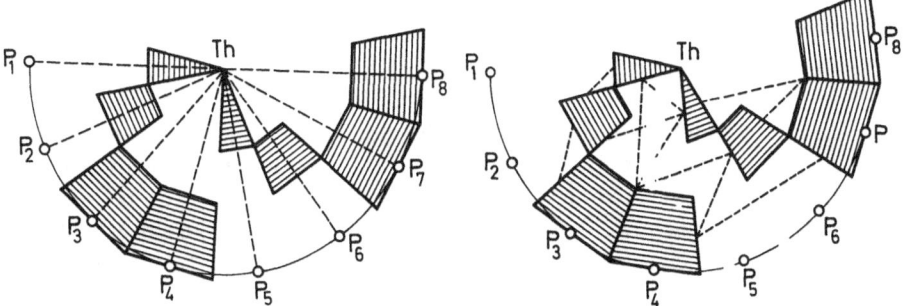

Abb. 3. Schema der gleichen Beziehungsstruktur, psychodynamisch polarisiert

Abb. 4. Zerfall der Beziehungsstruktur durch die Zentrierung auf Einzelbeziehungen

Phase für den therapeutischen Prozeß der Gruppe. In der Beobachtung regressiver und progressiver Tendenzen ergibt sich somit kein Unterschied zu den Erfahrungen aus der Einzeltherapie.

Betrachtet man die reale Konsequenz, die sich beim Abbruch einer Behandlung ergibt, so hat sie für den einzelnen Patienten in Einzel- oder Gruppenbehandlung die gleiche Folge: Die Behandlung ist beendet oder wird bei einem anderen Therapeuten fortgesetzt. In der Gruppentherapie geht der einmal eingeleitete therapeutische Prozeß aber auch ohne den ausgeschiedenen Teilnehmer weiter. Die für ihn bedauerliche Tatsache des Abbruchs seiner Behandlung kann für die Gruppe fruchtbar sein, da die Bedeutung seines Ausscheidens im Fortgang des therapeutischen Prozesses bearbeitet werden kann, was in der Einzeltherapie naturgemäß nicht möglich ist. Solche unliebsamen Zwischenfälle lassen sich in beiden Verfahren nur vermeiden, wenn die Indikation zur Behandlung sehr sorgfältig gestellt wird. Bei unseren ersten Versuchen mit therapeutischen Gruppen erschien uns das Ausscheiden einzelner Teilnehmer, besonders im Anfang der Behandlung, als ein gruppenspezifisches Schicksal, das wir hinnehmen mußten. Als wir unsere Indikation um das Merkmal erweiterten, der Patient müsse prinzipiell analysefähig sein, gleichgültig ob er für eine Einzel- oder Gruppenanalyse vorgesehen wurde, mußten wir zu unserer Überraschung feststellen, daß das scheinbar gesetzmäßige Ausscheiden von Gruppenmitgliedern ausblieb. An einzelnen Patienten, die im späteren Verlauf und oft mit gutem Argumenten die Gruppe verließen, konnten wir leicht nachweisen, daß die Indikation im Hinblick auf das geschilderte Merkmal falsch gestellt war. Auf Einzelfragen der Indikation kann ich mich im Rahmen dieser Arbeit nicht einlassen.

Ein anderer Aspekt der Gruppenanalyse wird an dem letzten Beispiel sichtbar. Für den Therapeuten ist, abgesehen vom Zeitaufwand, die Entwicklung eines gruppentherapeutischen Prozesses ökonomischer und kommt der großen Nachfrage nach psychotherapeutischer Behandlung entgegen. Ersetzen oder ablösen kann die Gruppenanalyse die klassische Analyse keineswegs, wie manche glauben, weil die Behandlung von psychischer Krankheit unter den Bedingungen einer persönlichen Beziehungsstruktur bzw. einer sozialen Gruppenstruktur zwei verschiedenen therapeutischen Verfahren entspricht, die unabhängig voneinander ihren eigenen Platz zu beanspruchen haben. Von der weiteren Forschung in der klassischen Einzelanalyse erwarten wir eine Vermehrung unseres Wissens über Persönlichkeitsstrukturen und deren Psychopathologie, die uns noch fremd sind. Von der weiteren Forschung der Gruppenanalyse erhoffen wir uns den längst fälligen psychoanalytischen Einblick in psychosoziale Strukturen und ihre Bedeutung für psychopathologische Phänomene.

Die Heilung der psychischen Krankheit erfolgt durch den therapeutischen Prozeß. Er kennzeichnet die spezifische Arbeit, die im Verstehen und Durcharbeiten der Beziehungsstruktur — Patient/Therapeut — geleistet werden muß, und zwar in erster Linie ihrer unbewußten Anteile (Übertragungsneurose). Eine Heilung kann nicht erreicht werden, wenn der Patient zu progressiven Entwicklungen unfähig ist, weil die Auflösung regressiver Fixierungen Ängste mobilisiert, die er nicht überwinden kann. Der Therapeut kann eine Heilung verhindern, wenn er für die hochqualifizierte Arbeit am therapeutischen Prozeß nicht genügend ausgebildet ist oder wenn er selbst so in die Beziehungsstruktur verstrickt ist, daß er zu ihr keine Distanz mehr finden kann. Der Prozeß der Heilung hängt letztlich davon ab, ob der pathogenetische Faktor unter den Bedingungen der neu geschaffenen therapeutischen Beziehung erkannt und in seinen Auswirkungen klargestellt werden kann, aber auch davon, ob der Patient aus den gewonnenen Einsichten die notwendigen Konsequenzen ziehen kann.

In der Gruppenanalyse erfaßt der therapeutische Prozeß das Geschehen in der psychosozialen Struktur — Therapeut/Gruppe. Der einzelne Patient ist an diesem Geschehen beteiligt. Die Heilung seiner individuellen Krankheit erfolgt über die zu therapeutischen Zwecken geschaffene neue Beziehungsstruktur der Gruppe, d.h. der therapeutische Effekt wird durch das Medium Gruppe vermittelt. Der offenbare Nachteil, daß diese Beziehungsstruktur nicht ausschließlich seine persönlichen Merkmale trägt, wird z.T. durch den persönlichen Spielraum ausgeglichen, den die Polarisierungsvorgänge ihm einräumen. In diesem Bereich liegt auch seine Entscheidungsfreiheit, die er gegebenenfalls gegen die ganze Gruppe oder einen Teil von ihr behaupten muß. Seine individuelle Heilung wird unmöglich gemacht, wenn er seine Ängste nicht überwinden kann, um den progredienten Prozeß der Gruppe mitzumachen oder ihn sogar verhindert. Die Verantwortung für seine persönliche Entscheidung wird durch die reale Bedeutung belastet, die sie für die ganze Gruppe annimmt.

Wenn der Therapeut die vermittelnde Funktion der Gruppe überspielt, indem er seine therapeutischen Absichten zu unmittelbar auf individuelle Beziehungen innerhalb der Gruppe einstellt, verliert er den Zugang zu dem Sinnzusammenhang, den sie im Gruppenprozeß einnehmen, aus dem Auge. Außerdem läuft er damit Gefahr, in den polarisierten Einzelbeziehungen zu agieren, weil er die Distanz zum Gruppengeschehen aufgegeben hat.

Literatur

ARGELANDER, H.: Die szenische Funktion des Ichs und ihr Anteil an der Symptom- und Charakterbildung. Psyche (Stuttg.) **24**, 325 (1970).
FREUD, S.: Bruchstück einer Hysterieanalyse, Ges. Werke Bd. 5 (1905).
HEIGL-EVERS, A.: Konzepte der analytischen Gruppenpsychotherapie, Göttingen: Verlag f. Med. Psychologie Vandenhoeck & Ruprecht, 1972.
LIEBERMAN, M.A., LAKIN, M., STOCK WHITAKER, D.: In: Gruppendynamik und der „subjektive Faktor", hrsg. K. HORN. Frankfurt a.M.: Suhrkamp Verlag 1972.

Gruppenpsychotherapie und Gruppenarbeit

Von

R. Battegay

Mit 2 Abbildungen

Inhalt

Definitionen von Gruppe/Gruppenpsychotherapie/Gruppenarbeit	620
Der Begriff „Gruppe"	620
Gruppenpsychotherapie beziehungsweise Gruppentherapie	620
Die verschiedenen Aspekte des Gruppenprozesses	623
Der soziologische Aspekt	623
Der psychologische Aspekt	627
Der therapeutische Aspekt	631
Die initiale explorative Kontaktnahme	631
Regression	632
Katharsis	633
Einsicht	634
Wandlung — Sozialer Lernprozeß	634
Die Methoden der Gruppenpsychotherapie und anderer Gruppenaktivitäten	635
Im engeren Sinne gruppenpsychotherapeutische Verfahren	635
Aktivitätsgruppenpsychotherapie	635
Analytische Gruppenpsychotherapie	635
Direktiv-suggestive Gruppenpsychotherapie	640
Psychodrama	641
Beschleunigende/fokale Methoden	642
Nicht im engeren Sinne gruppenpsychotherapeutische Verfahren	646
Das Sensitivity-Training	646
Die Balint-Gruppe	650
Die Kontrollgruppe (Supervisionsgruppe)	651
Gruppenarbeit	653
Wert-/Risikofaktoren/Kontraindikationen der Gruppenpsychotherapie und der Gruppenarbeit	655
Resultate von Gruppenpsychotherapie und Gruppenarbeit	658
Literatur	659

Der Mensch ist zeit seiner historischen und seiner individuellen Existenz darauf angewiesen, Mitglied einer ihn bergenden Gruppe zu sein. Schon Aristoteles hat diesen Umstand erkannt, indem er den Menschen als ein geselliges Wesen, als ein „Zoon politikon" verstand. In der Medizin setzte sich erst in den letzten Jahren und Jahrzehnten die Auffassung durch, daß das menschliche Individuum nicht nur als Einzelwesen, sondern auch in seiner sozialen Verstricktheit, in seinen

Interaktionen mit seiner mitmenschlichen, gruppenzentrierten Umwelt erfaßt werden muß. Dementsprechend haben seither Gruppenpsychologie und Gruppenpsychotherapie eine wachsende Bedeutung erlangt. Im sozialen Bereich gewinnt die Gruppenarbeit zunehmendes Gewicht.

Definitionen von Gruppe/Gruppenpsychotherapie/Gruppenarbeit

Der Begriff „Gruppe"

Unter dem *Begriff „Gruppe"* verstehen wir ein hochorganisiertes soziales Gebilde, das aus einer meist kleinen, auf alle Fälle aber übersichtlichen Zahl von wechselseitig in emotionaler und intellektueller Beziehung stehenden und für die Gesamtheit eine Funktion (Rolle) ausübenden Individuen zusammengesetzt ist. Der Soziologe MILLS vermittelt in seinem Buch „Soziologie der Gruppe" eine einfache Definition der (Klein-)Gruppen: „Es sind Einheiten von 2 oder mehr Personen, die sich zu einem bestimmten Zweck treffen und denen bereits dieser Kontakt selbst sinnvoll erscheint."

COOLEY hat den Begriff *Primärgruppe* eingeführt und von der *Sekundärgruppe* unterschieden (SPROTT). Eine Primärgruppe ist relativ klein, und deren Mitglieder können direkten Kontakt miteinander pflegen. Eine Sekundärgruppe ist demgegenüber nur indirekt durch ein gemeinsames Symbol, durch eine gemeinsame „Mitte" verbunden, ohne daß — bei deren Größe - noch ein direkter Kontakt zwischen allen ihren Mitgliedern möglich wäre. Wir beschränken uns hier auf die für die Gruppenpsychotherapie und die Gruppenarbeit allein wichtige Kleingruppe. Wie SLATER betont, gibt uns das Studium kleiner Gruppen Gelegenheit, elementare gesellschaftliche Phänomene in mikrokosmischer Form zu untersuchen.

Im therapeutischen Bereich werden geschlossene, halboffene (slow-open-groups) und offene Gruppen unterschieden. Geschlossene Gruppen sind dadurch gekennzeichnet, daß während der ganzen Dauer ihres Bestandes keine neuen Mitglieder aufgenommen werden. Unter halboffenen Gruppen werden jene verstanden, bei denen lediglich Ausgetretene ersetzt werden. Als offene Gruppen bezeichnen wir jene, bei denen weder die Zusammensetzung noch die Zahl der Mitglieder konstant bleiben müssen. Diese Gruppen halten sich offen für neue Mitglieder, die für die Beteiligung in Frage kommen.

Gruppenpsychotherapie beziehungsweise Gruppentherapie

Gewisse Autoren differenzieren in Gruppen*psycho*therapie und Gruppentherapie. Diejenigen Verfahren, in denen der Leiter, bzw. der Moderator oder der Therapeut, die Patienten aktiver angreift, sie stimuliert oder richtungsweisend beeinflußt, bezeichnen sie als Gruppentherapie (SLAVSON). Nur die analytisch orientierten Therapieformen werden von diesen Forschern als Gruppen*psycho*therapie bezeichnet. Wir halten diese Unterscheidung für fragwürdig, da in jedem Falle nicht nur die Gruppe allein therapeutisch auf die Kranken einwirkt, sondern der Therapeut und die anderen Gruppenmitglieder mittels ihrer Psyche auf diejenige eines oder mehrerer Patienten. Doch könnte man ebenso sehr bei allen Gruppenpsychotherapiearten die Einschiebung „-psycho" weglassen, da jegliche Gruppenbehandlung gleichzeitig auch Psychotherapie ist und somit diese erläuternde Einschränkung unnötig wird! Immerhin wird mit dieser Einschiebung deutlich, daß Gruppenaktivitäten Methoden der Psychotherapie darstellen.

Mit dem *Begriff Gruppenpsychotherapie* bezeichnen wir Behandlungsmethoden, die die autozentrierte Beschäftigung von mindestens zwei therapeutisch Erfaßten, im Beisein eines oder mehrerer Psychotherapeuten, mit deren tiefenpsychologischen Motivationen sowie deren interaktioneller Dynamik anregen.

Diese weitgefaßte Definition ist auf alle Arten der Gruppenpsychotherapie anwendbar. Die Unterschiede zwischen verschiedenen Auffassungen werden aber deutlich, wenn die Definition mehr Details erfassen soll. So kann unter dem Begriff Gruppenpsychotherapie ein Verfahren subsumiert werden, bei dem ein Therapeut mehrere Patienten zur gleichen Zeit psychotherapeutisch angeht. Oder es wird darunter eine Methode verstanden, bei der ein Patient durch eine Gruppe von Therapeuten erfaßt wird. Das Kollektiv von Therapeuten stellt dann, zusammen mit dem Patienten, eine Gruppe dar, die es gestattet, den Kranken in einem therapeutisch orientierten sozialen Rahmen zu beobachten und zu behandeln (LEBOVICI).

Mit den erwähnten unterschiedlichen Methoden der Gruppenpsychotherapie ergibt sich bereits eine gewisse Gliederung. Doch kennen wir andere Einteilungsprinzipien der Gruppenpsychotherapiemethoden als diejenige nach der Zahl der Patienten oder der Therapeuten. So können beispielsweise diagnostische Gesichtspunkte benützt werden, je nachdem zum Beispiel Neurotiker (BATTEGAY, BERGER, DERBOLOWSKY, DE SCHILL, FOULKES, GENEVARD, GRINBERG et al., ILLING, PREUSS, SPAZIER), psychosomatisch Kranke (AHLBRECHT, COOPER, ENKE-FERCHLAND, FREYBERGER, KARK, SCHWÖBEL, STOKVIS, WITTICH U. KLUG), Süchtige verschiedener Art (BATTEGAY und LADEWIG, FORT, GLIEDMAN et al., LENNERTZ, PETZOLD, RIETH, WILLETT), Kinder und Jugendliche in Reifungskrisen (BATTEGAY, FRANK und ZILBACH, HEIGL-EVERS und LAUX, KRAFT, KÜNZEL, RHODES, SLAVSON, WIESENHÜTTER), sexuell Perverse und Impotente (BETLHEIM, PITTMAN u. DE YOUNG, ROMAN), Schizophrene (BATTEGAY u. ROHRBACH, BOUR, BRACK, POWDERMAKER, u. FRANK, R, SCHINDLER, SLAVSON), Depressive (BATTEGAY, KIELHOLZ u.a.) oder gemischtdiagnostische Gruppen (BATTEGAY, GUGGENBÜHL, JOHNSON, u.a.) behandelt werden. Gewisse Arbeiten betreffen mehr hospitalisierte (AHLBRECHT, ALNAES, BATTEGAY, BOENHEIM, ENKE-FERCHLAND, HAU, JOHNSON, LEUNER, LINDINGER, STUDT), andere mehr ambulante oder aus der Klinik entlassene Patienten (BATTEGAY, DERBOLOWSKY, KLAPMAN). Wieder andere Autoren widmen sich Ehepaargruppen (GRUNEBAUM et al., HENLE, PREUSS, RECKLESS, WILLI).

Eine große Zahl von Arbeiten befaßt sich mit der Ausbildung und dem Training von angehenden Gruppentherapeuten (BATTEGAY, BEUKENKAMP, FRIEDEMANN, KEMPER, LAKIN et al., PETERSEN u.a.). Einen weiteren Bereich stellt die therapeutisch orientierte Gruppenarbeit mit Studenten und Schülern dar (BATTEGAY, STROTZKA u.a., TEIRICH). Gruppenaktivität mit den Mitarbeitern eines beruflichen Teams (KLÜWER, LONERGAN, SPEROFF) ist eine weitere Domäne, die sich als weites Tätigkeitsfeld für entsprechend Interessierte geöffnet hat. Andere Arbeiten befassen sich mit der Arbeit mit natürlichen Gruppen, wie beispielsweise der Familie (ACKERMAN, AUERSWALD, FERBER und RANZ, FRAMO, HALEY, KAUFMANN, LAQUEUR, LEICHTER u. SCHULMANN, LIEBERMAN, MINUCHIN u. BARCAI, PAKESCH, RECHENBERGER, SAGER, SPECK und ATTNEAVE, ZILBACH et al., ZUK). In einem weiteren Sinne gehört zur Gruppenpsychotherapie auch die von MAXWELL JONES initiierte und von anderen Autoren (BASAGLIA, u.a., NAPOLITANI) weiterentwickelte Therapeutic Community bzw. Community Therapy. Verschiedene Autoren widmen sich Elterngruppen. Darunter ist vor allem RICHTER zu erwähnen, der mit zwei Gruppen junger Eltern arbeitete, die an einem gemeinschaftlichen Erziehungsexperiment beteiligt waren. Es wurde auch versucht, mit Obdachlosen in einem erweiterten Sinne gruppentherapeutisch vorzugehen, indem eine Initiativgruppe in einer Obdachlosensiedlung gebildet wurde, die in einem Community-development-Programm arbeitete (RICHTER). LABHARDT, BURNER u.a. lassen, wie J.H. SCHULTZ, dessen Begründer, es bereits beschrieben hat, das Autogene Training mit Erfolg auch in Gruppen durchführen. Die Frage, wie deviantes Verhalten in soziale Vollzüge (zurück)geführt werden kann, beschäftigt die Literatur über die Gruppenarbeit mit dissozialen, kriminellen Persönlichkeiten (ARNOLD u. STILES, ILLING, RAPPAPORT, SÉMINAIRE SUR LE „GROUP COUNSELLING", STÜRÜP, VAN DALFSEN).

Außer den erwähnten Arbeiten, die sich auf die Praxis dieser Behandlungsmethoden hin orientieren, befassen sich andere mehr mit theoretischen Fragen der Sozio- und der Psychodynamik in der Gruppe, wie zum Beispiel jene von BION, BROCHER, ENKE, HÖHN u. SCHICK, KRÄUPL-TAYLOR, LIEBERMAN et al., LUFT, MORENO, RICE, SLAVSON, WHITACKER, u. LIEBERMAN). Wieder andere Arbeiten betreffen das exakte Studium der Gruppendynamik, angefangen von K. LEWIN mit seiner Feldtheorie, bis zu neueren Erforschern der Klein- und Großgruppen sowie der intergruppalen Beziehungen, wie CARTWRIGHT, LAPASSADE und SLATER. In den gleichen Forschungsbereich fallen die quantitativen und qualitativen Bestimmungen der Gruppeninteraktionen, so die durch MORENO mit Erhebungen über die gegenseitige Anziehung und Abstoßung der Gruppenmitglieder initiierte Soziometrie und die Interaktionsanalyse, beziehungsweise die Prozeßanalyse sozialer Beziehungen, in natürlichen oder speziell zu Versuchszwecken zusammengestellten Gruppen (BALES u. SLATER, BATTEGAY et al., BENNE u. SHEATS, BORGATTA, S.J. HUTT und C. HUTT, LUFT, NEWSTETTER, SALZBERG et al., WHYTE).

Die wichtigste Einteilung der verschiedenen Gruppenpsychotherapien und der Gruppenarbeit ist indessen diejenige, welche die verschiedenen Gruppenpsychotherapiemethoden und anderen Gruppenverfahren — sie liegt auch unserer später folgenden Abhandlung über die diversen Methoden der Gruppentherapie und der übrigen Gruppenaktivitäten zugrunde — nach der Art des Vorgehens gliedert. In Anlehnung an SLAVSON und die neuesten Entwicklungen berücksichtigend, können wir die verschiedenen Gruppenpsychotherapie- und anderen Gruppenverfahren wie folgt einteilen:

Im engeren Sinne gruppenpsychotherapeutische Verfahren
— Aktivitätsgruppenpsychotherapie
— Analytische Gruppenpsychotherapie
— Direktiv-suggestive Gruppenpsychotherapie
— Psychodrama
— Beschleunigende/fokale Methoden der Gruppenpsychotherapie

Nicht im engeren Sinne gruppenpsychotherapeutische Verfahren

In diese Kategorie fallen die zwar nicht im engeren Sinne therapeutischen, aber doch der Verhaltensmodifizierung und der Verbesserung des Sozialkontaktes dienenden Gruppenaktivitäten, wie

— Das Sensitivity Training
— Die Balint-Gruppe
— Die Kontrollgruppe

Gruppenarbeit

Unter Gruppenarbeit verstehen wir alle jene Aktivitäten, die durch eine Gruppe, d.h. durch wechselseitig miteinander mit spezifischer Rollenverteilung intellektuell und emotional verbundene Menschen ausgeführt werden. Diese Art der Arbeit, die sich also nicht so sehr auf den einzelnen als auf gegenseitig in Interaktion und Interrelation tretende Individuen bezieht, soll dazu führen, daß das Verantwortungsgefühl aller Beteiligten für das Arbeitsziel und das Betriebsklima durch Kommunikationsförderung gebessert werde. Gruppenarbeit kann in verschiedensten Institutionen, Ausbildungs- und Berufsmilieus vor sich gehen, beispielsweise in der Industrie (LONERGAN, SPEROFF u.a.), der Sozialarbeit (BELLSMITH, BERNSTEIN u. LOWY, VINTER u.a.), der Krankenpflege (ISENSCHMID, LOCHER, MÄDER, MEIER, SCHWANINGER, STETTLER, STIEFEL, ZIHLMANN u.a.), der Universität (zum Beispiel im Gruppenunterricht der Medizinstudenten am Krankenbett), der Schule und anderen Bildungsinstitutionen (KNIPPENKÖTTER), im Militär, in der Kirche. Gruppenarbeit drängt sich in der Gegenwart aber auch überall dort auf, wo gewaltige technische Aufgaben die enge und koordinierte Zusammenarbeit einer oft großen Zahl von Menschen erfordert.

Bevor wir aber auf die verschiedenen Methoden der Gruppenpsychotherapie und der Gruppenarbeit eingehen, wollen wir einen Blick auf die verschiedenen Aspekte des Gruppenprozesses werfen, da allen Gruppen gewisse sozio- und psychodynamische Gesetzmäßigkeiten gemeinsam eigen sind.

Die verschiedenen Aspekte des Gruppenprozesses

Um das Geschehen in einer Gruppe zu erfassen, haben wir es nicht nur vom tiefenpsychologisch-vertikalen Gesichtspunkt des einzelnen aus zu betrachten. Vielmehr können wir auch einen rein soziologisch-horizontalen Ansatz wählen (FOULKES), um dem Prozeß in einer Gruppe gerecht zu werden. Um zu beurteilen, was in der therapeutischen Gruppe, beziehungsweise in der Gruppenpsychotherapie, aber auch in einer Arbeitsgruppe, beziehungsweise in der Gruppenarbeit, geschieht, ist folglich eine Kenntnis sowohl der soziologischen als auch der psychologischen Gesetzmäßigkeiten, die einer Gruppe inhärent sind, notwendig. Dabei müssen wir uns bewußt sein, daß in den therapeutischen wie den soziologischen Gruppen die psychologischen und die soziologischen Prozesse ineinander wirken, zu einer Resultante führen, die im Gruppenprozeß allein sichtbar ist.

Der soziologische Aspekt

Wenn wir das Geschehen in der Gruppe vom soziologischen Aspekt her betrachten, müssen wir zuerst die wechselseitigen Einwirkungen der Mitglieder aufeinander betrachten, die in der Sprache der Soziologie als *Interaktionen* bezeichnet werden.

Der Klassiker der Gruppenforschung, HOMANS, sagt: "Persons who interact frequently with one another tend to like one another" (Personen, die häufig miteinander in Interaktion treten, neigen dazu, sich sympathisch zu sein). Erfahrungen mit spontanen und mit therapeutischen Gruppen an der Basler Psychiatrischen Universitätsklinik und -poliklinik ergaben, daß diese Regel lediglich einem Teilaspekt der Gruppendynamik entspricht. Steigende Interaktionsfrequenz führt nicht nur zu einer Steigerung gegenseitiger Wertschätzung, sondern auch zu einem Anwachsen aggressiver Interaktionen. Man kann deshalb sagen, daß in einer Gruppe mit zunehmenden Gesamtinteraktionen die emotional geladenen wechselseitigen Beziehungen anwachsen und die gleichgültigen abnehmen. Es kann sogar festgestellt werden, daß bei zunehmender Interaktionsdichte die emotional geladenen Interaktionen einen immer stärkeren Anteil bilden, der seinerseits mit der Raumgröße und der Zahl der Beteiligten korreliert.

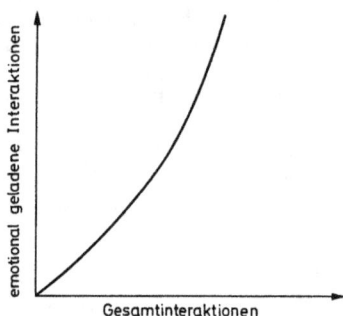

Abb. 1. Schema: Relation der emotional geladenen Interaktionen zu den Gesamtinteraktionen in der Gruppe

Je mehr Interaktionen in einer Gruppe erfolgen, desto mehr ergibt sich ein Unterschied zwischen *Binnendistanzen* (innerhalb einer Gruppe) und *Außendistanzen* (von Mitgliedern zu Außenstehenden). Damit ist zwar der Gruppenbestand gewährleistet. Doch besteht die Gefahr, daß über Außengruppen Vorurteile, d.h. *Heterostereotype* (HOFSTÄTTER), entstehen, also Charakterbilder, die für das Gros der Angehörigen der Fremdgruppe ohne gesicherte objektive Grundlage als gültig betrachtet werden. Parallel dazu geht dabei oft eine Überbewertung der eigenen Gruppe *(Autostereotype)* einher.

Schließen sich Menschen zu einer Gruppe zusammen und haben sie regelmäßig Kontakt miteinander, so sehen sie, wie Experimente gezeigt haben (SHERIF), die Dinge allmählich in ähnlicher Weise. Es kommt zu einer *Gruppennorm* der Ansichten und schließlich auch der Verhaltensweisen. Die Norm verstärkt sich für den einzelnen dadurch, daß alle Beteiligten ihre Erfahrungen durch die Gruppennorm geprägt zum Ausdruck bringen. Jedes Mitglied setzt voraus, daß die anderen seine Ansicht teilen, und es wird dadurch in seiner Überzeugung bestärkt, daß seine Ansichten grundsätzlich richtig seien. In jeder Gruppe treten indessen Menschen auf, die sich der Tendenz zur *Konvergenz* (HOFSTÄTTER), der Gruppennorm, nicht anschließen wollen oder können und sich dementsprechend durch ein Außenseitertum, oder, wie MERTON es sagt, durch *Anomie* auszeichnen. Infolge ihres Außenseitertums und ihrer Anomiestellung in der Gruppe stehen ihnen dann nicht die gleichen institutionellen Möglichkeiten zur Verfügung wie jenen, die der Norm entsprechen (MERTON).

Zwischen den Anliegen des Individuums und den Erwartungen der Gesamtgruppe besteht meist eine gewisse Spannung. Der einzelne muß Rücksicht nehmen auf das, was die Gruppe oder aber die Gesellschaft von ihm erwartet. Ob in der Ausübung seiner sozialen Rolle seine inneren Strebungen oder aber die Ansprüche der Umwelt mehr zu Wort kommen, ist je nach Individuum, sozioökonomischer und auch kultureller Situation verschieden.

Nach LINDGREN sind Rollen jene Aktionsmuster, die die Position des Individuums und seinen Status (in der Gruppe) angeben. Rollen gehören also zu gewissen Positionen (in der Gruppenhierarchie). Sie sind dementsprechend mehr oder weniger standardisiert. Doch hängt das Ausmaß der Standardisierung weitgehend vom Individuum ab, das eine bestimmte Rolle innehat.

BENNE und SHEATS schlagen in bezug auf die Gruppe eine dreiteilige Klassifikation der Mitgliederrollen vor, wobei ein Individuum im Verlaufe der Zeit unterschiedliche Rollen einnehmen kann:

1. Rollen, die sich auf die Gruppenaufgabe beziehen
2. Rollen, die sich auf den sozialen Bestand der Gruppe beziehen
3. Rollen, die sich auf die Bedürfnisse des Individuums in der Gruppe beziehen

Bei einer Diskussionsgruppe beispielsweise zeigen sich etwa folgende Verhältnisse:
Unter 1. könnten zum Beispiel genannt werden: Der Initiator (Anstoßgeber), der Koordinator (der Wegweisende), der Kritiker, der Antreibende. In die 2. Kategorie würden u.a. folgende Rollen fallen: der Bestätigende, der Ausgleichende, der Vermittelnde, der Normengeber, der Kommentator, der Mitläufer. Sub 3. wären zum Beispiel folgende Rollen aufzuführen: der Aggressor, der Hemmende, der Geltungsstrebende, der Dominierende, der Hilfesuchende, der Vertreter besonderer Interessen.

Diese letzteren Rollen beeinträchtigen gewöhnlich den persönlichen Einsatz für die Gruppenziele. Die einzelnen versuchen dabei, die Gruppe für ihre eigenen Zwecke auszunützen. Naturgemäß geschieht es nicht selten, daß sich jemand einer Gruppe anschließt, um seine eigenen Ziele — und nicht die der Gruppe — mit ihrer Hilfe besser verfolgen zu können.

Die von BENNE und SHEATS erwähnten Rollen sind nur einige unter vielen, die als mögliche aufzuführen wären. Bei verschiedenen Gruppentypen entwickelt ein und dasselbe Individuum unterschiedliche Rollen. Eine Einzelperson nimmt in der sozialen Wirklichkeit meist gleichzeitig an verschiedenen Gruppen teil. Sie hat in den diversen Gruppen oft ganz unterschiedliche Rangstufen und Rollen.

Nicht alle beteiligten Individuen weisen in der Gruppe die gleiche Dichte von Beziehungen auf. Gewisse Gruppenmitglieder vereinigen mehr Gesellungen, Zuwendungen oder Abstoßungen auf sich als andere. Es ergibt sich in jeder Gruppe eine gewisse Ordnung und Hierarchie (FISCHER). TEIRICH und R. SCHINDLER haben, in Entsprechung zum Tierreich, die verschiedenen Rangpositionen in den menschlichen Gruppen als Alpha-, Beta-, Gamma- und Omegapositionen bezeichnet.

Bei einer pharmakologischen Gruppenuntersuchung, die wir zusammen mit SPIEGEL und ABT ausgeführt haben, wurde das Bestehen einer Gruppenhierarchie ersichtlich. Mittelpunkt der Untersuchung war zwar die Frage, ob Thioridazin, Desipramin und Placebo unterschiedlich auf Quantität und Qualität der verbalen Interaktionen der Gruppenteilnehmer wirkten. Der Versuch sollte in erster Linie methodischen Abklärungen im Hinblick auf eine spätere Anwendung der Versuchsanordnung an Patientenkollektiven dienen. Der Untersuchung lag die Struktur des lateinischen Quadrates (6 Probanden, 6 Versuchstage, $2 \times 3 = 6$ Präparate) zugrunde. Die Interaktionen wurden nach einer modifizierten Version der Prozeßanalyse nach BALES und SLATER aufgenommen. Die statistische Auswertung ergab nun keine Unterschiede zwischen den Präparaten untereinander und gegenüber Placebo hinsichtlich der untersuchten Parameter der verbalen Interaktionen. Hingegen fanden sich signifikante Differenzen zwischen den einzelnen Probanden in bezug auf ihre verbale Aktivität. Während der sechs Sitzungen zeigte sich sogar, daß die einzelnen Versuchsteilnehmer immer etwa in der gleichen Position verharrten. Wenn sich auch in unserem kurzdauernden Versuch — wohl infolge starrer Untersuchungsbedingungen infolge Anwesenheit eines Beobachters und infolge des sich täglich wiederholenden Rituals der Tablettenabgabe eine Stunde vor Versuchsbeginn und Einhaltung einer festen Sitzordnung, die das Beobachten gestattete — die Gruppenhierarchie nicht veränderte, kann sie jedoch wandelbar sein.

Es ist SIMMEL, der auf diese Wandelbarkeit der Gruppenhierarchie besonders aufmerksam gemacht hat, indem er folgendes formulierte: „Der Kampfcharakter, den die unmittelbare Erfahrung an dem Leben des Individuums erkennen läßt — diese in jedem Augenblick gegebene Notwendigkeit des Eroberns, der Verteidigung gegen Angriffe, der Festigkeit gegen Versuchungen, des Wiedergewinnens eines fortwährend verlorenen Gleichgewichts — setzt sich gewissermaßen unterhalb und oberhalb der seelischen Einzelexistenz fort."

Das Verhalten eines einzelnen in der Gruppe führt zu Reaktionen der übrigen Beteiligten. Sie können daher ihr Verhalten im Spiegel des reaktiven Verhaltens der übrigen Mitwirkenden erfahren. Diese *Rückkoppelung* (engl. *Feedback*) der Zugehörigen führt dazu, daß sie wahrnehmen, wie sie sich in einem sozialen Rahmen bewegen und auf Mitmenschen wirken. Das Feedback kann unbewußt wahrgenommen werden. Im Verlaufe der Beteiligung an einer therapeutischen Gruppe oder an einer Arbeitsgruppe lernen es aber viele, sich der Reaktionen der sie Umgebenden allmählich bewußt zu werden. Der Rückkoppelungsprozeß beinhaltet gruppenpsychotherapeutisch die Möglichkeit der gegenseitigen Kontrolle und damit der Änderung des Verhaltens der Beteiligten. Die Gruppe ist damit eine Art *selbstregulierendes System,* wie wir es von der *Kybernetik* in bezug auf die Selbstregulierung der Vorgänge in mechanischen Systemen kennen (SBANDI). Wie uns unsere Beobachtungen an therapeutischen Gruppen und analytischen Selbsterfahrungsgruppen lehren, ist es nicht möglich, daß ein einzelner sein Verhalten ändert, ohne daß andere oder die gesamte Gruppe mit in den Wandlungsprozeß einbezogen werden. Es besteht in der Gruppe eine gegenseitige Interdependenz. Verhält sich beispielsweise jemand als Monopolist, d.h. versucht er die Gruppe ausschließlich für seine eigenen Zwecke auszunützen, so wirkt sich dieses Verhalten auf die anderen in dem Sinne aus, daß sie viel mehr Energien einzusetzen haben, um überhaupt noch zu Wort zu kommen als ohne Beteiligung eines solchen Individuums. Die übrigen werden dem monopolistischen Mitglied Feedbacks entgegenbringen, die ihm eine Meldung über die Wirkung seines Verhaltens vermitteln könnten. Falls er solche Signale wahrnehmen will, wird er, sofern es ihm möglich ist, sein Verhalten zu ändern versuchen.

Wie dargelegt, bedeutet Feedback aber auch Kontrolle. Bei sehr dominierender Norm wird diese Kontrolle sogar so weit gehen, daß sie jegliche Dynamik in der Gruppe und jegliches freie Entfalten der Beteiligten behindert. Dem Feedback in der Gruppe kann damit auf der einen Seite eine wandlungs- und reifungsfördernde, auf der anderen Seite aber — bei übermäßiger Kontrolle — eine hemmende Funktion zukommen.

In der Gruppe ist dem einzelnen auch der aktive *Informationserwerb* leichter als wenn er auf sich allein abgestellt wäre. Das Informationsfeld des einzelnen ist in einem solchen Kreis um den Informationsbereich der anderen erweitert. Es kann durch die Informationsarbeit aller ein vielfaches an neuen Daten an den einzelnen herankommen. Diese Arbeitsteilung in bezug auf die Information gilt auch für alle anderen Arbeiten im Rahmen einer Gruppe, beispielsweise das Erbringen einer Leistung, das Assoziieren zu einem Thema.

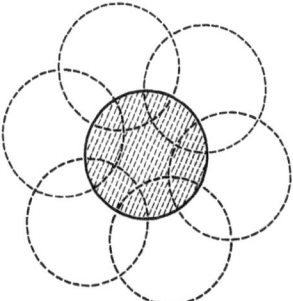

Abb. 2. Schema: Arbeitsteilung in der Gruppe, dargestellt am Informationserwerb. — Informationsfeld des isolierten Individuums. ---- Die Informationsfelder der übrigen, die zur Information des Individuums beitragen und dessen Informationsbereich erweitern

Nach unserer Erfahrung mit therapeutischen und der Selbsterfahrung dienenden Gruppen zu schließen, ergibt sich in jeder Gruppe eine wechselseitige Beeinflussung der Gefühle der Beteiligten. Es werden so bei den einzelnen Gefühle aus der Latenz herausgerissen und zum Ausdruck gebracht. Diese *Verstärkerwirkung der Gruppe* auf die Gefühle kann so weit führen, daß die Beteiligten nicht mehr verantwortliche Glieder einer rollenstrukturierten und geordneten Gruppe darstellen, sondern zu einer affektiv gleichgeschalteten oder desintegrierten „Masse im kleinen" entarten. Die Verstärkerwirkung der Gruppe auf die Gefühle kann es aber auch mit sich bringen, daß die in ihr Verbundenen zu einem gefühlsmäßigen Erleben imstande sind, wie sie es allein, auf sich gestellt, nie fähig wären.

Der psychologische Aspekt

Halten sich Menschen in einem Raum nahe beieinander auf, so sind sie beinahe gezwungen, zumindest in Blickkontakt miteinander zu treten. Bei dichter werdenden Interaktionen werden wir immer wieder beobachten können, daß nicht nur Kommunikationswünsche, sondern auch Ängste vor dem Kontakt mit den anderen, vor einer Einschränkung der Individualität oder sogar vor dem Individualitätsverlust aufkommen. Dementsprechend macht sich in dieser *initialen Phase der explorativen Kontaktnahme* ein vorsichtiges gegenseitiges Sich-Abtasten bemerkbar. Schwer kontaktbehinderte und Ich-schwache Patienten (beispielsweise Schizophrene) sitzen etwa den Wänden des Zimmers entlang, um sich in dieser Phase des Gruppenprozesses vor dem „Zugriff" der anderen geschützt fühlen zu können. Die gegenseitige Exploration dient den Mitwirkenden auf der einen Seite dazu, die für sie notwendige *soziale* und *psychologische Distanz* auf jeden Fall einhalten zu können, auf der anderen Seite aber auch dazu, einen Versuch der Kommunikation mit den übrigen zu wagen.

Ist die initiale Kontaktnahme erfolgt, so gelingt es den Beteiligten in der Regel, sich zumindest partiell in die anderen einzufühlen, sich mit ihnen zu identifizieren. Diese, in einer *zweiten Phase der Gruppenpsychotherapie* ablaufenden, anfänglich meist unbewußt, später auch bewußt vor sich gehenden, *Identifikationsprozesse* sind für das Entstehen einer Gruppenkohäsion notwendig: ohne Identifikation keine Gruppenbildung. Im Zusammenhang mit diesem Identifikationsgeschehen werden in den Mitgliedern infantile Vorstellungen des Familienzusammenhaltes, des Klassenverbandes oder anderer Kollektivsituationen ihrer Kindheit wach. Dadurch wird die wechselseitige Identifikation weiter gefördert. Die Identifikation ist dementsprechend mit einer mehr oder weniger schwerwiegenden Regression auf kindliches Erleben verbunden. Die Identifikation geschieht aber nicht nur durch die Wiederbelebung vergangener Kollektiverlebnisse, d.h. durch eine Übertragung von früheren Gruppenerfahrungen auf die jetzige Gruppensituation. Die gegenseitige Einfühlung wird auch auf der aktuell-realen Ebene möglich durch die gesteigerte Kontaktnahme bei wachsender Interaktionsintensität. Wenn die Beteiligten erkennen, daß in den übrigen ähnliche Fragen offen sind, werden die von SULLIVAN erwähnten Ängste der Menschen vor dem abschätzigen Urteil der anderen überwunden.

Die Identifikation geht in einer Gruppe allerdings nie so weit, daß sich die Phantasien der Beteiligten vollkommen überschneiden. Es besteht immer ein Spielraum der Freiheit für die Mitglieder, der sich auch darin äußert, daß nur eine partielle Gleichrichtung unbewußter Vorstellungen bei den verschiedenen Teilnehmern möglich ist. Nach erfolgter Kontaktnahme und gegenseitigem abtastendem Sich-Kennenlernen wachsen die Mitglieder aber doch zu einer mehr oder weniger lockeren oder geschlossenen Einheit zusammen.

Selbst bei den oft beziehungsgestörten Schizophrenen, die wir in unserer psychiatrischen Ambulanz gruppenpsychotherapeutisch betreuen, beobachten wir, daß sie sich gegenseitig mit den Problemen der anderen identifizieren. Spricht ein Mitglied davon, wie beeindruckbar und beeinflußbar es durch die Meinungsäußerungen anderer Menschen sei, so betonen gleich mehrere der Gruppe, daß es ihnen auch so ergehe. Fragt eine Patientin, ob sie denn je wieder gesund werde, nachdem sie geschildert hat, daß sie die Welt entfremdet, wie durch einen Filter, erlebe und in ihrer Familie keine Pflichten mehr auf sich nehmen könne, so springt ihr sofort eine andere bei, indem sie zum Beispiel erzählt, daß sie nun bereits seit längerer Zeit als Sekretärin arbeite, obschon sie anfänglich gleiche Befürchtungen gehegt habe wie die Fragestellerin.

In der Initialphase einer therapeutischen Gruppe wird die Identifikation der Gruppenzugehörigen miteinander durch die Person des Leiters erleichtert. Besonders bei der Gruppenpsychotherapie mit Drogenabhängigen haben wir beobachten können, daß die Gruppe während einer langen Anfangsphase dem einzelnen nur im Leiter faßbar wird. Die Toxikomanen, ob sie nun im Spitalmilieu oder in der Ambulanz behandelt werden, richten, entsprechend ihrer Kommunikationsstörung, ihrer Frustrationsintoleranz und ihrem Abhängigkeitsstreben, ihr Wort während längerer Zeit nur an den Therapeuten. Es zeigt sich, daß sie ihn im Grunde genommen nicht mit anderen teilen möchten. Die übrigen Gruppenmitglieder werden diesen Patienten nur allmählich sichtbar. Erst nach und nach verwickeln sie sich in Interaktionen mit den anderen Mitgliedern. Nach ETZIONI erfüllt die Identifikation mit dem Leiter oder einem „Kopf" der Organisation auch normalerweise eine wichtige Aufgabe, indem sie die abstrakte innere Verpflichtung gegenüber den Regeln einer Organisation dadurch fördert, daß sie ein konkretes und „emotional positives" Bild schafft, mit dem man sich leichter als mit der Gesamtorganisation (der Gruppe) identifizieren kann. In den Therapiegruppen allerdings muß darauf geachtet werden, daß die Mitglieder nicht dauernd auf den Leiter fixiert bleiben. Es hat sich uns in dieser Beziehung eine zurückhaltende Haltung in jenen Situationen bewährt, in denen die Gruppe dazu neigt, den Leiter allzu sehr vorzuschieben. In den therapeutischen — wie übrigens auch in den sozialen — Gruppen darf es nicht etwa zu einem Gehorsam gegenüber dem Leiter kommen, wie ihn MILGRAM bei seinen — moralisch und wissenschaftlich nicht unumstrittenen (BRANDT) — Experimenten beobachtet hat, als 26 von 40 (=65%) untersuchten Erwachsenen bereit waren, auf standardisierte Lernfehler von Eingeweihten Elektroschocks bis zu 450 Volt zu applizieren.

Die Identifikation der Gruppenmitglieder erfolgt mit zunehmender Dauer nicht nur unbewußt, sondern mehr und mehr bewußt. Es kommt dann dazu, daß sich die Verhaltensweisen und Ansichten der Zugehörigen, wie wir es bereits geschildert haben, aneinander anpassen und eine Norm entsteht. Menschen mit sozialen Anpassungsschwierigkeiten, Außenseiter, die an und für sich gerne von der Gruppe angenommen werden möchten, können in Gefahr kommen, zu resignieren, wenn es ihnen nicht gelingt, die Gruppennorm aufzulockern.

In einer analytischen Selbsterfahrungsgruppe mit Ärzten erwies sich einer der Kollegen als besonders abhängig vom Urteil der anderen. Er verwickelte sich immer in rationalisierende Ausreden, wenn er auf diese Abwehrtendenzen, die sich vor allem in einer starken Weitschweifigkeit äußerten, angesprochen wurde. Es war in dieser Gruppe zur Norm geworden, direkt, scheinbar ohne Widerstände, die innersten Anliegen zu äußern. Der erwähnte Kollege fand nun vorerst, bei der Ablehnung durch die normierte Majorität, den Kontakt zur Gruppe nicht. Er kam jedesmal etwas später, berichtete einmal sogar, daß er mit seinem Auto in seinen vor dem Haus stehenden Mülleimer gefahren sei. Ein Gruppenmitglied gab ihm die Deutung, daß er dort wohl sich selbst versorgen wollte. Diese Interpretation bekundete auf der einen Seite die Normierungshaltung der Gruppe, auf der anderen Seite aber versetzte sie dem genannten Kollegen einen Schock. Mehr in ein Außenseitertum konnte er schließlich nicht gelangen. Er sprach dann auch darüber, welche Traumatisierung diese Deutung für ihn bedeutet habe. Die Gruppe ging nun aber näher auf ihn ein, lockerte ihre starren Normen. Es zeigte sich in den folgenden Sitzungen, daß seine Rationalisierungen in den Hintergrund traten und daß er direkter über seine Konflikte zu sprechen imstande war. Auch hat sich sein Zuspätkommen gemildert.

Das Beispiel verdeutlicht, wie sehr eine allzu starre Identifikation der Majorität der Mitglieder untereinander reaktiv zum Außenseitertum einzelner führen kann, die eben nicht in der Lage sind, der Gruppe bedingungslos zu folgen. Das Abseitsstehen einzelner ist also oft auch Produkt des normierten Verhaltens anderer, und erst wenn die Norm in Frage gestellt werden kann, besteht die Möglichkeit, daß diese Außenseiter wieder in den Gruppenverband gelangen.

In einem *dritten Stadium* pflegen sich die Gruppen, bewußt oder unbewußt, immer enger um ein gemeinsames Zentrum, eine *gemeinsame „Mitte"* zu reihen. In den sozialen Gruppen ist es die Ausrichtung der Gruppenmitglieder auf das Behandlungsziel, d.h. auf die Förderung einer Einsicht (in Fehlhaltungen und -verhaltensweisen) sowie eines Lernprozesses bei den Beteiligten.

In Patientengruppen wie in analytischen Selbsterfahrungsgruppen mit Ärzten, Psychologen, Theologen und Studenten hat sich schon wiederholt gezeigt, daß die Mitglieder diese „gemeinsame Mitte" aus den Augen verlieren können. Der Gruppe droht etwa, zum Selbstzweck zu werden, zu einem institutionalisierten Klub zu entarten, in dem alle eine umschriebene Rolle einnehmen, die sie nicht mehr aufzugeben wünschen.

Eines der Mitglieder einer analytischen Selbsterfahrungsgruppe von Ärzten bemerkte halb ironisch, halb aber doch ernst gemeint: „So laßt uns denn zusammenbleiben, bis der Tod uns trennt." Diese Gruppe arbeitete fraktioniert, kam nur jedes Vierteljahr zu Wochenendzusammenkünften von 10 Stunden zusammen. Sie traf sich seit 1965 in diesem Rhythmus. Als die Gruppe im Jahre 1972 hätte aufgelöst werden sollen, hat sie beschlossen, sich noch alljährlich für eine Wochenendzusammenkunft zu treffen. Die Beteiligten konnten sich nicht entschließen, endgültig voneinander zu gehen. Die dieser Gruppe Zugehörigen, die auch im Jahre 1973 nochmals zusammenkamen, zeigten aber nur noch wenig Neigung zu Rollenwechseln. Die Gruppe ist zu einer Institution geworden, in der sich die Beteiligten wie in einem Klub verhalten und sich wohlfühlen. Therapeutische Arbeit wird aber nicht mehr viel geleistet.

Natürlich hat auch der Therapeut Anteil an einer solchen Entwicklung. Seine *Gegenübertragung* hat sicher dazu beigetragen, die Gruppe so zu konstellieren, daß sie nicht auseinandergehen will. Auch bei der Gruppenpsychotherapie besteht, besonders bei entsprechender Gegenübertragung des Therapeuten, die Gefahr, daß, wie FREUD es für die individuelle Analyse gezeigt hat, aus der endlichen Gruppenpsychotherapie eine unendliche wird. Großgruppen neigen aber ohnehin zur Institutionalisierung gewisser Verhaltensweisen, da die Mitwirkenden so eher ihre Angst vor der Beteiligung verlieren. Sie haben damit wenigstens ein sicherndes System, an dem sie sich festhalten können. Doch gilt es, solche Tendenzen in Frage zu stellen, da sie meist das Resultat von Abwehrmechanismen darstellen und die spontane Äußerung behindern.

In einer Spitalabteilung, mit der wir als Großgruppe von 1955 bis 1967 arbeiteten, hat sich diese Institutionalisierungstendenz bereits sehr früh gezeigt. Eine langjährig hospitalisierte Involutionsdepressive stellte dem Leiter einmal zu Beginn der Stunde ein Glas Wasser hin, im Falle er Durst habe, und sie deckte es mit einem Tellerchen zu. Obschon er nie aus diesem Glase trank, wurde es, trotz wiederholten Bemühungen, das stereotype Verhalten der Patientin in Frage zu stellen, stets wieder hingestellt. Auch die anderen Mitglieder schienen es durchaus in Ordnung zu finden, daß dieser — an und für sich sinnlose — Vorgang sich stets wiederholte. In der gleichen Gruppe hatte einmal eine andere Patientin vorgeschlagen, zu Beginn der Sitzung ein Lied zu singen. Bald zeigte es sich, daß am Anfang jeder Gruppenstunde ein Liederbuch bereitlag. Hier glückte es, mit dem Institutionalisierungsprozeß zu interferieren und den Zugehörigen ihre Neigung zu einer fixen Rolleneinnahme und einem starren Ritual bewußt zu machen und sie wieder auf die therapeutische „Mitte" hinzuweisen.

Die „Mitte" einer Gruppe kann aber auch zu sehr zum Zentrum der Mitglieder werden, so daß dann alles, was außerhalb der Gruppe liegt, aus ihrem Gesichtskreis verschwindet. Die Gruppenkohäsion kann zum Beispiel so weit gehen, daß die Mitglieder einer therapeutischen Gruppe nach den Sitzungen zunehmend Mühe haben, sich wieder zuhause, in ihrer Familie, zu integrieren.

In einer Gruppe von schwer depressiven Patienten beobachteten wir, daß sie, nach anfänglichen Kontaktschwierigkeiten, allmählich eine derartige Kohäsion und Zentrierung auf die therapeutische „Mitte" erlebten, daß sie zuhause meistens an die Gruppe dachten und zunehmend Schwierigkeiten hatten, sich daheim und im sozialen Leben überhaupt zu engagieren.

Diese übermäßige Zentrierung der Gruppe auf sich selbst kann im sozialen Bereich beispielsweise auch beim Autofahren eintreten. Die Menschen, die in einem Auto fahren, entwickeln allmählich einen Gruppengeist. Wird der Lenker mit seiner Aufmerksamkeit in diese Gruppe miteinbezogen — ob er nun mitspricht oder nicht —, erlebt er eine Gemeinschaft mit den anderen. Diese Entwicklung bringt die Gefahr mit sich, daß er keine Gemeinschaft mehr mit den Menschen außerhalb des Wagens erlebt, die seinen Weg kreuzen. Die menschliche Verletzlichkeit der Fußgänger und der anderen Fahrer kann ihm entgehen. Die Gruppe mag ihm auch eine Machtvorstellung verleihen, die dazu führen kann, daß er sich seiner eigenen Vulnerabilität nicht mehr bewußt ist. Eine solche mehr oder weniger vollständige Konzentration der Beteiligten auf die Gruppe wird nicht nur zu einer Behinderung der persönlichen Entwicklung der Beteiligten, sondern auch zu einem Verlust der Realitätseinschätzung führen. Dieser Prozeß entspricht einer *Verschiebung des Narzißmus des einzelnen auf die ganze Gruppe*, welche die Mitglieder gefährdet, da sie damit in eine Fiktion von Omnipotenz und eines erweiterten grandiosen Selbst (KOHUT), eines *grandiosen Gruppen-Selbst*, gelangen.

Der therapeutische Aspekt

Die bei der Gruppenpsychotherapie wesentlichen gruppendynamischen Gesichtspunkte wurden in den Abschnitten über den soziologischen und den psychologischen Aspekt größtenteils schon besprochen. Doch sei nochmals kurz der Entwicklungsgang einer Gruppe vom therapeutischen Aspekt her skizziert. Die nachstehend angeführten Phasen der Gruppenpsychotherapie dürfen nur schematisch aufgefaßt werden. Einzelne Stadien können ineinander greifen, und es kann auch wieder zu Rückschritten während des Gruppenprozesses auf eine frühere Phase kommen.

Die initiale explorative Kontaktaufnahme

Je nach Charakterstruktur der Mitwirkenden, aber auch je nach Größe des Raumes, in dem die Sitzungen stattfinden, erfolgt eine unterschiedlich rasche und intensive initiale Kontaktaufnahme. Diese erste Phase der Gruppenpsychotherapie ist dadurch gekennzeichnet, daß die Mitglieder nicht nur den gegenseitigen Kontakt wünschen, sondern sich auch oft davor ängstigen. Besonders Ichschwache Schizophrene, aber auch Neurotiker, die sehr stark vom Urteil anderer Menschen abhängen, halten oft sehr zurück mit der Beziehungsaufnahme. Auch in analytischen Selbsterfahrungsgruppen mit Ärzten, die im gleichen Betrieb arbeiten, besteht zu Beginn oft eine sehr starke Abwehr gegen die Kontaktaufnahme, auch wenn die Beteiligten sich spontan zu einer solchen Gruppe gemeldet haben. Daher lehnen es verschiedene Gruppenpsychotherapeuten ab, mit den Mitgliedern ein und derselben Institution gruppenpsychotherapeutisch zu arbeiten.

Wir haben jedoch in unseren Selbsterfahrungsgruppen, in denen Staff-Mitglieder desselben Spitals zusammengefaßt waren, beobachten können, daß diese initiale Angst durchgearbeitet werden konnte und bei andauerndem Gruppenprozeß eine positive Entwicklung auf die Klinikatmosphäre, im Sinne einer Wandlung von einer Leiterzentrierung zu einer Gruppenzentrierung mit wachsender Bereitschaft zur Verantwortungsübernahme der Mitarbeiter, zustande kam.

Von unserer Kontrolle angehender Gruppenpsychotherapeuten und aus unserer eigenen anfänglichen Erfahrung heraus wissen wir, daß es für Gruppenpsychotherapeuten — aus eigener Angst heraus — schwierig sein kann, diese Anfangsphase zu ertragen. Vorzeitige Interventionen des Therapeuten können aber gerade den erwünschten Kontakt behindern.

In einer meiner analytischen Selbsterfahrungsgruppen hatte ich während langer Zeit das Gefühl, daß ein Mitglied diesen Kreis monopolisierte. Ich hielt die übrigen nicht für stark genug, den Monopolisten einzudämmen. Deshalb versuchte ich selbst, ihn etwas zurückzubinden, indem ich ihm drastisch sein Verhalten klarmachte. In der nächsten Sitzung berichtete dann ein Mitglied über einen Traum, in dem er die Gruppe in zwei Teilen und den Therapeuten in der Mitte sah. In den Einfällen kam den Beteiligten in den Sinn, daß der Therapeut durch seine massive Intervention die Gruppe geteilt haben könnte.

Regression

Ist die explorierende initiale Kontaktaufnahme erfolgt und verhält sich der Therapeut weitgehend analytisch-passiv-beobachtend, so versuchen in der Regel die Mitglieder, den Therapeuten zu aktiverem Verhalten zu motivieren. Sie verlangen beispielsweise, daß er ihnen ein Thema gebe, sie orientiere über das, was er von ihnen erwarte, usw. Die Mitglieder erweisen sich in dieser Phase der Gruppenpsychotherapie als abhängig vom Leiter. Diese Abhängigkeit vom Therapeuten kann nur entstehen, wenn eine Identifikationsbereitschaft der Mitglieder mindestens mit ihm, der ja, wie erwähnt, zumindest anfänglich, der Exponent der Gruppe ist, besteht. Die Tatsache aber, daß alle miteinander in der Gruppe von solchen Abhängigkeitswünschen ergriffen werden, darf uns wohl zu Recht annehmen lassen, daß sich die Mitglieder auch gegenseitig miteinander identifizieren. Die Identifikation der Mitwirkenden untereinander ist auch im therapeutischen Bereich die Voraussetzung, daß eine Gruppe zustande kommen kann, aber auch, daß überhaupt ein therapeutisch wirksamer Effekt von der Erhellung des Konfliktes eines Mitgliedes auf die anderen ausgeht.

Die Gruppensituation ist dazu angetan, bei den Zugehörigen vor allem alte Gruppenerlebnisse wieder zu aktivieren. W. SCHINDLER hat deshalb von einer *Familienübertragung* in der Gruppe gesprochen. Es werden also in der therapeutischen Gruppe Erlebnisse von Kollektivsituationen der Kindheit, meist der Familie oder eines entsprechenden Ersatzmilieus, wiederbelebt.

In einer Theologengruppe war einer der Teilnehmer besonders im Zweifel, ob es ihm und den Kollegen im Rahmen der analytischen Selbsterfahrungsgruppe gestattet sei, ihre Probleme anders als auf der Basis christlicher Grundsätze zu lösen. Er empfand speziell das Gespräch über die Aggression als etwas Verbotenes. Auch war es ihm primär unvorstellbar, daß er — entsprechend der demokratisch strukturierten Gruppe — zuhause etwas von seiner Position als (autoritärer) Familienvater aufgeben könnte. Mit zunehmender Dauer der Gruppenpsychotherapie kam ihm, mit Hilfe der Assoziationen der Beteiligten, der Einfall, daß er in seiner Phantasie wohl die Gruppe immer mit seiner ursprünglichen Familie vergleiche. Besonders die Worte seines pietistisch gesinnten Vaters seien in ihm noch nicht verhallt. Der Vater hätte natürlich alles abgelehnt, was auf Zuziehung psychologischer Hilfe bei menschlichen Fragen hingedeutet hätte. Es stellte sich nun heraus, daß er sich in der analytischen Selbsterfahrungsgruppe einerseits wie in der Familie fühlte (Familienübertragung), andererseits aber verunsichert wurde durch die von ihm als unchristlich erlebten psychologischen Gespräche und durch die Annahme, daß die Mitglieder hintergründige Aggressionen hätten.

Das Wiederbeleben alter Familien- oder entsprechender infantiler Kollektiverlebnisse wie auch die angeführte Abhängigkeit vom Therapeuten in dieser Phase entspricht einem Regressionsprozeß in der Gruppenpsychotherapie. Er ist nicht etwa abzulehnen, sondern trägt wesentlich dazu bei, daß die Mitglieder sich mit ihren, aus der Vergangenheit herzuleitenden, Verkürztheiten auseinanderzusetzen vermögen (FOULKES). Entsprechend dieser Regression auf kindliches Familienerleben kommt es in der Gruppe auch zu Rivalitäten und „Machtkämpfen" zwischen den Beteiligten.

Wenn FOULKES sagt, daß die Regression in der Gruppe weniger provoziert werde als in der individuellen analytischen Situation, können wir ihm nicht voll und ganz beipflichten. In der Gruppenpsychotherapie können die Regressionstendenzen infolge der Verstärkerwirkung der Gruppe auf die Gefühle oft sehr rasch, ungestüm und in einer affektiven Tiefe, die wir in der — individuellen — Psychoanalyse kaum je beobachten, zum Vorschein kommen. Wahr ist aber, daß bei der Realitätsintensität (BATTEGAY) des äußeren Geschehens in der Gruppe die Regressionsphänomene im allgemeinen weniger lang zu beobachten sind und deshalb auch weniger gründlich durchgearbeitet werden können als im Schonklima der klassischen, dualen psychotherapeutischen Situation. Spricht FOULKES davon, daß wir in dieser regressiven Phase auch die kindliche Sexualität der Beteiligten behandeln, können wir ihm zustimmen. In der Behandlungsgruppe wird in dieser Phase häufig der Ödipuskomplex wiederbelebt. Nicht selten erleben die Gruppenmitglieder den Leiter als Vater, die gesamte Gruppe als Mutter, und sich selbst dementsprechend als Kind. In der Folge kann es in dieser regressiven Phase auch dazu kommen, daß die männlichen Mitglieder im Wettstreit mit dem Leiter um die Gruppe werben. Die beteiligten weiblichen Zugehörigen tendieren dazu, mit den anderen mitwirkenden Frauen um den Leiter zu rivalisieren. Auch orale, anale und urethrale Triebtendenzen können in der Behandlungsgruppe aktiviert werden.

Die Teilnehmer einer Ärztegruppe interessierten sich beispielsweise während der regressiven Phase besonders für die ensprechenden Triebverrichtungen. Eine Mitwirkende mußte wegen stets wiederkehrenden Harndranges immer wieder die Gruppe verlassen, um die Toilette aufzusuchen. Es war offensichtlich, daß sie in der Gruppe in und mit ihren infantilen Triebbedürfnissen angenommen zu werden wünschte. Nachdem sie diese Akzeptation erfahren hatte, war ihr diese Tendenz bewußt geworden, und sie hatte es nie mehr nötig, die Sitzung zu verlassen.

Katharsis

Werden die Regressionstendenzen, die in der Gruppe in Erscheinung treten, durch versagendes Verhalten des Therapeuten frustriert, kommt es zwangsläufig zu Aggressionen bei den Betroffenen. Die Mitglieder können so beispielsweise bemerken, daß sie nicht einsehen, weshalb der Therapeut anwesend sei, wenn er nichts sage, ihnen nichts mitzuteilen habe. Andere Zugehörige gehen noch weiter und sagen, er könne im Grunde genommen ebenso gut fortgehen, wenn er ihnen weiterhin nicht helfen wolle. Wieder andere können in dieser Phase erklären, daß der Therapeut im Grunde genommen ihnen ein Honorar bezahlen sollte, wenn er sie immer beobachte und davon ein Buch schreiben könne. Die Äußerung aggressiver Affekte auf den Leiter hat in der Regel auch die Aktivierung anderer Aggressionen zur Folge. Was immer an Frustrationen in den Beteiligten aufgestaut ist, kann in diesem Stadium zum Vorschein kommen. Die Ehepartner, die Kinder, die Arbeitskameraden, Vorgesetzte und andere Beziehungspersonen können in der Gruppe Inhalt und Zielscheibe von verbalen Aggressionen werden. Auch die psychiatrischen Institutionen und die Psychiatrie als Fach werden oft nicht verschont.

Interpretationen des Therapeuten dürfen auch in dieser Phase nicht zu früh einsetzen. Es ist wichtig, daß die Gruppenmitglieder die sie bewegenden Gefühle äußern können. Ebenso wesentlich ist es, darauf zu achten, daß die in der Gruppe Mitwirkenden allmählich selbst den Projektions- und Übertragungscharakter ihrer auf den Therapeuten und andere Individuen gezielte Aggressionen erkennen. Doch kann es notwendig werden, daß der Therapeut klärende Fragen einflicht.

Wenn beispielsweise Alkoholkranke Sitzung um Sitzung immer wieder nur ihre Ressentiments gegen eine in Wirklichkeit oder vermeintlich frustrierende Umgebung äußern, muß der Therapeut doch einmal die Frage stellen, ob die Ursache ihres Leidens denn nur in der Umgebung läge. Nach vollzogener Abreaktion der Gefühle sind die Beteiligten in der Regel weit eher bereit als zuvor zu erkennen, daß ihre Konflikte nicht oder nicht vorwiegend in der Außenwelt liegen.

Einsicht

Mit der Erkenntnis, daß zumindest nicht alle Ursachen der Konflikte in der Außenwelt liegen können, beginnen sich die Beteiligten schon des Projektions- und Übertragungscharakters ihrer Anschuldigungen bewußt zu werden. Die Mitglieder haben so Gelegenheit zu erkennen, daß ihr Verhalten in der Gruppe nicht den aktuellen Gegebenheiten, sondern beispielsweise den Interaktionen in der ursprünglichen Familie entspricht. Die Gruppe übt in diesem Stadium einen konzeptualisierenden Effekt aus. Da in einer Behandlungsgruppe, wie bereits dargelegt, immer unerledigte infantile Triebwünsche und entsprechende Phantasien aktiviert werden, kann also in dieser Phase der Konflikt zwischen Wunschwelt und äußerer Realität, zwischen dem Lustprinzip einerseits und dem Realitätsprinzip (FREUD) anderseits durchgearbeitet werden.

Ein Kollege, der als Einzelkind nur mit der Mutter aufgewachsen war, da sein Vater früh starb, erkannte plötzlich in der Gruppe, daß er immer eine Vorzugsstellung wünschte, beziehungsweise das Anrecht darauf zu haben glaubte. Er merkte nun, daß er in der Gruppe verletzt war, weil er nicht die narzißtische Gratifikation erhielt, die er jeweils bei der Mutter bekommen hatte. Die Gruppe verhalf diesem Kollegen zu einer Einsicht, die es ihm auch erleichterte, in seiner Ehe nicht entsprechende Forderungen zu stellen.

In einer Ehepaargruppe haben wir beobachten können, daß den Beteiligten erstmals die Einsicht kam, offensichtliche Fehlhaltungen, wie beispielsweise autoritäres Gebaren oder vernichtende Abwertung des Partners, korrigieren zu müssen, wenn sie ihre Ehe aufrecht zu erhalten wünschen.

Wandlung — Sozialer Lernprozeß

Wie wir bereits gesehen haben, besteht in den vielseitigen und vielschichtigen Gruppeninteraktionen die Möglichkeit, anachronistische Verhaltensweisen, die Übertragungseinstellungen entsprechen, zu korrigieren. Verhaltenstheoretisch könnten wir sagen, daß im Verlauf des Gruppenprozesses altes Verhalten dekonditioniert und so die Voraussetzungen zum Prozeß der Neukonditionierung eines adäquaten Verhaltens geschaffen wird. Die Beteiligten werden immer wieder am Erfolg — oder Mißerfolg ihres neuen Verhaltens lernen (operant conditioning). Die Gruppenpsychotherapie ermöglicht dementsprechend im gleichen Rahmen Einsichtsförderung und Verhaltenswandlung.

Ein beamteter Kollege in höherer Stellung hatte infolge frühen Verlustes seiner Mutter zeitlebens unter einer schweren existentiellen Verängstigung gelitten und sein Leben immer mit forschem Draufgängertum gemeistert. In der Gruppe erkannte er nun, daß er mit einem solchen Verhalten in sich selbst, in seiner Ehe wie auch in seinem Dienste alles Menschliche verdrängte. Lachend bemerkte er in der Einsichtsphase einmal, daß er nach dem Prinzip gelebt habe: „Mein Leben, eine Dienstreise". Die Einsicht in seine um die Existenzangst sich zentrierende Konflikthaftigkeit wuchs zusehends. Doch blieb noch lange sein forsches Verhalten bestehen. Erst allmählich lernte er es im Gruppenprozeß, auf sein „zackiges" Gebaren zu verzichten, um ein ihm entsprechendes, neues, weicheres, menschlicheres Verhalten zu finden.

Die Methoden der Gruppenpsychotherapie und anderer Gruppenaktivitäten

Im engeren Sinne gruppenpsychotherapeutische Verfahren

Aktivitätsgruppenpsychotherapie

Diese Methode wird bei Kindern angewendet, sofern sie nicht zu stark psychisch gestört sind (SLAVSON). Ein speziell tolerierender, gewährender Rahmen soll ihnen ermöglichen, mittels der verschiedensten Aktivitäten, wie beispielsweise Spielen, handwerklicher Beschäftigung, Malen usw. sich frei zu äußern. Die Funktion des Therapeuten ist vor allem eine beobachtende. Er soll charakteristische Verhaltensweisen des einzelnen im Kollektiv, aber auch der Gruppe als gesamter festhalten. Das Kind soll erfahren, daß es angenommen wird, wie es ist, was es im Rahmen der Gruppe auch immer tun sollte. Es erfährt damit eine Bestätigung seines persönlichen Wertes und eine Stärkung seines Ichs. Die gegen eine als verständnislos oder gar als feindselig erlebte Umwelt aufgestauten Gefühle können abreagiert werden. Mit zunehmender Dauer der Beteiligung wird das Kind kommunikativer werden und sich auf eine konstruktivere Verhaltensweise und Tätigkeit verlegen. Die Aktivitätsgruppenpsychotherapie vermittelt uns eine Möglichkeit, mit Kindern gruppenpsychotherapeutisch zu arbeiten, deren Verbalisierungs- und Konzeptualisierungsmöglichkeit (noch) eine beschränkte ist.

Analytische Gruppenpsychotherapie

Sie ist vor allem bei neurotischen Erwachsenen indiziert, wird aber auch, modifiziert, bei Jugendlichen verwendet. Analytische Gesichtspunkte werden aber auch bei der Gruppenpsychotherapie anderer Kranker in stärkerem oder schwächerem Maße berücksichtigt. Es ist vielleicht sogar zu sagen, daß das psychoanalytische Modell den Therapeuten jeder Gruppenpsychotherapieart dienen kann, eine adäquat zurückhaltende Verhaltensweise zu lernen. Bei den Kindern wird die analytische Gruppenmethode sich kaum je auf den verbalen Ausdruck beschränken, sondern stets mit der Aktivitätsgruppenpsychotherapie kombiniert werden müssen.

Die analytische Gruppenpsychotherapie erfolgt im Prinzip lediglich unter Verwendung des sprachlichen Ausdrucks. Doch wird mehr und mehr auch das nichtverbale Agieren, sofern es die notwendige therapeutische Distanz garantiert und zu keinen Intimitäten führt, in die Therapie miteinbezogen. So hat vor allem NETO betont, daß das Agieren (engl.: acting-out) unbedingt mit in die analytische Bearbeitung gehört und nicht etwa aus der Gruppenanalyse ausgeschlossen werden sollte. FOULKES und ANTHONY weisen allerdings darauf hin, *daß nur das Agieren innerhalb der Gruppensituation* (wurde auch als acting-in bezeichnet im Unterschied zum acting-out, welches dann nur das Agieren außerhalb der Gruppensituation beträfe) *therapeutisch bearbeitet werden könne,* das Agieren außerhalb der therapeutischen Sitzungen aber als Widerstandsphänomen betrachtet werden müsse. Im Unterschied zur — individuellen — Psychoanalyse ist es aber in der Gruppenanalyse nicht möglich, daß die Beteiligten alle Assoziationen frei äußern, da *gleichzeitig* immer noch andere ihre Gedanken verbal äußern möchten. Es werden indessen keine Regeln gesetzt, die das Gebaren der einzelnen in bestimmte Bahnen lenken. Mit A. Heigl-Evers und F. Heigl können wir also sagen, daß in der Gruppenanalyse die *Regel der freien Interaktion* gilt. Diese „Regel der Regellosigkeit" findet allerdings Ausnahmen in wenigen, den Beteiligten zu Beginn der Gruppenerfahrung gegebenen Empfehlungen:

1. Alles, was in der Gruppe vorgebracht wird, sollte in deren Rahmen bleiben, damit gegenseitiges Vertrauen wachsen kann.

Es ist ein nicht zu leugnendes Problem der Gruppenpsychotherapie, insbesondere der analytischen Gruppenbehandlung, daß sie nicht im intimen Rahmen der Zweierbeziehung, sondern in Anwesenheit anderer Betroffener vor sich geht. Dabei fragt sich immer, wie sehr die Beteiligten dicht zu halten vermögen. Deshalb muß zumindest zu Beginn auf die Wünschbarkeit der Geheimhaltung hingewiesen werden.

2. Die Mitwirkenden werden darauf hingewiesen, daß ein engerer Kontakt unter zwei oder mehreren Gruppenmitgliedern nach den Sitzungen mit dem therapeutischen Ziel interferieren könne. Die Untergruppenbildung entziehe der Gruppe Energetik, insbesondere wenn nicht anschließend in der Gesamtgruppe über das Geschehen in solchen Untergruppen berichtet werde. Auch vermag diese Empfehlung den Mitgliedern etwa zu helfen, sich davor zu schützen, übertragungsbedingte Gefühlsbindungen außerhalb der therapeutischen Situation zu leben. Sie trägt somit dazu bei, die von Freud für die Psychoanalyse aufgestellte und auch für die Gruppenanalyse geltende Abstinenzregel einzuhalten.

Gewisse Autoren, wie beispielsweise A. Wolf und de Schill lassen die Gruppe alternierend zu den offiziellen Gruppensitzungen in sogenannten „alternate sessions" zusammenkommen. Nach Wolf dienen die alternierenden Sitzungen unter anderem dem Zweck "... das therapeutische Bild in horizontaler wie in vertikaler Richtung zu ergänzen und zu bereichern". Die Gruppenmitglieder sollen mittels dieser Sitzungen lernen, daß sie ihre Unstimmigkeiten ohne Eingreifen der Autorität beilegen können, auf eigenen Füßen stehen können, ohne bei Mutter oder Vater Schutz suchen zu müssen. Die Patienten sollen sich freier fühlen in diesen Sitzungen, gegenseitig in Interaktion zu treten. Sie sollen die verschiedenen Übertragungen unter diesen Umständen leichter erleben und sich bewußt machen können, ja, sie könnten weitgehend nur in den Sitzungen ohne den Therapeuten fühlen, daß sie zu den übrigen Gruppenbeteiligten in Beziehung träten. Eine wichtige Funktion alternierender Sitzungen bestehe auch darin, die Atmosphäre der beiden Arten von Gruppensitzungen miteinander zu vergleichen. Wolf führt allwöchentlich reguläre Sitzungen von $1^{1}/_{2}$ Std Dauer durch und läßt ihnen alternierende Sitzungen ein oder zweimal pro Woche folgen, die je zwei oder drei Stunden dauern. Selbstverständlich muß dann auch das, was in den alternierenden Sitzungen vorgebracht wurde, mit dem Therapeuten durchgearbeitet werden.

Bei unserer jahrelangen Erfahrung mit analytischen Gruppen von Ärzten, Psychologen, Theologen, Studenten, Sozialarbeitern und Pflegepersonal hat es sich indessen gezeigt, daß Sitzungen, die bei zufälliger äußerer Verhinderung des Therapeuten ohne ihn stattgefunden haben, leicht dazu tendierten, unreflektiert vor sich zu gehen. Zwar wird vielleicht mehr preisgegeben. Doch wird weniger analytische Arbeit geleistet. Allerdings konnte dann in der regulären Sitzung das vorgebrachte Material noch durchgearbeitet werden.

In der analytischen Gruppenpsychotherapie werden die Beteiligten auch dazu angeregt, für die Gruppe relevante Träume zu bringen, d.h. solche, die auch eine Rückkoppelung (engl.: Feedback) für die Einstellung und das Verhalten der anderen, beziehungsweise der Gruppe als Ganzes, enthalten. Nicht nur der Träumer, sondern alle Beteiligten bringen dazu ihre Einfälle. Die in diesem Rahmen vorgebrachten Träume haben, wie sich in den Einfällen des Träumers zeigt, immer einen Bezug zur Gruppe, selbst wenn es primär scheint, daß ihr Inhalt gänzlich losgelöst von der Gruppe zu verstehen ist.

So berichtete beispielsweise in einer analytischen Selbsterfahrungsgruppe für Ärzte einer der Beteiligten in der 119. Sitzung — die Sitzungen dauerten jeweils 1 $^{1}/_{2}$ Std — über einen Traum, von dem wir den einschlägigen Teil wiedergeben:
„Ich befinde mich in einer Schulklasse, die mich an die Gruppe erinnert, und habe mich gegen die anderen zu verteidigen. Ich gebe ein Votum ab für moderne psychotherapeutische Verfahren, werde aber von den anderen angegriffen. Ich dachte, es ist mir egal, wenn die es nicht begreifen wollen. Ich muß mein Anliegen dann eben allein vertreten. Die Schulklasse, in der ich war, wurde unterrichtet von einem Lehrer geringer Körpergröße, mit dem ich immer Streit hatte. Tatsächlich hatte ich einmal einen roten Strich auf die Wandtafel gemalt und laut gesagt, daß das der rote Faden sei, der sich durch den Unterricht ziehe. Der Lehrer versuchte, seine unbewältigte Vergangenheit immer in den Schulklassen loszuwerden..."

Das Teilstück dieses Traumes eines Gruppenbeteiligten, der einerseits mit seinem autoritären und geschäftstüchtigen Vater nicht zu Rande kam, sich aber andererseits doch mit ihm in realitätsfremden Größenvorstellungen identifizierte, setzte sich mit dem Gruppenleiter auseinander. Das Traumgeschehen zeugte, wie die Einfälle dazu ergaben, von der eingetretenen Vaterübertragung dieses Mitgliedes auf den Therapeuten, aber auch von Übertragungsgefühlen der Gruppe gegenüber. Den hochgewachsenen Gruppenleiter sah er nun als einen kleinen, unbedeutenden, streitsüchtigen Lehrer, der Mühe hatte, in seinem Unterricht einen roten Faden erkennen zu lassen. Er selbst, der zweifellos eine narzißtische Störung aufwies, hatte sich auf ein „grandioses Selbst" (Kohut) zurückgezogen, als er sich vom Leiter und der Gruppe ungenügend beachtet gefühlt hatte, wie es bei narzißtisch Gestörten oft der Fall ist. Dieser Traum war der Beginn einer neuen Entwicklung des Patienten. Hatte er sich bisher durch seine Frau aushalten und das Studium bezahlen lassen, so sann er nun nach einer Arbeit. In der 127. Stunde konnte er dann berichten, daß er eine Tätigkeit als Assistent begonnen habe. Bei der Besprechung des Traumes in der Gruppe hatte er offenbar doch soviel wohlwollende Aufmerksamkeit erlebt, daß er wenigstens etwas von seiner auf sein „grandioses Selbst" eingeengten Haltung aufzugeben und es mit der — beruflichen — Realität aufzunehmen vermochte.

Nicht nur die Beobachtung der Gruppeninteraktionen und der verbalen Äußerungen, sondern auch die Traumanalyse kann uns also über die Gefühlsbeziehungen in der Gruppe berichten.

Bei Ich-schwachen und narzißtisch gestörten Patienten muß in der Gruppe stets darauf geachtet werden, daß sie von den anderen nicht zu hart angefaßt werden, da sonst die Gefahr besteht, daß sie auf archaische Erlebnisweisen regredieren und psychotisch werden. Am Gruppenleiter ist es, in diesen Gefahrensituationen durch wohlwollendes, teilnehmendes Verhalten zu zeigen, daß er bei ihnen steht, sie nicht fallen läßt. Wir meinen damit nicht, daß ein solcher Beteiligter einfach immer gelobt werden sollte. Doch muß ihm gezeigt werden, daß ihm positive Gefühle entgegengebracht werden, wie immer er sich auch verhalten möge. Erst wenn er die Überzeugung erlangt hat, als Mensch wirklich geschätzt zu werden, wird er sich weiter entfalten können.

Die Übertragungsbeziehungen in der Gruppe sind nicht immer einfach zu überblicken. Von einem Individuum können gleichzeitig zum Therapeuten und zu den anderen Mitgliedern — multiple — Übertragungsbeziehungen ausgehen. Gleichzeitig können weitere Mitglieder, auf anderen Ebenen, in andere Übertragungsbeziehungen miteinbezogen sein. Es wird deshalb nicht nur von multiplen, sondern auch von multidimensionalen Übertragungen in der Gruppe gesprochen (Slavson).

In der analytischen Gruppenpsychotherapie stoßen wir — analog den Gegebenheiten der Einzelanalyse — auch auf Widerstände, wobei diese Widerstandsphänomene bei einzelnen isoliert, oder aber bei mehreren Mitgliedern oder gar der gesamten Gruppe gegenüber dem Therapeuten beziehungsweise den analytischen Intentionen auftreten können. Auch die Widerstände sind in der Gruppe multipel und multidimensional, da sie sich von einem Mitglied in verschiedenen Richtungen ergeben und gleichzeitig unabhängig voneinander unterschiedliche Widerstandsphänomene ablaufen können. Als Widerstandszeichen können wir im Verlauf einer Gruppenanalyse beispielsweise Rationalisierungstendenzen eines einzelnen, mehrerer oder der Gesamtheit und/oder das Festhalten an einem intellektuell ausgerichteten Thema erkennen. Die Rationalisierung oder das Thema wird dann zur Mattscheibe, hinter der sich die eigentliche Problematik verbirgt.

Die verbalen Äußerungen und die Verhaltensweisen der Beteiligten werden in der Gruppenanalyse naturgemäß nicht nur vom Therapeuten, sondern auch von den anderen Beteiligten reflektiert und interpretiert. Die Gruppenmitglieder können aus eigener Erfahrung und Überlegung Interpretationen geben, die sehr zutreffen. Sie werden so unvorhergesehen temporär Hilfstherapeutenstellungen einnehmen. Oft nehmen die Patienten Deutungen von Mitgliedern eher an als vom Therapeuten. Mit den Gruppenkollegen können sie sich etwa eher solidarisch fühlen und identifizieren.

In der Regel werden in der Gruppenanalyse nicht so viele therapeutische Sitzungen abgehalten wie in der — individuellen — Psychoanalyse, schon allein deshalb nicht, weil es schwierig wäre, mehrmals in der Woche eine allen Beteiligten passende Stunde zu finden. Die meisten Gruppenpsychotherapeuten lassen die Gruppen 1—2mal pro Woche für $1^1/_2$ Std zusammenkommen. Uns hat es sich bewährt, die gruppenanalytischen Sitzungen einmal pro Woche während mindestens $1^1/_2$ und höchstens 2 Std durchzuführen. So gelingt es auf der einen Seite, die Mitglieder einerseits immer wieder in den analytischen Prozeß zu stellen, auf der anderen Seite Ermüdungserscheinungen durch zu lange Sitzungen zu vermeiden. Von *Marathon-Sitzungen* 8—12stündiger Dauer, wie sie beispielsweise durch SHEPARD und LEE durchgeführt werden, ist, zumindest in der analytischen Gruppenpsychotherapie, abzuraten, da sich bei so langem ununterbrochenem zeitlichen Zusammensein die Konzeptualisierungs- und die Durcharbeitungsfähigkeiten der Beteiligten infolge Ermüdungserscheinungen und gegenseitigem Distanzverlust verminderten.

Bei analytischen Gruppen, die aus Mitgliedern zusammengesetzt sind, die nicht in der Nähe des Therapeuten wohnen, kann eine *fraktionierte Gruppenanalyse* in Frage kommen, wie es etwa mit den Mitgliedern der Gruppen der Fall ist, die an den Lindauer Psychotherapiewochen (Leitung: H. STOLZE) zusammengestellt werden, sich aber nachher noch regelmäßig treffen (W. SCHINDLER), entweder am Wohnort des Therapeuten oder an einem sonstigen, allen passenden Ort. Es hat sich als günstig erwiesen, solchermaßen fraktioniert arbeitende Gruppen mindestens vierteljährlich zu einem Wochenendtreffen zusammenzurufen. Die meisten der beteiligten Gruppenpsychotherapeuten halten dann an einem Wochenende möglichst viele Sitzungen ab, um die Mitwirkenden wieder in den gruppenanalytischen Prozeß hineinzuführen. Bei unseren Erfahrungen mit diesen fraktionierten analytischen Gruppen seit 1960 hat es sich als empfehlenswert erwiesen, diese Gruppen jeweils am Freitag abend für 2 Std, am Samstag für 3×2 Std und am Sonntag für 2 Std zusammentreten zu lassen. Wohl verstreicht zu Beginn längere Zeit als bei regelmäßig stattfindenden Gruppensitzungen bis die Beteiligten wieder für die Psychotherapie offen sind. Doch bedingt die Verstärkerwirkung der Gruppe auf die Gefühle (BATTEGAY), daß die Zugehörigen sehr rasch emotional erfaßt werden.

Es ist nicht so, daß die Gruppenpsychotherapie — und im speziellen die Gruppenanalyse —, wie in der Literatur nicht selten geäußert wird, eine oberflächlichere Behandlungsmethode ist als die klassische Psychoanalyse. Im Gegenteil: Sie führt etwa so rasch zu einem emotionalen Ergriffensein, daß der Therapeut gelegentlich die Beteiligten zurückhalten muß, damit sie nicht zu unvermittelt mit ihren zuvor unbewußt abgewehrten Regungen konfrontiert werden. Was aber der Gruppenanalyse, wie übrigens auch anderen Arten der Gruppenpsychotherapie, entgegenzuhalten wäre, ist die Tatsache, daß das hervorgebrachte Material oft nicht gründlich genug durchgearbeitet werden kann. Deshalb achten wir in der Gruppenanalyse darauf, mehr die Haltungen der Beteiligten als die Inhalte der Konflikte einer Analyse zu unterziehen. Allerdings werden sich diese typischen Haltungen immer wieder an Kernkonflikten der Beteiligten exemplifizieren, die allerdings meist auch Konflikthaftigkeiten von anderen entsprechen, so daß dann doch alle Zugehörigen in den therapeutischen Prozeß miteinbezogen werden.

ANZIEU und mit ihm einige andere französische Autoren, wie DOREY, nehmen an, daß die an einer Gruppe Beteiligten übereinstimmende Phantasien (frz.: phantasmes) entwickeln, wobei sie sich hauptsächlich auf FREUD's „Massenpsychologie und Ich-Analyse" stützen. Unsere Erfahrung ist es indessen, daß die Phantasien der Beteiligten sich nie völlig überschneiden, solange die Gruppe noch eine rollendifferenzierte und nicht zu dem entartet ist, was wir andernorts als eine „Masse im kleinen" beschrieben haben (BATTEGAY), die keine Rollenstruktur, außer der zweistufigen Hierarchie des Führers einerseits und der Geführten andererseits, aufweist. Immerhin muß in der Gruppe doch so viel an gemeinsamer Phantasie bestehen, daß eine gemeinsame, zur Gruppenkohäsion notwendige Identifizierung der Mitglieder untereinander möglich ist. SLAVSON spricht in diesem Zusammenhang von einer „Identifizierungsübertragung", die sich in der Gruppe ergebe.

Der analytischen Gruppenpsychotherapie kommt auch zugute, daß gleichzeitig durch einen Therapeuten mehrere Patienten erfaßt werden können. Bei der großen Nachfrage nach Psychotherapien in der Gegenwart vermag die Gruppenpsychotherapie doch einem Mehrfachen von Patienten therapeutische Hilfe zu geben als die individuelle Psychotherapie. Es hat sich gezeigt, daß Gruppenanalysen im Mittel ca. 150 Sitzungen von $1^1/_2$—2 Std Dauer aufweisen müssen, ehe sie beendigt werden können.

In bezug auf die *Beendigung einer analytischen Gruppenpsychotherapie* sollten folgende Gesichtspunkte berücksichtigt werden:

1. Erweisen sich die Gruppenmitglieder kontinuierlich in der Lage, selbst Einsicht in ihre unbewußten Konflikte und ihre daraus folgenden Haltungen und Verhaltensweisen zu nehmen, und beweisen sie wiederholt Kenntnisse der Gruppendynamik, d.h. daß sie einen sozialen Lernprozeß durchgemacht haben, so haben sie dieses Medium nicht mehr nötig.

2. Ereignet sich in einer Gruppe nichts mehr Neues, bzw. nehmen die Beteiligten immer wieder während zahlreicher Sitzungen die gleichen Haltungen und Verhaltensweisen ein, oder droht der Kreis zu einem institutionalisierten, rollenstarren Klub zu werden, so ist die Fortführung der analytischen Gruppenpsychotherapie auch dann sinnlos, wenn die Beteiligten noch nicht genügend Einsicht in ihre unbewußte Konflikthaftigkeit gewonnen haben.

3. Haben die Mitglieder einer Gruppe Einsichten gesammelt oder einen sozialen Lernprozeß durchgemacht, so tendieren sie etwa dennoch darauf, die Gruppe fortzusetzen. Sie scheuen die Beendigung der Gruppenanalyse aus einem gewissen regressiven Bedürfnis nach dauernder Umsorgung und Gemeinsamkeit. Es hat sich als günstig erwiesen, diese Gruppen entweder dennoch zu beenden, oder einen Termin für das Ende der Gruppenaktivität zu setzen, oder aber die Sitzungsfolge immer lockerer werden zu lassen.

Zur Haltung des Therapeuten kann mit ANZIEU gesagt werden, daß der Gruppenleiter in der analytischen Gruppenpsychotherapie im wesentlichen symbolische Funktion ausübt. Er ist der Repräsentant des gruppenanalytischen Vorgehens und des damit angestrebten Ziels der freien inneren Entfaltung der Mitwirkenden. Seine Worte, sein Blick, seine Gestik und Mimik werden, ob er will oder nicht, ein anderes Gewicht haben als die Äußerungen der Beteiligten. Er mobilisiert, bei aller Zurückhaltung oder gerade wegen seines zurückhaltenden Gebarens, mehr als die anderen, Übertragungen, Projektionen und Phantasien. ANZIEU sagt wörtlich: „Seine Rolle ist nicht zu animieren, die Gruppe ‚zum Fortschreiten zu bewegen', sie ‚etwas machen oder sagen zu lassen', zu ‚dirigieren' oder zu ‚organisieren', zu ‚handeln', damit man sich wohl fühle, sondern zu interpretieren." Wenn der Therapeut sich anders verhalte, so sei es eine Funktion seiner eigenen Gegenübertragung oder seiner eigenen Gegenwiderstände (GLOVER). Wir möchten hinzufügen, daß der Gruppenanalytiker oft sogar das Interpretieren anderen Mitgliedern überlassen kann. Verschiedene Gruppenzugehörige wachsen immer wieder durch zutreffende Deutungen in Hilfstherapeutenfunktionen hinein.

Direktiv-suggestive Gruppenpsychotherapie

Jene Gruppenpsychotherapieformen, bei denen der Therapeut mehr oder weniger aktiv die Gruppe leitet, die Beteiligten beeinflußt, lenkt, auf ein Ziel hin führt, nennen wir in Anlehnung an SLAVSON direktiv-suggestive Verfahren der Gruppenpsychotherapie. Es zählen hierzu alle Gruppenpsychotherapien, bei denen nicht analytisch vorgegangen werden kann, sondern ein vom Therapeuten gesetztes äußeres Ziel erreicht werden soll, wie z.B. Alkohol- oder Drogenabstinenz bei entsprechenden Kranken, Resozialisierung oder Rehabilitation bei sozial Devianten oder bei Patienten, die sich der sozialen Realität entwöhnt haben, wie beispielsweise bei langjährig hospitalisierten Schizophrenen. Direktiv-suggestiv will aber nicht heißen, daß der Leiter ständig auf sich zentriert der Gruppe vorsteht. Er wird sie nach Möglichkeit gruppenzentriert vor sich gehen lassen. Doch wird er die Zielsetzung zu Beginn formulieren und darauf achten, daß in allen anderen Phasen der Gruppenpsychotherapie der rote Faden des Gruppenthemas und des Gruppenzweckes nicht außer acht gelassen wird. Wenn der Therapeut auch Abstand davon nehmen wird, die an solchen Gruppen Beteiligten analytisch anzugehen, wird ihm aber sein psychoanalytisches Rüstzeug doch zustatten kommen. Es wird es ihm erleichtern, das Verhalten der einzelnen und der Gesamtheit zu verstehen und sich dementsprechend zu verhalten.

Bei der Arbeit mit milieugeschädigten und verwahrlosten Jugendlichen im Rahmen der Basler Psychiatrischen Universitätsklinik, aber auch bei der Arbeit mit Alkohol- und Drogenabhängigen an dieser Klinik und der daran angegliederten Poliklinik haben wir beobachten können, daß sie nicht die notwendige Frustrationstoleranz und Ich-Stärke haben, eine analytische Haltung des Therapeuten zu ertragen. Alle diese Patienten legen oft ein im analytischen Sinne oral-erwartend-anspruchsvolles Verhalten an den Tag, das es unmöglich gestattet, a priori eine distant-analytische Haltung einzunehmen. Es hat sich gezeigt, daß diesen Patienten tatsächlich primär eine Teilnahme, etwa sogar eine Führung gewährt werden muß, die sie erwarten und auch benötigen. Auch brauchen diese Menschen eine aktive Hilfe, damit sie aus ihrem devianten oder süchtigen Verhalten herauskommen. Mit anderen Worten, es muß bei diesen Patienten stets auch ein pädagogischer Ansatz zur Anwendung kommen.

„Direktiv-suggestiv" beinhaltet auch einen pädagogischen Ansatz, wobei allerdings zu erwähnen ist, daß, wie schon FREUD festgehalten hat, selbst das psychoanalytische Verfahren nie frei von suggestiven Einflüssen ist und, wie er sagt, die Analytiker bei breiter Anwendung dieser Therapie wohl genötigt sind, „das reine Gold der Analyse reichlich mit dem Kupfer der direkten Suggestion zu legieren".

Die Gruppenpsychotherapie hat mit solchen direktiv-suggestiven Gruppenpsychotherapieverfahren begonnen. Der amerikanische Tuberkulosearzt PRATT hat 1905 seine sogenannte Klassenmethode inauguriert. PRATT erklärte diesen Gruppen — sie zählten bis zu 100 Mitgliedern — die Natur ihrer Krankheit und deren Behandlung. Er versuchte damit, die Einstellung der Kranken zu korrigieren, die sie fixierte und die Genesung oft behinderte. Zu diesem Zwecke organisierte er inspirierende Gespräche, die die Tuberkulosekranken aus der Introspektion und aus dem Selbstbedauern herausreißen und sie für die sozialen Bezüge öffnen sollten. Jene Patienten, die Fortschritte machten, konnten auf die vorderen Bankreihen vorrücken, eventuell sogar bis auf die vorderste Plattform, auf der die Ärzte saßen. Die Klassenmethode fand in ihrer ursprünglichen Art und modifiziert durch zahlreiche amerikanische Ärzte auch bei anderen körperlichen Krankheiten Anwendung. BLACKMAN hat sogar Aphasie-Patienten gruppenpsychotherapeutisch angegangen. Die Gruppenpsychotherapie solcher schwer körperlicher Kranker vermag sie der leidensbedingten Isolierung zu entreißen. Schon das gemeinsame Durcharbeiten der mit einem somatischen Leiden Konfrontierten, vor allem aber auch das Fühlen einer Gemeinsamkeit des Betroffenseins, erleichtert sie. Im Mitsein gleichermaßen Geschädigter werden auch leichter Wege zur Rehabilitation gefunden und beschritten werden.

Wie wir bei der Gruppenpsychotherapie mit ganzen Spitalabteilungen, also mit Großgruppen von etwa 20—25 Patienten, erkennen konnten, ist es schon allein wegen der Zahl der Beteiligten nicht immer möglich, die „freie Interaktionsregel" zu befolgen. Der Therapeut wird in solchen Großgruppen immer wieder — direktiv — fokussieren müssen. Es kann überhaupt gesagt werden, daß, je größer die Gruppe ist, um so schwieriger die freie Gewährung der Gruppeninteraktionen wird, da die Gefahr besteht, daß sie sich in Nebensächlichkeiten verliert. Schon deshalb ist eine Gruppengröße von 7—9 Beteiligten für die Therapie optimal, und alle darüber liegenden Zahlen sind weniger günstig. Zwar können mittels der Konstituierung von ganzen Spitalabteilungen zu Großgruppen eine Kohäsion und ein Zusammengehörigkeitsgefühl erzielt werden, wie es auf andere Weise nie möglich wäre. Doch ist ein therapeutisches Ziel im Sinne der Einsichtsförderung und der Anregung eines sozialen Lernprozesses in einem so großen Rahmen nur schwer erreichbar. Auch ist der gruppendynamische Prozeß in einer solchen Großgruppe nur schwer zu überblicken, selbst wenn die Gruppenbehandlung direktiv vor sich geht.

Psychodrama

MORENO hat schon 1910 in Wien mit Kindern das sogenannte Stegreiftheater entwickelt. Er forderte sie auf, alles — dramatisch — darzustellen, was sie bewegte. Später entwickelte er — ab

1923 in den USA — dieses „Theater der Spontaneität" zum Psychodrama. Es liegt dieser Methode der Gedanke zugrunde, daß (neurotische) Konflikte nicht nur in Worten wiedererzählt und durchlebt, sondern auch in der Aktion voll ausgelebt, agiert (acting-out) werden sollen. MORENO ließ zu diesem Zwecke spezielle, zentral gebaute Plattformen bauen, auf denen er und seine Assistenten als „Hilfs-Iche" (Auxiliary Egos) die Patienten ermutigten, bestimmte gefühlsbetonte Perioden, bzw. bestimmte gefühlsbetonte Konfliktsituationen ihres Lebens, zu wiederholen. Das Psychodrama, wie es MORENO praktiziert, beginnt mit einem Gespräch zwischen Patient und Therapeut. Sobald der Patient anfängt, eine Lebenssituation zu schildern, führt ihn der Therapeut auf die Bühne. Der Betroffene kann so seine Konflikte in freier Handlung darstellen. Der Patient spielt nun sich selbst in der konflikthaften Situation. Die Mitmenschen, wie beispielsweise der Vater, die Mutter, die Gattin, die Kinder, Freunde, Mitarbeiter, Gegner, sind physisch nicht anwesend. Sie werden aber durch die erwähnten Hilfs-Iche, das sind Personen aus der speziell zusammengezogenen Zuschauergruppe, dargestellt. Auf dem Höhepunkt der konfliktgeladenen Handlung wird durch den Therapeuten ein Rollenwechsel angeordnet. Der Sohn spielt den Vater, der Betroffene seinen Gegner, usw. Das Verhalten des anderen wird somit zum eigenen Erlebnis. Der Betroffene kann auf diese Weise Einblick in die möglichen menschlichen Einstellungen und Verhaltensweisen nehmen (MORENO).

Im wesentlichen stellt das Psychodrama eine kathartische Methode dar, d.h. eine Methode, die der Gefühlsäußerung, der „Reinigung" von Affekten, dient. Das Durchmachen alter Konflikte führt zu einem Wiedererleben, das eine emotionale Befreiung im Gefolge haben kann. Was früher nicht erledigt werden konnte, vermag nun etwa im symbolischen Rahmen des Psychodramas einen endgültigen Ausdruck zu finden. In einem beinahe experimentellen Rahmen kann der Konfliktbeladene seine Gefühle zeigen und äußern. Dadurch wird er sich erleichtert fühlen. Doch wird es in der Regel nicht genügen, die Patienten einfach ihre Konflikte darstellen zu lassen. In einer gruppenpsychotherapeutischen Sitzung, die auf die psychodramatische Handlung folgt, sollte das Geäußerte durchgearbeitet werden. Dabei werden weitere Gruppenmitglieder ähnliche oder andere Konflikte preisgeben. Es kommt so zu einer gegenseitigen Identifikation der Gruppenmitglieder. Die Verstärkerwirkung der Gruppe auf die Gefühle bringt es auch mit sich, daß Affekte, welche bisher, bewußt oder unbewußt, hintangehalten wurden, durch die Katharsis eines einzelnen auch bei anderen hervorkommen.

Das „klassische" Psychodrama (MORENO) indessen ist keine Methode, die das Erwerben einer Einsicht sehr begünstigt. Wohl haben die Beteiligten Gelegenheit, von Gefühlen befreit zu werden. Doch kommt im allgemeinen das Durcharbeiten in der Tendenz zum psychodramatischen Handeln und zum Agieren der Konflikte zu kurz. LEBOVICI und seine Schule haben demgegenüber eine Methode ausgearbeitet, in der sie dem Psychodrama eine gründliche gruppenanalytische Arbeit folgen lassen. Dann wird es zu einer Methode, die sich nicht nur „im Lernen durch Tun" (RUGIN) erschöpft, sondern zu einer höheren Konzeptualisierung führen kann.

Beschleunigende/fokale Methoden

Wie in der Einzelpsychotherapie suchte man auch in der Gruppenpsychotherapie nach Kurzmethoden. Diesen Zug verrät beispielsweise schon das Wort „Facilitator" (Erleichterer), das ROGERS für den Gruppenleiter in seinen *"Encounter-Groups"* verwendet. Der Therapeut soll in diesen Begegnungs-Gruppen nicht in analytischer Reserve bleiben, sondern helfen, das Entstehen von Gruppeninteraktionen und damit von Gruppenerleben zu fördern. Es soll möglichst rasch ein affektiv ansprechendes Klima geschaffen werden, das die Beteiligten aus ihrer

Reserve herausholt und sie dazu bringt, ihre Gefühle in den Gruppenbegegnungen zu investieren. ROGERS und seine Schüler üben andere Rollen als analytisch orientierte Gruppenpsychotherapeuten aus. Sie setzen bewußt auch suggestive Akzente, indem sie beispielsweise sagen: „Ich nehme an, wir werden uns am Ende der Gruppensitzung ein gutes Stück besser kennen als wir es jetzt tun." Durch die wachsende emotionale Beteiligung des Therapeuten werden die Mitglieder in ihrem Verhalten beeinflußt und zu einer aktiveren Rolle veranlaßt. Der „Facilitator" soll die Bedeutung erfassen, die die Äußerungen der Mitglieder für sie und die anderen haben. ROGERS setzt seine eigenen Gefühle ein, um einzelnen oder der Gruppe ein Feedback, eine Rückkoppelung, zu geben, und um zu zeigen, wie sie auf ihn und damit auch auf andere gewirkt haben. Auch werden die Beteiligten durch ROGERS mit ihrem Verhalten konfrontiert, indem er kundgibt, wie er die einzelnen erlebt und wie er dieses Verhalten geändert sehen möchte. ROGERS vermeidet es, die Gruppenaktivität zu planen. Er gibt wenig Kommentare und Deutungen über den Gruppenprozeß. Entsprechend den anderen Gruppenpsychotherapeuten betrachtet er die Gruppe ebenso als therapeutisch aktiv wie den „Facilitator". Sowohl die verbale Äußerung als auch die averbale Kommunikation, zum Beispiel die pantomimischen Ausdrucksbewegungen, werden in den Encounter-Groups eingesetzt und beachtet. Der physische Kontakt zwischen den Mitgliedern wird in dieser Art von Gruppen zur Kommunikationsförderung eingesetzt. ROGERS berichtet von einer jungen Frau, die geweint und erzählt habe, daß sie einen Traum gehabt habe, aus dem hervorgegangen sei, in der Gruppe habe sie niemand gern. Er habe sie dann umarmt, geküßt und ihr so ein Gefühl von Behaglichkeit gegeben. ROGERS Methode unterscheidet sich damit wesentlich von der Gruppenanalyse, aber auch von anderen Gruppenpsychotherapiemethoden. Bei der analytischen Gruppenpsychotherapie sollen ja vor allem die verbalen Äußerungen zur Einsicht führen, und, neben dem Gruppenprozeß, Objekt der Analyse sein. Dazu kommt, daß in den analytisch orientierten Gruppenpsychotherapieformen, wie erwähnt, die „Abstinenzregel" gilt. Wir möchten überhaupt sagen, daß u.E. nur jene Methoden, die das Einhalten einer Abstinenz in bezug auf die Triebbedürfnisse, zumindest des Leiters, gewährleisten, als therapeutisch betrachtet werden können. Der Therapeut hat darauf zu achten, seine eigenen Triebbedürfnisse zurückzuhalten und eine entsprechende psychologische und soziale Distanz zu wahren. Nur bei dieser Zurückhaltung des Therapeuten ist es den Patienten möglich, das notwendige Vertrauen zu ihm zu haben. Wenn auch bei diesen beschleunigenden gruppenpsychotherapeutischen Verfahren der „Facilitator" zwangsläufig aktiver vorgehen muß als bei der analytischen Gruppenpsychotherapie, so wird er sich aber doch Rechenschaft darüber ablegen müssen, welche unbewußten Regungen in ihm selbst vorgehen. Nur so wird er die Therapie nicht zur Befriedigung eigener Triebbedürfnisse ausnützen.

In den vergangenen Jahren sind noch zahlreiche weitere Methoden aufgekommen, die die emotionale Beteiligung, die Einsichtsförderung und den sozialen Lernprozeß bei den einzelnen sowie die Kommunikation in der Gruppe erleichtern sollen, so die *themenzentrierte interaktionelle Methode* von RUTH COHN. Durch ein emotional relevantes Thema soll das allgemeine Interesse der Gruppe stimuliert und das Kollektiv auf ungelöste Konflikthaftigkeiten fokussiert werden. *Mit dem Thema möchte die Autorin dafür sorgen, daß das Ich der Beteiligten* aktiviert wird und sie in Kommunikation miteinander treten. Die Zugehörigen sollen nicht nur intellektuell, sondern vor allem auch gefühlsmäßig ergriffen werden. Durch die emotionale Gerichtetheit des Themas soll es also dazu kommen, daß die Mitglieder so bald als möglich auch gefühlsmäßig erfaßt werden. Es wirkt somit ganz anders als rational diskutierte belanglose Themata, die gelegentlich in den therapeutischen Gruppen aufkommen und dazu dienen, emotional Konflikthaftes abzuwehren. R. COHN gibt beispielsweise als Thema: „Jedermann sollte sein eigener Vorsitzender sein", oder „Wie nehme ich Beziehungen zu meinen Mitmenschen auf?". Mit einer solchen Themengebung sind die einzelnen und die Gesamtheit — wie bei der individuellen fokalen Kurzpsychotherapie — sehr rasch in einen emotionalen Prozeß hineingestellt. Damit wird insbesondere auch die Katharsis der Beteiligten gefördert. Lange hintangehaltene Konflikte werden durch die Formulierung des Themas plötzlich aktiviert. Wie alle auf Kürze hinzielenden Verfahren stellt die themenzentrierte interaktionelle Methode von R. COHN Anforderungen an das Ich der Beteiligten. Dabei ist zu berücksichtigen, daß schon allein das Miteinbezogenwerden in eine therapeutische Gruppe für das Ich der Mitwirkenden gewisse Belastungen mit sich bringen kann. Wird eine bestimmte soziale und psychologische Distanz in der Gruppe unterschritten, kommt es etwa zur Angst vor dem Individualitäts- oder Ich-Verlust. Bei den beschleunigenden Verfahren, wie der themenzentrierten Methode, ist diese Gefahr natürlich ganz besonders gegeben. Deshalb kann diese Methode nicht durch Anfänger praktiziert werden. Es ist wichtig, daß der Therapeut, der sich dieses Verfahrens bedient, die Ich-Stärke eines Individuums richtig abzuschätzen und die Gefahr einer weiteren Ich-Schwächung bei einem Mitglied zu erkennen vermag. In diese themenzentrierte interaktionelle Methode werden von R. COHN auch die Prinzipien der *Gestalttherapie* miteinbezogen (PERLS). Die Gestalttherapeuten sehen die Beziehung des Individuums zu seiner Umgebung unter dem Primat der figürlichen Wahrnehmung der Objekte, der Gestalt. Wenn beispielsweise ein Mann allein sitzt und liest, dann steht das Buch im Zentrum seiner Aufmerksamkeit. Der Rest des Raumes tritt in den Hintergrund. Auch sein Körper wird in dieser Sicht zum Hintergrund. Der Leser steht nur im Kontakt mit den Ideen des Buches. Nehmen wir beispielsweise an, daß er mitten im Lesen immer durstiger wird. Nach und nach werden der Mund und das Äußere des Mundes figürlich werden und bald das Feld dominieren. Nun tritt das Buch in den Hintergrund, und die Person fühlt: „Ich bin durstig." Mit anderen Worten, der Leser wird eines Wechsels in sich gewahr, der eine veränderte Beziehung zu seiner Umwelt zur Folge hat. Er wird dementsprechend seine eigene Erfahrung und sein motorisches Verhalten verändern. Im Licht der Gestalttherapie wird, wie anhand dieses einfachen Modelles zu erkennen ist, die Phänomenologie der Welt durch die Bedürfnisse des Individuums organisiert. In der Gruppenpsychotherapie, die nun diese gestalttheoretischen Gesichtspunkte berücksichtigt (R. COHN), wird versucht, die Beteiligten gemeinsam figurative Modelle erfahren zu lassen, wie beispielsweise ein Individuum, ein Objekt, um den Beteiligten dazu einen phänomenologischen und einen verhaltensmäßigen Zugang zu ermöglichen. Dabei erwartet PERLS, daß die Mitglieder sich ihrer selbst und aller anderen, denen sie in der Gruppe begegnen, gestalthaft bewußt werden und die Gefühle der Beteiligten intensiver erleben. Es wird dabei erwartet, daß die Zugehörigen mit Hilfe dieser figurativen Modelle rascher zu einer kommunikativen Auseinandersetzung im Gruppenmilieu gelangen.

Eine weitere Art der Kurzgruppenpsychotherapie wurde durch GOULDING, einen Schüler von BERNE, dem Begründer der *transaktionellen Analyse,* entwickelt. Er formuliert in der Gruppenpsychotherapie in bezug auf die einzelnen Teilnehmer eine frühe Einschärfung (injunction), die der Vorstellung des Kindes entspreche, die die Gruppenbeteiligten bei ihrem Heranwachsen von ihren Eltern übernommen hätten. GOULDING betont, daß das Gebaren des Patienten, seine Worte und Verhaltensweisen dazu dienten, jene speziellen Einschärfungen zu stützen, die ihm durch die Eltern als Kind vermittelt wurden. Dieser Autor betont weiter, daß der Patient diese Einschärfungen nicht überwinden könne, bevor er selbst eine neue Entscheidung (redecision) zu verbalisieren und sich so von der Einschärfung zu befreien vermöge. GOULDING formuliert die erwähnten Einschärfungen beispielsweise wie folgt: „Du mußt dich immer unauffällig verhalten", „Du darfst kein Knabe sein", „Sei kein Kind", „Sei kein Erwachsener", „Du darfst nicht sein", usw. Die Gruppenmitglieder hätten in ihrer Kindheit diesen Einschärfungen gefolgt, weil sie oft von Schlägen oder bedrohlichem Verhalten der Eltern begleitet gewesen seien. Diese Einschärfungen werden dann in der Gruppenpsychotherapie durchgearbeitet. Um mit wenigen Stunden Gruppenarbeit — in einer Wochenend-Marathon-Sitzung — zu einem Ziel zu gelangen, hält es GOULDING für wichtig, möglichst bald zu einer neuen Entscheidung (redecision) zu kommen. Der Autor hilft den Betroffenen, sich ihre Verhaltens- und Lebensmuster zu vergegenwärtigen, indem er sie über Phantasien betreffend ihre Zukunft oder einen Dialog mit ihren Eltern zu einer Wiedererwägung kommen läßt. Der Beteiligte wird beispielsweise bei der Einschärfung „Du darfst nicht sein" zur Wiederentscheidung angeregt: „Ich darf leben". Die Gruppe wird dazu verwendet, die neuen Entscheidungen des Patienten zu bekräftigen, sein Ich zu stärken.

Der GOULDINGschen Kurzmethode könnte entgegengehalten werden, daß sie die Behandlung des einzelnen durch die Gruppe anstrebt und nicht alle Beteiligten zur gleichen Zeit in den therapeutischen Prozeß miteinbezieht. Auch ist die Methode von GOULDING sehr leiterzentriert. Die verschiedenen Beteiligten werden zwar wohl zu der vom Autor erstrebten Wiedererwägung gelangen, doch ungenügend ihr Ich entfalten, da sie in solchermaßen geleiteten Gruppen kaum Gelegenheit haben, sich frei zu entwickeln.

Alle die erwähnten Kurzmethoden gehen naturgemäß vor allem darauf aus, den therapeutischen Prozeß zu beschleunigen. Dieses Ziel läßt sich nur verwirklichen, indem das emotionale Erleben der Mitglieder mittels der erwähnten speziellen Techniken rasch gesteigert wird. Durch die unverzügliche Konfrontation mit starker Gefühlsintensität besteht aber die Gefahr, daß die Beteiligten überfordert und von Angst ergriffen werden. Bei Ich-Schwachen ist dementsprechend besondere Vorsicht mit solchen Verfahren geboten.

Methoden, in denen der Leiter aktiv sein muß, beinhalten immer die Gefahr einer Leiterzentrierung der Gruppe, damit aber auch einer prolongierten Regression der Beteiligten. Das Anregen einer solchen Regression würde aber die Kürze einer solchen Therapie in Frage stellen.

Ein besonderer Nachteil dieser Methoden liegt darin, daß sie zu sehr den einzelnen und zu wenig die Gruppe betonen. Wir sind zwar nicht der Ansicht von ARGELANDER, STIERLIN u.a., die vorwiegend die Gruppe und nicht die an ihr Beteiligten ansprechen. Doch sollte in einer Gruppe neben dem Individuellen immer auch das Interaktionelle beobachtet und berücksichtigt werden.

Wie CHRIST auf Grund vergleichender Beobachtungen von LIEBERMAN und Mitarbeitern an Gruppen, die mittels verschiedener Techniken angegangen wurden (psychoanalytische, gestaltpsychologische, transaktionelle, Marathon-Methoden usw.) feststellt, befriedigten die Resultate einerseits in jenen Gruppen nicht, in denen eine Art Laisserfaire-Führung vorherrschte, aber auch nicht in jenen Gruppen, in denen der Gruppenleiter charismatisch-dogmatische Tendenzen vertrat. Die besten Erfolge zeitigte der Typ des „Providers", des „Ernährers". Sein Vorgehen ist charakterisiert durch mäßiges, sorgfältiges Stimulieren und ebenso mäßiges, beherrschtes, kontrolliertes Eingreifen in die Gruppe. Eine Gefahr der angeführten beschleunigenden Methoden besteht nun zweifellos darin, daß die Akzeleration und die Fokussierung des Gruppenprozesses etwa zum Dogma erhoben wird. Es bedarf einer stetigen sorgsamen Überprüfung durch den Therapeuten, damit einer solchen Entwicklung vorgebeugt werden kann. Steigert er sich jedoch in eine Überbewertung seiner eigenen Methodik hinein — was bei aktivierendem Vorgehen leicht der Fall sein kann —, so wird er in jene charismatische Einstellung hineingeraten, die nach den Beobachtungen von LIEBERMAN und Mitarbeitern gehäuft zu therapeutischen Versagern führt. Bleiben diese beschleunigenden und auf vertieftes Erleben zentrierten Methoden aber in den Händen von selbstkritischen Therapeuten, so sind sie wertvolle gruppenpsychotherapeutische Techniken, die es auch gestatten, jene Menschen in Gruppenpsychotherapie zu nehmen, die sich nur für kurze Zeit einer Behandlung widmen können. Auch vermögen sie etwa affektiv zurückhaltende, gehemmte Patienten zu aktivieren und damit für die Gruppenpsychotherapie zu öffnen, die durch ein anderes Vorgehen vielleicht nicht ergriffen würden.

Nicht im engeren Sinne gruppenpsychotherapeutische Verfahren

Das Sensitivity-Training

Das Sensitivity-Training erwuchs aus der angewandten Gruppendynamik und geht auf die sozialpsychologische Schule von LEWIN zurück. In den USA wurde die Methode des Sensitivity-Trainings nach dem 2. Weltkrieg eingeführt (GARWOOD). Seither fand es dort eine große Verbreitung. In Europa wurde es erst viel später bekannt, zuerst in England, Skandinavien, den Niederlanden, Belgien, später in Deutschland, Österreich und in der Schweiz. Nun hat es auch in Europa eine unaufhörliche Verbreitung erfahren. Immer mehr Interessenten melden sich für das Sensitivity-Training oder für davon abgeleitete Gruppenveranstaltungen an. So sehr es begrüßt werden muß, daß stetig wachsende Zahlen von Personen ihre sozialen Interaktionen bewußt gestalten und erleben wollen, so sehr muß auch vor einer Gefahr unkritischer Verwendung des Sensitivity-Trainings gewarnt werden. Zunehmend kommen Individuen in unsere psychiatrische Sprechstunde, die in solchen Trainings mehr oder weniger restlos gruppenabhängig geworden sind und kaum mehr ohne Sensitivity-Training auszukommen glauben. Sie haben im Rahmen des Sensitivity-Trainings einen Regressionsprozeß durchgemacht, der aber angesichts der Zentrierung dieser Methode auf die horizontal-soziologische Verhaltensebene kaum durchgearbeitet wurde. Die motivationell-tiefenpsychologischen Aspekte werden im Sensitivity-Training nicht genügend berücksichtigt. Vor allem soll das Verhalten der Beteiligten geschult, auf die anderen abgestimmt oder eingestimmt werden. Nach SMITH bedeutet „Sensitivity" die Fähigkeit vorauszusagen, was ein Individuum tun, fühlen sowie „über dich, sich selbst und andere" sagen wird. Nach DÄUMLIMG bezeichnet der englische Begriff „Sensitivity" die Fähigkeit des adäquaten Aufnehmens und Beantwortens von Kommunikationssignalen.

Die Trainingsgruppen umfassen in der Regel 6—12 Mitglieder. Ihr Rahmen soll nicht größer sein, damit nicht einzelne aus der Aktivität herausgestellt sind. Sie sollen aber auch nicht kleiner sein, da sie sonst kaum mehr eine „Gesellschaft im kleinen" darstellen. Die Trainingsphasen dauern 7—21 Tage. Die Teilnehmer sind während dieser Zeit permanent in „Klausur" und haben nur nachts Zeit, sich auszuruhen. Zahlreiche Modifikationen dieser Methode sind bekannt. So ist vor allem die Zeit des Zusammenseins unterschiedlich.

SHEPARD und LEE berichten über *„Marathonsitzungen"*, in denen die Mitwirkenden 16 Std miteinander im gleichen Zimmer verbringen. Niemand verläßt den Raum, mit Ausnahme der Momente, die für die physiologischen Verrichtungen notwendig sind. In diesen Gruppen äußert sich jedermann verbal über seine Gedanken, seine Gefühle. Die Beteiligten berühren sich aber auch gegenseitig. Jedermann umarmt sich, falls die Bedürfnisse in diese Richtung tendieren. Diese Marathongruppen gehen so weit, daß die Mitglieder sich ausziehen und einander auch im intimsten Bereich kennenlernen. Sie zielen auf eine totale Begegnung ab. SHEPARD und LEE sprechen von einer Befreiung, die die Beteiligten durchmachen sollen. Wir haben dieser Methode entgegenzuhalten, daß sie u.E. in keiner Weise eine Therapie darstellt, die das Bewußtseinsniveau der Beteiligten erhöhen und ihre Einsicht erweitern soll. Diese Gruppen halten nicht jene Distanz ein, die zum Einsichtserwerb notwendig ist. Sie sind einfach Milieus zur libidinösen Befriedigung und haben u.E. nichts mit Therapie zu tun.

Im Gegensatz zu diesem Verfahren stehen die sehr ernst zu nehmenden Methoden des Sensitivity-Trainings (DÄUMLING, SCHMIDBAUER, SBANDI, NELLESSEN, VANDENPUT, ZUNDEL), deren Motive die Förderung echter Einsicht und zwischenmenschlicher Beziehungen im Rahmen von Gruppen sind. Das Sensitivity-Training, das die Gruppenfähigkeit des Menschen, seine Integrationsfähigkeit in einen sozialen Umkreis und seine Effektivität stimulieren will, hat in der Gegenwart eine sinnvolle Aufgabe. Es bietet sich allen jenen als Methode zur Formation an, die als Leitende verantwortlich für eine Gruppe sind. Demnach ist es eine Methode, die sich in der Industrie, überhaupt im Geschäftsmilieu, im Militär, aber auch in allen anderen Institutionen der Gesellschaft eignen könnte, um die Verantwortlichen einen sozialen Lernprozeß durchmachen zu lassen.

Das Sensitivity-Training will die Voraussagefähigkeit des zu Trainierenden in bezug auf die Interaktionen der einzelnen in der Gruppe untereinander und mit der Gesamtheit üben. Es wird eine Steigerung der empathischen Aussage angestrebt, d.h. eine verbesserte Fähigkeit zu beurteilen, worin die Gruppenzugehörigen sich ähneln und worin sie voneinander abweichen. Die Beteiligten sollen lernen, geschärft zu beobachten, die individuellen Besonderheiten zu erfassen und zu erkennen, welche der gruppenspezifischen Qualitäten, welche der Stereotype (HOFSTÄTTER) für die einzelnen Beteiligten zutreffen. Sind die Mitglieder einer solchen Gruppe in der Lage, Stereotype als solche zu erkennen, werden sie sie aber auch eher zu relativieren lernen. Im Sensitivity Training geht es darum, das Verhalten der Beteiligten im Kommunikationsbereich der Gruppe präzis zu erfassen und wirksamer zu gestalten. Einerseits sollen die Mitglieder besser dem Verhalten der anderen Rechnung tragen, andererseits aber auch, wo ihnen selbst Möglichkeiten offenstehen, sich wirkungsvoller durchsetzen lernen. Die Mitwirkenden sollen lernen, die zwischenmenschlichen Beziehungen wie auch die Aussagen der einzelnen exakter zu erfassen und Täuschungs- sowie Vorurteilsquellen zu erkennen.

Im Sensitivity-Training geht es auch darum, die individuellen Beweggründe in den Gruppensituationen zu beachten und in Rechnung zu stellen. Insbesondere sind die Zugehörigen darauf zu trainieren, ihre eigenen Ausdrucksmittel sowie das Zusammenspiel verbaler und averbaler Äußerungen mit ihren Auswirkungen auf die Gruppenbeteiligten herauszuspüren. Sie werden also sensitiv werden auf die emotionalen und intellektuellen Rückkoppelungen — Feedbacks — (SBANDI) im sozialen System der Gruppe. Auch werden sie es lernen müssen, trotz der verfeinerten Konzeptualisierung ihre echten und natürlichen Gefühle beizubehalten. Die Beteiligten werden also in den verbalen und averbalen Interaktionen ihre Reaktionsweisen wechselseitig erfahren. Das Verhalten jedes einzelnen löst reaktiv Haltungen und Einstellungen bei einzelnen, mehreren anderen oder der gesamten Gruppe aus. Damit können sich die Beteiligten im Spiegel (FOULKES) der Gruppe kennenlernen. Es kommt im Sensitivity-Training auch dazu, daß die Zugehörigen aus Rollen, an denen sie bisher starr hingen, heraustreten. Die Rollen werden „aufgefroren" (engl.: unfreezing), und es besteht die Möglichkeit, daß die Beteiligten in neue Rollen hineinwachsen. Ihre Angst, die sie bis anhin mit stereotypen Einstellungen und ihnen gewohnten Rollen abzuwehren versuchten, lernen sie zu ertragen und in diesem Experimentierfeld neue Rollen zu übernehmen. Starre Einstellungen werden gelockert, und die Mitwirkenden damit flexibler. Die Beteiligten werden so die möglichen Rollenverteilungen in der Gruppe in eigener Erfahrung kennenlernen. Aber auch die gruppendynamischen Gesetzmäßigkeiten, wie beispielsweise die Entstehung einer Norm, oder die steigende emotionale Ladung der wechselseitigen Einwirkungen bei zunehmenden Interaktionen werden ihnen deutlich.

Mit anderen Worten: Das Sensitivity-Training hat eine Verbesserung des Sozialkontaktes und eine verbesserte Abschätzung des sozialen Geschehens im positiven Falle zur Folge. Doch kann es zu einer Regression der Beteiligten führen, die so weit gehen mag, daß die Zugehörigen am Ende der Sitzungsperiode kaum mehr auseinandergehen wollen. Die Mitwirkenden geben dabei ihre Individualität weitgehend auf, sie werden zu einem Verband, in dem die einzelnen Beteiligten zu einem homogenen Wir verschmolzen sind, keine individuelle Verantwortlichkeit mehr verspüren, zu einer Gruppe mit der Struktur einer „Großen Mutter" (NEUMANN) geworden sind. Auch kann, besonders durch das lange Zusammensein, die Interaktionsdichte in diesen Gruppen derart werden, daß speziell Ich-Schwache sich den anderen zu sehr ausgesetzt fühlen und befürchten, ihre Eigenständigkeit restlos zu verlieren. Im besten Fall werden sich dann diese Menschen vom Sensitivity-Training zurückziehen. Sie merken, daß es ihnen schadet. Sonst aber droht ihnen, wenn es ihnen nicht glückt, im Rahmen der Gruppe in eine innere Emigration" zu gehen, in eine panische Angst zu geraten oder sogar psychotisch zu werden. Zu solchen gefährlichen Auswirkungen kommt es hauptsächlich, weil die Interessenten häufig unausgewählt in eine solche Trainingsgruppe (=T-Group) genommen werden. Daß bei entsprechend prädisponierten Ich-Schwachen Gefühle des Individualitäts- und des Ich-Verlustes entstehen können, liegt bei der Interaktionsdichte in einem solchen Kreis und der Entstehung einer Norm der Ansichten und Verhaltensweisen auf der Hand. CARTWRIGHT und ZANDER betonen, daß diese Gruppennormen, haben sie sich einmal etabliert, gegenüber einem Wechsel sehr resistent sind. Es kann vorkommen, daß die Beteiligten, statt in immer neue Rollen hineinzuwachsen, starr auf ihre Rolle ausgerichtet bleiben. Infolge der Verstärkerwirkung der Gruppe auf die Gefühle (BATTEGAY) ist damit auch die Gefahr von kollektiven emotionalen Ausbrüchen und einer Entartung der rollendifferenzierten Gruppe zu einer von einem Affekt einheitlich oder von vielen divergenten Gefühlen desintegriert erfaßten „Masse im kleinen Rahmen" verbunden. Zu solchen Entwicklungen kann es vor allem kommen, wenn der Trainer, der Leiter des Sensitivity-Trainings keine tiefenpsychologischen Kenntnisse hat und nur gruppendynamisch ausgebildet wurde. Selbst wenn die Aufmerksamkeit im Sensitivity-Training nur den interaktionellen Bereich gelenkt wird, wäre es wünschenswert, daß der Leiter sich Kenntnisse in bezug auf den motivationell-tiefenpsychologischen Bereich erwerbe, damit er um mögliche gefährliche Komplikationen, wie aufkommende Gefühle des Ich-Verlustes oder kollektive emotionale Inflationen, aber auch um das Phänomen der multiplen und multidimensionalen Übertragung in der Gruppe weiß.

DÄUMLING unterstreicht gewisse Unterschiede der Trainingsgruppe zur Psychotherapiegruppe. Er sagt, daß an der Trainingsgruppe nicht Leidende, und an der Therapiegruppe Patienten, d.h. leidende, gehemmte, verletzbare Menschen teilnähmen. Es muß DÄUMLING entgegengehalten werden, daß sich doch wohl auch für das Sensitivity-Training in erster Linie Menschen melden, die erkennen, daß sie in ihrer sozialen Beziehungsfähigkeit irgendwie gestört sind. Allerdings werden sie sich nicht als Patienten deklarieren, oft auch nicht um ihre neurotische oder anderweitige Grundproblematik wissen. Umgekehrt werden Menschen sich zur Gruppenpsychotherapie melden, die um ihre soziale Integrationsstörung wissen, also krankheitseinsichtig sind. Zwar wird der Leidensdruck im allgemeinen bei Patienten, die sich zur Gruppenpsychotherapie melden, stärker sein als bei Individuen, die sich an einem Sensitivity-Training beteiligen. Da aber das Sensitivity-Training emotionales Erleben fördert, werden auch die unbewußten Konflikte mobilisiert. Sekundär wird es zu einem Leidensdruck kommen, der vielleicht zu wenig beachtet wird, wenn der Leiter ungeschult ist für das Erkennen von tiefenpsychologischen Vorgängen. Bo SIGRELL erwähnt, daß in Personalgruppen, die weitgehend als Sensitivity-Trainings geführt werden, gelegentlich der Wunsch auftreten kann, in eine Therapiegruppe umgewandelt zu werden. Viele Menschen kommen leichter in ein Sensitivity Training als in eine therapeutische Gruppe, da es auch heute noch in der öffentlichen Meinung weniger das Individuum abstempelt, sich an einem Übungsseminar zu beteiligen als sich offen zu einer Therapiebedürftigkeit zu bekennen. Schon deshalb sind tiefenpsychologische Kenntnisse des Trainers erwünscht.

DÄUMLING betont, daß der Trainer in den T-Groups keinen Rangunterschied zu den übrigen Beteiligten aufweise, wogegen der Gruppenpsychotherapeut automatisch Prestige besitze. Dieser Autor verkennt dabei, daß der Therapeut die Behandlungsgruppe nicht leiterzentriert, sondern gruppenzentriert führen muß, wenn sich die einzelnen Mitglieder und die Gesamtheit möglichst frei entfalten sollen. Der Arzt oder der Psychologe, der einer therapeutischen Gruppe als Moderator zur Verfügung steht, ist ebenso zur Diskussion gestellt wie der Leiter im Sensitivity-Training. Eine autoritäre Haltung des Gruppentherapeuten würde die Interaktionen auch in den therapeutischen Gruppen beeinträchtigen und zu Rollenfixierungen führen, die die Patienten an ihrer Entfaltung behinderten. Das Verhalten des Leiters dürfte dementsprechend in der Trainingsgruppe und in der Therapiegruppe nicht sehr unterschiedlich sein. Im allgemeinen wird ein Therapeut vielleicht noch zurückhaltender sein als ein Trainer, denn Voraussetzung zu einem adäquaten therapeutischen Gebaren ist die zurückhaltende Teilnahme. Wenn der gleiche Autor behauptet, daß die Trainingsgruppe unstrukturiert, die Therapiegruppe aber strukturiert sei, so können wir dieser Aussage in keiner Weise beipflichten. In beiden Kollektiven ergeben sich, wie in allen anderweitigen Gruppen, hierarchische Gliederungen, Rollenverteilungen. Doch sollten sie weder in der Behandlungsgruppe noch in der Trainingsgruppe starr sein, sondern einer stetigen Wandlung unterzogen werden. Wenn gesagt wird, daß in das Sensitivity-Training hauptsächlich Gesunde, also keinesfalls schwere Neurotiker, miteinbezogen werden sollen, so können wir dieser Aussage voll zustimmen, doch nicht, weil sie die Gruppenarbeit blockierten (DÄUMLING), sondern weil sie selbst am Gruppenprozeß Schaden nehmen könnten, wenn ihre Triebkonflikte und ihre allfälligen Ängste vor dem Individualitätsverlust nicht *genügend berücksichtigt werden sollten.*

Die Balint-Gruppe

Nicht zu verwechseln mit den *analytischen Selbsterfahrungsgruppen* für Ärzte, die das *autozentrierte* Durcharbeiten der Konflikte der Mitglieder zum Ziele haben, sind die Fallbesprechungsgruppen nach BALINT. Es sollen in diesen Gruppen nicht-psychiatrische, praktizierende Ärzte zusammengefaßt werden, um sie ein entsprechendes Verhalten gegenüber den sie aufsuchenden Patienten zu lehren und ihnen die Wichtigkeit der Arzt-Patient-Relation bewußt werden zu lassen. Im Unterschied zu den analytischen Selbsterfahrungsgruppen sind die *Balint-Gruppen allozentriert* (MERTENS DE WILMARS), d.h. auf eine äußere Aufgabe ausgerichtet. Diese Gruppen werden mit Vorteil auf 7—11 Kollegen beschränkt, damit eine Vertrauensatmosphäre entstehen kann. Man trifft sich regelmäßig alle 2—4 Wochen für $1^1/_2$—$2^1/_2$ Std. Die einzelnen Beteiligten berichten in freier Folge abwechslungsweise über einen Problempatienten. Nicht nur der Leiter, sondern auch die Auszubildenden bringen ihre Einfälle und ihre Kritik vor. Der Gruppenleiter behält aber die Führung in der Hand und weist die ihm indiziert erscheinende Richtung. Die Beteiligten sollen lernen, die Art der jeweiligen Arzt-Patient-Beziehung zu erkennen, sie bewußt wahrzunehmen und in das therapeutische Procedere miteinzubeziehen. Der Arzt soll auf eine höhere Bewußtseinsebene gebracht, und es soll ihm bewußt gemacht werden, daß seine Gefühle für den Patienten eng mit dessen Krankheit und Symptom-Angebot zusammenhängen können und folglich nicht unreflektiert Motive seiner Handlungen sein dürfen. Der Arzt wird in den Fallbesprechungen zu lernen haben, daß er seine gefühlsmäßigen Reaktionen kennen und kontrollieren muß und dementsprechend zu handeln hat.

In diesen Gruppen geht es auch darum, den Ärzten zu zeigen, daß es nicht nur krankhafte Symptome zu untersuchen gilt, sondern daß die vorgebrachten Beschwerden stets auch eine Kommunikation darstellen. Die Ärzte werden die Organsprache der Patienten verstehen zu lernen und zu erfassen haben, daß der Patient mit seinem Symptom auch das Ziel hat, eine ihm sonst vielleicht nicht mögliche Beziehung zu den Mitmenschen, im speziellen Fall zum Arzt, zu finden. Auf diesen Kommunikationscharakter des psychischen Krankseins hat in letzter Zeit vor allem SZASZ hingewiesen. Der Arzt muß lernen zu verstehen, daß der Patient nie losgelöst von ihm betrachtet werden darf und das Krankheitssymptom immer in einer Relation auch zum ärztlichen Verhalten steht. Der Arzt wird in diesen BALINT-Gruppen aufmerksam werden müssen auf die dem Hic et Nunc der therapeutischen Beziehung innewohnenden Gefühle und die Übertragungseinstellungen beim Patienten sowie die Gegenübertragung bei ihm selbst. Die an den Fallbesprechungsseminarien Beteiligten werden auf die Möglichkeit aufmerksam gemacht, daß die Reaktionen und die Verhaltensweisen der Patienten im Sprechzimmer nicht nur ihm, sondern oft auch einer Bezugsperson der Vergangenheit gelten. Auch werden wir den Ärzten helfen müssen, eigene Fehlhaltungen, eigene Fehlerwartungen gegenüber den Kranken, die aus ihrer eigenen Lebensgeschichte heraus erwachsen, zu erfassen und zu verstehen. Die BALINT-Gruppe ist also vorwiegend eine didaktische (GENEVARD, SLAVSON), wobei die *Formation* des Arztes, d.h. seine Schulung durch die Anschauung der auf die Arzt-Patient-Beziehung ausgerichteten Fallbesprechungen, gegenüber der Information prävaliert. Über die Besprechung der Arzt-Patient-Relation wird indirekt allerdings auch die Introspektion der Mitwirkenden gefördert.

> Es zeigte sich beispielsweise in einer solchen Gruppe, die nun seit 1969 unter Leitung von Kollegen F. LABHARDT und mir selbst alle 3 Wochen zusammenkommt, daß sich die beteiligten Ärzte, zum Beispiel Gynäkologen, Gastroenterologen, Internisten, immer wieder überfordert fühlen durch ihre Patienten mit psychosomatischen Störungen, wenn diese Kranken etwa in oraler Anspruchshaltung sehr abhängig werden vom Arzt. Es fällt ihnen dann schwer, bei ihrem anfänglichen Engagement gegenüber dem Patienten zu bleiben. Eigene Ängste des Arztes, durch solche Kranken vollkommen absorbiert, „aufgefressen" zu werden, kommen dann etwa hoch. In dieser BALINT-Gruppe war es zwar nicht möglich, eine solche Verängstigung gründlich durchzuarbeiten, wie es in einer analytischen Selbsterfahrungsgruppe der Fall gewesen wäre. Doch wurden die Ärzte in diesem Rahmen zumindest auf ihre — unbewußten — Ängste aufmerksam.

Im Unterschied zu den Selbsterfahrungsgruppen mit Ärzten, die sich auf die analytische Erhellung der unbewußten Tendenzen und Motivationen der Beteiligten ausrichten, ist, wie erwähnt, das Fallseminar nach BALINT vorwiegend auf die therapeutische Aufgabe des Arztes am Patienten zentriert.

Ein weiterer Gegensatz zwischen der analytischen Lehrgruppe (Selbsterfahrungsgruppe) und der BALINT-Gruppe besteht in der Beachtung oder Nichtberücksichtigung des Gruppenprozesses. In der analytischen Gruppe wird das Augenmerk nicht nur auf die sich manifestierenden tiefenpsychologischen Prozesse beim einzelnen und der Gesamtheit gerichtet. Wir beachten vielmehr auch den interaktionellen Prozeß in der Gruppe, beispielsweise die Interaktionsfrequenz, die Art der Interaktionen, das Entstehen einer Verhaltensnorm, das Verharren einzelner in einer Außenseiterstellung usw. Im BALINTschen Fallseminar demgegenüber ist es nicht möglich, detailliert auf die gruppendynamischen Prozesse einzugehen, wenn sie auch in dessen Gruppensituation mitwirken. Im Zentrum der Aufmerksamkeit bleibt, wie erwähnt, der Patient, beziehungsweise die Arzt-Patient-Beziehung. Werden indessen die Gruppengesetzmäßigkeiten in einem BALINT-Seminar gar nicht berücksichtigt, so wird eventuell auch nicht erkannt, daß infolge der Verstärkerwirkung der Gruppe auf die Gefühle Emotionen, die durch einen Arzt mit einem Fallbericht in eine solche Gruppe hineingebracht werden, eine Potenzierung erfahren und der gesamte Kreis dann seine Aufmerksamkeit etwa allzusehr auf eine Konfliktthematik konzentriert. Die BALINT-Gruppe kann so in ihrem Spektrum auf eine Thematik eingeengt werden. Der Kollege, der über einen Patienten berichtet, fühlt sich in diesem Moment oft unverstanden, weil die in der Gruppe vorherrschenden Gefühle die wahren Verhältnisse in einem verzerrten und überdimensionierten Licht erscheinen lassen. Man muß sich in diesem Zusammenhang fragen, ob es für die Leiter von BALINT-Gruppen nicht angezeigt wäre, eine Gruppenerfahrung in einer analytischen Selbsterfahrungsgruppe (Lehrgruppe) zu erwerben. Ist ihnen die Gruppendynamik nicht oder nicht genügend bekannt, besteht die Gefahr, daß sie aus den Gruppengesetzmäßigkeiten heraus zu verstehende Geschehnisse oder Äußerungen der Beteiligten falsch interpretieren und zu keiner adäquaten Beurteilung des dargelegten Falles kommen.

Die Kontrollgruppe (Supervisionsgruppe)

Es ist anzustreben, daß die erfahrenen Therapeuten, die sich für eine Gruppenkontrolle von individuellen Behandlungen und/oder Gruppenpsychotherapien entscheiden, über die Faktoren Bescheid wissen, die diese Art Supervision auszeichnen. Durch die Gruppenkontrolle spart der erfahrene Therapeut Zeit. Allerdings sind damit auch die einzelnen Kandidaten in ihren Berichten im Vergleich zur Einzelkontrolle zeitlich eingeschränkt. Die Gruppenkontrolle erweitert indessen den Informations- und den Assoziationsbereich des einzelnen durch die Einfälle der Kollegen. Nicht nur die Information durch den Kontrollanalytiker, sondern auch die Formation durch das gegenseitige Feedback in den Interaktionen der Kontrollgruppe wirkt sich auf die Kandidaten heranbildend aus. Die Gemeinschaft mit Kollegen kann ihnen ein Gruppengefühl vermitteln. Die Mitwirkenden erleben sich dem Kontrollanalytiker nicht mehr isoliert und allein ausgesetzt. Die Identifikation mit gleichermaßen Beteiligten erleichtert es ihnen etwa, ihre Ansichten zu äußern und ihre Angst vor der Kontrollinstanz zu mindern, wenn auch vertrauliche Äußerungen in der Regel eher in der Einzelkontrolle gebracht werden. Doch bringt die Gruppenkontrolle, sei es einer Einzeltherapie oder einer Gruppenpsychotherapie, auch Nachteile mit sich. Die erwähnte Beschränkung in der Zeit führt zwangsläufig dazu, daß die Kontrolle weniger gründlich erfolgen kann als in einem dualen Kontrollverhältnis. Auch vermittelt die Kontrollgruppe nie jene Vertrauensatmosphäre, die in der Einzelkontrolle entstehen kann und in der allein ein Kandidat bereit wäre, offen über die von ihm durchgeführte Psychotherapie Bericht zu erstatten. In einem solchen Kreis wird er etwa die Tendenz haben, den Ablauf der Psychotherapie „frisiert" darzustellen. Die anderen Kandidaten, die gleichzeitig anwesend sind, werden nicht immer als angstmindernd, sondern etwa auch als urteilend oder gar verurteilend, in der Rolle des Über-Ich, erlebt. Der Auszubildende empfindet in einem solchen Kreis die Kritik gelegentlich bedeutend härter als in einem dualen Verhältnis. Auch kann die Gruppendynamik mit dem Kontrollziel interferieren. Gegenseitige Konkurrenzprobleme, narzißtische Tendenzen, aus frühkindlichen oder späteren Kollektivsituationen sich herleitende Übertragungen und damit zusammenhängende Widerstände, werden in einer Gruppe mit ihrer Verstärkerwirkung auf die Gefühle stärker mobilisiert als in einem dualen Kontrollverhältnis. Nach CARTWRIGHT und ZANDER bilden sich in allen Gruppen, also auch in einer solchen Kontrollgruppe, Standards, Normen aus, die sich nicht selten verfestigen. Gelegentlich entsteht auf diese Weise ein starres, unveränderliches Bild von einem Kandidaten. Selbst wenn der Betroffene einen Lernzuwachs aufweist, hat er dann Mühe, die übrigen zu einer anderen Ansicht über ihn zu bewegen. Auch zeigt sich in den Kontrollgruppen immer wieder, daß sich die Aufmerksamkeit der Beteiligten während längerer Zeit auf ein vorgebrachtes Problem konzentriert. Dabei entspricht diese Fokussierung nicht immer dem Gewicht des Berichtes in der referierten Psychotherapie. Vielmehr ist es oft die momentane Situation der Kontrollgruppe, die dazu führt, daß sich das Kollektiv mit einem Problem näher befaßt als mit einem anderen. Die Verstärkerwirkung der Gruppe auf die Gefühle kann zu einer übertriebenen affektiven Einstellung der Kollegen auf einen bestimmten referierten Sachverhalt führen. Die Kandidaten fühlen sich dann etwa frustriert, oder gar narzißtisch gekränkt.

Es ist notwendig, daß der Kontrollanalytiker um die Gruppengesetzmäßigkeiten weiß, damit er Interferenzen der Gruppe mit der Kontrolle der Psychotherapie bewußt wahrnehmen und richtig einschätzen kann.

Gruppenarbeit

Bereits die besprochenen, im engeren oder weiteren Sinne auf die Therapie ausgerichteten Methoden stellen im Grunde genommen — autozentrierte oder allozentrierte — Gruppenarbeiten dar. Daneben müssen wir aber noch auf die — allozentrierte — Arbeit in Gruppen zu sprechen kommen, die sich in den verschiedenen Berufsmilieus, den Schulen, Universitäten und sonstigen Bildungsinstitutionen, den Spitälern, den übrigen sozialen Institutionen, der Kirche und im Militär vollziehen. Während vor der modernen Technisierung und Automatisierung einzelne einen Arbeitsprozeß noch weitgehend allein von Grund auf bis zu dessen Beendigung zu bewältigen vermochten, sind heute die meisten beruflichen und anderweitigen sozialen Aufgaben so komplex, daß die Arbeitsprozesse in der Regel nur noch in Gruppen bewältigt werden können. Dabei wird häufig zu wenig darauf geachtet, daß bereits die Zusammensetzung einer Arbeitsgruppe für das angestrebte Ziel wichtig sein kann. Zwar wird oft die Notwendigkeit eines Teamgeistes betont, doch noch relativ wenig getan, um die Arbeitsgruppen bewußt so aufzubauen, daß sie ein optimales emotionales Milieu darstellen und damit auch einen ungestörten Arbeitsablauf gestatten.

Insbesondere die Prozeßanalyse sozialer Beziehungen von BALES und SLATER mit ihrem standardisierten System der Erfassung von Verhaltensausschnitten, aber auch die soziometrischen Verfahren, wie sie von MORENO initiiert wurden, die auf der Auswertung der subjektiven Anziehungen und Abstoßungen beruhen, sind Methoden, die es gestatten, quantitativ und qualitativ über die Gruppenstrukturen Auskunft zu erhalten. Es geht beispielsweise daraus hervor, ob ein Team, eine Gruppe gut geleitet ist oder nicht. In Gruppenstudien, die JENKINS während des 2. Weltkrieges durchgeführt hat, zeigte sich beispielsweise, daß die Gruppenmoral in einem Fliegerschwadron nur dann gut war, wenn die Offiziere in den soziometrischen Studien von vielen der Staffelmitglieder positiv gewählt wurden. In Staffeln, die die Offiziere im soziometrischen Versuch ablehnten und Offiziere außerhalb ihrer Gruppe vorzogen, kam es zu keinem Gruppengeist. Diese Testverfahren werden in der Industrie und in anderen Berufsmilieus noch viel zu wenig ausgenützt. Auch für die Betreuung der Kranken in den psychiatrischen Spitälern und Ambulatorien wäre es wesentlich, nicht nur Gruppenaussprachen mit den Personalangehörigen zur Konfliktbewältigung zu organisieren? Sondern auch für eine entsprechende Zusammensetzung des Teams zu sorgen. Natürlich könnte nun argumentiert werden, daß von den Angehörigen sozialer Berufe eine Anpassung an die Gegebenheiten erwartet werden darf. Doch könnte manche Mißstimmung und viel Unrast vermieden werden, wenn man vermehrt auf die Gruppenzusammensetzung des Personals achtete. Es wird diese Forderung um so mehr zu stellen sein, je mehr die Gruppenpflege durch ein Krankenschwestern- und -pflegerteam die Einzelpflege durch eine einzige Pflegeperson ersetzt.

Bei der *Gruppenpflege* geht es darum, daß eine Gruppe von verschiedenartig ausgebildeten Pflegepersonen gemeinsam die Planung und Ausführung der individuellen Pflege einer Anzahl von Patienten übernimmt. Eine Gruppenleiterin, d.h. eine diplomierte Krankenschwester oder ein diplomierter Krankenpfleger, koordiniert die Arbeit in der Gruppe. Doch hat jedes Mitglied dieser Krankenschwestern- und -pflegergruppe zu spüren, daß es entscheidend für die Pflege mitverantwortlich ist. Es herrscht dabei die Ansicht vor, daß in der Gruppenpflege das Erfassen der Bedürfnisse der Patienten infolge des stetigen Austausches von Beobachtungen und Erfahrungen besser gelingt als wenn jeder oder jede für sich allein einige Patienten pflegt. Die Gruppenpflege eignet sich besonders dort, wo in Ausbildung begriffene Schwestern und Pfleger eingesetzt werden müssen. Sie werden dann ihre Verantwortung mit einer Gruppe von Mitwirkenden teilen und doch schon eine Teilverantwortung zu übernehmen haben (ISENSCHMID, LOCHER, STETTLER, STIEFEL, SCHWANINGER, MÄDER, MEIER, ZIHLMANN).

In der *Sozialarbeit* wird zunehmend mit Gruppen von Klienten gearbeitet (BELLSMITH, BERNSTEIN u. LOWY, VINTER u.a.). Damit können die Sozialarbeiter mehr Hilfesuchende als bei Einzelbetreuung erfassen und sie gleichzeitig auch im Sozialkontakt fördern. *Auch der Arzt ist, besonders im Spitalmilieu, nicht nur auf die Gruppenpsychotherapie mit den Patienten, sondern auch auf die Gruppenarbeit mit dem Pflegepersonal, den Sozialarbeitern, den Psychologen, Beschäftigungstherapeuten, Physiotherapeuten, Musiktherapeuten usw. angewiesen* (KAYSER u. Mitarb.). Im Rahmen einer Spitalstation fällt auch den Patienten eine Verantwortung für ihr Fortbestehen zu. Deshalb hielt zunehmend die von M. JONES inaugurierte *Therapeutic Community* in den psychiatrischen Krankenhäusern Einzug. Die verschiedenen Rollenträger werden dabei lernen müssen, in ihrer Arbeit miteinander zu wirken.

Bei der Gruppenarbeit ist erstens deren Ziel im Auge zu behalten, und zweitens die Gruppendynamik, die das Ziel fördern oder aber mit ihm interferieren kann (LUFT). So kann es beispielsweise in einer Arbeitsgruppe zu Verhaltensnormen kommen, die sich einschleifen und die Erreichung des Gruppenziels erschweren. Wie wir immer wieder an Patienten beobachten, die in Arbeitsteams der Industrie tätig sind, kann sich beispielsweise eine Norm des Mißtrauens in der Gruppe entwickeln, die die Mitglieder behindert. In einer anderen Gruppe hinwiederum verbreitet sich eine offene Haltung als Norm, und es wird diese Gruppe gut zusammenarbeiten.

Diese Verhaltens- und Einstellungsnormen ergeben sich beim längeren Zusammenwirken einer Gruppe, indem sich die einzelnen entsprechend aneinander anpassen. Menschen mit Kommunikationsschwierigkeiten werden es indessen schwieriger haben, sich an Normen anzuschließen, die einen guten Sozialkontakt zur Folge haben. Gelegentlich werden sie sich auch bewußt in ein Außenseitertum zurückziehen, so daß es dann zu Schwierigkeiten bei der Teamarbeit kommen kann.

Die Gruppenarbeit ist eng gekoppelt mit der Notwendigkeit einer adäquaten Zusammensetzung des Kollektivs sowie mit der gegenseitigen regelmäßigen Aussprache. Nur dort, wo die Gruppenzugehörigen in regelmäßiger Folge Gelegenheit haben, sich miteinander über ihre Arbeit und ihre eigenen Schwierigkeiten zu unterhalten, wird jene offene Atmosphäre in einem Betrieb entstehen, die die Beteiligten für eine Arbeit gewinnt. Auch wird es für die Leiter einer jeglichen Institution, eines jeden Betriebes, lohnend sein, die Mitarbeiter auf allen Stufen transparent über das Betriebsziel und die damit gesetzten Aufgaben zu orientieren, sie darüber diskutieren und somit an der Verantwortung teilnehmen zu lassen. In der amerikanischen Industrie werden solche Diskussionen mit Personalgruppen schon längst durchgeführt (LONERGAN, SPEROFF). Auch in den Schulen sind, besonders in den skandinavischen Ländern, Ansätze zu einem Gruppensystem entwickelt worden, das vor allem darin besteht, daß die Klassen absolut demokratisch, als Gruppen, konzipiert sind, in denen jedem Mitglied — nicht nur den Lehrern — das Recht auf Mitsprache und Mitbestimmung gegeben wird. An den Universitäten sind solche Versuche bis jetzt noch nie soweit gegangen, wie es mancherorts die Studenten gewünscht hätten. Oft sind diese Forderungen nach gruppenzentriertem Aufbau der Universität, nach Mitsprache, allerdings vermengt mit undurchsichtigen politischen Zielsetzungen, so daß dann die Gruppenarbeit und damit die verantwortungsvolle Mitbestimmung in Frage gestellt ist.

Für sich gesehen, beinhaltete aber der gruppenstrukturierte Aufbau von Schulen und Hochschulen und eine entsprechende Gruppenarbeit mit Verantwortlichkeiten aller Beteiligten eine Möglichkeit, daß die Heranwachsenden in der Selbsterfahrung — eher als in einem staatsbürgerlichen Unterricht — eine demokratische Anschauung erlangten. In einer solchermaßen gruppenzentrierten Arbeit würden die Heranwachsenden nicht in Normen hineinwachsen müssen, die ihnen auferlegt werden. Sie würden in der Gruppenarbeit selbst mithelfen können, sie zu gestalten.

Die Gruppenarbeit garantiert jedem Mitwirkenden jene Eigenständigkeit, die bei der übernommenen Aufgabe überhaupt möglich ist, während der einzelne sich sonst etwa restlos dem Ziel unterordnen müßte. Die Gruppenarbeit, die Arbeitsteilung, die gegenseitige Integration in ein korrelierendes Ganzes sind, bei den gewaltigen, die Leistungsfähigkeit eines Individuums oft weit übersteigenden Aufgaben der Gegenwart, zu Notwendigkeiten geworden. Nur so gelingt es, einerseits die Möglichkeiten, die uns die moderne Technik bietet, zu nutzen, andererseits aber dem Individuum einen Platz — als Teil eines Ganzen — zu belassen. Vielerorts wurde eingesehen, daß der Mensch auch bei der *Arbeit in der Industrie* einer partizipierenden und sichernden Gruppe bedarf, in der er fühlen kann, daß er sinnvoll zu einem Ganzen beiträgt (SCHARMANN). Auch im *Sport* und im *Militär* werden zunehmend Gruppenarbeiten gefördert. Die Gruppe von gleichsinnig Motivierten vermittelt jene gegenseitige Stützung der Beteiligten, die es ihnen gestattet, die mit dem Arbeitsziel verbundenen Belastungen zu tragen, die notwendigen Informationen einzusammeln und die einzelnen auf ihre Aufgabe vorzubereiten.

Die *Kirche* beginnt zu erkennen, wie wichtig die Gruppenarbeit auch in ihrem Rahmen ist. Die Großgruppe der Gemeinde wurde wieder aufgewertet. Auch wurde der Wert der Kleingruppe als Milieu zur Förderung religiöser Motivation erkannt. Es wurde richtig gesehen, daß nur jenes Gedankengut von Bestand ist, das durch wechselseitig miteinander zu einer Gruppe verbundene und für einander einstehende Individuen getragen wird. Da das Arbeitsfeld der Kirche vor allem durch die Seelsorge abgesteckt wird, liegt es auf der Hand, daß auch die Seelsorge zunehmend nicht nur durch den Theologen allein, sondern — als Gruppenseelsorge — durch eine von ihm geleitete Gruppe von gleichermaßen Suchenden vollzogen wird (STOLLBERG).

Wert-/Risikofaktoren/Kontraindikationen der Gruppenpsychotherapie und der Gruppenarbeit

Die im Rahmen einer psychiatrischen Klinik oder Ambulanz durchgeführte Gruppentherapie gestattet es, die Patienten intensiver und umfassender anzugehen und zu behandeln als bei ausschließlicher Verwendung individueller psychotherapeutischer Methoden. Die Gruppenpsychotherapie führt die soziale Aktivität der Außenwelt in das Spital hinein, insbesondere wenn sie mit der von MAXWELL

JONES inaugurierten *Therapeutic Community*, in der das ganze Spital als therapeutische Gemeinschaft gestaltet ist, kombiniert wird. Das psychiatrische Spital erhält durch die Gruppenpsychotherapie eine soziale Dynamik. Zwar bestehen in den therapeutischen Gruppen immer auch statische, vor allem, wie erwähnt, normative Tendenzen. Doch führt die Gruppeneinwirkung in der Regel rascher zu Verhaltensänderungen als die individuelle Einflußnahme (LEWIN).

Die Gruppenpsychotherapie in der psychiatrischen Klinik erlaubt es also, die Patienten in einem gesellschaftlichen Rahmen zu beobachten und entsprechend zu behandeln. Wie sich die Patienten im Kreis einer therapeutischen Gruppe oder einer gruppenzentriert strukturierten Krankenstation bewegen, vermag, wie RACAMIER sehr zu Recht betont, Aufschluß zu geben über die dahintersteckenden psychodynamischen Phänomene. Es wird beispielsweise kennzeichnend für die Ich-Stärke, beziehungsweise -Schwäche eines Patienten sein, ob er sich in den im Kreise einer Gruppe stattfindenden Interaktionen behaupten kann und damit zu den „Kernmitgliedern" gehört, oder ob er an deren Rand gedrängt wird, beziehungsweise zum „Randmitglied" wird (HOFSTÄTTER, BATTEGAY und HOLE). Die Art und die Intensität, mit der ein Kranker an den Sorgen seiner Gruppenkameraden partizipiert, oder aber sich von den anderen isoliert, kann zeigen, wie sehr er imstande ist, sich von seinen eigenen Problemen zu lösen oder wie sehr er, auch bei schwerwiegenden äußeren Ereignissen, in seine eigene Welt verstrickt bleibt. Die Gruppenstrukturierung einer psychiatrischen Klinik ermöglicht die zunehmende Öffnung früher geschlossener Stationen und führt zu einem stetig wachsenden Kontakt zwischen Klinik und Umwelt (HARRIS).

Die Behandlung der ambulanten Patienten in psychotherapeutischen Gruppen vermittelt ihnen einerseits einen bergenden Rahmen, andererseits ein soziales Experimentierfeld, in dem sie übend vorwegnehmen können, was ihnen an sozialen Aufgaben bevorsteht. Da die Behandlungen in den Spitälern immer kostspieliger werden, gewinnen psychiatrische Polikliniken oder „Community Mental Health Centers" (BOLMAN, DANIELS, JACOBSON, YOLLES), aber auch psychiatrische Privatpraxen, immer mehr an Bedeutung.

BION, BRONNER, EZRIEL, HEATH u. BACAL, HULSE, KLAPMAN, SLAVSON, WOLF u.a. haben gezeigt, wie in psychiatrischen Ambulatorien, Polikliniken und Privatpraxen die Gruppenpsychotherapie dazu beiträgt, erstens den Patienten ein Mindestmaß an Psychotherapie zu vermitteln und zweitens sie wirksamer und umfassender psychotherapeutisch anzugehen. Die Behandlungsgruppe vermittelt den Zugehörigen einen sichernden Halt, der es ihnen erleichtert, in der Realität auszuharren. Spitaleintritte können auf diese Weise oft vermieden werden. Wird der Patient schon in einer psychiatrischen Poliklinik in eine therapeutische Gruppe miteinbezogen, so erhält er eine Gelegenheit, im Rahmen der sozialen Realität einerseits ein Schonklima, andererseits ein der Einsichtsförderung, dem Lernprozeß dienendes therapeutisches Milieu zu erfahen. Es ist ihm so in der Ambulanz — wie in der Klinik — möglich, auch in seinem Kranksein in einem ihm erträglichen Maße an den sozialen Vollzügen teilzuhaben.

Der Wert der Gruppenarbeit liegt vor allem darin, daß das rollendifferenzierte Team die Verantwortung mit den Leitenden teilt. Damit sind die Mitarbeiter für ihre Tätigkeit besser motiviert als wenn sie sich einfach einem Leiter unterstellen müßten. Auch ist in der Arbeitsgruppe eine Kommunikation der Beteiligten gewährleistet, die der Gefahr einer emotionalen Isolierung und damit auch der Resignation sowie dem Absinken der Arbeitslust vorbeugt.

Gewisse *Risikofaktoren* sind indessen mit der Gruppenpsychotherapie immer verbunden. Wir haben bereits erwähnt, daß die Gruppenpsychotherapie etwa kein Ende mehr findet. Die Beteiligten sind in diesem Falle, zum Teil auch infolge der Einwirkung der Gegenübertragung des Therapeuten, mehr oder weniger vollkommen gruppenabhängig geworden. Oder es zeigen sich Institutionalisierungstendenzen, wie sie einem Klub eigen sind, wobei dann keine Therapie im Sinne der Einsichtsförderung mehr möglich ist. Gelegentlich neigen die Beteiligten einer therapeutischen Gruppe — aber auch einer Arbeitsgruppe — dazu, ihren Narzißmus auf das Kollektiv zu erweitern und ihre Aufmerksamkeit allzusehr nur auf die Gruppe zu zentrieren und alles, was außerhalb steht, in seiner Menschlichkeit zu vernachlässigen. In wieder anderen — therapeutischen und sozialen — Gruppen kann es dazu kommen, daß die Mitglieder und der Leiter sich gänzlich dem Kollektiv verschreiben, zu einer Wir-Gruppe werden, einer Gruppe, die eine „Große Mutter" im Sinne von E. NEUMANN darstellt, in der der einzelne seine Verantwortung gänzlich der Gruppe überbindet. In anderen Gruppensituationen kann ein Mitglied zu mächtig werden, oder es stauen sich sonst frustrierte Gefühle auf, beispielsweise bei einer übermächtigen Norm. Es droht dann die Entartung der wohlstrukturierten Gruppe zu einer „Masse im kleinen", in der nur noch eine zweistufige Hierarchie besteht, die der Geführten einerseits und die des Führers andererseits. Es kann auch zu Fehlentwicklungen in einer Gruppe kommen, wenn die Interaktionen zu dicht werden. Der Beteiligten bemächtigt sich dann etwa die Angst vor dem Individualitätsverlust, und sie streben auseinander. Die Gruppe zerfällt, wird zu einer Menge im kleinen Rahmen. Vom Zerfall bedroht ist die Gruppe also nicht nur bei einer zu geringen Interaktionshäufigkeit, sondern auch bei zu gehäuften Interaktionen.

Wir müssen uns nun fragen, welche *Kontraindikationen* wir, vom Individuum her gesehen, für die Gruppenpsychotherapie — sie haben grosso modo auch für die Gruppenarbeit Geltung — kennen. Wie wir wiederholt dargelegt haben, können Ich-schwache Patienten bei der Beteiligung an einer Behandlungsgruppe leiden. So hat SLAVSON betont, daß Schizophrene mit extrem schwachem Ich nicht in eine Gruppe genommen werden sollten, da sie sich sonst restlos den anderen ausgeliefert fühlen, sich dabei still ängstigen, wieder in die Psychose zurückziehen oder von der Gruppe wegbleiben.

Eine weitere Kontraindikation bilden die narzißtischen Neurosen im KOHUTschen Sinne, bei denen die Patienten sich entweder auf ein grandioses Selbst zurückgezogen haben oder an ein idealisiertes Selbstobjekt fixiert sind. Diese Patienten bedürfen in der Regel primär einer individuellen Psychotherapie. Sie benötigen in den Anfangsstadien ihrer Behandlung eine so intensive Aufmerksamkeit und Zuwendung, wie sie ihnen in einer Gruppe kaum vermittelt werden kann. Erst in späteren Stadien der Therapie, wenn sich allmählich eine Selbstidentität der Betroffenen herausgebildet hat, können sie in eine therapeutische Gruppe genommen werden. Selbst in Behandlungsgruppen von ausschließlich narzißtisch Gestörten wäre es schwierig, allen jene dauernde teilnehmende Aufmerksamkeit zu vermitteln, die sie bräuchten.

Patienten mit hysterischer Symptomatologie werden in einer Gruppe etwa angeregt, ihre Konflikte zu agieren, statt durchzuarbeiten, besonders wenn sie mit anders strukturierten Patienten zusammen sind. Diese Patienten erhalten in der Gruppe einen erweiterten Rahmen für ihre Widerstände. Dabei besteht auch die Gefahr, daß die übrigen Beteiligten sich nicht genügend entfalten können, so daß eine Kontraindikation auch von seiten der Gruppe besteht.

Geltungssüchtige, monopolistische Individuen finden in der Gruppe oft einen Kreis, der sie dazu verleitet, alle Beteiligten in ihren Bann ziehen zu wollen. Abgesehen davon, daß sie damit selbst um so mehr in das Ausagieren ihres Geltungsstrebens hineinkommen, bestehen auch Kontraindikationen von seiten der Gruppe. Bei begünstigender Zusammensetzung einer Behandlungsgruppe können Monopolisten sogar bewirken, daß die rollendifferenzierte Gruppe zu einer „Masse im kleinen" wird, indem die Beteiligten es etwa nicht merken oder gar schätzen, daß immer ein Mitglied aktiv ist, und sie nichts mehr zum Gruppenprozeß beitragen müssen. Die Mitglieder sind somit rollenundifferenziert, „gleichgeschaltet", und tun und lassen, was der Monopolist ihnen nahelegt. Nur ein erfahrener Therapeut kann eine solche Entwicklung verhüten. Doch wird damit die Gefahr bestehen, daß er zuviel Aufmerksamkeit dem monopolistischen Teilnehmer widmen muß.

Resultate von Gruppenpsychotherapie und Gruppenarbeit

Über quantitative Resultate von Gruppenpsychotherapie und Gruppenarbeit ist sehr wenig bekannt, wohl vor allem deshalb, weil die Gruppenbehandlung oft neben anderen Therapien durchgeführt wird. Es ist deshalb schwierig, genau zu eruieren, was tatsächlich die Gruppe und was die anderen Behandlungen herbeigeführt haben. Auch ist es recht schwer, bei allen Beteiligten die Umwelteinwirkungen genau abzuschätzen, die eventuell zu einer Besserung beigetragen haben könnten. Immerhin sind Erfolgsbeurteilungen der Gruppenpsychotherapie, insbesondere wenn sie mit Psychopharmaka kombiniert wurde, bekannt. So haben beispielsweise COWDEN et al. zu zeigen vermocht, daß eine Kombination von Psychopharmakotherapie und Gruppenbehandlung zu besseren Resultaten führt als die ausschließliche Verwendung einer dieser beiden Methoden. Sie unterteilten ihr Krankengut von 23 Schizophrenen in drei Gruppen. 8 Patienten erhielten nur Chlorpromazin, 8 Patienten wurden mit Chlorpromazin und Gruppenpsychotherapie angegangen, und die letzte Gruppe von 7 Patienten diente als Kontrolle. Die zwei Gruppen, die das Medikament erhielten, zeigten signifikant mehr klinische Besserungen als das Kontrollkolektiv. Die 8 Patienten, welche zusätzlich zu den Psychopharmaka gruppenpsychotherapeutisch betreut wurden, manifestierten einen Trend zu größeren Besserungsraten als die Gruppe von Patienten, welche nur mittels Psychopharmaka behandelt wurden. Ebenso berichtet FAURE aus der Klinik von HENRI EY über therapeutische Erfolge von kollektiven Schlafkuren, die systematisch mit gruppenpsychotherapeutischen Sitzungen kombiniert wurden. Dieser Autor sieht die kollektive Schlafkur, die mit Gruppenpsychotherapie zusammen angewendet wird, als ein besonderes Mittel an, um bei destrukturierten und labilen Persönlichkeiten jene affektiven Beziehungen von Mensch zu Mensch wieder herzustellen, die sie aus unfruchtbarer Konfrontation mit sich selbst herausreißt und ihnen gestattet, die Beziehungen zur Umwelt und zu sich selbst zu renormalisieren. Doch bestehen keine einfachen Wirkungsbeziehungen zwischen Psychopharmako- und Gruppenpsychotherapie.

POHLEN hat homogene, geschlossene Gruppen mit Schizophrenen, Depressiven, Zwangshaften und Hysterikern in bezug auf Befindensänderungen während klinischer Gruppentherapie untersucht. Es waren in 3 Gruppen je 7 Patienten. Die Untersuchung der Befindensänderung ergab unter anderem, daß während der Gruppentherapie die Ich-Aktivität beziehungsweise die Handlungsintentionen kontinuierlich und statistisch signifikant zunahmen. Der Erfolg der Gruppenpsychotherapie hängt naturgemäß auch von der Art des Vorgehens durch den Therapeuten und wohl auch der Auswahl der Patienten ab. Nach den Forschungen von LIEBERMAN und Mitarbeitern, die wir bereits angeführt haben, ist nicht die angewandte Methode für das schließliche Resultat entscheidend, sondern die Haltung und die Aktivität des Therapeuten. Jene Gruppenleiter, die sorgfältig, wenn auch mäßig, die Mitglieder stimulieren und in begrenztem Maße, kontrolliert, eingreifen, erzielen bessere Resultate als jene, die dogmatisch eine Methode vertreten, aber auch als jene, die in der Gruppe einfach alles passiv geschehen lassen.

Sowohl in der psychiatrischen Klinik als auch in der Ambulanz wird sichtbar, daß die Gruppenpsychotherapie entscheidend zur Kommunikationsförderung der Patienten beiträgt, nicht nur, weil sie einen sozialen Lernprozeß ermöglicht, sondern vor allem, weil sie die Mitwirkenden von alten Frustrationen befreit, die mit ihrem ursprünglichen Familienerleben oder mit den Erfahrungen eines entsprechenden Ersatzmilieus zusammenhängen.

Die Gruppenarbeit, wo immer sie auch stattfindet, bringt die Mitwirkenden in ein sozial aktives Klima. Es besteht so weniger die Gefahr einer „déformation professionelle" und der Erstarrung in einem weltfremden Berufsbild. Das wesentlichste Resultat der Gruppenarbeit wäre demnach der Einzug einer — immer wieder wandelbaren — sozialen Realität in die verschiedenen Institutionen und einer Förderung des Sozialkontaktes unter den Beteiligten.

Literatur

ACKERMAN, N.S.: The growing edge of family therapy. In: SAGER, CL.J., KAPLAN, HELEN SINGER, Progress in group and family therapy, p. 440. New York: Brunner/Mazel 1972.

AHLBRECHT, W.: Großgruppen in einer psychosomatischen Kuranstalt. In: Gruppenpsychotherapie und Gruppendynamik, Bd. 3, Heft 1, S. 109. Göttingen: Vandenhoeck & Ruprecht Oktober 1969.

ALNAES, R.: Klinische Soziotherapie. Z. Psychother. **13**, 37 (1963).

ANZIEU, D.: De la méthode psychanalytique et de ses règles dans les situations de groupe. Perspectives psychiatriques, No 33, 3e trimestre, p. 5. Paris: Publicat 1971.

ANZIEU, D., BÉJARANO, A., KAËS, R., MISSENARD, A., PONTALIS, J.B.: Le travail psychanalytique dans les groupes. Paris: Dunod 1972.

ARGELANDER, H.: Gruppenanalyse unter Anwendung des Strukturmodells. Psyche (Stuttg.) **22**, 913 (1968).

ARNOLD, W.R., STILES, B.: A summary of increasing use of "group methods" in correctional institutions. Int. J. Gr. Psychother. **22**, 77 (1972).

AUERSWALD, EDGAR H.: Interdisciplinary versus ecological approach. In: SAGER, CL.J., KAPLAN, HELEN SINGER, Progress in group and family therapy, p. 309. New York: Brunner/Mazel 1972.

BALES, R.F., SLATER, PH.E.: In: PARSONS, T., BALES, R.F. Family, sozialisation and interaction process. Glencoe, Ill.: The Free Press Thirdprint 1960.

BALINT, M., BALINT, E.: Psychotherapeutische Techniken in der Medizin. Bern/Stuttgart: Huber/Klett 1963.

BASAGLIA, F. (Hrsg.): Die negierte Institution oder die Gemeinschaft der Ausgeschlossenen. Ein

Experiment der psychiatrischen Klinik in Görz. Aus dem Italienischen von ASCHERI-OSTERLOW, ANNEHEIDE. Frankfurt a.M.: Suhrkamp 1971.
BATTEGAY, R.: Unsere Methoden und Erfahrungen mit Gruppenpsychotherapie. Schweiz. Arch. Neurol. Neurochir. Psychiat. **80**, 1 (1957).
BATTEGAY, R.: Die Verstärkerwirkung der therapeutischen Gruppe. Prax. Psychother. **6**, 9 (1961).
BATTEGAY, R.: Gruppenpsychotherapie und klinische Psychiatrie. Basel/New York: Karger 1963.
BATTEGAY, R.: Gruppenpsychotherapie mit verwahrlosten Jugendlichen. Schweiz. Arch. Neurol. Neurochir. Psychiat. **92**, 528 (1963).
BATTEGAY, R.: Gruppenpsychotherapie und modernes psychiatrisches Spital. Nervenarzt **36**, 250 (1965).
BATTEGAY, R.: Die Gruppe als Ort des Haltes in der Behandlung Süchtiger. Prax. Psychother. **11**, 31 (1966).
BATTEGAY, R.: Gegenseitiger Einfluß von Psychopharmaka und Gruppenpsychotherapie in der klinischen und ambulanten psychiatrischen Behandlung. Ref. IV. Int. Gruppenpsychotherapiekongreß. In: Psychopharmaceutica and techniques in group psychotherapy, p. 1. Wien: Wiener Med. Akademie 1968.
BATTEGAY, R.: Vergleich des Einflusses der Balint-Gruppe und der analytischen Gruppe auf den Allgemeinpraktiker. In: Gruppenpsychotherapie und Gruppendynamik, Bd. 4, Heft 3, S. 296. Göttingen, Zürich: Vandenhoeck & Ruprecht April 1971.
BATTEGAY, R., HOLE, G.: Gruppentherapeutische Erfahrungen mit Toxikomanen. Schweiz. Arch. Neurol. Neurochir. Psychiat. **97**, 318 (1966).
BATTEGAY, R., LADEWIG, D.: Therapeutische Gruppenarbeit in der stationären Behandlung Drogen- und Alkoholabhängiger. In: Gruppenpsychotherapie und Gruppendynamik, Bd. 4, Heft 2, S. 162. Vandenhoeck & Ruprecht: Göttingen, Oktober 1970.
BATTEGAY, R., ROHRBACH, P.: Gruppenpsychotherapie mit Schizophrenen und deren Angehörigen. Z. Psychother. med. Psychol. **16**, 154 (1966).
BATTEGAY, R., SPIEGEL, R., ABT, K.: Comparative pharmacopsychological study of the effects produced by psychopharmaceuticals on verbal interaction in a group of students. Experientia (Basel) **26**, 924 (1970).
BATTEGAY, R.: Der Mensch in der Gruppe, Bd. III, 2. Aufl. Bern-Stuttgart-Wien: Hans Huber 1972.
BATTEGAY, R.: Der Mensch in der Gruppe, Bd. I, 4. Aufl. Bern-Stuttgart-Wien: Hans Huber 1973.
BATTEGAY, R.: Der Mensch in der Gruppe, Bd. II, 4. Aufl. Bern-Stuttgart-Wien: Hans Huber 1973.
BELLSMITH, VIRGINIA: The impact of two decades of group psychotherapy on social work. Int. J. Gr. Psychother. **14**, 32 (1964).
BENNE, K.D., SHEATS, P.: Functional roles of group members. J. soc. Issues **4**, 41 (1948).
BENNE, K.D., SHEATS, P.: Zit. in: HARTLEY, E.L., HARTLEY, R.E., Die Grundlagen der Sozialpsychologie. Berlin: Rembrandt 1955.
BERGER, M.: The place of psychoanalysis in contemporary group psychotherapy. Top. Probl. Psychother. **2**, 55 (1960).
BERNE, E.: Principles of group treatment. New York: Oxford University Press 1966.
BERNSTEIN, S., LOWY, L.: Untersuchungen zur Sozialen Gruppenarbeit. Freiburg i.Br.: Lambertus 1969.
BETLHEIM, S.: Über Gruppentherapie von verheirateten psychisch Impotenten. Z. diagn. Psychol. **5**, 251 (1957).
BEUKENKAMP, C., MULLAN, H., BERGER, M.M.: Training in group psychotherapy: a symposium. Amer. J. Psychother. **12**, No 3 (1968).
BION, W.R.: Experiences in groups. London: Tavistock 1961.
BLACKMAN, N.: Group therapy with aphasics. J. nerv. ment. Dis. **111**, 154 (1950).
BOENHEIM, C.: The expansion of group psychotherapy in mental hospitals. In: MORENO, J.L., The int. handbook of group psychother., p. 389. New York: Philosoph. Libr. 1966.
BOLMAN, W.M.: Theoretical and empirical bases of community mental health. Amer. J. Psychiat. **124**, Suppl. No. 4, p. 8 (1967).
BORGATTA, E.F.: A systematic study of interaction process scores, peer, and self-assessments, personality and other variables. Genet. Psychol. Monogr. **65**, 219 (1962).
BOUR, P.: Eléments catalysateurs dans la Psychothérapie de groupe des Schizophrènes. Ann. méd.-psychol. **122**, 431 (1964).
BOUR, P.: Objet intermédiaire et psychodrame. Ann. méd.-psychol. **2**, 742 (1970).

BRACK, E.: Bifokale Gruppentherapie mit Schizophrenen. Z. psycho-som. Med. **8**, 133 (1962).
BRANDT, L.W.: Science, fallacies and ethics. Canad. Psychologist **12**, 231 (1971).
BROCHER, T.: Umgang mit Angst und Aggression in der therapeutischen Gruppe und im gruppendynamischen Setting (T-Gruppe). In: Gruppenpsychotherapie und Gruppendynamik, Bd. 6, Heft 3, S. 253. Göttingen/Zürich: Vandenhoeck & Ruprecht Februar 1973.
BRONNER, A.: Observations on group therapy in private practice. Amer. J. Psychother. **8**, 54 (1954).
BURNER, M.: Training autogène en groupe comme apport pratique à la formation psychothérapique de l'étudiant et du médecin. Médecine et Hygiène **27**, 934 (1969).
CARTWRIGHT, D.: Wie es zur Veränderung im Menschen kommt. Einige Anwendungsmöglichkeiten der Theorie der Gruppendynamik. In: HORN, K. (Hrsg.), Gruppendynamik und „subjektiver Faktor", Repressive Entsublimierung oder politisierende Praxis, S. 119. Frankfurt a.M.: Suhrkamp 538, 1972.
CARTWRIGHT, D., ZANDER, A.: Group dynamics: Research and theory. New York: Harper & Row, London: Evanston 1960.
CHRIST, J.: Neue Forschungsresultate über Selbsterfahrungsgruppen. In: Gruppenpsychotherapie und Gruppendynamik, Bd. 7, Heft 1, S. 58. Göttingen/Zürich: Vandenhoeck & Ruprecht August 1973.
COHN, RUTH C.: Das Thema als Mittelpunkt interaktioneller Gruppen. In: Gruppenpsychotherapie und Gruppendynamik, Bd. 3, Heft 2, S. 251. Göttingen/Zürich: Vandenhoeck & Ruprecht Juni 1970.
COHN, RUTH C.: Therapy in groups: psychoanalytic, experiential, and gestalt. In: FAGAN, J., SHEPHERD, I.L. (eds.), Gestalt therapy now, p. 197. New York-Evanston-San Francisco-London: Harper & Row 1970.
COOLEY, CH.S.: Zit. in: SPROTT, W.J.H., Human groups. London: Penguin 1958; repr. 1969.
COOPER, M.: Group psychotherapy with headache patients. In: MORENO, J.L., The int. handbook of group psychotherapy, p. 680. New York: Philosophical Library 1966.
COWDEN, R.C., ZAX, M., ROSS-HAGUE, J., FINNEY, R.C.: Chlorpromazine: alone and as an agent to grouppsychotherapy in the treatment of psychiatric patients. Amer. J. Psychiat. **112**, 898 (1956).
DÄUMLING, A.M.: Sensitivity training. In: Gruppenpsychotherapie und Gruppendynamik, Bd. 2, S. 113. Göttingen: Vandenhoeck & Ruprecht 1968.
DALFSEN, G. VAN: Pedagogic aspects of group psychotherapy with delinquents. In: MORENO, J.L., The int. handbook of group psychother., p. 656. New York: Philosophical Library 1966.
DANIELS, D.: The community mental health center in the rural area: Is the present model appropriate? Amer. J. Psychiat. **124**, Suppl. No 4, p. 32 (1967).
DERBOLOWSKY, U.: Analytische Gruppenpsychotherapie in der ärztlichen Privatpraxis. Acta psychother. (Basel) Suppl. **7**, 83 (1959).
DOREY, R.: La question du fantasme dans les groupes. Perspect. psychiat. No 33, p. 23 (3^e trimestre) (1971).
ENKE, H.: Umgang mit Aggression und Angst in der psychoanalytischen Gruppenpsychotherapie (versus Gruppendynamik). In: Gruppenpsychotherapie und Gruppendynamik, Bd. 5, Heft 3, S. 245. Göttingen/Zürich: Vandenhoeck & Ruprecht Juni 1972.
ENKE-FERCHLAND, EDITHA: Die Verweildauer als Strukturierungsmerkmal in der psychosomatischen Klinik. In: Gruppenpsychotherapie und Gruppendynamik, Bd. 2, s. 124. Göttingen: Vandenhoeck & Ruprecht 1968.
ENKE-FERCHLAND, EDITHA: Gruppenstrukturen und Therapeuteneinfluß in der Klinik. In: Gruppenpsychotherapie und Gruppendynamik. Bd. 3, Heft 1, S. 28. Göttingen: Vandenhoeck & Ruprecht Oktober 1969.
ETZIONI, A.: Soziologie der Organisation. Übersetzung der Originalausgabe „Modern organizations". (New Jersey: Prentice Hall, Englewood) durch R. LEPENIES und H. NOLTE. München: Juventa 1967.
EZRIEL, H.: A Psychoanalytic approach to group treatment. Brit. J. med. Psychol. **23**, 59 (1959).
FAURE, H.: Cure de sommeil collective et psychothérapie de groupe. Paris: Masson 1958.
FERBER, A., RANZ, J.: How to succeed in family therapy: set reachable goals—give workable tasks. In: SAGER, CL.J., KAPLAN, HELEN SINGER: Progress in group and family therapy, p. 346. New York: Brunner/Mazel 1972.

FISCHER, H.: Gruppenstruktur und Gruppenleistung. Bern/Stuttgart: Hans Huber 1962.
FORT, J.P.: The psychodynamics of drug addiction and group psychotherapy. Int. J. Gr. Psychother. **5**, 150 (1955).
FOULKES, S.H.: Psychotherapy and group psychotherapy. In: KADIS, A.L., KRASNER, J.D., WINICK, CH., A practicum of group psychotherapy, p. 1. New York-Evanston-London: Hoeber 1963.
FOULKES, S.H.: Therapeutic group analysis. London: Allen & Unwin 1964.
FOULKES, S.H.: Dynamische Prozesse in der gruppenanalytischen Situation. In: Gruppenpsychotherapie und Gruppendynamik, Bd. 4, Heft 1, S. 70. Göttingen: Vandenhoeck & Ruprecht Oktober 1970.
FOULKES, S.H., ANTHONY, E.J.: Group psychotherapy. London: Penguin 1957.
FRAMO, JAMES L.: Symptoms from a family transactional viewpoint. In: SAGER, CL.J., KAPLAN, HELEN SINGER, Progress in group and family therapy, p. 271. New York: Brunner/Mazel 1972.
FREUD, S.: Formulierungen über die zwei Prinzipien des psychischen Geschehens, Bd. VIII, S. 229. London: Imago repr. 1955.
FREUD, S.: Die endliche und die unendliche Analyse. In: Gesammelte Werke, Bd. XVI, S. 57, 2. Aufl. Frankfurt a.M.: S. Fischer 1961.
FREUD, S.: Bemerkungen über die Übertragungsliebe. In: Gesammelte Werke, Bd. X, S. 305, 3. Aufl. Frankfurt a.M.: S. Fischer 1963.
FREUD, S.: Jenseits des Lustprinzips. In: Gesammelte Werke, Bd. XIII, S. 1, 4. Aufl. Frankfurt a.M.: S. Fischer 1963.
FREUD, S.: Wege der psychoanalytischen Therapie. In: Gesammelte Werke, Bd. XII, S. 184, 3. Aufl. Frankfurt a.M.: S. Fischer 1966.
FREYBERGER, H., KARK, B.: Gruppentherapie von Fettsüchtigen. Münch. med. Wschr. **100**, 268 (1958).
FRIEDEMANN, A.: Gruppenpsychotherapie mit Ärzten, Ref. 3. Int. Kongr. Gruppenpsychotherapie, Mailand, 18.-21. Juli 1963. In: MORENO, J.L., The int. handbook of group psychotherapy, p. 195. New York: Philosophical Library 1966.
GARWOOD, DOROTHY SEMENOW: The significance and dynamics of sensitivity training. Int. J. Gr. Psychother. **17**, 457 (1967).
GENEVARD, G., JORDI, P.: Essai d'évaluation des concepts de statut et de fonction des cothérapeutes en groupe. Ref. IIe Sém. int. de Psychothér. de groupe, Lausanne, 28.9.—1.10.1966. In: SCHNEIDER, P.B. (ed.), Pratique de la Psychothérapie de Groupe. Paris/C.E.: Presses Universitaires de France; Firenze: Giunti, G. Barbèra universitaria 1968.
GLIEDMAN, L.H., ROSENTHAL, D., FRANK, J.D., NASH, H.T.: Group therapy of alcoholics with concurrent group meetings of their wives. In: ROSENBAUM, M., BERGER, M., Group psychotherapy and group function, p. 510. New York/London: Basic Books 1963.
GLOVER, E.: The technique of psychoanalysis. London: Baillière, Tindall & Cox 1955.
GOULDING, R.: New directions in transactional analysis: Creating an environment for redecision and change. In: SAGER, CL.J., KAPLAN, HELEN SINGER (eds.), Progress in group and family therapy, p. 105. New York: London: Brunner/Mazel; Butterworth 1972.
GRINBERG, L., LANGER, M., RODRIGUE, E.: Psychoanalytische Gruppentherapie. Stuttgart: Klett 1960.
Group counselling. Gruppengespräche mit Strafgefangenen. In: Der Strafvollzug in der Schweiz, Nr. 69, Januar—März. Aarau: Sauerländer 1970.
GRUNEBAUM, H., CHRIST, J.: Interpretation and the task of the therapist with couples and families. Int. J. Gr. Psychother. **18**, 495 (1968).
GRUNEBAUM, H., CHRIST, J., NEIBERG, N.: Diagnosis and treatment planning for couples. Int. J. Gr. Psychother. **19**, 185 (1969).
GUGGENBÜHL-CRAIG, A.: Erfahrungen mit Gruppenpsychotherapie. Psychol. Prax. **20**, Basel/New York: Karger (1956).
HALEY, J.: Family therapy. In: SAGER, CL.J., KAPLAN, HELEN SINGER, Progress in group and familiy therapy, p. 261. New York: Brunner/Mazel 1972.
HARRIS, E.C.: Problems of developping a group-centered mental hospital. Int. J. Gr. Psychother. **10**, 408 (1960).
HAU, TH.F.: Die Abhängigkeit der Psychotherapieform von der Struktur und Gruppendynamik der Klinik. In: Gruppenpsychotherapie und Gruppendynamik, Bd. 3, Heft 2, S. 199. Göttingen: Vandenhoeck & Ruprecht Juni 1970.

HEATH, E.S., BACAL, H.A.: A method of group psychotherapy at the Tavistock clinic. Int. J. Gr. Psychother. **18**, 21 (1968).

HECKEL, R.V., HOLMES, G.R., ROSECRANS, C.J.: A factor analytic study of process variables in group psychotherapy. J. clin. Psychol. **27**, 146 (1971).

HECKEL, R.V., KRAUS, R., BECK, E.W.: Measurement of attitude change in nursing aides. Psychol. Rep. **10**, 14 (1962).

HEIGL-EVERS, ANNELISE, HEIGL, F.: Analytische Einzel- und Gruppenpsychotherapie: Differentia specifica. In: Gruppenpsychotherapie und Gruppendynamik, Bd. 2, S. 21. Göttingen: Vandenhoeck & Ruprecht 1968.

HEIGL-EVERS, ANNELISE, LAUX, G.: Technische Probleme der klinischen Gruppenpsychotherapie bei jugendlichen Neurosekranken. In: Gruppenpsychotherapie und Gruppendynamik, Bd. 3, Heft 1, S. 96. Göttingen: Vandenhoeck & Ruprecht Oktober 1969.

HENLE, I.: Gespräch, Psychodrama und nonverbale Kommunikation in einer ambulanten Ehepaargruppe. In: Gruppenpsychotherapie und Gruppendynamik, Bd. 6, Heft 2, S. 236. Göttingen/Zürich: Vandenhoeck & Ruprecht November 1972.

HÖHN, E., SCHICK, CHR.: Das Soziogramm. Göttingen: Verlag für Psychologie, Hogrefe 1954.

HOFSTÄTTER, P.R.: Gruppendynamik. Hamburg: Rowohlt 1957.

HOFSTÄTTER, P.R.: Einführung in die Sozialpsychologie. Stuttgart: Kröner 1963.

HOMANS, C.G.: The human group. New York: Harcourt & Brace 1950.

HULSE, W.C.: Dynamics and techniques of group psychotherapy in private practice. Int. J. Gr. Psychother. **4**, 65 (1954).

HUTT, S.J., HUTT, C.: Direct observations and measurement of behaviour. Springfield, Ill.: Charles C. Thomas 1971.

ILLING, H.A.: Einige Probleme der Gruppenpsychotherapie in Strafanstalten. Z. diagn. Psychol. **5**, 288 (1957).

ILLING, H.A.: Psychoanalytische Gruppentherapie. In: FEDERN/MENG, Psychoanalyse und Alltag. Bern/Stuttgart: Hans Huber 1964.

ISENSCHMID, H.: Der Kranke in seiner Umwelt. Gedanken zur umfassenden Pflege. Z. Krankenpflege Nr. 2, 57 (1971).

JACOBSON, A.: A critical look at the community psychiatric clinic. Amer. J. Psychiat. **124**, Suppl. No. 4 (1967).

JENKINS, W.O.: Zit. in: HARTLEY, E.L., HARTLEY, R.E., Die Grundlagen der Sozialpsychologie. Berlin: Rembrandt 1955.

JOHNSON, J.A.: Group therapy. New York-Toronto-London: Mc Graw Hill 1963.

JONES, M.: Social psychiatry. Springfield, Ill.: Thomas 1962.

KAUFMANN, L.: La famille du schizophrène. Rev. méd. Suisse rom. **86**, No 4 (1966).

KAUFMANN, L.: Die Handhabung der Beziehung zwischen Familie, Patient und Klinik. Z. Psychother. med. Psychol. **19**, 221 (1969).

KAUFMANN, L.: Premières expériences de la thérapie de famille en clinique psychiatrique. Sozialpsychiatrie **4**, 16 (1969).

KAYSER, H., KRÜGER, H., VELTIN, A., ZUMPE, V.: Das therapeutische Team. In: KAYSER, H., KRÜGER, H., MÄVERS, W., PETERSEN, P., ROHDE, M., ROSE, H.-K., VELTIN, A., ZUMPE, V., Gruppenarbeit in der Psychiatrie, S. 46. Stuttgart: Thieme 1973.

KEMPER, W.: Zum Problem der Ausbildung von Gruppenpsychotherapeuten. Z. psycho-som. Med. **10**, 191 (1964).

KIELHOLZ, P.: Diagnose und Therapie der Depressionen für den Praktiker. München: Lehmanns 1965.

KLAPMAN, J.W.: Group psychotherapy, theory and practice, 2nd ed. New York/London: Grune & Stratton 1959.

KLÜWER, K.: Heimerziehung im Wandel der Gesellschaft. In: Gruppenpsychotherapie und Gruppendynamik, Bd. 5, Heft 1, S. 96. Göttingen/Zürich: Vandenhoeck & Ruprecht September 1971.

KLÜWER, K.: Arbeit mit Heimgruppenleitern in E-Gruppen. In: Gruppenpsychotherapie und Gruppendynamik, Bd. 5, Heft 2, S. 227. Göttingen/Zürich: Vandenhoeck & Ruprecht März 1972.

KNIPPENKÖTTER, ANNELIESE: Arbeiten mit Gruppen. Düsseldorf: Klens 1972.

KOHUT, HEINZ: The analysis of the self. A systematic approach to the psychoanalytic treatment of narcissistic personality disorder. New York: Int. Universities Press 1971.

KRAFT, I.A.: An overview of group therapy with adolescents. Int. J. Gr. Psychother. **18**, 461 (1968).

KÜNZEL, E.: Kombinierte Einzel- und Gruppentherapie bei konfliktgestörten Jugendlichen. In: Gruppenpsychotherapie und Gruppendynamik, Bd. 2, S. 153. Göttingen: Vandenhoeck & Ruprecht 1968.
LABHARDT, F.: Importance du training autogène dans la pratique courante. Médicine et Hygiène **27**, 922 (1969).
LAKIN, M., LIEBERMAN, M.A., WHITACKER, DOROTHY ST.: Issues in the training of group psychotherapists. Int. J. Group Psychother. **19**, 307 (1969).
LAPASSADE, G.: Gruppen, Organisationen, Institutionen, Übersetzung der französischen Originalausgabe „Groupes, organisations et institutions" (Paris: Gauthier-Villars, 1967) durch UTE GUZZONI, Stuttgart: Klett 1972.
LAQUEUR, H.P.: Mechanisms of change in multiple family therapy, In: SAGER, CL.. J., KAPLAN, HELEN SINGER, Progress in group and family therapy, p. 400. New York: Brunner/Mazel 1972.
LEBOVICI, S.: L'utilisation du psychodrame dans le diagnostic en psychiatrie. Z. diagn. Psychol. **5**, 197 (1957).
LEBOVICI, S.: Eine Verbindung von Psychodrama und Gruppenpsychotherapie. In: DE SCHILL, ST. (Hrsg.), Psychoanalytische Therapie in Gruppen, S. 312. Stuttgart: Klett 1971.
LEICHTER, ELSA, SCHULMAN, GERDA: Interplay of group and family treatment techniques in multifamily group therapy. Int. J. Gr. Psychother. **22**, 167 (1972).
LENNERTZ, E.: Ein gruppendynamisches Modell für die Beratungspraxis bei drogenabhängigen Jugendlichen. In: Gruppenpsychotherapie und Gruppendynamik, Bd. 5, Heft 2, S. 212. Göttingen/Zürich: Vandenhoeck & Ruprecht 1972.
LEUNER, H.: Gruppeninteraktionen zwischen Wohn- und Therapiegruppe in einer kleinen psychotherapeutischen Abteilung. In: Gruppenpsychotherapie und Gruppendynamik, Bd. 2, S. 182. Göttingen: Vandenhoeck & Ruprecht 1968.
LEWIN, K.: Feldtheorie in den Sozialwissenschaften. Übersetzung der amerikan. Originalausgabe "Field theory in social Science" (New York: Harper & Brothers, 1951) durch LANG, A., LOHR, W., Bern/Stuttgart: Hans Huber 1963.
LIBERMAN, R.P.: Behavioral approaches to family and couple therapy. In: SAGER, CL. J., KAPLAN, HELEN SINGER, Progress in group and family therapy, p. 329. New York: Brunner/Mazel 1972.
LIEBERMAN, M.A.: Encounter leaders: their behaviour and impact. Interpersonal Development **2**, 21 (1971/72). Reprinted in: BERZON, B., SOLOMON, L.N. (eds.), The encounter group: issues and applications. San Francisco: Jossey-Bass 1972.
LIEBERMAN, M.A., YALOM, I.D., MILES, M.B.: The group experience project: a comparison of ten encounter technologies. In: BLANK, GOTTSEGEN and GOTTSEGEN (Eds.), Encounter: confrontation in self and interpersonal awareness. p. 496. New York: Macmillan Press 1971. Reprinted in: The new group psychotherapies. T. ROTHMAN (ed.) 1972.
LIEBERMAN, M.A., YALON, I.D., MILES, M.B.: Effects of encounter groups. J. appl. behav. Sci. **8**, 29 (1972). Reprinted in: BERZON, B., SOLOMON, L.N. (eds.), The encounter group: issues and applications. San Francisco: Jossey-Bass 1972.
LINDGREN, H.C.: An introduction to social psychology. New York-London-Sidney: John Wiley & Sons. Inc. 1969.
LINDINGER, H.: Über Gruppenpsychotherapie und Gruppendynamik im psychiatrischen Krankenhaus. In: Gruppenpsychotherapie und Gruppendynamik, Bd. 4, Heft 2, S. 200. Göttingen: Vandenhoeck & Ruprecht, 1970.
LOCHER, H.: Strategie der Einführung der Gruppenpflege im Spital. Z. Krankenpflege Nr. 3, 108 (1971).
LOCHER, H.: Die Gruppenpflege — ein Mittel zur Entwicklung des Pflegedienstes im Spital. „Veska" Nr. **9, 469 (1971)**.
LONERGAN, W.G.: Role Playing in industrial conflict. Int. J. Psychother. **10**, 105 (1957).
LUFT, J.: Einführung in die Gruppendynamik. Stuttgart: Klett 1973.
MÄDER, DOROTHEE: Gruppenpflege ...??? „Veska" Nr. 9, 473 (1971).
MEIER, MARTHA: Bücher zum Thema Gruppenpflege. „Veska" Nr. 9, 468 (1971).
MEIER, MARTHA: Was ist Gruppenpflege? „Veska" Nr. 9, 466 (1971).
MERTENS DE WILMARS, CH.: La fonction sociale dans l'intervention psychologique. En SCHNEIDER, P.B.: Pratique de la psychothérapie de groupe. Paris/Firenze: Presses universitaires de France/Editrice Universitaria G. Barbèra 1965.

MERTON, R.K.: Social theory and social structure. Glencoe, Ill.: Free Press 1957.
MERTON, R.K.: Sozialstruktur und Anomie. In: SACK, F., KÖNIG, R., (Hrsg.), Kriminalsoziologie, S. 283. Frankfurt a.M.: Akadem. Verlagsgesellschaft 1968.
MILGRAM, ST.: Einige Bedingungen des „Autoritätsgehorsams" und seiner Verweigerung. In: WIESBROCK, H. (Hrsg.), Die politische und gesellschaftliche Rolle der Angst, S. 170. Frankfurt a.M.: Europäische Verlagsanstalt 1967.
MILLS, TH.M.: Soziologie der Gruppe. Übersetzung der engl. Originalausgabe „The sociology of small groups". Englewood Cliffs, New Yersey, USA: Prentice Hall; München: Juventa 1969.
MINUCHIN, S., BARCAI, A.: Therapeutically induced family crisis. In: SAGER, CL.J., KAPLAN, HELEN SINGER, Progress in group and family therapy, p. 322. New York: Brunner/Mazel 1972.
MORENO, J.L.: Psychodrama. New York: Beacon House 1946.
MORENO, J.L.: The theatre of spontaneity. New York: Beacon House 1947.
MORENO, J.L.: Die Grundlagen der Soziometrie. Köln/Opladen: Westdeutscher House 1954.
MORENO, J.L.: The first book on group psychotherapy. New York: Beacon House 1957.
MORENO, J.L.: Gedanken zu meiner Gruppenpsychotherapie. Ciba-Symposium **11**, 148 (1963).
MORENO, J.L.: Gruppenpsychotherapie und Psychodrama. Stuttgart: Thieme 1964.
NAPOLITANI, F.: Report on a psychiatric therapeutic community self-administered by patients, Proc. 3rd World Congress Psychiat. Montreal 4.–10.6.1961. Montreal: University of Toronto Press and McGill University Press 1961.
NELLESSEN, L.: Aggressivität in Sensitivity-Trainingsgruppen. In: Gruppenpsychotherapie und Gruppendynamik, Bd. 4, Heft 1, S. 33. Göttingen: Vandenhoeck & Ruprecht 1970.
NETO, B.B.: Acting-out in psychotherapeutischen Gruppen. In: Gruppenpsychotherapie und Gruppendynamik, Bd. 5, Heft 1, S. 83. Göttingen/Zürich: Vandenhoeck & Ruprecht 1971.
NETO, B.B.: Psychotherapy with a group of deaf mutes. In: WOLBERG, L.R., SCHWARTZ, E.K., Group therapy 1973, an overwiew. New York: Intercontinental Med. Book Corp. 1973.
NEUMANN, E.: Die große Mutter. Zürich: Rhein-Verlag 1956.
NEWSTETTER, W.I.; Zit. in: HARTLEY, E.L., HARTLEY, R.E., Die Grundlagen der Sozialpsychologie. Berlin: Rembrandt 1955.
PAKESCH, E.: Gruppentherapie und Familie, Dynamische Psychiatrie **5**, 59 (1972).
PERLS, F.S.: Four lectures. In: FAGAN, J., SHEPHERD, I.L. (eds.), Gestalt therapy now, p. 14. New York-Evanston-San Francisco-London: Harper & Row 1970.
PETERSEN, P.: Methoden der Schulung für psychiatrische Gruppenarbeit. In: Gruppenpsychotherapie und Gruppendynamik, Bd. 5, Heft 1. Göttingen/Zürich: Vandenhoeck & Ruprecht 1971.
PETZOLD, H.: Psychodramatisch gelenkte Aggression in der Therapie mit Alkoholikern. In: Gruppenpsychotherapie und Gruppendynamik, Bd. 4, Heft 3, S. 268. Göttingen/Zürich: Vandenhoeck & Ruprecht 1971.
PITTMAN III, F.S., YOUNG, C.D. DE: The treatment of homosexuals in heterogeneous groups. Int. J. Gr. Psychother. **11**, 62 (1971).
POHLEN, M.: Eine empirische Untersuchung über Befindensänderungen während klinischer Gruppenpsychotherapie. In: Gruppenpsychotherapie und Gruppendynamik, Bd. 4, Heft 2, S. 143. Göttingen: Vandenhoeck & Ruprecht 1970.
POWDERMAKER, F.B., FRANK, J.D.: Group psychotherapy. Cambridge, Mass.: Harvard University Press 1953.
PRATT, J.J.: Results obtained in the treatment of pulmonary tuberculosis by the class method. Brit. med. J. p. 1070 (1908).
PREUSS, H.G.: Zur analytischen Konfrontation neurotisch gestörter Ehepartner in der Gruppe. In: Gruppenpsychotherapie und Gruppendynamik, Bd. 3, Heft 2, S. 279. Göttingen/Zürich: Vandenhoeck & Ruprecht 1970.
PREUSS, H.G.: Neurotische Symptomatik und Interaktion in der Partnerbeziehung. In: Gruppenpsychotherapie und Gruppendynamik, Bd. 6, Heft 2, S. 193. Göttingen/Zürich: Vandenhoeck & Ruprecht 1972.
PREUSS, H.G.: Ehepaartherapie. Beitrag zu einer psychoanalytischen Partnertherapie in der Gruppe. München: Kindler 1973.
RACAMIER, P.C.: Indications du psychodrame analytique et des actions sociothérapeutiques dans les psychoses. In: SCHNEIDER, P.B. (Ed.), Pratique de la psychothérapie de groupe. Paris/Firenze: Presses Universitaires de France. Editrice Universitaria G. Barbèra 1965.
RAPPAPORT, R.G.: Group therapy in prison. Int. J. Gr. Psychother. **21**, 489 (1971).

RECHENBERGER, H.-G.: Familientherapie im Rahmen der ärztlichen Praxis. Therapiewoche 20, 3136 (1970).
RECKLESS, J.: A Confrontation technique used with married couples in a group therapy setting. Int. J. Gr. Psychother. 19, 203 (1969).
RHODES, SONYA, L.: Short-term groups of latency-age children in a school setting. Int. J. Gr. Psychother. 23, 204 (1973).
RICE, A.K.: Führung und Gruppe. Stuttgart: Ernst Klett 1971.
RICHTER, H.E.: Die Gruppe. Reinbek/Hamburg: Rowohlt 1972.
RIETH, E.: Gruppentherapie von Alkoholikern in der stationären Behandlung. In: Gruppenpsychotherapie und Gruppendynamik, Bd. 5, Heft 1, S. 114. Göttingen/Zürich: Vandenhoeck & Ruprecht 1971.
ROGERS, C.R.: Encounter groups. New York-Evanson-London: Harper & Row 1970.
ROMAN, M.: The treatment of the homosexual in the group. Topic. Probl. Psychother. 5, 170 (1965).
RUGIN, A.S.: Lo psicodramma nel campo educativa. Scuola e città. La nuova Italia (Firence) 15, 581 (1965).
SAGER, CL.J.: An overview of family therapy. Int. J. Gr. Psychother. 18, 304 (1968).
SALZBERG, H.C.: Effects of silence and redirection on verbal responses in group psychotherapy. Psychol. Rep. 11, 455 (1962).
SBANDI, P.: „Feedback" im sensitivity training. In: Gruppenpsychotherapie und Gruppendynamik, Bd. 4, Heft 1, S. 17. Göttingen: Vandenhoeck & Ruprecht 1970.
SBANDI, P.: Gruppenpsychologie. Einführung in die Wirklichkeit der Gruppendynamik aus sozialpsychologischer Sicht. München: Pfeiffer 1973.
SCHARMANN, TH.: Gruppendynamik und Monotonieproblem in der mechanisierten Produktion. Bern: Haupt 1973.
SCHILL, ST. DE: Introduction to psychoanalytic group therapy. New York: Am. Ment. Health Foundation 1964.
SCHINDLER, R.: Grundprinzipien der Psychodynamik in der Gruppe, Psyche (Stuttg.) 11, 308 (1957/58).
SCHINDLER, R.: Ergebnisse und Erfolge der Gruppenpsychotherapie mit Schizophrenen nach den Methoden der Wiener Klinik, Wien. Z. Nervenheilk. 15, 250 (1958).
SCHINDLER, R.: Was lehrt uns die Gruppenerfahrung für das Verständnis der Psychodynamik bei schizophrenen Psychosen? In: Gruppenpsychotherapie und Gruppendynamik, Bd. 1, S. 41. Göttingen: Vandenhoeck & Ruprecht 1968.
SCHINDLER, W.: Transference and counter-transference in „family pattern" group psychotherapy, Ref. Int. Kongr. Psychother. Zürich 1954. Acta psychother. (Basel) Suppl. 3, 345 (1955).
SCHINDLER, W.: Fraktionierte Selbsterfahrungsgruppen. Stuttgart: Klett 1969.
SCHINDLER, W.: Socio-biological reflections on group psychotherapy on the family. In: WOLBERG, L.R., SCHWARTZ, E.K. (eds.), Group therapy 1973. New York: Intercontinental Med. Corp., 1973.
SCHMIDBAUER, W.: Sensitivitätstraining und analytische Gruppendynamik, Serie Piper, 56. München 1973.
SCHULTZ, J.H.: Über einige gruppenpsychotherapeutische Erfahrungen im autogenen Training. Z. diagn. Psychol. 5, 205 (1957).
SCHWANINGER, CHARLOTTE: Probleme und Erfahrungen beim Einführen der Gruppenpflege. „Veska" Nr. 9, 471 (1971).
SCHWÖBEL, G.: Zur Behandlung fettleibiger Frauen in homogenen Gruppen. In: Gruppenpsychotherapie und Gruppendynamik. Bd. 1, S. 76. Göttingen: Vandenhoeck & Ruprecht 1968.
SHEPARD, M., LEE, MARJORIE: Marathon 16. New York: Putnam's Sons. 1970.
SHERIF, M.: In: HOFSTÄTTER, P.R., Gruppendynamik. Hamburg: Rowohlt 1957.
SIGRELL, BO: Einführung in die Gruppenpsychotherapie. Weinheim/Basel: Beetz 1972.
SIMMEL, G.: Soziologie. Leipzig: Duncker & Humblot 1908.
SLATER, PH.E.: Mikrokosmos: Eine Studie über Gruppendynamik. Übersetzung der amerikanischen Originalausgabe „Microcosm" (New York-London-Sidney: John Wiley 1966) durch MÜLLER, G.H. Frankfurt a.M.: Conditio Humana, S. Fischer 1970.
SLAVSON, S.R.: Analytic group psychotherapy with children, adolescents and adults. New York: Columbia University Press 1950.
SLAVSON, S.R.: Group psychotherapy and the nature of schizophrenia. Int. J. Gr. Psychother. 11, 3 (1961).

SLAVSON, S.R.: A textbook in analytic group psychotherapy. New York: International Universities Press, Inc. 1964.
SMITH, H.C.: Sensitivity to people. New York-St. Louis-San Francisco-Toronto-London-Sidney: McGraw Hill 1966.
SPAZIER, D.L.K.: Ambulante Gruppenpsychotherapie bei Neurotikern. In: Gruppenpsychotherapie und Gruppendynamik, Bd. 3, Heft 2, S. 289. Göttingen: Vandenhoeck & Ruprecht 1970.
SPECK, R.V., ATTNEAVE, CAROLYN, L.: Social network intervention. In: SAGER, CL. J., KAPLAN, HELEN SINGER, Progress in group and family therapy. p. 416. New York: Brunner/Mazel 1972.
SPEROFF, B.J.: Group psychotherapy in industry: a case of intragroup conflict. Int. J. Gr. Psychother. **10**, 3 (1957).
SPROTT, W.J.H.: Human groups. London: Penguin 1958, repr. 1969.
STETTLER, SOPHIE: Das Gruppengespräch. Z. Krankenpflege Nr. 6, 233 (1971).
STIEFEL, P.: Planung und Organisation der Gruppenpflege am Spital Limmattal. Schlieren, Z. Krankenpflege Nr. 3, 104 (1971).
STIERLIN, H.: Übertragung und Widerstand. In: PREUSS, H.G., Analytische Gruppenprozesse. München-Berlin-Köln: Urban & Schwarzenberg 1966.
STOKVIS, B.: Gruppenpsychotherapeutische Erfahrungen bei Asthmatikern. Acta psychother. (Basel) **7**, 220 (1959).
STOLLBERG, D.: Seelsorge durch die Gruppe. Göttingen: Vandenhoeck & Ruprecht 1971.
STROTZKA, H.: Einführung in die Sozialpsychiatrie. Hamburg: Rowohlt 1965.
STUDT, H.H.: Zur Interpretation in der stationären analytischen Gruppenpsychotherapie. In: Gruppenpsychotherapie und Gruppendynamik, Bd. 3, Heft 2, S. 199. Göttingen: Vandenhoeck & Ruprecht 1970.
STÜRÜP, G.K.: The position of forensic psychiatry in Denmark. Acta Med. leg. soc. (Liège) **9**, 293 (1956).
SULLIVAN, H.ST.: The interpersonal theory of psychiatry. New York: W.W. Norten 1953.
SZASZ, TH.: Geisteskrankheit — ein moderner Mythos? Olten/Freiburg i.Br.: Walter 1972.
TAYLOR, F.K.: The analysis of therapeutic groups. New York-Toronto: Oxford Universities Press 1961.
TEIRICH, H.R.: Übertragungs- und Rangordnungsprobleme in der Gruppentherapie. Ref. Int. Psychotherapiekongreß Zürich 1954. Acta psychother. (Basel) **3**, Suppl. 409 (1955).
VANDENPUT, M.: Die Verwendung des Sensitivity-Trainings für den Organisationswandel. In: Gruppenpsychotherapie und Gruppendynamik, Bd. 4, Heft 1, S. 52. Göttingen: Vandenhoeck & Ruprecht 1970.
VINTER, R.D.: Beiträge zur Praxis der Sozialen Gruppenarbeit. Freiburg i.Br.: Lambertus 1971.
WALLEN, R.: Gestalt therapy and gestalt psychology. In: FAGAN, J., SHEPHERD, I.L. (eds.), Gestalt therapy now, p. 8. New York-Evanston-San Francisco-London: Harper & Row 1970.
WHITACKER, DOROTHY ST., LIEBERMAN, M.: Psychotherapy through the group process. London: Tavistock 1965.
WHYTE, W.F.: Zit. In: HARTLEY, E.L., HARTLEY, R.E., Die Grundlagen der Sozialpsychologie. Berlin: Rembrandt 1955.
WIESENHÜTTER, E.: Gruppenpsychotherapie mit Jugendlichen. In: PREUSS, H.G., Analytische Gruppenpsychotherapie. München-Berlin-Wien: Urban & Schwarzenberg 1966.
WILLETT, E.A.: Group therapy in a methadone treatment program: an evaluation of changes in interpersonal behaviour. Int. J. Addict. **8**, 33 (1973).
WILLI, J.: Die Kollusion als Grundbegriff für die Ehepsychologie und Ehetherapie. In: Gruppenpsychotherapie und Gruppendynamik, Bd. 6, Heft 2, S. 147. Göttingen/Zürich: Vandenhoeck & Ruprecht 1972.
WITTICH, G., KLUG, K.: Die Bedeutung homogener Gruppen für das Verständnis und die Behandlung der Colitis ulcerosa. In: Gruppenpsychotherapie und Gruppendynamik, Bd. 2, S. 166. Göttingen: Vandenhoeck & Ruprecht 1968.
WOLF, A.: The psychoanalysis of groups. Amer. J. Psychother. **3**, 525 (1949); **4**, 16 (1950).
WOLF, A.: Psychoanalyse in Gruppen. In: DE SCHILL, ST., Psychoanalytische Therapie in Gruppen. Stuttgart: Klett 1971.
YOLLES, S.: Community mental health services: the view from 1967. Amer. J. Psychiat. **124**, Suppl. No. 4, 1 (1967).

ZIHLMANN, MARILENE: Gruppenpflege. In: Information über Gruppenpflege. „Veska" Nr. 9, 474 (1971).
ZILBACH, JOAN, J., BERGEL, E., GASS, C.: Role of the young child in family therapy. In: SAGER, CL. J., KAPLAN, HELEN SINGER, Progress in group and family therapy. p. 385. New York: Brunner/Mazel 1972.
ZUK, G.H.: Family therapy: formulation of a technique and its theory. Int. J. Gr. Psychother. **18**, 42 (1968).
ZUK, G.H.: The side-taking function in family therapy. In: SAGER, CL.J., KAPLAN, HELEN SINGER, Progress in group and family therapy, p. 376. New York: Brunner/Mazel 1972.
ZUNDEL, EDITH: Gruppendynamik und Fortbildung im Verein Bewährungshilfe. In: Gruppenpsychotherapie und Gruppendynamik. Bd. 4, Heft 1, S. 55. Göttingen: Vandenhoeck & Ruprecht 1970.

Familientherapie

Von

L. Kaufmann

Inhalt

Einleitung 669
Der theoretische Rahmen 671
Indikationen und Ziele der Familientherapie 683
Praxis der Familientherapie 689
    Die Therapeuten 689
    Behandlungstechnik 690
Ausbildung 698
Literatur 700

Einleitung

Die Familie ist die kleinste Einheit in der menschlichen Gesellschaftsordnung und trotz ihres Formenwandels das bis heute beständigste Gemeinschaftsgebilde. Sie beruht auf der in allen Kulturen geschützten Ehe und entspricht der Hilfs- und Erziehungsbedürftigkeit der Kinder. Maximale Kohaesion mit Unterordnung der individuellen Interessen unter das Wohlergehen der Familie charakterisiert Familiensippen in Agrarkulturen. Sie fällt meist zusammen mit der patriarchalen Familienorganisation — in reiner Form im alten China, im vorchristlichen Israel, in Rom. Das Gegenstück dazu ist die als „atomistisch" bezeichnete Familie mit viel höher bewerteter Freiheit des Einzelnen von Familienkontrolle und -Verpflichtung; erwachsene Kinder leben nicht mit Eltern zusammen. Die Angehörigen sind, wenn überhaupt, nur durch freiwillig beibehaltene affektive Bindungen zusammengehalten, wogegen ökonomische und religiöse Faktoren, ferner Erziehungs- und Erholungsfunktionen eine geringe Rolle spielen und auch die informelle Kontrolle der Familie durch die soziale Umwelt weitgehend wegfällt (C.C. Zimmermann, 1947). Diesen Familientyp gibt es in der großstädtischen Mittelklasse-Bevölkerung westlicher Industrieländer. Die sogenannte „häusliche Familie" zeigt etwas weniger Unabhängigkeit des Einzelnen und etwas mehr Zusammenhalt. Eltern-Kinder-Beziehungen werden auch nach Heirat und Wegzug der Jungen gepflegt; dieser Typ ist in Mitteleuropa wohl auch heute noch die häufigste Form. Schließlich seien die heute nicht mehr seltenen chaotischen oder die atypischen Familienformen erwähnt wie z.B. die „matrizentrierte" Familie in der armen Bevölkerungsschicht amerikanischer Schwarzer, in der die Väter oft eine unbedeutende Rolle spielen oder überhaupt fehlen.

Die Aera der noch sehr jungen Familientherapie fällt bezeichnenderweise zusammen mit einer Zeit kulturellen Umbruchs, der die Familie als Nährboden der Persönlichkeitsentwicklung und als Übermittler von Kulturgut in Frage stellt und verändert. Althergebrachte Wertvorstellungen verlieren ihre Gültigkeit. Seit verhältnismäßig kurzer Zeit ist physisches Überleben in westlichen Kulturen nicht mehr an die Zugehörigkeit zur Großfamilie gebunden. In Industrieländern hat sich die Zweigenerationen — oder Kernfamilie von der Familiensippe räumlich abgesetzt, ist aber meist nur mangelhaft und oberflächlich in die übergeordnete Gesellschaft integriert. Die Erfordernisse der Anpassung an eine veränderliche und „unordentliche" Welt wachsen den Eltern in ihrer Eigenschaft als Erzieher über den Kopf. Die Zuständigkeit der grundsätzlich auf Erhaltung des Bestehenden, also „konservativ" angelegten Institution der Familie als Urzelle sozialen Lernens wird angezweifelt; parallel zur Abtretung erzieherischer und fürsorgerischer Aufgaben an Gemeinschaft und Staat wird sie — nicht zuletzt wegen der sehr alten Verschränkung von Blutsverwandtschaft und gesetzgeberischer Regelung der Besitzverhältnisse — zu einem Politikum. (D. COOPER: The death of the family, 1970). Die Abhängigkeit der Familie von unkontrolliert ablaufenden gesellschaftlichen Prozessen und ihre „Entinnerlichung" nimmt zu (vgl. H. SCHELSKY, 1953). Der Leitsatz: „Seid fruchtbar und vermehret euch" ist nicht mehr unwidersprochen. Manche Aspekte der modernen bürgerlichen Kleinfamilie, die der Selbstverwirklichung Schranken auferlegen, werden zum Gegenstand affektgeladener Kritik. Indessen ist die biologisch bedingte außerordentlich langsame Reifung des Menschenkindes unverändert; die Zahl der von jüngeren Generationen abhängigen, weil nicht mehr voll leistungsfähigen und anpassungsfähigen alten Menschen nimmt zu. Auch heute noch „arbeitet" die Familie in der Bewältigung der verschiedensten Lebensaufgaben ökonomischer als jede andere soziale Einrichtung, getragen von den dauerhaftesten menschlichen Motivationen — denjenigen, die von der Ehe und mehr noch von der Blutsverwandtschaft ausgehen. Radikale Alternativen zur Familie, also Abschaffung der Ehe und vollständige Übernahme der Kindererziehung durch andere Institutionen von der Geburt weg sind kaum in großem Stil denkbar; Kommunen sind eher als nützliche, ja notwendige Experimente einer Gesellschaft mit sich selbst zu verstehen, die zur Überwindung der Stagnation beitragen können. Wie soll eine „normale Familie" aussehen? Was ist auf lange Sicht wesentlich? Traditionsgebundene „Wahrheiten" über die verschiedenen Rollen der Väter und Mütter sind ins Wanken geraten und können nicht mehr als Richtlinien dienen. Der Vater ist „unsichtbar" (A. MITSCHERLICH, 1955), gesellschaftlich entmachtet (K. HORN, 1971, S. 18-23), die Rollen sind unter Ehepartnern austauschbar (D. JACKSON, 1965a). H. RICHTER beschreibt den Wandel der Rollen der sich emanzipierenden Frau und der Großeltern (1970a, 1972), die moderne Gesellschaft dringt in die Familie ein und droht sie zu sprengen (S. MINUCHIN, 1974, S. 46–51; K. ELLIOT, 1970).

Die Psychiatrie ist, gemessen an dem, was sie bisher dazu beigetragen hat, für allgemeine Familienfragen kaum zuständig — sie blieb ja auch weitgehend am Individuum orientiert. Zu der skizzierten Krise der Familie als Institution kann sie also nicht — etwa auf Grund einer wissenschaftlich fundierten „Familienpathologie-Lehre" — Stellung nehmen. Neue Erkenntnisse über Zusammenhänge zwischen Verhalten und sozialem Feld stellen aber umgekehrt herkömmliche psychiatrische Denk- und Arbeitsweisen in Frage. In seinen „Reflexionen über die Probleme der Familie im sozialen Wandel" schreibt RICHTER: „... daß in Zeiten starker gesellschaftlicher Spannungen gehäuft auffallende emotionelle Reaktionen und Verhaltensweisen auftreten, denen man nicht gerecht würde, wenn man sie lediglich als medizinische Phänomene psychopathologisch rubrizieren würde" (H. RICHTER, 1970a). Die Einflüsse der Industriegesellschaft verwischen die Grenzen zwischen Familie und extrafamiliärer Welt; die Menschen halten aber weiterhin an Wertvorstellungen fest, die an das früher geltende Familienmodell mit festen Grenzen gebunden waren — sie neigen deshalb dazu, Übergangssituationen als pathologisch oder pathogen zu bezeichnen (MINUCHIN, 1974, S. 47). Sozialpsychiatrie muß mit familiensoziologischen Problemen arbeiten lernen, wenn die aktuelle Familie zu einem Parameter werden soll, der für die Diagnose und Behandlung psychiatrischer Krankheiten wesentliches beitragen kann (S. FLECK, 1967). Es geht um weit mehr als „Berücksichtigung der Familienverhältnisse". Moderne Familienpsychiatrie arbeitet mit der Hypothese, daß Psychopathologie ihren „Ort" gleichzeitig im Individuum, im sozialen Kontext und im feedback (Rückkoppelung) dazwischen hat; das psychische Leben eines Individuums ist nicht nur ein innerer Prozeß.

Familientherapie wird heute in zahlreichen Ländern versucht. In Europa gehen kleine Gruppen von Therapeuten in dieser Richtung, oft noch ohne untereinander Kontakte zu pflegen — seit geraumer Zeit schon in skandinavischen Ländern und England, später in Holland, Deutschland, Österreich, in der Schweiz, in Italien und Frankreich. Tonangebend auf diesem Gebiet ist Nordamerika. Das vorliegende Kapitel, das den gegenwärtigen Stand darzustellen hat, stützt sich deshalb weitgehend auf nordamerikanisches Schrifttum und auf Direktbeobachtungen in diesem Land. Die Erschütterung traditioneller Familienordnung ist hier rascher und stärker erfolgt als anderswo. Andererseits wird — bei steigender Angst infolge chaotischer gesellschaftlicher Verhältnisse — die Bedeutung der Familie für den Einzelnen wieder größer, gerade bei diesem Volk, das keine Seßhaftigkeit mehr kennt und das den Schwächeren unter seinen Gliedern erstaunlich wenig soziale Sicherheit bietet. Die wesentlichen neuen Erkenntnisse und Hypothesen sind jedoch trotz kultureller und ökonomischer Unterschiede übertragbar auf die Psychiatrie der Familien anderer Industrieländer.

Definition

Als Familientherapie ist jede Form von Psychotherapie zu verstehen, die an der Interaktion von zwei oder mehr Angehörigen ansetzt und eine Veränderung der zwischenmenschlichen Beziehungen in der Familie anstrebt, um psychopathologische Störungen des Verhaltens oder psychosomatische Krankheiten bei einem oder mehreren Familiengliedern zu beheben oder zu lindern.

Der theoretische Rahmen

Das Arbeitsfeld der Familientherapie reicht von der Kinderpsychiatrie und *psychischen Störungen in der Adoleszenz* bis zur Behandlung der eigentlichen

Geisteskrankheiten, umfaßt die Behandlung von Eheschwierigkeiten und eröffnet neue Perspektiven in der Geriatrie und der somatischen Medizin. Es ist deshalb verständlich, daß bis heute, nur zwanzig Jahre seit ihren Anfängen, für diese Behandlungsrichtung noch keine allgemeinverbindliche Theorie vorliegt. Familientherapeuten aller Richtungen sind sich darüber einig, daß die psychische und manchmal auch die körperliche Verfassung und das Verhalten des Einzelnen immer gleichzeitig individuelle Angelegenheit und Teilgeschehen eines (fortlaufenden) Familienprozesses sind. In bezug auf die therapeutische Bemühung halten sie ferner solche Veränderungen für signifikant, die im Familiensystem erfolgen. Die Meinungen gehen aber auseinander bei der Frage nach dem Schwerpunkt, dem „Ort" der (psychischen) Störung und dem entsprechenden therapeutischen Ansatz. Wer einer traditionellen psychodynamischen Denkweise verpflichtet ist, neigt dazu, psychopathologische Erscheinungen als individuelles intrapsychisches Problem zu sehen, das durch Familieneinflüsse verstärkt oder fixiert wird. Er bevorzugt, wenn er die Familie in die Behandlung einbezieht, psychodynamische Konzepte als theoretisches Rahmenwerk. Die „eigentliche" Familientherapie versteht sich hingegen als ein Verfahren, das immer am Beziehungsgefüge der Familiengruppe arbeitet und nicht zusammen mit einem in der Behandlungssituation „isolierten" Individuum. Der in Kommunikations- und Systemtheorien denkende Therapeut mit seiner auf Interaktionen eingestellten Optik faßt symptomatisches Verhalten eines Angehörigen als sichtbares Zeichen, möglicherweise als Signal einer im *Familiensystem* liegenden Störung auf.

> Ein System ist mehr als die Summe seiner Objekte. Bei dem von der allgemeinen Systemtheorie übernommenen kybernetischen Modell der Kommunikationstheoretiker wird die Familie als ein Regelkreis aufgefaßt, in dem das *Verhalten* der Glieder nach dem Prinzip der Rückkoppelung gesteuert wird. Was ausgetauscht wird ist Information, nicht Energie. Input — von einem neuen Verhalten eines Systemobjektes oder von außen kommend — führt bei positiver Rückkoppelung zu einer Änderung im ganzen System, bei negativer Rückkoppelung zur Wiederherstellung der Homöostase. Nun ist die Familie ein offenes System, dessen Stabilität durch das Prinzip der Äquifinalität gekennzeichnet ist: Ergebnisse, z.B. psychopathologische Erscheinungen bei einem Familienglied, sind weniger durch Anfangszustände als vielmehr durch die Struktur des systemeigenen Kommunikationsprozesses bedingt. Krankhaftes Verhalten ist weder Ursache noch Wirkung von Umweltfaktoren, sondern selbst untrennbarer Teil des pathologischen Systems (WATZLAWICK et al., 1969, S. 32, II 114–137).

Das bedingt eine sehr weitgehende, paradigmatische Änderung des medizinischen Denkmodells für psychische Störungen und namentlich für Geisteskrankheiten, die durch so inkonventionelle und unbequeme Hypothesen wie die von R. LAING (1962, 1967), G. BATESON's (1956) oder gar die von SZASZ (The myth of mental illness, 1961) in Gang gebracht worden sind. Das gilt auch wenn der klinisch Erfahrene diesen Autoren, SZASZ im besonderen, bei weitem nicht in allem beistimmen kann (vgl. D. BLOCH, K. LA PERRIERE, 1973; V. SATIR, 1968).

Im übrigen wird die Nützlichkeit verschiedener theoretischer Bezugssysteme je nach dem Standort, der beruflichen Ausbildung und den Aufgaben der Therapeuten anders gewichtet. Neben der genannten psychoanalytischen Theorie und den eigentlichen „Familientheorien" treten — laut Umfrage einer Kommission des „GAP" (*Group* for the advancement of Psychiatry, report No. 78, 1970) — verhaltenstherapeutische und — Lerntheorien, Kleingruppentheorien und existenzialistische Theorien an Bedeutung etwas zurück. Die von der Entwicklung der Familientherapie nicht zu trennende *Familienforschung* der letzten zwanzig Jahre, die in einem umfangreichen Schrifttum festgehalten ist, wird hier nur gestreift, denn sie befaßt sich beinahe ausschließlich mit der *diagnostischen* Beurteilung der Familie, d.h. mit Zusammenhängen zwischen psychopathologischen Erscheinungen von zwei oder mehr Familiengliedern und mit Darstellungen der Familieninteraktionen — in beschreibender Form auf Grund klinischer Exploration oder — häufiger — mit Anwendung von Fragebogen und speziell für die Interaktion entwickelten Tests.

Anhand der angewandten Methoden kann man die Forschungsarbeiten einteilen in:

a) Berichte über Familien auf Grund von Krankengeschichten: z.B. J. HILGARD; M.F. NEWMAN (1963) über die größere Häufigkeit des Verlusts eines Elternteils durch Tod in der Kindheit späterer Schizophrener; A. RYLE and M. HAMILTON (1962); Neurosen bei fünfzig Ehepaaren; J. WEAKLAND and W. FRY: Briefe von Müttern von Schizophrenen (1962); G. MORRIS, L. WYNNE (1965): Blinddiagnose von Familien Schizophrener anhand von Tonbandaufnahmen von Familienexplorationen; bei L. RABKIN (1965) eine kritische Überprüfung von kasuistischen Berichten und anderen Studien.

b) Daten über Familien, die durch Befragung oder mittels Tests von Individuen erhoben wurden. Die wichtigsten haben die Erforschung von Interaktionsformen zum Gegenstand; die brauchbaren bringen Einsichten in Besonderheiten der Kommunikationsform oder in Formen des Beziehens, z.B.: W. BEAVERS et al. (1965): Kommunikationsmuster von Müttern von Schizophrenen; BECK, S., J. NUNNALY (1965): Haltung von Eltern in Familien von Schulschwierigen; D. CIARLO et al. (1967): Untersuchung der Wirkung des Schizophrenen auf die Eltern; W.C. COE (1969); A.R. CORNELISON (1960): Casework Interview als Forschungstechnik; G. ELDER (1963): Familienstruktur und Muster der Kindererziehung, 1963; N. NEPSTEIN, W. WESTLEY (1960), A. FERBER et al. (1967): Die Aussicht, hospitalisiert zu werden, hängt von der Stellung in der Familie und den affektiven Bindungen ab; A.J. FERREIRA (1963): Beschlußfassen in normalen und pathologischen Familien, 1963; H.E. FREEMAN (1961): Haltungen der Verwandtschaft gegenüber spitalentlassenen Angehörigen; J. GOODRICH et al. (1968), J. WILLI (1962, 1964): Einfluß der Geisteskrankheit auf die Familie; ebenso G.W. BROWN (1957), K. ERNST (1956), J. DELAY, P. DENIKER, A. GREEN (1962), R.D. LAING et al.: Über zwischenmenschliche Wahrnehmung, 1966; A. MC. GHIE (1961): Vergleichende Studie über die Mutter-Kind-Beziehung in der Schizophrenie; K.P. KISKER, L. STROETZEL (1961, 1962).

c) Arbeiten die auf der Untersuchung oder Beobachtung von Ehepaaren oder Familiengruppen beruhen: ANDERSON R. (1968): Genaue Daten über Familien, in denen der Vater fehlt: N.W. BELL (1962): Beziehungen in der erweiterten Familie; M. BEHRENS et al.: Nachprüfung der von L. WYNNE, M. SINGER beschriebenen Besonderheiten der Kommunikation, untersucht in Familien aus der sozialen Unterschicht, 1968; G. BERMAN (1967): Über Kommunikation von Affekt; A.J. FERREIRA, W.D. WINTER (1968): Über Beziehung des affektiven Klimas und Qualität der Kommunikationen; J. HALEYs grundlegende Arbeit, die die Familie erstmals als ein von Gesetzen gelenktes System beschreibt (1959a), M. BOWENS Bericht über die Beobachtung von hospitalisierten Familien von Schizophrenen (1960); F. CHEEK (1965), H. LENNARD et al. (1965), N.T. LOVELAND (1963): Der Familienrorschach; F. STRODTBECK (1951, 1952): Untersuchungen mittels eines Tests, der Umgang mit Meinungsverschiedenheiten (revealed differences) mißt — ein Verfahren, das von vielen anderen Autoren übernommen wurde; P. WATZLAWICK (1966): Über ein strukturiertes Familieninterview; RISKIN, J. (1964), C. SLUZKI et al. (1967): Ausführliche Arbeit über Disqualifikationen, gefolgt von speziellen Sequenzen, wie Flucht aus dem Thema.

d) Experimente, z.B. die wichtigen Arbeiten J. HALEYs (1962, 1964, 1967a, 1968), A. FERREIRA, W. WINTER (1965, 1966), R. RAVICH (1969): Über einen Spieltest, der erstaunlich viel hergibt, auch Therapieeinflüsse mißt.

Zahlenmäßig und nach ihrer Bedeutung stehen die Studien über Familien von Schizophrenen im Vordergrund. Sie haben wichtige, ja bahnbrechende neue Erkenntnisse und namentlich neue Begriffe und Denkweisen für ein besseres Verständnis der Psychosen gebracht. Manche erstmals beschriebene Variablen der verbalen und nichtverbalen Kommunikation erlauben eine diagnostische

Beurteilung der Art und Schwere von Familienstörungen (vgl. H. STIERLIN, 1963; E. MISHLER und WAXLER, 1968; L. KAUFMANN, 1972). Trotzdem zeigt ein Augenschein der 1974 in den Vereinigten Staaten geübten Behandlungsmethoden, daß die direkten Auswirkungen der psychiatrischen Forschung auf Behandlungstechnik — und Theorie hinter den Erwartungen zurückgeblieben sind. Das liegt u.a. daran, daß die meisten Studien von der psychiatrischen Diagnose eines Individuums ausgehen um Hypothesen kausaler Zusammenhänge zwischen Familienprozeß bzw. Familieninteraktion und individueller Störung zu prüfen. Selbst wissenschaftlich einwandfreie Studien wie die von L. WYNNE und M. SINGER (1963a, b, 1965a, b) oder von E. MISHLER und N. WAXLER (1966, 1974), oder N. WAXLER (1974) über schizophrene Denkstörungen und Familientransaktion sind in ihrer Anwendbarkeit für die Familientherapie wegen der Reduktion auf wenige Variablen eingeschränkt (SANDER, 1973). Wahrscheinlich ist die Bedeutung mancher Forschungsresultate für die Therapie noch gar nicht erkannt oder erprobt — wir denken an die Untersuchungen der „übereinstimmenden Erfahrung" („consensual experience") von D. REISS, die vom unterschiedlichen Umgang der Familie mit Information und Signalen, die von außen kommen, handeln; oder an solche Studien, die sich mit der Wahrnehmung der Angehörigen unter sich in verschiedenen Situationen befassen (D. REISS, 1967, 1968, 1971a, b; H. STIERLIN et al., 1971; R. SCOTT und P. ASHWORTH, 1967).

Die theoretischen Konzepte führender klinisch tätiger Familientherapeuten haben alles in allem für die Familientherapie mehr Gewicht gehabt als die wissenschaftliche Forschung. Rückblickend kann man zwei Hauptwege zur Familientherapie erkennen: der eine kommt von der Psychoanalyse, führt dann aber darüber hinaus; die andere Richtung nimmt ihren Anfang bei den Kommunikationstheoretikern.

Familienorientierte Psychiatrie hat sich nur langsam entwickelt. Auch heute noch läßt die Auffassung, Geisteskrankheiten seien ausschließlich Ausdruck einer organischen Störung, den Gedanken an eine Behandlung oder Mitbehandlung der Familie mancherorts gar nicht aufkommen. Auf dem Gebiet der Neurosen hat FREUD selbst das Zusammenspiel zwischen neurotischer Symptomatik und aktuellem Familiengeschehen bereits erkannt. Für die psychoanalytische Theorie sind aber Familienbeziehungen nur in der frühen Kindheit maßgeblich am Zustandekommen intrapsychischer Prozesse beteiligt; deshalb und aus therapeutischen Gründen klammert die psychoanalytische Kur jeden Kontakt mit Familienangehörigen sorgfältig aus der Behandlungssituation aus. Eine zu weit gehende Ausweitung dieses Prinzips auf alle möglichen psychiatrischen Tatbestände hat den Zugang der Psychiatrie zur Familie gebremst.

Erst die Erweiterung der psychoanalytischen Theorie und die Verschiebung des Interesses vom intrapsychischen auf das interpersonelle Geschehen ermöglichte eine familienzentrierte Betrachtungsweise psychopathologischer Phänomene (E. ERIKSON, 1950, 1956; SULLIVAN 1953; F. FROMM-REICHMANN, 1940). Die intensive Psychotherapie von Schizophrenen trug ganz wesentlich zur eingehenden Beschäftigung mit dem dynamischen Beziehungsgefüge in der Familie bei.

Die klassischen Studien der Gruppe von LIDZ, FLECK und A. CORNELISON brachten das Ausmaß der psychischen Störungen bei Angehörigen Schizophrener in Mittelklassefamilien zum Vorschein.

Innerhalb des psychoanalytischen Bezugssystems beschrieben diese Autoren eigentliche Familienstörungen, wie die mangelhafte Generationstrennung zwischen Eltern und Kindern, besonders beim Vorliegen typischer Störungen in der Ehebeziehung der Eltern; eine daraus resultierende Erschwerung der Identitätsfindung; ungenügendes Erlernen einer brauchbaren Sprache und Übermittlung von irrationalem Denken (S. FLECK et al., 1957, 1963; R. LIDZ und T. LIDZ, 1949; T. LIDZ et al., 1957a, b, 1958a, b, 1959/60, 1961, 1962, 1963, 1964). Diese Arbeiten werden ergänzt durch die Untersuchungen ALANENS, der die Angehörigen von Schizophrenen mit denen von Neurotikern verglichen hat (Y.O. ALANEN, 1966). Hierher gehören auch die Studien GREENS der ebenfalls — vor rund 15 Jahren — die psychischen Störungen der Eltern von Schizophrenen erkannt und beschrieben hat (J. DELAY; P. DENIKER und A. GREEN, 1957, 1962). D.R. DAVIS (1961): Über die Bedeutung der Periode von 10–16 Jahren für die Ablösung von der Mutter.

Studien, die zum Ziel haben, kausale Zusammenhänge zwischen Familiengeschehen und Krankheit des Einzelnen nachzuweisen, begünstigen eine kritische Haltung gegenüber der Familie und halten sich an das alte Ursache-Wirkungsschema. Diese Haltung gilt heute als überholt (vgl. aber dazu „Familientherapie bei Schizophrenen", im Abschnitt Behandlungstechnik). Wichtiger sind alle jene Arbeiten, die, ausgehend von psychoanalytischen Konzeptionen, die fortlaufende Interaktion zwischen zwei oder mehreren Angehörigen darstellen, Ansätze für eine Therapie der zwischenmenschlichen Beziehungen bieten und soziologische Aspekte berücksichtigen.

Lange vor den ersten Versuchen der Pioniere Nordamerikas hat R. SCHINDLER die soziodynamische Grundformel für die Gruppendynamik entwickelt und darauf die bifokale Gruppentherapie (parallele Gruppen von Schizophrenen und deren Eltern) eingeführt. Es war dies die erste überhaupt brauchbare Form von Familientherapie in Europa, nicht nur von Schizophrenen (1952, 1957). H.E. RICHTER hat vor allem das Gebiet der Familienneurosen sehr vielseitig bearbeitet: Darstellung der unbewußten elterlichen Erwartungsphantasien durch das Kind im Gefolge des elterlichen Konflikts; Bestimmung der kindlichen Rolle durch narzißtische Projektionen der Eltern; das Kind in einer ihm nicht gemäßen Rolle — häufig einer Großelternrolle — benutzt für die Konfliktbewältigung der Eltern, und andere typische traumatische Rollen des Kindes: als Substitut für einen anderen Partner oder für einen Aspekt des elterlichen Selbsts (H.E. RICHTER, 1960, 1966); Beschreibung und dynamische Analyse familiärer Symptomneurosen (1970). RICHTER sieht und behandelt die Familie stets im Zusammenhang mit dem sozialen Kontext und gehört damit zu den Wegweisern einer wirklichen Sozialpsychiatrie wie MINUCHIN (vgl. auch H.E. RICHTER, 1972). W. BRODEY beschrieb eingehend die narzißtische Beziehung zwischen Mutter und Kind (1959, 1961); MAHLER die Mutter-Kind-Symbiose (1952); die Entwicklung des Kindes in seiner Familie in psychoanalytischer Sicht bei S. LEBOVICI (1970). H.R. BOETTCHER (1968), H. STIERLIN (1959): Über die Anpassung des Kindes an die stärkere Persönlichkeit der Mutter in der symbiotischen Beziehung der Schizophrenen. Ab 1940 berichtet HILDE BRUCH über Familien adipöser Kinder, später über solche mit Magersüchtigen und schizophrenen Kindern: dieser Autor hat als einer der ersten die Interaktion von biologischen, psychologischen und aktuellen psycho-sozialen Vorgängen und deren fortlaufende Rückkoppelung beschrieben (H. BRUCH, 1940, 1958, 1962, 1966, 1971). Zusammenhänge zwischen individueller — und Familiendynamik sind in dem von J. MASSERMAN herausgegebenen Buch dargestellt (1959). Im Buch von N.W. BELL und E.F. VOGEL kommen psychodynamische, soziologische, gruppendynamische und lerntheoretische Erkenntnisse auf dem Gebiet der Familie zur Darstellung; es enthält auch ein Kapitel über das Funktionieren „normaler" Familien. TITCHENER diskutiert die Bedeutung des auf das Intrapsychische gerichteten Standpunkts bei der Untersuchung des Familienprozesses, mit dem die Ich-reifung zusammenhängt (1967). Darstellung der Rollenerwartung und -Ausführung, bezogen auf die Befriedigung psychologischer Bedürfnisse, bei P. und L. GLASSER (1966).

Ein Schlüssel zum Verständnis (und für die Behandlung) der Psychopathologie des (schizophrenen) Primärpatienten ist bei NORMAN PAUL die Darstellung der Projektion einer unerledigten, internalisierten Beziehung eines der Eltern auf das Kind; meist handelt es sich um die Beziehung zu einem der Großeltern. Also unerledigte Trauer als pathogener Faktor (N. PAUL, 1967). Auch BOSZORMENYI-NAGY mißt in früheren Arbeiten der Projektion innerer, verborgener Teilobjekte der Eltern auf den Patienten und andere Familienangehörige erhebliche Bedeutung zu. Seine Hypothese, daß Schizophrene eine der Familie angepaßte andere Überich-Struktur aufweisen als Nicht-Schizophrene, und zwar so, daß vor allen anderen Bedürfnissen das nach Autonomie unterdrückt, alles Abhängigkeitsfördernde dagegen belohnt wird, sprengt allerdings schon den psychoanalytischen Beziehungsrahmen (1962). Dasselbe gilt von den verschiedenen Stufen des Beziehens, die er beschreibt (1965a), und der dazugehörigen Studie über die Fusion als einer dieser Beziehungsformen, denn hier wird der stets vorhandene Doppelaspekt jeder interpersonellen Beziehung (Triebbefriedigung und Bedarf nach einem Objekt für einen Selbstentwurf) als eine Phase des „Beziehungsprozesses" dargestellt (1967); dieser Prozeß ist gekennzeichnet durch wachsende Integration von inneren *und äußeren* Wahrnehmungen des Beziehens und von entsprechenden Beziehungshaltungen. Psychoanalytisches Denken ist ergänzt durch systemorientierte Auffassung: viele Handlungen des Individuums werden durch Rückkoppelungsmechanismen gesteuert — ein wichtiges Motivations-Rückkoppelungssystem besteht zwischen dem Selbst und den Introjekten, ein anderes, ebenso wichtiges wird durch die Feed-back-Wirkungen der Motivationen und Reaktionen signifikanter anderer Personen, also Familienangehöriger, konstituiert (I. Boszormenyi-Nagy, 1965a, b).

Auch J.L. Framo gelingt es, psychodynamische mit Systemaspekten zu vereinigen: Ausgehend von Fairbairn und dem Familienprojektionsprozeß Bowens beschreibt er, wie und warum das Kind im Dienst des Familiensystems Symptome entwickelt und sie beibehält, um in der Familie zu überleben; die Familienbeziehungen sind stärker als Trieb- und Autonomiebedürfnisse (1972).

Alle Modelle der Familienpathologie, die auf psychoanalytischen Begriffen fußen, führen zum Individuum zurück und nicht zur Familie als der zu verändernden funktionellen Einheit. Moderne Familientheoretiker halten eine Kombination von individuellen — und Systemtheorien für unangebracht, weil Individuum und Familie nur als zwei nicht-kontinuierliche Systeme beschrieben werden können (D.D. Jackson, 1963). Immerhin überbrücken Darstellungen wie die erwähnten Arbeiten I. Boszormenyi-Nagys und J.L. Framos, die die Nahtstellen zwischen Intrapsychischem und Familien-Beziehungsbereich auszuleuchten versuchen, diesen Gegensatz in recht befriedigender Weise. Es trifft aber zweifellos zu, daß psychodynamische Betrachtungsweise das Umschalten auf die direkt auf die Familie gerichtete Optik stark erschweren kann (vgl. J. Hochmann, 1967).

Bowen war der erste, der schizophrene Patienten zusammen mit ihren Müttern, dann mit ihren Familien, hospitalisierte, beobachtete und behandelte. Der Zeitpunkt, in dem er begann, die Familie als die Einheit der Störung zu „sehen", ist für die Familientherapie historisch mindestens so bedeutsam wie die Schizophreniehypothese von G. Bateson und seinen Mitarbeitern von 1956 (op. cit.) Bowens Absicht war zunächst, das „Ineinandergreifen" der *individuellen* Pathologie von Patient und Mutter zu studieren. Die emotionelle Symbiose zwischen Mutter und Patient erwies sich aber in der Direktbeobachtung als viel intensiver und in der aktuellen Situation wirksamer als erwartet; die Mutter-Kind-Fusion war ihrerseits wiederum nur ein Teil eines auch andere Familienglieder (Vater) einschließenden „emotionellen Einsseins", das sämtliche *Ich-funktionen affizierte*.

Gedanken, Phantasien und Gefühle waren nicht an Individuen gebunden, sondern wechselten ihren Träger ebenso wie psychopathologische Phänomene; stand ein Familienglied unter Streß, reagierte ein anderes, als ob *es* der Belastung ausgesetzt gewesen, usw. Ein Familienglied repräsentierte jeweils nur einen Teil des Gesamtproblems. Später zeigte sich, daß dieses Phänomen auch praktisch alle Familien von Nicht-Schizophrenen kennzeichnet, wenn es auch im Bezug auf den Anteil der gemeinsamen undifferenzierten Ichmasse wichtige quantitative Unterschiede gibt. (M. Bowen 1965). Konsequenterweise behandelte er die Familie als Krankheitseinheit und *vermied* individuelle therapeutische Beziehungen mit Familiengliedern (1960, 1961).

Manche „Theorien" der Sechzigerjahre zur Familientherapie sind nicht mehr als Versuche, die praktische psychotherapeutische Tätigkeit nachträglich zu rationalisieren. Es kommt zu einem Ordnen klinischer Tatbestände nach oft willkürlich gewählten Kriterien; wer als Familientherapeut die unglaubliche Überschwemmung mit Information selbst erfahren hat, wird dafür mehr Verständnis haben als der Leser, der Auskunft über die wesentlichen Mechanismen und Variablen erwartet. Verhältnismäßig wenig Autoren haben sich um die Beziehung der Familien- zur Gruppentherapie bemüht. Gemeinsam sind einige Mechanismen der Kleingruppendynamik (vgl. R. SCHINDLER, 1957). Die Unterschiede der therapeutischen Situation zwischen einer Gruppe von Individuen, die zum Zweck einer Behandlung zusammengestellt wird, und der natürlichen oder primären Familiengruppe sind so groß, daß man mit Analogien sehr zurückhalten muß. A. SKINNER hat einige der wichtigsten Unterschiede herausgearbeitet — u.a. die Notwendigkeit der viel aktiveren Haltung des Familientherapeuten im Vergleich zum Gruppentherapeuten (1969). H. STIERLIN ist den Beziehungen von Gruppenphantasien zu Familienmärchen nachgegangen (1973).

Die Meinung darüber, was wesentliche *Familienfunktionen* sind, bestimmt die Zielvorstellungen des Therapeuten. Sie ist, soweit wir sehen, ausnahmslos von persönlichen Wertvorstellungen beeinflußt. Die Beschreibung der Familienfunktion auf dem Boden psychoanalytischer Orientierung, die die optimale psychologische Entwicklung und soziale Anpassung der Individuen im Auge hat, behält innerhalb ihres Bezugsrahmens ihre Gültigkeit (T. LIDZ, 1964, 1968). FLECK unterscheidet Ehefunktionen von eigentlichen Familienfunktionen; diese sind: nährende Funktionen, die über Ernährung und Körperpflege hinaus das „Urvertrauen" vermitteln sollen; Beziehungsfunktionen — (Herstellen der dem jeweiligen Reifegrad des Kindes entsprechende Beziehung); kommunikative Funktionen (Vermittlung einer zuverlässigen und nützlichen Sprache); Verselbständigungsfunktionen; Erholungsfunktionen (S. FLECK 1967). Die Familie hat aber den Ehefunktionen und den genannten Familienfunktionen gleichzeitig zu genügen, muß also das fortwährend bestehende Paradoxon zentripetaler und zentrifugaler Bedürfnisse bewältigen: Gebunden- und Getrenntsein, Individuation und Symbiose, Gleichsein und Verschiedensein sind die Gegensätze, zwischen denen sich jedes menschliche Leben *bewegt* (H. STIERLIN, 1969); diese Bewegung zu ermöglichen, ist die allem andern übergeordnete Funktion der Familie. Das Wesen der lebendigen Familie ist die Selbstbewegung zwischen Gleichgewicht (Homeostase) über neue Ereignisse und gleichzeitig störendes und notwendiges Ungleichgewicht zu neuem Gleichgewicht. Nur eine *dialektische* Auffassung wird diesem Vorrang der Bewegung über das Statische gerecht (I. BOSZORMENYI-NAGY, 1973; H. STIERLIN, 1969, 1971).

Was sich dieser Wandelbarkeit in der Kontinuität entgegenstellt, ist lebensfeindlich und kann pathogen sein. Die meisten Beschreibungen dessen, was nach der Literatur in der Familie als „normal" oder pathologisch gelten kann, lassen sich darauf zurückführen; verschiedene Autoren beschreiben indessen die Störungen auf den drei verschiedenen Ebenen des intrapsychischen Geschehens, der zwischenmenschlichen Beziehungen oder der objektivierbaren Kommunikationen (W. MEISSNER, 1964; J. FRAMO, 1962).

Einige für die Familientherapie praktisch wichtige Familienvariablen seien kurz erwähnt: Von Bedeutung sind Kontrollmechanismen in der Familie. T. PARSONS und BALES beschrieben schon 1955 die Sozialisierung im Interaktionsprozeß: Die *Stabilität* einer kleinen Gruppe hängt von der Differenzierung der instrumentellen und expressiven Rollen und von der Allianz der instrumentellen und expressiven Leader ab. Die Bestätigung durch eine signifikante Person, daß ein

Verhalten der Familiennorm angepaßt ist, hat stabilisierende Wirkung; abweichendes Verhalten löst (meist nichtverbales) Zurücksignalisieren von seiten der andern Familienglieder aus (vgl. negative Rückkoppelung P. WATZLAWICK et al., 1969, S. 32). Genügt dies nicht, entsteht Konflikt. Veränderungen sind nur über Konflikte möglich. Nach ACKERMAN setzt wirksame Konfliktkontrolle in der Familie Komplementarität der Rollen zwischen verschiedenen Familiengliedern voraus; noch wichtiger ist aber die *Fähigkeit der Familie, einen Konflikt korrekt da wahrzunehmen wo er ist* (z.B. zwischen den Eltern und nicht zwischen einem der Eltern und einem Kind, wohin er projiziert worden ist) (N. ACKERMAN, 1972).

Von eminenter Bedeutung ist die Fähigkeit der Familie, Belastung einzelner Angehöriger oder der ganzen Gruppe auszuhalten und zu verarbeiten. Das *wie* der Familienreaktion hängt von der Verfassung Einzelner und von der Anpassungsfähigkeit des selbstregulierenden Familiensystems ab. Familien, die Streß ohne Inanspruchnahme äußerer Hilfe und ohne (psychischen) Schaden für einzelne Glieder aufzufangen vermögen, verfügen anscheinend über ein gutes Familien-Selbstheilungspotential, von dem noch die Rede sein wird. Anpassung zeigt sich z.B. in der Fähigkeit der Familienmitglieder, verschiedene Rollen übernehmen zu können; rigides Festhalten an „männlichen" oder „weiblichen" Rollen z.B. erschwert die Anpassung; nach moderner Auffassung ist es auch durchaus *nicht* pathologisch, wenn ein Kind vorübergehend einem hilflosen Elternteil gegenüber Elternfunktionen übernimmt (dagegen ist andauernde Rollenumkehr, sogenannte Parentifikation, sehr pathogen (G.H. ZUK, D. RUBINSTEIN, 1965). Wenn man schließlich Lernen als eine langfristige Anpassung des Gesamtverhaltens an äußere Umstände auffaßt, die von Änderungen auf Grund biologischer Reifung und auch von kurzfristigen Anpassungen an eine Situation zu unterscheiden ist (HASELOFF, 1971, S. 112), dann erscheint die „Lernfähigkeit" des Familiensystems als eine zentrale Funktion, die Prognose und Behandlungsmöglichkeit entscheidend beeinflussen kann.

Ein wichtiger Schritt über die Alternative von „gesunden" und „kranken" Familienfunktionen hinaus war der von L. WYNNE entwickelte Begriff der „Pseudo-mutuality" (Pseudo-Gegenseitigkeit): „Die soziale Organisation in diesen (schizophrenen) Familien ist durch eine alles durchwaltende Familiensubkultur von Familienmärchen und — Legenden und Ideologien geprägt, die die üblen Folgen jeder offen erkennbaren Abweichung von verhältnismäßig fixierten und (Initiativen) lähmenden Familienrollen dartun". WYNNE spricht von einer internalisierten Familien-Rollenstruktur, welche als eine Art primitives Über-Ich funktioniert, das ein Verhalten *direkt*, ohne Auseinandersetzung mit einem aktiv wahrnehmenden und differenzierten Ego bestimmt (L. WYNNE et al., 1958).

Die modernen, die Therapie und Denkweise bestimmenden Familientheorien sind *systemorientiert* und reden in der Sprache der Kybernetik.

Jede Einheit die Rückkoppelungsstruktur hat und daher fortlaufende Information liefert, stellt ein System dar (VON BERTALANFFY, 1968). Auch das Individuum kann zusammen mit der Umwelt, mit der es interagiert, als ökologisches System aufgefaßt werden (E.H. AUERSWALD, 1972; G. BATESON, 1970/71; G. BATESON, 1971). Man hat es stets mit ineinandergeschlossenen Systemkreisen zu tun; die Kernfamilie enthält Subsysteme, gehört aber auch zum System der erweiterten

Familie, und zwar horizontal über die Verwandtschaft und in der Zeit über mehrere Generationen; die Familie ist wiederum mit sozialen Systemen verschränkt. Systemdenken erlaubt, vom traditionellen Krankheitsmodell, das die psychische Erkrankung in einem Individuum lokalisiert und da behandelt, abzurücken. Systemtherapie schließt definitionsgemäß alle Familienglieder mit ein. Die Frage, an welcher Stelle der ineinandergreifenden Systeme der vom Therapeuten induzierte Wandel stattfinden soll, ist aber *das* diagnostische Problem: es kann — wenn überhaupt — nur am Einzelfall gelöst werden: Familientherapie ist deshalb problemorientiert. Der häufigste Tatbestand ist der des symptomtragenden Kindes als Vehikel des elterlichen Konflikts, doch kann der Schwerpunkt, z.B. bei krankhaftem Verhalten eines Kindes, zwischen Großeltern und Eltern oder in anderen Verwandtschaftsbeziehungen liegen, oder mitunter auch in signifikanten, lebenswichtigen Beziehungen eines Familiengliedes mit nichtverwandten Personen (Arbeitsplatz, Gemeinschaft).

Der Akzent der therapeutischen Handlung wird von den einzelnen Schulen verschieden gesetzt: Die „reinen" Systemtherapeuten verändern Kommunikationen und Verhalten im Familiensystem in der Annahme, die individuelle (intrapsychische) Veränderung erfolge sekundär, als Produkt der Systemänderung (J. HALEY, 1970/71). Die Familientheoretiker BOWEN und BOSZORMENYI-NAGY bringen einen „Selbstheilungsprozeß" im Familiensystem in Gang, der die zwischenmenschlichen Beziehungen als solche modifiziert.

Die wichtigsten Axiome der *Kommunikationstheorie* sind: Alles Verhalten — das „normale" wie das „symptomatische" beim Primärpatienten und bei den Angehörigen — ist Kommunikation. Man kann nicht nicht kommunizieren. Kommunikation ist somit ein kontinuierlicher Vorgang, geht aber über verschiedene Kanäle, über den verbalen und die verschiedenen nichtverbalen. Jede Mitteilung hat einen Inhalts- und einen Beziehungsaspekt (Befehls- oder Aufforderungscharakter); im Verhalten wiederholt, werden die Beziehungsaspekte der verbalen und nichtverbalen Kommunikation zu *Familienregeln* institutionalisiert, die die Homeostase garantieren, also kybernetische Eigenschaften haben (D. JACKSON, 1957, 1959). Nichtkonformes Familienverhalten bewirkt Gegenregulation — oder führt zur *Abänderung der Familienregeln in Form von Modifikation der Kommunikationsformen* (s. J. RUESCH, 1959; P. WATZLAWICK et al.: Menschliche Kommunikation, 1969; G. BATESON, 1956; G. BATESON, 1960; J. RUESCH, G. BATESON, 1951; J. HALEY, 1963b; D.D. JACKSON, 1965a, b).

Selbstregulation — und Kontrolle, Regelwidrigkeiten und entsprechende Regeländerungen kennzeichnen demnach eine funktionierende Familie. Pathogen und den Familientherapeuten interessierend sind solche Formen der interpersonellen Kommunikationsabläufe, welche Veränderungen im System (und der Beziehungen zwischen den Objekten) bremsen oder auf die Dauer lähmen. Das ist der Fall, wenn die Regeln so beschaffen sind, daß sie Regeländerungen ausschließen, am wirksamsten so, daß eine operante Regel gleichzeitig durch eine andere Regel-zur-Regel negiert wird: das sind die paradoxen Kommunikationen, wie der berühmte „double-bind" (Doppelbindung) auf welchen nur paradox geantwortet werden kann, weil es unmöglich ist oder verboten, zur Kommunikation selbst Stellung zu beziehen — also eine Metakommunikation zu geben (vgl. G. BATESON et al.: Toward a theory of schizophrenia, 1956; schizophrenes Verhalten wird erstmals als einzig mögliche Antwort auf eine unmögliche Situation dargestellt; ferner G. BATESON, 1960; G. BATESON et al., 1963; G. BATESON und D.D. JACKSON, 1964; J.H. WEAKLAND, 1960; K. ARTISS et al., 1959).

Dadurch daß die Beteiligten in Kollusion verhindern, daß die Kontrollmittel erkenntlich werden, und ferner, daß die sie benutzenden Personen identifiziert werden können, wird das Spiel endlos. Den Kliniker interessieren aber auch andere Kommunikationsmanöver — Taktiken des Verschleierns z.B., Disqualifikationen in verbalen und nichtverbalen Komponenten der Kommunikationen usw. auf dem Hintergrund des jeweiligen affektiven Klimas, unter Streß und im Zusammenhang mit der Fähigkeit der Familie, Leitthemen durchzuhalten und Entscheide zu treffen (L. KAUFMANN, 1972).

Der Therapeut bekommt nun die Familie erst zu Gesicht, wenn eine fällige Modifikation des Systems mißglückt bzw. abgewehrt wird durch symptomatisches (psychotisches, neurotisches, depressives, dissoziales) Verhalten eines Primärpatienten, das widersprüchliche Komponenten aufweist: im Vordergrund ein das Gleichgewicht „lautstark" störendes Verhalten, das die Familie zur Konsultation zwingt und auf eine Systemveränderung abzielt — am deutlichsten in der sogenannten Familienkrise; dahinter andere Komponenten, die geeignet sind, die drohende Änderung zu blockieren: z.B. regressives Verhalten, Absperren von Wahrnehmungen, chronischer Wahn und induzierter Wahn, psychosomatische Krankheit, „läppisches Nichtverstehen" des Primärpatienten, oder Absperren der Wahrnehmung bei Angehörigen — alles im Dienst des Systems. Der Systemtherapeut sucht nicht, sich ein „objektives Bild" von der Familie zu machen; stets auf der Ausschau nach einer möglichen Änderung im System, die er selber *handelnd* in Gang bringt, bildet er zusammen mit der Familie das „therapeutische System". Er läßt sich nicht faszinieren von Familiengeschichten und Familiendynamik; auch das Äußern von Gefühlen interessiert ihn nur soweit, als es voraussichtlich Wandlungen im Beziehungsgefüge von mehr als zwei Personen mit sich bringt (s.a. Behandlungstechnik).

MURRAY BOWEN versucht mit seiner Familientheorie psychische Vorkommnisse so zu konzeptualisieren, daß sie zu voraussehbaren Phänomenen werden, ohne daß auf das Unbewußte geschlossen werden muß, um die Ursache zu finden. Alle (funktionellen) psychischen Störungen beruhen auf „Dysfunktionen" des „emotionellen Systems", dessen „Molekül" das Beziehungsdreieck ist. Zweierbeziehungen sind labil und neigen zur stabilen Dreieckbildung. In Ruhezeiten enthält das Dreieck eine positive Beziehung mit zwei angenehmen Positionen gegenüber der weniger angenehmen Außenseiterposition; der Außenseiter sucht seinerseits in eine der angenehmen Positionen zu kommen, weshalb das Dreieck in ständiger Bewegung ist. Unter Streß dagegen ist die Außenseiterposition die angenehme, weil die Spannung in der Zweierbeziehung belastend wird; wenn die drei Konstiuanten des Dreiecks kein neues Gleichgewicht finden, wird eine vierte Person „hineintrianguliert" (ein weiteres Kind, die Polizei, der Psychiater, etc.). Bei Wiederholung der Verschiebungen werden diese zu Mustern, aus denen Rollen entstehen: als Außenseiter fixierte Väter gegenüber einer unausweichlich konflikthaften beengenden Mutter-Kind-Beziehung; solche fixierte „dysfunktionelle" Dreiecke führen zu psychopathologischen Erscheinungen, am häufigsten in Form des „Familienprojektions-Prozesses" (vgl. „psychosozialer Abwehrmechanismus" bei RICHTER, 1968, 1970b; „Sündenbockmechanismus" bei E.F. VOGEL und N.W. BELL, 1961, etc.).

Nach BOWEN stuft sich jedermann längs einer Selbstdifferenzierungsskala ein: das subjektive Selbst setzt sich zusammen aus einem beständigen Basis-Selbst, das durch emotionelles Engagement nicht verändert wird und sogenannte „Ich-Positionen" einnehmen kann, und einem „Pseudoselbst" — das letztere ist der Anteil des Subjekts an der „Familien-Ichmasse", auch emotionelles Familiensystem genannt: das Pseudoselbst ist in der Beziehung „handelbar". Bei geringer Selbstdifferenzierung ist die Lebensweise beziehungsorientiert, gefühls- und emotionsbestimmt; für Selbstentfaltung und zielgerichtete Aktivität bleibt wenig Energie übrig. Der handelbare Teil des Selbst fusioniert nun mit dem Pseudoselbst des Partners (in mehreren klassischen Konstellationen) in der Ehe, und zwar heiraten sich Partner vom gleichen Differenzierungsgrad. Ist er tief, steigt wegen des erwähnten Dreieckverhaltens das Potential für zukünftige Störungen in Form von Ehekonflikt, psychischer oder physischer (chronischer) Erkrankung des einen Partners und (oder) erfaßt über den Familienprojektionsmechanismus ein Kind. Das am stärksten an einen der Eltern (Mutter) gebundene Kind, dessen Selbst mit dem der Mutter fusionieren, also dem Gleichgewicht der stärkeren Person dienen muß, wird einen tieferen Selbstdifferzierungsgrad erreichen als die Eltern — am tiefsten ist er bei Schizophrenen; die Geschwister hingegen — weniger am emotionellen Geschehen teilhaftig, werden möglicherweise einen höheren Selbstdifferenzierungsgrad entwickeln als die Eltern — vor allem in der Zeit nach der Pubertät und bis zur eigenen Heirat. Durch Weitergabe der Projektionen über Generationen kommt es zum „Mehrgenerationenprozeß" mit Absinken der Differenzierung: das ist das wesentliche der Dreigenerationen-Theorie zur Schizophreniegenese BOWENS. Sie stimmt (nach BOWEN) überein mit den Hypothesen WALTER TOMANS über die Familienkonstellation (1959, 1960); bei Kenntnis der Position in der Geschwisterreihe in früheren Generationen werden Rekonstruktionen möglich, die die aktuelle Konstellation erklären und künftige voraussagen lassen (z.B.: wer seine Beziehungen zu den Eltern abbricht, wird wiederum von seinen Kindern verlassen werden).

BOWEN beschreibt und praktiziert zwei verblüffend einfache Wege in der Therapie: Wenn man *ein* Dreieck im Viel-Dreiecknetz der erweiterten Familie ändert, dann ändern die andern auch. Der mit zwei Leuten, meist Eltern oder einem Ehepaar arbeitende Therapeut induziert eine Änderung der Beziehung zwischen den beiden, indem er, der Außenseiter, sich *nicht* emotionell ins Dreieck ziehen, nicht triangulieren läßt (!). Der Therapeut nimmt Ich-Positionen ein, dient damit als Modell, behält die Beziehung mit beiden Dreieckpartnern aufrecht, reagiert aber nicht affektiv — er arbeitet auch nicht mit der Übertragung: ist er dazu imstande, ändern die zwei andern „automatisch". Der andere Weg ist noch ungewohnter: Der Therapeut behandelt ein Familiensystem bis weit in entfernte Verzweigungen der Mehrgenerationen-Verwandtschaft hinein über ein einziges (dafür motiviertes, geeignetes) Familienglied, indem er diese Person anleitet, durch Kennenlernen der anderen Systemangehörigen ihre eigenen emotionellen Reaktionen zu beobachten und zu reduzieren — also einen höheren Selbstdifferenzierungsgrad zu erreichen — was wiederum andere Dreiecke wandelt, weil Familienprojektionen abgebaut werden. Also „Familienforschung" als Therapie.

Zur Zeit arbeiten sich mehr und mehr praktizierende Familientherapeuten mit ihren eigenen erweiterten Familien durch diesen langwierigen und belastenden Prozeß durch. Die unübersehbare Parallele zur „Lehranalyse" wird merkwürdigerweise nicht diskutiert (ANONYMOUS, 1972; M. BOWEN, 1957, 1959, 1960, 1961, 1965, 1966; M. BOWEN: "Family and family group therapy", 1974, im Druck).

Wie BOWEN kommt BOSZORMENYI-NAGY nach den Erfahrungen mit weit über tausend Familien zur Überzeugung, daß der Therapeut sämtliche Angehörigen, junge und alte, anwesende und weitentfernte ahnungslose Verwandte als gleichberechtigte Patienten auffassen muß, sobald er an das System rührt. Familienbeziehungen sind stärker als individuelles Heilungspotential und weitaus stärker als jede therapeutische Beziehung zwischen Arzt und Patient. Es gilt also, diese ungeheuren, im Familiensystem steckenden (blockierten) Kräfte für die heilsame Veränderung der Familie durch sich selbst zu mobilisieren. Die Darstellung des Familien-Beziehungssystems durch BOSZORMENYI-NAGY und SPARK in dem Buch „Invisible Loyalties" ist eine multipersonale Motivationstherapie aus *ethischer Sicht*. Einige Grundgedanken seien hier ganz kurz skizziert: Die Determinanten von Familienbeziehungen werden nur durch Langzeit-Betrachtung über Generationen erkennbar. Eine dialektische Auffassung der zwischenmenschlichen Beziehungen wird der lebendigen Wirklichkeit, wie bereits erwähnt, am ehesten gerecht. Die Autoren räumen nun zwar ein, daß zu einem gegebenen Zeitpunkt menschliches Verhalten durch Kommunikationsformen, Interaktionsmuster und Rollenergänzungen sowie durch die darunterliegenden individuellen (Trieb)-bedürfnisse — Machtprobleme, affektive Reaktionen und dergleichen mitbestimmt werden. Abwegiges, Widersprüchliches und Irrationales und „Verrücktes" im Verhalten wird indessen erst sinnvoll und verständlich auf der Ebene der systemregulierenden *hierarchisch übergeordneten Verpflichtungen* in der Familie, die sich aus der aller menschlichen Ordnung zugrundeliegenden „*dynamischen Gerechtigkeit*" ergeben. Gerechtigkeit, als multipersonelles homöostatisches Prinzip, transzendiert die Psychologie. Zusätzlich zum psychologisch Erlebten, für das die Psychoanalyse zuständig ist, gibt es das, was einem im Leben wirklich zustößt — was man erhält und was man gibt. Dieses Geben und Nehmen mache die Balance der Gerechtigkeit aus — die existiert, ob man sie anerkennt oder negiert. Jede Familie führt nun — über die „Bilanzblätter" der Individuen ein ungeschriebenes Hauptbuch über Verdienst (merit) und Schulden; unerledigte, nämlich unausgesprochene Konten, die unausgeglichen sind, werden über Generationen weitergegeben. Wenn es verantwortlichen Familiengliedern gelingt, in Beziehungen gegenseitigen Vertrauens zu leben, kann die Waage von Verdienst und „Etwas-schuldig-sein" fortlaufend ausbalanciert werden; existenzielles Verschuldetsein wird getilgt. Flexibles Einpassen des Individuums in die höhere Systemebene begünstigt dann die geistige Gesundheit. Loyalität — das Einhalten von Verpflichtungen in der Solidarität — gegenüber Eltern und Kindern ist dann vereinbar mit Individuation, jedoch nicht damit kongruent — die Beziehung ist vielmehr dialektisch.

Bei erlittenem und nicht gutgemachtem Unrecht — in Form von Ausnützung der Beziehung zur Befriedigung von Machtbedürfnissen und von emotioneller Ausnützung, z.B. als „Liebe" verkleidet, entsteht ein Loyalitätskonflikt. Die *unsichtbar* gewordene Treue gegenüber Eltern z.B. steht dann als geheime Motivation hinter einem störenden, z.B. psychopathologischen („ambivalenten") Verhalten; der Loyalitätskonflikt wird in Abwehrform „gelebt" statt gelöst. Besonders folgenschwer ist die loyalitätsgebundene Regression (z.B. von Schizophrenen) weil hier die Schulden auf beiden Seiten, der der Eltern und der des Kindes, nur anwachsen können. Objekt der Behandlung sind „Konglomerationen" zwischen individueller Pathologie und Systemkonfigurationen. In einer individuellen Psychotherapie können Beziehungen rekonstruiert werden. Dem Ableiten und Durcharbeiten in der Übertragung sind jedoch Grenzen gesetzt durch die Familienloyalität: sich ändern, heißt, den Therapeuten als besseren Vater als den eigenen anerkennen und die Familientreue aufgeben — auf diesem Punkt anlangend, kann der Patient die Behandlung nur noch durch unüberwindlichen Widerstand sabotieren (I. BOSZORMENYI-NAGY, 1972). Familientherapie versucht, die Schuldstrategie, die durch Blockade der Verdienst- und Schuldkonten die Beziehungen eingefroren hat, zu unterbrechen. Die Überwindung der lähmenden Stagnation ist manchmal möglich dadurch, daß sich die Beteiligten (am besten alle: namentlich auch Großeltern) mit Hilfe des Therapeuten als eines Katalysators aussprechen lernen. Ressentiments und Hader werden abgebaut, *Schuld wird anders und neu verteilt.* Ein jahrzehntelang ausgenützter Sohn wird seine Mutter vielleicht exkulpieren, wenn er erfährt, in welche Abrechnungen sie ihrerseits mit den Großeltern verstrickt war. Es kommt zu einer sehr lebendigmachenden Feedback-wirkung. Durch „Geben" (Ver-geben) erhalten alle; dadurch daß die Systemkreise wieder lebendig werden, können sich die Beteiligten ändern — und gerade deshalb einen höheren Freiheitsgrad erreichen als vorher (I. BOSZORMENYI-NAGY, G. SPARK, 1973).

Diese Theorie ist eine Herausforderung. Als Grundlage therapeutischen Vorgehens bei psychiatrischen Zustandsbildern, die für individuelle Therapie resistent, weil unbeweglich, sind, bewährt sie sich. Sie hat aber etwas Unerbittliches dadurch, daß sie die herkömmliche Unterscheidung zwischen gesund und krank fallenläßt, dabei aber die Ehebeziehung und alle andern zwischenmenschlichen Beziehungen den stärkeren im System der Blutsverwandtschaft hierarchisch unterordnet. Loyalität hat hier nicht die Bedeutung der Treue gegenüber Verpflichtungen, Gesetzen und Konventionen, die man *freiwillig* eingegangen ist. Damit betont die Theorie die Abgrenzung der Familie von der übrigen Gesellschaft — sie erscheint als ein beinahe geschlossenes System.

Indikationen und Ziele der Familientherapie

Der Familien-Systemtherapeut hat auf die Frage, welche „Patienten" mit welchen Diagnosen zusammen mit ihren Familien behandelt werden sollen, keine eindeutige Antwort. Er sieht Nosologie in Begriffen multipersoneller Interaktionsmuster und in Funktion von Mehrgenerationsbeziehungen, lehnt deshalb die herkömmlichen psychiatrischen individuellen Diagnosen als Indikationskriterien ab, gerät aber in die Klemme, weil es keine psychiatrische Nosologie gibt, die auf den genannten Mehrpersonen-Interaktionsstörungen aufgebaut ist. Er bestreitet auch nicht, daß Individuen leiden, nicht kybernetische Systeme.

Familientherapie kommt theoretisch, allein oder zusammen mit anderen (somatischen) Behandlungsverfahren, bei allen psychischen Störungen in Betracht, ferner bei schweren körperlichen Krankheiten, die sich auf das seelische Gleichgewicht von zwei oder mehr Familienangehörigen nachhaltig negativ auswirken. Praktisch wird man familientherapeutischen Bemühungen den Vorzug geben, wenn die psychische Störung *vorwiegend* im interpersonellen Bereich ausgetragen wird, demnach mehrere Angehörige trifft und von Systemfaktoren, die dem individuellen, intrapsychischen Bereich vorgeschaltet oder hierarchisch übergeordnet sind, gefördert, unterhalten oder neu in Gang gesetzt wird (vgl. I. GREENBERG et al., 1964). Diese Bedingungen überschneiden sich mit solchen psychiatrischen Zustandsbildern, bei denen wegen zu großer psychologischer, materieller und existenzieller Bindung des Symptomträgers an seine Familienumwelt vorauszusehen ist, daß individuelle Therapie nicht zu befriedigenden Resultaten führen kann (S. FLECK, 1965). Auch psychosomatische Krankheiten, wie Asthma und Colitis ulcerosa kommen als Indikation in Frage (S. MINUCHIN, 1974; D. JACKSON, I. YALOM, 1966; I.M. GREENBERG et al., 1964; E. SPERLING, 1967.)

Damit Familientherapie überhaupt in Gang kommen kann, muß die Störung des Primärpatienten mit dem *aktuellen* Familiengeschehen in einer Wechselwirkung stehen. Der günstigste „Einstieg" des Therapeuten ist die sogenannte Familienkrise (vgl. Abschnitt Behandlungstechnik). Praktisch alle kinderpsychiatrischen Affektionen können — zum mindesten in einer bestimmten Phase der Behandlung — Objekt einer Familientherapie sein (eine Ansicht, die freilich von vielen Kinderpsychiatern nicht geteilt wird); neben der klassischen Indikation bei Schulphobie kommt Familienbehandlung auch bei anderen neurotischen Manifestationen und ferner bei Entwicklungsstörungen, Schwachsinn, invalidisierender körperlicher Krankheit in Frage. Ganz speziell indiziert ist Familientherapie ihrem Wesen gemäß bei psychischen Störungen in der Adoleszenz — einer individuellen Behandlung vorausgehend bei depressiven Adoleszenten; als Hauptbehandlung bei oppositionellem Verhalten mit oder ohne Delinquenz und Drogenabusus; ebenso bei Identitätskrisen bis zu psychotischen Episoden Jugendlicher (vgl. L. WYNNE, 1965c): Die Behandlung dreht sich hier um die Abhängigkeits-Autonomie- und Trennungsproblematik, die in der kritischen Phase der Adoleszenz bereits normalerweise zur Erschütterung der Familie führt, in den genannten Situationen aber noch in verstärktem Maße (s.a. R. SHAPIRO, 1967; H. STIERLIN, 1970; N. ACKERMAN, 1966).

Die genannten Indikationskriterien liegen nach modernen Familientheorien bei allen schizophrenen Erkrankungen vor — mit einer schwer ins Gewicht fallenden Einschränkung allerdings: Die Behandlung von chronisch Schizophrenen zusammen mit ihrer Familie gehört wie die intensive individuelle Psychotherapie dieser Kranken zu den langwierigsten und belastendsten psychotherapeutischen Unternehmen, die es gibt. M. BOWEN, einer der Pioniere mit der größten Erfahrung auf diesem Gebiet, sagt heute, die Familien von Patienten mit chronisch verlaufender „Prozeß-Schizophrenie" seien „nicht zu bewegen" (mündl. Mitteilung); dazu ist bloß zu sagen, daß Familientherapie eben diesen Verlauf beeinflussen kann, nur stehen die Resultate ökonomisch gesehen in einem ungünstigen Verhältnis zum Aufwand. Wir halten Versuche mit Familientherapie bei allen akuten, schubweise verlaufenden oder sogenannten chronischen Zustandsbildern bei jüngeren Patienten, die in ihrer Familie leben, für angezeigt, ferner, was weiterum noch kaum bekannt ist, bei schizophrener Erkrankung von Müttern (oder Vätern), die mit ihren Kindern zusammenleben (E. ANTHONY, 1969, 1972; O. MASSON, 1974); dies ist noch schwieriger als die Arbeit mit Familien jugendlicher Schizophrener und erst im Versuchsstadium. Notwendig — und mitunter nicht undankbar — ist Familientherapie bei Postpartum-Psychosen: Hospitalisierung des Säuglings mit der Mutter und regelmäßige Gespräche mit den Familien beider Seiten, vor allem aber mit dem Ehemann und der Patientin (vgl. P. RACAMIER, 1961; L. SALK, 1970; H. GRUNEBAUM et al. 1963; C.S. ALBERTSEN, 1968). L. WYNNE (1965c) hat dargestellt, warum Familientherapie (exploratorische) bei Schizophrenen in mancher Beziehung überhaupt die einzig sinnvolle Psychotherapieform ist; bei dem Vorgang, den er „trading of dissociation" (Tauschhandel mit Abgesperrtem) nennt, und die der projektiven Identifikation bzw. der Externalisation W. BRODEYS entspricht (1961), behandelt jede Person das Problem in der anderen Person, das diese bei sich nicht erkennen kann. Signifikante Kommunikationsstörungen, *das* Symptom der Familienpathologie, Unfähigkeit, körperliche Distanz und Nähe flexibel zu regulieren usw., können nur in der Familien-Therapeuten-Gruppe erkannt und möglicherweise geklärt werden.

Familientherapie ist ein Weg, Besserungen zu erzielen bei Borderline-Fällen und schweren Neurosen (mit betonter Ich-Schwäche), mitunter als vorbereitende Phase einer individuellen Psychotherapie, oder — wie auch bei Psychotikern — als Stütztherapie für die Familie, wenn die „narzißtische Kränkung" es den Eltern verwehrt, die Behandlung des Patienten ohne massive Störmanöver zu akzeptieren. — Bei Anorexia nervosa ist Familientherapie wegen der ausnahmslos vorliegenden Systemstörung die Therapie der Wahl (H. BRUCH, 1966, 1971; E. MAHLER, H. THOMÄ, 1964; S. MINUCHIN, 1974; E. SPERLING und A. MASSING, 1970, 1972; M. SELVINI, 1973). MINUCHIN und seine Schule behandeln auch Asthma bronchiale und andere psychosomatische Erkrankungen bei Kindern und Jugendlichen mit Familientherapie (S. MINUCHIN, 1974).

Sehr interessant und noch viel zu wenig erprobt ist Familientherapie schließlich bei Alkoholismus (S. BORNSTEIN, 1969; J. EWING, R. FOX, 1968; S. WEINER et al., 1971).

Erkrankungen aus dem Formenkreis der manisch-depressiven Psychose fordern die Familientherapeuten ganz offensichtlich weniger zum Handeln heraus. Trotz des periodischen Charakters dieser Krankheit ist es aber fragwürdig, die Familiendimension aus der Behandlung auszuklammern; Es gibt ganz bedenkliche sekundäre Familienentwicklungen, denen zu Folge der Primärpatient auch zwischen den depressiven oder manischen Schüben in einer Omegaposition (Sündenbock, schonungsbedürftiger Invalide etc.) fixiert wird. Der Zugang zu den oft überorganisierten und überkontrollierten, „abgeriegelten" Familien von Melancholikern ist aber ein ungelöstes Problem (vgl. C. FINLEY, D. WILSON, 1968; R. GRINKER, 1964).

Neu und wichtig ist die Familiendimension in der Geriatrie. Es gibt mehr ältere Leute, die sich um ganz alte Leute kümmern müssen; wie E. BRODY und G. SPARK zeigen, sind alte Leute sehr wesentliche Angehörige des Familiensystems, und ihre Probleme (Krankheit, Hilfsbedürftigkeit, Umsiedlung in Altersheim etc.) sind im Interesse aller Angehörigen im Familienverband anzugehen (E. BRODY, G. SPARK, 1966; G. SPARK, E. BRODY, 1970).

Unter den Indikationen bilden *Ehepaare* eine Gruppe für sich; die Ausgangslage ist bei Eheleuten, die wegen ihrer *Konflikte* ärztliche Hilfe in Anspruch nehmen, also motiviert sind, besser als bei ausschließlicher Lokalisation der psychiatrischen Symptome im Kind; je weniger lang ferner einer der Partner selbst schon zum psychiatrischen „Fall" geworden ist, desto günstiger die Aussichten. Bei der so häufigen Verschränkung der Neurosen beider Partner und ganz besonders bei systematischer Kollusion (WILLI, 1972b) kommt es zu Fixierung von sich stets wiederholenden oder auch spiralig sich ausweitenden Interaktionsmustern. Sie sind zum Teil identisch mit den „Spielen" ERIC BERNES (1966). Ehetherapie kann hier rascher zu Resultaten führen als individuelle Psychotherapie; das Risiko einer vorschnellen und nachträglich nicht ertragenen Trennung ist bei der Behandlung der Ehebeziehung wesentlich geringer (N. HURVITZ, 1967; J. HALEY, 1963; H. DICKS, 1967; C. WHITAKER, 1969, 1972; J. WILLI, 1972a,b; F. PITTMAN, K. FLOMENHAFT, 1970; R. FITZGERALD, 1969; R. FOX, 1967; J. LEMAIRE, 1971; C.J. SAGER, 1966; C.J. SAGER, H.S. KAPLAN, 1972; B. GREENE, 1972; J. HALEY, 1963a.)

Kontraindikationen in dem Sinn, daß richtig durchgeführte Familientherapie in gewissen Fällen Schaden stiften kann, gibt es nicht (fehlerhafte oder ungeschickte Interventionen können dagegen zusätzliches Unheil anrichten). Als Kontraindikationen sind solche Situationen zu verstehen, in denen Familientherapie wirkungslos bleibt. Nach L. WYNNE ist sie kontraindiziert, wenn wichtige Angehörige, also Schlüsselfiguren in der Familie, für die therapeutische Arbeit physisch oder psychologisch nicht verfügbar sind. Man hüte sich jedoch davor, das vorschnell zu entscheiden: Es gibt Fälle, in denen sich eine Großmutter, bis dahin als taub und gelähmt geschildert, nach Monaten oder Jahren „herbeiläßt". — Eine relative Gegenindikation liegt nach WYNNE vor, wenn die Familiengrenzen schwierig oder gar nicht auszumachen sind; die Familienkonstellation sei dann zu unbestimmt (das ist jedoch nicht nur ein diagnostisches, sondern bereits ein therapeutisches Problem: Verschleierung der entscheidenden Beziehungen gehört zur Abwehrstrategie jeder Familie). Eine sehr rigide Verschanzung der Familie gegenüber der Umwelt ist dagegen *nicht* eine Gegenindikation — vielmehr kann hier die Öffnung des Systems über die Beziehung zu dem (den) Therapeuten die heilsame Veränderung sein (M. KOHN, J. CLAUSEN, 1955). Schließlich kann Familientherapie je nach der Phase, in der der therapeutische Prozeß steht, nicht oder nicht mehr indiziert sein: so, wenn der Primärpatient bei wachsender Autonomie wünscht und imstande ist, seine jetzt vorwiegend intrapsychischen Probleme in individueller Psychotherapie durchzuarbeiten. Der umgekehrte Weg — Umstellung auf Familientherapie nach längerdauernder aber steckengebliebener individueller Therapie ist problematisch für den Patienten und den Therapeuten, kommt aber in der Praxis dauernd vor, weil man traditionsgemäß zuerst individuelle Behandlung versucht.

Schließlich ist Familientherapie kaum angezeigt, wenn aktive, bewegliche und motivierte Therapeuten fehlen, denn der (die) Therapeut(en) bilden ja zusammen mit der Familie die therapeutische Einheit, die sich verändern soll. Im Rahmen von psychiatrischen Kliniken ist ohne Anleitung und Ausbildung der behandelnden Gruppe, das Pflegepersonal inbegriffen, ein Scheitern der Familientherapie nicht selten.

Bei N. ACKERMAN (1968) finden sich eine Reihe von Kontraindikationen, die zwar von nordamerikanischen Familientherapeuten heute nicht mehr bestätigt werden, realistischerweise aber doch genannt sein sollen: destruktive Motivation in der Familie bei schon zu weit fortgeschrittenem Auflösungsprozeß; progressive paranoide Organisation bei einem der Eltern; unaufrichtige, die Nützlichkeit der Behandlung auf die Dauer negierende Eltern; unbeugsame Vorurteile aus kulturellen oder religiösen Gründen: solche sind in Europa häufig (Sektierer zum Beispiel!); man muß sich damit abfinden, daß die Kompetenz von Familientherapeuten nicht selbstverständlich ist. ACKERMAN nennt als Kontraindikation auch extrem rigide (individuelle?) Abwehrformen, deren Durchbrechung zu akuten Psychosen führen könnte: Allein, abgesehen davon, daß solche Bilder in schwer gestörten Familien die Regel sind, und der Therapeut die Wahrscheinlichkeit des Zusammenbruchs von solchen Abwehrmechanismen ja gar nicht im voraus beurteilen kann, stellen wir fest, daß derartige Komplikationen außer kontrollierbaren Depressionen kaum vorkommen. Meist ist eben die Familie stärker als der Therapeut.

Die Zugehörigkeit der Familie zu einer niedrigen sozialen Klasse (farbige Minderheiten, Fremdarbeiter, Vertriebene etc.) ist keine Kontraindikation, im Gegenteil: Hier kann die Familientherapie etwas ausrichten, wo individuelle Behandlung versagt. Der zur Mittelklasse gehörende und für Mittelklassepatienten ausgebildete Therapeut muß seine Behandlungstechnik entsprechend modifizieren (S. MINUCHIN, 1965, 1968, 1974; S. MINUCHIN et al., 1964; S. MINUCHIN, B. MONTALVO, 1967; S. MINUCHIN et al., 196 ; H.E. RICHTER, 1967, 1972).

Die Ziele: Das erste *Nahziel* jeder Familientherapie ist möglichst rasches Herstellen der Verbindung zwischen der Familie und dem Therapeuten — nicht nach, sondern gleichzeitig und parallel zur diagnostischen Beurteilung des Primärpatienten und der Familie. Dann die Beantwortung von Fragen: Wie hängt das symptomatische Verhalten des vorgeschobenen Patienten mit dem zu definierenden Beziehungssystem zusammen; welche Personen sind maßgeblich am Familienprozeß beteiligt. Das erlaubt, abzuschätzen, wer in die Behandlung eingeplant werden soll. Ferner ist möglichst rasch ein Programm zu entwerfen, das der Familie als solcher und den einzelnen Angehörigen helfen kann; das häufige Bemühen des Anfängers, dem Primärpatienten gegen seine krankmachende Familie zu helfen, führt dagegen in eine Sackgasse.

Im übrigen variieren die Zielvorstellungen stark: je nach theoretischem Standort und Persönlichkeit des Therapeuten und ebenso sehr in Funktion der so völlig verschiedenen Aufgaben und Konstellationen. Immerhin sind kurzfristige und langfristige Ziele zu unterscheiden. *Kurzfristige* Ziele sind Änderungen eines im Hier und Jetzt der Therapiesitzung beobachteten und möglichst genau definierten Verhaltensmusters, die nach wenigen Sitzungen erreicht werden sollen (S. MINUCHIN, 1974).

Änderungen, die sich im fortlaufenden Therapieprozeß um die Achse der Beziehungen zwischen den Therapeuten und den Familiengliedern entwickeln sollen, gehören zu den langfristigen Zielen: sie sind meist weniger explizit. Auch die erwähnten, durch die Therapie in Gang gesetzten „Familien-Selbstheilungsprozesse" brauchen Zeit; die einzelnen Stufen können hier kurz- oder langfristig sein.

Bei der Befragung durch eine Kommission des GAP (op. cit.) gaben die 312 antwortenden Praktiker als *primäre* Behandlungsziele an: Klärung der Kommunikation (85%!), weit weniger häufig: verbesserte „Empathie" zwischen den Angehörigen (gemeint ist manchmal auch einfach Aussprechen von Gefühlen); größere Flexibilität im Handhaben der Führerrolle, Übereinstimmung in bezug auf die Rollenverteilung, Rollenergänzung. Bei den *sekundären* Zielen rücken andere Dinge in den Vordergrund: Bessere Anpassung und Leistung in Schule und Arbeit, Verschwinden der Krankheitszeichen beim Primärpatienten, größere Autonomie und Möglichkeiten zur Individuation der einzelnen Angehörigen, Konfliktreduktion. FERBER unterstreicht allerdings, daß Therapeut und Familie sich möglichst klare *erreichbare* Ziele vornehmen sollen (A. FERBER, J. RANZ, 1972).

Trennung von der Familie bedeutet noch lange nicht Autonomie und ist kaum je *das* Behandlungsziel. Die Behandlungsstrategie muß dem Reifegrad des Patienten Rechnung tragen. Bei einem nicht allzu schwer gestörten Adoleszenten oder jungen Erwachsenen kann der Schwerpunkt der Behandlung auf dem Durcharbeiten der Trennungsproblematik bis zum Auszug des Patienten von zu Hause liegen. Im allgemeinen machen aber geographische Trennung und wirtschaftliche Unabhängigkeit unsichtbare, pathogene Bindungen und lähmende Schuldgefühle nicht unwirksam; auch individuelle Psychotherapie überwindet sie oft nicht. Im besten Fall wird ein individuell behandelter Patient fähig, von sich aus (im Sinne BOWENS), die signifikanten Beziehungen zu Angehörigen zu modifizieren, um dann wirklich freier und autonomer zu werden.

Die durch die Hospitalisierung bedingte Trennung des Kranken von seiner Familie ist an sich nicht oder nur für kurze Zeit therapeutisch. Es gibt aber Familien (von Schizophrenen), die sehr wenig belastungsfähig sind und eine intensive Familientherapie ablehnen oder nicht durchstehen. Es besteht dann die Gefahr, daß der Kranke von der Familie im Spital „ausgeklammert" oder heimgeholt und unbehandelt zu Hause behalten wird. In diesen Situationen muß die Behandlung „familienorientiert" sein: Man muß sich mit einer Stützbehandlung der Familie, parallel zur individuellen Behandlung und den Wiedereingliederungsmaßnahmen begnügen (L. KAUFMANN, C. MÜLLER, 1969; T. LIDZ, 1972).

Abschließend sei der wichtige *präventive Aspekt* der Familientherapie hervorgehoben. Indem sie das ganze Familiensystem beeinflußt, kann sie — nicht selten! — eine krankhafte Entwicklung bei einem oder mehreren der Geschwister des Primärpatienten verhüten, oder sie setzt sogar ein, bevor klinisch manifeste Störungen auftreten (A. DÜHRSSEN, 1968). Präventive Familientherapie scheint besonders naheliegend bei schwer gestörten sozialen Verhältnissen ohne erklärte und massive Psychopathologie, zum Beispiel mit Unterschichtsfamilien, ferner bei Schulschwierigkeiten. Im Versuchsstadium ist die präventive Familientherapie mit Familien schizophrener, spitalentlassener Mütter. Präventiv ist nach unserem Dafürhalten schließlich jede Familientherapie von schizophrenen Patienten, weil sie den weiteren Verlauf der Krankheit und — davon untrennbar — des Familienprozesses günstig beeinflussen kann.

Praxis der Familientherapie
Die Therapeuten

Die Arbeitsweise der Familientherapeuten wird zusätzlich zu den theoretischen Vorstellungen von ihrer Persönlichkeitsstruktur und ihren je besonderen Motivationen mitbestimmt. Wer die Vertreter der verschiedenen Schulen in Nordamerika an der Arbeit sieht, stellt fest, daß alle möglichen Haltungen geübt werden — dramatische, unerschütterliche, emotionell engagierte, strenge, berechnend-manipulative usw. In einem „Augenschein" haben C. BEELS und A. FERBER (1969) charakteristische „Typen" von Therapeuten geschildert: „Conductors", „Reactor-analysts", ferner System-Puristen; die wesentlichen Positionen und Meinungsverschiedenheiten sind in dieser Arbeit sehr lebendig skizziert. Vom Modell N. ACKERMANS, der sich noch als „wirkliche Elternfigur" begriff (1966), rückt man heute ab wegen der Gefahr, die Grenzen zwischen persönlichem Leben und beruflichem Engagement zu verwischen. Demgegenüber versteht HALEY Familientherapie als Anwendung einer bestimmten Technik oder Kunstfertigkeit (skill) mit vollständiger Ausklammerung der subjektiven Erfahrung des Therapeuten aus der Behandlungsstrategie (J. HALEY, 1970/71 und mündliche Mitteilung). Psychoanalytisch ausgebildete und erfahrene Familientherapeuten verwenden manchmal Hypothesen von unbewußten Vorgängen für die Deutung von Verhalten, bearbeiten aber die Beziehung zur Familie meist nicht oder nicht mehr nach dem klassischen Übertragungsmodell (H.E. RICHTER, 1966). Psychologen beschreiben die Familie mehr als Lernsituation, soziologisch Interessierte und Kleingruppenspezialisten in Bezug auf Kommunikations- und Interaktionsmuster.

Von großer Bedeutung für die Haltung und die gewählte Behandlungstechnik ist die entweder auf Individuen oder auf das System oder beides eingestellte „Optik"; alle Familientherapeuten stehen irgendwo zwischen den nachstehend skizzierten Extrempositionen A—Z (zum Teil nach GAP-Report, 1970):

A hält individuelle Diagnose für wichtig und trennt Information von eigentlicher Behandlung.	Z hält individuelle Diagnose für wertlos, beginnt Therapie sofort, bei minimaler Information, in Krisensituation, die er eventuell selber provoziert. Er setzt Sofort-Ziele fest.
A beschreibt Familie als etwas außerhalb von ihm Liegendes, auch wenn er Beziehung und zum Beispiel „Gegenübertragung" miteinschließt.	Z beschreibt Familie und sich selbst als das vorliegende System und interessiert sich für Varianten der vorliegenden Struktur bei anderer persönlicher Zusammensetzung.
A trennt Kontextaspekte vom individuellen Problem, beobachtet, was geschieht, fördert Ausdrücken von Gefühlen und verbindet das Beobachtete mit intrapsychischen Prozessen, die er davon ableitet, durch Interpretationen. Er nimmt an, daß sich Leute nur ändern, wenn sie Einsicht gewinnen in das, was sie motiviert.	Z sieht das ganze als ein ökologisches System, zu dem er gehört. Sein Verhalten bestimmt den Verlauf mit. Indem er handelt, verändert er das System. Er glaubt nicht an Wirksamkeit von Interpretationen oder an die Nützlichkeit des Ausdrucks von Gefühlen. Subjektive Veränderung erfolgt sekundär nach Änderung der Verhaltensmuster, die zu besagten Gefühlen Anlaß geben. Er interessiert sich für die beobachtbare Interaktion.

Für A ist Familientherapie eine Methode; er wird deshalb danach trachten, die Familie immer vollzählig zu versammeln.	Für Z ist jede Familie ein spezielles Problem. Er sieht die ganze Familiengruppe deshalb nur am Anfang, wird dann aber mit Subsystemen arbeiten, deren Zusammensetzung wechselt, und gerade diesen Wechsel therapeutisch nutzen.
A konzentriert sich zu einem gegebenen Zeitpunkt immer auf ein Individuum, treibt also individuelle Psychotherapie mit verschiedenen Personen nacheinander.	Z arbeitet *immer* an der Beziehung von mindestens zwei Personen der Familie, die Beziehung mit sich selbst dabei bewußt als Hebel verwendend.
A versucht, Parteinehmen zu vermeiden, sieht aber den „Sündenbock" als Opfer der Familie, denkt in individuellen psychopathologischen Begriffen: er hält zum Beispiel einen Ehepartner für „kränker" als den anderen. Er interessiert sich für Übertragungserscheinungen und somit für Vergangenheit; er hält das gegenwärtige Verhalten von Individuen für „programmiert" durch Introjekte.	Z vermeidet Parteinehmen nicht, jedoch einseitiges Parteinehmen. Falls er Partei ergreift, verbalisiert er dies oder zeigt es sonstwie. Z hält Psychopathologie für ein Beziehungsproblem. Intrapsychisches ist Folge, nicht Ursprung der Beziehungsmuster („Spiele"). Der Sündenbock ist mitverantwortlicher Mitspieler. Das Gegenwartsgeschehen ist pathogen und muß geändert werden.

Der Stand von 1974 zeigt, daß sich Familientherapeuten mit zunehmender Erfahrung vom Pol psychoanalytischen Denkens weg in Richtung auf das Systemdenken bewegen (vgl. J. HALEY, 1970/71). Der Stellenwert der therapeutischen Beziehung zwischen Therapeut und Individuen in der Familie wird entsprechend anders beurteilt: Die Vorstellung, sie sei mächtig genug, um konflikthafte Bindung an die Familie aufzuwiegen und in der Übertragung zu korrigieren, weicht der Auffassung, Familienbeziehungen seien meistens stärker. Der Therapeut sieht seine Aufgabe mehr darin, der Familie Möglichkeiten der Selbsthilfe zu vermitteln oder eine Neu-Strukturierung der Familienbeziehungen durchzusetzen (S. MINUCHIN, 1974, S. 138—157).

Behandlungstechnik

Familientherapie beginnt damit, daß der Therapeut, vor ein psychiatrisches Problem gestellt, in Dimensionen der Familientheorie *denkt*. Dazu gehört die Frage: Haben mehrere Familienmitglieder Hilfe nötig? Sie beruht nicht (oder nicht mehr) auf der Vorstellung, daß die Familie den wichtigsten ätiologischen Faktor in der Pathogenese der individuellen psychiatrischen Krankheit darstelle, sondern auf der Arbeitshypothese, daß der Ort der Störung und des therapeutischen Ansatzes in den zwischenmenschlichen Familienbeziehungen selbst liege.

Wo Familientherapie gelehrt wird, nimmt der Unterricht mit Hilfe der Direktbeobachtung überhand. Der Wert literarischer Beschreibung von Behandlungsmethoden ist nämlich beschränkt — dem von schriftlichen Anweisungen für die Technik des Violinspiels vergleichbar. Es gibt auch nur verhältnismäßig wenig Literatur mit genauen Angaben über die „Technik" (zum Beispiel N. ACKERMAN: Protokolle von Therapiesitzungen, 1966; A. FERBER, J. RANZ, 1972; C. BEELS,

A. FERBER, 1969; ANONYMOUS, 1972; S. MINUCHIN, 1972, 1974; V. SATIR, 1964; I. BOSZORMENYI-NAGY, G. SPARK, 1973, S. 228—244, 309—361). Wir verzichten hier auf eine genaue Darstellung der zahlreichen *äußeren Behandlungsformen* auf dem Gebiet der Familientherapie („Conjoint"-Familientherapie mit Primärpatient und allen Gliedern der Kernfamilie; Familientherapie mit Angehörigen von drei Generationen; Mehrfamilientherapie, bifokale Therapie, Kombination mit Netzwerktherapie usw.), denn Variationsfähigkeit und Elastizität in der Wahl der angewandten Technik, zu der auch die äußere Form gehört, kennzeichnen den problemorientierten Therapeuten.

Es ist nicht ratsam, *vor* Beginn der Behandlung eine „objektive" Familiendiagnose stellen zu wollen, denn eine der wichtigsten diagnostischen Fragen lautet: Wie reagiert die Familie auf den Therapeuten? (J. HALEY, 1970/71). Das *Familien-Erstinterview* samt der Vorbereitung dazu gehört bereits zur Therapie. Die Aufforderung an die Familie, mit dem (oder den) Therapeuten zusammenzukommen, sollte so früh als möglich erfolgen, im Rahmen ambulanter Behandlung sogar *bevor* man den Primärpatienten allein gesprochen hat. Die Einladung zum Gespräch ist mit ruhiger Bestimmtheit zu formulieren und zwar so, daß sich die ohnehin verängstigten Angehörigen möglichst wenig angegriffen und angeklagt fühlen — zum Beispiel: „Wir wünschen, mit der ganzen Familie zu sprechen, denn wir haben in dieser Angelegenheit die aktive Hilfe von allen Angehörigen nötig". Testverfahren zur diagnostischen Klärung sind unter Umständen nützlich, sollen aber erst nach der ersten Begegnung mit der Familie durchgeführt werden (D. BECKMANN, H.E. RICHTER, 1972: Giessen-Test; J. WILLI, 1968, 1974: Der gemeinsame Rorschach-Versuch; R. RAVICH, 1969).

Das erste Interview vereinigt, wenn möglich, alle unter einem Dach lebenden Familienglieder mit den Interviewern. Mit Familien bereits hospitalisierter Patienten muß man Ausnahmen von dieser Grundregel akzeptieren; die *fortgesetzte* Abwesenheit eines Angehörigen kann aber ein wirksames Widerstandsmanöver der Familie darstellen, so daß die Behandlung suspendiert oder abgebrochen werden muß (J.C. SONNE *et al.*, 1962). Da man von Informationen überschwemmt wird und gleichzeitig aktiv mitmachen muß, tut man gut daran, die Beobachtung mit einem Co-Therapeuten oder einem Supervisor hinter dem Spiegel zu teilen. Anfänglich läßt man die Familie reden, stellt derweil Kontakt her, auch mit kleinen Kindern, hält dann das Gespräch in Gang und führt es. Man läßt weder langes Schweigen noch Monologe aufkommen und zeigt von Anfang an, daß im Behandlungszimmer die Therapeuten den Gang der Dinge lenken.

Das Gesamtverhalten aller Familienglieder *und* der Interviewer ist als Kommunikation aufzufassen. Transaktionsformen sind wichtiger als die Anamnese; das Verhalten der Familie gibt von der ersten Minute an Hinweise auf ihre Struktur und ihre Absichten. Besonderheiten der verbalen Kommunikation und des nichtverbalen Verhaltens (nicht nur „Abwegiges", sondern gerade auch positiv zu wertende Tendenzen) werden registriert und manchmal sofort kommentiert. Von Anfang an sucht man den Primärpatienten aus dem Scheinwerferlicht zu bringen, indem man auf alle Anwesenden fokalisiert; bei bereits hospitalisiertem Patienten ist das schwieriger. Wenn die Spannung nicht zu groß ist, exploriert man im Konversationsstil die Lebensweise der Familie zu Hause und macht sich damit und aus der Direktbeobachtung die ersten (vorsichtigen!) Vorstellungen über

Machtverteilung, komplementäre Rollen, offene und versteckte Allianzen, Transaktionsspiele, Konflikttoleranz, affektives Klima und bereits auch über ungeschriebene Familienregeln. Noch wichtiger ist die Lokalisation der wesentlichen Konflikte — sie können auch in Beziehung mit abwesenden Personen liegen! — und das Abschätzen der mutmaßlichen Reaktion der Familie als Ganzes und der einzelnen Glieder auf die Therapeuten. Nach einer Stunde sollte man ungefähr wissen, was die Leute erwarten. Nach Besprechung mit dem Co-Therapeuten und dem Supervisor (im Nebenraum oder sogar vor der Familie) teilt ein Therapeut der Familie mit, was er von der Situation hält und was unternommen werden soll. Es ist möglich, daß sich sofort der therapeutische „Vertrag" mit Festsetzen des vorläufigen Behandlungsprogramms anschließt. Die Therapeuten müssen bestimmen, wer an der nächsten Sitzung teilzunehmen hat. (Über Erst-Interviews vgl. C. WELLS, E. RABINER, 1973; C. JACOB, 1967; H. GRUNEBAUM, C. BRIANT, 1966.)

Die früher übliche Unterscheidung der eigentlichen „intensiven" Familienpsychotherapie von einer nur stützenden Behandlung der Familie parallel zur individuellen Behandlung ist theoretisch überholt, sobald man alle Behandlungsmaßnahmen als Teilereignisse im Beziehungssystem „Familie-Primärpatient-Therapeuten-andere signifikante Personen" sieht und zu steuern trachtet. Der zeitliche und personelle therapeutische Aufwand ist der Wirkung auf die Familie nicht notwendigerweise proportional: „Kleine" Eingriffe an „Schaltstellen", die kybernetische Kontrollfunktionen haben, können gewichtige Änderungen in Gang setzen (W. BRODEY, 1967). Eine individuelle Psychotherapie, durchgeführt von einem der zwei Co-Therapeuten und parallel zur „Conjoint-Familientherapie", wird heute meist abgelehnt, weil sie den Primärpatienten in der Rolle des Kranken fixiere und dem Therapeuten eine äußerst schwer zu handhabende Doppelrolle zuweise. Bei schweren Fällen von Schizophrenie, wenn längere Hospitalisierung nicht zu umgehen ist, halten wir aber dieses Behandlungsdispositiv aufgrund positiver Erfahrungen trotzdem manchmal für nützlich. Man muß sich dann aber klar sein, daß ein solches Unternehmen sehr viel Zeit und Mühe kosten wird (vgl. auch I. CHARNY, 1966).

Das Zusammenarbeiten von zwei Co-Therapeuten hat einige Vorteile: Die emotionelle Belastung wird geteilt; gleichzeitiges Handeln im Beziehungsnetz und Beobachten ist zu zweit eher möglich; das Risiko, von der Familie ausgeklammert oder aber vom System „aufgesogen" und neutralisiert zu werden, ist bei einem sich selbst kontrollierenden Therapeuten-Team geringer (vgl. L. SCHAFFER et al., 1962; D. RUBINSTEIN, O. WEINER, 1967). Übertragungen von seiten der Therapeuten auf die Familie und therapeutisch zu nutzende Gegenübertragungen können zu zweit besser unterschieden werden (A. NAPIER, C. WHITAKER, 1973). Bei guter Zusammenarbeit kann das „acting-out" eines Therapeuten, das vom Co-Therapeuten gestoppt und kommentiert wird, sogar heilsame Veränderungen induzieren (C. WHITAKER, 1965). Andererseits bedeutet die zusätzliche Beziehung zwischen den zwei Therapeuten innerhalb des therapeutischen Systems eine recht schwerwiegende Komplikation, die laufend — und bis ins Persönliche gehend — geklärt werden müßte, was dann häufig doch nicht geschieht (W. BRODEY, M. HAYDEN, 1957). Wenn der Therapeut, sekundiert durch den Supervisor hinter dem Spiegel, mit der Familie allein arbeitet, ist die Situation wesentlich übersichtlicher; es ist dann klar, wer im Therapieraum handeln soll. Es zeigt sich auch immer wieder, daß ein gut eingespieltes Mann-Frau-Therapeutenpaar weniger über Rivalitätsprobleme strauchelt als zwei Therapeuten gleichen Geschlechts und dank der unterschiedlichen geschlechtsgebundenen „Resonanz" differenzierter auf die Familie reagieren kann. Im besten Fall, gerade bei Meinungsverschiedenheiten unter den Co-Therapeuten, kann ein solches Paar als „Eltern-Modell" dienen (J. SONNE, G. LINCOLN, 1965).

Der Familientherapeut muß *aktiv* sein: Er läßt den Familienprozeß nicht einfach laufen, sondern greift nach einem Plan ein. Ob der Akzent vorwiegend (oder ausschließlich) auf der Veränderung des Verhaltens durch aktive Manipulation liegt oder auf der Induktion von Beziehungsveränderungen auf lange Sicht, hängt zum Teil von der gewählten Strategie, dann aber auch vom vorliegenden Problem und von der „Familienpathologie" selbst ab; schwer gestörten Familien (zum Beispiel von Psychotikern) mit chronifizierten dysfunktionellen Beziehungspattern hilft man mit manipulativ erzielten Änderungen des direkt beobachtbaren Kommunikationsstils nur vorübergehend, wenn nicht gleichzeitig eine tragfähige Beziehung zwischen Familie und Therapeuten im Werden begriffen ist.

Der Unterschied zwischen Zweier- und Dreierbeziehung ist für die Familienpsychotherapie fundamental (vgl. A. ARNOLD, 1962). Da der Therapeut immer in einer Mehrpersonen- mindestens aber in einer Dreierbeziehung steht, muß er handeln, um nicht „verhandelt" zu werden. Parteinehmen ist unvermeidlich; wer in dysfunktionellen Dreiecken da eine Beziehung lockert, dort eine andere belebt, ist — zu einem bestimmten Zeitpunkt — nicht neutral. Das ausgewogene Parteinehmen wird zum therapeutischen Instrument (G. ZUK, 1968); als Vermittler, nicht als Richter leiht der Therapeut sein Ohr dem Einen, dann dem anderen — BOSZORMENYI nennt das Parteilichkeit für mehrere Personen (I. BOSZORMENYI-NAGY, G. SPARK, 1973, S. 367). Der Familientherapeut steht immer *zwischen* Familiengliedern (oder auch zwischen Familie und Co-Therapeut) als Katalysator, Mediator, Übersetzer, Moderator, Amplifikator usw. Seine eigentliche „Aktivität" aber mißt sich an seinem unbeirrbaren Engagement, den Familiengliedern durch das Wirrwarr vielfältiger Familien-Abwehrmanöver hindurch eine verantwortliche und selbstmotivierte Mitarbeit in der Behandlung zuzumuten.

Kommunikationstherapie ist für manche Autoren die Hauptsache der Familientherapie, für andere mit langfristigen Zielen mehr eine Vorphase, ein Wegräumen von Hindernissen auf dem Weg zu den Beziehungsproblemen. Die Literatur ist nicht sehr reich an Darstellungen der entsprechenden Technik. A. MANDEL u. H. MANDEL (1971) beschreiben gründlich und klar Behandlungsmöglichkeiten von nicht allzu schwer gestörten Eheleuten mit Hilfe des Kommunikationslernens. Auch bei V. SATIR (1964) ist Kommunikationslernen ein wichtiges Mittel zur Behandlung von Familien. Die Dauerwirkung solchen Neu- und Umlernens dürfte aber vom Potential der Beteiligten zu einer authentischen Änderung, die sie sich „zu eigen" machen, abhängen. Unklare, doppelsinnige, widersprüchliche und paradoxe, unlogische — kurz: sogenannt abwegige, defekte oder „nichtssagende" Kommunikationen und Kommunikationsabläufe und — Strukturen sind der greifbare, wenngleich chiffrierte Bestandteil pathogener Beziehungsmodi. Indem man sie aufgreift und über sie kommentiert, legt man Mechanismen wie „double-binds" und andere autonomiefeindliche Bindungen, Mystifikationen (R.

LAING, 1965), Identifikationsfusionen, vertauschte projektive Identifikationen (L. WYNNE, 1965c), oder das Nichtanerkennen der meinungsbildenden Person des anderen bloß (E.G. MISHLER, N. WAXLER, 1968); geheime Koalitionen, sogenannte Kollusionen (L.S. KUBIE, 1956; J. WILLI, 1972b), Bösewicht-Arrangements (R. McGREGOR et al., 1964), Ansteckung durch Affekte (N. ACKERMAN, 1968), schließlich Fusionen und emotionelle Scheidung (M. BOWEN, 1960) und das in Familien von Psychotikern so wichtige Absperren von Wahrnehmungen können mit Hilfe von Kommentaren über Kommunikationen sichtbar gemacht werden. Man polarisiert damit Konflikte und Positionen. Die unmittelbare Wirkung von Metakommunikationen ist mitunter erstaunlich — manchmal geradezu drastisch bei Konfrontation der Familie mit Tonband- oder audio-visuellen Wiedergaben (I. ALGER, 1973).

Solches Aufbrechen und Kontrollieren von Kommunikationen kann selbst psychotisches Verhalten vorübergehend „abstellen". Es ist aber günstiger, wenn die Familienglieder selbst (oft sind es die Geschwister des Primärpatienten) Metakommunikationen zu formulieren beginnen. Der Therapeut, der Kommunikationen verändert, erschüttert die geheimen Familienregeln, die er übrigens schon durch sein bloßes Zusammensein mit der Familie verletzt — weil er sie nicht kennt! Die Erschütterung erhöht die Spannung.

Sie verschärft die vorbestehende Familienkrise (vgl. S. FLECK, 1963). Wenn man mit dieser Situation nicht umzugehen weiß, zwingt man möglicherweise die Familie, aus der Behandlung auszubrechen. Wenn Familie und Therapeut ein Minimum an gemeinsamer Sprache besitzen, liefert dieser Streß zusammen mit den vorliegenden Problemen den Antrieb zum Kommunikationslernen. Nur *Reden* über Kommunikationen ist indessen ungenügend; man muß handeln.

L. MOSER (1969) hat wie wir selbst die teilweise reversible Wirkung solcher auf Kommunikationsstörungen gerichteten Therapie mit Familien von Schizophrenen festgestellt. Stark gestörte Familien sind eben zur Aufrechterhaltung der intrafamiliären „übereinstimmenden Erfahrung" für Worte, die von „außen" kommen, weitgehend „unansprechbar". Was der Therapeut *sagt*, hat infolge der Inflation der Sprache keine nachhaltige Bedeutung (vgl. D. REISS, 1971a). Die Familie umgeht den Streß, indem sie den Therapeuten im Sinne des „Gummizaun-Phänomens" nach dem Prinzip der Pseudo-Gegenseitigkeit ins System hereinnimmt (vgl. L. WYNNE, 1958). Es kommt zu dem gefürchteten homöostatischen Gleichgewicht, in dem nichts mehr passiert. Wir haben allerdings an anderer Stelle zu zeigen versucht, daß in diesem Abwehrmanöver, das den Therapeuten über längere Zeit neutralisiert und schwerstens belastet, auch positive Elemente liegen: verschüttete affektive und narzißtische Bedürfnisse der Eltern, die sie zur Weiterführung der Behandlung motivieren. Das Hilfsdreieck Therapeut-Co-Therapeut-Mutter (oder -Vater) bringt mit dieser „Strategie des Trojanischen Pferdes" mit der Zeit hermetisch verriegelte fusionelle Eltern-Kind-Beziehung in Bewegung (L. KAUFMANN, 1974).

Behandlung von Familienkrisen

Familienbehandlung ist besonders nützlich oder überhaupt erst möglich, wenn die Familie in eine Krise gerät. Krise bedeutet Notlage *und* Wendepunkt. Krisen entstehen, wenn wichtige Änderungen bevorstehen und die Familie nach neuen Lösungen suchen, also handeln muß. Glücklicherweise laufen die meisten Familienkrisen ohne ärztliches Dazutun ab. Krisenauslösend sind Veränderungen der Konstellation durch Geburt, Todesfall oder bevorstehenden Tod, Wegzug oder Hinzuheiraten von Kindern, aber auch biologische Umschaltphasen wie Pubertät und Klimakterium, ferner offene oder gedeckte Konflikte im allgemeinen, andauernder Streß, körperliche Krankheit.

Den Psychiater interessieren solche Krisen, in denen das Familiensystem sich nicht mehr, sich selbst regulierend, auffangen kann, ohne daß bei einem oder mehreren Familiengliedern psychische und Verhaltensstörungen auftreten. Die meisten psychischen Störungen sind Auslöser *und* Folgen von Familienkrisen. Ein akuter psychotischer Schub, ein Suizidversuch, eine Schulphobie können als untaugliche Versuche des Systems, die Krise zu lösen, gesehen werden, wobei das krankhafte Verhalten krisenverschärfend auf das System zurückwirkt. Die Schwere der Krise (bzw. ihre Erkennbarkeit von außen) ist dem Ausmaß derjenigen Komponente im Verhalten des Primärpatienten proportional, die der Familienhomöostase zuwiderläuft: Psychomotorische Erregung, Davonlaufen, Delinquenz oder betont bizarres Verhalten kompromittiert die Familiengruppe und signalisiert ihre Hilfsbedürftigkeit. D. JACKSON und P. WATZLAWICK haben auf diese Variante des Kranken in der Rolle des Familienheilers hingewiesen (1963) (genau umgekehrt wirkt der systeminterne Familienheiler, in der Rolle des Beschützers des symptomtragenden Sündenbocks *gegen* eine Änderung der Homöostase, vgl. N. ACKERMAN, 1966).

Die Familienkrise ist gekennzeichnet durch Zerfall der habituellen Verhaltensmuster, Auflockerung der Umgrenzung nach außen und — in Zusammenhang mit dem Streß — durch freiwerdende Emotionen, vor allem Angst bei mehreren Familiengliedern, was die bessere Motivation für Inanspruchnahme ärztlicher Hilfe erklärt.

S. MINUCHIN (1972) legt dar, daß der Therapeut, wenn keine echte Familienkrise vorliegt (bei „geglückter" Lokalisation der Schwierigkeiten in einem Primärpatienten), er diese induzieren muß. Schon dadurch, daß man die ganze Familie aufbietet, handelt man in dieser Richtung. Noch radikaler wirkt die Vermeidung der Hospitalisierung eines Familiengliedes wegen psychotischen oder regressiven Verhaltens, denn die Spitaleinweisung erlaubt ja der Familie möglicherweise, die Krise zu umgehen.

LANGSLEY, PITTMAN und ihre Mitarbeiter haben gezeigt, daß an sich indizierte Hospitalisierungen mit Krisenbehandlung vermieden werden können; Kosten und Dauer der Behandlung sind kürzer, die Resultate nach Katamnesen von 18 Monaten bis zu drei Jahren gleich gut oder besser als in der Kontrollgruppe hospitalisierter Patienten (D. LANGSLEY et al., 1968a, b, 1969; K. FLOMENHAFT et al., 1960; F. PITTMAN et al., 1966; F. PITTMAN, 1973).

Ausschlaggebend für die Behandlung ist das Erfassen der *aktuellen* Krise, die sozusagen nie mit der Darstellung durch die Familie übereinstimmt. Man soll sich nicht verleiten lassen, über Konflikte der Vergangenheit zu reden und darob das Gegenwartsproblem zu übersehen. Während der Krise ist die Behandlung an eine entsprechend erhöhte Verfügbarkeit der Therapeutenequipe (Krisengruppe) gebunden. Ein erstes Ziel besteht darin, die verschiedenen Familienglieder aufzuwerten und von der Angst zu entlasten, dadurch daß man ihnen klar umrissene Aufgaben zuweist, sie also verantwortlich macht. (Bezeichnenderweise kommt RACAMIER aufgrund psychoanalytischer Überlegungen in bezug auf den zu stützenden Narzißmus von Eltern Schizophrener zu einem ähnlichen Schluß, P. RACAMIER, 1971.) Der Therapeut in einer sehr aktiven Führerrolle verlangt aktives Mitmachen der Angehörigen, fordert sie auf, selbst nach Wegen zu suchen, wie sie einander helfen können und was sie ändern müssen; mit den nun auftretenden Widerständen (Konflikte darüber, wer sich wie ändern müsse) zeichnen sich neue Therapie-Etappen ab: jetzt beginnt die eigentliche Psychotherapiephase, die kurz oder aber sehr lang sein kann.

Die Schule S. MINUCHINS (1974) benutzt absichtlich stark vereinfachende technische Modelle zur Verbesserung der Denkökonomie (vgl. STEINBUCH, 1971). Verworrene Sachverhalte, die das Auffassungsvermögen überfordern, werden *sofort,* Minuten nach dem ersten Kontakt mit der Familie, auf eine simple „Familienkarte" reduziert, auf der die Subsysteme (Individuen bzw. Zweierbeziehungen), die emotionellen Distanzen unter Familiengliedern und die Klarheit bzw. die Verschwommenheit der die Subsysteme abgrenzenden Schranken skizziert sind. (Unscharfe Schranken (boundaries) fördern Fusion und hindern Autonomie, zu rigide Schranken verhindern Solidarität und die Fähigkeit, Beistand zu verlangen und zu geben.) Bei MINUCHINS Familien-Strukturtherapie geht es in erster Linie um die Verschiebung, Verfestigung oder Lockerung solcher Schranken, wenn signifikant, werden auch hier Beziehungen mit der erweiterten Familie bearbeitet. Man arbeitet streng etappenweise; nur *ein* Behandlungsziel wird zu einem gegebenen Zeitpunkt anvisiert in Analogie zur Verhaltenstherapie. Einsicht wird nicht angestrebt. Es gehört nicht einmal zu den meist kurzfristigen Zielen, daß die Familienglieder — etwa durch Konfrontation und Aussprache — begreifen, wo sie stehen. Regisseur und Mitspieler zugleich, stellt der Therapeut möglichst natürliche, lebendige Beziehungen zu den Familiengliedern her, induziert aber sofort durch Manipulation der Situation, das Erlebnis „bildlich" dargestellter und gehandelter neuer Möglichkeiten, wozu auch wechselnde Anwesenheit von Personen und Subsystemen gehört. Er setzt Leute um, gibt Aufgaben, gebietet ein anderes Sprechmuster, nähert sich zum Beispiel einem peripher stehenden Vater, gleicht sich ihm an, macht so aus ihm einen Allianzpartner, inszeniert dann eine engere Interaktion zwischen Vater und Kind, verdünnt aber die Interaktion Mutter-Kind, festigt die Beziehung zwischen den Eltern durch eine gemeinsame Aufgabe und verwendet oft *paradoxe Verschreibungen* zum Überwinden eines Symptoms (J. HALEY, 1963b).

Beispiel: Einem Knaben mit Hundephobie wird nach einem leichten Rückfall in der Sitzung selbst verschrieben, er solle dem (anwesenden) Hund gegenüber so tun, als ob er vor ihm Angst hätte — er sei ja darin ein Experte. Um dem Therapeuten ausweichen zu können, *muß* der Patient sein Verhalten ändern: er streichelt den Hund. Aus einem Lehrfilm der Child Guidance-Clinic, Philadelphia.

Besondere Techniken, die zu Beginn oder während einer Familienbehandlung angewendet werden, können hier nur erwähnt werden: so das am Nathan Ackerman-Institute entwickelte „family sculpting" (P. PAPP, 1973), das Wirkungen des Psychodramas mit Systemerfahrung „am eigenen Leibe" kombiniert. Es stützt sich auf die Beobachtung, daß Emotionen in Körperhaltung und Motorik münden und von dorther stärker als über Worte gespürt werden, ferner auf die Hypothese, daß körperliches Verhalten und emotionelle Reaktion von Individuen so als Teilgeschehen des Systemverhaltens sinnvoll erlebt werden. Das probeweise nichtverbale Erleben von Änderungen der Distanzen, Haltungen und Gesten kann sehr starke emotionelle Selbsterfahrung im Beziehungskontext auslösen.

Die *Mehrfamilien-* Psychotherapie scheint in der Hand des Erfahrenen ein sehr nützliches Instrument zu sein; ursprünglich aus ökonomischen Gründen eingeführt, zeigte die Behandlung von Gruppen mehrerer Familien bald, daß gerade Angehörige hochpathologischer Familien dank ihrer enormen Sensibilität wesentliche Vorgänge in anderen Familien rasch erfassen und so Wandlungen induzieren können; ein anderer positiver Aspekt ist die Befreiung der leidenden Familien aus ihrer sozialen Isolation (H. LAQUEUR *et al.,* 1964a, b, 1969; M. BLINDER *et al.,* 1965; K. BERMAN, 1966; A. BARCAI, 1967; J.E. BELL, 1967) Familientherapie *im Haus* der Familie hat ebenfalls ihre Befürworter; bei Unterschichtsfamilien, die in chaotischen Verhältnissen leben, ist es manchmal die einzige Möglichkeit, Hilfe zu leisten (vgl. R. SPECK, 1964; D. BLOCK, 1973; R. FISCH, 1964; A. FRIEDMAN, 1962; T. FRIEDMAN *et al.,* 1960). Nach unseren Erfahrungen besteht dabei für Anfänger die Gefahr, vom Familiensystem im Sinne der Pseudo-Gegenseitigkeit „verschluckt" zu werden, oder aber der übereifrige Therapeut wird zum „Verfolger" der Familie. Interessant ist schließlich die *Netzwerk-Therapie* SPECKS: Es geht darum, die soziale Isolation der Familie (von Schizophrenen) mit Hilfe von sorgfältig von der Kernfamilie selbst vorbereiteten und von den Therapeuten dramatisch inszenierten Treffen mit der weiteren Verwandtschaft und einem größeren Bekanntenkreis zu durchbrechen (R. SPECK, 1967; R. SPECK, U. RUEVENI, 1969).

Die Technik von M. SELVINI und ihren Mitarbeitern in Mailand, die mit Erfolg Anorexie-Familien behandelt haben, zielt darauf ab, die hierarchisch übergeordnete, die Homöostase garantierende Familienregel zu unterlaufen: die Therapeuten *unterstützen* das Gebot (in Familien von Psychotikern), daß keine Beziehungen definiert werden dürfen und zwar so, daß jedes symptomatische Verhalten des Primärpatienten und der Angehörigen, das der Homöostase nützt, positiv quittiert wird (positive „zweite Bezeichnung" oder Konnotation). Dagegen wird das im Symptom enthaltene Wandlungspotential zunächst ignoriert. Schon in der ersten Sitzung erhält die Familie gewisse Verschreibungen oder Aufgaben, die paradoxen Charakter haben (therapeutische „double-binds"): sie sind so konstruiert, daß die Familie, die ja nicht nicht darauf reagieren kann, in ihrem Verhalten ändern muß, ob sie die Verschreibung befolgt oder nicht. Wegen der fast unüberwindlichen sprachlichen Kommunikationsschwierigkeit zwischen Therapeuten und Familie wird ein minutiöses, zu Hause auszuführendes Ritual, also eine Handlung, verschrieben (M. SELVINI). Eigene Erfahrungen mit Familien von Schizophrenen lassen uns annehmen, daß es nicht genügt, die systemimmanenten hierarchisch übergeordneten Familiengesetze zu erkennen und zu manipulieren; die Therapeuten müssen diese im therapeutischen System auch an sich selbst *erfahren* und regelrecht „erleiden", statt sie sofort zu umgehen. Indem sie so paradoxerweise den Zusammenhalt des Systems stärken, induzieren sie eine Änderung der Systemabwehrmechanismen. Die Beobachtung langfristiger Therapien über Jahre legt die Vermutung nahe, daß zwischen hierarchisch übergeordneten, ungeschriebenen Familiengesetzen oder -regeln (F. FORD, J. HERRICK, 1974), die „abnormes" individuelles Verhalten bedingen, und den erwähnten „unsichtbaren Loyalitäten" eine enge Verwandtschaft besteht (I. BOSZORMENYI, op. cit.).

Zum Schluß sei unterstrichen, daß Familientherapie mit zwei Generationen logischerweise oft zu einer Psychotherapie der Ehebeziehung der Eltern überleitet.

Die Behandlungsform richtet sich nach den potentiellen Wandlungsmöglichkeiten der Partner. Bei mäßig gestörten, neurotischen und noch jüngeren Eltern (Familien von Kindern!) sind die Aussichten natürlich viel besser als bei schon älteren Eltern junger Schizophrener, die nach unseren Erfahrungen sehr oft wenig, manchmal auch gar nichts mehr ändern, hin und wieder aber unerwartete, ja erschütternde Veränderungen erkämpfen.

Behandelt wird auch in der Ehetherapie die Beziehung; wegen der Dreieckssituation muß auch hier die Behandlung aktiv sein. Ob man aber bei der Therapie von Ehepartnern die psychoanalytische Orientierung „über Bord werfen" kann, wie dies manche Systemtherapeuten zu tun vorgeben, ist sehr fraglich. Es ist überhaupt nicht einzusehen, wieso der Psychotherapeut in der Familientherapie auf eine auch entwicklungsgeschichtliche Betrachtung repetitiver mechanisierter Transaktionen (d.h. „Übertragungen"), welche authentisches Beziehen und soziale Wahrnehmung beeinträchtigen, verzichten sollte (H. DURKIN, 1972). Sie kann nützliche Arbeitshypothesen für das Verhalten der Familienglieder in der Therapiesituation selbst liefern. Das Erkennen von Übertragungsmechanismen im Rahmen von Langzeit-Familientherapie halten wir für nützlich; das heißt aber nicht, daß sie als solche verbal gedeutet werden sollen. Untherapeutisch ist schließlich die Tendenz von Anfängern, blinde Ausschnitte in der eigenen Wahrnehmung des Familienfeldes mit psychoanalytischem Jargon auszufüllen oder gar, verunsichert, sich „interpretierend" aus dem System herauszuhalten, wenn die Familie dem Therapeuten mit korrekten Wahrnehmungen über sein eigenes Verhalten auf den Leib rückt.

Die Ausbildung

Wer soll in therapeutischem Handeln mit Familien geschult werden? Wirksame Sozialmedizin bedingt Teamarbeit und Solidarität. Familientherapie ist deshalb auch in Europa den Sozialarbeitern, Psychologen, interessierten Krankenschwestern, praktischen Ärzten und möglicherweise auch anderen Berufsgruppen zu erschließen. Der Psychiater wird das neue Arbeitsfeld mit den genannten Vertretern anderer Berufe teilen und im besten Fall für Ausbildung, Koordination und fortlaufende Anleitung sorgen müssen. Sonst droht allerlei „wilde" Familienbehandlung ins Kraut zu schließen, die die ganze Richtung in ein schiefes Licht brächte.

Persönlichkeitsstruktur und familiärer Hintergrund beeinflussen die Motivation. H. E. RICHTER (1970a, S. 155—157) zeigt einige negative, neurotisch bedingte Beweggründe für Betätigung auf diesem Feld auf. Extravertierte, experimentierfreudige und unternehmungslustige Therapeuten dürften wohl mehr zu Kurztherapien mit dem Ziel einer raschen Veränderung des Systemverhaltens neigen; bei Behandlungen von schwer gestörten (psychotischen) Familien sind emotionelle Belastungsfähigkeit, Anpassungsvermögen und Geduld wichtiger. Unabdingbare Voraussetzung sind eine gute „Resonanz" für psychosoziale Gegebenheiten und die Fähigkeit, sich affektiv zu engagieren. Eine möglichst gute Selbstkenntnis ist wünschbar: Zwar spielen Übertragungserscheinungen von der Familie auf den Therapeuten im Vergleich zur individuellen Psychotherapie eine geringere

Rolle, doch sind Übertragungs- und Gegenübertragungsmechanismen in der umgekehrten Richtung vom Therapeuten auf die Familie umso massiver (H.E. RICHTER, 1970a; C. WHITAKER, 1965); H. SEARLES (1965, S. 487) hat allerdings bereits erkannt, daß die individuelle Lehranalyse die Gegenübertragung auf *Familien* nicht genügend erfaßt.

Ohne Publikation ist nicht leicht auszumachen, wo und in welcher Form in Europa Familientherapie gelehrt wird. Systematische Kurse gibt es in Holland seit 1967 und neuerdings in Zürich. In Nordamerika bieten eine Reihe spezialisierter Institute systematische Ausbildung in Familientherapie, zum Beipiel in Philadelphia: Eastern Pennsylvanian Psychiatric Institute, Child Guidance Clinic; Palo Alto: Mental Research Institute; New York: Nathan Ackerman-Institute, Albert Einstein College. Da und dort werden Medizinstudenten zur aktiven Mitarbeit in Familienfragen im sozialen Feld beigezogen (Gießen: H. E. RICHTER, 1972).

A. FERBER, M. MENDELSOHN (1969) unterscheiden drei Ausbildungsstufen. Die erste vermittelt Grundbegriffe des Familienprozesses und die technischen Grundlagen für das Familieninterview. Die zweite umfaßt die eigentliche Schulung in praktischer Familientherapie, die dritte dient der Ausbildung von Lehrern und Supervisoren. Am Nathan Ackerman-Institute dauert allein die Grundausbildung der „externen" Kandidaten zwei Jahre à 12 Std/Woche (!), später erfolgt systematische Ausweitung der Kenntnis der eigenen Familie, Aneignung klinischen Wissens, Seminararbeit. Im allgemeinen ist die Ausbildung praktisch-klinisch orientiert; amerikanische Autoren heben immer wieder die Notwendigkeit persönlicher Erfahrung des *angehenden* Therapeuten mit Familien hervor (A. BODIN, 1969; M. ROSENBAUM und I. ZWERLING, 1964; F. SANDER, C. BEELS, 1970): Der direkte Kontakt und sofortige Übernahme umschriebener Verantwortung sei weit lehrreicher als vorgängiges Literaturstudium, doch sollten die ersten Versuche unter dem Schutz eines Supervisors erfolgen, sonst bestehe die Gefahr, daß sich überforderte, verängstigte Anfänger entmutigen lassen. SANDER und BEELS (op. cit.) empfehlen einen didaktischen Kurs mit Theoriestudium *nach* dieser praktischen Ausbildungsstufe.

Meist wird in kleineren Gruppen unterrichtet, bei deren Zusammenstellung, etwa zur Vermeidung zu großer Niveauunterschiede, man nicht zimperlich sein soll. Zwei sich ergänzende Lehrer mit komplementärer Rollenverteilung und gegenseitiger „hilfreicher Kritik" erzielen meist bessere Resultate als ein Lehrer allein. Aber auch Arbeitsgruppen, die sich selbst kontrollieren, kommen vorwärts.

Der Anfänger soll mit der Teilnahme an einem Interview der Familie eines Patienten oder der durch die Gruppe im Rollenspiel dargestellten fiktiven „Familie" beginnen. Es gibt auch Übergangsfomen zum Psychodrama, wie das sehr lehrreiche „sculpting" (P. PAPP, 1973). Angst, sich zu exponieren, hat zunächst jedermann. Hat die Arbeit der Gruppe mit einer laufenden Therapie einmal begonnen, tauchen Widerstandsmanöver auf: Kursteilnehmer erscheinen unregelmäßig, Familien werden nicht rechtzeitig aufgeboten, audio-visuelle Kontrollen nicht programmiert usw. Solches muß besprochen werden, das Hauptaugenmerk gilt aber der praktischen Arbeit, nicht den gruppeninternen Vorgängen.

Form und Ziele der Ausbildung sind vom Kontext beinflußt. Assistenzärzte *in der psychiatrischen Klinik*, die sich mit schwer gestörten Familien befassen müssen, kommen der sozialen Wirklichkeit außerhalb der Spitalmauern nicht leicht nahe; die Überidentifikation mit dem hospitalisierten Patienten ist beinahe unüberwindlich. Zusätzliche Störungen erwachsen aus Kommunikationsstörungen infolge rigider hierarchischer Strukturen oder aus ambivalenten Haltungen verantwortlicher Mitarbeiter und Vorgesetzter (N. MIYOSHI, R. LIEBMAN, 1969). Zeitliche Begrenzung der Hospitalisierung der Patienten und kurzfristige Anstellung der Assistenzärzte können die Ausbildung verunmöglichen, sofern keine Kontinuität der Behandlung in Außendienststellen gewährt ist.

Mit Familien ambulant zugewiesener Patienten ist mehr Bewegungsfreiheit, aber nicht weniger Verantwortung und emotionelle Belastung gegeben. Ökonomische und soziale Gegebenheiten schaffen in den Institutionen zusammen mit der theoretischen Orientierung der Leiter besondere „Ideologien", die zu eigenen Schulen führen. So hat die „Child Guidance Clinic" in Philadelphia unter MINUCHIN wirksame Methoden für die Behandlung der Unterschichtsbevölkerung entwickelt und bildet schwarze Familientherapeuten, oft ohne Hochschulbildung, aus, die mit der Lebensweise und sozialen Situation der schwarzen Bevölkerung der Slums vertraut sind.

Je polyvalenter ein Ausbildungszentrum, desto variabler die gelehrten Methoden. Das Lernen am Beispiel hat sich vielfach bewährt: der Schüler steigt zusammen mit dem erfahreneren Co-Therapeuten direkt in eine Therapie ein (A. BODIN, 1969; A.C. SERRANO et al., 1962; R. MCGREGOR, 1964). Das Risiko, daß der Anfänger neben dem Erfahrenen passiv und schweigsam bleibt, wird bei der Ausbildung durch den Supervisor hinter dem Spiegel ausgeschaltet. Verbreitet ist die Schulung in Seminarform mit Beobachtung von laufenden Familientherapien durch den Spiegel oder über audio-visuelle Übermittlung mit nachfolgender Diskussion. Spezialisierte Institute verfügen zudem über Lehrfilme und Fernsehbänder, die, mit Kommentaren versehen, von Schülern allein studiert werden können, ferner dienen audio-visuelle Aufnahmen der Selbstkontrolle (vgl. A. BODIN, 1969). Schließlich sind Hausbesuche in die Ausbildung einzuplanen (D. BLOCH, 1973, S. 39—46).

Literatur

ACKERMAN, N.W.: Treating the troubled familiy. New York, London; Basic books 1966.
ACKERMAN, N.W.: The family approach and levels of intervention. Amer. J. Psychother. **22**, 5—14 (1968a).
ACKERMAN, N.W.: The functions of a family therapist: a personal viewpoint. Dynamische Psychiat. **1**, 99—109 (1968b).
ACKERMAN, N.W.: Family therapy in transition. Boston: Little, Brown & Co. 1970.
ACKERMAN, N.W.: The growing edge of family therapy. In: SAGER, C.J., KAPLAN, H.S. (eds.), Progress in group and family therapy, p. 440—456. New York, London: Brunner & Mazel 1972.
ALANEN, Y.O.: The family in the pathogenesis of schizophrenic and neurotic disorders. Acta psychiat. scand., Suppl. 189 ad **42**, (1966).
ALBRETSEN, C.S.: Hospitalization of post partum psychotic patients together with babies and husbands. 15th Congress of scandinavian psychiatrists. Rep. by N. RETTERSTÖL and F. MAGNUSSEN. Geilo, Norway 1967, p. 179—181. Acta psychiat. scand., Suppl. 203 (1968).
ALGER, I.: Audio-visual techniques in family therapy. In: BLOCH, D.A. (ed.), Techniques of family therapy. A primer. P. 65—74. New York: Grune & Stratton 1973.
ANDERSON, R.: Where's dad? Arch. gen. Psychiat. **18**, 641—649 (1968).

ANONYMOUS: Toward a differenciation of a self in one's own family. In: FRAMO, J.L. (ed.) Family interaction, 1st ed, p. 111–173. New York: Springer 1972.
ANTHONY, E.J.: A clinical evaluation of children with psychotic parents. Amer. J. Psychiat. **126**, 177—184 (1969).
ANTHONY, E.J.: The contagious subculture of psychosis. In: SAGER, C.J., KAPLAN, H.S. (eds.) Progress in group and family therapy, p, 636—658. New York, London: Brunner & Mazel 1972.
ARNOLD, A.: The implications of two-person and three-person relationships for family psychotherapy. J. Hlth hum. Behav. **3**, 94—97 (1962).
ARTISS, K.L., BUSSHARD, B.L. et al.: The symptom as communication in schizophrenia. New York: Grune & Stratton 1959.
AUERSWALD, E.H.: Interdisciplinary versus ecological approach. In: SAGER, C.J., KAPLAN, H.S., Progress in group and family therapy, p. 309—321. New York, London: Brunner & Mazel 1972.
BARCAI, A.: An adventure in multiple family therapy. Fam. Process **6**, 185—192 (1967).
BATESON, G.: Minimal requirements for a theory of schizophrenia. Arch. gen. Psychiat. **2**, 477—491 (1960).
BATESON, G.: Critical evaluation. In: HALEY, J., Family therapy. Int. J. Psychiat. **9**, 243—244 (1970/71).
BATESON, G.: The cybernetics of „self": a theory of alcoholism. Psychiatry **34**, 1—18 (1971).
BATESON, G., JACKSON, D.D.: Some varieties of pathogenic organization. In: Disorders of communication. Ass. Res. nerv. Dis. Proc. **42**, 270—290 (1964).
BATESON, G., JACKSON, D.D. et al.: Toward a theory of schizophrenia. Behav. Sci. **1**, 251—264 (1956).
BATESON, G., JACKSON, D.D. et al.: A note on the double bind. Fam. Process **2**, 154—161 (1963).
BEAVERS, W.R., BLUMBERG, S. et al.: Communication patterns of mothers of schizophrenics. Fam. Process **4**, 95—104 (1965).
BECK, S., NUNNALY, J.: Parental attitudes in families. Arch. gen. Psychiat. **13**, 208—213 (1965).
BECKMANN, D., RICHTER, H.E.: Giessen-Test; ein Test zur Individual- und Gruppendiagnostik. Bern: Huber 1972.
BEELS, C.C., FERBER, A.S.: Family therapy: a view. Fam. Process **8**, 280—318 (1969).
BEHRENS, M.I., ROSENTHAL, A.J. et al.: Communication in lower class families of schizophrenics. 2. Observations and findings. Arch. Gen. Psychiat. **18**, 689—696 (1968).
BELL, J.E.: Family group therapy — a new treatment method for children. Fam. Process **6**, 254 263 (1967).
BELL, N.W.: Extented family relations of disturbed and well families. Fam. Process **1**, 175—193 (1962).
BELL, N.W., VOGEL, E.F. (eds.): A modern introduction to the family. Glencoe, Ill.: Free Press 1960.
BERMAN, G.: Communication of affect in family therapy. Arch. Gen. Psychiat. **17**, 154—158 (1967).
BERMAN, K.: Multiple family therapy. Ment. Hyg. (N.Y.) **50**, 367—370 (1966).
BERNE, E.: Games poeple play. New York: Grove Press 1966.
BERTALANFFY, L. von: General system theory. New York: Human relations, Braziller 1968.
BLINDER, M.G., COLMAN, A.D. et al.: Simultaneous treatment of several families. Amer. J. Psychother. **19**, 559—569 (1965).
BLOCH, D.A. (ed.): Techniques of familiy psychotherapy. A primer. New York: Grune & Stratton 1973.
BLOCH, D.A.: The clinical home visit. In: BLOCH, D.A. (ed.) Techniques of family psychotherapy. A primer. P. 39—46. New York: Grune & Stratton 1973.
BLOCH, D.A., LA PERRIERE, K.: Techniques of family therapy: a conceptual frame. In: BLOCH, D.A. (ed.) Techniques of family psychotherapy. A primer. P. 1—19. New York: Grune & Stratton 1973.
BODIN, A.: Family therapy training literatur: a brief guide. Fam. Process **8**, 272 279 (1969).
BODIN, A.M.: Conjoint family therapy. In: VINACKE, W.E. (ed.) Readings in general psychology, p. 219—231. New York: American Book Co. 1968.
BOETTCHEK, H.R.: Zur Analyse des Elternbildes neurotischer und gesunder Personen. Z. Psychother. med. Psychol. **18**, 15—20 (1968).
BORNSTEIN, S.: L'alcoolisme conjugal. Ent. psychiat. **14**, 43—84 (1969).
BOSZORMENYI-NAGY, I.: The concept of schizophrenia from the perspective of family treatment. Fam. Process **1**, 103—113 (1962).

BOSZORMENYI-NAGY, I.: A theory of relationships: experience and transaction. In: BOSZORMENYI-NAGY, I., FRAMO, J.L. (eds.), Intensive family therapy: theoretical and practical aspects, p. 33—86. New York: Harper & Row 1965a.
BOSZORMENYI-NAGY, I.: Intensive family therapy as a process. In: BOSZORMENYI-NAGY, I., FRAMO, J.L. (eds.), Intensive family therapy: theoretical and practical aspects, p. 87—142. New York: Harper & Row 1965c.
BOSZORMENYI-NAGY, I.: Relational modes and meaning. In: ZUK, G.H., BOSZORMENYI-NAGY, L. (eds.), Family therapy and disturbed families. p. 58—73. Palo Alto: Science & Behavior books 1967.
BOSZORMENYI-NAGY, I.: Loyalty implications of the transference model in psychotherapy. Arch. gen. Psychiat. **27**, 374—380 (1972).
BOSZORMENYI-NAGY, I., FRAMO, J.L. (eds.): Intensive family therapy: theoretical and practical aspects. New York: Harper & Row 1965b.
BOSZORMENYI-NAGY, I., SPARK, G.M.: Invisible loyalties. Hagerstown, Maryland: Harper & Row 1973.
BOWEN, M.: A family concept of schizophrenia. In: JACKSON, D.D. (ed.), The etiology of schizophrenia, p. 346—388. New York: Basic books 1960.
BOWEN, M.: Family psychotherapy. Amer. J. Orthopsychiat. **31**, 40—60 (1961).
BOWEN, M.: Family psychotherapy with schizophrenia in the hospital and in private practice. In: BOSZORMENYI-NAGY, I., FRAMO, J.L. (eds.), Intensive family therapy, p. 213—243. New York: Harper & Row 1965.
BOWEN, M.: The use of family therapy in clinical practice. Comprehens. Psychiat. **7**, 345—374 (1966).
BOWEN, M.: Family and family group psychotherapy. (1974) Unpublished.
BOWEN, M., DYSINGER, R.H. et al.: Study and treatment of five hospitalized family groups each with a psychotic member. Paper presented at Annual Meeting of Amer. psychiat. Assoc., Chicago 1957.
BOWEN, M., DYSINGER, R.H. et al.: The role of the father in families with a schizophrenic patient. Amer. J. Psychiat. **115**, 1017—1020 (1959)..
BRODEY, W.M.: Some family operations in schizophrenia. A study of five hospitalized families each with a schizophrenic member. Arch. gen. Psychiat. **1**, 379—402 (1959).
BRODEY, W.M.: The family as the unit of study of treatment: image, object and narcissistic relationships. Amer. J. Orthopsychiat. **31**, 69—73 (1961).
BRODEY, W.M.: A cibernetic approach to family therapy. In: ZUK, G.H., BOSZORMENYI-NAGY, I. (eds.), Family therapy and disturbed families, p. 74—84. Palo Alto: Science & Behavior books 1967.
BRODEY, W.M., HAYDEN, M.: Intra team reactions: their relation to the conflicts of the family in treatment. Amer. J. Orthopsychiat. **27**, 340—355 (1957).
BRODY, E.M., SPARK, G.: Institutionalization of the aged: a family crisis. Fam. Process **5**, 76—90 (1966).
BRODY, E.M.: The etiquette of filial behavior. Aging and hum. Develop. **1**, 87—94 (1970).
BRODY, E.M.: Aging and family personality: a development view. Fam. Process **13**, 23—37 (1974).
BROWN, G.W.: The family of the schizophrenic patient. In: Recent developments in schizophrenia. Brit. J. Psychiat., special publ., no. 1, 43—59 (1957).
BRUCH, H.: Developmental obesity and schizophrenia. Psychiatry **21**, 65—70 (1958).
BRUCH, H.: Perceptual and conceptual disturbances in anorexia nervosa. Psychosom. Med. **24**, 187—194 (1962).
BRUCH, H.: Changing approaches to the study of the family. Psychiat. Res. Rep. Amer. psychiat. Ass. **20**, 1—7 (1966).
BRUCH, H.: Family transactions in eating disorders. Comprehens. psychiat. **12**, 238—248 (1971).
BRUCH, H., TOURAINE, G.: Obesity in childhood. V. The family frame of obese children. Psychosom. Med. **2**, 141—206 (1940).
CHARNY, I.W.: Integrated individual and family psychotherapy. Fam. Process **5**, 179—198 (1966).
CHEEK, F.E.: The father of the schizophrenic. Arch. gen. Psychiat. **13**, 336—345 (1965a).
CHEEK, F.E.: Family interaction patterns and convalescent adjustment of the schizophrenic. Arch. gen. Psychiat. **13**, 138—147 (1965b).
CIARLO, D.D., LIDZ, T. et al.: Word meaning in parents of schizophrenics. Arch. gen. Psychiat. **17**, 470—477 (1967).

CLARK, A.W., SOMMERS, P. VAN: Contradictory demandes in family relations and adjustment to school and home. Hum. Relat. **14**, 97—111 (1961).
COE, W.C., CURRY, A.E. *et al.*: Family interactions of psychiatric inpatients. Fam. Process **8**, 119—130 (1969).
COOPER, D.: The death of the family. New York: Pantheon 1970.
CORNELISON, A.R.: Casework interviewing as a research technique in a study of families of schizophrenic patients. Ment. Hyg. **44**, 551—559 (1960).
DAVIS, D.R.: The family traingle in schizophrenia. Brit. J. med. Psychol. **34**, 53—63 (1961).
DELAY, J., DENIKER, P. *et al.*: Le milieu familial du schizophrène. Encéphale **46**, 189—232 (1957).
DELAY, J., DENIKER, P. *et al.*: Le milieu familial des schizophrènes. Encéphale **51**, 5—73 (1962).
DICKS, H.V.: Marital tensions. New York: Basic books 1967.
DITFURTH, H.V. (Hrsg): Informationen über Information. Probleme der Kybernetik. Frankfurt: Fischer Taschenbuch 1971.
DÜHRSSEN, A.: Präventive Maßnahmen in der Familie. Psychother. Psychosom. **16**, 319—322 (1968).
DURKIN, H.E.: Analytic group therapy and general systems theory. In: SAGER, C.J., KAPLAN, H.S. (eds.) Progress in group and family therapy. p. 9—17. New York, London: Brunner & Mazel 1972.
ELDER, G.H., BOWERMAN, C.E.: Family structure and child-rearing patterns: the effect of family size and sex composition. Amer. soc. Rev. **28**, 891—905 (1963).
ELLIOTT, K. (ed.): The family and its future. London: Ciba Foundation/Churchill 1970.
EPSTEIN, N.B., WESTLEY, W.A.: Parental interaction as related to the emotional health of children. Soc. Probl. **8**, 87—92 (1960).
ERIKSON, E.H.: Childhood and society. New York: Norton 1950.
ERIKSON, E.H.: The problem of ego identity. J. Amer. psychoanal. Ass. **4**, 56—121 (1956).
ERNST, K.: Die Bedeutung der Psychose für die Angehörigen. Psyche (Stuttg) **10**, 510—514 (1956).
EWING, J.A., FOX, R.: Familial therapy of alcoholism. In: MASSERMAN, J. (ed.), Current psychiatric therapies, vol. 8, p. 86—91. New York: Grune & Stratton 1968.
FERBER, A., KLIGER, D. *et al.*: Current family structure: psychiatric emergencies and patient fate. Arch. gen. Psychiat. **16**, 659—667 (1967).
FERBER, A., MENDELSOHN, M.: Training for family therapy. Fam. Process **8**, 25 32 (1969).
FERBER, A., MENDELSOHN, M., *et al.*: The book of family therapy. New York: Science House 1972.
FERBER, A., RANZ, J.: How to succed in family therapy: set reachable goals, give workable tasks. In: SAGER, C.L., KAPLAN, H.S. (eds.), Progress in group and family therapy, p. 346—374. New York: Brunner & Mazel 1972.
FERREIRA, A.J.: Decision-making in normal and pathologic families. Arch. gen. Psychiat. **8**, 68—73 (1963).
FERREIRA, A.J., WINTER, W.D.: Family interaction and decisionmaking. Arch. gen. Psychiat. **13**, 214—223 (1965).
FERREIRA, A.J., WINTER, W.D.: Stability of interactional variables in family decision-making. Arch. gen. Psychiat. **14**, 352—355 (1966).
FERREIRA, A.J., WINTER, W.D.: Decision-making in normal and abnormal two-child families. Fam. Process **7**, 17—36 (1968).
FINLEY, C.B., WILSON, D.C.: The relation of the family to manicdepressive psychosis. In: HOWELLS, J.G., Theory and practice of family psychiatry, p. 819—828. Edinburgh, London: Oliver & Boyd 1968.
FISCH, R.: Home visits in a private psychiatric practice. Fam. Process **2**, 114—126 (1964).
FITZGERALD, R.V.: Conjoint marital psychotherapy: an outcome and follow-up study. Fam. Process **8**, 261—271 (1969).
FLECK, S.: The intrafamilial environment of the schizophrenic patient. III. Interaction between hospital staff and families. Psychiatry **20**, 343—350 (1957).
FLECK, S.: The intrafamilial environment of the schizophrenic patient. V. The understanding of symptomatology through the study of family interaction. Paper presented at Meeting of the Amer. psychiat. Assoc., (1957).
FLECK, S.: Psychiatric hospitalization as a family experience. Acta psychiat. scand., suppl. 169 ad **39**, 1—24 (1963).
FLECK, S.: Some general and specific indications for family therapy. 6th Congr. of psychotherapy, London 1964. *Conf. psychiat.* **8**, 27—36 (1965).

FLECK, S.: The role of the family in psychiatry. In: FREEMAN, A.M., KAPLAN, H.I. (eds.), Comprehensive textbook of psychiatry, p. 213—224. Baltimore: Williams & Wilkins 1967.
FLOMENHAFT, K., KAPLAN, D.M. et al.: Avoiding psychiatric hospitalization. Soc. Work. **14**, 38—46 (1969).
FORD, F.R., HERRICK, J.: Family rules: family life styles. Amer. J. Orthopsychiat. **44**, 61—69 (1974).
FOX, R.E.: The effect of psychotherapy on the sponse. Fam. Process **7**, 7—16 (1967).
FRAMO, J.L.: The theory of the technique of family treatment of schizophrenia. Fam. Process **1**, 119—131 (1962).
FRAMO, J.L. (ed.): Family interaction. A dialogue between family researchers and family therapists. New York: Springer 1972.
FREEMAN, H.E.: Attitudes toward mental illness among relatives of former patients. Amer. soc. Rev. **26**, 59—66 (1961).
FRIEDMAN, A.: Family therapy as conducted in the home. Fam. Process **1**, 132—140 (1962).
FRIEDMAN, T.T., ROLFE, P. et al.: Home treatment of psychiatric patients. Amer. J. Psychiat. **116**, 807—809 (1960).
FROMM-REICHMANN, F.: Notes on the mother role in the family group. Bull. Menn. Clin. **4**, 132—148 (1940).
GLASSER, P., GLASSER, L.: Adequate family functioning. Amer. Psychiat. Ass. Psychiat. Res. Rep. **20**, 8—17 (1966).
GOODRICH, W., RYDER, R. et al.: Patterns of newlywed marriage. J. Marriage Fam. **30**, 383—391 (1968).
GRAD, J., SAINSBURY, P.: Mental illness and the family. Lancet **1963 I**, 544—547.
GRAD, J., SAINSBURY, P.: The effects that patients have on their families in a community care and a control psychiatric service — a two years follow-up. Brit. J. Psychiat. **114**, 265—278 (1968).
GREENBERG, I.M., GLICK, I.D. et al.: Family therapy: indications and rationale. Arch. gen. Psychiat. **10**, 7—23 (1964).
GREENE, B.L.: Psychiatric therapy of marital problems. Modern techniques. In: MASSERMAN, J.H. Current psychiatric therapies, vol. 12, p. 114—123. New York, London: Grune & Stratton 1972.
GRINKER, R.R.: Reception of communications by patients in depressive states. In: Disorders of communication, vol. 42, p. 373—380. New York: Assoc. Res. nerv. ment. Dis. 1964.
Group vor the advancement of psychiatry (GAP). Vol. 8, Rept. No 78 (1970).
GRUNEBAUM, H.U., BRIANT, C.M.: The theory and practice of the family diagnostic. Amer. Psychiat. Ass. Psychiat Res. Rep. **20**, 150—162 (1966).
GRUNEBAUM, H.U., WEISS, J.L.: Psychotic mothers and their children, joint admission to an adult psychiatric hospital. Amer. J. Psychiat. **119**, 927—933 (1963).
HALEY, J.: The family of the schizophrenic: a model system. J. nerv. ment. Dis. **129**, 357—374 (1959).
HALEY, J.: Family experiments: a new type of experimentation. Fam. Process **1**, 265—293 (1962).
HALEY, J.: Marriage therapy. Arch. gen. Psychiat. **8**, 213—234 (1963a).
HALEY, J.: Strategies of psychotherapy. New. York: Grune & Stratton 1963b.
HALEY, J.: Research on family patterns: an instrument measurement. Fam. Process **3**, 41—65 (1964).
HALEY, J.: Speech sequences of normal and abnormal families with two children present. Fam. Process **6**, 81—97 (1967).
HALEY, J.: Family therapy. Int. J. Psychiat. **9**, 233—248 (1970/71).
HALEY, J., HOFFMANN, L.: Techniques of family therapy. New York: Basic books 1968.
HASELOFF, O.W.: Probleme der Motivation in der kybernetischen Verhaltenssimulation. In: DITFURTH, H. v. (ed.), Informationen über Information. Probleme der Kybernetik, S. 80—101. Frankfurt: Fischer Taschenbuch 1971.
HILGARD, J., NEWMAN, M.F.: Parental loss by death in childhood as an etiological factor among schizophrenic and alcoholic patients compared with a non-patient community sample. J. nerv. ment. Dis. **137**, 14—28 (1963).
HOCHMANN, J.: La psychothérapie familiale. Inform psychiat. **43**, 1157—1172 (1967).
HORN, K.: Dressur oder Erziehung. Schlagrituale und ihre gesellschaftliche Funktion. Frankfurt: Suhrkamp 1971.
HURVITZ, N.: Marital problems following psychotherapy with one spouse. J. cons. Psychol. **31**, 38—47 (1967).

JACKSON, D.D.: The question of family homeostasis. Psychiat. Quart., Suppl. 31, Part I, 79—90 (1957).
JACKSON, D.D.: Family interaction, family homeostasis and some implications for coinjoint family therapy. In: MASSERMANN, J.H. Individual and family dynamics, p. 112—141. New York: Grune & Stratton 1959.
JACKSON, D.D.: The etiology of schizophrenia. New York: Basic books 1960.
JACKSON, D.D.: Comment. Fam. Process 2, 182—184 (1963).
JACKSON, D.D.: Conjoint family therapy. Mod. Med. 33, 172—198 (1965a).
JACKSON, D.D.: Family rules; marital quid pro quo. Arch. gen. Psychiat. 12, 589—594 (1965b).
JACKSON, D.D.: The study of the family. Fam. Process 4, 1—20 (1965c).
JACKSON, D.D., WATZLAWICK, P.: The akute psychosis as a manifestation of growth experience. Amer. Psychiat. Ass. Psychiat. Res. Rep. 16, 83—94 (1963).
JACKSON, D.D., YALOM, I.: Family research on the problem of ulcerative colitis. Arch. gen. Psychiat. 15, 410—418 (1966).
JACOB, C.G.: The value of the family interview in the diagnosis and treatment of schizophrenia. Psychiatry 30, 162—172 (1967).
KAUFMANN, L.: Familie, Kommunikation, Psychose. Bern: Huber 1972.
KAUFMANN, L.: Considérations sur la thérapie des familles des schizophrènes. (A paraître Evol. psychiat.)
KAUFMANN, L., MÜLLER, C.: Über Familienforschung und Therapie bei Schizophrenen. Nervenarzt 40, 302—308 (1969).
KISKER, K.P., STROETZEL, L.: Zur vergleichenden Situationsanalyse beginnender Schizophrenien und erlebnisreaktiver Fehlentwicklungen bei Jugendlichen. I. Arch. Psychiat. Nervenkrank. 202, 1—30 (1961).
KISKER, K.P., STROETZEL, L.: Zur vergleichenden Situationsanalyse der beginnenden Schizophrenien. II. Arch. Psychiat. Nervenkr. 203, 26—60 (1962).
KOHN, M.L., CLAUSEN, J.A.: Social isolation und schizophrenia. Amer. soc. Rev. 20, 265—273 (1955).
KUBIE, L.S.: Psychoanalysis and marriage. In: EISENSTEIN, V.W. (ed.), Neurotic interaction in marriage, p. 10—43. New York: Basic books 1956.
LAING, R.: Mystification, confusion and conflict. In: BOSZORMENYI-NAGY, I., FRAMO, J.L. (eds.), Intensive family therapy, p. 343—406. New York: Harper & Row 1965.
LAING, R., ESTERSON, A.: Families and schizophrenia. Int. J. Psychiat. 4, 65—71 (1967).
LAING, R., PHILLIPSON, H. et al.: Interpersonal perception. London: Tavistock 1966.
LAING, R.D.: The self and others. Chicago: Quadrangle Books 1962.
LANGSLEY, D.G., KAPLAN, D.M. et al.: The treatment of families in crisis. New York: Grune & Stratton 1968a.
LANGSLEY, D.G., PITTMAN, F.S. et al.: Family crisis therapy — results and implications. Fam. Process 7, 145—158 (1968b).
LANGSLEY, D.G., PITTMAN, F.S. et al.: Family crisis in schizophrenics and other mental patients. J. nerv. ment. Dis. 149, 270—276 (1969).
LAQUEUR, H.P.: Mechanisms of change in multiple family therapy. In: SAGER, C.J., KAPLAN, H.S. (eds.), Progress in group and family therapy, p. 400—415. New York: Brunner & Mazel 1972.
LAQUEUR, H.P., LABURT, H.A. et al.: Multiple family therapy. In: MASSERMAN, J.H. (ed.), Current psychiatric therapies, vol. 4, p. 150—154. New York: Grune & Stratton 1964a.
LAQUEUR, H.P., LABURT, H.A. et al.: Multiple family therapy, further developments. Int. J. soc. Psychiat., special ed. 2, 70—80 (1964b).
LAQUEUR, H.P., WELLS, C. et al.: Multiple family therapy in a state hospital. Hosp. Commun. Psychiat. 20, 13—20 (1969).
LEBOVICI, S., SOULE, M.: La connaissance de l'enfant par la psychanalyse. Paris: Presses universitaires de France 1970.
LEMAIRE, J.G.: Les thérapies du couple. Paris: Payot 1971.
LENNARD, H.L., BEAULIEU, M.R. et al.: Interaction in families with a schizophrenic child. Arch. gen. Psychiat. 12, 166—183 (1965).
LIDZ, R.W., LIDZ, T.: The family environment of schizophrenic patients. Amer. J. Psychiat. 106, 332—345 (1949).

Lidz, T.: The relevance of family studies to psychoanalytic theory. J. nerv. ment. Dis. **135**, 105—112 (1962).
Lidz, T.: The family and human adaptation. London: Hogart Press 1964.
Lidz, T.: The person. His development throughout the life cycle. New York: Basic books 1968.
Lidz, T.: The influence of family studies on the treatment of schizophrenia. In: Sager, C.J., Kaplan, H.S., Progress in group and family therapy, p. 616—635. New York: Brunner & Mazel 1972.
Lidz, T., Cornelison, A. et al.: The intrafamilial environment of the schizophrenic patient. I. The father. Psychiatry **20**, 329—342 (1957a).
Lidz, T., Cornelison, A. et al.: The intrafamilial environment of schizophrenic patients. II. Marital schism and marital skew. Amer. J. Psychiat. **114**, 241—248 (1957b).
Lidz, T., Cornelison, A. et al.: The intrafamilial environment of the schizophrenic patient. IV. Parental personalities and family interaction. Amer. J. Orthopsychiat. **28**, 764—776 (1958a).
Lidz, T., Cornelison, A. et al.: The intrafamilial environment of schizophrenic patients. VI. The transmission of irrationality. Arch. Neurol. Psychiat. (CHIC! **79**, 305—316 (1958b).
Lidz, T., Fleck, S. et al.: Schizophrenic patients and their siblings. Psychiatry **26**, 1—18 (1963).
Lidz, T., Wild, C. et al.: Thought disorders in the parents of schizophrenic patients: a study utilizing the object sorting test. J. psychiat. Res. **1**, 193—200 (1961).
Lidz, T. et al.: Zur Familienumwelt des Schizophrenen. Psyche (Stuttg.) **13**, 243—256 (1959/60).
Loveland, N.T., Wynne, M.T. et al.: The family Rorschach. A new method for studying family interaction. Fam. Process **2**, 187—215 (1963).
Mahler, E., Thomä, H.: Über die simultane Psychotherapie einer Anorexianervosa-Kranken und ihrer Mutter. Jb. Psychoan. **3**, 174—211 (1964).
Mahler, M.S.: On child psychosis and schizophrenia: autistic and symbiotic infantile psychoses. Psychoanal. Stud. Child **7**, 286—305 (1952).
Mandel, A., Mandel, H. et al.: Einübung in Partnerschaft durch Kommunikationstherapie und Verhaltenstherapie. München: Pfeiffer 1971.
Masserman, J. (Ed.): Science and psychoanalysis, vol. II: Individual and family dynamics. New York: Grune & Stratton 1959.
Masson, O.: Casuistique d'enfants de mères schizophrènes. Im Druck: Évolut. Psychiat.
McGhie, A.: A comparative study of the mother-child relationship in schizophrenia. I. The interview. II. Psychological testing. Brit. J. med. Psychol. **34**, 195—221 (1961).
McGregor, R., Ritchie, A. et al.: Multiple impact therapy with families. New York: McGraw-Hill 1964.
Meissner, W.W.: Thinking about the family. Psychiatric aspects. Fam. Process **3**, 1—40 (1964).
Minuchin, S.: Conflict-resolution family therapy. Psychiatry **28**, 278—286 (1965).
Minuchin, S.: Psychoanalytic therapies and the low socioeconomic population. In: Marmor, J. (ed.), Modern psychoanalysis, p. 532—550. New York: Basic books 1968.
Minuchin, S.: Families and family therapy. Cambridge, Massachusetts: Harvard University Press 1974.
Minuchin, S., Barcai, A.: Therapeutically induced family crisis. In: Sager, C.J., Kaplan, H.S. (eds.), Progress in group and family therapy, p. 322—328. New York-London: Brunner & Mazel 1972.
Minuchin, S., Montalvo, B.: Techniques for working with disorganized low socioeconomic families. Amer. J. Orthopsychiat. **37**, 880—887 (1967).
Minuchin, S. et al.: The study and treatment of families that procedure multiple acting-out boys. Amer. J. Orthopsychiat. **34**, 125—134 (1964).
Minuchin, S. et al.: Families of the slums: an exploration of their structure and treatment. New York: Basic books 1967.
Mishler, E.G., Waxler, N.E.: Family interaction and schizophrenia. An approach to the experimental study of family interaction and schizophrenia. Arch. gen. Psychiat. **15**, 64—74 (1966).
Mishler, E.G., Waxler, N.E.: Family interaction processes and schizophrenia: a review of current theories. Int. J. Psychiat. **2**, 375—428 (1966).
Mishler, E.G., Waxler, N.E.: Interaction in families. An experimental study of family processes and schizophrenia. New York: Wiley 1968.
Mitscherlich, A.: Der unsichtbare Vater: ein Problem für Psychoanalyse und Soziologie. Kölner Z. Soziol. Sozialpsychol. **7**, 188—201 (1955).

MIYOSHI, N.B., LIEBMAN, R.: Training psychiatric residents in family therapy. Fam. Process **8**, 97—105 (1969).
MORRIS, G.O., WYNNE, L.C.: Schizophrenic offspring and parental styles of communication: a predictive study using excerpts of family therapy recordings. Psychiatry **28**, 19—44 (1965).
MOSHER, L.R.: Schizophrenic communication and family therapy. Fam. Process **8**, 43—63 (1969).
NAPIER, A.Y., WHITAKER, C.: Problems of the beginning family therapist. In: BLOCH, D.A. (ed.), Techniques of family psychotherapy, p. 109–122. New York: Grune & Stratton 1973.
PAPP, P., SILVERSTEIN, O. et al.: Family sculpting in preventive work with "well families". Fam. Process **12**, 197—212 (1973).
PARSONS, T., BALES, R.F.: Family socialization and interaction process. Glencoe, Ill.: The Free Press 1955.
PAUL, N.L.: The role of mourning and empathy in conjoint marital therapy. In: ZUK, G.H., BOSZORMENYI-NAGY, I. (eds.), Family therapy and disturbed families, p. 186—205. Palo Alto, Calif.: Sience and Behavior Books 1967.
PITTMAN, F.S.: Managing acute psychiatric emergencies: defining the family crisis. In: BLOCH, D.A. (ed.), Techniques of family psychotherapy, p. 99—108. New York: Grune & Stratton 1973.
PITTMAN, F.S., FLOMENHAFT, K.: Treating the doll's house marriage. Fam. Process **9**, 143—155 (1970).
PITTMAN, F.S., LANGSLEY, D.G. et al.: Family therapy as an alternative to psychiatric hospitalization. Psychiat. Res. Rep. Amer. psychiat. Ass. **20**, 188—195 (1966).
RABKIN, L.Y.: The patient's family: research methods. Fam. Process **4**, 105—132 (1965).
RACAMIER, P.C.: Une approche des familles de psychotiques dans l'expérience institutionnelle psychothérapique. Inform. Psiquiát. **47**, 771—823 (1971).
RACAMIER, P.D., SENS, C. et al.: La mère et l'enfant dans les psychoses du postpartum. Evolut. psychiat. **26**, 525—570 (1961).
RAVICH, R.A.: Game-testing in conjoint marital psychotherapy. Amer. J. Psychother. **23**, 217—229 (1969).
REISS, D.: Individual thinking and family interaction. I. Arch. gen. Psychiat. **16**, 80—93 (1967).
REISS, D.: Individual thinking and family interaction. II. A study of pattern recognition and hypothesis testing in families of normals, character disorders and schizophrenics. J. psychiat. Res. **5**, 193—211 (1967).
REISS, D.: Individual thinking and family interaction. III. An experimental study of categorization performance in families of "normals", those with character disorders and schizophrenics. J. nerv. ment. Dis. **146**, 384—404 (1968).
REISS, D.: Individual thinking and family interaction. IV. A study of information exchange in families of normals, those with character disorders and schizophrenics. J. nerv. ment. Dis. **149**, 473—490 (1969).
REISS, D.: Varieties of consensual experience. III. Contrasts between families of normals, delinquents and schizophrenics. J. nerv. ment. Dis. **152**, 73—95 (1971a).
REISS, D., ELLSTEIN, A.S.: Perceptual and cognitive resources of family members. Contrasts between families of paranoid and nonparanoid schizophrenics and nonschizophrenic psychiatric patients. Arch. gen. Psychiat. **24**, 121—134 (1971b).
RICHTER, H.E.: Die narzisstischen Projektionen der Eltern auf das Kind. Jb. Psychoan. **1**, 62—81 (1960).
RICHTER, H.E.: Zur Theorie und Therapie von Familienneurosen aus psychoanalytischer Sicht. Nervenarzt **37**, 1—7 (1966).
RICHTER, H.E.: Eltern, Kind und Neurose 2. Aufl. Stuttgart: Klett 1967.
RICHTER, H.E.: Familientherapie. Psychother. Psychosom. **16**, 303—318 (1968).
RICHTER, H.E.: Patient Familie. Reinbek: Rowohlt 1970a.
RICHTER, H.E.: Familienkonflikte und Krankheit. Dtsch. med. J. **23**, 1437 (1970b).
RICHTER, H.E.: Die Gruppe. Reinbek: Rowohlt 1972.
RISKIN, J.: Family interaction scales. Arch. gen. Psychiat. **11**, 484–494 (1964).
ROSENBAUM, M., ZWERLING, I.: Impact of social psychiatry, effect on a psychoanalytically oriented department of psychiatry. Arch. gen. Psychiat. **11**, 31—39 (1964).
RUBINSTEIN, D., WEINER, O.: Co-therapy teamwork relationships in family therapy. In: ZUK, G.H., BOSZORMENYI-NAGY, I. (eds.), Family therapy and disturbed families, p. 206—220. Palo Alto: *Science and Behavior Books 1967.*

Ruesch, J.: General theory of communication in psychiatry. In: Arieti, S. (ed.), American handbook of psychiatry, vol. 1, p. 895—908. New York: Basic books 1959.
Ruesch, J., Bateson, G.: Communication, the social matrix of psychiatry. New York: Norton 1951.
Ryle, A., Hamilton, M.: Neurosis in fifty married couples. J. ment. Sci. **108**, 265—273 (1962).
Sager, C.J.: The development of marriage therapy. Amer. J. Orthopsychiat. **36**, 458—467 (1966).
Sager, C.J., Kaplan, H.S.: Progress in group and family therapy. New York-London: Brunner & Mazel, Butterworths 1972.
Salk, L.: The critical nature of the post-partum period in the human for the establishment of the mother-infant bond: a controlled study. Dis. nerv. Syst. **31**, suppl. ad No 11, 110—116 (1970).
Sander, F.: Touring the literature of family therapy. In: Bloch, D. (ed.), Techniques of family psychotherapy, p. 21—28. New York: Grune & Stratton 1973.
Sander, F., Beels, C.: A didactic course for family therapy trainers. Fam. Process **9**, 411—423 (1970).
Satir, V.: Symptomatology; a family production. In: Howells, J.G. Theory and practice of family therapy, p. 663—670. Edinburgh-London: Oliver & Boyd 1968.
Satir, V., Satir, M.: Conjoint family therapy. Palo Alto: Science and Behavior Books 1964.
Schaffer, L., Wynne, L. et al.: On the natures and sources of the psychiatrists experience with the family of the schizophrenic. Psychiatry **25**, 32—45 (1962).
Schelsky, H.: Wandlungen der deutschen Familie der Gegenwart. Dortmund: Ardey 1953.
Schindler, R.: Zehn Jahre bifokale Gruppentherapie. Report d. II Int. Kongr. f. Psychotherapeuten, Zürich, III, S. 379—386, 1957.
Schindler, R., Arnold, O.H.: Bifokale Gruppentherapie bei Schizophrenen. Wien. Z. Nervenheilk. **5**, 155—174 (1952).
Scott, R., Ashworth, P.: Closure at the first schizophrenic breakdown: a family study. Brit. J. med. Psychol. **40**, 109—116 (1967).
Searles, H.F.: The contributions of family treatment to the psychotherapy of schizophrenia. In: Boszormenyi-Nagy, I., Framo, J.L. (eds.), Intensive family therapy, p. 463—495. New York: Harper & Row 1965.
Selvini-Palazzoli, M.: Cybernetique de l'anorexie mentale. Rev. Med. psychosom. **15**, 33—41 (1973).
Selvini-Palazzoli, M.: La famille du schizophrène. Discussion. Im Druck: Evol. Psychiat.
Serrano, A.C., McDonald, E.D. et al.: Adolescent maladjustment and family dynamics. Amer. J. Psychiat. **118**, 897—901 (1962).
Shapiro, R.L.: The origin of adolescent disturbances in the family: some considerations in theory and implications for therapy. In: Zuk, G.H., Boszormenyi-Nagy, I. (eds.), Family therapy and disturbed families, p. 221—238. Palo Alto: Science and Behavior Books 1967.
Skinner, A.: A group-analytic approach to conjoint family therapy. J. Child Psychol. Psychiat. **10**, 81—106 (1969).
Sluzki, C.E., Beavin, J.H. et al.: Transactional disqualification. Research on the double bind. Arch. gen. Psychiat. **16**, 494—504 (1967).
Sonne, J.C., Lincoln, G.: Heterosexual co-therapy team experiences during family therapy. Fam. Process **4**, 177—197 (1965).
Sonne, J.D., Speck, R.V. et al.: The absent-member maneuver as a resistance in family therapy of schizophrenia. Fam. Process **1**, 44—62 (1962).
Spark, G., Brody, E.M.: The aged are family members. Fam. Process **9**, 195—210 (1970).
Speck, R.V.: Family therapy in the home. J. Marriage Family **26**, 72—76 (1964).
Speck, R.V.: Psychotherapy of the social network of a schizophrenic family. Fam. Process **6**, 208—214 (1967).
Speck, R.V., Rueveni, U.: Network therapy; a developing concept. Fam. Process **8**, 182—191 (1969).
Sperling, E.: Familiensituationen bei chronisch Leidenden. Prax. Psychother. **12**, 218—222 (1967).
Sperling, E., Massing, A.: Der familiäre Hintergrund der Anorexia nervosa und die sich daraus ergebenden therapeutischen Schwierigkeiten. Z. psycho-som. Med. Psychoan. **16**, 130—141 (1970).
Sperling, E., Massing, A.: Besonderheiten in der Behandlung der Magersuchtfamilie. Psyche (Stuttg.) **26**, 357—369 (1972).

STEINBUCH, K.: Technische Modelle biologischer Vorgänge. In: DITFURTH, H.v. (ed.), Informationen über Informationen. Probleme der Kybernetik, S. 55—79. Frankfurt: Fischer Taschenbuch 1971.

STIERLIN, H.: The adaptation to the stronger personality; some aspects of the symbiotic relationship of the schizophrenic. Psychiatry 22, 143—153 (1959).

STIERLIN, H.: Familie und Schizophrenie. Nervenarzt 34, 495—500 (1963).

STIERLIN, H.: Conflict and reconciliation: a study in human relations and schizophrenia. New York: Anchor Books 1969.

STIERLIN, H.: Familientherapie mit Adoleszenten im Lichte des Trennungsprozesses. Psyche (Stuttg.) 24, 756—767 (1970).

STIERLIN, H.: Group phantasies and family myths. Some theoretical and practical aspects. Fam. Process 12, 111—125 (1973).

STIERLIN, H., LEVY, D. et al.: Parental perception of separating children. Fam. Process 10, 411—427 (1971).

STRODTBECK, F.: Husband-wife interaction over revealed differences. Amer. Soc. Rev. 16, 468—473 (1951).

STRODTBECK, F.: The interaction of a henpecked husband with his wife. Marriage Fam. 14, 305—308 (1952).

SULLIVAN, H.S.: The interpersonal theory of psychiatry. New York: Norton 1953.

SZASZ, T.: The myth of mental illness. New York: Harper & Row 1961.

TITCHENER, J.L.: Family system as a model for ego system. In: ZUK, G.H., BOSZORMENYI-NAGY, I. (eds.), Family therapy and disturbed families, p. 96—105. Palo Alto, Calif.: Science and Behavior Books 1967.

TOMAN, W.: Die Familienkonstellation und ihre psychologische Bedeutung. Psych. Rundsch. 9/10, 1—15 (1959/1960).

TOMAN, W.: Haupttypen der Familienkonstellation. Psych. Rundsch. 11, 273—284 (1960).

VOGEL, E.F., BELL, N.W.: The emotionally disturbed child as the family scapegoat. In: BELL, N.W., VOGEL, E.F. (eds.), A modern introduction to the family, p. 382—397. New York: Free Press 1961.

WATZLAWICK, P.: A strucured family interview. Fam. Process 5, 256—271 (1966).

WATZLAWICK, P., BEAVIN, J.H. et al.: Menschliche Kommunikation. Bern-Stuttgart: Huber 1969.

WAXLER, N.E.: Parent and child effects on cognitive performance: an experimental approach to the etiological and responsive theories of schizophrenia. Fam. Process 13, 1—22 (1974).

WEAKLAND, J.H.: The "double-bind" hypothesis of schizophrenia and three party interaction. In: JACKSON, D.D. (ed.), Etiology of schizophrenia. New York: Basic Books 1960.

WEAKLAND, J.H., FRY, W.F.: Letters of mothers of schizophrenics. Amer. J. Orthopsychiat. 32, 604—623 (1962).

WEINER, S. et al.: Familial patterns in chronic alcoholism; a study of a father and son during experimental intoxication. Amer. J. Psychiat. 127, 1646—1651 (1971).

WELLS, C.F., RABINER, E.L.: The conjoint family diagnostic interview and the family index of tension. Fam. Process 12, 126—144 (1973).

WHITAKER, C.A.: Acting out in family therapy in acting out: theoretical and clinical aspects. New York: Grune & Stratton 1965.

WHITAKER, C.A., FELDER, R.E. et al.: Countertransference in the family treatment of schizophrenia. In: BOSZORMENYI-NAGY, I., FRAMO, J.L. (eds.), Intensive family therapy, p. 323—363. New York: Harper & Row 1965.

WHITAKER, C.A., MILLER, M.H.: A re-evaluation of "psychiatric help" when divorce impends. Amer. J. Psychiat. 126, 611—616 (1969).

WHITAKER, C.A., MILLER, M.H.: A re-evaluation of "psychiatric help" when divorce impends. In: SAGER, C.J., KAPLAN, H.S. (eds.), Progress in group and family therapy, p. 521—530. New York-London: Brunner & Mazel 1972.

WILLI, J.: Die Schizophrenie in ihrer Auswirkung auf die Eltern. Schweiz. Arch. Neurol. Psychiat. 89, 426—463 (1962).

WILLI, J.: Untersuchungen über Gemeinsamkeiten von Schizophrenen und ihren Verwandten. Schweiz. Arch. Neurol. Psychiat. 93, 386—388 (1964).

WILLI, J.: Der gemeinsame Rorschach-Versuch, ein Mittel zum Studium von Partnerbeziehungen. Psychother. Psychosom. 16, 375—384 (1968).

WILLI, J.: Die hysterische Ehe. Psyche (Stuttg.) 26, 326—356 (1972a).

WILLI, J.: Die Kollusion als Grundbegriff für die Ehepsychologie und Ehetherapie. Gruppentherapie und Gruppendynamik, Bd. 6, S. 147—154. Göttingen: Vandenboeck & Ruprecht 1972b.

WILLI, J.: Der gemeinsame Rorschach-Versuch. Bern: Huber 1974.

WYNNE, L.C.: Some indications and contraindications for exploratory family therapy. In: BOSZORMENYI-NAGY, I., FRAMO, J.L. (eds.), Intensive family therapy, p. 289—322. New York: Harper 1965c.

WYNNE, L.C., RICKOFF, I.M. et al.: Pseude-mutuality in the family relations of schizophrenics. Psychiatry **21**, 205—220 (1958).

WYNNE, L.C., SINGER, M.T.: Thought disorder and family relations of schizophrenics. I. A research strategy. Arch. gen. Psychiat. **9**, 191—198 (1963a).

WYNNE, L.C., SINGER, M.T.: Thought disorder and family relations of schizophrenics. II. A classification of the forms of thinking. Arch. gen. Psychiat. **9**, 199—206 (1963b).

WYNNE, L.C., SINGER, M.T.: Thought disorder and family relations of schizophrenics. III. Methodology using projective techniques. Arch. gen. Psychiat. **12**, 187—200 (1965a).

WYNNE, L.C., SINGER, M.T.: Thought disorder and family relations of schizophrenics. IV. Results and implications Arch. gen. Psychiat. **12**, 201—212 (1965b).

ZIMMERMAN, C.C.: Family and civilisation. New York: Harper 1947.

ZUK, G.H.: On the pathology of silencing strategies. Fam. Process **4**, 32—49 (1965).

ZUK, G.H.: The side-taking functioning in family therapy. Amer. J. Orthopsychiat. **38**, 553—559 (1968).

ZUK, G.H., BOSZORMENYI-NAGY, I.: Family therapy and disturbed families. Palo Alto, Calif.: Science and Behavior Books 1967.

ZUK, G.H., RUBINSTEIN, D.: A review of concepts in the study and treatment of families of schizophrenics. In: BOSZORMENYI-NAGY, I., FRAMO, J.L. (eds.), Intensive family therapy, p. 1—31. New York: Harper & Row 1965.

Therapeutische Gemeinschaft*
(Th.G.)

Von

H. Krüger

Inhalt[1]

Geschichtlicher Überblick über die Entwicklung der Therapeutischen Gemeinschaft	711
Begriff und Zielsetzung der Therapeutischen Gemeinschaft	715
Methoden und Praktiken in Therapeutischen Gemeinschaften	720
Problematik und Kritik der Therapeutischen Gemeinschaft	729
Literatur	736

Geschichtlicher Überblick über die Entwicklung der Therapeutischen Gemeinschaft

Die Th.G. als ein Prinzip angewandter sozialer Psychiatrie verdankt ihre Verwirklichung der Berührung der klassischen psychiatrischen Phänomenologie (Kraepelin, 1899; Kahlbaum, 1863; Jaspers, 1913; Gruhle, 1932) mit tiefenpsychologischen (S. Freud, 1856—1939, und seine Schule) und sozialpsychologischen (T. Parsons, 1951; E. Erikson, 1959) kulturantropologischen (A. Kardiner, 1945; R. Linton 1956) und lerntheoretischen (Z. Dollard, N.E. Miller, 1950) Lehren.

Erste Ansätze und tastende Versuche in der Richtung einer Therapieform, die den Kranken in den therapeutischen Prozeß sozial integriert, sind bis zum Beginn des vergangenen Jahrhunderts zurückzuverfolgen (Pinel, 1801; Esquirol, 1838; Roller, 1831). Die frühen Reformbewegungen des 19. Jahrhunderts im englischen Sprachraum — das „Prinzip der offenen Tür" („Open-door-system"), die „non-restraint-therapy" — verbunden mit Namen wie D. Dix (1802—1877), J. Conolly (1847), D.H. Tuke (1882) blieben nicht nur in Deutschland, mit Ausnahme von L. Meyer (1867), so gut wie ungehört. Erst die „aktivere Krankenbehandlung" H. Simons (1929) begann mit der Wiedereinführung der Arbeitstherapie die seit der Jahrhundertwende sich ausbreitende Bettbehandlung (Paetz, 1893) abzulösen. Eines der typischen Maxime H. Simons: „Was man mit den Kranken unternimmt, wird vielleicht bei jedem anders sein; wesentlich

---

* Herrn Professor Dr. W.Th. Winkler zum 60. Geburtstag gewidmet
[1] In Ergänzung hierzu siehe auch Unterkap. „Therapeutische Gemeinschaft" von J.K. Wing, S. 335 ff.

ist nur, daß man etwas unternimmt, abgestuft nach den verbliebenen Fähigkeiten des Kranken" hat auch heute noch für den Leitgedanken der Th.G. volle Gültigkeit.

Eine erste klassische Studie über die Bildung eines „therapeutischen Milieus" („institutional therapy") in einer Psychotiker-Station des Sheppard Pratt Hospitals in Baltimore im Jahre 1930 lieferte H.S. SULLIVAN (1930). Er schuf eine Atmosphäre lebendigen Lernens mit dem Ziel sozialer Heilung als Vorbedingung für eine analytische Psychotherapie. Er verwirklichte bereits die ersten Grundsätze von „patient-participation", Gruppentherapie und „patient-goverment".

Die eigentliche Entwicklung und die *methodische Ausformung des Prinzips der Th.G.* setzt erst in den 40iger Jahren dieses Jahrhunderts unter dem Einfluß der Rollentheorie T. PARSONS (1951), der sozialpsychologischen Arbeiten ERIKSONS (1959), der Erkenntnisse LEWINS (1951) über die Psychologie kleiner Gruppen der analytischen Gruppenpsychotherapie (SLAVSON, 1943, 1947) und des Psychodramas von MORENO (1959) ein.

Von soziologischen und sozialpsychologischen Arbeitsrichtungen ausgehend wurde in den 50er Jahren mehr und mehr die soziale Binnenstruktur der psychiatrischen Großinstitutionen analysiert (STANTON u. SCHWARTZ, 1954; GREENBLATT et al., 1955; BICKFORD, 1955; MARTIN, 1955; BELKNAP, 1956; CAUDILL, 1958; GOFFMANN, 1961; J.u. E. CUMMING, 1962; WING, 1962; WESSEN, 1964). Die Untersuchungen zeigten, wie stark sich formale und informale Organisationsstrukturen der Institution auf das Leben und den Krankheitsverlauf der Patienten auswirken und führten zu der Beschreibung des „Anstaltssyndroms" (FREUDENBERG, 1962). Diese Erkenntnisse haben maßgeblich an einer Reform des psychiatrischen Krankenhauswesens mitgewirkt, einer Reform, in der die Gemeinschaftstherapie von zentraler Bedeutung war. So kam die WHO-Sachverständigenkommission nach Abschluß einer Untersuchung über die psychiatrischen Einrichtungen 1953 zu dem Resultat, daß das psychiatrische Krankenhaus eine einzige große Th.G. werden müsse, wenn eine humane psychiatrische Behandlung künftig gewährleistet sein soll.

BION und RICKMANN (1964) unternahmen 1940 am Military Hospital Northfields (England) Versuche mit einer Gemeinschaftstherapie, FOULKES (1965) gründete dort die ersten Patientengruppen mit eigener Selbstverwaltung (s. auch E. SHOENBERG, 1968).

MAIN 1946 prägte zur Charakterisierung des neuen Behandlungsstils den Begriff der *„therapeutic community"*. Von M. JONES (1952) wurde nach Vorversuchen in den Ministry of Health Hospital in Mill Hill und Dartford, ab 1947 an der Industrial Neurosis Unit des Belmont-Hospitals in Sutton/London bei Patienten mit chronifizierten Neurosen und Charakterstörungen das Konzept der Th.G. weiterentwickelt. JONES arbeitete mit vegetativ-funktionell gestörten Kriegsteilnehmern und bezog durch intensive Stationsgespräche sehr pädagogischen Stils die gesamte Abteilung in die Diskussion mit ein mit der Konsequenz einer aktiven, selbstverantwortlichen Beteiligung der Patienten am therapeutischen Geschehen. Später, zunächst im Dingleton-Hospital in Melrose — Schottland, und seit 1969 in Denver, USA, übertrug er das Prinzip der Th.G. auf Großgruppen von Psychotikern. Seinem Konzept liegt später eine mehr psychoanalytisch orientierte Soziodynamik zugrunde (JONES, 1966/69).

Nach seinem Muster wurden in England eine Reihe von Krankenhäusern umstrukturiert, wovon am meisten das Cassel's Hospital (Main, 1964), das Mapperly-Hospital (MacMillan, 1958), das Claybury Hospital (Martin, 1962), das Fulbourn Hospital (Clark, 1963), das Hendersen Hospital (ehemalig: Industrial Neurosis Unit v. M. Jones) (Rapoport, 1960) und das Dingleton-Hospital, Melrose — Schottland (M. Jones) bekannt wurden.

Hier sei darauf hingewiesen, daß bereits vor der Megaphen-Aera die gleiche Anstalt 1949 durch Bell durch eine zunehmende Mitverantwortung von Patienten und Personal weitgehend geöffnet werden konnte. Dabei nahmen nicht nur die Erregungszustände der Patienten innerhalb der Klinik ab, sondern auch die akut erkrankten Neuaufgenommenen waren ruhiger, weniger ängstlich und mehr krankheitseinsichtig (Bell, 1955). Die offene Institution bot kein erhöhtes Risiko. Im Gegenteil nahmen die Suizidversuche in der Klinik und im Einzugsgebiet signifikant ab (Ratcliff, 1962). So ist also die Annahme, daß die Psychopharmaka die Durchsetzung des Prinzips der Therapeutischen Gemeinschaft erst ermöglicht habe, nur bedingt richtig. Das Beispiel des Dingleton-Hospitals zeigt, daß auch bei den damaligen medikamentösen Behandlungsmöglichkeiten allein eine Strukturänderung die Klinikatmosphäre und die Kranken günstig beeinflußte.

Lightbody u. Jacobsen (1965) berichteten über gemeinschaftstherapeutische Arbeit in einer klinischen Einheit für Akutkranke an einem Allgemeinkrankenhaus.

Auch in *USA* entstanden zahlreiche Therapeutische Gemeinschaften. Als eine ihrer ersten muß die von Wilmer (1958) im „Center for Psychodiagnostic" bei der Marine in Oakland, Californien genannt werden, die große Publizität errang und für viele eine Art Modell bedeutete. Über die Entwicklung und Ausbreitung der Th.G. im anglo-amerikanischen Raum berichten im einzelnen Frank u. Centuria (1962); Lapema (1963); Galioni (1960); Clark, Hooper u. Oram (1962); Kayser, (1964); Artiss (1964); Artiss u. Schiff (1968); Whithe, Talbot u. Miller (1964); Talbot u. Miller (1968); Bastoe (1960); Caudill (1958); Gralinick u. D'Ella (1961); MacDonald u. Daniels (1956); Ozarin (1956); Barnes (1968); Gralinick (1960); Chittick, Brooks u. Deane (1960); Stanton u. Schwartz (1954) — Chestnut Lodge (s. auch Abschnitt IV) Eng (1967); Fischmann (1967). — Therapeutische Gemeinschaft mit Drogenabhängigen — *Südamerika*: Fontana (1967); Reynoso (1967). — Therapeutische Gemeinschaft mit verhaltensgestörten Kindern. Zusammenfassung s. bei Brill (1960).

In *Europa* verwirklichten Hudolin (1967) in *Jugoslawien* (Zagreb), Skala (1967); Knobloch u. Fischerova (1967) und Hausner (1967), in der *ČSSR* (Prag) und Leder (1967) in *Polen* (Warschau), Hudolin u. Muacevic (1967), Zagreb (Jugoslawien), das Prinzip der Therapeutischen Gemeinschaft unter mehr behavioristischen Gesichtspunkten.

Im *niederländisch-skandinavischen* Bereich sind weniger einzelne Therapeutische Gemeinschaften bekannt geworden als vielmehr regionalisierte psychiatrische Versorgungsnetze im Sinne von Community Mental Health-Centers und Bemühungen um Entflechtung und Öffnung der psychiatrischen Großkrankenhäuser, wobei schwerpunktmäßig nach gemeinschaftstherapeutischen Prinzipien gearbeitet wird (Trydegard, 1968 im Mellringe Sjukhus, Schweden; Wretmark, 1968, Linköping, Schweden; van Andel, 1971, Ermelo, Niederlande, Psychiatrisch Ziekenhuis Veldvijk; J.C. Loos, 1971, Ermelo; Alnaes, 1963, Oslo; Wenche u. Borchgrevink, 1964, Oslo; Bierenbroodspot, 1970, Santpoort, NL; Vaessen, 1965, NL; Thomstad, 1960, Oslo).

In *Frankreich* wurde die Klinik Ville Evrard bei Paris (SIVADON, 1959) Ausgangspunkt der psychiatrischen Reformbestrebung, die in dem „modéle analogique" (SIVADON, 1968) — eine Konzeption stufenweiser Wiederannäherung der Kranken an die Erwartungen und Aufgaben seines eigentlichen Lebensraumes — gipfelte. (Über die „Psychotherapie institutionelle" v. TOSQUELLES s.w.u.)

Im übrigen hat in Frankreich zudem RACAMIER als Psychoanalytiker eine Therapeutische Gemeinschaft gebildet und in seinem Buch — Le psychanalyste sans divan — beschrieben. Über das technische Vorgehen RACAMIERS berichtet CHRISTIAN MÜLLER im Band II/1, 2. Aufl., Psychiatrie der Gegenwart (Klinische Psychiatrie I) 1972, S. 321 ff. ausführlich.

In *Österreich* schufen SCHINDLER u. STEININGER (1968) in Anlehnung an M. JONES das „Hausparlament" in der psychiatrischen Klinik. Die Autoren bezeichnen diese Einrichtung als integrierenden Faktor der verschiedenen psychotherapeutischen Aktivitäten und des gesamten Rehabilitationsprogramms überhaupt und sehen in der Miteinbeziehung der Patienten in ein Mitentscheidungsgremium eine enorme soziale Lernhilfe. Über weitere Erfahrungen mit der Th.G. in Österreich berichten GASTAGER (1964) sowie BRIGL u. LINDINGER (1963).

Aus der *Schweiz* (Burghölzli, Zürich, Psychiatrische Klinik Wil, Klinik Hohenegg, Meilen) berichten KAYSER (1965), SINGEISEN u. STERNBERG (1966/67) und HEIM (1972) über die Bildung Therapeutischer Gemeinschaften. Aus den eindrucksvollen Schilderungen geht hervor, wie die Therapeutische Gemeinschaft — wenn sie nicht als Modell- oder Forschungseinrichtung verstanden wird — fermentativ auf die Umorientierungsprozesse der Gesamtinstitution zu wirken vermag.

In Europa wurde das Prinzip der Th.G. wohl am weitesten von BIERER (1960/61) („social clubs" mit Selbstverwaltung) und von NAPOLITANI (1961) in einer Abteilung in der Psychiatrischen Klinik Bellevue (Kreuzlingen/Schweiz) fortentwickelt. Er schuf eine von Patienten *selbstverwaltete, pflegerlose Abteilung,* die ihresgleichen beispiellos war.

In einer kritischen Auseinandersetzung mit den Leitsätzen der Th.G. von M. JONES (1952) entstand die Therapiegemeinschaft in der psychiatrischen Anstalt Gorizia (Görz) (Italien) 1961 1968 (BASAGLIA, 1971). Das Görzer Experiment unterscheidet sich ganz wesentlich von anderen gemeinschaftstherapeutischen Versuchen in England (M. JONES, 1952) oder Frankreich (TOSQUELLES, 1944).

Die therapeutische Aktion in Görz, die die Widersprüchlichkeit der gesamten Anstaltsstruktur schonungslos offenlegte, intendierte mit dem Elan einer „*Antipsychiatrie*" (JERVIS in BASAGLIA, S. 290 ff.) eine „grundsätzlich neue Gesellschaftsordnung." Die Th.G. vom Typ M. JONES wird gesehen als ein mit revolutionärem Etikett versehenes spätkapitalistisches Wiederanpassungsinstrument, das basierend auf sozialpsychologischen Theoremen LEWIN's eine Art von Gruppenmanipulation darstellt, wie sie zur Effizienzsteigerung von Verwaltung und Industrie genutzt wird (SCHITTAR in BASAGLIA S. 162 ff.).

LAING (1962) u. COOPER (1967), s. Kap. „Villa 21" (1962—1966), gingen sogar darüber hinaus, indem sie die These vertraten, daß es Geisteskrankheiten im eigentlichen Sinne des Wortes nicht gebe, vielmehr sei die psychotische Regression ein Versuch des Individuums, sich unter Sprengung gesellschaftlicher Fesseln selbst zu verwirklichen. LAING forderte statt Kliniken Heilstätten für das Ausleben von „Reisen in die Verrücktheit", was er in Kinsley Hall (Engl.) auch zu verwirklichen gesucht hat (nach WULFF, 1971). Zwischen den beiden thematischen Polen Therapeutischer Gemeinschaften: Anpassung an die gesellschaftlichen Normen — und Schaffung von „maisons de tolerance" spielt der französische Lösungsversuch der *„Psychotherapie institutionelle"* — zuerst 1944 von TOSQUELLES in St. Alban praktiziert — eine wichtige Rolle. Er stützt sich auf die psychoanalytische Sprachtheorie von J. LACAN und bezieht die gesellschaftliche Verwurzelung der psychiatrischen Institutionen in die therapeutische Auseinandersetzung kritisch reflektierend, entmythologisierend und die symbolträchtige institutionelle Grammatik bewußtmachend mit ein (nach WULFF, 1971)[2].

Die Psychiatrie in *Deutschland* hat erst in jüngster Zeit Anschluß an die Entwicklung der Th.G. gefunden. Im vergangenen Jahrzehnt sind zunächst an folgenden Institutionen gemeinschaftstherapeutische Konzepte verwirklicht worden: FLEGEL (1963), Düsseldorf; VELTIN (1965) Gütersloh; HÄFNER (1966/67), Heidelberg; HOFER u. MÄVERS (1967), Hannover; (K.P. KISKER), HACKSTEIN (1966) Süchteln; BOSCH (1967), Frankfurt; PLOEGER (1972), Tübingen und Aachen; WULFF (1971), Gießen; ENKE (1966), Umkirch; HÖCK (1967), BURKHARD (1967), Berlin-Hirschgarten — und in der Schweiz BATTEGAY (1965), Basel.

Obwohl von den gen. Autoren die Th.G. sehr unterschiedlich konzipiert wurde, ist die thematische Auslegung des Prinzips der Th.G. in Deutschland gesamt gesehen weniger breit facettiert.

Die Akzente liegen entweder mehr auf psychotherapeutischem oder soziotherapeutischem Arrangement (s. auch BOSCH, 1967). Gesellschaftskritische Ideologien werden in Therapeutischen Gemeinschaften im Vergleich zu BASAGLIA, COOPER u. LAING nur in Ansätzen geäußert. [Wenn man will, mag das sozialistische Patientenkollektiv in Heidelberg als eine Ausnahme angesehen werden, obwohl hier die Leitsätze der Th.G. nicht intendiert wurden (s. auch SPK-Dokumentation, Hrsg. Basisgruppe Medizin und Fachschaft Medizin, Gießen, 1971).]

Umfassende Berichte über die Entwicklung und Theorie über die Entwicklung, Theorie und Praxis der Th.G. haben in Deutschland PLOEGER (1972) und KAYSER, KRÜGER, MÄVERS, PETERSEN, ROHDE, ROSE, VELTIN u. ZUMPE (1973) in Buchform vorgelegt.

Begriff und Zielsetzung der Therapeutischen Gemeinschaft

Die *Leitsatzkataloge* der Th.G. enthalten eine Mischung *psychodynamischer, edukativer, lerntheoretischer* und *soziodynamischer* Determinanten, die allen Erfahrungen nach, für eine, der Regressionsneigung entgegenwirkende, zugleich nicht überfordernde Therapie als wesentlich angesehen wird. Die reichhaltige Gliederung des therapeutischen Prinzips erschwert eine kurze, klare und umfassende Definition des Begriffs der Th.G. (NAPOLITANI, 1963). Basierend auf eigenen gemeinschaftstherapeutischen Arbeiten und Durchsicht der Literatur geben KRÜGER, VELTIN und ZUMPE (1973) folgende Beschreibung der Beschaffenheit des gemeinschaftstherapeutischen Prinzips:

---

[2] Heute führen DAUMEZON u. J. OURY dieses Werk fort (zit. bei WULFF, 1972).

„In der Tat bedeutet die Realisierung des therapeutischen Prinzips der Gemeinschaft nicht einfach, wie fälschlich vielfach angenommen, die Anwendung einer neuen Behandlungsform, einer speziellen Methode, sondern sie beinhaltet vielmehr eine Umstrukturierung des psychiatrischen Krankenhauswesens, insbesondere eine Neugestaltung der Beziehung zwischen den Kranken und allen Mitarbeitern des Krankenhauses. Der Begriff der therapeutischen Gemeinschaft meint den Tatbestand, daß alle Menschen, die in einem psychiatrischen Krankenhaus leben und arbeiten, die Patienten, Schwestern, Pfleger, Ärzte und die anderen Dienstkräfte sich als Partner im therapeutischen Prozeß verstehen und eine organische Einheit bilden mit dem Ziel, den kranken Mitgliedern der Gemeinschaft die besten Voraussetzungen für eine Besserung und Heilung ihrer Erkrankung zu schaffen. Es wird bewußt von den Patienten als von kranken Mitgliedern gesprochen, da anders als nach den hergebrachten Therapiegewohnheiten der Kranke in der therapeutischen Gemeinschaft nicht mehr die Rolle eines passiv empfangenden, von der Institution abhängigen Gliedes spielt, sondern als aktiver Teilnehmer und Partner in den Behandlungsplan eingebaut zu einem echten Mitarbeiter der Krankenhausgemeinschaft wird."

JONES (1959) beschreibt die Grundsätze der Th.G. wie folgt:

„Die therapeutische Gemeinschaft ist deutlich unterschieden von anderen vergleichbaren Behandlungszentren, in der Weise, daß alle verfügbaren Fähigkeiten von Personal und Patienten bewußt eingesetzt werden, um die Behandlung zu intensivieren. Dies bedingt, daß vor allem der übliche Status der Patienten sich ändert. In Zusammenarbeit mit dem „staff" werden sie jetzt aktive Teilnehmer in der Therapie anderer Patienten, und in einer anderen Weise auch in der gesamten Spitalarbeit — im Gegensatz zu ihrer relativ passiven, nur empfangenden Rolle der konventionellen Therapiegewohnheiten".

Verschiedene Arbeiten von M. JONES zusammenfassend, läßt sich der Begriff der Th.G. (nach PLOEGER, 1972, S. 65) durch einige operationale Attribute umschreiben:

1. Die *Patienten* werden zu *gegenseitigen Therapeuten*. Ihnen wird eine optimale Verantwortung übertragen (JONES, 1967). Die letzte Verantwortung bleibt jedoch bei den Ärzten.

2. Anstelle der personalbezogenen hierarchischen Krankenhausordnung tritt eine *„demokratische"* (s. auch JONES, 1968).

3. Eine *„therapeutische Kultur"* wird gepflegt.

Sie bedeutet nach JONES (1966, S. 192), das die Patienten „mit ihren eigenen Problemen therapeutisch wirksam umzugehen verstehen". Dazu werden das Verhalten aller Patienten und Therapeuten der Abteilung und die auftauchenden Probleme täglich auf ihren Motivgehalt hin reflektiert, um eine vertiefte Einsicht in die zwischenmenschlichen Beziehungen („analysis of social interaction") zu wecken. (s. auch JONES, 1968).

Dem Jonesschen Konzept liegt fraglos eine psychoanalytisch orientierte Soziodynamik zugrunde. Unter einer etwas anderen Akzentuierung formuliert MESZAROS (1960):

„Die Therapeutische Gemeinschaft kann charakterisiert werden als ein sich selbst regulierender sozialer Mechanismus, der in der Therapieeinheit am Werke ist. Die Kontrolle wird nicht in der Form einer einzigen Autoritätsfigur eingeführt, sondern in dem Wunsch einer Gruppe, das Therapieziel mit einem Minimum an Einschränkungen zu erreichen. — Die therapeutische Gemeinschaft liefert ein korrigierendes soziales Klima, in dem der Patient seine irrationalen Befürchtungen aus früheren mitmenschlichen Beziehungen neu erleben und verändern kann. Er kann versuchen, gesündere und mehr konstruktive Beziehungen aufzubauen."

Im Hinblick auf sein spezielles Krankengut beschrieb MAIN (1964) die Ziele der Th.G. in analytisch orientierter Weise:

„Die Sozialisierung neurotischen Agierens, ihre Modifikation durch soziale Anforderungen innerhalb eines realen Lebensrahmens, aufrichtige und leichte soziale Beziehungen, sowie die Mäßigung von zu starken Über-Ich-Anforderungen geben dem einzelnen bessere Möglichkeiten für ein stabiles Leben in der realen Welt draußen, führen zu einer Stärkung der Ich-Funktion".

NAPOLITANI (1963) definiert die Th.G. als

„eine spezielle sozialpsychiatrische Einrichtung, in der die Behandlungsequipe und die Patientengruppe einen einzigen koordinierten Organismus mit gemeinsamen therapeutischen Ziel zu bilden versuchen. Die entscheidenden therapeutischen Faktoren sieht NAPOLITANI darin, daß in der Th.G.

1. „Das krankhafte Verhalten des einzelnen der Gruppe deutlich wird und daß der einzelne durch die Gruppe darauf aufmerksam gemacht werden kann;
2. die Gruppe und der einzelne sich bemühen, dieses krankhafte Verhalten zu verstehen;
3. diejenigen Situationen gefördert werden, die korrigierende Erfahrungen ermöglichen;
4. die gesunden Seiten der Persönlichkeit durch die Gruppe anerkannt und durch adäquate Rollen entwickelt werden".

CLARK (1964) sieht das Ziel der Th.G. in:

„Einer besseren sozialen Anpassung und einer Ich-Reifung, das unter Mitarbeit aller Mitglieder der Gemeinschaft u.a. durch die ‚Analyse der sozialen Ereignisse, Rollenüberprüfung und Umstrukturierung der Kommunikationsverhältnisse' zu erreichen ist."

Aus den verschiedenen Ansätzen Therapeutischer Gemeinschaften resumierend beschreibt CLARK (1964) folgende Gemeinsamkeiten:

1. Freie Kommunikation auf allen Ebenen und in allen Richtungen.
2. Analyse aller zwischenmenschlicher Dynamik in der Gemeinschaft.
3. Abbau traditioneller Autoritätsverhältnisse („hierarchische Pyramide")
4. Maximale Ausschöpfung von spontanem oder organisierten „social-learning"-Gelegenheiten.
5. Einberufung einer täglichen Abteilungsvollversammlung (community-meeting) und häufige regelmäßige kleinere Zusammenkünfte auf allen Ebenen.

In einer Untersuchung („community as Doctor") über die theoretischen Grundlagen der Th.G. im Handerson-Hospital hob RAPAPORT (1960) vier grundsätzliche Punkte hervor:

1. Demokratisierung,
2. maximale Toleranz,
3. Gemeinsamkeit in Absicht und Zielsetzung,
4. Auseinandersetzung mit der Wirklichkeit.

RACAMIER (1970, zit. bei CHRISTIAN MÜLLER: Psychiatrie der Gegenwart, Band II/1; Klinische Psychiatrie I, 1972) hebt folgende methodische Grundregeln hervor:

1. Die Zusammenkünfte sollen regelmäßig und zu bestimmten Zeiten stattfinden.
2. Alle Angehörigen der Institution sind automatisch zu den Besprechungen zugelassen, wo jeder frei ist, sich auszudrücken, wie er will. Die Gruppe kann Gäste zulassen und ihnen das Mitspracherecht zugestehen.
3. Vor jeder Sitzung wird eine Tagesordnung aufgestellt, gemäß den Vorschlägen der Kranken, Schwestern und Ärzte.
4. Niemand soll zur Teilnahme gezwungen werden. Kranke, die nicht teilnehmen wollen oder sich nicht über die Schwierigkeiten oder ihre Wünsche äußern, erhalten keinen Entscheid, der sie betrifft. Alles Wichtige wird in den Zusammenkünften entschieden.
5. Jeder akute Konflikt zwischen Teilnehmern wird nur in deren Gegenwart behandelt.
6. Eine Entscheidung wird erst getroffen, wenn alle wesentlichen Elemente berücksichtigt sind.
7. Gewisse Entscheidungen können durch Abstimmen getroffen werden. Die verantwortlichen Ärzte haben indessen ein Vetorecht, wenn es sich um Entscheidungen handelt, die nicht dem Wohl der Kranken dienen. Sie haben dieses Veto jedoch zu begründen.
8. Das in den Sitzungen Besprochene bleibt geheim.
9. Der Sitzungspräsident sorgt für den normalen Ablauf der Zusammenkunft (Präsident kann ein Arzt, ein Kranker, eine Schwester sein).
10. Die Gruppe kann beschließen, daß gewisse Probleme in kleinem Kreis behandelt werden.

Aus der Unzahl von Publikationen über gemeinschaftstherapeutische Theorien und Praktiken zusammengefaßt weist sich der Gedanke der Therapeutischen Gemeinschaft durch einige, allen Erfahrungen gemeinsame *Leitsätze* aus:

1. Überwindung der tradierten *dyadischen* (asymmetrischen) *Arzt-Patient-Beziehung*. Voraussetzung dafür ist die Aufgabe der objektivierenden Betrachtungs-

weise — (des *apersonalen Krankheitsmodells*) und deren Ersatz durch eine „psychotherapeutische Grundeinstellung" (WINKLER, 1965). Die Aufgabe der bekannten Affektneutralität — schmerzlich weil statusmindernd — dient der Entmythologisierung therapeutischen Handelns (KAYSER, KRÜGER, VELTIN, ZUMPE). Das gilt vice versa für alle übrigen Heilberufe.

2. Anstelle der personalbezogenen hierarchischen Ordnung tritt eine *„demokratische"* (JONES, 1918; RAPAPORT, 1960; DEANE, 1963) („leadership will be shared", JONES, 1968). Sie setzt interdisziplinäre *Teamarbeit* voraus. Nach Überwindung der hierarchischen Pyramide, auf deren unterster Stufe von jeher der Patient steht, wird eine *therapeutische Partnerschaft* im Sinne einer *Solidarität* der Kranken untereinander und mit dem therapeutischen Team unter Wahrung weitgehender Toleranz gegenüber dem acting out besonders kranker Mitglieder der Gemeinschaft und unter Wahrung des Prinzips der „Chancengleichheit" gepflegt.

3. Möglichst *freie Kommunikation* und *Information* auf allen Ebenen und in jeder Richtung unter Ablösung des Einbahnstraßen-Informationsprinzips „von oben nach unten". Gemeinsamkeit in Absicht und Zielsetzung (RAPAPORT, 1960): Soziale Integration der psychisch kranken Mitglieder der Gemeinschaft einerseits und Ingangsetzung einer *sozialen Bewegung,* die über die Negation der Institution hinaus die gesellschaftlichen Bedingungen psychischen Leidens benennt und so auf die Gesellschaft selbst einwirkt (s. auch BASAGLIA, 1971).

4. *Analyse aller persönlicher zwischenmenschlicher Dynamik* in der Gemeinschaft. Die „therapeutische Kultur" (M. JONES, 1966) beinhaltet eine tägliche Reflexion auftauchender Probleme — sowohl der Therapeuten als auch der Patienten — auf ihren Motivgehalt.

5. Maximale Ausschöpfung des *Interaktions- und Kommunikationspotentials* durch permanentes, spontanes oder veranstaltetes „Social learning" (Auseinandersetzung mit der Realität, JONES, 1968).

6. Therapeutische Gemeinschaft intendiert die *soziale Neustrukturierung* des gesamten psychiatrischen Krankenhauswesens: die Idee der Therapeutischen Gemeinschaft findet ihren Niederschlag in der These, daß das gesamte psychiatrische Krankenhaus eine einzige große Therapeutische Gemeinschaft sein könne (s. auch D.V. MARTIN, 1962). Hieran knüpft sich die Forderung nach einer therapeutischen Kette.

Dieser Leitsatzkatalog stimmt inhaltlich weitgehend mit DÖRNERS (1972) Forderungen der Sozialpsychiatrie überein. Th.G. bedeutet so, die Umsetzung des Konzepts Sozialpsychiatrie in die Praxis (KRÜGER u. ROSE, 1972). Einen schematischen Vergleich der Struktur und Funktion und der Rollen einer traditionellen Einrichtung mit denen in einer Th.G. gibt PLOEGER (1971, S. 131) in Tabelle 1.

Anmerkung zu den Tabellen 1—7:

In den Tabellen werden therapeutische Modelle dargestellt, die teilweise nicht mehr den Anspruch auf Aktualität erheben können. In der Berichtsphase haben sich personelle Veränderungen ergeben, die in den Tabellen nicht mehr vollständige Berücksichtigung haben finden können. Einige Korrekturen haben noch Eingang finden können in den neuesten Stand der Entwicklungen. Die anderen Daten und Fakten mögen an die historische Entwicklung der Konzepte der Therapeutischen Gemeinschaft gemahnen.

Tabelle 1. Schematischer Vergleich der Struktur und Funktion und der Rollen in einer traditionellen psychiatrischen Einrichtung mit denen in einer Therapeutischen Gemeinschaft. In Anlehnung an PLOEGER: „Die Therapeutische Gemeinschaft in der Psychotherapie und Sozialpsychiatrie Theorie und Praxis". Georg Thieme Verlag Stuttgart (1972)

Traditionelle Psychiatrische Institution	Therapeutische Gemeinschaft
Struktur:	
Institutionelle „hierarchische Pyramide"	Hierarchie nach Sachverstand
Strenge Rangordnung, Abstufung in Macht- u. Kontrollbefugnissen	Delegation von Macht und Kontrolle an die Mitglieder der Gemeinschaft
Entscheidungen und Informationen von „oben nach unten" nach dem „Einbahnstraßenprinzip"	Horizontales Entscheidungs- und Informationsprinzip nach demokratischen Spielregeln
Funktion:	
Therapie als „Einbahnstraße" (MARTIN 1962) durch Weisungen u. Maßnahmen von Ärzten und Pflegepersonen auf die Patienten gerichtet. Kustodialer Umgangs- und Bewahrstil	Therapie als Interaktionsprozeß, Beteiligung aller Mitglieder als „Therapeuten und Therapierte" in unterschiedlicher Akzentuierung. Maximale Analyse von Handlungsmotivationen
Paternistische (maternistische) Grundeinstellung der Therapeuten, teils autoritärer Behandlungs- und Führungsstil, teils permissive, persönlich unengagierte Haltung im Sinne des „Laisser-aller" (PINELL, 1968)	Betonung des Toleranzprinzips. Therapeutische Partnerschaft
Rollen:	
Arzt	
Omnipotenzhaltung dyadische (asymmetrische) Arzt-Patient-Beziehung	Partnerschaftliche Haltung gegenüber dem Patienten
Vertritt das apersonale Krankheitsmodell und pflegt eine objektivierende Betrachtungsweise	Psychisches Kranksein wird betrachtet als psychosozial determinierte Störung des Verhaltens und Erlebens. Psychotherapeutische Grundeinstellung (WINKLER, 1965)
Affektneutralität, Pflege des Mythos therapeutisches Handelns	Aufgabe der Affektneutralität Reflektion eigenen Verhaltens in der Therapeuten- und Patientengruppe. Entmythologisierung therapeutischen Handelns
Patient:	
Steht auf der untersten Stufe der hierarchischen Pyramide. Entpflichtung von sozialer Verantwortung. Isolierung, Passivierung u. Infantilisierung. Patient als fremdbestimmtes Behandlungsobjekt	Maximale Mitverantwortung im therapeutischen Prozeß. Nur kurzfristige Möglichkeit zur Regression. Max. Ausschöpfung des Kontakt- und Kommunikationspotentials innerhalb der therapeutischen Gruppe und max. Offenheit gegenüber sozialen Primär- und Sekundärgruppen. Im Gruppengeschehen werden Patienten zu gegenseitigen Therapeuten. In Zusammenarbeit mit dem therapeutischen Team weitgehend selbstbestimmend
Pflegepersonal:	
Ausübende im ärztlichen Auftrag („Heilgehilfin"). Wartungs- und Kontrollfunktionen. Vermittlerrolle zwischen Arzt und Patient. Abschirmung des Arztes gegenüber den Patienten. Maternistische (paternistische) Grundeinstellung. Machtposition der Stationspfleger- und Schwestern: „Die Herren der Klinik" (HEMPRICH u. KISKER, 1968)	Aktive Mitglieder im therapeutischen Team. Entwicklung und Förderung eigener therapeutischer Initiative. Partnerschaftliche Einstellung zu den kranken Mitgliedern der Gemeinschaft. Mediatoren im therapeutischen Prozeß. Ausweitung der therapeutischen Kompetenz und des fachlichen Wissensstandes. Schwester und Arzt Partner im therapeutischen Geschehen

Methoden und Praktiken in Therapeutischen Gemeinschaften

Nach Darstellung der Grundzüge der Multipolarität der Th.G. ist nach vorliegenden Erfahrungsberichten darauf hinzuweisen, daß die Th.G. keine neue Behandlungsform ist, die auf jedwede Institution übertragbar wäre. Es gibt kein Modell, keine Methode der Th.G. sondern vielmehr verschiedene Möglichkeiten ihrer Realisierung.

Die Realisierung des Prinzips der Th.G. ist nun allerdings nicht an Modellinstitutionen gebunden, sondern an jedem Knotenpunkt des Netzwerkes der psychiatrischen Versorgung möglich. Gemeinschaftstherapeutische Arbeit beschränkt sich nicht nur auf den intramuralen psychiatrisch-therapeutischen Bereich, sondern sie läßt sich auch übertragen auf den extramuralen Sektor wie z.B. Patientenclubs (s. auch BIERER, 1960), Übergangswohnheime und Therapeutische Wohngemeinschaften.

Wenngleich auch die Therapeutischen Gemeinschaften allermeist in Modellinstitutionen oder Spezialabteilungen in Großkrankenhäusern geschaffen wurden, so läßt sich doch gemeinschaftstherapeutische Arbeit im Prinzip auch in gerontopsychiatrischen Abteilungen wie in Stationen für langzeithospitalisierte psychisch Kranke und auch in klinischen Intensivbehandlungseinheiten verwirklichen. (z.B. LKH Gütersloh, WINKLER, 1970, mündliche Mitteilung; LKH Weinsberg, REIMER, gemeinschaftstherapeutische Arbeit durch verhaltenstherapeutische Strategien; KRÜGER, 1974).

Aus dem eben Dargelegten geht hervor, daß es eine spezielle Indikation für die Einrichtung Therapeutischer Gemeinschaften hinsichtlich bestimmter Krankengruppen nicht gibt (s. auch KRÜGER, VELTIN, ZUMPE, 1973).

Nach dem Grundsatz, daß eine Therapeutische Gemeinschaft in jeder Krankenstation realisiert werden kann ist im allgemeinen davon abzusehen, eine besondere Patientenauswahl zu treffen. In einem psychiatrischen Großkrankenhaus beispielsweise ist es ohnehin schwierig, die Kranken nach ihrem Zustand, Alter und Sozialverhalten in gesonderten Abteilungen unterzubringen. Wenn die Möglichkeit besteht spezielle Abteilungen einzurichten, etwa zur Rehabilitation von bestimmten Patientengruppen beispielsweise unter psychotherapeutischen Zielsetzungen im engeren Sinne, so sollte die Auswahl der Patienten nicht so sehr nach der Homogenität der Diagnosen als vielmehr unter dem Gesichtspunkt eines gleichmäßigen Verbalisierungs- und Intelligenzniveaus erfolgen. Abgesehen von derartigen speziellen therapeutischen Zielsetzungen bereiten in der Gemeinschaftstherapie bei einem gemischten psychiatrischen Krankengut im allgemeinen nur abnorme Persönlichkeiten und Patienten mit einer fortgeschrittenen Alkoholabhängigkeit Schwierigkeiten. Persönlichkeiten mit ausgeprägten abnormen Zügen („Soziopathen") können wegen ihrer Neigung das Gruppengeschehen agierend zu beeinflussen of recht störend wirken. Sie versuchen im allgemeinen über ihre schizophrenen und depressiven Mitpatienten zu dominieren und drängen sie in die Position der Geführten. Sie bemühen sich, die Schlüsselfunktionen auf der Station zu besetzen und bewerben sich etwa um die Versorgung der Stationsküche oder die Besorgung der Hausarbeiten. In diese Funktionen werden sie auch bereitwillig hineingewählt, weil ihre Aktivität den regressiven Versorgungswünschen antriebsgeminderter Mitpatienten sehr entgegen kommt. Hinter diesem stationsdienlich und altruistisch anmutenden Verhalten verbergen sie zunächst vielfach ihre Dysfunktionalität (BROCHER, 1967), die sie später in einem autoritär — aggressiven Dominanzstreben manifestiert oder zur Paar- oder Grüppchenbildung führt mit Intrigen und Rivalitätskonflikten, denen die übrigen gehemmten und ich-schwachen Gruppenmitglieder nichts entgegenzusetzen haben. Deshalb ist ein Übergewicht von abnormen Persönlichkeiten in einer Gruppe mit psychotischen Patienten oft eine schwere Hypothek für die therapeutische Arbeit, und man sollte in einer Stationsgruppe von etwa 30 Patienten unter gemeinschaftstherapeutischen Aspekten nicht mehr als 2 oder 3 „Soziopathen" zulassen. Ähnliches gilt auch für Patienten mit einer fortgeschrittenen Alkohol- oder Medikamentenabhängigkeit (BRIGL u. LINDINGER, 1963). Für beide Patientengruppen ist die Einrichtung von Spezialabteilungen anzustreben (KRÜGER, VELTIN, ZUMPE, 1973).

In weit weniger hohem Maße als bei abnormen Persönlichkeiten kann das Vorhandensein von Patienten mit einer floriden Manie Probleme aufwerfen, vor allen in Gemeinschaften in denen das therapeutische Gewicht auf verbalen Interaktionen liegt; mit ihren ideenflüchtigen Monologen und ihrer Neigung zur Selbstdarstellung können diese Patienten den Gesprächsverlauf erheblich stören.

Wenn man die Möglichkeit zu einer gewissen Selektion hat, sollte man in einer Stationsgruppe die Zahl der schizophrenen Kranken mit ausgeprägten Persönlichkeitsabwandlungen nicht allzu groß werden lassen. Einige wenige autistisch zurückgezogene Patienten werden jedoch in einer größeren Gruppe kontaktfähigerer Kranker in der Regel alsbald sichtbar aktiviert.

Bei Gruppen intellektuell behinderten Kranken wird man daran denken, daß es ein breites Feld nicht verbaler Aktionen gibt mit denen sich Gemeinschaftsgefühl und Gemeinschaftsdenken entwickeln oder fördern lassen kann.

Im einzelnen empfiehlt M. JONES, 1956, folgende methodische Schritte:

1. In einer „*täglichen Gemeinschaftssitzung*" („ward-session", „ward meeting", Réunions de pavillon") (Patienten und Personal, bei JONES mit bis zu 100 Teilnehmern) können in einer Art von „allgemeiner Rückkoppelung" die Probleme der Patienten und der Therapeuten untereinander ausgetragen werden, was zu einer allgemeinen Umorientierung führt. Auch Entscheidungen, einzelne Patienten betreffend, sowie therapeutische Maßnahmen etc. können hier getroffen werden („A democratically organised decision-making-group"). Hierbei wird jede emotional angespannte Krisensituation in der Patienten wie Therapeuten verwickelt sind, unter gruppenanalytischen Aspekten therapeutisch ausgenutzt mit dem Ziel, die Krise in eine social-learning-Situation umzuwandeln (JONES, 1968; s. auch BURKE u. LAFAVE, 1964; SPIVAK u. STEWARD, und MOORE, 1968; RAPOPORT, 1968; CLARK, 1964; MARTIN, 1964; MORRICE, 1964).

Im Gegensatz zu der therapeutischen Handhabung von JONES (1968) oder WILMER (1958) werden bei PLOEGER (1972) Gefühle und Motive in der Gemeinschaftssitzung nur selten verbalisiert. Der Akzent liegt hier — wie u.a. bei KRÜGER, VELTIN u. ZUMPE (1973 b), BOSCH (1967), NAPOLITANI (1963), VELTIN (1968), SMALL, MATARAZZO u. SMALL (1963), MACMILLAN (1958), SIVADON (1947), mehr auf sozialem Lernen mittels verbaler Konditionierung im Sinne einer „soziotherapeutischen Gruppe" (Anleitungen für Gruppenleiter und Teammitglieder zur Durchführung von Gemeinschaftssitzungen geben KRÜGER, VELTIN u. ZUMPE, 1973). Eine mehr psychotherapeutisch ausgerichtete Gruppentherapie — die sich in der Definition „Therapie von Gruppen durch Gruppen" nicht von einer soziotherapeutischen unterscheidet — intendiert dahin, unbewußte latente Mechanismen in Gang zu bringen um sie, mit dem Ziel intrapsychischer Strukturänderung einer verbalen analytischen Bearbeitung zugänglich zu machen. Weitere Vertreter einer psychoanalytisch orientierten Gruppentherapie in der Th.G. sind FLEGEL (1965), BATTEGAY (1964), WULFF (1971), ENKE (1966), WHITHE, TALBOT u. MILLER (1964) (s. auch Tabellen 6 u. 7).

2. In verschiedenen Institutionen werden außerhalb der sozio- oder psychotherapeutischen „Gemeinschaftssitzungen" *Kleingruppentherapien betrieben* (JONES, 1956) in denen dann meist psychoanalytisch gearbeitet wird. (V. ZERSSEN, 1964; LAI, 1964; LINDINGER, 1965; BATTEGAY, 1963; SCHINDLER, 1958; EDELSON, 1964; HULSE, 1965; JONES, 1966b; BION, 1961; FOULKES u. ANTHONY, 1965; HAU, 1968; CROCKET, 1967; weiterführende Literatur siehe bei PLOEGER, 1972). Auch PLOEGER selbst grenzt die Gemeinschaftssitzung von eigentlich psychotherapeutischen Gruppensitzungen ab. Ein Überblick über die Typen therapeutischer Gruppen in der Th.G. (Aussprachegruppen, Psychodrama, kreative Gruppen, pädagogisches Rollenspiel, übende Aktionsgruppen, Milieugruppen) gibt PETERSEN (1973).

3. In täglichen, der Gemeinschaftssitzung folgenden „*Team-Gesprächen*" sucht

die Behandlergruppe (Ärzte, Schwestern, Beschäftigungstherapeuten, Psychologen, Sozialarbeiter etc.) die Vorgänge der vorangegangenen Vollversammlung für die Gruppe als ganze und für einzelne Patienten und Teammitglieder im Sinne einer gruppendynamischen Prozeßanalyse zu erhellen. Das Team-Gespräch in der Th.G. läßt einen *informativen* und einen *interaktiven* Schwerpunkt erkennen (PLOEGER, 1972): Ein informativ-orientierendes Gespräch hat vor allem das Verhalten der Gruppe und der Einzelnen, den Stand der Diagnostik und Therapie zum Inhalt, während in einer informativ-introspektiven Sitzung die Analyse der Soziodynamik angestrebt wird. Vorwiegend *interaktive* Nachbesprechungen gelten der Erkennung der Übertragungs- und Gegenübertragungsdynamik zwischen Patienten und Teammitgliedern und der Therapeuten untereinander[3]. Die Probleme einzelner Therapeuten werden dabei insofern durchgearbeitet, als sie dem Patienten gegenüber störend auftauchen (JONES 1962, S. 63, 1962b). Solches „*living-learning*" bezeichnet JONES (1962b) als entscheidenden Faktor für die Ausbildung und die persönliche Reifung der Teammitglieder (s. auch COSTELLO, 1959; MILLER u. SABSHIN, 1963; BASTOE, 1960; GLADSTONE u. BURNHAM, 1966; BERNE, 1968; WEDELL, 1965; RAPAPORT, 1963). *Gemeinschaftssitzung und Personalkonferenz werden von den meisten bisher genannten Autoren als zentrales Informations- und Kommunikationsmittel in der Th.G.* angesehen. Darüber hinausgehend hat die Th.G. inzwischen wichtige pädagogische und ergotherapeutische Mittel zu ihrem integralen Bestandteil gemacht. Es wurden unterschiedlich strukturierte *„social-program's"* und *werktherapeutische* Konzepte entwickelt. MÄVERS (1973) beschreibt die *Struktur eines „social-program's"* und faßt die möglichen therapeutischen Veranstaltungen — aufbauend auf Erfahrungen mit der Th.G. in Hannover (Psychiatrische Klinik der Medizinischen Hochschule Hannover) — s. auch Tabelle 2 und 3 — zusammen (Sing- u. Rhythmikgruppen, Tanzabend, Rollenspielgruppen, Patientenkomitee, Hausparlament, Patientenzeitung u.a.m.) Selbstverständlich hat auch das therapeutische Einzelgespräch (mit Ärzten und nichtärztlichen Mitarbeitern) in diesem therapeutischen Programm einen zentralen Platz.

Voraussetzung für die Durchführung eines soweit gefächerten social-learning-Angebotes ist die in therapeutischen Gemeinschaften im allgemeinen praktizierte *Aufhebung der Geschlechtertrennung* (KRETZ, 1969; KRÜGER, VELTIN, ZUMPE, 1973c; HÄFNER, 1966/67).

Sie erhöht das sozial-korrektive feed back in der Gruppe und dient der (Wieder)Findung der verunsicherten Geschlechtsrolle besonders jugendlicher Psychotiker. Weiter gehört es zum Stil gemeinschaftstherapeutischer Arbeit, daß allgemein auf *Dienstkleidung* (Schwesterntracht, Arztkittel) verzichtet wird. (GOLDBERG u. OFFER, 1961; KAYSER, KRÜGER, VELTIN, ZUMPE, 1973, Seite 46). Das Tragen von Zivilkleidung fördert die Aufhebung des Statusgefühles Therapeut-Patient, ermöglicht eine größere Variabilität in der Beziehungsbildung und läßt die Patienten ein unbefangeneres und unmittelbares Verhältnis zu den Therapeuten finden. Die dabei auf seiten der Patienten oft nicht erfüllten Autoritätserwartungen und die Autoritätsverlustängste beim Personal werden in Team- und Stationsgesprächen bearbeitet.

---

[3] Der Charakter der interaktiven Nachbesprechungen hat hier große Ähnlichkeit mit Balint-Gruppen.

Tabelle 2. Schematische Übersicht über die sozialpädagogischen Gruppenveranstaltungen. (Aus KAYSER, KRÜGER, MÄVERS, PETERSEN, ROHDE, ROSE, VELTIN, ZUMPE „Gruppenarbeit in der Psychiatrie", Erfahrungen mit der Therapeutischen Gemeinschaft)

Produktivität des einzelnen ←——→ Auseinandersetzung mit der Mitwelt

←—— Selbstdarstellung

	Rhytmik-Übungen Wachsende Fähigkeit, auf Beiträge von Gruppenmitgliedern auf eine die Gruppenleistung fördernde Weise in elementarer Ausdrucksform zu reagieren	hier etwa ließe sich das Psychodrama einordnen	*Pädagogisches Rollenspiel* Wachsende Fähigkeit, in Situationen emotionalen Drucks die Wahrung des Eigeninteresses zu wagen bzw. Verständnis für andere aufzubringen	*Patienten-Komitee* Erfahrung, daß Patientenstatus und Vertretung der Interessen von Patienten miteinander vereinbar sind
	Tanz „nach Belieben" Entlastung durch Freude an nicht vorgeschriebenen partnerbezogenen Bewegungen	*Gemeinsame Vergegenwärtigung von Texten (Interessengruppe „Literatur")* Fähigkeit, das eigene Textverständnis durch Beachtung anderer Sichtweisen zu erweitern	*Bunte Abende und Feste* Erfahrung, wie entlastend, vielleicht auch wie heiterstimmend vielfältige Formen geselligen Beisammenseins sein können	*Redaktion der Patientenzeitung* Engagement für die Auseinandersetzung mit der Öffentlichkeit
	Gesellschaftstanz Erfahrung, daß man, gesichert durch das Einhalten bestimmter Schritt- und Haltungsregeln, Hemmungen vor andersgeschlechtlichen Partnern verliert und Gefallen an ihrer körperlichen Nähe haben kann	*Interessengruppe „Politik und Zeitgeschichte"* Stärkere Teilnahme am politischen Geschehen	*Große Kaffeetafel* Erfahrung der wohltuenden Wirkung müheloses Miteinanderseins	*Hausparlament* Fähigkeit, in einer größeren Gruppe eigene Interessen zu artikulieren und in Beachtung bestimmter Spielregeln zur Geltung zu bringen
Sport Erlebnis wachsender körperlicher Leistungsfähigkeit		*Lesen mit verteilten Rollen* Erfahrung, daß man als ungeübter Leser einen wichtigen Beitrag zum Gelingen eines literarischen Gruppenvorhabens leisten kann		*„Ward Session"* Bereitschaft, am Bewußtmachen von Interaktionsproblemen (Patient-Patient und Patient-Therapeut) mitzuwirken
Gymnastik Lösung angstvoller oder medikamentös bedingter psychomotorischer Gebundenheit			*Interessengruppe „Länder und Völker"* Entdeckung, daß die in unserer Gesellschaft vorgefundenen Verhaltensnormen weder selbstverständlich noch „natürlich" sind	*Teilnahme an Pädagogikrunde* Einblick in die Überlegungen von Therapeuten
	Einführung in die Standardtänze Weniger Scheu vor Parties	*Gemeinsame Theater- und Filmbesuche* Beeindrucktsein im Scheinlassen auf eine Vielfalt geformten Gefühlsausdrucks	*Spaziergänge, Ausflüge und Besichtigungen* wachsende Außenwelt-Orientierung	
Spiritualsingen Erfahrung der entlastenden Wirkung partner- bzw. gruppenbezogenen quasi tänzerischen Musizierens			*Einführung in die Umgangsformen* Entlastung durch Anpassung an Verhaltensregeln	*Einführung in das Verständnis gemeinsam besuchter Konzerte, Opern und Schauspiele* Besseres Orientiertsein, hierdurch Verstärkung der Neigung, sich auf die Künste einzulassen
Volksliedsingen Abnahme von Hemmungen, sich aktiv auf Musik einzulassen				
Gemeinsame Konzert- und Opernbesuche Freude am Hören von Musik in gemeinsam „bewältigter", nicht alltäglicher Umgebung				

Die Veranstaltungen in einem derartigen Schema können in fast jede andere Beziehung zueinander gesetzt werden, sobald die pädagogisch-therapeutische Hauptintention von *einem* der in ihnen vorausgesetzten Wirkungsmomente auf ein *anderes* übergeht.

Tabelle 3. Aus: Kayser, Krüger, Mävers, Petersen, Rohde, Rose, Veltin, Zumpe „Gruppenarbeit in der Psychiatrie". Erfahrungen mit der therapeutischen Gemeinschaft. Georg Thieme-Verlag Stuttgart 1973

Montag	Dienstag	Mittwoch	Donnerstag	Freitag
7^{30} Frühstück	7^{30} Frühstück	7^{30} Frühstück	7^{30} Frühstück	7^{30} Frühstück
8^{00} Werktherapie	8^{00} Werktherapie	8^{00} Werktherapie	8^{00} Werktherapie	8^{00} Werktherapie
10^{30} Therapeutisches Gespräch / 11^{15} Gruppengespräch | Pädagogisch-therapeutische Gruppenaktionen		10^{15} Stationsversammlung (ward session) / 11^{00}	10^{30} Therapeutisches Gespräch / 11^{15} Gruppengespräch | Pädagogisch-therapeutische Gruppenaktionen	
11^{30} Mittagessen	11^{30} Mittagessen	11^{30} Mittagessen	11^{30} Mittagessen	11^{30} Mittagessen
13^{00} Werktherapie	13^{00} Werktherapie		13^{00} Werktherapie	13^{00} Werktherapie
13^{30}–15^{00} Pädagogik-Runde		freier Nachmittag bei Bedarf: 15^{00} / 16^{00} Literatur		
16^{00} / 17^{00} Gymnastik	16^{00} / 17^{00} Gymnastik			16^{00} / 17^{00} Gymnastik
17^{30} Abendessen	17^{30} Abendessen	17^{30} Abendessen	17^{30} Abendessen	17^{30} Abendessen
18^{30} Patientenkomitee / 19^{00} Hausparlament / 20^{00}	18^{30} pädagog. Rollenspiel / 20^{00} Stat. Abt.	18^{00} Lesen mit verteilten Rollen ca. 1½ Mon. | Rhythmikübungen ca. 1 Monat / 19^{00} Gesellschaftstanz / 20^{30} 19^{00} Tanz „nach Belieben" / 20^{30} alternierend	18^{30} Singen / 19^{00}	18^{30} Politik und Zeitgeschichte / 19^{30}
	19^{00} pädagog. Rollenspiel / 20^{30} Nachtklinik			

In der Darlegung eines gestuften *ergotherapeutischen Reaktivierungsprogramms* beschreibt ROSE (1969) den Übergang von kurativer Therapeutik zur beschäftigungstherapeutisch-permissiven und produktiven Phase bis hin zum Trainings- und Leistungsstadium. KRÜGER, ROHDE, VELTIN u. ZUMPE (1973) widmen der Arbeits- und Beschäftigungstherapie ein ausführliches Kapitel und weisen auf die befruchtende gegenseitige Einflußnahme von Gemeinschaftstherapie und Beschäftigungs- bzw. Arbeitstherapie hin (Seite 130f.) (im übrigen siehe FREUDENBERG, 1966; BENETT, 1969; JANZ u. HILLERS, 1959).

Eine vortreffliche Übersicht über die verschiedenen *Modelle Therapeutischer Gemeinschaften* gibt KAYSER (1972) in einem kurzgefaßten Übersichtsreferat anläßlich der XXV. Gütersloher Fortbildungswoche. Er faßt die Typen der Therapeutischen Gemeinschaften (Tabelle 4), nach Ort (Tabelle 5), Therapieform (Tabelle 6), Therapiegrundlage (Tabelle 7, Grad der Mitverantwortung und Therapieziel tabellarisch zusammen.

Der *Konstituierung Therapeutischer Gemeinschaften* in tradierten Institutionen drohen bestimmte, in der Literatur häufig beschriebene, Gefahren, die in den Widerstand diese Institutionen gegen die oben aufgezeigten liberalen Methoden und Praktiken der Th.G. zu suchen sind. VELTIN (1969) berichtet, wie die für das Krankenhaus (LKH Gütersloh) neue Unternehmung Therapeutische Gemeinschaft bei der übrigen Personalgruppe auf Kritik stieß: Man äußerte zunächst skeptisch, daß die Patienten von der offen geführten Abteilung entweichen würden, später hieß es, die Kranken würden zuvorkommend behandelt; man bevorzuge die „weiche Welle", die Kranken gerieten außer Kontrolle, Zucht und Ordnung gingen verloren, die betreffende Patientengruppe bilde eine „Haute volée", auf der Station herrsche Müßiggang, der Stationsbetrieb sei zu arbeitsaufwendig etc. Dabei erschöpfte sich der Widerstand gegen die Th.G. nicht allein in verbaler Kritik: Die nicht zum Stammpersonal der Abteilung gehörenden Pfleger taten dort beispielsweise nur ungern Dienst oder lehnten es ab die Nachtbereitschaft zu übernehmen.

Es kam darüber hinaus zu einer Reihe von offenen und versteckten Konflikten, die die Hierarchie hinauf bis zur Direktion beschäftigten.

Mit der Sorge um Zucht und Ordnung, mit der Abwehr der „weichen Welle" — mit dem gleichen Terminus würden in der Heidelberger Klinik soziotherapeuti-

---

Tabelle 4. Die verschiedenen Typen der Therapeutischen Gemeinschaft (nach KAYSER, 1972) nach polaren Gesichtspunkten geordnet. Aus: H. KAYSER; Die verschiedenen Formen der Therapeutischen Gemeinschaft und ihre Indikation für die Praxis. Ref. Samml. XXV. Gütersloher Fortb. Wo. Münster 1972, Seite 124—149

I	Ort:	einzelne Abtlg.	⟶	ganze Klinik
II	Therapieform:	Gruppentherapie allein (Therapie durch die Gruppe)	⟶	Einzeltherapie vorherrschend (Th.G. als Rahmen)
III	– deren Grundlage:	nicht psychoanalytisch	⟶	psychoanalytisch
IV	Grad der Mitverantwortung:	einfachste Beteiligung	⟶	Selbstverwaltung
V	Therapieziel:	Anpassung	⟶	Strukturveränderung der Persönlichkeit

Tabelle 5. Übersicht über die wichtigsten Modelle der Th.G. (unter den einzelnen Abt. sind die möglichen Spezial-Abt. vermerkt). Aus: H. KAYSER: Die verschiedenen Formen der Therapeutischen Gemeinschaft und ihre Indikation für die Praxis. Ref. Samml. XXV. Gütersl. Fortb. Wo. Münster 1972, Seite 124—149

I. Ort:

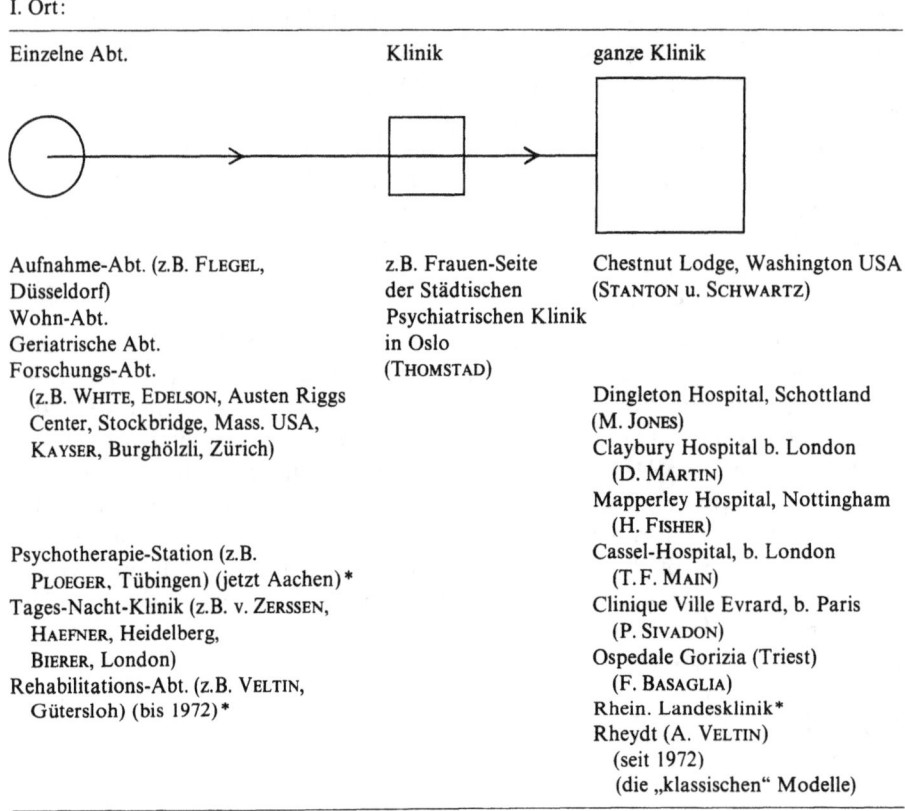

Einzelne Abt.	Klinik	ganze Klinik
Aufnahme-Abt. (z.B. FLEGEL, Düsseldorf)	z.B. Frauen-Seite der Städtischen Psychiatrischen Klinik in Oslo (THOMSTAD)	Chestnut Lodge, Washington USA (STANTON u. SCHWARTZ)
Wohn-Abt.		
Geriatrische Abt.		
Forschungs-Abt. (z.B. WHITE, EDELSON, Austen Riggs Center, Stockbridge, Mass. USA, KAYSER, Burghölzli, Zürich)		Dingleton Hospital, Schottland (M. JONES)
		Claybury Hospital b. London (D. MARTIN)
		Mapperley Hospital, Nottingham (H. FISHER)
Psychotherapie-Station (z.B. PLOEGER, Tübingen) (jetzt Aachen)*		Cassel-Hospital, b. London (T.F. MAIN)
Tages-Nacht-Klinik (z.B. v. ZERSSEN, HAEFNER, Heidelberg, BIERER, London)		Clinique Ville Evrard, b. Paris (P. SIVADON)
Rehabilitations-Abt. (z.B. VELTIN, Gütersloh) (bis 1972)*		Ospedale Gorizia (Triest) (F. BASAGLIA)
		Rhein. Landesklinik* Rheydt (A. VELTIN) (seit 1972) (die „klassischen" Modelle)

* Anmerkung des Verfassers.

sche Bemühungen vom Pflegepersonal abqualifiziert, wie HEMPRICH und KISKER berichten (1968) — wurden die *Angst vor dem Distanzverlust die Furcht vor dem Verlust der Macht,* die Furcht vor dem Verlust der leitenden Position gegenüber der Patientengruppe kaschiert.

In diesen Konflikt wurde auch die Patientengruppe der Th.G. miteinbezogen. Die Patienten der Th.G. wurden in den Arbeitsgruppen und in den arbeitstherapeutischen Werkstätten mit der alten Ordnung und dem hergebrachten autoritätsgebundenen System konfrontiert und vermochten die Umstellung im Rollenspiel nicht zu leisten. Sie neigten stärker dazu sich der Arbeitstherapie zu entziehen.

Zwei Gefahren drohen nach BATTEGAY (1967) der Konstituierung einer Gruppe besonderer Pronvenienz im Gefüge größerer Organisationen. Es besteht einmal die Gefahr, daß sich die kleine Gruppe auf Grund ihrer besonderen Gruppennormen von den anderen Gruppen isoliert. Die andere Gefahr ist die, daß die Großgruppe eine derartige Minorität in die Isolierung drängt.

Tabelle 6. Die verschiedenen Modelle, geordnet nach den Alternativen: Gruppenpsychotherapie – individuelle Psychotherapie. Alle hier aufgeführten Kliniken u. Abteilungen sind im Text nur teilweise erwähnt. Aus: H. KAYSER: Die verschiedenen Formen der Therapeutischen Gemeinschaft und ihre Indikation für die Praxis. Ref. Samml. XXV. Güterl. Fortb. Wo. Münster 1972 Seite 124–149

II. Therapieform: Gruppenpsychotherapie – individuelle Psychotherapie

„Therapie durch die Gruppe" keine individuelle Psychotherapie	Kombination von individueller und Gruppenpsychotherapie	Th.G. als „Rahmen individueller Psychotherapie vorherrschend
Psychiatrische Großkrankenhäuser: Dingleton-Hospital Clayburgy-Hospital Gorizia	Neurosen-Kliniken Cassel-Hospital, London (T.F. MAINI) Psychosomatische Klinik Gengenbach/Freiburg/Br. (WITTICH)	Privatklinik für Psychosentherapie Chestnut Lodge, Washington (F. FROMM-REICKMANN, H. SEARLES, STANTON u. SCHWARTZ)
Aufnahme-Abteilung: Düsseldorf (FLEGEL) Hannover-Wunstorf (KISKER, KRÜGER) Wil SG/Schweiz (KAYSER)	Kurklinik Wittgenstein Berleburg/Westf. Forschungs-Klinik: Austen Riggs Center Stockbridge/Mass. USA (WHITE; EDELSON)	Psychotherapie-Abt. Sanat. Hohenegg, Meilen/Schweiz (F. ROTACH)
Rehabilitations- u. Forschungs.-Abt.: Zürich (KAYSER) Gütersloh Rheydt (VELTIN)	Einzel-Abt. Psychotherapie-Station der Nervenklinik, Tübingen (PLOEGER) jetzt Aachen.*	
Psychotherapie-Abt. Wil SG (SINGEISEN; LOHMANN)	„Villa Landegg", Sanat. Bellevue Dr. BINSWANGER, Kreuzlingen Schweiz (F. NAPOLITANI)	

* Anmerkung des Verfassers.

Den Vorgang der Isolierung und Minorisierung hat WINKLER (1971) als kollektive Abwehrmechanismen analysiert.

Nach WINKLER (1971) stellt die allmähliche Umstrukturierung eines psychiatrischen Großkrankenhauses nach dem Modell der Th.G. einen Prozeß dar, der sich in verschiedenen Etappen abspielt, wobei jede dieser Etappen durch bestimmte kollektive Abwehrstrategien seitens der nicht mit der Idee der Th.G. identifizierten Personalgruppen gekennzeichnet ist. Die psychiatrische Institution ist ein sozialer Organismus in welchem ähnliche Dynamismen wirksam werden, wie sie durch die Psychoanalyse für den einzelnen (neurotischen) Menschen in Gestalt des Widerstandes und der Abwehrmechanismen aufgewiesen wurden, nur daß sie hier innerhalb der Institution als gruppendynamische Prozesse in Erscheinung treten.

Tabelle 7. Aus: H. KAYSER: Die verschiedenen Formen der Therapeutischen Gemeinschaft und ihre Indikation für die Praxis. Ref. Samml. XXV. Güterl. Fortb. Wo. Münster 1972 Seite 124—149

III. Therapiegrundlage: nicht psychoanalytisch — psychoanalytisch

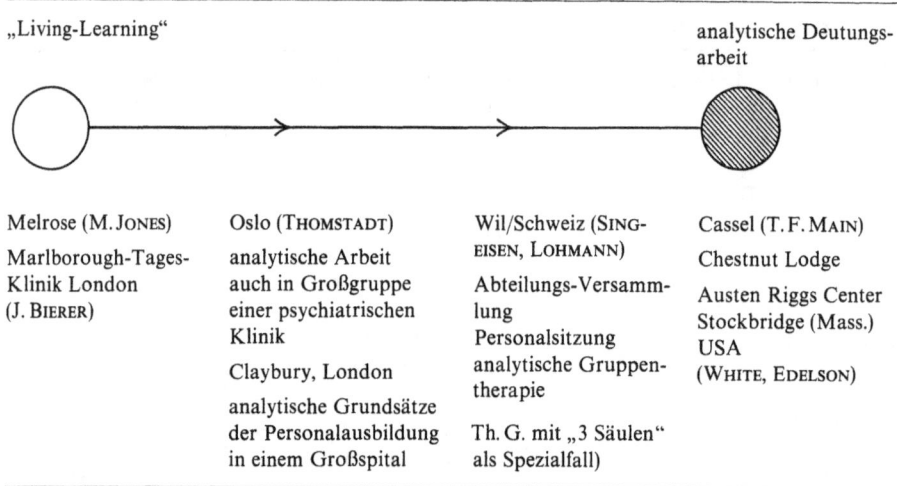

„Living-Learning"   analytische Deutungs-
                                                                                  arbeit

Melrose (M. JONES)	Oslo (THOMSTADT)	Wil/Schweiz (SING- EISEN, LOHMANN)	Cassel (T. F. MAIN)
Marlborough-Tages-Klinik London (J. BIERER)	analytische Arbeit auch in Großgruppe einer psychiatrischen Klinik	Abteilungs-Versammlung Personalsitzung analytische Gruppentherapie	Chestnut Lodge Austen Riggs Center Stockbridge (Mass.) USA (WHITE, EDELSON)
	Claybury, London analytische Grundsätze der Personalausbildung in einem Großspital	Th. G. mit „3 Säulen" als Spezialfall)	

Nach WINKLER erfolgt in der ersten Phase der Etablierung gemeinschaftstherapeutischer Arbeit zunächst eine *Isolierung* der Abteilung gegenüber der Klinik, die das dort tätige Personal miteinschließt. In der zweiten Phase manifestiert sich ein neuer kollektiver Abwehrmechanismus in Form der *Desavouierung:* Man bestreitet die therapeutische Effektivität des neuen Behandlungsprinzips und deklarierte die Gruppenaktivitäten als reine Zeitverschwendung. In der dritten Phase bilden sich in der Personalgruppe zwei Fronten: Die Front der Konservativen und die Front der Progressiven. Diese Verhärtung der Fronten, in die auch Generationsprobleme mit einflossen, und die durch eine verstärkte Abwehrhaltung der Konservativen ausgezeichnet ist, bezeichnet WINKLER als eine *kollektive Reaktionsbildung.* Diese kollektive Reaktionsbildung ist Ausdruck mobilisierter Angst vor Rollenverlust und Statuseinbuße. Unter gleichsam soziologischem wie psychoanalytischem Kontext sieht WINKLER den Vorgang der Ausgrenzung der psychisch Kranken aus der Gesellschaft mittels der psychiatrischen Institutionen als einen Verdrängungsmechanismus. (Siehe auch KISKER, 1967: „Verdrängungszonen der Verrücktheit".) In solchem System ist dem Pflegepersonal der psychiatrischen Institutionen gleichsam die Funktion der Gegenbesetzung im Sinne der Psychoanalyse zugedacht. Demgemäß versteht sich das Pflegepersonal, das ja die gesunde Gesellschaft innerhalb der psychiatrischen Institutionen vertritt als „Wärter, d.h. im wesentlichen als Hüter der Sicherheit und Ordnung". Die in der Therapeutischen Gemeinschaft erhobene Forderung, die bloße Wärterfunktion aufzugeben bringt das Pflegepersonal in Konflikt mit der Rolle, die ihm von der Gesellschaft zugedacht worden ist.

Fast alle Autoren die sich mit den Problemen der Konstituierung gemeinschaftstherapeutischer Arbeit und in institutionellen Widerständen beschäftigt haben empfehlen, hierbei keine gewaltsamen Schritte im Sinne einer „Demokratisierung von oben" zu unternehmen. Vielmehr solle die gemeinschaftstherapeutische Arbeit von der Basis her durch intensive Gruppenarbeit und aktive Hilfen für die unterentwickelten Anteile der Institution fermentativ wirken. M. JONES hat in vielen seiner Arbeiten das soziale Lernen als Funktion der Therapeutischen Gemeinschaft in den Vordergrund gestellt. So wird die Bedeutung einer Th.G. für eine psychiatrische Institution nach ihrem Vermögen eingeschätzt werden müssen, den Prozeß des sozialen Lernens bei allen Krankenhausangehörigen in Gang zu setzen und ständig zu unterhalten. (Siehe hierzu auch CLARK, HOOPER u. ORAM, 1962; BASAGLIA, 1972; CAUDILL, 1958; FLEGEL, 1968; GOLDBERG u. OFFER, 1961; WEDELL, 1965; PLOEGER, 1972; RAPOPORT, 1960; KAYSER, KRÜGER, VELTIN, ZUMPE, 1973.

Problematik und Kritik der Therapeutischen Gemeinschaft [4]

Zielsetzung und Praxis der Th.G. werfen aufgrund der Multipolarität ihrer (psychodynamischen, edukativen lerntheoretischen und soziodynamischen) Determinanten viele Fragen und Probleme auf, die sich in zahlreichen Abhandlungen niedergeschlagen haben. Das Referat wird sich auf die wichtigsten zu beschränken haben.

Häufig und leidenschaftlich wird die *Kernfrage nach dem therapeutischen Nutzen*[5] der Therapeutischen Gemeinschaft diskutiert. Führt die Th.G. wirklich zu einer Genesung (LETEMENDIA) im traditionell-medizinischem Sinne des Wortes?

---

[4] Siehe auch Artikel Christian MÜLLER, Psychiatrie der Gegenwart, Band II/1, Klinische Psychiatrie I, 1972, Seite 320—323.

[5] Obgleich die Effektivität der Therapeutischen Gemeinschaft von den meisten Autoren nicht angezweifelt wird, mangelt es noch an umfangreicheren, vor allem statistisch fundierten Untersuchungen zur Erfolgsbeurteilung der Therapeutischen Gemeinschaft.

A.W. CLARK berichtete 1968 über ein diagnostisches Verfahren für die Erfolgsbeurteilung der Behandlung durch die Therapeutische Gemeinschaft in einem kleinen government hospital. Bei 43 Patienten lagen katamnestische Ergebnisse der Untersuchungen mit der adjustment scle vor. Dieser Fragebogen mißt verschiedene Anpassungsbereiche (societal, work associational, family, intrapsychic). Die Skalenwerte der untersuchten Gruppe stiegen in der Zeit von der Aufnahme bis zur Entlassung signifikant an. Die Gruppe der Therapeutischen Gemeinschaft wurden nicht mit einer traditionell geführten und behandelten Stationsgruppe verglichen.

Derartige Untersuchungen sind uns aus der Literatur bislang nicht bekannt geworden.

Auch J.K. WING betont in seinem Artikel (gleicher Band S. 327ff.) das die Effektivität der Maßnahmen in Therapeutischen Gemeinschaften bisher nicht untersucht wurden und daß die Literatur hierüber zumeist rein diskriptiv sei.

WING zitiert LETEMENDIA et al., 1967 untersuchten Gruppen von Langzeit hospitalisierten schizophrenen Männern 1959 und danach wieder im Jahre 1964. Etwa die Hälfte aller Patienten wurde während des gen. Zeitraums in eine neue Abteilung der Anstalt verlegt, die nach den Prinzipien von M. JONES und CLARK im Sinne der Therapeutischen Gemeinschaft geführt und die in den letzten 3 Jahren der gen. Periode unter diesen Bedingungen gelebt hatten. Die vorgenommenen Messungen basierten hauptsächlich auf klinischen Kriterien und zeigten so gut wie keinen Unterschied in einen der beiden Gruppen in diesem Zeitraum. Soziale Indizes waren in die Messungen nicht mit eingeschlossen.

WING zitiert in seinem Unterabschnitt Therapeutische Gemeinschaft noch andere Autoren die vornehmlich Gruppen psychisch Behinderter in beschützenden Werkstätten etc. untersuchten wobei vornehmlich Arbeits- und Sozialverhalten gemessen wurden. WING selbst betont, daß es sich bei diesen Gruppen nicht um Therapeutische Gemeinschaften im engeren Sinne handelt.

(RAPAPORT, 1960). Eignet sich diese „Methode" wirklich eher für Neurotiker, Psychopathen und Schizophrene als für Depressive oder Manisch-Depressive (KOLE u. DANIELS) oder ist sie vielmehr gleichermaßen unentbehrlich für Patienten, Ärzte und Pfleger? (JONES, 1952). Oder ist sie gar ein pseudorevolutionäres, sich sozialpsychologischer Theoreme bedienendes spätkapitalistisches Wiederanpassungsinstrument? (BASAGLIA et al., 1971; COOPER, 1971).

WOLFF u. HARTUNG (1972) kritisieren den „mystifizierenden Charakter der Apologien Therapeutischer Gemeinschaften": „Sie (die Th.G.) wird beschrieben als hätten Ärzte, Pfleger und Patienten aus dem Stadium sozialer Unschuld heraustretend nun eine Gemeinschaft gebildet". So scheint denn die Frage der „Führerschaft" (leadership) in der Th.G. bis heute ungelöst: In ungezählten (meist englischen) Publikationen (s.a. WEDELL, 1965; RUBENSTEIN u. LASSWELL, 1966; FLECK, 1966; BASAGLIA et al., 1971; VELTIN, 1969; WINKLER, 1969, 1971) wurde die Abhängigkeit der Führungs- und Behandlungsprinzipien der Th.G. von dem Institutionalismus des psychiatrischen Krankenhauswesens herausgearbeitet, und die Möglichkeiten einer Demokratisierung (im Sinne einer geteilten Führerschaft, „sharing of power") RUBINSTEIN u. LASSWELL (1966), FLECK (1966) diskutiert.

RAPOPORT (1960) zeigte, wie die Th.G. dialektisch mit der Krankenhauspraxis verbunden ist. Um der *Gefahr der Desorganisation* der Gemeinschaft zu entgehen, mache es die Verbundenheit erforderlich, die beinahe unumschränkte *Toleranzhaltung* aufzugeben und zur „latenten Autorität des staff" mit Auferlegung von Beschränkung und Repression für deviantes Verhalten zurück zu kehren. Aus der RAPOPORT-Untersuchung geht auch hervor, daß die *„demokratische" Grundhaltung* in der täglichen Praxis Schwankungen unterworfen ist: Eine Anfangsphase (Phase A), die charakterisiert war durch die „Mitwirkung aller", ging wegen der zunehmenden Angst des staff dazu über (Phase D) das *leadership* des Behandlungspersonals durchzusetzen. Auch JONES (1952, 1953) der zunächst die Macht des Arztes einer erheblichen Kritik unterzog, versuchte das Problem der tatsächlichen Machtkonflikte mit dem Prinzip der „latenten Autorität" zu lösen: „Wenn gewisse Grenzsituationen erreicht sind, muß die latente Autorität (des Führers) in Aktion treten, und dafür sorgen, daß das Vertrauen der Gemeinschaft in die eigenen Kontrollfähigkeiten nicht erschüttert wird". (Ähnliche Führungsstrategien verfolgen DENBER u. RAJOTTE, PATTON u. STUBLEBINE, KOLE u. DANIELS, zitiert nach SCHITTAR, 1971.)

Eine besonders kritische Analyse der anglo-amerikanischen Idee und Praxis der Th.G. liefern SCHITTAR, SLAVICH u. JERVIS in ihren Aufsätzen in BASAGLIA's Buch: „Die negierte Institution (1971) unter gesellschaftspolitischen Aspekten". SCHITTAR betont, daß die Th.G. deshalb nicht den Erwartungen hinsichtlich einer radikalen Änderung des psychiatrischen Institutionalismus habe entsprechen können, weil sie aufgrund der sozio-kulturellen Prämissen (vor allem der Sozialpsychologie LEWINS) lediglich ein neues „therapeutisches" (Anpassungs-)Instrument in ärztlicher Hand geworden sei — vergleichbar der Psychopharmako-Therapie, der Elektroschockbehandlung oder der SIMONschen Arbeitstherapie: „Sie wurde zum bloßen Instrument, als — mit einem revolutionären Etikett versehen — die psycho-soziologische Technik des „problem solving" hineingeschmuggelt wurde... — LEWINS Methode zur Lösung von sozialen Konflikten (1948) die vorher zum Zweck einer Effizienzsteigerung in der öffentlichen Verwaltung und Industrie eingesetzt worden war". Mittels der Methoden der *„Gruppenmanipulation"* sei die „dritte Revolution der Psychiatrie" „somit nichts anderes als eine verspätete Anpassung der Formen sozialer Kontrolle über pathologische Verhaltensweisen an die in den letzten 40 Jahren durch das Werk der Soziologen und Massenkommunikationsexperten perfektionierten Produktionsmethoden". Aus den Erfahrungen der *Görzer Therapiegemeinschaft* resumierend empfiehlt SLAVICH jeder Institution, die sich „für das Spiel der formalen Gemeinschaftlichkeit" entscheidet, auch gleich solide Kontrollmechanismen für eventuelle Abweichungen (i.S. einer „gelenkten Th.G.") miteinzuplanen. Unter der *Negation tradierter wie auch bekannter gemeinschaftstherapeutischer Prinzipien* anglo-amerikanischer Provenienz sucht JERVIS unter Miteinbeziehung des subversiven Potentials der Ausgeschlossenen den Ehrgeiz der „Antipsychiatrie" darauf zu richten, mit Hilfe eines praktischen Experiments (des Görzer Teams) und der „entsprechenden theoretischen Untermauerung" antizipierend *Wege zu einer grundsätzlich neuen Gesellschaftsordnung* aufzuzeigen. In seinem Schlußwort sieht BASAGLIA, daß das Görzer Experiment sich in theoretischer wie praktischer Hinsicht in einer Sackgasse befindet: „Die Institution wird von uns gleichzeitig negiert und verwaltet, die Krankheit wird von uns gleichzeitig in Parenthese gesetzt und behandelt, der therapeutische Akt wird von uns gleichzeitig abgelehnt und durchgeführt... Eine vollkommen neue Grundkonzeption dürfte nicht abgeordnet sein, die Werte der herrschenden Klasse zu garantieren". Es stehe die Frage an, auf welche Weise eine antiinstitutionelle Aktion konkret auf gesellschaftliche Strukturen einwirken könne, ob sie es überhaupt könne, oder ob der Versuch, über den Weg der Negation oder Umwälzung der Institution auf das Gesellschaftssystem selbst einzuwirken immer wiederum eine neue Utopie sei, die in eine neue Ideologie umschlüge.

Die Binnenstruktur gemeinschaftstherapeutisch organisierter psychiatrischer Einrichtungen analysierend gelangen ROSE (1968, 1971), KRÜGER (1972), KRÜGER u. ROSE (1972) zu einer Kritik bestimmter Prinzipien der Th.G.: „Im *Toleranzprinzip*", in der Vorstellumg von der Th.G. als „*small society*" und im „*Teamgedanken*" werden Gefahren einer möglichen Desintegration der Gemeinschaft gesehen".

Der angestrebte individuelle Verselbständigungsprozeß über den Weg der Gruppenintegration erfährt eine Begrenzung durch die Gegebenheiten der Institution. Diesem Konflikt wird in der Praxis allzuleicht auf der Schiene der Liberalisierung bis zum „Laissez-faire" ausgewichen. Indem in einer Deformalisierung zwischenmenschlichen Umgangs allein schon ein therapeutischer Faktor gesehen wird, gelten dann als zu schaffende Bedingungen die Demokratisierung der Entscheidungsprozesse, der Abbau des hierarchischen Beziehungsgefüges im Sinne einer *Egalisierung*, die Aufhebung von Repression und Leistungsdruck, die Auflösung von Kompetenzfixierungen, die Abschaffung des Einbahnstraßen-Informationsprinzips und deren Einsatz durch maximale horizontale Information. Auf Grund eigener Erfahrungen mit der Th.G. weisen die Autoren nach, wie solche Rehabilitationseinrichtungen durch Handlungs- und Informationsblockaden, stagnierende therapeutische und organisatorische Entscheidungsprozesse und durch Rollenkonfusion dysfunktional entarten, mit dem Ergebnis eines „artefiziellen Binnenmilieus" (HÄFNER, 1966), einer „*laissez-faire*"- oder „*laissez-aller*"-

Gemeinschaft — auszeichnet durch neuartige, freilich auf humanere Weise entstandenen Hospitalismusschäden. (KRÜGER, 1970, 1972). OVIATT (1964), der besonders die aus der Egalisierung innerhalb des therapeutischen Teams entstehenden *Rollenverunsicherungen* untersuchte, zeigte beispielsweise, daß die aus der „family typ closeness of the team" entstehenden Konflikte nicht als das erkannt werden, was sie sind, nämlich Ausdruck des Mißverständnisses zwischen den *therapeutischen Inseln* und der sozialen Wirklichkeit, sondern daß sie personalisiert ausgetragen bzw. als berufsspezifisches Störverhalten verstanden werden. (Zur Rollenproblematik siehe u.a. HERZ, 1966; CAUDILL, 1958; SCHWARZ, 1957; WAX, 1963; PARLOFF, 1960; RASHKIS, 1960; LOEB, 1957; HENRY, 1954; WEDELL, 1968; WRETMARK, 1963).

Therapeutischen Inseln aber scheint die Gefahr der Transformation Therapeutischer Gemeinschaften in abberante Subkulturen zu drohen. Hier kann die Idee der Th.G. allzuleicht zu einer Ideologie werden (KRÜGER u. ROSE, 1972; ZEYTLIN, 1967; RACAMIER, 1970).

ETZIONI (1960) glaubt, daß es eine Simplifizierung bedeute, wenn man behaupte, daß intergruppale Kommunikation alle Probleme zu lösen im Stande sei. Der Anspruch der Th.G. als *„small society"*, als Modell gesellschaftlicher Zusammenhänge, auf deren Bewältigung hin trainiert werden soll, wird der Tatsache nicht gerecht, daß ja die Voraussetzung einer funktionalen Automie eben nicht gegeben ist (KRÜGER u. ROSE, 1972). Zu diesem Schluß kamen schließlich auch COOPER (1971) und BASAGLIA u.Mitarb. (1970) (siehe oben). So sieht RUNDE (1971) daß eine gemeinschafts-therapeutische Rehabilitationseinrichtung nicht isoliert von der sie umgebenen Gesellschaft betrachtet werden kann. In seiner Analyse einer Th.G. stellt er dar, wie die Sinnstrukturen gesellschaftlichen Lebens mit Hilfe des *Demokratiemodells* und der *Gruppendynamik* in die Latenz gedrängt werden:

„Wenn die genannten soziokulturell institutionalisierten Sinnstrukturen denen die Menschen verpflichtet sind negiert werden (und die Eigendynamik der Mittel nicht in diesem Bezugsrahmen reflektiert werden), und das Systemziel der Kommunikation sich de facto auf die Kommunikationsstruktur beschränkt, d.h. wenn die Mittel unabhängig von den Sinnstrukturen verändert werden, verfehlen die sozialpsychiatrischen Institutionen einen ihrer wesentlichsten Gegenstandsbereiche".

Daß Therapeutische Gemeinschaften in einem quasi „sozietären Vakuum" absterben, eben weil sie Interaktionsweisen begünstigen, die von denjenigen der umgebenden Gesellschaft stark abweichen, sieht schließlich auch M. JONES (1968, der Kreator der Th.G. selbst). In der Tat wird daher vom Therapeutenteam in Th.G. ein höheres Maß an Selbstdisziplin und Sachlichkeit gefordert als in hierarchischen Organisationen, wenn mit dem Prinzip einer indirekten Demokratie und einer „diskutierten Autorität" (HÄFNER *et al.*, 1965) ernst gemacht werden soll. (Siehe hierzu auch besonders: KISKER, 1973; WINKLER, 1969; KRÜGER, 1972; KOESTER, 1970; STOCKHAUSEN, 1970; LOOIS, 1964; v. ZERSSEN u. VOGT-HEYDER, 1969; v. ZERSSEN, 1965; ROSE, 1971.)

CHRISTIAN MÜLLER (Psychiatrie der Gegenwart, Band II/1, Klinische Psychiatrie I, 1972) kommt aufgrund seiner Überlegungen zu dem Schluß, daß die Th.G. wohl etwas Neues gebracht habe, daß jedoch ihre Anwendmöglichkeit beschränkt sei. Ihm scheint eine Th.G. nur dann praktikabel, wenn es sich um Institutionen handelt, die ihre Kranken selektieren könne. CH. MÜLLER meint, daß in einem Spital mit Aufnahmezwang es notgedrungen zu einer gefährlichen Segregation kommen würde in dem Sinne, daß die Gemeinschaftsfähigen von den Gemeinschaftsunfähigen getrennt würden wobei es dann wieder gute und schlechte, heilbare und unheilbare Kranke gebe, d.h. mit anderen Worten man zu längst altüberwundenen Zuständen zurückkehren. CH. MÜLLER kann sich auch in einer ausgesprochenen Durchgangsklinik mit starkem Patientenwechsel eine Th.G. schwer vorstellen. Im übrigen fordert CH. MÜLLER, daß die betreffende Institution die nach dem Prinzip der Th.G. arbeiten möchte so gefestigt sein müsse, daß es sich ein solches Experimentieren erlauben könne. Auch müsse von vornherein feststehen, daß der mögliche Abbruch des Experiments nicht die Auflösung der gesamten Institution zur Folge hat. Im übrigen müsse die ganze Therapeutische Equipe aus fähigen, ausgewählten und erfahrenen Leuten bestehen, die Belastungen gewachsen sind.

Nach den Erfahrungen von CH. MÜLLER halten sich positive und negative Aspekte der Th.G. derzeit noch die Waage. Der Autor räumt wohl ein, daß der starke entuisiastische Impuls dieser Bewegung erstarrte, formalistische Strukturen entlarvt und korrigiert hat, betont aber auch die Schattenseiten derartigen Experimentierens.

CH. MÜLLER sieht die Gefahr, daß alle jenen Kranken noch tiefer in ihre psychotische Abkapselung gedrängt werden, die den Streß dieser Therapeutischen Gemeinschaft nicht ausstehen. Er schreibt wörtlich: „Es wird schwer sein, jene Therapeuten zu zügeln, die in einen blinden, kritiklosen Idealismus die Grenzen des Möglichen nicht mehr sehen. Die Therapeutische Gemeinschaft kann einen kollektiven Exhibitionismus frönen und dabei jede Beziehung zur nichtinstitutionellen Realität verlieren. Werden alle Freiheitsbeschränkungen der Kranken als „schlecht qualifiziert und aufgehoben, so kann dies zu einer starken Verunsicherung der Kranken führen".

Die Problematik der Gemeinschaftstherapie wird in den letzten Jahren zunehmend durch die Frage nach einer mehr *psychotherapeutischen* oder mehr *soziotherapeutischen* Akzentuierung bestimmt. Dies hat BOSCH (1967) treffend unter dem Stichwort „Psychotherapisierung oder Soziotherapie" polarisiert.

Während *Soziotherapie* das Schwergewicht auf die gemeinschaftsorientierten therapeutischen Aktivitäten legt, auf die Forderung weitgehender Realitätsnähe therapeutischer Veranstaltungen nach gesellschafts- und persönlichkeitsadäquater Wertorientierung, auf klare Rollentrennung zwischen Therapeuten und Patienten einerseits und auf ein Rollentraining mit dem Ziel der Rollenverfügbarkeit andererseits im Sinne der Entwicklung sozial-adaptiver Verhaltensmuster BOSCH (1967) und ROSE (1971), intendiert jedes *psychotherapeutische* Engagement Reflektion und Durcharbeiten innerer Konflikte und deren Wiederbelebung in Übertragung und Widerstand; mit dem Ziel der Katharsis, Einsicht und Wandlung (Lit. s. PREUSS, 1966).

Eine Therapeutische Gemeinschaft, die auf eine mehr oder weniger durchgängige Psychotherapisierung des Miteinanderseins in der Gruppe ausgerichtet ist, wird den Akzent vom therapeutischen Handeln auf die Bearbeitung dieses Handelns und — bei den Patienten — vom Agieren auf die Bearbeitung des Agierens verschieben. Es kommt dabei leicht zu hochdynamischen Wiederbelebungen von Primärkonflikten, denen das defiziente Ich vieler Psychotiker nur destruktivpsychotische Abwehrmaßnahmen entgegensetzen kann. Die psychotischen Rückfülle verlängern angesichts ihrer psychosozialen Auswirkungen die Behandlungsdauer ganz erheblich. Sie münden oft in eine nicht wieder aufhebbare Stagnation der Rehabilitationsdynamik. Eine permissiv-kurative „Psycho. Therapeutik" schafft ein „artefizielles Binnenmilieu" (HÄFNER, 1966), das bis hin zu einer weitreichenden Realitätsverleugnung führen kann und unter Umständen eine dauerhafte Binnensozialisierung zur Folge hat.

Eine noch so große Fülle therapeutischer Aktivitäten, deren struktureller Rahmen angesichts der permissiv-protegierenden Atmosphäre allzu leicht gesprengt wird — und deren Akzent dann zumeist auf mehr unterhaltende Unternehmungen verlagert wird —, kann bei genereller Toleranz pathologischen Verhaltens und Tabuierung jeder Repression und jeder Belohnung zu einer nicht mehr aufhebbaren Innenanpassung führen. Die so konzipierte „Psycho"-Therapeutische Gemeinschaft (KRÜGER, 1972) läuft Gefahr, nicht mehr Ort gesellschaftsbezogener sozialpsychiatrischer Therapie zu sein. Um ihrer selbst willen betrieben, wird sie sich als „gruppendynamische Spielwiese" kommunikativ-interagierenden Umeinanderseins zunehmend von der Realität entfernen.

Nur allzu leicht öffnen mehr oder weniger unkontrollierte (nicht selten von Institutionsmitgliedern selbst supervidierte) Selbsterfahrungsgruppen Tür und Tor für interaktionelle dynamische Auseinandersetzungen auf allen Ebenen und bereiten den Weg für ein „Dynamisieren um jeden Preis" (BOSCH, 1967).

Aktionen und Reaktionen des Personals, entscheidende Katalysatoren therapeutischer Prozesse rücken in den Vordergrund. Das Interesse pflegt sich dann zunehmend von den pathologischen Interaktions- und Kommunikationsstilen der zu behandelnden Kranken auf die Behandlung eigener Interaktionen und Übertragungen zu verschieben, deren pausenlose Bearbeitung zum unerläßlichen Bestandteil der Institution wird.

TALBOT u. MILLER (1964) beschreiben eine Patientengemeinschaft, bei der die Psychotherapie zu einem „Kult der Psyche" geführt hat, zu einer Konzentration auf eigene Gefühle und zu einem stark reduzierten Interesse an produktiven Aktivitäten und zu einer verminderten Anteilnahme an der Außenwelt. So entsteht ein Spontaneitätskult — „schleudere Deine Gefühle nur heraus" — wodurch die Zeitperspektive verwischt und die Vorbereitung auf die Zukunft vernachlässigt wird. Ausführlich behandelt FOUDRAINE (1973) dieses Problem am Beispiel seiner kritischen Analyse des psychoanalytischen Sanatoriums Chestnut Lodge. Am Ende seines Kapitels Upper Cottage 1 schreibt er: „Jetzt schon läßt sich ein Schluß ziehen: In diesem psychoanalytischen Sanatorium...hatten sich Zustände entwickelt... die das Verharren in stark abnormem Verhalten eher förderten als bekämpften".

In diesem Zusammenhang muß auf einen Vorwurf eingegangen werden den sozialpsychiatrische Modelle vom Typ der Th.G. häufiger und nicht ohne Grund ausgesetzt sind, nämlich dem, sie seien bestenfalls für eine streng *selektierte Klientel* geeignet, und die in den seltensten Fällen dezise artikulierten Selektionskriterien relativierten die Relevanz der sogenannten Sozialpsychiatrie für die allgemeine Versorgung seelisch Gestörter. Ein solcher Schluß verleitet dazu, der Th.G. einen Platz im Spektrum psychiatrischer Behandlungsmethoden *neben* anderen zu geben und ihre Anwendbarkeit wo möglich gewisse nosologische und soziale Voraussetzungen zu binden. Eigene Erfahrungen (KRÜGER, 1972; KRÜGER u. ROSE, 1972; BOSCH, 1967) haben gezeigt, daß in der Tat eine solche stille Selektion nicht zu verkennen ist. Sie hängt ganz wesentlich mit den erwähnten Strukturen der Th.G. zusammen. Egalitarismus im therapeutischen Team, der mit dem Abbau der hierarchischen vertikalen Ordnung auch die horizontale Diversifikation denunziert (jeder kann alles, und Entscheidungsprozesse werden a'tout prix geführt), bedingen eine Lähmung des Handelns in Fällen, wo schnelles interventives Eingreifen angezeigt ist. D.h. daß in akuten Krisen der Apparat überfordert ist, was dazu führt, daß die Patienten verlegt werden: „Was bleibt ist das Patientengut einer Feiertagspsychiatrie" (KRÜGER u. ROSE, 1972). Ein weiterer selektiver Mechanismus liegt darin, daß die therapeutische Betonung der verbalen Kommunikation und die, wie BOSCH (1967) es nennt, Psychotherapisierung der Soziotherapie relativ hohe Anforderungen an Einsicht und Verbalisationsvermögen der Klienten stellen. Unter diesen Bedingungen ist die zum Prinzip erhobene Kommunikation am ehesten möglich mit den Angehörigen der gleichen sozialen Klasse, was eine Bevorzugung einer Mittelstandklientel zu notwendigen Folge hat. Rationalisierungen für den Ausschluß anderer sind schnell gefunden und knüpfen sich an die Begriffe Gruppenfähigkeit, Einsichtsbereitschaft, Reflexionsvermögen und Verbalisationsbegabung.

Aber auch den soziotherapeutischen Konzepten der verschiedenen Autoren blieb nicht unwidersprochen. Erst jüngst hat POHLEN (1973) in der Beschreibung des „Münchner Kooperationsmodells" die soziotherapeutische Pragmatik als unreflektiert und theorienlos bezeichnet. Sie führt zu keiner inneren Veränderung der Kranken womit auch alle soziotherapeutisch bewirkten Veränderungen der sozialen Beziehungen dieser Patienten infrage zu stellen sind. Der Autor plädiert für eine *gruppenanalytische Kurzzeit-Therapie* (gruppenanalytische „Intensivstation", mit regionalem Kommunikationszentrum zur Nachbetreuung) wobei die gesamtgruppalen Interaktionen im klinischen Feld (permanentes „Ego-Training") durch ein spezifisches Organisationsmodell (bifokal: Analytiker bearbeiten mehr die unbewußten Determinanten des Verhaltens, das Stationspersonal mehr die dem Bewußtsein zugänglichen) strukturiert werden („horizontale Kommunikationsstruktur, Selbsterfahrungsgruppen, in denen Rollen und Gegenübertragungsprobleme bearbeitet werden"). Eine „Atmosphäre regressiver Befriedigung" wird als Voraussetzung dafür angesehen, daß die Konflikte beider Ebenen (Patienten-Therapeuten) getrennt und miteinander auf höher differenzierter Stufe besser angegangen werden können" — freilich unter „bewußter Begrenzung der Regressionsmöglichkeiten der Patienten."

PLOEGER (1972) betont, daß in der praktischen Arbeit Psychotherapie und Soziotherapie (obwohl „antinomische Gegensatzpaare") keine Alternativen seien. (Dem folgen übrigens die meisten Autoren.) (Zum Problem der Differenzierung Psychotherapie — Soziotherapie bzw. Psychotherapie — Gruppentherapie siehe bei BOSCH (1967) HINKLEY u. HERMANN (1954) WITTICH (1967) JONES (1966), BATTEGAY (1969), HÄFNER (1966), V. ZERSSEN (1965) KRÜGER (1972), ALNES (1963), FLECK (1962), BELLAK u. BLACK (1958), V. ZERSSEN u. HÄFNER (1965), TEIRICH (1957), EICKE (1967.)

PLOEGER (1972) integriert in die Th.G. Psycho- und Soziotherapie in Form „bipolarer Teamarbeit" — (im Gegensatz zu ENKE (1965), der „normative Hausgruppen" (soziotherapeutisch) und „therapeutische Analysegruppen unterscheidet) indem normenbewahrende und (psycho-)therapeutische Funktionen von zwei Teammitgliedern getragen werden (Psychotherapie wird von den Ärzten, die Soziotherapie von den Sozialarbeitern betrieben!) wobei eine zusätzliche „Anwendungsteilung beim Patienten erfolgt (im Sinne von „Therapist" und „Administrator" STANTON u. SCHWARTZ (1954). (Einzel- oder Gruppentherapie kann mehr analytisch oder mehr behavioristisch — suggestiv, das Psychodrama mehr pädagogisch oder analytisch orientiert sein.)

Nach dem Studium der vorliegenden Literatur mag der Leser das „Experiment Therapeutische Gemeinschaft" drehen und wenden wie er will — als gescheitert wird er es dennoch nicht betrachten können: Immerhin hat die problematische Umstrukturierung der psychiatrischen Institutionen mit der Th.G. eine Lösung gefunden, die — gerade für die deutsche Psychiatrie — als die einzig mögliche erscheint und die weiterentwickelt werden kann. Darüber hinaus bleibt unbestreitbar, daß mit ihr erstmals die fundamentalen Widersprüche der institutionellen Wirklichkeit schonungslos analysiert wurde.

Literatur

ALNAES, R.: Klinische Soziotherapie. Erfahrungen aus einem psychiatrischen Krankenhaus. Z. Psychother. med. Psychol. **13**, 37—48 (1963).
ANDEL, H. VAN: Änderungen des therapeutischen Klimas im psychiatrischen Krankenhaus. Ref.-Samml. Gütersl. Fortb.-Woche Münster 1971, S. 16—28.
ARTISS, K.L.: Environmental therapy. Curr. psychiat. Therapies **4** (1964).
ARTISS, K.L., SCHIFF, S.B.: Eduction for pratice in the therapeutic community. Curr. psychiat. Therapies **8**, 233—248 (1968).
AZARIN, L.D.: The community and rehabilitation of the hospitalized psychiatric patient. J. Amer. med. Ass. **161**, 940 (1956).
BARNES, E. (ed.): Psychosocial nursing. Studies from the Cassel Hospital. London: Tavistock Pbl. 1968.
BASAGLIA, F.: Die negierte Institution. Frankfurt: Suhrkamp 1971.
BASTOE, O.: Environmental therapy of chronic female schizophrenic patients and a social psychiatric study of the problems of the nursing staff. Int. J. soc. Psychiat. **5**, 281, 297 (1960).
BATTEGAY, R.: Gruppenpsychotherapie und klinische Psychiatrie. Basel: Karger 1963.
BATTEGAY, R.: Die Gruppe als therapeutisches Medium. Z. Psychother. med. Psychol. **14**, 29—35 (1964).
BATTEGAY, R.: Gruppenpsychotherapie und modernes psychiatrisches Spital. Nervenarzt **36**, 250—253 (1965).
BATTEGAY, R.: Der Mensch in der Gruppe, Bd. I. Bern/Stuttgart: Huber 1967.
BATTEGAY, R.: Klinische Gruppenpsychotherapie in ihrer analytischen und verhaltenstherapeutischen Potenz. Psychother. Psychosom. **17**, 281—294 (1969).
BELKNAP, I.: Human problems in a state mental hospital. New York: Mac Graw Hill, 1956.
BELL, G.M.: A mental hospital with open doors. Int. J. soc. Psychiat. **5**, 2—8 (1955).
BELLAK, L., BLACK, B.J.: The rehabilitation oft psychotics in the community. Amer. J. Orthopsychiat. **30**, 346—348 (1960).
BENNET, D.: Die Arbeitstherapie im psychiatrischen Krankenhaus. Ref.-Samml. Gütersl. Fortb.-Woche, Münster 1969, S. 83—98.
BERNE, E.: Staff-patient, staff conferences. Amer. J. Psychiat. **125**, 286 (1968).
BICKFORD, J.A.R.: The forgotten patient. Lancet **1955 II**, 917, 969.
BIERENBROODSPOT, P.: Se therapeutische gemeenshap en het traditionelle psychiatrische Siekenhuis. Meppel: Boom en Zoon, 1970.
BIERER, J.: The therapeutic community hostal. Int. J. soc. Psychiat. **7**, 5 (1960/61).
BION, W.R.: Experiences in groups. London: Tavistock, 1961.
BION, W., RICKMANN, R.: The leaderless group project. Bull. Menninger Clin. **10**, 77 (1964).
BOSCH, G.: Psychotherapie und Soziotherapie. Soc. Psychiat. **2**, 111—124 (1967).
BRIGL, H., LINDINGER, H.: Psychotherapiestation und Rehabilitationsabteilung in der psychiatr. Heilanstalt. Nervenarzt **34**, 549 (1963).
BRILL, H.: Historical Background of the therapeutic community. Research conference on therapeutic community (ed. H.V.B. Denber). Springfield: C.C. Thomas 1960.

BURKE, J.L., LAFAVE, G.: A strukture group programm for patient — personal — communication. Int. J. soc. Psychiat. **10**, 142 (1964).
BURKHARD, J.: Kombinierte Gruppenpsychotherapie in der Behandlung von Neurosen. In: Gruppenpsychother. i. Klinik u. Praxis, Hrsg. K. HÖCK, p. 21—27. Jena: Fischer, 1967.
CAUDILL, W.: The psychiatric hospital as a small Society. Cambridge, Mass.: Havard Univ. Press, 1958.
CAUDILL, W.: The psychiatric hospital as a small society. Cambridge, Mass.: Havard University Press, 1958.
CHITTICK, R.A., BROOKS, G.W., DEANE, N.N.: The place of the therapeutic community in the history and development of a modern state Hospital. Research conf. on therapeutic community (ed. H.V.B. Denber). Springfield: C.C. Thomas 1960.
CLARK, A.W.: The personality and social network adjustment scale: The use in the evaluation of treatment in a therapeutic community. Hum. Relat. **21**, 85 (1968).
CLARK, D.H.: Administrative psychiatry, 1942—1962. Brit. J. Psychiat. **105**, 109—178 (1963).
CLARK, D.H.: Administrative therapy. London: Tavistock 1964.
CLARK, D.H., HOOPER, D.F., ORAM, E.G.: Creating a therapeutic community in a psychiatric ward. Hum. Relat. **15**, 123—149 (1962).
CONOLLY, J.: On the construction and government of lunatic asylums and hospitals for the insane. London 1847.
COOPER, D.: Psychiatrie und Antipsychiatrie. Frankfurt: Suhrkamp, 1971.
COSTELLO, C.G.: Attitudes of a psychiatric units staff towards staff group meetings. Int. J. soc. Psychiat. **1**, 146 (1959).
CROCKET, R.W.: The therapeutic community as a social network experiment. Abst. 7th. Internat. Congr. Psychother. Basel-New York: Karger 1967.
CUMMING, J., CUMMING, E.: Ego and Milieu. London: Tavistock 1962.
DEANE, W.H.: Democracy and rehabilitation of the mental ill. Arch. gen. Psychiat. **1**, 1 (1963).
DIX, D.: Zit. b. REDLICH und FREDMANN: Theorie und Praxis der Psychiatrie. S. 64. Frankfurt (Main): Suhrkamp 1970.
DOLLARD, J., MILLER, N.E.: Personality and psychotherapy. New York: McGraw-Hill 1950.
EDELSON, M.: Ego psychology, group dynamics and the therapeutic community. New York-London: Grune & Stratton 1964.
EICKE, D.: Therapeutische Gruppenarbeit mit Schizophrenen. Z. Psychother. med. Psychol. **17**, 100—111 (1967).
ENG, E.: Body, we-awareness and therapeutic community. Abstr. 7th. Internat. Congr. Psychother. Basel-New York: Karger 1967.
ENKE, H.: Bipolare Gruppenpsychotherapie als Möglichkeit psychoanalytischer Arbeit in der stationären Psychotherapie. Z. Psychother. med. Psychol. **15**, 116—121 (1965).
ENKE, H.: Patientenselbstverwaltung und Gruppenpsychotherapie in der Psychosomatischen Klinik. Therapiewoche **16**, 756—760 (1966).
ERIKSON, H.E.: Identity and the life cycle, selectet papers. In: Psychological issues, vol. 1, No. 1. New York: International Universities Press 1959.
ESQUIROL, J.E.D.: Die Geisteskrankheiten in Beziehung zur Medizin und Staatsarzneikunde. Berlin 1838.
ETZIONI, A.H.: Interpersonal and structural factors in the study of mental hospitals. Psychiatry **23**, 13—22 (1960).
FISCHMANN, V.S.: Drug addicts in a therapeutic community. Outline on California rehabilitationscenter programm. Abstr. 7th. Internat. Congr. Psychother. Basel-New York: Karger 1967.
FLECK, S.: Residential treatment of joung schizophrenies. Conn. Med. **26**, 369 (1962).
FLECK, S.: Inleiding. Init.: The sharing of power in the mental hospital. Lasswell: Rubenstein 1966.
FLEGEL, H.: Umgruppierung einer psychiatrischen Abteilung als Soziotherapie. Nervenarzt **34**, 384 (1963).
FLEGEL, H.: Therapeutische Gemeinschaft Theorie, Technik und sozialer Kontext. Prax. Psychother. **10**, 245—257 (1965).
FLEGEL, H.: Vom Wachsaal zur therapeutischen Gemeinschaft. Z. Psychother. med. Psychol. **18**, 41 (1968).
FONTANA, A.E.: Techniques of psychotherapy applied in a therapeutic community: particulary on intensive group psychotherapy. Abst. 7th Internat. Congr. Psychother. Basel-NewYork: Karger 1967.

FOUDRAINE, J.: Wer ist aus Holz? München: Piper 1973.
FOULKES, S.H.: Einige Grundbegriffe der Gruppenpsychotherapie Z. Psychother. med. Psychol. 3, 125 (1965).
FOULKES, S.H., ANTHONY, E.J.: Group psychotherapy. London 1965.
FRANK, A.R., CENTURIA, A.G.: The therapeutic community in a private general hospital. Comprehens. Psychiat. 3 (1962).
FREUD, S.: Gesammelte Werke. London: Imago Publishing Co. Ltd. 1952.
FREUDENBERG, R.K.: Das Anstaltssyndrom und seine Überwindung. Nervenarzt 33, 165—172 (1962).
FREUDENBERG, R.K.: Work therapy in psychiatric hospitals. Maudsley Bequest Lecture Feb. 7th, 1966.
GALIONI, E.F.: Evaluation of a treatment programm for chronically ill schizophrenic patients. In: Chronic schizophrenia: Explorations in theory and treatment, eds. L. APPLEBY, J.M. SCHER and J. CUMMING. Glencoe, Ill. 1960.
GASTAGER, H.: Erfahrungen mit dem Prinzip der Therapeutischen Gemeinschaft in einer psychiatrischen Abteilung. Wien. med. Wochenschr. 114, 301 (1964).
GLADSTONE, A.J., BURNHAM, D.L.: A method of studying the relationship between pathological exitement and staff disagrement. Psychiatry 29, 339 (1966).
GOFFMANN, E.: Asylums. New York: Anchor Books 1961. deutsch: Asyle. Frankfurt/a.M. Suhrkamp 1972.
GOLDBERG, A., OFFER, D.: The role of the Uniform in a psychiatric hospital. Comprehens. Psychiat. 11, 35 (1961).
GRALINICK, A.: Changing relation oft the patient family and practicing psychiatrist to the therapeutic community. Research conference on therapeutic community (ed. H.V.B. DENBER). Springfield: C.C. Thomas 1960.
GRALINICK, A., D'ELLA, T.: Role of the patient in the therapeutic community: Patient-participation. J. Psychother. 15, 63 (1961).
GREENBLATT, M., YORK, R., BROWN, E.L.: From custodial to therapeutic care in mental hospitals. New York: Russel Sage Fundation 1955.
GRUHLE, H.W.: Geschichtliches Handbuch der Geisteskrankheiten, Hrsg. O. BUMKE, 9. Bd. Teil V, S. 1. Berlin: Springer 1932.
HACKSTEIN, F.G.: Rehabilitation Schizophrener — die Gruppentherapie und ihre Voraussetzungen. Nervenarzt 37, 164—168 (1966).
HÄFNER, H.: Ein sozialpsychologisch-psychodynamisches Modell als Grundlage für die Behandlung symptomarmer Prozess-Schizophrenien. Soc. Psychiat. 1, 33, 88 (1966/67).
HÄFNER, H., VOGT-HEYDER, B., ZERSSEN, D.v.: Erfahrungen mit Schizophrenen in einem gleitenden klinischen Behandlungs- und Nachsorgesystem. Z. Psychother. med. Psychol. 15, 97—116 (1965).
HAU, T.F.: Stationäre Psychotherapie, ihre Indikation und ihre Anforderungen an die psychoanalytische Technik. Z. Psycho-som. Med. 14/2, 116 (1968).
HAUSNER, M.: The system of community rehabilitation of neurotics in a psychiatric faculty hospital. Abstr. 7th Internat. Congr. Psychother. Basel-New York: Karger 1967.
HEIM, E.: Therapeutische Gemeinschaft (1972). Praktische Psychiatrie, Zürich; i. Druck.
HEMPRICH, R.D., KISKER, K.P.: Die Herren der Klinik und die Patienten. Erfahrungen aus der teilnehmend verdeckten Beobachtung einer psychiatrischen Station. Nervenarzt 39, 433 (1968).
HENRY, J.: The formal structure of a psychiatric hospital. Psychiatry 17, 139—151 (1954).
HERZ, M.J.: Problems of role definition in the therapeutic community. Arch. gen. Psychiat. 12, 270—276 (1966).
HINCKLEY, R., HERRMANN, L.: Gruppenbehandlung in der Psychotherapie. Zürich: Rasher 1954.
HÖCK, K.: Die Bedeutung der Gruppenbehandlung in der klinischen Psychotherapie. In: Gruppenpsychotherapie in Klinik und Praxis, Hrsg. K. HÖCK, S. 13—20. Jena: Fischer 1967.
HOFER, G.: Aufbau und Gestalt der psychiatrischen Klinik (4 Mitteilungen) Nds.Ärzteblatt 40, Nov. 1967 S. 360 und 41, Mai 1968.
HOFER, G., MÄVERS, W.: Aufbau und Gestalt der psychiatrischen Klinik der Medizinischen Hochschule Hannover. Nds. Ärzteblatt 41, Juli 1968; 41, August 1968.
HUDOLIN, V.: Die therapeutische soziale Gemeinschaft der psychiatrischen Patienten. In: Gruppenpsychotherapie in Klinik und Praxis, Hrsg. K. HÖCK, S. 205—213. Jena: Fischer 1967.
HUDOLIN, V., MUACEVIC, V.: Die Möglichkeiten der Psychotherapie in großer Gruppe bei Alkoholikern. Abstr. 7th Internat. Congr. Psychother. Basel-New York: Karger 1967.

HULSE, W.C.: Curative Elements in group psychotherapy. Tropic. Probl. Psychother, vol. 5: Group psychotherapy today. Basel: Karger 1965.
JANZ, H.W., HILLERS, F.: Die Beschäftigungstherapie in der Psychiatrie. In: Beschäftigungstherapie — Einführung und Grundlagen, Hrsg. G. JENTSCHURA. Stuttgart: Thieme 1959.
JASPERS, K.: Allgemeine Psychopathologie, 1. Aufl. Berlin Springer 1913.
JONES, M.: Social psychiatry. A study of therapeutic communities. London: Tavistock 1952.
JONES, M.: The therapeutic community. New York: Basis Books Inc. 1953.
JONES, M.: The concept of therapeutic community. Amer. J. Psychiat. **112**, 647—650 (1956).
JONES, M.: Towards a classification of the therapeutic community concept. Brit. J. med. Psychol. **32**, 200 (1959).
JONES, M.: Social psychiatry. Springfield (Ill.): C.C. Thomas 1962a.
JONES, M.: Training in social psychiatry at ward lavel. Amer. J. Psychiat. **118**, 705—708 (1962b).
JONES, M.: Therapeutic communities and social Psychiatry. In: Handbook of group psychother, ed. Moreno, p. 189—194. New York: Philosophical Library 1966 (a).
JONES, M.: Group work in mental hospitals. Brit. J. Psychiat. **112**, 1007—1011 (1966b).
JONES, M.: Traditionelle Psychiatrie. Sozialpsychiatrie und die Therapeutische Gemeinschaft. In: Gruppenpsychotherapie in Klinik u. Praxis, Hrsg. K. HÖCK, S. 187—195. Jena: Fischer 1967.
JONES, M.: Therapeutic community principles within the hospital an in the outside community. Psychother. Psychosom. **16**, 84—90 (1968).
KAHLBAUM, L.: Die Gruppierungen der psychischen Krankheiten und die Einteilung der Seelenstörungen. Danzig 1863.
KARDINER, A.: The psychological frontiers of society. New York: Columbia University Press 1945.
KAYSER, H.: A therapeutic community with chronic schizophrenics. 6th Congr. of Psychotherapy, London 1964, p. 52—59. Basel-New York: Karger 1965.
KAYSER, H.: Die verschiedenen Formen der Therapeutischen Gemeinschaft und ihre Indikation für die Praxis. Ref.-Samml. Gütersl. Fortb.-Woche 1972, Münster, S. 124—149.
KAYSER, H., KRÜGER, H., MÄVERS, W., PETERSEN, P., ROHDE, M., ROSE, H.K., VELTIN, A., ZUMPE, V.: Gruppenarbeit in der Psychiatrie Erfahrungen mit der therapeutischen Gemeinschaft. Stuttgart: Thieme 1973.
KAYSER, H., KRÜGER, H., VELTIN, A., ZUMPE, V.: Das therapeutische Team. In: KAYSER, KRÜGER u.a., Gruppenarbeit in der Psychiatrie, Erfahrungen mit der Therapeutischen Gemeinschaft. Stuttgart: Thieme 1973.
KISKER, K.P.: Die Verrücktheit, die Armut und wir. Nervenarzt **38**, 89 (1967).
KISKER, K.P.: Eine Prognose psychiatrischer Therapeutik. Nervenarzt **44**, 184—194 (1973).
KNOBLOCH, F., FISHEROWA, D.: Die Therapeutische Gemeinschaft in Lobec. Film auf dem VII. Kongr. Psychotherapie Wiesbaden 1967.
KOESTER, H.: Die Risiken bei der Humanisierung der Psychiatrie. In: Das ärztliche Gespräch 12. Köln 1970.
KRAEPELIN, E.: Psychiatrie. Ein Lehrbuch für Studierende und Ärzte, 6. Aufl. Leipzig: J.A. Barth 1899.
KRETZ, H.: Sozialpsychiatrische Einrichtungen mit oder ohne Trennung der Geschlechter? Nervenarzt **40**, 176—183 (1969).
KRÜGER, H.: Situationsbericht über die Abteilung Soziotherapie und Rehabilitation der Psychiatrischen Klinik der Medizinischen Hochschule Hannover Abteilung Wunstorf. 3.11.1970. Unveröff.
KRÜGER, H.: Führungsstile und Behandlungskonzepte in der Sozialpsychiatrie. Nervenarzt **43**, 181—188 (1972).
KRÜGER, H.: Standort und Aufgaben einer klinischen Behandlungseinheit in einem sozialpsychiatrischen Versorgungssystem. Psychiat. Praxis, Heft 2 (1974) (i. Druck).
KRÜGER, H., ROSE, H.K.: Therapeutische Gemeinschaft — Idee oder Ideologie. Ref. Samml. XXV. Gütersl. Fortb.-Woche, Münster 1972.
KRÜGER, H., VELTIN, A., ZUMPE, V.: Einleitung zu „Gruppenarbeit in der Psychiatrie". Erfahrungen mit der Therapeutischen Gemeinschaft, Hrsg. KAISER et al., S. 1—7. Stuttgart: Thieme 1973a.
KRÜGER, H., VELTIN, A., ZUMPE, V.: Das Gruppengespräch in der Therapeutischen Gemeinschaft In: KAYSER, KRÜGER u.a., Gruppenarbeit in der Psychiatrie. Erfahrungen mit der Therapeutischen Gemeinschaft. Stuttgart: Thieme 1973b.
KRÜGER, H., VELTIN, A., ZUMPE, V.: Organisation und Praxis der Therapeutischen Gemeinschaft. In: KAYSER, KRÜGER u.a., Gruppenarbeit in der Psychiatrie, Erfahrungen mit der Therapeutischen Gemeinschaft. Stuttgart: Thieme 1973c.

Krüger, H., Veltin, A., Zumpe, V.: Die Krankengruppe. In: H. Kayser, H. Krüger, W. Mävers, P. Petersen, M. Rohde, H.K. Rose, A. Veltin, V. Zumpe, Gruppenarbeit in der Psychiatrie. Erfahrungen mit der Therapeutischen Gemeinschaft. Stuttgart: Thieme 1973d.
Lacan, J.: Zit. b. Wulff (1971/1972).
Lai, G.: Einige Betrachtungen zur Gruppentherapie von Geisteskranken. [Franz.] Acta psychother. **12**, 354—368 (1964).
Laing, R.: The self and other: London-Chicago 1962.
Laing, R., Cooper, D.: Reason and violence. London-New York 1964.
Lapema, L.M.: Delineating the therapeutic community. In: Mental hospitals. Jahrg. 1963.
Leder, S.: Einige Probleme der Gruppenpsychotherapie. In: Gruppenpsychotherapie in Klinik u. Praxis, Hrsg. K. Höck, S. 46—50. Jena: Fischer 1967.
Lewin, K.: Field theory in social science 1951 (deutsch: Fehltheorie in den Sozialwissenschaften.) Bern: Huber 1963.
Lightbody, M., Jacobsen, S.: A therapeutic community in an acute admission unit of a mental hospital. Brit. med. J. **1965I**, 47.
Lindinger, H.: Zur Zusammenstellung psychotherapeutischer Gruppen. Arch. Psychiat. Nervenkr. **207**, 45—51 (1965).
Linton, R.: Culture and mental disorders. Springfield, Ill.: C.C. Thomas 1956.
Loeb, N.B.: Role definition in the social world of a psychiatric hospital. In: Greenblatt et al., eds., The patient and the mental hospital, p. 14—19. Glencoe, Ill: The Free Press, a division of the Mac Millen Co. 1957.
Loois, H.: Psychiat. Neurol. Neurochir. (Amst.) **67**, 148 (1964).
Loos, J.C.: Gruppenarbeit im psychiatrischen Krankenhaus. Ref.-Samml. Gütersl. Fortb.-Woche Münster 1971, S. 28 30.
Mac Donald, J.M., Daniels, M.L.: Die Psychiatrische Abteilung als eine Therapeutische Gemeinschaft. J. nerv. ment. Dis. **124**, 148 (1956).
Mac Millan, D.: Community treatment oft mental illnes. Lancet **1958II**, 201.
Main, T.F.: The hospital as a therapeutic institution. Bull. Menninger, Clin. **10**, 66 (1946).
Main, T.F.: Vortrag bei einer Besichtigung des Cassels-Hospitals beim 6. Internationalen Kongreß für Psychotherapie, London 1964 (zit. b. Ploeger, 1972).
Martin, D.V.: Institutionalisation. Lancet **1955III, XII**.
Martin, D.V.: Adventure in psychiatry. Oxford: B. Cassierer 1962.
Martin, D.V.: Gemeinschaftsmethoden im Psychiatrischen Hospital. Prakt. Psychiat. **43**, 146 (1964).
Meszaros, A.F.: In: Research Conference on Therapeutic community (ed. H. Denber), p. 45. Springfield, Ill: C.C. Thomas 1960.
Meyer, L.: Die Behandlung der psychischen Erregungs- und Depressionszustände. Therapeutische Monatshefte 1867, S. 165.
Miller, A.A., Sabshin, M.: Psychotherapie in Psychiatrischen Kliniken. Ein Modell für die Wechselwirkungen zwischen Psychiater, Schwester, Patient. Arch. gen. Psychiat. **9**, 53 (1963).
Moreno, J.L.: Gruppenpsychotherapie und Psychodrama. Stuttgart: Thieme 1959.
Morrice, J.K.W.: Brit. J. med. Psychol. **37**, 157 (1964); [zit. n. Flegel: Nervenarzt **37**, 160 (1966)].
Napolitani, F.: Report of a psychiatric therapeutic community. Self administered by patient. Proc. 3 World-Congr. Psychiat. Montreal 1961, vol. I, p. 107—110. Univ. Toronto Press; Montreal: Mac Gill Univ. Press 1961.
Napolitani, F.: Die Führung einer psychiatrischen Krankenabteilung mit Hilfe von Patienten anstelle gelernter Pflegekräfte. Ref.-Samml. 16. Gütersl. Fortb.-Woche Münster 1963, S. 69.
Oviatt, B.E.: Role convergence in a therapeutic community. J. Fort Logan ment. Hlth Center **2**, 117—129 (1964).
Paetz: Zit. b. A. Gross: Allgemeine Therapie der Psychosen. Handbuch der Psychiatrie A., 4. Abtlg. Leipzig-Wien: Denicke 1912.
Parloff, M.B.: The impact of ward-milieu. Philosophies on Nursing Role Concepts Psychiatry **23**, 141—151 (1960).
Parsons, T.: The social system. Glenco, Ill.: The Free Press 1951.
Petersen, P.: Überblick über die Gruppenarbeit in der Psychiatrie. In: Kayser, Krüger u.a., Gruppenarb. i. d. Psychiatrie, Erfahrungen mit der Therapeutischen Gemeinschaft. Stuttgart: Thieme 1973.
Pinel, Ph.: Philosophische und medizinische Abhandlung über Geistesverwirrung oder Manie. Wien: Schaumburg & Co. 1801.

PLOEGER, A.: Die Therapeutische Gemeinschaft in der Psychotherapie und Sozialpsychiatrie. Stuttgart: Thieme 1972.
POHLEN, M.: Das Münchner Kooperationsmodell. Nervenarzt **44**, 476—483 (1973).
PREUSS, H.G.: Analytische Gruppenpsychotherapie. München: Urban & Schwarzenberg 1966.
RACAMIER, P.C.: Le psychanalyste sans divan. Paris: Payot 1970.
RAPOPORT, R.H.: Community as a doctor. London: Tavistock 1960.
RAPOPORT, R.H.: Principles for developing a therapeutic community. Curr. psychiat. Therapies **3**, 244 (1963).
RASHKIS, M.A.: Toward the operational definition of a biosocial system. Congr. Psychiat. **1**, 244—249 (1960).
RATCLIFF, R.A.: The open door. Experience in Dingleton. Lancet **1962 II**, 188—190.
REYNOSO, R.M.: Psychotherapy of children and adolescents in a therapeutic community. Abstr. 7th Internat. Congr. Psychother. Basel-New York: Karger 1967.
ROLLER, C.F.W.: Die Irrenanstalten nach allen ihren Beziehungen. Karlsruhe 1831.
ROSE, H.K.: Strukturen eines sozialpsychiatrischen Klinikmodells. In: Sozialpsychiatrie, Schriftenreihe Arbeitsmed. Sozialmed. u. Arbeitshygiene **33**, 27—40 (1968).
ROSE, H.K.: Rollendefinition und Rollentraining als Aufgaben einer therapeutischen Umweltgestaltung in der Rehabilitation Schizophrener. In: Schizophrenie und Umwelt, Hrsg. H. KRANZ u. K. HEINRICH, S. 149—159. Stuttgart: Thieme 1971.
RUBENSTEIN, R., LASSWELL, H.D.: The sharing of power in an psychiatric hospital. New Haven, London: Yale Univ. Press 1966.
RUNDE, P.: Die soziale Situation der psychisch Behinderten. München: Goldmann 1971.
SCHINDLER, R.: Ergebnisse und Erfolge der Gruppenpsychotherapie mit Schizophrenen. Wien. Z. Nervenheilk. **15**, 250 (1958).
SCHINDLER, R., STEININGER, E.: Erfahrungen mit einem Hausparlament im psychiatrischen Krankenhaus. Psychother. Psychosom. **16**, 128—139 (1968).
SCHITTAR, L.: Die Ideologie der Therapeutischen Gemeinschaft. In: F. BASAGLIA, Die negierte Institution, S. 162—182. Frankfurt: Suhrkamp 1971.
SCHWARTZ, M.S.: "What is a therapeutic Milieu?" In: GREENBLATT et al. (eds.), The patient and the mental hospital, p. 130—144. Glencoe, Ill: The Free Press, a division of the Mac Millen Co. 1957.
SHOENBERG, E.: The therapeutic community, In: moderne Wege der Krankenhauspsychiatrie, Hrsg. F.G. STOCKHAUSEN. Stuttgart: Schattauer Verlag 1968.
SIMON, H.: Aktivere Krankenbehandlung in der Irrenanstalt. Berlin-Leipzig: W. de Gruyter 1929.
SINGEISEN, F., STERNBERG, T.: Über psychoanalytische Tätigkeit in der kantonalen psychiatrischen Klinik Wil. Bull. Schweiz. Ges. Psychoanalyse **4** (1966/67).
SIVADON, P.: Les activités de group a'l'hopital psychiatrique. Ann. med. psych. **105**, 222—232 (1947).
SIVADON, P.: Transformation d'un sevice d'alienes de type classique en un centre de traitment ectif et de readaption sociale. Bull. Org. mond. Santé **21**, 593—600 (1959).
SIVADON, P.: La nation de modéle analogique en psychiatric social. Proc. 4th Wold Congr. Psychiat. 1968, vol. I, p. 374—376.
SKÁLA, J.: Eigentümlichkeiten der Behandlung und Gruppenpsychotherapie des Alkoholismus. In: Gruppenpsychotherapie in Klinik u. Praxis, Hrsg. K. HÖCK, S. 215—217. Jena: Fischer 1967.
SMALL, J.F., MATARAZZO, R.G., SMALL, J.G.: Total ward therapy groups in psychiatric treatment. Amer. J. Psychother. **17**, 254—265 (1963).
SPIVAK, M., STEWARD, TH.W., MOORE, K.B.: In: E. SHOENBERG, The therapeutic community in: Moderne Wege der Krankenhauspsychiatrie, Hrsg. F.G. STOCKHAUSEN. Stuttgart: Schottauer 1968.
STANTON, A., SCHWARTZ, M.: The mental hospital. New York: Basis Books 1954.
STOCKHAUSEN, F.G.: Die Demokratisierung psychiatrischer Einrichtungen. In: Das ärztliche Gespräch, 12. Köln 1970.
STOTSKY, B.A., MARGOLIN, R.J.: Positive und negative factors in the therapeutic community. Dis. nerv. ment. Syst. **28**, 19 (1967).
SULLIVAN, H.S.: Sociopsychiatric research. Amer. J. Psychiat. **87**, 977—981 (1930).
TALBOT, E., MILLER, S.C.: Some antitherapeutic side effects of hospitalisation and psychotherapy. Psychiatry **27**, 170—176 (1964).
TALBOT, E., MILLER, S.C.: The struggle to create a sane society in the psychiatric hospital. Psychiatry **29**, 65—172 (1968).
TEIRICH, M.R.: Soziometrie und Gruppentherapie. Z. Psychother. med. Psychol. **7** (1957).

THOMSTAD, H.: Therapeutisk felleskap i et Psykiatrisk sykehus. Sykepleien Nr. 3, 1960.
TOSQUELLES, J.: Zit. b. E. WULFF, Sozialpsychiatrische Informationen Hannover, Medizinische Hochschule Nr. 5, 1971 S. 80.
TRYDEGARD, B.: Die Organisation des Mellringe Sjukhus. Ref.-Samml. Gütersloher Fortbildungswoche Münster 1968, S. 193—211.
TUKE, D.H.: Chapters in the history of the insane in the British Isles. London: Kegan Paul 1882.
VEASSEN, M.L.J.: Het ziekenhuis als therapeutisches gemeenshap. Ons Ziekenhuis 1/4 113 (1965).
VELTIN, A.: Erfahrungen mit der therapeutischen Gemeinschaft. Ref.-Samml. Gütersl. Fortb.-Woche Münster, 1965, S. 179—193.
VELTIN, A.: Das Gruppengespräch in der Therapeutischen Gemeinschaft Z. Psychother. med. Psychol. **18**, 51 (1968).
VELTIN, A.: Die therapeutische Gruppe im Spannungsfeld der klinischen Institution. Gruppenpsychother. Gruppendyn. **3**, 121—128 (1969).
WAX, J.: Psychiatric social work. Amer. J. Psychiat. **119**, 659—661 (1963).
WEDELL, D.: Change as a learning situation. Psychother. Psychosom. **13**, 102 (1965).
WEDELL, D.: Nursing emotionally disturbed patient. In: Psychosocial Nursing, ed. by. E. BARNES, p. 29ff. London 1968.
WENCHE, H., BORCHGREVINK, M.: Überlegungen zur Selbstverwaltung einer Gruppe von Langzeitpatienten im Psychiatrischen Krankenhaus. Caustad Sykehus Oslo [norweg.] Nord. psykiat. T. **18**, H. 4 (1964).
WESSEN, A.: The psychiatric hospital as a social system, Springfield, Ill.: C.C. Thomas 1964.
WHITE, R., TALBOT, E., MILLER, S.C.: A psychoanalytic community. Curr. psychiat. Therapies **4**, 199 (1964)
WHITE, R.W., TALBOT, E., MILLER, C.S.: A psychoanalytic community. Curr. psychiat. Therapies **4**, 1—99 (1964).
WILMER, H.A.: Social psychiatry in action. Springfield, Ill.: C.C. Thomas 1958.
WILMER, H.A.: Social psychiatric in action. A therapeutic community. Springfield, Ill.: C.C. Thomas 1958.
WING, J.K.: Institutionalism in mental hospitals. Brit. J. soc. clin. psychol. **1**, 38—51 (1962).
WINKLER, W.TH.: Objektivierende Betrachtung und psychotherapeutische Grundeinstellung. Z. Psychother. med. Psychol. **15**, 1—11 (1965).
WINKLER, W.TH.: Hierarchie und Demokratie im psychiatrischen Krankenhaus. Z. Psychother. med. Psychol. **19**, 114—126 (1969).
WINKLER, W.TH.: Die kustodiale Psychiatrie in der Auseinandersetzung mit dem Prinzip der therapeutischen Gemeinschaft. In: Der psychisch Kranke und die Gesellschaft, Hrsg. H. LAUTER u. J.E. MEYER, S. 75—81. Stuttgart: Thieme 1971.
WITTICH, G.H.: Mehrdimensionale integrierte Gruppentherapie. In: Gruppenpsychotherapie in Klinik und Praxis, Hrsg. K. Höck, S. 59—64. Jena: Fischer 1967.
WRETMARK, G.: Studier i statusverdering ab personal pa psykiatriska klinik. Svenska Läkartidn. **60**, 386 (1963).
WRETMARK, G.: Die Psychiatrische Klinik in Linköping, die äußere Organisation, der ideenmäßige Hintergrund der Pflege und ihre laufende Umgestaltung Ref. Samml. Güterloher Fortb. Woche Münster **1968**, 211—235.
WULFF, E.: Über den Aufbau einer therapeutischen Gemeinschaft in der psychiatrischen Universitätsklinik Gießen. Sozialpsychiatrische Informationen Hannover MHH No 6 **1971**, 78 —98.
WULFF, E.: Über den Aufbau einer Therapeutischen Gemeinschaft. In: E. WULFF, Psychiatrie und Klassengesellschaft Fischer Athenäum Taschenbuch Verl. Frankf. 1972, S. 215.
ZERSSEN, D.V.: Stationäre Gruppenpsychotherapie mit relativ jugendlich Schizophrenen. Psyche **18**, 532—545 (1964).
ZERSSEN, D.V.: Grundlagen und Formen der therapeutischen Beziehung. Jb. Psychol. Psychother. u. med. Anthropol. **12**, 229—245 (1965).
ZERSSEN, D.V. HÄFNER, H.: Das Zusammenwirken von Soziotherapie, individueller Psychotherapie und somatischer Therapie auf einer psychiatrischen Rehabilitationsstation. 3. intern. Sympos. Schizophrenie. Basel: Karger 1965.
ZERSSEN, D.V., VOGT-HEYDER, B.: Schwierigkeiten und Gefahren bei der Rehabilitation Schizophrener. Z. Psychother. med. Psychol. **19**, 126—135 (1969).
ZEYTLIN, B.B.: The therapeutic community Fact or fantasy? Brit. J. Psychiat. **113**, 1083—1086 (1967).

Techniques of Industrial Therapy, Ergotherapy, and Recreative Methods

By

Douglas Bennett

Contents

Introduction	743
History of Work in Psychiatry	746
Work in Treatment	748
Occupational Therapy	749
The Therapeutic Value of Work	752
Work and the Treatment Setting	756
Paid Subcontract Work	759
The Hospital Staff	761
Rehabilitation	762
Work and Psychiatric Rehabilitation	763
The Organisation of Work in Hospital	764
Work and Resettlement	768
Work Assessment	770
Sheltered Work	771
Recreation and Leisure	771
Recreation and Recreational Therapy	772
The Rhythm of Work and Leisure	773
Leisure in the Institution	774
Leisure and Family	774
References	775

Introduction

While work has a significant effect on a person's life, his psychological state or his illness, it is not easily incorporated into the treatment and management of the psychiatrically ill. Doctors and nurses tend to believe that the sick need rest, not labour. They and the public often equate work with industrialisation and confuse it with a dehumanised assembly line and piecework model of human relations. This view is oversimple, for it neglects the equally dehumanising effects of idleness and unemployment. By using work to help people to adapt in society, one does not endorse society's norms nor expect people to conform to them. To adapt socially is to be able to deal with the complexities of everyday living. Such adaptation may lead to wealth or poverty, happiness or unhappiness or may involve attacking, neglecting or upholding the established social order. It may be more important to adjust to family life than to work or leisure, although for economic and social reasons both are very intimately related to family adjustment. Everyone has views on work. It is not only protestants who subscribe to what is known as "the protestant work ethic", or non-protestants who have visions of work in dark, satanic mills.

Some of the confusion about work is semantic, for we use this same word to describe not only the role or post we occupy, but also the tasks we are given to do and our exertion in carrying out those tasks [22]. Nor is work a matter of paid employment work alone, although many seem to think so. CHAPPLE [26] seemed unable to define work in terms other than that of paid employment, and tried to redefine it, from the anthropologist's viewpoint as the "productive participation" practised by the ballad singer, the healer or the blacksmith in less affluent societies. Defining work as productive participation is not unhelpful, but it seems unnecessary if one can recognise that all work is not paid employment work. It is not only West Africans or the Navajo Indians who do not engage in paid employment work. In our own society work has many forms [55]. Its goal in everyday life may be economic or non-economic. Economic work which is connected with the creation and distribution of goods and services can be divided into entrepreneurial work and contractual employment work. Entrepreneurial work includes shareholding, and the work of self-employed persons who have to decide about the kinds of economic enterprise which are likely to prove profitable, by virtue of the demand for the goods and services they provide. Employment work, by contrast, requires the worker to carry out the tasks that are designated by the enterprise for which he has a contract to work. Employment work does not carry responsibility for setting goals and objectives. What an employee does and the results which he has to achieve are determined for him. Non-economic work includes those types of work where services are not offered for sale. This is usually family, recreational or charitable work. For example, housewives' work comprises such discretionary matters as judgment in the upbringing of the children, choices in the way of running the house and providing meals. The limits are prescribed by family financial resources, by cultural custom and practice and also geographical, social and psychological constraints. The manager in Western society, the worker in paid employment, the housewife or the West African farmer, all work. In psychological terms the work they do is the same, although like physical work, it will differ in amount. JAQUES [55] defines psychological work as the exercise of judgment or discretion within prescribed limits in order to reach a goal or objective. It has been shown how the goals or objectives differ in economic, entrepreneurial or employment work, and in non-economic family, recreational or charitable work. We must now try to understand what is meant by the terms 'prescribed limits' and 'discretion'. As JAQUES sees it, the prescribed limits are the rules, regulations, procedures, policies, customs, practices or the physical limits set by the nature of the work, the tools or the equipment. These limits are concrete and they exist in external reality. Any observer can know whether the work has been done as required in the time allowed. So can the worker, since he can use his instructions as a 'feedback' about his performance. He need be in no doubt whether he has, or has not, completed the task as instructed. There is no need for him to exercise judgment, but he must have learned, or have been taught, the routines, policies and techniques involved in the job. Sometimes the prescription, or part of it, is given by physical controls such as jigs or other automatic devices. A failure to conform to these prescribed limits is due either to a lack of knowledge, a mistake, negligence or insubordination.

The discretionary content of work is quite different. However closely the limits of the task are prescribed there is always an area in which the worker will have to use his own discretion in organising the work. This means that the worker has to use his own judgment and control, and in doing this he has to refer to intuitively sensed standards within himself. He has to think, judge, sense, feel, discriminate, compare, wonder, foresee, and so on. These mental activities, JAQUES believes, are conscious and unconscious. 'Discretion' can be further subdivided into two mental activities. The first is a capacity to use sensory and perceptual judgment; that is to respond intuitively to touch, sight or hearing, sense of balance and so on. The second is to exercise mental judgment; to weigh up available information and pursue what seems the best course of action.

Having used his discretion, the worker makes a decision, but he still cannot be certain whether he has done the job well enough or too well, or whether he has gone about it in the best possible way. He can tell whether he has adhered to the prescribed limits, for in this sense he can be judged correct or incorrect. But he cannot tell whether, in the use of his discretion, he has made the wisest choice. The outcome of a discretionary choice is never right or wrong. It can only be more good or less good. And so, in the use of his discretion, the worker has to tolerate uncertainty while keeping on with his work and awaiting the final outcome as judged by others, an outcome which might well be failure. At the core of his uncertainty there is anxiety [54].

So whatever one may think about work in social, economic or cultural terms, work defined in terms of a man's psychological activity is culture free. Free too, of all the jarring moral and political feelings which intrude when work is thought of in terms of paid employment. Moving from this consideration of the psychology of work to thoughts about the sociology of employment, it is seen that the productive participation of the West African is not so different from that of the paid European industrial employee. For both, there is a reciprocal relationship of give and take, even if for the West African it does not have the dollar sign tacked on. ASUNI [4] underlines this view when discussing the rehabilitation of psychotic patients in Nigeria. In Nigeria, as in other developing countries, the extended family can express its responsibility for the patient since few people are engaged in paid employment work.

"The self employed trader, artisan, farmer's relatives are not tied down and are free to accompany their sick member to the treatment facility and are prepared to stay with him there....."

ASUNI goes on to point out that for his patients, industrial rehabilitation as practised in Western cultures is irrelevant. This does not mean that people's work is not affected by mental illness.

"Wives often leave their marital homes and return to their parents' homes to be relieved of their wifely duties. Even if they remain in their marital homes, sexual relationship is terminated, their domestic duties are suspended and if engaged in petty trading as most traditional women are, this is also suspended."

Since patients in rural areas live in their family's houses they do not have to pay rent, while the economic burden which they impose on their family is minimal. On the other hand, the patient,

"can make himself useful in the household and neighbourhood, contributing his bit not in terms of wages but in other activities."

Usually motivation to resume work

"comes from the numerous social engagements like marriage, naming and funeral ceremonies in which the patient has to participate and play his role which includes giving presents for which he has to work."

Culture influences the way that work is organised, its goals, and the pattern of employment. In a society organised around the extended family, work is not sharply separated from leisure and the rhythm of life is very different from that in Western society. But it is clear that the reciprocal relationship of give and take requires people to play their part in society by working. It is clear, too, that the mentally ill cannot do this and are excused their usual duties. Work plays no less an important part in such a disabled patient's social readaptation, even if the industrial rehabilitation methods of the West are inappropriate.

History of Work in Psychiatry

GALEN is reputed to have said that employment "is nature's best physician and is essential to human happiness." Whether or not he said this, psychiatrists like PINEL, ESQUIROL and TUKE were all advocating the use of work at the end of the eighteenth century. PINEL thought that

"nothing was more striking than the peace and calm which reigned among the mental patients of Bicêtre during the period that the merchants of Paris furnished manual work to the majority of its patients. It fixed their attention and secured for them the added incentive of a small return" [72, 57].

ESQUIROL, too, thought that by work we not only distracted patients' attention from their illness, but fixed that attention on reasonable things. This, then, was the view of the moral therapists. For them, 'moral' meant what we today mean by 'psychological' or 'emotional' [17]. While they assumed that lunatics had undergone stresses which had robbed them of their reason, they sought to treat them as if they still enjoyed the healthy exercise of their mental faculties. BRIGHAM [18], in fact, did not think that most of those committed to psychiatric establishments were actually sick. He said that since they did not require 'medical treatment' but were suffering from deranged intellect, feelings and passions, it was evident that a judicious course of mental and moral discipline was most essential for their comfort and restoration. Moral treatment organised group living so that work, play and social activities were integrated parts of the patient's life. Every available means was employed to fill the patient's time with purposeful activity and this included work. BRIGHAM recommended that "several workshops should be connected with every large establishment for the insane and be so connected, that the patients of each class can go to them without risk or exposure. One or more rooms in connection with each hall for patients is needed in order to afford employment to all that would benefit by it. In such rooms, dressmaking and tailoring, cabinet work, the manufacture of toys, basket making, shoemaking, painting, printing, bookbinding and various other employments may be carried on to the advantage of many patients some of whom cannot be employed on the farm or in shops disconnected with the asylum" [18].

This sounds quite up-to-date although BRIGHAM was writing in 1847. Yet, in the interval, work has been abused.

In psychiatry the use, or the abuse, of work has been closely associated with the philosophy, organisation and size of psychiatric institutions. In the latter half of the nineteenth century, population growth, urban migration and industrialisation, led to an increase in the size of mental hospitals. Effective management became impossible and fewer patients improved. Psychiatrists became pessimistic and moral treatment decayed. The majority of patients were unemployed. By 1894 the deterioration in asylums led WEIR MITCHELL to exclaim, "Upon my word, I think asylum life is deadly to the insane". For those who were employed, work was no longer a part of treatment, but the thinly disguised exploitation of patients' labour for the benefit of the institution.

EVA CHARLOTTE REID, writing in 1914 [75], said that

"work may be made a great detriment or a valuable therapeutic agent in the treatment of mental disorders according to whether or not it is scientifically applied."

She recognised that in institutions

"where much of the hard labour is done by patients and a certain amount *must* be accomplished the tendency is to make drudges out of the willing and efficient workers and allow to remain in complete idleness those who require to be instructed, supervised and handled with tact."

In this century a new urge towards reform of these hypertrophied and neglected institutions began after the First World War. SIMON was one of the first to use work in his programme to counter the institutionalisation of the patients in Gütersloh. He gave a clear account of his ideas and methods in his articles on the active management of the mentally ill in hospital [83, 84]. Reading them, one can see that for SIMON, the work was part of an educational process whose aim was to prepare the patient to return to everyday life. Interest in his work spread through Europe and particularly to the Netherlands. SIMON's ideas found their way to England, following a visit to Holland by a delegation of British psychiatrists [39]. Later, Gütersloh and other hospitals in West Germany were visited. The visitors felt that

"where the employment of patients is thoroughly taken in hand the wards are quiet and free from excess of motor activity and there is a great reduction of dirty and destructive habits" [40].

Other changes were taking place. In Britain a Government report [76] suggested that the institution should no longer be "a stagnant pool but should become a flowing lake, always taking in, always sending out". Asylums were renamed and became hospitals, their superintendents were called physicians, the attendants became nurses and lunatics became patients. In this setting, work and recreation too, were renamed and became therapies to be prescribed by doctors. Other such therapies proliferated. The need for something to read became 'bibliotherapy' and a desire for music was 'music therapy'. During this period any need could become a therapy and this was recognised in MARY JANE WARD's novel, 'The Snakepit', where "back in the day room Virginia decided that her change of clothing represented 'dressing therapy'". The approach was valuable in so far as it put an interest in the patient's treatment and rehabilitation above a concern for the hospital's maintenance. It was less helpful when it led to the occupation of a few patients and neglected the needs of hundreds of others, idle in the long-stay wards. When people's problems were conceptualised in medical terms, ideas of treatment supplanted an educational approach. The medical outlook emphasised the relief of stress for the patient rather than his readaptation to it. Later the opening up of the mental hospitals, the freeing of patients from the restrictions of legal commitment and locked wards, led to a belated recognition that the majority of longstay patients were not ill, but disabled. While some might be treated, all could be rehabilitated. In their readaptation, work played a significant part [23]. Now, with the decline of the mental hospital and the progressive transfer of psychiatric tratment and care to the medical setting of the general hospital, there is a risk that the educational or social value of work might be neglected once again.

Work in Treatment

If work is useful in treatment its value must be related to its function either as a psychological task or as an employment role [31]. As a task, work exercises a person's ability to understand and adhere to prescribed limits, to use mental and sensori-perceptual judgment. It also tests his motivation. In employment a person has to assume certain roles, meet various expectations, exercise personal responsibility, show some measure of interpersonal skill, accept some authoritative direction and be able to tolerate stress. Those who talk of 'ergotherapy' seem to presume that work, whatever its nature, or its goal, is a form of treatment. Yet this has never been proven. Even the most enthusiastic advocates of the benefits of work in psychiatry have not specified the nature, or the goals, of the work which should be used. The indications or contra-indications for the use of work have not been stated, so it cannot be 'prescribed' in the medical sense of that word. Even if it cannot be prescribed, this does not mean that work is without value in psychiatric treatment. In one of the only attempts (using a control group) to evaluate work in the treatment of psychiatric patients, MCDONALD and MILES [59] decided that the purpose of work therapy was to develop the

"socio-emotional abilities necessary in all social interaction and particularly in task-oriented situations *regardless of the level* of difficulty of the specific work".

The workers were given clear and measurable expectations of behaviour in the workshop, maximum use was made of the group as a working unit and there was 'nearly exclusive' emphasis on socio-emotional, rather than instrumental, skills. The prescribed limits were set by a schedule and a time card, and the quality demands of the contractor providing the work were stated. Patients were paid on a piece-work basis. But the jobs required little skill since they could be learned in less than an hour and usually in less than ten minutes. This allowed staff and patients to concentrate on the socio-emotional aspects of work. Although many indices were used, these investigators did not find that the self esteem or self confidence of patients accepted in the work therapy programme was increased. Nor were these patients any more successful than the controls in their posthospital work adjustment; they were readmitted just as often. McDonald and Miles concluded that the work therapy as provided had no impact as a treatment procedure. But they did recognise that if job performance had been given more emphasis, and socio-emotional performance less, the programme might have had a greater effect. They also recognised that the same programme or the same work should not have been offered to all types of patient. In other words the concentration on socio-emotional performance overlooked any improvement in the patient's ability to perform psychological tasks or play a role other than that of patient. It was clear too that a significant proportion of the patients was unlikely to be motivated by such a simple task.

So, although the term 'ergotherapy' is in common use, it has some disadvantages. It may lead people to assume that work is a therapy or that we understand how it acts. Aligning work with unevaluated therapies of doubtful efficacy, may distract attention from its undoubted social value.

Occupational Therapy

The use of the word 'ergotherapy' may also blur the distinction between work and occupational therapy. In work the task is done within limits and for goals set by others and also judged and rewarded by people other than the patient. The role of 'worker' links a person to society. In traditional occupational therapy, on the other hand, a person makes something for himself, sets his own goals and judges his own results. His reward is his personal satisfaction. While he exercises discretion, the limits set by the hospital staff or by himself are not firmly defined. Occupational therapy does not usually provide a person with that balanced relationship between social expectation and reward, which is characteristic of most adult roles in society. The therapists believed that occupation or recreation should be prescribed and administered under constant medical advice and supervision and correlated with the patient's other treatment. It should be within the patient's capacity, suited to his interests, and its complexity would increase pari passu with improvement in his clinical state. Novelty, variety and individuality were thought to be desirable in occupational pursuits. It was felt that the quality, quantity and saleability of products should never be permitted to obscure the main purpose of occupational therapy. Inferior workmanship and trivial tasks were accepted; but well made, useful and attractive articles were best [93]. These principles reflect an approach to occupation based on humanity and commonsense. But it is difficult to see how such activity contributes to the establishment of new roles, or to an improvement of task performance, or the motivation of a severely disabled patient with schizophrenia.

Recognising the lamentable lack of any adequate theory of psychiatric occupational therapy, WITTKOWER and AZIMA [101] made a tentative conceptualisation of occupational therapy in psychodynamic terms. They suggested that the power to sublimate is impaired in mental illness. So the mentally ill person engages in distorted projection processes. He is also handicapped by regressive trends initiated by the non-gratification of basic object needs. CUMMING [30], discussing this paper, suggested that social scientists might make a useful contribution by spelling out the nature of the patients' handicaps.

Because there is no coherent theory of occupational therapy in psychiatry, formulated in either sociological or psychological terms, occupational therapists have tended to overvalue the media which they use. Crafts which had proven their worth in providing re-educative tasks for atrophied muscles and stiff joints, were transferred to the psychiatric hospital. Yet it is doubtful whether they have the same value for the psychiatrically disabled. Many occupational therapists still claim that industrial work is less effective than craft-work in stimulating ability and restoring skills. But not all agree [49]. It is certainly true that craft work demands more specialised individual supervision than industrial work. This limits the number of patients who can be occupied [8]. So there are mental hospitals in which large numbers of severely disabled patients are unoccupied, while occupational therapists work in small departments with small groups of the less ill and disabled. There has been a great deal of argument about the relative value of occupational therapy and work. One occupational therapy textbook thinks that unsuitable patients are being 'press-ganged' into work. It goes on to say that arts and crafts offer an outlet for emotional and creative qualities in a way that no single industrial process can [58]. Some psychiatrists, [14], too, believe that patients need the constant stimulus of change and novelty otherwise they will work automatically while continuing to ruminate and hallucinate as freely as before. It is difficult to know how true these beliefs are, since they have been only rarely put to the test.

In one study chronic male patients with schizophrenia were exposed to occupational therapy, quasi-industrial work or a control situation without any organised activity. In this investigation, and in another replicating it, HAMILTON [50, 51] believed that he had demonstrated trends favouring industrial work. He interpreted the benefits as being due to the "workshop climate" which included the presence of male supervisors, the need for good timekeeping, money payment, working in the company of other men, as well as the industrial work itself. PHILLIPS [70], however, thought that the trends shown, which favoured the workshop group, were of doubtful significance. A similar study failed to demonstrate clear cut differences [53]. A more recent investigation reports differences in the development of interpersonal relationships in two occupational settings [63]. One setting was a workshop engaged in paid industrial subcontract work, whose staff had industrial, but no psychiatric, experience. The other setting was an occupational therapy department. Its patients engaged, unpaid, in arts and crafts, receiving pocket money from the occupational therapy staff. Patients seemed to be randomly allocated to these two settings. The results showed that the extent, if not the depth, of the patients' personal relationships was greater in the industrial workshop, and the author speculated that this might be due to the nature and organisation of the task. Industrial work is a social activity demanding contact and co-operation between patients. In occupational therapy a person works at his own individual tasks, with neither the necessity nor opportunity for mutual help. The 'non-psychiatric' workshop supervisor expected the patients to get on with their work unattended. The occupational therapists treated the patients as sick people needing a lot of help and guidance. So in that situation patients relied more on staff and less on each other. In a similar comparison of patients in an occupational therapy department and an industrial workshop, it was shown that the workshop patients showed great satisfaction in the fact that they were doing 'real work' and as a consequence felt themselves to be a 'part of society' [64].

In a controlled study, WING and FREUDENBERG [95] showed how a group of severely ill male patients with schizophrenia, employed in a hospital workshop, were influenced by the nature of the work supervision. Under conditions of active supervision, the patients not only worked harder but showed a significant decrease in immobility, mannerisms and restlessness. This suggested that the value of the occupation did not reside in the nature of the work, but in the extra social stimulation which the patients received. Since there are not too many studies which provide concrete evidence of the value of occupation, it is worth mentioning a study in which chronic schizophrenic patients received chlorpromazine combined with an intensive occupational therapy programme. Both contributed significantly to the resulting improvement. Occupational therapy was more effective than chlorpromazine in the long run. Medication altered the speed, rather than the level, of improvement. The investigators assumed that drugs and occupation acted synergistically, but the relationship may be rather more complicated than that [48].

A comparative study, over eight years, of the treatment of longstay schizophrenic patients in three British mental hospitals, showed that the most important social change, associated with the improvement of primary handicap, was a reduction in the amount of time during which the patients were doing nothing. The only really important activities which took the place of idleness for the patients who improved were work and occupational therapy. During the period of the study, the time patients spent watching television or in other leisure pursuits increased equally for those who improved *and* those who did not. Although this research provides no evidence to explain how work or occupation influence the schizophrenic patient's condition, the evidence that it does influence it, seems to be unequivocal. What other evidence is there? There is some evidence that the disabled psychiatric patient's chances of relapse are less if he is working. In their well known study of patients after discharge from the mental hospital, FREEMAN and SIMMONS [42] found that those people who remained in the community worked better than those who were rehospitalised. These findings led them to emphasise the therapeutic necessity for high expectations of instrumental performance. Employment may affect the patient's psychiatric condition in other ways. It enhances his economic position and produces changes in his self image. It may allow a schizophrenic patient to separate from a social situation whose stresses and irritations, exacerbate his schizophrenic condition [20]. Work during illness may not only lessen clinical symptoms. It may serve to lessen the inevitable disruptions and interference with a person's career [82]. There is another side to this picture. For some longstay schizophrenic patients who have not been adequately prepared to meet stress, the pressures of work may lead to a relapse [85, 96, 100]. Work may overstimulate some vulnerable patients with schizophrenia. Other social stimuli may produce the same effect. STONE and ELDRED [85] observed the emergence of delusions in two patients, who had been free from florid symptoms for many years, shortly after they had been transferred to a special treatment ward.

In summary, it must be admitted that there is still a dearth of hard evidence about the value, or otherwise, of work in psychiatric treatment. On the other hand, there is much more evidence than there was a few years ago to support the view that it has a useful and important place in the treatment of schizophrenic patients. The findings of WING and BROWN are particularly impressive, since work was the only social factor of the many considered, which, when it was introduced in one hospital had a significant effect on the patient's primary disability.

Although work is not a treatment in the conventional sense of that word, it is an essential ingredient in the treatment of many psychiatric patients. If it is to be used sensibly, in spite of the present limitations of knowledge, some further theoretical formulations are needed.

The Therapeutic Value of Work

It is difficult, if not impossible, from the evidence available, to separate the psychological effects of work from the social influence of the employment situation. Yet the findings quoted all suggest that work as a social activity interacts with the clinical features of the person's illness and with other aspects of his psychological and social functioning. So, as a starting point, it is useful to look at work in terms of social psychiatric theory. WING [98] has said that social psychiatry is concerned with the interaction between social and clinical events. Social psychiatry studies how social factors cause, precipitate, minimise or prevent the manifestations of illness and, in the second place, seeks to discover how illness, in turn, influences society. Investigations in this field are of three kinds. The first investigates the social causes of mental illness. The second explores the social determinants of the patient's present psychiatric state and the third looks at social influences on the course of the disease. Discussion of whether or how work causes mental illness is not relevant here; quite apart from the fact that there is little hard evidence. Work can certainly influence the patient's present psychiatric state, but it seems that it is the stimulating nature of the employment situation, rather than the work itself, which is important. Certainly the nature of the staff's supervision, their expectations, the duration of activity and payment play a part. If the social demands greatly exceed the patient's capacity the resulting stress may lead to a deterioration rather than an improvement in his mental state. JAQUES [54] seems to think that both work and its social setting are equally important when he says that

> "working for a living is one of the basic activities in a man's life. By forcing him to come to grips with his environment, with his livelihood at stake, it confronts him with the actuality

of his personal capacity—to exercise judgment, to carry responsibility, to achieve concrete and specific results. It gives him a continuous account of the correspondence between outside reality and the inner perception of that reality, as well as an account of the accuracy of his appraisal of himself.... In short a man's work does not satisfy his material needs alone. In a very deep sense, it gives him a measure of his sanity".

Work not only influences the patient's present mental state. It also influences the course of his disorder and this will be discussed under the heading of Treatment Setting. It influences the patient too, not only as someone with 'mental illness' or 'schizophrenia', but as a person. In one experiment [53] patients were asked to rank the type of occupation available in order of their preference. The authors concluded that since the patients tended to put first the job in which they had done best and last that which had disturbed them, that they were capable of making a sensible choice.

Of course they were. For even if an individual is suffering from schizophrenia, he can respond in the same way as one who is not disabled. This is exemplified in studies of the effect of social and monetary incentives on the work output of schizophrenic patients and the mentally retarded, which are well reviewed by GOLDBERG [46]. Most of the papers which he quoted failed to show that money was an effective incentive. O'CONNOR and RAWNSLEY [68], for example, concluded that incentive programmes "designed to overcome the negativism of paranoid patients served only to uncover it." In another study, an abrupt increase of payment led to a drop in output from both schizophrenic patients and normal controls. It is not surprising that both the 'normals' and the patients with schizophrenia felt such an action reflected a disparaging assumption that they were not working to their full capacity [89]. In other studies the incentives used were either trivial or had little value for the patient. However, there are papers which show that reasonable monetary payment does have an effect [33]. Even if money were not an incentive, it is only fair that working patients should receive a socially equitable wage [77].

Work and employment as social influences do not affect only symptoms or disabilities. They influence a person's social adaptation whose mechanisms are much the same, whether he is, or is not, disabled [71]. MECHANIC [62] was one of the first to propose a theoretical explanation of human adaptation to stress. He saw stress as the discrepancy between a problem or challenge and the person's ability to deal with, or accommodate to, it. MECHANIC became interested in the subject while studying how young doctors fared when applying for a much sought after psychiatric residency in the States [61]. He considered that if a person is going to cope successfully with a stressful situation he must have acquired certain interpersonal and instrumental skills. He must also be able to manage his emotions so that he can maintain the confidence needed to use those skills. Finally he must have enough keenness to tackle the potentially stressful situation. Similar conditions apply whether it is the strains of marriage, domestic life, work or employment with which a person has to deal. Careful consideration of these requirements show that *a person's competence in terms of task performance, interpersonal skill or a capacity for responsibility,* is not a fixed quantity. It develops throughout life, usually growing in step with the increase in those moderate expectations which society holds for us. In employment a person does not only need the ability to perform various tasks, he needs a minimum of interpersonal competence to enable him to form and maintain reasonably harmonious relationships so that he can give and take with his colleagues, those in authority over him, and those over whom he has authority. His potential in this area is viewed in terms of the stability, closeness and variety of such relationships. Further, he needs to have developed, or to be developing, that sense of responsibility which makes him accountable for his own actions and able to meet necessary obligations to others. The person's *ability to manage his emotions* can be formulated in various ways. It can be seen as being genetically determined and mediated through psychophysiological mechanisms, or as an outcome of the success or failure of emotional growth in the formative childhood years. Those who embrace psycho-analytic theory speak of 'defence'. The psychoanalyst's hypothesised defences are the techniques, strategies or ploys used by the ego when it is alerted by signal-anxiety. Defence can be used to deal with internal threats but it is legitimate to include the techniques for dealing with anxiety from external causes [80]. Defences exist not only against objective situations which really give ground for fear but against subjective or neurotic anxiety. These neurotic defensive manoeuvres are classified in various well known ways. Even if a person has the necessary skills and competence to work and the confidence to do so he still needs *to want to work* and to feel that he will be rewarded in some way. The available knowledge about the effect of incentives is often confusing, perhaps because every individual has his own personal view of what he sees as fair, or as rewarding or punishing. WILLIAMS and BLACKLER say that a review of the motivation literature suggests that what matters to everyone is to be treated as an individual [94].

The second way of looking at the use of work in the treatment of mental disorder is to look at the person's capacity for role performance in terms of his socialisation. A person's socialisation in employment as well as the wider requirements of everyday life, can be thought of in terms of his knowledge of the appropriate behaviour and values, his ability to perform according to these, and his motivation to do so [19]. In other words a person must *know what* is expected of him, how he should behave and what ends he should pursue. He must *be able* to carry out the behaviour and also hold the appropriate values. The inability to 'hold' values is usually due to psychological conflict in some form. Finally the person *must desire* to practise the behaviour and pursue the desired ends.

In early childhood socialisation, parents are concerned to transform the child's basic infantile drives into a desire for recognition and approval and thence to the pursuit of specific cultural values. As socialisation proceeds, the emphasis changes and there is less concentration on motivation, while more attention is given to ability and knowledge. There is also a shift from a concern with values, to a concern with behaviour. Psychiatric illness or disability may impair a person's performance in any one or more of these areas.

The usefulness of work in treatment or rehabilitation will depend, in part, on which aspects of the person's socialisation have been affected. Work is more likely to help a person learn what is expected of him and improve his performance, than influence his values or his motivation. Thus work helps the schizophrenic patient who has lost the ability to work and may no longer know how to set about quite simple tasks. It will be less helpful for an individual with a disordered personality who holds deviant values and lacks the desire to conform to society or work. Obviously work cannot be expected to help in all forms of psychiatric disorder. Before using it, it is necessary to consider not only what aspects of the person's function are disordered but also in what aspects work might help better functioning. Some psychiatrists believe that the treatment of the person's emotional disorder, whether by psychotherapy or pharmocological means, will restore his emotional balance and enable him, once again, to readapt to life in all its aspects. If one is thinking of the treatment of competent, highly motivated, people this may be true. It may be true too, for patients with non-disabling and uncomplicated affective disorders. But if the person is not very keen to cease being a patient or is poorly skilled, even quite satisfactory treatment of his emotional state may not enable him to work.

It has already been suggested that one needs a mixture of confidence, keenness and certain skills to cope with the stress of work or employment. These elements in adaptation are not independent of each other. They interact, although the nature of that interaction may not be too clear. Sometimes when traditional forms of psychiatric treatment are of only minimal benefit to a person, an increase in his interpersonal or task skills, or an access of keenness, may compensate and enable him to cope. Confidence without skill or keenness is of little avail, while keenness without skill or confidence will not get the person far. On the other hand, a change in one element will influence the other aspects of a person's adaptation. A decrease in confidence without any increase in competence can lower a person's motivation, while an increase in competence and motivation can increase confidence. Within this general theoretical framework there are, in the individual case, areas of functioning which can, and those which cannot, be helped by work. It is uncommon to be able to help a person by work alone. The person likely to be helped by work alone is the 'normal' person who has been unemployed for a few years, or has never started work since leaving school. In such a situation skills are rusty and confidence and keenness at a low ebb, although none are permanently impaired. Reactivation in a work situation may make such a person an enthusiastic, confident, employable worker. Looked at as a handicapped person, he has developed secondary disabilities although he has no primary disability.

It will be evident that work is of variable value in the treatment situation. A patient with schizophrenia is more likely to have an overall impairment of confidence, skill and keenness than other patients. When this is the case, work has an important part to play in addition to the use of chemotherapy and other forms of psychological and social treatment. For such patients it is important that work is not more demanding or stressful than the patient can easily manage, lest it still further overstimulates the patient's emotional reactions, leading to a re-emergence of delusions which have been dormant for years [85, 96]. This would undermine the patient's confidence and, in turn, his motivation to use whatever ability he has.

In manic-depressive psychoses, correction of the emotional abnormality may be enough to restore working capacity though it is well known that after repeated episodes of illness, confidence and motivation are increasingly impaired. It is doubtful whether work can offset this deterioration.

With organic psychoses much depends on the nature and extent of the impairments. For patients suffering from senile dementia, employment seems to provide a safe framework for social action. BERNE sees work as one of the safer forms of social activity since its transactions are not only limited by the material worked with, but are adult to adult [13]. So for patients with organic mental syndromes, repetitive subcontract work, whose prescribed limits are clear and simple, which requires little more discretion than is available in the traces of old memories and former habits, is well within their capacity. There are no research findings on this but experience suggests that work helps the patient retain some contact with a familiar reality and thus reduces the stress of disorientation, and confrontation with depressing inadequacies. One relative found that if she steered her father's "mind to topics which he had handled with ease in the past he became rational quite quickly" [3]. Mentally retarded and chronic schizophrenic patients can experience the same benefits.

In neurosis, anxiety or defences against anxiety, may impair the patient's task performance by diminishing the capacity to exert discretion within prescribed limits, while disturbances in social relations with workmates may make it impossible for the neurotic patient to work with others. MAXWELL JONES [56] believed that the value of work for such neurotic patients lay mainly in the sphere of their interpersonal relationships. In his unit, work was used to meet the needs of the ward community. In the workshop discussions, subjects included absenteeism, lateness, difficulties with authority and relations with the work group. The aim was to allow patients to analyse their attitudes to work. He considered that a group of patients doing productive work did better than those doing occupational therapy. RAPOPORT [74] has criticised this use of the workshop as confusing the aims of treatment with those of rehabilitation. The distinction is important, and it is necessary to be clear whether one is using work in the treatment of an ill person to change his present mental state, or to help a disabled person adapt to his disabilities. Stable personality disorders and people with uncomplicated mental retardation have relatively fixed disabilities and are only rarely suffering temporary impairments due to illness. So, for them, work is used for management and rehabilitation rather than treatment. And this will be discussed in a later section.

This brief and superficial account attempts to give some idea of the use of work and its importance in the treatment of psychiatric disorders. Work can do many things for the mentally disordered, but some patients will be entirely unaffected. If its use and abuse are to be understood it is a pity to call it a therapy. For in trying to force such a basic human and social activity into a medical mould we only muddle our thinking.

Work and the Treatment Setting

Work's effect on the course of a patient's disorder cannot be understood without considering its influence on the setting in which treatment or rehabilitation takes place. That setting may be a hospital ward, a day hospital, the family, or some other environment. SIMON was one of the first to appreciate that occupation or work had an important part to play in the management of mental hospital patients [83, 84].

"Life", he said, "is never stationary or still. Either we go upwards through the use of our abilities or we go downhill if we do not employ them. Short interruptions of performance do not matter and do not have lasting effects. But long periods of minimal performance are critical and this is where, in my view, a long institutional stay is disastrous if the institution does nothing to counteract its effects."

He knew that this required patience and perseverance on the part of the medical and nursing staff,

"for", he said, "it might often take weeks or months until results could be seen. Some of our old institutionalised patients who are now working regularly, took years to get used to this."

He saw that the ultimate aim of all rehabilitation efforts in the institution was to

"make our patients capable and ready for life outside the hospital, this is the purpose and aim of our whole therapy, even if this aim cannot be achieved by many of our patients."

SIMON's views have recently been confirmed by WING and BROWN [99] who showed that work and occupation improved the primary disabilities of chronic schizophrenic patients. Alterations in other aspects of the hospital environment improved secondary handicaps. Many features of the treatment setting can contribute to, or mitigate, the patients' disablement, but only work will be considered here. GOFFMAN [45] says that

"in the ordinary arrangements of living in our society, the authority of the work place stops with the worker's receipt of a money payment; the spending of this in a domestic and recreational setting is the worker's private affair and constitutes a mechanism through which the authoritiy of the work place is kept within strict bounds. But to say that inmates of total institutions have their full day scheduled for them is to say that all their essential needs will have to be planned for. Whatever the incentive given for work, then, this incentive will not have the structural significance it has on the outside. There will have to be different motives for work and different attitudes toward it. This is a basic adjustment required of the inmates and of those who must induce them to work."

This quotation raises important questions about the nature of work and the way it is organised. There has always been work in psychiatric hospitals. But such work did not change the patient's role. He never became 'a worker', only 'a working patient'. There was often only enough work for a small number of patients. Patients were given a trial in the laundry, sewing or cleaning rooms, where only good competent workers were wanted.

"Because she allowed an iron to burn out, spoilt a garment in the making, or broke a few dishes, many a poor soul has been condemned to perpetual idleness for the remainder of her life" [75].

Institutional life without work is no better, and probably worse, than unemployment outside hospital [43]. A person can react to unemployment [102] by apathy, distress or resignation. Alternatively he may be unbroken by the catastrophe. When patients worked, they worked for the hospital and that organisation had authority not only over their work but where and how they slept and played.

Outside the institution there are social barriers between these aspects of life. The barriers between work and domestic life are maintained by the payment of wages. But in hospital the system of payment has often been capricious and determined by staff who might decide the amount of a patient's reward, not on the basis of his productivity, but on his behaviour outside the workplace. Rewards, if they are to have any meaning or act as an incentive, must be directly proportional to the patient's efforts [41].

But it would be naive to think that money is the only thing that motivates a person's work. Money incentives have very variable effects on the work of patients with schizophrenia. Money is not always the most effective incentive in everyday life [21]. In hospital the sums paid to patients have been rather trifling and have had relatively little meaning in the context of their institutionalised lives. BLACKLER and WILLIAMS reviewing the literature on people's motivation at work, conclude that there is much that is unknown. While all the theories contribute to our understanding, none does full justice to the topic and each overlooks certain factors. None of them can accommodate the wide variety of human experience at work [16].

There is a growing understanding that individual differences are important. It seems too that people who see their work objectives as challenging try harder than other people to meet them. While the reviewers feel that HERZBERG's two factor theory does not stand up to critical scrutiny they concede its importance. For HERZBERG [52] has challenged the idea that attitudes to work are the positive and negative ends of a single continuum. On a single continuum, the opposite of job satisfaction would be job dissatisfaction. HERZBERG's theory suggests instead that there are two continua, one for satisfaction and one for dissatisfaction. He believes that the opposite of 'satisfaction' is not 'dissatisfaction' but 'no satisfaction', and the opposite of 'dissatisfaction' is not 'satisfaction' but 'no dissatisfaction'. In the reform of psychiatric hospital practice, most effort has been given to the removal of causes of patients' dissatisfaction and too little has been done to provide them with satisfying experiences. WILLIAMS and BLACKLER further reviewed those studies where people have been so highly motivated that they have been willing to change their normal modes of behaviour [94]. They concluded that these underline the importance for people to feel they are able to predict events and to exercise control over certain variables. If this is so, it is not surprising that psychiatric patients are not motivated by insignificant amounts of money while they remain institutional residents. For in the institution, whether they work or not, they have little control either over their jobs or their lives. They cannot even control time. COHEN and TAYLOR [29] observed life in a maximum security prison. Time, they say, "is a much more taken-for-granted element of everyday life than is friendship or privacy." Most people admitted to hospital are only placed briefly outside the normal routines of life but for the longstay patient, time has been abstracted like a fine. His problem, like that of the polar explorer BYRD, is to "increase the content of the hours". In everyday life we make time pass, by throwing ourselves into occupational activities and burying ourselves in our work. BERNE [12], too, remarks that

"the most common, convenient, comfortable and utilitarian method of structuring time is by a project designed to deal with the material of external reality; what is commonly known as work."

Another aspect of life in the hospital setting is that a person has to accept the sick role. This means that one is relieved of responsibility provided one cooperates in treatment and tries to get well [69]. This role may be all right in the short term, but, in the long run, being relieved of responsibility can be subtly disabling. At the worst, patients' handicaps are reinforced not because they are retained in hospital, but because they are transferred into the role of 'chronic patients'. Such transfers, which may be irreversible, do not happen on their own. They are made by staff, who seeing patients as 'chronic' speak of them as 'chronic', and believing that 'chronic' means of long duration, predict that there will be no change. The prediction fulfils itself. Such expectations are not only held by hospital staff but by families, employers, trades unions and others. In turn they influence the way the patient sees himself. Even if the patient is not disabled, he may, after a time, lose confidence and become concerned lest any display of competence on his part might encourage doctors and others to deprive him of the shelter of this role, before he feels able to cope with the stresses of everyday life [38]. One must recognise that admission, even for a short period, to a modern psychiatric hospital or day hospital with a therapeutically minded staff may have disabling effects. By accepting admission, the patient announces some degree of social incompetence and personal weakness. He enters a social atmosphere pervaded by symptoms, suffering and disturbance, and looks to the staff to do something to 'cure' him. In such a situation patients often develop an informal agreement to tolerate each other's disturbed behaviour. Under these conditions such behaviour may spread by contagion and mutual provocation. Both staff and patients lose sight of the importance of time and little attempt is made to structure progress. TALBOT and his colleagues [86] suggest that the hospital needs a social programme in which both patients and staff should value socially appropriate productive behaviour, and that opportunities for such behaviour should be provided. Work is a part, though not the whole, of such a programme, and should be used to prevent the secondary behavioural and attitudinal disabilities which any patient may develop in a hospital setting. Work, by satisfying a sick person's need for a status does not, like the patient status, reinforce ideas of weakness and incompetence. It provides a convenient, comfortable and useful way of structuring the time in hospital. If JAQUES' view of work is correct, the progressive exercise of discretion over an increasing time span gives the patient an opportunity in a practical work situation to master his conscious and unconscious anxiety.

Paid Subcontract Work

The mental hospital often provides very little work for its patients. That which is provided is usually required for the hospital's maintenance. The rewards paid for such work bear little relationship to what has been done, while the hospital's authority over the patient's life extends beyond the workplace. When a patient is paid with tokens which can only be changed in the hospital shop for quantities of tobacco or sweets, he cannot do what he wants with the results of his labour, nor exercise any control over his future. The introduction of paid employment work has profound and unforeseen effects on the hospital, its patients and staff.

Paid subcontract work was introduced for the training of the mentally retarded by TIZARD and O'CONNOR [88]. They were dissatisfied with the established methods for training, since these did not prepare the retarded for employment outside the institution. They felt that the equipment was out of date and uneconomic in use. Finally there was no contact with firms outside the hospital and therefore little opportunity to build up an understanding of the problems of employment for the mentally retarded. Further, there was no emphasis on incentives or rewards. It could be shown [67] that it was

> "possible to establish the principle of simple sub-contracted work carried out by patients for an outside firm." They recognised "the difficulties which must be faced in arranging for the work, persuading the hospital authorities to institute it and then interesting patients and staff in the project. Some of the difficulties were concerned with obtaining work from firms which, although in principle willing to help, might not be able to make such a proposition pay, either because their premises were too far away or because the nature of the work made transport uneconomic (because of bulk for example) or because the work was normally done by women, and men could not easily make the necessary fine finger movements. But although many economic difficulties occurred which were directly associated with the external situation, the majority were concerned with the complex pattern of regulations governing hospital administration."

Subsequently the idea of subcontracted work was taken up by those Medical Research Council staff who worked on the problems of the mentally ill and they established an experimental workshop [24]. The idea of a workshop for the mentally ill was not entirely new, for the Ex-Services Mental Welfare Society had been providing economically paid work for psychiatrically ill ex-service men since 1927. Its benefits were recognised by Professor Mapother who wrote presciently in 1929 that

> "it should be the end to which treatment proper leads for all that large group who are intermediate between fitness for normal employment and fitness for none ... It points a moral for application in ordinary psychiatry that may well have a wide influence in the future."

Mapother was right. Paid subcontracted work arrived in the mental hospital at a time when attempts were being made to remove old abuses, supply patients' natural needs, alter staff attitudes and provide a more stimulating environment. It made a powerful impact in all these areas of hospital functioning, as well as on the role of the individual patient. As soon as subcontract work, paid according to rates prevailing in open industry, is introduced into the hospital, the patient is brought into relation with unseen, but potent, social forces. Change is forced, because paid subcontract work relates the working patient to real workers in industry outside the hospital; for he is paid the same amount of money as they are, for the same amount of work. Immediately the patient changes his role [73]. He is no longer a 'working patient' but a 'patient worker'. Even more important are the changes in hospital staff. They, too, are forced to change their views and their roles. Hospital administrators take a new view of patients who earn money. If patients do paid subcontract clerical or research work for doctors, they in turn see the patients in a new light. Families may be upset as a gulf develops between what they expect of the patient in his sick role and what the hospital expects of him in work. The patient himself has a chance to explore his own capacities and modify his view of himself accordingly [97]. When expectations are altered all round, it affects the ways in which patients behave and the ways in which they are treated [79]. How is a nurse to relate to a patient, whose work an employer values and pays for, and who is earning little less than, or perhaps even more than, the nurse herself?

The Hospital Staff

It has often been assumed that doctors, social workers and other hospital staff as 'normal' people—albeit with some special training and skill—can treat, support and teach patients. But what do patients need from the hospital staff? They have to be treated, of course, but they also have to learn to feel and think and be responsible for themselves and others, and are unlikely to learn this except through the conduct and utterances of others. Instruction and information is not enough, for such matters cannot be taught as a subject, or by precept. They can only be taught unobtrusively through the manner in which staff behave, and they can only be learned in practice. They are conveyed in a tone of voice, in a gesture, or in asides and oblique utterances and yet what can any patient— what could any of us—hope to learn from the pompous manner of some doctors or the starchy aloofness of peripatetic nurses? Staff have to teach by example; but the example they give is often quite irrelevant for everyday life. They do not, and cannot, provide their patients with appropriate models. The way staff think is more important than what they say. It is through what they do that they teach patience, responsibility, accuracy, punctuality and a tolerance of authority. Speaking of this, MICHAEL OAKESHOTT says

> "And if you were to ask me the circumstances in which patience, accuracy, economy, elegance and style first dawned upon me, I would have to say that I did not come to recognise them in literature, in argument or in geometrical proof until I had first recognised them elsewhere: and that I owed this recognition to a Sergeant gymnastics instructor who lived long before the days of 'physical education' and for whom gymnastics was an intellectual art and I owed it to him, not on account of anything he ever said, but because he was a man of patience, accuracy, economy, elegance and style" [65].

This could be said of some nurses or doctors, but it is just as likely, and perhaps more likely, to be said of a skilled work instructor, or an untrained staff member. A treatment setting has to be seen in terms of the opportunities it affords for the resocialisation of patients. WHEELER has linked BRIM's model for the learning of social roles to a parallel set of processes in the socialisation setting, be it day hospital, hospital or hostel [92]. The setting must provide clear and unambiguous norms, opportunities for learning and practising the required role performances and the capacity to reward the subsequent behaviour selectively. Apart from the other aspects of the treatment, paid employment work meets all these requirements as far as socialisation for the work role is concerned. The norms of the work situation are not only clear, but fairly straightforward. Paid employment work gives the patient a good opportunity, not only to learn and practise the work role, it also rewards him according to his performance.

Rehabilitation

Having considered the influence of work on treatment and its social setting, it is necessary to look at the part which work plays in the rehabilitation of the individual disabled patient.

Psychiatric disability is not too well understood. In Britain at least, it may be confused with mental retardation (oligophrenia) since the term 'mental handicap' has become an acceptable euphemism for that condition. In our terms a psychiatrically disabled person is one who suffers, or has suffered, from a psychiatric disorder, has persisting symptoms, or emotional or behavioural difficulties. These impair his ability to cope with everyday life and seem unlikely to improve in the foreseeable future, even when effective treatment has been given and sufficient time allowed for healing. These disabilities can be recognised in various ways. WING has proposed a classification of disabilities into three types according to their cause [99]. Primary handicaps are a part of the patient's illness. In schizophrenia, WING considered that incoherent thought processes, delusional motivation, catatonic slowness and apathy, were primary disabilities if they persisted over time. Such disabilities may be stable or unstable, moderate or severe. Secondary disabilities are those emotional or social difficulties which are the lot of most handicapped people. They are determined by the nature and severity of the primary disabilities as these affect the patient's own, or other people's, reactions to his illness. At the same time the circumstances of treatment, the nature or the lack of treatment, play a significant part. Most investigators have stressed the effect of institutional life. Certainly many disabilities results from institutionalisation. But such disabilities can develop as easily, if not as commonly, in the day hospital, the hostel, the outpatient department or in the patient's own home, in the absence of treatment and correct management.

Tertiary disabilities are those handicaps which are present before the onset of illness or primary disability. Under this heading one may include poor education, low intelligence, or personality difficulty. It is equally reasonable to regard such personal limitations, not as disabilities, but as a lack of that adaptive competence which enables the better endowed person to cope more effectively with life. We have already referred to the concept of competence (p. 753). It is more easily appreciated in the physically disabled. People admire wellknown public personages who, being competent, overcome the handicaps of blindness, deafness or double amputation. Similar adjustments made by those with psychiatric disorder are less frequently recognised.

The difference between physical and psychiatric rehabilitation must be understood. In physical disorder it is the patient's performance of tasks in the physical world which is primarily impaired. He has difficulty in physical movement and manipulation. Psychiatric disorder, on the other hand, impairs role performance in the social world. Of course, the division between task and role is not absolute. They overlap, for psychiatric disorders impair psychological task performance and the physically disabled often have difficulties in performing their social roles. Attention has been drawn already to the requirements which must be met before an individual can perform a role satisfactorily (p. 754) and cope with the resulting stress (p. 753). When these functions are impaired the nature of that impairment must be specified. It is never enough to say that a patient is depressed, deluded or has a personality disorder.

Work and Psychiatric Rehabilitation

Since work is not useful for all patients, or all disabilities, at every stage of psychiatric rehabilitation, its value and use must be viewed in terms of its capacity to reduce disability or to stimulate the compensatory growth of competence. What part then, does work play in relation to primary and secondary disabilities? Its influence on primary disability in schizophrenia has been demonstrated in patients living in a mental hospital [95, 99]. But work affects those secondary disabilities which result from the patient role and institutional existence. It increases expectations and provides commensurate rewards. Patients' expectations of their own performance are altered. Their attitudes are changed and there is often an increase in self respect and confidence. Since the patient earns some money, the social deprivation or 'stripping' of hospital life is reduced [45]. Clearly work increases a person's competence not only by maintaining or increasing his instrumental skills and his responsibility. It may, or may not, do something in the area of interpersonal relations. It must be admitted that at present it is uncertain how much competence is developed by work or by other rehabilitation measures. But even if competence is not increased, paid work seems to be one way of preventing its decay. When rehabilitation is seen in terms of socialisation, paid work is more likely to influence a person's knowledge of how to behave, and his ability to behave in that way, than it is to affect his values and motivation. It is usually a complete waste of time to think that work alone can influence patients whose main disabilities are of value or motivation. On the other hand, work, paid or not, teaches the patient to cope with stress. He has to accept the prescribed limits of the job, has to exercise mental and perceptuo-motor judgment, and since this causes anxiety it is stressful. Interpersonal relationships involved in the work role may also be stressful and can be graded by the number of hours the patient works. By increasing these hours the rehabilitee is accustomed by easy steps to the difficulties he will meet in everyday life. As long as work's demands do not greatly exceed the person's capacity he will not become anxious, nor decide to decrease his effort. Instead, as he masters each increased demand, gaining confidence, he will increase his efforts. WING demonstrated this effect in a study of rehabilitation in an Industrial Rehabilitation Unit (IRU) [97]. A too rapid increase in stress may not only lead to a loss of confidence but a recurrence of psychotic symptoms [85, 96]. In a study of patients transferred to an IRU, six out of forty-five longstay patients with schizophrenia showed an exacerbation of symptoms during their first week in the unit. Five of the six patients had been insufficiently prepared to meet the stresses of work and life in a near-industrial situation.

Work is not only what occupational therapists and others call an activity of daily living (ADL). If, and when it is paid, it is a role of daily living (RDL). In psychiatry, paid work is sometimes less important as a psychological activity than as an employment role. Unpaid work or work for the common good, makes use of a work experience for the exploratory discussion of patients' problems and attitudes [56]. In such work, the patient, instead of doing something for himself as in occupational therapy, is doing something for the 'common good'—but this common good is the *common good of the hospital*, its patients and staff and administration. The patient still lacks a role which breaks his dependent links with the hospital. Unpaid work for the common good is not without value, in so far as it explores the person's interpersonal skills, values and motivation. It may improve his 'competence' in interpersonal relationships or his 'socialisation' in terms of attitudes and motivation. Such rehabilitation may be more appropriate for those personality disorders whose primary socialisation was impaired. Work is used in quite different ways for adequately socialised persons who, following their disablement, have to relearn what behaviour is appropriate in work or elsewhere, and recover the ability to practise it.

There is often some confusion about the part which work plays in the rehabilitation of women. Occupational therapists and others tend to think of the housewife's rehabilitation in terms of the activities, rather than the roles, she has to play in her daily life. Over half the women in Britain, in addition to being housewives, are gainfully employed. So rehabilitation in employment work is not unhelpful to them. But women's role in our society is often biassed towards demands for socio-emotional interaction rather than instrumental performance. It has been suggested, and seems likely, that a woman's ability and satisfaction in the role of housewife will depend on her early socialisation and her identification, or lack of it, with her mother [66]. The instrumental tasks she has to perform are probably not more or less boring than those performed by many men at work.

Another impediment to effective rehabilitation, which wastes effort, is the lack of a clear differentiation between sociability, socio-emotional tasks and socialisation. *Sociability* is the enjoyment of company, conversation and companionship. The adequate performance of *socio-emotional* tasks requires an understanding of the group norms and ability to use group interaction to lower tension. *Socialisation* signifies an ability to conform to social demands. In the family the social norms are extremely complicated and it is no easy task for a woman to reconcile the conflicting demands of her children, her husband, her parents or her neighbours, in a way that reduces tension and maintains domestic harmony. Not all patients can tolerate the close relationships which exist in sociable situations, although a considerable proportion of all psychiatric patients like sociable occasions. Some may use them to avoid the rigours of rehabilitation. While entertainments and parties are part of the rhythm of life, research has not shown that they do much to resocialise patients or help them to perform socio-emotional tasks. While employment favours social interaction [64], socio-emotional skills and certain aspects of resocialisation may be learned best in small group situations.

The Organisation of Work in Hospital

Whether work is used in patient treatment, rehabilitation or resettlement, certain basic principles govern its application [15]. Work, if and when it is effective, is a socialising process. WHEELER has described the requirements of a socialising institution in terms of BRIM's formulation of role socialisation [92]. In his view the rehabilitation hospital or ward should help a person to *know* what is expected of him, give him opportunities to *perform* in this way, and *reward and encourage* his desire to practise the expected behaviour or pursue the desired ends.

(1) So when work is used in rehabilitation one must try to ensure that the reasons why patients are expected to work, and why work can help them, are clearly stated. Above all it has to be made clear that the expectations of the rehabilitation setting should be very similar to those of everyday life. In "that little world of social unreality", which is the mental hospital, the social requirements are much less than in a day hospital, whose patients, coming from their homes every day, bring with them many of the expectations of everyday life. The hospital's requirements are much less than those of industry. O'CONNOR [67], one of the first to study the use of subcontract paid work for the mentally retarded, noted that

"the milieu of the hospital...was not such as to encourage a vigorous and competitive workshop atmosphere. For example, although the speed of work in the experimental workshops was between 50 and 60 percent of normal, it was necessary to work in factory workshops to find that this speed was not a limit but represented rather the stage of motivation which could be achieved within the hospital precincts. It was apparent that after a few days in a different environment, some defective adolescents could achieve speeds of work equivalent to 100% normal, even though they had for months been working at a lower speed in hospital workshops."

It seems that the change of work setting represented a change in *expectations* as much as a change in *motivation*. There are several reasons for this. Occupational therapists, nurses, social workers, or doctors, have little understanding of the ways of industrial life. They may be unable to help patients to work. They may even undermine the patient's own efforts by suggesting that he is not fit to meet the demands of work.

(2) Work can be used for very different purposes in psychiatry, and in every stage of treatment, rehabilitation or resettlement [90]. In rehabilitation it can be used as part of a broad pattern of treatment or training to prepare a person to resume a generalised status in life; or it can be used to train or prepare a person for the performance of specific work tasks. It has been said that traditional occupational therapy done "for good of the community" is a satisfactory preparation for many roles [56]. This is doubtful. Not because occupational therapy has been preoccupied with craft-work or kindergarten activities, but because in occupational therapy a person, by doing something for himself, only meets his own expectations and provides his own rewards. So it is an activity without role; and since there is no role there can be neither status nor prestige. It is only when a person is paid, according to rates negotiated outside the hospital, that he is related to society's status system. Doing something for the common good only relates him to the hospital's or unit's status system.

(3) The work opportunities which have to be provided for patients differ in a number of ways. GASTAGER [44] has distinguished between 'early' and 'late' rehabilitation. By 'late' rehabilitation he means the readaptation of the longstay disabled mental hospital patient. 'Early' rehabilitation is for those patients who may have severe disabilities, but have not been institutionalised or neglected and have preserved or retained normal social relationships and attitudes.

In 'late' rehabilitation, one has to provide large amounts of relatively simple work for hundreds of patients. Mental hospitals all over the world have accumulated large numbers of patients with severe disabilities. Such patients are not capable of complex tasks. They are so numerous that it is often impossible to give them the individual attention which they need and should have. Both work and rehabilitation have to be 'mass-produced' in a routine fashion. In 'early' rehabilitation the use of work is based on a detailed knowledge of the individual and his handicaps. There is no large accumulation of these patients, so smaller workshops can be used. While smaller quantities of work are needed, the work itself must be more varied to meet the needs of people with differing types of disability, differing skills, and very varied interests. Whether opportunities for work are being provided in early or late rehabilitation, they must be arranged in steps which approach ever nearer to the demands of everyday life. These steps, too, must be clearly defined.

There have always been some opportunities for work in most mental hospitals. Even if some patients were exploited, many who worked on the wards, or in the hospital utility departments, or 'hospital industries', as they are called in the U.S.A., did better than those who had nothing to do with their time. It is difficult to know which is the worst; the exploitation of the few, or the forced unemployment of the majority of patients. Paid industrial subcontract employment work provides occupational opportunities for those who are not acceptable either in hospital utility, or occupational therapy, departments where, in any case, they require more supervision and attention than is readily available. An occupational therapist or a nurse can more easily teach and supervise simple repetitive industrial subcontract work, than the tasks of utility work or occupational therapy. Thus one can employ more patients in subcontract work in terms of the number of occupational therapy or nursing staff available [8]. At one time it was not easy to persuade employers to entrust their products to the hospital, where their handling or assembly might not be properly supervised, or the quality of the finished products adequately controlled. But now these and other difficulties have been overcome, and employers have discovered the advantage of giving work to psychiatric hospitals. They have found that they can call on a large work force capable of slow but careful work, supervised by staff whom they do not have to pay. Those industrialists, with automated production lines, appreciate the opportunity that hospital workplaces offer for dealing with work which does not fit into their own production processes. Of course there are problems. It is difficult for the hospital workshop to accept work before it has some patients capable of doing it, or of knowing whether the patients are capable of it before they have had a chance to prove themselves. There is also a built-in dilemma in paid subcontract work, for one must satisfy the industrialist while using his work to assist the patients' treatment and rehabilitation. It is never easy to reconcile these conflicting demands, neither of which is paramount, yet neither of which can be neglected.

(4) One has to reward and encourage the patient's desire to practise his work performance. This means that the worker must receive meaningful rewards which are directly and predictably proportional to his efforts. This happens when the financial rewards of work have been negotiated by trades unions.

It is important that whatever the incentive is, it can be used by the person concerned in a way that enables him to feel he has some control over his destiny. The implication is clear. The work which patients are asked to do must be seen to be realistic and have meaning in relation to their future life. It must be organised and supervised so that, in any given job, a person's improved performance is recognised and leads to advancement to more complex and highly rewarded positions. To ensure that this happens, output and quality of work must be assessed continually and any improvement or falling off in performance quickly noted. There must be a continual selection for promotion of patients who have shown that they are more skilled or responsible. This requires that both large mental hospitals and small units should establish some administrative machinery to keep account of work vacancies, so that those who achieve more can be promoted [36]. The whole work organisation from the wards to the industrial workshops and utility departments must be understood in terms of the expectations, opportunities and rewards of each situation, not only by those in charge of rehabilitation placement, but by all the staff and patients.

It must be recognised that work cannot be prescribed. This is not a matter solely of the doctor's ignorance; it is senseless to prescribe a job that is not available. In any case, patients quickly change their views on what they wish to do. One must provide work which suits those with manual and clerical skills and for those who have little skill at all. Most societies see some work as being more appropriate for women, while other jobs are more suitable for men. It is not difficult to provide a range of work to meet these varied needs. Even so, patients are not always satisfied and staff too, may misjudge the work provided. Middle-class doctors and occupational therapists often look down on rather dull, repetitive jobs. They are inclined to wonder how anyone could be stupid enough to do them. They forget the

"obvious fact that the lowliness or nastiness of a job are subjective estimates, and that what really matters is the prestige of the job and even more important, the prestige of the group for which the job is to be done. A doctor or a nurse, for example, or a sanitary inspector, have to do some things which would disgust the most unskilled casual labourer who did not see these actions in their social context" [21].

It is foolish to assess jobs as childish, dirty, or mean on the basis of subjective estimates.

(6) In the work situation, occupational therapists and nurses often feel that their primary responsibility is to the patient rather than to the employer who supplies the work. They have to understand that the careful supervision of the work benefits the patient as much as the employer; for, unless the work is done properly, there will be no work for any patient. They must recognise too, the importance of maintaining high expectations of patients' performance and understand that, unless their expectations resemble those of everyday life, the patient will have no chance of learning where he stands, what progress he has made or what his prospects are. Staff should not feel embarrassed to ask patients to work. Some psychiatrists, social workers and nurses distrust our emphasis on the importance of work. They wish to help, but their concern for the patient's present distress blinds them to what a person has to achieve if he is to have some independence and satisfaction in life. They cannot see that

"in our society some major factors relevant to our capacity to predict are our ability to maintain our income, to preserve and develop our status with others, the state of our health, the type of person we associate with...Work is central to all of them—a man's job often dictates his income, his status, to some extent his friends and even perhaps his health" [94].

So if patients are to be helped, attitudes to work must be realistic and so must the work situation itself. Patients should be expected to attend their workplace or office, regularly and on time. Visits to the doctor, the shops, the hairdresser, or recreational activities, must take place outside working hours. In addition to the difficulties caused by staff and patient attitudes, there are the practical difficulties of maintaining a steady and regular supply of work, providing storage space, looking after the stock of raw materials and meeting employers' sudden demands for completed work.

(7) In some hospitals the utility departments offer a range of jobs, and those patients who are lucky enough to be allocated to these departments, often become staff members in all but name and financial reward. The hospital staff do much to foster their confidence and self respect. But such arrangements may be abused. BELKNAP has described how a group of trusty patients work closely with the ward nursing staff, who give them special privileges [5]. They also share with these nurses the management and discipline of the ward's more difficult patients. They not only become indispensable and thus impair their chances of discharge. They also adapt to the hospital situation by what GOFFMAN calls 'conversion'. This means that they take over the staff view of themselves and try to act out the role of the perfect patient. Such patients adopt

"the manner and dress of attendants while helping them to manage other patients, employing a stringency sometimes excelling that of the attendants themselves" [45].

This is not the end of the matter. By undertaking most of the ward's work these patients deprive other patients of work.

(8) Further complications arise when work is used both for general resocialisation and as a preparation for re-employment. A clash between the views of the staff in both systems seems inevitable whether they are included in one organisation or separated [11]. The staff concerned with preparation for employment—usually those with industrial training—have a very different outlook from the nurses and occupational therapists who use work for general resocialisation. Organisations which use work for both purposes tend to develop two staff systems which have difficulty in co-operating and tend to misunderstand and subtly devalue each other's contribution to the patients' rehabilitation [92].

Work and Resettlement

The ultimate aim of all treatment and rehabilitation is to resettle the patient in work or domestic life. By resettlement the British Department of Employment means the attempt to secure for all disabled people "their full share within their capacity, of such employment as is ordinarily available." In every employment exchange in Britain there is a Disablement Resettlement Officer (DRO) who is responsible, not only for placing disabled people in work, but following up with the individual and the employer, to see that the placing has been satisfactory to both. This service is available for both the physically and psychiatrically handicapped. Most disabled psychiatric patients can be rehabilitated in the sense that they can be helped to make the best possible use of their residual abilities in the most normal social context possible. A smaller number can be resettled [25]. Successful resettlement requires not only a considerable knowledge of the requirements of industry but the particular requirements of certain forms of employment. It requires a sound assessment of the disabled employees' handicaps and assets.

It is not unusual for a patient, when his medical or psychiatric rehabilitation is completed, to move on to an organisation outside the hospital which assesses his adaptive capacity, his disability and his chances of making a success of employment and life outside hospital. In preparation for resettlement, work is used to assess his performance and improve it where possible [6, 37]. There have always been problems in securing close co-operation between doctors, hospitals and the staff of the British Employment Department's Industrial Rehabilitation Units (IRUs) [27]. In IRUs, despite their name, former patients are not rehabilitated but given an eight to ten week period of employment work to help their resettlement. Various attempts have been made to bridge the gap between the hospital and the IRU. The IRU is usually situated at some distance from the hospital, although one has been built in the grounds of a rehabilitation hospital for the physically disabled. At the Maudsley Hospital, with the support of the Department of Health, it has been possible to establish a small Vocational Resettlement Unit (VRU) which is similar in many ways to an IRU. Resettlement Units enable

"the staff to assess the patient's abilities as well as his disabilities. The patient can also compare himself with other handicapped persons and can judge his performance against the background of a work situation reminiscent of his previous employment outside hospital" [96].

The staff and the disabled person begin to concentrate on performance and skill rather than on disabilities or symptoms. A resettlement unit whether located inside or outside the hospital only undertakes general preparation for work. It does not train the disabled person for a particular job or vocation. Conflicting views on the value of IRUs for psychiatric rehabilitees have stimulated a search for other solutions.

In psychiatry a hospital VRU seems to have certain advantages over the traditional IRU, due to its siting and policies. Being near the hospital and the patient's home there is less risk of the premature termination of attendance; a risk which grows as the distance between the rehabilitee's home and the IRU increases. One can also admit individuals whose chance of future resettlement in open employment seems uncertain or even improbable. Although such disabled persons are not accepted in the Department of Employment's rehabilitation services, many do well, given time. In the hospital VRU the duration of the ex-patient's industrial rehabilitation can be adjusted to his needs, while in the IRU he can only attend for a relatively fixed period of time [11].

The staff in the VRU expect the new entrant to have been working thirty hours a week, and to be reliable and regular in attendance and timekeeping. He should also be relatively independent before transfer and able to manage such matters as travelling, his finances, medication and his sick certificates. Most importantly he should have made the, sometimes difficult, decision to give up the role of patient for that of worker.

The referring hospital staff assure themselves that the candidate can meet these requirements before applying for his admission to the VRU. When the patient is transferred, his previous psychiatric history and diagnosis are not communicated to the manager of the resettlement unit, since the VRU staff feel that such information might bias their attitudes. Of course, information about circumstances which might cause any danger to the individual, other workers, or staff, is always given.

The hospital and VRU staff have differing trainings and differing objectives and they do not always agree about their goals for the patient. But when the two programmes are geographically and administratively very close, it is easier to resolve the conflicts of view to the benefit of the rehabilitee. Certainly the presence of a realistic workplace so close to the wards makes the hospital staff more conscious of their obligation to prepare the patient as fully as possible before he goes to the workshop [10].

Work Assessment

The assessment of a disabled person's suitability for placement in work is difficult. It demands both a realistic assessment of his disabilities and capacities and an understanding of the requirements of the considerable range of available jobs and employers. It is impossible to gauge employability by discussion in the interview situation, or by aptitude tests [1, 87].

"The patient may perform extremely well on all tests, appear willing and keen to start work and may even have reasonable ideas of what particular job he would like to do" [81].

The fact that he is unwilling or unable to work may not be apparent to the interviewer.

So far it has not been possible to relate a person's employability to his diagnosis, psychiatric or previous work history with any degree of reliability. The experienced psychiatrist may obtain certain clues from this information. The most valuable form of assessment is still a model work situation in which a patient is observed for a period of not less, and usually more, than a week. More recently it has been possible to rate this work behaviour in a more reliable and valid way so that, given a realistic workshop situation with a wide variety of paid work, it is possible to make a reasonably accurate prediction of an individual patient's employability [28, 47, 91]. WATTS [91] considers that employability depends on 'work personality' rather than 'work competence'; a view which coincides with that of SANDLER, who felt able to describe the person with low general employability, thus

"he will arrive late and depart early; he will stand around or chatter constantly with the others instead of attending to his work; he will find many excuses for absence during working hours and the symptoms of which he complains will become increasingly severe" [81].

It may be suggested that the patient behaves in this way because the work offered is unsuitable, and that he would work well at a more interesting or congenial task. Although this objection may be valid for some patients it does not hold for the unemployed neurotic or personality disorder, providing the work situation meets the requirements set out in an earlier section.

Sheltered Work

Many patients who, because of their handicap or limited assets, cannot be resettled in open economic employment can work in a sheltered environment.

The ways in which work is provided in European countries for the psychiatrically or physically handicapped and other people who are 'hard to employ' varies considerably. There is an overall tendency to make less provision for the psychiatrically disabled [9].

Ideally a sheltered workshop should provide remunerative work at a level consistent with the severity of the person's residual disability [7]. The three groups most suitable for sheltered work are those who have no behavioural disturbance, and, although employable, cannot produce at the speeds required in open employment; those who are normally productive and anxious to work but whose behaviour is not altogether acceptable socially; those who work well, but have 'off days' which would lose them their job in most firms. Sheltered workshops for the disabled are not easy to run effectively and too few are provided for disabled psychiatric patients. This is not due to any opposition on the part of trades unions or employers but to economic problems. If a sheltered workshop is to pay its employees without incurring a large financial deficit, it must be run on business lines and make a profit. The hospital, social service or employment department bureaucracies are not economic enterprises, and their staff are not recruited for their business acumen. Such a project can usually be established and administered more effectively by an independent agency, with funds provided from government or voluntary sources.

The Industrial Therapy Organisation in Bristol, pioneered by Dr. DONAL EARLY is such an agency [35]. It has not only provided sheltered factories, but has introduced groups of the psychiatrically disabled, working under sheltered conditions, into large industrial concerns. In doing this EARLY shares the views of VARRIER-JONES, whose experience in the rehabilitation of tuberculous patients at Papworth, fifty years ago, led him to the belief that rehabilitation effort could not be sustained unless it was translated into economic terms, and that business methods had to be altered and adapted to meet the disabled patients' special needs [34].

Recreation and Leisure

It may seem a long leap from a discussion of work to a consideration of leisure, yet it is a transition which most people make every day. Leisure has to be understood against the background of work since both supplement each other. Work and leisure are no longer what they were in pre-industrial society. In Western society they seem to have drifted apart. Both have been changed by industrialisation and urbanisation. ANDERSON [2] suggests that Western man created leisure unintentionally by embracing the techniques of capitalism and industrial systems of production which used his own work and that of his machines, in terms of their money value. As a result he produced more goods with less effort and had time left over. Time left over from work is leisure time. One can use it for relaxation, diversion, personal growth, or to satisfy ambition. The word recreation may be used interchangeably with leisure, but it is generally assumed that while leisure "refers to free time", recreation "describes the use made of such time" [78].

Recreation and Recreational Therapy

Recreation, like work, may have moral overtones. MARGARET MEAD [60] thought that

"the linkage affects both joy in leisure and joy in work or good works; one *should* have some recreation. And the minute that it looks as if there would be more time in between work and good work than the amount needed for 'healthy recreation', alarm spreads over the country."

Recreation, then, is a socially or morally approved way of using leisure time. So it is important to distinguish leisure from idleness, for idleness is a sin, or it used to be a sin in former times, unless one had social position or wealth. Today, unemployment attracts more attention than idleness. Leisure is the outcome of work, but the unemployed man, while he has free time, does not have leisure. For many, unemployment has a debilitating effect. A man who has no job feels helpless, loses his manhood and becomes a shell. Unemployment threatens a man's role and his status in society and so is a threat to his appraisal of himself. He recognises that others see him as too lazy to work or not good enough to get work. He feels stigmatized as a scrounger. Unemployment not only brings social stigma, but a sense of self depreciation; it also brings poverty. Work, employment, leisure and recreation then, are interwoven in our daily life and, in spite of variations in culture, are infused with strong moral feelings.

It is not surprising that recreation, like work, has found its way into the psychiatric hospital. To do so it has had to don, like work, the cloak of therapy. In the United States and in some European countries there are recreators, or recreation therapists providing 'recreation therapy' for the physically or psychiatrically sick. It is still difficult to discover exactly what is meant by recreation therapy. The vagueness of the concept is well expressed by DAVIS [32] who says that

"to find its higher therapeutic usefulness, recreation must be accorded a synthetic role in which process rather than consequence is stressed and the rich symbolism so naturally awakened is given expression."

Such high sounding rhetoric, is in practice, translated into the everyday activities of square dancing, 'cook-outs', swimming and various games for hospital inpatients.

It is easy to smile at such pretentiousness, yet it would be foolish to overlook the importance of leisure and recreation in psychiatry, even though it has received less attention than work. Like work, leisure has meant different things to different people at different times in history. In Ancient Greece it meant the opportunity to develop the human body, mind and soul. For the Puritans leisure represented the threat of indolence or sin. For today's coal miner, leisure is a release and escape from the routines of work. To old people in our society, leisure poses the problem of filling in time. For, as WILLIAM FAULKNER said,

"One of the saddest things is that the thing a man can do for eight hours a day, day after day, is work. You can't eat eight hours a day, nor drink eight hours a day, nor make love for eight hours—all you can do for eight hours is work."

The Rhythm of Work and Leisure

In the distribution of leisure time, Britain, like some other European countries, can be called a democratic society. While the distribution of income and wealth is unequal, leisure is spread remarkably evenly through all social classes [78]. Leisure is also democratically distributed in the sense that in all sections of the community it is blended into *a common rhythm of life*. This rhythm, in Western society, is centred on, and determined by, the organisation of work and not everybody is in step with it. The unemployed, the elderly, shift workers, jazz musicians and, of course, the mentally ill in hospital, are out of step. Being out of step, they cannot enjoy leisure. If the normal rhythm of activity is not structured around a job it is impossible for a person to orientate himself to opportunities for recreation and enjoyment which are only available at particular times of the day or week. So the constructive and enjoyable use of leisure and recreation depends on work, and the place occupied by work in the common rhythm of life. This rhythm is absent from the life of most mental hospitals and will not be restored by recreational therapy or recreational activities alone. When LORD ASHLEY (later LORD SHAFTESBURY), leading a group of parliamentary reformers in 1827, asked medical superintendents whether benefit had been

"experienced by patients in their courtyards with means of innocent amusement, from music, domestic animals, poultry, birds, flowers and objects of a similar nature,"

the answer should have been "only when the patients can work." Recreational activities are meaningless without work, just as work is meaningless without leisure or recreation. Those whose activities do not fit in with life's dominant rhythm become 'outsiders'. The enjoyment of leisure in modern society is almost always conditional upon having a job.

Neither work nor recreation are more important than the other. The social and psychological value of work described in the preceding pages is a figure to be seen against the background of leisure; just as the social and psychological value of leisure and recreation has to be seen against the background of work. The work/leisure rhythm seems to be of considerable importance, although its psychiatric implications have not been studied, apart from the work of WING and BROWN on the effects of the time schizophrenic patients, in the mental hospital, spent doing nothing. Certainly the rhythm is disturbed in those custodial mental hospitals whose institutional policies bring work and leisure under one overriding authority. In such hospitals what a man does with his leisure time affects his work opportunities and vice versa. Since a man must determine to some extent the rhythm of his own life, it is important that the authority of the workshop should not extend beyond the payment of his wages [45].

Leisure in the Institution

In mental hospitals leisure, like work, may be abused or misused. Staff are often eager that patients should accept their judgment of what is a suitable type of recreation. So while research shows that the majority of the population spends its spare time watching television [78], occupational therapists and others feel that people should follow hobby and handicraft interests, which too often reflect the interests of the young middle class women therapists themselves. Recreation therapists too often stress the play, rather than the more adult aspects of recreation. Recreation may be abused in other ways. In many institutions, recreational facilities such as bowling greens or golf courses, which are supposedly provided for patients are used only, or mainly, by hospital staff. In the psychiatric hospital, recreations such as sports, parties or theatrical entertainments, at Christmas and throughout the year, may become institutional ceremonies which only serve to point up differences between staff and inmates [45]. So recreation in the institutional setting, can be debased and become no more than a way of passing time. This need to pass dead and heavy hanging time explains the premium placed on what GOFFMAN calls "removal activities". These

"voluntary unserious pursuits ... are sufficiently engrossing and exciting to lift the participant out of himself, making him oblivious for the time being to his actual situation" [45].

"Removal activities" include games, dances, band playing, choral singing, lectures, art classes, woodwork, card games and watching T.V. Some argue that such activities are no less constructive than work.

Leisure and Family

But hospital recreation can be even less realistic than hospital work for, in our everyday existence, leisure and recreation are very closely interwoven with family life. Even today, the family remains the most popular group in which people choose to spend their free time. So family roles have most influence on the way they use their leisure [78].

In the family there is some difficulty in drawing the line between leisure and non-leisure activities. It is not easy to distinguish which activities can be treated as leisure and which are done out of a sense of social obligation. The family plays an important part too in determining which recreational interests a child learns to enjoy. Leisure in turn has affected the family which now has more money and more spare time to spend. Attitudes to children are altered and parenthood is more often considered a source of pleasure than a burdensome duty. These thoughts must influence our approach to the recreation of psychiatric patients seen in outpatient departments, day hospitals or general hospital psychiatric units. For those patients who have a family, problems of leisure and recreation are most likely to be resolved in the context of the family. Those who have no family may have to fall back on commercial fantasy—in the cinema or watching television, listening to the radio or reading. For institutionalised patients these activities will have to be imported, as work is imported, and organised to provide a rhythm for their lives. Dress up work or recreation as therapies if you must, but it is a fancy dress and it signifies nothing.

How then, is one to look at recreation? Without doubt it is a basic ingredient of a man's life; an ingredient which gives meaning to his work and is complementary to it. But if it is to be really effective, it must be integrated with the work in a common life rhythm. Recreation therapy not only sounds presumptive, but is difficult to define and has never been evaluated. It is easiest to set up a normal pattern of recreation and work in a day hospital setting. The patient attends the day hospital as he would an employment situation for work. He is only in the day hospital for forty hours of the week. For the other one hundred and twenty-eight hours he is with his family. He has plenty of time for recreational activities and interests determined by, learned and shared with, the family. In certain old style institutions it may still be necessary for the hospital staff to organise recreational activities or encourage the patients to organise them. Elsewhere patients should be given the chance to organise their own leisure and recreation.

References

1. ALLEN, R.V., LOEBER, R.: Work assessment of psychiatric patients; a critical review of published scales. Canad. J. behav. Sci. **4**, 101 (1972).
2. ANDERSON, N.: Work and leisure. London: Routledge & Kegan Paul 1961.
3. *Anonymous Author*: Death of a mind: a study of disintegration. Lancet **1950 I**, 1012.
4. ASUNI, T.: Applying the results of evaluative studies of rehabilitation of psychiatric patients. Unpublished paper given at WPA Symposium on Psychiatric Epidemiology. Mannheim 1972.
5. BELKNAP, I.: Human problems of a state mental hospital. New York: McGraw Hill 1956.
6. BENNETT, D.H., FOLKARD, S., NICHOLSON, A.K.: Resettlement unit in a mental hospital. Lancet **1961 II**, 539.
7. BENNETT, D.H., WING, J.K.: Sheltered workshops for the psychiatrically disabled. In: Trends in the mental health services, eds. FREEMAN, H. and FARNDALE, J. Oxford: Pergamon 1963.
8. BENNETT, D.H.: Future trends in psychiatric occupational therapy. Proc. 4th Int. Congr. London. London: Excerpta Medica Foundation 1966.
9. BENNETT, D.H.: The hard to employ. A Western European perspective. Occup. ment. Hlth **1**, 9 (1971).
10. BENNETT, D.H.: Die Bedeutung der Arbeit für die psychiatrische Rehabilitation. In: Sozialpsychiatrische Texte, 68, eds. von CRANACH, M., and FINZEN, A. Berlin-Heidelberg-New York: Springer 1972.
11. BENNETT, D.H.: Principles underlying a new rehabilitation workshop in Evaluating a community psychiatric service; The Camberwell Register 1964–71, eds. WING, J.K. and HAILEY, A. London: Oxford Univ. Press 1972
12. BERNE, E.: Games people play: The psychology of human relationships. London: Andre Deutsch 1966.
13. BERNE, E.: What do you say after you say hello? New York: Bantam Books 1973.
14. BICKFORD, J.A.R.: The rehabilitation of schizophrenics. Lancet **1961 II**, 1082.
15. BLACK, B.J.: Principles of industrial therapy for the mentally ill. New York: Grune and Stratton 1970.

16. BLACKLER, F., WILLIAMS, R.: People's motives at work. In: Psychology at work, ed. WARR, P.D. London: Penguin Education 1971.
17. BOCKHOVEN, J.S.: Moral treatment in American psychiatry. New York: Springer 1963.
18. BRIGHAM, A.: Moral treatment. Amer. J. Insan. **4**, 1 (1847).
19. BRIM, O.G.: Socialization through the life cycle. In: Socialization after childhood: two essays, BRIM, O.G. and WHEELER, S. (eds.). New York: Wiley 1966.
20. BROWN, G.W., BIRLEY, J.L.T., WING, J.K.: Influence of family life on the course of schizophrenic disorders: a replication. Brit. J. Psychiat. **121**, 241 (1972).
21. BROWN, J.A.C.: The social psychology of industry. London: Penguin 1954.
22. BROWN, W.: What is work? In: Glacier project papers, eds. BROWN, W. and JAQUES, E. London: Heineman 1965.
23. CARSTAIRS, G.M., CLARK, D.J., O'CONNOR, N.: Occupational treatment of chronic psychotics. Observations in Holland, Belgium and France. Lancet **1955 II**, 1025.
24. CARSTAIRS, G.M., O'CONNOR, N., RAWNSLEY, K.: Organisation of a hospital workshop for chronic psychotic patients. Brit. J. prev. soc. Med. **16**, 55 (1956).
25. CATTERSON, A.G., BENNETT, D.H., FREUDENBERG, R.K.: A survey of longstay schizophrenic patients. Brit. J. Psychiat. **109**, 750 (1963).
26. CHAPPLE, E.D.: Rehabilitation: dynamics of change. An anthropological view. Center for Research in Education. New York: Cornell Univ. 1970.
27. CHARLTON, E.P.H.: Contribution to conference on: The place of work in the treatment of mental disorder. London: Nat. Asscn. Ment. Hlth. 1959.
28. CHEADLE, A.J., MORGAN, R.: The measurement of work performance in psychiatric patients; a reappraisal. Brit. J. Psychiat. **120**, 437 (1972).
29. COHEN, S., TAYLOR, L.: Psychological survival: the experience of long-term imprisonment. London: Pelican 1972.
30. CUMMING, J.: Discussion on hospital aspects of rehabilitation. In: Rehabilitation of the mentally ill, eds. GREENBLATT, M. and SIMON, B., Publication 58 of the American Assoc. for the Advancement of Science. Washington 1959.
31. CUMMING, J., CUMMING, E.: Ego and milieu. New York: Atherton Press 1962.
32. DAVIS, J.E.: Recreational therapy. In: Occupational therapy: principles and practice, eds. DUNTON, W.R. and LICHT, S. Springfield, Ill.: Thomas 1950.
33. DILLING, H., ALBRECHT, J., DENEUX, R.: Untersuchung zur Leistungsbeurteilung und Bezahlung in der Arbeitstherapie chronisch Schizophrener. Soc. Psychiat. **8**, 41 (1973).
34. EARLY, D.F.: Economic rehabilitation. In: Psychiatric hospital care, ed. FREEMAN, H. London: Bailliere, Tindall & Cassell 1965.
35. EARLY, D.F.: The industrial therapy organisation 1966–1970. Soc. Psychiat. **8**, 109 (1973).
36. EKDAWI, M.Y., ROGERS, W., SLAUGHTER, R.S., BENNETT, D.H.: A patients' record office in a mental hospital occupational programme. Brit. J. Psychiat. **114**, 1305 (1968).
37. EKDAWI, M.Y.: The Netherne resettlement unit: results of ten years. Brit. J. Psychiat. **121**, 417 (1972).
38. ERIKSON, K.T.: Patient role and social uncertainty—a dilemma of the mentally ill. Psychiatry **20**, 263 (1957).
39. EVANS, A.E.: Report on R.M.P.A. Study tour of Holland. J. ment. Sci. **75**, 192 (1929).
40. EVANS, A.E.: A tour of some mental hospitals of Western Germany. J. ment. Sci. **79**, 150 (1933).
41. FAIRWEATHER, G.W. (ed.): Social psychology in treating mental illness. New York: Wiley 1964.
42. FREEMAN, H.E., SIMMONS, O.G.: The mental patient comes home. New York: Wiley 1963.
43. FREUDENBERG, R.K.: Das Anstaltsyndrom und seine Überwindung. Nervenarzt **33**, 165 (1962).
44. GASTAGER, H.: Frührehabilitation und Spätrehabilitation von Psychosen. Psychother. Psychosom. **17**, 34 (1969).
45. GOFFMAN, E.: Asylums: Essays on the social situation of mental patients and other inmates. Anchor. Books. New York: Doubleday 1961.
46. GOLDBERG, D.: Rehabilitation of the chronically mentally ill in England. Soc. Psychiat. **2**, 1 (1967).
47. GRIFFITHS, R.D.P.: A standardized assessment of the work behaviour of psychiatric patients. Brit. J. Psychiat. **123**, 403 (1973).

48. GRYGIER, P., WATERS, M.A.: Chlorpromazine used with an intensive occupational therapy program. Arch. Neurol. Psychiat. (Chic.) **79**, 697 (1958).
49. HAERLIN, C.: The role of the occupational therapist in a psychiatric rehabilitation unit and her relationship with other team members. Occupational therapy today and tomorrow. Proc. 5th Int. Cong. Zurich, 42. Basel: Karger 1971.
50. HAMILTON, V., SALMON, P.: Psychological changes in chronic schizophrenics following a differential activity program. J. ment. Sci. **108**, 505 (1962).
51. HAMILTON, V.: Psychological changes in chronic schizophrenics following a differential activity program. A repeat study. Brit. J. Psychiat. **110**, 283 (1964).
52. HERZBERG, F., MAUSNER, B., SNYDERMAN, B.B.: The motivation to work. New York: Wiley 1959.
53. HUTT, S.J., CROOKES, T.G., GLANCY, L.J.: The behaviour of chronic patients during three types of occupation. Brit. J. Psychiat. **110**, 270 (1964).
54. JAQUES, E.: Disturbances in the capacity to work. Int. J. Psycho-Anal. **41**, 357 (1960).
55. JAQUES, E.: Equitable payment. London: Penguin Books 1967.
56. JONES, M., POMRYN, B.A., SKELLERN, E.: Work therapy. Lancet **1956 I**, 343.
57. LICHT, S.H. (ed.): The occupational therapy source book. Baltimore: The Williams and Wilkins Co. 1948.
58. MCDONALD, E.M. (ed.): Occupational therapy in rehabilitation. London: Bailliere, Tindall and Cox 1960.
59. MCDONALD, L., MILES, D.G.: Evaluation of work as therapy for psychiatric patients. Final Report U.S. Public Health Service Grant No. 5 RO1 MH 14820-04 Fort Logan Mental Health Center 1969.
60. MEAD, M.: The pattern of leisure in contemporary American society. Ann. Am. Acad. pol. soc. Sci. (1957).
61. MECHANIC, D.: Students under stress: a study in the social psychology of adaptation. New York: Free Press 1962.
62. MECHANIC, D.: Some problems in developing a social psychology of adaptation to stress. In: Social and psychological factors in stress, ed. MCGRATH, J.E. New York: Holt, Rinehart & Winston 1970.
63. MILES, A.: Long-stay schizophrenic patients in hospital workshops: a comparative study of an industrial unit and an occupational therapy department. Brit. J. Psychiat. **119**, 611 (1971).
64. MILES, A.: The development of interpersonal relationships among long-stay patients in two hospital workshops. Brit. J. med. Psychol. **45**, 105 (1972).
65. OAKESHOTT, M.: Learning and teaching. In: The concept of education, ed. PETERS, R.S. London: Routledge & Kegan Paul 1967.
66. OAKLEY, A.: Occupation housewife. New Society **16**, 282 (1970).
67. O'CONNOR, N.: The successful employment of the mentally handicapped. In: Mental deficiency. London: Hilliard, L.J. & Kirman, B.H. Churchill 1957.
68. O'CONNOR, N., RAWNSLEY, K.: Incentives with paranoid and non paranoid schizophrenics in a workshop. Brit. J. med. Psychol. **32**, 133 (1959).
69. PARSONS, T.: Illness and the role of physicians. Amer. J. Orthopsychiat. **21**, 452 (1951).
70. PHILLIPS, J.P.N.: Activity programmes and chronic schizophrenia: a comment. Brit. J. Psychiat. **110**, 574 (1964).
71. PHILLIPS, L.: Human adaptation and its failures. New York: Academic Press 1968.
72. PINEL, P.: A treatise on insanity; translated from the French by Davis, D.D. (1806); quoted in LICHT, S.H., 1948 [57].
73. QUERY, W.T.: Illness, work and poverty. San Francisco: Jossey-Bass 1968.
74. RAPOPORT, R.N.: Community as doctor. New perspectives on a therapeutic community. London: Tavistock 1960.
75. REID, E.C.: Ergotherapy in the treatment of mental disorders. Boston med. surg. J. **171**, 300 (1914).
76. Report of the Mental Deficiency Committee: Board of education and board of control. London: H.M.S.O. 1929.
77. RICHARTZ, M., BAUER, M.: Zur Ideologie der „Arbeit" in der Sozialpsychiatrie. Vortragsmanuskript. Hamburg (1970).
78. ROBERTS, K.: Leisure. London: Longman 1970.

79. ROSENTHAL, R., JACOBSON, L.: Pygmalion in the classroom. New York: Holt, Rinehart & Winston 1968.
80. RYCROFT, C.: Anxiety and Neurosis. London: Pelican Books 1970.
81. SANDLER, J.: Vocational guidance. In: Social psychiatry: a study of therapeutic communities, ed. JONES, M. London: Tavistock 1952.
82. SIMMONS, O.G.: Work and mental illness. New York: Wiley 1965.
83. SIMON, H.: Aktivere Krankenbehandlung in der Irrenanstalt. I. Allg. Z. Psychiat. **87**, 97 (1927).
84. SIMON, H.: Aktivere Krankenbehandlung in der Irrenanstalt. II. Allg. Z. Psychiat. **90**, 69 (1929).
85. STONE, A.A., ELDRED, S.H.: Delusion formation during the activation of chronic schizophrenic patients. Arch. gen. Psychiat. **1**, 177 (1959).
86. TALBOT, E., MILLER, S.C., WHITE, R.B.: Some antitherapeutic side effects of hospitalisation and psychotherapy. Psychiatry **27**, 170 (1964).
87. TAYLOR, F.R.: The L.A.T.B. as a predictor of vocational adjustment by psychiatric patients. J. clin. Psychiat. **19**, 130 (1963).
88. TIZARD, J., O'CONNOR, N.: The occupational adaptation of high-grade mental defectives. Lancet **1952 II**, 620.
89. WADSWORTH, W.V., SCOTT, R.F., WELLS, B.W.P.: Employability of long stay schizophrenic patients. Lancet **1961 II**, 593.
90. WANSBROUGH, S.N.: The future of industrial therapy. Lancet **1971 I**, 1009.
91. WATTS, F.N.: Social treatments. In: A textbook of human psychology, eds. EYSENCK, H.J. and WILSON, G.D. London: Academic Press 1974.
92. WHEELER, S.: Structure of formally organized socialization settings. In: Socialization after childhood: two essays, BRIM, O.G. and WHEELER, S. (eds.). New York: Wiley 1966.
93. WILLARD, H.S., SPACKMAN, C.S. (eds.): Occupational therapy. London: Pitman Medical Publ. Co. 1963.
94. WILLIAMS, R., BLACKLER, F.: Motives and behaviour at work. In: Psychology at work, ed. WARR, P.B. London: Penguin Education 1971.
95. WING, J.K., FREUDENBERG, R.K.: The response of severely ill chronic schizophrenic patients to social stimulation. Amer. J. Psychiat. **118**, 311 (1961).
96. WING, J.K., BENNETT, D.H., DENHAM, J.: Industrial rehabilitation of long-stay schizophrenic patients. Medical Research Council Memo No. 42 London: H.M.S.O. 1964.
97. WING, J.K.: Social and psychological changes in a rehabilitation unit. Soc. Psychiat. **1**, 21 (1966).
98. WING, J.K.: Social psychiatry. Brit. J. hosp. Med. **5**, 53 (1971).
99. WING, J.K., BROWN, G.W.: Institutionalisation and schizophrenia. London: Cambridge Univ. Press 1970.
100. WING, L., WING, J.K., STEVENS, B., GRIFFITHS, D.: An epidemiological and experimental evaluation of industrial rehabilitation of chronic psychotic patients in the community. In: Evaluating a community psychiatric service: the Camberwell Register 1964–71, eds. WING, J.K. and HAILEY, A.M. London: Oxford Univ. Press 1972.
101. WITTKOWER, E.D., AZIMA, H.: Dynamic aspects and occupational therapy. In: Rehabilitation of the mentally ill, eds. GREENBLATT, M. and SIMON, B. Publication 58 of the American Assoc. for the Advancement of Science. Washington 1959.
102. ZAWADZKI, B., LAZARSFELD, P.F.: The psychological consequences of unemployment. J. soc. Psychol. **6**, 224 (1935).

E. Ausbildung

Psychiatric Education and Training

By

G.F.M. Russell

Contents

Introduction	780
The Medical Student	782
Introduction	782
The Aims	783
Learning Methods	787
The Clinical Clerkship and the Clinical Interview	788
Small Group Teaching Versus the Lecture	789
Programmed Learning in Psychiatry	792
Evaluation	794
Methods of Evaluation	795
"Essay" and "Short Note" Examinations	795
Multiple Choice Tests or "Objective" Examinations of Factual Knowledge	795
Measurement of Clinical Ability from Teachers' Ratings and "Objective" Tests	797
Conclusion	799
The Organization of Undergraduate Teaching	799
"Comprehensive Medicine"	802
"Track Systems" towards Early Specialization in Psychiatry	804
The Trainee Psychiatrist	805
The Aims	807
Professional Attitudes and Methods of Thought	807
Factual Information and Clinical Skills	809
Learning Methods	811
Clinical Training and Supervision	811
Ancillary Methods of Teaching	812
The Research Apprenticeship	813
Evaluation	814
Continuous Assessments of Clinical Competence	815
"Objective" Written Examinations	815
Oral Examinations	816
Clinical Examinations	816
Conclusion	817
The Organization of Postgraduate Teaching	817
The Social and Cultural Background	817
The Alliance between Psychiatry and Psychoanalysis in the West	818
Problems of Training Psychiatrists in the Developing Nations	819
Remaining Problems of Training Psychiatrists in the More Prosperous Nations	820
Conclusions	823
References	824

Introduction

The reviewer of recent developments in psychiatric education and training cannot escape from a sense of frustration engendered by the lack of precision in this subject. In an account of the study of medical education, MILLER (1969) has classified articles emerging from medical schools and hospitals into three broad categories the impressionistic, the taxonomic and the investigative. An impressionistic study depends largely on the personal experience of a teacher, sometimes supplemented by a questionnaire designed in such a way as to tend to confirm all-too-readily formed generalizations. Such a study can still be useful if it is a prelude to a more searching enquiry, but by itself its limitations are considerable. Most reports on psychiatric teaching are of this kind. The taxonomic study is one concerned with the minutiae of a particular educational programme, and correlations between variables such as student characteristics and their academic performance. Though useful, a taxonomic study is unlikely to lead to practical improvements in the educational programme. The investigative study is formulated like a scientific experiment and is based on a hypothesis to be tested. Its outcome should ideally lead to educational change whose effect can in turn be measured. Researchers into psychiatric education have in recent years turned away from the first type and towards the second type of study, but investigative studies remain something of a rarity. It must therefore be conceded that psychiatric educational science is still in its infancy. Indeed, the science of education has led to few changes in the process of medical education as a whole (MILLER, 1967, 1970).

On the positive side, however, an observer can discern a more questioning approach to psychiatric education. Psychiatrists have shown a considerable interest in the educational trends within their subject. Numerous symposia[1] on educational topics have been held in recent years, and if their proceedings are read in chronological order, welcome trends will be discerned. There are, for example, fewer dreary catalogues of idealized teaching programmes. Instead, more realistic programmes which have actually been put into operation are described, not only as regards their content but also as regards their aims, the methods employed and their value, albeit assessed at an impressionistic level. There has been more emphasis on the clarification of educational objectives and the best means of attaining them, coupled with a greater willingness to experiment with different approaches which are viewed as possibly complementing each other. Finally, students and postgraduate trainees have been more willing to come forward and express views about the educational process they enjoy or endure. Their comments are often refreshing and persuasive, and provide a perspective which hitherto was lacking.

In order to help the reader understand the structure of this chapter, a number of general principles will first be outlined, relying heavily on the contributions of serious investigators of medical education. Again, it is MILLER (1969) who provides us with a model of an educational system in which he describes three broad areas of activity—the identification of objectives, the facilitation of learning

---
[1] Indicated in the References under "Symposia on Psychiatric Education".

experiences and the evaluation of results. It is important to appreciate that these three aspects of educational endeavour are closely related and interact with each other producing a dynamic system. For the sake of clarity, these three areas will be examined in turn in this chapter, but the reader will bear in mind that they must not be thought of as isolated and distinct fields of enquiry.

The terms "learning experiences", "evaluation" and "objectives" need explanation. The term "learning experiences" arises from MILLER's concern to dispel the idea prevalent in medical schools that all that has to be done is to search for newer and better ways of *teaching*. It is preferable to use information obtained from research on the best way to *learn*. His point is well taken, but the two aspects of student-teacher interaction will be combined under the heading of "learning methods".

"Evaluation" refers to two separate functions. The first purpose is to assess completed work to ensure that a minimum level of proficiency has been reached before permitting the student to embark on further study, or to receive his medical degree, postgraduate diploma or licence. This is the "inspection" function of evaluation. The second purpose is to evaluate learning as it proceeds in order to increase its efficiency. BEARD (1967) uses an industrial analogy, referring to this second purpose as the "production" function which ensures that the best product is obtained by continuous improvements being made to it. In medical education most emphasis has been on the inspecting aspect of evaluation, not only to ensure that doctors are sufficiently competent to care for their patients, but also to raise the status of the profession or of a specialty within it. It is unfortunate that the second kind of evaluation which has far greater educational value has been used relatively seldom in medical education. Psychiatric education is no exception.

The subject of "objectives" in psychiatric education has elicited a great deal of interest. It will be useful to subdivide objectives under the four separate headings proposed by ELLIS (1963). These are the factual information that students should be required to learn, the skills they should master, the optimal attitudes of mind and the methods of thought they should acquire. Clearly the last two psychological attributes are related to each other. "Attitudes of mind" will be taken to signify the more emotional aspects of the student's "set" in his approach to psychiatric patients and to the subject of psychiatry. Under the term "methods of thought" will be subsumed such intellectual processes as the ability to interpret clinical data, and formulate a diagnosis, prognosis or plan of treatment.

This chapter on psychiatric education and training, like that written by Sir AUBREY LEWIS (1961) in the previous edition of the Handbuch, will be divided into two principal sections, dealing with the medical student and the psychiatrist respectively. This subdivision is made not only for the sake of clarity, but also because of essential differences between the doctor in embryo and the practitioner who has embarked on his chosen speciality. The medical student is far less committed to the study of psychiatry. According to some observers (WALTON *et al.*, 1964) some students may even be hostile to patients with psychological difficulties and may remain aloof from the subject of psychiatry. Hence an important objective is to counteract negative attitudes and dispel facile notions. The medical student, moreover, is required to become familiar with the whole body of Medicine, and will often not have recognized which branch he is destined for. Teachers of psychiatry will therefore wish to influence his method of practice in such a way as to enhance his awareness of the psychological and social aspects of his patients' problems, irrespective of the specialty he may eventually enter. In contrast with the medical student, the trainee psychiatrist is usually already committed to his subject. The extent of his involvement may even engender special problems which will be discussed later. He will wish to study psychiatry thoroughly and will have to familiarize himself with special branches of psychiatry as well as a broad range of psychological, social and neurobiological disciplines. Yet there is considerable overlap in the principles of psychiatric education applied to the needs of the medical student and of the psychiatrist in training. Some repetition will therefore be inevitable; at times the division between the two main sections of this chapter may appear artificial. Sight must not be lost of the continuity of psychiatric education which should begin during the preclinical years at medical school, continue during the undergraduate course and, in the case of the specialist in psychiatry, extend throughout his postgraduate training and indeed the whole of his professional life.

The Medical Student

Introduction

The personalities of students and the development of their professional attitudes are matters which should concern teachers of psychiatry. The possession of desirable professional qualities is just as essential for the practice of medicine as is the acquisition of factual knowledge and clinical skills. There is another reason why the study of the students themselves is a field of enquiry which should be explored further. This is the observation that many medical students appear to have a basic resistance to the subject of psychiatry, psychiatric teachers or psychiatric patients. For example, it is said that in spite of considerably more time being devoted to psychiatric teaching in the medical curriculum, many doctors practise medicine with no greater psychiatric skills than in former days when there was practically no emphasis on the psychological aspects of patient care (LESTER and HUDSON, 1963). Even more disconcerting is the experience of MANDELL (1973) that students in the United States sometimes express the view that psychiatrists are the policemen of society victimizing persons who have been branded as having a mental disease. This antipathetic view of psychiatry may stem from the influence of controversial figures such as SZASZ and LAING. It is more likely, however, that the social climate of the United States and some European countries has led to a simplistic view of these writers' interpretation of society's responsibility towards persons whom conventional psychiatrists regard as mentally ill. Be that as it may, MANDELL believes that these damaging views constitute a major obstacle to the relations of psychiatric teachers with students and that the resolution of this problem is a most critical issue in psychiatric education, at least in America.

It might have been hoped that investigations of students' feelings towards patients with psychological problems would have revealed a sympathetic approach to psychiatric patients. So far, however, the omens are not reassuring. A number of studies from Edinburgh have been concerned with the interest shown by students in the emotional and social aspects of illness. In a class of graduating students asked to complete an attitude questionnaire, approximately half said they were more interested in organic factors contributing to illness than non-organic factors. The other half indicated that they were equally interested in organic and psychological factors. The authors referred to these two kinds of responses as indicative of "physical" and "affective" types of students respectively. They then compared the responses of each group to questions designed to elicit their interests in psychiatry. The conclusion reached was that "affective" students had considered a career in psychiatry, and were prepared to treat psychiatric patients in their medical practice. "Physical" students tended towards the reverse attitudes. About one-quarter of the class said they did not wish to treat neurotic patients and as many as 40% indicated that they would not treat psychotic patients in their practice (WALTON et al., 1963). In a further study, a typology of medical students was derived by means of a factor analysis. Four kinds of student were identified as "adequate", "limited", "research-oriented" and "patient-centred". A relative lack of interest in the emotional problems of patients was found in the "adequate" student, whereas a frankly aggressive response towards psychologically unstable patients occurred in the "limited" student (WALTON et al., 1964). It would not be surprising if adverse attitudes to psychological matters persisted after graduation or developed subsequently. In medical practitioners attending a postgraduate course in general medicine, many were found to have negative attitudes which must have lowered their standard of clinical practice (WALTON, 1965, 1966).

Research into the psychological attributes that influence students' professional development is a complex matter. Methods of measuring medical students' attitudes have been reviewed by WALTON (1967). The questionnaire method may not be sensitive in eliciting the subtle points, and it is doubtful whether there is a close relationship between the way a student declares himself in response to a written question and the way he performs in practice. The study of individual differences among students is in its infancy and requires further refinement. Nevertheless, the approach is a valuable one and of great relevance to psychiatric education. This is all the more true when the view is taken that students' resistance towards psychiatry is relative, not absolute, and is susceptible to appropriate educational influences (LESTER and HUDSON 1963; WALTON et al., 1964). These influences include teaching in small groups, the example given by teachers in their contacts with patients and the whole social environment of the medical school and teaching hospital.

The Aims

An important exercise undertaken by the teacher is that of clarifying in his own mind the goals which he will endeavour to attain during the limited time that he is in contact with his students. Fortunately, thoughtful teachers of psychiatry and of medicine have addressed themselves to this question. ROMANO (1973a) chooses to stress to the student that mental illness exacts a terrible toll in terms of human suffering and disability, and that the responses of society are not always compassionate.

> "It is in the traditional setting of the university teaching hospital that the medical student learns at first hand the nature of mental illness. It is here that he learns of the shame, guilt, anxiety, and at times the perplexity and despair of his patient, and it is here that he learns too, of the effect mental illness may have on other members of the patient's family and other social groups. He has the opportunity to learn something of how aberrant mental behaviour has been regarded in the past and in the present day."

ELLIS (1963), a physician, but one deeply interested in psychiatric education, believes that the fostering of proper attitudes in medical students is the most important objective, and he suggests that in psychiatry attitudes are more easily defined and more realizable than the other objectives of knowledge and skill. He also underlines the need to mould the student for the remainder of his professional life:

> "The undergraduate phase aims to provide a foundation in method—method of thought and clinical method. It no longer aims to produce a fully prepared doctor of any kind. It does not seek merely to arm a man with today's answers to the medical problems of today, it seeks to arm him for a dynamic changing future to provide him with the means of utilizing knowledge rather than with knowledge itself—in a word to educate him so that he may thereafter learn for himself."

AUBREY LEWIS (1961) is concerned that the medical student should be educated in such a way as to put him on his guard against deceptively facile and all-embracing theoretical formulations:

> "Psychiatry, which may in many respects fairly be regarded as in much the same state as medicine was at the end of the eighteenth century, cannot be presented to the medical student as an adequate theoretical system or as a body of established and classified facts about causes, pathology, course and treatment of mental diseases. If it were to be so presented the intelligent, sophisticated student, well educated in other branches of medicine, would be puzzled or repelled, and might scorn it: the mediocre student might accept what he is told uncritically, and be thereafter at the mercy of every subsequent swing of the pendulum of psycho-pathological or therapeutic fashion. Equally, however, psychiatry cannot be presented as just a holistic point of view, a common-sense appraisal of salient personal and environmental facts about the patient, since this ignores the wealth of observational data, in longitudinal or dynamic terms as well as in cross-section, which has been amassed by the labours of psychiatrists, psychologists and social investigators. Whether the happy mean can be found, avoiding the extremes of the system-maker, the empiric and the self-sufficient manipulator, must depend on the policy of the medical school and its climate of educational effort, as much as on the psychiatric teachers."

Such remarks stress the difficulty of getting the student to make sense of those facts and observations that have slowly and laboriously come to constitute the body of knowledge that is psychiatry. He should develop a "capacity for weighing evidence and examining speculations about the intangible material of psychiatry" (AUBREY LEWIS, 1961).

These general precepts should become the principal educational goals of teachers of psychiatry while they exert an influence over their students. Thus the medical student should be introduced gently to the complexities of psychiatric practice by helping him to become familiar not only with the commoner minor psychiatric disorders but also with the severer forms of mental illness which cripple their victims and disrupt their families. Apart from learning the clinical characteristics of these disorders, the student will be asked to identify himself with his patients so as to enable him to appreciate the conflicts they experience and the distress they endure. His mind must be prepared for further development throughout his professional life, given the basic premise that his interest in psychiatry has been fired, and that he has become sensitive to the psychological problems of his patients in such a way as to arouse his sympathy and compassion. He should be confident enough in his method of assessing and treating psychiatric patients to tackle novel clinical situations. At the same time his critical judgment should be sharpened to enable him to incorporate that which is sound and of practical value, and reject that which stands on mere conjecture. If these objectives are attained it is unlikely that a student will question the relevance of psychiatry. He may remain sceptical of the more controversial theoretical concepts, but he will not deny the common occurrence of emotional disturbances in his patients or the need to deal with them sympathetically and rationally. These precepts are particularly important if it is true that a substantial proportion of students remain hostile to psychiatric patients.

Some indirect confirmation that many students remain uncomfortable with psychiatry, at least in Britain, comes from the observation that it tends to come low in the career choice of senior students or graduates (LAST and STANLEY, 1968; McLAUGHLIN and PARKHOUSE, 1972; British Medical Journal, 1973). It is a vexed question whether teachers should seek to recruit students into psychiatry. It is usually said that a more important objective should be to equip every doctor with an ability to consider the emotional life of his patients, irrespective of the branch of medicine that he eventually chooses to practise. Nevertheless, one measure of the impact that teachers of psychiatry have on their students might be the number of them who become so interested that they willingly consider becoming psychiatrists. In the United States there is usually little reticence among teachers about achieving a high level of recruitment into psychiatry (KOLB, 1970; WEINER, 1972). Clearly, there is a limit to the number of doctors who should specialize in psychiatry because of the rival claims of other medical services, but experience shows that there is only a small risk of exceeding this limit, and a much greater likelihood of falling short of recruiting psychiatrists in the required numbers (JONES, 1973; RUSSELL, 1972a, 1973). To convince a student that it is worthwhile considering a career in psychiatry, the teacher must provide a model of professional behaviour. It is also evident that, unaided, the teacher of psychiatry has only a limited influence over his students, and that the social milieu of the medical school itself has a most pervasive effect:

"In schools where prominent and admired teachers of other branches of medicine adopt a frankly derisive attitude towards psychiatry, or where they patently judge its attainments by lower standards than in their own field, the effect upon students learning the subject can be more withering than if they were getting much less instruction in it, but doing so in an environment where they could recognize that it was a subject respected by those whom students respected" (AUBREY LEWIS, 1961).

The preceding outline has been concerned principally with stimulating the appropriate emotional and intellectual development of students to improve their approach to patients with psychological problems—qualities that have previously been called their attitudes of mind and methods of thought. Other essential goals are the inculcation of basic factual information and the acquisition of clinical skills essential for a sensitive appraisal of the patient's disorder and his tactful management by whatever methods of treatment have been established as being of value. It is usually over the design of the curriculum itself that arguments range to and fro between the artificial poles of so-called descriptive and dynamic psychiatry. These arguments may lead to chopping and changing of the curriculum. The student should be protected as far as possible from sterile wrangles which will only serve to convince him that the substance of psychiatry is too slender and confusing to deserve his attention. We are reminded that it is the spirit in which an educational programme is put across that matters, rather than the minutiae of its contents:

> "What proportion of time is spent in teaching about the neuroses, or the organic psychoses, or dynamic psychopathology, or 'psychosomatics', or the behaviour disorders of children, or the forensic aspects of delinquency, or mental defect, is clearly a matter for the head of the Department to consider, in conjunction with his colleagues, but it is subordinate in importance to the spirit of intellectual integrity, scholarship and zest for inquiry which informs the best medical teaching, no matter what the subject" (AUBREY LEWIS, 1961).

An enquiry was made into the objectives of teachers of psychiatry in five British medical schools (WALTON, 1968). 73 teachers in Edinburgh, Glasgow, Dundee, Aberdeen and Sheffield were asked to convey their views by completing a questionnaire. Their answers were subjected to a factor analysis which yielded five principal components. These components were given descriptive labels intended to convey the nature of the attributes the teachers wished to develop in their students, or the areas of knowledge or practice which should be emphasized. In order of their relative contribution to the total variance, the hierarchy of objectives was described as follows: psychological perceptiveness, scientific study of behaviour, ability to relate to psychologically disturbed patients, descriptive psychiatry, treatment emphasis. These findings are of interest but should be viewed within the limitations of questionnaires which sometimes impose constraints on the respondents, and thereby elicit only part of the relevant information.

ROMANO (1961) has listed the goals he sets himself in teaching psychiatry not just to potential psychiatrists and family doctors but to all medical students. In addition to the general precepts already discussed he suggests that the following be taught: the clinical features of major and minor psychiatric disorders and their psychopathology stressing the adaptive mechanisms used in response to stresses and rewards at different stages of life; concepts of health and disease, emphasizing the frequency of multiple causes and effects, rather than ideas of single causality; the skilful interviewing of patients and the significance of the doctor-patient relationship; principles and basic methods of treatment for all patients who on becoming sick develop greater or lesser degrees of emotional disturbance; and a knowledge of the ways in which the care given by doctors can be extended with the help of other skilled personnel—nurses, social workers and psychologists—as well as by utilizing various resources in the community. Child psychiatrists also have important contributions to make in showing students how to handle the problems of a child growing up within a family, how to evaluate an illness in the context of a child's emotional health and development, and how to identify the more serious disturbances of behaviour for which specialist help is needed (J. RUSSELL, 1970). There remain glaring deficiencies in most curricula. The subject of mental handicap usually suffers most in spite of its suitability for imparting psychiatric principles rather than mere information. It can readily serve to illustrate the "application of psychological, pathological, chemical, genetic and sociological knowledge to the clinical problems of prevention and treatment" (AUBREY LEWIS, 1961).

The preclinical period of the student's education in the medical school has become increasingly important, not only for the teaching of psychology, sociology and other behavioural sciences relevant to his work as a doctor, but also to introduce him to some of the basic skills and desirable attitudes needed for his professional development. Patient-demonstrations have a profound impact at this stage of the student's course: at last he is seeing sick persons for the first time and he has the opportunity to see clinicians demonstrate their skills in interviewing them and looking after their welfare. Here, therefore, is an opportunity for students to begin acquiring correct professional attitudes and appreciating the importance of the psychological aspects of clinical care. It is at this stage that the student will mould himself on the model of the teacher-clinician, and will begin to acquire his ethical standards. This aspect of the preclinical period is underlined by SHAKOW (1972) who, in addition, considers that the more factual and technical teaching in behavioural and social sciences should include as a basic minimum courses in the nature and development of personality and the application of psychological tests to clinical problems. There are at least two possible patterns for teaching the sciences related to human behaviour. The first is as a distinct course preferably including group discussions, patient-demonstrations and interviews with patients by students. The second is as a course integrated with other relevant preclinical and clinical disciplines, this pattern having the advantage of enabling the student to perceive man in his environment (WEINER, 1972).

Learning Methods

In order to achieve his educational objectives the teacher will select the most effective learning techniques available. The traditional methods are the textbook and the lecture, but the latter in particular has been the object of much criticism from both teachers and students. The learning methods of relevance to psychiatry all have their disciples, but the selection of the appropriate method should depend on the specific educational goal that is being sought, and on the evidence that supports its effectiveness. Such evidence is all too often lacking, and various educational methods in medicine, including the textbook and the lecture, should be subjected to a closer scrutiny than has so far been the case (ENGEL, 1970). Two forms of evaluation of learning techniques are usually considered. The first is the student's own assessment of the method's usefulness and such consumer opinion is not to be discounted: it serves to warn the teacher when difficulties are being encountered and it promotes improved relations between staff and students (BEARD, 1967). More important, however, is the second form of evaluation involving measurement of new learning that has taken place, including any positive effects in engendering desirable attitudes. This kind of assessment requires a more sophisticated experimental design and has not been made sufficiently often in the field of psychiatric education, or indeed in medical education in general.

The Clinical Clerkship and the Clinical Interview

There is at least one issue over which there is unanimity among medical teachers and this is the importance of the clinical apprenticeship as a method of learning.

"The incomparable advantage of clinical work is the setting: the hospital wards and clinics that provide for the student real and immediate problems that require solution. It is the world in which he will live for the rest of his life, and the educational experience is the more vivid because of this direct connection with the ultimate goals. It is far different from the make-believe world of the classroom, and the impact of this reality cannot be overestimated" (MILLER, 1961).

Among the reasons given for the value of the clinical apprenticeship in psychiatry are the incentive provided to students who obtain experience and responsibility for sick persons (ELLIS, 1963), the value of learning directly from patients themselves as a corrective for the wide areas of uncertainty in psychiatry (LEWIS, 1961), and the appeal made to the student's compassion when he learns that mental illness can cause at least as much distress as physical disease (ROMANO, 1972a and b). It is not sufficient simply to bring student and patient together and expect that any but the ablest students will spontaneously acquire clinical skills. BALINT (1961) has recommended that each student should be entrusted with one or two patients and maintain a continuous therapeutic relationship with them. The students are supervised by a tutor who lets them test the effectiveness of their technique by his appraisal of their progress; at the same time he allows for differences in acquisition of their therapeutic skills by the way he responds to their reports. BALINT concedes that by discussing the patients in their absence the demonstration of a psychotherapeutic technique is indirect. Though well established in the teaching of family practitioners (BALINT et al., 1966) these methods have not gained acceptance with all teachers, some of whom consider many medical students not to be ready for the more formal methods of psychotherapy (HILL, 1963). There is wider acceptance of the desirability of teaching students interviewing techniques. One view is that clinical observation should be learned by students early during the medical course to prepare them for their first contact with patients (G. ENGEL, 1972). Another view is that these methods should be taught later on in the curriculum to prepare students specifically for interviewing psychiatric patients (WALDRON, 1973). Whatever the timing the interviewer is encouraged to obtain the maximum amount of accurate information relevant to the formulation of a diagnosis, plan of treatment and prognosis. The student allows the patient to tell his own story with minimal intervention, he observes the patient's behaviour during the interview, processes the information thus obtained, and at the same time creates and maintains a supportive emotional atmosphere (CLINE and GARRARD, 1973a).

SHAKOW (1972) has categorized the different kinds of observation that the student is required to make. They are:

(i) the objective study of the patient's behaviour;

(ii) "participant observation" of the way in which the behaviour of the interviewer modifies the patient's responses;

(iii) "subjective observation", or the interviewer's attempt to empathize with his patient, and

(iv) "self observation" when the interviewer pauses to assess his own emotional response to his patient. The student learns to meet the opposing demands of identifying with his patient while still maintaining objectivity, both goals being essential to the practice of psychiatry.

The method of teaching psychiatric interviewing is susceptible to a number of variations. The student may be observed by a fellow-student, or by his peers and his tutor through a one-way screen or by recording the interview on videotape. His performance may be discussed with his student peers in a small group. As a gentle introduction to the conduct of interviews, films may be shown demonstrating how a teacher performs this task, the students subsequently being asked to comment on the patient's use of verbal and nonverbal communication (G. ENGEL, 1972). Alternatively, the technique of "role-playing" may be employed whereby the student interviews a fellow-student who acts the part of a patient. Whatever method is used, the video-taping of the interview adds another dimension because it allows the student to see himself perform in the replay of the film, this being judged to be probably his single most important learning experience (WALDRON, 1973).

The assessment of the teaching of interview techniques has received preliminary attention. At the level of "consumer research" it has been noted that students are very keen to participate in this method. It has also been found that the observational skills of students increase after such a course, as judged by their ability to detect appropriate facts in an interview of a patient recorded on film (CLINE and GARRARD, 1973b). WERKMAN et al. (1973) admit that their enquiry depended on student-opinion rather than observation of their performance, but they reported a statistically significant increase of the students' interest in psychiatry after the clerkship, whereas they had started with a lower interest in comparison with other fields of medicine. They also found that students reported a reduction in their anxiety when dealing with psychiatric patients and an increase in the sympathy they felt for them. This study therefore confirms the view quoted earlier that the clinical apprenticeship is a highly valued and useful learning experience.

Small Group Teaching Versus the Lecture

As an economical way of presenting a large number of students with a systematically prepared and broad area of factual knowledge, the lecture remains the preferred medium in spite of its obvious disadvantages. This is likely to remain the case so long as student classes are large and teachers are relatively few in number. Even the argument that economy in teacher-time favours the lecture is sometimes rejected on the grounds that more can be achieved by providing the student with an appropriate reference to a chapter in a textbook. It must be conceded, however, that lectures are as effective as other methods for conveying information (BLIGH, 1972), that some students learn more readily from the spoken than the written word, and that they may appreciate seeing and hearing an acknowledged expert presenting his own subject with appropriate emphases and guidance for his listeners. A course of lectures given to a medical school may also hold the narrow but immediate advantage that the lecturer may concentrate on subjects which are likely to provide the material for examination questions, especially if the lecturer and examiner are one and the same person! Some students who find themselves with insufficient time to read widely are keenly aware of this advantage of the lecture. Yet there has been a salutary reminder that books are under-utilized in all educational endeavours. In a facetious article, HEATHORN (1964) pretends to have discovered a new device—Built-in Orderly Organized Knowledge—which he abbreviates BOOK, and points out the advantages and ease of using a book in comparison with modern electronic gadgets.

The arguments raised against the lecture are powerful. Most lectures are not effective as methods of promoting learning; students are less attentive, thoughtful and active during lectures than during discussions. Neither are lectures effective in altering students' attitudes and they should not normally be employed to achieve this aim. There is little doubt that at the present time the lecture system is unpopular at least among British students (BLIGH, 1972). Especially when the class is large and the students vary in their ability, the lecturer can only hope to pitch the level of his teaching at a relatively narrow band of students, some having difficulty in following him, and others, perhaps the ablest, being bored by his slowness of pace. It is, moreover, extremely difficult to dovetail lectures with appropriate clinical demonstrations or tutorials in such a way as to enable the student to follow a systematic development of each subject. This is an almost inevitable consequence of the intricacies of timetabling during a clinical course (ENGEL, 1967).

A partial solution to this problem can be sought through the use of the *patient-demonstration* so as to provide clinical illustrations to the subject matter covered by the lecture. "Live" patients, when carefully selected, can be particularly stimulating, for example when the clinical relevance of the course in psychology is demonstrated during the "preclinical" phase of the student's medical education. This is a time when he is most eager to come face to face with patients and observe how doctors treat them. But there are objections to a method which attempts to get psychiatric patients to confide their symptoms and problems to audiences of upwards of one hundred students. The distress or embarrassment caused to the patients may be matched by the anxiety engendered in the students who are usually keenly sensitive to the ordeal undergone by sick persons. Substituting a film or video-taped interview largely overcomes this objection but at the cost of losing a sense of personal contact between audience and patient.

Whatever devices may be used by a skilled lecturer to enliven his lecture, he usually receives little feedback from his class, either in terms of the reception given to the information he is conveying, or in terms of the students' emotional reaction to him. Finally, an important disadvantage of the lecture is that the listener may be largely or completely passive in contrast with the lecturer who undertakes all the work. It is usually said that a student must be an active participant, and work to receive information in order for it to register firmly an remain available for subsequent recall (BLIGH, 1972; C. ENGEL, 1972; WALTON, 1973).

It is largely the awareness that students need to be active in their own education that has led to the development of small group methods in medical teaching. A teaching group can be defined as a gathering of a relatively small number of students and their teacher with the aim of facilitating learning through the medium of the freest possible communication among the students, and between them and the teacher. (The ideal size of the group is said to be eight to twelve students, and the maximum permissible number is twenty.) There are two kinds of teaching group, the seminar and the free discussion group. In the *seminar* the teacher accepts some degree of personal activity in order to ensure that the discussion is centred round a particular subject. He may, for example, ask a student to prepare a brief introduction to the subject or he may undertake this task himself. The students may all be recommended set reading before the meeting and may be asked to consider possible answers to a number of questions. In the *free discussion group* the teacher is even more self-effacing, and there is no set subject, the students spontaneously initiating the choice of subject (WALTON, 1973). In each type of group the teacher's main function is to act as a catalyst for the maximum interchange of views between students; he tries to refrain from providing answers or expressing his own opinions unless definite errors remain uncorrected by the end of the discussion. He also suggests to students that they should preferably support their assertions with evidence or at least explain the basis for their views. He endeavours to obtain the participation of all students and it is often important, especially with the more inhibited among them, to be supportive, never ridiculing their answers and protecting them against their more critical peers.

A number of advantages are claimed for small group teaching (WALTON, 1973):

1. The student's active participation is likely to increase his motivation, improve his learning and drive him to explore the subject in depth during and after the discussion.

2. The increased personal contact between the teacher and each student allows a closer assessment of his progress and a greater influence over his development. The teacher will also learn more rapidly which aspects of his programme are considered by the students to be valuable, and thus have an opportunity to make appropriate changes.

3. Students can exchange information and opinions about the more complex subjects. They obtain reassurance that their peers encounter difficulties similar to their own and may thus be encouraged to speak more freely on set subjects such as the value (and limitations) of making a psychiatric diagnosis, or the reasons why psychiatrists differ among themselves in their diagnostic opinions.

4. Students may also gain confidence in thinking more critically, speaking more fluently and comfortably, and in practising the solving of new problems.

5. The personal relationship between the teacher and the students is helped, and so is their attitude to the subject when it becomes recognized that the teacher

is not infallible and makes no claim to be so. Teachers attach importance to the positive emotional atmosphere which can be generated during small group teaching, thus ensuring a more permanent retention of factual material, and helping to remove biases which can seriously impair learning.

The potential value of small group teaching in communicating attitudes and the emotional component of human interchange renders it a favoured teaching method with psychotherapists. Mention has already been made of Balint's view that the tutor's psychotherapeutic skills can be demonstrated in the absence of a patient by the way he responds to this students' questions and demonstrates "his spontaneous reaction to live case material" (BALINT, 1961). It has also been suggested that the small group method permits students to become aware of their own reactions by undergoing a personal emotional experience, and a comparison has been drawn between the affective experience during learning, and the combination of insight with emotional experience on which the process of psychotherapy depends (WOLFF, 1966).

Small group teaching also lends itself to a direct discussion of a clinical problem based on a case presentation, preferably by one of the students, and an interview of the patient conducted by the teacher himself. If the group is homogeneous and composed solely of students it is possible to channel the discussion into directions particularly relevant to their needs. This method lends itself particularly to the demonstration of the interviewing technique and can be followed by a detailed discussion of any aspect of the patient's illness. A variant of this method is the inclusion in the group of personnel particularly skilled in the assessment and management of patients, such as nurses, social workers and psychologists. Their contributions to discussions provide clear illustrations of the operation of a multidisciplinary team enabling the student to appreciate the extension of patient care beyond that provided by the doctor himself. With either method the teacher will encourage the students to ask further questions from the patient and express their own opinions. Because the clinical problem usually requires immediate answers and the formulation of a plan of treatment, the teacher will often be required to express his own views and convey direct instructions. In spite of this inevitable expression of a relative dominance over his students when it comes to practical decisions, the teacher can encourage further exploration of outstanding issues by pointing out the limits of his knowledge and proposing further enquiries in the hope of clarifying these issues.

Small group teaching is thus a versatile method which has many claims of educational superiority and is certainly popular with students. Many of these claims sound plausible, but it must be conceded that there is still only slender evidence in support of them. The most ambitious claims are precisely those of greatest importance, namely the potential of the method in training students in more productive and critical ways of thinking, and in fostering the most appropriate attitudes for practising psychiatry.

Programmed Learning in Psychiatry

Programmed learning is a method of self-instruction, based on the principle that learning occurs more rapidly and that recall is prolonged if the information is presented as a series of separate items, each followed by the setting of an appropriate problem to which the answer is provided without delay (ENGEL, 1967).

A programmed learning method has been devised at the University of California at Davis, to help medical students arrive at a correct diagnosis through the careful assessment of a patient's mental state (MILLER and TUPIN, 1972). The authors were aware that their approach was a limited one as the student's task was to attempt a diagnosis without the benefit of a detailed history. The method was called Systems Analysis Index for Diagnosis (SAID) and consisted of having students observe video-taped patient-interviews lasting 25 minutes on the average. They were asked to indicate the presence and extent of the abnormalities they detected from among an inventory of 40 possible items. Their ratings were then corrected by comparison with the consensus evaluations made by members of staff. The results were rapidly analysed by computer so that they could be returned to the students by the following day. Altogether ten video-taped interviews were shown during the course which lasted five days and included discussions and lectures on the principal psychiatric syndromes that the students were asked to identify. The basis of these psychiatric syndromes was the American Psychiatric Association's Diagnostic and Statistical Manual of Mental Disorders (DSM-II). The authors believe that such programmed learning is of particular value because it ensures that the student is an active participant, and is given frequent and rapid feedback information about his performance. It allows an exposure of the student to clinical problems during an early part of the medical course. A tentative evaluation of the SAID method was made by noting the favourable reception given to it by the students, and by confirming that new learning had occurred.

It was left to subsequent investigators to design an experiment to measure the kind of new learning that was specifically attributable to the SAID teaching programme (CLINE and GARRARD, 1973b). They selected at random 60 out of 230 students in their second year and divided them equally into an experimental and a control group. The experimental group followed the SAID teaching programme as well as tutorials under the supervision of a teacher who demonstrated how to assess the mental state and the diagnosis of "live" patients. The control group also joined the tutorials, but were omitted from the SAID course: instead they attended other teaching sessions including patient-demonstrations. It was found that the experimental group were better than the control group at recognizing clinical disturbances and diagnosing psychiatric illnesses in filmed patients: the difference reached statistical significance. When it came to the evaluation of "live" patients, however, only a non-significant trend was detected in the superiority of the experimental group of students. This study is a model of the kind of educational research that provides tangible assessments of a specific teaching method and goes some way towards identifying its particular advantages. It leads naturally to a discussion of the evaluation of learning that has been achieved by individual students.

Evaluation

Reference has already been made (p. 781) to the two aspects of the evaluation of learning and teaching, the "inspection" function to ensure that a student has reached a required standard and the "production" function to promote continuous improvement in methods of learning (BEARD, 1967). There will be general agreement that it is preferable to emphasize the second function of evaluation, but the "inspection" aspect of examinations has an advantage additional to the pragmatic one of achieving the level of competence required by licensing bodies. This is the increase in motivation brought about by the student's natural anxiety to avoid failing his examinations. This approach is sometimes deplored, and has certainly come under severe criticism in the case of postgraduate students (MORGENSTERN, 1970). However, the champions of examinations assert that medical students interpret the absence of an examination in psychiatry as a sign that the university authorities and the teachers do not consider the subject worthy of a place among other medical disciplines. Hence the absence of an examination may lead to some medical students not taking psychiatry seriously (CARSTAIRS et al., 1968).

A number of principles have been put forward which are consistent with students benefiting optimally from various methods of evaluation.

1. The student should be made aware of all teaching objectives so that it becomes clear to him what he is expected to learn. In the case of psychiatry he should therefore be told that his learning goals extend beyond the acquisition of specified items of factual knowledge. They should include acquisition of the skills and development of the attitudes consistent with a proper approach to patients who present with psychological problems.

2. Tests and examinations should come sufficiently early during the course for students to correct the various deficiencies which are revealed by them. The principle of immediate feedback of this information to students has already been mentioned under methods of programmed learning (p. 792), but in psychiatry their application is still limited. Another way of meeting the same aim is by one of the methods of continuous assessment. Unfortunately one common form of continuous assessment is that of repeated examination which may cause the student to become unduly anxious and to concentrate entirely on obtaining good marks (BEARD, 1967). A more gentle type of continuous assessment consists of observing the performance of students during their course. This method has its limitations but is often used for the assessment of clinical ability.

3. There should be a high level of consistency and validity in the tests employed. Different forms of examination in medical courses have come under scrutiny during the last twenty years. It has been found that essays and oral tests yield marks which may vary from one examiner to another and even with the same examiner at different times. For example (BULL, 1956) found low correlations when essay tests were scrutinized for consistency in this way. Tests of clinical competence are usually considered to carry a higher validity because they attempt to measure the skills on which doctors rely in the course of their professional work, but they do not necessarily qualify for higher levels of consistency. On the contrary, it has been reported that pairs of examiners agreed little better

than if the marks had been awarded randomly when candidates were tested for their ability to take a history and perform a physical examination (HUBBARD et al., 1965).

4. Evaluation by *"consumer satisfaction"* depends on the systematic collection of student opinion regarding the merits of a given course. Its value is limited because student comments may reflect more their personal interests than the attainment of the teacher's objectives (BEARD, 1967).

Methods of Evaluation

"Essay" and "Short-Note" Examinations

Even though the essay type of examination has come under severe criticism on grounds of unreliability of marking, it does permit the student to express himself freely. Thus, essays can, in theory at least, be used to measure his ability to organize complex material and enter into a logical discussion, using his faculties of analysis, synthesis and critical thinking. Much of the lack of consistency in marking seems to reflect the variations in composition and style of writing. A compromise between the essay and the multiple choice questionnaire has been proposed so as to allow the student to display his understanding beyond a limited "Yes" or "No" answer to a factual question (MOWBRAY and DAVIES, 1967). The candidate is given several questions to answer in a restricted time (about three minutes each) thus testing his knowledge over a wide range of topics. The reliability of this "short-notes" method was evaluated in an examination in medical psychology and it was found to yield a significantly higher correlation of marking between four examiners than when the same examiners' marks for an essay question were compared. They reported, however, that they had to concentrate more when marking short notes and had to spend a longer time over the examination. This might indeed be the reason for obtaining a higher reliability. The authors, however, became lukewarm about the short-notes method because they found that any advantage over the essay questions was marginal when it came to sorting out the candidates into the three important categories of failures, passes and honours.

Multiple-Choice Tests
or
"Objective" Examinations of Factual Knowledge

Multiple-choice tests are devices which test the candidate's factual knowledge by presenting him with a number of ready-made choices only one (or a limited number) of which is correct. They are objective in the sense that there can be no misinterpretation on the part of the examiner regarding the correct or false nature of the answer: indeed the examiner can be replaced by a secretary or a computer. The candidate's handwriting or style of composition does not influence the marks as in essay answers.

Multiple-choice tests have been devised to measure factual knowledge in psychiatry and have been shown to be satisfactory for this purpose (WALTON and DREWERY, 1967). It must be admitted, however, that suitable questions in psychiatry are hard to devise because there is a shortage of undisputed factual information which does not require some qualification and remains of sufficient importance to serve as a basis for a useful test. The correct choice of answer should also be a matter of unanimous agreement on the part of experienced psychiatrists. In spite of these problems, however, suitable tests are in current use in several medical schools. In the USA and in Canada the best known objective examination in psychiatry is that of the National Board of Medical Examiners. In Britain, a lead has been given by WALTON and DREWERY. Their questions are in different forms: a one-in-five choice, combinations of 'false-true' answers, quantitative comparisons, correct completion of statements which may be of a general kind or related to a brief clinical history, and complex matching procedures of various statements. In addition to having an undisputed answer, a good question should be a good discriminator (i.e. neither too easy nor too difficult), and have a high internal validity index (i.e. a high correlation with the other items of the test). The test can be designed so as to discriminate most accurately at a chosen section of the student distribution, usually about the middle range. The assessment of the reliability and validity of an individual test has been well described by LANGSLEY (1962). Reliability can be estimated in two ways: by comparing the performance of one group of students in answering the same test on two occasions, or by calculating a reliability coefficient by comparing the scores obtained on each "split-half" of the test. The assessment of validity is more contentious, as there is no one criterion for comparison which is accepted by medical educators. For example, students' results in other subjects, or the marks obtained with essay-questions even when the essays are on a psychiatric subject, are not generally acceptable. Comparisons with overall ratings by teachers who know the students individually may be used, and have yielded high correlation coefficients. Perhaps the best way to test validity is by the demonstration of improved scores as a result of increased teaching in psychiatry (LANGSLEY, 1962).

There are also serious disadvantages to multiple-choice tests. When they were first introduced it was thought that the inclusion of case-histories and more complex questions would permit the measurement of abilities such as reasoning, application of principles and interpretation (LANGSLEY, 1962). But it is difficult to construct questions that require more than simple recall or the direct association between two or three facts. Thus they cannot be expected to evaluate whether the student has achieved the more important goals of acquiring clinical skills and appropriate attitudes (DUDLEY, 1973). These disadvantages and others are conceded by WALTON and DREWERY (1967). For example, it is disappointing that foreign students still perform less well than students whose mother-tongue is that used in the multiple-choice test. It might have been thought that the simple form of the answer in a multiple-choice test would have eliminated differences due to language, but familiarity with a language is clearly essential to understand fully the questions which may hinge on the precise meaning of an adverb or a qualifying clause. The most important drawback of these authors' test was the low correlation of the results with the outcome of a clinical examination which was also given to the students ($+0.23$), even though the correlation with the total score in psychiatry was reasonably satisfactory ($+0.59$). Multiple choice tests are therefore mainly limited to the measurement of factual knowledge. There is a need to devise other methods of evaluating clinical skills and those psychological attributes considered to be crucial in the student's professional development.

Measurement of Clinical Ability from Teachers' Ratings and "Objective" Tests

The commonest method of assessing students' clinical competence is by having them rated by their superiors who can estimate their ability to establish a good relationship with their patients, obtain a full history, assess their mental state and interpret these data appropriately. Global ratings are often unreliable because of lack of criteria and the subjective factors entering into the procedure: frequently there is only a narrow distribution between the marks. The direct grading of clinical performance has, however, been perfected by meeting some of these objections (SALZMAN and ROMANO, 1963; ROMANO, 1973a). Instead of a global rating, an assessment was made of nine separate attainments, each on a nine-point scale ranging from "failed" to "outstanding". The nine categories were: responsibility, knowledge of medical facts and physical examination, knowledge of psychopathology and psychodynamics, psychological perceptiveness, relationship with patients, relationship with relatives, relationship with staff, the quality of records and the development of the student's performance. The grading was carried out both by junior and senior clinical staff and a fuller distribution range was made possible by holding staff meetings so as to derive a consensus rating. The validity of this grading method was measured by correlations with scores on the National Board examinations and found to vary from $+0.44$ to $+0.52$.

As with other medical disciplines, there has been a demand for more reliable tests of clinical competence in psychiatry. More "objective" and also more specific measurements of clinical judgment have been made by presenting students with a patient-interview recorded on film, audio-tape or video-tape. The students' responses are then compared with those which have been found to elicit a high measure of agreement among experienced clinical psychiatrists. The pioneer studies in this field (STOLLER and GEERTSMA, 1958; GEERTSMA and STOLLER, 1960) merit detailed description. Two thirty-minute interviews of psychiatric patients were filmed and were then evaluated by the teaching staff. A rating was made on a 7-point scale of a large number of statements (300) each relevant to the clinical problem being studied. The statements were not confined to descriptions of the patient's behaviour and mental state but included diagnostic evaluations, psychodynamic interpretations and prognostic predictions. The overall ratings of these statements provided a measure of observational skills. The evaluations of medical students before and after they had received their psychiatric teaching were compared with those of hospital volunteers (graduates without any special psychiatric knowledge) and residents who had varying degrees of postgraduate training in psychiatry. The procedure distinguished at a high level of confidence the superior performance of the residents and the more senior groups of students on the one hand, from the untaught students and lay volunteers on the other. Thus it could be concluded that the evaluation procedure measures an ability which improves during the medical course. The authors advised raising the ceiling of difficulty of the problems presented in order to obtain a sharper distinction between the medical students who had been tutored in psychiatry and the postgraduate trainees, their study having detected only a small difference between the two groups albeit in the expected direction. The authors consider that their procedure tests clinical abilities and is uncontaminated by irrelevant skills such as those of "testmanship" or "book-learning". They are careful to point out the limitations of viewing filmed interviews because they exclude any assessment of the student's ability to establish an appropriate relationship with the patient and to conduct the clinical interview himself.

The evaluation of specialized skills has been taken further in a clinical examination designed to test psychotherapeutic ability (MONROE, 1965). The students were shown a film of a 40-minute interview by a relatively inexperienced therapist relying on the FINESINGER method (FINESINGER, 1948). There were 28 thirty-second interruptions of the film and on each occasion the students were asked "what would you do?". They selected one of four responses belonging to the following
(i)   obtain rapport with the patient,
(ii) encourage spontaneity and develop insight,
(iii) elicit diagnostic information,
(iv) develop a therapeutic motivation by making the patient feel responsible for his illness (sic).

The marks were awarded in the order of the above responses [highest for (i)]. An allowance was made for consistency if the responses fitted into another hierarchy which the student was asked to indicate on his answer sheet. A comparison was also made with the responses of experienced psychotherapists. There was a fair degree of congruity between the students' scores on the psychotherapy tests and other tests of clinical ability and factual knowledge, but there were also some discrepancies. It was reported that markedly deviant responses to the examination sometimes revealed the presence of abnormal psychological mechanisms among the students. These claims might well be questioned, but the approach is of interest as an attempt to evaluate the special and elusive skills of psychotherapy.

Another approach to the evaluation of the clinical judgment of students was made by recording the psychiatric interview on audio-tape (SALZMAN and GOLDSTEIN, 1961; GOLDSTEIN and SALZMAN, 1962). Again a comparison was made between the students' ratings on a number of relevant statements and those of experienced clinicians. There was a significant and progressive increase in the students' performance parallel with the amount of psychiatric teaching they had received. Low correlations were found between the scores obtained by this particular procedure and the students' grades in academic performance (based on examination papers and class participation) as well as their ratings of clinical competence (awarded by supervisors during the clinical clerkships). The authors conclude that a student's actual clinical performance cannot be accurately predicted from his scores on their test of clinical judgment. Thus although this technique may be useful in measuring one particular aspect of clinical ability, it should not replace more general evaluations of clinical competence.

An even more cautionary note was sounded by THURNBLAD et al. (1973) who reported the failure of a standardized technique (a video-taped psychiatric interview) to distinguish between the performance of junior and senior students, even though it had been specifically designed to test clinical ability. The senior students had undergone their clinical training and should have been shown to be significantly more adept clinically. The authors concluded that of the various possible explanations for this failure, the likely one was that the test was ineffective in measuring the true learning that had taken place, as was strongly suggested by direct observation of the students at work with patients. They added that the evaluation of the learning of clinical psychiatry must include methods of assessing the student's performance with real patients, because simulated situations seldom match actual clinical encounters where the student is an active participant rather than a passive observer.

Conclusion

The evaluation of students' performance in psychiatry is no easy task, especially as a wide range of tests must be designed in order to cover important areas of competence. Whereas reliable tests of factual knowledge have become available, the measurement of the skills most relevant to future professional work—clinical observation, diagnostic and therapeutic ability—remains problematical.

The Organization of Undergraduate Teaching

It has been said that the medical student should have the opportunity to study mentally ill patients in the university teaching hospital in the same setting as medical, surgical and obstetric patients (ROMANO, 1973a). This is partly to accord psychiatry the same status as other major disciplines in the medical school, partly to enable psychiatrists to collaborate closely with other teachers so as to pursue joint research and achieve the optimum educational impact. But not everyone is enthusiastic that students should learn about patients' emotional problems in the environment of the general hospital, let alone the teaching hospital. BALINT (1961) argued that these hospitals depend for their efficiency on an impersonal hierarchical system which stifles the growth of close personal relationships between the therapist (doctor or student) and the individual patient: no one person accepts total responsibility and the system depends too much on delegation of responsibilities and part-duties. This view may contain a half-truth but it dismisses too readily the solid contributions to the humane care and scientific understanding of patients that generations of good teachers have made in the past, irrespective of their specialty within medicine.

The undergraduate curriculum should contain substantial periods of time devoted to learning experiences in psychiatry and the behavioural sciences including a clinical clerkship of not less than two months' duration. These aims have been achieved in the United States (ROMANO, 1965; 1966; and 1973a) and in Canada (JONES, 1973). In the Nordic European countries also (Denmark, Finland, Iceland, Norway and Sweden), the teaching of psychiatry to medical students is well established. The main objective is the acquisition of knowledge and skills required for general practice. There are theoretical courses covering psychology, sociology, psychopathology and psychiatric treatment. Clinical clerkships range from four to ten weeks; written and sometimes oral examinations are held at the end of the course (NYSTRUP, 1974).

Elsewhere, however, and often for understandable reasons, there are departures from these desirable principles. Students may have to be seconded to hospitals which have a more tenuous link with the medical school. Such a situation arises when a disproportionately large number of students become the responsibility of a small number of teachers who have access to only a limited number of patients in the university clinic. Then it is necessary for the students to be seconded to the district mental hospitals where the psychiatric staff usually respond enthusiastically to the request that they should participate in the teaching programme. Most European medical schools to some extent share the responsibility for teaching with a mental hospital which can provide opportunities for the students to learn from varied and interesting clinical problems (GUYOTAT, 1970; HELMCHEN, 1973). The academic component of such a joint endeavour can most readily be established by having part of the medical school's department of psychiatry based within the mental hospital, or at least by having its teachers regularly sharing in the programme that takes place at the periphery.

In a survey of undergraduate education in psychiatry in Great Britain CARSTAIRS et al. (1968) indicate three principal areas in which deficiencies have commonly been encountered—in the provision of adequate teaching in the behavioural sciences, in the opportunity for students to follow a clinical clerkship in psychiatry, and in the acceptance by medical schools that students should be examined in psychiatry as in other major disciplines. These deficiencies are gradually being remedied in the United Kingdom.

In other European countries deficiencies still persist. In West Germany, for example, psychiatry still receives inadequate recognition as regards its share of the medical curriculum: it is paired with neurology, and *together* they are ranked as equivalent to forensic medicine, ophthalmology or oto-laryngology, somewhat below dermatology or venereology, and far below medicine, surgery, or obstetrics and gynaecology. This unrealistic appraisal of the importance of psychiatry is described as grotesque by SCHULTE (1967). However, the low ranking accorded to psychiatry is a residue of the former regulations that still apply to the medical faculties in general: there are indications that individual faculties are introducing bold experiments and that far-sighted reforms favourable to psychiatry are on their way. In Hannover a psychiatric clerkship has been established and is combined with experience in social psychiatry, outpatient care and the extra-mural services of the hospital (KISKER, 1972). In Giessen it has become possible for psychiatric teachers to participate in an introductory clinical course including demonstrations of psychiatric interviews and visits to a psychiatric hospital. The formal course of lectures is still highly valued but a welcome addition is the opportunity for students to benefit from regular "bedside teaching" and group discussions on psychiatric patients. The need for reforming the psychiatric services is also faced with frankness, and this subject is included in the content of the formal lectures given to students (DERWORT, 1970). DERWORT is confident that new regulations favourable to undergraduate psychiatric education will be accepted throughout West Germany in the near future. They will require that a basic course in clinical psychiatry becomes obligatory for all medical students, and that written examinations be passed after each stage of the psychiatric programme. Great importance is attached to establishing examinations on a scale comparable with other major clinical disciplines. The basic course will include medical psychology during the preclinical period, and clinical teaching in psychiatry, psychosomatics and psychotherapy. For students who express a special interest in psychiatry there will be the opportunity of a four-month elective during the final clinical year; in their case, psychiatry will feature prominently in the final examination comprising written and oral parts. DERWORT also favours joint teaching so as to bring together those aspects of psychiatry, neurology, gynaecology and general medicine that are relevant to the assessment of neurotic patients presenting with bodily symptoms.

In France there seems to be a lack of published information about the general level of undergraduate teaching in psychiatry, at least up to 1970 (GENDROT, 1970; GUYOTAT, 1970). Before 1968 medical students were under no obligation to follow courses in psychiatry and many had no contact whatever with the subject. Following "les évènements" of May 1968, however, and in response to a demand for the reform of medical education, there has been an upward trend in the provision of psychiatric education which is now more firmly established. Psychiatry has become separated from neurology: formal lectures are given during the early part of the clinical course, followed by an examination. Clinical clerking in psychiatry is also encouraged: this is still optional but there has been a ten-fold increase in the number of students who avail themselves of this opportunity. So far the French medical student has been taught only in hospitals, extra-mural teaching remaining at an early experimental stage, but a change in emphasis may be on its way. GUYOTAT (1970) concludes his review of French undergraduate teaching in psychiatry by proposing two levels of instruction—a basic compulsory course (including some clinical experience), and a more advanced course for students who display a special interest in the subject.

The teaching of psychiatry to medical students in the Communist world is described in a review edited by KIEV (1968). In the Soviet Union undergraduate psychiatric education at present includes very full compulsory courses of lectures and some practical work, divided mainly between the faculties of therapeutics and sanitation-hygiene, with a small contribution from the specialized faculty in paediatrics. Formerly there were three semesters of instruction including two devoted to hospital work, but it will seem surprising to western psychiatrists that within recent years there has been an actual reduction in the amount of psychiatric education provided to medical students as a result of heavy pressures on all teaching programmes. Other Socialist countries have a pattern of psychiatric education resembling that of the Soviet Union. In Bulgaria, for example, the course provides 20 hours of formal lectures and about 40 hours of clinical work including seminars, given during the fifth academic year of a six-year course. Subsequently the medical students are examined clinically and by interview (JABLENSKY, 1973).

In North America, greater resources of funds and teaching staff, and the firmer establishment of psychiatric services in teaching hospitals, have permitted a number of educational ventures, many of them highly laudable, others still at an experimental stage. Two principal developments in psychiatric and medical education can be discerned. The first of these coincides with the impressive growth of medical education that has occurred in North America during the past thirty years. It can be identified under a number of names which indicate a pervasiveness of psychiatric teaching throughout the medical course: "comprehensive medicine", "the integrated curriculum", "the psychosomatic approach". The second development is more recent, less well defined and harder to evaluate; it is concerned with a demand in some quarters for earlier and more "streamlined" specialization in psychiatry (or other disciplines). It has given rise to the "multi-track system" within a number of medical schools. Because it seems to run counter to the educational philosophy of "comprehensive medicine" and because it has given rise to heated debate (EDELSON, 1970; LIDZ, 1970a,b) the examination of its implications is worthwhile, even though an attempt at an accurate evaluation must be considered premature.

Comprehensive Medicine

The origins and evolution of the concept of comprehensive medicine and its influence on the structure and organization of medical education in the United States has been closely studied by SHEPHERD (1963, 1965) who emphasizes the ascendancy of "dynamic" psychiatry in that country. He quotes from the Annual Report of the Commonwealth Fund (1949) which expressed one view of the component that distinguishes comprehensive medicine from other patterns of medical education:

> "It is ... a new understanding of people and the way to help them. The psychiatrist has found his own best therapeutic tool to be the relationship between the patient and himself. This discovery has led him to analyse the patient-physician relationship much more carefully than other physicians have done. He is now ready to document for medical students generally the fact that *all* therapy begins with, and to a considerable (if variable) extent depends on, such a relationship, and to teach the student some of the skills it calls for".

As a result of broad acceptance of psychodynamic thinking, the psychological aspects of behaviour acquired a place of their own among the basic sciences in the medical curriculum in the United States. Medical sociology was also profoundly influenced by psychodynamic theory and gained a portal of entry into the medical schools. Thus became established the "behavioural sciences" comprising mainly psychoanalytical and other schools of psychology, and medical sociology. Teachers of psychiatry have usually responded to the opportunities created by these various forces in the medical school by seeking to extend their influence throughout the curriculum. This they have achieved in two directions, the first across the previously sharp line of demarcation between the preclinical and clinical periods by fashioning the teaching of the behavioural sciences, the second laterally across the boundaries of the various clinical disciplines by encouraging students always to bear in mind the psychological aspects of a patient's illness irrespective of the hospital department which is primarily responsible for his care. The first influence which bears on the teaching of the behavioural sciences is reflected by the presence in psychiatric departments of psychologists and social scientists of varied persuasions, but mostly identifying themselves with the psychodynamic approach. The second influence has given rise to "liaison" programmes of which a good example is that associated with ROMANO and ENGEL in Rochester, New York. The members of the medical-psychiatric liaison service are primarily physicians who have had an additional training in psychiatry and psychoanalysis. They are given a place in the curriculum so as to allow students to learn the influence of psychological processes on the course of illness generally, and the management of patients other than those presenting primarily to the psychiatrist. The aim is to balance the student's necessarily fragmented study of pathological changes in small regions of the body with a consideration of the psychological and social implications of illness afflicting the patient as a person (KEHOE, 1961).

The "Rochester Scheme" has influenced psychiatric education outside the United States because of its value in counteracting negative attitudes towards patients with emotional problems (STENGEL, 1961; TREDGOLD, 1962; GRANVILLE-GROSSMAN, 1967). With resources that fall short of those available to American colleagues the aim in other countries is to have an attenuated form of "integration" between psychiatry and other relevant disciplines. In Sheffield, for example, the contact between the psychiatrist and the students is spread over the whole curriculum by giving him entry to lecture courses in medicine, paediatrics and obstetrics and gynaecology, as well as some clinical teaching during periods of clerking in medical wards and outpatient departments. Such teaching allows the psychiatrist to influence the students during the whole of their clinical course as well as during the more concentrated courses in psychology and clinical psychiatry. He can use these opportunities to demonstrate the psychological problems of patients seen by students during their medical, paediatric or obstetric clerkships. Two questions arise: does the student see enough of conventional psychiatry?, and is it right for the psychiatric aspects of medical disorders to be taught by someone else than the physician in charge of the patient? To some psychiatrists at least, the answer to the first question is that the advantages of the integrated medicine approach outweigh the disadvantages of a diluted course in psychiatry. To the second question it may be said that it is no longer possible for general physicians to be sufficiently competent in psychiatry to do justice in more than a superficial way to their patients' emotional problems (STENGEL, 1961).

Another way of arousing students' interest in psychological problems is to see psychiatrists at work in an outpatient department of a general hospital (TREDGOLD, 1962) or in a medical ward. Such teaching helps the student acquire a broader understanding of the development of psychiatric disorders beyond the simplistic view that they are due either to gross brain disease or to obvious environmental stresses. A gradual broadening of the student's horizons is made possible by the psychiatrist explaining, for example, how affective illness can be caused by disorders of thyroid function, or how suicidal acts can have complex emotional and social antecedents (GRANVILLE-GROSSMAN, 1967). All these measures have in common the aim of convincing students that psychiatry has a general applicability to all branches of clinical medicine.

"Track systems" towards Early Specialization in Psychiatry

A recent phenomenon in the United States is the promotion of early specialization in a number of disciplines including psychiatry. Thus, by 1970, new curricula had been instituted at Yale, Pennsylvania, Einstein and Duke Universities which permitted students who had already decided to become psychiatrists to select a specialized course during the four years they spend in their medical school. Some of the forces underlying this trend are outlined in a book edited by LIDZ and EDELSON (1970) with the appropriate title, "Training Tomorrow's Psychiatrist: The Crisis in Curriculum". The case in favour of encouraging a student to concentrate on psychiatry during the third year of his medical studies is made forcefully by LIDZ who marshals a number of arguments: an "insatiable demand" for psychiatric services and personnel, the increased complexity of psychiatry which requires familiarity with subjects ranging from psychopharmacology to psychoanalysis, pressures on medical schools, the increased size of classes which no longer permit a sound general medical education, and finally a reluctance on the part of students to spend the full four years in medical school on subjects not of primary interest to them:

> "Because of a reluctance to devote so many years—which to the young seem the best years of their lives—to the study of topics in which they do not have a primary concern, many students turn to clinical psychology, sociology, and the study of community psychology or urbanology, where they can utilize their talents and idealism before these have been throttled by years of study of impersonal topics and by teachers and classmates who derogate their interests and attitudes" (LIDZ, 1970b).

The proposed means of achieving an early and decisive specialization at Yale would consist of devising a limited "core curriculum" containing the essentials of a general medical education but confined to a total of two-and-a-half years devoted to the basic sciences and some introductory clinical clerkships. Thereafter each student would choose a special "track" appropriate to his own interests. The goal of the track programme in psychiatry is the fusion of the basic behavioural sciences and appropriate clinical experience (EDELSON, 1970). Programmes could be tailored to the student's specific needs as "elective tracks". Each student would be expected to carry out an investigation and write a thesis on a topic related to the track he is following. LIDZ goes so far as to predict the advent of autonomous schools of psychiatry.

To a European onlooker, these extreme opinions and radical measures appear unrealistic, almost fanciful. It is hard to imagine that they will become generally acceptable—even in the United States. After all it is that country which has seen the growth of comprehensive medicine with its emphasis on the psychological aspects of patient care, aimed at all students, not merely the ten or twenty percent who have made an early career choice in psychiatry. Yet the demand for early specialization seems real enough. It is this force which has recently led to a re-appraisal of the necessity for the general internship, with its concentrated experience in medicine, as a training requisite for all graduates in the United States, including would-be psychiatrists. The general internship has usually been considered an exemplary feature of American medical education since the inception of the FLEXNER report (1925). Even though the question of graduate training belongs to the next section of this review, it is relevant to this discussion and deserves some attention. OKEN (1970) forecasts with regret that the general internship for the psychiatrist will disappear completely and be replaced by an additional year of postgraduate training in psychiatry. Indeed the American Board of Psychiatry and Neurology has given its blessing to educational experiments with track programmes, allowing the replacement of the internship by alternative and attenuated experience in the fourth year of the medical course and in the first year of the psychiatric residency. The elimination of the internship for psychiatrists has been called an act of regression by ROMANO (1970; 1971; 1973b) who has given a blow-by-blow account of the arguments that preceded the acceptance by the American Psychiatric Association of the Board's abolition of internship requirements for certification. His criticism of these decisions is unambiguous and he predicts that they will lead to serious impairment of the quality of the psychiatrist as a practitioner and scholar-investigator.

The review of these trends in American psychiatric education may appear remote to the psychiatrist in Europe. They deserve, however, to be examined closely, not only out of admiration for colleagues whose enthusiasm for educational experiment renders them vulnerable to serious errors, but also because these trends may carry portents for psychiatry in other parts of the world. One lesson is clear: the evaluation of educational experiments is urgently needed.

The Trainee Psychiatrist

By the time a young physician decides to enrol for a postgraduate training in psychiatry, he has entered into a commitment at least to study the subject in some depth, and probably to make it his future career. The selection of future psychiatrists is usually attempted on the basis of their personal characteristics and, to a lesser extent, on their previous experience in clinical medicine and the medical sciences. In MENNINGER's view (1952) the personal attributes needed for the making of a good psychiatrist should be clearly in evidence by the time the physician presents himself for training, and he provides us with a daunting list of the required qualities and virtues:

"... integrity, intelligence, sensitivity to human suffering and numerous other such attributes ... which antedate all medical training. The psychiatrist must be, in the platonic sense, a *good* man; he is by definition a scientist, committed to open-minded but critical search for empirical truth. Similarly, he is, *a priori*, a physician, dedicated to the care and treatment of sick people ... he should be a man of broad cultural interests and background, conversant with the principal social, scientific, literary and artistic developments of his own time and of the past."

Another approach is to believe that precise criteria of selection are still lacking, that knowledge in these matters is limited, and that it is as well to adhere to a simple formula:

"On the whole, it is sufficient if the would-be psychiatrist has the intelligence, integrity and balance that one would like in every doctor" (AUBREY LEWIS, 1961).

When it comes to considering a candidate's medical background in weighing up the decision whether to accept him for a training in psychiatry, it may be as well again to follow the advice of Sir AUBREY LEWIS (1961) that experience in most branches of medicine can be of some value and that no one can say whether one kind of experience is in all cases to be more prized than another.

A simple screening procedure has been devised in the Psychiatric School of Madrid and it is perhaps surprising that it is not employed more often: the candidate for postgraduate training is subjected to a probationary period of three months at the end of which his teachers assess his vocation for psychiatry before accepting him for a more systematic and prolonged education (LOPEZ IBOR, 1972).

Attempts have been made to study personality factors which would be associated with a professional orientation towards psychiatry (HOLT and LUBORSKY, 1958). Physicians who seek postgraduate training in psychiatry are, of course, not a homogeneous group and wide differences have been found among them in a number of characteristics including their attitudes to patients (WALTON, 1965). Two kinds of personality factor have been studied to see whether they were related to an interest in psychological matters (WALTON, 1966). An attempt to measure the first of these, "the capacity to tolerate conditions of uncertainty" was made by using a "complexity" scale purporting to detect the ability to remain "flexible, experimental and comfortable in ambiguous situations". The second characteristic, "thinking introversion" was measured on a scale which indicated in its upper range a liking for reflective thought, particularly of a more abstract nature (WALTON, 1966). Both scales were devised by the Centre for the Study for Higher Education, and appropriate questionnaires were administered to physicians (non-psychiatrists) who had indicated that they possessed an interest in the psychological and social aspects of illness. They were compared with physicians who had indicated a relative lack of such interests in their answers to the questionnaire. A statistically significant difference was found in that the psychologically-interested physicians scored higher on the "thinking-introversion" scale and were thus considered more reflective and interested in abstract ideas. Scores on the "complexity" scale however, failed to distinguish between the two groups of doctors. This study illustrates the elusiveness of the personality features which would indicate suitability for a career in psychiatry.

It is probably easier for the would-be psychiatrist to identify a training centre to his liking, than for the teaching institution to choose its postgraduate students. At least the student is likely to make his selection on the basis of the institution's reputation as a centre for learning (as well as its geographical convenience, according to FLECKLES, 1972). AUBREY LEWIS (1961) has pointed out that this reputation depends on the prevailing intellectual and educational climate within it, this in turn reflecting the personal qualities of the staff, junior as well as senior:

"The atmosphere of lively curiosity, serious and sustained inquiry, intellectual integrity, and eager, well-informed, penetrating discussion must be of crucial importance."

The Aims

Professional Attitudes and Methods of Thought

The tutor who has responsibility for guiding the neophyte's first steps in his chosen career should endeavour to define his educational objectives. As with the medical student the development of desirable professional attitudes and methods of thought are goals at least equal in importance to those of inculcating the knowledge and clinical skills necessary for the practice of psychiatry. By declaring an interest in psychiatry the new recruit has probably overcome (or never experienced) the indifference or negative attitudes sometimes encountered in medical students. Yet it would be an error to think that the road travelled by the trainee psychiatrist is an easy one free from pitfalls and obstacles. Some teachers are so impressed with the magnitude of these difficulties that they refer to them as "crises". SCANLAN (1972) views the entrant to a residency training programme as someone who has to come to terms with a fundamental change in his personal role. Formerly he would have seen himself as a skilled physician, effective in treating his patients; currently he has reverted to the status of a mere student, "low in the pecking order", having to grapple with new concepts and practices. FLECKLES (1972) describes this process from the resident's point of view. The "identity crisis" is attributed to the lack of dogma in the educational programme, the struggle to preserve the image of a competent doctor in the face of patent inexperience, and the impossibility of attempting formal psychotherapy when confronted with very ill patients in a ward. There is also the contrast between the trainee's inexperience and the skill of ancillary personnel (nurses) in dealing with disturbed behaviour (TISCHLER, 1972). Such interpretations do not come as a surprise to observers of training methods in the United States, where at least in the psychoanalytic institutes the student of psychiatry becomes "... pragmatically a patient. He is operationally a kind of neurotic person even though not classifiable" (SHEPHERD, 1963). Not everyone will agree that the development of the trainee psychiatrist necessitates his undergoing a training analysis. Indeed the majority of the residents observed undergoing their "identity crises" by FLECKLES resolved their problems with the help of supervisors, fellow-residents or relatives by the simple process of expressing their feelings to them and thus relieving their anxiety. It was also thought that the trainee's relationship with his superior through "role modelling" was influential educationally in determining his theoretical orientation and his preferred methods of treating his patients.

An important intellectual dilemma confronting all clinicians, but psychiatrists in particular, is the need to think scientifically, use clinical experience in a systematic way, and yet frequently take action on inadequate data (ELLIS, 1970). WOLFF (1970) fears that an exclusive emphasis on measurement, objectivity and experiment in medicine carries the danger of rendering the trainee oblivious to his patients' subjective experiences and his own mental processes. The need for a nice solution is succinctly given by AUBREY LEWIS (1970) who advises the trainee, when approaching his patients, to

"*combine attitudes of mind which seem incompatible, namely critical scepticism and receptive* alertness. Education ... should cultivate in him a habitual balance in his emotional response to the daily material presented by psychiatry in practice, as well as balance in his judgment of ideas and information, and balance between scientific and intuitive appraisal."

Another potent source of conflict and uncertainty is the bewildering array of theoretical systems that confront novices to psychiatry. This problem is described by SHEPHERD (1963):

"These men can find psychiatry at first a confusingly uncertain subject and some of them become overtly anxious and clutch at some explanatory system, couched most often in exclusively psychological or biological terms. Such meretricious but attractively 'certain' systems may reassure the student but only at the cost of a closed mind. An alternative, and equally harmful, response is one of cynical non-commitment: the shrewd trainee does not take long to observe the doubts and contradictions of his teachers and may easily conclude that there is no purpose in building houses on shifting sands."

SCANLAN (1972) agrees that, at least during the earlier stages of his postgraduate education, the student should keep an open mind and explore a number of different theories in psychiatry, thus weighing up their value and expanding his knowledge. HAVENS (1972) goes further in recommending that the student should familiarise himself with four "schools" of psychiatry: the "objective-descriptive", the psychoanalytic, the existential and the "interpersonal" (as put forward by H.S. SULLIVAN). He views each of these different approaches as useful alternative methods with which to investigate and manage patients. It is unlikely that this kind of mental versatility can be acquired by many psychiatrists, nor is it necessarily desirable. There is a limit to the variation of training that can be afforded even by the wealthiest nations, and training programmes must be efficient in providing the manpower needs of the psychiatric services (SPRADLIN, 1972).

The psychiatrist needs to clarify his attitudes to other issues which, though more mundane than those discussed so far, assume as much importance because of their moral aspect and their occurrence in day-to-day clinical practice. The psychiatrist, more than other doctors, is often confronted by deviations of behaviour which can be viewed as moral lapses or crimes. Sexual deviants, alcoholics and law-breakers are examples of persons whose behaviour can be viewed from a moral standpoint as wicked. Psychiatrists are often ill at ease in grappling with such complex philosophical issues. They may prefer the pragmatic approach of regarding moral judgments as irrelevant to their prime task of trying to understand better such behaviour and attempting to modify it by psychological methods. Psychiatrists also learn to face the accusation that by wishing to treat such deviant personalities they widen the concept of mental illness too broadly. Again, it may be simpler to accept that it is impossible to draw a sharp distinction between mental illness and aberrant behaviour resulting from problems of living. Another moral question which psychiatrists have been asked to scrutinize more closely in recent times (SZASZ, 1962) is that of depriving patients of their liberty in order to ensure their safety or compel them to have treatment. The trainee psychiatrist needs to develop his own views regarding these extreme measures which may appear to be transgressions of his prime duty to his patients. He will learn how to obtain the cooperation of even disturbed patients by skilful management so that they voluntarily accept treatment. He will also learn how to mobilize extramural resources for patient care so as to reduce the need for compulsory admissions to hospital in those instances when his powers of persuasion meet with failure.

Other, less controversial, theoretical and practical aspects of psychiatry will lead the trainee to develop habits of thought which enable him to synthesize his knowledge so that he feels more comfortable when faced with the perplexing clinical problems that he will inevitably encounter. For example, he will always remember that differences in the personalities of his patients may mould their illness in form, content and origin. Allied to this approach is the multidimensional view of causality: the psychiatrist becomes accustomed to viewing several adverse factors—psychological, social and biological in origin—as interacting in causing the patient's disturbance. The seeds for these habits of mind should already have been sown during the undergraduate phase of learning, but their continued growth must be encouraged throughout the postgraduate training. Finally, it is as well to recommend a self-restraining ordinance. The psychiatrist learns to extend his interests beyond the confines of disease processes, and becomes a student of man as an individual and as a member of society. But he should refrain from attempting to solve problems in unfamiliar fields such as the origins of political movements or the prevention of war (GRINKER, 1969). He may take an intelligent interest in questions of applied psychology and sociology, but should bear in mind that he can only claim to be skilled in the care of the mentally ill.

Factual Information and Clinical Skills

In 1947 AUBREY LEWIS wrote that the notion of specialization within psychiatry was at best premature. This statement still applies today inasmuch as a good all-round experience is an essential prelude to further specialization. He urged that the aim of a sound training should be to produce an "all-purpose" psychiatrist, one so equipped that he can approach most clinical problems from a sound frame of reference, whether the problem occurs in a child, a mentally subnormal person or a law-breaker, whether he needs to resort to psychological investigations in order to understand unusual symptoms, or have recourse to psychological or physical methods of treatment. The sources of his factual information stem not only from the vast body of systematic observations that constitute the disciplines of clinical psychiatry and psychopathology, but also from the subjects that assure the scientific foundations of psychiatry: psychology, sociology, genetics, biochemistry, physiology, neuroanatomy, neurophysiology and statistics. The historical study of the growth of psychiatry is also rewarding not only as a basic educational requirement for the psychiatrist but also to understand the principal intellectual and social surges which have led to the evolution of his subject.

The trainee psychiatrist must be helped to master novel clinical skills and methods. He will soon appreciate that "the most characteristic means of investigation and treatment is talk—the clinical interview" (LEWIS, 1963). He strives to acquire interviewing skills and to vary them according to the needs of individual patients who may range from an adolescent boy reticent about a sexual problem to an old person so agitated or forgetful that a systematic history is difficult to obtain. Thus he will learn the value of supplementing his information about his patients from other sources—relatives, teachers, employers, and other medical practitioners—and acquire the habit of relying on these sources. There are no short-cuts to the intimate understanding of the individual nature of his patient's personality and illness, so that there is no substitute for patient and systematic enquiry. The trainee learns to heighten his sensitivity to the psychological characteristics of his patient so that he can appreciate how he feels, and share his thoughts and emotions. Thus he learns how to rely on the therapeutic doctor-patient relationship to support the patient through his difficulties, and to build on it so as to facilitate those mechanisms of reassurance, suggestion, persuasion or emotional catharsis that may relieve symptoms and improve adjustment. The methods of systematic or major psychotherapy are the most arduous to learn; they vary according to each school or psychotherapy but they tend to stress the significance of the transference relationship. Mastery of other psychological methods of treatment is also desirable: they include behaviour therapies dependent on a growing number of varied techniques.

The psychological methods of treatment are those most often required of the psychiatrist but he must learn to supplement them with other therapeutic approaches. Indeed the most rapidly growing areas of psychiatry have encompassed the physical treatments (including psychopharmacology) and the social techniques subsumed under the term "community psychiatry". For example, HELMCHEN and MÜLLER-OERLINGHAUSEN (1973) have stressed the need to acquaint trainees in psychiatry with the models of mental illness provided by the action of psychotomimetic agents as well as with the beneficial actions and the side-effects of the various psychotropic drugs. PATTISON (1972) has described the aims and methods of a residency training programme in community psychiatry. He sees this experience as complementing that obtained by the trainee who first learns how to deal with severely ill patients in hospital or with a limited number of patients attending the outpatient department. Thus the trainee psychiatrist should be prepared to handle the many kinds of mental health problems encountered in the community for which hospital treatment or intensive psychotherapy are not indicated. This training is most appropriately given after the basic clinical experience has been obtained so that the trainee has already acquired essential skills and a professional identity. The skills most relevant to the practice of community psychiatry are those which enable him to apply brief forms of treatment and group psychotherapeutic methods. He will require several months of training to familiarize himself with the social and cultural features of the particular community he is studying. He learns how to depend on the social agencies available for the support of his patients rather than administer treatment himself: thus he tries to act through welfare and social workers, probation officers, teachers and the clergy who will turn to him for consultations instead of direct clinical services. PATTISON advises that the trainee in community psychiatry should learn these methods first hand through the example given by a teacher engaged in this field. Individual supervision is often essential to resolve administrative problems and conflicts that may arise with the personnel of the social agencies. He also recommends integrating the training of the psychiatrist with that of other personnel engaged in community work.

Learning Methods

"A recent writer, KARL MENNINGER, lists the devices that serve the ends of psychiatric education: assigned and recommended readings—the study and care of selected cases; systematic group conferences; individual weekly conferences or control sessions for at least nine months on individual cases under treatment; seminars and didactic lectures; subjective experiences—e.g. by being psychoanalysed, doing psychological tests, formulating one's autobiography. His list could be extended: educational films, demonstrations, the preparation of essays, carrying out a small original investigation, training in laboratory methods, 'field studies' of normal children and adults, participation in the work of courts, remand homes, prisons, homes for the aged, personnel departments in industry, social agencies, domiciliary visiting; and so forth. But the essential 'device' is clinical practice carried out under suitable direction" (AUBREY LEWIS, 1947).

This bewildering array of learning methods has not been matched with a set of guide rules to help the teacher select those methods best suited to the attainment of his educational objectives: experimentation with teaching devices has outpaced attempts to assess their individual merit. Methods of evaluation have perforce relied on the testing of the hapless student's ability to surmount various examination hurdles. This may teach us something of the attainments of individual trainees, but on the whole leaves us ignorant about the value of the different learning methods. There is, however, such unanimity about LEWIS's view regarding the essential value of clinical practice that its implications should be examined further.

Clinical Teaching and Supervision

There are two basic requirements if the postgraduate student is to take full advantage of the opportunity to learn from his patients—his performance as a practising clinician must be closely supervised by competent teachers, and the range of his clinical experience must be wide. Good psychiatric practice is probably more dependent on teaching by example and reference to individual patients than any other branch of medicine. This is partly because the problems encountered cannot so readily be solved by drawing on a store of factual knowledge, partly because the nature of every patient's illness is so unique as to limit the application of general principles. Thus the student learns from day-to-day guidance and correction of his approach to the assessment and management of his patients. The teacher will be less concerned with imparting facts, and more with helping the student to interpret his findings correctly and relate them to the knowledge he has derived from his studies. The student also learns to recognize the limits imposed by the nature of his patient's illness, so that he sets himself therapeutic goals that are realistically within reach. The role of the teacher-supervisor as a moral tutor has already been mentioned (FLECKLES, 1972).

The formation of the all-purpose psychiatrist demands exposure to a wide range of clinical experience. The desirability of providing a broad vocational training has been stressed in a report of a Royal Commission on Medical Education in Great Britain (1968). An essential feature of a suitable programme is the trainee's progress through a planned series of six-month or twelve-month *appointments spread over three years*, each providing clinical experience in a more or less delineated field, and an exposure to a number of teachers differing in their interests and their approach to the subject. In his first appointment the trainee may be entrusted with the care of a number of patients in an acute psychiatric ward, fewer psychotherapeutic demands being made on him while he is still inexperienced. In subsequent appointments he may be asked to treat patients with personality disorders or neurotic symptoms, when the psychotherapeutic demands can more readily be matched by his increasing experience. The example of such a vocational training programme at the Maudsley Hospital in London (RUSSELL, 1972b) illustrates how a wide range of learning opportunities can be provided to include the psychiatry of childhood, adolescence and old age, psychotherapy, neurology, forensic psychiatry, the use of extra-mural services, as well as possible experience for selected students in the problems of epilepsy, alcoholism, drug addiction and psychosomatic disorders. The idea of a rotating vocational training is beautifully simple in its conception, but its implementation bristles with practical difficulties, arising from the need to reconcile the trainee's professional obligations towards his patients and employers with his educational needs and the requirements of examining bodies.

Ancillary Methods of Teaching

The relative merits of learning from books, lectures, small group discussions, audio-taped and video-taped interviews have already been discussed in the preceding section so that we need only consider briefly those principles of special relevance to the trainee psychiatrist. The methods themselves are of minor importance compared with the opportunities provided by contact with patients, but they can be employed most usefully by bringing the student in closer touch with the findings of more experienced observers. A well stocked *library* is an essential educational facility for the postgraduate student who will learn how to search the literature for previous studies of the phenomena he has observed and to use them as a springboard for original investigations. Sound advice on the choice of journals in the English language for a psychiatric hospital has been given by a librarian conversant with the requirements of psychiatrists (MARSHALL, 1970). The student needs to develop the capacity for a critical appraisal of findings reported in the psychiatric literature in order to sift out the results of research based on a sound methodology from the less convincing reports derived from anecdotal observations and passing enthusiasms. For this purpose there is little to equal the *"journal club"* when a postgraduate student is asked to assess a psychiatric article, only to have his own assessment subjected to a critical evaluation by his fellow-students under the guidance of a tutor.

Small group teaching at the postgraduate level has also been recommended for the help it provides to students who are anxiously trying to reconcile conflicting explanatory systems within psychiatry (SHEPHERD, 1963). Such a learning group can effectively be tied to the demonstration of interviewing techniques. VOLKAN and HAWKINS (1972) have described how a group of six to eight trainees and a tutor can observe a fellow-student interviewing a patient in an adjoining room linked through audio equipment and a one-way screen. During the ensuing discussion the tutor utilizes or even engenders anxiety in the learning group in order to encourage the trainees to struggle towards the solution of the problems that have come to light during the clinical interview. The tutor may make interpretations for educational purposes when he detects that the trainee behaves in the group in a manner similar to that of the patient in the interview just concluded. The authors are careful to stress the differences between an educational and a therapeutic group. This is important because signs of turmoil in a trainee faced with a difficult clinical problem should not be attributed to a neurotic conflict or a need to undergo therapy. Instead, educational measures should be used to assist the trainee (MILLER and BURSTEIN, 1969).

The Research Apprenticeship

"Efficient and progressive training is procurable only where original scientific activity is in progress.... Research can no more be divorced from medical education than can medical education be divorced from research" (FLEXNER, 1925).

In addition to advancing knowledge, research has an intrinsic educational value. A planned investigation enables the student to ascertain for himself the limits of knowledge in his chosen subject, instead of relying on whatever information can be culled from his teachers or from the literature. Thus he learns discrimination and to reject opinions based on questionable premises. By making a personal contribution to knowledge, the student becomes confident of his own ability to solve unfamiliar problems, and it is likely that this experience can be transferred to other spheres of his professional work (WALL, 1967).

An enquiry into the background and subsequent development of psychiatric trainees who were expected to undertake a research project was undertaken at the Maudsley Hospital in London (G. RUSSELL, 1967, 1970b). 110 such students wrote dissertations mainly on clinical projects they had carried out, but some relied on methods derived from the sciences basic to psychiatry, and considerable use was made of statistical procedures. The enquiry was aimed mainly at trying to identify potential researchers in psychiatry, granted that not every clinician is suited to research. Accordingly a follow-up study of the trainees was undertaken in order to ascertain who among them subsequently pursued an active research career. The kind of previous medical or psychiatric experience turned out to be irrelevant and, surprisingly, so did one measure of "originality", namely the ability of the trainee to choose his own research project. Instead, it was found that when a young doctor began research investigations soon after qualifying, this was a sign that he would probably continue to pursue research during his subsequent career. An incidental finding of the enquiry, however, was the view expressed by the writers of the dissertations that the exercise had been of great educational benefit to them. They declared that it had made them more aware of areas of uncertainty in psychiatry, that they had been helped to evaluate the literature more critically, that they had obtained a training in research, and had been stimulated to carry out further enquiries.

There are lessons for the teaching of research in psychiatry. Most of the trainees who had prepared a research project had received some supervision but many expressed the view that they would have benefited from further assistance. The student-researcher is already partly equipped to make the clinical assessments of his patients and he must learn to establish the reliability of his findings. Basic factual information can also be conveyed to him by teaching him the necessary statistical procedures and referring him to texts on methods of psychiatric research by HAMILTON (1961) and SAINSBURY and KREITMAN (1963). But he may also need to learn new techniques borrowed from biological or social sciences and venture into new fields of knowledge whenever he recognizes their relevance to the solution of a new problem. Any formal teaching of research is thus strictly limited and the student-researcher is best advised to follow an apprenticeship under the guidance of an experienced research worker who may light the fire of scientific curiosity if the spark is already present in his pupil. The required attitudes of mind include that hard brand of intellectual integrity which allows a critical appraisal to be made of all relevant work including the researcher's own endeavours. Important moral issues are raised when clinical research involves experiments on patients whose consent may be invalid, and in these matters above all the student-investigator requires wise counselling. For example, it is proper to hesitate before undertaking research in depressed or masochistic patients who may, in view of their morbid state of mind, agree too readily to an experimental procedure. Finally the wheel turns full circle and we come back to those qualities of mind which should be fostered if the psychiatrist is to combine successfully the scientist's healthy scepticism towards unproven claims, with the clinician's pragmatic and humane approach to his patients which demands that he conveys both confidence and therapeutic enthusiasm.

Evaluation

As with medical students, there are two purposes served by evaluation procedures—satisfying the requirements of licensing bodies, and appraising the learning methods themselves. Examinations are, however, even more unpopular with postgraduate students. For example, MORGENSTERN (1970) refers to the "police function of examinations" and considers them unsuitable for mature physicians. He does not accept that examinations encourage a candidate to review his subject more broadly so as to familiarize himself with areas in which he has not had the opportunity of practical experience. Indeed he believes that they are stultifying and distract physicians from the pursuit of research. In Great Britain too, there was vigorous opposition to the inception of an additional diploma in psychiatry by psychiatrists in training (BIRD et al., 1971). These views have been contested on behalf of the American Board of Psychiatry and Neurology by BOYD (1970). Postgraduate diplomas and Board examinations owe their origin not so much to society's concern for the protection of sick persons, but to the medical profession itself wishing to improve its standards and prevent the self-styling of "specialists". A more mundane view is that individual doctors accept the hurdles of examinations in order to secure increased status: examinations are likened to "mountains to be climbed because they are there". The Board's criterion for the award of their certificate is that the candidate should display safe, professional competence. BOYD has, however, opposed the notion that the award of the American Board's certification should in itself convey advantages in terms of promotion or increased salaries. The unpleasant nature of examinations is accepted by all, and the real issue is whether they can be made less unpleasant, fairer and more relevant to the psychiatrist's future professional work. The need to devise means of testing at least a minimal level of competence is accepted even by those trainees who consider that they, rather than their teachers, are best fitted to design an educational programme (TAYLOR and TORREY, 1972). To some extent trainees may become habituated to examinations by repeated informal evaluations or "mini-boards" (RASKIN, 1972). The main principles underlying the reliability and validity of examinations (and hence their fairness and relevance) have been discussed in an earlier section (p. 794–799).

Continuous Assessments of Clinical Competence

It is desirable to establish some measure of the trainees' "final performance" so that other examinations can be validated against it and success in psychiatric training can be determined. Two main measures were put forward by HOLT and LUBORSKY (1958) in their study of examination procedures: the performance of the trainee during the course of his training as assessed first by his supervisors and secondly by his fellow-students. A factor analysis of the elements of these ratings was not found to be useful and a single criterion of "overall competence" was adopted (POKORNY and FRAZIER, 1966). It would seem desirable, therefore, to assess the value of a course of training from ratings of the performance of each trainee in his work with patients. These ratings should be made at regular intervals. It may also be informative to supplement the ratings with occasional semi-formal assessments of a trainee's ability to conduct a diagnostic interview while being observed by two teachers through a one-way screen (MILLER and BURSTEIN, 1969). An alternative method is to rehearse the formal examinations that he will eventually have to face. Another reason given for an evaluative test of knowledge and general interviewing skills is that it may correlate only poorly with the informal ratings made by teachers, and measure different aspects of the trainee's performance (RASKIN, 1972). It may also be argued, however, that these low correlations necessitate a reappraisal of the more formal examination procedures. In the meantime they may be regarded as rehearsals for future unavoidable examinations.

"Objective" Written Examinations

In an earlier discussion, the superiority of multiple choice questionnaires over essay-type written answers for the assessment of factual knowledge was emphasized. There are, however, serious problems in adapting multiple choice tests to evaluations in psychiatry, and it has been estimated that more than 90% of questions used merely test the candidate's ability to recall isolated information, some of which may be trivial and virtually irrelevant to his professional work (MORGENSTERN, 1970). Supplementary methods of assessment are therefore essential.

Oral Examinations

An oral examination is a standard procedure in the assessment of doctors and psychiatrists largely because of its reputation that it allows the examiner to measure the candidate's "ability to think". In a systematic study of the oral examination as a measure of professional competence in medicine, several limitations were discovered (McGuire, 1966). For example, it was found that here too the majority of questions merely tested the ability to recall information; only a few questions elicited the candidate's skill in interpreting data given to him or in solving problems. It also happened that answers were seldom supported by references to the literature or other authoritative sources. Finally it is probable that low levels of agreement between examiners would be obtained, unless the nature of the competence to be measured by the oral examination is clearly defined and the test is conducted by specially trained examiners. These findings were reported in the context of medical disciplines other than psychiatry, but their implications for our subject must be at least as great.

Clinical Examinations

If multiple choice tests and oral examinations are, in practice, largely restricted to the recall of factual information, there is no such limitation to the scope of the clinical examination. It can be used to assess the candidate's skill in eliciting an accurate history and detecting abnormalities in the patient's mental state; the examiner can see how he interprets his data and how he approaches the solution of a diagnostic problem. Even more subtle appraisals can be made such as the candidate's courtesy and compassion towards his patient, and his sensitivity to the nuances of the relationship he has established in the time available. Thus, in theory at least, the evaluation permitted by the clinical examination is highly relevant to the psychiatrist's future professional work. Because of this important advantage, the value of the clinical examination has been underlined by Morgenstern (1972) who recommends to the American Board of Psychiatry and Neurology that the main attribute to be looked for in a psychiatrist is his "possession of the understanding and control of the doctor-patient relationship", as well as his ability to formulate a diagnosis on the basis of a sound clinical interview. Indeed, clinical interviews are central to the American Board's examinations and are conducted under the supervision of an examiner who endeavours to assess the candidate's manner of interviewing patients as well as his powers of reasoning and deduction. Morgenstern feels so strongly about the merit of the clinical examination over other methods that he believes that only questions of direct relevance to the patient studied should be asked.

Unfortunately, there is a major snag which will curb enthusiasm for using clinical examinations to assess the competence of candidates. This arises from the many sources of variation, not only among the candidates but also among the examiners and the patients who are being interviewed (British Medical Journal editorial, 1968). The resulting weaknesses in the reliability of clinical examinations in psychiatry have been ably demonstrated by Pokorny and Frazier (1966).

They examined a number of psychiatric residents: the procedure was modelled on the American Board of Psychiatry and Neurology, and included written, oral and two clinical tests, the last consisting of fifteen-minute patient-interviews followed by fifteen minutes of questions about the patient. It was found that the clinical (patient interview) portion of the examination was not an effective evaluative tool. The two clinical tests agreed poorly with each other and with all other sections of the examination. Particularly important was the absence of agreement between the results of the clinical examinations and the ratings independently awarded by supervisors on the basis of the trainees' day-to-day overall competence, these ratings having been used as an external criterion, and being judged to represent the most valid assessment that was possible.

Conclusion

The dilemma of the evaluation procedures is one which is not unfamiliar to psychiatrists, and is reminiscent of the difficulties that arise when interpreting the results of psychological tests. Tests that are highly reliable may have a low validity, and vice versa. Similarly when we try to assess whether our trainees have benefited from our teaching, we learn that the more objective tests are hardly relevant to our aims: on the other hand we learn that the highly valid clinical examination may be so unreliable as to become a lottery.

The Organization of Postgraduate Teaching

The Social and Cultural Background

Medical education must be viewed within a social, political and economic context and psychiatry is one of the branches most closely influenced by social factors (SHEPHERD, 1973). Some underprivileged countries still relegate the care of psychiatric patients and hence the training of psychiatrists, to a low level or priority because it is considered more urgent to deal with the killing infectious diseases and to reduce endemic starvation. Among other nations, however, there prevails a difference in outlook:

> "As the prosperity of a population increases, there is pressure for a greater proportion of its income to be spent on less immediate medical needs. The weight of attention moves from death to illness, from the treatment of disease to the promotion of health.... Psychiatric services are extended" (*Royal Commission on Medical Education*, 1968).

Whereas a country's individual educational policy clearly determines its pattern of postgraduate training, other important factors are the organization of its medical and welfare services, as well as the financial and social rewards accorded for different psychiatric activities (LEWIS, 1961). The Nordic European countries (Denmark, Finland, Iceland, Norway and Sweden) provide examples of policies of public responsibility towards community problems. They have maintained elaborate welfare systems through heavy taxation to the benefit of psychiatric services and education (NYSTRUP, 1974).

The Alliance between Psychiatry and Psychoanalysis in the West

Perhaps the best example of the influence of social, cultural and political factors in moulding postgraduate education in psychiatry is provided by one of its important components—psychoanalysis, together with its first cousin, psychotherapy. In an analysis of the teaching of psychiatry in the United States, SHEPHERD (1963, 1965) has indicated that the emphasis in the training of the psychiatrist is on his own development in order to prepare him for a type of clinical practice mainly based on psychotherapy and counselling. As evidence he quotes the observation that a high proportion of residents undergo a personal analysis and/or psychoanalytic training. He is critical of an educational system which favours an expenditure of psychiatric effort on the small segment of the patient population that can afford to pay for long-term psychotherapy, thus directing therapeutic energies away from those patients who present a far greater social problem—the indigent and the chronic sick. Finally, SHEPHERD suggests that the psychoanalytic influence on psychiatric education in the United States may have discouraged research in the biological and socio-cultural forces which are important in the genesis of mental illness, and may indeed have undermined the very basis of research by discouraging the formulation of testable hypotheses.

In contrast with his American colleagues, the European psychiatrist has little encouragement and opportunity to follow a psychoanalytic training. In Great Britain, the organization of medicine through the National Health Service, and the relatively small amount of private practice, have considerably affected the nature of the psychiatric services, contributing to the relatively low dependence on the more formal and lengthy methods of psychotherapy, and especially psychoanalysis. Yet there are vigorous centres in London (e.g. the Tavistock Clinic and the Institute of Psychoanalysis) where training in psychotherapy and psychoanalysis is available to those psychiatrists willing to pay for it. The development of psychoanalysis in Western Germany is especially interesting in view of the supreme influence of historical and political forces in that country (BRÄUTIGAM, 1967). At first psychoanalysis had flourished and KRETSCHMER had founded a Society of Psychotherapy as early as 1928. He resigned in 1933 when the Society was being forced to express anti-Jewish sentiments following Hitler's rise to power. The name itself of psychoanalysis was abandoned with the approval of Sigmund Freud in the hope that this would save the movement from extinction and so it remained just possible to obtain a training analysis in Berlin, München and Stuttgart. The end of the war allowed German psychiatrists to notice the growth of psychoanalysis in the United States and there followed a surge of renewed interest. A recommendation by the Scientific Council (Wissenschaftrat) in 1960 to establish six chairs in psychotherapy was not put into effect. Opportunities for psychoanalytic training are limited and entail financial sacrifices which deflect the psychotherapist into private practice. It seems that there is competition for new recruits between psychiatrists and psychotherapists, and a growing number of doctors flock to the departments of psychosomatics in Heidelberg and Giessen and to the Sigmund Freud Institute in Frankfurt, where psychoanalytic training is available. A less formal experience in psychotherapy under the guidance of teachers experienced in psychoanalysis is available in Göttingen,

Freiburg and Tübingen. BRÄUTIGAM emphasizes the enriching influence of psychoanalysis on psychiatry, but at the same time stresses the need for psychoanalysts to become more firmly rooted in the psychiatric clinic, which provides a corrective for fanciful theorizing and encourages them to share more equally the clinical work with their colleagues. His recommendations for an optimum relationship between psychiatry and psychoanalysis include a delicate balance between the departments of psychiatry and psychosomatics, and new professorial departments of psychoanalysis.

Problems of Training Psychiatrists in the Developing Nations

In contrast with nations where an elaborate training can be contemplated, there are some countries that are extremely short of psychiatrists. In 1963 the World Health Organization reported that in half the countries that had been surveyed there were fewer than five psychiatrists per million inhabitants. In 1973 NEKI still found that in several regions of South-East Asia, the number of psychiatrists fell far below this figure and there was a virtual absence of allied personnel such as nurses, social workers or psychologists. The pattern of psychiatric practice is generally still centred around the large mental hospitals. If there are few psychiatrists in the developing countries, there are even fewer trained teachers who can provide educational opportunities for future generations.

Inevitably, doctors desirous of becoming psychiatrists seek their education abroad, mainly in North America and Western Europe where they are welcomed, not only because of their teaching traditions, but also because additional medical manpower is always acceptable, even to the more prosperous nations. Some of these doctors receive financial support from their governments or from the World Health Organization; others come at their own expense and seek gainful employment. A high proportion of foreign doctors do not return to their home countries, a loss which they cannot afford. Consequently it is hardly surprising that some governments discourage doctors from seeking postgraduate training abroad. It has also been said that psychiatric education in the West fails to equip a doctor from overseas with the ability to transfer his acquired knowledge to that kind of psychiatric practice best suited to his own country's social and cultural milieu (BAAN, 1968). NEKI (1973) endorses this view by emphasizing that psychiatry should be tailored to the local structure of the community, allowing for religious beliefs, political ideologies and the idiosyncracies of the population, all of which are likely to have historical roots. He goes further and believes that merely to train a psychiatrist in a foreign language jeopardizes his ability to practise in his country, among his own people. A more optimistic conclusion was reached as the result of an enquiry among overseas doctors who had studied at the Maudsley Hospital in London (G. RUSSELL, 1970a). Only a small proportion of them had experienced much difficulty in applying what they had learned to psychiatric practice in their own countries. Moreover, few of them indicated that they would have preferred to practise in Great Britain, no doubt because they had been specifically selected by the governments of their own countries and given financial support for their studies (G. RUSSELL, 1970a). Notwithstanding this finding, it is true that the migration of doctors, in the first instance to obtain postgraduate training abroad, eventually results in a loss of medical manpower from already depleted countries, and causes pangs of conscience among the beneficiaries from the influx of foreign doctors (Royal Commission on Medical Education, 1968). Even migration within one country, from one state with fewer educational opportunities to a better endowed state, can cause problems in a country such as Australia where the centralization of postgraduate training programmes in Melbourne and Sydney results in a gravitation of psychiatric trainees towards these centres, and perpetuates staffing shortages in states that cannot offer comparable facilities (DAVIES, 1968).

Some developing nations have made a good start in providing their own training in psychiatry: India has established a thriving centre at the All-India Institute of Medical Sciences in New Delhi; Indonesia has the beginnings of a postgraduate training, and Ceylon may follow suit in the near future (NEKI, 1973). But if the policy of developing nations is to discourage the pursuit of postgraduate education abroad, immense problems will have to be faced. BAAN (1968) has proposed encouraging young teachers of psychiatry to spend at least three years abroad in order to provide training opportunities, but the incentives have been lacking and the response has correspondingly been limited. An unusual but interesting scheme has been implemented in Lusaka, Zambia, where psychiatry is practised without psychiatrists: general practitioners use auxiliaries who have been specially trained to take a case history, carry out basic psychiatric nursing, and assume some responsibility for treatment including the administration of drugs (HAWORTH, 1972). Even a remote witness of the struggles of psychiatrists in developing countries feels daunted by the enormity of the tasks that confront them.

Remaining Problems of Training Psychiatrists in the More Prosperous Nations

The customary way to obtain a training in psychiatry is for the aspirant to secure a post in a psychiatric hospital or clinic and acquire whatever supervision and teaching is available, while at the same time earning his living from the services he renders in caring for his patients. In the United States the availability in recent years of substantial federal funds has allowed the multiplication of training appointments with a prime emphasis on the trainee's educational needs rather than on service requirements (ROMANO, 1973a). Personal grants to enable highly selected doctors to train abroad are also sometimes made by the governments of countries that stand to benefit, and by the World Health Organization. Ideally, education in psychiatry should be coordinated by a medical school so that training can proceed in an academic setting. The vocational training should include a wide range of clinical experience, best provided by a programme of rotation through different posts. Yet, in many instances the trainee must combine as best he can his vocational training with the clinical load that his employers ask him to carry without the benefits of a postgraduate academic education or the varied experience of a rotation programme. Often the balance between the different interests is uneven, and education must suffer so that the trainee can do justice to his patients. Some of the problems that arise in different countries will be reviewed briefly.

In *Great Britain* there are teaching centres that compare favourably with any in the world but the average level of psychiatric education has been a source of concern to the government, to teachers and to trainees. In 1964 the Ministry of Health advised that each psychiatric hospital should appoint a part-time clinical tutor and that every psychiatric trainee should be given time specifically for the pursuit of his studies. By 1970 these recommendations had led to significant improvements in the basic educational opportunities that were available in the average mental hospital (BROOK, 1970). Yet there remain wide gaps in most training programmes and a spontaneous expression of dissatisfaction arose from the trainees themselves who took as their opportunity for complaint the inception of a new postgraduate diploma in psychiatry that made higher demands on the candidate's educational level (BIRD et al., 1971; CLARE, 1972). A recent study by BROOK (1973) is of particular relevance because its aim was to ascertain the *average* level of training available in three regions of England fairly remote from the most famous teaching centres. The method used was an epidemiological one and depended on questionnaires and personal interviews that sought the opinions of trainees and teachers in these regions. Deficiencies were found in training opportunities, not only in special subjects such as child psychiatry and forensic psychiatry, but also in the more general fields of psychogeriatrics, mental subnormality, outpatient and community services.

In the *Nordic European* countries it is possible and, indeed, obligatory to attend formal courses in psychiatry. A basic clinical experience is demanded. In Norway, for example, the trainee must secure a minimum of one hour's supervision of his clinical work each week (NYSTRUP, 1974).

Developments in psychiatric education in *Western Europe* (Western Germany, France, Belgium, the Netherlands and Italy) were described on the occasion of the fourth World Congress of Psychiatry in Madrid. Relevant reports were published in L'Evolution Psychiatrique (1967) and summarized in the British Journal of Psychiatry (1968). The hope was expressed that uniform criteria for specialization in psychiatry would eventually be agreed in every country (EHRHARDT, 1967). The need was felt for advanced training and the recognition of qualifications in the subspecialties of child psychiatry, social psychiatry and psychotherapy. Another common theme was the uneasy alliance between psychiatry and neurology, with a demand for the establishment of each as a distinct specialty, while at the same time acknowledging that the psychiatrist's training should include some basic experience in neurology. Such a separation between psychiatry and neurology has been successfully effected in Vienna with continued collaboration between the separate institutes over the planning of psychiatric education (STROTZKA, 1973).

The writings on postgraduate education that emanated from Western Europe a few years ago betrayed marked dissatisfaction with the facilities existing at the time; more recently there has been evidence of extensive reorganization and radical reforms. For example, in 1967 KAMMERER wrote that in *France* there were inequalities between different training courses for psychiatrists: those recruited into the provincial hospitals run by the Ministry of Social Affairs receiving haphazard instruction, in comparison with the trainees serving an internship with the university hospitals or with the Parisian hospitals (Hôpitaux Psychiatriques de la Seine). He called for radical measures, especially a clear delineation of the training in psychiatry from that in neurology and the opportunity for psychiatrists to develop their psychotherapeutic skills. These, and other recommendations, formed the subject matter of the Livre Blanc de la Psychiatrie Française (1965–1967) compiled from lively discussions between French psychiatrists. "Les événements" of May 1968 were followed by important educational changes which were still in progress when KAMMERER published another report in 1970. Psychiatry and neurology had become independent from each other; commissions had been formed which brought together university teachers, mental hospital psychiatrists and psychiatrists in private practice; a four-year course of training in psychiatry had been designed, with the first year as a probationary period and an opportunity for rotation between different clinical posts. A final examination now leads to the award of a specialist qualification in psychiatry (le Certificat d'Études Spéciales de Psychiatrie). This scheme has received some criticism (FLAVIGNY, 1970), chiefly directed at the examination taking place at the end of the period of training, rendering an early selection of psychiatrists more difficult. Nevertheless, the new proposals have been launched, and KAMMERER's appraisal is one of considerable progress having been made with the prospect of further improvements. This is confirmed by GEISSMAN (1970) in his description of a postgraduate training programme in the region of Bordeaux.

In *Western Germany* there is still criticism (KISKER, 1972) of the training that is available, and senior psychiatrists are taken to task for allegedly avoiding teaching their juniors. KISKER goes on to provide a blue-print of a desirable but realistic three-year programme of training which depends on bringing the teacher and taught more closely together, and includes a varied clinical experience. EHRHARDT (1970) has indicated the direction in which the training of the psychiatrist is heading in Western Germany: the German Medical Congress, meeting in Wiesbaden in 1968, passed new regulations for specialists to be implemented throughout the Federal Republic. They include the opportunity for separate specialization in psychiatry, neurology and child psychiatry, each requiring a four-year course of training (specialization in neuro-psychiatry is retained for the time being and requires a five-year training). Central to the proposals for educational reform are the curricula which require theoretical instruction and clinical training (including interviewing skills, psychological testing, individual and group psychotherapy, social psychiatry and rehabilitation). These curricula are to be revised at regular intervals. An examination in psychiatry has not so far been considered necessary or desirable. EHRHARDT welcomes these new measures as a prelude to educational advances in psychiatry throughout West Germany.

In *Spain* there remain educational deficiencies, but LOPEZ IBOR (1972) has documented the postgraduate training programme in Madrid which depends less on formal instruction and more on case studies, small group teaching and seminars.

In the U.S.S.R. and in a number of other Communist countries postgraduate medical education is the responsibility of the Ministry of Public Health which administers the medical institutes. In the *Soviet Union* an increased number of psychiatrists have been required to run decentralized clinics which serve the community. The basic period of training is two years. Thereafter the young specialists may be posted to clinics in need of trained staff, sometimes in outlying districts. Others may receive further specialized training and, after being examined, may be selected as graduate students for completion of three years of study and the preparation of a dissertation. These more highly trained specialists are destined for a research institute of psychiatry or a department of psychiatry in a medical institute (GALACH'YAN, 1968).

In *Bulgaria* (JABLENSKY, 1973) the medical schools are integrated into a medical academy and have acquired considerable autonomy. Postgraduate training includes three years of residency in approved psychiatric hospitals and at least one month in a neurological unit. Formal teaching is obligatory and consists of a six-month course in psychopathology, clinical psychiatry, neurology, forensic and social psychiatry. On completion of training an examination is held by a State Board and includes an essay, an interview and a clinical test. The trainee is also required to write a thesis based on a research project. JABLENSKY has had the opportunity to compare the training of psychiatrists in Bulgaria and Britain. He notes the similarities of the Bulgarian Public Health Service and the British National Health Service.

Reference has already been made (p. 811) to the desirability of creating the all-purpose psychiatrist by encouraging the trainee to rotate at six-monthly or yearly intervals through various clinical appointments thus providing him eventually with the full range of experience. This principle is now widely accepted by teachers from different countries (DAVIES, 1968; KAMMERER, 1970; KISKER, 1972; BROOK and SHEPHERD, 1972; RUSSELL, 1972a). The administrative problems of establishing such rotation schemes have also been mentioned: whereas they are already significant when the rotation of trainees takes place within a single organization (RUSSELL, 1972a), they become multiplied when several authorities have to be consulted (DAVIES, 1968; BALL, 1970). An almost essential feature of a successful rotation programme is the inclusion of a period of clinical supervision within a university clinic for all trainees. To achieve this and in order to ensure that the training includes a truly academic component, it is desirable to hand over to university departments of psychiatry a considerable degree of control over the postgraduate educational programmes. This objective has been most closely achieved in *Canada* where there are networks of training institutions. A high degree of university surveillance over them is demanded by the Royal College of Physicians and Surgeons, the body responsible for according the status of "certified psychiatrist" in Canada (JONES, 1973). The rewards of academic affiliation for the educational programmes throughout a State (Missouri) have also been documented in the United States (ULETT, 1970). It may be possible for a region remote from a medical school to set up its own postgraduate programme in psychiatry and successful ventures of this kind have been documented (GRIMSHAW and MACKEITH, 1968), but even in these instances the eventual affiliation with a university department remains a desirable goal.

Conclusions

It is impossible in this brief account to do justice to the considerable efforts made by psychiatrists of many nations to establish and perfect postgraduate education in their subject. Their restless strivings for improvements, coupled with a willingness to acknowledge deficiencies, are the best assurance that the psychiatrist of the future will become better equipped, through his training, to advance knowledge and relieve the distress and suffering of his patients.

Acknowledgements

I wish to thank the late SIR AUBREY LEWIS and Dr. JOHN ROMANO for generously giving me the benefit of their experience in psychiatric education. I am also indebted to Professor BRIAN DAVIES, Professor H. HELMCHEN, Dr. A. JABLENSKY, Dr. ROBERT O. JONES, Professor J.J. LOPEZ IBOR, Dr. J. NYSTRUP and Professor H. STROTZKA for the appraisal of the status of psychiatric education in their own countries. Dr. PATRICK CAMPBELL helped with the manuscript.

References

BAAN, P.: Sir Aubrey Lewis and the Institute of Psychiatry. In: Studies in psychiatry, M. Shepherd and D.L. Davies (eds.), p. 6–10. London: Oxford University Press 1968.
BALINT, M.: The pyramid and the psychotherapeutic relationship. Lancet **1961 II**, 1051–1054.
BALINT, M., BALINT, E., GOSLING, R., HILDEBRAND, P.: A study of doctors. Mind and medicine monographs, M. Balint (ed.). London: Tavistock Publications 1966.
BALL, R.: The struggle for eclecticism. Aust. N. Z. J. Psychiat. **4**, 124–125 (1970).
BEARD, R.M.: On evaluating the success of teaching. An inquiry in London University medical and dental schools. Brit. J. med. Educ. **1**, 296–302 (1967).
BIRD, J. et al.: Association of psychiatrists in training. Lancet **1971 II**, 597.
BLIGH, D.A.: What's the use of lectures?, p. 20, 43. Harmondsworth: Penguin. 1972.
BOYD, D.A.: Discussion of: A criticism of psychiatry's Board examinations. Amer. J. Psychiat. **127**, 40–42 (1970).
BRÄUTIGAM, W.: Die Beziehungen zwischen Psychiatrie und Psychoanalyse in Deutschland. Nervenarzt **38**, 394–397 (1967).
British Journal of Psychiatry: Psychiatric training in Europe. **114**, 1429–1433 (1968).
British Medical Journal: Leading article: Assessing "clinical competence". **1968 II**, 188–189.
British Medical Journal: Leading article: Not so popular psychiatry. **1973 I**, 435–436.
BROOK, C.P.B.: Clinical tutors in psychiatry. Brit. J. med. Educ. **4**, 274–278 (1970).
BROOK, C.P.B.: Psychiatrists in training. Brit. J. Psychiat., Special Publication No 7 (1973).
BROOK, C.P.B., SHEPHERD, M.: Survey of postgraduate training and education for psychiatrists. Health Trends **4**, 71–72 (1972).
BULL, G.M.: An examination of the final examination in medicine. Lancet **1956 II**, 368–372.
CARSTAIRS, G.M., WALTON, H.J., SMYTHIES, J.R., CRISP, A.H.: Survey of undergraduate education in the United Kingdom (1966–1967). Brit. J. Psychiat. **114**, 1411–1416 (1968).
CLARE, A.: The association of psychiatrists in training. News and notes. Supplement to Brit. J. Psychiat., April, 7–8 (1972).
CLINE, D.W., GARRARD, J.N.: A medical interviewing course: objectives, techniques and assessment. Amer. J. Psychiat. **130**, 574–578 (1973a).
CLINE, D.W., GARRARD, J.N.: Evaluation of the SAID teaching program. Amer. J. Psychiat. **130**, 582–585 (1973b).
Commonwealth Fund: 30th annual report (1948). New York 1949.
DAVIES, B.: The training of psychiatrists in Australia and New Zealand in 1967 (editorial). Aust. N. Z. J. Psychiat. **2**, 60–64 (1968).
DERWORT, P.: Enseignements et formation psychiatriques: sur l'enseignement psychiatrique en Allemagne. Évolut. psychiat. **35**, 781–791 (1970).
DUDLEY, H.A.F.: Multiple-choice tests: time for a second look? Lancet **1973 II**, 195–196.
EDELSON, M.: 2. The integration of the behavioral sciences and clinical experience in teaching medical students. In: Training tommorrow's psychiatrist: The crisis in curriculum, T. LIDZ and M. EDELSON (eds.), p. 17–44. New Haven and London: Yale University Press 1970.

EHRHARDT, H.: La formation des psychiatres en République Fédérale Allemande. Évolut. psychiat. **32**, 327–336 (1967).
EHRHARDT, H.: Les problèmes de la formation des psychiatres en République Fédérale Allemande. Évolut. psychiat. **35**, 792–799 (1970).
ELLIS, J.R.: Teaching of psychiatry. Brit. med. J. **1963 II**, 585–588.
ELLIS, J.R.: In: The training of psychiatrists, G.F.M. RUSSELL and H.J. WALTON (eds), Brit. J. Psychiat. Special Publication No 5, p. 48 (1970).
ENGEL, C.E.: Individual study and educational technology. Brit. J. med. Educ. **1**, 160–164 (1967).
ENGEL, C.E.: Audiovisual aids in medical schools. Lancet **1970 II**, 981.
ENGEL, C.E.: Audiovisual aids in laryngology. Proc. roy. Soc. Med. **65**, 771–773 (1972).
ENGEL, G.L.: The education of the physician for clinical observation: the role of the psychosomatic (liaison) teacher. J. nerv. ment. Dis. **154**, 159–164 (1972).
FINESINGER, J.E.: Psychiatric interviewing: some principles and procedures in insight therapy. Amer. J. Psychiat. **105**, 187–195 (1948).
FLAVIGNY, H.: La formation des psychiatres à la Faculté de Médecine "Broussais". Évolut. psychiat. **35**, 818–828 (1970).
FLECKLES, C.S.: The making of a psychiatrist: the resident's view of the process of his professional development. Amer. J. Psychiat. **128**, 1111–1115 (1972).
FLEXNER, A.: Medical education: a comparative study, p. 282–283. New York: Macmillan 1925.
GALACH'YAN, A.G.: Soviet psychiatry. In: Psychiatry in the communist world, A. Kiev (ed.), p. 29–50. New York: Science House 1968.
GEERTSMA, R.H., STOLLER, R.J.: The objective assessment of clinical judgment in psychiatry. Arch. gen. Psychiat. **2**, 278–285 (1960).
GEISSMANN, P.: La formation des psychiatres: Expérience dans la région de Bordeaux. Évolut. psychiat. **35**, 829–840 (1970).
GENDROT, J.-A.: La formation psychiatrique des étudiants en médicine. Évolut. psychiat. **35**, 800–805 (1970).
GOLDSTEIN, R.H., SALZMAN, L.F.: Correlates of clinical judgment in psychiatry. J. med. Educ. **37**, 1101–1104 (1962).
GRANVILLE-GROSSMAN, K.L.: Psychiatric teaching in the medical ward. Brit. J. med. Educ. **1**, 111–114 (1967).
GRIMSHAW, J.S., MACKEITH, S.: The Wessex regional scheme for postgraduate education in psychiatry. Brit. J. med. Educ. **2**, 71–77 (1968).
GRINKER, R.R.: An editor's farewell. Arch. gen. Psychiat. **21**, 641 (1969).
GUYOTAT, J.: La formation psychiatrique des étudiants en médicine. Évolut. psychiat. **35**, 806–814 (1970).
HAMILTON, M.: Lectures on the methodology of clinical research. Edinburgh and London: Livingstone 1961.
HAVENS, L.L.: Clinical methods in psychiatry. Int. J. Psychiat. **10**, 7–28 (1972).
HAWORTH, A.: Personal communication. 1972.
HEATHORN, R.J.: Learn with BOOK. J. Amer. med. Ass. **188**, 286 (1964).
HELMCHEN, H.: Ausbildung in Psychiatrie, psychosomatischer Medizin und Psychotherapie. Paper presented at: Gesellschaft Nord- und Nordwestdeutscher Neurologen und Psychiater, Hannover, 5/6 May 1973.
HELMCHEN, H., MÜLLER-OERLINGHAUSEN, B.: Psychopharmakologie und psychiatrische Facharztweiterbildung. Paper presented at: Gesellschaft Nord- und Nordwesterdeutscher Neurologen und Psychiater, Hannover, 5/6 May 1973.
HILL, D.: Psychiatry and the medical curriculum. Brit. med. J. **1963 II**, 581–585.
HOLT, R.R., LUBORSKY, L.: Personality patterns of psychiatrists. A study of methods for selecting residents. Menninger clinic Monograph Series No 13. London: Imago Publishing Company 1958.
HUBBARD, J.P., LEVIT, E.J., SCHUMACHER, C.F., SCHNABEL, T.G.: An objective evaluation of clinical competence. New technics used by the National Board of Medical Examiners. New Engl. J. Med. **272**, 1321–1328 (1965).
JABLENSKY, A.: Personal communication. 1973.
JONES, R.O.: Personal communication. 1973.
KAMMERER, TH.: La formation des psychiatres en France. Évolut. psychiat. **32**, 348–353 (1967).
KAMMERER, TH.: *La formation des psychiatres en France.* Évolut. psychiat. **35**, 815–817 (1970).

KEHOE, M.: The Rochester scheme. A medical-psychiatric liaison service. Lancet **1961 II**, 145–148.
KIEV, A.: Psychiatry in the Communist World. New York: Science House 1968.
KISKER, K.P.: Ausbildung in Psychiatrie. Kritisches und Vorschläge. Nervenarzt **43**, 512–519 (1972).
KOLB, L.C.: Discussion on topic. I: The demand for psychiatrists. In: The training of psychiatrists, G.F.M. RUSSELL and H.J. WALTON (eds.). Brit. J. Psychiat. Special Publication No 5, 14 (1970).
LANGSLEY, D.G.: The use of objective tests in teaching psychiatry to medical students. J. med. Educ. **37**, 429–433 (1962).
LAST, J.M., STANLEY, G.R.: Career preference of young British doctors. Brit. J. med. Educ. **2**, 137–155 (1968).
LESTER, B.K., HUDSON, K.: A locus minoris resistentiae in teaching psychiatry to medical students. J. med. Educ. **38**, 90–94 (1963).
LEWIS, A.J.: The education of psychiatrists. Lancet **1947 II**, 79–83.
LEWIS, A.J.: Psychiatric education and training. In: Psychiatrie der Gegenwart. Berlin-Göttingen-Heidelberg: Springer 1961.
LEWIS, A.J.: Medicine and the affections of the mind. Brit. med. J. **1963 II**, 1549–1557.
LEWIS, A.J.: In: The training of psychiatrists, G.F.M. RUSSELL and H.J. WALTON (eds.). Brit. J. Psychiat. Special Publication No 5, p. 40 (1970).
LIDZ, T.: Preface. In: Training tomorrow's psychiatrist: The crisis in curriculum, T. LIDZ and M. EDELSON (eds.), p. IX–XIV. New Haven and London: Yale University Press 1970a.
LIDZ, T.: Towards schools of psychiatry. In: Training tomorrow's psychiatrist: The crisis in curriculum, T. LIDZ and M. EDELSON (eds.), p. 1–16. New Haven and London: Yale University Press 1970b.
LOPEZ IBOR, J.J.: Psychiatric education: a Spanish perspective. Psychiat. Ann. **2**, 56–68 (1972).
McGUIRE, C.H.: The oral examination as a measure of professional competence. J. med. Educ. **41**, 267–274 (1966).
McLAUGHLIN, C., PARKHOUSE, J.: Career preferences of 1971 graduates of two British medical schools. Lancet **1972 II**, 1018–1020.
MANDELL, A.J.: Western humanism, modern liberal politics, and psychiatric training: Friends or foes? Amer. J. Psychiat. **130**, 529–531 (1973).
MARSHALL, H.: The mental hospital's medical library. In: Clinical tutors in psychiatry. The Proceedings of the 1st Conference of Psychiatric Clinical Tutors, Oxford, September 1970, D. WATT and B. BARRACLOUGH (eds.), p. 39–47. London: Royal Medico-Psychological Association 1970.
MENNINGER, K.A.: Quoted in: Holt and Luborsky, p. 259 (1952).
MILLER, A.A., BURSTEIN, A.G.: Professional development in psychiatric residents. Arch. gen. Psychiat. **20**, 385–394 (1969).
MILLER, G.E. (ed.): Teaching and learning in medical school. Cambridge Mass.: Harvard University Press 1961.
MILLER, G.E.: Educational science and education for medicine. Brit. J. med. Educ. **1**, 156–159 (1967).
MILLER, G.E.: The study of medical education. Brit. J. med. Educ. **3**, 5–10 (1969).
MILLER, G.E.: A perspective on research in medical education. J. med. Educ. **45**, 694–699 (1970).
MILLER, P.R., TUPIN, J.P.: Multimedia teaching of introductory psychiatry. Amer. J. Psychiat. **128**, 1219–1223 (1972).
MONROE, R.R.: Techniques for evaluating the effectiveness of psychiatric teaching. Amer. J. Psychiat. **122**, 61–67 (1965).
MORGENSTERN, A.L.: A criticism of psychiatry's Board examinations. Amer. J. Psychiat. **127**, 33–40 (1970).
MORGENSTERN, A.L.: A systematic approach for oral Board examinations in psychiatry. Amer. J. Psychiat. **129**, 54–58 (1972).
MOWBRAY, R.M., DAVIES, B.M.: 'Short-note' and 'essay' examinations compared. Brit. J. med. Educ. **1**, 356–358 (1967).
NEKI, J.S.: Psychiatric education and the social role of the psychiatrist in developing South-East Asian countries. Soc. Sci. Med. **7**, 103–107 (1973).
NYSTRUP, J.: Personal communication (1974).
OKEN, D.: The "mixed psychiatry/medicine" internship program of the upstate medical center. In: Training tomorrow's psychiatrist: The crisis in curriculum, T. LIDZ and M. EDELSON (eds.), p. 45–60. New Haven and London: Yale University Press 1970.

PATTISON, E.M.: Residency training issues in community psychiatry. Amer. J. Psychiat. **128**, 1097–1102 (1972).
POKORNY, A.D., FRAZIER, S.H.: An evaluation of oral examinations. J. med. Educ. **41**, 28–40 (1966).
RASKIN, D.E.: Mini-boards: A means of evaluating psychiatric residents. Amer. J. Psychiat. **128**, 1126–1127 (1972).
ROMANO, J.: Teaching of psychiatry to medical students. Lancet **1961 II**, 93–95.
ROMANO, J.: Psychiatry, the university and the community. Arch gen. Psychiat. **13**, 395–402 (1965).
ROMANO, J.: Twenty-five years of university department chairmanship. Amer. J. Psychiat. **122**, 7–27 (1966).
ROMANO, J.: The elimination of the internship—an act of regression. Amer. J. Psychiat. **126**, 1565–1576 (1970).
ROMANO, J.: Letter: Dr. Romano replies. Amer. J. Psychiat. **127**, 1232 (1971).
ROMANO, J.: On those from whom we learn. Calif. Med. **117**, 72–75 (1972a).
ROMANO, J.: Current trends in undergraduate and graduate medical teaching. J. nerv. ment. Dis. **154**, 186–192 (1972b).
ROMANO, J.: The teaching of psychiatry to medical students. Amer. J. Psychiat. **130**, 559–562 (1973a).
ROMANO, J.: Has psychiatry resigned from medicine? Med. Op. **2**, 13–16 (1973b).
Royal Commission on Medical Education (Todd Report). Cmnd 3569. London: Her Majesty's Stationery Office 1968.
RUSSELL, G.F.M.: The dissertation of the academic diploma in psychological medicine (University of London). A training in research. Brit. J. med. Educ. **1**, 363–367 (1967).
RUSSELL, G.F.M.: In: The training of psychiatrists, G.F.M. RUSSELL and H.J. WALTON (eds.). Brit. J. Psychiat. Special Publication No. 5, p. 33–34 (1970a).
RUSSELL, G.F.M.: The research apprenticeship. In: The training of psychiatrists, G.F.M. RUSSELL and H.J. WALTON (eds.). Brit. J. Psychiat. Special Publication No 5, p. 65–69 (1970b).
RUSSELL, G.F.M.: The recruitment of psychiatrists. Brit. J. Psychiat. **120**, 333–339 (1972a).
RUSSELL, G.F.M.: Postgraduate education in psychiatry and its administration: the example of the Maudsley Hospital. Brit. J. med. Educ. **6**, 13–19 (1972b).
RUSSELL, G.F.M.: Psychiatry. I. Teach-In **2**, 431–437 (1973).
RUSSELL, J.A.O.: Child psychiatry in the undergraduate medical curriculum. Brit. J. med. Educ. **4**, 305–311 (1970).
SAINSBURY, P., KREITMAN, N.: Methods of psychiatric research. London: Oxford University Press 1963.
SALZMAN, L.F., GOLDSTEIN, R.H.: Changes in clinical judgment as a function of psychiatric education. J. med. Educ. **36**, 914–923 (1961).
SALZMAN, L.F., ROMANO, J.: Grading clinical performance in psychiatry (Abstract). J. med. Educ. **38**, 141 (1963).
SCANLAN, J.M.: Physician to student: the crisis of psychiatric residency training. Amer. J. Psychiat. **128**, 1107–1111 (1972).
SCHULTE, W.: Unterricht der Psychiatrie in Deutschland. Nervenarzt **38**, 390–394 (1967).
SHAKOW, D.: The contribution of psychology in the teaching of psychiatry to medical students. J. nerv. ment. Dis. **154**, 173–179 (1972).
SHEPHERD, M.: The teaching of psychiatry in the United States. London: Pitman Medical Publishing Company 1963.
SHEPHERD, M.: Psychiatric education in the United States and United Kingdom; similarities and contrasts. Comprehens. Psychiat. **6**, 246–254 (1965).
SHEPHERD, M.: Psychiatric education and the social function of the psychiatrist. Soc. Sci. Med. **7**, 95–97 (1973).
SPRADLIN, W.W.: The liability of limitation. Int. J. Psychiat. **10**, 29–35 (1972).
STENGEL, E.: The Sheffield plan. Lancet **1961 II**, 418–419.
STOLLER, R.J., GEERTSMA, R.H.: Construction of a final examination to assess clinical judgment in psychiatry. J. med. Educ. **33**, 837–840 (1958).
STROTZKA, H.: Personal communication (1973).

Symposia on Psychiatric Education
Psychiatric Education (Institute of Psychiatry, London), D.L. DAVIES and M. SHEPHERD (eds.). London: Pitman Medical Publishing 1964.
Le Livre Blanc de la Psychiatrie Française. Tomes 1–3. Paris: Edition Edouard Privat 1965–67.

Bericht für das 6. französisch-deutsche Psychiatertreffen. Bonneval. June 1966. Nervenarzt, **38**, 381-399 (1967), and Évolut. psychiat. **32**, 327-374 (1967), and Brit. J. Psychiat. **114**, 1429-1433 (1968).
La formation des psychiatres en l'Europe des Six (IV Congrès Mondial de Psychiatrie, Madrid, September 1966). Evolut. psychiat. **32**, 225-323 (1967).
Teaching Psychiatry in Medical School: The working papers of the conference on psychiatry and medical education 1967. Washington, D.C.: American Psychiatric Association 1969.
The Training of Psychiatrists (RMPA) London 1969, G.F.M. RUSSELL and H.J. WALTON (eds.). Brit. J. Psychiat. Special Publication No 5 (1970).
Psychology and the Medical Student (British Psychological Society) 1969. Brit. J. med. Educ. **4**, 185-201 (1970).
Le Colloque Franco-Allemand, Brauweiler, June 1970. Evolut. psychiat. **35**, 771-955 (1970).
Clinical Tutors in Psychiatry: The Proceedings of the 1st Conference of Psychiatric Clinical Tutors, Oxford 1970, D. WATT and B. BARRACLOUGH (eds.) London: Royal Medico-Psychological Association 1970.
Conference of Psychiatric Education: The education of psychiatrists. J. nerv. ment. Dis. **154**, 153-227 (1972).
SZASZ, T.S.: The myth of mental illness. London: Secker and Warburg 1962.
TAYLOR, R.L., TORREY, E.F.: The self-education of psychiatric residents. Amer. J. Psychiat. **128**, 1116-1121 (1972).
THURNBLAD, R.J., MUSLIN, H., LOESCH, J.: A test of clinical learning by medical students. Amer. J. Psychiat. **130**, 568-570 (1973).
TISCHLER, G.L.: The transition into residency. Amer. J. Psychiat. **128**, 1103-1107 (1972).
TREDGOLD, R.F.: The integration of psychiatric teaching into the curriculum. Lancet **1962 I**, 1344-1347.
ULETT, G.A.: Psychiatric resident training in Missouri: cooperation between universities and public hospitals. In: Clinical tutors in psychiatry. The Proceedings of the 1st Conference of Psychiatric Clinical Tutors, Oxford, September 1970, D. WATT and B. BARRACLOUGH (eds.), p. 30-38. London: Royal Medico-Psychological Association 1970.
VOLKAN, V.D., HAWKINS, D.R.: The learning group. Amer. J. Psychiat. **128**, 1121-1126 (1972).
WALDRON, J.: Teaching communication skills in medical school. Amer. J. Psychiat. **130**, 579-581 (1973).
WALL, W.D.: Studying in depth. 1. Aspects of learning. Brit. J. med. Educ. **1**, 82-88 (1967).
WALTON, H.J.: Medical practitioners seeking post-graduate training in psychiatry. Brit. J. med. Psychol. **38**, 63-73 (1965).
WALTON, H.J.: Differences between physically-minded and psychologically-minded medical practitioners. Brit. J. Psychiat. **112**, 1097-1102 (1966).
WALTON, H.J.: The measurement of medical students' attitudes. Brit. J. med. Educ. **1**, 330-339 (1967).
WALTON, H.J.: Aims of teachers in five medical schools. Brit. J. Psychiat. **114**, 1417-1423 (1968).
WALTON, H.J.: Small group methods in medical teaching. Dundee: Association for the Study of Medical Education, Information Booklet 1, 1973.
WALTON, H.J., DREWERY, J.: The objective examination in the evaluation of medical students. Brit. J. med. Educ. **1**, 255-264 (1967).
WALTON, H.J., DREWERY, J., CARSTAIRS, G.M.: Interest of graduating medical students in social and emotional aspects of illness. Brit. med. J. **1963 II**, 588-592.
WALTON, H.J., DREWERY, J., PHILIP, A.E.: Typical medical students. Brit. med. J. **1964 II**, 744-748.
WEINER, H.: Experiences in the development of a preclinical curriculum in the sciences related to behavior. J. nerv. ment. Dis. **154**, 165-172 (1972).
WERKMAN, S.L., LANDAU, S., WAKEFIELD, H.: Medical students view clinical psychiatry. Amer. J. Psychiat. **130**, 562-565 (1973).
WOLFF, H.H.: Teaching psychodynamic aspects of psychiatry to medical students. Brit. J. med. Educ. **1**, 43-46 (1966-67).
WOLFF, H.H.: In: The training of psychiatrists, G.F.M. RUSSELL and H.J. WALTON (eds.). Brit. J. Psychiat. Special Publication No 5, p. 45-46 (1970).
World Health Organization: Training of psychiatrists. 12th Report of the Expert Committee on Mental Health. Technical Report Series No 252. Geneva: WHO 1963.

Ausbildung
in individueller und Gruppenpsychotherapie
auf psychoanalytischer Grundlage

Von

ANNELISE HEIGL-EVERS und FRANZ HEIGL

Mit 1 Abbildung

Inhalt

Einführung	829
Zur Geschichte der psychoanalytischen Ausbildung	830
Zum Berufsbild des Psychoanalytikers	834
Über die Lehrmethoden in der psychoanalytischen Weiterbildung	840
Probleme der psychoanalytischen Weiterbildungsorganisation	847
Zur Weiterbildung in der analytischen Psychotherapie	851
Zur Weiterbildung in der analytischen Gruppenpsychotherapie	857
Literatur	863

Einführung

Die Behandlung des Themas: Ausbildung in der individuellen wie in der Gruppenpsychotherapie soll sich auf eine Psychotherapie beziehen, die sich im besonderen Maße von Anfang an aus einer fruchtbaren Wechselwirkung von Theoriebildung und praktischer Anwendung entfaltet hat; dementsprechend wurde auch relativ früh eine systematische Ausbildung organisiert. Es handelt sich um die an der psychologischen Theorie der Psychoanalyse orientierte Psychotherapie.

PATZIG (1967) hat darauf hingewiesen, daß die Wissenschaften eine umfangreiche Gruppe bilden, die jeweils ganz verschiedene Methoden, Organisationsformen und Diskussionsstile kennen, und daß wissenschaftliche Ausbildung immer Ausbildung in *einer* Wissenschaft und ihren Methoden bedeutet. Im folgenden soll es sich um die Ausbildung in der analytischen Psychotherapie und in ihren durch eine relativ konsistente Theorie begründeten Methoden und Techniken handeln.

Zur terminologischen Klärung sei darauf hingewiesen, daß die Bezeichnung „Ausbildung" in diesem Zusammenhang insofern mißverständlich ist, als es sich im heutigen Sprachgebrauch dabei um ein Grundstudium handelt; ein solches ist für die Psychotherapie bis heute jedoch nicht eingeführt, wenngleich ein Hochschulstudium der Psychotherapie in der BRD neuerdings diskutiert wird. Ein solches Studium, das zu dem neuen Beruf des „Medizinischen Psychologen" führen sollte, wurde in den USA bereits 1954 von KUBIE gefordert.

Bislang setzt das Training in der Psychotherapie ein abgeschlossenes Grundstudium voraus, in der Regel der Medizin oder der Psychologie, und bedeutet eine zusätzliche Qualifikation im Sinne einer Weiterbildung. Daneben wird im Bereich der Psychotherapie berufsbegleitende Fortbildung angeboten für solche, die über eine abgeschlossene Aus- und Weiterbildung verfügen.

Zur Geschichte der psychoanalytischen Ausbildung

In der Geschichte der psychoanalytischen Ausbildung (BALINT, 1954; SZASZ, 1958; EKSTEIN, 1960) lassen sich zwei oder auch drei Perioden unterscheiden: Die erste „prähistorisch" oder „ahistorisch" genannte — prähistorisch hinsichtlich der Entwicklung von Ausbildungsmethoden und -techniken — war, bestimmt durch den Begründer der Psychoanalyse und die erste Generation seiner Schüler, auf die wissenschaftliche Entfaltung der neuen Ansätze ausgerichtet. Ein Bedürfnis nach einer systematischen Ausbildung bestand damals nicht. Die psychoanalytische Technik wurde in einer Art von Meister-Lehrlings-Verhältnis vermittelt. „Didaktische Analyse" war das Schlüsselwort für den zwischen FREUD und seinen Schülern sich abspielenden Lehr- und Lernprozeß — einer Mischung von Elementen aus persönlicher Analyse und Kontrollarbeit oder Supervision, von FREUD selbst in einem unveröffentlichten Brief an FERENCZI am 22.10.1909 wie folgt beschrieben: „EITINGON ist hier. Geht zweimal in der Woche mit mir nach dem Nachtmahl spazieren und läßt sich dabei analysieren."

Es war ein langer Weg von den zweimal wöchentlich stattfindenden Nachtisch-Spaziergängen mit FREUD bis hin zur Formulierung der umfassenden Minimalstandards der American Psychoanalytic Association[1]; und die Sehnsucht zurück zu den Anfängen mit ihrer Unmittelbarkeit und Kreativität blieb in vielen der späteren Ausbildungsorganisatoren lebendig (BERNFELD, 1952).

Anfangs gab es in den Ausbildungsbeziehungen noch keine Über-Ich-Intropression, wie BALINT es nennt, und noch keine tiefgehenden Identifikationen des Schülers mit dem Lehrer. Doch war der Mangel an jedweder sichtbaren Organisation sowie an etablierter Lehr-Autorität wohl einer der Gründe, die zu einer Reihe von Abspaltungen führten, zu der von ADLER, von JUNG und von STEKEL und damit zum größten Trauma, das der Psychoanalyse widerfuhr (s. FREUD, 1914).

Die zweite, etwa 1918 (Budapester Kongreß) oder 1920 (Gründung des Berliner Instituts) beginnende und bis heute dauernde „historische" Periode war die einer institutionalisierten Ausbildung; sie ist verbunden mit der Gründung und Entwicklung von Fachgesellschaften und Ausbildungsinstituten; Ausbildungsmethoden und -techniken fanden jetzt ein zunehmendes wissenschaftliches Interesse und bewegten die Gemüter der Beteiligten. Die stürmischen Auseinandersetzungen in der Historie der Psychoanalyse, die im Zusammenhang mit organisatori-

---

[1] Veröffentlicht im 1. Bd. d. Bulletin of the American Psychoanalytic Association 1937/38.

schen Problemen, wie z.B. mit Aufspaltungen von alten und Gründungen von neuen Instituten stattfanden, drehten sich um strittige Fragen der Ausbildung².

BALINT (1948) hat dargestellt, wie sich diese strittigen Probleme in der Geschichte des 1925 gegründeten und lange Zeit von EITINGON geleiteten International Training-Committees (I.T.C.) niederschlagen. So wurde im Rahmen verschiedener Fachkongresse (vom Homburger Kongreß 1925 bis zum Pariser Kongreß 1928) jeweils von prominenten Fachvertretern vor dem I.T.C. über Ausbildungsthemen referiert und anschließend diskutiert — so z.B. von RADO, von SACHS, von HELENE DEUTSCH. Die geplante Veröffentlichung dieser Vorträge unterblieb jedoch merkwürdigerweise. BALINT skizziert die melancholische Historie dieses Komitees wie folgt: „Ein Beginn voll großer Hoffnungen, eindrucksvolle Anfangserfolge, dann bald völlig unerwartete Schwierigkeiten, deren höchst unwirksame und ‚verwurstelte' Handhabung und ein nahezu komplettes Debakel am Schluß." (eigene Übers.). So war für BALINT 1948 nicht klar, ob das I.T.C. zu jener Zeit noch real, oder nur auf dem Papier oder überhaupt nicht mehr existierte.

BALINT untergliedert die zweite oder historische Periode wiederum in zwei Phasen; in der ersten dieser beiden Phasen wurde ein wirksames Ausbildungssystem entwickelt und eine straffe Organisation zur Sicherung der Standards aufgebaut. Das bedeutete die Errichtung einer strengen väterlichen Autorität und eine Förderung der Identifikation des Ausbildungskandidaten mit seinem Lehrer. Infolge von Spannungen zwischen den Generationen, die nach BALINTs Meinung eigentlich überflüssig waren, kam es in dieser Phase über eine Serie von Auseinandersetzungen schließlich zum vollständigen Zusammenbruch jeglicher zentraler Autorität und zur Entwicklung von regionalen (regional sowohl im nationalen Sinne wie im Sinne von Gruppenbildungen) Standards, Idealen und Kontrollen.

BALINT legt das Ende dieser Phase auf das Jahr 1937, in dem sich die jungen amerikanischen Institute von der Vormundschaft der älteren europäischen Institute und von der väterlichen Autorität des I.T.C. lösten. In jenen Abschnitt fiel auch das Todesjahr FREUDs (1939), das gleichfalls den Abschluß einer Periode markiert.

Die dann folgende und, vielleicht, bis heute andauernde Phase charakterisiert BALINT als die eines scharfen Konkurrenzkampfes zwischen den Gruppen mit der Neigung zu narzißtischer Überschätzung der zwischen ihnen bestehenden kleinen Unterschiede; die realen Proportionen würden dabei durch eine verkleinernde Einschätzung der anderen Gruppen oder durch völliges Ignorieren jener Übereinstimmungen vernebelt, die im Essentiellen zwischen ihnen vorhanden sind.

Da die Lehranalyse seit jeher als Eckstein der psychoanalytischen Ausbildung gilt (EKSTEIN, 1960), ist die Geschichte dieser Ausbildung im wesentlichen die der Lehranalyse.

BALINT (1954) gliedert die Entwicklung der Lehranalyse in die folgenden fünf Phasen:

In der *ersten Phase* unterrichtete sich der künftige Psychoanalytiker, zumeist ohne Fremdhilfe, in Eigenregie durch Lektüre der FREUDschen Schriften.

---

[2] So KNIGHT als damaliger Präsident der American Psychoanalytic Association in seiner Jahresbotschaft 1952.

In der *zweiten Phase* wurde die Lektüre durch eine Art von Demonstration ergänzt; sie sollte das intellektuelle Wissen durch Erfahrung bereichern. Es handelte sich dabei um jene Kurzanalysen, die sich über einige Wochen oder allenfalls einige Monate erstreckten, von denen in FREUDS Briefen an FERENCZI (vom 22.10. und vom 10.11.1909) die Rede ist. Einige Jahre später (1912) hat FREUD eine solche Erfahrung als eine notwendige Voraussetzung für die Tätigkeit des Psychoanalytikers bezeichnet: „... es solle sich jeder, der Analysen an anderen ausführen will, vorher selbst einer Analyse bei einem Sachkundigen unterziehen."

> FREUD hat sich zur Lehranalyse 1937 nochmals wie folgt geäußert: „... aus praktischen Gründen kann diese nur kurz und unvollständig sein... ihre Leistung ist erfüllt, wenn sie dem Lehrling die sichere Überzeugung von der Existenz des Unbewußten bringt, ihm die sonst unglaubwürdigen Selbstwahrnehmungen beim Auftauchen des Verdrängten vermittelt und ihm an einer ersten Probe die Technik zeigt, die sich in der analytischen Tätigkeit allein bewährt hat. Dies allein würde als Unterweisung nicht ausreichen, allein man rechnet darauf, daß die in der Eigenanalyse erhaltenen Anregungen mit deren Aufhören nicht zuende kommen, daß die Prozesse der Ich-Umarbeitung sich spontan beim Analysierten fortsetzen und alle weiteren Erfahrungen in dem neu erworbenen Sinn verwendet werden. Das geschieht auch wirklich, und soweit es geschieht, macht es den Analysierten tauglich zum Analytiker."

In der *dritten Phase* kam es zur Etablierung der eigentlichen Lehranalyse, die in erster Linie von FERENCZI in hitzigen Debatten und unter Überwindung erheblicher Widerstände gegen die demonstrierende Methode durchgesetzt wurde. FERENCZI focht dabei vor allem mit dem Argument, es sei unhaltbar, daß der Patient besser analysiert sei als der Analytiker; folgerichtig sollte die Lehranalyse ebenso lange dauern und genauso tief schürfen wie die therapeutische Analyse.

In der *vierten Phase* wurde, wiederum mit FERENCZI als Vorkämpfer, die „Vollanalyse" als eine Art „Supertherapie" in der Ausbildung durchgesetzt und praktiziert; sie sollte bewirken, daß der künftige Analytiker auch die verstecktesten Schwächen der eigenen Persönlichkeit kennt und beherrscht (FERENCZI, 1924). FREUD hat sich zu den Erfolgschancen einer solchen Supertherapie freilich eher skeptisch geäußert. Er schrieb 1937: „In ihrem Namen wird gefragt, ob man die Beeinflussung des Patienten soweit getrieben hat, daß eine Fortsetzung der Analyse keine weitere Veränderung versprechen kann, also als ob man durch Analyse ein Niveau von absoluter psychischer Normalität erreichen könnte, der man auch die Fähigkeit zutrauen dürfte, sich stabil zu erhalten..."

Die Lehranalysen wurden in dieser vierten Phase zunehmend länger; seit Mitte der Dreißiger Jahre erstreckten sie sich in ihrem offiziellen Teil ca. über 4 Jahre und wurden danach meist noch weiter geführt. Während die Analyse in der dritten von BALINT genannten Perioden im Sinne der sog. klassischen Technik auf den Ödipuskomplex als das Kernproblem aller menschlichen Entwicklung zentriert war, wollte die „Supertherapie" der vierten Phase über den Ödipuskonflikt hinaus in die präödipalen und damit in die nicht-verbalen oder prä-verbalen Stadien vordringen.

In diesem Zusammenhang wurden neue Verfahren entwickelt, die, wie BALINT (1954) es ausdrückt, „in einem immer verfeinerteren und vertiefteren Studium der fluktuierenden Phänomene der tagtäglichen Übertragung und in einer soweit wie möglich ins einzelne gehenden Deutung besonders ihrer aggressiv-sadistischen Aspekte bestanden."

Kritische Auseinandersetzungen mit der „Supertherapie" rückten allmählich andere Zielsetzungen der Lehranalyse ins Blickfeld; es geht nicht mehr um die Vollständigkeit oder „echte Beendigung" einer Analyse, sondern um Forschung, weswegen BALINT die *fünfte und bis heute letzte Phase* der Entwicklung der Ausbildungsanalyse die „Periode der Forschung" genannt hat.

Die Frage ist dabei, wer Subjekt und wer Objekt der Forschung ist, ob der Kandidat mit Hilfe des Analytikers etwas über die tieferen Schichten der menschlichen (nämlich seiner eigenen) Seele erfahren soll, oder ob der Analytiker mit Hilfe seines Kandidaten etwas über die Möglichkeiten und Grenzen seines eigenen Verständnisses und seiner Technik ergründen will (BALINT, 1954). Das Ziel der „Forschungsperiode" ist es nach BALINT (1954), Kinder aufzuziehen, die nicht durch die zu reichliche Nahrung einer „Supertherapie" dick, verwöhnt und abhängig geworden sind, sondern die vielleicht etwas magerer und weniger zufrieden sind, deren Interesse sich aber nicht auf „gute Nahrung" beschränkt und die unabhängig und sogar etwas respektlos sind.

Neben der Lehranalyse galt die Kontrollanalyse, auch Supervisionsanalyse oder Supervision genannt, von früh an als ein wichtiges Element der Ausbildungstrias, die außer der Lehr- und der Kontrollanalyse noch die Vermittlung von Technik und Theorie in Vorlesungen und Seminaren umfaßt. Bei der Kontrollanalyse handelt es sich um eine Lehr- und Lernsituation, in der der Ausbildungskandidat die von ihm durchgeführte Psychoanalyse eines Patienten in regelmäßigen Abständen mit einem Analytiker bespricht, der vom Ausbildungsinstitut mit dieser Funktion beauftragt wurde[3].

In der Frühzeit der Psychoanalyse, als FREUD zunächst ihr einziger Lehrer war, wurden Lehranalyse und Kontrollanalyse häufig kombiniert. Als nach der Gründung von psychoanalytischen Instituten (die erste fand 1920 in Berlin statt) eine zunehmend größere Zahl von Lehrern zur Verfügung stand, wurde die personelle Trennung dieser Lehrfunktionen möglich.

In der bis heute andauernden Diskussion über die Beziehung von Lehr- und Kontrollanalyse wurden und werden verschiedene Standpunkte vertreten:

So vertraten die Ausbilder des ungarischen Ausbildungssystems (KOVACS, 1936, 1937; BALINT, 1948) die Ansicht, daß die Kontrollanalyse auf die Gegenübertragungsschwierigkeiten des Kandidaten fokussieren sollte; um eine wirkliche Klärung der Gegenübertragung des Kandidaten zu ermöglichen, hielten sie es für nötig, Kontroll- und Lehranalyse von demselben Analytiker durchführen zu lassen. Die Wiener Gruppe (E. BIBRING, 1937) plädierte für eine Behebung von Wissenslücken des Anfängers durch Beratung und Informationsvermittlung. In einer weiteren Auffassung, vertreten von BLITZSTEN und FLEMING (1953), war ebenfalls die Analyse der Gegenübertragung des Kandidaten vorgesehen; das sollte in der Weise geschehen, daß Kontrollanalytiker und Lehranalytiker regelmäßig zusammenkamen, um die Gegenübertragung des Kandidaten zu besprechen. Und GROTJAHN (1955) ging (unter Bezugnahme auf LANDAUER, 1937) noch einen Schritt weiter, wenn er empfahl, den Kandidaten an einer solchen Besprechung zwischen Kontrollanalytiker und Lehranalytiker teilnehmen zu lassen; er hielt es für vornehmlich wichtig, sich in der Kontrollanalyse an den interperso-

---

[3] Nach einer von LEWIN und ROSS durchgeführten und 1958 zusammengestellten Erhebung betrug der Durchschnitt an Einzelsupervisionsstunden in den USA zu jener Zeit 247 Std; das entsprach 32% der durchschnittlichen Lehranalysen-Stundenzahl.

nellen Wechselwirkungen zwischen Kontrollanalytiker und Kandidaten zu orientieren.

EKSTEIN und WALLERSTEIN (1958) vertreten den Standpunkt, daß diese vier Vorgehensweisen, die als Fragmente aus verschiedenen Perioden in der Geschichte psychoanalytischer Ausbildung betrachtet werden könnten, in eine verbindliche Technik der Kontrollanalyse integriert werden sollten; das hieße für die Praxis, jeweils unterschiedlich, d.h. im Sinne *einer* der vier Methoden zu akzentuieren — in Zuordnung zur Persönlichkeit des lernenden Kandidaten, zum Stadium seiner Analyse, zur Persönlichkeit des lehrenden Supervisors, zum Ausbildungsstand des Kandidaten und zur besonderen Art von Verantwortung, die der Kontrollanalytiker gegenüber der ausbildenden Institution jederzeit wahrzunehmen habe.

Zum Berufsbild des Psychoanalytikers

Das Berufsbild des Psychoanalytikers hat sich im Verlauf der Geschichte psychoanalytischer Ausbildung allmählich entwickelt. Es ist auf der einen Seite bestimmt durch die „psychologische Eignung" des „geborenen Analytikers" (FLIESS, 1942), d.h. durch jene Dispositionen, die auf Anlage und besonderen Kindheitsbedingungen beruhen; auf der anderen Seite ist es durch eine Reihe von Fähigkeiten charakterisiert, die erst in einem längeren Prozeß der Professionalisierung erworben werden müssen.

Der „geborene Analytiker" ist einmal charakterisiert durch das Gefühl, zum Psychoanalytiker berufen zu sein. Unter Berufung versteht LANGER (1962) das Gefühl, von einer inneren Stimme, dem Über-Ich, dazu aufgerufen zu sein, eine Bestimmung zu verwirklichen. Eine solche leidenschaftliche Hinwendung zur Psychoanalyse erwächst aus dem Bedürfnis, die beschädigten, in den Patienten projizierten eigenen inneren Objekte mit Hilfe der Psychoanalyse zu reparieren, sie wieder herzustellen[4].

Eine weitere Voraussetzung für die Ausübung der Psychoanalyse ist die — depressive — Fähigkeit, sich dem Menschen in seiner Trauer und seinem Leiden verwandt zu fühlen, und die Fähigkeit, sich mit dem anderen zu identifizieren (GREENSON, 1961; KOHUT, 1958). In die Nachbarschaft dieser Fähigkeiten gehört eine Erlebens-Qualität, die als empfindliches Gewissen bezeichnet wird (KOHUT, 1968). Der Psychoanalytiker sollte wenigstens einen Anflug von Überempfindlichkeit gegenüber feindseligen, unmoralischen und anderen sogenannten niederen Motiven verspüren können; und sein Gewissen sollte im Alltag nicht gleichgültig gegenüber Not, Unrecht, Gewalt und Tod sein.

Der gute Psychoanalytiker ist nach KOHUT (1968) ferner durch eine Mischung aus zentraler Festigkeit und peripherer Lockerheit charakterisiert, durch einen festen Kern bei peripherer Veränderbarkeit und Beeinflußbarkeit. Er ist ein „Liebhaber in allen Gestalten" (GOETHE); in ihm verbindet sich eine große narzißtische

---

[4] Das von MELANIE KLEIN (1948) entwickelte Konzept der Wiederherstellung und Wiedergutmachung bedeutet eine Erweiterung der von FREUD gegebenen Definition der Sublimierung. „In unserer sublimierten Tätigkeit (als Psychoanalytiker) befriedigen wir gleichzeitig unsere Triebe und das Bedürfnis, beschädigte innere Objekte und Teile des (infantilen) Ichs wieder herzustellen" (LANGER, 1962; Eig. Übers., Einfüg. in Klammern v.d. Verf.).

Sicherheit, erwachsen aus früherfahrener mütterlicher Liebe und Fürsorge, mit Unsicherheit hinsichtlich der eigenen soziokulturellen Rolle, die eine Folge genetisch späterer Störung ist.

Zum Psychoanalytiker gehört ferner als eine umschriebenere Fähigkeit eine schon früh im Leben sich regende psychologische Neugier [5], ein lebhaftes Interesse am Innenleben von Menschen (KOHUT, 1968). Im Erwachsenenleben stellt sich die psychologische Neugier u.a. als Liebe zur Wahrheit und als Suche danach dar. KOHUT zitiert dazu aus einem Brief von ANNA FREUD an den 14jährigen Sohn eines Psychoanalytikers, der, bewegt von dem Wunsch, selbst auch Analytiker zu werden, sich ratsuchend an sie gewandt hatte. Als erste und, wie uns scheint, wichtigste Eigenschaft eines Psychoanalytikers nennt ANNA FREUD in diesem Brief die Liebe zur Wahrheit, zur wissenschaftlichen wie zur persönlichen; sie fügt hinzu, daß dem Analytiker diese Wertschätzung der Wahrheit mehr bedeuten solle als irgendeine Unbequemlichkeit, die bei der Konfrontation mit unangenehmen Faktoren, sei es der äußeren Welt oder im eigenen Inneren, auftreten könne.

Der geborene Analytiker ist ferner dazu fähig, dem Drang zur Endgültigkeit, zu schnell abschließendem Urteil, zum psychologischen Schlußpunkt zu widerstehen (KOHUT, 1968). Er kann darauf verzichten, schnell zu verstehen, zu wissen und zu antworten. Er kann warten, wobei Warten im Doppelsinn des Wortes sowohl „Abwarten" wie „Pflegen" bedeutet. Der Grad der Toleranz des Ichs gegenüber eigenem Nichtwissen und eigener Unsicherheit bemißt sich nach dem Grad der Überwindung narzißtischen Allwissend-Seins.

Hierher gehört auch die von ZINBERG (1967) vertretene Forderung, wonach der Psychoanalytiker fähig sein sollte, die Doppel- und Mehrdeutigkeiten zu akzeptieren und ihnen gerecht werden zu können, die im Feld der Psychoanalyse auftreten — eine vielleicht vorgegebene Fähigkeit des „geborenen Analytikers", die jedoch weiterer Schulung bedarf. Eine solche Doppeldeutigkeit besteht z.B. unter dem Aspekt ethischer Verantwortung: der Psychoanalytiker weiß, daß der Patient für seine Entscheidungen verantwortlich ist; er weiß aber auch, daß er für die unbewußten Determinanten seiner Entscheidungen nicht verantwortlich sein kann. Doppeldeutigkeiten dieser Art können den Psychoanalytiker in der Weise verunsichern, daß er bei einem ethisch anrüchigen oder sozial ungeschickten Verhalten des Patienten nicht weiß, soll er es unter dem Primat der sozialen Realität sofort ansprechen oder soll er es, geleitet von den Aspekten der analytischen Realität, zunächst unangesprochen lassen, so lange, bis die Zeit für eine analytische Klärung gekommen ist.

Das Prinzip der Doppeldeutigkeit gilt auch für jene Verhaltensweisen, die gleichzeitig als Triebabwehr und als adaptive Ich-Leistung betrachtet werden können. Doppeldeutig ist ferner das setting der klassischen Analyse; denn es fordert vom Analytiker, sowohl Übertragungsfigur als auch Partner eines Arbeits-

---

[5] Eine besonders einfühlsame Analytikerin berichtet von sich folgende Kindheitserinnerung: Bei einem Spaziergang mit den Eltern fällt ihr eine kleine Fichte am Wegrand ins Auge, aus deren Nadelwerk eine große gelbe Blüte sprießt. Sie betrachtet das Phänomen mit einer Mischung aus staunender Neugier und Scheu. Von ihrem Vater dazu ermuntert, tastet sie sich mit ihrer Hand von der Blüte an deren Stengel abwärts, bis sie dessen Verwurzelung im Erdreich unter den Fichtenzweigen spürt.

bündnisses zu sein, und es verlangt vom Analysanden eine entsprechende Spaltung seines Ichs (GREENSON, 1967). Schließlich steht auch die Lehranalyse unter dem Prinzip der Doppeldeutigkeit insofern, als der Lehranalytiker sowohl Therapeut als auch Beurteiler der fachlichen Leistungen des Ausbildungskandidaten, und insofern, als der Analysand sowohl Patient als auch Schüler ist.

ZINBERG (1967) hält es für wichtig, daß der künftige Psychoanalytiker konsequent dazu erzogen wird, solche Doppel- und Vieldeutigkeiten zu akzeptieren und sich im Umgang damit zu üben, auch wenn er eine gewisse Befähigung dazu aufgrund seiner vorgegebenen Eignung schon mitbringt.

Soweit die Skizzierung der Charakteristiken des „geborenen Analytikers". FLIESS (1942) hat darauf hingewiesen, daß erst die Verschmelzung des „geborenen Analytikers" mit dem leidenschaftlichen Theoretiker zu psychoanalytischer Meisterschaft führt. Ohne theoretische Fundierung wird der Analytiker nicht Abstand und Übersicht in bezug auf die Fülle des Materials gewinnen können, das der Patient in der therapeutischen Sitzung anbietet; ohne eine solche Fundierung wird dem Schüler auch die Ablösung von der Identifikation mit der Technik der Lehranalytikers nicht gelingen.

Im folgenden soll auf jene Fähigkeiten und Qualitäten eingegangen werden, die, auf dem Boden der Dispositionen vorgegebener Eignung, erst in speziellen Weiterbildungsgängen entwickelt und eingeübt werden können. Wir möchten dabei die professionelle Sozialisation des Psychoanalytikers von den Erfordernissen des psychoanalytischen Prozesses her beleuchten, d.h. wir wollen versuchen zu zeigen, welcher spezifischen Fähigkeiten der Analytiker in der Dyade der klassischen Psychoanalyse bedarf:

Er muß unter diesen Aspekten einmal in der Lage sein, sich als ideales kategoriales Übertragungs-Objekt (FLIESS, 1942) zur Verfügung zu stellen; d.h. er darf sich nicht als Person darstellen, sondern soll sich vielmehr als Ankleidepuppe der Übertragung (engl. transference dummy, s. FLIESS, 1942) anbieten, die der Patient mit den Zügen seiner verschiedenen infantilen Objekte ausstatten kann. Mit anderen Worten: Der Analytiker muß imstande sein, die Umwandlung des neurotischen Konflikts seines Patienten in einen Übertragungskonflikt geschehen zu lassen und zu fördern, und dazu, die Übertragungskonflikte des Patienten temporär in eigene intrapsychische Konflikte umzuwandeln (FLEMING, 1962). „Der Analytiker muß fähig sein, jede ihm zugeteilte Rolle zu akzeptieren und durchzuhalten; diese Rollen müssen über ihn durchgearbeitet und ausgeschöpft werden können" (SHARPE, 1950).

Der künftige Analytiker muß außerdem lernen, mit seinem Patienten ein Arbeitsbündnis zu schließen und einzuhalten (GREENSON, 1967). Dazu gehört z.B. eine situationsadäquate und ich-gerechte Höflichkeit und Freundlichkeit im Umgang mit dem Patienten, die diesem zeigt, daß sein Ergehen dem Analytiker nicht gleichgültig ist. Dazu gehört ferner, daß der Analytiker sich mit dem rationalen Ich-Anteil des Patienten in einer Art „Koalition der Vernunft" verbündet — eine spezifische Fähigkeit, die im allgemeinen erst erlernt werden muß. Sie schließt verschiedene Qualitäten ein: Der Analytiker muß erspüren können, wann der Patient bereit ist, auf rationaler Ebene zu kooperieren; er muß in der Lage sein, ein Angebot zu solcher Kooperation nicht nur zum richtigen Zeitpunkt, sondern auch in zugewandter Form und in situationsadäquater Formulierung zu unterbreiten und dabei die Toleranzgrenze des Patienten (HEIGL, 1965) im Auge zu haben; wichtig ist auch die Fähigkeit zur flexiblen Umkehr, d.h. dazu, sich in Abwendung von der Arbeitsbündnisebene wieder als Übertragungsfigur anzubieten und anderes mehr.

Des weiteren muß der Analytiker über eine besondere Form der Aufmerksamkeitszuwendung verfügen, als Voraussetzung dafür, sich mit seinem Patienten passager identifizieren zu können. FREUD selbst sprach von „gleich schwebender Aufmerksamkeit"[6]. FLIESS (1942) definiert diese Art von Aufmerksamkeitszuwendung als „bedingtes Tagträumen", von FLEMING (1961) als „kontrolliertes Tagträumen" bezeichnet. Es handelt sich bei diesem Tagträumen um ein Phantasieren, mit dem der Analytiker auf die Assoziationen des Patienten innerlich antwortet; das so entstehende freie Spiel zwischen den Phantasien des Patienten und des Therapeuten ist nur möglich, wenn letzterer seine Beurteilungs- und Bewertungsfunktion zunächst in der Schwebe hält; die Funktion der Realitätsprüfung darf er dabei freilich nicht ausschalten, da er sonst in regressives, nicht mehr auf den Patienten bezogenes Tagträumen abgleiten könnte. Es geht dabei um die Fähigkeit des Analytikers, seine Aufmerksamkeit zwischen (primärprozeßhaftem) Phantasieren und (sekundärprozeßgemäßer) kritischer Prüfung oszillieren zu lassen, eine Fähigkeit, die im allgemeinen einer längeren Entwicklung bedarf.

Der Analytiker partizipiert einerseits im Sinne eines „antwortenden Phantasierens" (FLEMING, 1961) an den Primärprozeß-Inhalten des Patienten, andererseits unterstellt er sein eigenes Erleben dem Sekundärprozeß und läßt seine Aufmerksamkeit zwischen diesen beiden Vorgängen oszillieren. KRIS (1956) spricht von der Fähigkeit des Ichs, sich in einen erlebenden und in einen beobachtenden Anteil zu spalten; ohne diese Fähigkeit ist der Analytiker nach KRIS nicht in der Lage, Introspektion zu vollziehen und sein eigenes Verhalten gegen das des Patienten abzugrenzen. Die beschriebene Form oszillierender Aufmerksamkeit, die der Ich-Spaltung entspricht, ist ferner eine Voraussetzung dafür, daß in der Psychoanalyse Empathie wirksam werden kann.

Nach FLIESS (1942) beruht die vom Psychoanalytiker entwickelte spezielle Art von Scharfsinn auf Empathie, definiert als die Fähigkeit, sich im Sinne einer passageren oder Versuchs-Identifikation in den Patienten hineinzuversetzen. Im empathischen Vollzug werden die Übertragungskonflikte des Patienten passager zu intrapsychischen Konflikten des Analytikers, ein Vorgang, der von FLIESS (1942) in vier Phasen gegliedert wird: 1. Der Analytiker ist das Objekt einer Strebung des Patienten, 2. er identifiziert sich mit deren Subjekt, eben dem Patienten, 3. er wird selbst zu diesem Subjekt, d.h. die Strebung des Patienten wird vom Analytiker verinnerlicht, so daß er nunmehr sowohl ihr Subjekt als auch ihr Objekt ist, 4. er projiziert die Strebung des Patienten, nachdem er sie quasi „gekostet" oder „durchfühlt" hat, zurück in ihren Träger; er verfügt nun über eine innere Kenntnis von deren Beschaffenheit und hat damit eine Basis für seine therapeutische Interpretation.

Dabei kann es in der ersten Phase zu einer Trieb- oder Über-ich-Antwort im Analytiker kommen, zur Gegenübertragung im engeren Sinne, insofern, als der Analytiker seinerseits den Patienten als Ersatz für ein eigenes infantiles Objekt benützt. Damit stellt sich das Problem der Handhabung der Gegenübertragung

---
[6] FREUD, GW, Bd. 8. S. 376—387 (1912).

(s. u.a. HEIGL, 1960). Auch diese spezielle Fähigkeit, mit der eigenen Gegenübertragung umzugehen, muß erst in einem meist langen Prozeß erlernt werden. Dabei werden die stimulierten Trieb- oder Überichimpulse sublimiert, d.h. der ichgesteuerten Einsicht des Analytikers unterstellt: Die eigene Gegenübertragung wird für den Analytiker zu einem mikrodiagnostischen Instrument, um eine bisher übersehene Übertragung zu erkennen und sich eine genauere Vorstellung von der Reaktionsweise der frühen Objekte des Patienten zu machen. Der künftige Analytiker muß sich auch in der Fähigkeit zur libidinösen (FLEMING, 1961) und u. E. auch aggressiven Frustration sowohl sich selbst als auch dem Patienten gegenüber üben, d.h. er muß ebenso auf eigene libidinöse und aggressive Befriedigungen verzichten können, wie er in der Lage sein muß, dem Patienten, dem Abstinenzprinzip entsprechend, in dieser Hinsicht Frustration aufzuerlegen; denn nur unter diesen Bedingungen können infantile Konflikte in der Übertragungsbeziehung zur Darstellung gelangen. Diese Fähigkeit ist deswegen auch in Beziehung zur schon genannten Funktion des Analytikers zu setzen, sich dem Patienten als ein kategoriales Übertragungsobjekt anzubieten.

Die beschriebenen Fähigkeiten ermöglichen es dem Analytiker, im Sinne einer umfassenderen Befähigung, in sich ein Arbeitsmodell (GREENSON, 1961) des Patienten zu bilden, d.h. im Laufe der analytischen Arbeit eine Art Nachbildung des Patienten, ähnlich einem depressiven Introjekt, im eigenen Inneren zu errichten, in das die körperliche Beschaffenheit des Patienten, wie seine gesamten Äußerungen (Phantasien, Affekte, Abwehrformen und sonstige Verhaltensweisen), Lebenserfahrungen etc. eingehen. Im empathischen Zuhören läßt der Therapeut die frischen Äußerungen des Patienten in dieses Modell einfließen und läßt das Modell eine Antwort darauf entwickeln, woraus für ihn eine Art Evidenzerleben resultieren kann. Durch dieses Erleben wird das „Arbeits-Ich" des Analytikers angeregt, eine Deutung des im Arbeitsmodell ablaufenden Geschehens zu formulieren und sie an diesem Modell quasi zu erproben, ehe sie dem Patienten selbst mitgeteilt wird.

Das eben genannte Arbeits-Ich, ein von FLIESS (1942) entwickeltes und u.a. von FLEMING (1961) aufgegriffenes Konzept, gehört ebenfalls zu den komplexeren Fähigkeiten eines Analytikers. Unter dem psychoanalytischen Arbeits-Ich wird eine Kombination von Ich-Funktionen verstanden, deren Ausbildung eine Voraussetzung für erfolgreiche psychoanalytische Arbeit ist. Dazu gehören: eine gut ausgebildete sensorische Wahrnehmung, eine gut funktionierende Kontrolle der Motorik, die Fähigkeit zur offenen Kommunikation mit sich selbst und anderen, die Verfügbarkeit freier, neutralisierter (d.h. weder libidinösen noch aggressiven Zielen dienender) Energien, die Fähigkeit, zwischen Symbolen und dem, was sie repräsentieren, zu unterscheiden, die Fähigkeit, zwischen primärprozeßhaften, unter dem Diktat des Lust-Prinzips stehenden Aktivitäten und sekundärprozeßhaften, die dem Primat des Realitätsprinzips unterliegen, zu unterscheiden; ferner die Fähigkeit zur Sublimierung.

Die genannten Funktionen gehören in den Bereich der Beziehungen des Ichs zum Es und zur Realität der Außenwelt. Doch beruht die Eigenart des Arbeits-Ichs vor allem auf der besonderen Beziehung des Ichs zum Über-Ich (FLIESS, 1942). Wie ist diese besondere Beziehung zu sehen? Das Ich des Therapeuten ist in der analytischen Situation im Vergleich zu seinem Alltags-Ich vielfältigen Beschränkungen ausgesetzt: Die Aufmerksamkeit verengt sich auf nur ein Objekt, den Patienten; der Analytiker muß sich mehr als Übertragungs-Objekt, denn als Person anbieten; die Beziehung zum Patienten ist auf vornehmlich eine Wahrnehmungsdimension (die akustische) beschränkt; die motorische Beweglichkeit ist eingeengt; alle Triebreize, libidinöse und aggressive, müssen in Ausrichtung auf das therapeutische Ziel der Sublimierung unterworfen werden. Diese Beschränkungen, wenngleich zeitlich auf die Dauer der analytischen Sitzungen begrenzt, wären nicht zu ertragen, wenn sie nicht durch anderweitige Befriedigungen ausgeglichen würden. Solche Befriedigungen erfährt das Arbeits-Ich, wenn es sich den genannten Einschränkungen unterwirft, von seiten des Über-Ich. Das Über-Ich (als Repräsentant ursprünglicher Objekt-Beziehungen) wird durch den vom Ich geleisteten Verzicht auf Triebbefriedigung dazu veranlaßt, diesem seine spezifischen Kräfte d.h. seine kritischen Funktionen zur Verfügung zu stellen. Die kritische Funktion des Über-Ichs wird zum „therapeutischen Gewissen" des Analytikers. Die so ermöglichte kritische Selbstbeobachtung erlaubt dem Psychoanalytiker jene einzigartige Objektivität gegenüber seinen eigenen psychischen Inhalten während der analytischen Sitzung, die für seine Arbeit so unerläßlich ist.

FLIESS (1942) sieht im „therapeutischen Gewissen" des Analytikers eine Entsprechung zum „wissenschaftlichen Gewissen" des Forschers, das er in Beziehung setzt zu NIETZSCHES Beschreibung des „wissenschaftlichen Charakters": „Die Gewissenhaftigkeit im kleinen, die Selbstkontrolle des religiösen Menschen war eine Vorschule zum wissenschaftlichen Charakter: vor allem die Gesinnung, welche Probleme ernstnimmt, noch abgesehen davon, was persönlich dabei für einen herauskommt..." (Der Wille zur Macht, 3. Buch, S. 469).

Eine weitere Fähigkeit des Analytikers bezieht sich auf das psychoanalytische Denken oder die psychoanalytische Beobachtungs- und Schlußbildungs-Methode (F. HEIGL, 1969). Der Psychoanalytiker sollte in der Lage sein, in den Assoziationen und non-verbalen Äußerungen des Patienten enthaltene feine und feinste Signale des Unbewußten wahrzunehmen und daraus Schlüsse auf unbewußte, irrationale Motivationen zu ziehen und sie in eine Vorstellung von der Struktur seines Patienten einzuordnen. Er muß darin geübt sein, blitzschnell hintereinander mehrere Schlüsse zu ziehen, d.h. mehrere Hypothesen über die Motive und die Zusammenhänge des konkreten Verhaltens seines Patienten aufzustellen; mit anderen Worten: es sollten ihm in Anerkennung des Prinzips der Überdeterminiertheit [7] jeweils mehrere Deutungsmöglichkeiten einfallen, von denen er die ihm am meisten evident erscheinende auswählt, um sie dem Patienten mitzuteilen, wobei sich eine Verifikation oder Falsifikation ergibt.

Eine weitere Fähigkeit des Psychoanalytikers bezieht sich auf eine Querschnitts- und Längsschnitts-Beobachtung im psychoanalytischen Prozeß, die zur Orientierung und Selektion gegenüber der Überfülle psychischer Ereignisse unerläßlich ist und damit auch für die Formulierung diagnostischer und therapeutischer Deutungen und Interpretationen (ORNSTEIN, 1967). Es geht dabei einmal um die dynamische Bewegung im interpersonellen System Analytiker-Patient, wie sie sich von Moment zu Moment und von Stunde zu Stunde als eine Art Mikroprozeß vollzieht, den der Analytiker per Beobachtung und theoretischer Einordnung quasi im Querschnitt zu erfassen versucht. Es geht ferner um einen

---
[7] FREUD, GW, Bd. 2/3, S. 666 (1901).

Makroprozeß, in dem der Patient seine infantile Entwicklung rekapituliert, als ein Geschehen, das im Längsschnitt zu identifizieren und zu verstehen ist. In dem Maße, wie es dem Analytiker gelingt, den Bezug zwischen dem Mikroprozeß im interpersonellen System Analytiker-Patient und dem Makroprozeß der Rekapitulation infantiler Entwicklung herzustellen, kann er präzise und treffende Interpretationen formulieren (ORNSTEIN, 1967).

Die Fähigkeit zum diagnostischen und insbesondere zum therapeutischen Interpretieren muß vom angehenden Psychoanalytiker in seiner professionellen Sozialisation gleichfalls erst erlernt werden. Es geht darum, die im Patienten ablaufenden seelischen Prozesse auf der jeweiligen Ebene der Regression und ausgerichtet auf Art und Umfang des jeweiligen Widerstandes zeitlich stimmig und therapeutisch wirksam zu interpretieren (FLEMING, 1961). Das verstehende Erfassen des Patienten allein genügt nicht zur Bewältigung der therapeutischen Aufgabe. Es muß ergänzt werden durch den Prozeß der Interpretation; die Umwandlung einer diagnostischen in eine therapeutische, d.h. dem Patienten mitgeteilte Interpretation, die Einschleusung einer Interpretation in die Kommunikation mit gerade diesem Patienten zu gerade diesem Zeitpunkt, fordert vom Analytiker respondierende und expressive Fähigkeiten. Jede Interpretation erlangt ihre volle Bedeutung erst durch die Wirkung auf den Patienten (LOEWENSTEIN, 1957).

Die Interpretation fordert in besonderem Maße Taktgefühl als die Fähigkeit, den geeigneten Augenblick für eine Interpretation zu erfassen und die jeweilige Toleranzgrenze (F. HEIGL, 1965) des Patienten für Deutungen zu erkennen. Auch die möglichst weitgehende Verfügung des Analytikers über die Mittel des sprachlichen Ausdrucks ist von Bedeutung (FLEMING, 1961); durch Treffsicherheit in der Wortwahl erleichtert es der Analytiker dem Patienten, zwischen Phantasie und Realität, zwischen Vergangenheit und Gegenwart zu unterscheiden.

Über die Lehrmethoden in der psychoanalytischen Weiterbildung

Grundsätzliches zur psychoanalytischen Ausbildung

Zur Entwicklung der Fähigkeiten, die, wie eben beschrieben, den guten Psychoanalytiker ausmachen, bedarf es bestimmter Lehr- und Lernmethoden, die nun erörtert werden sollen.

Jede Kultur hat insgesamt und in ihren Teilbereichen das Ziel, sich selbst fortzusetzen, und entwickelt zur Sicherung dieses Ziels ihr eigenes Erziehungssystem. Das gilt auch für die Psychoanalyse. Somit sieht sich jedes psychoanalytische Ausbildungsinstitut vor die Frage gestellt: Soll die Ausbildung dazu dienen, die bestehende institutionelle Macht fortzusetzen, oder sollen künftige Psychoanalytiker dadurch befähigt werden, Entwicklung und Wachstum der Psychoanalyse zu fördern? (EKSTEIN, 1969).

Dem letztgenannten Ziel wird nach EKSTEIN (1969) am ehesten dadurch entsprochen, daß man die Ausbildung den Prinzipien des psychoanalytischen Prozesses unterstellt. Wie in der Psychoanalyse Initiative und inhaltliche Selektion dem Patienten überlassen bleiben und darauf verzichtet wird, ihm Ratschläge zu erteilen, so sollte man auch dem künftigen Analytiker die Freiheit zur Entwicklung von Eigeninitiative und aktivem Engagement einräumen und sollte es unterlassen, ihm Rezepte für technisch-therapeutisches Vorgehen zu verschreiben; der Supervisor sollte beim Ausbildungskandidaten auftretende Schwierigkeiten beobachten und gemeinsam mit ihm bearbeiten. Damit wird auch dem wissenschaftlichen Grundprinzip der offenen Entwicklung, von FREUD (1926) nachdrücklich vertreten, am ehesten Geltung verschafft [8].

Die Bemühungen um wissenschaftliche Konzeptualisierung dürfen also nicht in der Sackgasse geschlossener Systeme enden, sondern sollen ständig für Veränderungen offen sein. Das bedeutet für die Ausbildung: Das psychoanalytische Gedankengut soll so vermittelt werden, daß dem Kandidaten die Möglichkeit geöffnet wird, zur Weiterentwicklung dieses Systems selbst etwas beizutragen. In diesem Sinne sollen psychoanalytische Ausbilder nicht nur Lehrer oder Trainer, sondern auch Erzieher sein (EKSTEIN, 1969); jede wissenschaftliche Ausbildung sollte eine Erziehung zum kritischen Denken und eine Einübung in die Kunst selbständig abwägenden Urteilens einschließen (PATZIG, 1967).

Wichtig zur Beurteilung der psychoanalytischen Ausbildung sind auch die sozialen Medien, über die sie vermittelt wird. Es handelt sich dabei um Gruppen einerseits und um Zweierbeziehungen andererseits. Wenn das Gruppentraining notwendig ist, um eine gemeinsame Sprache, ein gemeinsames Verständnis und eine Gruppenidentität zu bilden, so dienen die dyadischen Vermittlungen (Lehranalyse und dyadische Kontrollanalyse) der Entwicklung der Individualität, ohne die ein Psychoanalytiker nicht funktionsfähig wäre. Daneben wird die Lehr- und Lernsituation durch das psychoanalytische Institut und seine Gremien bestimmt; das geschieht über die Ausübung von administrativen, kontrollierenden und graduierenden Funktionen und speziell auch über die Entwicklung eines verbindlichen Curriculums.

Nach einer Phase der eher informellen Vermittlung der Psychoanalyse hat sich diese Ausbildung zu einem dreiteiligen System gestaltet:
— persönliche (Eigen-Lehr-Analyse),
— Kontroll- bzw. Supervisionsanalyse oder klinische Anleitung (BROCHER, 1970),
— Kurse in Theorie und Technik bzw. akademisches Curriculum (BENEDEK, 1969).

Diese Art von Ausbildungsorganisation entwickelte sich bereits mit der Errichtung der ersten psychoanalytischen Institute (Berlin 1920, Wien 1921) und wurde 1937 reglementiert (ORNSTEIN, 1967).

---

[8] „Wir haben sie (die psychoanalytische Theorie) sehr langsam entwickelt, um jedes Stückchen lange gerungen, sie in stetem Kontakt mit der Beobachtung fortwährend modifiziert, bis sie endlich eine Form gewonnen hat, in der sie uns für unsere Zwecke zu genügen scheint. Nur vor einigen Jahren hätte ich diese Lehre in andere Ausdrücke kleiden müssen, ich kann Ihnen natürlich nicht dafür einstehen, daß die heutige Ausdrucksform die definitive bleiben wird. Sie wissen, Wissenschaft ist keine Offenbarung, sie entbehrt, lange über ihre Anfänge hinaus, der Charaktere der Bestimmtheit, Unwandelbarkeit, Unfehlbarkeit, nach denen sich das menschliche Denken so sehr sehnt. Aber so, wie sie ist, ist sie alles, was wir haben können. Nehmen Sie hinzu, daß unsere Wissenschaft sehr jung ist, kaum so alt wie das Jahrhundert, und daß sie sich ungefähr mit dem schwierigsten Stoff beschäftigt, der menschlicher Forschung vorgelegt werden kann, so werden Sie sich leicht in die richtige Einstellung zu meinem Vortrag versetzen können ... In der Psychologie können wir nur mit Hilfe von Vergleichungen beschreiben, das ist nichts besonderes, es ist auch anderwärts so, aber wir müssen diese Vergleiche auch immer wieder wechseln, keiner hält uns lange genug aus." (S. FREUD, GW, Bd. 14, 217/218 u. 222, 1955).

Persönliche (Eigen- oder Lehr-)Analyse

FREUD hat bereits 1910 in einem Vortrag auf dem Zweiten Internationalen Psychoanalytischen Kongreß auf die Notwendigkeit einer Eigenanalyse für alle diejenigen hingewiesen, die die psychoanalytische Technik zur Behandlung von Patienten anwenden wollen (BENEDEK, 1969). Freilich dauerte es noch längere Zeit, bis die Eigen-Analyse des künftigen Psychoanalytikers zum Kernstück der psychoanalytischen Erziehung wurde, bis allgemein akzeptiert war, daß die Psychoanalyse sich in wesentlichen Dimensionen nur durch sich selbst vermitteln läßt. Im Fall der Psychoanalyse sind „der zu vermittelnde Stoff und der Vermittlungsprozeß identisch. Anders gewendet: Der Lernende wird (in der Lehranalyse) zum Objekt und Partner der teilnehmenden Beobachtung des Lehrenden; er erfährt sowohl rezeptiv wie im Sinne aktiven Mittuns die Applikationstechniken der Psychoanalyse und die Formen ihrer Informationsvermittlung in einem Prozeß der Befreiung von Erlebensbarrieren und der Entfaltung von Wahrnehmungs-, Gefühls- und kognitiven Funktionen" (HEIGL-EVERS, 1972). ANNA FREUD (1970) sagt, daß der Lehranalysand selbst sein eigenes Studienobjekt wird. „Er erwirbt sich seine wissenschaftliche Überzeugung von der Gültigkeit der analytischen Beobachtung am eigenen Leibe."

Folgende Ziele der Lehranalyse werden genannt (BENEDEK, 1969; SACHS, 1947):

Die Lehranalyse soll
— die Widerstände beseitigen, die die Entwicklung eines frei funktionierenden Ichs behindern (SACHS, 1947),
— mit den Mechanismen des Unbewußten vertraut machen (SACHS, 1947),
— den Umgang mit Konflikten und Widerständen einüben (BENEDEK, 1969), Lehren, wie man „mit dem dritten Ohr hört" (REIK, 1948) und wie man die eigenen Assoziationen und Gefühle registrieren und wahrnehmen kann (BENEDEK, 1969),
— jene Fähigkeiten entwickeln, die es dem Ausbildungskandidaten erlauben, als ein Instrument im analytischen Prozeß zu funktionieren (BENEDEK, 1969),
— Empathie, Menschlichkeit, Frustrationstoleranz und Toleranz für Regression fördern (BENEDEK, 1969),
— die Fähigkeit entwickeln, die Regression des Patienten zu fördern (BENEDEK, 1969),
— die Fähigkeit zum unmittelbaren und direkten Erleben beim Ausbildungskandidaten entwickeln und pflegen, damit dieser responsiv sein kann, wenn bei seinem Patienten neue Erfahrungen und Erlebnisweisen auftauchen (BENEDEK, 1969).

Die Lehranalyse hat ihre eigene Problematik, die bis heute einen der Kerne der Ausbildungsdiskussion bildet. Diese Problematik resultiert einmal aus Rollen- und Zielkonflikten bei den Beteiligten, beim Analysanden und beim Lehranalytiker. Einer der Zielkonflikte vom Lehranalysanden besteht darin, daß einerseits mit Hilfe der Analyse eine Befreiung von eigener Neurose, andererseits eine berufliche Laufbahn, die des Psychoanalytikers, angestrebt wird. Damit korrespondiert beim Lehranalytiker der Zielkonflikt, einerseits seinen Analysanden als Patienten zu fördern und ihm zu einem größtmöglichen Maß an seelischer

Gesundheit zu verhelfen, andererseits ihn als einen Schüler der Psychoanalyse und als eigenen Schüler in seiner beruflichen Entwicklung bestmöglich zu fördern. Einer der Rollenkonflikte des Lehranalytikers konstelliert sich dadurch, daß er einerseits der Therapeut, andererseits der Lehrer und Beurteiler seines Analysanden ist und somit Funktionen ausübt, die im Grunde unverträglich sind (GREENACRE, 1966) und zum Phänomen der Mehrdeutigkeit führen (s. ZINBERG, 1967).

Außerdem stehen die beiden Partner der Lehranalyse auch unter der Einwirkung des Ausbildungsinstituts und seiner Gruppenorganisationen. Im Kommunikationsnetz der Ausbildungsinstitution wird sowohl die Selbstbewertung wie auch die Bewertung durch andere und im Vergleich mit anderen für den Lehranalytiker wie für den Lehranalysanden immer wieder in Frage gestellt; auf diese Weise werden narzißtische Bedrängnisse und Rivalitätskonflikte mobilisiert, die zu oft schwer auflösbaren Übertragungs- und Gegenübertragungsproblemen führen können.

Diese durch die Ausbildungssituation bedingten Schwierigkeiten im Umgang mit der Lehranalyse sind als solche schwer zu beseitigen. Die häufig empfohlene personelle Trennung der Funktionen (der Lehranalytiker soll an Entscheidungen, die den beruflichen Werdegang seines Lehranalysanden betreffen, nicht beteiligt sein), wird von vielen Experten, z.B. von BENEDEK (1955), für unwirksam gehalten. BENEDEK ist der Meinung, daß Komplikationen in der Lehranalyse eher aus einer von ihr als unrealistisch bezeichneten Ausbildungspolitik resultieren, die dahin tendiert, die aktuelle Ausbildungssituation von der emotionalen Realität der Lehranalyse künstlich zu trennen. Das berufliche Ziel des Lehranalysanden und der berufliche Status des Lehranalytikers sind mächtige Einflußfaktoren, die nun einmal auf die Lehranalyse einwirken (BENEDEK, 1955).

ANNA FREUD (1970) weist darauf hin, daß Verhaltensweisen, die beim therapeutischen Analytiker als Kunstfehler betrachtet werden, vom Lehranalytiker regelmäßig begangen würden. Die von ANNA FREUD genannten Kunstfehler bestehen z.B. darin, Patienten aus dem eigenen engeren Kreis zur Behandlung zu übernehmen, die eigenen Interessen mit ihnen zu teilen, die eigenen Ansichten mit ihnen oder in ihrer Gegenwart zu diskutieren, das Verhalten des Analysanden kritisch zu beurteilen, es mit anderen zu bereden und reale Konsequenzen aus diesem Urteil abzuleiten, aktiv in das Leben des Analysanden einzugreifen, sich ihm als Vorbild anzubieten und ihm am Ende der Analyse die Identifizierung mit der eigenen Person und Berufstätigkeit zu gestatten.

Die Kontrollanalyse oder Supervision

Eine weitere wichtige Form der Vermittlung von analytischen Interventionstechniken und darüber hinaus von klinischer Erfahrung bildet die Supervision oder klinische Anleitung[9]. Die Supervision dient als klinische Ausbildung am konkreten Behandlungsfall; als kritische Untersuchung der Interaktionen von Patient und Analytiker in Übertragung und Gegenübertragung soll sie dazu verhelfen, die Operationalisierung der Wahrnehmung des Analytikers zu erlernen (BROCHER, 1970).

Da eine psychoanalytische Lerntheorie bis heute fehlt, gibt es auch keine Konzeptualisierung des Lernens in der Supervision. So ist z.B. immer noch nicht entschieden, ob die Erfahrung, die dem Ausbildungskandidaten durch die Supervi-

---

[9] BROCHER (1970) möchte den Terminus „Kontrollanalyse" aufgeben und durch Supervision oder klinische Anleitung (Sichtungsanalyse) ersetzen.

sion vermittelt wird, ausschließlich didaktischer oder auch therapeutischer Natur ist, d.h. im letzteren Fall emotionale Korrekturen ermöglicht (ORNSTEIN, 1967; s. auch EKSTEIN u. WALLERSTEIN, 1972). Letztlich sollte alles Lernen des künftigen Analytikers auf seine Teilnahme am analytischen Prozeß des Patienten bezogen sein. Wie nun sind der analytische Prozeß und damit auch die Aufgabe des Analytikers zu definieren?

Der analytische Prozeß wird dadurch bestimmt, daß der Patient sich bemüht, seine Gedanken, Fantasien, Empfindungen und Gefühle so freimütig wie möglich mitzuteilen und damit die sog. *analytische Grundregel* zu befolgen. Der Analytiker dagegen enthält sich jeder Mitteilung über sein persönliches Erleben und beschränkt seine Beiträge in der analytischen Sitzung auf *Konfrontationen, Interpretationen* und *Rekonstruktionen*. In den Mitteilungen des Patienten wird immer wieder deutlich, daß er bestimmte Themen meidet und gewisse Gefühle nicht äußert, d.h. *Widerstand* (gegen die Befolgung der analytischen Grundregel) entwickelt. Gelegentlich teilt der Patient seine aus dem Erleben der Vergangenheit und der Gegenwart auftauchenden Vorstellungen und Gefühle nicht verbal, sondern mittels nichtsprachlichen Verhaltens (Handeln) mit, d.h. er *agiert*, entweder in der analytischen Sitzung selbst oder auch außerhalb. Ferner zeichnen sich in dem vom Patienten angebotenen Material offene und versteckte, mit dem Analytiker verknüpfte Vorstellungen und Gefühle ab, die in bezug auf dessen Realperson eine Verzerrung bedeuten, d.h. der Patient entwickelt eine *Übertragung* auf den Analytiker. Neben der so entstehenden Übertragungsbeziehung bildet sich zwischen den beiden Partnern der analytischen Situation ein *Arbeitsbündnis* als der rationale, realistische Anteil der Beziehung. Durch die reflektierende Wahrnehmung der eigenen Gefühlsantworten auf die Übertragung des Patienten, also mittels seiner *Gegenübertragung*, gewinnt der Analytiker zusätzliche Einsichten in die Erlebniszusammenhänge des Patienten.

Im Vollzug des analytischen Prozesses entdeckt der Patient Bindeglieder zwischen seinen bewußten und seinen ins Bewußtsein drängenden unbewußten Tendenzen, zwischen den lebensgeschichtlichen Inhalten seiner Vergangenheit und seinem gegenwärtigen Erleben und Verhalten, d.h. der Patient gewinnt *Einsicht*, dabei gefördert durch die Konfrontationen, Interpretationen und Rekonstruktionen des Analytikers. Die durch Interpretationen vermittelten Einsichten des Patienten genügen oft nicht, um eine Einstellungs- und Verhaltensänderung zu bewirken; die Verästelungen der Konflikte des Patienten und die eine Veränderung behindernden Widerstände müssen zunächst *durchgearbeitet* werden. (s. dazu SANDLER et al., 1973, S. 23 u. 24).

ORNSTEIN (1967) gliedert den Lernprozeß der Supervisionsanalyse in drei Phasen:

In der *ersten Phase* geht es vorwiegend darum zu erfahren und zu erlernen, wie man als Psychoanalytiker fühlt. Es geht unter diesem Aspekt zunächst darum, eine interpersonelle Beziehung zwischen Patienten und Therapeuten zu entwickeln, die eine spezielle Art des Erlebens möglich werden läßt und daher durch eine Atmosphäre des Vertrauens sowie durch ein Klima unilateraler, ausgeprägter Intimität charakterisiert ist. Ein solches Klima zu schaffen und aufrechtzuerhalten und sich gleichzeitig einer ausschließlich verbalen Kommunikation zu bedienen, ist sicherlich keine leichte Aufgabe für den angehenden Psychoanalytiker.

Die intuitiv-empathische Fähigkeit des jungen Analytikers wird in dieser Anfangsphase noch häufig von den Affekten seiner Gegenübertragung blockiert; er verfügt noch nicht über die Fähigkeit des ausgebildeten analytischen Ichs, Gegenübertragungs-Reaktionen als Signale zu verstehen, die über die Art der Beziehungen zum Patienten informieren.

Weitere emotionale Schwierigkeiten ergeben sich für den künftigen Analytiker in dieser initialen Phase der Supervisionsanalyse

1. dadurch, daß er sich durch seinen Supervisor dauernd überwacht fühlt,
2. durch die immer wiederkehrende Frage: „Was soll ich jetzt tun?", die zu einer beträchtlichen Einschränkung seiner Spontaneität führt,
3. dadurch, daß die Aktivität des „evocative listening" zu dieser Zeit noch nicht zu einer autonomen Ich-Funktion geworden ist.

Ängstlich in bezug auf die eigene Rolle, neigt der Anfänger zu übermäßiger Beschäftigung mit Details, die ihn hindern, das Wesentliche des analytischen Prozesses zu sehen. Der Anfänger hat noch kein adäquates Gefühl für die analytische Aufgabe entwickelt, und deshalb drängen die verschiedensten und oft störenden Gefühle in sein Erleben. Zu diesen störenden Gefühlen gehört auch das dranghafte Interesse daran, den ersten Behandlungsfall mindestens 200 Std lang kontinuierlich zu behandeln und möglichst nach klassischen analytischen Konzepten vorzugehen.

In der *zweiten Phase* der in der Supervision ablaufenden Lernprozesse geht es darum: Wie soll der Analytiker sich verhalten und wie soll er in der Analyse sprechen, sich mitteilen?

Der Anfänger erfaßt die Dynamik der analytischen Situation, in die sein eigenes Verhalten eingeht, zunächst nur rudimentär und fühlt sich daher auf Verhaltensregeln angewiesen, die er oft rigide befolgt. Er lernt erst langsam, daß es nicht so sehr darauf ankommt, wie er sich verhält, sondern daß entscheidend ist, was der Patient, bewußt und unbewußt, aus dem Verhalten des Analytikers macht, welche Bedeutung dessen Verhalten für den Patienten annimmt.

Wie soll der Analytiker sprechen, wie seine verbalen Äußerungen in der Psychoanalyse gestalten? Im allgemeinen entwickelt der Anfänger mehr Befangenheit hinsichtlich Art und Inhalt seiner verbalen Kommunikation als hinsichtlich seines nicht-verbalen Verhaltens. Es fällt ihm zumeist schwer, Inhalt und Prozeß voneinander zu trennen; er weiß oft nicht, wann er auf den einen und wann er auf den anderen zentrieren soll. Er muß lernen, daß nicht die Interpretation das wichtigste Werkzeug der Analyse ist, sondern vielmehr der Analytiker selbst, der im Sinne der Interpretation operiert.

So lernt der Anfänger in dieser zweiten Phase der Supervision, daß die analytische Situation nicht nur sein Wissen fördert, sondern seine gesamte Persönlichkeit in allen ihren Facetten; er ist in der Analyse einer Flut von Reizen ausgesetzt, die ihn als Gesamtperson und nicht nur als therapeutischen Techniker einbeziehen.

In der *dritten Phase* soll vor allem gelernt werden, wie der Analytiker denken soll. — Die Zentrierung auf die Art des Denkens in der Psychoanalyse erfolgt *nach* der Phase der Einübung von Fühlen, Sich-Verhalten und verbalem Sich-Mitteilen. Diese Art der Aufeinanderfolge resultiert daraus, daß analytisches Denken als eine Funktion des arbeitenden analytischen Ichs, des Arbeits-Ichs zu betrachten ist, das sich beim künftigen Analytiker erst allmählich entwickelt.

Die Aufgabe des Analytikers als eines denkenden Ichs besteht darin, aus der Überfülle psychischer Ereignisse in der Analyse eine Auswahl für diagnostische und therapeutische Interpretationen zu treffen.

In der *vierten Phase* geht es vornehmlich darum, die Entwicklung einer frei schwebenden Aufmerksamkeit einzuüben. Dieser Lernprozeß ist nicht minder schwierig als die Einübung des freien Assoziierens für den Patienten. Die dagegen gerichteten Widerstände des jungen Analytikers sowie der Supervisionsprozeß und dessen verschiedene Lernaufgaben belasten und verzögern dieses Training. Auch das vom Anfänger gern geübte Anfertigen von schriftlichen Notizen während der Analyse kann das analytische Zuhören verhindern.

Bei metapsychologischer Betrachtung des Lernprozesses in der Supervision ist der Identifikation eine zentrale Rolle einzuräumen. Dabei gilt die Auffassung von SANDLER und ROSENBLATT (1962), wonach der Mechanismus der Identifikation das ganze Leben hindurch derselbe bleibt, und sich nur Inhalt und Endresultat der Identifikation, je nach der Entwicklungsstufe des Betreffenden, ändern.

Akademisches Curriculum (Kurse in Theorie und Technik)

Das akademische Curriculum bildet den dritten Pfeiler der psychoanalytischen Ausbildung. Nach LANGER *et al.* (1964) hängt die Art, Psychoanalyse zu lehren, von zweierlei Faktoren ab — vom „Feld des Lehrens" und ferner vom „Lehren" selbst.

Das „Feld des Lehrens" wird einmal durch konstante Faktoren, d.h. durch die grundlegenden psychoanalytischen Prinzipien bestimmt, zweitens durch variable Faktoren, die sich in Abhängigkeit von der Beziehung zwischen dem Ausbildungsinstitut und der Außenwelt wie von den Beziehungen zwischen den verschiedenen Subgruppen eines Instituts verändern. Alle im „Feld des Lehrens" Beteiligten sind durch verschiedene Kommunikationskanäle miteinander verbunden; eine Überlappung der von jedem Beteiligten übernommenen Rollen erscheint unvermeidlich; die einen haben es mit der Schwierigkeit zu tun, gleichzeitig Ausbildungskandidat, Analysand, zukünftiger Analytiker und zukünfiges Mitglied des Instituts zu sein; die anderen sind mit dem Problem konfrontiert, gleichzeitig Dozent, Lehranalytiker, Kontrollanalytiker, aktives Mitglied eines Instituts-Komitees, Vollmitglied des Instituts, psychoanalytischer Therapeut u.a. zu sein. — Eine solche Struktur bietet eine für die Spaltung der Übertragung in der Lehranalyse und für das Agieren gespaltener Übertragungsanteile im Felde der Ausbildung leider sehr geeignete Matrix.

In bezug auf den Prozeß des „Lehrens" lassen sich nach LANGER *et al.* (1964) in der Geschichte psychoanalytischer Ausbildungsinstitute im typischen Fall zwei Phasen unterscheiden:

Die erste Phase ist durch eine feindlich oder gleichgültig eingestellte Umwelt gekennzeichnet und durch einen entsprechenden äußeren Kampf um die Behauptung und Erhaltung der Institution. In der zweiten Phase kommt es zu einem Übermaß an Lehranforderungen (Lehren, Informationen, Lehranalyse) bei einer zunehmenden Zahl von Ausbildungskandidaten; aus dem äußeren Kampf wird im Laufe dieser Entwicklung ein innerer.

Die in der zweiten Phase verbesserte Beziehung zur Umwelt hat, so LANGER et al., bei manchen Instituten zu einer stärkeren Dogmatisierung geführt, in Abwehr der von ihnen gefürchteten verflachenden oder verunreinigenden Einflüsse anderer Disziplinen. Angesichts dieses Dogmatismus erscheint es als eine wesentliche Lehraufgabe, die Ausbildungskandidaten im kritischen Denken zu schulen, mit anderen Worten: die Ich-Funktion der kritischen Urteilsbildung zu stärken und sich nicht darauf zu beschränken, das vorliegende Wissen in klassischer Einweg-Kommunikation zu vermitteln.

Ein weiteres wichtiges Problem des Lehrens der Psychoanalyse stellt die Vermittlung der psychoanalytischen Technik und ihrer Theorien dar. Da es immer noch keine eindeutigen, objektivierbaren Kriterien für den Erfolg einer psychoanalytischen Behandlung sowie einer psychoanalytischen Ausbildung gibt, besteht die Gefahr, daß ein Ausbildungskandidat die Technik seines Lehranalytikers bzw. die seiner Gruppe oder Subgruppe als die bestmögliche ansieht.

Dieser Gefahr sollte nach der Empfehlung von LANGER et al. auf folgende Weise begegnet werden:

— Es sollte nicht nur die Technik der Psychoanalyse, sondern auch die Theorie dieser Technik gelehrt werden; denn nur mit Hilfe der Theorie kann der Ausbildungskandidat sowohl seine eigene Technik wie auch die seiner analytischen Lehrer (Lehr- und Kontrollanalytiker) und die der anderen Lehrer des Instituts einer kritischen Prüfung unterziehen.
— Es sollten in jedem Institut verschiedene Techniken der Psychoanalyse und die dazugehörigen Theorien gelehrt werden, um auf diese Weise das kritische Urteil des angehenden Psychoanalytikers zu schulen.
— Es sollte von den Lehrern des Instituts ein Vergleich verschiedener psychoanalytischer Theorien und Techniken angeboten werden, und es sollten auch die Ausbildungskandidaten zur kritischen Untersuchung von Ähnlichkeiten und Unterschieden zwischen den verschiedenen Theorien angeregt werden.

Eine solche Art des Vorgehens soll dazu dienen, die Ich-Funktion der kritischen Urteilsbildung zu stärken und ein etwa vorhandenes rigides und prohibitorisches Über-Ich zu schwächen.

Probleme der psychoanalytischen Weiterbildungsorganisation

Nach der Darstellung der Strukturen und Inhalte psychoanalytischer und psychotherapeutischer Ausbildung sei eine kritische Reflexion darüber unter Einbeziehung sozial-psychologischer und soziologischer Aspekte eingeschaltet, wie sie z.B. von SZASZ (1958) und von FÜRSTENAU (1970) unternommen wurde.

SZASZ (1958) untersucht dabei vor allem die Bedeutung, die der Faktor Macht in den drei von BALINT (1948) beschriebenen Perioden (s.S. 830f.) der psychoanalytischen Weiterbildung gespielt hat oder noch spielt.

In der ersten, sog. prähistorischen Periode, die mit der Gründung des Berliner Psychoanalytischen Instituts 1920 endete, gab es weder ein systematisches Training, noch irgendeine offizielle Kontrolle, noch eine Zulassungs-Selektion, und die Psychoanalyse war damals noch keine soziale Kraft. Wenn in dieser Periode Uneinigkeiten auftraten, so betrafen sie Fragen der Theorie. Die Macht der

Psychoanalyse bestand zu jener Zeit in ihrer revolutionären Orientierung, in ihrer wissenschaftlichen Fähigkeit, bisher chaotische und verwirrende Probleme zu ordnen und zu erklären, in ihren therapeutischen Erfolgen und nicht zuletzt in ihren neuen und kühnen theoretischen Ansichten (s. SZASZ, 1958).

Die zweite Periode der psychoanalytischen Ausbildung von der Gründung des Berliner Psychoanalytischen Instituts 1920 bis zur „Unabhängigkeitserklärung" der amerikanischen psychoanalytischen Institute gegenüber dem internationalen Ausbildungsausschuß im Jahre 1937 oder bis zu FREUDS Tod 1939 ist im Vergleich zur ersten Periode die Zeit der steigenden Nachfrage nach Psychoanalyse und der zunehmenden Anerkennung ihres sozialen Nutzens, ihrer sozialen Bedeutung. Wer diese Dienstleistung anzubieten hatte, gewann an Macht gegenüber demjenigen, der dazu nicht in der Lage war. Das gilt natürlich für alle Dienstleistungen: wer etwas Nützliches anzubieten hat, wozu andere nicht in der Lage sind, gewinnt dadurch und gemäß der Nachfrage für solche Leistungen an Macht, d.h. an Einfluß. Von jetzt an sind nach SZASZ Forderungen und Restriktionen in der Ausbildung zu verzeichnen, die nicht nur funktionsbedingt sind. Die beiden an der Ausbildung beteiligten Gruppen, Lehrer und Studenten, strukturieren sich immer stärker; das Machtgefälle zwischen beiden nimmt mit der Zahl und dem Umfang der geforderten Ausbildungsleistungen (Lehranalyse, Kontrollanalyse, Seminare, Examen) mehr und mehr zu. Im Rückblick gesehen, handelt es sich nach SZASZ um eine typische Übergangsperiode, die zum Teil Kennzeichen der ersten, zum Teil bereits der dritten Periode aufweist.

Die dritte Periode reicht von 1937 oder 1939 bis zur Jetztzeit, wobei die Untersuchung von SZASZ mit dem Jahr 1958 abschließt. Die Ausbildungsforderungen werden weiterhin gesteigert: Zahl und Dauer der Kontrollanalyse-Stunden werden vom Institut festgesetzt, die Zahl der Kurse und Seminare nimmt zu, der Lehrplan wächst umfangmäßig so, daß die Ausbildung durchschnittlich 5 Jahre dauert. Uneinigkeiten kristallisieren sich jetzt nicht mehr um Fragen der Theorie, sondern der Ausbildung, die nach SZASZ deutlich „übersetzt" erscheint. Die Selektionskriterien werden immer strenger, die Pflichten für den Kandidaten immer zahlreicher. Der wissenschaftliche und therapeutische Reiz der Psychoanalyse bleibt zwar voll erhalten, nicht jedoch ihr revolutionärer Ideengehalt.

SZASZ schließt seine Studie mit einer kurzen Gegenüberstellung der Beziehung des Analytikers zur Macht, wie sie sich in der psychoanalytischen Situation einerseits und in der analytischen Ausbildung andererseits darstellt. In der Privatheit der psychoanalytischen Situation gelinge es dem Analytiker vorzüglich, auf Macht zu verzichten: Er lehne die Rollen des Mächtigen ab, die der Patient an ihn delegieren möchte, und verhelfe ihm zu optimaler Ich-Stärke; es herrsche der Geist des Hinterfragens. In der psychoanalytischen Ausbildung dagegen komme es zur Etablierung von Macht in dem Maß, in dem Hierarchie, Forderung und Restriktion an Bedeutung gewinnen. Dabei sollte auch in der Ausbildung als oberstes Ziel gelten, dem Ausbildungskandidaten zu einem starken, kritischen und liberalen Ich zu verhelfen.

FÜRSTENAU (1970) stellt unter soziologischen Gesichtspunkten sieben Problemkreise heraus, die an psychoanalytischen Ausbildungsinstituten zu beobachten seien. Er bezieht sich auf die Verhältnisse in der BRD, genauer in der

Deutschen Psychoanalytischen Vereinigung, während SZASZ die amerikanischen Ausbildungsinstitute untersucht hatte.

Die erste Problematik ist durch die Unterschiedlichkeit der psychoanalytischen therapeutischen Situation und der Ausbildungssituation gekennzeichnet. Bei der ersten handelt es sich um eine kontrollierte Situation, die der Psychoanalytiker zu meistern gelernt hat. Derselbe Analytiker bringt jedoch in die Ausbildungssituation als Bürger einer bestimmten Gesellschaft auch seine nicht-fachlichen Aspekte und seine Existenzprobleme mit ein.

Die zweite Problematik betrifft die Spannungen zwischen der Arbeitsgruppe (BION, 1961) und der Grundannahme-Gruppe (BION, 1961). In jedem kollektiven Gebilde tritt diese Polarisierung zwischen einem Trend nach sachgerechter, problemorientierter Zusammenarbeit und einem Trend nach egozentrischer, individuumzentrierter Regression auf. Der zweite Trend ist unter den Weiterbildungskandidaten u.E. deswegen oft vorherrschend, weil er durch die in der Lehranalyse geförderte (wenn auch dosierte) Regression begünstigt wird.

Die dritte Problematik hängt mit dem Charakter eines psychoanalytischen Ausbildungsinstituts als einer *qualifizierenden Vereinigung* zusammen. Ihre primäre Aufgabe besteht darin, die nächste Generation von Psychoanalytikern heranzubilden. Die Forderungen des wissenschaftlichen Austausches unter Fachgenossen als das primäre Ziel einer Studien-Vereinigung ist demgegenüber sekundär. Dies führt zu einer Dominanz der Ausbildungsaktivitäten gegenüber der wissenschaftlichen Kommunikation mit allen einschlägigen Folgen: Nicht der Geist des Infrage-Stellens, Umdenkens, Neu-Interpretierens herrscht; es besteht vielmehr die Gefahr des Traditionalismus. — Dies ist u.E. auf folgende Faktoren zurückzuführen: Die Schwierigkeit der Ablösung von Weiterbildungskandidaten vom Lehranalytiker; der in manchen Instituten herrschende Trend zu diskriminierender Unterscheidung zwischen den „wahren" oder „eigentlichen" oder „im-engeren-Sinne" Psychoanalytikern und den „bloßen" analytischen Psychotherapeuten, was oft darauf hinausläuft, daß bestimmte Theorien z.B. die Libido-Theorie tabu sind, d.h. nicht mehr hinterfragt werden dürfen; neue Ansätze werden in einem solchen Klima als Angriffe auf die Identität des Psychoanalytikers erlebt, was zu Verunsicherung und zum Lernwiderstand führt; auch befinden sich die Psychoanalytiker großenteils heute noch in einem Minoritätenstatus; das hat nicht selten zur Folge, daß sie unter dem Druck sozialpsychologischer Defensivnotwendigkeit dazu neigen, ihre Thesen und Hypothesen als absolute Wahrheit zu verteidigen.

Dieser Trend wird noch verstärkt durch die „schizoide" Situation in Ausbildungsinstituten, die dadurch entsteht, daß die Dozenten hinsichtlich ihrer wissenschaftlichen Positionen meist wenig voneinander wissen; ihre Zusammenarbeit beschränkt sich zumeist auf die Weiterbildung der jüngeren Kollegen. Zwei weitere Gründe scheinen uns für diese Situation verantwortlich zu sein: Die mangelnde Aufarbeitung von latenten Rivalitätskonflikten unter den Mitgliedern des Lehrkörpers, die gelegentlich zur Tendenz eines überspitzten Spezialistentums in solchen Teilbereichen führt, in denen die Betreffenden sich konkurrenzlos fühlen können; die einseitige berufliche Sozialisation der Weiterbildungskandidaten auf die Dyade hin, wodurch die Rivalitätsproblematik oft eher ausgeschaltet, d.h. vergleichsweise wenig analytisch bearbeitet wird und die Fähigkeit zur Team-

Arbeit wie zur Kooperation überhaupt und damit zu konstruktiver Konkurrenz nicht gerade gefördert wird.

BROCHER (1970) hat auf die Schwierigkeit eines Nebeneinander von Weiterbildungs- und Forschungsaufgaben in vielen Instituten hingewiesen insofern, als die erregenden, „jagenden" Aspekte wissenschaftlicher Forschung die eher „pflegerischen" Aspekte der Weiterbildung stören können. Es kommt darauf an, zu balancieren zwischen den für die Weiterbildung junger Kollegen notwendigen „pflegerischen" Tendenzen, die sich z.B. in freundlicher Geduld mit der langsamen Entwicklung der Kandidaten niederschlagen, und den für die Entfaltung von wissenschaftlichem Geist und Forschungsinitiativen nötigen „jagenden" Tendenzen. Beide Tendenzen sollten in einer Weiterbildungsorganisation vertreten sein, da die Gefahr in der Überbetonung jeweils einer Tendenz liegt.

Die vierte Problematik psychoanalytisch-psychotherapeutischer Weiterbildungsinstitute bezieht sich auf die mangelnde Klärung der Berufsrolle des Psychoanalytikers. Die eine Auffassung orientiert sich am Standard-Modell psychoanalytischer Therapie; die andere tendiert zu einer breiteren Konzeption, wonach der Psychoanalytiker unter Einsatz des psychoanalytischen Denk- und Beobachtungsmodells und seiner eigenen Person in unterschiedlichen Konstellationen, Gruppen und Institutionen arbeitet. Je nach dem Konzept der Berufsrolle des Analytikers werden sich die Ziele und Methoden der Weiterbildung verändern. Darauf hat bereits BIRD (1968) hingewiesen; MITSCHERLICH-NIELSEN (1970) plädiert dafür, den künftigen Analytiker sowohl für den therapeutisch-klinischen Bereich wie für den Bereich der Forschung auszubilden.

Die fünfte Problematik besteht in der Gefahr der Ritualisierung durch Weiterbildungsregelungen und -normen, wie sie in einem reinen Weiterbildungssystem ohne regen wissenschaftlichen Austausch immer gegeben ist. Nur durch wissenschaftliche Kommunikation und das darin enthaltene Prinzip des In-Frage-Stellens dringt ein Innovationselement in die Ausbildungssysteme ein.

Die sechste Problematik ist in einer gewissen Einseitigkeit des Zieles psychoanalytischer Weiterbildung zu sehen, wonach der Eindruck entsteht, als ob es nur auf die persönliche Entwicklung, Differenzierung und Reifung des Kandidaten ankäme. Damit ist der Lernerfolg zu einseitig mit der Lehranalyse des Kandidaten verknüpft. Das zweite Ziel wird unterbewertet oder gar übersehen, daß es sich um die Weiterbildung zu einem Beruf mit einer klar umrissenen fachlichen Kompetenz, dem Analysieren-Können, handelt. Dies bedeutet, daß der Supervision zumeist zu wenig Gewicht beigemessen wird. So sollte der Kontroll- oder Supervisionsanalytiker eine entscheidende Mitsprache bei der Zulassung des Kandidaten zu den verschiedenen Stufen der Weiterbildung üben; außerdem sollte vermieden werden, daß ein Kandidat nur bei seinem Lehranalytiker eine Supervision durchläuft.

Die siebente Problematik betrifft Unklarheiten der Entscheidungsfunktionen in psychoanalytischen Weiterbildungsinstituten. Die Entscheidungskriterien der Aufnahme, der Zulassung zu den einzelnen Stufen der Weiterbildung und zum Abschlußexamen, sind oft nicht klar genug artikuliert, die Rollen von Lehr- und Supervisionsanalytiker gelegentlich ungenügend definiert, die unterschiedlichen Aufgaben der beteiligten Personen manchmal nicht genügend voneinander getrennt. All dies mobilisiert regressive Tendenzen bei den Weiterbildungskandidaten und begünstigt das Agieren außerhalb der Lehranalyse. Die mangelnde Strukturierung in der Weiterbildung zeigt sich auch in einem Mangel an Kriterien, die dem Kandidaten eine Effizienzkontrolle und die Einschätzung seines Weiterbildungsstandes ermöglichen.

Aus den dargestellten Mängeln in psychoanalytisch-psychotherapeutischen Weiterbildungsinstituten ergeben sich u.E. folgende Empfehlungen:

Die Rollen der Ausbildenden genauer zu definieren,
— die Selektionskriterien für die verschiedenen Phasen der Weiterbildung zu definieren,
— Effizienzkontrollen einzubauen,
— die wissenschaftliche Kommunikation unter allen Beteiligten anzuregen,
— die Berufsrolle des Psychoanalytikers zu klären,
— regelmäßige, an Ausbildungsproblemen orientierte Sitzungen zwischen Vertretern des Unterrichtsausschusses und der Kandidaten abzuhalten,
— die Strukturen des Weiterbildungsinstituts systematisch zu analysieren (KEISER, 1964; BROCHER, 1970).

Zur Weiterbildung in der analytischen Psychotherapie

Bisher ging es um die psychoanalytische Weiterbildung. Unter den Aspekten der therapeutischen Versorgung erscheint jedoch eine breiter angelegte psychotherapeutische Ausbildung erforderlich, die die hochspezialisierte methodisch-technische Kompetenz der vollausgebildeten Psychoanalytiker durch eine fundierte psychotherapeutische Kompetenz für die verschiedenen Anwendungen der Psychoanalyse und für alle jene Berufsgruppen ergänzt, denen psychisch Kranke heutzutage anvertraut sind. Es handelt sich bei diesen Gruppen neben den in klinischen Institutionen und in ambulanter Praxis tätigen Psychiatern und neben den in allgemein-medizinischer Praxis sowie auch in anderen Fachdisziplinen tätigen *Ärzten*, um die *klinischen Psychologen* und um die *Sozialarbeiter*.

Das bedeutet für die Weiterbildung, daß sie auf unterschiedlichen Grundausbildungsgängen, denen der Medizin, der Psychologie und der Sozialarbeit, aufbauen, daß sie den entsprechenden primären beruflichen Identitäten Rechnung tragen und diese um eine zusätzliche Identität, die des Psychotherapeuten, erweitern muß [10, 11].

---

[10] „Wie kommt solch eine berufliche Identität zustande? Sie wurzelt, natürlich, im Ausbildungsprozeß, dessen Natur sich in der Art von beruflicher Identität, dem Typ des professionellen Selbstkonzeptes widerspiegelt, die das Individuum daraufhin entwickelt. Berufliche Identität als eine Spiegelung der inneren Erfahrung eines Individuums wird von außen durch die Anerkennung der Gesellschaft balanciert, die einen Menschen als Angehörigen eines bestimmten Berufes identifiziert. Professionelle Identität wird in den meisten Fällen eine Widerspiegelung der gesamten beruflichen Gruppe sein, ihres Glaubens an sich selbst und ihres Status in der Gesellschaft sowie ihrer Fähigkeit, angemessene Ausbildungsmethoden zu entwickeln, die die Kontinuität und das berufliche Wachstum der Gruppe sichern" (EKSTEIN u. WALLERSTEIN, 1972; eigene Übers.).

[11] Die folgende Darstellung ist an den Arbeiten von EKSTEIN u. WALLERSTEIN (1972) orientiert, die sich besonders gründlich mit den Problemen der Weiterbildung in der analytischen Psychotherapie befaßt haben.

Hinsichtlich der primären beruflichen Identität des *Arztes* und damit des *Psychiaters* gilt: Sie basiert auf einer Tradition von nahezu 2400 Jahren und auf einer beruflichen Ethik, die ein großes Maß an therapeutischer Verantwortung gegenüber dem einzelnen Patienten einschließt; sie beruht ferner auf einem hohen sozialen Status, als einem Resultat langer Kämpfe um Anerkennung. Andererseits steht die Psychiatrie wegen ihrer jungen Entwicklung z.T. noch in jenen Anerkennungskämpfen, die die Medizin als solche bereits hinter sich hat.

Ferner ist zu beachten, daß die professionelle Identität des Psychiaters recht vielfältig ist, d.h. auf einer vielfältigen Ausbildung beruht (Training in der Diagnostik, in Stations- und Kliniksmanagement, in somatischen Therapien, in der Neurologie und auch in der Psychotherapie). Ein Psychiater kann in sehr unterschiedlichem Ausmaß mit Psychotherapie beschäftigt sein; sie kann ihm eine von anderen beruflichen Fähigkeiten bedeuten; sie kann aber auch die von ihm angestrebte endgültige Subspezialisierung sein.

Die *klinischen Psychologen* können sich nicht wie die Ärzte auf eine 2000jährige Tradition berufen. Sie geraten nicht selten in die Lage, um das Recht der Ausübung von Psychotherapie kämpfen zu müssen, und werden von den Ärzten dabei oft als grenzüberschreitend erlebt; sie haben eine Beziehung zum Mythos des Prometheus, der von den Göttern bestraft wurde, weil er das heilige Feuer stahl, um es den Menschen zu bringen. Ihr Selbstkonzept schließt of beides ein: das heroische Gefühl, dem Menschen einen viel benötigten therapeutischen Service zu bringen, und den unterschwelligen Verdacht, daß sie damit nichtsdestotrotz etwas Falsches tun (s. EKSTEIN u. WALLERSTEIN, 1972).

Innerhalb der Psychologie ist die klinische Psychologie eine sehr junge Wissenschaft, und ihre Position ist jener der Psychiatrie innerhalb der Medizin nicht unähnlich. Ihre Reputation gegenüber den anderen Bereichen der Psychologie ist nicht besonders gut. Wegen der Betonung von Anwendung und Service, wegen der qualitativen Natur ihrer Einsichten und wegen ihrer Unfähigkeit, sich an den etablierten Modellen der experimentellen Designs der akademischen Psychologie zu orientieren, wird sie oft hart kritisiert. Das Ausbildungsdilemma des klinischen Psychologen kann folgendermaßen formuliert werden:

Was er während seines Studiums und zur Erlangung eines akademischen Grades lernen muß, ist im klinischen Feld wenig gefragt; und seine Vorstellungen und Methoden hinsichtlich Forschung sind in der klinischen Arbeit nur selten direkt anwendbar; so ist es für ihn nicht leicht, angesichts der Widerstände von seiten der akademischen Psychologie, der Psychiatrie und der Gesellschaft im weiteren Sinne eine berufliche Identität zu erreichen und zu stabilisieren. Prospektiv betrachtet ist zu bedenken, daß der klinische Psychologe in das Feld der Psychotherapie ein intensives Forschungsinteresse einbringt (s. EKSTEIN u. WALLERSTEIN, 1972). —

Die Grundausbildung des *Sozialarbeiters* begünstigt die Entwicklung einer beruflichen Identität. Sozialarbeit ist eindeutig definiert und ihre Spezialisierungen sind klar ausgearbeitet. Als einzelner ist der Sozialarbeiter an institutioneller Tätigkeit orientiert; seine professionelle Identität schließt die Fähigkeit ein, sich selbst als Teil einer Organisation zu sehen. In gleicher Weise davon entfernt, sich als einen unabhängigen privaten Praktiker oder als eine wissenschaftliche Forschungsprimadonna zu sehen, ist er darauf eingestellt, in einer Gruppe zu arbeiten; seine professionelle Identität enthält die Idee der sozialen Verantwortung, des sozialen Service und der sozialen Interaktion. Die Erfahrung sozialer Verflechtung ist ein wichtiger Aspekt in der Ausbildung der Sozialarbeiter. Sie arbeiten oft unter den Bedingungen des Herkules, um sich die Unterstützung der Gesellschaft für ihre Programme zu verschaffen, in denen sie soziale Bedürfnisse und sozialen Service zu verknüpfen suchen (s. EKSTEIN u. WALLERSTEIN, 1972).

Die Schwierigkeiten bei der Entwicklung einer konsolidierten professionellen Identität der Sozialarbeiter sind die folgenden: Obwohl die Sozialarbeit viel älter ist als die klinische Psychologie, hat sie ähnliche Kämpfe durchzufechten wie diese, um von den anderen klinischen Professionen und von der Gesellschaft akzeptiert zu werden. Der Sozialarbeiter hatte bis vor kurzem wenig Kontakt zu klinischen Psychologen und fühlte sich gegenüber dem Psychiater in einer Position der Abhängigkeit. —

EKSTEIN und WALLERSTEIN (1972) haben darauf hingewiesen, daß im heutigen Erziehungssystem im allgemeinen und im Ausbildungssystem der Psychotherapie im besonderen ein alter Konflikt fortlebt, jener Konflikt, den z.B. KANT (1798) als Kampf zwischen den höheren und niedrigeren Fakultäten im damaligen deutschen Universitätssystem vom Standpunkt eines ausgesprochenen Parteigängers aus beschrieben und darüber hinaus aktiv geführt hat. In der psychotherapeutischen Ausbildung stellt sich dieser Konflikt so dar, daß auf der einen Seite Praktiker der Psychotherapie für eine wachsende Zahl behandlungsbedürftiger psychisch Kranker ausgebildet und auf der anderen Seite Forscher herangezogen werden sollen, die imstande sind, neue Methoden und Theorien in diesem Feld zu entwickeln.

EKSTEIN und WALLERSTEIN (1972) haben sich um eine Lösung dieses Dilemmas bemüht, und zwar anhand der Supervision, die zweifellos die zentrale Vermittlungsform in der psychotherapeutischen Weiterbildung darstellt. Es geht ihnen darum, eine Form der Supervision zu entwickeln, die den beiden miteinander in Konflikt liegenden Tendenzen gerecht wird; sie bedienen sich dabei eines imaginären Modells einer Ausbildungsstätte, in der sie jene drei Gruppen zueinander in Beziehung setzen, deren Funktionen die Lernerfahrungen der Psychotherapie-Kandidaten am meisten betreffen und beeinflussen.

Es handelt sich dabei um die Gruppe der Lehrer, die sich als stolze Träger einer klassischen Tradition fühlen, die sie enthusiastisch und selbstlos dem Ausbildungskandidaten zu vermitteln suchen. Selbst von der primären Wichtigkeit ihrer Aufgabe durchdrungen, leiden sie doch an dem chronischen Verdacht, daß die anderen Gruppen ihnen eher die letzte Position in der institutionellen Hierarchie zuweisen.

Es handelt sich ferner um die Organisatoren oder Administratoren, die für die reibungslose Abwicklung der Dinge nach einem Zeit- und Organisationsplan zu sorgen haben. Von ihrem Selbstbild her bringen sie Ordnung in das Chaos, in dem die anderen sich bewegen, und bemühen sich um die Koordinierung einer unverantwortlichen Gruppe von Individualisten. Sie erleben sich als die gemeinschaftsbewußten Träger der psychotherapeutischen Werte, die sie gegenüber der umgebenden sozialen Realität zu vertreten und zu verbreiten haben. Sie halten sich selbst für die fraglos höchste Autorität, leiden dabei jedoch an einem konstanten Inferioritätsgefühl und an der Vorstellung, daß die anderen Gruppen auf sie herabsehen als auf Leute, die sich ohne reales Talent und ohne humanistisches Engagement in die Administration geflüchtet haben. Nach Meinung der Lehrer töten die Administratoren den Initiativgeist und versuchen, die anderen in das Prokrustes-Bett der Organisation zu zwängen.

Die jüngste und esoterischste Gruppe ist die der Forscher. Ihr Selbstbild ist durch das messianische Gefühl bestimmt, die zurückgebliebenen Anderen auf das Niveau ihrer eigenen höheren Einstellungen anheben zu müssen und selbst die einzig wahren Träger der wissenschaftlichen Neugier, des Fortschritts und der Überwindung etablierter Dogmen zu sein. Aus ihrer Sicht sind die Lehrer dogmatische Indoktrinierer der eifrigen Jugend. In den Organisatoren sehen sie Leute, die mit ihren Organisationsplänen rigide Barrieren für kreative Arbeit und Innovation errichten, wobei sie andererseits die Organisatoren in ihrer Funktion als Manager von Forschungsfinanzierungen gern benutzen.

Nach EKSTEIN und WALLERSTEIN (1972) kann die Lösung der zwischen diesen Gruppen bestehenden Probleme nur in der wechselseitigen Erkenntnis liegen, daß der äußere Kampf gegen die jeweils anderen Gruppen oft nur die Widerspiegelung des Kampfes gegen die inneren Schwierigkeiten ist, die man bei der Erfüllung der eigenen Aufgaben zu bewältigen hat.

Wir möchten darauf hinweisen, daß Lehre, Forschung und Administration sich nicht nur durch verschiedene Personen und Spezialisten-Gruppen repräsentieren, sondern daß entsprechende Interessen und Forderungen auch in der Person des einzelnen Therapeuten miteinander im Widerspruch liegen können oder, im gelungenen Fall, koordiniert und harmonisiert sein können.

EKSTEIN und WALLERSTEIN (1972) verbildlichen das von ihnen entworfene Modell der Supervision in dem sogenannten klinischen Rhombus, dessen Endpunkte durch den Patienten (*P*), durch den in Ausbildung befindlichen Therapeuten (*T*), durch dessen Supervisor (*S*) und schließlich durch den Administrator (*A*) der betreffenden Institution gebildet werden (s. Abb. 1).

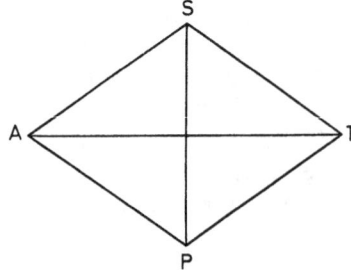

Abb. 1. Der klinische Rhombus (aus: EKSTEIN, R. u. R.S. WALLERSTEIN; 1972)

Für den Therapeuten und Ausbildungskandidaten stellen sich in den drei Eckpunkten des klinischen Rhombus drei Arten von Problemen dar, die nur äußere Repräsentationen typischer innerer Situationen sind: Er selbst soll dem Patienten helfen, mit dem scheinbaren Chaos fertigzuwerden, das dessen Krankheit für ihn darstellt. — Gegenüber dem Supervisor stellt der Therapeut sein eigenes Chaos, seine eigenen Schwierigkeiten und Wissensmängel dar, um seinerseits Hilfe und Förderung zu erhalten. — Der Administrator vertritt die Bedingungen der klinischen Situation, denen der Therapeut ausgesetzt ist, und repräsentiert Bestätigung oder Mißbilligung seiner Arbeit.

Der Patient repräsentiert gewöhnlich die Unordnung, die Krankheit bedeutet. Wenn er sich bessert, kann er für den Therapeuten auch ein Modell zunehmender Befähigung, inneren Wachstums und Reifung werden. Wenn er krank bleibt, kann er für den Therapeuten zu einer konstanten Mahnung an dessen Gewissen werden, deswegen, weil er noch keine angemessene Hilfe empfangen hat.

Der Supervisor, der gewöhnlich als Ich-Ideal und Helfer erlebt wird, kann zeitweilig vom Therapeuten als der richterliche Repräsentant der Administration gesehen werden, als die Personifizierung von strafenden Einstellungen. Er kann aber auch als inkompetent erlebt werden und als Ausdruck eher des Chaos als der Stärke.

Auch der Administrator, dessen Funktion sich gewöhnlich als die stabilste für den Therapeuten darstellt, kann unterschiedlich erlebt werden; er kann zeitweilig als Hort der Vernunft und des demokratischen Prinzips gegenüber den Launen und Kaprizen des Supervisors erscheinen, zeitweilig aber auch als schwache Figur, deren Mangel an Entscheidungskraft zu administrativem Chaos führt, so daß der Lehre und der Service-Funktion der notwendige stützende Rahmen fehlt.

Der Prozeß des Lehrens und Lernens wird durch die wechselseitigen Interaktionen der Beteiligten bestimmt und z.T. beinhaltet. EKSTEIN und WALLERSTEIN (1972) verstehen die Probleme dieses Lehrens und Lernens auf der Basis der psychoanalytischen Theorie der Persönlichkeit und des theoretischen und technischen Wissens der klassischen Psychoanalyse sowie der psychoanalytisch orientierten Psychotherapie. Dabei ergibt sich folgendes Problem: die technische Sprache der Psychoanalyse ist die des Therapeuten und ihre Verwendung in Lehr- und Lernprozessen würde diese im Sinne des Therapieprozesses konzeptualisieren. Das würde bedeuten, den Supervisionsprozeß als einen psychotherapeutischen Prozeß zu betrachten.

EKSTEIN und WALLERSTEIN (1972) plädieren dafür, die Supervision als einen Lernprozeß und nicht als eine getarnte Form von Psychotherapie zu verstehen, und möchten deshalb für den Supervisionsprozeß, wenngleich er aus ihrer Sicht auf der psychoanalytischen Persönlichkeitstheorie basiert, spezielle Konzepte und eine spezielle nicht-therapeutische Sprache anwenden. Sie betrachten die Supervision als eine Art Labor, worin sich die charakteristischen Probleme des Weiterbildungsteilnehmers darstellen können; es wird ihm durch entsprechende Hilfestellungen ermöglicht, die technischen Probleme eines nach objektiven Kriterien möglichst adäquaten therapeutischen Vorgehens gegen seine speziellen Lernprobleme abzugrenzen; diese Lernprobleme bestehen darin, daß jeder Weiterbildungskandidat dazu neigt, in therapeutischen Situationen bestimmte, für ihn spezifische Verhaltensweisen zu bevorzugen und andere außer Acht zu lassen; diese Neigung, sich gegenüber dem Patienten in einer bestimmten vorgeprägten Weise zu verhalten, schlägt sich in der Beziehung zum Supervisor als charakteristische Einschränkung des Reagierens und des Lernens nieder und konstelliert sich somit für den betreffenden Kandidaten als sein spezielles Problem des Lernens; dieses stellt sich um so stärker dar, je mehr sich der künftige Psychotherapeut noch in den Anfangsstadien seiner Weiterbildung befindet.

Lernen bedeutet Veränderung; so sehr diese Veränderung einerseits angestrebt wird, so wird sie andererseits doch auch gefürchtet. Probleme des Lernens werden somit zum Brennpunkt der Auseinandersetzung um Veränderung des eigenen beruflichen Funktionierens; sie sind das Vehikel der Veränderung und das Maß für den dagegen gerichteten Widerstand.

EKSTEIN und WALLERSTEIN (1972) beschreiben eine Reihe von Lernwiderständen oder „Problemen des Lernens", wie sie nach ihrer Erfahrung in der Supervision künftiger Psychotherapeuten häufig zu beobachten sind. Diese Lernwiderstände sollen nicht als psychopathologische Phänomene im Sinne psychiatrisch-diagnostischer Kategorien verstanden werden. Eine Aufarbeitung psychopathologischer Phänomene ist nur im Rahmen einer dazu motivierenden Psychotherapie möglich. In Lehr- und Lernsituationen dagegen geht es um Probleme des Lernens; diese prägen das Wissen und die Technik, die gelernt werden sollen. An besonders prononcierten Ausprägungen solcher Lernprobleme stellt sich deutlich dar, was in vielen ähnlichen Fällen — weniger ausgeprägt — auch wirksam ist.

So wird einmal ein Lernverhalten beschrieben, das als „Lernen durch heftiges Verleugnen" bezeichnet wird. Ein Supervisor hatte sich in einem solchen Fall während des gesamten Supervisionsprozesses intensiv darum bemüht, die Aufmerksamkeit des Therapeuten, eines Psychologen, auf die Schwierigkeiten zu lenken, die ihn hinderten, sich in das emotionale Erleben seines Patienten stärker einbeziehen zu lassen. Der Therapeut ließ sich jedoch nicht beeinflussen, sondern zog es vor, in der Rolle des „objektiven Wissenschaftlers" zu verbleiben; er beharrte darauf, daß seine emotionale Distanz zum Patienten ein wesentliches Element seiner „Objektivität" sei; sein Lerninteresse war übrigens vornehmlich darauf ausgerichtet, verschiedene psychotherapeutische Schulen miteinander zu vergleichen.

Er mußte beständig leugnen, daß die ihm vom Supervisor angebotene Sichtweise der therapeutischen Interaktionen hilfreich sein könnte und daß es sinnvoll sei, sie aufzugreifen und in der Therapie zu erproben. Bei der Auswertung der Supervision wurde deutlich, daß dieser Kandidat trotz seines heftigen Verleugnens *lernte* und, wenngleich unter großen und überflüssig erscheinenden Schwierigkeiten, sein Verhalten in einem gewissen Ausmaß änderte. Bei der Auswertung seiner Supervisionserfahrung erkannte er die Stichhaltigkeit der Gesichtspunkte seines Supervisors; es wurde ihm klar, daß er seinen interpersonellen Verhaltensstil ändern müßte, um in einer für den Patienten hilfreichen Weise emotional einbezogen sein zu können; es wurde ihm deutlich, daß er nur so etwas über psychotherapeutische Systeme lernen konnte, um diese hernach vergleichen zu können, so sehr ihm dies auch mißfiel und so sehr er seine Bedürfnisse in dieser Richtung auch verleugnen mußte.

Ein anderes von EKSTEIN und WALLERSTEIN beschriebenes Lernverhalten ist das „Lernen durch Unterwerfung". Ein Weiterbildungsteilnehmer, der diese Verhaltensweise zeigte, hatte seine innere Welt und seine Umweltbeziehungen im Sinne eines rigiden hierarchischen Arrangements mit fest definierten Rollen und Verhaltensweisen konzeptualisiert. Die Patienten waren „unten"; sie konnten manipuliert und dirigiert werden; die grundlegende Schwierigkeit dieses Kandidaten im Umgang mit seinen Patienten bestand in einem feindseligen Bedürfnis, sie zu kontrollieren. Supervisoren dagegen waren „oben"; in den Grenzen, in denen seine eigenen Ressentiments hinsichtlich seiner Position in der Hierarchie es erlaubten, verhielt er sich ihnen gegenüber unterwürfig und dependent; seine Grundtendenz war durch unterwürfige Bereitwilligkeit gekennzeichnet, die durch gelegentliches Auftauchen der zugrunde liegenden halsstarrigen Feindseligkeiten durchlöchert wurde.

Die unterwürfige Bereitwilligkeit führte zu einer imitierenden Übernahme der äußeren Formen jener Verhaltensweisen, die der Supervisor nach Meinung des Kandidaten von ihm forderte; ein wirklich effektives Lernen fand nicht statt, da ein solches nur aus zunehmender Einsicht und aus der allmählichen Internalisierung eines zunächst nur von außen wahrgenommenen Lerndilemmas resultieren kann. Die Unterwerfung des Kandidaten war nur eine andere, akzeptabler erscheinende Form des Widerstandes als die feindselige Rebellion; gleichzeitig war sie der erste Schritte zum effektiven Lernen, sie war für diesen Kandidaten seine Art des Lernens.

Die beiden genannten Lernverhaltensformen sind in gleicher Weise Widerspiegelungen einer Stufe auf dem Weg zum Lernen — einer Stufe, die notwendigerweise passiert werden muß, damit der betreffende Mensch befähigt wird, das bestehende Lerndilemma als sein eigenes anzuerkennen und nicht als ein Problem, das ihm der Schiedsspruch des Supervisors aufoktroyieren will.

Neben diesen beiden Problemen des Lernens wird von EKSTEIN und WALLERSTEIN noch die „mea-culpa-Haltung" beschrieben, ferner „das Problem, ein Problem zu finden", das „Lernen durch gefüttert werden" (learning by spoonfeeding), das Problem „Skepsis versus Glauben", das Problem „Supervision ist Psychotherapie" u.a.

Von HEIGL-EVERS und HEIGL (1971) wurden Lernstörungen beschrieben, die aus einseitigen Lernmotivationen resultieren; diese sind wiederum als Folge habituell eingenommener Positionen in Lehr- und Lerngruppen zu betrachten; solche habituell eingenommenen Positionen bei mangelnder Positionsflexibilität sind im Lernprozeß sowohl fördernd wie hindernd. Von HEIGL-EVERS (1974) wurden Vorschläge dazu entwickelt, wie man mit solchen Lernbehinderungen im Supervisionsprozeß umgehen könnte.

Zur Weiterbildung in der analytischen Gruppenpsychotherapie

Wenn bislang die Weiterbildung in Psychoanalyse und Psychotherapie in ihrer individuellen Anwendung erörtert wurde, so soll im folgenden die Weiterbildung zum Gruppenpsychotherapeuten diskutiert werden. Es sollen zunächst jene Qualitäten und Fähigkeiten dargestellt werden, die ein Psychoanalytiker und analytischer Psychotherapeut zusätzlich erwerben muß, um in einer Gruppe von Patienten therapeutisch wirken zu können. Danach sollen die Methoden beschrieben werden, die zur Vermittlung und Einübung dieser spezifisch gruppentherapeutischen Fähigkeiten geeignet sind. Die für den Psychoanalytiker und Psychotherapeuten zur Ausübung der Gruppenpsychotherapie neu zu erlernenden Qualitäten und Fähigkeiten lassen sich gliedern in gruppenzentrierte Beobachtungs- und Denkweisen und in gruppenzentrierte Interventionsformen. Die Entwicklung und

Einübung dieser Fähigkeiten fordert vom Einzeltherapeuten meist eine erhebliche Umstellung.

Der Gruppentherapeut sollte imstande sein, eine gruppenzentrierte Wahrnehmungseinstellung und Denkweise in Abgrenzung gegen eine (ausschließlich) individuumszentrierte anzuwenden (HEIGL-EVERS u. HEIGL, 1972). Mit anderen Worten: er sollte den Patienten immer im Beziehungsnetz der Gruppe sehen und das Verhalten des einzelnen Patienten immer auch als Manifestation des Gruppenprozesses auffassen, als Ausdruck und als Lösungsversuch eines aktuellen Gruppenkonfliktes. Auch die Interventionsformen des Gruppenpsychotherapeuten leiten sich aus dieser Beobachtungs- und Denkweise ab.

Bei der gruppenzentrierten Beobachtungs- und Denkweise handelt es sich um eine komplexe Befähigung, die umschriebenere Qualitäten einschließt.

Der Gruppenpsychotherapeut muß anders und mehr als der Einzelpsychotherapeut zu einer schnellen Verschiebung seiner Aufmerksamkeit fähig sein, da diese von einer Mehrzahl von Patienten gleichzeitig beansprucht wird. Dementsprechend muß er auch über eine besondere Flexibilität der Empathie verfügen, über die Fähigkeit zu multiplen, d.h. blitzschnell einander folgenden passageren Identifikationen; solche Identifikationen sind ebenso wie in der Einzeltherapie deswegen notwendig, weil nur auf diese Weise das Erleben der einzelnen Patienten gleichsam von innen her erfahrbar ist.

Die in der dyadischen Therapie geübte psychoanalytische Empathie wurde zuvor bereits genauer beschrieben (s.S. 837f.). In der Gruppentherapie genügt diese auf eine Person und ihre Übertragung zum Therapeuten ausgerichtete Empathie nicht. Der Psychotherapeut in der Gruppe muß sich außerdem passager mit den Subjekten und Objekten wechselseitiger Übertragungen der Gruppenmitglieder identifizieren können. Er muß empathisch die in der Gruppe sich konstellierenden Untergruppen, Majoritäten und Minoritäten und die Individuen als Träger soziodynamischer Funktionen und Rollen zu erfassen verstehen. Mit der Befähigung zur flexiblen Empathie muß sich die Fähigkeit zur psychoanalytischen Schlußbildung und ihre blitzschnelle Handhabung verbinden, um die den manifesten Interaktionen der Gruppenmitglieder zugrunde liegenden latenten Kommunikationsmuster und Kommunikationsinhalte im Sinne begründeter und gezielter Vermutungen erfassen zu können.

Die dem Therapeuten durch Assoziationen vermittelte Introspektion des Patienten in der Einzeltherapie erlaubt ein „langsameres" Denken; die Interaktionen in der Gruppe, d.h. die wechselseitigen interpersonellen Stimulierungen zu Erlebens- und Verhaltensreaktionen als Annäherungsform an das Unbewußte in der Gruppe wird dem Therapeuten durch den Prozeß einer frei flottierenden Diskussion vermittelt und fordert eine große Behendigkeit in der psychoanalytischen und soziosanalytischen Schlußbildung als einer Form indirekten Erkennens (BOCHENSKI, 1965).

Vor der Erörterung gruppenspezifischer Interventionsweisen soll kurz ein emotionales Problem erwähnt werden, das für den Psychotherapeuten in der Gruppe u.E. eine ungleich größere Rolle spielt als für den Einzeltherapeuten: Es handelt sich um die Verarbeitung narzißtisch-exhibitionistischer Fantasien (KOHUT, 1971) und phallisch-exhibitionistischer Triebanteile. Die Situation des in der Gruppe intervenierenden Psychotherapeuten bedeutet in weitaus stärkerem Maße ein In-

Erscheinung-Treten, ein Sich-Darstellen als die dyadische Situation des Einzeltherapeuten. In dem Maße, in dem ein Therapeut seine exhibitionistischen Tendenzen in sein Ich integriert hat, d.h. Ich-gesteuert und gruppengerecht damit umgehen kann, wird er in dieser Hinsicht nicht unter Konfliktdruck geraten. Soweit eine solche Integrierung nicht gelungen ist, kann der Therapeut durch andrängende, in der Gruppe mobilisierte exhibitionistische Bedürfnisse dagegen in konflikthafte Bedrängnis geraten. Eine solche Bedrängnis kann z.B. dann entstehen, wenn die Gruppe dem Therapeuten eine Führungsrolle (die Alpha-Position) aufzudrängen versucht. Ein Therapeut mit größeren Resten nicht-sublimierter narzißtischer Bedürfnisse wird dadurch der Versuchung ausgesetzt, eine solche Rolle agierend zu übernehmen und sich selbst in einer nicht therapiegerechten Weise herauszustellen. Falls der Therapeut die Charakterabwehr der Reaktionsbildung gegen exhibitionistische Tendenzen entwickelt hat, wird er in solchen Konfliktsituationen mit einer eher übermäßigen Zurückhaltung reagieren, und d.h. eher in der bloßen Beobachtung verharren und zu wenig interpretieren. Unaufgearbeitete exhibitionistische Tendenzen scheinen uns ein Grund dafür zu sein, daß selbst ausgezeichnete Einzeltherapeuten es oft vermeiden, sich mit Gruppenpsychotherapie zu befassen; es gibt nicht selten Anlaß zu der Vermutung, daß sie unterschwellig den Durchbruch latenter exhibitionistischer Tendenzen in der Gruppensituation fürchten. Die durch die Gruppe bewirkte Versuchung zur Selbstdarstellung ist für den Einzeltherapeuten deswegen besonders groß, weil er wegen des permanenten situationsbedingten Verzichts auf Entfaltung seiner exhibitionistischen Tendenzen in der Psychoanalyse oder Psychotherapie des einzelnen in dieser Hinsicht unter besonderem Entbehrungsdruck steht.

Die gruppenspezifische Interventionsweise ist am Gruppenprozeß orientiert und daran, wie sich die Psychodynamik der einzelnen in Soziodynamik umsetzt und wie sich intrapsychische Abwehrmechanismen auf dem Wege insgeheimer unbewußter Arrangements zu psychosozialen Abwehrmanövern ausgestalten. Der jeweilige spezielle Adressat einer Intervention, die Gesamtgruppe, eine Subgruppe oder das einzelne Mitglied, sollte unter dem Aspekt seiner Beteiligung am Gruppenprozeß angesprochen werden. So sollte der Gruppentherapeut z.B. darin geübt sein, mit einer bifokalen Interpretation sich gleichzeitig an die Majorität und die Minorität einer Gruppe zu wenden; eine Modifikation der bifokalen Interpretation ist die sog. kopulative oder „sowohl-als-auch-Interpretation". Sie ist auf die reziproke Latenzrepräsentanz von Subgruppen im Sinne von Majorität und Minorität oder Majorität und Außenseiter (Omega-Position) ausgerichtet (HEIGL-EVERS u. HEIGL, 1972). Das Konzept der reziproken Latenzrepräsentanz (HEIGL-EVERS, 1967, 1972) bezieht sich auf Gruppenkonflikte, in denen zwei manifeste Kontrahenten auf Gegenseitigkeit per projektiver Identifikation (GRINBERG, 1973) die aktuell besonders stark abgewehrte Latenz des anderen repräsentieren; die kopulative Interpretation ist auf die Gemeinsamkeit des Konfliktes bezogen.

Der Psychotherapeut in der Gruppe muß schließlich auch über eine besondere Sensibilität für die sprachliche Kommunikation in der Gruppe verfügen, über ein Gespür für die Nuancen sprachlichen Ausdrucks bei den einzelnen Gruppenteilnehmern wie auch für den besonderen Sprechstil, der sich in Gruppen entwickelt, über die Fähigkeit, sich diesem Sprechstil einerseits anzupassen, ihn andererseits aber auch um neue Elemente zu bereichern, wenn die Interpretation des Gruppenprozesses und der darin enthaltenen Konflikte es erfordert.

Die Weiterbildung in der Gruppenpsychotherapie ist ebenso wie die in der Einzelpsychotherapie dreigeteilt; sie umfaßt eine Eigen- oder Selbsterfahrung in Gruppenprozessen, klinische Anleitungen im Sinne der Supervision und theoretische Kurse und Seminare (s. dazu auch KEMPER, 1964)[12].

Die Eigenerfahrung in Gruppenprozessen

In den der Eigenerfahrung künftiger Gruppenpsychotherapeuten dienenden sog. Selbsterfahrungsgruppen (s. dazu auch BATTEGAY, 1972) kommt es durch Anwendung des Prinzips der Minimalstrukturierung und der psychodynamisch-gruppendynamisch orientierten Beobachtungs-, Schlußbildungs- und Interventionsmethode bei den Teilnehmern zur Konfrontation mit dem Unerwarteten und Unbekannten im eigenen Verhalten und im Verhalten der anderen und mit den dadurch stimulierten unbewußten Inhalten (unbewußten narzißtischen Phantasien, unbewußten Objektbeziehungen). Das Prinzip der Minimalstrukturierung bedeutet Verzicht auf die Einführung von Direktiven und Normen in bezug auf den interpersonellen Umgang in der Gruppe. Da Standards und Normen (Normen als „erwartetes Verhalten") eine Präventivfunktion in bezug auf mögliche interpersonelle Konflikte haben, werden durch das Ausbleiben solcher Verhaltensregelung in der Selbsterfahrungsgruppe interpersonelle Konflikte mobilisiert, die unter psychoanalytischem Aspekt als psychosoziale Niederschläge von intrapsychischen Konflikten der Beteiligten zu betrachten sind; durch die Mobilisierung solcher Konflikte werden Angst und/oder Scham- und Schuldgefühle hervorgerufen; zur Vermeidung von solchen Konfliktspannungen treten intrapsychische Abwehrmechanismen und deren Ausgestaltung zu psychosozialen Abwehrmanövern verstärkt in Erscheinung (HEIGL-EVERS, 1973, HEIGL-EVERS u. HEIGL, 1973). Diese Abwehr- und Schutzmechanismen und -manöver finden ihren Niederschlag in entsprechenden Gruppennormen und führen zur Konstellation von dadurch bestimmten Gruppenkulturen (STOCK-WHITAKER u. LIEBERMAN, 1964). Auf diese Weise kommen in der Gruppe Prozesse der Verarbeitung unbewußter, angstauslösender Konflikte zur Darstellung und können von den Teilnehmern durch Eigenerfahrung erfaßt und zunehmend reflektiert und verstanden werden.

Neben der Teilnahme an nach therapeutischen Prinzipien geleiteten Gruppen als Mitglied dient die Teilnahme als Beobachter und als Ko-Therapeut (s. dazu auch BATTEGAY, 1972) einer freilich begrenzteren Eigenerfahrung; in erster Linie soll sie ein Training in der psychodynamisch-gruppendynamischen Beobachtung, Schlußbildung und Interpretation ermöglichen.

Die Vermittlung der psychodynamisch-gruppendynamischen Beobachtungs- und Denkweise über die Ausübung der Beobachterfunktion in Gruppen begünstigt die stillschweigende Partizipation am Gruppenprozeß und die dazugehörigen

---

[12] KEMPER schlägt folgendes Ausbildungsschema vor: 1. Didaktische gruppentherapeutische Eigenerfahrung (= „Lehranalyse"); 2. Theoretische Ausbildung; 3. Kontrollgruppen und technische Seminare. Wenn der Kandidat einen solchen Reifegrad erreicht hat, daß er zunächst als Beobachter, später als Leiter an therapeutischen Gruppen teilnehmen kann, so sollen ihm Kontrollgruppen und technische Seminare die Möglichkeit der Supervision seiner neuen Tätigkeit bieten.

Identifikationen mit einzelnen Gruppenmitgliedern. Dadurch, daß der Beobachter vom Mithandeln entbunden ist, wird ihm in besonderer Weise eine intermittierende Reflexion auf die Art seines Partizipierens ermöglicht und damit eine Einübung in gruppendiagnostische Vollzüge (HEIGL-EVERS, 1973).

Die Vermittlung der psychodynamisch-gruppendynamischen Beobachtungs- und Denkweise über die Ausübung der Ko-Therapeutenfunktion ermöglicht es dem künftigen Gruppenpsychotherapeuten, am Gruppenprozeß durch passagere Identifikationen und deren reflektierende Erfassung zu partizipieren und sich in diagnostischen (d.h. nicht mitgeteilten) und therapeutischen (d.h. mitgeteilten) Interpretationen zu üben (HEIGL-EVERS, 1973). Bei der Ko-Therapie stellt sich in besonderer Weise das Problem der Beziehung zum Therapeuten und der eigenen Rollendefinition dar (ANDERSON, PINE, MEE-LEE, 1972). ANDERSON et al. strukturieren das ko-therapeutische setting in der Weise, daß eine der gruppentherapeutischen Sitzung vorangehende Sitzung der beiden Therapeuten der Festlegung ihrer Strategie dient und eine nachfolgende Sitzung die Diagnose und Prognose des Gruppenprozesses zum Inhalt hat.

Die klinische Anleitung oder Supervision

Entsprechend der Bedeutung des Gruppenprozesses wird die klinische Anleitung oder Supervision (s. dazu auch BATTEGAY, 1972) für den künftigen Gruppenpsychotherapeuten im Prinzip in Gruppen durchgeführt[13]. Solche Supervisionsgruppen sind thematisch auf eine von den Teilnehmern zuvor gemeinsam in einer life-Situation direkt oder hinter einem Einweg-Spiegel erlebten oder über Medien (Tonband oder Videotape) vermittelten therapeutischen Gruppensitzung zentriert. Eine spezielle didaktische Methode (HEIGL-EVERS u. HERING, 1970) beruht auf der Hypothese, daß eine Gruppe, die sich mit der Problematik einer anderen Gruppe beschäftigt, über projektive und introjektive Identifikationsprozesse diese Problematik einschl. der latenten Determinanten im eigenen Erleben und Verhalten „spiegelt" (Spiegelungsgruppe). Dadurch wird eine Verbindung von kognitivem und psychosozialem Lernen, von Erkennen und Selbsterfahrung ermöglicht.

Eine weitere Supervisionsmethode ist die sogenannte Stufentechnik (HEIGL-EVERS, 1975). Es handelt sich dabei um ein Training der wahrnehmenden, emotionalen und kognitiven Funktionen als integrierenden Elementen einer diagnostischen Erfassung des Gruppenprozesses. In stufenweisem Vorgehen wird zunächst gefragt, was jeder der Beobachter während der vorangegangenen Gruppensitzung im Sinne direkten Erkennens (BOCHENSKI, 1954) wahrgenommen hat. Diese direkten Wahrnehmungen werden so präzis wie möglich mitgeteilt und protokolliert. Auf der zweiten Stufe wird danach gefragt, was jeder einzelne während der Beobachtung der Gruppensitzung in Antwort auf den darin ablaufenden Prozeß gefühlt hat. Auf der dritten Stufe wird nach den während des Prozesses bei den Beobachtern auftauchenden Assoziationen, Phantasien, Erinnerungen und sonstigen Vorstellungsinhalten gefragt, und diese werden gleichfalls ebenso wie die antwortenden Gefühle protokolliert.

---

[13] *Einzel*-Supervision einer Gruppenpsychotherapie erscheint vor allem in akuten Krisensituationen indiziert.

Auf der vierten Stufe werden aus den gesammelten Wahrnehmungen, antwortenden Gefühlen (genauer Gegenübertragungsgefühlen) und Assoziationen Schlußbildungen im Sinne einer Diagnose des Gruppenprozesses entwickelt. Auf der fünften Stufe schließlich werden die Interventionen des Gruppenpsychotherapeuten zu der gemeinsam entwickelten Prozeßdiagnose in Beziehung gesetzt; es wird ihre diagnostische und therapeutische Relevanz überprüft, und es werden Interventions-Alternativen diskutiert.

Bei Anwendung dieser Methode setzen sich die Teilnehmer also mit den folgenden Fragen auseinander: Was habe ich während der von mir beobachteten therapeutischen Gruppensitzung wahrgenommen, gefühlt, phantasiert? Welche diagnostischen Schlußfolgerungen ziehe ich aus Wahrnehmungen, Gefühlen und Phantasien? Wie kann ich diese diagnostischen Schlußfolgerungen (oder Interpretationen) in therapeutische Interpretationen umsetzen?

Eine weitere Supervisionstechnik ist die des Open-staff-Systems (HEISING, ECKENSBERGER u. BIEBL, 1973). Dabei wird so vorgegangen, daß die Ausbildungsteilnehmer eine Therapiegruppe durch den Einweg-Spiegel beobachten und ihrerseits während der anschließenden Nachbesprechung von den Patienten im Spiegel beobachtet werden. Die Nachbesprechung dient, ähnlich wie bei der Spiegelungstechnik, nicht nur dem Austausch der Beobachtungen der Weiterbildungsteilnehmer unter der Supervision des Therapeuten (und evtl. auch eines Ko-Therapeuten); sie wird auch zur Nachtherapie für die Weiterbildungsteilnehmer und den Therapeuten ebenso wie für die beobachtenden Patienten[14].

Die beobachtenden Weiterbildungsteilnehmer können sich im Rahmen dieser Methode im Intervenieren üben; das Arrangement ermöglicht learning by doing. Sie haben außerdem die Möglichkeit, die Wirkungen ihrer Interventionen in den nachfolgenden Sitzungen der Therapiegruppe zu überprüfen.

Eine andere zur Supervision künftiger Gruppenpsychotherapeuten geeignete Methode ist die sog. themenzentrierte interaktionelle Methode, wobei eine zuvor gemeinsam beobachtete therapeutische Gruppensitzung das Thema bildet.

Es handelt sich um eine stark strukturierende Methode, deren Regeln vor allem auf Expressivität, auf die Äußerung authentischer Gefühle in den Interaktionen zwischen den Gruppenteilnehmern abgestellt sind (s. RUTH C. COHN, 1971; HEIGL-EVERS u. HEIGL, 1973).

Theoretische Kurse und Seminare

Die theoretische Weiterbildung soll in Vorlesungen, Kursen und Seminaren Grundkenntnisse in der Sozialpsychologie (Gruppendynamik) und Soziologie (Soziologie der kleinen Gruppe), Kenntnisse über die bislang entwickelten theoretischen Konzepte und Modelle der therapeutischen Gruppe, der daraus abgeleite-

---

[14] Diese Nachtherapie ist als eine Art Selbsterfahrungsgruppe der Weiterbildungsteilnehmer zu verstehen. „Formal und thematisch setzt sich die Therapiesitzung in der Nachbesprechung fort" (HEISING et al.). Die Nachbesprechung stellt auch eine Nachtherapie für die Patienten dar. Indem in der Nachbesprechung auf die Therapiesitzung und einzelne Patienten eingegangen und eine Reihe von Ereignissen aufgegriffen und relativ eingehend behandelt werden, erhalten die Patienten, die hinter dem Spiegel der Besprechung beiwohnen, mehr Deutungen und feedbacks — einmal von den Therapeuten, zum anderen zusätzlich von den Ausbildungsteilnehmern, die in dieser Hinsicht das Therapeuten-Team ergänzen" (HEISING et al., 1973).

ten Methoden und Techniken sowie über Kriterien der Indikation, Differentialindikation und Prognostik vermitteln.

KEMPER (1973) hat darauf hingewiesen, daß künftig jeder in der Einzeltherapie weitergebildete und geübte Psychoanalytiker und Psychotherapeut auch ein theoretisches und praktisches Training in der analytischen Gruppenpsychotherapie durchlaufen sollte, unabhängig davon, ob er in seiner Praxis Gruppentherapie anwenden wolle oder nicht. Diese Empfehlung erscheint uns durch die Erfahrung begründet, daß eine ausschließlich einzeltherapeutische Ausbildung und die damit verbundene einseitige Sozialisation auf die Dyade hin, wie sie sich insbesondere in der Lehranalyse vollzieht, zu einer entsprechend einseitigen Wahrnehmungsausrichtung führt; diese Einseitigkeit mag einer der Gründe für eine gewisse Sozialblindheit sein, wie man sie bei Psychoanalytikern nicht selten beobachten kann. In einer Sozialisation ausschließlich auf die Dyade hin erhält diese kleinstmögliche interpersonelle Struktur für den Weiterbildungsteilnehmer einen Modellcharakter, d.h. verstärkt in ihm die Vorstellung, daß entscheidende Erlebensvollzüge nur in der Dualbeziehung möglich sind. Das kann zu einer verzerrenden Sicht der sozialen Realität führen und die Sozialisation auf die kleinen Gruppen und auf die Institutionen der Gesellschaft hin erschweren (HEIGL-EVERS, 1972, s. auch ENKE, 1969). So ist die Weiterbildung in der analytischen Gruppenpsychotherapie eine wichtige Voraussetzung für den Erwerb psychosozialer Kompetenz als der Fähigkeit, dem seelisch gestörten Einzelnen unter Einbeziehung der psychosozialen Dimension, d.h. unter Berücksichtigung der vielfältigen Interdependenzen im sozialen Feld, präventiv, diagnostisch, beratend, therapeutisch, und rehabilitativ gerecht werden zu können.

Literatur

ANDERSON, B.N., PINE, J., MEE-LEE, DENNIS: Resident training in cotherapy group. Int. J. Gr. Psychother. **22**, 192—198 (1972).
BALINT, M.: On the psycho-analytic training system. Int. J. Psycho-Anal. **29**, 163—173 (1948).
BALINT, M.: Analytische Ausbildung und Lehranalyse. Psyche (Stuttg.) **7**, 689—699 (1953/54).
BALINT, M.: Analytic training and training analysis. Int. J. Psycho-Anal. **35**, 157—168 (1954).
BATTEGAY, R.: Ausbildung in Gruppenpsychotherapie. Psychother. Psychosom. **20**, 82—91 (1972).
BENEDEK, THERESE: A contribution to the problem of termination of training analysis. J. Amer. psychoanal. Ass. **3**, 615—629 (1955).
BENEDEK, THERESE: Training analysis — past, present and future. Int. J. Psycho-Anal. **50**, 437—445 (1969).
BERNFELD, S.: Psychoanalytic training. Unpublished manuscript, 1952 (zit. nach EKSTEIN 1960).
BIBRING, E.: In: EITINGON, Reports on the Four Countries Conferences: Budapest (1937). Int. J. Psycho-Anal. **18**, 369—371 (1937).
BION, W.R.: Experiences in groups and other papers, p. 98—113. London: Tavistock Publications 1961.
BIRD, B.: On candidate selection and its relation to analysis. Int. J. Psycho-Anal. **49**, 513—526 (1968).
BLITZSTEN, L., FLEMING, JOAN: What is a supervisory analysis? Bull. Menninger Clin. **17**, 117—129 (1953).
BOCHENSKI, I.M.: Die zeitgenössischen Denkmethoden, S. 14—20. Bern u. München: Francke Verlag 1954.
BROCHER, T.: Aktuelle Probleme der psychoanalytischen Ausbildung in den USA. Psyche (Stuttg.) **24**, 611—637 (1970).
COHN, RUTH: Das Thema als Mittelpunkt der Gruppe. Gruppenpsychotherapie und Gruppendynamik **3**, 251—259 (1970).

EITINGON, M.: Kongreß-Berichte, Berlin (1922). Int. J. Psycho-Anal. **4**, 254—269 (1923).
EITINGON, M.: Kongreß-Berichte, Salzburg (1924). Int. Z. Ps. A. **10**, 229—240 (1924).
EITINGON, M.: Kongreß-Berichte, Homburg (1925). Int. J. Psycho-Anal. **7**, 129—141 (1926).
EITINGON, M.: Kongreß-Berichte, Innsbruck (1927). Int. J. Psycho-Anal. **9**, 135—156 (1928).
EITINGON, M.: Kongreß-Berichte, Oxford (1929). Int. J. Psycho-Anal. **10**, 504—510 (1929).
EITINGON, M.: Kongreß-Berichte, Wiesbaden (1932). Int. J. Psycho-Anal. **14**, 155—159 (1933).
EITINGON, M.: Kongreß-Berichte, Lucerne (1934). Int. J. Psycho-Anal. **15**, 317—318 (1934).
EITINGON, M.: Kongreß-Berichte. Lucerne (1934). Int. J. Psycho-Anal. **16**, 242—262 (1935).
EITINGON, M.: Kongreß-Berichte, Marienbad (1936). Int. J. Psycho-Anal. **18**, 212—213 (1937).
EITINGTON, M.: Kongreß-Berichte, Paris (1938). Int. J. Psycho-Anal. **20**, 212—213 (1939).
EITINGON, M.: Berichte über die Vier-Länder-Konferenzen, Vienna (1935). Int. J. Psycho-Anal. **16**, 505—509 (1935).
EITINGON, M.: Berichte über die Vier-Länder-Konferenzen, Budapest (1937). Int. J. Psycho-Anal. **18**, 369–371 (1937).
EKSTEIN, R.: A historical survey of the teaching of psychoanalytic technique. J. Amer. psychoanal. Ass. **8**, 500—516 (1960).
EKSTEIN, R.: Concerning the teaching and learning of Psychoanalysis. J. Amer. psychoanal. Ass. **17**, 312—332 (1969).
EKSTEIN, R., WALLERSTEIN, R.S.: The teaching and learning of psychotherapy. 1. Edition: New York: Basic Books Inc. 1958. 2. Edition: New York: International Universities Press Inc. 1972.
ENKE, H.: Soziale Bezüge: Über die Relativität psychotherapeutischer Diagnostik durch soziale Rollen des Therapeuten. Prax. Psychother. **14**, 18 (1969).
FERENCZI, S.: Entwicklungsziele der Psychoanalyse. Zur Wechselbeziehung von Theorie und Praxis (1924). In: FERENCZI, Bausteine zur Psychoanalyse, Bd. 3, S. 220—244. Bern: Verlag Huber 1939.
FLEMING, JOAN: What analytic work requires of an analyst. J. Amer. psychoanal. Ass. **9**, 719—729 (1961).
FLIESS, R.: The metapsychology of the analyst. Psychoanal. Quart. **11**, 211—227 (1942).
FREUD, ANNA: Probleme der Lehranalyse. Psyche (Stuttg.) **24**, 565 (1970).
FREUD, S.: Address to the Second International Psychoanalytic Congress. Jb. Psychoanal. Forsch. **2**, 731—732 (Abstract) (1910).
FREUD, S.: Ratschläge für den Arzt bei der psychoanalytischen Behandlung (1912). GW, Bd. 8, S. 375—387. London: Imago Publishing Company 1948.
FREUD, S.: Die Geschichte der psychoanalytischen Bewegung (1914). GW, Bd. 10, S. 43—113. London: Imago Publishing Company 1949.
FREUD, S.: Die endliche und unendliche Analyse (1937). GW, Bd. **16**, S. 57—99. London: Imago Publishing Company 1950.
FREUD, S.: Die Frage der Laienanalyse (1926). GW, Bd. 14, S. 209—296. London: Imago Publishing Company 1955.
FÜRSTENAU, P.: Aktuelle Organisationsprobleme einer psychoanalytischen Vereinigung aus soziologischer Sicht. Z. Psychother. med. Psychol. **20**, 173—184 (1970).
GREENACRE, PHYLLIS: Problems of training analysis. Psychoanal. Quart. **35**, 540—567 (1966).
GREENSON, R.R.: The selection of candidates for psychoanalytic training. J. Amer. psychoanalyt. Ass. **9**, 135—145 (1961).
GREENSON, R.R.: The technique and practice of psychoanalysis, p. 47—48, p. 141—142. New York: Intern. Universities Press 1967.
GRINBERG, L.: Projective identification and projective counter-identification in the dynamics of groups, p. 145—153. In: Group therapy, 1973, eds. WOLBERG und SCHWARTZ, New York: Intercontinental Medical Book Corporation 1973.
GROTJAHN, M.: Problems and techniques of supervision. Psychiatry **18**, 9—15 (1955).
HEIGL, FRANZ: Über die Bedeutung und Handhabung der Gegenübertragung. Z. psycho-som. Med. **6**, 110—123 (1960).
HEIGL, FRANZ: Zur Toleranzgrenze. Z. psycho-som. Med. **11**, 64—66 (1965).
HEIGL, FRANZ: Zum strukturellen Denken in der Psychoanalyse. Aspekte der Psychotherapie (hrsg. von SCHELKOPF und ELHARDT), S. 12—25. Göttingen: Verlag für Medizinische Psychologie 1969.
HEIGL-EVERS, ANNELISE: Zur Behandlungstechnik in der analytischen Gruppenpsychotherapie. Z. psycho-som. Med. **13**, 266—276 (1967).

HEIGL-EVERS, ANNELISE: Psychoanalytische Ausbildung. Z. Psychother. med. Psychol. **22**, 103—112 (1972).
HEIGL-EVERS, ANNELISE: Konzepte der analytischen Gruppenpsychotherapie. Verlag f. Med. Psychologie im Verlag Vandenhoeck u. Ruprecht, Göttingen 1972.
HEIGL-EVERS, ANNELISE: Gruppendynamik — lehrbar und lernbar? Gruppenpsychotherapie u. Gruppendynamik **6**, 303—307 (1973).
HEIGL-EVERS, ANNELISE: Ursachen von Lern- und Arbeitsstörungen und ihre psychagogische Bedeutung. In: SCHWITAJESKI, H.U., ROHDE, J., Berufsprobleme in der Krankenpflege: S. 202—213. Urban & Schwarzenberg 1974.
HEIGL-EVERS, ANNELISE: Die Stufentechnik der Supervision. Gruppenpsychotherapie und Psychodynamik **9**, 43—54 (1975).
HEIGL-EVERS, ANNELISE, HEIGL, FRANZ: Gruppenposition und Lernmotivation. Gruppenpsychotherapie und Gruppendynamik **4**, 236—247 (1971).
HEIGL-EVERS, ANNELISE, HEIGL, FRANZ: Rolle und Interventionsstil des Gruppenpsychotherapeuten. Gruppenpsychotherapie und Gruppendynamik **5**, 152—171 (1972).
HEIGL-EVERS, ANNELISE, HEIGL, FRANZ: Gruppentherapie: interaktionell — tiefenpsychologisch fundiert (analytisch orientiert) — psychoanalytisch. Gruppenpsychotherapie und Gruppendynamik **7**, 130—157 (1973).
HEIGL-EVERS, ANNELISE, HEIGL, FRANZ: Die themenzentrierte interaktionelle Methode (R.C. COHN): Erfahrungen, Überlegungen, Modifikationen. Neue Sammlung **13**, 514—532 (1973).
HEIGL-EVERS, ANNELISE, HERING, A.: Die Spiegelung einer Patientengruppe durch eine Therapeuten-Kontrollgruppe. Gruppenpsychotherapie und Gruppendynamik **4**, 179—190 (1970).
HEISING, G., ECKENSBERGER, DIETLINDE, BIEBL, W.: Gruppentherapie — Ausbildung mit dem „Open-Staff-System". Gruppenpsychotherapie und Gruppendynamik **7**, 185—194 (1973).
KEISER, S.: Report on Institutes. Minutes, Executive Board, Amer. Psychoanal. Ass., Miami (1969).
KEMPER, W.W.: Zum Problem der Ausbildung von Gruppenpsychotherapeuten. Z. psycho-som. Med. **10**, 191—198 (1964).
KEMPER, W.W.: Fußnote S. 193/194 in: Psychoanalytische Gruppentherapie von GRINBERG, L., LANGER, MARIE u. Rodrigué, E. (hrsg. von KEMPER). Geist und Psyche. München: Kindler Taschenbücher 1973.
KLEIN, MELANIE: Contributions to psycho-analysis, pp. 289/290, 227—235. London: Hogarth Press 1948.
KNIGHT, R.P.: The present status of organized psychoanalysis in the USA. J. Amer. psychoanal. Ass. **5**, 197—221 (1955).
KOHUT, H.: The evaluation of applicants for psychoanalytic training. Int. J. Psycho-Anal. **49**, 548—554 (1968).
KOHUT, H.: The analysis of the self, p. 107f. New York: International Universities Press 1971.
KOVACZ, V.: Training and control-analysis. Int. J. Psycho-Anal. **17**, 346—354 (1936).
KOVACZ, V.: Discussion on methods and techniques of control-analysis. Int. J. Psycho-Anal. **18**, 369—372 (1937).
KRIS, E.: On some vicissitudes of insight in psychoanalysis. Int. J. Psycho-Anal. **37**, 445—455 (1956).
KUBIE, L.S.: The Pros and Cons of a new profession: a doctorate in medical psychology. Tex. Rep. Biol. Med. **12**, 692—737 (1954). Reprinted in: Medical and psychological teamwork in the care of the chronically ill, ed. by Molly HARROWER. Springfield, Ill.: Charles C. Thomas, Publisher 1955.
LANDAUER, K.: Methods and techniques of control-analysis. Int. J. Psycho-Anal. **18**, 371—372 (1937).
LANGER, MARIE: Selection criteria for the training of psychoanalytic students. Int. J. Psycho-Anal. **43**, 272—276 (1962).
LANGER, MARIE, PUGET, JANINE, TEPER, E.: A methodological approach to the teaching of psychoanalysis. Int. J. Psycho-Anal. **45**, 567—574 (1964).
LEWIN, B.D., ROSS, H.: The American psychoanalytic association survey of psychoanalytic education. Unpublished, 1958 (zit. nach EKSTEIN 1960).
LEWIN, B.D., ROSS, H.: Psychoanalytic education in the USA. New York: Norton 1960.
LOEWENSTEIN, R.M.: Some thoughts on interpretation in the theory and practice of psychoanalysis. Psychoanal. Stud. Child **12**, 127—150 (1957).
MITSCHERLICH-NIELSEN, MARGARETE: Was macht einen guten Analytiker aus? Psyche (Stuttg.) **24**, 577—599 (1970).

Ornstein, P.H.: Selected problems in learning how to analyze. Int. J. Psycho-Anal. **48**, 448—461 (1967).
Patzig, G.: Was heißt „wissenschaftliche Ausbildung"? Georgia Augusta (Nachrichten aus der Universität Göttingen) **8**, 30 (1967).
Reik, T.: Listening with the third ear. New York: Farrar Strauß 1948.
Sachs, H.: Observations of a training analyst. Psychoanal. Quart. **16**, 157—158 (1947).
Sandler, J., Dare, Ch., Holder, A.: The patient and the analyst. The basis of the psychoanalytic process. London: George Allen and Unwin Ltd. 1973.
Sandler, J., Rosenblatt, B.: The concept of the representational world. Psychoanal. Stud. Child **17**, 128—145 (1962).
Sharpe, Ella: The technique of psychoanalysis. Seven lectures (1930). Collected Papers on psychoanalysis. London: Hogarth Press 1950.
Stock Whitaker, Dorothy, Lieberman, M.A.: Psychotherapy through the group process, p. 95—113. London: Tavistock Publications 1964.
Szasz, T.S.: Psychoanalytic training. A socio-psychological analysis of its history and present status. Int. J. Psycho-Anal. **39**, 598—613 (1958).
Zinberg, N.E.: Psychoanalytic training and psychoanalytic values. Int. J. Psycho-Anal. **48**, 88—96 (1967).

Psychiatrische Ausbildung in medizinischen und sozialen Fachberufen (Inland)

Von

GREGOR BOSCH

Inhalt

Pflegesektor	869
Beschäftigungs- und Arbeitstherapie	873
Sozialarbeit	875
Sonstige Fachberufe	878
Literatur	879

Die Ausweitung psychiatrischer Sichtweisen und psychiatrischer Praxis auf psychosoziale Aspekte ist für eine wachsende Zahl medizinischer und sozialer Fachberufe von Bedeutung. Während vor allem in angelsächsischen und skandinavischen Ländern hieraus schon seit geraumer Zeit Konsequenzen auch für deren Ausbildung gezogen werden, entwickelt sich in der BRD nur langsam das Bewußtsein dafür, daß eine sozial orientierte Psychiatrie nur dann ihrem Auftrag gerecht werden kann, wenn sich ihre Erkenntnisse und ihre veränderte Einstellung methodisch und strukturell umsetzen lassen. Diese Umsetzung kann aber nur bedingt von den durch ihre Ausbildung geprägten Fachmedizinern getragen werden. Die Besonderheiten eines sozialtherapeutischen Handelns und der Umfang der zu bewältigenden neuen Aufgaben erfordern die verantwortliche Mitbeteiligung kompetenter Fachkräfte. Die erkannte therapeutische Relevanz des Behandlungsmilieus und die Bedeutung soziotherapeutischer Methoden begründen eine Umorientierung traditioneller psychiatrischer Pflege, die Einbeziehung des sozialen und beruflichen Umfelds die zunehmende Wichtigkeit primär sozialer oder sozialpädagogisch orientierter Berufe. Besonders deutlich wird dies im Bereich gestufter Wiedereingliederungsbemühungen innerhalb einer gemeindenahen Versorgung, die ein integrierter Bestandteil eines modernen psychiatrischen Behandlungs- und Betreuungssystems ist.

Jede Reform psychiatrischer Krankenversorgung ist daher unentrinnbar an eine verbesserte Ausbildung gerade derjenigen Berufsgruppen gebunden, welche die Hauptlast der Versorgung tragen. Der psychiatrische Ausbildungsstandard medizinischer und sozialer Fachberufe in der BRD ist aber mehr als unbefriedigend. Unzureichend ist zunächst die *Quantität* an Ausbildungsangeboten. Im Hinblick auf qualitative Anforderungen verschärft sich diese Feststellung. Guten internationalen Standards entsprechende mittlere und höhere Ausbildungsgänge sind bestenfalls modellhaft vertreten. Auch die Grundausbildungen bleiben in ihrer *Qualität* hinter diesen Standards zurück. Sie sind auch innerhalb geschlossener Berufsgruppen sehr ungleichwertig, sind ungenügend am Lernziel eines Erwerbs von Fähigkeiten orientiert und — bei mangelhaftem Methodenbewußtsein — zu sehr durch das Angebot nichtanwendbaren Wissensstoffs bestimmt. Der Bezug solcher Theorie zur Praxis wird nicht vermittelt, bei den praktischen Ausbildungsbestandteilen fehlt ausreichende Anleitung und eine Supervision. Fehlende Einübung in die Fremd- und Selbstwahrnehmung von Einstellungen und Haltungen gegenüber Patienten und Mitarbeitern verhindert deren Änderung, prägt einen überwiegend kustodialen Stil und fördert Teamfähigkeit nicht. Die *Didaktik* ist weitgehend veraltet, sie berücksichtigt auch moderne Unterrichtsformen und reflektierende Gruppenarbeit so wenig wie die Möglichkeiten neuer Medien. Sie soll durch Lehrkräfte verbessert werden, deren eigene Ausbildung zum Ausbilder einer analogen Kritik unterzogen werden müßte. Auch die in der BRD unübliche fachliche *Spezifizierung* macht sich in den überwiegend auf Krankheit und Devianz jeder Art gerichteten Ausbildungen durch eine Untergewichtung psychologisch-medizinischer, psychiatrischer und psychiatrienaher Ausbildungsbestandteile negativ bemerkbar. In den medizinischen Fachberufen wird die Ausweitung psychiatrischer Handlungsweisen in den sozialen Bereich zu wenig berücksichtigt. Die kurrikularen Modalitäten tragen auch wenig dazu bei, das jeweilige *Berufsbild* kritisch nach seinen Möglichkeiten und seinem Standort im gesundheitspolitischen Feld zu befragen und führen eher zur Erstarrung und Abkapselung in der professionellen Sozialisation. Die Vermeidung überflüssiger sozialer Distanz im Hierarchiegefälle und im Patientenbezug bleibt daher deklamatorisch, auf späteres eigenverantwortliches Handeln wird so wenig vorbereitet wie auf unvermeidbare Grenzen von dessen Möglichkeiten. Der Blick auf die Gesamtheit psychiatrierelevanter Ausbildungsgänge läßt eine eher wirre als sinnvolle Vielfalt erkennen und demonstriert Mangel an Information, Koordination und *Planung*, die sich wenig an übergreifenden Bildungsvorstellungen und kaum an Rahmenplanungen für ein verbessertes Gesamtversorgungssystem orientieren konnte. Auch die für systematische Ausbildungsplanungen nötigen Daten werden nicht erhoben, zumindest nicht gesammelt, *Ausbildungsforschung* wird so gut wie nicht betrieben, strukturierte Kontrollen erfolgen durchgehend nicht einmal an Modellinstitutionen, eine Evaluation von Ausbildungsmethoden, deren Ergebnissen und deren Praxisrelevanz ist hierzulande noch weitestgehend unentwickelt.

Zwar werden die geschilderten Mängel zunehmend gesehen. Ansätze zu ihrer Behebung blieben aber oft auf den Raum der initiierenden Trägerschaft beschränkt und übersahen vielfach, daß Motivation nicht allein durch verbesserte Aufstiegschancen, sondern auch durch attraktive Qualität von Ausbildungen geweckt werden kann. In jüngster Zeit hat die Arbeit der Kommission der Bundesregierung zur Erarbeitung einer Enquête über die Lage der Psychiatrie in der BRD sich um Partikularinteressen übergreifende Anstöße bemüht [1].

Die folgenden Ausführungen zielen nicht auf Vollständigkeit. Auf der Basis eines sehr verstreuten und häufig nicht veröffentlichten Materials müssen sie sich in diesem Rahmen mit einem kurzen und kritischen Blick auf die für die Psychiatrie wichtigen Ausbildungen begnügen. Trotz der fast unübersehbaren

Vielfalt vorhandener Kurrikula und tatsächlicher Ausbildungspraxis soll dabei versucht werden, diejenigen Aspekte hervorzuheben, die für die Psychiatrie relevant sind und aktuelle Tendenzen erkennbar zu machen.

Pflegesektor

Daß die Ausbildung der *Krankenpfleger* und *Krankenschwestern* den Anforderungen nicht entspricht, wird allgemein gesehen. Das 1972 novellierte Krankenpflegegesetz [2] sah bekanntlich nicht einmal ein obligatorisches Praktikum in der Psychiatrie vor. Der Unterricht bleibt weitgehend auf die Vermittlung von Basiswissen über diagnostisch-psychopathologische und medizinisch-pflegerische Grundtatbestände beschränkt, die nach dem für die organmedizinischen Fächer üblichen Muster abgehandelt werden. Auch in den an psychiatrischen Großkrankenhäusern angegliederten Krankenpflegeschulen ist dieses didaktische Konzept vorherrschend. Umgangsformen werden nicht trainiert und der Blick auf interpersonale Kommunikationsformen wird nicht geschult. Der unterrichtsbegleitende Einsatz ist arbeits- statt ausbildungsbetont, durch die Wahrung äußerlicher Ordnung geprägt und nicht supervidiert. Auch nach bestandenem Examen kann sich der therapeutische Verhaltenshorizont kaum erweitern und bleibt durch die Forderungen von Aufsichtspflicht und kustodialer Verantwortung geprägt. Da die Verwahrungsstruktur der Anstalt die Mobilisierung engagierter therapeutischer Eigeninitiative blockiert, Hilfen hierzu aus dem Kreis der Ärzte kaum gegeben werden und die Ausbildung auf therapeutische Frustration nicht vorbereitet, tendiert der Sozialisationsprozeß auf die Imitation vorgeordneter Pflegekräfte [3] und führt — soweit keine Abwanderung in andere Fächer erfolgt — im Rahmen der routinemäßigen Aufstiegschancen zum Rückzug in administrative und Leitungsaufgaben.

Aus der Diskussion über die Überwindung dieser Situation haben sich in den letzten Jahren Ansatzmöglichkeiten herauskristallisiert, die sich schwerpunktmäßig spezialisierten Weiterbildungsmöglichkeiten zuwenden oder auf die „Psychiatrisierung" vorhandener Grundausbildungsgänge zielen. Der — inzwischen erweiterte — Kieler „Jahreskurs" zur *Weiterbildung* von Krankenschwestern und Pflegern [4, 5] ist wohl die erste systematisierte Einrichtung dieser Art in der BRD gewesen. Als Modell für eine *sozialpsychiatrische Zusatzausbildung* ist er aber weit weniger beachtet worden als die jetzt an der *Sozialpsychiatrischen Klinik der Universität Heidelberg-Mannheim* angebotene, von HÄFNER inaugurierte zweijährige Heidelberger sozialpsychiatrische Fachausbildung [6]. Parallel zu der in den 60er Jahren auch in der BRD einsetzenden Rezeption psychoanalytischen und sozialpsychologischen Gedankenguts in der Psychiatrie war sie ursprünglich stark geprägt durch ein tiefenpsychologisch fundiertes Training in emotionaler Selbst- und Fremderfahrung und hat über manche fruchtbare kritische Phasen und Zwischenstufen eine sehr praxisgerechte Form erreicht. In ihrer durch RAVE-SCHWANK [7] mitbestimmten jetzigen Prägung hat sie den interaktionellen Ausbildungsansatz in Form von an Arbeitsproblemen orientierten Gesprächsgruppen nach dem Modell von BALINT weiterentwickelt und gleichzeitig hierauf beschränkt, um einer unkontrollierbaren Dynamisierung vorzubeugen.

Eine ähnliche Entwicklung hat auch die Zusatzausbildung an der *Psychiatrischen Klinik der Medizinischen Hochschule Hannover* durchgemacht [8], für die KISKER die niedersächsische staatliche Anerkennung erreichen konnte [9]. Auffallend ist die Breite der theoretisch vermittelten Inhalte, die sozialpsychologische und gesellschaftliche Grundlagen therapeutischen Handelns und psychiatrischer Versorgung betont in das Unterrichtsprogramm einbezieht. Die Ausbildung gibt aber auch praktischen Übungen breiten Raum, die der Überprüfung der theoretischen Unterrichtsbestandteile anhand der Kontrolle eigenen therapeutischen Handelns dienen. Interaktionelle Aspekte werden in Hannover auch durch ein systematisches Gruppentraining in aus den Kandidaten gebildeten Lehrgruppen berücksichtigt. Eine Besonderheit des Hannoveraner Modells liegt darin, daß die Ausbildung auch Kandidaten mit abgeschlossenen Grundausbildungen in anderen psychiatrierelevanten Fachberufen offensteht. KISKER [10] sah aus diesem Ausbildungsgang sich einen „Soziotherapeuten" entwickeln, der ein neues, einheitliches Berufsbild von erheblicher Qualifikation zu selbständigem „arztunabhängigem" Handeln darstellen würde. Unabhängig von der Frage, ob eine solche Zielsetzung den therapeutisch nutzbaren Erkenntnissen der nichtmedizinischen Aspekte psychischer Störungen gerecht wird, und ob nicht auch im Rahmen eines mehr soziopathologischen Denkens Spezialisierungen sinnvoll scheinen, hat dieser Ansatz bei dem allgemeinen Trend zu immer mehr gefächerten Ausbildungsgängen augenblicklich geringe Generalisierungschancen. Konkret ist bei solchen Modellen die Gefahr einer leicht sich entwickelnden Rollendiffusion und Rollenrivalität hervorzuheben. Auch die Möglichkeit einer Entgleisung von Selbsterfahrungstraining in eine affektive Störungen nicht ausreichend aufarbeitende und dadurch team- und arbeitsstörende Quasitherapie ist in der Diskussion berücksichtigt worden und hat ihren Niederschlag in neueren Modellansätzen gefunden, die auch die unübersehbare Entwicklung der Verhaltenstherapie in der BRD berücksichtigen mußten. Sie hat beispielsweise den vom *Max-Planck-Institut für Psychiatrie* in München seit 1968 angebotenen Ausbildungskursus deutlich mitbeeinflußt [11].

Die „Richtlinien für die Weiterbildung" zu *Fachkrankenschwestern und Fachkrankenpflegern für Psychiatrie* der *Deutschen Krankenhausgesellschaft* [12] haben schon wegen ihrer Angleichung an die Gesamtbildungsplanung der Bundesregierung erhebliche Chance, im Rahmen einer Novellierung des Berufsbildungsrechts zur Grundlage gesetzlicher Regelungen zu werden. Im Gegensatz zum Entwurf von 1971 sehen sie für eine Übergangszeit einen zweijährigen Weiterbildungsgang zur Heranbildung mitverantwortlicher therapeutischer Mitarbeiter in einer behandlungsorientierten Psychiatrie vor. Die hierzu erforderlichen Kenntnisse und Fähigkeiten sollen durch theoretische und praktische Weiterbildung vermittelt werden, wobei die Wichtigkeit der Vermittlung therapeutischer Verhaltensweisen und Einstellungen stark herausgestellt wird. In dem ausgearbeiteten Kurrikulum ist der Einfluß des Heidelberger und Hannoveraner Modells deutlich ablesbar. Die praktische Weiterbildung fordert allein für die obligatorischen Einsatzplätze 40 Wochen und wird systematisch supervidiert. Von 500 theoretischen Unterrichtsstunden sollen mindestens 200 als Übungen angeboten werden, deren Aufschlüsselung die Vorbilder erkennen läßt. Dabei ist eine vorsichtige Ausgewogenheit erkennbar sowie eine Balancierung der theoretischen Fächerakzentuierung, die psychiatrisch-medizinische und sozialwissenschaftlich-psychologische Grundlagen praktisch gleichgewichtet und auch der theoretischen Grundlegung therapeutischer und rehabilitativer Methoden Raum gibt. Die Ausbildung wird mit einer schriftlichen und mündlichen Prüfung beendet, deren Bestehen tarifrechtliche Konsequenzen haben wird [13].

Die Empfehlung der *Deutschen Krankenhausgesellschaft* ist nicht unwidersprochen geblieben. In der Tat lassen sich gegen sie ähnliche Einwendungen machen, wie sie aus der kritischen Diskussion der bestehenden Zusatzausbildungen bereits bekannt sind. Sie beschränken sich allerdings nicht selten auf eine eher emotional-abwehrende Haltung, die letztlich weniger ihren organisatorischen und didaktischen Möglichkeiten, sondern den Zielen von Ausbildungsgängen gilt, die nichtärztlichen Berufsgruppen breitere Entfaltungsmöglichkeiten geben wollen. Dagegen läßt sich nicht übersehen, daß einige der in der DKG-Planung enthaltenen Voraussetzungen einer breiten Anwendung dieses Ausbildungsgangs im Wege stehen. Beispielsweise sind die obligatorischen Tätigkeiten in Übergangs- und extramuralen Einrichtungen (je 8 Wochen) natürlich nur an Ausbildungsstätten zu verwirklichen, wo solche Einrichtungen vorhanden oder in einem ausbildungsbezogenen Verbundsystem erreichbar sind. Analoges gilt für die Forderung nach strukturierten Rehabilitationsprogrammen in der Ausbildungsinstitution. Auch die Bedingung der Einrichtung von „Lehrstationen" läßt sich angesichts der vorausgesetzten Quantität und Qualität an Lehrkräften mit entsprechender pädagogisch-didaktischer Vorbildung und Unterrichtserfahrung an den meisten psychiatrischen Versorgungseinrichtungen heute allenfalls deklaratorisch erfüllen. Diese Tatsachen werden der Ausbildung zur psychiatrischen Fachpflegekraft auch nach einer gesetzlichen Verankerung vorläufig den Charakter eines modellhaften Ausbildungsganges geben und dessen Absolventen, was die Formulierung der Ausbildungsziele keineswegs verschweigt, die Übernahme von Tätigkeiten in besonderer Verantwortung ermöglichen. Es kann erwartet werden, daß solche Modelle Maßstäbe setzen und nach und nach durch einen multiplikatorischen Effekt auch quantitativ zu Buche schlagen.

Das Problem des Personalmangels und des Ausbildungsniveaus der Pflegekräfte wird durch Zusatzausbildungen kurz- und mittelfristig nicht zu lösen sein. Die Möglichkeiten einer absehbaren Besserung zentrieren sich daher auf jene zwei Ausbildungsfelder, auf denen schneller bescheidenere Ziele erreicht werden könnten: Die Umgewichtung der Krankenpflegeausbildung selbst im Sinne einer entscheidenden Anhebung psychologisch-medizinischer und psychiatrischer Ausbildungsbereiche und die Schaffung psychiatrischer Grundausbildungsgänge auf der Ebene des Krankenhelferberufs oder analoger Ausbildungsgänge. Zu dem erstgenannten Komplex hat die Arbeit der Kommission der DKG zur Empfehlung von generellen „Grundsätzen" für die Neuordnung der beruflichen Ausbildung der Krankenschwestern und Krankenpfleger geführt [14]. Nach diesen sollte die anstehende Novellierung des Krankenpflegerechts nicht nur eine strukturelle und organisatorische Neuordnung der Bildungsgänge beinhalten: Im Hinblick auf inhaltliche Momente wird die Wahrnehmung eigenständiger Aufgaben der Krankenpflege und die therapeutische Teamstruktur als Forderung hervorgehoben. Neben der Vermittlung medizinischer und technischer Kenntnisse und Fertigkeiten *soll die Ausbildung vor allem für den unmittelbaren Umgang mit Patienten* motivieren und befähigen. Diese Befähigung soll in der Fächergruppe „Psychologische Medizin" vermittelt werden. Für den vorgeschlagenen Ausbildungsgang, der dem Sekundarbereich 2 des Berufsbildungsgangs zugeordnet wird (zweijährige „Berufsfachbildung" nach einjähriger „Berufsgrundbildung") wird Psychiatrie als gleichwertiges Hauptfach neben Innerer Medizin und Chirurgie verlangt. Das Konzept sieht außerdem im zweiten Fachbildungsjahr die Möglichkeit einer Schwerpunktbildung in Psychiatrie vor, die zur Führung der *Zusatzbezeichnung Psychiatrie* berechtigt, aber Übergänge in andere Bereiche der Krankenpflege offenhält. Nach Erfüllen solcher Forderungen könnte nach der Vorstellung der DKG die Weiterbildung zur psychiatrischen Fachpflegekraft auf ein Jahr reduziert werden.

Die „Grundsätze" der DKG reflektieren das wachsende Bestreben von aufgeschlossenen Schwesternverbänden und Ausbildungsinstitutionen, die Krankenpflege von ihrem funktionalen Charakter wegzuführen, der die Schwesternarbeit auf technologische Aufgaben eines ärztlichen Erfüllungsgehilfen reduziert, und ihr den Rang eines eigenständigen, an keinen Fremdbildern orientierten Berufsstands zurückzugewinnen. Die Forderungen zur Verbesserung der Krankenpflegeausbildung und weiterführender Ausbildungsgänge orientieren sich in der BRD vor allem an angelsächsischen und skandinavischen Modellen. Die von der DKG in Ausrichtung auf den Bildungsgesamtplan vorgesehene Öffnung in den Tertiärbereich ist beispielsweise in den USA seit Jahren verwirklicht. Dagegen hat das Schweizer Modell einer primär fachbezogenen psychiatrischen Ausbildung bei uns nur wenige Befürworter gefunden. Häufig wird auf den mit ihr gekoppelten, von jungen Menschen früh verlangten Entscheidungsprozeß als Gegenargument hingewiesen. Diese Argumentation kann allerdings sehr offensichtlich die Meinung überdecken, der nach langen Bemühungen erreichte volle Status von Krankenpflegeschulen für die an psychiatrische Großkrankenhäuser angegliederten Lehrstätten sei für die Attraktivität dieser Schulen, aus denen sich praktisch der gesamte examinierte Pflegenachwuchs des Hauses rekrutiert, unentbehrlich.

Dagegen zielen die sich abzeichnenden Reformvorstellungen für Ausbildungsgänge auf dem Helferniveau zunehmend auf eine solche primäre Spezialisierung. Nicht einmal die Hälfte der in der Psychiatrie tätigen Pflegekräfte besitzen das große Krankenpflegeexamen. Der überwiegende Teil setzt sich aus Krankenpflegehelfern oder nicht examinierten Hilfskräften zusammen, die in einigen Großanstalten die Mehrheit der Beschäftigten überhaupt ausmachen. Zwar fordert das Grundsatzpapier der DKG einen Ausbau der Durchlässigkeit zur „großen" Krankenpflegeausbildung. Erfahrungsgemäß dürfte aber gerade diese Gruppe von solchen Aufstiegsmöglichkeiten wenig Gebrauch machen, da sie stark durch ältere Mitarbeiter geprägt und sehr wenig homogen ist. Daß die ebenfalls im Krankenpflegegesetz von 1972 [2] verankerte einjährige Ausbildung zum *Krankenpflegehelfer* zur Vorbereitung auf die in der Psychiatrie erforderlichen Fähigkeiten untauglich ist, bedarf keiner näheren Erörterung, zumal die Arbeit dieser Gruppe — bedingt durch den Mangel an examinierten Krankenschwestern und -Pflegern — sich in der Praxis kaum von deren Tätigkeit unterscheidet. Die Forderung nach einer primär psychiatrischen Ausbildung scheint hier der einzig sinnvolle Ausweg zu sein, wobei die gesetzlichen Voraussetzungen für einen solchen Heilhilfsberuf eines *psychiatrischen Krankenpflegehelfers* noch zu entwickeln wären.

Wegen der fehlenden Motivation zu längeren Ausbildungsgängen dürfte die Ausbildung weiterhin höchstens ein Jahr dauern. Sie müßte sich von einer psychiatrischen Schwerpunktausbildung in der großen Krankenpflege nicht nur quantitativ unterscheiden und ganz auf die Befähigung zu einem hilfeorientierten Umgang mit den Patienten zentriert werden. Vorhandene anstalts- oder „verwaltungseigene" Ausbildungsgänge, die durch das mit ihnen meist gekoppelte Angebot höherer Einstufung erkennbar eher dem quantitativen als dem qualitativen Mangel zu steuern suchen, bieten hierfür kaum didaktische Grundlagen. Solche fehlen auch völlig für *Kurzausbildungsgänge* von mehrwöchiger bis mehrmonatiger Dauer, die allein in absehbarer Frist der qualitativen Misere durch eine Art von Verhaltenstraining für gänzlich unausgebildete Pflegekräfte steuern könnten. Sie müssen mit ebenso guten Gründen zur raschen Besserung der „brutalen Realität" unserer Anstaltspflege gefordert werden, wie längerfristig von sehr spezialisierten Ausbildungsgängen eine Niveau- und Prestigeanhebung psychiatrischer Pflege erwartet werden kann.

Beschäftigungs- und Arbeitstherapie

Das Berufsbild des *Beschäftigungstherapeuten* wurde aus England übernommen. Die 1947 bei uns eingeführte Ausbildung wurde zwischen 1953 und 1964 durch Ländergesetze geregelt, die bei geringen Abweichungen eine zweijährige Ausbildung (mit folgendem einjährigen Berufspraktikum) vorschreiben. Sie wird gegenwärtig an sechs Lehranstalten (Fachschulen) und einer „höheren Fachschule" angeboten [15] und beinhaltet Unterricht in psychologischen und medizinischen Fächern, in Werklehre, in gestalterischen und teilweise auch musikalisch-rhythmischen Techniken sowie Zwischenpraktika. Der quantitativ und qualitativ unbefriedigende Einbau der Psychiatrie ist sicher dadurch mitbedingt, daß die inzwischen auf weite Bereiche der Medizin ausgedehnten Ausbildungsaspekte ursprünglich stark von der Orthopädie geprägt waren, an deren Einrichtungen die Mehrzahl der ersten Schulen angeschlossen wurden. Zwar wurde früher als bei der Krankenpflegeausbildung die Notwendigkeit einer Vermittlung von Umgangsstilen und die Wichtigkeit kommunikativer Begegnung mit den zu „beschäftigenden" Kranken gesehen, aber mehr im Sinne einer ermunternden Zuwendung verstanden. Kommunikative Lehransätze sind auch heute auf Kranke überhaupt gerichtet und untergewichtet für die speziellen Bedürfnisse der Psychiatrie. Die angebotenen Methoden sind auf handwerklich-künstlerische Techniken zentriert, was heutigen Rehabilitationsmaßstäben nicht mehr entspricht. Selbst Techniken im lebenspraktischen (z.B. Haushaltstraining) und vorberuflichen Rehabilitationsbereich werden kaum angeboten, die überwiegende Form des Frontalunterrichts durch weitgehend nebenamtlich tätige Dozenten ist unbefriedigend. Die Beschäftigungstherapie hat sich bis in die jüngste Zeit betont gegen die *Arbeitstherapie* abgegrenzt, für die es bisher keine formalisierte Ausbildung gibt. Lediglich die Münchner Schule bietet im dritten Ausbildungsjahr ein arbeitstherapeutisches Semester an [16]. Soweit Arbeitstherapie in der Psychiatrie betrieben wird, sind in ihr mehr oder weniger zufällig vorhandene und sehr verschieden ausgebildete und geeignete Personen tätig, die meist aus dem Pflegesektor stammen. Der SIMON'sche arbeitstherapeutische Ansatz entartete in den Großkrankenhäusern zur Pseudobetätigung oder zur Verwendung von Patienten in anstaltseigenen Werkstätten, die von ökonomischen Bedürfnissen der Trägerinstitution statt von rehabilitativen Zielen bestimmt wird. Eine praeindustrielle Arbeitstherapie konnte sich so kaum entwickeln. Die gegenwärtige Situation der Beschäftigungstherapie ist daher durch eine stark verunsicherte Berufsgruppe gekennzeichnet, die die Begrenzung ihrer Möglichkeiten spürt, sich in sehr unterschiedlicher Weise um die Hereinnahme psychodynamischer, verhaltenstherapeutischer und arbeitssoziologischer Aspekte durch einen eher autodidaktischen Wissens- und Erfahrungszuwachs bemüht, die eigentliche Arbeitstherapie aber in weitem Umfang der Zufälligkeit individueller Initiativen innerhalb und außerhalb der Berufsgruppe überläßt.

Das *Bundesministerium für Jugend, Familie und Gesundheit* hat in jüngster Zeit einen Gesetzentwurf erarbeitet [17], der eine dreijährige Ausbildung zum *Beschäftigungs- und Arbeitstherapeuten* auf Fachschulebene zum Inhalt hat. Danach soll die Ausbildung bundeseinheitlich geregelt und in das arbeitstherapeutische Feld erweitert werden. Der Entwurf ist damit trotz der Ablehnung dieser Bezeichnung am internationalen Leitbild der *Ergotherapie* orientiert. Die Grenzen zwischen Arbeits- und Beschäftigungstherapie werden richtig als fließend bezeichnet, der arbeitstherapeutische Sektor wird aber beschränkt. Er berücksichtigt die unspezifischen Arbeits- und allgemein lebenspraktischen Techniken und damit auch ein vorberufliches allgemeines Arbeitstraining. Der Ausbildungsgang soll sich weitgehend an einem vom Berufsverband der Beschäftigungstherapeuten erarbeiteten Kurrikulum orientieren, das allen für die Psychiatrie wichtigen Gesichtspunkten einen relativ hohen Stellenwert gibt [18]. Er ist allerdings auch quantitativ (annähernd 4000 Ausbildungsstunden!) so anspruchsvoll, daß sich die Tendenz von Berufsvertretern verstehen läßt, diese Ausbildung im tertiären Bildungsbereich anzusiedeln und Fachhochschulniveau anzustreben, wie es beispielsweise die USA für den Rehabilitationsbereich kennen. Daß eine generelle Fachhochschulausbildung wohl bald zur Diskussion eines zusätzlichen, einfacheren Bildungswegs führen würde wird — im Gegensatz zu den Verhältnissen in der Sozialarbeit — bislang offensichtlich nicht gesehen.

Der Ausschluß gezielter berufsrehabilitativer Aspekte in der Ergotherapie führt zur Forderung nach einem spezifischen Ausbildungsgang für *Berufstherapeuten*. Dieser Berufszweig würde gleichfalls mit der Übung von Grundfertigkeiten und allgemeinem Arbeitsverhalten ansetzen, im Kern aber den Aufgaben einer eigentlichen Neueingliederung in die Arbeitswelt und der damit oft verbundenen Neuorientierung dienen und spezielle Einarbeitungen in heute gängige Berufsbereiche anbieten. Die *Stiftung Rehabilitation* in Heidelberg bietet nach langen und sorgfältigen Vorbereitungen jetzt eine solche Ausbildung zum graduierten Berufstherapeuten auf Fachhochschulebene an [19], wobei mögliche gemeinsame Bestandteile einer Sockelausbildung mit ebenfalls graduierten „Ergotherapeuten" [20] (und mit Physiotherapeuten) die Überlappung der beiden Berufsbilder demonstrieren. Das differenzierte Ausbildungsprogramm ist an dem in den Einrichtungen der Stiftung sich widerspiegelnden Konzept mehrfach gestufter Rehabilitationsgänge orientiert und wird sich an der Praxis seiner Absolventen beurteilen lassen. Es ist allerdings nicht übersehbar, daß diese Ausbildung trotz einer deutlichen Schwerpunktbildung auch für Psychiatrie intentional relativ differenzierte

Berufsbilder im Auge hat. Die Praxis wird zeigen müssen, inwieweit dies den Möglichkeiten vor allem bei Psychotikern gerecht wird, deren Arbeitsbehinderung ja nicht den statischen Charakter etwa einer orthopädischen Ausfallserscheinung zeigt. Nur die Praxis wird auch klären können, ob die Zerlegung in einen arbeitstherapeutischen Teilbereich einer unspezifischen Ergotherapie und in eine ebenso unspezifische Berufstherapie psychiatriespezifische und einheitliche Ausbildungsgänge ersetzen kann. Es ist auffallend, daß solche primär spezifischen Ausbildungsgänge auch von den Beschäftigungstherapeuten mit ähnlichen Argumenten abgelehnt werden, wie sie aus dem Krankenpflegesektor bekannt sind. Auch die neuen Ausbildungsgänge scheinen an einer Einheitlichkeit des „Berufsbilds" zunächst mehr interessiert zu sein als an dessen grundlegender Überdenkung im Blick auf die sehr spezifischen Bedingungen und Notwendigkeiten psychiatrischer Rehabilitation.

Fachspezifische Bildungsangebote sind in der BRD bisher nur im Rahmen von *Weiterbildungsgängen* diskutiert worden. Überlegungen haben sich beispielsweise damit beschäftigt, wie den bereits arbeitstherapeutisch tätigen Krankenpflegern und Krankenpflegehelfern mit abgeschlossener handwerklicher Ausbildung einjährige Weiterbildungsgänge ermöglicht werden könnten. Psychiatrische Weiterbildungsmöglichkeiten bietet nur das Hannoveraner Modell der nicht berufsspezifischen Sozialpsychiatrischen Zusatzausbildung [8] und einige ihm verpflichtete Ansätze an, obwohl aus den zu Beginn dieses Kapitels aufgezeigten Gründen gerade für die bisher ausgebildeten Beschäftigungstherapeuten auch berufsspezifische psychiatrische Weiterbildungsmöglichkeiten sehr angezeigt wären. Auch in bezug auf die *Fortbildung* werden vor allem Forderungen erhoben. Praktisch angeboten werden Seminare und Lehrgänge bis zu einem Jahr durch einige gemeinnützige Träger von Behindertenwerkstätten. Sie zielen auf eine bessere Qualifikation von deren Mitarbeitern und zeichnen sich durch ein sicheres Gefühl für die Möglichkeiten der Praxis aus. Einige erprobte, inhaltlich und didaktisch moderne und Gruppentechniken einschließende Programme könnten durchaus Modellcharakter für arbeitstherapeutische Fort- und Weiterbildungsgänge entwickeln. Man wird die Fortentwicklung solcher Ansätze dringend empfehlen müssen, wenn man die Notwendigkeiten humaner Betätigungsmöglichkeiten auch für sozialprognostisch weniger „günstige" seelisch Kranke nicht aus den Augen verlieren will.

Sozialarbeit

Die Ausbildungssituation der *Sozialarbeiter* befindet sich in einem kaum anders als etwas chaotisch zu nennenden Zustand. Die seit Beginn der 70er Jahre in Gang gekommene Umwandlung der bisherigen Fachschulen in Fachhochschulen (oder Fachbereiche an Gesamtfach- oder Gesamthochschulen), ist bisher strukturell wie inhaltlich noch nicht bewältigt worden [21, 22]. Die Bestrebungen, der Sozialarbeit neue Dimensionen zu ermöglichen, führte zur Forderung der wissenschaftlichen Fundierung von Methoden für ein weites Aufgabenfeld, das allerdings bisher nicht ausreichend definiert wurde. Das in den Ausbildungsprogrammen der letzten Jahre und den Kurrikulaplanungen ablesbare sehr hohe *Anspruchsniveau* hat bei diesem Beruf gerade in der Psychiatrie sichtlich eher zu einer Verschärfung der schon ohnehin trostlosen Situation beigetragen. Wohl bei keinem anderen verwandten Berufsgang klaffen die aus Ausbildung und Ausbildungsbestrebungen resultierenden Berufserwartungen und die faktischen Betätigungsmöglichkeiten so weit auseinander. Besonders im Anstaltsbereich finden sich die wenigen jungen Absolventen der Ausbildungsstätten, die sich überhaupt noch für eine Tätigkeit im Gesundheitswesen interessieren, mit vielen „banalen" Aufgaben konfrontiert, die sie bei dem generellen Mangel an Stellen, die teilweise nicht einmal besetzbar sind, weder übernehmen können noch wollen.

Es läßt sich gegenwärtig nicht ablesen, daß der künftige Sozialarbeiter in der Psychiatrie auf seine Aufgaben besser vorbereitet wird. Die Fachhochschulgesetze der Länder haben bisher beispielsweise nicht einmal einheitlich die kontrovers diskutierte Frage entschieden, ob in die 8-semestrige Gesamtstudienzeit einzubauende Praktika zwischengeschaltet, studienbegleitend, in Form sogenannter „Projektarbeit" — die Terminologie ist so uneinheitlich wie die Planungen — oder als nachfolgendes Berufspraktikumsjahr [23] realisiert werden sollen. Nicht einmal die Zerlegung des Ausbildungsgangs in ein *Grundstudium* und ein „Haupt"- bzw. *„Schwerpunktstudium"* ist endgültig festgeschrieben. Noch weniger gilt dies für die Konkretisierung und inhaltliche Füllung praxisnaher Ausbildungsbestandteile. Zwar läßt sich hier ein Trend in Richtung einer mehr exemplarischen Hinwendung und Vertiefung in bestimmten Bereichen feststellen, aber keine einheitliche Auffassung darüber erkennen, ob diese wie früher durch die Tätigkeitsfelder oder mehr von Problembereichen oder definierbaren Kategorien praktischen Handelns her bestimmt werden sollen. Es bleibt meist recht unklar, wo und wie die immer wieder geforderte Theorie-Praxis-Beziehung hergestellt, diskutiert und reflektiert werden soll, die bei den sehr hoch angesetzten theoretischen Ausbildungsbestandteilen von entscheidender Wichtigkeit sein müßte. Die unterschiedlich gewichteten Kurrikula [24] zeigen stofflich eine Spannweite von der Theologie bis zur Politologie, von der Philosophie bis zur Sonderpädagogik, von Mediendidaktik bis zur einschlägigen Rechtskunde. Sie sind mehr oder weniger um einen soziopsychologischen und pädagogischen Kern zentriert, erweitern die Sozialarbeit aber auch auf ihre sozialpolitischen Aspekte. Psychiatrie als solche ist nur ein Fachgebiet unter Vielen. Im Schwerpunktbereich, der durch Wahlmöglichkeiten charakterisiert ist, dominieren pädagogische Angebote. Primär an psychiatrischen Problemen orientierte Schwerpunkte gibt es praktisch nicht, das gesamte Gebiet des Gesundheitswesens wird wenig berücksichtigt. Betrachtet man zusätzlich noch die kapazitativen Verhältnisse [25], die ja bereits zu einem Numerus clausus auch hier geführt haben, so wird man sicher nicht sagen können, daß die 48 Ausbildungsstätten der Bundesrepublik heute auch nur annähernd in der Lage sind, ihre hochgesteckten Ziele zu erreichen. Die gleichzeitige Erfüllung der Forderungen nach Kapazitätserweiterung mit hohem output von Graduierten, nach Höherqualifizierung und nach wesentlicher Statusanhebung scheint unmöglich.

Die Initiativen des *Deutschen Vereins für öffentliche und private Fürsorge,* der mit der *Arbeitsgemeinschaft für Jugendhilfe* eine „Ständige Konferenz" gebildet hat [26, 27] zielen auf eine einheitliche Strukturierung der gegenwärtig noch so diffusen Situation. Längerfristig läßt sich auch für die Psychiatrie mit der Konsolidierung eine Verbesserung erhoffen. Die breite Auffächerung der psychologischen, sozialpsychologischen und pädagogischen Unterrichts- und Praxisbestandteile ließe sich auf psychiatrische Bedürfnisse akzentuieren und spezifizieren. Chancen bietet auch die sichtlich erkannte Notwendigkeit von Supervision und Tätigkeitskontrolle. Präventive Aspekte enthalten alle Kurrikulaentwürfe und auch pädagogisch akzentuierte Schwerpunktbildungen sind, etwa bei Rehabilitationsprojekten, psychiatrisch relevant. Gelänge es, explizit psychiatrische Lehr- und Praxisangebote zu erweitern, die Lehr- und Lernziele im Hinblick auf die Berufspraxis zu überprüfen und die Rolle des Sozialarbeiters in der Psychiatrie eindeutiger zu definieren, so ließe sich das Hochschulkonzept auch für die Psychiatrie entwickeln. Der künftige Sozialarbeiter, der nicht weiter Hilfskraft von Ärzten, Juristen oder Administratoren sein will, müßte sich allerdings entscheiden, ob er seine psychiatrische Berufsqualifikation auch als die eines Spezialisten für die Koordinierung sozialer Aufgabenbereiche und für bestimmte Sozialtechniken sehen kann, da der geschärfte Hinblick auf die soziale Situation allein in der heutigen Psychiatrie kein ausreichend abgrenzendes Kriterium eines Berufsbildes mehr darstellt.

Auf die Bedürfnisse der Psychiatrie ausgerichtete Empfehlungen hat der *Aktionsausschuß zur Verbesserung der Hilfe für psychisch Kranke* vorgelegt [28]. Er empfiehlt von jedem Studenten zu erwerbende Grundkenntnisse und Grundfähigkeiten und definiert diese „psychologische Medizin" „als Stoffgebiet und als Übungsfeld eigener Erfahrung für einen reflektierten Umgang mit Bezugspartnern, ihren psychologischen Problemen oder psychischen Störungen, deren Ursachen, Ausprägungen und psychozialen Verflechtungen". Als Ausbildungsziel des Grundstudiums soll nicht eine frühzeitige Spezialisierung, sondern Motivationsweckung und -klärung intendiert werden. Für das Schwerpunktstudium wird eine enge Verflechtung mit psychiatrischen Einrichtungen und eine höhere Beteiligung erfahrener Sozialarbeiter bei den praxisbezogenen Ausbildungsbestandteilen gefordert. Als *Weiterbildung* wird eine Zusatzausbildung von mindestens einjähriger Dauer und Mitarbeit auch in ambulanten Bereichen einer gemeindenah orientierten Psychiatrie empfohlen. Im Gegensatz zu dem heute so deutlichen Trend der unmittelbaren Aufstockung immer höherer Bildungsgänge — damit im Gegensatz auch zum Bildungsgesamtplan der Bundesregierung — wird als Eingangsqualifikation für eine solche *berufsspezifische Zusatzausbildung* aber der Nachweis mindestens eines echten Berufsjahres außerhalb psychiatrischer Einrichtungen gefordert, da nur dann die nötige Erfahrungsbreite und Reifungsmöglichkeit gewährleistet ist. Eine solche Forderung wird man unterstützen müssen, wenn Qualifikation auch zu Tauglichkeit führen soll.

Die besten Zusatzausbildungen und eine noch so praxisnah strukturierte Schwerpunktausbildung werden aber gerade wegen ihres Anspruchsniveaus nicht verhindern können, daß ein großer Teil recht handfester Aufgaben nicht mehr übernommen wird. Zu ihnen gehört das berüchtigte „Koffertragen" ebenso wie die anscheinend rein administrativen Aufgaben bei Kostenregelungen, Berentungen, finanziellen Hilfen oder die Unterstützung und Begleitung bei der Arbeitssuche. Der therapeutische Stellenwert solcher Tätigkeiten als Kommunikationsbrücken wird oft gar nicht mehr erkannt. Das höhere Prestige jeder „Sozialtherapie" — es wird bereits ein eigener Weiterbildungsweg zu einem solchen „Fachsozialarbeiter" vorgeschlagen — wird den alle Notwendigkeiten sozialen Handelns in der Psychiatrie akzeptierenden und ihnen gerecht werdenden Mitarbeiter rar werden lassen. Da andere Berufsgruppen für die meisten dieser Aufgaben aber nicht zur Verfügung stehen, wird unvermeidlich ein neuer Ausbildungsgang auf der Sekundarstufe geschaffen werden, auch wenn man dies bedauern mag. Er ist als *Sozialassistent* schon mehr als nur in der Vordiskussion. Schon die wohlklingende Bezeichnung mag ahnen lassen, welche neuen Statusprobleme und Rollendiffusionen hier zu erwarten sind. Sie werden umso schärfer in Erscheinung treten, wenn — wie im Gesundheitswesen und in der Psychiatrie — ein ausreichendes Stellenangebot für hochqualifizierte Spezialisten in übergeordneten Funktionen in absehbarer Zeit nicht zu erhoffen ist.

Sonstige Fachberufe

Für eine bessere psychiatrische Versorgung relevant sind auch Berufe, deren Ausbildungsproblematik hier nur gestreift werden kann. Für die *Sozialpädagogen* ist sie weitgehend identisch mit derjenigen der Sozialarbeiter, da die Ausbildung überwiegend in den gleichen Fachbereichen angeboten wird. Der von seinem Berufsverband intendierte Weiterbildungsgang für *Heilpädagogen* ist als 2-semestriges Aufbaustudium für Sozialarbeiter und Sozialpädagogen konzipiert. Bei einer Entflechtung des Behindertensektors könnten Heilpädagogen auch leitende Aufgaben zufallen, während sie trotz des großen institutionellen Bedarfs sich heute eher zu Einzeltherapeuten zu entwickeln scheinen und sich damit dem Tätigkeitsmuster der Psychagogen nähern. Deren Ausbildung ist psychoanalytisch fundiert und Ausbildungsstätten für Psychotherapeuten angegliedert, wodurch sie die Problematik einer selektierenden Mittelstandstherapie mitübernimmt. Heilerziehung ist auch als Primärausbildung durch Angebote auf zwei Ebenen repräsentiert. Für die dem Krankenpflegehelfer analoge Stufe des *Heilerziehungshelfers* (Behindertenhelfer) ist sie bisher nur vorläufig in wenigen Ländern geregelt. Ähnliches gilt für die Ausbildung zum *Heilerziehungspfleger*, deren 2- (Vollausbildung) bis 4jährige Dauer zur Entwicklung einer heilpädagogischen Fachschulausbildung tendiert. Die Verhältnisse in der *Krankengymnastik*, wo die Ausbildung allerdings bundeseinheitlich geregelt ist [29], lassen sich mit der bisherigen Beschäftigungstherapie vergleichen. Die psychiatrisch relevanten Ausbildungsbestandteile sind hier aber noch viel weniger entwickelt, obwohl vor allem bewegungstherapeutische und gruppengymnastische Übungen gute Ansatzmöglichkeiten bieten. Für die *Sprachtherapeuten* sind bundesgesetzliche Regelungen im Gespräch, bei den *Musiktherapeuten* ist der Ausbildungsgang noch völlig offen. Verbindliche Kurrikula für die vom Berufsverband der niedergelassenen Nervenärzte favorisierte „medizinisch-psychiatrische-Assistentin" [30] (MPA) existieren nicht. Der Beruf selbst, der zur Erweiterung der psychosozialen Hilfsmöglichkeiten der Fachpraktiker dienen soll, würde eine recht diskutable Variante medico-sozialer Betätigung auf der Basis eines bifocal anzulegenden Ausbildungsgangs darstellen. Auf spezielle Patientengruppen ausgerichtete Berufsbilder wie das des *Altenkrankenpflegers* oder *Suchtkrankenhelfers* können hier nur erwähnt werden. Pläne für den jüngsterfundenen Beruf des *Diplommediziners* (Schwerpunkt Pflege) scheinen eher von der hohen Zahl maturierter Studienbewerber und dem Numerus clausus in Medizin bestimmt als von wirklichen Bedürfnissen. Eine echte Aufgabe könnte von ihm in der Psychiatrie allenfalls dann erfüllt werden, wenn ein solcher Beruf sich in Richtung eines „Gesundheitsberaters" entwickeln würde, der seine Aufgaben vor allem in der Vorsorge sowie in der Nachsorge für chronisch Kranke fände.

Wegen der Bedeutung seines Modellcharakters für Planungen, die unter, zwischen und über den bestehenden Ausbildungsgängen Neuland betreten, ist der Betheler Versuch einer „*Integrierten Aus-, Fort- und Weiterbildung*" [31] erwähnenswert. Auf den Bereich geistiger, seelischer und psychosozialer Behinderungen zielend, versucht er, innerhalb eines einzigen Gesamtkomplexes durch partielle Ausbildungsstufen sozialtherapeutische Fähigkeiten auf breiter Basis zu entwickeln, gleichzeitig die hierbei benötigten „Praxisanleiter" heranzubilden sowie — auf der differenziertesten Stufe — dem Bedarf an „Anleitern für Anleiter" im Sinne supervidierender „Praxisberater" gerecht zu werden. Das Modell ist schon wegen seiner strukturellen Eleganz bemerkenswert, die mit den einer Großanstalt zur Verfügung stehenden Mitteln versucht, sich sozusagen am eigenen Schopf aus dem Sumpf bundesdeutscher Ausbildungsmisere zu ziehen. Die Betheler Bildungsgänge sind wohl auch die einzigen, die konsequent neue Wege der Ausbildungspraxis und Ausbildungsdidaktik beschreiten wollen. Sie setzen die Vermittlung von Fähigkeiten im Rahmen kontrollierter und reflektierter Erfahrung inhaltlich wie zeitlich vor die Wissensvermittlung, deren Relevanz durch systemimmanente Ausbildungsbestandteile ständig überprüft wird. Wenn man die tendenziell vorausgesetzte Spaltung der Psychiatrie in einen Akut- und einen Behindertenbereich zumindest für Ausbildungsgänge bejaht, weil möglicherweise allein sie zu attraktiven Berufsbildern im chronischen Versorgungssektor führen kann, könnte der Betheler Versuch durchaus exemplarisch werden. Vielleicht ließe er sich auf die so dringend nötigen Kurzausbildungen übertragen. Vor allem könnte sein didaktischer Ansatz ein Muster abgeben für die Qualifizierung eines psychiatrischen „Heilhilfsberufs", der in der BRD in unvertretbarem Ausmaß vernachlässigt wird: Dem *Laienhelfer in der Psychiatrie* sollte ja nicht ein rudimentäres Pseudowissen, sondern einzig die Fähigkeit vermittelt werden, mit den ihm Anvertrauten helfend umgehen zu können.

Literatur

Die Zusammenstellung beschränkt sich auf Quellen, die der Text unmittelbar berührt. Ländergesetzliche Regelungen, die überwiegend provisorischen Charakter tragen und die fast ausschließlich vor einer Novellierung stehen bzw. durch bundeseinheitliche Regelungen abgelöst werden, sind nicht aufgenommen. Autoren wurden nur dann berücksichtigt, wenn sie empirisches Material vorgelegt, auf Teilgebieten Zusammenfassungen versucht oder konkrete Ausbildungsgänge entwickelt haben.

1. Zwischenbericht der Sachverständigenkommission zur Erarbeitung der Enquête über die Lage der Psychiatrie in der Bundesrepublik Deutschland. Bundesdrucksache 7, 1124 (1973).
2. Krankenpflegegesetz vom 20.9.1965 in der Fassung des 3. Änderungsgesetzes vom 4.5.1972, Bundesgesetzblatt I, 753.
3. KUKLA, R.: Zur Sozialisation von Krankenschwestern in der Psychiatrie. Kölner Z. für Soziologie und Sozialpsychologie **25**, 484 (1973).
4. Jahreskursus an der Psychiatrischen und Nervenklinik der Universität Kiel. Sozialpsychiatrische Informationen, Sonderheft Ausbildung, 28 (1973).

5. Rahmenlehrplan für den zweijährigen Weiterbildungskursus zur psychiatrischen Fachkrankenschwester/Pfleger an der Psychiatrischen Klinik der Universität Kiel. Deutsche Krankenpflegezeitschrift **7**, 364 (1974).
6. Sozialpsychiatrische Fachausbildung für Schwestern und Pfleger an der Sozialpsychiatrischen Klinik der Universität Heidelberg-Mannheim. Sozialpsychiatrische Informationen, Sonderheft Ausbildung, 38 (1973).
7. RAVE-SCHWANK, M.: Sozialpsychiatrische Fachausbildung für Schwestern und Pfleger an der Sozialpsychiatrischen Klinik Heidelberg-Mannheim, Informationsblatt. Sozialpsychiatrische Informationen, Sonderheft Ausbildung, 42 (1973).
8. Lehranstalt für sozialpsychiatrische Zusatzausbildung an der Medizinischen Hochschule Hannover, Merkblatt zur Sozialpsychiatrischen Zusatzausbildung und Programm der Ausbildungsveranstaltungen. Sozialpsychiatrische Informationen, Sonderheft Ausbildung, 74 (1973).
9. Vorläufige Ordnung der sozialpsychiatrischen Zusatzausbildung und Prüfung. RdERL d. Nds. SozM vom 24.2.1969, Niedersächsisches Mitteilungsblatt **12**, 253 (1969).
10. KISKER, K.P.: Derzeitiger Stand und Entwicklungsmöglichkeiten für sozialpsychiatrische Ausbildungen in der BRD. Sozialpsychiatrische Informationen, Sonderheft Ausbildung, 11 (1973).
11. Programm des Ausbildungskursus für Psychiatrie-Schwestern und -Pfleger des Max-Planck-Instituts für Psychiatrie München. Sozialpsychiatrische Informationen, Sonderheft Ausbildung, 137 (1973).
12. Richtlinien für die Weiterentwicklung zur Fachkrankenschwester und zum Fachkrankenpfleger für Psychiatrie (Empfehlung der Deutschen Krankenhausgesellschaft vom 11. Dezember 1973). Das Krankenhaus **2**, 63 (1974).
13. 24. Änderungsvertrag zum Bundesangestellten-Tarifvertrag vom 11. August 1970.
14. Grundsätze für die Neuordnung der beruflichen Bildung (Aus- und Weiterbildung) von Krankenschwestern und Krankenpflegern in der Psychiatrie (Empfehlung der Deutschen Krankenhausgesellschaft vom 11. Dezember 1973). Das Krankenhaus **2**, 62 (1974).
15. Ausbildungsstätten für Beschäftigungstherapeuten. Beschäftigungstherapie und Rehabilitation **4**, 3 (1973).
16. Höhere Fachschule für Beschäftigungs- und Arbeitstherapie der Landeshauptstadt München, Merkblatt zur Aufnahme und Ausbildung. Sozialpsychiatrische Informationen, Sonderheft Ausbildung, 200 (1973).
17. Entwurf eines Gesetzes über den Beruf des Beschäftigungs- und Arbeitstherapeuten (Beschäftigungs- und Arbeitstherapeutengesetz — BeArbThG). Bundesratsdrucksache 547/74.
18. Verband staatlich anerkannter Beschäftigungstherapeuten in der BRD: Vorschlag zum Stundenverteilungsplan für die Ausbildung von Beschäftigungstherapeuten (Ergotherapeuten) vom 23.10.73. Als Manuskript vervielfältigt.
19. Stiftung Rehabilitation Heidelberg: Berufstherapie (grad.). Curriculum — Ausbildung und Studienorganisation — Heidelberg: Eigenverlag 1974.
20. Stiftung Rehabilitation Heidelberg: Ergotherapeut (grad.). Curriculum — Ausbildungsplan und Studienorganisation — Heidelberg: Eigenverlag 1974.
21. THEINE, G., EXNER, H.: Zur gegenwärtigen Situation der Ausbildung von Sozialarbeitern und Sozialpädagogen. Sozialpsychiatrische Informationen, Sonderheft Ausbildung, 179 (1973).
22. PFAFFENBERGER, H.: Sozialpädagogik/Sozialarbeitswissenschaft als universitäre Disziplin. Nachrichtendienst des Deutschen Vereins für öffentliche und private Fürsorge **54**, 173 (1974).
23. Deutscher Verein für öffentliche und private Fürsorge: Empfehlungen zur praktischen Ausbildung für Sozialarbeiter/Sozialpädagogen (grad.). Nachrichtendienst des Deutschen Vereins für öffentliche und private Fürsorge **54**, 60 (1974).
24. Bericht über den 16. Kongreß der Schulen für Sozialarbeiter. Nachrichtendienst des Deutschen Vereins für öffentliche und private Fürsorge **53**, 19 (1973).
25. PFAFFENBERGER, H.: Zur Situation der Studienrichtung Sozialwesen an Fachhochschulen und Gesamthochschulen. Nachrichtendienst des Deutschen Vereins für öffentliche und private Fürsorge **53**, 29 (1973).
26. Zum Stand der Entwicklung einer „Ständigen Konferenz Ausbildung und Fortbildung in sozialen Berufen". Nachrichtendienst des Deutschen Vereins für öffentliche und private Fürsorge **54**, 68 (1974).
27. SCHMITZ, W.: Ständige Konferenz für Ausbildung und Fortbildung in sozialen Berufen. Theorie und Praxis der Sozialen Arbeit **9**, 355 (1973).

28. Zur Aus-, Weiter- und Fortbildung der Sozialarbeiter in der Psychiatrie — Ausarbeitung des Aktionsausschusses. Nachrichtendienst des Deutschen Vereins für öffentliche und private Fürsorge **54**, 207 (1974).
29. Ausbildungs- und Prüfungsordnung für Krankengymnasten vom 7. Dezember 1960 in der Fassung vom 25. Juni 1971, Bundesgesetzblatt I, 847.
30. WEINLAND, W.L., HOHEISEL, H.P., GROBE, E.: Psychiatrie heute und morgen. Frankfurt: Eigenverlag 1974.
31. FRICKE, P.: Ausbildung im psychiatrischen Langzeitbereich. Diakonie im Sozialstaat, Diakonie 74. Stuttgart: Evangelisches Verlagswerk 1974.

F. Psychiatrie und Recht

Aktuelle Probleme der forensischen Psychiatrie

Von

Ulrich Venzlaff

Inhalt

Einleitung	883
Entwicklung im Schrifttum	884
Gesamtdarstellungen	884
Einzelarbeiten	885
Entwicklungstendenzen in der Rechtsprechung	888
Krankheitsbegriff und Exkulpierungsgründe	888
Beurteilung von Affekttaten	889
Sachverständigenauswahl („Sexualwissenschaftler")	891
Gesetzgeberische Entwicklung	892
Gesetz über die freiwillige Kastration und andere Behandlungsmethoden vom 15. August 1969 (BGBl I, S. 1143)	892
Das zweite Gesetz zur Reform des Strafrechts vom 4. Juli 1969 (2. StrRG)	894
Die neuen gesetzlichen Merkmale der Schuldunfähigkeit und verminderten Schuldfähigkeit	895
Die Maßregeln der Besserung und Sicherung (§ 61 ff. 2. StrRG)	897
Die Beurteilung der Schuldfähigkeit nach dem 2. StrRG	901
Die Bedeutung des Maßregelkataloges im 2. StrRG für die forensische Psychiatrie	910
Psychoanalyse und forensische Psychiatrie	913
Rollenprobleme und Zukunftsaspekte der forensischen Psychiatrie	918
Die Neurosenrechtsprechung in der Zivil- und Sozialgerichtsbarkeit	921
Zivilrecht	921
Sozialrecht	923
Literatur	928

Einleitung

Der folgende Beitrag schließt sich an das Kapitel von H. Ehrhardt und W. Villinger „Forensische und administrative Psychiatrie" in „Psychiatrie der Gegenwart", Band III (1961) an. Sein Ziel ist es nicht, eine vollständige Übersicht und Wertung des inzwischen erschienenen Schrifttums oder eine Gesamtdarstellung der Entwicklung der Rechtsprechung zu geben, sondern aus persönlicher Sicht und Erfahrung aktuelle Probleme und Entwicklungstendenzen der forensischen Psychiatrie aufzuzeigen. Daß hierbei das am 1.1.1975 in Kraft getretene *2. Strafrechtsreformgesetz* mit den neuen Aspekten der Beurteilung der strafrechtlichen Verantwortlichkeit und der Differenzierung der Maßnahmen eine zentrale

Stelle einnehmen wird, versteht sich von selbst. Die Auseinandersetzung mit verschiedenen *Tendenzen einer Neuorientierung der Begutachtungsmaßstäbe* erscheint ebenso geboten wie mit der von verschiedenen Seiten aufgekommenen Kritik an Entscheidungstraditionen, der Rolle des psychiatrischen Sachverständigen als solcher und den Problemen einer Integration veränderter diagnostischer und therapeutischer Konzepte der Psychiatrie in die forensische Sachverständigentätigkeit. Einer gesonderten Besprechung bedarf schließlich die *Entwicklung der Neurosenrechtsprechung in der Zivil- und Sozialgerichtsbarkeit,* deren Umorientierung sich zum Zeitpunkt der Abfassung des Beitrages von EHRHARDT und VILLINGER erst abzuzeichnen begann.

Entwicklung im Schrifttum

Gesamtdarstellungen

Das zuerst 1950, 1971 in 3. Auflage erschienene Lehrbuch von LANGELÜDDECKE „Gerichtliche Psychiatrie" behauptet im deutschen Schrifttum nach wie vor seine führende Stelle. Es besticht durch die ebenso erschöpfende wie prägnante Darstellung der medizinischen und rechtlichen Grundlagen, die auf einer umfassenden klinischen Erfahrung beruhende Erörterung der Begutachtungsprobleme, die ausführlichen Literatur- und Quellenangaben, aber auch die durchgehende kritische Eigenständigkeit der Denkansätze, die in kluger Beschränkung auf Tatsachenwissen weder der Versuchung zu metaphysischen Spekulationen noch zu dogmatischer Einengung erliegen. 1970 erschien von H. WITTER der „Grundriß der gerichtlichen Psychologie und Psychiatrie" als preiswürdige, knappe und doch gehaltvolle Darstellung mit einer sehr persönlichen Note sowohl des psychopathologischen als auch des eigentlichen forensisch-psychiatrischen Konzepts. In dem von A. PONSOLD herausgegebenen „Lehrbuch der gerichtlichen Medizin" haben in der 3. Auflage die Autoren der forensisch-psychiatrischen Beiträge gewechselt, die nunmehr von H. EHRHARDT, J. GERCHOW u. W. RASCH bearbeitet wurden. In der Schweiz ist 1957 die „Gerichtliche Psychiatrie" von J. WYRSCH in der 2. Auflage erschienen. Zur Einführung für Studierende und Ärzte eignet sich besonders das von W. SCHULTE und W. MENDE im Lehrbuch der Psychiatrie von M. BLEULER bearbeitete forensisch-psychiatrische Kapitel.

Nachdem das im besten Sinne klassische, von A. HOCHE unter Mitarbeit von G. ASCHAFFENBURG, H.D. GRUHLE und J. LANGE herausgegebene „Handbuch der gerichtlichen Psychiatrie" im Jahre 1934 in 3. Auflage erschienen war, bestand nach dem 2. Weltkriege das Bedürfnis nach einer neuen Gesamtdarstellung dieses Gebietes in Handbuchform. Seit 1973 liegt nunmehr das von H. GÖPPINGER und H. WITTER herausgegebene zweibändige „Handbuch der forensischen Psychiatrie" vor. Entsprechend der Ausweitung und Differenzierung der Aufgaben des forensischen Psychiaters und der weitergehenden Verzahnung mit den juristischen Anforderungen nehmen die Beiträge von juristischer Seite (LENCKNER, BAUMANN, SCHUBERT) über die straf-, zivil- und sozialrechtlichen Grundlagen hier einen sehr breiten Raum ein. Darüber hinaus ist das Handbuch um Kapitel über die Beurteilung der Glaubwürdigkeit, der Fahrtauglichkeit, der Unterbringungsprobleme, sowie allgemeine Fragen der Sachverständigentätigkeit und des

Verfahrens erweitert worden (LEFERENZ, HADDENBROCK, WOLFF, GÖPPINGER). LEFERENZ hat die Probleme der Kriminalprognose, WIESER die therapeutischen Fragen in der forensischen Psychiatrie bearbeitet. Trotz zum Teil hervorragender Beiträge im eigentlichen psychiatrischen Teil (JANZARIK, BRÄUTIGAM) hinterläßt dieses Handbuch aber gerade in den zentralen Kapiteln über die Beurteilung der strafrechtlichen Verantwortlichkeit Erwachsener und Jugendlicher einen zwiespältigen Eindruck, weil hier von BRESSER, HADDENBROCK u. WITTER zwar eine umfangreiche und wissenschaftlich tiefgründige Darstellung der gesamten Problematik vorgelegt wird, indessen ein apodiktisches Fort- bzw. Festschreiben rein subjektiver bzw. stark dogmatischer Positionen nicht zu verkennen ist. Noch mehr gilt dies für die — in erster Linie an den juristischen Leser adressierten — psychopathologisch-klinischen Einleitungskapitel im I. Band (WITTER, BRESSER), deren vorgebliche Beschränkung auf gesichertes Wissen im Grunde ein Ignorieren der wissenschaftlichen Ausweitung der Erwachsenen- und speziell der Jugendpsychiatrie über theoretische Positionen und Konzepte der Vergangenheit hinaus ist, die bestenfalls noch von historischem Interesse sind. Gerade auf die im Alltag immer wieder brennenden Fragen der Soziogenese psychischer Störungsbilder, der psychodynamischen und biographischen Aspekte des Krankseins, der Verhaltensanomalien Jugendlicher, der Sexualpsychopathologie, der süchtigen Entgleisungen, um nur einige Beispiele zu nennen, findet der nichtpsychiatrische Leser, dem andere Literatur kaum oder gar nicht zugänglich ist, hier keine Antwort, die unserem heutigen Wissen entspricht.

Auf dem für die forensisch-psychiatrische Tätigkeit wichtigen Gebiet der *Kriminologie* hat GÖPPINGER 1971 sein gehaltvolles Buch „Kriminologie" vorgelegt, das durch übersichtliche Gliederung, hohen Informationsgehalt und ausführliche Quellenangaben einen umfassenden Überblick über alle Bereiche gibt. Von der Kriminologie von H. KAUFMANN liegt bislang der I. Band (1971) vor.

Einzelarbeiten

Eine erhebliche Zahl der seit 1960 vorgelegten forensisch-psychiatrischen Einzelarbeiten beschäftigen sich mit *Grundsatzfragen der Begutachtung und Schuldfähigkeitsbeurteilung,* sowie naturgemäß besonders eingehend mit den Fragen der Strafrechtsreform. Wesentliche neue Positionen haben sich hierbei nicht abgezeichnet. HADDENBROCK hat 1961 sein Konzept von der „Unbestimmtheitsrelation" zwischen Freiheit und Unfreiheit der Selbstbestimmung, d.h. vom empirischen „Agnostizismus" in der kasuistischen Freiheitsfrage noch einmal dezidiert dargelegt. W.v. BAEYER hat an Hand des spektakulären Falles des Querulanten WEIGAND 1967 nochmals den schon 1957 entwickelten „gnostischen" Standpunkt in der Zurechnungsfähigkeitsbegutachtung exemplifiziert, der auf der modernen Philosophie bzw. Phänomenologie des Wollens (KELLER) aufgebaut ist. Für Autoren wie DE BOOR, BRESSER, GÖPPINGER, LEFERENZ, RAUCH, WITTER u.a. gilt nach wie vor als Leitlinie für die forensisch-psychiatrische Beurteilung der von KURT SCHNEIDER entwickelte Krankheitsbegriff, d.h. also die Verlagerung des Schwerpunktes der Sachverständigenaussage auf psychopathologische bzw. biologische Gegebenheiten als — wiederum entsprechend dem Konzept von KURT SCHNEIDER — dem einzigen Bereich, in dem der Sachverständige im eigentlichen Sinne wissenschaftlich kompetent ist. Demgegenüber vertritt EHRHARDT nach wie vor einen pragmatischen Standpunkt aus der Sicht der klinischen Empirie mit dem Schwerpunkt auf der Beurteilung der Steuerungsfähigkeit, gemessen an der durch klinische Realitäten geschaffenen Möglichkeiten von Unfreiheit zum Zeitpunkt der Tat.

Bemerkenswerterweise ist — mit Ausnahme von W.v. BAEYER — allen diesen Arbeiten über Grundsatzfragen ein mehr oder minder deutliches *retardierendes Moment* gemeinsam, als sie nämlich trotz gewisser Konzessionen an neuentwickelte Rechtsprechungsgrundsätze den Arbeiten an einer Reform des Strafrechts, insbesondere der Entwicklung neuer Grundsätze der Schuldfähigkeitsbeurteilung, skeptisch bis warnend gegenüberstehen. Diese Warnungen reichen vom Heraufbeschwören der Gefahr eines „Dammbruchs" bis zu der Prophezeiung eines „Chaos" bei Ausweitung der Exkulpierungsmöglichkeiten auf neurotisch-psychopathische Zustände oder Affektdelikte bei nichtpsychotischen und nicht organisch kranken Tätern. Diese ungefragt und freiwillig übernommene „kriminalpolitische Retterrolle" ist ohne Zweifel neben einer oft dogmatischen Festlegung mitursächlich für kritisches bis polemisches Infragestellen der Rolle des Gerichtspsychiaters von verschiedener Seite in den letzten Jahren gewesen (T. MOSER).

Einzelfragen der Kriminalität und der Beurteilung psychisch Kranker wurden über verschiedene Bereiche publiziert. H. BÜRGER-PRINZ u.H. LEWERENZ beschäftigten sich mit der *Alterskriminalität*. Die *Probleme geistesgestörter Gewalttäter* und der Straftaten Schizophrener überhaupt wurden von LINDINGER, neuerdings in einer hervorragenden Monographie von BÖKER u. HÄFNER untersucht. Die über viele Jahre vernachlässigten Fragen der *Straffälligkeit Depressiver* hat in der Tübinger Schule MENDE bearbeitet. Dem *Psychopathieproblem* und seinen forensisch-psychiatrischen Konsequenzen galt eine methodologisch sorgfältig bearbeitete und kritisch durchdachte monographische Darstellung von KALLWASS.

Innerhalb der verschiedenen Deliktgruppen ragen in *Einzeldarstellungen* die Untersuchungen von RASCH über „Die Tötung des Intimpartners" und die Monographie von STEIGLEDER „Mörder und Totschläger" mit einem Versuch der Differenzierung von Tätertypen (Affekttäter, Triebtäter, rationale Täter) heraus. J.E. MEYER griff das Problem der *Querulanten* aus der Sicht ihres Sozialverhaltens auf, H. DIETRICH unter überwiegend psychodynamischem Aspekt mit dem Versuch einer differenzierten Typisierung.

Einen besonders breiten Raum im Schrifttum nehmen die psychologisch-psychopathologischen, die forensisch-psychiatrischen und die therapeutischen Probleme der *sexuellen Deviationen* ein. Über das Thema der Transsexualität arbeiteten HOFER (1961), BENJAMIN (1964) u. KOCKOTT (1967, 1970). R. WYSS differenzierte Tat- und Täterprobleme in der Monographie „Unzucht mit Kindern" (1967). Eine besonders intensive Bearbeitung fand die Problematik aber im Hamburger Arbeitskreis, inauguriert von BÜRGER-PRINZ und durch das von GIESE geleitete Institut für Sexualforschung. Neben Einzelarbeiten des Hamburger Arbeitskreises in der Schriftenreihe für Sexualforschung wird auf die zusammenfassenden Darstellungen von GIESE „Psychopathologie der Sexualität" (1962) und „Die sexuelle Perversion" (1967) verwiesen. In diesem Rahmen entwickelte GIESE seine Perversionslehre, der von der „Wir-Bildung" als dem „Sinn" der Sexualität ausgeht, während das Außerachtlassen dieses Sinns zum „Mißlingen" führt mit der Gefahr, an der Sexualität krank zu werden, d.h. ihr süchtig zu verfallen. Krankhaft ist also nicht die sexuelle Devianz als solche, sondern das ihr Süchtig-verfallen-sein als eigentliches Kennzeichen der perversen Persönlichkeit. Dieses Modell von der süchtigen perversen Entwicklung ist nicht nur für die Sexualpsychopathologie, sondern auch für die forensisch-psychiatrische Beurteilung von Sexualstraftätern ein äußerst fruchtbarer Ansatz für eine differenzierende Betrachtungsweise, ein Abschätzen des Grades des „Verfallenseins" und der dadurch gegebenen forensisch-relevanten Einschränkung der Handlungsfähigkeit. Berechtigte Einwände gegenüber einer psychologischen bzw. psychopathologischen Gleichsetzung von Sucht und sexuell-perverser Entwicklung (E. SCHORSCH u.a.) dürfen trotz der anschaulichen Analogien nicht überhört werden. Einen wesentlichen Beitrag zu diesem Fragenkreis legte 1971 E. SCHORSCH mit seinem Buch „Sexualstraftäter" vor, der anstelle einer Psychopathologie der devianten Persönlichkeit eine Psychopathologie ihres Rollenverhaltens in Bezogenheit auf bestimmte typische Situationen erarbeitet hat. Darüber hinaus besticht das hochinformative Werk durch die sorgfältige und vielseitige Auswertung einer umfangreichen Kasuistik. — Weitere wichtige Beiträge aus psychoanalytisch-orientierter Sicht verdanken wir BRÄUTIGAM mit „Formen der Homosexualität" (1967) sowie seinem Handbuchbeitrag „Die sexuellen Verirrungen" (1972), die wichtige Grundlagen für die forensisch-psychiatrische Problematik enthalten.

Anstoß zu einer intensiven Beschäftigung mit *therapeutischen Problemen bei Sexualstraftätern* gab die durch umfangreiche Katamnesen besonders wichtige Monographie von H. LANGELÜDDECKE „Die Entmannung von Sittlichkeitsverbrechern" (1963). Medizinische, prognostische, aber auch arztethische Probleme der Entmannung wurden in der Folgezeit im Schrifttum insbesondere von MENDE (1969 und 1970) sowie von MÜLLER u. HADAMIK (1968) und W.S.J. KRAUSE (1964) diskutiert. Unter der Fülle von Publikationen über die „hormonale Kastration" (Cyproteron-Acetat-Behandlung) spiegeln die Arbeiten von LASCHET u. LASCHET eine besonders umfangreiche Erfahrung wider. Über Erfolge durch stereotaktische Operationen (Koagulation des „Sex-behavior-Center" im Hypothalamus) sowohl bei Hypersexualität als auch bei verschiedenen sexuellen Deviationen und sich hieraus ergebende ebenso neue wie bemerkenswerte therapeutische Aspekte haben ROEDER u. ORTHNER berichtet.

Psychopathologische, soziologische, kriminologische und forensisch-psychiatrische Probleme der *Jugendkriminalität* und Beurteilung jugendlicher Straftäter haben BRESSER in dem Buch „Grundlagen und Grenzen der Begutachtung jugendlicher Rechtsbrecher" (1965), W. MUNKWITZ mit seiner Studie „Die Prognose der Frühkriminalität" (1969), J. HELLMER in „Jugendkriminalität in unserer Zeit" (1966) und F. SPECHT mit seinen Untersuchungen über „Sozialpsychologische Gegenwartsfragen der Jugendverwahrlosung" (1967) bearbeitet. Besonderes Interesse wegen eines fruchtbaren tiefenpsychologisch-soziologischen Ansatzes verdient das Buch von T. MOSER „Jugendkriminalität und Gesellschaftsstruktur" (1970). Dem forensischen Psychiater, der seine Aufgabe mit der Beurteilung des Reifegrades oder der strafrechtlichen Verantwortlichkeit nicht erschöpft sieht, sind die Untersuchungen von T. HOFMANN „Jugend im Gefängnis" (1967) sowie T. MOSER „Gespräche mit Eingeschlossenen" (1969) aus dem Nachbargebiet der *Strafvollzugswissenschaften* zu empfehlen.

Entwicklungstendenzen in der Rechtsprechung

Krankheitsbegriff und Exkulpierungsgründe

Vom BGH sind inzwischen *die rechtlichen Voraussetzungen der Exkulpierungsmöglichkeiten für nichtpsychotische bzw. nicht organische seelische Störungen* erarbeitet worden. Bezüglich der Exkulpierung von Psychosen, schwereren Schwachsinnsfällen oder Hirnerkrankungen bzw. organischen oder toxischen Bewußtseinsstörungen hat es innerhalb der forensischen Psychiatrie und in foro eigentlich niemals ernsthafte Diskussionen gegeben. Völlig anders liegen die Dinge bei nichtpsychotischen und nicht biologisch erklärbaren krankhaften seelischen Störungen, d.h. also neurotisch-psychopathischen Zuständen, Triebanomalien oder Affekten. Während man in weiten Kreisen der deutschen forensischen Psychiatrie in Anlehnung an den KURT SCHNEIDERschen Krankheitsbegriff starr an einer strengen kategorialen Trennung zwischen diesen beiden Krankheitsgruppen im Hinblick auf eine mögliche Exkulpierung festhielt, hat sich die Rechtsprechung klar von einer solchen Dogmatisierung distanziert. In Fortsetzung einer sich schon vor dem Kriege abzeichnenden Entwicklung (RGSt 73, 121; RG in DR 1939, 987, 1066 und WGH 1 StR 291/53) hat sich der BGH 1959 in der richtungweisenden Entscheidung BGHSt 14, 30, 32 wie folgt ausgesprochen:

„.... daß unter dem Begriff der „krankhaften Störung der Geistestätigkeit" nicht nur Geisteskranke i.S. der ärztlichen Wissenschaft fallen, sondern alle Arten von Störungen der Verstandestätigkeit sowie des Willens-, Gefühls- und Trieblebens, die die bei einem normalen und geistig reifen Menschen vorhandenen, zur Willensbildung befähigenden Vorstellungen und Gefühle beeinträchtigen.... das gilt auch von einer geschlechtlichen Triebhaftigkeit, die — bei normaler Richtung — derart stark ausgeprägt ist, daß ihr Träger selbst bei Aufbietung aller ihm eigenen Willenskräfte nicht ausreichend zu widerstehen vermag, oder die infolge ihrer Naturwidrigkeit den Träger in seiner gesamten inneren Grundhaltung und damit im Wesen seiner Persönlichkeit so verändert, daß er zur Bekämpfung des Triebes nicht die erforderlichen Hemmungen aufbringt, selbst wenn der naturwidrige Trieb nur von durchschnittlicher Stärke ist".

Bereits 1955 hatte sich der BGH in 1 StR 69/55 dezidiert dahingehend geäußert, „daß § 51 StGB über den Kreis der Geisteskrankheiten i.S. der ärztlichen Wissenschaft hinaus alle Störungen umfaßt, die die bei einem normalen und geistig reifen Menschen vorhandenen, zur Willensbildung befähigenden Vorstellungen und Gefühle beeinträchtigen, wobei es gleichgültig ist, ob es sich um Beeinträchtigungen der Verstandestätigkeit oder um solche des Willens-, Gefühls- oder Trieblebens handelt".

Die in den zitierten Urteilen des BGH eingenommene Position hatte zur Folge, daß auch heute noch mancherorts zwischen einem „medizinischen" und einem „juristischen" Krankheitsbegriff unterschieden wird. In Wirklichkeit hat der BGH aber nur jenem *Fortschritt in der Psychiatrie* Rechnung getragen, der *zu einer endgültigen Abkehr von einem ausschließlich biologisch orientierten Krankheitsbegriff* geführt hatte. (Im übrigen war dieser sog. „klassische Krankheitsbegriff" ja auch schon früher keineswegs von allen führenden deutschsprachigen Schulen in der Psychiatrie, geschweige denn des Auslandes akzeptiert worden.) Der BGH hat mit diesen und späteren Entscheidungen indessen sehr klar zu erkennen gegeben, daß einmal eine sexuelle Triebabartigkeit alleine noch nicht, sondern erst im Zusammenhang mit einer hierdurch eintretenden „Persönlichkeitsentartung" die Annahme einer krankhaften Störung der Geistestätigkeit rechtfertige, zum anderen betont, daß eine „kriminelle Veranlagung" lediglich wegen ihrer Stärke ebenso wenig die Anwendung des § 51 StGB rechtfertige, wie etwa bloße Charaktermängel und Willensschwäche des Angeklagten (BGH LM StGB § 51, II, Nr. 15). Trotz dieser vernünftigen Eingrenzung hat diese Spruchpraxis des BGH in der in dogmatischer Starre festgefahrenen forensischen Psychiatrie kaum Resonanz gefunden, vielmehr zum Teil heftige Kritik mit beschwörenden Warnungen vor einer „uferlosen Ausweitung" der Exkulpierungstendenzen auf den Plan gerufen. Noch 1973 wirft H. WITTER in Verbindung mit einer Warnung vor einer „Entgrenzung der Schuldfähigkeitsnorm" dem BGH vor, daß er „die Rechte, die er den sexuellen Deviationen zuerkannt hat, anderen psychopathischen Deviationen vorenthält", da der Psychiater zwischen der Persönlichkeitsentartung, die auf einem abartigen Trieb beruhe, und einer solchen, die auf eine „kriminelle Veranlagung" zurückgehe, keinen das „Hemmungsvermögen" betreffenden Unterschied machen könne. Es kann aber wohl doch kein vernünftiger Zweifel daran aufkommen, daß zwischen manchen sich oft wie ein unabwendbares Verhängnis vollziehenden pathologischen Sexualentwicklungen auf der einen Seite und den etwa aus vordergründiger Habsucht planvoll und raffiniert ausgeführten Eigentumsdelikten auf der anderen der Psychiater gerade durch die Analyse des psychopathologischen Hintergrundes sehr wohl zu einer Aussage über die unterschiedlichen Fähigkeiten zum normgerechten Verhalten kommen kann, selbst wenn man in einem vereinfachten Krankheitsschema beide Verhaltensweisen als „abnorme Persönlichkeitshaltung" etikettiert.

Beurteilung von Affekttaten

Die *Weiterentwicklung der Rechtsprechung über den schuldausschließenden Affekt* ist zeitlich eng verzahnt mit z.T. sehr heftigen wissenschaftlichen Grundsatzdiskussionen über die forensisch-psychiatrische Beurteilung von Affekttaten. Galt der hochgradige Affekt noch bis in die Mitte des 19. Jahrhunderts weithin als Prototyp einer vorübergehenden Geistesstörung (Exkulpationsgrund „Furor" im römischen Recht!), so engte sich das Interesse im Zeitalter einer somatischen bzw. nosologisch orientierten Psychiatrie mehr und mehr auf die krankhaften Ursachen (Hirnverletzung, Epilepsie, Paralyse, Katatonie usw.) ein. Immerhin waren sich Rechtsprechung und Psychiatrie zumindest bis zum 2. Weltkriege grundsätzlich darüber einig, daß unter bestimmten Umständen auch „normalpsychologische" Affekte sich bis zu einer forensisch relevanten Beeinträchtigung des Bewußtseins ausweiten können (ASCHAFFENBURG, HOCHE, MIKOREY). Während die Rechtsprechung nach 1945 bei dem von MIKOREY noch bejahten „affektiven Restproblem" ansetzte und grundsätzlich eine Exkulpierungsmöglichkeit auch für „normalpsychologische" Bewußtseinsstörungen offen ließ, wurde unter dem Einfluß von GRUHLE der Begriff der Bewußtseinsstörung in der forensischen Psychiatrie auf faßbare körperliche Ursachen oder zumindest das Hineinspielen konstellativer Faktoren (Alkohol, Medikamente, Hirnerschütterung, körperliche Erschöpfung usw.) eingeschränkt, ein Standpunkt, den in der Folgezeit sehr nachdrücklich u.a. auch DE BOOR u. WITTER vertreten haben, während z.B. EHRHARDT u. LANGELÜDDECKE nach wie vor eine Exkulpierungsmöglichkeit beim nichtkrankheitsbedingten Affekt anerkannten. Am Rande sei erwähnt, daß gerade um dieses

Problem auch ein heftiger Kompetenzstreit zwischen forensischer Psychiatrie und forensischer Psychologie entbrannte, wobei zunächst UNDEUTSCH recht weitgehende, jedoch in sich widersprüchliche und anfechtbare, später THOMAE sehr differenzierte und wissenschaftlich fundierte Beurteilungskriterien entwickelten.

Die Rechtsprechung hat sich zunächst sehr vorsichtig, später jedoch *ganz klar gegen die „Somatiker"* entschieden. Noch im Jahre 1950 ging die Auffassung dahin, die „Beherrschung seiner Triebe und Leidenschaften" sei vom Täter „im Rahmen des ihm Möglichen nach strengem Maßstab" zu verlangen, so daß der „nicht krankhafte, schwere" Zustand der Bewußtseinsstörung als Exkulpationsgrund „im Regelfall" nicht in Frage komme. Nur für ganz besondere Situationen wurde die Möglichkeit einer Ausnahme anerkannt (OGHSt 3, 19). Die grundsätzliche Entscheidung zugunsten einer Exkulpierungsmöglichkeit auch nicht krankheitsbedingter Affekte fiel 10 Jahre später mit der Feststellung, daß eine Exkulpationsmöglichkeit beim „hochgradigen" Affekt auch ohne Krankheits- oder konstellative Faktoren als „Erfahrungstatsache" anerkannt sei (BGHSt 11, 20).

In der weiteren Entwicklung der Rechtsprechung ging es um die Frage, ob ausschließlich ein unverschuldeter Affekt Exkulpierungsgrund sein könne. Diese Frage stellte sich einmal in bezug auf Fälle, bei denen es im Rahmen der Begehung einer Straftat aus verschiedenen Gründen zu einer hochgradigen affektiven Erregung des Täters vor Vollendung des Handlungsablaufs kam, zum anderen in denen die „Lebensführungsschuld" des Täters (z.B. ehebrecherisches Verhältnis) den Hintergrund seiner Kurzschlußhandlung im Rahmen einer ehelichen Auseinandersetzung gab. Wie G. GEILEN (1972) zeigt, ist die Entscheidungspraxis des BGH ausgehend vom Gedanken der Einzeltatschuld von der Berücksichtigung einer allgemeinen Lebensführungsschuld abgerückt und hat sich zur Begründung eines Selbstverschuldens des Affektes nur auf solche Umstände beschränkt, die im engen Zusammenhang mit der „Kurzschlußhandlung" stehen. Damit hat sich die *Rechtsprechung von einer allgemeinen moralischen Wertung des Täters zurückgezogen und sich auf die Schuldfrage bei der unmittelbaren Affektgenese und der hieraus dem Täter zum Vorwurf zu machenden „Selbstentfesselung" beschränkt.* (So z.B. BGH 4 StR 302/62 vom 12.10.1962.) Das *Kernproblem sieht der BGH also in den situativen Voraussetzungen der Affektgenese,* wodurch die Entscheidungspraxis eine ganz spezifische Ausrichtung erfährt: Eine Exkulpierungsmöglichkeit ist in erster Linie dort gegeben, wo die Affekttat aus der Situation heraus in besonderem Maße verständlich wird, während umgekehrt etwa aber bei einem Mißverhältnis zwischen Anlaß und Reaktion (z.B. bei explosiblen Psychopathen) Exkulpierungsgründe nicht aus der Affektentgleisung als solcher, sondern erst aus einer möglicherweise vorhandenen Krankheitswertigkeit der seelischen Abnormität gegeben sind. Unter konsequenter Fortentwicklung des Primats der psychologischen Merkmale des § 51 StGB ist der BGH hiermit auch formal richtig von dem früher noch vom OGH vertretenen Exkulpationsvorbehalt beim Psychopathen abgerückt (G. GEILEN, 1972).

Kritiker dieser Judikatur haben gerade an diesem „normalpsychologischen" Ansatz Anstoß genommen, weil „motivisch verständliche Erlebnisreaktionen, die in der Sinnkontinuität der Biographie des Täters eingeordnet sind, ... keine Einschränkung der Verantwortungsfähigkeit, aber sehr wohl Schuldminderungsgründe außerhalb des § 51 StGB (begründen)" (WITTER, 1973). S. HADDENBROCK hat sich 1973 — wie zuvor auch DE BOOR (1966) — in gleichem Sinne geäußert und „menschlich — allzu menschliche Affektreaktionen" in den Randbereich menschlichen Sozialverhaltens (nämlich der der normwidrigen und sozialschädlichen Handlungen). „an welchen das Strafrecht als solches adressiert ist" eingeordnet. Obwohl — wie aufgezeigt — die Judikatur des BGH sehr klare und vernünftige Grenzen zieht, fehlt es in der Kritik auch nicht an kriminalpolitischen Kassandrarufen, wie etwa — gemünzt auf den potentiellen Konkurrenten — der Warnung vor dem „Wassereinbruch der Normalpsychologie" und die hieraus resultierende „Unterhöhlung des psychopathologischen Grenzdammes", die „eine innere Auflösung des Schuldstrafrechts überhaupt... nach sich zu ziehen droht" (S. HADDENBROCK, 1973). Die gleichen Autoren halten in Analogie zu anderen Bestimmungen (§§ 52—54, 199, 213 und 233 StGB) bzw. dem § 14 des StGB der DDR 1968 eine normative Regelung über eingeschränkte Zumutbarkeit in affektiven Notlagen für besser als eine aus ihrer Sicht medizinisch nicht vertretbare Behandlung über die Zurechnungsfähigkeitsfrage. Gerade um der von den Kritikern immer wieder beschworenen Rechtssicherheit willen ist dieser Vorschlag aber unverständlich, da die nun auf der „Lebenserfahrung" basierende Ermessensentscheidung des Richters weit mehr Unsicherheitsfaktoren mit sich brächte als die sorgfältige Analyse von Tatsituation, praedeliktischer Entwicklung und biographischem Hintergrund durch einen psychiatrisch-psychologischen Sachverständigen. Das sich nun annähernd 2 Jahrzehnte hinziehende Vorbeireden zwischen Rechtsprechung und der von den genannten Autoren vertretenen Richtung der forensischen Psychiatrie basiert letztlich auf dem starren Negieren der klinisch einfach nicht auszuräumenden Tatsache, daß auch organisch gesunde und geistig „normale" Menschen erlebnisbedingt für dauernd oder vorübergehend seelische Störungen entwickeln können, die sowohl qualitativ als auch quantitativ die gleichen Auswirkungen haben können, wie die „konzessionierten" psychiatrischen Krankheiten.

Sachverständigenauswahl („Sexualwissenschaftler")

Zum *Problem der Sachverständigenauswahl* läßt das Revisionsurteil im Fall Bartsch (BGHSt 23, 176, 1969) Entwicklungstendenzen erkennen, die im Zusammenhang mit der zunehmenden Spezialisierung der Psychiatrie von Interesse sind. Trotz Fehlens der Voraussetzungen aus § 244 Abs. 4, Satz 2 StPO (überlegene Forschungsmöglichkeiten eines anderen Sachverständigen), wurde die Ablehnung des Antrages auf Beiziehung eines Sachverständigen mit besonderen Kenntnissen auf dem Gebiet der medizinischen Sexualforschung („Sexualwissenschaftler") als Revisionsgrund anerkannt. Unter Hinweis auf die gefächerte Spezialisierung der Psychiatrie heißt es in der Urteilsbegründung, daß die bislang gehörten 3 Hauptsachverständigen zwar wissenschaftlich anerkannte Psychiater und Neurologen seien, jedoch keine spezielle wissenschaftliche Forschung auf dem Gebiet der Sexualpathologie betreiben oder betrieben hätten. Es liege die Annahme nahe, „daß ein über solche Spezialkenntnisse verfügender Forscher aus der Sicht seines speziellen Wissens und auf der Grundlage seiner besonderen

Erfahrung... dem Gericht differenziertere Einsichten für die Beurteilung der anstehenden schwierigen Fragen vermitteln kann...". Dieses Urteil zeigt die Tendenz auf, zumindest in besonders gelagerten Fällen sehr hohe Anforderungen an das Spezialwissen eines Sachverständigen zu stellen, und sich nicht mit einer gewissermaßen „allgemeinen Erfahrung" in forensischer Psychiatrie zur Wahrheitserforschung zu begnügen.

Gesetzgeberische Entwicklung

Gesetz über die freiwillige Kastration und andere Behandlungsmethoden vom 15. August 1969 (BGBl I, S. 1143)

Auf Grund des Gesetzes gegen gefährliche Gewohnheitsverbrecher und über Maßregeln der Sicherung und Besserung vom 24.11.1933 konnte gemäß § 42 k die Entmannung gefährlicher Sittlichkeitsverbrecher als Maßregel angeordnet werden. Diese, ohnehin nach dem Zusammenbruch 1945 nicht mehr praktizierte Maßregel wurde darüber hinaus durch das Gesetz Nr. 11 des Kontrollrats vom 30.1.1946 aufgehoben. Obwohl nicht nur die deutschen Erfahrungen, sondern auch positive Berichte aus anderen Ländern (Schweiz: HACKFIELD, 1933; KOLLE, 1934, und WOLFF, 1934; Dänemark: SAND, 1940, und Niederlande: HARTSUIKER, 1947) belegten, daß bei kastrierten Triebtätern die Rückfallsquote weit unter 10% liegt, war dieser Eingriff in den folgenden Jahren in der Bundesrepublik zum Nachteil einer Fülle von Triebtätern perhorresziert: Sie mußten wegen einmaliger oder wiederholter Entgleisungen lange Haftstrafen verbüßen bzw. sie wurden in Sicherungsverwahrung oder Anstalten untergebracht. Mit dem Odium einer „nationalsozialistischen Gewaltmaßnahme" behaftet, wurde die Vornahme dieses Eingriffes von weiten Teilen der Ärzteschaft strikt, zum Teil unter Berufung auf arztethische oder moraltheologische Grundsätze abgelehnt. Dies galt auch in bezug auf die freiwillige Kastration, der gegenüber von juristischer Seite zum Teil unwissenschaftlich-gefühlsbetonte Vorbehalte gegenüberstanden, in erster Linie aber das formal-juristische Scheinproblem, ob unter dem Druck einer bevorstehenden oder bereits rechtswirksam verhängten Haftstrafe das Einverständnis des Betroffenen als Produkt einer freien Willensentscheidung zu betrachten und mithin rechtswirksam sei.

Die Diskussion kam erst wieder mit der Veröffentlichung der katamnestischen Untersuchungen an 1036 Fällen von LANGELÜDDECKE (1963) in Gang, die noch in den gleichlautend positiven Berichten aus dem Ausland (STÜRUP, 1960; ROTTENBERG, 1957; BREMER, 1958) eine Ergänzung fanden. Die beachtlich niedrige Rückfallsquote unter den Probanden von LANGELÜDDECKE mit 2,3%, die in etwa auch mit ausländischen Erfahrungen übereinstimmte, konnte schlechterdings nicht mehr übersehen werden. In den folgenden Jahren konnten an einigen Sonderanstalten für 42b-Patienten, aber auch bei einer Reihe zu hohen Haftstrafen verurteilter Sittlichkeitstäter im Strafvollzug auf Drängen der behandelnden Ärzte und das vernünftige Entgegenkommen einzelner Landesjustizbehörden eine nicht geringe weitere Zahl von Sittlichkeitstätern kastriert und bald darauf mit überwiegend gutem Erfolg rückfallsfrei resozialisiert werden. Die politischen, arztethischen, moraltheologischen und formaljuristischen Bedenken gegen die Durchführung einer freiwilligen Kastration waren auf Grund eines solchen Tatsachenhintergrundes weitestgehend gegenstandslos geworden, so daß nach entsprechenden Beratungen im Bundestag am 15.8.1969 das *Gesetz über die freiwillige Kastration und andere Behandlungsmethoden* erlassen wurde. Da in der Zwischenzeit auch andere somatische Behandlungsverfahren für sexuelle Deviationen entwickelt worden waren („hormonale" Kastration, stereotaktische Operationen), ist das Gesetz auch hierauf erweitert worden.

§ 1. Begriffsbestimmung. Kastration im Sinne dieses Gesetzes ist eine gegen die Auswirkungen eines abnormen Geschlechtstriebes gerichtete Behandlung, durch welche die Keimdrüsen eines Mannes absichtlich entfernt oder dauernd funktionsunfähig gemacht werden.

§ 2. Voraussetzungen der Kastration (1). Die Kastration durch einen Arzt ist nicht als Körperverletzung strafbar, wenn
1. der Betroffene einwilligt (§ 3),
2. die Behandlung nach den Erkenntnissen der medizinischen Wissenschaft angezeigt ist, um bei dem Betroffenen schwerwiegende Krankheiten, seelische Störungen oder Leiden, die mit seinem abnormen Geschlechtstrieb zusammenhängen, zu verhüten, zu heilen oder zu lindern,
3. der Betroffene das fünfundzwanzigste Lebensjahr vollendet hat,
4. für ihn körperlich oder seelisch durch die Kastration keine Nachteile zu erwarten sind, die zu dem mit der Behandlung angestrebten Erfolg außer Verhältnis stehen, und
5. die Behandlung nach den Erkenntnissen der medizinischen Wissenschaft vorgenommen wird.

Der therapeutisch-rehabilitative Sinn gerade in bezug auf Triebtäter wird in § 2, Abs. 2 des Gesetzes noch einmal klar definiert: „Unter den Voraussetzungen des Abs. 1, Nr. 1, 3—5 ist die Kastration durch einen Arzt auch dann nicht als Körperverletzung strafbar, wenn bei dem Betroffenen ein abnormer Geschlechtstrieb gegeben ist, der nach seiner Persönlichkeit und bisherigen Lebensführung die Begehung rechtswidriger Taten i.S. des § 175, Abs. 1 Nr. 1 sowie der §§ 176, 177, 178, 183, 211, 212, 233—226 des StGB erwarten läßt, und die Kastration nach den Erkenntnissen der medizinischen Wissenschaft angezeigt ist, um dieser Gefahr zu begegnen und damit den Betroffenen bei seiner künftigen Lebensführung zu helfen."

§ 3 regelt die *Probleme der Einwilligung in den Eingriff*, die nur dann wirksam ist, wenn der Betroffene über Grund, Bedeutung und Nachwirkungen der Kastration, über andere Behandlungsmöglichkeiten oder über sonstige Umstände aufgeklärt worden ist, denen er eine Bedeutung für die Einwilligung beimißt (Abs. 1); die aber indessen nicht deshalb unwirksam ist, weil er sich z.Zt. der Einwilligung auf richterliche Anordnung in einer Anstalt befindet (Abs. 2). Ist der Betroffene nicht fähig, Grund und Bedeutung der Kastration voll einzusehen und seinen Willen hiernach zu bestimmen, so ist die Kastration nur dann zulässig, wenn er nach einer seinem Zustand entsprechenden Weise aufgeklärt wurde und wenigstens verstanden hat, welche unmittelbaren Folgen eine Kastration hat (1); und ein ihm gestellter und über die Problematik belehrter Vormund oder Pfleger ebenfalls seine Einwilligung gegeben hat (2). — Bei Unfähigkeit des Betroffenen, sogar die unmittelbaren Folgen einer Kastration zu verstehen, ist diese nur dann zulässig, wenn sie nach den Erkenntnissen der medizinischen Wissenschaft vorgenommen werden muß, um eine lebensbedrohende Krankheit zu verhüten, zu heilen oder zu lindern (Abs. 4).

§ 4. *Andere Behandlungsmethoden* (also z.B. „hormonale" Kastration, stereotaktische Operation) dürfen unter den gleichen Voraussetzungen vorgenommen werden, sind aber auch schon zulässig, wenn der Betroffene noch nicht 25 Jahre alt ist oder bei Minderjährigen mit Einwilligung des gesetzlichen Vertreters bzw. des Sorgeberechtigten, wenn diese i.S. von § 3, Abs. 1 aufgeklärt worden sind.

Nach § 5 ist die *Vornahme einer Kastration von der Entscheidung einer Gutachterstelle abhängig*, wobei ein ärztliches Mitglied der Gutachterstelle den Betroffenen untersuchen sowie die im Gesetz vorgeschriebenen Aufklärungen des Betroffenen und anderer Personen vornehmen muß. Auch bei der Anwendung anderer Behandlungsmethoden muß die Gutachterstelle gehört werden, wenn der Betroffene nicht fähig ist, Grund und Bedeutung der Behandlung voll einzusehen bzw. das 21.

Lebensjahr noch nicht vollendet hat. — Die Einrichtung und das Verfahren der Gutachterstellen bestimmen sich nach Landesrecht (§ 5, Abs. 3).

Als weitere rechtliche Sicherung ist im § 6 die *Genehmigung des Vormundschaftsgerichts* für diejenigen Fälle vorgeschrieben, in denen der Betroffene entweder nicht fähig ist, Grund und Bedeutung der Kastration voll einzusehen oder sogar unfähig, die unmittelbaren Folgen zu verstehen sowie gleichfalls bei fehlender Einsicht, wenn andere Behandlungsmethoden beabsichtigt sind. (Fälle des § 3, Abs. 3, 4 sowie des § 4, Abs. 2.) Zur Erteilung der Genehmigung muß das Vormundschaftsgericht den Betroffenen persönlich anhören.

Die nunmehr vorliegende legislative Regelung durch das Kastrationsgesetz, die auch für andere, möglicherweise zukunftsträchtige Verfahren offen ist, und die beachtlichen Erfolge somatischer Behandlungsverfahren dürfen indessen *nicht dazu verleiten, den sehr komplexen Problemkreis der sexuellen Deviationen und der Triebkriminalität skotomisiert unter dem Blickwinkel durch medizinische Methoden zu beseitigender Abnormitäten zu sehen.* Die Entlastung von einem oft subjektiv quälend empfundenen oder zumindest jede soziale Entfaltung verhindernden Triebdruck schafft jedoch in vielen Fällen *Voraussetzungen für eine fruchtbare individuelle Psychotherapie,* in deren Rahmen ein gerade bei diesen Personen oft anzutreffender katastrophaler biographischer Entwicklungshintergrund aufgearbeitet werden kann, ferner werden Möglichkeiten für differenzierte rehabilitative und soziotherapeutische Maßnahmen bei Patienten eröffnet, die an einer verhängnisvollen Verstrickung oft weit aus allen sozialen Bezügen ausgeschert und mit einem weit schlimmeren Makel behaftet sind, als „normale" Kriminelle. *Somatische Behandlungsmethoden machen also Psycho- und Soziotherapie nicht überflüssig,* sondern fordern ihren Einsatz in besonderem Maße heraus!

Das zweite Gesetz zur Reform des Strafrechts vom 4. Juli 1969 (2. StrRG)

Das 2. StrRG, dessen Inkrafttreten ursprünglich für den 1.10.1973 vorgesehen war, und das nunmehr seit dem 1.1.1975 gilt (BGBl 1973, Nr. 63, S.909), setzt zunächst den Schlußstrich unter eine Entwicklung, in der ohne Aufgabe des Schuldprinzips eine differenziertere und kriminalpolitisch effektivere Auffächerung der Rechtsfolgen von Straftaten angestrebt wird. Vom Sanktionskatalog her unterscheidet sich das Gesetz gegenüber der früheren Regelung durch ein weitere Einschränkung kurzer Freiheitsstrafen, die Schaffung weitergehender Möglichkeiten der Aussetzung von Strafen und Maßregeln zur Bewährung, eine sozial gerechtere Ausgestaltung der Geldstrafen durch Einführung eines Tagessatzsystems, ergänzt durch Sonderregelungen für den Verfall der aus einer Straftat erlangten Vermögensvorteile, ferner das neue Rechtsinstitut der Verwarnung mit Strafvorbehalt, das dem zu einer Geldstrafe Verurteilten im Bewährungsfalle den Makel einer Vorstrafe erspart.

Für den forensisch-psychiatrischen Tätigkeitsbereich interessieren

1. die Differenzierung und Erweiterung der Merkmale von Schuldunfähigkeit und verminderter Schuldfähigkeit.

2. der erweiterte Maßregelkatalog mit den Maßregelindikationen sowie den Möglichkeiten des Vikariierens.

Die neuen gesetzlichen Merkmale der Schuldunfähigkeit und verminderten Schuldfähigkeit

§ 20, 2. StRG

„Ohne Schuld handelt, wer bei Begehung der Tat wegen einer krankhaften seelischen Störung, wegen einer tiefgreifenden Bewußtseinsstörung oder wegen Schwachsinns oder einer schweren anderen seelischen Abartigkeit unfähig ist, das Unrecht der Tat einzusehen oder nach dieser Einsicht zu handeln".

§ 21, 2. StRG

„Ist die Fähigkeit des Täters, das Unrecht der Tat einzusehen oder nach dieser Einsicht zu handeln, aus einem der in § 20 bezeichneten Gründen bei Begehung der Tat erheblich vermindert, so kann die Strafe nach § 49 Abs. 1 gemindert werden".

Im *„Entwurf eines Strafgesetzbuches (StGB) E 1962" (E 62)*, der von der Bundesregierung in der 4. Wahlperiode eingebracht wurde, war ursprünglich eine differenzierende Regelung der „biologischen" Merkmale für Schuldunfähigkeit und verminderte Schuldfähigkeit vorgesehen. Das im bislang gültigen § 51 StGB noch nicht enthaltene Merkmal der „schweren anderen seelischen Abartigkeit" war nur für den § 25 E 62 als Voraussetzung für eine Teilexkulpierung vorgesehen, da man sonst eine uferlose Ausweitung der Exkulpierung psychopathischer, neurotischer oder triebgestörter Krimineller („einen Dammbruch") befürchtete. In dem von 14 Strafrechtslehrern im Jahre 1966 veröffentlichten *„Alternativentwurf des Strafgesetzbuches" (AE)* wurde demgegenüber vorgeschlagen, sowohl für die Schuldunfähigkeit als auch für die verminderte Schuldfähigkeit die gleichen „biologischen Merkmale" anzusetzen. Erst in der *5. Wahlperiode des Bundestages* hat sich dann der Sonderausschuß für Strafrechtsreform, u.a. gestützt auf eine von H. EHRHARDT formulierte Begründung eines Arbeitskreises der Deutschen Gesellschaft für Psychiatrie und Nervenheilkunde entschlossen, durch Aufgabe der differenzierenden Regelung das Merkmal der „schweren seelischen Abartigkeit" auch in die Voraussetzungen für die Schuldunfähigkeit zu übernehmen. Gemäß einer Schätzung beigezogener Sachverständiger wurden bereits auf der Grundlage des geltenden Rechts immerhin bei etwa 2% der abgeurteilten Psychopathen Zurechnungsunfähigkeit angenommen. Aus diesem Grunde erschien ein *einheitlicher Katalog der medizinischen Voraussetzungen für die Voll- und Teilexkulpierung auch rechtsdogmatisch konsequent*, während der Ausschuß die Gefahr einer verstärkten und ungerechtfertigten Anwendung der Schuldunfähigkeitsbestimmungen für nicht gewichtig genug erachtete, zumal er durch die gleichzeitige Bindung an die psychologischen Voraussetzungen eine sachgemäße Beschränkung für möglich hielt.

Der Gesetzgeber hat an der sogenannten *„gemischten Methode"* festgehalten, in der zwischen einer Reihe definierter psychopathologischer Bedingungen (den „biologischen" Merkmalen) Beziehungen zu psychologischen Fragen herzustellen sind, aus denen eine Aussage über den Grad der Schuldfähigkeit zu treffen ist. Das Beibehalten dieser „gemischten" Methode hat trotz der von verschiedenen Seiten erhobenen Einwände ohne Zweifel den Vorteil einer Bindung an psychopathologische Voraussetzungen etwa gegenüber der von psychologischer Seite (U. UNDEUTSCH, 1957) vorgeschlagenen Beschränkung auf eine reine Prüfung der psychologischen Tatsituation. (Ob der Täter „z.Z. der Entschlußbildung der tatbestandsmäßigen Ausführung der Tat möglicherweise nicht die Möglichkeit gehabt hat, zu der erforderlichen Einsicht in das Unerlaubte und einer dementsprechenden Bremsung seiner Antriebe zu gelangen".) Ohne Prüfung und Berücksichtigung eines psychopathologischen Überbaues bleibt sonst nämlich die Sachverständigenaussage im luftleeren Raum schweben und muß im Ergebnis auf eine wissenschaftliche Begründung verzichten.

Das Merkmal „krankhafte seelische Störung" ist an die Stelle von „krankhafte Störungen der Geistestätigkeit" aus dem § 51 getreten. Es umfaßt sowohl die endogenen Psychosen als auch die auf definierbaren materiellen Ursachen, also Mißbildungen, Geburtsschäden, Traumen, Körperkrankheiten, Intoxikationen usw. beruhenden seelischen Störungen. Die Bezeichnung „krankhafte seelische Störung" stellt gegenüber der „krankhaften Störung der Geistestätigkeit" eine rein sprachliche Verbesserung dar, während die adjektivische Bezeichnung „krankhaft" absichtlich gewählt wurde, um dem Gesetzestext eine gewisse Unabhängigkeit gegenüber möglichen Wandlungen im medizinischen Krankheitsbegriff zu erhalten.

Neu ist das *Merkmal der „tiefgreifenden Bewußtseinsstörung"*, da sie nach den Abklärungen in den Ausschußberatungen nicht den Begriff der „Bewußtseinsstörung" des § 51 ablöst, sondern *ausschließlich die nicht durch definierbare Krankheiten entstandenen Bewußtseinsstörungen meint.* (Zustände von Übermüdung, Erschöpfung, Schlaftrunkenheit, von Schreck, Zorn, Panik oder Gefühlsabstumpfung in extremen Bedrängnissituationen.) Organische Bewußtseinsstörungen durch Hirnerkrankungen (z.B. epileptischer Dämmerzustand, Traumen, Intoxikationen, also auch Alkoholbeeinflussung) werden mit dem Merkmal der „krankhaften seelischen Störung" erfaßt. Mit der zusätzlichen Kennzeichnung „tiefgreifend" wird klargestellt, daß nicht etwa Bewußtseinsstörungen gemeint sind, die sich noch in der Spielbreite des Normalen bewegen, so daß beispielsweise also auch für den Affekt bei Fehlen konstellativer Faktoren, die im engeren Wortsinne als Krankheit zu bezeichnen wären (Berauschung, traumatische Affektlabilität, interkurrente Erkrankung usw.), erst *ein besonders schwerer Grad der affektiven Bewußtseinseinengung exkulpierungsrelevant* wird. Umgekehrt wird man für organisch oder toxisch bedingte Bewußtseinsstörungen — gerade im Rahmen der so häufigen Begutachtungen von Straftaten unter Alkoholeinfluß — aus der quantifizierenden Einschränkung auf tiefgreifende Bewußtseinsstörungen rückschließend den Willen des Gesetzgebers entnehmen dürfen, *auch hier erst einen schwereren Grad etwa von Alkohol- oder Drogenbeeinflussung als exkulpierungsrelevant anzusehen.* Um die Zumutbarkeit der Selbststeuerung im leichten bis mittelgradigen Rausch dürfte es kaum anders bestellt sein, als im Rahmen einer „normalen" Zorn- oder Affektaufwallung. Der oft recht weitherzigen De- oder sogar Exkulpierung von Straftätern unter mittelgradigem Alkoholeinfluß ohne sonstige nennenswerte seelische Störungen könnte gerade hierdurch ein Riegel vorgeschoben werden.

Als *3. Merkmal* ersetzt die präzisere Bezeichnung „Schwachsinn" die früher sehr vieldeutig gebrauchte Bezeichnung „Geistesschwäche", die teils in Analogie zum § 6 BGB für leichte Formen psychischer Krankheiten, teils für oligophrene Zustände, aber auch bei neurotisch-psychopathischen Zuständen als Kennzeichnungsformel herhalten mußte. Mit „Schwachsinn" ist der nicht durch erkennbare hirnorganische Ursachen bedingte, aber als solcher klar definierbare eindeutige Verstandesmangel gemeint.

Die oben aufgezeigte Entwicklung der Rechtsprechung zum § 51 ergab die Notwendigkeit, aus Gründen der klaren begrifflichen Abgrenzung für psychopathologische Zustände, die nicht ohne Zwang unter die drei ersten Merkmale einzuordnen wären, eine eigene Kategorie, die der *„schweren anderen seelischen Abartigkeit"* zu schaffen. Gemeint sind einmal seelisch bedingte, psychopathologisch relevante Deviationen, Fehlhaltungen sowie die hierauf beruhenden abnormen Reaktionen bzw. Entwicklungen, zum anderen die ohne faßbares körperliches Substrat konstant bestehenden Triebstörungen mit den sich aus ihnen ergebenden psychopathologischen Weiterungen. Das Merkmal „schwer" weist darauf hin, daß die *neurotische oder psychopathische Abartigkeit als solche noch kein Exkulpierungsgrund sein kann,* sondern daß sie zumindest *graduell* in ihren Auswirkungen auf die Fähigkeit zu sozial-sinnvollem Handeln *einer „krankhaften seelischen Störung" gleichzusetzen sein muß.* Dies ergibt sich aus der Überlegung, daß die 4 neuen „biologischen" Merkmale nach dem Willen des Gesetzgebers *zwar verschiedene psychopathologische Kategorien* bezeichnen, sich *in ihren praktischen Auswirkungen auf die Einsichts- oder Handlungsfähigkeit indessen in etwa gleichen müssen,* da die *Reihenfolge der Aufzählung nicht als hierarchische Rangordnung,* sondern gewissermaßen als *analoger Diagnosenkatalog* zu verstehen ist.

Die Maßregeln der Besserung und Sicherung (§ 61 ff., 2. StrRG)

Mit dem Gewohnheitsverbrechergesetz vom 24.11.1933 ist in das deutsche Strafrecht das Prinzip der sogenannten „Zweispurigkeit" eingeführt worden, d.h. das Strafensystem wurde durch einen zusätzlichen Katalog sichernder und bessernder Maßnahmen erweitert. Unter teilweiser Modifizierung und Einführung neuer Maßregeln wurde der alte Katalog des § 42 a StGB a.F. *im § 61, 2. StrRG* wie folgt neu gefaßt:

1. die Unterbringung in einer psychiatrischen Krankenanstalt,
2. die Unterbringung in einer Erziehungsanstalt,
3. die Unterbringung in einer sozialtherapeutischen Anstalt,
4. die Unterbringung in der Sicherungsverwahrung,
5. die Führungsaufsicht,
6. die Entziehung der Fahrerlaubnis,
7. das Berufsverbot.

Die schon in der Fassung des StGB vom 1.4.1970 *weggefallene Unterbringung in einem Arbeitshaus ist also nicht wieder übernommen worden,* neu hinzugekommen *sind die Unterbringung in einer sozialtherapeutischen Anstalt sowie die Führungsaufsicht.* Die sprachliche Änderung der Überschrift dieses Gesetzesabschnitts in „Maßregeln der Besserung und Sicherung" zeigt an, daß der Sicherungsgedanke zwar nach wie vor nicht zu eliminieren ist, entsprechend dem alle Reformbemühungen des Strafrechts durchziehenden Resozialisierungsgedanken indessen *der Besserungsgedanke nunmehr das Primat hat.* Trotzdem stellen natürlich auch die rein therapeutisch intendierten Maßregeln einen Eingriff in grundgesetzlich geschützte Persönlichkeitsrechte dar, so daß sie wie schon im § 42a, Abs. 2 StGB a.F., auch nach § 62, 2. StrRG, nach dem *Grundsatz der Verhältnismäßigkeit* nicht angeordnet werden dürfen, „wenn sie zur Bedeutung der vom Täter begangenen oder zu erwartenden Taten sowie zu dem Grad der von ihm ausgehenden Gefahr außer Verhältnis" stehen.

Die *Unterbringung in einer psychiatrischen Krankenanstalt* wird nach § 63, 2. StrRG dann angeordnet, wenn „jemand eine rechtswidrige Tat im Zustand der Schuldunfähigkeit (§ 20) oder der verminderten Schuldfähigkeit (§ 21) begangen" hat und „die Gesamtwürdigung des Täters und seiner Tat ergibt, daß von ihm infolge seines Zustands erhebliche rechtswidrige Taten zu erwarten sind, und er deshalb für die Allgemeinheit gefährlich ist". Nach § 63, Abs. 2 kann das Gericht jedoch stattdessen die Unterbringung in einer sozialtherapeutischen Anstalt anordnen, wenn die Voraussetzungen des § 65, Abs. 3 vorliegen („... wenn nach dem Zustand des Täters die besonderen therapeutischen Mittel und sozialen Hilfen dieser Anstalt zu seiner Resozialisierung besser geeignet sind als die Behandlung in einer psychiatrischen Krankenanstalt"). Hierdurch bietet sich neuerdings die begrüßenswerte *Möglichkeit einer Differenzierung exkulpierter bzw. dekulpierter Straftäter* in solche, die ihrem Zustand nach speziell der therapeutischen Hilfen bzw. der Pflege in einer psychiatrischen Krankenanstalt heutiger Struktur bedürfen und denjenigen, die unter der Handhabung des § 42b StGB a.F. wegen Sozialisationsdefekten, Verwahrlosung, psychopathischen Störertums usw. im Grunde nicht in ein psychiatrisches Krankenhaus i.e.S. gehören, jedoch zu ihrer Rehabilitation besonderer sozialtherapeutischer Maßnahmen bedürfen. Die Unterbringungsdauer in einer psychiatrischen Krankenanstalt ist zunächst an *keine Höchstfrist* gebunden, jedoch muß nach § 67e, 2. StrRG, das Vollstreckungsgericht in Abständen von mindestens 1 Jahr überprüfen, „ob die weitere Vollstreckung der Unterbringung zur Bewährung auszusetzen ist". Nach § 67e, Abs. 3, 2. StrRG kann das Vollstreckungsgericht diese Frist auch kürzen. Nach § 67b, 2. StrRG ist darüber hinaus die *Aussetzung der* durch das erkennende Gericht *angeordneten Unterbringung in einer psychiatrischen Krankenanstalt zur Bewährung möglich,* „wenn besondere Umstände die Erwartung rechtfertigen, daß der Zweck der Maßregel auch dadurch erreicht werden kann". Diese Maßnahme ist jedoch nicht statthaft, wenn der Täter noch eine gleichzeitig mit der Maßregel verhängte Freiheitsstrafe zu verbüßen hat, die nicht zur Bewährung ausgesetzt wird. *Mit der Aussetzung tritt die Führungsaufsicht ein* (§ 67b, Abs. 2, 2. StrRG). — Günstigere *Beurteilungsvoraussetzungen für die Entlassung aus der Unterbringung* bringt § 67e, Abs. 2, 2. StrRG: Während die im § 42f StGB a.F. niedergelegte Formulierung „die Unterbringung dauert solange, wie der Zweck es erfordert" stets auf erhebliche Schwierigkeiten der gutachtlichen Beurteilung stieß, da eine solche Aussage praktisch niemals mit erforderlicher Sicherheit getroffen werden konnte, wird nunmehr lediglich bestimmt, daß die weitere Vollstreckung der Unterbringung zur Bewährung ausgesetzt wird, „sobald verantwortet werden kann zu erproben, ob der Untergebrachte außerhalb des Maßregelvollzuges keine rechtswidrigen Taten mehr begehen wird". Auch in diesem Falle der Aussetzung tritt Führungsaufsicht ein. Nach § 68c 2. StrRG dauert die Führungsaufsicht mindestens 2 und höchstens 5 Jahre, während welcher Zeit der Entlassene einer Aufsichtsstelle untersteht, die ihm einen Bewährungshelfer stellen muß (§ 68a) und ihm auch bestimmte Weisungen erteilen kann (§ 68b). Eine Orientierungshilfe für einen möglichen Widerruf der Aussetzung ist § 67g.

Die *Unterbringung in einer Entziehungsanstalt* muß nach § 64 2. StRG angeordnet werden, wenn jemand alkohol- oder rauschmittelabhängig ist und wegen einer auf diesen Hang zurückgehenden Straftat verurteilt bzw. nur deshalb nicht verurteilt wird, weil seine Schuldunfähigkeit erwiesen oder nicht auszuschließen ist. Voraussetzung ist jedoch, daß die Gefahr besteht, daß er infolge seines Hanges erhebliche rechtswidrige Taten begehen wird. *Die Maßregel kann jedoch nicht vollzogen werden, wenn eine Entziehungskur von vornherein aussichtslos erscheint* (§ 64, Abs. 2). Neu ist an dieser Bestimmung, daß die Unterbringung von Suchtkranken in einer Entziehungsanstalt auch bei Vollexkulpierung möglich ist, während der § 42c StGB a.F. nur die Anordnung der Unterbringung neben der Strafe zuließ, d.h. also ausschließlich bei verantwortlichen oder teilexkulpierten Tätern. Der Ausschluß von Tätern aus der Unterbringung in einer Entziehungsanstalt, bei denen eine Kur von vornherein aussichtslos erscheint, schließt jedoch keineswegs sichernde oder bessernde Maßregeln aus, da es sich bei diesem Personenkreis überwiegend um schon psychisch erheblich veränderte Suchtkranke handelt, die unter Anwendung von § 20 oder 21 2. StRG wegen „krankhafter seelischer Störungen" gemäß § 63 in einer psychiatrischen Krankenanstalt untergebracht werden können. Die Unterbringungsdauer darf gem. § 67d 2 Jahre nicht übersteigen, die Überprüfungsfrist ist im § 67e auf 6 Monate festgesetzt. — Die *Aussetzung der Vollstreckung zur Bewährung* sowie die vorzeitige Aussetzung der Vollstreckung zur Bewährung *mit gleichzeitigem Eintritt von Führungsaufsicht* ist in §§ 67b und 67d entsprechend den Vorschriften über die Unterbringung in einer psychiatrischen Krankenanstalt geregelt.

Die *Unterbringung in einer sozialtherapeutischen Anstalt* (§ 65 StRG) ist zweifellos die wichtigste Neuerung des 2. StRG, da diese Anstalten nach den Gesetzesmaterialien gewissermaßen das *Zentrum und die Schaltstelle für Rehabilitationsmaßnahmen bei freiheitsentziehenden Reaktionen auf schwere Straftaten* werden sollen. Der Gesetzestext nennt vier Hauptgruppen von Tätern, die für eine Einweisung in Betracht kommen:

1. *Gefährliche Rückfalltäter*, die eine schwere Persönlichkeitsstörung aufweisen, und bei denen die Gefahr besteht, daß sie weiterhin erhebliche rechtswidrige Taten begehen werden,

2. *gefährliche Triebtäter*, die zu einer Freiheitsstrafe von mindestens einem Jahr verurteilt sind, und bei denen die Gefahr besteht, daß sie im Zusammenhang mit ihrem Geschlechtstrieb weiterhin erheblich straffällig werden.

Bei diesen beiden Gruppen ist die Unterbringung aber an die *Bedingung der Therapierbarkeit* geknüpft, d.h. sie darf nur dann angeordnet werden, „wenn nach dem Zustand des Täters die besonderen therapeutischen Mittel und sozialen Hilfen einer ärztlich geleiteten sozialtherapeutischen Anstalt zu seiner Resozialisierung angezeigt sind".

3. *Mehrfach rückfällige Jungtäter* bis zum 27. Lebensjahr, die zu einer Freiheitsstrafe von mindestens einem Jahr verurteilt worden sind, und bei denen die Gefahr besteht, daß sie sich zum Hangtäter entwickeln,

4. *vermindert schuldfähige (u.U. auch schuldunfähige) Täter*, bei denen die Voraussetzungen der Unterbringung in einer psychiatrischen Krankenanstalt gem. § 63, Abs. 1 vorliegen, für die aber die besonderen therapeutischen Mittel und sozialen Hilfen der sozialtherapeutischen Anstalt zu ihrer Resozialisierung besser geeignet sind, als die Behandlung in einer psychiatrischen Krankenanstalt.

Die *Dauer der Unterbringung* darf gem. § 67d bei den ersten 3 Gruppen 5 Jahre nicht übersteigen, während sie bei teilexkulpierten Rechtsbrechern nicht primär befristet ist. Wie bei der Unterbringung in einer psychiatrischen Krankenanstalt muß gem. § 67e in Abständen von einem Jahr die Unterbringung durch das Vollstreckungsgericht überprüft werden. Die gesetzlichen Regelungen für eine Aussetzung der Unterbringung zur Bewährung, die damit eintretende Führungsaufsicht, die Dauer der Führungsaufsicht sowie der mögliche Widerruf der Aussetzung und die Erledigung der Maßregel entsprechen den oben dargestellten Bestimmungen für die Unterbringung in einer psychiatrischen Krankenanstalt (§§ 67b, 67d, 67g, 68, 68a, 68b und 68c, 2. StrRG).

Der Nachteil des 1933 eingeführten „zweispurigen" Systems von Rechtsfolgen war bei den nach § 42b in eine Heilanstalt eingewiesenen teilexkulpierten Tätern und den nach § 42c in einer Entziehungsanstalt Eingewiesenen *das Prinzip der Kumulation,* d.h. also die *Vorwegverbüßung der Strafe* und der anschließende Vollzug der Maßregel. Zwar war der Vorwegvollzug der Maßregel gem. § 456b S. 2. StPO in das Ermessen der Vollstreckungsbehörde gestellt, wurde aber im Regelfalle nicht praktiziert, darüber hinaus war eine Anrechnung der Unterbringung auf die noch zu vollziehende Strafe nicht möglich. Dies führte in der bisherigen Praxis faktisch zu einer *„Doppelbestrafung"* behandlungsbedürftiger Täter, da z.B. bei den nach § 42c StGB verurteilten Tätern in 70,5% aller Fälle die Dauer des Maßregelvollzuges die dem Strafmaß entsprechende Dauer des Vollzuges überschritt, bei den nach § 42b StGB Verurteilten sogar in 75,6% aller Fälle (H. MARQUARDT). Im übrigen kann man sich vernünftigerweise bei einem psychisch gestörten oder suchtkranken Täter keine positive Einwirkung durch den Strafvollzug versprechen, wenn im Anschluß an denselben eine unbefristete Anstaltsunterbringung droht, oder umgekehrt von einer nicht auf die Strafe anzurechnenden vorweggenommenen psychiatrischen Behandlung, deren Erfolg die Überführung in Strafhaft konsequenterweise nach sich zieht. Aus diesem Grunde wurde im 2. StrRG der *Grundsatz des sogenannten obligatorischen Vikariierens* entwickelt, wonach mit Ausnahme der Sicherungsverwahrung (§§ 66) *alle freiheitsentziehenden Maßregeln gem. § 67 Abs. 1 vor der Strafe vollzogen werden und auf die Strafe angerechnet werden müssen.* Im übrigen kann ein Strafrest gem. § 67, Abs. 5 nach Ende der Maßregel zur Bewährung ausgesetzt werden, auch wenn nach § 57, Abs. 1 noch nicht zwei Drittel der verhängten Strafe durch die Anrechnung erledigt sind. Die *Möglichkeit einer Vorwegvollstreckung der Strafe* ist zwar aus § 67, Abs. 2 grundsätzlich möglich, „wenn der Zweck der Maßregel dadurch leichter erreicht wird". Hierfür sieht aber z.B. TH. LENCKNER aus rechtspolitischen Erwägungen und aus dem Grundgedanken des 2. StrRG keine hinreichende Begründung, ferner hat H. MARQUARDT in einer eingehenden kriminologischen Untersuchung dargelegt, daß für die Durchbrechung des Grundsatzes obligatorischen Vikariierens ein praktisches Bedürfnis nicht anerkannt werden könne.

Für die Einfügung einer Ausnahmeregelung schien z.B. der Gedanke zu sprechen, zunächst durch den „Leidensdruck" des Strafvollzuges die Voraussetzungen für eine bessernde Maßregel zu schaffen, was jedoch nach TH. LENCKNER der modernen Auffassung vom Strafvollzug insofern widerspricht, als dessen Sinn nicht die Verursachung von Leiden sei, während das dem Täter zugefügte Übel des Freiheitsentzuges bei der Freiheitsstrafe und der Anstaltsunterbringung das gleiche sei. — Die *Bedenken hinsichtlich einer „Besserstellung" von Tätern, die einer Sozialtherapie zugeführt werden,* verknüpft mit Befürchtungen, daß hierdurch die Rechtstreue der Bevölkerung ins Wanken geraten würde, weil es ihr an Verständnis für diese Art der Sanktionsgestaltung fehle, sind durch die Untersuchungen von H. MARQUARDT praktisch ausgeräumt. Nach bisher vorliegenden Schätzungen kommen nur etwa 8—10% aller derzeit im Vollzug einsitzenden Täter für die Unterbringung in einer sozialtherapeutischen Anstalt in Betracht, so daß der Strafvollzug unter Beibehaltung seiner dominierenden Stelle nach wie vor der Schwerpunkt der Verbrechensbekämpfung sei. Gewarnt wird vor Anwendung der Ausnahmeregelung insbesondere aus dem Gedanken, daß gerade das Vikariierungsprinzip „ein Schritt in Richtung auf ein menschlicheres Strafrecht, ein Stück Abkehr von dem Gedanken der Vergeltung um jeden Preis" sei.

Eine elastischere Handhabung als bisher bei der Anwendung von Maßregeln zur Besserung und Sicherung ist darüber hinaus durch die *Möglichkeit einer Überweisung in den Vollzug einer anderen Maßregel* (§ 67a) gegeben. Bei Unterbringung in einer psychiatrischen Krankenanstalt, einer Entziehungsanstalt oder einer sozialtherapeutischen Anstalt kann das Vollstreckungsgericht den Täter in den Vollzug einer der beiden anderen Maßregeln überweisen, „wenn die Resozialisierung des Täters dadurch besser gefördert werden kann". Darüber hinaus ist gem. § 67a, Abs. 2 auch unter der Voraussetzung des Abs. 1 die Möglichkeit gegeben, daß ein Täter, gegen den die Sicherungsverwahrung angeordnet worden ist, in den Vollzug einer der drei genannten Maßregeln überwiesen wird.

Die Möglichkeit des Austausches von Maßregeln ist von nicht zu unterschätzendem Weitblick, da in vielen Fällen das Ermittlungsverfahren, die psychiatrische Begutachtung und die Hauptverhandlung bis zur Verurteilung auch bei klarer diagnostischer Situation noch keine verläßlichen prognostischen Kriterien hergeben können. Unter Umständen erweist es sich erst während der Unterbringung in einer Entziehungsanstalt, daß die schwere alkoholbedingte Persönlichkeitsveränderung die Unterbringung in einer psychiatrischen Krankenanstalt erforderlich macht, oder aber es stellt sich im Rahmen der Unterbringung im psychiatrischen Krankenhaus die Prognose bezüglich der Anwendung sozialtherapeutischer Maßnahmen wesentlich günstiger, so daß ein Überwechseln in diese Institution zweckmäßiger ist. Umgekehrt muß man auch im sozialtherapeutischen Bereich etwa wegen des Ausbruches einer Psychose, wegen einer jede Therapie inhibierenden und zunächst unterschätzten Intelligenzschwäche die Möglichkeit der Verlegung in ein psychiatrisches Krankenhaus haben. — Bedenken müssen z.Z. jedoch dagegen erhoben werden, daß bei der geplanten gesetzlichen Regelung die *Überführung aus einer sozialtherapeutischen Anstalt in den Strafvollzug* bei Versagen jeder Therapie, bei grob störendem Verhalten oder aus anderen Gründen *nicht möglich* ist. Man wird berücksichtigen müssen, daß es noch weitestgehend an verläßlichen Indikationen für die Einweisung in eine sozialtherapeutische Anstalt fehlt, so daß hierdurch die Gefahr gegeben ist, daß diese ohnehin mit erheblichen Anfangsschwierigkeiten behafteten Institutionen noch mit einem prozentual sicherlich nicht geringen Ballast wohlmeinend eingewiesener, aber ungeeigneter Probanden belastet werden. *In dem Grundsatz des obligatorischen Vikariierens mit der Vorwegvollstreckung der Maßregel ist u.E. das dezidierteste Bekenntnis des Gesetzgebers zum Primat des rehabilitativen Gedankens im 2. StrRG zu sehen.* Aus einer pragmatischen Sicht der Sachverständigentätigkeit dürfte daher aus ihm ein *Regulativ für die Begutachtung* in dem Sinne herzuleiten sein, als die De- oder Exkulpierung eines Täters mit der Konsequenz der Unterbringung nicht mehr ausschließlich von der theoretischen Frage der Einsichts- und Handlungsfähigkeit als einer bis zu einem gewissen Grade abstrakten Konstruktion abhängen sollte, sondern auch der *pragmatischen Frage nach der Notwendigkeit (i.S. des für den Täter Besseren!) einer Behandlung oder Pflege in einem psychiatrischen Krankenhaus.*

Die Beurteilung der Schuldfähigkeit nach dem 2. StrRG

Das 2. StrRG hat die traditionelle Basis des Schuldprinzips nicht verlassen, sondern sich ausdrücklich zu ihm bekannt. Trotz zahlreicher Plädoyers, die sich seit dem Ende des vergangenen Jahrhunderts bis in die heutige Zeit für eine Abkehr vom Schuld- zugunsten eines reinen Maßnahmestrafrechts erhoben haben, erscheint dieses Beibehalten der Ausgangsbasis nicht nur angesichts des Entwicklungsstandes der Rechtswissenschaft und des Rechtsempfindens, sondern auch unter Berücksichtigung der Struktur eines hochindustrialisierten, dicht besiedelten Landes als einzige tragfähige Möglichkeit, wenn man von den rein praktischen Aufgaben des Strafrechtes mit seiner Schutzfunktion für den Bürger, das Gemeinwesen und der dieses tragenden Werte ausgeht. Andererseits versucht das 2. StrRG zwischen seiner gewissermaßen „konservativen" Grundposition und einem pragmatisch-fortschrittlichen System von Sanktionen und Maßnahmen eine *Synthese in Richtung eines menschlicheren, wirklichkeitsnäheren, auf Rehabilitation und Integration des Täters ausgerichteten Rechts zu finden.* Das Primat der Strafe als unabdingbare Forderung der Vergeltung durch die Rechtsgemeinschaft, das ohnehin nur metaphysisch, nicht aber durch die Erfahrungen der Rechtspflege zu rechtfertigen war, mußte folgerichtig zugunsten eines *Systems empirisch erkannter Zweckmäßigkeiten* weichen. Dies bedeutet für die forensische Psychiatrie, daß die Beurteilung der Schuldfähigkeit nach wie vor zwar eine zentrale Rolle in der Sachverständigentätigkeit spielt, indessen der wesentlich differenziertere Katalog von Maßnahmen, Bewährungsmöglichkeiten, Auflagen usw. weit höhere Anforderungen als bisher in bezug auf eine Analyse der Täterpersönlichkeit, seiner sozialen und kriminellen Verstrickungen, der Prognose und der therapeutischen Aspekte stellt.

Da im Strafrecht die forensisch-psychiatrische Beurteilung auf der Schuldfähigkeit basiert, stellt sich zunächst das *Problem der Freiheitsfrage und gleichzeitig das der Aussagemöglichkeiten des Sachverständigen über die Einsichts- und Handlungsfähigkeit* eines Täters zum Zeitpunkt der Tat.

In der ursprünglichen Fassung des § 51 StGB aus 1871 wurde noch expressis verbis nach dem Vorliegen oder der Einschänkung der freien Willensbestimmung gefragt und dieser Begriff erst in der neuen Fassung 1934 durch die mehr pragmatische Frage nach der Einsichts- bzw. Handlungsfähigkeit ersetzt. Es ist richtig, daß die Willensfreiheit als moral-ethisches Postulat zu den umstrittensten philosophischen Fragen gehört, und die praktische Unlösbarkeit des Problems sich im vergangenen und in diesem Jahrhundert in dem nie zu einer Klärung kommenden Streit zwischen den beiden Grenzpositionen des Determinismus und des Indeterminismus widerspiegelt. Indessen war man schon vor der Neufassung des § 51 StGB sowohl von juristischer als auch von forensisch-psychiatrischer Seite zu einem praktikablen Consensus omnium gekommen. So definierte ASCHAFFENBURG (1934) die Willensfreiheit als „die Fähigkeit..., die Motive eines Durchschnittsmenschen unserer Zeit und unserer Umgebung mit normaler Stärke auf unseren Charakter, auf unsere Eigenart wirken zu lassen". Oder umgekehrt: Ist „die Eigenart eines Menschen durch krankhafte Zustände so verändert, daß die Wirksamkeit der normalen Motive... aufgehoben wird, oder daß krankhafte Beweggründe das Handeln bestimmen, so betrachten wir die Willensfreiheit eines solchen Menschen als aufgehoben". Die Grundsatzdiskussion zum Freiheitsbegriff ist durch den Vortrag von KURT SCHNEIDER (1948) und seine Behauptung, daß die psychologischen Fragen nach der Einsichtsfähigkeit und nach der Fähigkeit zu einsichtsgemäßem Handeln kein Mensch beantworten könne, wieder in Gang gekommen. Eine solche dezidierte Absage in bezug auf wissenschaftliche Aussagen zu den psychologischen Fragen des § 51 hätte zweifellos gegenüber einer rein metaphysisch orientierten Handlungs- bzw. Verbrechenslehre ihre Berechtigung gehabt, die ausschließlich auf philosophischen Sollensforderungen basiert und ihre ideologische Wurzel in einem idealisierten Menschenbild hat. H. EHRHARDT (1961) hat demgegenüber sehr richtig eingewandt, daß der psychologische Gehalt des § 51 StGB durch KURT SCHNEIDER fehlinterpretiert wurde, da es ohne Zweifel in ihm nicht um die aktuelle und konkrete Einsicht bzw. Steuerung des Täters, sondern um die *Voraussetzungen* der Unfähigkeit zur Einsicht und zum einsichtsgemäßen Handeln geht, und mithin die Frage auf die *empirisch faßbaren Bedingungen der Möglichkeit des Ausschlusses oder der erheblichen Verminderung der* — für den „normalen Menschen" zutreffend unterstellten — *potentiell-dispositionellen Einsicht und Steuerung zum Zeitpunkt der Tat und im Hinblick auf diese bestimmte Tat geht.* Trotzdem haben die Gedankengänge von KURT SCHNEIDER nicht nur in der Rechtswissenschaft, sondern auch in weiten Bereichen der deutschen forensischen Psychiatrie weite Resonanz gefunden und Anstoß zur Entwicklung hierauf basierender Gutachtenkonzepte gegeben. Die Thesen von KURT SCHNEIDER wurden u.a. von GÖPPINGER, LEFERENZ u. RAUCH aufgegriffen und in ihren Untersuchungen weiter vertreten. DE BOOR hat sie wohl am konsequentesten weiter verfolgt, wenn er für die Strafrechtsreform die Forderung aufstellte, die Exkulpierung ausschließlich von der Feststellung des Vorliegens biologisch-fundierter, d.h. also krankhafter psychischer Störungen ohne jede Stellungnahme zu den psychologischen Auswirkungen abhängig zu machen. Im Kreise der „Agnostiker" hat wohl S. HADDENBROCK in verschiedenen Untersuchungen die deterministische Grundposition mit dem Begriff der „Komplementarität oder Unbestimmtheitsrelation von Freiheit und Unfreiheit" am entschiedensten vertreten, wenn er sagt, daß „auch retrospektiv-seinswissenschaftlich nichts über die objektive Freiheit eines Menschen i.S. seiner Entscheidungsfähigkeit zu einem anderen Handeln als dem faktisch verwirklichten aussagbar ist...". Es ist u.E. aber mit diesem von ihm vertretenen „empirischen Agnostizismus" nicht vereinbar, wenn dann doch „aus dem Phänomen des Selbstseins und seiner subjektiv-prospektiven Freiheit" der Begriff der Verantwortlichkeit wieder hereingenommen und dieser zum Kriterium der Beurteilung der strafrechtlichen Verantwortlichkeit gewählt wird, ebenso wie sein deterministischer Ansatz u.E. keinen Raum für die Beurteilung der „Sühnefähigkeit" als prognostisches Kriterium in bezug auf die Zurechnungsfähigkeit läßt. Im Grunde sind dies Hilfskonstruktionen aus dem Bemühen, Brücken zwischen einer für die Lösung von Rechtsfragen unbrauchbaren Freiheits- bzw. Willensmetaphysik und den praktischen Anforderungen an den Gerichtsgutachter zu schlagen. S. HADDENBROCK trifft sich hier mit H. WITTER, der, ebenfalls ausgehend von der KURT SCHNEIDERschen Grundposition der Unbeantwortbarkeit der Freiheitsfrage, die Aussage über die Verantwortungsfähigkeit eines Delinquenten mit von der Überlegung abhängig machen möchte, ob dieser noch durch Strafe beeinflußbar erscheint, umgekehrt aus einer „sozial-orientierten Betrachtung der Schuldfähigkeit" bei kriminellen Rezidivisten verminderte oder aufgehobene Verantwortungsfähigkeit von der offensichtlichen Unempfänglichkeit und Wirkungslosigkeit vergeltender Strafmaßnahmen abhängig machen möchte. WITTER verkennt hierbei, wie TH. LENKNER (1973) richtig gesagt hat, daß die fehlende Strafempfänglichkeit von sich aus noch kein Kriterium der Zurechnungsunfähigkeit ist, ferner nicht automatisch etwa auf „Geistesschwäche" oder „schwerer seelischer Abartigkeit" beruhen muß, sondern in vielen Fällen die Auswirkung einer kriminellen Lebensgestaltung, in der die soziale Devianz bejahend erlebt wird, und bei der es sich um *eine* menschliche Möglichkeit der Lebensführung handelt, in der sehr wohl Raum für ein „Anderskönnen" sein kann. Es erscheint dieser „soziale Krankheitsbegriff" insbesondere deshalb inkonsequent, weil WITTER auf der anderen Seite auch bei „prognostisch sehr ungünstigen Fällen abnormer Persönlichkeiten" davor warnt, „mit Begriffen wie Krankheitswert, Steuerungsunfähigkeit, Frage der Willensbestimmung" zu operieren, und es dem Juristen überlassen möchte, „mit dem rechtlichen Begriff des Krankheitswerts einer psychischen Abnormität" zu arbeiten oder „aus seiner Sicht von Steuerungsunfähigkeit" zu sprechen.

H. MÜLLER-SUUR (1954) hat als erster versucht, positive Kriterien für die Beurteilung der forensischen Freiheitsfrage zu erarbeiten. Auch eine psychogene seelisch-geistige Fehlhaltung, „die nicht ohne ärztliche Hilfe behoben werden kann", kann unter bestimmten Umständen forensischen Krankheitswert haben, wenn „ein ursächlicher Zusammenhang zwischen ihr und der Straftat" besteht. Dies erfordert eine strukturelle Analyse der inneren dynamischen Beziehungen zwischen Tat und Täterpersönlichkeit, die mit hinreichender Wahrscheinlichkeit erweisen muß, „daß der Täter die für die innere Motivation der Tat maßgebliche Fehlhaltung nicht aus eigener Kraft überwinden konnte". Der Krankheitswert muß aber nach seinem Grad der Beeinträchtigung äquivalent organischen Zuständen sein. Mit dem aus seinem differenzierten Normbegriff entwickelten Modell ist für MÜLLER-SUUR nur der „kollektive Krankheitswert" einer neurotischen Störung forensisch relevant, d.h. also die Störung von kollektiven Normbezügen durch individuelle Seinsgradminderungen, „die zu einer Nichterfüllung individueller oder kollektiver Mindestnormforderungen" führt. Diesen ebenso interessanten wie fruchtbaren Überlegungen folgten 1957 die Untersuchungen von W.v. BAEYER zur Freiheitsfrage in der forensischen Psychiatrie, deren Konzept dann an Hand des „Querulantenfalles" Weigand erweitert und präzisiert wurde. Er sieht die „Zumutung eines freien Könnens in der Versuchungssituation" oder umgekehrt „die Zustimmung zum eigenen So-sein und zur eigenen Motivation" auf der Basis der von W. KELLER (1954) entwickelten Wollensphilosophie, in der „das Verhältnis von Kausalität und Freiheit nicht mehr als metaphysische Rivalität, sondern als ontologische Komplementarität verstanden" wird.

W. v. BAEYER stellt den deterministischen und indeterministischen Simplifizierungen „die gleitende, situationsabhängige Funktion des freien Willens in allen menschlichen Verhaltensweisen" gegenüber. Forensisch-psychiatrisch ist für ihn aus dem Konzept von KELLER vor allem die Erweiterung der bisher üblichen Willensauffassung bedeutsam, die das Wollen gewissermaßen als isolierte geistige Spitzenfunktion betrachtet. Der Bereich des überlegten, abwägenden Handelns wird indessen kaum noch angewandt, wo psychopathisch-neurotische Verhaltensweisen oder kriminelle Durchbrüche entstehen. Bei diskontinuierlich, sprunghaft-willkürlichem Handeln (z.B. den sogenannten „Impulshandlungen") untersteht der Ablauf dem von KELLER geprägten Begriff des „limitativen Wollens", d.h., „daß das Dasein sich als Wollendes schnellfertig mit den aktuellen Triebregungen einig gibt, indem es sich — aber doch schon von sich aus — in die Bahn desjenigen Tuns entläßt, das durch diese elementar vorgezeichnet ist." Gerade aus der Überzeugung, daß das menschliche Dasein nicht im Ablauf eines bloßen Trieb- und Instinktgeschehens aufgeht, sieht v. BAEYER also die Berechtigung eines wollenspsychologischen Ansatzes auch für Handlungen, die einer weitestgehend unbewußten Dynamik unterliegen. „WILHELM KELLER ist es wiederum, der uns darauf aufmerksam macht, daß ein Motiv — wir dürfen sagen: auch ein *unbewußtes* Motiv — erst dadurch zum wirklichen Motiv des Handelns wird, daß ein Wollen sich tatsächlich nach ihm richtet und sich affektiv durch es bestimmen läßt". Es geht in diesem Ansatz also darum, aus der biographischen Analyse sowie psychologischen Anhaltspunkten vom Erlebnis- und Verhaltensaspekt her, durch „Anreicherung mit konkret-psychologischen Fragenstellungen" zu Aussagen „über das Gegebensein oder Nichtgegebensein von Verantwortlichkeit im Einzelfalle zu kommen".

Unter den „Gnostikern", deren Grundposition gewissermaßen ein „relativer Indeterminismus" ist, hat schließlich H. EHRHARDT darauf hingewiesen, daß es sich bei Einsichtsfähigkeit und Steuerungsfähigkeit um psychische Gegebenheiten handele, denen wir in Selbst- wie Fremdbeobachtung begegnen, und daß es der heutige Stand der psychologischen Medizin sehr weitgehend erlaube, den Grad der Einsichtsfähigkeit exakt zu bestimmen. H. EHRHARDT hat dann 1964 noch einmal methodisch die Probleme der Beurteilung der Steuerungsfähigkeit untersucht, wobei es ihm aber nur um *empirisch faßbare psychiatrisch-psychologische*

Gegebenheiten und Voraussetzungen geht, die medizinisch erfaßbar und quantifizierend bezüglich ihres Einflusses auf das Täterverhalten zumindest abgeschätzt werden können. Gewicht wird hier u.E. zu Recht bei der *Abschätzung des Krankheitswertes einer psychopathischen Abartigkeit* auch auf die *Reflexion derselben im übrigen Sozialverhalten* gelegt.

Die Versuche der „agnostischen" Richtung, die Freiheitsfrage aus der Sachverständigenaussage auszuklammern, haben zwar interessante Anstöße gegeben, diese Problematik von Grund auf neu zu durchdenken, es wurden durch sie aber die Grundpositionen der forensischen Psychiatrie in die Bereiche unlösbarer metaphysischer Fragen heraufgespielt, die mit dem eigentlichen Anliegen des Gesetzgebers an den Psychiater gar nichts zu tun haben. Zu Ende gedacht würde der Agnostizismus darüber hinaus im Grunde nicht einmal eine Sachverständigenaussage bei psychischen Krankheiten i.S. des KURT SCHNEIDERschen Schemas erlauben, was H. WITTER sehr richtig erkannt hat, weil er in diesem Bereich für eine Konvention bzw. bei leichteren Störungen für eine Ermessensentscheidung plädiert. Eine rein konventionelle Regelung nach einem bestimmten Krankheitsbegriff ist aber niemals gesetzlich vorgesehen gewesen, da die *Exkulpierung nicht wegen bestimmter Krankheiten, sondern wegen deren Auswirkungen zu erfolgen hat.* Die *agnostische Position kann daher in der künftigen forensischen Psychiatrie,* speziell aus der Sicht des differenzierteren Kataloges der biologischen Merkmale der §§ 20 und 21, *keine Zukunft haben,* da gerade durch die Hereinnahme der Merkmale „tiefgreifende Bewußtseinsstörung" und „andere schwere seelische Abartigkeit" das *Primat der psychologischen Merkmale* eindeutig festgelegt ist. Es ist ein Irrtum, daß die hier vom Sachverständigen geforderte Aussage am Freiheitsproblem scheitern sollte, da das Gesetz nach seiner ganzen Struktur ja nicht von dem metaphysischen Postulat einer absoluten Willensfreiheit und einer „Wahlmöglichkeit zwischen Gut und Böse" ausgeht, sondern von einem eingeschränkten, der Wirklichkeit entsprechenden pragmatischen Freiheitsbegriff. Das *Gesetz* stellt nicht mehr und nicht weniger als einen *Negativ-Katalog von Minimalanforderungen an menschliches Sozialverhalten dar, die nach empirischer Erfahrung dem Vollsinnigen zugemutet werden können,* und deren Nichteinhaltung als *vorwerfbarer Normverstoß* die Schuld auf der Basis der Verantwortung für das eigene Tun begründet. Daß jedes menschliche Handeln tief gestaffelte motivische und biographische Hintergründe hat, schränkt zunächst einmal die verantwortliche Zurechnung nicht ein. Umgekehrt werden ja auch große humanitäre oder wissenschaftliche Leistungen ihren Erbringern — verdienstvoll — zugerechnet, obwohl auch sie ihre charakterologischen, lebensgeschichtlichen und motivischen Wurzeln haben. Sie sind dessen ungeachtet trotzdem nicht nur ein Zufallsprodukt sinnblind waltender Determinationskräfte.

Eine *Aussage zum Freiheitsgrad* und zur Selbstverfügung in der forensischen Psychiatrie muß sich daher *unterhalb der unlösbaren Alternative Determinismus-Indeterminismus* abspielen und kann auch nicht auf der Fiktion eines einlinigen, von allen sozialen Bezügen losgelösten Handlungsablaufs basieren, dem ein final gerichteter Entschluß des Täters in der lebensfremden Vereinfachung „Entscheidung zwischen Gut und Böse" zugrunde liegt. Die grundsätzliche Fähigkeit des vollsinnigen Menschen zur freiheitlichen Selbstverfügung kann ebenso wenig als *Allmacht gegenüber jedweder äußeren Situation oder jedweden inneren Triebkräf-*

ten verstanden werden, wie die stets zu unterstellende unendliche Kausalität *aller* Lebens- und Handlungsvorgänge noch nicht automatisch die unendliche Determiniertheit *jeden* menschlichen Verhaltens beweist. Die durchgehende Determiniertheit des Individuums würde im menschlichen Zusammenleben ein Chaos nach sich ziehen; sie zu postulieren hieße, unser Ideal von einer freiheitlich-demokratischen Ordnung im Zusammenleben mündiger Staatsbürger in Frage zu stellen, das ja zur Voraussetzung hat, daß im Prinzip jeder Angehörige der Gemeinschaft fähig sein muß, Verantwortung für sich und andere zu übernehmen und sich innerhalb eines freiheitlichen Entscheidungsrahmens nicht nur nach ihm innewohnenden Determinanten, sondern auch gemeinschaftsbezogen zu verhalten. Wer das Vorhandensein eines in bezug auf soziales Verhalten freiheitlichen Selbstverfügungsrahmens in Frage stellt, muß folgerichtig den perfekt durchorganisierten Polizeistaat als einzige Möglichkeit menschlichen Zusammenlebens fordern.

Ebensowenig wie für einen „Agnostizismus" ist in einer modernen forensischen Psychiatrie Platz für die Ausrichtung an einem am Somatischen oder am als somatisch Postulierten ausgerichteten Krankheitsbegriff. Der weiter gefaßte Rahmen ärztlicher Sachverständigenprüfung muß sich vielmehr nicht nur auf die Feststellung organischer Defekte oder psychotischer Störungen beschränken, sondern die Frage prüfen, ob auf Grund psychopathologischer Gegebenheiten eine generelle oder partielle — sich u.U. erst in einer Straftat offenbarende — Unfähigkeit vorliegt, soziale Normen einzuhalten. Daß dies sehr wohl auch außerhalb der i.e.S. krankhaften Zustände möglich ist, kann heute ebensowenig bestritten werden, wie die Tatsache, daß die Psychiatrie auch in diesem Bereich durch Analyse der Täterpersönlichkeit, der Motivationen und Handlungsdeterminanten in situativen Gegebenheiten wie der biographischen Entwicklung sehr wohl einen Beitrag zum Grade der Einschränkung der Selbstverfügung zu geben vermag.

Es wird in diesem Zusammenhang meist nicht berücksichtigt, daß *Kriminalität* ja ursprünglich nicht quasi ein „Sonderverhalten" des Menschen ist, sondern *der Befriedigung primär wertneutraler,* nach dem neopsychoanalytischen Konzept von SCHULTZ-HENCKE *autochthon-vorgegebener Antriebsqualitäten dient.* Das heißt also der Befriedigung von Hunger, Durst, Sexualtrieb, des Besitz- und Geltungsstrebens, der Sicherung des Lebensraumes durch Bedrohung oder Ausschaltung von Gegnern oder dem Ausleben aggressiver Impulse. Die Fähigkeit, primäre Antriebsqualitäten durch Verzichtsleistungen, Einschränkungen, Rückstellungen, Nacheinander-Befriedigungen, Sublimierungen usw. in sozial akzeptierte Bahnen zu kanalisieren, ist dem Menschen keineswegs vorgegeben, d.h. also, daß sie etwa der „gute Mensch" hätte und der „böse Mensch" nicht. Sie wird vielmehr erst im Rahmen eines komplizierten *Sozialisationsprozesses* erworben, durch Erziehung, weitergehende Umweltprägung, Übernahme von Verhaltensnormen und soziokultureller Traditionen, durch Adaptation an Konventionen und Erlernen sozialer Verhaltensweisen. *Im Rahmen dieser sich bis in die Erwachsenenzeit hineinziehenden Lern- und Konditionierungsvorgänge werden Denk- und Handlungsdeterminanten erworben, durch die der Mensch eine relative Entscheidungsfreiheit und ein Spektrum an Wahlmöglichkeiten für die Befriedigung von Antriebsqualitäten, aber auch das Bestehen sozialer Konfliktsituationen unter leidlich normalen Lebens- und Umweltbedingungen erhält.*

Daß derartige Sozialisationen unter Extrembedingungen gewissermaßen „abfallen" können, belegen z.B. die Erfahrungen aus Kriegsgefangenenlagern, Flüchtlingstrecks, allgemeinen schweren Notzeiten, in denen die Befriedigung von Vitalbedürfnissen konditionierte Normen des Sozialverhaltens weitestgehend auslöschen können, indessen zeigt die Erfahrung, daß letztere dann unter Normalisierung der Verhältnisse wieder handlungsdominant werden. Das gleiche gilt für ja ohnehin gesetzlich besonders geregelte Notstands- oder Ausnahmesituationen, wenn beispielsweise im Rahmen der Notwehr die erlernte Norm „Du sollst nicht töten" angesichts der vitalen Bedrohung abfällt und der Primärantrieb der Gefahrenabwehr hiermit zum Zuge kommt.

Wir können daher *Kriminalität* psychologisch auf den Vorgang der *Antriebsbefriedigung zum Nachteil anderer* reduzieren. Hieraus erhellt aber bereits, daß Kriminaldelikte nur eine Extremauswahl unter den möglichen sozial unerwünschten Verhaltensweisen darstellen, da es im täglichen Leben eine Fülle von sozial schädlichen, jedoch nicht kriminalisierten Handlungen gibt (Intrige am Arbeitsplatz, Erbschleicherei, Honorarforderung für Augendiagnostik, politischer Rufmord u.v.a.m.), die ganz klar der Befriedigung eigener Antriebe zum Schaden anderer dienen. Die *Kriminalität* ist also kein psychologischer, sondern ausschließlich ein *codifizierter Sonderfall von negativem Sozialverhalten,* ein Umstand, der von jenen zahlreichen „Neutönern" geflissentlich übersehen wird, die die Kriminalität als ein Spezialprodukt bestimmter Gesellschaftsordnungen hinstellen wollen, um mit der Hoffnung auf eine bessere Welt ihre eigene Ideologie attraktiver verkaufen zu können. *Wenn wir dem vollsinnigen Menschen zumuten, sein Sozialverhalten zu vertreten und hierfür die Verantwortung zu übernehmen,* so nicht nur aus der Überlegung, daß sonst ein geordnetes menschliches Zusammenleben unmöglich wäre, sondern *weil wir wissen, daß er unter normalen Sozialisationsbedingungen ausreichende Fähigkeiten erwirbt, sein Verhalten im sozialen Raum nach bekannten bzw. erkennbaren Normen einzurichten.*

Die *Exkulpierung des Straftäters betrifft daher nur den Sonderfall, in dem aus psychopathologischen Gegebenheiten das Normwidrige des Sozialverhaltens nicht erkennbar war oder die Einsicht nicht ausreichte, um das Verhalten normgerecht zu steuern.* Die Beantwortung der Frage, ob derartige Verhältnisse vorliegen, kann sich nun nicht ausschließlich an einem Katalog von Diagnosen oder Krankheitsgruppen ausrichten, sondern muß gerade unter Bezug auf die psychologische Fragestellung die *Beziehungen zum Sozialisationsprozeß* bzw. zur Fähigkeit der Anwendung erworbenen Sozialverhaltens mit aufdecken. Aus diesem Konzept heraus ergeben sich die beiden folgenden grundsätzlichen Möglichkeiten:

1. Eine Sozialisation war nicht oder nur in beschränktem Maße möglich, so daß dem Täter der Normverstoß nicht oder nur vermindert zugerechnet werden kann.

Eine solche Konstellation liegt z.B. vor bei früh erworbenen Hirnschäden, bei den verschiedenen Schwachsinnsformen oder bei juvenilen Psychosen, jedoch auch aus äußeren Gründen, z.B. umweltsbedingten pathologischen Entwicklungskonstellationen, die ihren Niederschlag in mehr oder minder ausgeprägten Sozialisationsdefekten finden, schließlich Fälle schwerer psychopathischer Persönlichkeitsstörungen, d.h. seelischer Abartigkeiten, die weder ursächlich auf eine organische Erkrankung zurückzuführen noch hinreichend entwicklungsdynamisch zu erklären sind.

2. Vorübergehender oder dauernder Verlust bzw. Einschränkung einer prinzipiell vorhandenen Sozialisation.

Dieser Vorgang betrifft natürlich zunächst die körperlich begründeten und die endogenen Psychosen, organischen Defektsyndrome, Intoxikationen, ferner aber auch die die Selbstverfügung einschränkenden oder aufhebenden abnormen Reaktionen und Entwicklungen, wie etwa die zum erweiterten Suicid führenden depressiven Reaktionen, paranoische, sexuell-perverse oder süchtige Entwicklungen, des gleichen bei manchen Psychopathen i.S. des „Restriktionsprozesses" von H. Häfner, aber auch mitunter die zunehmende Einengung von Übersichts- und Handlungsfähigkeit im Rahmen von Affektkumulationen.

In diesen beiden Bereichen ist *die Psychiatrie* nach unserer Auffassung *in der Lage, eine wissenschaftlich begründete Aussage einmal zur Frage des Vorliegens eines psychopathologischen Geschehens überhaupt und zum anderen über die Auswirkung auf die Einsichts- und Handlungsfähigkeit zu machen*, auch wenn dies — was in der Natur der Dinge liegt — nicht mit den quantifizierenden Methoden der somatischen Medizin möglich ist, ausgenommen jener Bereich, in dem man sich auf metrische Methoden der Experimentalpsychologie stützen kann. Die Feststellungen erlauben es natürlich nicht, dem Gericht entsprechend der nach wie vor unverständlichen Forderungen von Sarstädt zu erläutern, „wie es zum Zeitpunkt der Tat im Kopf des Angeklagten ausgesehen hat", mit ihnen werden aber *psychiatrisch-psychologische Voraussetzungen der seelischen Verfassung erarbeitet,* mittels derer der Psychiater auf Grund seiner klinischen Erfahrung über die Auswirkung solcher seelischer Krankheiten oder Ausnahmesituationen auf die Übersicht oder die Verhaltenssteuerung sehr wohl einen wissenschaftlich begründeten Beitrag zur Erhellung der Tatzeitpersönlichkeit zu geben vermag.

Die *eigentliche Problematik* und mitunter auch die Grenzen wissenschaftlicher Aussagemöglichkeiten liegen weit mehr in der *graduellen Einstufung, d.h. also* in der Beurteilung der Frage, ob die Einsichtsfähigkeit und Selbstverfügung „nur" vermindert oder „schon" erheblich vermindert waren bzw. sogar gänzlich aufgehoben. Die Furcht sowohl des juristischen als auch des forensisch-psychiatrischen Lagers vor einer uferlosen Ausweitung der Exkulpierung gerade auf Grund der neuen Merkmale der §§ 20 und 21 2. StRG ist hier natürlich nicht ganz unberechtigt, obwohl solche Gefahren im Grunde genommen auch im „klassischen" Konzept etwa bei der Beurteilung von alkoholisierten Tätern, Probanden mit Folgezuständen nach leichten Hirnverletzungen, unklaren, psychoseverdächtigen Episoden in der Vorgeschichte oder Grenzdebilen gegeben sind, da hier der Befund nicht selten dazu verleitet, die Prüfung der psychologischen Situation zu vernachlässigen. Trotzdem hat sich hier über Jahre und Jahrzehnte ein gut praktikabler Consensus omnium eingespielt, so daß die gutachtlichen Entscheidungen bei weitem nicht so differieren, wie man dies auf Grund der Unterschiede zwischen verschiedenen Schulen und Auffassungen zunächst erwarten könnte.

Obwohl im Grunde kein Gutachtenfall mit dem anderen vergleichbar ist, und *jede gutachtliche Aussage auch stets ein persönliches Bekenntnis* mitbeinhalten wird und muß, erscheint es um der Rechtssicherheit willen geboten, daß auch im Bereich der neuen Exkulpierungsmerkmale der §§ 20 und 21 2. StRG durch die forensische Psychiatrie ein tragfähiger Consensus omnium unabhängig von unterschiedlichen theoretischen Grundpositionen erarbeitet wird. Hilfreich ist hier der bereits durch das Gesetz abgesteckte Rahmen, der beispielsweise das Vorliegen einer *tiefgreifenden* Bewußtseinsstörung bzw. einer *schweren* anderen seelischen Abartigkeit schon für eine Teilexkulpierung fordert und hierdurch eine Grenze zu einer Majorität von Tätern zieht, die trotz einer in Lebensführung, Charakterstruktur, Verhaltensstil und Tatausführung erkennbaren seelischen Abartigkeit oder trotz zu konzidierender Bewußtseinseinengung unter den Gegebenheiten des situativen Tatvorfeldes oder durch leichte Alkoholwirkung als schuldfähig erachtet werden. Klarer abgesteckt wird diese Grenze auch durch den Maßregelkatalog des § 65 2. StrRG, in dem neben vermindert zurechnungsfähigen Tätern für die Einweisung in eine sozialtherapeutische Anstalt in erster Linie *verantwortliche Täter mit einer schweren Persönlichkeitsstörung oder abnormer Sexualbetätigung* vorgesehen sind, d.h. also eine Tätergruppe, die sowohl durch seelische bzw. sexuelle Abartigkeit als auch durch Behandlungsbedürftigkeit für Sondermaßregeln in Frage kommen. Der Maßstab der forensisch-relevanten Einschränkung von Einsicht und Selbstverfügung kann daher nicht aus der — im übrigen oft bejahend erlebten — kriminellen Lebensführung als solcher oder einer Erhellung der tieferen Tatmotive sowie des entwicklungsdynamischen Soseins des Täters gewonnen werden. *Jede Tat hat ihre Gründe und Motive, und jeder Täter hat seine individuelle Psychologie.* Auch die Schwere einer Tat als solche oder das jede Vorstellungskraft sprengende Verhalten des Täters gegenüber einem Opfer, etwa bei einem Sexualmord, sind von sich aus kein Gradmesser für die Einschränkung der Selbstverfügung, gerade wenn makabere Zufälle der äußeren Situation sowie durch die Tat und die Begleitumstände wachgerufene Emotionen von Schreck, Panik, Enttäuschung, Zorn erst im Tatverlauf die letzten haltgebenden Bindungen kappen. Gerade die schwere aggressive Triebtat ist oft mit dem vom Täter geschaffenen Arrangement bezüglich Tatort und äußere Tatmöglichkeiten in ihrer „zielgerichteten Ganzheit nicht ohne willentlichen Zuschlag des Subjekts' denkbar (W.v. BAEYER). Die Beurteilung der Zurechnungsfähigkeit erfordert vielmehr eine umfassende Gesamtschau der biographisch-tiefenpsychologischen Wurzeln des Soseins der Täterpersönlichkeit unter Berücksichtigung des bisherigen Sozialverhaltens und muß unter gleichzeitiger Analyse des situativen Vorfeldes der Tat, mitunter auch einer subtilen Prüfung der Täter-Opfer-Beziehungen die *Frage des Grades der auswegslosen Bestimmbarkeit durch die Situation* und hiermit in Verbindung des *graduellen Ausgeliefertseins an ein psychopathologisches Geschehen* in all seinen Facetten zu erhellen versuchen. Es kann u.E. nicht bestritten werden, daß die heutige Psychiatrie nicht nur aus dem Bereich der somatischen bzw. psychotischen Störungen bzw. meßbarer Intelligenzmängel, sondern aus gesichertem tiefen- und entwicklungspsychologischen Wissen, der Kenntnisse um die Dynamik abnormer seelischer Reaktionen und Entwicklungen zur Beantwortung solcher Fragen eine Aussage machen kann, die, wenn man sie aus einer sehr enggefaßten Begriffsdefinition nicht als „Wissenschaft" bezeichnet, so doch i.S. von CONRAD auf „Kennerschaft", d.h. also der durch Erfahrung gewonnenen Kenntnis über die Auswirkungen und Möglichkeiten abnormer Seelenzustände basiert.

Derartige Aussagen sind natürlich nicht aus dem Bereich theoretischer Grundlagenpositionen zu geben, sondern sie *erfordern neben dem ständigen feed-back der klinischen Begegnung mit psychiatrischen Patienten* nicht nur Grundkenntnisse in der Tiefen- und Entwicklungspsychologie, sondern *auch die Reflektion zum eigenen therapeutischen Wirken.* Genauso, wie wir das Phänomen der Unfreiheit des Wahnkranken evident im klinischen Raum erleben, kann das Ausgeliefertsein an ein neurotisches Symptom, die ausweglose Bestimmbarkeit durch eine abnorme Reaktion oder der Grad einer abnormen seelischen Entwicklung *nur an den Erfahrungen aus den Begegnungen im therapeutischen Feld gemessen* werden. Eine derartige „Anreicherung mit konkret psychologischen Fragestellungen" (W.v. BAEYER) dürfte die Gefahr einer uferlosen Ausweitung von Exkulpierungen sicherlich in Grenzen halten, auch wenn in diesen Bereichen nicht an Hand eines dogmatischen Diagnosenschemas feste Begutachtungsregeln erarbeitet werden können. Auch der Gesetzgeber hat ja in kluger Beschränkung die Exkulpierungsmerkmale begrifflich offengehalten, um dem Wandel wissenschaftlicher Erkenntnisse und Anschauungen nicht vorzugreifen, indessen ein Instrumentarium von Begriffen geschaffen, das sehr wohl geeignet ist, eine gemeinsame Plattform zur Verständigungsmöglichkeit nicht nur innerhalb der forensischen Psychiatrie, sondern auch zwischen Psychiater und Gericht zu schaffen.

Die Bedeutung des Maßregelkataloges im 2. StrRG für die forensische Psychiatrie

EHRHARDT (1969) hat die Befürchtung ausgesprochen, daß das neue Strafgesetzbuch mit seinem imponierenden kriminalpolitischen Programm wegen des Fehlens ausreichender wissenschaftlicher Grundlagen und materieller Voraussetzungen schon bald nach seiner Inkraftsetzung mit dem Odium des „kriminalpolitischen Märchenbuches" belastet sein könnte. HADDENBROCK (1973) sieht in der Expansion des Maßregelrechts und der Reduktion des eigentlichen Strafrechts weniger einen Vorteil als eine Gefahr, und zwar einmal in bezug auf die wünschenswerte normative Einengung des ex- und dekulpierten Täterkreises, zum anderen, weil nunmehr die Rückfallverantwortung auf den Therapeuten und Prognostiker als kaum tragbare Last übertragen wird. P.H. BRESSER (1973) empfiehlt, daß bei der z.Z. noch gegebenen Rechtslage der Sachverständige vor Gericht dahingehend aufklärend wirken solle, daß selbst eine zeitig längere Jugendstrafe immer noch das leichtere und sicher auch pädagogisch wirksamere Mittel sei, als die Unterbringung. Die skeptischen Bedenken von W. JANZARIK (1973) beziehen sich darauf, daß entgegen den Erfolgen bei der Behandlung psychisch Kranker beim gemeinten Personenkreis wegen des Fehlens eines Leidensdruckes die Behandlung kaum ohne ein Zerbrechen der Individualität möglich sei. Es müsse totalitären Sozialordnungen vorbehalten bleiben, deviante Persönlichkeiten zu ändern und seelische Fehlhaltungen zu korrigieren. In der etablierten forensischen Psychiatrie ist also auch hier, wie schon am Beispiel der Entwicklung der Rechtsprechung aufgezeigt wurde, ein *deutlich retardierendes Moment* zu erkennen. Daß dieses auch den jüngsten Abschnitt der Entwicklung der klinischen Psychiatrie überdauerte, die durch eine ebenso stürmische wie erfolgreiche Entwicklung sozialtherapeutischer Konzepte und die begrüßenswerte Assimilation psychotherapeutischer bzw. tiefenpsychologischer Denkansätze gekennzeichnet ist, kann nur aus der Tradition der deutschen forensischen Psychiatrie mit ihrer überwiegend biologistischen, darüber hinaus dogmatisch eingeengten Betrachtungsweise verstanden werden. Zu vorschnell wurde oft kriminelles, störendes oder sonstiges unerwünschtes Verhalten als psychopathisch stereotypisiert, was von vornherein jeden Versuch eines differenzierteren Zugangs zu sozial devianten Personen inhibierte, und gleichzeitig scheuklappenartig wissenschaftliche Entwicklungen des Auslandes ausblendete. Die einzige Forderung der forensischen Psychiater der älteren Generationen am Anfang der Arbeiten um eine Strafrechtsreform war die der Schaffung von sogenannten „Bewahrungsanstalten", ein Konzept, das dann auch in § 82, Abs. 2, E 62 als besondere Vollzugsform der Anstaltsunterbringung seinen Niederschlag fand und von den Mitgliedern der Sachverständigenkommission als wesentlicher Fortschritt angesehen wurde. Gemeint war hiermit die Schaffung von Sonderinstitutionen für teilexkulpierte „Psychopathen", die in den „Heil- und Pflegeanstalten" lediglich als Störer und als ungeeignet für eine Therapie empfunden wurden. Gerechterweise muß man indessen die z.B. von T. MOSER (1971) mit großer Schärfe kritisierte „Psychopathiefeindlichkeit" der deutschen Krankenhauspsychiatrie auch der katastrophalen baulichen und personellen Vernachlässigung dieser Häuser bis in die heutige Zeit zuschreiben, gegen die die Psychiater sehr wohl — entgegen der unwahren Unterstellung von T. MOSER — immer wieder Sturm gelaufen sind, wenn auch bislang nur mit bescheidenen Erfolgen. Unter dem Eindruck der Erfolge sozialtherapeutischer Bemühungen bei rückfälligen Kriminellen in Dänemark (Anstalt Herstedvester), den Niederlanden („Van-der Houven-Klinik" in Utrecht) und England („Maxwell-Jones-Clinic" in London) wurde im Alternativentwurf 1966 die Forderung der Umgestaltung der Bewahranstalt in eine „sozialtherapeutische Anstalt" nicht nur für exkulpierte Täter, sondern auch für schuldfähige therapiebedürftige Kriminelle erhoben. Dieser Forderung schloß sich dann in der 5. Wahlperiode des Bundestages der Sonderausschuß für Strafrechtsreform mit Schaffung der besonderen Maßregeln der Unterbringung in einer sozialtherapeutischen Anstalt und Erarbeitung eines Indikationskataloges an. Mitbestimmend hierfür waren sicherlich auch erfolgversprechende Ansätze einer Sozialtherapie im deutschen Strafvollzug (Hohenasperg, Hamburg-Bergedorf, Kassel-Wehleiden) sowie die günstigen Ergebnisse der Sonderanstalt Mittersteig/Wien in der Behandlung besonders gefährlicher „Störer" im normalen Strafvollzug.

Die sowohl unter forensischen Psychiatern als auch unter Juristen noch recht *weit verbreitete Skepsis gegenüber der neuen Institution „sozialtherapeutische Anstalt"* hat verschiedene Gründe. Neben der schon erwähnten eingewurzelten Resignation in bezug auf die Therapierbarkeit von „Psychopathen", die Sorge um eine „Besserstellung" dieser Probanden, die der von der Rechtsgemeinschaft gewünschten Sühne (in Wirklichkeit der Rache) entzogen werden, Zweifel an den Erfolgen bislang bestehender Modelleinrichtungen, Vorbehalte gegenüber dem Indikationskatalog, vor allem aber eine vielfach gar nicht bewußt realisierte Abwehr, kriminelles Verhalten zumindest in bestimmten Fällen als krank und mithin behandlungsbedürftig zu deklarieren.

An der letzteren ist richtig, daß etwa der Slogan „Heilen statt Strafen" (W. BITTER, 1957) solange eine Leerformel bleiben muß, wie nicht definiert wird, wer und auf welchem Wege geheilt statt gestraft werden soll. Die gleiche, noch gefährlichere Verallgemeinerung ist die, im kriminellen Verhalten überhaupt eine soziale Krankheit zu sehen, und zwar im Kriminellen das Produkt einer Sündenbockprojektion der Gesellschaft, die die Kriminellen gewissermaßen produziert, um ihre eigene

Rechtschaffenheit zu bestätigen (T. REIWALD). Kriminalität ist ebensowenig eine Krankheit wie Rechtschaffenheit ein Indiz für (psychische) Gesundheit. Die Heterogenität der Strafbestimmungen und die unüberschaubare Fülle von Situationen und Motiven, aus denen sie übertreten werden, schließen von vornherein die Rückführung der Kriminalität auf *einen* charakterologischen, individualpsychologischen, soziologischen oder sonstigen Generalnenner aus. Darüber hinaus gibt es zahlreiche nicht kriminalisierte Verhaltensweisen, die sich nach Motivationshintergrund und Zielsetzung in nichts von strafbaren Handlungen unterscheiden, und die nur aus äußeren Gründen nicht strafrechtlich verfolgt werden (z.B. Erbschleicherei.)

Im *sozialtherapeutischen Ansatz geht es daher nicht darum, Kriminelle schlechthin anstelle der Strafe einer Therapie zuzuführen,* sondern jenen Personenkreis zu erfassen, dessen Straftaten als „Resultat eines Ausgeliefertseins an ihre charakterliche Verfassung und die ihnen zur Verfügung stehenden Reaktionsmöglichkeiten" imponieren (W. RASCH, 1969). Der Gesetzgeber hat hier sehr klug anstelle abgegriffener Klischees den Begriff der *„Persönlichkeitsstörung"* gewählt, der zunächst eine Reihe von Eigenschaften umreißt, die in einer gewissen Gruppe sozial hilfloser (in bezug auf ihre eigene Adaptation) Rückfalls- und Verwahrlosungstäter in nahezu fotografischer Übereinstimmung immer wieder anzutreffen sind: Eine oft unterdurchschnittliche, verwahrloste Intelligenz, Augenblicksbestimmtheit, Frustrationsintoleranz, tief verwurzeltes Mißtrauen, zwischenmenschliche Kommunikationsstörungen, mangelndes Durchhaltevermögen, Aggressivität als Überkompensation von Angst usw. Bei hinreichenden biographischen Informationen trifft man im Regelfalle schwere und tiefgreifende Störungen der Objektbeziehungen durch extrem ungünstige Entwicklungsbedingungen und hieraus resultierende weitgehende Sozialisationsdefekte an. Die äußere Sequenz ihres Lebensweges ist in verschiedenen Variationen immer wieder die der zerrütteten Familie, des Aufwachsens in Heimen oder Primitivunterkünften der unteren Sozialschicht, des Fehlens von Lern- und Verhaltensmodifikationen durch die Erziehungsunfähigkeit abartiger oder primitiver Bezugspersonen, Schulversagen, frühe Verhaltensstörungen, Kinderneurosen (Bettnässen, Poriomanie), schließlich Fürsorgeerziehung und Frühkriminalität. W. RASCH hat einmal sehr drastisch von der „Karriere vom Waisenhaus zum Zuchthaus" gesprochen, auf der diese Menschen nur fortgesetzt getreten wurden. Es hieße, die Entwicklung der psychiatrisch-psychologischen Wissenschaften der letzten 50 Jahre ignorieren, wollte man das biographische Schicksal und die Psychodynamik dieses Personenkreises mit dem Standardetikett „Psychopathie" zukleben. Es wäre der *Offenbarungseid der Psychiatrie,* wenn sich die Beschäftigung mit diesem Personenkreis anstelle eines psycho- und sozialtherapeutischen Engagements mit Erarbeitung hierfür speziell geeigneter Therapieprogramme weiterhin auf sprachliche Spielereien auf Grund vorgeblicher „Menschenkenntnis" beschränkte, mit denen sie je nach dem Grad der Abneigung des Untersuchers als „haltlos", „willensschwach", „triebhaft", „sadistisch", „aggressiv-gemütsarm", „geltungssüchtig" usw. katalogisiert werden. Das gleiche gilt für manche Fälle von neurotischer Entwicklung oder Verwahrlosung mit weniger gravierendem biographischem Hintergrund und die kriminell-kumulierenden Auswirkungen sozialer Verstrickungen durch Triebdeviationen.

Für die *praktische Begutachtungssituation* wird die durch § 63, 2 und § 65, 3 2. StrRG geschaffene Brücke zwischen psychiatrischer Krankenanstalt und sozialtherapeutischer Anstalt zweifellos zu einer wesentlichen *Entschärfung von Gut-*

achtenstreitfragen führen können. Auch durch die Neuformulierung der Schuldausschließungsgründe in §§ 20 und 21, 2. StrRG wird es weiterhin — was in der Natur der Dinge liegt — gerade bei der Beurteilung psychisch abnormer Rechtsbrecher eine mehr oder minder breite, nur durch persönliches Ermessen auszufüllende Zone zwischen Schuldfähigkeit und verminderter Schuldfähigkeit geben, die nunmehr aber nicht mehr ein Gegenstand dogmatischer Auseinandersetzungen oder Diskussionen etwa um Krankheitsbegriff oder Krankheitswert zu sein brauchen. Unter dem *Aspekt der zweckmäßigsten Maßregel* wird es vielmehr anstelle der oft sterilen Beschreibung von Tätermerkmalen und der gutachtlichen Äußerung zur strafrechtlichen Verantwortlichkeit in erster Linie um eine prognostische Persönlichkeitsbeurteilung gehen, wodurch andererseits aber auch ganz andere Anforderungen an die Qualität des Gutachtens zu stellen wären.

Das Gelingen oder Mißlingen der Institution „sozialtherapeutische Anstalt" wird nicht nur ein Gradmesser der humanitären Gesinnung unserer Rechtsgemeinschaft und unserer Strafrechtspflege sein, sondern auch für die Bereitschaft der Psychiatrie, das inzwischen breitgefächerte Rüstzeug einer biographisch und soziogenetisch orientierten Diagnostik ebenso einzusetzen und weiter zu entwickeln, wie die vorhandenen psycho- und soziotherapeutischen Verfahren in dieser Richtung gezielt weiter zu entwickeln.

Es werden andererseits sich *Anfangsschwierigkeiten* über einen mehr oder minder langen Zeitraum nicht vermeiden lassen, weil innerhalb der gesetzlichen Einweisungsnormen erst wissenschaftlich orientierte Indikations- und Prognosenkataloge erarbeitet werden müssen, und ferner unter den verschiedenen therapeutischen Konzepten im offenen Erfahrungsaustausch ein Consensus omnium zur Steigerung der therapeutischen Effektivität gefunden werden muß. Das schwierigste Problem wird zweifellos die *institutionelle Situation* sein, da die Errichtung der geplanten sozialtherapeutischen Anstalten nicht nur ein finanzielles und organisatorisches, sondern vor allem auch ein *personelles Problem* darstellt. Der Mangel an Psychiatern, Psychologen, Pädagogen und Sozialarbeitern sowie von Aufsichtspersonal, die nicht nur sachlich engagiert, sondern fachlich hinreichend vorgebildet sind, wird die Entwicklung in ausreichender Zahl und zu ausreichender Größe noch über lange Zeit erheblich erschweren. Entscheidend ist aber, daß nunmehr die gesetzgeberische Verpflichtung für die Träger des Vollzuges besteht, da sonst der gesamte Ansatz zweifelsohne in theoretischen Diskussionen um Grundsatzpositionen über kurz oder lang versandet wäre.

Psychoanalyse und forensische Psychiatrie

Die Assimilierung tiefenpsychologischer Erkenntnisse sowie die Hinwendung zu einer analysierenden, psychodynamischen Betrachtungsweise hat in Verbindung mit der zunehmenden Aufgeschlossenheit für soziale Prozesse das Blickfeld des Psychiaters in einem ungeahnten Maße erweitert und sich als eminent fruchtbar nicht nur für die Behandlung abnormer Reaktionen und Entwicklungen, sondern darüber hinaus für den Zugang zur Welt der Psychosen erwiesen. Letztlich beruht dieser Erkenntnisgewinn auf der von S. FREUD entwickelten psychoanalytischen Schule, aber auch den auf ihr basierenden Weiterentwicklungen analytischer Denkmodelle und Forschungsrichtungen, die sich speziell mit den Auswirkungen prägender Einflüsse der Kindheit und Entwicklungsjahre auf Charakterstruktur, Konfliktanfälligkeit, soziale Anpassung bis zu neurotischen bzw. psychosomatischen Krankheiten beschäftigt haben. Es kann nicht Aufgabe dieses Beitrages sein, den wissenschaftlichen Stand und die Aussagemöglichkeiten der Tiefenpsychologie hier darzustellen, und wenn im folgenden von Psychoanalyse gesprochen wird, so ist hiermit keineswegs nur die sich bis etwa zum Ende der 30er Jahre dieses Jahrhunderts in ihren Grundpositionen konstituiert habende „orthodoxe" Freudsche Schule gemeint.

Die erwähnte diagnostische und therapeutische Bereicherung der klinischen Psychiatrie macht es um so bemerkenswerter, daß tiefenpsychologische Denkansätze und Methoden zur Persönlichkeitserforschung, zur Erhellung von Motivationszusammenhängen und auch zur Verfeinerung unserer Aussagemöglichkeiten in bezug auf die strafrechtliche Verantwortlichkeit, die Täterprognose und mögliche Rehabilitationsmaßnahmen in die deutsche forensische Psychiatrie bislang praktisch keinen Eingang gefunden haben. Im Gegenteil ist nicht nur im psychiatrischen, sondern auch im juristischen Raum nach wie vor eine bis zur schroffen Ablehnung reichende Aversion zu erkennen, die beispielsweise in den Protokollen der großen Strafrechtskommission oder des Sonderausschusses für die Strafrechtsreform des Deutschen Bundestages in zahlreichen Warnungen und Befürchtungen ihren Niederschlag finden. So etwa der Sorge, daß der Eingang der Psychoanalyse in den Gerichtssaal zu einer uferlosen Ausweitung der Exkulpierung führen würde, da diese ja im Grunde jeden Menschen als neurotisch ansieht, bis zu Warnungen vor einer Gefährdung der Rechtssicherheit, weil etwa begüterte Angeklagte durch „ihren" Psychoanalytiker exkulpiert werden würden, was den Minderbemittelten versagt bliebe. Merkwürdigerweise wurden demgegenüber kaum jemals Stimmen laut, die der Prüfung neuer psychologischer Erkenntnisse auf ihre Verwertbarkeit in foro das Wort redeten, oder gar auf die Rechtsunsicherheit hinwiesen, die dadurch entstehen muß, wenn mögliche Mittel zur Erforschung der Täterpersönlichkeit und der Schuldfähigkeit aus Voreingenommenheit bzw. Unkenntnis nicht angewandt werden.

> Und dies, wo bereits seit Jahrzehnten — vielleicht unvermeidbar — in der Exkulpierungssituation schon dadurch ein erhebliches Maß an Rechtsunsicherheit besteht, daß die Auswahl der zu Begutachtenden im Regelfalle nach laienhaftem Eindruck erfolgt, was durch ein reiches Material an nichtbegutachteten und als schuldfähig deklarierten blanden schizophrenen Defektpatienten, Debilen, Alkoholdepravierten, incipienten Hirnorganikern usw. belegt werden könnte, die als asozial, verwahrlost, Landstreicher, Kleinkriminelle usw. klassifiziert wurden.

Es wäre indessen verfehlt, die Schuld hieran alleine der klassischen Psychiatrie zuzuschieben. Über Jahrzehnte von den Universitäten verbannt, von einem Klientel der Mittel- und Überschicht konsultiert, fehlte dem Psychoanalytiker praktisch jeder Zugang zum Straffälligen und zur Sachverständigentätigkeit. Vereinzelte Versuche aus der Zeit vor dem 2. Weltkriege, delinquentes Verhalten psychoanalytisch zu interpretieren, zeigten darüber hinaus, daß das zur Verfügung stehende Begriffs- und Deutungsinstrumentarium bestenfalls Teilaspekte der Täterpersönlichkeit erhellen konnte, nicht aber geeignet war, eine Aussage zur situativen Handlungsgenese, geschweige denn zur Entscheidungsproblematik bzw. Selbstverfügung zu machen. Als erster hat S. FREUD das Konzept vom „Verbrecher aus Schuldbewußtsein" entwickelt, der durch die Tat und sein Strafbedürfnis eine Entlastung sucht. In ähnlicher Richtung gehen die Kriminalitätstheorien seiner Schüler A. AICHHORN, ALEXANDER u. STAUB, später K. FRIEDLANDER und schließlich H. ZULLIGER, der „Symboldiebstähle" bei Kindern als Ersatzhandlung für versagte Liebeszuwendung durch die Eltern deutete. Den frühen *Versuch einer umfassenderen psychoanalytischen Kriminalitätstheorie* gaben ALEXANDER u. STAUB. Sie unterschieden erstens kriminelle Handlungen ohne Ich-Kontrolle aus unbewußten Motiven, bei denen die Handlungsziele unverstehbar bleiben, zweitens das „triebhafte konfliktvolle Agieren des neurotischen Verbrechers", der zwar auch in seinem Handeln von unbewußten Motiven bestimmt wird, das Ich aber in deren Dienst stellt, und drittens den „normalen, nicht neurotischen Verbrecher mit kriminellem Über-Ich". Folgerichtig mußte die frühe Psychoanalyse Verbrecher aus unbewußten oder überwiegend unbewußten Motiven auch generell als nicht schuldfähig ansehen, da man Unbewußtheit der Motive mit Schuldunfähigkeit gleichsetzte. Eine solche Vorstellung setzte aber die heute nicht mehr tragbare Auffassung voraus, daß das Ich gewissermaßen eine passive, im Wechselspiel zwischen den Geboten des Über-Ichs und den Triebansprüchen des Es agierende Instanz ist, zumal Über-Ich und Gewissen als identisch angesehen wurden. Die *frühen psychoanalytischen Theorien sehen im delinquenten Verhalten daher eine neurotische Konfliktlösung,* in deren Rahmen von der Triebzensur nicht zugelassene, überwiegend aus der ödipalen Situation stammende Impulse in ein straffälliges Verhalten transformiert werden. Für einen kleinen Bereich der neurotischen Delinquenz im engeren Sinne erscheinen solche Modellvorstellungen auch heute noch durchaus brauchbar, wie etwa die Analyse motivisch nicht oder schwer verständlicher Handlungen (z.B. exhibitionistische Akte, manche Diebstähle) oft sehr klar erweist. Sie sind im übrigen zum Teil sehr weitgehend identisch mit den von KRETSCHMER beschriebenen delinquenten Übersprungshandlungen. Insgesamt war man jedoch bezüglich einer generellen psychoanalytischen Interpretation kriminellen Verhaltens außerordentlich zurückhaltend und räumte ein, daß es neben neurotischen Tätern mit einem Konflikt zwischen Über-Ich und Es auch einen nicht neurotischen, konfliktfrei handelnden Delinquenten gäbe (S. FREUD) bzw. den normalen Rechtsbrecher „schlechthin" (F. ALEXANDER). Noch 1963 schreibt R. WAELDER: „Es gibt aber auch Kriminalität an sich, nicht als Teil anderweitig definierter, psychopathologisch einheitlicher Zustände — ein, wie man sagen könnte, normales Verbrechertum". An einer anderen Stelle weist R. WAELDER darauf hin, daß es neurotische Formen der Kriminalität gäbe, die wie Neurosen gebaut seien und auch durch Psychoanalyse behandelt werden könnten. Die „normale Kriminalität" ist also letzten Endes die Folgeerscheinung eines Defektes in den Objektbeziehungen, die dann behandelt werden könne, wenn die Objektstörung das Produkt frühkindlicher Erlebnisse und Ängste, also mithin ein neurotisches Symptom sei, während er eine Therapie als praktisch ausweglos erachtet, wo sich die Objektbeziehungen niemals über die Stufe der Bedürfniserfüllung hinaus entwickelt haben. „Man sieht nicht, wie die Psychoanalyse, in dem sie das Unbewußte bewußt macht, solche Menschen lehren könnte, zu fühlen, was sie niemals gefühlt haben, was zu fühlen ihnen niemals auch nur nahe gekommen ist".

Man sieht hieraus auf der anderen Seite, daß gerade die orthodoxe Psychoanalyse weder jemals den Anspruch erhoben hat, kriminelles Verhalten grundsätzlich als neurotisch bzw. krankhaft zu interpretieren, noch etwa, ein durchgehendes therapeutisches Angebot für diesen Personenkreis liefern zu können. Kein geringerer als K. EISSLER hat dies 1968 mit einer gewissen Resignation wie folgt ausgedrückt: „Ist es nicht auffällig, daß die Psychoanalyse solche Fortschritte im Verständnis der Neurosen und Psychosen gemacht hat, und soweit in der Erfassung des Verbrecherischen und Verwahrlosten zurückgeblieben ist? ... Ich weiß eigentlich von niemandem, der eine leistungsfähige Psychotherapie oder Psychoanalyse des Verbrecherischen entwickelt hat".

Neue Impulse erhielt die psychoanalytische Kriminalitätsforschung eigentlich erst nach dem 2. Weltkrieg durch die *Assimilierung sozialpsychologischer Denkansätze sowie Anstöße durch empirisch-kriminologische Forschungen* über die innerfamiliäre Situation und die Entwicklungsbedingungen von Kriminellen im Vergleich zu normalen Kontrollgruppen, wie etwa von S. und E. GLUECK, ferner durch die wieder intensivierten Beschäftigungen mit der „kriminellen Psychopathie", d.h. den Problemen defizitärer Über-Ich-Strukturen. Die „broken-Home-Situation" wurde in bezug auf die Delinquenz Jugendlicher von MONAHAN u. OTTERSTRØM untersucht, für erwachsene Kriminelle u.a. von RODGERS. Der durch die bahnbrechenden Arbeiten von R. SPITZ geschärfte Blick für die Bedeutung stabiler Mutterbeziehungen in den ersten Kindheitsjahren führte zur weiteren Erforschung der Zusammenhänge zwischen gestörter Mutterbeziehung und delinquentem Verhalten beispielsweise bezüglich der jugendlichen Eigentumsdelinquenz durch BOWLBY. Die kriminogene Bedeutung einer negativen Beziehung zum Vater geht schon aus der Untersuchung von E. u. S. GLUECK hervor, sie ist später auch u.a. von R. ANDRY bearbeitet worden.

Im deutschen Schrifttum sind umfassendere psychoanalytische Untersuchungen zur Kriminogenese unter psychoanalytischen und sozialpsychologischen Aspekten erst sehr spät, nämlich 1970 von T. MOSER erschienen. Der Wert seiner Untersuchungen liegt in der *Aufdeckung primär defizitärer Familienstrukturen, vor allem in der Unterschicht,* die zu einer *frühen Störung der Persönlichkeitsentwicklung und den Objektbeziehungen,* einer Unfähigkeit zur Entwicklung eines stabilen Über-Ichs und damit zu massiven Sozialisationsschäden mit Anfälligkeit für situativen Druck in kriminelles Verhalten führen. Hier wird also gewissermaßen der von R. WAELDER unterstellte Defekt in den Objektbeziehungen durch ein großes empirisches Untersuchungsmaterial bezüglich seiner Genese belegt. Auch U. EHEBALD legt bei den von ihm untersuchten „psychopathischen" Kriminellen das Gewicht auf eine *frühe Störung der Objektbeziehungen und die fehlende Entwicklung von Kontrollinstanzen des Über-Ichs* als Ursache sowohl der permanenten Anfälligkeit gegenüber kriminogenen Versuchungssituationen als auch der Unfähigkeit, stabile mitmenschliche Beziehungen auf der Basis eines gewachsenen Vertrauens einzugehen.

Noch mehr als für den forensisch-psychiatrischen Alltag haben die Ergebnisse solcher Betrachtungsweisen natürlich ihre *Bedeutung für die Entwicklung sozialer Programme* bezüglich eines vermehrten und differenzierteren Angebotes sozialer Hilfen für gefährdete Kinder und Jugendliche bzw. ihr familiäres Umfeld. Indessen ist zu hoffen, daß sie mit dazu beitragen, von einem sterilen Psychopathiekonzept herunterzukommen, das sich ausschließlich darauf beschränkt, den nicht psychotischen und nicht körperlich kranken Straffälligen nach den jeweils hervorstechenden Wesensmerkmalen zu klassifizieren und hiermit eine diagnostische Aussage vorzutäuschen. Eine *Integration der Tiefenpsychologie in die forensische Psychiatrie erscheint jedenfalls dringend geboten,* um zu wissenschaftlichen Aussagen über die Entwicklung der Täterpersönlichkeit und über Motivzusammenhänge auf einem Niveau zu kommen, das dem der heutigen klinischen Psychiatrie entspricht.

Die sich hieraus ergebenden *Schwierigkeiten* dürfen indessen *nicht übersehen werden:* Angesichts der geringen Zahl von ausgebildeten Psychoanalytikern in der BRD (z.Z. ca. 700) wird sich die Tätigkeit vorerst auf die Bearbeitung von Einzelfällen oder bestimmte Forschungsprogramme beschränken müssen. Eine Verbesserung der Situation wird wahrscheinlich nicht nur durch eine Vermehrung von ausgebildeten Psychotherapeuten, sondern durch die Anreicherung der psychiatrischen Fachausbildung mit tiefenpsychologischem Wissen, Explorations- und Behandlungstechniken erfolgen. *Anzustreben* wäre weiter zunächst *für die neu zu schaffenden sozialpsychiatrischen Anstalten, aber auch für den normalen Strafvollzug die Tätigkeit ausgebildeter Psychotherapeuten,* damit auf der Basis einer Erforschung des Gewordenseins einer Täterpersönlichkeit bislang nur in Denkmodellen, höchstens Ansätzen bestehende therapeutische Programme entwickelt, auf ihre Brauchbarkeit geprüft und zur vergleichenden Diskussion gestellt werden können. Hierbei wird zu berücksichtigen sein, daß die klassischen Verfahren der Psychoanalyse (freie Assoziation, Traumdeutung usw.) sich bislang in der Arbeit mit Kriminellen als wirkungslos erwiesen haben, da die Psychoanalyse als hoch verbalisierte Methode Patienten nicht unter einem bestimmten Intelligenz- und Bildungsniveau ansprechen kann. *Es wird daher erforderlich sein, neue Formen der psychoanalytischen Explorationstechnik ebenso zu entwickeln wie therapeutische Verfahren,* unter denen sich nach den bisherigen Erfahrungen in ausländischen Sonderanstalten am ehesten noch die analytisch orientierte Gruppentherapie sowie eine die geistige Kapazität des jeweiligen Delinquenten in Rechnung stellende Einzelgesprächstherapie zur Herstellung einer stabilen Übertragungssituation anbieten.

Während sich bereits Ansätze zu einer tiefenpsychologisch orientierten Kriminalitätsforschung abzeichnen und sowohl durch die geplanten sozialtherapeutischen Anstalten als auch die mit dem noch zu verabschiedenden Strafvollzugsgesetz intensivierte Resozialisierung im Strafvollzug sich Möglichkeiten für eine psychotherapeutische Arbeit mit Kriminellen eröffnen, werden sich *mutmaßlich die größten Schwierigkeiten und Probleme bei der Beurteilung der strafrechtlichen Verantwortlichkeit* ergeben. Die vereinzelte Beiziehung von Psychoanalytikern in den letzten Jahren — meist in Sensationsprozessen — hat in dieser Beziehung zweifellos nicht immer einen ermutigenden Effekt gehabt, weil allzu leichtfertig eine analysierbare Motivationskette mit Einschränkung oder gar Fehlen von Möglichkeiten der Selbstverfügung gleichgesetzt wurde. Hierbei wird nicht bedacht, daß höchstens der Geisteskranke, d.h. also mit Sicherheit schuldunfähige Straftäter ohne ein verstehend-erhellbares Motiv eine Straftat begeht. Der tiefere Grund liegt neben dem Mangel an Erfahrung über die Struktur krimineller Persönlichkeiten und die juristischen Anforderungen an die Beurteilung der Zurechnungsfähigkeit darin, daß die *Psychoanalyse überwiegend Konfliktpsychologie ist, demgegenüber eine tiefenpsychologische Handlungs- und Entscheidungslehre erst in Ansätzen existieren.* Die Erhellung der einem Täter innewohnenden Triebdynamik, ihrer Genese aus verfehlten Identifikationen oder etwa einer persistierenden ödipalen Haßeinstellung besagt noch nichts über die innerseelischen Entscheidungsvorgänge im situativen Tatvorfeld, den Gang des Kräftespiels in der Versuchungs- oder Versagenssituation und den Grad der Wirksamkeit dieses triebdynamischen Untergrundes gegenüber erworbenen, sozial positiven Handlungsmustern. Der Beitrag, den eine tiefenpsychologische Analyse für die Beurteilung der strafrechtlichen Verantwortlichkeit zu liefern vermag, liegt u.E. neben der Aufdeckung des triebdynamischen Untergrundes in einer die gesamte Biographie des Täters, sein bisheriges Sozialverhalten und die situativen Konstellationen des praedeliktischen Vorfeldes berücksichtigenden Abwägung der psychologischen Gesamtkonstellation zur Tatzeit, wobei *die Tiefenpsychologie sehr wohl* auch ohne eine eigenständige Handlungslehre aus diesem Aspekt *eine brauchbare quantifizierende Aussage zur Wirksamkeit innerseelischer, möglicherweise unbewußter Kräfte etwa in bezug auf die Unausweichlichkeit gegenüber einem Symptom oder des Überwältigtwerdens von einem Impuls machen kann.* Hier kann, wenn beide Seiten Ressentiment und Vorurteile abbauen, im wechselseitigen Austausch von Erfahrungen und Kenntnissen eine *Anreicherung der Sachverständigenaussage mit tatpsychologisch relevanten Erkenntnissen* erreicht werden. Sicherlich wird dieser Integrationsprozeß sich nicht von heute auf morgen einspielen können, um der Sache willen sollte man aber auch die Gefahr gelegentlich gewagter Spekulationen oder von Fehlentscheidungen in Kauf nehmen, ein Risiko, das mit wachsender Erfahrung auf beiden Seiten früher oder später bedeutungslos werden wird.

Rollenprobleme und Zukunftsaspekte der forensischen Psychiatrie

Die in den vorstehenden Kapiteln aufgezeigte rechtliche Entwicklung mit der Relativierung des Schuldprinzips durch Differenzierung von Sanktionen und Maßnahmen sowie die hieraus erwachsenden erweiterten Aufgaben für den forensischen Psychiater werden Anlaß geben, die *Rolle des psychiatrischen Sachverständigen unter dem Aspekt seiner zukünftigen Aufgaben neu zu durchdenken.* Dieses Erfordernis hätte aber auch schon außerhalb der rechtlichen Situation aus dem gewandelten Wissenschafts- und Berufsbild des Psychiaters der heutigen Zeit bestanden, es ist aber bemerkenswerterweise von der etablierten forensischen Psychiatrie praktisch nicht registriert worden. Nur so ist es wahrscheinlich zu verstehen, daß der affektvoll und mit aggressiver Polemik geführte Generalangriff auf die „repressive Kriminalpsychiatrie" von T. Moser (1971) völlig unerwartet kam, und bei den Attackierten nicht einmal einen gezielten Gegenangriff zur Verteidigung ihrer Positionen provozierte. (Vielleicht auch deshalb, weil mit der rostigen Klinge des „Gehilfenkonzepts" und des vorgeblich medizinischen „Krankheitsbegriffes" nun einmal ein Gefecht auf freiem Felde schwer zu führen ist.) Dies mag mit seinen Grund in einer traditionellen Rollenauffassung des forensischen Psychiaters haben, die aus einer Zeit stammt, da die Psychiatrie eine therapeutisch insuffiziente, durch Ablehnung bis Diskriminierung in der Öffentlichkeit hart um ihre Anerkennung ringende Wissenschaft war, deren Vertreter zum großen Teil in die trostlose Öde abgelegener, vom Staat vernachlässigter, von der Bevölkerung als „Klapsmühlen" deklarierter Heil- und Pflegeanstalten verbannt waren. Der Aufruf zur Sachverständigentätigkeit vor Gericht bedeutete die Möglichkeit zur Selbstdarstellung, zur Übernahme von Aufgaben im Rahmen der Ausübung von Macht und Herrschaft und mithin die Versuchung, sich zu einer Zentralfigur im Strafprozeß durch den besonders intimen Zugang zur geheimnisumwitterten Sphäre des Verbrechers und der Verwissenschaftlichung der hierbei gewonnenen Erkenntnisse mit der Erstattung von Gutachten monströsen Volumens hochzustilisieren. Die Attitüde des dem geltenden Recht ergebenen „Gehilfen des Richters" hat dazu geführt, daß die *Schulpsychiatrie ein phantasieloses Rechtssystem zu fraglos akzeptiert hat,* das nur die Alternative zwischen schuldfähig und schuldunfähig (mit dem umstrittenen Sonderfall der verminderten Schuldfähigkeit) ohne einen sozial präventiven oder therapeutischen Aspekt kennt und hierbei so weit ging, durch ihre Vertreter in Kommissionen und Ausschüssen in alle Reformdiskussionen nur — unseres Wissens mit Ausnahme von H. EHRHARDT — ein retardierendes Moment, schulmeisterliche Warnungen vor „Ausweichtendenzen" und als einzigen „Reformvorschlag" den Ruf nach Bewahranstalten für Psychopathen hineinzutragen. Daß in einer Zeit des — sicherlich oft ebenso unsachlichen wie unbequemen — Infragestellens aller Traditionen und Werte die deutsche forensische Psychiatrie nicht einmal einen Ideologien- und Systemkritiker in eigenen Reihen hervorgebracht hat, hat sicherlich verschiedene Gründe, auf jeden Fall aber nicht den, daß alles zum Besten steht. Sonderlichen Dank hat die forensische Psychiatrie hierfür indessen von juristischer Seite nicht erfahren. Höchstrichterliche Urteile und juristisches Schrifttum zur Stellung des Sachverständigen sind im wesentlichen auf eine „Gefahrenabwendung" durch die Tätigkeit des Sachverständigen abgestellt, angefangen von den Sorgen um Kompetenzüberschreitungen, rechtlich unzulässiger Verwertung des Akteninhaltes, unzulässiger „Ermittlungen" bis zur Unterstellung, die Grenzen des rechtlich Zulässigen zu überschreiten, wenn etwa BOCKELMANN die Exploration mit der Anwendung der Narkoanalyse oder des Lügendetektors vergleicht und postuliert, daß der Proband hierdurch zum „Wahrheitserforschungsobjekt" würde. Noch weiter geht SARSTÄDT mit seinen an Geringschätzigkeit kaum zu überbietenden „Gehorsamsanweisungen" an den Sachverständigen, der dem Richter lediglich zu schildern habe, wie es zur Tatzeit „im Kopf des Angeklagten ausgesehen" habe und „wieso da von den Köpfen gewöhnlicher Täter etwas abwich".

Der Interessenverlust an einer gerichtlichen Sachverständigentätigkeit in der jüngeren Psychiatergeneration ist unverkennbar. Es wäre voreilig und kurzsichtig, dies der Aufbesserung der Assistentengehälter zuzuschreiben. Mit dem Wandel zu einem therapeutisch hoch intensiven Fach mit beachtlichen Heilerfolgen, dem großen sozialpsychiatrischen Engagement, der gleichzeitigen Abkehr von einer überwiegend psychopathologisch und nosographisch-biologisch orientierten Betrachtungsweise hat — wie JANZARIK bemerkt — der Psychiater nicht nur ein neues Selbstverständnis, sondern auch ein hohes Ansehen in der Bevölkerung in bezug auf seine Tätigkeit und die Stellung des Faches in der Gesamtmedizin gefunden. Die Aufgabe der reinen diagnostischen Aussonderung bestimmter Täter, die mit langwierigen Untersuchungen, umfänglichen schriftlichen Gutachten, vor allem aber zum Teil mehrtägigem Zeitverlust für die Anwesenheit bei der Hauptverhandlung verbunden ist, steht für den Psychiater als engagierten Therapeuten in einem absoluten Mißverhältnis zu dem spärlichen ärztlichen Gehalt dieser Tätigkeit, denn leider steckt in dieser traditionellen Form der Ausübung der Sachverständigentätigkeit in bezug auf die böse Vokabel vom „Selektionsgehilfen" (T. Moser) nun einmal ein Körnchen Wahrheit. Gerade das große und fruchtbare Interesse der jungen Psychiatergeneration an den Problemen sozialer Randgruppen, deviantem Verhalten und gestörten Sozialisationsprozessen kann durch die forensisch-psychiatrische Tätigkeit alten Stils nur zu Enttäuschungserlebnissen führen.

Die oben skizzierten erweiterten Aufgaben im Rahmen der Strafrechts- und Strafvollzugsreform können dazu beitragen, eine neue und zeitgemäßere Rollenauffassung und ein konfliktfreies Agieren des Sachverständigen im Strafprozeß und in der Rehabilitation herbeizuführen. Es geht hier wohlgemerkt nicht um die generelle Exkulpierung psychisch Abnormer schlechthin (ein Problem, das gerade durch die Einführung sozialtherapeutischer Anstalten zunehmend entschärft werden wird), oder um den Anspruch der Aufwertung der Sachverständigenkompetenz etwa zu einer Art Richterfunktion. *Das geltende Recht läßt es aber sehr wohl zu, daß der Sachverständige aus der Rolle des Gehilfen in ein dialogisches Verhältnis zum Richter tritt und es gleichzeitig vermeidet, sich aus der Rolle des Arztes aus rein formalen Gründen zu entlassen,* gerade weil in einem humaneren Strafrecht erst der ärztlich-psychologische Aspekt die für die Wahrheitsfindung tiefere Einsicht in die Täterpersönlichkeit, ihr Gewordensein, ihre Motivationen und ihre Möglichkeiten zum Positiven und Negativen hin vermitteln kann.

Die sich aus den Reformen von Strafrecht und Strafvollzug ergebenden *praktischen Aspekte für die zukünftigen Aufgaben der forensischen Psychiatrie* seien daher abschließend in großen Zügen skizziert:

1. Die Intensivierung interdisziplinärer Forschungsprojekte über innerfamiliäre Strukturen und soziale Umweltbedingungen in bezug auf kriminogene Verwahrlosungsstrukturen, wobei es insbesondere noch um die Erforschung von Beziehungen zwischen sich früh manifestierenden Verhaltensstörungen und späterer krimineller Entwicklung geht.

2. Die Entwicklung von Programmen zur Erforschung negativer und positiver Einflüsse von „Familienersatzstrukturen" wie Heimen, Pflegestellen, Adoptionsfamilien usw. in bezug auf die Ausbildung von Sozialisationsschäden und die gleichzeitige Erarbeitung sozialer bzw. pädagogischer Programme zur praeventiven Änderung bzw. Einflußnahme auf derartige Institutionen oder Strukturen.

3. Die weitere Erforschung kriminogener bzw. die Verwahrlosung fördernder Faktoren des Strafvollzuges, um durch Modifikation desselben oder Erarbeitung verbesserter Sanktionen gerade gegenüber jugendlichen Straftätern besser in die oft hier erfolgende Weichenstellung zur Hangkriminalität regulierend eingreifen zu können.

4. Die Intensivierung der interdisziplinären Prognosenforschung zum Zwecke der Indikationsstellung für geeignete Maßnahmen zur Sicherung und Besserung.

5. Erarbeitung tragfähiger therapeutischer Konzepte nicht nur für die geplanten sozialtherapeutischen Anstalten, sondern auch für den allgemeinen Strafvollzug mit langfristigen, vergleichend-katamnestischen Untersuchungen über das Lebensschicksal von Probanden, die Maßregel- und Vollzugsinstitutionen mit verschiedenen Behandlungsformen durchlaufen haben.

6. Langfristige Programme zur Erforschung der seelischen Reaktionen und eventueller Dauerveränderungen unter Einfluß langfristiger Strafen, und zwar sowohl bezüglich gemeinsamer Aspekte als auch der Differenzen unter verschiedenen Tätergruppen und Primärpersönlichkeiten.

7. Umfassende katamnestische Untersuchungen über die Lebensbewährung bzw. Rückfallshäufigkeit und Rückfallsart begnadigter Langzeitstraftäter, da bislang für die Begnadigungspraxis dieses Personenkreises so gut wie keine wissenschaftlich überprüften Kriterien bezüglich der Risikoabstufung etwa im Hinblick auf Strafdauer, Deliktgruppen, Tätertypen usw. existieren.

8. Erforschung der Strukturierungs- und Lebensbedingungen krimineller Subkulturen, deren Anstieg im Zeitalter der Urbanisation und Technisierung mit Sicherheit weiter fortschreiten wird, um wirksame Mittel zur Prävention ihrer Bildung oder Auflösung bzw. Unschädlichmachung zu finden.

9. Inaugurierung der Bildung von Therapeutenteams zur Erarbeitung von Behandlungskonzepten bei rückfallsgefährdeten Tätern außerhalb des Strafvollzuges, die wegen Nichterfüllung der Vorstrafenoder Strafmaßklausel keinen geschlossenen Maßregeln zugeführt werden können und deshalb in der Bewährungsfrist oder nach Verbüßung einer ersten Haftstrafe als Gefährdete einer besonderen Führung und gegebenenfalls Therapie bedürfen.

10. Weitere Erforschung und Verbesserung der somatischen Behandlungsverfahren bei Sexualstraftätern, also Kastration, Hormonbehandlung und stereotaktische Operationen mit möglichst vollständiger langfristiger katamnestischer Erfassung aller Probanden.

Die Neurosenrechtsprechung in der Zivil- und Sozialgerichtsbarkeit

Zivilrecht

Der BGH hat in konsequenter Fortführung der Rechtsprechung des Reichsgerichts seit 1906 grundsätzlich an der Möglichkeit einer Kausalbeziehung zwischen einem schädigenden Ereignis und einer sich danach entwickelnden Neurose festgehalten. Die heftig umstrittene „Neurosenrechtsprechung" des Reichsgerichts, die von uns a.a.O. ausführlich dargestellt wurde (VENZLAFF, 1958), vertrat die Auffassung, daß derjenige, der einen in seiner Gesundheit schon geschwächten Menschen verletze, nicht so gestellt werden könne, als wenn der Betroffene zur Zeit des Schadens gesund gewesen wäre. Das RG erblickte beispielsweise in einer psychopathischen Veranlagung oder in einer Willensschwäche, die es dem Betroffenen unmöglich mache, aufkommende Begehrungs- und Sicherungsvorstellungen zu bekämpfen, das Faktum einer vorbestehenden gesundheitlichen Schwächung, die rechtlich genauso berücksichtigt werden müsse, wie beispielsweise eine Körperkrankheit oder Mißbildung, durch die sich bestimmte Unfallfolgen nachteiliger auswirken als bei einem Gesunden. Die ursächliche Verknüpfung zwischen Unfall und Neurose erfolgte über den Weg der von der Jurisprudenz entwickelten *Theorie von der adäquaten Verursachung,* einer juristischen Ursachenlehre, nach der nur solche Bedingungen als rechtlich relevante Ursachen in Betracht kommen, die nach allgemeiner Lebenserfahrung generell geeignet erscheinen, den Eintritt eines Schadens herbeizuführen, und daher bei rückblickender Beurteilung durch einen sachkundigen Beobachter den Schaden als Folge voraussehen ließen.

Die heftigen Kontroversen, die sich in den 20er und 30er Jahren zwischen Mediziner und Juristen an Hand dieser Rechtsprechung entfachten, durch die sicherlich zahlreiche Schädiger oder Versicherungsanstalten Ausbeutungsobjekte mehr oder minder fragwürdiger Existenzen wurden, entbrannte erneut mit der

Übernahme dieser Entscheidungsgrundsätze durch den BGH (H. SCHELLWORTH u.a.). Indessen hat der BGH es später versucht, eine Begrenzung der Haftung des Schädigers vorzunehmen.

In der grundsätzlichen Entscheidung vom 29.2.1956 [BGHZ 20, 137 (s. hierzu VENZLAFF, 1957)] wurde eine *Haftungseinschränkung für Neurosenschäden* aus dem Gedanken entwickelt, nach dem neurotische Störungen, die aus dem Streben nach vorteilhaft erscheinender Lebenssicherung oder Anklammerung an eine vorgestellte Rechtsposition entstanden sind, dem Schädiger billigerweise nicht mehr rechtlich zugerechnet werden könnten.

Dieses, für die praktische Schadensregulierungsarbeit sicherlich fortschrittliche Urteil war aber in sich insofern inkonsequent, als aus diesen Gedankengängen *weder neue Gesichtspunkte zur Frage des Ursachenzusammenhanges erarbeitet, noch die sich eigentlich zwingend aufdrängende Möglichkeit einer Haftungseinschränkung aus § 254 BGB (mitwirkendes Verschulden) wahrgenommen wurde.* Die Haftungseinschränkung erfolgte ausdrücklich aus reinen Billigkeitserwägungen, während der BGH zu der Auffassung gelangte, daß der Versuch, „unter ursächlicher Betrachtung zu einer Einschränkung der Haftung für Neurosenschädigungen zu gelangen", untauglich sei. Gerade die neueren Erkenntnisse über die Entstehungs- und Manifestationsbedingungen sowie Psychodynamik von Neurosen hätten es aber sehr wohl ermöglicht, auch unter Zugrundelegung der Theorie der adäquaten Verursachung zumindest für den weiten Bereich der „Tendenz- und Entschädigungsneurosen" einen kausalen Zusammenhang klar zu verneinen.

Eine weitere Fortentwicklung war das *BGH-Urteil vom 13.6.1962 (NJW 56, 1108)* (s. hierzu VENZLAFF, 1963), das *weitere Haftungseinschränkungsmöglichkeiten aus Gründen eines mitwirkenden Verschuldens (§ 254 BGB)* beispielsweise dann annahm, wenn es ein Geschädigter „infolge seiner Einstellung, die er zu vertreten hat, an einer ihm möglichen und zumutbaren Verwertung der ihm verbliebenen körperlichen und geistigen Kräfte fehlen lasse". Allerdings hat der BGH in den folgenden Jahren von der Möglichkeit einer Schadensminderung unter diesem Aspekt keinen weiteren Gebrauch gemacht, obwohl hiermit durch die Bewertung der Verantwortlichkeit des Neurotikers (H. WITTER) und die Orientierung an den zumutbaren Freiheitsgraden einer neurotischen Fehlhaltung (H. MÜLLER-SUUR) durchaus Ansätze gegeben waren, die vom BGH aufgestellten Begutachtungsgrundsätze für Neuroseschäden auch von seiten des psychiatrischen Gutachters in den Griff zu bekommen. Die *weitere Entwicklung der BGH-Rechtsprechung* ging unter Beibehalten der theoretischen Grundposition *mehr in eine pragmatische Richtung,* wie das Urteil des 6. Senats vom 28.9.1965 (NJW 65, 2293) zeigt. Es heißt hier, daß die Bejahung der Entschädigungspflicht auch bei Begehrungsneurosen der sozialen Funktion des Rechts widersprechen würde. Nach gesicherter ärztlicher Erfahrung bewirke gerade die großzügige Anerkennung der Ausgleichspflicht für rentenneurotische Fehlhaltungen, daß sich solche Neurosen vermehrten und die Bemühungen scheiterten, in dieser Hinsicht anfällige Personen wieder in den Arbeitsprozeß einzugliedern. Bei der Versagung des Schadensausgleiches komme es nicht darauf an, daß der Kläger den Unfall zum Anlaß genommen habe, um überhaupt nicht mehr zu arbeiten. Die Entwicklung einer Tendenzneurose wie jeder Neurose vollziehe sich im Gebiet des Unbewußten. Die Frage der Entschädigung des neurotischen Versagens sei darauf abzustellen, *ob die Neurose im wesentlichen durch die Schwere der körperlichen oder seelischen Einwirkungen des schädigenden Ereignisses entstanden oder ihr charakteristisches Gepräge erst durch die sich nach dem Ereignis bildenden Begehrungsvorstellungen erhalten habe.* Im ersteren Falle sei eine Leistungspflicht gegeben, im zweiten nicht.

Das Umdenken des BGH in Richtung einer dem heutigen Neurosenkonzept nahekommenden Entscheidungspraxis scheint durch die neuen Erkenntnisse über psychoreaktive Dauerschäden bei ehemaligen Verfolgten und die darauf basierende Rechtsprechung mit angeregt worden zu sein. Erwies es sich doch bei diesen vom Bilde langläufiger Neurosen ebenso abweichenden wie weitestgehend tendenzfreien seelischen Störungen, daß nicht austauschbare Ereignisse, denen lediglich die Entschädigungspflicht gemeinsam ist, bei Zusammentreffen mit einer irgendwie „anfälligen Konstitution" einen Neurosenschaden bewirken, sondern daß i.e.S. des Wortes krankhafte erlebnisreaktive Störungen ganz spezifische, meist zeitlich gedehnte extreme Belastungskonstellationen zur Voraussetzung haben. Diese Erfahrungen sind sicherlich mitbestimmend dafür gewesen, daß im vorstehend zitierten Urteil ganz eindeutig auf „die Schwere der körperlichen oder seelischen Einwirkungen des schädigenden Ereignisses" abgestellt wird. Hiermit ist sicherlich, ohne Rentenjägern grünes Licht zu geben, rechtlich die Möglichkeit offengelassen worden, in besonders gelagerten Fällen auch ziviler Schadensereignisse ausnahmsweise einmal zwingend aus dem Ereignis herauswachsende seelische Reaktionen in die Schadensregulierung (z.B. durch Gewährung von Psychotherapie) mit einzubeziehen.

Sozialrecht

Die Rechtsprechung des Bundessozialgerichts lief insofern zweigleisig, als es hier einmal um die *Entschädigungspflicht von Neurosen nach Unfällen oder Kriegsbeschädigungen,* zum anderen im Rentenrecht nur um die Frage ging, ob einer *Neurose Krankheitswert in bezug auf eine Berentung* zuzusprechen sei. In beiden Bereichen hat sich etwa seit 1960 ein grundsätzlicher Wandel in der Rechtsprechung angebahnt.

In der *Kriegsopfer- und Unfallversorgung* hat sich das BGB zunächst an die Grundsätze der Entscheidung des Reichsversicherungsamts vom 29.9.1926 gehalten, wonach eine Neurose keine organische Krankheit sei, sondern eine rein psychologisch verständliche Reaktion, die als solche nicht ursächlich mit einem Unfall verknüpft werden könne. „Die körperliche oder geistige Fähigkeit, verwertbare Arbeit zu leisten, also die Erwerbsfähigkeit, ist bei sogenannter Unfallneurose, wenn nicht sonst eine Krankheit vorliegt, nicht eingeschränkt oder sogar aufgehoben, sie ist vielmehr durch die Vorstellung, arbeitsunfähig zu sein und auf die Entschädigung Anspruch zu haben, mit dem daraus resultierenden Mangel an Antrieb nur gehemmt".

Das BSG ist zuerst mit dem Urteil vom 11.11.1959 (BSGE 11,50 — NJW 60, 406) von diesem Standpunkt abgerückt. Bei der Prüfung der Frage, ob neurotische Beschwerden kausal i.S. des § 1 BVG seien, müsse *auf die besonderen Um-*

stände und die besondere Einzelpersönlichkeit abgestellt werden. Es komme nicht darauf an, ob die versorgungsrechtlich erheblichen Ereignisse sich im Rahmen durchschnittlicher gewöhnlicher Anforderungen gehalten hätten, sondern auf die *besondere individuelle Belastung und Belastbarkeit des Betroffenen*. — Endgültig abgelehnt wurde die vom RVA entwickelte These dann mit dem Urteil vom 18.12.1962 (BSGE 18, 173 — NJW 63, 1693), in dem es heißt, daß die Prüfung, welche Ursachen rechtlich als wesentlich anzusehen seien, nicht auf Geschehensabläufe beschränkt werden dürfe, die sich im Gebiet des Körperlich-Organischen abgespielt hätten; vielmehr seien *auch Vorgänge des Psychischen und Geistigen hinsichtlich der rechtlichen Bedeutung zu würdigen*. Ein Unfallereignis und seine Folgen seien nicht schon deshalb als Ursache für eine psychische Reaktion rechtlich unwesentlich, weil diese Reaktionen eine entsprechende psychische „Anlage" voraussetzten. Es sei zu prüfen, *ob das Unfallereignis und seine organischen Auswirkungen ihrer Eigenart und Stärke nach unersetzlich*, d.h. nicht mit den anderen alltäglich vorkommenden Ereignissen austauschbar seien, und *ob die Anlage so leicht ansprechbar* gewesen sei, daß sie gegenüber den psychischen Auswirkungen des Unfallereignisses *die rechtlich allein wesentliche Ursache* darstelle. Allerdings sei ein rechtlich wesentlicher Zusammenhang in der Regel zu verneinen, wenn die psychischen Reaktionen im wesentlichen die Folge wunschbedingter Vorstellungen seien.

Diese Wende in der Neurosenrechtsprechung des BSG wurde s.Z. speziell von Psychiatern und Sozialmedizinern mit großer Skepsis und warnenden Mahnungen vor „Ausweichtendenzen in der Neurosenbeurteilung" aufgenommen (H. EHRHARDT, E. GOETZ, H. WITTER u.a.). Offen oder unausgesprochen wurden auch diejenigen Autoren hierfür verantwortlich gemacht, die sich für eine Entschädigung psychoreaktiver Störungen bei Naziverfolgten eingesetzt hatten, obwohl nicht nur wir (VENZLAFF, 1958, 1963) mehrfach nachdrücklich betont hatten, daß diese neuen Erfahrungen nicht den geringsten Anlaß gäben, das Konzept der „Rentenneurose" in irgendeiner Weise zu revidieren. Überblickt man die Rechtsprechung in der Sozialgerichtsbarkeit bis heute, so ist die befürchtete „Aufweichung" ausgeblieben, vielmehr sind nur in ganz wenigen, besonders gelagerten Fällen Anerkennungen wegen neurotischer Störungen erfolgt. Von den Kritikern wurde nicht genügend beachtet, daß den Entscheidungen des BSG nicht nur eine andere Kausalitätsnorm zugrunde lag, sondern daß von vornherein gewissermaßen ausreichende Sicherungen eingebaut worden waren. Im Gegensatz zur Adäquanztheorie, die sowohl nach der Auffassung des RG als später des BGH in praktisch keinem Falle die Annahme juristischer Kausalbeziehungen zwischen Unfall und Neurose unmöglich machte, basiert die Entscheidungspraxis in der Unfallversicherung und in der Kriegsopferversorgung auf der *Kausalitätsnorm der wesentlichen Verursachung*, nach der *als ursächlich nur diejenigen Bedingungen angesehen werden können, die im Verhältnis zu anderen Einzelbedingungen wegen ihrer besonderen Beziehungen zum Erfolg und zu dessen Eintritt wesentlich mitgewirkt haben*. Es war ferner in den beiden zitierten Entscheidungen (BSG 11,50 und BSG 18, 173) ausdrücklich für die Anerkennung einer psychischen Reaktion als Unfallfolge gefordert worden, daß sich diese *dem Willen und Bewußtsein des Betroffenen entziehe*, nicht wesentlich die Folge wunschbedingter Vorstellungen sei und mit der Tatsache des „Versichertseins" oder auch mit persönlichen Lebens-konflikten in keinem Zusammenhang stehe. Neben der Unersetzlichkeit des Unfallereignisses und seiner organischen Auswirkungen für die Entstehung der Neurotisierung wurde darüber hinaus auch noch für jeden Betroffenen eine *sittliche und seelische „Anspannung" seines Willens* gefordert, gemäß den Anforderungen seiner Situation diesen zu steuern und gegebenenfalls seinen Begehrungsvorstellungen Widerstand entgegenzusetzen. Daß bei Übertragung der juristischen Anforderungen bzw. Formulierungen in die medizinischen, speziell neurosenpsychologischen Feststellungskategorien sehr wohl differenzierende, ärztlich gerechte und die Sozialordnung in keiner Weise in Frage stellende Entscheidungen möglich sind, hat W. MENDE — der als erster den ärztlichen Gehalt dieser neuen Entscheidungspraxis erkannte und ihn begrüßte — mit seinen Vorschlägen über die Erfassung des Krankheitswertes einer neurotischen Fehlhaltung gezeigt.

Die Wandlung für den Bereich der *Rentenversicherung* vollzog sich etwas später. Allerdings hatte das BSG schon in seinem Urteil vom 23.10.1958 ausgeführt, daß neurotische Beschwerden nicht ohne weiteres als Krankheit i.S. der RVO anzusehen seien, jedoch Ausnahmen mit der Möglichkeit einer Invaliditätsbegründung bei Organneurosen sowie für Zwangs- und Sexualneurosen offengelassen.

Eine *Revision bezüglich der Beurteilung des Krankheitswertes einer Neurose* erfolgte durch das Urteil des BSG vom 1.7.1964 (BSGE 21, 189 — NJW 64, 2223) mit dem Leitsatz: „Seelische Störungen — neurotische Hemmungen —, die der Versicherte auch bei zumutbarer Willensanspannung aus eigener Kraft nicht überwinden kann, sind eine Krankheit i.S. der §§ 23, Abs. 2 AVG; 1246, Abs. 2 RVO." Es heißt aber weiter, daß eine Rente nur gewährt werden könne, wenn die seelisch bedingten Störungen *ein bestimmtes Maß* erreicht hätten. Für deren tatsächliches Vorhandensein, ihre Überwindbarkeit aus eigener Kraft und ihre Auswirkungen auf die Arbeits- und Erwerbsfähigkeit träfe *den Rentenbewerber die objektive Beweislast*. Es gehe zu seinen Lasten, wenn das Gericht trotz sorgfältiger Ermittlungen und bei gebotener kritischer Würdigung der Verfahrensergebnisse Vortäuschungen, Überwindbarkeit oder Unerheblichkeit der Störungen für die Berufsfähigkeit nicht ausschließen könne. In Ergänzung zu diesen Leitsätzen müssen die Ausführungen in dem vorausgehenden Urteil des BSG vom 7.4.1964 (4 RJ 283/60) gesehen werden, um die Absichten noch besser zu erkennen: Es wird hier betont, daß „bei der Beweiswürdigung ein strenger Maßstab anzulegen" sei, weil der Verdacht der Täuschung ausgeschlossen werden müsse. Darüber hinaus müsse geprüft werden, wie die seelische Beschaffenheit eines in bezug auf seine Erwerbsarbeit als willensunfrei oder stark willensgehemmt anzusehenden Klägers zu beurteilen sei. Hierzu gehört die voraussichtliche Dauer der Krankheit, die Aussichten und Mittel für eine Heilung oder Besserung und die Wege für eine Wiedereingliederung in das Arbeitsleben. *An die Zubilligung einer Dauerrente dürfe erst dann gedacht werden, wenn alle anderen durch das Gesetz gebotenen Leistungswege ausgeschöpft oder mit Sicherheit versperrt seien.*

Diese Entscheidungsgrundsätze zeigen klar die Absicht der höchsten sozialrichterlichen Instanz, die Möglichkeit der Erwerbsbeschränkung oder Arbeitsunfähigkeit durch eine Neurose zwar anzuerkennen, hieraus aber sowohl für den Patienten als auch für den Versicherungsträger die *primäre Pflicht zur Behandlung und Wiedereingliederung in das Arbeitsleben* herzuleiten und eine Berentung auf Ausnahmefälle und bei Erschöpfung aller denkbaren Hilfsmöglichkeiten zu beschränken. Diesen ersten Schritten einer „Legitimation der Neurosen in der Sozialmedizin" folgte die wichtige Entscheidung des BSG vom 18.6.1968 (3 RK 63/66), mit der ein *Alkoholismus unter bestimmten Voraussetzungen als Krankheit i.S. der gesetzlichen Krankenversicherung* anerkannt wurde, womit bessere Möglichkeiten für eine klinische Behandlung von Alkoholikern über die soziale Krankenversicherung unter gleichzeitiger materieller Sicherung der Familie geschaffen wurden. Auf dem Gebiet des Krankenkassenwesens war bereits durch die *Psychotherapievereinbarung vom 14. Juni 1967* auch die *große Psychotherapie zur Kassenleistung* erklärt worden, allerdings unter der Einschränkung, daß Neurosen auszuschließen sind, die dem Patienten einen Krankheitsgewinn (Rente) bringen oder einen solchen erwarten lassen. Eine weitere Abrundung der Hilfe für seelisch gestörte Menschen brachte schließlich das *zweite Gesetz zur Änderung des Bundessozialhilfegesetzes (BSHG) vom 14. Aug. 1969,* das in § 39, Abs. 1, Bl. 1 BSHG die neue Nr. 6 eingeführt hat. Danach haben jetzt auch Personen, die „seelisch wesentlich behindert sind", zur Vermeidung ihrer „Diskriminierung" einen Rechtsanspruch auf die sogenannte Eingliederungshilfe, die nach den §§ 40, 41 BSHG auch den Lebensunterhalt des Behinderten einschließt.

E. Schubert (1970) verweist außerdem auf zwei schon vorher ergangene Urteile des *Bundesverwaltungsgerichts* aus dem Jahre 1968, in denen sich grundsätzliche Ausführungen über die Behandlung der sogenannten *Arbeitsunwilligen* („Rentenjäger, Psychopathen und Neurotiker") finden. Danach sind alle Träger der Sozialhilfe verpflichtet, die ihnen zur Verfügung stehenden und mit vertretbaren Kosten erreichbaren Hilfen einzusetzen, um den Hilfesuchenden in den Arbeitsprozeß einzugliedern. Erst bei Weigerung, eine körperlich und geistig zumutbare Arbeit zu leisten (§ 18, Abs. 3), darf ihm die Hilfe zum Lebensunterhalt gekürzt oder versagt werden (§ 25). Allerdings dürfen hierunter nicht die unterhaltsberechtigten Angehörigen leiden (§ 25, Abs. 3). Hiermit ist eine, aus dem Auftrag der Sozialhilfe, sich jeder die Menschenwürde bedrohenden Notlage ohne Rücksicht auf deren Ursachen anzunehmen, hergeleitete Betreuungspflicht auch für Arbeitsunwillige und auf wirtschaftliche Druckmittel nicht ansprechbare Personen festgelegt.

Die in den letzten 10 Jahren entwickelten breitgefächerten sozialen Hilfsmöglichkeiten für Neurotiker, Suchtkranke, anderweitig seelisch Behinderte bis zu Asozialen und Arbeitsunwilligen lassen natürlich eine Reihe von Bedenken bezüglich negativer sozialpolitischer Auswirkungen bzw. der zunehmenden Ausbeutung sozialer Leistungsträger aufkommen. *Mit dem letztgenannten Kreis, dem der Arbeitsunwilligen und Asozialen, ist die gesetzliche Sicherung einer finanziellen Minimalversorgung von allen denkbaren Möglichkeiten aber zumindest das kleinste Übel.* Das völlige Versagen von Hilfen wäre zweifellos mit einem Anstieg sozial lästigen bzw. sozial schädlichen Verhaltens bei diesem Personenkreis (Bettelei, Landstreicherei, Kleinkriminalität) verbunden, die zwangsweise Zusammenfassung in Institutionen (z.B. Arbeitshaus) widerspräche nicht nur dem Grundsatz der Menschenwürde, sondern wäre — wie die praktischen Erfahrungen mit der früher bestehenden Institution des Arbeitshauses gezeigt haben — wesentlich kosten- und personalaufwendiger und damit wirtschaftlich für die Allgemeinheit noch mehr belastend. Der Realität, daß es in jeder Population einen kleinen Prozentsatz nicht sozialisierbarer und nicht anpassungswilliger Menschen gibt, die auch auf humanitär vertretbare Drucksituationen nicht ansprechen, muß man ins Auge sehen.

Zumindest gibt es *keinen Anhaltspunkt dafür,* daß sich sozial deviante Gruppen dieser Art unter der gesetzlichen Sicherung einer wirtschaftlichen Minimalversorgung eindeutig vermehren, d.h. also, *daß durch das Sozialstaatsprinzip der Arbeitsscheu Vorschub geleistet würde.* Das völlige Imstichlassen und die Nichterfassung dieses Personenkreises würde viel eher die Gefahr einer Ausweitung vermehren, da die Kinder, deren man sich im Rahmen der Asozialenfürsorge annehmen kann, sonst keinerlei soziale Motivationen erwerben würden und später zwangsläufig in die gleiche Lebensgestaltung verfallen müßten.

Ein *„heißes Eisen"* wird wohl noch über lange Zeit das Problem der Berentung von Neurosen bleiben. Dieser Fragenkomplex ist mit seit mehr als 50 Jahren anhaltenden Diskussionen behaftet, die sich s.Z. an den „Kriegs- und Rentenneurotikern" des ersten Weltkrieges entzündeten, und die bei vielen Juristen, Sozialmedizinern, aber auch Psychiatern mehr oder minder bewußt das Vorstellungsbild von „der Neurose" prägten. Die als Massenphänomene in Kriegs- und Notzeiten auftretenden Tendenz- und Begehrungsreaktionen haben nun allerdings mit dem wissenschaftlich definierten und klinisch erarbeiteten Neurosenbegriff so gut wie nichts zu tun, so daß ich z.B. schon 1958 (VENZLAFF) vorgeschlagen hatte, hier überhaupt nicht den Terminus Neurose zu verwenden.

Natürlich steckt *auch in der Neurose ein unbewußtes Wunschdenken und ein Streben nach Krankheitsgewinn,* indessen ist es ja gerade die Aufgabe der Psychotherapie, den Realitätsbezug des Patienten unter gleichzeitiger Aufgabe des angestrebten Krankheitsgewinns wieder herzustellen. Eine *Berentung von Neurosen* kann sich daher *nur auf Sonderfälle schwerer, therapieresistenter und chronifizierter Störungen* beziehen, die unter klinischem Aspekt sicherlich Krankheitswert haben. Hierzu gehören nicht nur die fortgeschrittenen Zwangs- und Organneurosen, sondern auch eine Reihe überwiegend psychodynamisch determinierter abnormer seelischer Entwicklungen, wie etwa die hypochondrische, die querulatorische, die paranoische, die sensitive oder die depressive Entwicklung, wenn sie die noch verbliebenen seelischen Kräfte soweit eingeengt haben, daß eine Entfaltung schlechterdings nicht mehr möglich ist. Auch bei manchen schweren neurotischen Mischstrukturen kann durch Hinzutreten biographisch-sozialer Fehlschläge (Entwurzelung, Verlust von Bezugspersonen, zusätzliche Körperkrankheiten) eine Situation geschaffen werden, in der jede Therapie versagt, und auch die Versagung jeder Hilfe nichts an dem Zustand ändern würde.

Derartige Situationen bedürfen natürlich im Rentenverfahren der sorgfältigen biographisch-tiefenpsychologischen Analyse, der Bewertung des bisherigen Sozialverhaltens, der Abschätzung der verbliebenen Leistungspotenzen gegenüber den sich als chronifiziert erweisenden neurotischen Fehlimpulsen, was besagt, daß der *Berentungsgrund nicht einfach aus dem Nichtarbeiten über einen bestimmten Zeitraum oder dem Mißerfolg einer Therapie hergeleitet werden kann.* Ohne tiefenpsychologische Kenntnisse und persönliche psychotherapeutische Erfahrungen wird ein Gutachter einem solchen Problem kaum gewachsen sein. Es ist daher nicht ganz verständlich, warum H. SCHUBERT noch 1970 im Gegensatz zu HENNIES

Bedenken anmeldet, ob eine psychodynamisch bzw. psychosomatisch orientierte Psychiatrie überhaupt sozialmedizinisch verwertbare Aussagen machen könne.

Der *wesentliche Fortschritt* der zitierten Neuorientierung in der Sozialmedizin bezüglich der Neurosen ist schließlich der, daß *weitergehende Möglichkeiten für eine Therapie* sowohl über die Krankenversicherung als auch über die Renten-, Kriegsopfer- und Unfallversicherungsträger möglich ist, um die Arbeitsunfähigkeit oder sogar die drohende Invalidität abzuwenden. Wenn Katamnesen großer psychotherapeutischer Institute (DÜHRSSEN, ZAUNER u.a.) zeigen, daß die Rate der ungebesserten Fälle nach sachgerecht und konsequent durchgeführter Psychotherapie um 15% liegt, und das Merkmal „ungebessert" bei dieser Gruppe noch nicht durchgehend mit ständiger Arbeitsunfähigkeit identisch ist, während das Gesamtkollektiv der Behandelten vorher in der überwiegenden Zahl erhebliche Krankschreibungszeiten oder sogar eine drohende Invalidisierung aufweisen, so zeigt dies sehr klar die Möglichkeiten einer *rehabilitativen Zielsetzung für das Neurosenproblem*.

Literatur

AICHHORN, A.: Verwahrloste Jugend. Bern: Huber 1953.
AICHHORN, A.: Erziehungsberatung und Erziehungshilfe. Bern: Huber 1959.
ALEXANDER, F.: Psychische Hygiene und Kriminalität. Imago **17**, 145 (1931).
ALEXANDER, F., STAUB, H.: Der Verbrecher und seine Richter. Wien: Intern. Psychoanal. Verlag 1931.
ANDRY, R.: Delinquency and parental pathology. London: Methuen and Co. 1960.
ASCHAFFENBURG, G.: Strafrecht und Strafprozeß. In: HOCHE, Handbuch der gerichtlichen Psychiatrie, 3. Aufl. Berlin-Heidelberg: Springer 1934.
BAEYER, W. VON: Die Freiheitsfrage in der forensischen Psychiatrie mit besonderer Berücksichtigung der Entschädigungsneurosen. Nervenarzt **28**, 337 (1957).
BAEYER, W. VON: Diskussionsbeitrag zur Frage der Beurteilung der Schuldfähigkeit psychopathisch-neurotischer Rechtsbrecher. Nervenarzt **32**, 225 (1961).
BAEYER, W. VON: Zur Frage der strafrechtlichen Zurechnungsfähigkeit von Psychopathen. Nervenarzt **38**, 185 (1967).
BAEYER, W. VON: Erwiderung auf Diskussionsbeiträge hierzu. Nervenarzt **39**, 178 (1968).
BAUMANN, J.: Unterbringung und Freiheitsentzug. In: GÖPPINGER, H. u. H. WITTER, Handbuch der forensischen Psychiatrie. Berlin-Heidelberg-New York: Springer 1972.
BENJAMIN, J.: Transsexualismus — Wesen und Behandlung. Nervenarzt **35**, 499 (1964).
BITTER, W.: Heilen statt Strafen. Göttingen: Verlag für medizinische Psychologie 1957.
BOCKELMANN, P.: Strafrichter und psychologischer Sachverständiger. Goltd. Arch. **1955**, 331.
BÖKER, W., HÄFNER, H.: Gewalttaten Geistesgestörter. Berlin-Heidelberg-New York: Springer 1973.
BOOR, W. DE: Über motivisch unklare Delikte. Berlin-Göttingen-Heidelberg: Springer 1959.
BOOR, W. DE: Bewußtsein und Bewußtseinsstörungen. Berlin-Heidelberg-New York: Springer 1966.
BOWLBY, J.: 44 juvenile thieves, their characters and home life. London: Balliere & Tindall 1946.
BOWLBY, J.: Maternal care and mental health. Genf: World Health Organisation 1952.
BRÄUTIGAM, W.: Formen der Homosexualität. Stuttgart: Enke 1967.
BRÄUTIGAM, W.: Die sexuellen Verirrungen. In: Psychiatrie der Gegenwart, 2. Aufl., Bd. II, Teil 1. Berlin-Heidelberg-New York: Springer 1972.
BRÄUTIGAM, W.: Forschungsrichtungen und Lehrmeinungen in der Psychoanalyse. In: GÖPPINGER, H. u. H. WITTER, Handbuch der forensischen Psychiatrie, Berlin-Heidelberg-New York: Springer 1972.
BREMER, J.: Asexualization. Oslo: University Press 1958.
BRESSER, P.H.: Zur Psychologie des § 51 StGB. NJW **11**, 248 (1958).
BRESSER, P.H.: Grundlagen und Grenzen der Begutachtung jugendlicher Rechtsbrecher. Berlin: de Gruyter 1965.

BRESSER, P.H.: Psychologie und Psychopathologie der Jugendlichen. In: GÖPPINGER, H. u. H. WITTER, Handbuch der forensischen Psychiatrie. Berlin-Heidelberg-New York: Springer 1972.

BRESSER, P.H.: Die Beurteilung Jugendlicher und Heranwachsender im Straf- und im Zivilrecht. In: GÖPPINGER, H. u. H. WITTER, Handbuch der forensischen Psychiatrie. Berlin-Heidelberg-New York: Springer 1972.

BÜRGER-PRINZ, H.: Psychopathologie der Sexualität. In: Die Sexualität der Menschen. Hrsg. H. GIESE. Stuttgart 1955.

BÜRGER-PRINZ, H., LEWERENZ, H.: Alterskriminalität. In: Sexualität und Verbrechen. Hrsg. F. BAUER u.a. Frankfurt 1963.

BÜRGER-PRINZ, H., RASCH, W.: Krankhafte sexuelle Verhaltensweisen. In: Beiträge zur Sexualforschung **28** (1963).

CONRAD, K.: Das Problem der „nosologischen Einheit" in der Psychiatrie. Nervenarzt **30**, 488 (1959).

DIETRICH, H.: Der Querulant. Münch. med. Wschr. **110**, 1445 (1968).

DIETRICH, H.: Querulanten. Stuttgart: Ferd. Enke 1973.

DÜHRSSEN, A.: Katamnestische Ergebnisse bei 1004 Patienten nach analytischer Psychotherapie. Z. psychosomat. Med. **8**, 94 (1962).

EHEBALD, U.: Patient oder Verbrecher. Hamburg: Rowohlt-Verlag 1971.

EHRHARDT, H.: Über die rechtliche Beurteilung von Neurosen. Z. Psychother. u. med. Psychol. **1963**, 157—164.

EHRHARDT, H.: Zur Frage der strafrechtlichen Verantwortlichkeit von Psychopathen. Mschr. Krim. **46**, 272 (1963).

EHRHARDT, H.: Die Schuldfähigkeit in psychiatrisch-psychologischer Sicht. In: Schuld, Verantwortung, Strafe. Zürich: Schultheiss & Co. A.G. 1964.

EHRHARDT, H.: Rauschgiftsucht. In: A. PONSOLD (Hrsg.), Lehrbuch der gerichtlichen Medizin, 3. Aufl. Stuttgart: Thieme 1967.

EHRHARDT, H.: Zur Reform von Maßregelstrafrecht und Maßregelvollzug. Fortschr. Neurol. Psychiat. **37**, 660 (1969).

EHRHARDT, H., VILLINGER, W.: Forensische und administrative Psychiatrie. In: Psychiatrie der Gegenwart, Bd. III, Berlin-Göttingen-Heidelberg: Springer 1961.

EISSLER, K.R.: Zur Notlage unserer Zeit. Psyche **22**, 641 (1968).

FREUD, S.: Gesammelte Werke, Bd. X, S. 364ff. u. Bd. XIII, S. 282. Frankfurt: Fischer 1965.

FRIEDLAENDER, K.: Latent delinquency and ego development. In: EISSLER, K.R., Searchligts on delinquency. New York: Int. Univ. Press 1949.

GEILEN, G.: Zur Problematik des schuldausschließenden Affekts. In: Festschrift für Reinhardt Maurach. Hrsg. SCHROEDER, F.C. u. H. ZIPF, Karlsruhe: C.F. Müller 1972.

GERCHOW, J.: Beurteilung der Jugendlichen und Heranwachsenden. In: A. PONSOLD (Hrsg.), Lehrbuch der gerichtlichen Medizin, 3. Aufl. Stuttgart: Thieme 1967.

GIESE, H.: Psychopathologie der Sexualität. Stuttgart: Enke 1962.

GIESE, H.: Die sexuelle Perversion. Frankfurt: Akademische Verlagsgesellschaft 1967.

GLUECK, S. u. E.: Predicting delinquency and crime. Cambridge: Havard Univ. Press 1960.

GLUECK, S. u. E.: Jugendliche Rechtsbrecher, Wege zur Vorbeugung. Stuttgart: Enke 1963.

GÖPPINGER, H.: Psychopathologische und tiefen-psychologische Untersuchungsmethoden und ihr Aussagewert für die Beurteilung der Täterpersönlichkeit und der Schuldfähigkeit. NJW **14**, 241 (1961).

GÖPPINGER, H.: Kriminologie. München: C.H. Beck'sche Verlagsbuchhandlung 1971.

GÖPPINGER, H., WITTER, H.: Handbuch der forensischen Psychiatrie. Berlin-Heidelberg-New York: Springer 1972. Darin: Der Sachverständige: Gutachten und Verfahren. (Zusammen mit H. MATIAR-VAHAR, K. VETTER u. G. HUBER.)

GOETZ, E.: Einleitende Worte VIII. Fortbildungskurs für sozialmedizinische Begutachtungskunde für Ärzte und Juristen, Heidelberg, 1964. DMedS **61**, 113 (1965).

GRUHLE, H.W.: Verstehende Psychologie, 2. Aufl. Stuttgart: Thieme 1956.

HACKFIELD: Zit. nach LANGELÜDDECKE, 1963.

HADDENBROCK, S.: Die Unbestimmtheitsrelation von Freiheit und Unfreiheit als methodologischer Grenzbegriff der forensischen Psychiatrie. Nervenarzt **32**, 145 (1961).

HADDENBROCK, S.: Personale oder soziale Schuldfähigkeit (Verantwortungsfähigkeit) als Grundbegriff der Zurechnungsnorm. Mschr. Krim. **51**, 145 (1968).

HADDENBROCK, S.: Strafrechtliche Handlungsfähigkeit und „Schuldfähigkeit" (Verantwortlichkeit),

auch Schuldformen. In: GÖPPINGER, H. u. H. WITTER, Handbuch der forensischen Psychiatrie. Berlin-Heidelberg-New York: Springer 1972.
HÄFNER, H.: Psychopathen. Berlin-Göttingen-Heidelberg: Springer 1961.
HARTSUIKER, F.: Die Behandlung psychopathischer Krimineller mit Kastration. Med. T. Geneesk. **91**, 263 (1947).
HELLMER, J.: Jugendkriminalität in unserer Zeit. Frankfurt: Fischer 1966.
HOCHE, A.: Handbuch der gerichtlichen Psychiatrie, 3. Aufl. Berlin: Springer 1934.
HOFER, G.: Transvestitismus. Fortschr. Neurol. Psychiat. **29**, 1 (1961).
HOFMANN, T.: Jugend im Gefängnis. München: Piper 1967.
JANZARIK, W.: Forschungsrichtungen und Lehrmeinungen in der Psychiatrie: Geschichte, Gegenwart, forensische Bedeutung. In: GÖPPINGER, H. u. H. WITTER, Handbuch der forensischen Psychiatrie. Berlin-Heidelberg-New York: Springer 1972.
KALLWASS, W.: Der Psychopath. Berlin-Heidelberg-New York: Springer 1969.
KAUFMANN, H.: Kriminologie I. Entstehungszusammenhänge des Verbrechens. Stuttgart-Berlin-Köln-Mainz: Kohlhammer 1971.
KELLER, W.: Psychologie und Philosophie des Wollens. München-Basel: Ernst Reinhardt 1954.
KELLER, W.: Freiheit, Wille, Schuld. Nervenarzt **33**, 97 (1962).
KOCKOTT, G.: Psychiatrische und lerntheoretische Aspekte der Transsexualität und des Transvestitismus. Nervenarzt **41**, 387 (1970).
KOLLE, K.: Sexualpsychopathologie, II. Kastration. Fortschr. Neurol. Psychiat. **6**, 223 (1934).
KRAUSE, F.J.: Freiwillige Entmannung aus medizinischer und kriminalbiologischer Indikation. In: Beitr. Sexualforsch. **32** (1964).
KRETSCHMER, E.: Medizinische Psychologie, 13. Aufl. Stuttgart: Thieme 1970.
LANGELÜDDECKE, A.: Die Entmannung von Sittlichkeitsverbrechern. Berlin: W. de Gruyter 1963.
LANGELÜDDECKE, A.: Gerichtliche Psychiatrie, 3. Aufl. Berlin: W. de Gruyter 1971.
LASCHET, E., LASCHET, L.: Klinische Ergebnisse über die Hemmung der Sexualität durch Antiandrogene. In: J. neuro-viscer. Rel., Suppl. **10**, 388 (1971).
LEFERENZ, H.: Der Entwurf des Allgemeinen Teils eines Strafgesetzbuches in kriminologischer Sicht. Z. Strafrechtsw. **70**, 25 (1958).
LEFERENZ, H.: a) Die Beurteilung der Glaubwürdigkeit. b) Die Kriminalprognose. In: GÖPPINGER, H. u. H. WITTER, Handbuch der forensischen Psychiatrie. Berlin-Heidelberg-New York: Springer 1972.
LENCKNER, TH.: a) Strafe, Schuld und Schuldfähigkeit. b) Psychiatrische Probleme des Privatrechts. In: GÖPPINGER, H. u. H. WITTER, Handbuch der forensischen Psychiatrie. Berlin-Heidelberg-New York: Springer 1972.
LINDINGER, H.: Ein Beitrag zur Beurteilung der Straftaten Schizophrener. Nervenarzt **34**, 107 (1963).
MARQUARDT, H.: Dogmatische und kriminologische Aspekte des Vikariierens von Strafe und Maßregel. Berlin: Duncker & Humblot 1972.
MENDE, W.: Diskussionsbeitrag VIII. Fortbildungskurs für sozialmedizinische Begutachtungskunde für Ärzte und Juristen, Heidelberg 1964. DMedS **61**, 154 (1965).
MENDE, W.: Zur Kriminologie depressiver Verstimmungen. Nervenarzt **38**, 546 (1967).
MENDE, W.: Die kriminologische Bedeutung von Depressionen. In: W. SCHULTE u. W. MENDE, Melancholie in Forschung, Klinik und Behandlung. Stuttgart: Thieme 1969.
MENDE, W.: Forensisch-psychiatrische Fragen bei Sterilisation und Kastration. Nervenarzt **40**, 463 (1969).
MENDE, W.: Schlußwort z. o.a. Beitrag. Nervenarzt **41**, 288 (1970).
MENDE, W.: Forensische Psychiatrie in der Bundesrepublik Deutschland. (Mit: W. SCHULTE) In: E. BLEULER, Lehrbuch der Psychiatrie, 12. Aufl. Berlin-Heidelberg-New York: Springer 1972.
MEYER, J.E.: Das Sozialverhalten des Querulanten. Mschr. Krim. **46**, 250 (1963).
MIKOREY: Mschr. Krim. 1938, 468.
MONAHAN: Zit. BRÄUTIGAM s.o.
MOSER, T.: Jugendkriminalität und Gesellschaftsstruktur. Frankfurt: Suhrkamp 1970.
MOSER, T.: Gespräche mit Eingeschlossenen, 3. Aufl. Frankfurt: Suhrkamp 1971.
MOSER, T.: Repressive Kriminalpsychiatrie. Vom Elend einer Wissenschaft. Frankfurt: Suhrkamp 1971.
MÜLLER, H.W., HADAMIK, W.: Zur Kastration der gemäß § 42b StGB untergebrachten Sexualtäter. Nervenarzt **39**, 360 (1968).

MÜLLER-SUUR, H.: Zur Frage der strafrechtlichen Beurteilung von Neurosen. Arch. Psychiat. Z. Neurol. **194**, 368 (1956).
MÜLLER-SUUR, H.: Das psychisch Abnorme. Berlin-Göttingen-Heidelberg: Springer 1960.
MUNKWITZ, W.: Die Prognose der Frühkriminalität. Neuwied-Berlin: Luchterhand 1969.
ORTHNER, H.: Heilung einer homosexuell-pädophilen Triebabweichung durch einseitigen stereotaktischen Eingriff im Hypothalamus. Beitr. Sexualforsch. Stuttgart: F. Enke 1969.
OTTERSTRÖM: Zit. BRÄUTIGAM, s.o.
RASCH, W.: Die Frage nach der strafrechtlichen Verantwortlichkeit. In: Psychopathologie der Sexualität. Stuttgart: F. Enke 1962.
RASCH, W.: Tötung des Intimpartners. Stuttgart: F. Enke 1964.
RASCH, W.: Schuldfähigkeit. In: A. PONSOLD (Hrsg.), Lehrbuch der gerichtlichen Medizin, 3. Aufl. Stuttgart: Thieme 1967.
RASCH, W.: Unterbringung und Behandlung psychopathischer Rechtsbrecher. Kriminalistik, April 1969.
RAUCH, H.J.: Gerichtliche Psychiatrie. In: A. PONSOLD (Hrsg.), Lehrbuch der gerichtlichen Medizin, 2. Aufl. Stuttgart: Thieme 1957.
RAUCH, H.J.: Begutachtung der Zurechnungsfähigkeit bei nicht krankhaften Bewußtseinsstörungen. DMedS **56**, 199 (1960).
REIWALD, P.: Verbrechensverhütung als Teil der Gesellschaftshygiene. In: MENG, H. (Hrsg.), Die Prophylaxe des Verbrechens. Basel: Schwabe 1948.
RODGERS, T.: A dynamic study of the so-called psychopathic personality. J. nerv. ment. Dis. **107**, 43 (1948).
ROEDER, F., MÜLLER, D.: The stereotaxic treatment of paedophilic homosexuality. Germ. med. Mth. **14**, 265 (1969).
ROTTENBERG, M.: Der Sittlichkeitsverbrecher und seine strafrechtliche Behandlung. Diss. Zürich 1957.
SAND, K.: Die legale Kastration. Zehnjährige Erfahrungen in Dänemark. (Dän.) Neurol. Med. (Stockh.) **1940**, 893, 1029.
SARSTEDT, W.: Der Strafrechtler und der psychiatrische Sachverständige. Justiz **11**, 110 (1962).
SARSTEDT, W.: Auswahl und Leitung des Sachverständigen im Strafprozeß. (§§ 73, 78 StPO.) NJW **1968**, 177.
SCHELLWORTH, W.: Neurosenfrage, Ursachenbegriff und Rechtsprechung. Arbeit und Gesundheit, N.F., H. 53. Stuttgart: Thieme 1953.
SCHNEIDER, K.: Die Beurteilung der Zurechnungsfähigkeit, 4. Aufl. Stuttgart: Thieme 1961.
SCHNEIDER, K.: Klinische Psychopathologie, 7. Aufl. Stuttgart: Thieme 1966.
SCHORSCH, E.: Sexualstraftäter. Stuttgart: F. Enke 1971.
SCHUBERT, E.: Die Neurose. Ihr Wesen und ihre Bedeutung in der Sozialversicherung. Die Sozialgerichtsbarkeit **10**, 321 (1963).
SCHUBERT, E.: Ein neues Urteil des Bundesgerichts zum Neuroseproblem. NJW **19**, 369 (1966).
SCHUBERT, E.: Die sogenannten „Rentenneurosen" in der Rentenversicherung. Bemerkungen zu einem neuen BSG-Urteil. DMedS **1970**, 113.
SCHUBERT, E.: Sozialrecht. In: H. GÖPPINGER u. H. WITTER, Handbuch der forensischen Psychiatrie. Berlin-Heidelberg-New York: Springer 1972.
SCHULTE, W., MENDE, W.: Forensische Psychiatrie in der Bundesrepublik Deutschland. In: M. BLEULER, Lehrbuch der Psychiatrie, 12. Aufl. Berlin-Heidelberg-New York: Springer 1972.
SCHULTZ-HENCKE, H.: Lehrbuch der analytischen Psychotherapie. Stuttgart: Thieme 1951.
SPECHT, F.: Sozialpsychologische Gegenwartsfragen der Jugendverwahrlosung. Stuttgart: F. Enke 1967.
SPITZ, R.A.: Vom Säugling zum Kleinkind. Stuttgart: E. Klett 1967.
STEIGLEDER, E.: Mörder und Totschläger. Stuttgart: F. Enke 1968.
STÜRUP, G.K.: Sex offenses. The Scandinavien experience. Durham, 1960.
THOMAE, H., SCHMIDT, H.D.: Psychologische Aspekte der Schuldfähigkeit (im Sinne des § 51 StGB bzw. 24/25 E 1962). In: Hdb. d. Psychol., Bd. 11. Göttingen: C.J. Hogrefe 1967.
UNDEUTSCH, U.: Zurechnungsfähigkeit bei Bewußtseinsstörung. In: A. PONSOLD (Hrsg.), Lehrbuch der gerichtlichen Medizin, 2. Aufl. Stuttgart: Thieme 1957.
VENZLAFF, U.: Die Entschädigungspflicht von Neurosen im Zivilrecht. (Eine bemerkenswerte Entscheidung des Bundesgerichtshofes.) Nervenarzt **28**, 415 (1957).

VENZLAFF, U.: Die psychoreaktiven Störungen nach entschädigungspflichtigen Ereignissen. (Die sogenannten Unfallneurosen.) Berlin-Göttingen-Heidelberg: Springer 1958.
VENZLAFF, U.: Über zivilrechtliche Probleme bei Unfallneurosen. Dtsch. Z. ges. gerichtl. Med. **49**, 629 (1960).
VENZLAFF, U.: Das Problem des mitwirkenden Verschuldens (§ 254 BGB) in der Neurosenbeurteilung. RzW **14**, 193 (1963).
VENZLAFF, U.: Akute und chronische psychiatrische Syndrome nach Extrembelastungen. Med. Klin. **62**, 701 (1967).
WAELDER, R.: Die Grundlagen der Psychoanalyse. Bern-Stuttgart: Huber-Klett 1963.
WIESER, ST.: Psychiatrische Therapie, Möglichkeiten und Grenzen. In: H. GÖPPINGER u. H. WITTER, Handbuch der forensischen Psychiatrie. Berlin-Heidelberg-New York: Springer 1972.
WITTER, H.: Determinationsstruktur und Freiheitsgrad bei der rechtlichen Beurteilung der Neurosen. Nervenarzt **30**, 221 (1959).
WITTER, H.: Affekt und Schuldfähigkeit. Mschr. Krim. **43**, 20 (1960).
WITTER, H.: Zur Kausalität bei sogenannten Neurosen. DMedS **56**, 143 (1965).
WITTER, H.: Psychiatrische und psychologische Gesichtspunkte bei der Beurteilung der Rückfallkriminalität. Kriminologische Gegenwartsfragen, H. 8. Stuttgart: F. Enke 1968.
WITTER, H.: Die Zurechnungsfähigkeit der Sexualdelinquenten. Kriminologische Gegenwartsfragen, H. 9. Stuttgart: F. Enke 1970.
WITTER, H.: Grundriß der gerichtlichen Psychologie und Psychiatrie. Berlin-Heidelberg-New York: Springer 1970.
WITTER, H.: a) Allgemeine und spezielle Psychopathologie. b) Die Handlungsfähigkeit und die Verantwortlichkeit im Zivilrecht. c) Die Beurteilung Erwachsener im Strafrecht. In: H. GÖPPINGER u. H. WITTER, Handbuch der forensischen Psychiatrie. Berlin-Heidelberg-New York: Springer 1972.
WOLF, G.: Die Beurteilung der Fahrtauglichkeit. In: H. GÖPPINGER u. H. WITTER, Handbuch der forensischen Psychiatrie. Berlin-Heidelberg-New York: Springer 1972.
WOLF, H.: Beitrag zur Frage der Kastration. Diss. Göttingen 1941.
WYRSCH, J.: Gerichtliche Psychiatrie. Bern: Haupt 1955.
WYSS, R.: Unzucht mit Kindern. Berlin-Heidelberg-New York: Springer 1967.
ZAUNER, J.: Berufliche Wiedereingliederung durch klinische Psychotherapie. Psychother. Psychosom. **17**, 63 (1969).
ZULLIGER, H.: Schwierige Schüler. Bern: Huber 1935.

Psychiatry and the Law – An International and World Perspective

By

EDWARD LAMBERT MARGETTS

> Who shall decide, when Doctors disagree,
> And soundest Casuists doubt, like you and me?
> (Alexander Pope, 1688–1744.
> Moral essays, Epistle III, 1)

> The first thing we do, let's kill all the lawyers
> (William Shakespeare, 1564–1616.
> Henry VI, pt. 2, IV ii 86)

Contents

Introduction	933
Law—National and International	934
War, Peace and Politics	936
Psychology, Health and Psychiatry	937
Cross-Cultural Comparisons and International Standards	939
International and World Organizations	940
Law and Mental Illness	941
Hospitalization Voluntary and Involuntary	941
Mental Responsibility and International Crime	943
Rights	943
References	944

Introduction

In 1961, RYLANDER of Sweden, in this same series, contributed a classic essay entitled "Forensic psychiatry in relation to legislation in different countries/an international review". The present writer is now to consider the same subject of psychiatry and the law from an "international" viewpoint. It would be redundant to repeat the detailed material presented in RYLANDER's extensively documented review, and it is the author's intention to avoid this at all costs, since RYLANDER's work is readily available and one must assume the reader will be familiar with it. The aim will be rather to draw attention to additional and perhaps different types of sources, to attempt to simplify the many issues involved and to extend the concepts of national law, psychology and psychopathology more into an international and even further into a world perspective. We live on this planet as a "continuum" from the single human bio-social being through a sequence of family, small group, tribe or culture, rural or urban, and national-political groups, to international and to world populations, with contact, interplay, adjustment and maladjustment all along the line.

In these days of technological achievement, of improved communication and transportation, the world is becoming "smaller"; man all over the globe seems to be demanding to be "the same" as anyone else on the planet (sometimes without much striving). This, of course, he can never be, but there is indeed a need for identification as a "world-person" in addition to being a type of person from a particular part of a certain country speaking a specific language. This is not to say that all men should strive to be the same, one knows that differences will always be there, but there are certainly common threads binding all men. Hence we attempt to find these and to seek better order in the world, with emphasis on right, humanity and justice. It is with this orientation that the author will attempt to extend RYLANDER'S extensive work to a discussion of a more universal concept of some aspects of the law, psychology and psychiatry as they relate to man whatever race he might be, of what color, from wherever he might come and whatever language he speaks. There is a real danger in the recent surge of effort towards a "new society"; it may, at least in the "west", tend to be permissive and undisciplined and lax by legal and ethical standards, or it may elsewhere be over-restrictive, with suppression of personal enterprise and subjugation to a central state authority. One would hope that man will ultimately be able to strike a social adjustment midway between these extremes.

Law—National and International

In simple terms, law means a set of rules and limits of behaviour. The English word is probably derived from a Teutonic root *lag*, meaning 'lie', what lies fixed or evenly. Law in many ways can be inexact. Because of nuances of language, variability of interpretation and the subtle influences of opinionism and persuasion, the rigidities of set rules may be modified according to the scene at the time.

There are a number of divisions of law as seen from the viewpoint of the historical and chronological evolution of man from primitive tribes over centuries to the highest organized and intricate societies of today. The earliest form of law could perhaps be called family discipline; then the law of government (primitive, local, customary, tribal, or traditional law); moral, natural, ethical or divine law, which consists of the commands laid on man and matter by God or some other supreme being or force; canon or ecclesiastical law as laid down by organized religions such as Christianity, Mohammedanism, Hinduism, etc.; military or martial law and so on.

However, these divisions of law in modern times are generally subjugated to national law except in certain circumstances.

The principle of the history of law in literate societies is set out in such works as DIAMOND (1935), JENKS (1920), KOCOUREK (1915), LEE (1900), MAINE

(1897), NUSSBAUM (1954), POLLOCK (1968), STEPHEN (1883), VON BAR (1916), WALKER (1899).

Modern law of course varies according to the country; it may be modified by local culture and custom. As history proceeds, the differences from place to place and country to country are decreasing, so there is some anticipation for a more international or world standardization of rules of motivation and behaviour according to "law".

Primitive law, like primitive medicine, was closely bound with primitive religion and ethics. Law itself mainly means a binding rule of conduct, or even of thought.

There may be separate divisions of rules, regulations and limits based on organized religions (canon or ecclesiastical law, eg., Islamic law).

Lesser individual activities within a culture have their rules and regulations eg. sports, games, family behaviour and so on.

There is then, a *continuum* of law from the thinking and conduct of a lone individual apart from others, through that of a group, or society, to international and world law which deals with the conduct of relations between nations and theoretically over all nations, which could be perhaps called world law—which does not exist at this point in time and may never exist, since all individuals and customs are so different there can not ever likely be a complete world order.

There are two fundamental kinds of law, statute or constitutional law *(lex scripta)*, the written law of a nation passed by the central government authority and the common law *(lex non scripta)*, which is determined by case. Equity means the application of judicial discretion and fairness to correct any deficiencies of law as they relate to individual cases. Furthermore, law may be civil (non-criminal) or criminal.

Law may be national or international. National law, the law within a country, may sometimes be divided even further, eg. into law that deals with the whole country or certain defined aspects of the country, and into law of districts within the country, as in the dominion and provincial law of Canada or the federal and state law of the United States. A city may have its by-laws. In some of the non-independent emergent or developing countries, there may in addition be primitive, traditional, customary or tribal law, which is often unwritten.

Primitive or non-literate cultures and the nations gradually acculturating, "emerging" or "developing" from these cultures may have considerable problems in rejecting their customary or traditional law or integrating it in a reasonable way with more sophisticated systems. There is a well-defined ethnology of law which would relate to a theory and practice of tribal administration, government and politics, ritual, religion, taboo, caste, labour, economics, warfare and so on. Writings of a global nature would include, eg. BOHANNAN (1964), DIAMOND (1935), HARTLAND (1914, 1924), HOEBEL (1946, 1954), LIPS (1938), NADER (1965), WUNDT (1918); in addition, there is a plethora of narrower studies dealing with tribal groups and with the acculturation of primitive law.

International law particularly is complicated and confused because of the internal affairs and "nationalcentrism" of individual states. International law includes much reference to economics, politics, diplomacy, war and to the several contentious and sometimes alarming issues of race and colour problems, activism, human rights, and on the criminal side to terrorism, espionage, and so on. There is a huge literature on international law, eg. BARCLAY (1911), BUTLER (1928), FAWCETT (1971), GREIG (1970), HALL (1915), NUSSBAUM (1954), REUTER (1958), SCHWARZENBERGER (1952); SORENSEN (1968) contains extensive bibliographies. Several nations produce digests and annual surveys of international law, eg. the United States has four series to date (WHARTON, 1886; MOORE, 1906; HACKWORTH, 1940; WHITEMAN, 1963). While these heavy tomes are not of special interest to psychiatry, they do illustrate forcibly the detail and verbosity of the game of international complaint and attempts at legal solution and control. Most international law deals with the law of states; there is however, also a private international law which relates more specifically to persons (CHESHIRE, 1970; WESTLAKE, 1911).

International criminal law has a less extensive literature, perhaps because "crime" as ordinarily understood is for the most part controlled and contained within the confines of nations (MUELLER, 1965). International police work is a specialty yet hardly developed except for some progress in the exchange of information and attempts to monitor criminal activity by international organizations. International exchange and cooperation relating to crime (narcotics etc.) has been emphasized by the UN, in which the emphasis is likely to stress reform rather then suppression. In recent years there has been much emphasis on international crime, including kidnapping and killing of innocent people, and the hijacking of airplanes (HUBBARD, 1973), espionage, persecution and torture (BLACKSTOCK 1964, 1966, DEELEY, 1971; MEERLOO, 1956; MURPHY, 1973).

War, Peace and Politics

The subject of "international law" had most of its beginnings in a consideration of the "laws" of war. Laws applied to war has been a real exercise in stupidity, the best example one can give of trying to apply rules of conduct to the most extreme manifestation, or extension, of human aggression, the urge to kill, put into the form of a game (WILSON, 1970). The literature on the subject of war is huge. The great English writer on law, Sir HENRY JAMES SUMNER MAINE in 1887 gave a series of lectures entitled "International law"; in fact they dealt almost entirely with the subject of war. *Vide* also BARCLAY (1911), LAPP (1962), PLAYNE (1925).

Fortunately, there are those who emphasize the study of peace, which has even been blessed with a name, *irenology* (LIE, 1949, 1954; SNYDER, 1961; STARCKE, 1968).

The more scientific disciplines of psychology, psychiatry and sociology have contributed much to the literature of war and of peace, but little notice is taken of this in the arena of politics and government (BLUEMEL, 1948; CHISHOLM, 1957; FRANK, 1967; GLOVER, 1946; HOROWITZ, 1966; LINTON, 1945; MILLER, 1961; PEAR, 1950).

International law is closely linked to economics, politics, "diplomacy" and what is vaguely called "international relations". To understand all this, one can best describe it all as a game, like war (KAPLAN, 1957; RAPOPORT, 1960,

1965; WILSON, 1970). "Law" is supposed to be the ultimate rule (*vide* BARCLAY, 1911; DEUTSCH, 1963; FAWCETT, 1971; GOULD, 1970; HAAS, 1956; HOLSTI, 1967; NUSSBAUM, 1954; PLAYNE, 1925; REUTER, 1958; WRIGHT, 1955).

"Foreign aid", apart from its do-gooding value (KEENLEYSIDE, 1966) may have some value in dissipating international guilt and satisfying national conscience. The forces of "diplomacy" have been touched upon by NUMELIN (1950) and the niceties of diplomatic ritual by LANGROD (1963), NICOLSON (1962), PAXTON (1972), SATOW (1957). A counter-emphasis in recent years to the annihilation of the individual is the "human rights" movement, voiced for example, by the UN (LIE, 1949, 1954; UN, 1968).

LERCHE (1956) seems to have been one of the few authors on "international politics" who emphasized a psychological problem in international relations; the psychological was one of the three "problem areas", the remaining two being political and economic. There have been attempts to design a research methodology for the study of international relations, eg. PALMER (1970), RANNEY (1962), SNYDER (1962).

There are uncountable organizations, governmental and non-governmental, which have dealings at an international and world level (HALL, 1971).

Psychology, Health and Psychiatry

In simple terms, psychology means the knowledge of normal mental function, psychopathology the knowledge of abnormal mental function and psychiatry the treatment of abnormal mental function. The word health is derived from the Anglo-Saxon *haelth*, meaning wholeness. This word has traditionally been incorporated into medical rather than other professional terminology, though it could just as accurately be applied to psychology and sociology. The WHO constitution definition of health is much cited, ie. "Health is a state of complete physical, mental and social well-being and not merely the absence of disease or infirmity." Mental health is that part of health which deals more particularly with mental well-being, and is the term nowadays which has largely replaced "mental hygiene", the designation used in the same sense during the 19th century and the first half of the 20th. There is certainly a continuum of mental functioning from normal to abnormal, depending on generally acceptable socio-cultural criteria within given cultural or national populations. It is anticipated that a similar international or world continuum can be approached.

These disciplines and law have not evidenced much in the way of integration until recent years. There is now developing a less rigid professional centrism, particularly on the part of law. At least in North America, law is becoming more permissive, in some areas perhaps too permissive, too lax. If the pendulum from rigidity to laxity swings too far, towards lessening of control, segregation and punishment for wrong doing, deterioration of the individual and of society to the point of degeneration can easily enough take place. The present extravagant emergence of crime is apparent even to those who can hardly see. Perhaps the most extreme example of this is the current craze for "hi-jacking" airplanes (HUBBARD, 1971) and bombing the innocent. This can only be explained by recourse to the study of individual psychopathology of the perpetrators and will only be curbed when national law and international cooperation allows effective legal disposal of them, whether psychopathic personalities or psychotic. Another appropriate example of our deteriorating world society is the rapidly increasing incidence of narcotic addiction, which is made the worse by the international criminal narcotic trade, and the resulting increase in the criminality within populations seeking to support the addiction.

Intellect, emotionality, affectivity and the instinctual drives of sex, aggression and self preservation are common endowments to all men. Opportunity, the material environment, the topical culture, and the point in time all act together with these common endowments to determine man's judgement, his ethics, his motivation, his behavior, his accomplishments. The organism that is man and his interplay with his fellow man and with the biological, material and immaterial environment acts in homeostasis in health or in dyshomeostasis or dysequilibrium in illness in a human ecological continuum within the framework of time.

Only in terms of these endowments, forces common to all men, will it be possible to evolve standards which may be applied across groups of men, and across cultures and nations to satisfy a slowly evolving conception of a world culture or at least a world community of cultures with some common standards which extend beyond geographical and political boundaries.

Much effort and some progress in law and in medicine has been made towards a transcendence of national attitudes but this has been based mostly in the framework of world politics and economics. We hope in law and in medicine to enter a new framework, one of human values and behaviour limits. Things positive, like agreements and interchange between nations, apart from economic deals, and things negative, like international tensions, political games and the ultimate degradation of war, can never be fully understood until an acceptable conception of world psychology and psychopathology allows all nations to understand why people behave the way they do.

The psychology and psychopathology of individual persons, already learned in great depth in the office, the laboratory and the hospital and clinic of the psychologist, the research scientist and the psychiatrist, can readily be applied to total populations, to cultures, to nations, to international interplay and ultimately to a common or world culture. As with individuals, it is possible for groups, cultures and nations to learn, to mature, to gain insight and to show human feeling, sympathy and compassion within a framework of right and justice.

The huge literature on international relations, politics, economics and law is in marked contrast to the less voluminous literature of international medicine, mental health and psychiatry. Cooperation between states has been strained at times even in medical matters, but almost always at the political rather than the professional level. In general, international medical and epidemiological work has been productive and has led to cooperative control, by treatment and prevention, of many serious physical illnesses, eg. smallpox, malaria, enteric fevers, etc. (BROCKINGTON, 1967; GEAR, 1959).

However when one comes to consider mental health and illness, it is soon evident that psychologists and psychiatrists have had great difficulty convincing societies that they have the knowledge to point to explanations for many things happening on the world stage—aggression, murder, wars, civil disobedience, mob demonstrations, riots, disasters, ignorant governments, political corruption, pathological leadership, prejudice, racism and so on.

An indication of the relatively small medical-psychological work relating to the international and world orientation may be obtained from the following literature sample—BRODY (1968), CHISHOLM (1957, 1958), COMFORT (1970), GALDSTON (1957), GAP (1950, 1954, 1958), ISSJ (1971), L'ETANG (1970), REES (1966), ROME (1968), TORRE (1963), WAGGONER (1970), WEDGE (1961, 1967, 1968), World Federation for Mental Health (1961).

Cross-Cultural Comparisons and International Standards

The delineation in any culture between what is "normal" and what is "abnormal" is very difficult, and limited in many ways by the ultimate imposition of the law of the land. It is, however, surely possible to define normality and abnormality, not by rigid point limits but as *ranges* of normality and abnormality with lower and upper limits with cultural variations. In this way, illness symptoms syndromes and diagnostic categories can be compared easily enough on a qualitative level. It would appear that all core mental illness syndromes and diagnostic categories are fundamentally the same all over the world. The different culture customs, values and limits may allow secondary differences but the basic determinants and psychopathology are the same. There is a naturally wide interest in cultural psychiatry, and in recent years there has been accelerated research in this field, much of it "interdisciplinary" linking the professions of psychology, sociology, anthropology and psychiatry in a most useful cooperation. A glance at the excellent Transcultural Psychiatric Research Review publication from McGill University allows a concentrated study source for this field of psychiatry. Alongside descriptive psychopathological and analytic work on illness syndromes from culture to culture, there has developed an international epidemiology of mental illness which is proving to be helpful in planning services, and improving diagnostic accuracy which in turn should do much to make national statistical reporting procedures more meaningful.

The standardization of "diagnosis" at an international level is essential for a proper world epidemiology and world communication on matters relating to psychiatry and law. For many decades there has been an awareness that "diagnoses" differed from place to place, depending on who was formulating the diagnosis. Psychiatrists vary in skill, type and amount of background training, experience, and bias. There have been notable advances in recent decades in working out the reasons for this, and in attempts to make diagnostic nosology and methodology more accurate (AJP, 1969; COOPER, 1972; WHO, 1967–1969, 1973).

In a similar way, a methodology for comparative psychology research is proceeding which should assist in delineating problems relating to the range of normality within cultures, universal standards for intelligence assessment and so on (BERRY, 1969; DAWSON, 1971).

There are recognized indicators of mental abnormality within societies, and many of these are "hard" enough to be measured in a quantitative way, eg. mental hospitalization, crime (particularly murder), suicide, divorce, drug addiction. Other indicators are less useful as indices, eg. delinquency, school failure, absenteeism, idleness, migration (CHAMPION, 1958; MURPHY, 1955; PFISTER, 1961; TYHURST, 1951).

International and World Organizations

The term "international" applied to organizations in the strict sense means "intergovernmental". This unfortunately sometimes will allow national politics and international pressure and partiality and patronage to influence the priorities, accuracy and applicability of work in international medicine. However, in spite of this, some international organizations have been effective, scientifically sound, and even efficient. The United Nations (UN) and its several special agencies is the most obvious example for our purpose. The World Health Organization (WHO), with headquarters in Geneva and with six regional offices (for Europe, Eastern-Mediterranean, Africa, South-East Asia, Americas, Western Pacific) is the primary UN agency of interest to medicine, to mental health and to psychiatry. It is a strong and informed organization in one way, in that it may have some knowledge of and influence on individual government policies, records and services. In another way it is weak, in that the senior personnel are usually politically appointed, and the policy may oft-times be similarly slanted. The budget is limited and action is usually slow, because of the bureaucratic arrangement of its structure and function. The Organization as a whole has been rather too traditionally "administration" and "public health" oriented, and has included little in the way of clinical and academic expertise, which is what health or lack of it is all about. It could accomplish much more if additional funds could be made available and if the manpower structure could be strengthened. The Office of Mental Health (formerly the Mental Health Unit) has lacked in vision, direction, manpower, and budget. It nevertheless does produce a considerable volume of work (KRAPF, 1962; WHO, 1962, 1972). The unofficial duplicated annual review "Mental Health Activities" (previously "Mental Health News") offers an up-to-date summary of the work of WHO in mental health.

The other office in WHO with which our subject, the law, is concerned, is the Health Legislation Unit, which is even smaller than that of Mental Health, though unusually productive considering its limited staff. The legal and mental health units are on good terms and work together whenever possible.

The UN Social Defence Research Institute in Rome shows much promise as a criminological-sociological centre which has worked harmoniously with the WHO units dealing with mental health, drugs and alcohol and health legislation. The UN produces the International Review of Criminal Policy, but this journal has received little contribution from the WHO mental health program.

Other international efforts of a non-governmental structure have been most effective in the promotion of international understanding in health and medical matters eg. The World Medical Association, the World Psychiatric Association, and various international congresses (BROCKINGTON, 1967; GEAR, 1959; GOOD-

MAN, 1971). There are now a great number of "international" journals relating to criminology, correctional science, mental health and psychiatry, psychology, law, sociology and anthropology which are of assistance in keeping up with modern trends in international law and psychological medicine.

Law and Mental Illness

One only has to glance at the complicated and voluminous literature relating to law and psychiatry in order to realize how closely the law and psychiatry are connected in many ways (BRAKEL, 1971; DE REUCK, 1968; FORTAS, 1957; MATTHEWS, 1970; ROCK, 1968; ROLLIN, 1969).

It would be outside of the aims of this paper to repeat the written material to date and to comment in any detail upon it. The ramifications of psychiatry extend diffusely into civil and criminal law whatever the nation. There is much disagreement even at a national level. To extend this to an international level is a monumental task, but there are good indications that we can gradually do this. A start has been made with mental health legislation, dealing mostly with hospitalization of non-criminal patients. A further step would be to examine the question of mental illness as it may modify judgement in criminal matters. Internationally acceptable definitions of responsibility and diminished responsibility are required. The appropriateness or not of the "McNaughten" formula is still undecided, and there is a considerable literature on it which cannot be pursued at this time. The relationship of mental illness to "guilt" for a crime is of paramount importance and requires a far better understanding of the psychopathology of criminal motivation, particularly that which results in crimes of violence.

Apart from the criminal law, there are numerous areas of civil law in which the question of mental capacity, function and actual mental illness will come into question; such areas include age of consent, testatory capacity, incompetency, guardianship, rights, sex behaviour, marital relationship, etc.

These, hospitalization and criminal responsibility, have been thoughtfully considered by the American Bar Foundation (BRAKEL, 1971). Extension of the study of these matters into the international and world perspectives has hardly yet begun.

Hospitalization Voluntary and Involuntary

Hospitalization is a desirable and necessary part of the process of diagnosis and treatment during the course of mental illness in many patients. While it is true nowadays that a large proportion of mental patients can be treated and managed on an extramural arrangement, hospitalization, for periods as brief as possible, may be more effective and more economical in a fair selection of cases. In recent years there has been a strong anti-hospitalization movement that has reached alarming proportions and may well backfire in rising rates of vagabondage, idleness, unemployment, alcoholism, drug addiction crime of all kinds and suicide (ROLLIN, 1969). The move to phase down or empty hospitals has been largely economical and political, not medical, which is a disgraceful admission for society to make. Blind reliance on the effectiveness of the psychotropic drugs and enthusiastic claims for "social" as opposed to "medical" management have clouded judgement and objective analysis of the patterns of care and the safety of the patient and society.

Mental hospitalization has traditionally been employed when, for reasons of mental illness, a person is a potential danger to himself or to others, or to the physical environment or is incapable of caring for himself. The law is concerned with protection of the patient and the public, and the literature reflects the great difficulties faced in combining safety, protection, justice and medical care into acceptable legal framework (BRAKEL, 1971; Council of State Governments, 1969; GAP, 1966; US Government, 1952; WHO, 1955, 1973).

In recent years, the matter of individual "rights" has been much voiced, and "rightly" so, provided the rights are reasonable and not demands of an ignorant, ego-centred, demanding activist population which is allowed to deride social order, limits and safety.

From early times, mental specialists have been interested in the laws of other nations and have made comparisons from country to country. Two of the first to enter this difficult field of research were the French alienists FALRET (1890) and SÉRIEUX (1903). A comparison of the laws of the United States was offered by HARRISON in 1884 and MAC DONALD in 1903.

If there are to be international and world standards of normality, diagnosis and abnormality, it seems reasonable that the laws of different states relating to the care of the mentally ill should be somewhat the same. Some nations do not have any mental health legislation; others have extremely precise and detailed legislation—eg. the Mental Health Act of the UK (1959) runs to 155 pages. There are major discrepancies and variations within countries and around the world. The legal authorities are much concerned with this (BRAKEL, 1971; ROCK, 1968) and there are ongoing attempts to draft guidelines for simplified but just mental health law which might have a more or less universal applicability. Perhaps the United States has been mostly concerned with this. BRAKEL (1971) Appendix A pp 454–473 sets forth a draft act, also US government (1952). The WHO is presently concerned with attempting to crystallize a draft legislation which could be used as a universal model (1972).

To draft suitable law for the hospitalization of mentally ill patients, there are several criteria which must be met (a) the patient must be protected (b) the hospital staff must be protected (c) society must be protected (d) hospitalization should be as brief and effective as possible with the manpower and facilities available.

There are terms which must be accurately defined—eg. mental illness, danger to self, danger to others, treatment, voluntary, involuntary, access to treatment, mental responsibility, consent, right, and perhaps others (WHO, 1972). These terms should be defined so that they may be applied within the laws of any country. There is a need for additional work on these matters, and it is hoped that international and world medical organizations, particularly the WHO, because it has a direct dealing with national governments and so with national law, will proceed with research in this area. There is a call for a glossary of standard terms in mental health, psychiatry, and the law as they relate to one another. There is work proceeding on this as it relates to general nomenclature and classification (WHO, 1967–1969) and similar compilations in the medico-legal area, particularly in psychiatry, are of paramount significance and importance.

Mental Responsibility and International Crime

The vering problem of responsibility for crime and the treatment or punishment of offenders whether mentally ill or not, is problem enough on a national scale, but when crime by a national outside his own country is perpetrated, the problem becomes one involving nationalcentrism, guilt and political game-playing. The increasing tendency towards individual crime such as airplane hijacking, kidnapping, terrorism, etc. involves usually either mental illness and diminished responsibility or irresponsibility or it involves psychopathy and lack of ethics and conscience. To differentiate the two is sometimes difficult. The protection of terrorist and "liberation" groups perpetrating mass murder, particularly of the "innocent", is inexcusable. Extradition and allowing the seeking of asylum in the traditional way is no answer, and at some times international agreement will, it is anticipated, decide in a realistic and strict way on how to deal with criminality which at present often seems to transcend national boundaries. The "psychopathic" group of individuals responsible for this sort of horror is perhaps even worse than organized international crime such as the trade in narcotics. Individuals can avoid the latter but have no security and protection against the unpredicted violent international crime.

Rights

The UN have emphasized human rights (UN, 1968). No one would deny the desirability of firmly establishing that every individual on the planet is entitled to certain rights. From the ethical viewpoint of course we would hope for this. However, the subject of "rights" is not a simple one. A simple demand is not a right. Individuals are demanding more and more as their "rights", and a large fraction of them will contribute less and less to earn them. Rights should be earned. The matter of rights enters psychiatry particularly in what has come to be called the "right to treatment". No one should be denied access to treatment for illness. Individuals are demanding rights *not* to be treated, not to be hospitalized, particularly if this is involuntary, for the protection of the patient or society. The matter becomes an acute problem, particularly in the case of self-destructive or dangerous patients, but also with the harmless patient who cannot care for himself. Little has been demanded for the rights of those who are expected to care for mentally-ill people, but there is a growing discontent among the "caretakers" (doctors, nurses, attendants, etc.) because of abusive criticism and lack of appreciation of their difficult function in society.

One area of "rights" deals with "confidentiality". In this world of computers and perseverative political snooping and witchhunting, the problem of confidentiality or lack of it is a flagrant example of invasion of privacy which we should all be allowed to enjoy, so long as society as a whole is not adversely affected. The technological attainments of communication sciences have allowed hitherto restrained paranoia and individual viciousness to emerge.

The traditional understanding bond of secrecy anticipated by the patient on consulting a physician, generally referred to nowadays as "confidentiality", is being attacked by the law, which claims the right to information. Other, nongovernmental organizations, such as industry, may also claim a right to information. The issue is concisely summarized by PLAUT (1974), who pointed out that the growing erosion of the right of privilege particularly in the US is in marked contrast to European continental law. It seems reasonable that nobody but the law should have a right to information and even this would depend on individual cases and on the humanity of the law, wherever it might be. The present enthusiasm for documenting private information by computer and patient registers involves a breach of secrecy about which many physicians and patients seem unaware. The increasing involvement, indeed interference, of government in health and medical affairs and in medical treatment services seems to be a major incursion into privacy. Few patients realize this. PLAUT (1974) suggested classification of confidential information into three categories, i.e., personal, confidential, and fully protected information. It seems likely that, at least in the US, the "right" to confidentiality will not be absolute in the future. The issue has not been dealt with as yet by psychiatry on an international or world level. There should be some compromise between individual, or private, and social "rights". The matter is extremely complicated; confidentiality may include information pertaining to scandal and crime, apart from personal individual thought and private behavior which does not contravene law and is not society's business nor the laws.

References

American Journal of Psychiatry: Supplement/Cross-national study of diagnosis of the mental disorders. Amer. J. Psychiat. **125**, no. 10 (1969) (Apr.).
BARCLAY, SIR THOMAS: International law. In: The encyclopaedia Britannica, vol. 14, p. 694b–701b. New York 1910.
BARCLAY, SIR THOMAS: Laws of war. In: The encyclopaedia Britannica, vol. 28, p. 312a–316a. New York 1911.
BECKER, HOWARD S. (editor): Social problems: a modern approach. New York: John Wiley 1966.
BERRY, JOHN W.: On cross-cultural comparibility. Int. J. Psychol. **4**, no. 2, 119–128 (1969).
BLACKSTOCK, PAUL W.: The strategy of subversion manipulating the politics of other nations. Quadrangle. Chicago 1964.
BLACKSTOCK, PAUL W.: Agents of deceit/brands, forgeries and political intrigue among nations. Quadrangle. Chicago 1966.
BLUEMEL, CHARLES SIDNEY: War, politics, and insanity. Denver: World Press 1948.
BOHANNAN, PAUL JAMES: Anthropology and the law. In: TAX, SOL (editor), Horizons of anthropology, chap. 16, p. 191–199. Chicago: Aldine 1964.
BRAKEL, SAMUEL J.; ROCK, RONALD S. (editors): The mentally disabled and the law. An American Bar Foundation study. Chicago: University of Chicago Press. Revised ed. 1971 (original ed. 1961, edit. by LINDMAN, FRANK T. and MCINTYRE, JR., DONALD M.).

BROCKINGTON, COLIN FRASER: World health. London: J. & A. Churchill. 2nd ed. 1967 (1st published 1958 Penguin Books).
BUCHANAN, WILLIAM; CANTRIL, HADLEY with the assistance of ZEREGA, VIRGINIA VAN S.; DURANT, HENRY; WHITE, JAMES R.: How nations see each other/a study in public opinion. Urbana: University of Illinois Press 1953.
BUTLER, SIR GEOFFREY; MACCOBY, SIMON: The development of international law. London: Longmans, Green 1928.
CHAMPION, YVES: Migration et maladie mentale/essai de synthèse des recherches en matière d'épidémiologie et de pathologie mentales concernant la mobilité géographique des populations. Paris: Arnette 1958.
CHESHIRE, G.C.; NORTH, P.M.: Cheshire's private international law. London: Butterworths. 8th ed. 1970 (1st ed. 1935 Oxford University Press).
CHISHOLM, GEORGE BROCK: Prescription for survival. Number ten/Bampton lectures in America delivered at Columbia University 1957. New York: Columbia University Press 1957.
CHISHOLM, GEORGE BROCK: Can people learn to learn? / how to know each other. World perspectives. Vol. eighteen. Planned and edit. by RUTH NANDA ANSHEN. New York: Harper 1958.
COMFORT, ALEXANDER: Authority and delinquency. London: Sphere Books 1970 ("first published in Great Britain in 1950 by Routledge & Kegan Paul ...").
COOPER, JOHN EDWARD; KENDELL, ROBERT E.; GURLAND, BARRY J.; SHARPE, L.; COPELAND, J.R.M.; SIMON, ROBERT J.: Psychiatric diagnosis in New York and London/a comparative study of mental hospital admissions/the United States—United Kingdom diagnostic project/biometric research The New York State Department of Mental Hygiene, New York and The Institute of Psychiatry, London. Institute of Psychiatry/Maudsley monographs number twenty. London: Oxford University Press 1972.
The Council of State Governments: Interstate compact on the mentally disordered offender. Committee of state officials on suggested state legislation. The Council of State Governments/1313 East Sixtieth Street, Chicago 37, Illinois. Suggested State Legislation. Vol. 26. 1967. P. C-3–C-16.
The Council of State Governments: Interstate compact on mental health. Interstate Clearing House on Mental Health/The Council of State Governments/1313 East Sixtieth Street, Chicago, Illinois 60637. August 1969. Suggested State Legislation. P. 70–80.
DAWSON, JOHN LEWIS MERVYN: Theory and research in cross-cultural psychology. Bull. Brit. Psychol. Soc. **24**, no. 85, 291–306 (1971) (Oct.).
DEELEY, PETER: Beyond breaking point. London: Arthur Barker 1971.
DE REUCK, ANTHONY V.S.; PORTER, RUTH (editors): The mentally abnormal offender. Ciba Foundation symposium. London: J. & A. Churchill 1968.
DEUTSCH, KARL W.: The nerves of government/models of political communication and control. New York: Free Press 1963.
DIAMOND, A.S.: Primitive law. London: Longmans, Green 1935.
DUIJKER, H.C.J.; FRIJDA, N.H.: National character and national sterotypes/a trend report prepared for the International Union of Scientific Psychology. Confluence/surveys of research in the social sciences/a series edit. by the International committee for social sciences documentation/Vol. 1. In co-operation with the International Social Science Council and with the support of UNESCO. Amsterdam: North-Holland 1960.
FALRET, JULES-PHILIPPE-JOSEPH: Les aliénés et les asiles d'aliénés/assistance, législation et médecine légale. Paris: J.B. Baillière 1890.
FAWCETT, J.E.S.: The law of nations. Penguin I SBN O 14 080.287 8. Penguin Books. Harmondsworth, Middlesex. 2nd ed. 1971 (1st ed. Allen Lane the Penguin Press 1968).
FISHER, ROGER (editor): International conflict and behavioral science/the Craigville papers. New York: Basic Books 1964.
FORTAS, ABE: Implications of Durham's case. Amer. J. Psychiat. **113**, no. 7, 577–582 (1957) (Jan.).
FOSTER, GEORGE M.: Problems in intercultural health programs/memorandum to the Committee on preventive medicine and social science research. Pamphlet 12. Social Science Research Council. New York. April, 1958.
FRANK, JEROME DAVID: Sanity and survival/psychological aspects of war and peace. New York: Random House 1967.
GALDSTON, IAGO: International psychiatry. Amer. J. Psychiat. **114**, no. 2, 103–108 (1957) (Aug.).

GILBERT, G.M. (editor): Psychological approaches to intergroup and international understanding. A symposium of the third interamerican congress of psychology. Published for the Interamerican Society of Psychology by the Hogg Foundation for Mental Hygiene. Austin: The University of Texas 1956.

GLOVER, EDWARD GEORGE: War, sadism and pacifism/further essays on group psychology and war. London: George Allen and Unwin 1946 ("original essays War, sadism and pacifism published in 1933... extended series first published in 1946").

GOODMAN, NEVILLE MARRIOTT: International health organizations and their work. Edinburgh and London: Churchill/Livingstone. 2nd ed. 1971 (1st ed. 1952).

GOULD, WESLEY L.; BARKUN, MICHAEL: International law and the social sciences. Princeton, N.J.: Princeton University Press 1970.

GREIG, D.W.: International law. London: Butterworths 1970.

Group for the Advancement of Psychiatry: The position of psychiatrists in the field of international relations. Report no. 11. New York. January, 1950 (MILLETT, JOHN ALFRED PARSONS, chairman, et al.).

Group for the Advancement of Psychiatry: Working abroad: a discussion of psychological attitudes and adaptation in new situations. Report no. 41. New York. December, 1958 (SCHAFFNER, BERTRAM, H., chairman, et al.).

Group for the Advancement of Psychiatry: The use of psychiatrists in government in relation to international problems/suggestions for administrators, social scientists and psychiatrists. Report no. 28. New York. August, 1954, (SCHAFFNER, BERTRAM H., chairman, et al.).

Group for the Advancement of Psychiatry: Laws governing hospitalization of the mentally ill. Report no. 61. New York. May, 1966 (USDIN, GENE LEONARD, chairman, et al.).

Group for the Advancement of Psychiatry: Misuse of psychiatry in the criminal courts: competency to stand trial. Report no. 89. New York. February, 1974 (STONE, ALAN ABRAHAM, chairman, et al.).

GUETZKOW, HAROLD; ALGER, CHADWICK F; BRODY, RICHARD A.; NOEL, ROBERT C.; SNYDER, RICHARD C.: Simulation in international relations: developments for research and teaching. Englewood Cliffs, N.J.: Prentice-Hall 1963.

HAAS, ERNST B.; WHITING, ALLEN S.: Dynamics of international relations. New York: McGraw-Hill 1956.

HACKWORTH, GREEN HAYWOOD: Digest of international law. Department of State publication... Superintendent of Documents. Washington, D.C.: United States Government Printing Office. 8 vols. 1940–1944.

HALL, ARNOLD BENNETT: Outline of international law. Chicago: La Salle Extension University 1915.

HALL, R.A. (editor): Yearbook of international organizations/13th (1970–71) edition. Edit. by R.A. HALL for the Union of International Associations. Union of International Associations. Rue aux Laines 1, 1000 Brussels, Belgium.

HARRISON, GEORGE L.: Legislation on insanity/a collection of all the lunacy laws of the States and Territories of the United States to the year 1883, inclusive also, the laws of England on insanity, legislation in Canada on private houses, and important portions of the lunacy laws of Germany, France, etc. Privately printed. Philadelphia 1884.

HARTLAND, EDWIN SIDNEY: Law (primitive). In: HASTINGS, JAMES; SELBIE, JOHN A. and GRAY, LOUIS H., Encyclopaedia of religion and ethics, vol. 7, p. 807b–814a. Edinburgh: T&T. Clark 1914.

HARTLAND, EDWIN SIDNEY: Primitive law. London: Methuen 1924.

HEUSE, GEORGES A.: La psychologie ethnique introduction à l'éthnopsychologie générale. Librairie philosophique J. VRIN, Paris. Editeur R. STOOPS, Bruxelles. 1953.

HOEBEL, E. ADAMSON: Law and anthropology. Virginia Law Review **32**, no. 4, 835–854 (1946) (June).

HOEBEL, E. ADAMSON: The law of primitive man/a study in comparitive legal dynamics. Cambridge, Massachusetts: Harvard University Press 1954.

HOLSTI, KALEVI J.: International politics/a framework for analysis. Englewood Cliffs, N.J.: Prentice-Hall 1967.

HOROWITZ, IRVING LOUIS: The conflict society: war as a social problem. In: BECKER, HOWARD S. (editor), Social problems/a modern approach, chap. 14, p. 695–749. New York: John Wiley 1966.

HUBBARD, DAVID GRAHAM: The skyjacker/his flights of fantasy. 09592 Collier Books. New York 1973. © 1971, 1973 by Aberrant Behavior Center.

INKELES, ALEX; LEVINSON, DANIEL J.: National character: the study of modal personality and sociocultural systems. In: LINDZEY, GARDNER (editor). Handbook of social psychology, vol. 2. chap. 26, p. 977–1020. Reading, Massachusetts: Addison-Wesley 1954.

International Social Science Journal: Understanding aggression. Int. Soc. Sci. J. 23, no. 1, (6), 7–110 (1971) (11 articles).

International Sociological Association: The nature of conflict/studies on the sociological aspects of international tensions... in collaboration with JESSIE BERNARD, T.H. PEAR, RAYMOND ARON, ROBERT C. ANGELL. Tensions and technology series. Paris: UNESCO 1957.

JENKS, EDWARD: A short history of English law/from the earliest times to the end of the year 1919. London: Methuen. 2nd ed. 1920. (1st ed. 1912).

KAPLAN, MORTON A.: System and process in international politics. New York: John Wiley. © 1957; paperbound edition with new preface 1964.

KATZ, JAY with the assistance of CAPRON, ALEXANDER MORGAN and GLASS, ELEANOR SWIFT: Experimentation with human beings/the authority of the investigator, subject, professions, and state in the human experimentation process. New York: Russell Sage Foundation 1972.

KEENLEYSIDE, HUGH LEWELLYN: International aid: a summary/with special reference to the programmes of the United Nations. Toronto: McClelland & Stewart 1966.

KELMAN, HERBERT C. (editor): International behavior/a social-psychological analysis/published for the Society for the Psychological Study of Social Issues. New York: Holt, Rinehart and Winston 1965.

KISKER, GEORGE W. (editor): World tension/the psychopathology of international relations. New York: Prentice-Hall 1951.

KLINEBERG, OTTO: Tensions affecting international understandign/a survey of research. Bulletin 62. New York: Social Science Research Council 1950.

KLINEBERG, OTTO: The role of the psychologist in international affairs/Kurt Lewin memorial award issue. J. Social Issues/suppl. series no. 9 (1956).

KLINEBERG, OTTO: The human dimension in international relations. New York: Holt, Rinehart and Winston 1964.

KOCOUREK, ALBERT; WIGMORE, JOHN H. (compilers): Sources of ancient and primitive law. Evolution of law: select readings on the origin and development of legal institutions/vol. I. Boston: Little, Brown 1915.

KRAPF E. EDUARDO; MOSER, JOY M.: Changes of emphasis and accomplishments in mental health work, 1948–1960. Ment. Hyg. (N.Y.) **46**, no. 2, 163–191 (1962) (Apr.).

LANGROD, GEORGES: The international civil service/its origins, its nature, its evolution. A.W. Sythoff-Leyden/Oceana Publications – Dobbs Ferry, N.Y. 1963 ("original title: La fonction publique internationale/translated by F.G. BERTHOUD").

LAPP, RALPH E.: Kill and overkill/the strategy of annihilation. New York: Basic Books 1962.

LASSWELL, HAROLD DWIGHT: Power and personality. The Thomas William Salmon memorial lectures. New York: W.W. Norton 1948.

LASSWELL, HAROLD DWIGHT: Psychopathology and politics/a new edition with afterthoughts by the author. Compass book C 71. New York: The Viking Press 1960.

LEE, GUY CARLETON: Historical jurisprudence/an introduction to the systematic study of the development of law. New York: Macmillan 1900.

LERCHE, JR., CHARLES O.: Principles of international politics. New York: Oxford University Press 1956.

L'ETANG, HUGH: The pathology of leadership. New York: Hawthorn 1970.

LIE, TRYGVE et al.: Peace on earth. New York: Hermitage House 1949.

LIE, TRYGVE: In the cause of peace/seven years with the United Nations. New York: Macmillan 1954.

LINTON, RALPH (editor): The science of man in the world crisis. New York: Columbia University Press 1945.

LIPS, JULIUS E.: Government. In: BOAS, FRANZ URI (editor), General anthropology, chap. X, p. 487–534. Boston-New York etc.: D.C. Heath 1938.

LYNN, R.: Personality and national character. International series of monographs in experimental psychology/vol. 12. Oxford: Pergamon 1971.

MacDonald, Carlos F.: Laws relating to the insane/a digest of the statutes of all the States and Territories, and of the District of Columbia, relating to the commitment, care, and custody of the insane. In: Peterson, Frederick and Haines, Walter Staney (editors), A text-book of legal medicine and toxicology, vol. 2, p. 194–296. Philadelphia: W.B. Saunders 1903.

Maine, Sir Henry James Sumner: International law/a series of lectures delivered before the University of Cambridge 1887/the Whewell lectures. London: John Murray. 2nd ed. 1894.

Maine, Sir Henry James Sumner: Ancient law: its connection with the early history of society and its relation to modern ideas. London: John Murray. 16th ed. 1897 (not likely an actual "edition" in the usual sense—Sumner died 1888—preface to the 10th ed. dated 1884; 1st ed. 1861).

Matthews, Jr., Arthur R.: Mental disability and the criminal law/a field study. Chicago: American Bar Foundation 1970.

McGarry, Armand Louis; Kaplan, Honora A.: Overview/current trends in mental health law. Amer. J. Psychiat. **130**, no. 6, 621–630 (1973) (June).

McNeil, Elton Burbank (editor): The nature of human conflict. Englewood Cliffs, N.J.: Prentice-Hall 1965.

Meerloo, Joost A.M.: The rape of the mind/the psychology of thought control, menticide, and brainwashing. Cleveland and New York: World 1956.

Miller, Herbert Adolphus: Races, nations and classes/the psychology of domination and freedom. Philadelphia: J.B. Lippincott 1924.

Miller, Michael M.; Fishman, Jacob Robert (editors): Proceedings of the emergency conference on hostility, aggression and war. Eastern regional meeting of the American Association for Social Psychiatry/November 17–18, 1961/special publication of proceedings in lieu of Sept.-Dec. issues of the J. Amer. Ass. Social Psychiat. Vol. 2 (1961).

Moore, J.B.: A digest of international law as embodied in diplomatic discussions, treaties and other international agreements, international awards, the decisions of municipal courts and the writings of jurists and especially in documents published and unpublished issued by presidents and secretaries of state of the United States, the opinions of the attorneys-general, and the decisions of courts, federal and state. Washington: Government Printing Office 1906. 8 vols.

Mueller, Gerhard O.W., Wise, Edward M. (editors): International criminal law. Publications of the comparitive criminal law project/New York University/vol. two. South Hackensack, N.J.: Fred B. Rothman. London: Sweet & Maxwell 1965.

Murphy, Brian: The business of spying. London: Milton House/Dolphin 1973.

Murphy, Henry Brian Megget et al.: Flight and resettlement. Paris: UNESCO 1955.

Myrdal, Gunnar: Psychological impediments to effective international cooperation/Kurt Lewin memorial award issue. J. Social Issues/suppl. series no. 6 (1952).

Nader, Laura (editor): The ethnography of law. Amer. Anthropologist/spec. publ. **67**, no. 6, part 2 (1965) (Dec).

Nicolson, Harold: The evolution of diplomatic method. London: Macmillan 1954.

Numelin, Ragnar: The beginnings of diplomacy/a sociological study of intertribal and international relations. Copenhagen: Ejnar Munksgaard 1950.

Nussbaum, Arthur: A concise history of the law of nations. New York: Macmillan. 2nd ed. 1954 (1st ed. 1947).

Palmer, Norman D. (editor): A design for international relations research: scope, theory, methods, and relevance. Monograph 10 in a series sponsored by The American Academy of Political and Social Science. Philadelphia. October 1970.

Paxton, John (editor): The statesman's year-book/statistical and historical annual of the states of the world for the year 1972–1973. London: Macmillan. 109th ed. 1972 (1st ed. 1864).

Pear, Tom Hatherly (editor): Psychological factors of peace and war/edited by.../contributions by G.W. Allport/J. Cohen/H.V. Dicks/H.J. Eysenck/J.C. Flugel/Hilde Himmelweit/Madeline Kerr/T.H. Pear/L.F. Richardson. London: Hutchinson 1950.

Pfister-Ammende, Maria: Psychologie und Psychiatrie der Internierung und des Flüchtlingsdaseins. Gruhle, Hans Walter (Herausgeber) et al., Psychiatrie der Gegenwart/Forschung und Praxis, Cruikshank, E.K. et al., S. 760–791. Bd. III, Berlin-Göttingen-Heidelberg: Springer 1961.

Plaut, Eric Alfred: A perspective on confidentiality. Amer. J. Psychiat. **131**, no. 9, 1021–1024 (1974) (Sept).

Playne, Caroline E.: The neuroses of the nations. London: George Allen & Unwin 1925.

Pollock, Sir Frederick; Maitland, Frederic William: The history of English law before the time of Edward I/second edition reissued with a new introduction and select bibliography by S.F.C. MILSOM. Cambridge: at the University Press 1968 (1st ed. 1895, 2nd ed. 1898). 2 vols.

RANNEY, AUSTIN (editor): Essays on the behavioral study of politics/edited for the International Political Science Association by... Urbana: University of Illinois Press 1962.

RAPOPORT, ANATOL: Fights, games, and debates. Ann Arbor: University of Michigan Press 1960.

RAPOPORT, ANATOL: Game theory and human conflict. In: MCNEIL, ELTON BURBANK (editor). The nature of human conflict, chap. 10, p. 195–226. Englewood Cliffs, N.J.: Prentice-Hall 1965.

REES, JOHN RAWLINGS: Reflections/a personal history and an account of the growth of the World Federation for Mental Health. Published by the United States Committee of the World Federation for Mental Health, Inc. New York. 1966 (with preliminary contributions by BROCK CHISHOLM, GEORGE S. STEVENSON, FRANK FREMONT-SMITH, WILLIAM T. BEATY II).

REUTER, PAUL: International institutions. Translated by J.M. CHAPMAN. London: George Allen and Unwin 1958 (translated from the French, Institutions internationales. Presses Universitaires de France. 1955).

ROCK, RONALD S. with JACOBSON, MARCUS A.; JANOPAUL, RICHARD M.: Hospitalization and discharge of the mentally ill. Chicago: University of Chicago Press © 1968 by the American Bar Foundation.

ROLLIN, HENRY RAPOPORT: The mentally abnormal offender and the law/an inquiry into the working of the relevant parts of the mental health act, 1959. Oxford: Pergamon Press 1969.

ROME, HOWARD PHILLIPS: Psychiatry and foreign affairs: the expanding competence of psychiatry. Amer. J. Psychiat. 125, no. 6, 725–730 (1968) (Dec).

RYLANDER, GÖSTA: Forensic psychiatry in relation to legislation in different countries/an international review. In: GRUHLE, HANS WALTER (Herausgeber), et al., Psychiatrie der Gegenwart/Forschung und Praxis, Bd. III, S. 397–451. Berlin-Göttingen-Heidelberg: Springer 1961.

SATOW, SIR ERNEST: A guide to diplomatic practice/by the late Rt.Hon. SIR ERNEST SATOW... fourth edition edit. by SIR NEVILLE BLAND... London: Longmans, Green 4th ed. 1957 (1st ed. 1917).

SCHWARZENBERGER, GEORG: A manual of international law/published under the auspices of The London Institute of World Affairs. The library of world affairs... number 3. London: Stevens. 3rd ed. 1952 (1st ed. 1947).

SÉRIEUX, PAUL: L'assistance des aliénés en France, en Allemagne, en Italie et en Suisse. République Française/liberté-égalité-fraternité/préfecture du département de la Seine/Conseil Général. Imprimerie Municipale (Hôtel de Ville). Paris 1903.

SNYDER, RICHARD C.: Some recent trends in international relations theory and research. In: RANNEY, AUSTIN (editor), Essays on the behavioral study of politics/edit. for the International Political Science Association by... P. 103–171. Urbana: University of Illinois Press 1962.

SNYDER, RICHARD C.; ROBINSON, JAMES A.: Front cover: National and international decision-making/ a report to the committee on research for peace (p. (1) has different sub-title: /toward a general research strategy related to the problem of war and peace. Program of research no. 4. The Institute for International Order. New York. (n.d.: 1961 or later).

SØRENSEN, MAX (editor): Manual of public international law. © 1968 Carnegie Endowment for International Peace. New York: St. Martin's Press 1968.

STARKE, J.G.: An introduction to the science of peace (irenology). International series of studies on sociological problems. Leyden: A.W. Sijthoff 1968.

STEPHEN, SIR JAMES FITZJAMES: A history of the criminal law of England. London: Macmillan 1883. 3 vols.

TORRE, MOTTRAM PETER (editor): The selection of personnel for international service. World Federation for Mental Health. Geneva/New York. © 1963 United States Committee, Inc. Printed in the United States of America by H. Wolff... produced by the Mental Health Materials Center, Inc.

TYHURST, LIBUSEJ (née JUCLICEK): Displacement and migration/a study in social psychiatry. Amer. J. Psychiat. 107, no. 8, 561–568 (1951) (Feb.).

United Kingdom Government: Royal Commission on the law relating to mental illness and mental deficiency 1954–1957/report/presented to parliament by command of Her Majesty May 1957. Cmnd. 169. London: Her Majesty's Stationery Office 1957. (Chairman: EUSTACE SUTHERLAND CAMPBELL, Baron PERCY of NEWCASTLE).

United Kingdom Government: Mental health act, 1959/7 & 8 Eliz. 2 Ch. 72. London: Her Majesty's Stationery Office.

United Nations: The United Nations and human rights. Office of Public Information. New York: United Nations 1968.

United States Government: A draft act governing hospitalization of the mentally ill/revised September 1952. Public Health Service publication no. 51. Prepared in the Federal Security Agency by the National Institute of Mental Health and the Office of the General Counsel. Federal Security Agency/Public Health Service/National Institutes of Health. Superintendent of Documents, U.S. Government Printing Office. Washington 25, D.C. 1952.

VON BAR, CARL LUDWIG: A history of continental criminal law. Translated by THOMAS S. BELL... and others (etc). The continental legal history series/vol. six. Published under the auspices of the Association of American Law Schools. Boston: Little, Brown 1916.

WAGGONER, RAYMOND WALTER: The future of international psychiatry. Amer. J. Psychiat. **126**, no. 12, 1705–1710 (1970) (June).

WALKER, THOMAS ALFRED: A history of the law of nations. Cambridge: at the University Press 1899. Vol. 1. From the earliest times to the Peace of Westphalia, 1648.

WEDGE, BRYANT MINER: Toward a science of transnational communication. In: Group for the Advancement of Psychiatry. Application of psychiatric insights to cross-cultural communication. Symposium no. 7. New York. April, 1961. P. 383–394.

WEDGE, BRYANT MINER: Psychiatry and international affairs. Science **157**, no. 3786, 281–285 (1967) (21 Jul.). Reprinted in: Int. J. Psychiat. **5**, no. 4, 330–338 (1968) (Apr.), with "critical evaluations" by BRODY, EUGENE B.; DAVID, HENRY P.; KLINE, NATHAN, p. 338–345.

WEDGE, BRYANT MINER: Training for a psychiatry of international relations. Amer. J. Psychiat. **125**, no. 6, 731–736 (1968) (Dec).

WESTLAKE, JOHN: International law (private). In: The encyclopaedia Britannica, vol. 14, p. 701b–705b. New York 1910.

WHARTON, F.: A digest of the international law of the U.S. Washington: Government Printing Office 1886. 3 vols.

WHITEMAN, MARJORIE M.: Digest of international law. Prepared by and under the direction of MARJORIE M. WHITEMAN... Department of State publication... Superintendent of Documents, U.S. Government Printing Office. Washington, D.C. Vol. 1 June 1963... Vol. 14 September 1970.

WILSON, ANDREW: War gaming. A Pelican book. 14021 2078. Harmondsworth: Penguin Books 1970 (first published as "The bomb and the computer" by Barry & Rockliff 1968).

World Federation for Mental Health: Mental health in international perspective/a review made in 1961 by an international and interprofessional study group. London: World Federation for Mental Health 1961 (RÜMKE, HENRICUS CORNELIUS chairman).

World Health Organization: The hospitalization of mental patients/a survey of existing legislation. International Digest of Health Legislation **6**, no. 1, 3–100 (1955) (also in book form: same t. except article "The" is omitted; Geneva: World Health Organization 1955).

WHO: Legislation affecting psychiatric treatment/fourth report of the expert committee on mental health. Technical report series no. 98. Geneva: World Health Organization, July 1955. (KRAUS, G., chairman; HARGREAVES, GEORGE RONALD, secretary, et al.).

WHO: WHO and mental health 1949–1961. Geneva: World Health Organization 1962.

WHO: Mental health programme of the World Health Organization/1949–1972. MH/72.4. Geneva: World Health Organization 1972. Offset recto and verso. (MOSER, JOY M., compiled by...).

WHO: Manual of the international statistical classification of diseases, injuries, and causes of death/ based on the recommendations of the eighth revision conference, 1965, and adopted by the nineteenth world health assembly. Geneva. 1967–1969. 2 vols.

WHO: Introductory guidelines to mental health legislation (draft). OMH/73.4. Geneva: WHO 1973. Photo-offset recto and verso [ASHBURNER, JAMES VALENTINE, principal adviser; MARGETTS, EDWARD LAMBERT secretary et al.].

WHO: Report of the international pilot study of schizophrenia/vol. 1. Geneva: WHO 1973 (LIN, TSUNG-YI (1965–1969), SARTORIUS, NORMAN (1969–   ), principal investigators].

World Medical Association: Declaration of Helsinki/recommendations guiding doctors in clinical research/adopted by the 18th World Medical Assembly, Helsinki. Finland. 1964. World Med. J. II; no. 5, 281–281 (1964) (Sept.).

WMA: Declaration of Helsinki. New Engl. J. Med. **271**, no. 9, 473–474 (1964) (27 Aug.).

WRIGHT, QUINCY: The study of international relations. New York: Appleton-Century-Crofts 1955.

WUNDT, WILHELM MAX: Das Recht. Völkerpsychologie, eine Untersuchung der Entwicklungsgesetze von Sprache, Mythus und Sitte, Bd. 9. Leipzig 1918.

Namenverzeichnis — Author Index

Die *kursiven* Seitenzahlen beziehen sich auf die Literatur. Zahlen in eckigen Klammern bezeichnen die Nummern der Zitate in der Literatur.

Page numbers in *italics* refer to the bibliography. Numbers in square brackets are the numbers of the references in the bibliography.

Abbey, H. s. Johnson, M.S. 509, *516*
Abelin, R. [1], 139, *145*
Abey, W.I., Brock, M.F., Herridge, C.F. [1], 158, 160, *193*
Ablin, A.R. s. Binger, C.M. [32], 540, 541, *547*
Abram, H.S. [1], [2], [3], 521, 527, 532, 543, *546*
Abram, H.S. s. Barton, D. [23], 521, *546*
Abram, H.S., Moore, G.L., Westervelt, F.B., Jr. [4], 528, *546*
Abram, H.S., Wadlington, W. [5], 521, *546*
Abrams, R.D. [6], 534, *546*
Abrams, R.D., Finesinger, J.E. [7], 534, *546*
Abt, Spiegel 625
Acheson, E.D. 107, 108, *112*
Achté, K., Seppälä, K., Colliander, N. [2], 184, *193*
Achté, K.A. s. Steinbäck, A. [167], 166, *198*
Acker, C.W. s. Crumpton, E. [9], 205, *217*
Ackerknecht, E.H. 5, *34*, 74, *76*
Ackerman, N.S. 622, *659*
Ackerman, N.W. [1], 480 *481*, 678, 684, 687, 689, 690, 694, 695, *700*
Adam, R. [2], 469, *481*
Adams, F.H. s. Galioni, E.F. 342, *357*
Adams, R.L. s. Blumenfeld, M. 509, *514*
Adamson, J.D., Schmale, A.H., Jr. [8], 530, *546*
Adelstein, A.M., Downham, D.Y., Stein, Z., Susser, M.W. 107, *112*
Adler, A. 23, 830
Adorno, T.W., Frenkel-Brunswik, E., Levinson, D.J., Sanford, R.N. [1], 200, *217*
Änggård, E. s. Jönsson, L.L. 488, *516*
Agostan, T. s. Bateman, J.F. [24], 524, *546*
Agrell, J. 504, 505, *513*
Ahlbrecht, W. 621, *659*
Ahmadian, S.Y. s. Khan, A.U. [150], *551*
Ahrenfeldt, R. s. Soddy, K. 317, *324*
Aichhorn, A. [3], 468, *481*, 915, *928*
Aitken, R.C.B., Buglas, D., Kreitman, N. 594, *603*
Aitken-Swan, J., Paterson, P. [9], 534, *546*
Ajzen, I. s. Fishbein, M. [16], 202, *217*
Akinlaja, G. [4], 471, *481*
Alanen, Y.O. 675, *700*
Alanen, Y.O. s. Lidz, T. 60
Alarcón, J.de. s. Birtchnell, J. 599, *603*
Alarcón, R.de [2], 131, 132, *145*, 500, *513*
Albrecht, G. 45, 50, *76*
Albrecht, J. s. Dilling, H. [33], 753, *776*
Albretsen, C.S. 685, *700*
Alby, J.M. s. Alby, N. [10], *546*
Alby, N., Alby, J.M. [10], *546*
Aldous, J. s. Hill, R. 59, *78*
Aldrich, C.K. [11], 538, 539, *546*
Alexander, F. [12], 521, *546*, 915, *928*
Alexander, F., Ross, H. 99, *112*, 506, *515*
Alexander, F., Staub, H. 915, *928*
Alger, Ch.F. s. Guetzkow, H. 946
Alger, I. 694, *700*
Allen, R.V., Loeber, R. [1], 770, *775*
Allers, R. [2], 446, 457, *463*
Allgén, L.G., Bejerot, N., Bergsman, A., Hellström, L., Sandberg, A. 505, *513*
Alltop, L. s. Bahn, A.K. 107, *113*
Almeida, Z. [3], 441, 451, *463*
Alnaes, R. 621, *659*, 713, 735, 736
Alridge, F. [3], 170, *193*
Altrocchi, J., Eisdorfer, C. [2], 211, *217*
Altschule, M.D. 34
Amiel, R., Mace-Kradjian, G. [4], 166, *193*
Ammar, S. [5], 176, *193*
Ammon, G. 27, *34*, 228, *250*
Amsel-Kainarou, A. s. Kisker, K.P. [93], 234, 244, *255*
Andel, H.V. 713, *736*
Andel, H.V. s. Bambang Oetomo, R. [6], 228, 240, *250*
Anderson, B.N., Pine, J., Mee-Lee, D. 861, *863*
Anderson, C.F. s. Johnson, W.J. [134], 530, *550*
Anderson, J. s. Benaim, S. [3], 131, *145*, 499, *514*
Anderson, N. [2], 772, *775*
Anderson, R. 673, *700*
Andry, R. 916, *928*
Angel, A. [13], *546*

Angrist, S. s. Pasamanick, B. [131], 157, 158, 191, 192, *197*
Angermann, H. s. Vogel, G. 81, 82, *117*
Angst, J. 86, 98, *113*
Angst, J., Battegay, R., Bente, D., Berner, P., Broeren, W., Cornu, F., Dick, P., Engelmeier, M.P., Heimann, H., Heinrich, K., Helmchen, H., Hippius, H., Pöldinger, W., Schmidlin, P., Schmitt, W., Weis, P. 92, *113*
Annis, A.P. s. Crumpton, E. [9], 205, *217*
Anonymous 682, 690, *701*
Anthony, E.J. 377, *385*, 685, *701*
Anthony, E.J. s. Foulkes, S.H. 635, *662*, 721, *738*
Antonowsky, A. [6], 161, *193*
Anzieu, D. 639, 640, *659*
Appleton, W.S. [5], 474, *481*
Apte, R.F. [44], 268, *278*, 352, 353, *356*
Aretaeus 3
Argelander, H. 315, *322*, 609, 645, *659*
Arieti, S. [14], 525, *546*
Aristoteles 619
Arnold, A. 693, *701*
Arnold, O.H. s. Schindler, R. *708*
Arnold, W.R., Stiles, B. 622, *659*
Artiss, K.L. 713, *736*
Artiss, K.L., Busshard, B.L. 680, *701*
Artiss, K.L., Schiff, S.B. 713, *736*
Arya, O.P. s. German, A. [62], 179, *195*
Aschaffenburg, G. 884, 889, 902, *928*
Ash, P. 87, *113*
Ashley, J.S.A. s. Pasker, P. 332, *358*
Ashworth, P. s. Scott, R. 674, *708*
Asimov, I. 81, *113*
Asnes, D.P. s. Paffenberger, R.S. [79], 143, *148*
Asperger, H. [15], 540, *546*
Astrup, C. [7], [8], 157, 189, *193*
Astrup, C. s. Holmboe, R. [52], 136, *147*

Astrup, C., Ødegard, Ø. 86, 94, *113*, [4], *463*
Asuni, T. 565, *603*, [4], 745, 775
Attneave, C.L. s. Speck, R.V. 622, *667*
Auerswald, E.H. 622, *659*, 678, *701*
Aurin, K. [6], 470, *481*
Ausubel, D. 500, *513*
Averbuch, E.S., Melnik, E.M., Serebrjakova, Z.N., Schachmatov, N.F., Sternberg, E.A. 94, *113*
Ayers, G.M. 339, *356*
Azarin, L.D. *736*
Azima, H. s. Wittkower, E.D. [101], 750, *778*

Baan, P. 819, 820, 824
Bacal, H.A. s. Heath, E.S. 656, *663*
Back, K.W. 337, *356*
Backhouse, C.J., James, I.P. 509, *513*
Backman, E.L. 499, *513*
Baden, M. 505, *513*
Baelz, E. [16], 544, *546*
Baeyer, W.v. [3], 32, *34*, 39, 76, 200, 202, 207, *217*, [4], 230, *250*, 389, 390, 400, *425*, [17], 529, *546*, 885, 886, 904, 909, 910, *928*
Baeyer, W. von, Häfner, H., Kisker, K.P. 388, 400, 403, 404, 410, 414, 416, *425*
Bagley, C. 594, 600, 602, *603*
Bagley, C., Greer, S. 600, 602, *603*
Bahn, A.K. 107, *113*
Bahn, A.K. s. Gardner, E.A. 107, *114*, 582, *604*
Bahn, A.K., Gardner, E.A., Alltop, L., Knatterud, G.L., Solomon, M. 107, *113*
Bahn, A.K., Goldberg, I.D., Gorwitz, K. 107, *113*
Bahn, A.K., Gorwitz, K., Klee, G.D., Kramer, M., Tuerk, I. 107, *113*
Bahn, A.K. s. Wing, L. 107, *118*
Bahrdt, H.P. 44, 67, *76*
Bahrdt, H.P. s. Popitz, H. 64, *79*
Bailey, J. s. Coppen, A. 588, *603*

Bailey, G.L., Hampers, C.L., Merrill, J.P., Paine, P.A. [20], 530, *546*
Bailey, G.L. s. Shambaugh, P.W. [268], 530, *554*
Bailley, R. s. Pichot, P. 92, *116*
Baillod, R.A., Ku, G., Moorhead, J.F. [19], 532, *546*
Baillod, R.A., Comty, C., Ilahi, M., Konotey-Ahnen, F.D.J., Sevitt, L., Shaldon, S. [18], 526, *546*
Baird, D. s. Birch, H.G. [4], 133, *145*
Balduzzi, E., Müller, Chr.A. [5], 234, *250*
Baldwin, J.A. 341, *356*
Baldwin, J.A., Innes, G., Millar, W.M., Sharp, G.A., Doricott, N. 107, *113*
Baldwin, J.A. s. Wing, L. 107, *118*
Bales, R.F. s. Parsons, T. 677, *707*
Bales, R.F., Slater, Ph.E. 622, 625, 653, *659*
Balint, E. s. Balint, M. 650, 651, *659*, 788, *824*
Balint, M. [21], 530, *546*, 788, 792, 799, *824*, 830, 831, 832, 833, 847, *863*, 869
Balint, M., Balint, E. 650, 651, *659*
Balint, M., Balint, E., Gosling, R., Hildebrand, P. 788, *824*
Ball, J. 504, *513*
Ball, J., Chambers, C. 501, 503, *513*
Ball, R. 823, *824*
Balser, B.H. s. Munford, E. [84], 468, *484*
Balter, M., Levine, J. 498, *513*
Balter, M.B. s. Manheimer, D.J. 506, 509, *516*
Balter, M.B. s. Mellinger, G.D. 506, 509, *516*
Bambang Oetomo, R., Andel, H.V., Ravenzwaaij, F. von [6], 228, *250*
Bantz, W.K., Edgerton, J.W. 74, *76*
Bar, C.L. v. 935, *950*
Barbigian, H.M., Gardner, R.A., Miles, H.C., Romano, J. 107, *113*
Barcai, A. 697, *701*

Barcai, A. s. Minuchin, S. 622, 665, 687, 706
Barclay, T. 936, 937, *944*
Bard, M. s. Sutherland, A.M. [282], 535, *555*
Barker, N. s. Hughes, P.H. 510, *515*
Barkun, M. s. Gould, W.L. 937, *946*
Barnes, E. 713, *736*
Barnes, M. 309, 314, *322*
Barraclough, B.M. [9], 188, *193*, 561, 567, 574, 576, 579, 582, 583, 584, 586, 588, 590, 598, *603*
Barraclough, B.M. s. Bunch, J. *603*
Barraclough, B.M., Bunch, J., Nelson, B., Sainsbury, P. 575, 577, 580, 588, *603*
Barraclough, B.M. s. Sainsbury, P. [155], 188, *197*, 560, 586, *605*
Barraclough, B.M., Shea, M. 591, *603*
Barry, H., Barry, H. Jr. [10], 161, *193*
Barry, H. Jr. s. Barry, H. [10], 161, *193*
Barten, H.H., Bellak, L. 283, *294*, 299, *322*
Barten, H.H. s. Bellak, L. 283
Barton, D. [22], 520, *546*
Barton, D., Abram, H.S. [23], 521, *546*
Barton, H.H., Barton, S.S. [24], 264, *277*
Barton, R. [7], 225, *250*, [5], 261, *276*, 780, *294*, 319, *322*
Barton, S.S. s. Barton, H.H. [24], 264, *277*
Basaglia, F. [8], 225, 228, *250*, 622, *659*, 714, 715, 718, 726, 729, 730, 731, 732, *736*
Basch, S.H. s. Blacher, R.S. [34], 525, *547*
Bash, K.W., Bash-Liechti, J. 105, *113*
Bash-Liechti, J. s. Bash. K.W. 105, *113*
Bassett, L. s. Hart, W.T. [76], 191, 192, *195*
Bastiaans 389, 419
Bastide, R. 431
Bastoe, O. 713, 722, *736*

Batchelor, I.R.C., Napier, M.B. 583, *603*
Bateman, J.F., Agostan, T., Kovitz, B., McCullough, M.W. [24], 524, *546*
Bates, J. s. Ackerman, W. 512, *515*
Bateson, G. 672, 676, 678, 679, 680, *701*
Bateson, G., Jackson, D.D. 679, 680, *701*
Bateson, G. s. Ruesch, J. *708*
Bateson, J. 310, *322*
Battegay, R. 595, *603*, 621, 633, 639, 648, *660*, 715, 721, 726, 735, *736*, 860, 861, *863*
Battegay, R. s. Angst, J. 92, *113*
Battegay, R., Hole, G. 622, 656, *660*
Battegay, R. s. Kielholz, P. 488, 507, *516*
Battegay, R., Ladewig, D. 621, 622, *660*
Battegay, R., Rohrbach, P. 621, 622, *660*
Battie, W. 18
Baldamus, W. 64, *76*
Bales, R.F. s. Parsons, T. *79*
Baritz, L. 63, *76*
Bauditz, W. s. Speidel, H. [275], 527, *554*
Bauer, M. 281, *294*, 316, *322*
Bauer, M., Picrad, W. [9], 237, *250*
Bauer, M., Richartz, M. [10], *250*
Bauer, M. s. Richartz, M. [77], 753, *777*
Bauer, S.F., Hormick, E.J. [11], 158, 160, *193*
Baumann, J. 884, *928*
Bazin, P. s. Danon-Boilleau, H. [27], 476, 477, *482*
Beaglehole, E. [12], 179, *193*
Bean, L.L. s. Myers, J.K. 41, 51, 60, 74, *79*
Bean, L.L. s. Myers, K.M. [123], 191, 192, *196*
Beard, B.H. [25, 26], 532, 540, *546*, *547*
Beaulieu, M.R. s. Lennard, H.L. 673, *705*
Beard, R.M. 780, 788, 794, 795, *824*
Beavers, W.R., Blumberg, S. 673, *701*

Beavin, J.H. s. Sluzki, C.E. 673, *708*
Beavin, J.H. s. Watzlawick, P. 678, *709*
Beck, A.T. 87, *113*
Beck, A.T. s. Silver, M.A. 599, *606*
Beck, A.T. s. Ward, C.H. 88, *117*
Beck, E.W. s. Heckel, R.V. *663*
Beck, J.C., Kantor, D., Gelineau, V.A. 319, *322*
Beck, H.O., Brandner, U. [5], 456, 460, *463*
Beck, S., Nunnaly, J. 673, *701*
Beck, W. s. Finzen, A. [56], 252, 302, 315, 320, *323*
Beck, W.H.A. 315, *322*
Becker, H.S. 72, 73, *76*, 499, 513, *944*
Becker, J. s. Finzen, A. [56], 252, 302, 315, 320, *323*
Becker, K. 317, 319, *322*
Becker, R.E. [11], 241, *250*
Beckmann, D., Richter, H.E. 691, *701*
Beebe, G.W. s. Brill, N.Q. [9], 137, *145*
Beecher, H.K. [27], *547*
Beels, C.C., Ferber, A.S. 689, 690, *701*
Beels, C. s. Sander, F. 699, *708*
Begab, M. s. Tarjan, G. 94, *117*
Behrens, M.I., Rosenthal, A.J. 673, *701*
Beiser, M. [13], 151, *193*
Bejerot, N. 490, 497, 499, 500, 501, 502, 503, 508, 509, 510, 513, *513*
Bejerot, N. s. Allgén, L.G. 505, *513*
Belknap, J. [14], 225, *250*, 340, *356*, 712, *736*, [5], 768, *775*
Bell, D.S. 513, *514*
Bell, G.M. [12], 228, 236, 237, *250*, 713, *736*
Bell, J.A.E. 673, 697, *701*
Bell, J.A.E., Laing, D.H. 489, *514*
Bell, N.W., Vogel, E.F. 675, *701*
Bell, N.W. s. Vogel, E.F. 681, *709*

Bellak, L. 280, 283, *294*, 298, *322*
Bellak, L., Barten, H.H. 283, *294*
Bellak, L. s. Barten, H.H. 283, *294*, 299, *322*
Bellak, L., Black, B.J. [13], 234, 241, *250*, 735, *736*
Bellak, S., Small, L. [29], 531, *547*
Bellis, E. s. Redlich, F.C. [67], 206, *219*
Bellsmith, V. 623, 654, *660*
Benaim, S., Horder, J.P., Anderson, J. [3], 131, *145*, 499, *517*
Ben-Arie, O. s. Bewley, T. 500, *514*
Ben-Arie, O. s. Bewley, T. 500, 506, *514*
Benedek, T. 841, 842, 843, *863*
Benedict, R. s. Malinowski 175
Benjamin, J. 886, *928*
Benkert, H., Floru, L., Freistein, H. [6], 442, 452, *463*
Benmaiz, H. s. Habit, R. [113], 532, *549*
Benmiloud, K., Bensmail, B., Boucebci, M. [7], 460, *463*
Benne, K.D., Sheats, P. 622, 625, *660*
Bennett, D.H. [15], 234, 237, *250*, [17], 263, *277*, 288, 289, *294*, 307, 308, 310, 312, *322*, 347, *356*, 725, *736*, [8, 9, 10, 11], 750, 766, 768, 769, 770, 771, *775*
Bennett, D.H. s. Catterson, A.G. [25], 769, *776*
Bennett, D.H. s. Ekdawi, M.Y. [36], 767, *776*
Bennett, D.H., Folkard, S., Nicholson, A.K. [6], 769, *775*
Bennett, D.H. s. Freudenberg, R.K. [7], 261, *277*, 302, 303, 307, *323*
Bennett, D.H., Robertson, J.P.S. 342, *356*
Bennett, D.H., Wing, J.K. [16], 234, 237, *250*, 348, *356*, [7], 771, *775*
Bennett, D.H. s. Wing, J.K. [118], 136, *149*, [188], 237, *259*, [46], 269, *278*, 343, 344, 348, *360*, [96], 752, 755, 763, 769, *778*
Bennholdt-Thomsen [28], 540, *547*
Benninghaus, H. [4], 213, *217*
Bensheim, M. 389, 403, 404, 408, 410, *425*
Bensmail, B. s. Benmiloud, K. [7], 460, *463*
Bente, D. s. Angst, J. 92, *113*
Béquart, P. 282, *294*
Bergel, E. s. Zilbach, J.J. 622, *668*
Berger, M. 621, *660*
Berger, M.M. s. Beukenkamp, C. 621, *660*
Berger, P.L., Luckmann, T. 61, *77*
Bergner, L. s. Richman, A. 501, *517*
Bergsman, A. s. Allgén, L.G. 505, *513*
Bergström, K., Westerholm, B. · 498, *514*
Bergum, K. s. Perlman, L.V. [231], 522, *553*
Berlin, I.V. s. Szuseck, S.A. [23], 264, *277*
Berman, E.A. s. Kemph, J.P. [147], 531, 532, *551*
Berman, G. 697, *701*
Berman, K. 673, *701*
Bernard, C. 16
Bernard, P. s. Ey, H. 85, *114*
Berndt, H. [8], 454, *463*, [7], 475, *481*
Berne, E. 645, *660*, 686, *701*, 722, *736*, [12, 13], 756, 758, *775*
Berner, P. [9], 458, *463*
Berner, P. s. Angst, J. 92, *113*
Berner, P., Zapotoczky, H.G. [10], 431, 438, 441, 444, 447, 455, 460, *463*
Bernfeld, S. [8], 468, *481*, 830, *863*
Bernnan, L.P. s. Fine, R.N. [84], 532, *548*
Bernsdorf, W. 57, 61, *77*
Bernstein, D.M. [30], 533, *547*
Bernstein, S., Lowy, L. 623, 654, *660*
Bernucci, R.J. s. Glass, A.J. [37], 140, *146*
Berry, J.W. 939, *944*
Bertalanffy, L. 678, *701*
Bertillon, J. 95

Betlheim, S. 621, *660*
Bettelheim, B. 410, *425*, [9], *481*
Bettelheim, B., Janowitz, M. [5], 200, *217*
Beukenkamp, C., Mullan, H., Berger, M.M. 621, *660*
Bewley, T. 500, *514*
Bewley, T., Ben-Arie, O. 500, 506, *514*
Bewley, T., Ben-Arie, O., James, I.P. 500, *514*
Bhaskaran, K., Seth, R.C., Yadav, S.N. [11], 430, *463*
Bibring, E. 833, *863*
Bibring, G.L. s. Rosen, J.L. [247], 522, *553*
Bickford, J.A.R. 712, *736*, [14], 750, *775*
Biebl, W. s. Heising, G. 862, *865*
Bielser, A. [12], 431, *463*
Bienert, J., Finzen, A., Knöpfler, W. 316, *322*
Bierenbroodspot, P. 713, *736*
Bierer, J. [17], 234, 236, 237, *250*, 288, *294*, 714, 720, 726, 727, *736*
Bingemer, K., Meistermann-Seeger, E., Neubert, E. [13], 431, 436, 438, 442, 443, 447, 458, *463*
Billroth, T. 14
Binder, H. 86, *113*
Binger, C.M. [31], 541, *547*
Binger, C.M., Ablin, A.R., Feuerstein, R.C., Kushner, J.H., Zoger, S., Mikkelsen, C. [32], 540, 541, *547*
Bindman, J., Spiegel, A.D. [15], 263, *277*
Bingen, E.v. 31
Binswanger, L. 25, 28, *34*, 727
Biörk, G., Magnusson, G. [33], 532, *547*
Bion, W.R. [18], 228, 236, *251*, 622, 656, *660*, 721, *736*, 849, *863*
Bion, W.R., Rickman, J. 335, *356*, 712, *736*
Birch, H.G., Richardson, S.A., Baird, D., Horobin, G., Illsley, R. [4], 133, *145*
Bircher, A. s. Wertheimer, J. [182], 236, *259*
Bird, B. 850, *863*
Bird, J. 814, 821, *824*

Birdwood, G. 506, 509, *514*
Birley, J.L.T. s. Brown, G.W. [13], [15], 136, 141, *146*, [26], 264, *277*, 343, *356*, [20], 751, *776*
Birley, J.L.T. s. Wing, J.K. 91, *118*
Birnbaum, K. [5], 28, *34*, 138, 140, *145*
Birtchnell, J. [14], *193*
Birtchnell, J., Alarcón, J.de. 599, *603*
Bitter, W. 911, *928*
Bjerver, J., Neri, A. 506, *514*
Blacher, R.S., Basch, S.H. [34], 525, *547*
Blacher, R.S. s. Meyer, B.C. [201], 521, *552*
Blachly, P.H. 500, *514*
Black, B.J. [15], 764, *775*
Black, B.J. s. Bellak, L. [13], 234, 241, *250*, 735, *736*
Blackler, F., Williams, R. [16], 758, *776*
Blackler, F. s. Williams, R. [94], 754, 768, *778*
Blackman, N. 641, *660*
Blackwell, B. s. Goldberg, D.P. [38], 122, *146*, [35], 521, *547*
Blackstock, P.W. 936, *944*
Blagg, C.R., Hickman, R.O., Eschbach, J.W., Scribner, B.H. [36], 530, *547*
Blake, J.R. s. Manis, M. [47], 204, *218*
Blankenburg, W. *34*
Blaustein, A.P. 500, *514*
Bleuler, E. 24, 85, 100, *113*
Bleuler, E. s. Meyer, A. 159
Bleuler, M. 84, 85, 100, *113*, 884
Bleuler, M., Willi, J., Bühler, H.R. [37], 529, *547*
Bligh, D.A. 790, 791, *824*
Blinder, M.G., Colman, A.D. 697, *701*
Blitzstein, L., Fleming, J. 833, *863*
Bloch, C., Debreyne, C. [11, 12], 479, *481*
Bloch, C., Rapoport-Schoonbroodt, L. [10], 476, *481*
Bloch, D.A. 697, 700, *701*
Bloch, D.A., La Perriere, K. 672, *701*
Bloch, D.A., Silber, E., Perry, S.E. [38], 545, *547*

Bloomquist, E.R. 499, *514*
Bluemel, Ch.S. 936, *944*
Blum, A. [14], 430, 451, 459, 461, *463*
Blum, R.H. [6], 123, *145*
Blum, R., Wahl, J. 488, *514*
Blumberg, S. s. Beavers, W.R. 673, *701*
Blumenfeld, M., Riester, A.E., Serrano, A.C., Adams, R.L. 509, *514*
Blumer, H. 68, *77*
Bobon, J. 85, *113*
Bochenski, I.M. 858, 861, *863*
Bochnik, H.J., Helmchen, H., Hippius, H., Knüppel, H., Kulenkampff, C., Lauter, H., Meyer, J.E., Müller, H.W., Wieser, S., Winkler, W.T. 104, *113*
Bock, H.E. [39], 533, *547*
Bockelmann, P. 919, *928*
Bockoven, J.S. 340, *356*, [17], 746, *776*
Bodamer, J. *34*
Bodin, A.M. 699, 700, *701*
Böker, W. [17], 170, *193*, [15, 16], 456, 461, *463*
Böker, W., Häfner, H. [20], 223, 229, *251*, 293, *294*, 886, *928*
Böker, W. s. Rahäuser, G. [240], 521, 531, *553*
Böcker, W. s. Risso, M. [77], [78], 430, 434, 436, 441, 446, 447, 448, 449, 454, 455, 456, 457, 461, *465*
Boenheim, C. 621, *660*
Böök, J.A. [7], 131, *145*
Boesten, H. [19], 241, *251*
Boettcher, H.R. 675, *701*
Bogdan, D.F. s. Shea, E.J. [270], *554*
Bohannan, P.J. 935, *944*
Bohert, M. s. Silver, M.A. 599, *606*
Bolman, W.M. 656, *660*
Bolte, K.M., Kappe, D., Neidhardt, F. 45, 47, 48, *77*
Bolten, J.C. 18
Bolzani, L. [17], 430, 455, *463*
Bond, M.B. [15], 170, *193*
Bond, M.R. s. Pilowski, C.B. [233], *553*
Bondy, C. *425*
Bone, M. s. Brown, G.W. [26], 237, *251*, 332, 344, *356*
Bonhoeffer, K. 25, 82, *113*, *425*

Bonnaud, M. [16], 176, *193*
Boor, W.de 885, 889, 891, 902, *928*
Borchgrevink, M. s. Wenche, H. 713, *742*
Borgatta, E.F. 622, *660*
Bornstein, S. 685, *701*
Bosch, G. [21], 234, 244, *251*, 288, *294*, 715, 721, 733, 734, 735, *736*
Boswell, J.W. s. Dorpat, T.L. 583, 599, *603*
Boszormenyi-Nagy, I. 675, 676, 677, 679, 682, 683, 693, 697, *701*, *702*
Boszormenyi-Nagy, I., Framo, J.L. *702*
Boszormenyi-Nagy, I., Spark, G.M. 682, 683, 691, 693, *702*
Boszormenyi-Nagy, I. s. Zuk, G.H. *710*
Boucebci, M. s. Benmiloud, K. [7], 460, *463*
Bour, P. 621, *660*
Bowe, N. 317, 319, *322*
Bowen, M. 673, 675, 679, 680, 681, 682, 683, 688, 694, *702*
Bowen, M., Dysinger, R.H. *702*
Bowerman, C.E. s. Elder, G.H. 673, *703*
Bowlby, J. 916, *928*
Boyd, D.A. 814, *824*
Brakel, S.J., Rock, R.S. 941, 942, *944*
Bradbury, B.A. s. Johnson, P.J. [58], 471, 473. *483*
Brack, E. 621, *661*
Bräutigam, W. 86, *113*, 818, 819, *824*, 885, 887, *928*
Bramley, Ch. s. Wing, L. 106, 107, *118*
Brancis, B. [13], 478. *481*
Brandenburg, A.G. 52, *77*
Brandner, U. s. Beck, H.O. [5], 456, 460, *463*
Brandt, L.W. 629, *661*
Bransby, E.R. s. Wing, J.K. 106, *118*
Bratton, J.C. s. Strong, S. [118], 470, 479, *485*
Braun, S. 47, *77*
Brazelton, T.B. [20], 264, *277*
Breed, W. 571, 577, *603*
Brehm, J., Festinger, I. *356*

Bremer, J. 892, *928*
Brennan, J.G. [22], 234, 241, *251*
Brenner, M.H. [18], 157, *193*, [23], 225, *251*
Bresser, P.H. 885, 887, 910, *928*
Breuer 608, 609
Briant, C.M. 692
Briant, C.M. s. Grunebaum, H.U. 692, *704*
Brickman, H.R. s. Fisher, G. 506, *515*
Brigham, A. [18], 746, 747, *776*
Brighton, J. s. Vaillant, G. 507, 511, *518*
Brigl, H., Lindinger, H. 714, 720, *736*
Brill, H. 90, 500, 502, 506, 507, *514*, 713, *736*
Brill, H., Hirose, T. 500, 503, 505, *514*
Brill, H., Patton, R.E. [8], 127, *145*
Brill, N.Q., Beebe, G.W. [9], 137, *145*
Brill, N.Q., Storrow, H.E. [19], 191, *193*
Brill, N.Q., Weinstein, R., Garrat, J. [20], 163, 164, *193*
Brill, N.Q. s. Weinstein, R.M. [177], 151, 158, *198*
Brim, O.G. [19], 754, 761, 765, *776*
Brisset, Ch. s. Ey, H. 85, *114*
Brittinger, W.D. s. Strauch, M. [280], 527, 529, 530, *555*
Brocher, T. 62, 77, 622, *661*, 720, 841, 843, 850, 851, *863*
Brockington, C.F. 937, 940, *945*
Brody, E.M. *702*
Brody, E.M., Spark, G. 685, *702*
Brody, E.M. s. Spark, G. 685, *708*
Brody, R.A. 939
Brody, R.A. s. Guetzkow, H. *946*
Brodey, W.M. 675, 685, 692, *702*
Brodey, W., Hayden, M. 692, *702*
Broeren, W. s. Angst, J. 92, *113*

Brock, M.F. s. Abey, W.I. [1], 158, 160, *193*
Bronner, A. 656, *661*
Burner, M. 622, *661*
Bronsson, L. s. Meadow, A. [118], 188, *196*
Brook, C.P.B. 821, *824*
Brook, P., Shepherd, M. 823, *824*
Brooke, E. [24], *251*
Brooke, E. s. Helmchen, H. 104, *115*
Brooke, E. s. Rutter, M. 102, *117*
Brooke, E.M. s. Shepherd, M. [99], 87, 94, *117*, 123, *149*
Brooke, E.M. s. Tarjan, G. 94, *117*
Brooke, E.M. s. Tooth, G. 341, *359*
Brooks, G.W. s. Chirrick, R.A. 713, *737*
Brothwood, J. [48], 270, *278*, 353, *356*
Broverman, I.K. s. Draguns, J.G. [42], 178, 179, *194*
Brown, A.C. [10], 133, *146*
Brown, A.C. s. Shepherd, M. [101], 135, *149*, [34], 265, 266, *277*, 314, 315, *324*
Brown, B., Gauvey, S., Meyers, Stark, S. 504, *514*
Brown, B.S., Isbister, J.D. *294*
Brown, E.L. s. Greenblatt, M. 335, *357*, 712, *738*
Brown, F. s. Meyer, B.C. [201], 521, *552*
Brown, G.W. [11], [12], 136, 144, *146*, [25], 225, *251*, 341, 343, *356*, 673
Brown, G.W., Birley, J.L.T. [13], 136, 141, *146*, 343, *356*
Brown, G.W., Birley, J.L.T., Wing, J.K. 343, 344, *356*, [20], 751, *776*
Brown, G.W., Bone, M., Dalison, B., Wing, J.K. [26], 237, *251*, 332, 344, *356*
Brown, G.W., Harris, T.O., Peto, J. [14], 141, *146*, 291, *294*
Brown, G.W., Monck, E.M., Carstairs, G.M., Wing, J.K. [16], 136, *146*
Brown, G.W., Sklair, F., Harris, T.O., Birley, J.L.T.

[15], 141, *146*, [26], 264, *277*
Brown, G.W. s. Wing, J.K. [119], 136, 145, *149*, [27], 237, *251*, [4], 261, 263, *276*, 280, *296*, 342, 343, 345, 346, 350, 353, *360*, [99], 752, 757, 762, 763, 773, *778*
Brown, J. s. Schwab, J.J. [263], 521, *554*
Brown, J.A.C. [21], 758, 767, *776*
Brown, L. 499, 504, *514*
Brown, W. [22], 744, *776*
Brown s. Cullen 7
Broyer, M. s. Habit, R. [113], 532, *549*
Broyer, M., Loirat, C., Kleinknecht, C., Rappaport, R., Raimbault, G. [40], *547*
Bruch, H. 496, *514*, 675, 685, *702*
Brugger 22
Bruhn, J.G., Chandler, B., Wolf, S. [41], 522, *547*
Brumer, F.P. s. Schärer, K. [252], 532, *554*
Brunner, F.P., Gurland, H.J., Härlen, H., Schärer, K., Parsons, F.M. [42], 530, 531, *547*
Brunner, F.P. s. Parsons, F.M. [226], 530, 531, *553*
Brunner, F.P., Thiel, G. [43], 530, *547*
Brunner, O. 53, 77
Bruyn, H.B., Seiden, R.H. [15], 474, *481*
Buchanan, W., Cantril, H. *945*
Buchborn, E. [44], 521, *547*
Buchholz, B. [164, 166], 476, *481*
Bühler, H.R. s. Bleuler, M. [37], 529, *547*
Bünger, P. s. Speidel, H. [275], 527, *554*
Bürger-Prinz, H. *929*
Bürger-Prinz, H., Lewerenz, H. 886, *929*
Bürger-Prinz, H., Rasch, W. *929*
Buggle, H. s. Rose, H.K. 65, *80*
Buglas, D. s. Atken, R.C.B. 594, *603*
Buglass, D., Dugard, D., Kreitman, N. 594, *603*

Buglass, D., McCullock, J.W. 594, 600, *603*
Buglass, D. s. Watt, D.C. [180], 225, *259*
Buis, C. [28], 240, *251*
Bull, G.M. 794, *824*
Bumke, O. 35
Bumm, A. 24
Bunch, J. 578, *603*
Bunch, J., Barraclough, B.M. *603*
Bunch, J. s. Barraclough, B.M. 575, 577, 580, 588, *603*
Bunch, J., Barraclough, B.M., Neslon, B., Sainsbury, P. *603*
Bunzel, B.C. s. Dublin, L.I. 572, *604*
Burdock, E.I. s. Spitzer, R.L. 91, *117*
Burgess, E.W. s. Park, R.E. 105, *116*
Buri, R. s. Scribner, B.H. [267], 526, 527, *554*
Burke, E.L., Eichberg, R.H. 508, *514*
Burke, J.L., Lafave, G. 721, *737*
Burkhard, J. 715, *737*
Burnell, J.M. s. Scribner, B.H. [267], 526, 527, *554*
Burner, M., Zaragoza, H. [19], 430, 445, 449, 450, 451, 453, 454, 455, 457, 458, *463*
Burnham, D.L. s. Gladstone, A.J. 722, *738*
Burns, B.H. s. Coppen, A. 588, *603*
Burstein, A.G. s. Miller, A.A. 813, 815, *826*
Burvill, P.W., Gruenberg, E.M., Solomon, M. [30], 225, *251*
Burvill, P.W., McCall, M.G., Stenhouse, N.S., Reid, T.A. [21], 173, 188, *193*
Burvill, P.W., Mittelman, M. [31], 225, *251*
Busch, H. s. Castell, R. 93, *113*
Buss, Ritter von 22
Busshard, B.L. s. Artiss, K.L. 680, *701*
Bussmann-Brigaglia, S. [20], 431, *463*

Bustamante, J.A. [22], 177, *193*
Butler, Sir G., Maccoby, S. 936, *945*
Bychowski, G. [23], 163, 164, *193*

Cain, A.C., Fast, I., Erickson, M.E. [45], 540, *547*
Calde, H. [22], 438, 439, *463*
Calov, B. [32], 225, *251*
Cameron, D.E. 288, *294*, 499, 500, *514*
Cameron, J.L. s. Freeman, T. [63], 225, 230, *253*, 336, 348, *357*
Cameron, J.S. [46], 532, *547*
Cameron, E. s. Merrill, J.P. [199], 526, *552*
Campbell, D.T. 202
Candolle, A.P. de 81
Caner, J.E.Z. s. Scribner, B.H. [267], 526, 527, *554*
Cann, M.A. [17], 480, 481, *481*
Canter, F.M. [6], 207, *217*
Cantril, H. [17], 131, *146*
Cantril, H. s. Buchanan, W. *945*
Caplan, G. [14], 263, *277*, 290, 292, *294*, 298, 299, 300, 301, 310, 311, *322*, [18], 477, 479, *481*
Caplan, G., Grunbaum, H. [47], 521, *547*
Carlson, R.A. s. Johnson, W.J. [134], 530, *550*
Carmichael, H.T. s. Masserman, J. 87, *116*
Carmody, M. s. Flynn, C.T. [86], *549*
Carothers, J.C. 176, 180
Carpenter, R.G. 566, *603*
Carrel, R. s. Crandall, B. 511, *514*
Carstairs, G.M. s. Brown, G.W. [16], 136, *146*
Carstairs, G.M., Clark, D., O'Connor, N. 341, *356*, [23], *776*
Carstairs, G.M. s. McCullock, J.W. 594, *605*
Carstairs, G.M., O'Connor, N., Rawnsley, K. 347, *356*, [24], 760, *776*
Carstairs, G.M., Walton, H.J., Smythies, J.R., Crisp, A.H. 794, 800, *824*

Carstairs, G.M. s. Walton, H.J. 783, *828*
Carstairs, G.N., Wing, J.K. [7], 211, *217*
Cartwright, D. 337, *356*, 622, *661*
Cartwright, D., Zander, A. 648, 652, *661*
Casman, O. 9
Cassem, N.H., Hackett, T.P. [48], 521, 522, 523, 524, 525, *547*
Cassem, N.H. s. Hackett, T.P. [116], 521, 522, 523, *550*
Castell, R., Busch, H., Hoffmann, J., Mittelsten Scheid, D., Mombour, W., Waldmann, H. 93, *113*
Castell, R. s. Schmid, W. 93, *117*
Castelnuovo-Tedesco, P. [94], 531, 532, *547*
Cattell, W.R. s. Gordon, P.M. [106], 530, *549*
Catterson, A.G., Bennett, D.H., Freudenberg, R.K. [25], 769, *776*
Caudill, W.A. [33], *251*, 712, 713, 729, 732, *737*
Cavan, R.S. 558, 563, 580, *603*
Cawley, R.H. s. Greer, H.S. [42], 136, *147*
Cawley, R.A., McLachlan, G. 282, *294*
Cayrol, J. 426
Celsus 3
Centuria, A.G. s. Frank, A.R. 713, *738*
Cerbus, G. [24], 158, 160, *193*
Černý, L., Žlab, Z. [19], 473, *481*
Chambers, C. s. Ball, J. 501, 503, *513*
Champion, Y. [25], 154, 171, 172, *193*, 940, *945*
Chandler, B. s. Bruhn, J.G. [41], 522, *547*
Champion, Y. s. Daumezon, D. [24], 430, 441, 450, *463*
Champion-Basset, J. s. Daumezon, D. [24], 430, 441, 450, *463*
Chapman, K. s. Vaillant, G. 507, 511, *518*
Chapman, K. s. Vogel, V. 490, *518*

Chapple, E.D. [26], 744, 776
Chapple, P.A.L., Marks, V. 513, 514
Charing, G., Clark, G., Harrison, J., Radford, J., Riches, G. [25a], 264, 277
Charles, D.C. [18], 135, 146
Charlton, E.P.H. [27], 769, 776
Charny, J.W. 692, 702
Chave, S. s. Taylor, S. [111], 129, 149
Chawaf, A. [21], 430, 463
Cheadle, A.J., Morgan, R. [28], 770, 776
Cheek, F.E. 673, 702
Chein, I., Gerard, D., Lee, R., Rosenfeld, E. 509, 511, 512, 514
Cherry; W.H., Forbes, W.F. 489, 514
Cheshire, G.C., North, P.M. 936, 945
Cheung, S.Y.C. 500, 514
Chiarugi, V. 19
Chin-Shong, E. s. Dohrenwend, B.D. [12], 206, 212, 217
Chinsky, J.M. s. Rappaport, J. [65], 211, 219
Chisholm, G.B. 936, 939, 945
Chistoni, G.C. s. Schneider, P.B. [158], 165, 198
Chittick, R.A., Brooks, G.W., Deane, N.N. 713, 737
Chodoff, P. 389, 426, [50], 539, 543, 547
Chodoff, P. s. Friedman, S.B. [91], 540, 549
Chodoff, P., Friedman, St.B., Hamburg, D.A. [51], 540, 547
Christ, A.E. [52], 541, 547
Christ, J. 646, 661
Christ, J. s. Grunebaum, H. 621, 662
Christian, P., Hahn, P. [53], [54], 522, 523, 547
Ciarlo, D.D., Lidz, T. 673, 702
Cicourel, A. 72, 77
Cividali, N. s. Moses, R. [214], 535, 553
Clare, A. 821, 824
Clark, A.W. 729, 737
Clark, A.W., Sommers, P. van 703
Clark, D.H. 331, 335, 336, 339, 356, 713, 717, 721, 737
Clark, D.H. s. Carstairs, G.M. 341, 356
Clark, D.H., Hooper, D.F., Oram, E.G. 336, 356, 713, 729, 737
Clark, D.J. s. Carstairs, G.M. [23], 776
Clark, G. s. Charing, G. [25a], 264, 277
Clark, R.L. s. Cobb, B. [55], 534, 548
Clarke, A. s. Dinitz, S. 488, 514
Clarkson, A.R. s. Cramond, W.A. [60], 548
Clausen, J.A. [19a], 146
Clausen, J.A. s. Kohn, M.L. 686, 705
Clausen, J.A., Yarrow, M.R. 292, 294
Clausen, J.A., Kohn, M.L. 167
Clayton, P.J. s. Reich, T. [85], 140, 148
Clayton, P. s. Woodruff, R.A. [183], 191, 198
Clift, A.D. 507, 514
Cline, D.W., Garrard, J.N. 788, 789, 793, 824
Clute, K.F. 361, 386
Clyne, M.B. [21], 472, 481
Cobb, B., Clark, R.L., McGuire, C., Howe, C.D. [55], 534, 548
Cobb, S. s. Kasl, S.V. 51, 78, [91], 167, 195, [143], 541, 550
Cochran, B. [3], 261, 276
Cockett, R. 500, 508, 509, 514
Coe, R.M. 77
Coe, W.C., Curry, A.E. 673, 703
Cohen, E. [26], 171, 173, 193
Cohen, E.A. 391, 426
Cohen, J., Struening, E.L. [8], 205, 220
Cohen, M., Klein, D., Oaks, G. 509, 514
Cohen, M. s. Litt, I. 501, 516
Cohen, S., Taylor, L. [29], 758, 776
Cohn, R.C. [22], [23], 480, 482, 643, 644, 661, 862, 863
Cole, J.O. s. Katz, M. 87, 94, 115

Collette, J. s. Ludwig, E.G. 41, 56, 79
Colley, Ch.H. 61, 77
Colliander, N. s. Achté, K. [2], 184, 193
Collomb, H. [27], 160, 193, [23], 460, 463
Colman, A.D. s. Blinder, M.G. 697, 701
Colyar, A.B. s. Porter, M.R. 506, 517
Comfort, A. 939, 945
Commoner, B. [28], 158, 193
Comte 4
Comty, C. s. Baillod, R.A. [18], 526, 546
Conolly, J. 19, 21, 35, 340, 356, 711, 737
Conrad, K. 909, 929
Constant, J. [29], 193
Cook, N.G. s. Stengel, E. 589, 590, 596, 606
Cooley, Ch.S. 620, 661
Cooper, A.J. [56], 528, 548
Cooper, B. [19], 135, 146, [34], 234, 251, 291, 295, 314, 322
Cooper, B. s. Shepherd, B. [34], 265, 266, 277, 314, 315, 324
Cooper, B., Sylph, J. 291, 295
Cooper, D. 35, [35], 225, 251
Cooper, B., Fry, J., Kalton, G.W. [20], 137, 146
Cooper, B. s. Goldberg, D.P. [39], 123, 147
Cooper, B., Morgan, H.G. [22], 126, 146
Cooper, B. s. Shepherd, M. [23, 24], [100], [101], 124, 129, 133, 135, 138, 140, 141, 142, 146
Cooper, D. 670, 703, 715, 730, 732, 737
Cooper, D. s. Laing, R. 714, 740
Cooper, J. 90, 114
Cooper, J.E. 87, 114
Cooper, J.E., Kendell, R.E., Gurland, B.J., Sharpe, L., Copeland, J.R.M., Simon, R. [21], 85, 91, 114, 123, 146, 341, 356, 939, 945
Cooper, J.E. s. Shepherd, M. [99], 87, 94, 117, 123, 149
Cooper, J.E. s. Wing, J.K. [120], 91, 118, 123, 149, 341, 360

Cooper, M. 621, *661*
Copas, J.B., Freeman-Brown, D.L., Robin, A.A. *603*
Copeland, J.R.M., Cooper, J.E. 939, *945*
Copeland, J.R.M. s. Cooper, J.E. [21], 85, 91, *114*, 123, *146*, 341, *356*
Coplan, A.S. s. Lieberman, M.A. [176], 541, *551*
Coppen, A., Noguera, R., Bailey, J., Burns, B.H., Swami, M.S., Hare, E.H., Gardner, R., Maggs, R. 588
Coppolillo, H.P. s. Kemph, J.P. [147], 531, 532, *551*
Corbett, J., Wing, L. 349, *356*
Corbett, J. s. Wing, L. 346, 349, *360*
Cornelison, A. s. Lidz, T. 60, 79, *706*
Cornelison, A.R. 673, 674, *703*
Cornu, F. s. Angst, J. 92, *113*
Costas, M. s. Pflanz, M. [71], 430, 431, 442, 443, 444, 449, 451, 452, 453, 462, *465*
Costello, C.G. 722, *737*
Court, J.H. s. Cramond, W.A. [58], [60], 532, *548*, 521
Covi, L. s. Derogatis, L.R. [36], 165, 166, 167, *194*
Cowden, R.C., Zax, M., Ross-Hague, J., Finney, R.C. 658, *661*
Cowen, E.L. s. Rappaport, J. [65], 211, *219*
Cowen, E.L. s. Zax, M. [98], 215, *220*
Cox, G. s. Kushlick, A. 349, *358*
Crammer, J.L. s. Watt, D.C. [116], *149*
Cranach, M., v., Finzen, A. 302, *322*
Cranach, M. von, Frenz, H.G. 88, *114*
Crandall, B., Carrel, R., Sparkes, R. 511, *514*
Cramond, W.A. [57], 532, *548*
Cramond, W.A., Court, J.H., Higgins, B.A., Knight, P.R., Lawrence, J.R. [58], 532, *548*, 521
Cramond, W.A., Knight, P.R.,

Lawrence, J.R. [59], 521, *548*
Cramond, W.A., Knight, P.R., Lawrence, J.R., Higgins, B.A., Court, J.H., McNamara, F.M., Clarkson, A.R., Miller, C.D.J. [60], *548*
Crawford, G. s. Hughes, P.H. 510, *515*
Cree, W. s. Mann, S. 353, *358*
Cremerius, J. [61], 524, *548*
Creutzfeldt, W. 528
Crichton, A. 19, *35*
Crisp, A.H. s. Castairs, G.M. 794, 800, *824*
Crisp, A.H., Priest, R.G. [30], 166, *193*
Cristosow, C. [20], 476, 478, *481*
Crocetti, G.M. s. Lemkau, P.V. [42], 212, *218*, 291, *295*
Crocket, R.W. 721, *737*
Cronbach, L.J. 88, *114*
Crookes, T.G. s. Hutt, S.J. [53], 750, 753, *777*
Cross, J. s. Harney, M. 501, 513, *515*
Cross, K.W., Hassall, C., Gath, D. 352, *356*
Crowe, R.R. 511, *514*
Crowther, P. [24], 468, *482*
Crumpton, E., Weinstein, A.D., Acker, C.W., Annis, A.P. [9], 205, *217*
Cruz-Coke, R., Varela, A. [25], 140, *146*
Cullen, Brown 7
Culpan, R.H. s. Shepherd, M. [102], 129, *149*
Cumming, E. 320, *322*, 354, *356*
Cumming, E., Cumming, J. [10], 200, 204, 208, 210, 211, 212, 215, *218*, [36], 225, *251*, 340, *356*
Cumming, E. s. Cumming, J. 712, *737*, [31], 748, *776*
Cumming, J. [30], 750, *776*
Cumming, J., Cumming, E. 712, *737*, [31], 748, *776*
Cumming, J. s. Cumming, E. [10], 200, 204, 208, 210, 211, 212, 215, *218*, [36], 225, *251*, 340, *356*
Cumming, E. s. Markson, E. 332, *358*

Curry, A.E. s. Coe, W.C. 673, *703*
Cushing, D. s. Morgan, R. [126], 224, 225, *256*, 346, *358*
Cuvier, G.L. 81
Cyon, E. de 16
Czaczkes, J.W., Kaplan De-Nour, A. [62], 529, *548*
Czaczkes, J.W. s. Kaplan De-Nour, A. [137], [141], [138], 521, 526, 527, 528, 529, 530, *550*
Czerwenka, G. s. Strotzka, H. [170], 168, *198*

Däumling, A.M. 646, 647, 648, 649, *661*
Daheim, H. s. Scheuch, E.K. 50, *80*
Dahl, L. 159
Dahlgren, K.G. 582, *603*
Dahrendorf, R. 65, 67, *77*
Dalfsen, G. van 622, *661*
Dalgard, O.S. [31], 165, 174, *194*
Dalison, B. s. Brown, G.W. [26], 237, *251*, 332, 344, *356*
Dalle, B. [32], 168, 170, *194*
Daly, R.W., Johnson, F.A. [33], 191, *194*
Damerow, H. 3, 6, *35*
Daniels, D. 656, *661*
Daniels, M.L. s. Kole 730
Daniels, M.L. s. Mac Donald, J.M. 713, *740*
Danon-Boileau, H., Delesalle, S., Gauge, D., Lab, P., Levy, E., Plumyene, J., Ruffiot, A. [26], 476, *482*
Danon-Boileau, H., Dellesalle, S., Lab, P., Bazin, P., Frontisi, F., Goldberg, J., Guibout, D. [27], 476, 477, *482*
Danon-Boileau, H., Lab, P. [25], *482*
Dansak, D.A. [63], *548*
Dare, Ch. s. Sandler, J. 844, *866*
Daumezon, D., Champion, Y., Champion-Basset, J. [24], 430, 441, 450, *463*
Daumezon, Oury, J. 715
Davidson, J. [28], 468, *482*
Davidson, J. s. Mitcheson, M. 506, *516*
Davies, B. 820, 823, *824*

Davies, B.M. s. Mowbray, R.M. 795, *826*
Davies, D.L. s. Shepherd, M. [162], 237, *258*
Davies, B. s. Shepherd, M. [102], 129, *149*
Davis, D.M. s. Derogatis, L.R. [36], 165, 166, 167, *194*
Davis, D.R. 675, *703*
Davis, E.E. [11], 200, *217*
Davis, F. [64], 537, *548*
Davis, J.E. [32], 772, *776*
Davis, M.S. [65], 522, *548*
Dawson, J.L.M. 939, *945*
Deane, W.H. 718, *737*
Deane, N.N. s. Chittick, R.A. 713, *737*
Dearmond, M., Parker, A.T. [29], 480, *482*
Deasy, L. s. Yarrow, M. [97], 209, *220*, 306, 311, *325*
Debreyne, C. s. Bloch, C. [11, 12], 479, *481*
Deeley, P. 936, *945*
D'Ella, T. s. Gralinick, A. 713, *738*
Deffner, G. s. Richter, R. [75], 431, 460, *465*
Degkwitz, R. [37], *251*
Degkwitz, R., Hampel, R., Schulte, P.W., Wessels; C.H., Zlatinkova, J. [38], *251*
Degkwitz, R., Helmchen, H., Mombour, W. 90, 95, 96, 104, 108, *114*
Degkwitz, R., Hermann, R., Längle, S., Linden, K.-J., Riedesser, P., Schulte, P.W. [39], 237, *251*
Degkwitz, R., Schulte, P.W. [40], 225, *251*
Defoe, D. 17, *35*
De La Cruz, F. s. Tarjan, G. 94, *117*
Delay, J., Deniker, P. 673, 675, *703*
Delesalle, S. s. Danon-Boileau, H. [26, 27], 476, *482*
De Martino, E. [25], *463*
Denber 730
Denber, H.C.B. 335, 356
Dencker, S.J. [26], 142, *146*
Deneux, R. s. Dilling, H. [33], 753, *776*
Denham, J. s. Wing, J.K. [118], 136, *149*, [188], 237, *259*, [46], 269, *278*, 343, 344, 348, *360*, [96], 752, 755, 769, *778*
Deniker, P. s. Delay, J. 673, 675, *703*
Denney, R. s. Riesman, D. 327, *359*
Dennis, H. s. Guy, W. 290, *295*, 333, *357*
Denzin, N.K. s. Spitzer, S. [83], 208, *220*
Depp, F.C. [34], 191, 192, *194*, [41], 225, *252*
Derbolowsky, V. 621, *661*
De Reuck, A.V.S., Porter, R. 941, *945*
Derogatis, L.R., Covi, L., Davis, D.M., Rickles, K. [36], 165, 166, 167, *194*
Derogatis, I.R., Lipman, R.S., Rickels, K. [35], 166, 167, 178, 179, *194*
Derwort, P. 800, 801, *824*
Desor, J.A. [37], 159, *194*
Dettmering, P. [42], 244, *252*
Deutsch, A. 340, *357*
Deutsch, F. [66], 524, *548*
Deutsch, H. [67, 68], 521, 524, *548*, 831
Deutsch, K.W. 937, *945*
Diamond, A.S. 934, 935, *945*
Diarra, S. [26], 431, *463*
Dick, P. s. Angst, J. 92, *113*
Dicks, H.V. 686, *703*
Dickson, W.I. s. Roethlisberger, F.J. 61, 63, *79*
Dierkens, J. [27], 430, *464*
Dietl, J. 12, *35*
Dietrich, H. 886, *929*
Dilling, H. [46], 222, 225, 234, 237, *252*, 281, *295*
Dilling, H., Albrecht, J., Deneux, R. [33], 753, *776*
Dilling, H., Zerssen, D. von [47], 225, 243, *252*
Dilling, H. s. Zerssen, D. von [195], 225, 243, *260*
Dilthey 28
Dinello, F. s. Swanson, D. 492, 495, *518*
Dinitz, S., Dynes, R., Clarke, A. 488, *514*
Dinitz, S. s. Pasamanick, B. 87, *116*, [131], 157, 158, *197*, [60], *220*, 290, *295*
Dirlich, G. s. Gerster, F. 93, *114*
Ditfurth, H.v. *703*
Dix, C. [25], 264, *277*
Dix, D. 711, *737*
Dix, W. 499, *514*
Dlin, B.M., Fischer, H.K., Huddell, B. [69], 525, *548*
Dodson, E., Alexander, D., Wright, P., Wunderlich, R. 506, *515*
Döring, G.K. *426*
Dörner, K. 5, *35*, 51, 77, [48], 225, 230, *252*, 306, *322*, [30, 31], 467, 468, 473, 475, 476, 479, 480, *482*, 718
Dohrenwend, B. [39], 151, 154, *194*
Dohrenwend, B., Chin-Shong, E. [12], 206, 212, *217*
Dohrenwend, B., Dohrenwend, B.S. [38], 165, *194*
Dohrenwend, B.S. s. Dohrenwend, B. [38], 165 *194*
Dohrenwend, B., Egri, G., Mendelsohn, F.S. [40], 154, 155, *194*
Dole, V.P., Nyswander, M. 488, *515*
Doll, R.H.S. [28], 144, *146*
Doll, R., Gunderson, E. [41], 170, *194*
Dollard, J., Miller, N.E. 711, *737*
D'Orbán, P.T. 512, *517*
Dorey, R. 639, *661*
Doricott, N. s. Baldwin, J.A. 107, *113*
Dorpat, T.L., Boswell, J.W. 583, 599, *603*
Dorpat, T., Ripley, H.S. 577, 579, 580, 586, *604*
Douglas, J.D. 559, 560, 561, *604*
Downham, D.Y. s. Adelstein, A.M. 107, *112*
Draguns, J.G., Broverman, I.K., Phillips, L. [42], 178, 179, *194*
Dreitzel, H.P. 65, 77, [13], 208, *217*
Drew, C.D.A. s. Morgan, R. [127], 225, *256*
Drewery, J. s. Walton, H.J. 783, 795, 796, *828*
Dreyfus, G. s. Richet, Ch. *426*
Druss, R.G., Kornfeld, D.S. [70], 522, 523, *548*
Dube, K.C. [43], 181, *194*

Dublin, L.I. 591, *604*
Dublin, L.I., Bunzel, B.C. 572, *604*
Du Bois-Reymond 16
Duchêne, H., Sempe, J.C. [28], *464*
Ducho, E.G. [49], 234, *252*
Dudley, H.A.F. 796, *824*
Dücker, G. s. Rensch, B. *117*
Dührssen, A. [71], 531, *548*, 688, *703*
Dührssen, H. 928, *929*
Dugard, D. s. Buglass, D. 594, *603*
Duhl, L.J. [44], 168, *194*, 299, *322*
Duijker, H.C.J., Frijjda, N.H. *945*
Duncan, T. 491, *515*
Dunham, H.W. [45], *194*, [50], 241, *252*, 299, *322*
Dunham, H.W. s. Faris, R.E.L. 299, *323*, [30], 455, *464*
Dunham, H.W., Weinberg, S.K. 340, *357*
Dunlap, R.L. s. Pasewark, R. [132], 167, *197*
Dunn, J.E. s. Weir, J.M. 489, *518*
Durkheim, E. [29], 122, 131, *146*, 156, 174, 187, 567, 558, 562, 563, 566, 571, 573, 574, 576, 594, *604*
Durkin, H.E. 698, *703*
Dyk, R.B. s. Sutherland, A.M. [282], 535, *555*
Dynes, R. s. Dinitz, S. 488, *514*
Dysinger, R.H. s. Bowen, M. *702*
Dzhagarov, M.A. 288, *295*

Early, D.F. [51], 234, 237, *252*, [45], 269, 278, 319, *322*, 348, *357*, [34, 35], 771, *776*
Easson, W.M. [72, 73], 538, 540, 541, *548*
Eastwood, M.R. [30], 130, *146*
Eastwood, M.R. s. Goldberg, D.P. [39], 123, *147*
Eaton, Weil 183
Economo, C.v. 14
Eckensberger, D. s. Heising, G. 862, *865*

Eckerman, W., Bates, J., Rachel, V., Poole, K. 512, *515*
Eckmann, F., Helmchen, H., Schulte, P.W., Seelheim, H., Zander, H. 105, *114*
Edelson, S., White 726, 727, 728
Eddy, N.B., Halbach, H., Isbell, H., Severs, M.H. 94, *114*
Edelbrock, H.H. s. Fine, R.N. [84], 532, *548*
Edelson, M. 721, *737*, 802, 804, *824*
Edelstein, E.L. 507, *515*
Edgerton, J.W. s. Bantz, W.K. 74, 76
Edgerton, R.B. s. Karno, M. [90], 171, 173, *195*
Eduardo, s. Krapf, E. 940, *947*
Edwards, G. 513, *515*
Edwards, J.E. s. Whitlock, F.A. 598, *606*
Egner, E. 53, 77
Egri, G. s. Dohrenwend, B.P. [40], 151, *194*
Ehebald, U. 916, *929*
Ehrhardt, H.E. 35, [52], *252*, 821, 822, *825*, 883, 886, 889, 895, 902, 904, 919, 924, *929*
Ehrhardt, H., Villinger, W. 883, 884, 910, *929*
Ehrengruber, H. s. Richterich, R. 95, *117*
Eichberg, R.H. s. Burke, E.L. 508, *514*
Eicke, D. *737*
Eimeren, W. van [29], 431, 440, *464*
Eisdorfer, C. s. Altrocchi, J. [2], 211, *217*
Eisdorfer, C. s. Golann, S.E. 283, *295*
Eisdorfer, C. s. Jeffers, F.C. [133], 541, *550*
Eisenberg, L. [32], 472, *482*
Eisenberg, L. s. Rutter, M. 102, *117*
Eisendrath, R.M. [74], 532, *548*
Eissler, K.R. [75], 520, 539, 542, *548*, 916, *929*
Eitinger, L. [46], 161, 163, *194*, 389, 390, 395, 405, 414, 417, *426*

Eitinger, L., Strøm, A. [47], 161, 163, *194*, *426*
Eitinger, L. s. Strøm, A. *427*
Eitingon, M. 830, 831, *864*
Ekdawi, M.Y. [37], 769, *776*
Ekdawi, M.Y., Rogers, W., Slaughter, R.S., Bennett, D.H. [36], 767, *776*
Ekstein, R. 831, 840, 841, *864*
Ekstein, R., Wallerstein, R.S. 834, 844, 851, 852, 853, 854, 855, 856, 857, *864*
El-Beeb, H.A. s. El-Islam, M.F. [48], 178, *194*
Elder, G.H., Bowerman, C.E. 673, *703*
Eldred, S.H. s. Stone, A.A. 344, *359*, [85], 752, 755, *778*
Elias, N. 71, 77
El-Islam, M.F., El-Beeb, H.A. [48], 178, *194*
Elkes, A. s. Watt, D.C. [116], *149*
Elkinton, J.R. [76], [77], 521, *548*
Ellenberger, H. 35
Ellenbogen, R. s. Segelle, P. *427*
Ellendorff, C. von s. Zerssen, D. von 94, *118*
Elliott, K. 670, *703*
Ellis, G.L. s. Vreeland, R. [290], 521, *555*
Ellis, J.R. 781, 784, 788, 807, *825*
Ellstein, A.S. s. Reiss, D. 707
Ellsworth, R.B. [14], 205, *217*
Endicott, J. s. Herz, M.I. 290, *295*
Endicott, J. s. Spitzer, R.L. 91, 93, *117*
Eng, E. 713, *737*
Eng-Seong Tan s. Kreitman, N. 592, 593, 594, *604*
Enge, I. 279, *295*
Engel, C.E. 787, 788, 789, 790, 791, 793, 803, *825*
Engelmeier, M.-P. 35
Engelmeier, M.P. s. Angst, J. 92, *113*
Engels, G. s. Müller, H.-W. [133], 225, *257*
Engeset, A. s. Strøm, A. *427*
Enke, H. 71, 77, 622, *661*, 715, 721, 735, 737, 863, *864*
Enke-Ferchland, E. 621, *661*
Epstein, N.B., Westley, W.A. *703*

Erb, W. 24, 28
Erbauch, J.K. s. Ward, C.H. 88, *117*
Erikson, E.H. [33], 468, *482*, 674, *703*, 711, 712, *737*
Erikson, K.T. [53], 225, 230, 252, 306, 312, *322*, [38], 759, 776
Ernst, A., Hoffmann, W., Kuhl, J., Reyher, L., Riefers, R. 45, 77
Ernst, K. [32], 137, *146*, 673, *703*
Eschbach, J.W. s. Blagg, C.R. [36], 530, *547*
Escudero, M. s. Marsella, A. [114], 159, *196*
Esquirol, J.E.D. 17, 18, 19, 20, *35*, 711, *737*, 746
Essen-Möller, E. 102, 103, *114*
Essen-Möller, E., Wohlfahrt, S. 102, *114*
Esterson, A. s. Laing, B.R. 75, *78*
Esterson, A. s. Laing. R.D. *37*, 673, *705*
Etzioni, A. 328, 330, 331, 336, 340, *357*, 628, *661*, 732, *737*
Eulner, H.-H. 29, *35*
Evang, K. 499, *515*
Evans, A.E. [39, 40], 776
Evans, E. s. Mezey, A.G. [119], 168, *196*
Ewing, J.A., Fox, R. 685, *703*
Exner, H. s. Theine, G. [21], 875, *880*
Exton-Smith, A.N. [78], 541, *548*
Ey, H. [49], 152, 194, 658
Ey, H., Bernard, P., Brisset, Ch. 85, *114*
Eysenck, H.J. 87, *114*
Eysenck, H.J., Rachmann, S. 87, *114*
Ezriel, H. 656, *661*

Fabrega, H. [50], 171, *194*
Fabrega, H.J., Roberts, R.E., Merrill, I.M. 40, 77
Fähndrich, E. [54], 244, *252*
Fahy, P. [34], *482*
Fairbairn 676
Fairweather, G.W. [41], 758, *776*
Falconer, D.S. [33], 139, *146*
Falk, R.B. [35], 479, *482*

Falret, J., Lasègue, C. [62], 131, *147*
Falret, J.-P.-J. 942, *945*
Farber, M.A. [51], 187, *194*
Farberow, N.L., Shneidman, E.S. 591, 597, *604*
Farberow, N.L. s. Shneidman, E.S. 574, 586, 591, *605*
Fargnoli, D. s. Mascarell, S. [53], 430, 454, 455, 458, *464*
Faris, R.E.L., Dunham, H.W. [30], 152, 169, 299, *323*, 455, *464*
Farndale, J. 288, *295*
Farndale, J. s. Freeman, H. [34], 128, *146*
Farnsworth, D.L., Oliver, H.K. [36], 479, *482*
Farrow, R.J. 504, *515*
Farwell, J.E. s. Landis, C. [60], 127, *147*
Fatke, R. [37], 469, *482*
Faulkner, W. 773
Faure, H. 658, *661*
Fawcett, J.E.S. 936, 937, *945*
Fedden, G.R. 576, *604*
Finesinger, J.E. 798, *825*
Feinstein, A.R. 87, *114*
Feintuch, A. 337, *357*
Feirstein, J.A. s. Weisman, G. 332, *359*
Felder, R.E. s. Whitaker, C.A. 709
Feldman, D.J., Feldman, H.S. 508, *515*
Feldman, H.S. s. Feldman, D.J. 508, *515*
Fellner, C.H., Marshall, J.R. [79], 532, *548*
Fenichel, O. 86, *114*
Ferber, A., Kliger, D. 673, *703*
Ferber, A., Mendelsohn, M. 699, *703*
Ferber, A., Ranz, J. 622, *661*, 688, 690, *703*
Ferber, A.S. s. Beels, C.C. 689, 690, *701*
Ferber, C. von *386*, [80], 539, *548*
Ferenczi, S. [81], [82], 530, *548*, 830, 832, *864*
Ferguson, S. s. Perlman, L.V. [231], 522, *553*
Fernando, S.J.M. [52], 188, 190, *194*
Ferreira, A.J. 673, *703*
Ferreira, A.J., Winter, W.D. 673, *703*

Festinger, L. 337, 338, 339, *357*, [31], 448, *464*
Festinger, L. s. Brehm, J. *356*
Festinger, L., Kelly, H.H. 337, *357*
Feuchtersleben, E. von 10, 31, *35*
Feuerhahn, G., Müller-Hegemann, D. [53], 179, 180, 181, *194*
Feuerstein, R.C. s. Binger, C.M. [32], 540, 541, *547*
Fichez, L. 389, 390, 419
Fichez, L. s. Richet, Ch. *426*
Fichez, L., Klotz, A. *426*
Figelman, M. [55], 178, *194*
Field, M.J. [54], 175, *194*
Fine, R.N. [83], 532, *548*
Fine, R.N. s. Francis, V.R. [88], 532, 533, *549*
Fine, R.N. s. Korsch, B.M. [162], 533, *551*
Fine, R.N., Korsch, B.M., Stiles, Q., Riddell, H., Bernnan, L.P., Edelbrock, H.H., Grushkin, C.M., Lieberman, E. [84], 532, *548*
Fink, M. s. Kahn, R.L. [40], 206, *218*
Finke, K., Gröschel, G., Heinecke, G., Renner, E. [85], 530, *549*
Finley, C.B., Wilson, D.C. 685, *703*
Finney, R.C. s. Cowden, R.C. 658, *661*
Finzen, A. [55], 225, 232, 234, 252, 289, *295, 386*
Finzen, A., Beck, W., Becker, J., Nebert, U., Stehr, U. [56], 252, 302, 315, 320, *323*
Finzen, A. s. Bienert, J. 316, *322*
Finzen, A. s. Cranach, M. v. 302, *322*
Finzen, A., Grünewald, F., Jantzen, F., Wiethölter, H. [57], 222, 225, 234, *252*
Finzen, A., Kluge, E. [58], 224, *253*
Finzen, A., Pörksen, N., Rösger, U. 310, 319, *323*
Finzen, A., Wiethölter, H. [15], 211, *217*, 319, *323*
Fischer, F. [59], 226, *253*
Fischer, J. [56], 178, 179, *194*

Fischer, M. s. Hauge, M. 107, *114*
Fisch, R. 697, *703*
Fischer, H. 625, *662*
Fishbein, M. [16], 202, *217*
Fishbein, M., Ajzen, I. [17], 202, *217*
Fisher, R. 945
Fisher, J.R. s. Miller, M.M. 936, *948*
Fisher, M. 726
Fischer, H.K. s. Dlin, B.M. [69], 525, *548*
Fischmann, V.S. 713, *737*
Fisher, G., Brickman, H.R. 506, *515*
Fisher, S. s. Mirin, S. 506, *516*
Fisherowa, D. s. Knoblauch, F. 713, *739*
Fishman, J.J. s. Richman, A. 501, *517*
Fitzgerald, B.J. s. Pasewark, R. [132], 167, *197*
Fitzgerald, R.V. 686, *703*
Flacks, R. [38], 475, *482*
Flavigny, H. 822, *825*
Flechsig, P. 14, 24
Fleck, S. 671, 674, 675, 677, 684, 694, *703*, *704*, 730, 735, *737*
Fleck, S. s. Lidz, T. 60, *79*, [174], 521, *551*, *706*
Fleckles, C.S. 806, 807, 811, *825*
Flegel, H. [60], 228, 237, *253*, 715, 721, 726, 727, 729, *737*
Flegel, H., Schütt, U. 40, *77*
Fleiss, J.L. s. Spitzer, R.L. 91, *117*
Fleming, J. 836, 837, 838, 840, *864*
Fleming, J. s. Blitzstein, L. 833
Fliess, R. 834, 836, 837, 838, 839, *864*
Flemming, C.F. 12, 13, *35*
Fletcher, J.C. 353, *357*
Flexner, A. 804, 813, *825*
Flicker, J.D., Weiss, P. [32], 456, *464*
Flomenhaft, K., Kaplan, D.M. 695, *704*
Flomenhaft, K. s. Pittman, F.S. 686, *707*
Flood, R.A., Seager, C.P. 585, *604*
Flood, R.A. s. Seager, C.P. 574, *605*

Floru, L. s. Benkert, H. [6], 442, 452, *463*
Flourens, P. 16
Flynn, C.T., Klogh, B., Carmody, M., O'Dwyer, W.F. [86], *549*
Folkard, S. s. Bennett, D.H. [6], 769, *775*
Fontanan, A.E. 713, *737*
Forbes, W.F. s. Cherry, W.H. 489, *514*
Ford, C.V.F. s. Spaulding, R.C. [165], 163, *198*
Ford, F.R., Herrick, J. 697, *704*
Forel, A. 15
Fort, J.P. 621, *662*
Fortas, A. 941, *945*
Foster, G.M. 945
Foucault, M. 35, [57], 189, *194*, [61], 225, *253*
Foudraine, J. 286, 295, 734, *738*
Foulkes, E.F., Katz, S. [58], 176, *194*
Foulkes, S.H. 335, *357*, 621, 623, 632, 633, 648, *662*, 712, *738*
Foulkes, S.H., Anthony, E.J. 635, *662*, 721, *738*
Fourastié, J. 44, *77*
Fox, H.M., Rizzo, N.D., Gifford, S. [87], 521, 522, *549*
Fox, J. 507, *515*
Fox, R.E. 686, *704*
Fox, R. s. Ewing, J.A. 685, *703*
Fox, R., Rutter, M., Smith, E.B.O. 289, *295*, 332, *357*
Framo, J.L. 622, *662*, 676, 677, *704*
Framo, J.L. s. Boszormenyi-Nagy, I. 702
Francis, J.J. [39], 476, *482*
Francis, V.R., Fine, R., Korsch, B. [88], 532, 533, *549*
Frank, A.R., Centuria, A.G. 713, *738*
Frank, J.D. 936, *945*
Frank, J.D. s. Gliedman, L.H. 621, *662*
Frank, J.D. s. Powdermaker, F.B. 342, *359*, 621, *665*
Frank, Zilbach 621
Frankl, V.E. 391, 410, *426*
Fraser, R.M. [59], 161, 162, *194*

Frazier, S.H. s. Pokorny, A.D. 815, 816, *827*
Free, J.E. s. Kirk, B.A. [61], 479, *483*
Freedman, A. [60], 186, *194*
Freeman, H.E. [18], 206, *217*, 673, *704*
Freeman, H.E., Farndale, J. [34], 128, *146*
Freeman, H.E. s. Fryers, T. 107, *114*
Freeman, H.E., Kassebaum, G.E. [19], *218*
Freeman, H.E., Simmons, O.G. [20], 209, *218*, 332, *357*, [42], 751, *776*
Freeman, H.E. s. Susser, M.W. [168], 237, *258*
Freeman, R.B. s. Shea, E.J. [270], *554*
Freeman, T., Cameron, J.L., McGhie, A. [63], 225, 229, *253*, 336, 348, *357*
Freeman-Brown, D.L. s. Copas, J.B. 603
Freistein, H. s. Benkert, H. [6], 442, 452, *463*
Fremming, K.H. [35], 124, *146*, 581, *604*
Frenkel-Brunswik, E. s. Adorno, T.W. [1], 200, *217*
Frenz, H.G. s. Cranach, M. von 88, *114*
Frets, F. 303, *323*
Freud, A. [89], 524, *549*, 835, 842, 843, *864*
Freud, S. 23, 24, 25, 26, 27, 28, 86, 175, 388, 558, 585, 586, *604*, 608, 609, 612, 630, 634, 636, 639, 641, *662*, 674, 711, *738*, 830, 831, 832, 834, 837, 839, 841, 842, 848, *864*, 913, 915, *929*
Freudenberg, R.K. [64], 225, 234, 237, *253*, [6], 261, 271, *276*, *278*, 725, *738*, [43], 757, *776*
Freudenberg, R.K., Bennett, D.H., May, A.R. [7], 261, *277*, 302, 303, 307, *323*
Freudenberg, R.K. s. Catterson, A.G. [25], 769, *776*
Freudenberg, R.K. s. Wing, J.K. 342, *360*, [95], 751, 763, *778*
Freyberger, H. [90], 521, 526, 528, *549*

Freyberger, H., Kark, B. 621, 662
Freyberger, H. s. Müller-Wieland, K. [215], 521, 553
Freyberger, H. s. Speidel, H. [275], 527, 554
Freyhan, F.A. 498, 515
Fricke, P. [31], 879, 881
Friedemann, A. 621, 662
Friedlaender, K. 929
Friedman, A. 697, 704
Friedman, S.B. s. Chodoff, P. [51], 540, 547
Friedman, S.B., Chodoff, P., Mason, J.W., Hamburg, D.A. [91], 540, 549
Friedman, T.T., Rolfe, P. 697, 704
Friedrich, D. s. Sperling, E. [111, 112], 473, 479, 484
Friedrich, J.B. 12, 35
Friedrich, H. [40], 467, 470, 471, 475, 476, 480, 482
Friedrich, V. [41 a, b], 482
Friessem, D. [33], 439, 440, 460, 464
Friessem, D.H. [34], 430, 441, 451, 458, 461, 464
Frijda, N.H. s. Duijker, H.C.J. 945
Frisch, M. 208
Fritsch, W. s. Zerssen, D. von 94, 118
Fritsche, P. [92], 521, 549
Fritz, C.E., Marks, E.S. [93], 545, 549
Fromm, E., Horkheimer, M., Mayer, H., Marcuse, H. 52, 77
Fromm-Reichmann, F. [94], 537, 549, 674, 704, 727
Fromm-Reichmann, F., Searles, H., Stanton, Schwartz 727
Frontisi, F. s. Danon-Boileau, H. [27], 476, 477, 482
Frost, W.H. [36], 120, 146
Frumkin, P.M. s. Palmerton, K.E. [87], 480, 484
Fry, J. s. Cooper, B. [20], 137, 146
Fry, W.F. s. Weakland, J.H. 673, 709
Fryers, T., Freeman, H.L., Mountey, G.H. 107, 114
Fürstenau, P. [42, 43], 468, 482, 847, 848, 864
Fujimoto, G.K. [44], 478, 482

Galach'Yan, A.G. 823, 825
Galdston, I. 939, 945
Galdston, R., Gamble, W.J. [95], 525, 549
Galioni, E.F. 713, 738
Galioni, E.F., Adams, F.H., Tallman, F.F. 342, 357
Gallagher, T.F. s. Katz, J.L. [142], 522, 550
Gallemore, J.L., Wilson, W.P., Rhoads, J.M. [61], 188, 194
Gamble, W.J. s. Galdston, R. [95], 525, 549
Gammel, G. s. Mombour, W. 92, 116
Garb, S. 508, 515
Gardner, E.S. s. Bahn, A.K. 107, 113
Gardner, E.A., Bahn, A.K., Mack, M. 107, 114
Gardner, E.R., Bahn, A.K., Mack, M. 582, 604
Gardner, J.E. s. Korsch, B.M. [162], 533, 551
Gardner, R. s. Coppen, A. 588, 603
Gardner, R.A. [96], 541, 549
Gardner, R.A. s. Barbigian, H.M. 107, 113
Garrard, J.N. s. Cline, D.W. 788, 824
Garrat, J. s. Brill, N.Q. [20], 163, 164, 193
Garwood, D. 646, 662
Gass, C. s. Zilbach, J.J. 622, 668
Gassner, S. Robins, E. 577, 580, 582, 583, 586, 605
Gastager, H. 714, 738, [44], 765, 776
Gath, D. s. Cross, K.W. 352, 356
Gauge, D. s. Danon-Boileau, H. [26], 476, 482
Gauvey, S. s. Brown, B. 504, 514
Gear 938, 940
Geertsman, R.H. s. Macandrew, C. 510, 516
Geertsma, R.H., Stoller, R.J. 797, 825
Geertsma, R.H. s. Stoller, R.J. 797, 827
Gehlen, A. 57, 77
Geiger, T. 47, 49, 77
Geilen, G. 890, 929
Geissmann, P. 822, 825

Gelfman, M., Wilson, E.J. [97], 521, 549
Gelineau, V.A. s. Beck, J.C. 319, 322
Gelke, E. 319, 323
Gendrot, J.-A. 801, 825
Genevard, G. 621, 650, 662
Genevard, G., Jordi, P. 621, 650, 662
Gerard, D. s. Chein, I. 509, 511, 512, 514
Gerchow, J. 884, 929
Gerhardt, U. 66, 77
Gerlach, J. [98], 549
German, A., Arya, O.P. [62], 179, 195
Gerster, F., Dirlich, G. 93, 114
Gerster, F. s. Zerssen, D. von 94, 118
Gibbs, J.P., Martin, W.T. 558, 563, 604
Gibbs, J.P., Porterfield, A.L. 571, 604
Giese, H. 886, 929
Gifford, S. s. Fox, H.M. [87], 521, 522, 549
Gilbert, D.C., Levinson, D.J. [21], 207, 218
Gilbert, G.M. 426, [45], 472, 482, 946
Gillespie, D. s. Glatt, M.M. 501, 503, 513, 515
Giovannoni, J.M., Ullmann, L.P. [22], 205, 218
Gittelmal-Klein, R., Klein, D.F. [63], 191, 195
Gladstone, A.J., Burnham, D.L. 722, 738
Glancy, L.J. s. Hutt, S.J. [53], 750, 753, 777
Glaser, B.G. [99], 538, 549
Glaser, B.G., Strauss, A.L. [100], [101], 520, 537, 549
Glaser, F.B. 288, 295
Glass, A.J., Bernucci, R.J. [37], 140, 146
Glasscote, R.M., Kraft, A.M., Glassman, S.M., Jepson, W.W. 288, 289, 295
Glasser, L. s. Glasser, P. 675, 704
Glasser, P., Glasser, L. 675, 704
Glassman, B.M., Siegal, A. [102], 528, 549
Glassman, S.M. s. Glasscote, R.M. 288, 289, 295

Glatt, M.M. 500, 512, *515*
Glatt, M.M., Pittman, D., Gillespie, D. 501, 503, 513, *515*
Glazer, N. s. Riesman, D. 327, *359*
Gleisner, J., Hewitt, K., Mann, S. [52], 270, *278*, 333, *357*
Glick, I.D. s. Greenberg, I.M. 684, *704*
Glick, S.D. 489, *515*
Glick, S.D. s. Jarvik, M.E. 489, *515*
Gliedewell, J.C. [46], 468, 469, *482*
Gliedman, L.H., Rosenthal, D., Frank, J.D., Nash, H.T. 621, *662*
Glover, E. 640, *662*, 936, *946*
Glueck, S., Glueck, E. 916, *929*
Glueck, E. s. Glueck, S. 916, *929*
Gmelin, W. [35], 431, 443, 460, *464*
Göhler, I. s. Teichmann, H. [122], 471, 472, *485*
Göllnitz, G., Rösler, H.-D. [47], 471, *482*
Göllnitz, G. s. Teichmann, H. [122], 471, 472, *485*
Göppert, H. 25, *35*
Göppinger, H. 884, 885, 902, *929*
Göppinger, H., Witter, H. 884, *929*
Goertzen, S.M., Strong, D.J. [48], 479, *482*
Gössling, S. [104], 541, *549*
Goethals, G. s. Walters, P. 505, *518*
Goethe, J.W. v. 834
Goetz, E. 924, *929*
Goetze, O.E.A. [67], 240, *253*
Goffman, A. [68], 224, 225, *253*, [1], 261, *276*
Goffman, E. 30, *35*, 77, [23, 24, 25, 26], 208, 209, *218*, 280, *295*, 301, 303, *323*, 330, 334, 340, 345, 349, *357*, 712, *738*, [45], 757, 763, 768, 774, *776*
Goffman, J.M. s. Plag, J.A. 509, *517*
Goin, M.K. s. Yamamoto, J. [184], 165, *198*

Golann, S.E., Eisdorfer, C. 283, *295*
Goldberg, A., Offer, D. 722, 729, *738*
Goldberg, D. [69], 237, *253*, 285, 291, *295*, 299, *323*, 354, *357*, [46], 753, *776*
Goldberg, D.P., Blackwell, B. [38], 122, *146*
Goldberg, D.P. s. Blackwell, B. [35], 521, *547*
Goldberg, D.P., Cooper, B., Eastwood, M.R., Kedward, H.B., Shepherd, M. [39], 123, *147*
Goldberg, E.M., Morrison, S.L. 344, *357*
Goldberg, I.D. s. Bahn, A.K. 107, *113*
Goldberg, J., s. Danon-Boilleau, H. [27], 476, 477, *482*
Goldberg, M.E., Neill, J.E. [38], 267, *278*
Goldberger, J. 139, 144
Goldmacher, D. [64], 190, *195*
Goldstein, A.M., Reznikoff, M. [103], 528, *549*
Goldstein, R.H., Salzman, L.F. 798, *825*
Goldstein, R.H. s. Salzman, L.F. [71], 211, *219*, 798, *827*
Gomberg, W. s. Shostak, A.B. 41, *80*
Goodman, N.M. 940, *946*
Goodman, N. s. Shepherd, M. [103], 127, *149*
Goodrich, W., Ryder, R. 673, *704*
Goodwin, D.W., Schulsinger, F. [65], 156, *195*
Goodwin, D.W., Schulsinger, F., Hermansen, L., Guze, S.B., Winokur, G. 511, *515*
Gordon, A.M. 508, *515*
Gordon, C. [105], 525, *549*
Gordon, J. [40], 119, 120, 125, 126, *147*
Gordon, P.M., Cattell, W.R. [106], 530, *549*
Gordon, P. s. Marsella, A. [114], 159, *196*
Gorham, D.R. s. Overall, J.E. 92, *116*
Gorodetzky, C.W. s. Martin, W.R. 488, *516*

Gorwitz, K. s. Bahn, A.K. 107, *113*
Gosling, R. s. Balint, M. 788, *824*
Gossett, J., Lewis, J., Phillips, V.A. 509, *515*
Gottesfeld, H. s. Roen, S.R. 298, *324*
Gottesman, I., Shields, J. [66], 151, 155, *195*
Gottlieb-Jensen, K. s. Hauge, M. 107, *114*
Gould, W.L., Barkun, M. 937, *946*
Goulding, R. 645, *662*
Gouldner, A.W. [27], 216, *218*
Gove, W.R. [28], 209, *218*
Grad de Alarcón s. Sainsbury, P. [40], 267, *278*
Grad, J., Sainsbury, P. 292, 293, *295*, 311, 313, *323*, 332, *357*, 377, *386*, 586, 605, *704*
Graham, P. s. Wing, J.K. 91, *118*
Gralinick, A. 713, *738*
Gralinick, A., D'Ella, T. 713, *738*
Granville-Grossman, K.L. [41], 143, *147*, 803, *825*
Graupe, S. s. Strotzka, H. [170], 168, *198*
Green, A. 673, *675*
Green, L.M. s. Sandifer, M.G. 94, *117*
Green, W.A., Moss, A.J. [107], 525, *549*
Greenacre, Ph. 843, *864*
Greenblatt, M. [67], 168, *195*
Greenblatt, M., Kantor, D., 319, *323*
Greenblatt, M., Lewison, D.J., Williams, R.N. 335, *357*
Greenblatt, M., York, R.H., Brown, E.L. 335, *357*, 712, *738*
Greenberg, E.M. [39], [11], 77, 262, 267, *277, 278*
Greenberg, I.M., Glick, I.D. 684, *704*
Greene, B.L. 686, *704*
Greenfield, N.S. s. Roberts, L.M. *386*
Greenland, C. 334, *357*
Green-Schwartz, C. s. Yarrow, M.R. 306, 311, *325*
Greenson, R.R. 834, 836, 838, *864*

Greenwood 119
Greer, S. s. Bagley, C. 600, 603
Greer, C., Wing, J.K. [47], 269, 278
Greer, H.S., Cawley, R.H. [42], 136, 147
Greig, D.W. 936, 946
Griesinger, W. [43], 1, 4, 9, 13, 14, 15, 24, 28, 35, 138, 147
Griffith, D. s. Wing, L. 346, 349, 360, [100], 752, 778
Griffith, R.D.P. [47], 770, 776
Grimshaw, J.S., Mackeith, S. 823, 825
Grinberg, L. 859, 864
Grinberg, L., Langer, M., Rodrigue, E. 621, 662
Grinker, R.R. 685, 704, 809, 825
Grob, G. [44], 127, 147
Grob, S. s. Olshansky, S. 344, 358
Grobe, E. s. Weinland, W.L. [181], 234, 259, [30], 878, 881
Grönvik, O. s. Strøm, A. 427
Gröschel, G. s. Finke, K. [85], 530, 549
Groos, F. 19
Gross, A. 4, 35
Gross, G., Huber, G., Schüttler, R. [70], 253
Gross, M. s. Guy, W. 290, 295, 333, 357
Gross, R. 93, 114
Gross, N.E., Mason, W.S., McEachern, A.W. 66, 77
Grossman, G. s. Kessel, N. 582, 604
Grossman, A.V. s. Melehov, D.E. 349, 354, 358
Grossman, K.G. s. Grosz, H.J. 87, 114
Grossmann, S. [36], 430, 464
Grosz, H.J. 488, 515
Grosz, H.J., Grossman, K.G. 87, 114
Grotjahn, M. [108], 521, 549, 833, 864
Grotjahn, M. 833, 864
Gruenberg, E.M. [45], [46], 121, 131, 147
Gruenberg, E.M. s. Burvill, P.W. [30], 225, 251
Gruhle, H.W. 711, 738
Grunebaum, H.U., Briant, C.M. 692, 704

Grunebaum, H.U., Weiss, J.L. 685, 704
Grünthal, E. 33, 35
Grünewald, F. s. Finzen, A. [57], 222, 225, 234, 252
Gruhle, H.W. 563, 604, 884, 929
Grunbaum, H. s. Caplan, G. [47], 521, 547, 621, 662
Grunbaum, H., Christ, J., Neiberg, N. 621, 662
Grushkin, C.M. s. Fine, R.N. [84], 532, 548
Gruver, G.G. [50], 478, 482
Gruze, S. s. Woodruff, R.A. [183], 191, 198
Grygier, P., Waters, M.A. [48], 751, 777
Guetzkow, H., Alger, Ch.F., Brody, R.A., Noel, R.Ch., Richard, C. 946
Guggenbühl-Craig, A. 621, 662
Guibert, M. s. Sivadon, M.M.P. [85], 444, 466
Guibout, D. s. Danon-Boilleau, H. [27], 476, 477, 482
Guillem, P. s. Schneider, P.B. [158], 165, 198
Gunderson, E. s. Doll, R. [41], 170, 194
Gunne, L.M. s. Jönsson, L.L. 488, 516
Gunther, M. [109], 522, 549
Gurland, H.J. [110], 526, 549
Gurland, H.J. s. Cooper, J.E. [21], 85, 91, 114, 123, 146, 341, 356, 939, 945
Gurland, H.J. s. Brunner, F.P. [42], 530, 531, 547
Gurland, H.J. s. Parsons, F.M. [226], 530, 531, 553
Gurland, H.J. s. Schärer, K. [252], 532, 554
Gutheil, E.A. [111], 544, 549
Guttman, E., Thomas, E.L. [47], 147
Guy, W., Gross, M., Hogarty, G.E., Dennis, H. 290, 295, 333, 357
Guyotat, J. 800, 801, 825
Guze, S.B. s. Goodwin, D.W. 511, 515

Haan, N. [112], 524, 549
Haas, E.B., Whiting, A.S. 937, 946

Haastrup, S., Thomsen, K. [68], 186, 195
Habeck, D., Seelheim, H. [71], 225, 254
Habermas, J. 5, 50, 57, 77
Habit, R., Broyer, M., Benmaiz, H. [113], 532, 549
Hackett, T.P. s. Cassem, N.H. [48], 521, 522, 523, 525, 547
Hackett, T.P., Cassem, N.H., Wishnie, H.A. [116], 521, 522, 523, 550
Hackett, T.P., Weisman, A.D. [114], [115], 521, 538, 542, 549
Hackett, Th.P. s. Weisman, A.D. [291], 538, 555
Hackfield 892, 929
Hackstein, F.G. 715, 738
Hackworth, G.H. 936, 946
Hadamik, W. s. Müller, H.-W. [130], 223, 225, 227, 257, 887, 930
Haddenbrock, S. 884, 885, 891, 903, 910, 929
Haddenbrock, S., Poeschel, H. [72], 225, 254
Haeckel, E. 152
Häfner, H. 39, 40, 77, [69], 151, 155, 156, [71], 180, 195, [73], 234, 241, 243, 244, 248, 254, 290, 295, 303, 323, 715, 722, 731, 733, 735, 738, 908, 930
Häfner, H. s. Baeyer, W. von 388, 400, 403, 404, 410, 414, 416, 425
Häfner, H. s. Böker, W. [20], 223, 229, 251, 293, 294, 886, 928
Häfner, H. s. Huber, W. [128], 550
Häfner, H., Kisker, K.P. 389, 390
Häfner, H., Reiman, H. [48], 135, 147, [141], 179, 181, 197
Häfner, H., Reimann, H., Immich, H., Martini, H. 105, 114, [70], 168, 169, 195
Häfner, H. s. Strauch, M. [280], [281], 527, 529, 555
Häfner, H., Vogt-Heyder, B., Zerssen, D.v. 732, 738
Häfner, H. s. Wing, J.K. 386
Häfner, H., Zerssen, D. von [74], 228, 244, 254

Häfner, H. s. Zerssen, D. v. 726, 735, *742*
Häfner-Ranabauer, W. 61, *78*
Häfner-Ranabauer, W. s. Strauch, M. [280], 527, 529, 530, *555*
Hällström, T. [49a], 141, *147*
Härlen, H. s. Brunner, F.P. [42], 530, 531, *547*
Härlen, H. s. Schärer, K. [252], 532, *554*
Haerlin, C. [49], 750, *777*
Härtel, O. s. Strugger, S. 81, *117*
Haferkamp, H. 74, *78*
Hafner 869
Hagnell, O. s. Leighton, D.C. [104], 165, *196*
Hagnell, O., Tunving, K. [72], 184, *195*
Hahn, P. 22, [117], 522, 523, *550*
Hahn, P. s. Christian, P. [53], [54], 522, 523, *547*
Hailey, A.M. 107, *114*, 341, *357*
Hailey, A.M. s. Wing, J.K. 106, 107, 114, [190], 234, 237, *259*, 282, 284, 286, *296*, *352*, *360*
Hailey, A.M., Wing, L., Wing, J.K. 107, *114*
Haindorf, A. 35
Haisch, E.O. [75], 228, *254*
Halbach, H. s. Eddy, N.B. 94, *114*
Halbwachs, M. 567, *604*
Hald, J., Jacobsen, E., Larsen, V. 488, *515*
Halevi, H.S. [37], 454, *464*
Haley, J. 622, *662*, 673, 679, 686, 689, 690, 691, 695, *704*
Haley, J., Hoffmann, L. *704*
Hall, A.B. 936, 937, *946*
Hall, M. 16
Hall, R.A. *946*
Halpert, H. [29], [30], 203, *218*
Halvorsen, T. s. Jøldal, B. 498, *516*
Hamburg, D.A. s. Chodoff, P. [51], 540, *547*
Hamburg, D.A. s. Friedman, S.B. [91], 540, *549*
Hamilton, M.W. s. Hoenig, J. 292, *295*, 311, *323*
Hamilton, M. 814, *825*

Hamilton, M. s. Ryle, A. 673, *708*
Hamilton, V. [51], 750, *777*
Hamilton, V., Salmon, P. [50], 750, *777*
Hammerstein, J.F. s. Perlman, L.V. [231], 522, *553*
Hampel, R. s. Degkwitz, R. [38], *251*
Hampers, C.L. s. Bailey, G.L. [20], 530, *546*
Hampers, C.L. s. Merrill, J.P. [199], 526, *552*
Hampers, C.L. s. Shambaugh, P.W. [268], 530, *554*
Hand, I. 35
Hardesty, A.S. s. Spitzer, R.L. 91, *117*
Harding, J.S. s. Leighton, D.C. 105, *115*, 299, *323*
Hare, E.H. 344, *357*
Hare, E.H. s. Coppen, A. 588, *603*
Hare, E.H., Price, J.S. [73], 161, *195*
Hare, E.H., Price, J.S., Slater, E.T.O. [74], [75], 155, 165, 167, *195*
Harlen, H. s. Parsons, F.M. [226], 530, 531, *553*
Harmsen, E. 313, *323*
Harney, M., Cross, J. 501, 513, *515*
Harris, A.D. s. Letemendia, F. 336, *358*
Harris, E.C. 656, *662*
Harris, T.O. s. Brown, G.W. [14], [15], 141, *146*, [26], 264, *277*, 291, *294*
Harrison, G.L. 942, *946*
Harrison, J. s. Charing, G. [25a], 264, *277*
Hart, W.T., Bassett, L. [76], 191, 192, *195*
Harthaway, D.S., s. Johnson, W.J. [134], 530, *550*
Hartland, E.S. 935, *946*
Hartmann, H. 66, *78*, [31], 216, *218*
Hartmann, P.C. 10
Hartmann, W. [76], 225, *254*, 303, *323*
Hartmann, W., Meyer, J.-E. [77], 225, *254*
Hartmann, W. s. Meyer, J.-E. [121], *256*
Hartsuiker, F. 892, *930*
Hartung, s. Wolff 730

Harvald, B. s. Hauge, M. 107, *114*
Haseloff, O.W. 678, *704*
Hasenknopf, M. s. Pflanz, M. [71], 430
Hashmi, F. [38], 435, 441, *464*
Hassall, C. s. Cross, K.W. 352, *356*
Hassal, C. s. Kessel, N. 333, *358*
Hassel, C., Threthowan, W. 576, *604*
Hau, T.F. 671, *662*, 721, *738*
Haug, F. 65, *78*
Hauge, M., Harvald, B., Fischer, M., Gottlieb-Jensen, K., Juel-Nielsen, N., Raebild, I., Shapiro, R., Videbech, T. 107, *114*
Hausner, M. 713, *738*
Havens, L.L. 808, *825*
Hawkins, D.R. [118], 521, *550*
Hawkins, D.R. s. Volkan, V.D. 812, *828*
Hawks, D. s. Mitcheson, M. 506, *516*
Haworth, A. 820, *825*
Hawthorne, V.M. s. McKay, A.J. 509, *516*
Hay, D.R. 489, *515*
Hay, D.R., Oken, D. [119], 521, *550*
Haybittle, J.L. 489, *515*
Hayden, M. s. Brodey, W. 692, *702*
Hayman, M. 511, *515*
Hearnshaw, L.S. 339, *357*
Heath, E.S., Bacal, H.A. 656, *663*
Heathorn, R.J. 790, *825*
Heckel, R.V., Holmes, G.R., Rosecrans, C.J. *663*
Heckel, R.V., Kraus, R., Beck, E.W. *663*
Hecker, J.F.C. [49], 131, *147*, *515*
Heesch, J.R. s. Porter, M.R. 506, *517*
Hegel 189, 490
Hegstrom, R. s. Scribner, B.H. [267], 526, 527, *554*
Hehrlau, F.W. s. Scheemann, N. [254], 525, *554*
Heigl, F. [51], 476, *483*, 838, 839, 840, *864*
Heigl, F. s. Heigl-Evers, A.

636, *663*, 857, 858, 859, 860, 862, *864, 865*
Heigl-Evers, A. 607, 842, 857, 859, 860, 861, 863, *864*
Heigl-Evers, A., Heigl, F. 636, *663*, 857, 858, 859, 860, 862, *864*
Heigl-Evers, A., Hering, A. 861, *865*
Heigl-Evers, A., Laux, G. 621, *663*
Heim, E. 714, *738*
Heimann, H. s. Angst, J. 92, *113*
Heimlich, H.J., Kutscher, A.H. [120], 539, *550*
Heinecke, G. s. Finke, K. [85], 530, *549*
Heinrich, K. s. Angst, J. 92, *113*
Heinroth, J.Chr.A. 9, 10, 11, 17, *35*
Heising, G., Eckensberger, D., Biebl, W. 862, *865*
Held, T. [78], 234, *254*
Helfer, R.C. s. Kempe, C.H. [21], 264, *277*
Helgason, T. [50], 124, *147*, [77], 181, *195*, 581, 582, *604*
Hellman, L. s. Katz, J.L. [142], 522, *550*
Hellmer, J. 887, *930*
Hellström, L. s. Allgén, L.G. 505, *513*
Helmchen, H. 90, 104, *115*, 800, *825*
Helmchen, H. s. Angst, J. 92, *113*
Helmchen, H. s. Bochnik, H.J. 104, *113*
Helmchen, H.s. Degkwitz, R. 90, 95, 96, 104, 108, *114*
Helmchen, H. s. Eckmann, F. 105, *114*
Helmchen, H., Hippius, H. 83, 104, *115*
Helmchen, H., Hippius, H., Meyer, J.E. 104, *115*
Helmchen, H., Hippius, H., Stürzbecher, M. 104, *115*
Helmchen, H., Kielholz, P., Brooke, E., Sartorius, N. 104, *115*
Helmchen, H., Müller-Oerlinghausen, B. 810, *825*
Helmholtz 16
Helpern, M. 505, *515*
Helweg-Larsen 394

Hemprich, R.D., Kisker, K.P. [79], 226, *254*, 719, 726, *738*
Hendel, D.D. s. Strong, S. [118], 470, 479, *485*
Henderson, J.G., Wittkower, E.D., Lougheed, M.N. [121], 534, *550*
Henle, I. 621, *663*
Henning, F. s. Shanas, E. 350, *359*
Henriksen, F. s. Nielsen, J. 511, *517*
Henry, A.F., Short, J.F. 558, 563, *604*
Henry, G.W. s. Zilbóorg, G. 38
Henry, J. 386, 732, *738*
Herbart 10, 14
Hering, A. s. Heigl-Evers, A. 861, *865*
Hermann, K. 399, *426*
Hermann, K., Thygesen, P. 389, 390, 414, 417, *426*
Hermann, R. s. Degkwitz, R. [39], 237, *251*
Hermansen, L. s. Goodwin, D.W. 511, *515*
Herndon, C.H. s. Khan, A.U. [150], *551*
Herner, T. 107, *115*
Herrick, J. s. Ford, F.R. 697, *704*
Herrmann, L. s. Hinckley, R. 735, *738*
Hertl, M. [122, 123], 536, 540, *550*
Herridge, C.F. s. Abey, W.I. [1], 158, 160, *193*
Herst, E.R. s. Marks, I.M. 309, 314, *324*
Hertzberg, L.J. [124], 534, *550*
Herulf, B. 504, *515*
Herz, M. 35
Herz, M.J. 732, *738*
Herz, M.J., Endicott, J., Spitzer, R., Mesnikoff, A. 290, *295*
Herz, M.J., Spitzer, R., Endicott, J. 290, *295*
Herzberg, F. [30, 31], 265, *277*
Herzberg, F., Mausner, B., Snyderman, B.B. [52], 758, *777*
Herzog, D. 47, *78*
Hesbacher, P.T. · [78], 192, *195*

Hess, A. 506, *515*
Hesse, H.A. 75, *78*
Hetzel, B.S., Oliver, R.G. 576, 598, *604*
Heuse, G.A. 946
Hewitt, K., s. Gleisner, J. [52], 270, *278*, 333, *357*
Heyse, H. s. Mombour, W. 92, *116*
Hickman, R.O. s. Blagg, C.R. [36], 530, *547*
Higgins, B.A. s. Cramond, W.A. [58], [60], 532, *548*, 521
Hildebrand, P. s. Balint, M. 788, *824*
Hildebrandt, H. s. Schneemann, N. [254], 525, *554*
Hilgard, J., Newman, M.F. 673, *704*
Hill, D. 788, *825*
Hill, O., Price, J.S. [51], 143, *147*
Hill, R. 58, *78*
Hill, R., Aldous, J. 59, *78*
Hillers, F. s. Janz, H.W. 725, *739*
Hilles, L. [79], 191, *195*
Hiltenbrand, J.P., Sinber, L., Kammerer, T. [80], 168, 169, *195*
Hinckley, R., Herrmann, L. 735, *738*
Hippius, H. [81], 234, 244, *254*
Hippius, H. s. Angst, J. 92, *113*
Hippius, H. s. Bochnik, H.J. 104, *113*
Hippius, H. s. Helmchen, H. 83, 104, *115*
Hippius, H. s. Overall, J.E. 92, *116*
Hippokrates 3, 153
Hirose, T. s. Brill, H. 500 503, 505, *514*
Hirsch, A. 3, *36*
Hirsch, S.H. s. Wing, J.K. 343, *360*
His, W. 14
Hitchens, L. s. Mitcheson, M. 506, *516*
Hitpass, J. [52], 472, *483*
Hobman, D. 317, *323*
Hoch, P.H. [82], 222, *254*
Hochbaum, G.M. 337, *357*
Hoche, A. 15
Hochheimer, W. [53], 468, *483*

Hochmann, J. 676, *704*
Hoche, A. 889, *930*
Hochrein, M., Schleicher, J. *426*
Hocking, F. [81], 161, *195*
Hoebel, E.A. 935, *946*
Höck, K. 715, *738*
Hölldobler, B. 494, *515*
Hoenig, J., Hamilton, M.W. 311, *323*
Hoenig, J., Hamilton, M.W. 292, *295*
Hofer, G. 76, *78*, *738*, 886, *930*
Hofer, G., Mävers, W. 715, *738*
Hofbauer, J.C. 19
Hoffmann, J. 9, 28
Hoffmann, J. s. Castell, R. 93, *113*
Hoffmann, L. s. Haley, J. *704*
Hoffmann, W. s. Ernst, A. 45, *77*
Hofmann, G. s. Reiter, L. [142], 167, 168, *197*
Hoffmann, T. 887, *930*
Hofmann, W. 45, *78*
Hofset, A. [54], 472, *483*
Hofstätter, P. 61, 63, *78*, [32], 202, *218*, 624, 647, 656, *663*
Hogarty, G.E. s. Guy, W. 290, *295*, 333, *357*
Hoheisel, H.P. s. Weinland, W.L. [181], 234, *259*, [30], 878, *881*
Höhn, E., Schick, Chr. 622, *663*
Holder, A. s. Sandler, J. 844, *866*
Hole, G. s. Battegay, R. 622, 656, *660*
Holister, L.E. s. Oberall, J.E. [129], 191, *197*
Holmes, G.R.s. Heckel, R.V. *663*
Hollender, M.H. [82], 183, *195*, [125], 520, 521, *550*
Holling, H.E. [126], 522, *550*
Hollingshead, A.B., Redlich, F.E. 39, 41, *78*, 182, [33], 206, 216, *218*, 299, 317, *323*, 364, *386*, [39], 438, *464*
Hollingshead, A.B.s. Redlich, F.C. [67], 206, *219*
Hollon, T.H. [127], 531, *550*

Holmberg, Schneider 107, *115*
Holmboe, R., Astrup, C. [52], 136, *147*
Holt, R.R., Luborsky, L. 806, 815, *825*
Holton, Ch.P. s. Moore, D.C. [211], 541, *552*
Holsti, K.J. 937, *946*
Homans, C.G. 624, *663*
Homans, G.E. 61, *78*
Hooper, D.F. 336, *357*
Hooper, D.F. s. Clark, D.H. 336, *356*, 713, 729, *737*
Hoppe, K.D. [83], 161, 162, *195*
Horder, J. s. Benaim, S. [3], 131, *145*, 499, *514*
Hordern, A. s. Sandifer, M.G. 94, *117*
Horkheimer, M., s. Fromm, E. 52, *77*
Hormick, E.J. s. Bauer, S.F. [11], 158, 160
Horn, K. 670, *704*
Hornabrook, R.W., Moir, D.J. [53], 139, *147*
Horney, K. 585, *604*
Horobin, G. s. Birch, H.G. [4], 133, *145*
Horowitz, I.L. 936, *946*
Hoser, J. s. Leder, S. [102], 166, *196*
Housden, J. 309, 314, *323*
Houts, P.S. s. Manis, M. [47], 204, *218*
Hovland, C.I., Sherif, M. [34], 207, *218*
Hovland, C.I. s. Sherif, M. [82], *220*
Howe, C.D. s. Cobb, B. [55], 534, *548*
Hubbard, D.G. 936, 937, *947*
Hubbard, J.P., Levit, E.J., Schumacher, C.F., Schnabel, T.G. 795, *825*
Huber, G. [83], 225, *254*
Huber, G. s. Gross, G. [70], 253
Huber, W. s. Strauch, M. [280, 281], 527, 529, 530, *555*
Huber, W., Strauch-Rahäuser, G., Werner, J., Häfner, H., Strauch, M. [128], *550*
Huddell, B. s. Dlin, B.M. [69], 525, *548*
Hudolin, V. 713, *738*

Hudolin, V., Muacevic, V. 713, *738*
Hudson, K. s. Lester, B.K. 782, 783, *826*
Hülsmann, P. [84], *254*
Hufeland 31
Hughes, C.C. s. Leighton, D.C. 299, *323*
Hughes, C.C. s. Leighton, A.H. 327, *358*
Hughes, P.M. [55], 477, *483*, 510, *515*
Hughes, P.H., Crawford, G., Barker, N. 510, *515*
Huk, B. *426*
Hulse, W.C. 656, *663*, 721, *739*
Humboldt, A.v. 12
Hunter, P., MacAlpine, I. [9], 262, *277*
Hunter, R.C.A. s. Kräupl-Taylor, F. [58], 131, *147*
Hurvitz, N. 686, *704*
Husserl 28
Hutschnecker, A.A. [129], 534, *550*
Hutt, S.J., Hutt, C. 622, *663*
Hutt, S.J., Crookes, T.G., Glancy, L.J. [53], 750, 753, *777*
Hutt, C. s. Hutt, S.J. 622, *663*

Ideler, D.L. *36*
Ideler, C.W. 10, 11, 19, 31, *36*
Ilahi, M. s. Baillod, R.A. [18], 526, *546*
Illing, H.A. [56], 470, 479, *483*, 621, 622, *663*
Illsley, R. s. Birch, H.G. [4], 133, *145*
Immich, H. s. Häfner, H. 105, *114*, [70], 168, 169, *195*
Innes, G. s. Baldwin, J.A. 107, *113*
Inkeles, A., Levinson, D.J. *947*
INSERM 95
Isaacs, A.D. s. Wing, J.K. 91, *118*
Isbell, H. s. Eddy, N.B. 94, *114*
Isbell, H. s. Rosenberg, D.E. 494, *517*
Isbell, H. s. Vaillant, G. 507, 511, *518*
Isbell, H. s. Vogel, V. 490, *518*
Isbister, J.D. s. Brown, B.S. *294*

Isenberg, E.L. s. Perlman, L.V. [231], 522, *553*
Isenschmid, H. 623, 654, *663*
Itil, T. s. Klein, H. [94], 179, 180, *196*

Jablensky, A. 801, 823, *825*
Jackson, D.D. 311, *323*, 670, 679, 684, *705*
Jackson, D.D. s. Bateson, G. 679, 680, *701*
Jackson, D.D., Watzlawick, P. 695, *705*
Jackson, D.D., Yalom, I. *705*
Jackson, R.s. Shertzer, B. [103], 469, *484*
Jacob, C.G. 692, *705*
Jacobi, M. 11, 19, *36*
Jacobsen, E. s. Hald, J. 488, *515*
Jacobsen, S. s. Lightbody, M. 713, *740*
Jacobson, A. 656, *663*
Jacobson, E. [130], 530, *550*
Jacobson, G.F. 290, *294*
Jacobson, L. s. Rosenthal, R. [79], 761, *778*
Jacobson, M.A. s. Rock, R.S. 941, 942, *949*
Jaeckel, M. [35], 204, 210, *218*
Jaeckel, M., Wieser, S. [36, 37], 204, 210, *218*, [85], 230, *254*
Jahnke, J. s. Sperling, E. [114, a, b], 470, 475, 479, 480, *485*
James, G.M. s. Schlesinger, B. [157], 163, 164, *198*
James, I.P. 509, 513, *515*
James, I.P. s. Backhouse, C.I. 509, *513*
James, I.P. s. Bewley, T. 500, *514*
Jamieson, B.D. s. Riley, D.N. 509, *517*
Jamieson, B.D. s. rilley, D.N. 509, *517*
Janis, I.L. [131], 544, *550*
Janke, M. [86], *255*
Janopaul, R.M. s. Rock, R.S. 941, 942, *949*
Janov, A. [57], 480, *483*
Janowitz, M. s. Bettelheim, B. [5], 200, *217*
Jantzen, F. s. Finzen, A. [57], 222, 225, 234, *252*
Janz, H.W., Hillers, F. 725, *739*

Janzarik, W. 885, 910, 919, *930*
Jaques, E. [132], 541, *550*, [54, 55], 744, 745, *752*, 759, *777*
Jarvik, M.E., Glick, S.D., Nakamura, R.K. 489, *515*
Jaspers, K. 5, 25, 28, *36*, 83, *115*, [42], 455, *464*, 499, *515*, 711, *739*
Jeannau, A., Jeannau, S. [84], 170, *195*
Jeannau, S. s. Jeannau, A. [84], 170, *195*
Jeffers, F.C., Nichols, C.R., Eisdorfer, C. [133], 541, *550*
Jenkins, C.D., Zyzanski, S.J. [38], 204, *218*
Jenkins, W.O. 653, *663*
Jenks, E. 934, *947*
Jepson, W.W., Glasscote, R.M. 288, 289, *295*
Jervis 714, 731
Jervis s. Schittar 730
Jessen, P.W. *36*
Jetter, D. 19, 20, *36*
Jönsson, L.L., Änggård, E., Gunne, L.M. 488, *516*
Johnson, B.D. 504, 509, *516*
Johnson, A.P. s. Kirk, B.A. [61], 479, 480, *483*
Johnson, J.A. 621, *663*
Johnson, P.J., Tucker, E.B., Bradbury, B.A., Spencer, F.J. [58], 471, 473, *483*
Jøldal, B., Halvorsen, T. 498, *516*
Jonsson, G., Kälvesten, A.L. [59], 472, *483*
Johnson, M.S., Abbey, H., Scheble, R., Weitman, M. 509, *516*
Jonas, R., Oberdalhoff, H.E., Schulze, H.H. [88], 225, *255*
Jones, J. s. O'Donnell, J. 505, *517*
Jones, K. 339, *357*
Jones, L., Thompson, W. 508, *516*
Jones, M. [89], 228, 237, *255*, 335, *336*, 339, *357*, 512, *516*, 622, 654, 655, 656, *663*
Jones, M., Polak, P. [135], 531, *550*
Jones, M., Pomryn, B.A.,

Skellern, E. [56], 756, 764, 765, *777*
Jones, R.O. 785, 799, 823, *825*
Johnson, W.J., Harthaway, D.S., Anderson, C.F., Carlson, R.A. [134], 530, *550*
Juel-Nielsen, N. s. Hauge, M. 107, *114*
Johnson, F.A. s. Daly, R.W. [33], 191, *194*
Jones, N.F., Kahn, M.W. [86], 191, *195*
Johnson, D.A.W. [85], 174, *195*
Jones, M. 712, 713, 714, 716, 718, 721, 722, 726, 727, 729, 730, 732, 735, *739*
Jordi, P. s. Genevard, G. 621, 650, *662*
Jorgensen, F. [87], 153, 188, 189, *195*
Jüres, E.A. s. Popitz, H. 64, *79*
Juhasz, P. [88], 188, 189, *195*
Jung, C.G. 23, 830
Jungjohann, E.E. 288, *295*
Jungner, G. s. Wilson, J.M.G. [117], 129, 130, 145, *149*
Jus, A. [89], 190, *195*

Kabanov, M.M., Volovik, V.M. 354, *357*
Kälvesten, A.L. s. Jonsson, G. [59], 472, *483*
Kahlbaum, L. 23, 29, 711, *739*
Kahn, M.W. s. Jones, N.F. [86], 191, *195*
Kahn, R.L., Fink, M., Siegel, N. [40], 206, *218*
Kahne, M.J. s. Snyder, B.R. [107], 473, *484*
Kalinowsky, L.B. s. Stevenson, G.S. 37
Kallen, G.W. s. Shepherd, M. [34], 265, 266, *277*
Kallwass, W. 886, *930*
Kalton, G.W. s. Cooper, B. [20], 137, *146*
Kalton, G.W. s. Shepherd, M. [101], 135, *149*, 314, 315, *324*
Kambly, A.J. [60], 478, *483*
Kammerer, T. 821, 822, 823, *825*

Kammerer, T. s. Hiltenbrand, J.P. [80], 168, 169, *195*
Kanner, L. [54], 133, *147*
Kant, I. 10, 57, *78*, 853
Kanter, S.S. s. Shambaugh, P.W. [269], 531, *554*
Kantor, D. s. Beck, J.C. 319, *322*
Kantor, D. s. Greenblatt, M. 319, *323*
Kaplan, D.M. s. Flomenhaft, K. 695, *704*
Kaplan, D.M. s. Langsley, D.G. 695, *705*
Kaplan, G.J. s. Porter, M.R. 506, *517*
Kaplan, H. s. Meyerowitz, J. 488, *516*
Kaplan, H.S. s. Sager, C.J. [98], 480, *484*, 686, *708*
Kaplan, S.M. 504, *516*, [136], 521, *550*
Kaplan De-Nour, A. [139, 140], 528, *550*
Kaplan De-Nour, A., Czaczkes, J.W. [137], [141], 521, 526, 528, 529, 530, *550*
Kaplan De-Nour, A. s. Czaczkes, J.W. [62], 529, *548*
Kaplan De-Nour, A., Sholtiel, J., Czaczkes, J.W. [138], 527, 528, *550*
Kaplan, M.A. 936, *947*
Kappe, D. s. Bolte, K.M. 45, 47, 48, *77*
Kardiner, A. 711, *739*
Kark, B. s. Freyberger, H. 621, *662*
Karno, M., Edgerton, R.B. [90], 171, 173, *195*
Karvon, M. s. Vernick, J. [289], 540, *555*
Kasanin, J. 85, *115*
Kasl, S.V., Cobb, S. 51, *78*, [91], 167, *195*
Kassebaum, G.E. s. Freeman, H.E. [19], *218*
Kasl, S.V., Cobb, S. [143], 541, *550*
Kastenbaum, R. [144], 524, *550*
Katsching, H. s. Reiter, L. [142], 167, 168, *197*
Katona, G. 337, *358*
Katschnig, H. 43, *78*, 119, *149*
Katz, D. [41], 207, *218*
Katz, J. *947*

Katz, J.L., Weiner, H., Gallagher, T.F., Hellman, L. [142, 522, *550*
Katz, M., Cole, J.O., Lowery, H.A. 87, 94, *115*
Katz, M.M., Lyerly, S.B. 377, *386*
Katz, S. s. Foulkes, E.F. [58], 176, *194*
Kaufmann, H. 885, *930*
Kaufmann, L. 622, *663*, 674, 680, 694, *705*
Kaufmann, L., Müller, C. 688, *705*
Kayes, J. s. Robins, E. 577, 580, 582, 583, 586, *605*
Kayser, H. [90], 228, *255*, 713, 714, 725, 726, 727, 728, *739*
Kayser, H., Krüger, H., Mävers, W., Petersen, P., Rohde, M., Rose, H.-K., Veltin, A., Zumpe, V. [91], 228, 234, *255*, 715, *739*
Kayser, H., Krüger, H., Veltin, A., Zumpe, V. 654, *663*, 715, 718, 720, 721, 722, 729, *739*
Kayssler 8
Kedward, H.B. s. Goldberg, D.P. [39], 123, *147*
Keenleyside, H.L. 937, *947*
Kehoe, M. 803, *826*
Keiser, S. 851, *865*
Keller, M. 506, *516*
Keller, W. 885, 904, *930*
Kellner, R. [55], 132, *147*
Kelly, G.A. 213
Kelly, H.H. s. Festinger, L. 337, *357*
Kelman, H.C. *947*
Kempe, C.H., Helfer, R.C. [21], 264, *277*
Kemper, W. 621, *663*, 860, 863, *865*
Kemph, J.P. [145], [146], 531, 532, *550*, *551*
Kemph, J.P., Bermann, E.A., Coppolillo, H.P. [147], 531, 532, *551*
Kempp, R. 314, *323*
Kendall, M.J. 396, *426*
Kendell, R.E. 86, *115*
Kendell, R.E. s. Cooper, J.E. [21], 85, 91, *114*, 123, *146*, 341, *356*, 939, *945*
Kennedy, J.F. 241, 299, *323*
Kennedy, P. 602, *604*

Kennedy, P., Kreitman, N., Ovenstone, I.M.K. 592, 598, *604*
Kerekjatro, M. v., s. Speidel, H. [275], 527, *554*
Kern, E. [148], 521, *551*
Kessel, M. [149], 530, *551*
Kessel, N. 287, *295*, 594, 595, 596, 597, 598, *604*
Kessel, N., Grossman, G. 582, *604*
Kessel, N., Hassal, C. 333, *358*
Kessel, N., McCullock, J.W. 585, 596, 600, *604*
Kessel, W.I.N., Shepherd, M. [56], 129, *147*
Kesting, H. s. Popitz, H. 64, *79*
Kety, S. s. Wender, P.H. [178], 156, *198*
Keupp, H. 301, *323*
Khan, A.U., Herndon, C.H., Ahmadian, S.Y. [150], *551*
Khan, M.M.R. [151], 529, *551*
Kidd, C.B., Mackie, R.E. 107, *116*
Kielholz, P. 590, 621, *663*
Kielholz, P., Battegay, R., Ladewig, D. 488, 507, *516*
Kielholz, P. s. Helmchen, H. 104, *115*
Kiev, A. [92], *195*, 801, *826*
Killian, L.M. [152], 545, *551*
Kimbell, I. s. Oberall, J.E. [129], 191, *197*
King, R.D. 350, *358*
King, R.D., Raynes, N.V. 349, *358*
King, R.D., Raynes, N.V., Tizard, J. 349, *358*
King, S.H. [153], 534, *551*
Kino, F.F. [43], 446, 458, *464*
Kirchhoff, Th. 4, *36*
Kirk, B.A., Free, J.E., Johnson, A.P., Michel, J., Redfield, J.E., Roston, R.A., Warman, R.E. [61], 479, *483*
Kiselev, A.S. 107, *115*
Kisker, G.W. *947*
Kisker, K.P. 32, *36*, 76, *78*, [92], 224, 234, 237, 241, *255*, 301, 302, 307, *323*, 715, 727, 728, 732, *739*, 800, 822, 823, *826*, [10], 870, *880*

Kisker, K.P., Amsel-Kainarou, A., Spazier, D. [93], 234, 244, 255
Kisker, K.P. s. Baeyer, W. von 388, 400, 403, 404, 410, 414, 416, 425
Kisker, K.P. s. Häfner, H. 389, 390
Kisker, K.P. s. Hemprich, R.D. [79], 226, 254, 719, 726, 738
Kisker, K.P., Langer, D. [94], 243, 248, 255
Kisker, K.P., Stroetzel, L. 673, 705
Kitano, H.H.L. [93], 179, 195
Klagsbrun, S.C. [154], 521, 551
Klapman, J.W. 621, 656, 663
Klauber, J. [155], 521, 551
Klee, G.D. s. Bahn, A.K. 107, 113
Klein, D. s. Cohen, M. 509, 514
Klein, D.F. s. Gittelmal-Klein, R. [63], 191, 195
Klein, H., Person, T., Itil, T. [94], 179, 180, 196
Klein, M. 834, 865
Klein, S.D. s. Simmans, R.G. [272], 532, 554
Kleiner, R.J., Parker, S. [95], 171, 173, 196
Kleiner, R.J. s. Parker, S. [130], 151, 158, 197
Kleining, G. 44, 78
Kleining, G., Moore, H. 47, 78
Kleinknecht, C. s. Broyer, M. [40], 547
Kleist, H. v. 28, 180
Klerman, G.L., Paykel, E.S. [96], 157, 168, 196
Klett, C.J. s. Lorr, M. 92, 116
Kliger, D. s. Ferber, A. 673, 703
Kliman, G. [156], 540, 551
Klimkova-Deutschova, E. 389, 390, 414, 426
Klineberg, O. 947
Klogh, B. s. Flynn, C.T. [86], 549
Klotz, A. s. Fichez, L. 426
Klüwer, K. 621, 663
Klug, K. s. Wittich, G. 621, 667
Kluge, E. [95], 224, 255, 303, 310, 319, 320, 323, 395

Kluge, E. s. Finzen, A. [58], 224, 253
Knatterud, G.L. s. Bahn, A.K. 107, 113
Knight, P.R. 831, 865
Knight, P.R. s. Cramond, W.A. [58], [59], [60], 521, 532, 548
Knippenkötter, A. 623, 663
Knobloch, F., Fisherowa, D. 713, 739
Knobloch, H., Pasamanick, B. [97], 160, 196
Knöpfler, W. s. Bienert, J. 316, 322
Knudson, A.G., Natterson, J.M. [157], 540, 551
Knudson, A.G. s. Natterson, J.M. [219], 540, 553
Knüppel, H. s. Bochnik, H.J. 104, 113
Koch, H.R. [44], 431, 464
Kockott, G. 886, 930
Kocourek, A., Wigmore, J.H. 934, 947
Koechlin, Ph. s. Sivadon, M.M.P. [85], 444, 466
König, R. 52, 57, 78
König, R., Tönnesmann, M. 78
König, U. [158, 159], 528, 544, 551
Koester, H. [96], 228, 255, 732, 739
Koestler, H. s. Müller, H.-W. [131], 225, 257
Kogon, E. 391, 410, 426
Kohler, C. s. Seidel, K. [160], 190, 198
Kohlmeyer, W.A. [97], 234, 241, 255
Kohn, M.L., Clausen, J.A. 686, 705
Kohn, M.L. s. Clausen, J.A. 167
Kohn, M.L. [98], 165, 167, 196
Kohut, H. [62], 474, 483, 631, 637, 657, 663, 834, 835, 858, 865
Kolb, G. 299, 316, 323
Kolb, L.C. [99], 190, 196, 491, 509, 516, 785, 826
Kole, Daniels 730
Kolff, W.J. [160], [161], 526, 529, 551
Kolle, K. 36, 399, 395, 417, 426, 892, 930

Konotey-Ahnen, F.D.J. s. Baillod, R.A. [18], 526, 546
Kornfeld, S. 4, 36
Kornfeld, D.S. s. Druss, R.G. [70], 522, 523, 548
Korsch, B. s. Francis, C.R. [88], 532, 533, 549
Korsch, B.M. s. Fine, R.N. [84], 532, 548
Korsch, B.M., Gardner, J.E., Fine, R.N., Negrete, V.F. [162], 533, 551
Kosa, J. 41, 51, 78
Koumans, A.J. [163], 521, 551
Kovacz, V. 833, 865
Kovitz, B. s. Bateman, J.F. [24, 524, 546
Kraepelin, E. [57], 9, 23, 24, 25, 28, 29, 36, 82, 83, 84, 85, 115, 121, 122, 135, 147, 175, 180, 558, 580, 604, 711, 739
Kräupl-Taylor, F.K. 622
Kräupl-Taylor, F., Hunter, R.C.A. [58], 131, 147
Kraft, A.M. 289, 295
Kraft, A.M. s. Glasscote, R.M. 288, 289, 295
Kraft, I.A. 621, 663
Kraft-Ebing, R. 15, 36
Kramer, M. 91, 115
Kramer, M. s. Bahn, A.K. 107, 113
Kramer, M. s. Locke, B.Z. [110], 157, 196
Kramer, M., Pollack, E.S., Redick, R.W., Locke, B.Z. 567, 570, 604
Kramer, M., Sandifer, M.G. 87, 115
Krapf, E., Moser, J.M. 940, 947
Krappmann, L. 62, 78
Kraus, J. [100], 171, 172, 196
Kraus, R. s. Heckel, R.V. 663
Krause, F.J. 887, 930
Krehl, L. v. 23, 26, 27, 28, 36
Kreitman, N. 87, 115, 382, 386
Kreitman, N. s. Aiken, R.C.B. 594, 603
Kreitman, N. s. Buglass, D. 594, 603
Kreitman, N. s. Kennedy, P. 592, 598, 604

Kreitman, N. s. Ovenstone, I.M.K. 599, *605*
Kreitman, N. s. Sainsbury, P. 814, *827*
Kreitman, N., Sainsbury, P., Morrisey, J., Towers, J., Scrivener, J. 87, *115*
Kreitman, N., Smith, P., Eng-Seong Tan, 592, 593, 594, *604*
Kress, H. v. [164], [165], 520, 539, *551*
Kretschmer, E. 25, 28, *36*, [166], 545, *551*, 818, 915, *930*
Kretz, H. 722, *739*
Kris, E. 837, *865*
Kroeber-Kenneth, L. [63], 475, *483*
Kronfeld 28
Krook, G. 507, *516*
Kropotkin, P.A. 189
Krüger, H. *386*, 720, 731, 732, 734, 735, *739*
Krüger, H. s. Kayser, H. [91], 228, 234, *255*, 654, *663*, 715, 720, 721, 722, 729, *739*
Krüger, H., Rohde, Veltin, A., Zumpe, V. 725
Krüger, H., Rose, H.K. 718, 731, 732, 734, 735, *739*
Krüger, H. s. Veltin, A. [179], 225, *259*
Krüger, H., Veltin, A., Zumpe, V. 722, *739*
Krüger, H. s. Winkler, W.Th. [192], 225, 228, *260*
Krüsi, G. [167], 537, *551*
Krystal, H., Niederland, W.G. 389, 390, 417, *426*
Ku, G. s. Baillod, R.A. [19], 532, *546*
Kubie, L.S. [64], 468, *483*, 694, *705*, 830, *865*
Kuda, M. [65], 474, *483*
Kübler-Ross, E. [168], 539, 542, *551*
Kühne, G.E. s. Rennert, H. 288, *296*
Künzel, E. 621, *664*
Kuhl, J. s. Ernst, A. 45, *77*
Kuiper, P. 613
Kukla, R. [3], 869, *879*
Kulenkampff, A. 319, 320, *323*
Kulenkampff, C. [98], 226, *255*

Kulenkampff, C. s. Bochnik, H.J. 104, *113*
Kuhn, R. *36*
Kuhn, Th.S. 5
Kunad, E. s. Wieser, St. [185], *259*
Kunze, E. s. Strotzka, H. [171], [172], 168, 169, *198*
Kushlick, A. 349, *358*
Kushlick, A., Cox, G. 349, *358*
Kushner, J.H. s. Binger, C.M. [32], 540, 541, *547*
Kusyszyn, I. 496, *516*
Kutscher, A.H. s. Heimlich, H.J. [120], 539, *550*
Kwoh, A. s. Markson, E. 332, *358*

Lab, P. s. Danon-Boileau, H. [25], [26, 27], 476, *482*
Labhardt, F. [45], 457, *464*, 622, 651, *664*
Laburt, H.A. s. Laqueur, H.P. 697, *705*
Lacan, J. 715, *740*
Ladewig, D. s. Battegay, R. 621, 622, *660*
Ladewig, D. s. Kielholz, D. 488, 507, *516*
Laehr, H. *37*
Längle, S. s. Degkwitz, R. [39], 237, *251*
Lafave, G. s. Burke, J.L. 721, *734*
Lafave, H.G. s. Rootman, I. [148], 153, *197*
Laffranchini, S. [46], 430, 446, 447, 449, 450, 451, 452, 453, 454, 455, 456, 457, 458, 459, 460, 461, *464*
Laforet, E.G. [169], 536, *551*
Lai, G. 721, *740*
Laing, D.H. s. Bell, J.A.E. 489, *514*
Laing, R.D. [101], 189, *196*, [99], 225, *255*, 330, *358*, 672, 694, *705*
Laing, R.D., Esterson, A. *37*, 60, 75, *78*, 673, *705*
Laing, R. 715, *740*, 782
Laing, R., Cooper, D. 714, *740*
Laing, R., Phillipson, H. 673, *705*
Lakin, M. s. Lieberman, M.A. 607

Lakin, M., Lieberman, M.A., Whitacker, D.St. 621, *664*
Lamarck, J.B. 81
Lambo, T.A. s. Leighton, A.H. 175, 327, *358*
Landau, S. s. Werkman, S.L. 789, *828*
Landauer, K. 833, *865*
Landis, C., Farwell, J.E. [60], *147*
Lange, E. [103], 228, *255*
Lange, J. 884
Lange, H.J. 93, *115*
Langelüddecke, A. 884, 887, 889, 892, *930*
Langer, D. s. Kisker, K.P. [94], 243, 248, *255*
Langer, M. 834, *865*
Langer, M. s. Grinberg, L. 621, *662*
Langer, M., Puget, J., Teper, E. 846, 847, *865*
Langermann, J.G. 8, *37*
Langner, M.S., Michael, S.T. 41, 43, 75, *78, 426*
Langner, T.S. s. Srole, L. 39, 41, 42, 75, *80*, 105, *117*
Langrod, G. 937, *947*
Langsley, D.G. 796, *826*
Langsley, D.G., Pittman, F.S. 695, *705*
Langsley, D.G. s. Pittman, F.S. 695, *707*
Langsley, D.G., Kaplan, D.M. 695, *705*
Lapassade, G. 622, *664*
Lapema, L.M. 713, *740*
La Perriere, K. s. Bloch, D.A. *672*
Lapouse, R., Monk, M. [61], 133, *147*, [66], 469, *483*
Lapp, R.E. 936, *947*
Laqueur, H.P. 622, *664, 705*
Laqueur, H.P., Laburt, H.A. 697, *705*
Laqueur, H.P., Wells, C. *705*
Larsen, N.A. [170], 532, *551*
Larssen, V. 394
Larsen, V. s. Hald, J. 488, *515*
Laschet, E., Laschet, L. 887, *930*
Laschet, L. s. Laschet, E. 887, *930*
Lasègue, C., Falret, J. [62], 131, *147*

Lasky, J.J. s. Lorr, M. 92, 116
Lasswell, H.D. 947
Lasswell, H.D. s. Rubinstein, R. 336, 359, 730, 741
Last, J.M., Stanley, G.R. 785, 826
Lauber, H. [104], 243, 255
Lauter, H. [105], 237, 256
Lauter, H. s. Bochnik, H.J. 104, 113
Laux, G. s. Heigl-Evers, A. 621, 663
Lawrence, J.R. s. Cramond, W.A. [58], [59], [60], 521, 532, 548
Lawrence, M.M. [67], 468, 477, 483
Lazarsfeld, P.F. s. Zawadzki, B. [102], 757, 778
Lazarus, A.A. s. Wolpe, J. 87, 118
Lazarus, J., Locke, B.Z., Thomas, D.S. [47], 453, 464
Lebovici, S. 621, 642, 664, 675
Lebovici, S. s. Rutter, M. 102, 117
Lebovici, S., Soule, M. 705
Lechler, H. [106], 244, 256
Leder, S. 713, 740
Leder, S., Hoser, J., Potocka, A. [102], 166, 196
Lee, E.S. s. Malzberg, B. [51], 438, 464
Lee, G.C. 934, 947
Lee, M. s. Shepard, M. 638, 647, 666
Lee, R. s. Chein, I. 509, 511, 512, 514
Leferenz, H. 884, 885, 902, 930
Leff, J. s. Wing, J.K. 343, 360
Lefton, M. s. Pasamanick, B. 87, 116, [131], 157, 158, 191, 192, 197, [60], 219, 290, 296
Leibbrand, W. 37
Leibbrand, W., Wettley, A. 5, 317
Leichsenring, Ch. [48], 439, 464
Leichter, E., Schulman, G. 622, 664
Leidesdorf, M. 14
Leighton, A.H., Lambo, T.A., Hughes, C.C., Leighton, D.C., Murphy, J.M., Macklin, D.B. 327, 358
Leighton, A.H. s. Leighton, D.C. 105, 115, 299, 323
Leighton, D.C., Harding, J.S., Macklin, D.B., Macmillan, A.M., Leighton, A.H. 105, 115
Leighton, A.M., Lambo, T.A. 175
Leighton, A.M., Leighton, D.C. [103], 156, 165, 167, 196, 299, 323
Leighton, D.C., Harding, J.S., Macklin, D.B., Hughes, C.C., Leighton, A.H. 299, 323
Leighton, D.C., Hagnell, O. [104], 165, 196
Leighton, D.C. s. Leighton, A.M. [103], 156, 165, 167, 196, 327, 358
Leitner, I. s. Strotzka, H. [170], 168, 198
Lemaire, J.G. 686, 705
Lemkau, P.V., Crocetti, G.M. [42], 212, 218, 291, 295
Lempp, R. [68a, b], 467, 483
Lenard, H.G. [171], 528, 540, 551
Lenckner, Th. 884, 900, 903, 930
Lennard, H.L., Beaulieu, M.R. 673, 705
Lennertz, A. [107], 226, 256
Lennertz, E. 621, 664
Lenski, G.E. 48, 50, 78
Leonhard, K. 85, 115
Leonhard, K., Trostorff, S. von 85, 115
Leppien, R. [108], 228, 237, 256
Lerch, D. 595, 604
Lerche, Jr., Ch.O. 937, 947
Leshan, E. s. Leshan, L. [172], 542, 551
Leshan, L., Leshan, E. [172], 542, 551
Lesky, E. 37
Lesniak, R., Orwid, M., Szymusik, A., Teutsch, A. 389, 426
Lester, B.K., Hudson, K. 782, 783, 826
Lester, D. 602, 604
L'Etang, H. 939, 947
Letemendia, F. 729
Letemendia, F., Harris, A.D., Willems, P.J.A. 336, 358
Leuner, H. 621, 664
Leupoldt, J.M. 3, 6, 8, 9, 23, 37
Levengood, R., Lowinger, P., Schooff, K. 500, 516
Levenson, A.J. s. Ozarin, L.D. [137], 234, 241, 257
Levin, G. s. Wilder, J.F. 333, 359
Levine, J. s. Balter, M. 498, '513
Levine, S. s. Stephens, R. 488, 518
Levinger, L. 395, 417, 426
Levinson, D.J. s. Adorno, T.W. [1], 200, 217
Levinson, D.J. s. Gilbert, D.C. [21], 218
Levinson, D.J. s. Inkeles, A. 947
Levit, E.J. s. Hubbard, J.P. 795, 825
Levy, D. s. Stierlin, H. 674, 709
Levy, E. s. Danon-Boileau, H. [26], 476, 482
Levy, L., Rowitz, L. [63], 147, [106], 168, 169, 196
Levy, L. s. Rowitz, L. [151], 169, 197
Lewander, T. 494, 516
Lewerenz, H. s. Bürger-Prinz, H. 886, 929
Lewin, B.D., Ross, H. 833, 865
Lewin, K. 61, 63, 78, [43, 44], 200, 218, [173], 524, 551, 622, 646, 656, 664, 712, 714, 730, 740
Lewin, L. 495, 516
Lewis, A.J. 781, 784, 785, 786, 787, 788, 805, 806, 807, 809, 811, 817, 826
Lewis, J. s. Gossett, J. 509, 515
Lewison, D.J. s. Greenblatt, M. 335, 357
Lewis, A.J. [64], 90, 121, 147
Lewis, E.O. [65], 122, 147
Licht, S.H. [57], 746, 777
Lickint, K. [109], 256
Lidz, R.W., Lidz, T. 705
Lidz, T. 311, 323, 674, 677, 688, 706, 802, 804, 826
Lidz, T. s. Ciarlo, D.D. 673, 702

Lidz, T., Cornelison, A. 706
Lidz, T., Fleck, S. [174], 521, 551, 706
Lidz, T., Fleck, S., Alanen, Y.O., Cornelison, A. 60, 75, 79
Lidz, T. s. Lidz, R.W. 705
Lidz, T., Wild, C. 706
Lie, T. 936, 937, 947
Lieber, A.L., Sharin, C.R. [107], 158, 160, 196
Lieberman, E. [177], 532, 551
Lieberman, E. s. Fine, R.N. [84], 532, 548
Liebmann, K.-O. [110], 234, 241, 256
Lieberman, M.A. [175], 551, 646, 659, 664
Lieberman, M.A. s. Lakin, M. '621, 664
Lieberman, M.A., Lakin, M., Stock Whitaker, D. 607
Lieberman, M.A., Coplan, A.S. [176], 541, 551
Lieberman, M.A. s. Stock Whitaker, D. 860, 866
Lieberman, M.A. s. Whitacker, D.St. 622, 667
Lieberman, M.A., Yalom, I.D., Miles, M.B. 622, 664
Liberman, R.P. 622, 664
Liebhard, E. s. Spann, W. [274], 527, 554
Liebman, R. s. Miyoshi, N.B. 700, 707
Lifton, R.J. [178], 545, 551
Lightbody, M., Jacobsen, S. 713, 740
Lin, T.Y. s. Rutter, M. 102, 117
Lin, T.Y. s. Shepherd, M. [99], 87, 94, 117, 123, 149
Lin, T.Y. s. Tarjan, G. 94, 117
Lincoln, G. s. Sonne, J.C. 693, 708
Lindeman, E. [16a], 263, 277, 284, 295, [179], 537, 551
Linden, K.-J. s. Degkwitz, R. [39], 237, 251
Lindesmith, A. 490, 512, 516
Lindgren, H.C. 625, 664
Lindinger, H. [111], 225, 256, 621, 664, 721, 740, 886, 930
Lindinger, H. s. Brigl, H. 714, 720, 736
Lindroth, C., Nilsson, L. 495, 516

Linné, C. 81
Linsky, A.S. [108], 157, 168, 196
Linton, R. 711, 740, 936, 947
Lipman, R.S. s. Derogatis, I.R. [35], 166, 167, 178, 179, 194
Lipowski, Z.J. [180, 181, 182], 521, 522, 528, 551, 552
Lipowski, Z.J. [109], 154, 158, 196
Lippman, W. [45], 200, 206, 218
Lips, J.E. 935, 947
Lipscomb, W. 513, 516
Litman, R.E. 586, 604
Litsios, S. 386
Litt, I., Cohen, M. 501, 516
Livingston, G. s. Wright, R.G. [296], 530, 555
Lobrinus, A. s. Wertheimer, J. [182], 236, 259
Loch, W. 315, 323
Locher, H. 623, 654, 664
Loeb, N.B. 732, 740
Lönnum, A. s. Strøm, A. 427
Locke, B.Z. s. Kramer, M. 567, 570, 604
Locke, B.Z., Kramer, M., Timberlake, C.E., Pasamanick, B., Schmelzer, B.A. [110], 157, 196
Locke, B.Z. s. Lazarus, J. [47], 453, 464
Locke, J. 18
Loeb, M. 304, 305, 306, 308, 309, 324
Loeber, R. s. Allen, R.V. [1], 770, 775
Loesch, J. s. Thurnblad, R.J. 799, 828
Loewenstein, R.M. 840, 865
Lohmann, R. 727, 728
Lohmann, R., Teuwsen, E. [184], 552
Lohmann, R. [183], 552
Loirat, C. s. Broyer, M. [40], 547
Lonergan, W.G. 621, 623, 654, 664
Long, N.J., Morse, W.C., Newman, R.G. [69], 467, 483
Loois, H. 732, 740
Loos, J.C. 713, 740
Lopez Ibor, J.J. 806, 822, 826
Lorenzer, A. [185], 529, 552

Lorr, M. 92, 115
Lorr, M., Klett, C.J. 92, 116
Lorr, M., Klett, C.J., McNair, D.M. 92, 116
Lorr, M., Klett, C.J., McNair, D.M., Lasky, J.J. 92, 116
Lotter, V. [66], [67], 133, 147
Lotz, H. [112], 222, 225, 243, 256
Loudon, J.B. s. Rawnsley, K. [84], 132, 148, [140], 170, 197
Lougheed, M.N. s. Henderson, J.G. [121], 534, 550
Loveland, N.T., Wynne, M.T. 673, 706
Lowinger, P. 500, 516
Lowinger, P. s. Levengood, P. 500, 516
Lowery, H.A. s. Katz, M. 87, 94, 115
Lowy, L. s. Bernstein, S. 623, 654, 660
Luborsky, L. s. Holt, R.R. 806, 815, 825
Luckmann, T. s. Berger, P.L. 61, 77
Ludwig, C. 16
Ludwig, E.G., Collette, J. 41, 56, 79
Lüdecke, H. [186], 521, 552
Lüders, W. [70], 476, 483
Luft, J. 622, 654, 664
Luhmann, N. 61, 79
Lungershausen, E. [71], 474, 483
Luxemburger 22
Lyerly, S.B. s. Katz, M.M. 377, 386
Lyle, J.G. 349, 358
Lynn, R. [111], 160, 196, 947
Lyons, H.A. [112], 161, 162, 196
Lytton, H. [72], 469, 477, 479, 480, 483

Maas, H.S., Varon, E., Rosenthal, D. 342, 358
MacAlpine, I. s. Hunter, P. [9], 262, 277
Macandrew, C., Geertsma, R.H. 510, 516
Maccoby, S. s. Butler, Sir G. 936, 945
MacDonald, C. 948
MacDonald, C.F. 942, 948
Mac Donald, J.M., Daniels, M.L. 713, 740

Macek, O., Mayer, B. [49], 431, 443, 446, 450, 451, 452, 453, 455, 458, *464*
Mace-Kradjian, G. s. Amiel, R. [4], 166, *193*
Mach, E. 28
Mack, M. s. Gardner, E.A. 107, *114*, 582, *604*
Machkeith, S. s. Grimshaw, J.S. 823, *825*
Mackie, R.E. s. Kidd, C.B. 107, *115*
MacKinnon, P.C.B., MacKinnon, I.L. 564, *604*
MacKinnon, I.L. s. MacKinnon, P.C.B. 564, *604*
Macleod, J.A. s. Stein, E.H. [279], 525, *555*
Macklin, D.B. s. Leighton, A.H. 328, *358*
Macklin, D.B. s. Leighton, D.C. 299, *323*
Maclean, U. [46], 213, *218*
MacMahon, B., Sawa, J.M. [69], 143, *148*
MacMahon, B. s. Temoche, A. 590, *606*
Mac Millan, D. 713, 721, *740*
Macmillan, A.M. s. Leighton, D.C. 105, *115*
MacMillan, D. [113], 228, 236, 237, *256*, 341, *358*
MacNamara, M. [187], 521, *552*
Maddison, D. 513, *516*
Madsen, W. [113], 178, 179, *196*
Mäder, D. 623, 654, *664*
Mävers 722
Mävers, W. s. Hofer, G. 715, *738*
Mävers, W. s. Kayser, H. [91], 228, 234, *255*, 715, *739*
Maetzel, F.K. s. Müller-Wieland, K. [215], 521, *553*
Maggs, R. s. Coppen, A. 588, *603*
Magnusson, G. s. Biörk, G. [33], 532, *547*
Mahler, E. [74], 479, *483*
Mahler, E., Thomä, H. 685, *706*
Mahler, J.F. s. Schreiner, G.E. [260], *554*
Mahler, M.S. 675, *706*
Main, T.F. 335, *358*, 712, 713, 716, 726, 727, 728, *740*
Maine, H.J.S. 934, 936, *948*

Maitland, F.W. s. Pollock, Sir F. 935, *948*
Malamud, I. s. Olshansky, S. 344, *358*
Malan, D.H. [75], 473, *483*
Malinowski, B., Mead, M., Benedict, R. 175
Malleson, N. [76], *483*
Malzberg, B. 107, *116*
Malzberg, B., Lee, E.S. [51], 438, *464*
Mandel, A., Mandel, H. 693, *706*
Mandell, A.J. 782, *826*
Mandel, H. s. Mandel, A. 693, *706*
Manheimer, D.I. s. Mellinger, G.D. 506, 509, *516*
Manheimer, D.J., Mellinger, G.D., Balter, M.B. 506, 509, *516*
Manikar, G. s. Whitehead, J.A. [49], 270, *278*
Manis, M., Houts, P.S., Blake, J.R. [47], 204, 208, *218*
Mann, S., Cree, W. 353, *358*
Mann, S. s. Gleisner, J. [52], 270, *278*, 333, *357*
Mann, S., Sproule, J. 353, *358*
Mann, T. 345
Mannheim, H., Wilkins, L.T. [70], 137, *148*
Manzcp, D.P.M. s. Pilowski, C.B. [233], *553*
Mappes, R. s. Plügge, H. [239], 525, *553*
Marcotty, Th. [114], 226, *256*
Marcus, D. s. Silver, M.A. 599, *606*
Marcuse, H. s. Fromm, E. 52, *74*
Margolin, R.J. s. Stotsky, B.A. *741*
Margolis, G.J. [188], *552*
Marks, E.S. s. Fritz, C.E. [93], 545, *549*
Marks, I.M., Herst, E.R. 309, 314, *324*
Marks, V. s. Chapple, P.A.L. 513, *514*
Markson, E., Kwoh, A., Cumming, J., Cumming, E. 332, *358*
Marlet, J.J.C. [115], 240, *256*
Marquardt, H. 900, *930*
Marsella, A., Escudero, M., Gordon, P. [114], 159, *196*

Marshall, H. 811, *826*
Marshall, J.R. s. Fellner, C.H. [79], 532, *548*
Marten, G.W. s. Moore, D.C. [211], 541, *552*
Martin, D.V. [116], 228, 236, *256*, 335, *358*, 712, 713, 718, 719, 721, 726, *740*
Martin, W.R., Gorodetzky, C.W. 488, *516*
Martin, W.T. s. Gibbs, J.P. 558, 563, *604*
Martini, H. s. Häfner, H. 105, *115*, [70], 168, 169, *195*
Marx, K. 49, 50, 189, 190
Marx, O.M. 37
Marx, R. [117], *256*
Mascarell, S., Piolino, P., Fargnoli, D. [53], 430, 454, 455, 458, *464*
Mascherpa, G. [54], 443, 458, *465*
Mason, J.W. s. Friedman, S.B. [91], 540, *549*
Mason, W.S. s. Gross, N.E. 66, *77*
Massermann, H.J. [189], 531, *552*
Masserman, J. 675, *706*
Masserman, J., Carmichael, H.T. 87, *116*
Masshoff 520
Massing, A. s. Sperling, E. 685, *708*
Masson, O. 685, *706*
Matarazzo, R.G. s. Small, J.F. 721, *741*
Mattheis, R. [118], 240, *256*
Matthew, G.K. [71], 145, *148*
Matthews, Jr., A.R. 941, *948*
Matussek, P. 410, *426*, [191], 545, *552*
Mausner, B. s. Herzberg, F. [52], 758, *777*
May, A.R. 303, *324*, 592, *604*
May, A.R. s. Freudenberg, R.K. [7], 261, 277, 302, 303, 307, *323*
Mayer, B. s. Macek, O. [49], 431, 443, 446, 450, 451, 452, 453, 455, 458, *464*
Mayer, H. s. Fromm, E. 52, *77*
Mayntz, R. 45, *79*
Mazer, M. [116], [117], 163, 164, 165, 167, *196*
McAree, C.P. [73], 475, *483*

Mcarthur, C. s. Vaillant, G. 507, 511, *518*
McCall, M.G. s. Burvill, P.W. [21], 173, 188, *193*
McCartney, H.N. s. McKay, A.J. 509, *516*
McCord, J. s. McCord, W. [68], 60, *79*, 143, *148*, 510, *516*
McCord, W., McCord, J. [68], 60, *79*, 143, *148*, 510, *516*
McGuire, C.H. 816, *826*
McCullough, M.W. s. Bateman, J.F. [24], 524, *546*
McCullock, J.W. s. Buglass, D. 594, 600, *603*
McCullock, J.W. s. Kessel, N. 585, 596, 600, *604*
McCullock, J.W., Philip, A.E., Carstairs, G.M. 594, *605*
McDonald, C. [115], 181, *196*
McDonald, E.D. s. Serrano, A.C. 700, *708*
McDonald, E.M. [58], 750, *777*
McDonald, L., Miles, D.G. [59], 748, 749, *777*
Mc Eachern, A.W. s. Gross, N.E. 66, *77*
McGarry, A.L., Kaplan, H.A. 948
McGhie, A. 673, *706*
McGhie, A. s. Freeman, T. [63], 225, 229, *253*, 336, 348, *357*
McGregor, R., Ritchie, A. 694, 700, *706*
McGuire, C. s. Cobb, B. [55], 534, *548*
McGuire, W.J. [48], 213, *218*
McIver, R.M. 57, *79*
McKay, A.J., Hawthorne, V.M., McCartney, H.N. 509, *516*
McKinley, D.G. 51, 74, *79*
Mc Lachlan, G. s. Cawley, R. 282, *294*
Mc Laughlin, C., Parkhouse, J. 785, *826*
McMahon, B., Pugh, T.F. 578, *605*
McMillan, D. 307, 311, 312, *324*
McNair, D.M. s. Lorr, M. 92, *116*
McNamara, F.M. s. Cramond, W.A. [60], *548*

McNeil, E.B. *948*
McNemar, Q. [49], 213, *218*
Mc Tee, O.B., Zircles, G.A. [2], 261, *276*
Mead, G.H. 68, *79*
Mead, M. [60], 772, *777*
Mead, M. s. Malinowski 175
Meadow, A., Bronsson, L. [118], 188, *196*
Mechanic, D., Volkart, E.H. 121, *148*, [50], 209, *218*, 298, 299, 300, *324*, 330, 334, *358*, [192], [193], 522, *552*, [61, 62], 753, *777*
Mechanick, P., Rappaport, B.S., Scaramella, T.J., Vatz, K.A., Winq, H.R. [77], 478, *483*
Mee-Lee, D. s. Anderson, B.N. 861, *863*
Meerloo, J.A.M. 488, *516*, [194], 544, *552*, 936, *948*
Mehrländer, U. [55], 431, *465*
Meier, M. 623, 654, *664*
Meisch, R.A. s. Pickens, R. 505, *517*
Meissner, W.W. 677, *706*
Meistermann-Seeger, E. s. Bingemer, K. [13], 431, 436, 438, 442, 443, 447, 458, *463*
Melehov, D.E. 354, *358*
Melehov, D.E., Grossman, A.V., Petrunek, V.P. 349, 354, *358*
Mellinger, G.D. s. Manheimer, D.J. 506, 509, *516*
Mellinger, G.D., Balter, M.B., Manheimer, D.I. 506, 509, *516*
Melnik, E.M. s. Averbuch, E.S. 94, *113*
Melon, J., Timsit, M. [56], 430, 443, 455, 457, 458, *465*
Mende, W. 886, 887, 925, *930*
Mende, W., Ploeger, A. [195], 545, *552*
Mende, W. s. Schulte, W. *931*
Mendelsohn, F.S. s. Dohrenwend, B.P. [40], 151, *194*
Mendelsohn, M. s. Ferber, A. 699, *703*
Mendelson, M. s. Ward, C.H. 88, *117*
Mendelson, M., Meyer, E. [196], 521, *552*

Mendelson, M. s. Meyer, E. [202], 521, *552*
Menninger, K. 558, 585, *605*
Menninger, K.A. 805, 811, *826*
Mentzos, S. 85, *116*
Menzies, J.C., Stewart, W.K. [197], 530, *552*
Merguet, H. [119], 221, *256*
Merrill, I.M. s. Fabrega, H.J. 40, *77*
Merrill, J.P. [198], *552*
Merrill, J.P. s. Bailey, G.L. [20], 530, *546*
Merrill, J.P., Schupak, E., Cameron, E., Hampers, C.L. [199], 526, *552*
Merrill, J.P. s. Shambaugh, P.W. [268], 530, *554*
Mertens de Wilmars, Ch. 650, *664*
Merton, R.K. 61, 62, 64, 65, 66, 72, 73, 75, *79*, 624, *665*
Mesnikoff, A. s. Herz, M.I. 290, *295*
Meszaros, A.F. [57], 432, 446, *465*, 716, *740*
Meyer, A., Bleuler, E. 159
Meyer, A.E. 86, 93, *116*
Meyer, B.C. [200], 521, *552*
Meyer, B.C., Blacher, R.S., Brown, F. [201], 521, *552*
Meyer, E., Mendelson, M. [202], 521, *552*
Meyer, E. s. Mendelson, M. [196], 521, *552*
Meyer, J.E. 89, *116*, [51], 207, 214, *218*, [120], 225, *256*, [203, 204, 205, 206], 541, 546, *552*, 886, *930*
Meyer, J.E. s. Bochnik, H.J. 104, *113*
Meyer, J.E., Hartmann, W. [121], *256*
Meyer, J.E. s. Hartmann, W. [77], 225, *254*
Meyer, J.E. s. Helmchen, H. 104, *115*
Meyer, J.K. [52], 212, *219*
Meyer, L. 711, *740*
Meyer, R. s. Mirin, S. 506, *516*
Meyerowitz, J. s. Kaplan, H. 488, *516*
Meyers s. Brown, B. 504, *514*
Meyers, F. s. Schick, F. 509, *517*
Meynert, T. 14, 24

Mezey, A.G., Evans, E. [119], 168, 169, *196*
Michael, S.T. s. Langner, M.S. 41, 43, 75, *78, 426*
Michael, T.S. s. Srole, L. 39, 41, 42, 75, *80*, 105, *117*
Michel, J. s. Kirk, B.A. [61], 479, *483*
Michel, M. *426*
Micic, S., Rajs, J. 578, *605*
Miehle, W. s. Zerssen, D. von 94, *118*
Mielke, F. s. Mitscherlich, A. 108, *116*
Migone, L. [207], *552*
Mikkelsen, C. s. Binger, C.M. [32], 540, 541, *547*
Mikorey, M. [208], 521, *552*, 889, *930*
Miles, A. [63], [64], 750, 751, 764, *777*
Miles, D.G. s. McDonald, L. [59], 748, 749, *777*
Miles, H.C. s. Barbigian, H.M. 107, *113*
Miles, M.B. s. Lieberman, M.A. 622, *664*
Milgram, St. 629, *665*
Milhøj, P. s. Shanas, E. 350, *359*
Millar, W.M. s. Baldwin, J.A. 107, *113*
Miller, A.A., Burstein, A.G. 813, 815, *826*
Miller, A.A., Sabshin, M. 722, *740*
Miller, C.D.J. s. Cramond, W.A. [60], *548*
Miller, G.E. 780, 788, *826*
Miller, H.A. *948*
Miller, M.H. s. Roberts, L.M. *386*
Miller, M.H. s. Whitaker, C.A. *709*
Miller, M.M., Fishman, J.R. 936, *948*
Miller, N.E. s. Dollard, J. 711, *737*
Miller, P.R., Tupin, J.P. 793, *826*
Miller, S.C. s. Talbot, E. 713, 734, *741*
Miller, S.C. s. White, R. 713, 721, *742*
Millers, S.C. s. Talbot, E. [86], 759, *778*
Mills, Th.M. 620, *665*
Milner, P. s. Olds, J. 494, *517*

Miner, E.J. s. Rosenberg, D.E. 494, *517*
Minde, K.K., Werry, J.S. [78], 470, *483*
Mindus, E. [58], 430, 435, *465*
Minkowski, E. 28, *37*, 389, *426*
Mintz, N.L. s. Schwartz, D.T. [83], 454, *466*
Minuchin, S. 670, 671, 675, 684, 685, 687, 690, 691, 695, 700, *706*
Minuchin, S., Barcai, A. 622, *665*, 687, *706*
Minuchin, S., Montalvo, B. 687, *706*
Mirin, S., Shapiro, L., Meyer, R., Pillard, R., Fisher, S. 506, *516*
Mishler, E.G., Waxler, N.E. 332, *358*, 674, 694, *706*
Mitchell, S. s. Shepherd, M. [104], 134, *149*
Mitchell, W. 747
Mitcheson, M., Hawks, D., Davidson, J., Hitchens, L. 506, *516*
Mitscherlich, A. 26, 27, 670, *706*
Mitscherlich, A., Mielke, F. 108, *116*
Mitscherlich-Nielsen, M. 850, *865*
Mittelman, M. s. Burvill, P.W. [31], 225, *251*
Mittelsten Scheid, D. s. Castell, R. 93, *113*
Mittelsten Scheid, D. s. Schmid, W. 93, *117*
Mittelsten Scheid, D. s. Zerssen, D. von 94, *118*
Miyoshi, N.B., Liebman, R. 700, *707*
Mock, J.E. s. Ward, C.H. 88, *117*
Modell, A.H. [209], 524, *552*
Modlin, H., Montes, A. 507, 508, *516*
Møller, K. 490, *516*
Möller, H. 53, *79*
Moeller, M.L. [79], 476, *483*
Moeller, M.L., Scheer, J.W. [80], 474, *483*
Möllhoff, G. [81], 470, 474, *483*
Mohs, U. [125], 225, *256*
Moir, D.J. s. Hornabrook, R.W. [53], 139, *147*

Mombour, W. 92, 104, *116*
Mombour, W. s. Castell, R. 93, *113*
Mombour, W. s. Degkwitz, R. 90, 95, 96, 104, 108, *114*
Mombour, W., Gammel, G., Zerssen, D. von, Heyse, H. 92, *116*
Mombour, W. s. Schmid, W. 93, *117*
Monahan 916, *930*
Monck, E.M. s. Brown, G.W. [16], 136, *146*
Monk, M.A. s. Lapouse, R. [61], 133, *147*, [66], 469, *483*
Monroe, R.R. 798, *826*
Montalvo, B. s. Minuchin, S. 687, *706*
Montenegro, H. s. Tarjan, G. 94, *117*
Montes, A. s. Modlin, H. 507, 508, *516*
Moore, D.C., Holton, Ch.P., Marten, G.W. [211], 541, *552*
Moore, G.L. [210], 521, *552*
Moore, G.L. s. Abram, H.S. [4], 528, *546*
Moore, H. s. Kleining, G. 47, *78*
Moore, J.B. 936, *948*
Moore, K.B. s. Spivak, M. 721, *741*
Moorhead, J.F. s. Baillod, R.A. [19], 532, *546*
Moran, E. 496, *516*
Moreno, G.L. 61, *79*
Moreno, J.L. 622, 641, 642, 653, *665*, 712, *740*
Morgan, H.G. s. Cooper, B. [22], 126, *146*
Morgan, R. s. Cheadle, A.J. [28], 770, *776*
Morgan, R., Cushing, D. [126], 224, 225, *256*, 346, *358*
Morgan, R., Drew, C.D.A. [127], 225, *256*
Morgan, R., Rogers, J. [128], 225, 228, *256*
Morgenstern, A.L. 794, 814, 815, 816, *826*
Morrice, J.K.W. 721, *740*
Morris, G.O., Wynne, L.C. 673, *707*
Morris, J.N. 559, *605*
Morris, M. 317, 319, *324*

Morrisey, J.D. 333, *358*
Morrisey, J.R. [212, 213], 540, *552*
Morrisey, J. s. Kreitman, N. 87, *115*
Morrison, S.L. s. Goldberg, E.M. 344, *357*
Morse, W.C. s. Long, N.J. [69], 467, *483*
Morselli, H. 558, *605*
Moser, J.M. s. Krapf, E. 940, *947*
Moser, T. 886, 887, 911, 916, 198, 920, *930*
Moses, R., Cividali, N. [214], 535, *553*
Mosher, L.R. 694, *707*
Moss, A.J. s. Green, W.A. [107], 525, *549*
Mosse, M., Tugendreich, G. 41, *80*
Mountey, G.H. s. Fryers, T. 107, *114*
Mountney, G. 353, *358*
Mountney, G.H. s. Susser, M.W. [168], 237, *258*
Mowbray, R.M., Davies, B.M. 795, *826*
Moynihan, D.P. 74, *79*
Muacevic, V. s. Hudolin, V. 713, *738*
Mühlmann, W.E. [60], 431, 432, 446, 447, *465*
Müllener, E.R. *37*
Müller, C. 106, *116*, [129], 236, *257*, 714, 717, 729, 732, 733
Müller, C. s. Kaufmann, L. 688, *705*
Müller, C.A. s. Balduzzi, E. [5], 234, *250*
Müller, D. s. Roeder, F. *931*
Mueller, G.O.W., Wise, E.M. 936, *948*
Müller, H. [82], 471, *484*
Müller, H.W. s. Bochnik, H.J. 104, *113*
Müller, H.-W., Hadamik, W. [130], 223, 225, 227, *257*, 887, *930*
Müller, H.-W., Koestler, H. [131], 225, *257*
Müller, H.-W., Scheurle, G. [132], 225, *257*
Müller, H.-W., Scheurle, G., Engels, G. [133], 225, *257*
Müller, M. 31, *37*, [134], 221, *257*

Müller-Hegemann, D. 41, *79*
Müller-Hegemann, D. s. Feuerhahn, G. [53], 179, 180, *194*
Müller-Hegemann, D., Spitzner, G. *426*
Müller-Oerlinghausen, B. s. Helmchen, H. 810, *825*
Müller-Suur, H. 76, *79*, 903, 904, 922, *931*
Müller-Wieland, K., Freyberger, H., Maetzel, F.K. [215], 521, *553*
Muench, G.A. [83], 471, *484*
Mullan, H. s. Beukenkamp, C. 621, *660*
Munford, E., Balser, B.H., Rucker, M. [84], 468, *484*
Munkwitz, W. 887, *931*
Munnichs, J.N.A. [216], 541, *553*
Murdaugh, J. s. Stein, E.H. [279], 515, *555*
Murphy, B. 936, 940, *948*
Murphy, G.E., Robins, E. 577, 582, 583, *605*
Murphy, G.E. s. Robins, E. 577, 580, 582, 583, 586, *605*
Murphy, H.B.M. [73], 140, *148*, [120], 179, 180, *196*, 378, 381, *386*, [61, 62, 63, 64], 431, 432, 433, 438, 444, 445, 446, 447, 448, 454, 456, 458, *465*, 948
Murphy, H.B.M. s. Roman, A.C. [137], *197*
Murphy, H.B.M., Wittkower, E.D. [121], 177, 179, *196*
Murphy, H.B.M. s. Yarrow, M. [97], 209, *220*, 306, 311, *325*
Murphy, J.M. s. Leighton, A.H. 328, *358*
Murphy, R. [122], 165, *196*
Muslin, H.L. [217], 532, *553*
Muslin, H. s. Thurnblad, R.J. 799, *828*
Myerson, A. 341, *358*
Myers, J.K., Bean, L.L. 41, 51, 60, 74, *79*
Myers, K.M., Bean, L.L. [123], 191, 192, *196*
Myers, J.K., Roberts, B.H. 41, 51, 60, 74, *79*
Myrdal, G. *948*

Nader, L. 935, *948*
Nahas, G. 500, 504, *517*

Nakamura, R.K. s. Jarvik, M.E. 489, *515*
Napier, M.B. s. Batchelor, I.R.C. 583, *603*
Napier, A.Y., Whitaker, C. 692, *707*
Napolitani, F. 622, *665*, 714, 715, 716, 721, 727, *740*
Naroll, R. [124], 187, *196*
Nash, H.T. s. Gliedman, L.H. 621, *662*
Nasse, F. 9, 10, 11, 12, *37*
Natterson, J.N. [218], 540, *553*
Natterson, J.M., Knudson, A.G. [219], 540, *553*
Nebert, U. s. Finzen, A. [56], 252, 302, 315, 320, *323*
Neki, J.S. 819, 820, *826*
Negrete, V.F. s. Korsch, B.M. [162], 533, *551*
Neiberg, N. s. Grunebaum, H. 621, *662*
Neidhardt, F. s. Bolte, K.M. 45, 47, 48, *77*
Neill, J.E. s. Goldberg, M.E. [38], 267, *278*
Nelson, B. s. Barraclough, B.M. 575, 577, 580, 588, *603*
Nelson, B. s. Bunch, J. *603*
Nellessen, L. 647, *665*
Nepstein, N. 673
Neri, A. s. Bjerver, J. 506, *514*
Neto, B.B. *665*
Neuberger, R.L. [220], 534, *553*
Neumann, E. 648, 657, *665*
Neumann, G. [221], 533, *553*
Newburry, P. [85], 472, *484*
Newman, M.F. s. Hilgard, J. 673, *704*
Newman, R.G. s. Long, N.J. [69], 467, *483*
Newstetter, W.I. 622, *665*
Nichols, C.R. s. Jeffers, F.C. [133], 541, *550*
Nicholson, A.K. s. Bennett, D.H. [6], 769, *775*
Nicolson, H. 937, *948*
Niederland, W.G. s. Krystal, H. 389, 390, 417, *426*
Neubert, E. s. Bingemer, K. [13], 431, 436, 438, 442, 443, 447, 458, *463*
Nielsen, H. 107, *116*
Nielsen, J., Henriksen, F. 511, *517*

Nielsen, J., Videbechs, T. [125], *197*
Nietzsche 839
Nilsson, L. s. Lindroth, C. 495, *516*
Nightingales, F. 308
Nissl, F. 14, 23, *37*
Noel, R.Ch. s. Guetzkow, H. 946
Noguera, R. s. Coppen, A. 588, *603*
Norris, V. [74], 127, *148*
Norton, J. [222], 539, 542, *553*
North, P.M. s. Cheshire, G.C. 936, *945*
Nugent, R.A., Pareis, E.N. [86], 479, *484*
Numelin, R. 937, *948*
Nunnaly, J. [53, 54, 55, 56], 203, 204, 205, 213, *219*
Nunnaly, J. s. Beck, S. 673, *701*
Nussbaum, A. 935, 936, 937, *948*
Nystrup, J. 817, 821, *826*
Nyswander, M. s. Dole, V.P. 488, *515*

Oaks, G. s. Cohen, M. 509, *514*
Oakeshott, M. [65], 761, *777*
Oakley, A. [66], 764, *777*
Oberall, J.E., Holister, L.E., Kimbell, L. [129], 191, *197*
Oberdalhoff, H.E. s. Jonas, R. [88], 225, *255*
O'Connor, J. s. Tizard, J. [88], 760, *778*
O'Connor, N. [67], 760, 765, *777*
O'Connor, N. s. Carstairs, G.M. 341, *356*, [23, 24], 748, 760, *776*
O'Connor, N. s. Carstairs, G.M. 347, *356*
O'Connor, N., Rawnsley, K. 342, *358*, [68], 753, *777*
Ødegård, Ø. [75, 76], 90, 107, *116*, 128, 131, 148, [126, 127], 157, 161, 170, 171, 174, 185, *197*, [136], *257*, 307, *324*, 371, *386*, [65], 431, 438, 441, 445, 449, 450, 451, 453, 454, *465*, 511, *517*

Ødegård, Ø. s. Astrup,C. 86, 94, *113*, [4], *463*
O'Donnell, J., Jones, J. 505, *517*
O'Dwyer, W.F. s. Flynn, C.T. [86], *549*
Oevermann, U. 51, 71, *79*
Özek, M. [66, 67], 430, 442, 447, 450, 452, 456, 457, 459, 460, *465*
Offe, C. 50, *79*
Offer, D. s. Goldberg, A. 722, 729, *738*
Oken, D. [223], 536, *553*, 805, *826*
Oken, D. s. Hay, D. [119], 521, *550*
Oldham, A.J. 287, 288, *295*
Olds, J., Milner, P. 494, *517*
Olds, J. s. St-Laurent, J. 494, *518*
Oliver, H.K., s. Farnsworth, D.L. [36], 479, *482*
Oliver, R.G. s. Hetzel, B.S. 576, 598, *604*
Olshansky, S., Grob, S., Malamud, I. 344, *358*
O'Neal,P. s. Schmid, E.H. 595, 600, *605*
Opler, M.K. [128], 175, 177, *197*
Opler, M.K. s. Srole, L. 39, 41, 42, 75, *80*, 105, *117*
Oppenheim, A.N. [57], 202, *219*
Oppenheim, B. s. Shepherd, M. [104], 134, *149*
Oram, E.G. s. Clark, D.H. 336, *356*, 713, 729, *737*
Orbach, Ch.E., Sutherland, A.M. [224], 535, *553*
Orbach, Ch.E. s. Sutherland, A.M. [282], 535, *555*
Orne, M.T. 213
Ornstein, P.H. 839, 840, 841, 844, *866*
Orthner, H. 887, *931*
Orwid, M. s. Lesniak, R. 389, *426*
Osgood, C.E., Suci, G.J., Tannenbaum, P.H. [58], 202, *219*
Ossowski, St. 45, 48, *79*
Osvik, K. s. Strøm, A. *427*
Otterström 916, *931*
Oury, J. s. Daumezon 715
Ovenstone, I.M.K. 599, 600, *605*

Ovenstone, I.M.K. s. Kennedy, P. 592, 598, *604*
Ovenstone, I.M.K., Kreitman, N. 599, *605*
Overall, J.E., Gorham, D.R., Hippius, H. 92, *116*
Overall, J.E. s. Pichot, P. 92, *116*
Oviatt, B.E. 732, *740*
Ozarin, L.D. 713, *740*
Ozarin, L.D., Levenson, A.J. [137], 234, 241, *257*

Paetz, J. 711, *740*
Paffenberger, R. [78], 141, 142, *148*
Paffenberger, R.S., Asnes, D.P. [79], 143, *148*
Paine, P.A. s. Bailey, G.L. [20], 530, *546*
Pakesch, E. 622, *665*
Pallis, D.J. 599, *605*
Palmer, N.D. 937, *948*
Palmerton, K.E., Frumkin, P.M. [87], 480, *484*
Pándy, K. *37*
Panse, F.R. 37, [138], 222, 238, *257*, [225], 544, *553*
Papernok, D.S. s. Winston, A. [182], 178, *198*
Papp, P., Silverstein, O. 696, 699, *707*
Paracelsus 9
Pardes, H., s. Winston, A. [182], 178, *198*
Pareis, E.N. s. Nugent, R.A. [86], 479, *484*
Park, R. 152
Park, R.E., Burgess, E.W. 105, *116*
Parker, A.T. s. Dearmond, M. [29], 480, *482*
Parker, S. s. Kleiner, R.J. [95], 171, 173, *196*
Parker, S., Kleiner, R.J. [130], 151, 158, *197*
Parkhouse, J. s. McLaughlin, C. 785, *826*
Parloff, M.B. 732, *740*
Parow, E. [59], 206, *219*, [139], 225, *257*,
Parry-Jones, W.L. 339, *358*
Parsons, F.M. s. Brunner, F.P. [42], 530, 531, *547*
Parsons, F.M., Brunner, F.P., Gurland, H.J., Harlen, H. [226], 530, 531, *553*

Parsons, F.M. s. Schärer, K. [252], 532, *554*
Parsons, T. 52, 57, *79*, 216, 312, *324*, 711, 712, *740*, [69], 759, *777*
Parsons, T., Bales, R.F. *79*, 677, *707*
Pasamanick, B. [80], 143, *148*, 311, *324*
Pasamanick, B., Dinitz, S., Lefton, M. 87, *116*, [60], *219*
Pasamanick, B. s. Knobloch, H. [97], 160, *196*
Pasamanick, B., Lefton, M., Angrist, S., Dinitz, S. [131], 157, 158, 191, 192, *197*
Pasamanick, B. s. Locke, B.Z. [110], 157, *196*
Pasamanick, B., Scarpitti, F.R., Lefton, M., Dinitz, S., Wernert, J.J. 290, *295*
Pascal 10, 33
Pasework, R., Fitzgerald, B.J., Dunlap, R.L., Spear, P.S. [132], 167, *197*
Pasker, P., Ashley, J.S.A. 332, *358*
Patch, I.C.Lodge [133], 163, 164, *197*
Paterson, R. [227], 533, 534, *553*
Paterson, P. s. Aitken-Swan, J. [9], 534, *546*
Patrick, S.W. s. Richman, A. 501, *517*
Pattison, E.M. [228], 539, *553*, 810
Patton Stublebine
Patton, R.E. s. Brill, H. [8], 127, *145*
Patzig, G. 829, 841, *866*
Paul, H. *426*
Paul, N.L. 675, *707*
Pauling, L. [81], 139, *148*
Pawlow, I.P. 16
Paykel, E.S. [134], 179, *197*
Paykel, E.S. s. Klerman, G.L. [96], 157, 168, *196*
Payne, E.C. [229], 543, *553*
Paxtor, J. 937, *948*
Pear, T.H. 936, *948*
Pellens, M. s. Terry, C.E. 491, *518*
Penrose, L.S. [82], [83], 131, 132, *148*

Pentecost, R.L. [230], 530, *553*
Perlman, L.V., Ferguson, S., Bergum, K., Isenberg, E.L., Hammerstein, J.F. [231], 522, *553*
Perls, F.S. [88], *484*, 644, *665*
Perris, C. 86, 98, *116*, 570, 581, *605*
Perry, S.E. s. Bloch, D.A. [38], 545, *547*
Person, T. s, Klein, H. [94], 179, 180, *196*
Pescor, M. 508, *517*
Peters, E. 350, *359*
Peters, G., Zerssen, D. von [140], 243, *257*
Petersen, P. 621, *665*, 721, *740*
Petersen, P., s. Kayser, H. [91], 228, *255*, 715, *739*
Peto, J. s. Brown, G.W. [14], 141, *146*, 291, *294*
Petrunek, V.P. s. Melehov, D.E. 349, 354, *358*
Petzold, H. 621, *665*
Pfaffenberger, H. [22, 25], 875, 876, *880*
Pfeiffer, W.M. [68], 447, 457, 460, *465*
Pfister-Ammende, M. [69], 431, 438, *465*, 940, *948*
Pflanz, M. 386, [70], 438, *465*, [232], 541, *553*
Pflanz, M., Hasenkopf, M., Costas, P. [71], 430, 431, 442, 443, 444, 449, 451, 452, 453, 462, *465*
Philip, A.E. 596, *605*
Philip, A.E. s. McCullock, J.W. 594, *605*
Phillip, A.E. s. Walton, H.J. 783, *828*
Philipp der Grossmütige 20
Philipps, W. 107, *116*
Phillips, D.L. [61, 62] 208, *219*, [27], 264, *277*
Phillips, D.L. s. Draguns, J.G. [42], 178, 179, *194*
Philipzen, H. [141], 230, *257*
Phillips, J.P.N. [70], 750, *777*
Phillips, L. [71], 753, *777*
Phillips, V.A. s. Gossett, J. 509, *515*
Phillipson, H. s. Laing, R. 673, *705*
Picard, W. s. Bauer, M. [9], 237, *250*

Pichot, P. 92, *116*
Pichot, P., Bailey, R., Overall, J.E. 92, *116*
Pickens, R., Meisch, R.A. 505, *517*
Pillard, R. s. Mirin, S. 506, *516*
Pilowski, C.B., Manzcp, D.P.M., Bond, M.R. [233], *553*
Pine, J. s. Anderson, B.N. 861, *863*
Pinel, P. 711, 719, *749*, [72], 746, *777*
Pinkerton, T.C. s. Wilner, D.M. [180], 174, *198*
Pintér, E. [72], 430, 451, 455, 456, 457, *465*
Piolino, P. s. Mascarell, S. [53], 430, 454, 455, 458, *464*
Piree, S. s. Zerssen, D. von 94, *118*
Pittman, D. s. Glatt, M.M. 501, 503, 513, *515*
Pittman, F.S., Young, C.D. de 621, *665*
Pitts, F.N., Winokur, G. 582, *605*
Pflanz, M. *79*
Pinel, Ph. 3, 18, 19, 20, *37*
Pittman, F.S. 695, *707*
Pittman, F.S., Flomenhaft, K. 686, *707*
Pittman, F.S., Langsley, D.G. 695, *707*
Pittman, F.S. s. Langsley, D.G. 695, *705*
Plag, J.A., Goffman, J.M. 509, *517*
Plaut, E.A. 944, *948*
Plaut, P. 499, *517*
Playne, C.E. 936, 937, *948*
Plessner, H. 65, 67, 68, *79*
Ploeger, A. [142], 228, *257*, [234, 235, 236, 237], 545, *553*, 715, 716, 718, 719, 721, 722, 726, 727, 729, 735, *741*
Ploeger, A. s. Mende, W. [195], *552*
Plog, S.C. [135], 153, *197*
Plügge, H. [238], 535, *553*
Plügge, H., Mappes, R. [239], 525, *553*
Plumyene, J. s. Danon-Boileau, H. [26], 476, *482*
Pöhler, W. 47, *79*, 318, *324*

Poeck, K. [73], 430, 451, 455, 456, 457, 458, 459, 461, *465*
Pöldinger, W. s. Angst, J. 92, *113*
Pörksen, N. [144], 234, *257,* 290, 292, *296,* 301, 316, *324*
Pörksen, N. s. Finzen, A. 310, 319, *323*
Poeschel, H. s. Haddenbrock, S. [72], 225, *254*
Pohlen, M. [89], 476, 480, *484,* 659, *665,* 735, *741*
Pokorny, A.D. 575, 590, *605*
Pokorny, A.D., Frazier, S.H. 815, 816, *827*
Polak, P.s. Jones, M. [135], 531, *550*
Polak, P.R. [143], 225, *257*
Pollack, E.S. s. Kramer, M. 567, 570, *604*
Pollock, F., Maitland, F.W. 935, *948*
Pomryn, B.A. s. Jones, M. [56], 756, 764, 765, *777*
Ponsold, A. 884
Pool, D. s. Wing, L. 346, 349, *360*
Poole, K. s. Eckerman, W. 512, *515*
Pope, H.Jr. s. Walters, P. 505, *518*
Popitz, H. 66, 70, 74, *79*
Popitz, H., Bahrdt, H.P., Jüres, E.A., Kesting, H. 64, *79*
Popper, K. 286, *296*
Porter, M.R., Vieira, T.A., Kaplan, G.J., Heesch, J.R., Colyar, A.B. 506, *517*
Porter, R. s. De Reuck, A.V.S. 941, *945*
Porterfield, A.L. s. Gibbs, J.P. 571, *604*
Potocka, A. s. Leder, S. [102], 166, *196*
Poustka, F. s. Reiter, L. [142], 167, 168, *197*
Powdermaker, F.B., Frank, J.D. 342, *359,* 621, *665*
Pratt, D. [90], 480, *484*
Pratt, J.J. 641, *665*
Preuss, H.G. 621, *665,* 733, *741*
Price, J.S. s. Hare, E.H. [73], [74, 75], 155, 165, 167, *195*
Price, J.S. s. Hill, O. [51], 143, *147*

Price, W.R. s. Wilner, D.M. [180], 174, *198*
Priest, R.G. [136], 163, 164, *197*
Priest, R.G. s. Crisp, A.H. [30], 166, *193*
Prokupeck, J. 595, *605*
Puget, J. s. Langer, M. 846, 847, *865*
Pugh, T.F. s. McMahon, B. 578, *605*
Pugh, T. s. Temoche, A. 590, *606*
Punell, G. [145], 225, *257*

Querido, A. [146], 234, 240, 244, *257*
Querido, A. 291, *296*
Query, W.T. [73], 760, *777*
Quetelet, A. *37*
Quinn, W. 508, *517*
Quincey, T., de 513, *517*

Rabiner, E.L. s. Wells, C.F. 692, *709*
Rabkin, L.Y. 673, *707*
Racamier, P.C. 656, *665,* 685, 695, *707,* 714, 717, 732, *741*
Racamier, P.D., Sens, C. *707*
Rachel, V. s. Eckerman, W. 512, *515*
Rachmann, S. s. Eysenck, H.J. 87, *114*
Radford, J. s. Charing, G. [25a], 264, *277*
Rado, S. 492, *517,* 831
Raebild, I. s. Hauge, M. 107, *114*
Rahäuser, G., Böker, W. [240], 521, 531, *553*
Raimbault, G. [241], 529, 533, *553*
Raimbault, G., Broyer, P. [242], 540, *553*
Raimbault, G. s. Broyer, M. [40], *547*
Rajotte 730
Rajs, J. s. Micic, S. 578, *605*
Raman, A.C., Murphy, H.B.M. [137], *197*
Ramb, W. s. Speidel, H. [275], 527, *554*
Ramsey, G.V., Seipp, M. [63, 64], 206, *219*
Ranney, A. 937, *949*
Ranz, J. s. Ferber, A. 622, *661,* 688, 690, *703*
Rao, S. [138], *197*

Rapoport, A. 936, *949*
Rappaport, B.S. s. Mechanick, P. [77], 478, *483*
Rappaport, J., Chinsky, J.M., Cowen, E.L. [65], 211, *219*
Rappaport, R. s. Broyer, M. [40], *547*
Rappaport, R.G. 622, *665*
Rapoport, R.H. 722, *741*
Rapoport, R.N. 336, *359,* 713, 717, 718, 729, 730, *741,* [74], 756, *777*
Rapoport-Schoonbroodt, L. s. Bloch, C. [10], 476, *481*
Rasch, W. 884, 886, 912, *931*
Rasch, W. s. Bürger-Prinz, H. *929*
Rashkis, M.A. 732, *741*
Raskin, D.E. 815, *827*
Ratcliff, R.A. 713, *741*
Rauch, H.J. 885, 902, *931*
Rave-Schwank, M. [147], 234, *257*
Ravenzwaaij, F. von s. Bambang Oetomo, R. [6], 228, *250*
Rave-Schwank, M. [7], 869, *880*
Ravich, R.A. 673, 691, *707*
Rawls, J.R. [139], 191, 192, *197*
Rawnsley, K. s. Carstairs, G.M. 347, *356,* [24], 760, *776*
Rawnsley, K. s. O'Connor, N. 342, *358,* [68], 753, *777*
Rawnsley, K. 90
Rawnsley, K., Loudon, J.B. [84], 132, *148,* [140], 170, *197*
Raynes, N.V. s. King, R.D. 349, *358*
Raynes, N.V. s. King, R.D. 349, *358*
Rechenberger, H.-G. 622, *666*
Reckless, J. 621, *666*
Redding, R. [91], 473, *484*
Redfield, J.E. s. Kirk, B.A. [61], 479, *483*
Redick, R.W. s. Kramer, M. 567, 570, *604*
Redl, F. [92], [94], 468, 480, *484*
Redl, F., Winemann, D. [93], 468, *484*
Redlich, F.E. [66], 200, 201, 206, 214, *219*
Redlich, F.C. s. Hollingshead,

A.B. 299, 317, *323*, 364, *386*, [39], 438, *464*
Redlich, F.C., Hollingshead, A.B., Bellis, E. [67], 206, *219*
Redlich, F.E. s. Hollingshead, A.B. 39, 41, *78*, *182*, [33], 206, 216, *218*
Rees, J.R. 939, *949*
Rees, T.P. 340, *359*
Regus, M. 30, *37*
Rehäuser, G. s. Strauch, M. [280, 281], 527, 529, 530, *555*
Reich, E. 22
Reich, T., Clayton, P.J., Winokur, G. [85], 140, *148*
Reid, D.D. [86], 124, *148*
Reid, E.C. [75], 747, 757, *777*
Reid, J. 261
Reid, T.A. s. Burvill, P.W. [21], 173, 188, *193*
Reik, T. 842, *866*
Reil, J.Chr. 3, 7, 8, 9, 17, 18, 19, *37*
Reimann, B.W. *37*
Reimann, H. [68], 203, *219*, [148], 234, 241, 257, *296*
Reimann, H., Häfner, H. [141], 179, 181, *197*
Reimann, H., s. Häfner, H. [48], [70], 105, *114*, 135, *147*, 168, 169, *195*
Reimer 720
Reimer, F., Wessel-Axer, U. [149], 228, *257*
Reimer, F., Willis, E. [150], 234, *257*, 317, *324*
Reinhart, J.B. [243], *553*
Reinhardt-Schnadt, H. [69], 203, *219*
Reiss, D. 674, 694, *707*
Reiss, D., Ellstein, A.S. *707*
Reiter, L., Hofmann, G., Katsching, H., Poustka, F. [142], 167, 168, *197*
Reiwald, P. 912, *931*
Rempp, B. 317, *324*
Renaudin, E. [143], 153, 155, *197*
Renneker, R.E. [244], 536, 542, *553*
Renner, E. s. Finke, K. [85], 530, *549*
Rennert, H., Kühne, G.E. 288, *296*
Rennie, T.A.C. s. Srole, L. 39, 41, 42, 75, *80*, 105, *117*

Rensch, B., Dücker, G. 81, *117*
Renwick, J.H. [144], 159, *197*
Retterstøl, N. 501, *517*
Retterstøl, N., Sund, A. 498, *517*
Reuter, P. 936, 937, *949*
Reyher, L. s. Ernst, A. 45, *77*
Reynoso, R.M. 713, *741*
Reznikoff, M. s. Goldstein, A.M. [103], 528, *549*
Rhoads, J.M. s. Gallemore, J.L. [61], 188, *194*
Rhodes, S.L. 621, *666*
Rhodes, W.C. [95], 479
Rice, A.K. 622, *666*
Richard, C. s. Guetzkow, H. *946*
Richardson, S.A. s. Birch, H.G. [4], 133, *145*
Richartz, M. s. Bauer, M. [10], *250*, [77], 753, *777*
Riches, G. s. Charing, G. [25a], 264, *277*
Richet, Ch., Dreyfus, G., Fischez, L., Uzan, H. 426
Richman, A., Fishman, J.J., Bergner, L., Patrick, S.W. 501, *517*
Richter, F. s. Zerssen, D. von 94, *118*
Richter, H.E. 52, *79*, 309, *324*, 622, *666*, 670, 671, 675, 681, 687, 689, 698, 699, *707*
Richter, H.E. s. Beckmann, D. 691, *701*
Richter, K. [74], 430, 441, 445, *465*
Richter, R. 94, *117*
Richter, R., Deffner, G. [75], 431, 460, *465*
Richterich, R., Ehrengruber, H., Tschanz, H.R. 95, *117*
Rickels, K. s. Derogatis, I.R. [35], 166, 167, 178, 179, *194*
Rickles, K. s. Derogatis, L.R. [36], 165, 166, 167, *194*
Rickman, J. s. Bion, W.R. 335, *356*
Rickmann, R. s. Bion, W. 712, *736*
Rickoff, I.M. s. Wynne, L.C. 678, 694, *710*
Ridell, H. s. Fine, R.N. [84], 532, *548*
Riedesser, P. s. Degkwitz, R. [39], 237, *251*

Riehl, W.H. 53, *79*
Riefers, R. s. Ernst, A. 45, *77*
Riesman, D., Glazer, N., Denney, R. 327, *359*
Riester, A.E. s. Blumenfield, M. 509, *514*
Rieth, E. 621, *666*
Riley, C.M. [245], 532, *553*
Riley, D.N., Jamieson, B.D. 509, *517*
Rilley, D.N., Jamieson, B.D., Russel, P.N. 509, *517*
Ringel, E. [145], 187, 188, *197*, [96], 475, *484*, 580, 590, 591, *605*
Ripley, H.S. s. Dorpat, T. 577, 579, 580, 586, *604*
Riskin, J. 673, *707*
Risso, M. [76], 455, 456, 458, 461, *465*
Risso, M., Böcker, L.W. [77], [78], 430, 434, 436, 441, 446, 447, 448, 449, 454, 455, 456, 461, *465*
Risso, M., Rossi, A., Satriani, L. [79], 460, *465*
Ritchie, A. s. McGregor, R. 694, 700, *706*
Ritz, E. s. Schüler, H.W. [261], 526, 531, *554*
Rizzo, N.D. s. Fox, H.M. [87], 521, 522, *549*
Roberts, K. [78], 772, 773, 774, *777*
Roberts, R.E. s. Fabrega, H.J. 40, *77*
Roberts, B.H. s. Myers, J.K. 41, 51, 60, 74, *79*
Roberts, L.M., Greenfield, N.S., Miller, M.H. *386*
Robertson, J.P.S. s. Bennett, D.H. 342, *356*
Robin, A.A. s. Copas, J.B. *603*
Robins, E., Murphy, G.E., Wilkinson, R.H., Gassner, S., Kayes, J. 577, 580, 582, 583, 586, *605*
Robins, E. s. Murphy, G.E. 577, 582, 583, *605*
Robins, E. s. Schmid, E.H. 595, 600, *605*
Robinson, J.A. s. Snyder, R.C. *949*
Robitscher, J. 488, *517*
Rodgers, T. 916, *931*
Rock, R.S., s. Brakel, S.J. 941, 942, *944*

Rock, R.S., Jacobson, M.A., Janopaul, R.M. 941, 942, *949*
Rodrigue, E. s. Grinberg, L. 621, *662*
Roeder, F. 887
Roeder, F., Müller, D. *931*
Roen, S.R., Gottesfeld, H. 298, *324*
Rösger, U. s. Finzen, A. 310, 319, *323*
Rösler, H.-D. s. Göllnitz, G. [47], 471, *482*
Roethlisberger, F.J., Dickson, W.I. 61, 63, *77*
Röttger, W.A. 75, *80*
Rogan, B. s. Strøm, A. *427*
Rogers, C.R. 642, 643, *666*
Rogers, J. s. Morgan, R. [128], 225, 228, *256*
Rogers, W. s. Ekdawi, M.Y. [36], 767, *776*
Rohde, M. s. Kayser, H. [91], 228, 255, 715, *739*
Rohde, M. s. Krüger, H. 725
Rohrbach, P. s. Battegay, R. 621, 622, *660*
Rokeach, M. [70], 202, *219*
Rokitansky 12, 14
Rolfe, P. s. Friedman, T.T. 697, *704*
Roller, C.F.W. 17, 20, *37,* 711, *741*
Rollin, H.R. 941, *949*
Roman, M. 621, *666*
Roman, M., Schmais, A. 298, 301, *324*
Roman, P.M., Trice, H.M. [147], 170, 171, *197*
Romano, J. 784, 786, 788, 797, 799, 803, 805, 820, *827*
Romano, J. s. Barbigian, H.M. 107, *113*
Romano, J. s. Salzman, L.F. 797, *827*
Rome, H.P. 939, *949*
Røoder, E. [146], 166, *197*
Rooff, M. 317, 319, *324*
Roose, L.J. [246], 539, 542, *553*
Rootman, I., Lafave, H.G. [148], 153, *197*
Rose, H.K. [151], 228, 257, 725, 731, 732, 733, *741*
Rose, H.K., Buggle, H. 65, *80*
Rose, H.K. s. Kayser, H. [91], 228, 255, 715, *739*

Rose, H.K. s. Krüger, H. 718, 731, 732, 734, 735, *739*
Rosecrans, C.J. s. Heckel, R.V. *663*
Rosen, D.H. 600, *605*
Rosen, G. *37*
Rosen, J.L., Bibring, G.L. [247], 522, *553*
Rosen, V.H. [248], 524, *553*
Rosenbaum, M., Zwerling, I. 699, *707*
Rosenberg, C.M. [149], 184, *197*
Rosenberg, D.E., Wolbach, A.B., Miner, E.J., Isbell, H. 494, *517*
Rosenberg, S.D. [152], 225, *257*
Rosenblatt, B. s. Sandler, J. 846, *866*
Rosenfeld, E. s. Chein, I. 509, 511, 512, *514*
Rosenhan, D.L. 334, *359*
Rosenthal, A.J. s. Behrens, M.I. 673, *701*
Rosenthal, D. s. Gliedman, L.H. 621, *662*
Rosenthal, D. s. Maas, H.S. 342, *358*
Rosenthal, D. s. Wender, P.H. [178], 156, *198*
Rosenthal, H.R. [249], 542, *553*
Rosenthal, R., Jacobson, L. [79], 761, *778*
Roskamp, H. [97], 475, *484*
Ross, E.R.R. s. Zussman, J. *386*
Ross, H. s. Alexander, F. 99, *112*
Ross, H. s. Lewin, B.D. 833, *865*
Ross, M. 288, *296*
Ross-Hague, J. s. Cowden, R.C. 658, *661*
Rossi, A. s. Risso, M. [79], 460, *465*
Rost, S. [153], 238, *257*
Roston, R.A. s. Kirk, B.A. [61], 479, *483*
Rotach, F. 727
Roth, M. [51], 270, 278, 307, *324*
Rothenberg, A. [250], 534, *554*
Rotondo, H. [150], 163, 164, *197*
Rottenberg, M. 892, *931*

Rowitz, L., Levy, L. [151], 169, *197*
Rowitz, L. s. Levy, L. [63], *147*, [105, 106], 168, 169, *196*
Royer, P. s. Raimbault, G. [242], 540, *553*
Rubenstein, R., Lasswell, H.D. 730, *741*
Rubinstein, D., Weiner, O. 692, *707*
Rubinstein, D. s. Zuk, G.H. 678, *710*
Rubinstein, R., Lasswell, H.D. 336, *359*
Rucker, M. s. Munford, E. [84], 468, *484*
Rüdin 132
Rüppell, A. [80], 448, *466*
Ruesch, J. 679, *708*
Ruesch, J., Bateson, G. *708*
Rüther, B. [154], *257*
Rüther, W. [155], 225, *258*
Rueveni, U. s. Speck, R.V. 697, *708*
Ruffiot, A. s. Danon-Boileau, H. [26], 476, *482*
Rugin, A.S. 642, *666*
Runde, P. 40, *80*, [156], 225, *258*, 732, *741*
Rushing, W.A. [152, 153], 165, *197*
Russel, G.F.M. 812, 813, 823, *827*
Russel, H. 489, *517*
Russel, J.A.O. 785, 787, 819, *827*
Russel, P.N. s. Rilley, D.N. 509, *517*
Rutter, M. [89], 143, 144, 148, 311, *324*, 350, *359*
Rutter, M. s. Fox, R. 289, 295, 332, *357*
Rutter, M., Lebovici, S., Eisenberg, L., Sneznevskij, A.V., Sadoun, R., Brooke, E., Lin, T.Y. 102, *117*
Rutter, M., Shaefer, D., Shepherd, M. 117, [90], 123, 133, *148*
Rutter, M. s. Tarjan, G. 94, *117*
Rutter, M., Tizard, J., Whitmore, K. [91], *148*
Rycroft, C. [80], 754, *778*
Ryder, R. s. Goodrich, W. 673, *704*
Rylander, G. 933, 934, *949*

Ryle, A. [154], 181, *197*
Ryle, a., Hamilton, M. 673, *708*
Ryle, J.A. [92], 120, *148*

Sabshin, M. s. Miller, A.A. 722, *740*
Sabskin, M. [8], 261, *277*
Sachs, H. 831, 842, *866*
Sachtleben, P. [251], *554*
Sack, F. 72, 73, *80*
Sadoun, R. s. Rutter, M. 102, *117*
Sager, C.J. 622, *666*, 686, *708*
Sager, C.J., Kaplan, H.S. [98], 480, *484*, 686, *708*
Sainsbury, P. 282, 293, *296*, 558, 561, 563, 565, 568, 571, 573, 574, 580, 583, *605*
Sainsbury, P., Barraclough, B. [155], 188, *197*, 560, 586, *605*
Sainsbury, P. s. Barraclough, B.M. 575, 577, 580, 588, *603*
Sainsbury, P. s. Bunch, J. *603*
Sainsbury, P., Grad de Alarcón, J. [40], 267, *278*, 292, 293, *295*, 311, 313, 323, 332, *357*, 377, *386*
Sainsbury, P. s. Grad, J. *704*
Sainsbury, P., Kreitman, N. 814, *827*
Sainsbury, P. s. Kreitman, N. 87, *115*
Sainsbury, P., Walk, D., Grad, J. 586, *605*
Salk, L. 685, *708*
Salm, H. [158], 234, *258*
Salmon, P. s. Hamilton, V. [50], 750, *777*
Salzman, L.F., Goldstein, R.H. 798, *827*
Salzman, L.F. s. Goldstein, R.H. 798, *825*
Salzman, L.F., Romano, J. 797, *827*
Sandberg, A. s. Allgén, L.G. 505, *513*
Sanborn, M.P. [99], 470, *484*
Sand, K. 892, *931*
Sand, P. s. Wright, R.G. [296], 530, *555*
Sander, F. 674, *708*
Sander, F., Beels, C. 699, *708*
Sanford, R.N. s. Adorno, T.W. [1], 200, *217*
Sandifer, M.G., Hordern, A.,
Timbury, G.C., Green, L.M. 94, *117*
Sandifer, M.G. s. Kramer, M. 87, *115*
Sandler, J. [81], 770, *778*
Sandler, J., Dare, Ch., Holder, A. 844, *866*
Sandler, J., Rosenblatt, B. 846, *866*
Salzberg, H.C. 622, *666*
Salzman, L.F., Goldstein, R.H. [71], 211, *219*
Sarstedt, W. 908, 919, *931*
Sartorius, N. 90, 94, *117*
Sartorius, N. s. Helmchen, H. 104, *115*
Sartorius, N. s. Shepherd, M. [105], 133, *149*
Sartorius, N. s. Tarjan, G. 94, *117*
Sartorius, N. s. Wing, J.K. 91, *118*, [120], 123, *149*, 341, *360*
Satin, D.G. [156], 154, *198*
Satir, V. 672, 691, 693, *708*
Satir, V., Satir, M. *708*
Satir, M. s. Satir, V. *708*
Satow, Sir. E. 937, *949*
Satriani, L. s. Risso, M. [79], 460, *465*
Sautter, G.E. [159], 243, *258*
Sawa, J.M. s. MacMahon, B. [69], 163, *148*
Sbandi, P. 626, 647, 648, *666*
Scanlan, L.M. 807, 808, *827*
Scaramella, T.J. s. Mechanick, P. [77], 478, *483*
Scarpitti, F.R. s. Pasamanick, B. 290, *295*
Schachmatov, N.F. s. Averbuch, E.S. 94, *113*
Schärer, K. s. Brunner, F.P. [42], 530, 531, *547*
Schärer, K., Brumer, F.P., Gurland, H.J., Härlen, H., Parsons, F.M. [252], 532, *554*
Schaffer, L., Wynne, L. 692, *708*
Scharfetter, C. 90, 92, *117*, [93], 131, 140, *148*
Scharmann, Th. 655, *666*
Scheble, R. s. Johnson, M.S. 509, *516*
Scheer, J.W. s. Moeller, M.L. [80], 474, *483*
Scheff, T.J. [72, 73], 209, *219*, 301, 306, *324*, 330, 332, 334, *359*

Scheler, F. 528
Schellworth, W. 922, *931*
Schelsky, H. 57, *80*, 670, *708*
Schenda, R. 60, *80*
Scheuch, E.K., Daheim, H. 50, *80*
Scheurle, G. s. Müller, H.-W. [132], [133], 225, *257*
Schick, C. s. Höhn, E. 622, 663
Schick, F. 505, 509, *517*
Schick, F., Smith, D., Meyers, F. 509, *517*
Schiff, S.B. s. Artiss, K.L. 713, *736*
Schill, St. de 621, 636, *666*
Schindler, R. 625, 632, *666*, 675, 677, *708*, 721, *741*
Schindler, R., Arnold, O.H. *708*
Schindler, R., Steininger, E. 714, *741*
Schindler, W. 621, 638, *666*
Schittar, L. 714, 730, *741*
Schittar, Slavich, Jervis 730
Schleicher, J. s. Hochrein, M. *426*
Schlesinger, B., James, G.M. [157], 163, 164, *198*
Schlingensiepen, W. 39, 41, *80*, [169], 241, *258*
Schmais, A. s. Roman, M. 298, 301, *324*
Schmale, A.H.J., Jr. [253], 530, *554*
Schmale, A.H., Jr. s. Adamson, J.D. [8], 530, *546*
Schmelzer, B.A. s. Locke, B.Z. [110], 157, *196*
Schmid, C.F. 563, 568, *605*
Schmid, E.H., O'Neal, P., Robins, E. 595, 600, *605*
Schmid, W. 93, *117*
Schmid, W., Castell, R., Mombour, W., Mittelsten Scheid, D., Zerssen, D. von 93, *117*
Schmidbauer, W. 647, *666*
Schmidlin, P. s. Angst, J. 92, *113*
Schmidt, H. 81, *117*
Schmidt, H.D. s. Thomae, H. 890, *931*
Schmidt, H.-U. [100], 468, 470, *484*
Schmidt, W. [101], *484*
Schmitt, W. s. Angst, J. 92, *113*

Schmitz, W. [27], 876, *880*
Schnabel, T.G. s. Hubbard, J.P. 795, *825*
Schneemann, N., Hildebrandt, H., Hehrlau, F.W. [254], 525, *554*
Schneersohn, F. 499, *517*
Schneider, K. 37, 84, *117*, 328, *359*, 885, 888, 902, 903, 905, *931*
Schneider, P.B., Chistoni, G.C., Guillem, P. [158], 165, *198*
Schneider, U. [74], 204, *219*
Schneider, U., Wieser, S. [75], [76], 204, 205, 210, *219*
Schneider s. Holmberg 107, *115*
Schoenberg, B. [255], 542, *554*
Schoenberg, B., Senescu, R.A. [256], 535, 538, *554*
Schoeppe, W. [257], 530, *554*
Scholz, J.F. [81], 431, 443, *466*
Schomerus, H.G. 10, *37*
Schoof, K. s. Levengood, P. 500, *516*
Schorsch, E. 887, *931*
Schowalter, J.E. [258, 259], 540, 541, *554*
Schreiner, G.E., Mahler, J.F. [260], 529, *554*
Schreiner, G.E. s. Shea, E.J. [270], *554*
Schrenk, M. 6, 18, 19, 31, *37*, [170], 225, 230, *258*
Schubert, E. 884, 926, 927, *931*
Schubert, G.H. von *37*
Schüler, H.W., Ritz, E., Siedek, M., Uhse, H.G., Ziegler, M. [261], 526, 531, *554*
Schüler-Springorum, H. [171], *258*
Schütt, U. s. Flegel, H. 40, *80*
Schüttler, R. s. Gross, G. [70], *253*
Schütz, A. 68, *80*
Schulman, G. s. Leichter, E. 622, *664*
Schulsinger, F. s. Goodwin, D.W. [65], 156, *195*, 511, *515*
Schulsinger, F. s. Wender, P.H. [178], 156, *198*
Schulte, P.W. [172], *258*, 307, *324*

Schulte, P.W. s. Degkwitz, R. [38, 39], 40, 237, *251*
Schulte, P.W. s. Eckmann, F. 105, *114*
Schulte, W. 800, *827*
Schulte, W. [77, 78], [79], 202, 207, 209, *219*
Schulte, W. [173], 222, 228, *258*
Schulte, W., Mende, W. *931*
Schultz, J.H. 622, *666*
Schultz-Hencke, H. [102], 474, *484*, 906, *931*
Schulz, I.H. 86, *117*
Schulze, G. [174], 241, *259*
Schulze,H.H. s. Jonas, R. [88], 225, *255*
Schumacher, C.F. s. Hubbard, J.P. 795, *825*
Schumacher, W. [262], 521, 525, *554*
Schumann, K.F. 74, *80*
Schupak, E. s. Merrill, J.P. [199], 526, *552*
Schur, E.M. [80], 209, *219*
Schuster, C.R., Jr. 488, *517*
Schuster, C.R., Jr., Woods, J.H., Seevers, M.H. 494, *517*
Schwab, J.J. [264], 521, 522, *554*
Schwab, J.J., Brown, J. [263], 521, *554*
Schwaninger, Ch. 623, 654, *666*
Schwartz s. Fromm-Reichmann, F. 727
Schwartz, Ch. [81], 209, 210, 215, *220*
Schwartz, C. s. Yarrow, M. [97], 209, *220*
Schwartz, D.T., Mintz, N.L. [83], 454, *466*
Schwartz, M.S. 732, *741*
Schwartz, M.S. s. Stanton, A.H. 296, 712, 713, 726, 735, *741*
Schwartz, O. 12
Schwarzenberger, G. 936, *949*
Schwidder, W. [265], *554*
Schwöbel, G. 621, *666*
Scott, D.L. [266], 531, *554*
Scott, R., Ashworth, P. 674, *708*
Scott, R.F. s. Wadsworth, W.V. [89], 753, *778*
Scribner 526

Scribner, B.H. s. Blagg, C.R. [36], 530, *547*
Scribner, B.H., Buri, R., Caner, J.E.Z., Hegstrom, R., Burnell, J.M. [267], 526, 527, *554*
Scrivener, J. s. Kreitman, N. 87, *115*
Seager, C.P., Flood, R.A. 574, 580, *605*
Seager, C.P. s. Flood, R.A. 585, *604*
Searles, H.F. 699, *708*
Searles, H.F. s. Fromm-Reichmann, F. 727
Seelheim, H. s. Eckmann, F. 105, *114*
Seelheim, H. s. Habeck, D. [71], 225, *254*
Seeman, M. [159], 153, *198*
Seevers, M. 491, 492, 494, 495, *517*
Seevers, M.H. s. Schuster, C.R., Jr. 494, *517*
Segelle, P., Ellenbogen, R. 427
Seidel, H. [84], 431, 433, 449, *466*
Seidel, K., Kohler, C. [160], 190, *198*
Seiden, R.H. 566, *605*
Seiden, R.H. s. Bruyn, H.B. [15], 474, *481*
Seipp, M. s. Ramsey, G.V. [63, 64], 206, *219*
Selvini-Palazzoli, M. 685, 697, *708*
Senescu, R.A. s. Schoenberg, B. [256], 535, 538, *554*
Sens, C. s. Racamier, P.D. 707
Seppälä, K. s. Achté, K. [2], 184, *193*
Serebrjakova, Z.N. s. Averbuch, E.S. 94, *113*
Sérieux, P. 942, *949*
Serrano, A.C. s. Blumenfield, M. 509, *514*
Serrano, A.C., McDonald, E.D. 700, *708*
Seth, R.C. s. Bhaskaran, K. [11], 430, *463*
Setschenow, I.M. 16
Severs, M.H. s. Eddy, N.B. 94, *114*
Sevilla, I. v. 31
Sevitt, L. s. Baillod, R.A. [18], 526, *546*

Shaefer, D. s. Rutter, M. *117*, [90], 123, 133, *148*
Shakow, D. 787, 789, *827*
Shaldon, S. s. Baillod, R.A. [18], 526, *546*
Shambaugh, P.W., Hampers, C.L., Bailey, G.L., Snyder, D., Merrill, J.P. [268], 530, *554*
Shambaugh, P.W., Kanter, S.S. [269], 531, *554*
Shanas, E. 56
Shanas, E., Townsend, P. 41, *80*
Shanas, E., Townsend, P., Wedderburn, D., Henning, F., Milhøj, P., Stehouwer, J. 350, *359*
Shapiro, R.L. 684, *708*
Shapiro, R.L. s. Hauge, M. 107, *115*
Shapiro, R.L. s. Mirin, S. 506, *516*
Sharin, A.L. s. Lieber, A.L. [107], 158, 160, *196*
Sharp, G.A. s. Baldwin, J.A. 107, *113*
Sharpe, E. 836, *866*
Sharpe, L. s. Cooper, J.E. 85, 91, *114*, [21], 123, *146*, 341, *356*, 939, *945*
Shea, E.J., Bogdan, D.F., Freeman, R.B., Schreiner, G.E. [270], *554*
Shea, M. s. Barraclough, B.M. 591, *603*
Sheats, P. s. Benne, K.D. 622, 625, *660*
Sheldon, J.H. 307, *324*
Shepard, M., Lee, M. 638, 647, *666*
Shepherd, M. 90, *117*, [94, 95, 96, 97, 98], 126, 127, 130, 135, *148*, [161], 237, *258*, 500, 802, 807, 808, 812, 817, 818, *827*
Shepherd, M. s. Brook, P. 823, *824*
Shepherd, M., Brooke, E.M., Cooper, J.E., Lin, T.Y. 87, 94, *117*, [99], 123, *149*
Shepherd, M., Cooper, B., Brown, A.C., Kallen, G.W. [34], 265, 266, *277*
Shepherd, M., Cooper, B., Brown, A.C., Kalton, G.W. [101], 135, *149*, 314, 315, *324*

Shepherd, M., Cooper, B. [100], 133, *149*
Shepherd, M. s. Cooper, B. [23, 24], 124, 129, 138, 140, 141, 142, *146*
Shepherd, M., Davies, B., Culpan, R.H. [102], 129, *149*
Shepherd, M., Davies, D.L. [162], 237, *258*
Shepherd, M. s. Goldberg, D.P. [39], 123, *147*
Shepherd, M., Goodman, N., Watt, D.C. [103], 127, *149*
Shepherd, M. s. Kessel, W.I.N. [56], 129, *147*
Shepherd, M., Oppenheim, B., Mitchell, S. [104], 134, *149*
Shepherd, M. s. Rutter, M. *117*, [90], 123, 133, *148*
Shepherd, M., Sartorius, N. [105], 133, *149*
Sheridan, M.D. [19], 264, *277*
Sherif, M. 61, *80*, 624, *666*
Sherif, M. s. Hovland, C.J. [34], [82], 207, *218*
Sherrington, C.S. 16
Shertzer, B., Jackson, R. [103], 469, *484*
Shields, J. s. Gottesman, M. [66], 151, 155, *195*
Shneidman, E.S., Farberow, N.L. 574, 586, 591, *605*
Shneidman, E.S. s. Farberow, N.L. 591, 597, *604*
Shoenberg, E. [163], 228, *258*, 712, *741*
Sholtiel, J. s. Kaplan De-Nour, A. [138], 527, 528, *550*
Short, J.F. s. Henry, A.F. 558, *604*
Short, M.J., Wilson, W.P. [271], 528, *554*
Shostak, A.B. 51
Shostak, A.B., Gomberg, W. 41, *80*
Shternberg, E.Y. [161], 189, *198*
Siebeck 23
Siberski, E. 61, *80*
Siedek, M. s. Schüler, H.W. [261], 526, 531, *554*
Siedow, H. [164], 238, *258*
Siegal, A. s. Glassman, B.M. [102], 528, *549*
Siegel, N. s. Kahn, R.L. [40], 206, *219*
Siegrist, J. 41, *80*

Sigrell, B. [104], 469, *484*, 649, *666*
Silber, E. s. Bloch, D.A. [38], 545, *547*
Silver, M.A., Bohert, M., Beck, A.T., Marcus, D. 599, *606*
Silverman, I. [162], 151, 156, *198*
Silverstein, O. s. Papp, P. 696, 699, *707*
Sim, M. [165], *258*, 314, *324*
Simenauer, W. [105], 475, *484*
Simmans, R.G., Klein, S.D. [272], 532, *554*
Simmel, E. 488, *517*
Simmel, G. 626, *666*
Simmerl, G. 57, *80*
Simmons, O.G. [82], 751, *778*
Simmons, O.G. s. Freeman, H.E. [20], *218*, [42], 751, *776*
Simon 873
Simon, A. [163], 179, 181, *198*
Simon, H. [166], *258*, 337, 341, *359*, 711, 730, *741*, [83, 84], 747, 557, *778*
Simon, M.D. s. Strotzka, H. [170], 168, *198*
Simon, M.D. s. Strotzka, H. [171], [172], 168, 169, *198*
Simon, R. s. Cooper, J.E. 85, 91, *114*, [21], 123, *146*, 341, *356*, 939, *945*
Simonds, O.G. s. Freeman, H.E. 332, *357*
Simber, L. s. Hiltenbrand, J.P. [80], 168, 169, *195*
Singeisen, F. 727, 728
Singeisen, F., Sternberg, T. 714, *741*
Singer, K. [106], 468, *484*
Singer, M.T. s. Wynne, L.C. 673, 674, *710*
Sivadon, P. 714, 721, 726, *741*
Sivadon, M.M.P., Koechlin, Ph., Guibert, M. [85], 444, *466*
Siwy, P. s. Strotzka, H. [171], [172], 168, 169, *198*
Sjögren 131
Skála, J. 713, *741*
Skellern, E. s. Jones, M. [56], 756, 764, 765, *777*
Skinner, A. 677, *708*
Sklair, F. s. Brown, G.W.

[15], 141, *146*, [26], 264, *277*
Slater, E.T.O. s. Hare, E.H. [74], [75], 155, 165, 167, *195*
Slater, P.E. 620, 622, *666*
Slater, P.E. s. Bales, R.F. 622, 625, 653, *659*
Slaughter, R.S. s. Ekdawi, M.Y. [36], 767, *776*
Slavich 731
Slavich s. Schittar 730
Slavson, S.R. 620, 621, 622, 635, 637, 639, 640, 650, 656, 657, *666, 667*, 712
Sluzki, C.E., Beavin, J.H. 673, *708*
Small, L. s. Bellak, S. [29], 531, *547*
Small, J.F., Matarazzo, R.G., Small, J.G. 721, *741*
Small, J.G. s. Small, J.F. 721, *741*
Smelser, N.J. 53, *80*
Smith, A.L.G. 18, 288, *296*
Smith, D. s. Schick, F. 509, *517*
Smith, E.B.O. s. Fox, R. 289, *295*, 332, *357*
Smith, H.E. s. Wing, L. 107, *118*
Smith, H.Ç. 646, *667*
Smith, P. s. Kreitman, N. 592, 593, 594, *604*
Smith, R. 509, *517*
Smythies, J.R. s. Carstairs, G.M. 794, 800, *824*
Snezhnevsky, A.V. [164], 190, *198*
Sneznevskij, A.V. s. Rutter, M. 102, *117*
Snyder, D. s. Shambaugh, P.W. [268], 530, *554*
Snyder, B.R., Kahne, M.J. [107], 473, *484*
Snyder, R.C. 936, 937, *949*
Snyder, R.C., Robinson, J.A. *949*
Snyder, S.H. 511, *517*
Snyderman, B.B. s. Herzberg, F. [52], 758, *777*
Sobowale, N.C. s. Vaillant, G. 507, 511, *518*
Soddy, K., Ahrenfeldt, R. 317, *324*
Solnit, A.J. [273], 540, *554*
Solomon, M. s. Bahn, A.K. 107, *113*

Solomon, M. s. Burvill, P.W. [30], 225, *251*
Sommer, R. 37, 341, *359*
Sommers, P. van s. Clark, A.W. *703*
Sonne, J.C., Lincoln, G. 693, *708*
Sonne, J.D., Speck, R.V. 691, *708*
Sørensen, M. 936, *949*
Soule, M. s. Lebovici, S. *705*
Spackman, C.S. s. Willard, H.S. [93], 749, *778*
Spann, W., Liebhard, E. [274], *554*
Spark, G.M. s. Boszormenyi-Nagy, I. 682, 683, 691, 693, *702*
Spark, G., Brody, E.M. 685, *708*
Spark, G. s. Brody, E.M. 685, *702*
Sparkes, R. s. Crandall, B. 511, *514*
Spaulding, R.C., Ford, C.V.F. [165], 163, *198*
Spazier, D.L.K. s. Kisker, K.P. [93], 234, 244, *255*
Spazier, D.L.K. 621, *667*
Spear, F.G. 342, *359*
Spear, H.B. 500, *518*
Spear, P.S. s. Pasewark, R. [132], 167, *197*
Specht, F. 887, *931*
Speck, R.V. 697, *708*
Speck, R.V., Attneave, C.L. 622, *667*
Speck, R.V., Rueveni, U. 697, *708*
Speck, R.V. s. Sonne, J.D. 691, *708*
Speidel, H., Bauditz, W., Bünger, P., Freyberger, H., Kerekjatro, M. v., Ramb, W. [275], 527, *557*
Spence, J. [106], 130, *149*
Spencer, F.J. s. Johnson, P.J. [58], 471, 473, *483*
Sperling, E. [108], [109, 110], [112], [113], 474, 479, 480, 481, *484*, 684, *708*
Sperling, E., Friedrich, D. [111, 112], 473, 479, *484*
Sperling, E., Jahnke, J. [114a, b], 470, 475, 479, 480, *485*
Sperling, E., Massing, A. 685, *708*
Sperling, S.J. [276], 524, *555*

Speroff, B.J. 621, 623, 654, *667*
Spiegel, Abt 625
Spiegel, A.D. s. Bindman, J. [15], 263, *277*
Spiegel, L.A. [277], 525, *555*
Spinoza 10, 189
Spitz, R.A. [278], 530, *555*, 916, *931*
Spitzer, R.L. 92
Spitzer, R.L., Endicott, J. 93, *117*
Spitzer, R.L., Endicott, J., Fleiss, J.L., Burdock, E.I., Hardesty, A.S. 91, *117*
Spitzer, R.L. s. Herz, M.I. 290, *295*
Spitzer, S., Denzin, N.K. [83], 208, *220*
Spitzner, G. s. Müller-Hegemann, D. *426*
Spivak, M., Steward, Th.W., Moore, K.B. 721, *741*
Spoerri, T. 37
Spoerri, T., Winkler, W.T. [115], 467, *485*
Springer, W. 73, 74, *80*
Spradlin, W.W. 808, *827*
Sprott, W.J.H. 620, *667*
Sproule, J. s. Mann, S. 353, *358*
Srole, L.S. 156
Srole, L., Langner, S., Michael, S.T., Opler, M.K., Rennie, T.A.C. 39, 41, 42, 75, *80*, 105, *117*
Stadler, H. s. Strotzka, H. [171], [172], 168, 169, *198*
Stahl, G.E. 7, 8, 9
Stanley, G.R. s. Last, J.M. 785, *826*
Stanton, A.H. s. Fromm-Reickmann, F. 727
Stanton, A.H., Schwartz, M.S. 280, *296*, 712, 713, 726, 735, *741*
Star, Sh.A. [84, 85], 203, 212, 213, 216, *220*
Stark, S. s. Brown, B. 504, *514*
Starke, J.G. 936, *949*
Starr, B.D. [116], 467, *485*
Staub, H. s. Alexander, F. 915, *928*
Stearns, A.W. 574, *606*
Steckel 830
Stehouewer, J. s. Shanas, E. 350, *359*

Stehr, U. s. Finzen, A. [56], 252, 302, 315, 320, *323*
Steigleder, E. 886, *931*
Stein, Z. s. Adelstein, A.M. 107, *112*
Stein, E.H., Murdaugh, J., Macleod, J.A. [279], 525, *555*
Steininger, E. s. Schindler, R. 714, *741*
Stengel, E. 558, 581, 592, 597, *606*
Stengel, E., Cook, N.G. 589, 590, 596, *606*
Stein, Z., Susser, M. [107], 135, 136, *149*, [166], 155, *198*, [16], *277*
Stein, Z. s. Susser, M.W. [168], 237, *258*
Steinbuch, K. 696, *709*
Stenbäck, A., Achté, K.A. [167], 166, *198*
Stengel, E. [117], 475, *485*
Stengel, E. 803, *827*
Stenhouse, N.S. s. Burvill, P.W. [21], 173, 188, *193*
Stephan, W.G. [168], 171, 174, *198*
Stephen, J.F. 935, *949*
Stephens, R., Levine, S. 488, *518*
Stern, B.E., Stern, E.S. 382, *386*
Stern, E.S. s. Stern, B.E. 382, *386*
Sternberg, E.A. s. Averbuch, E.S. 94, *113*
Sternberg, T. s. Singeisen, F. 714, *741*
Stettler, S. 623, 654, *667*
Stevens, B. 344, *359*
Stevens, B. s. Wing, L. 346, 349, *360*, [100], 752, *778*
Stevenson, G.S., Katinowsky, L.B. *37*
Steward, R. [29], 265, *277*
Steward, T.W. s. Spivak, M. 721, *741*
Stewart, G.T. [108], 120, *149*
Stewart, W.K. s. Menzies, J.C. [197], 630, *552*
Stiawa, R. s. Winkler, W.Th. [193], 247, *260*
Stiefel, P. 623, 654, *667*
Stierlin, H. 645, 667, 674, 675, 677, 684, *709*
Stierlin, H., Levy, D. 674, *709*

Stiles, B. s. Arnold, W.R. 622, *659*
Stiles, W. s. Fine, R.N. [84], 532, *548*
St-Laurent, J., Olds, J. 494, *518*
Stockhausen, F.G. [175], 228, *259*, 732, *741*
Stock Whitaker, D., Lieberman, M.A. 860, *866*
Stokvis, B. 621, *667*
Stock Whitaker, D. s. Lieberman, M.A. 607
Stollberg, D. 655, *667*
Stoller, R.J., Geertsma, R.H. 797, *827*
Stoller, R.J. s. Geertsma, R.H. 797, *825*
Stolze, H. 638
Stone, A.A., Eldred, S.H. 344, *359*, [85], 752, 755, 763, *778*
Storrow, H.E. s. Brill, N.Q. [19], 191, *193*
Stotsky, B.A., Margolin, R.J. *741*
Stotsky, B.L. [169], 179, 181, *198*
Strauch, M., Häfner, H., Huber, W., Rahäuser, G., Werner, J., Brittinger, W.D., Häfner-Ranabauer, W. [280], 527, 529, *555*
Strauch, M. s. Huber, W. [128], *550*
Strauch, M., Huber, W., Rehäuser, G., Werner, J., Walzer, P., Häfner, H. [281], 235, *555*
Strauch-Rahäuser, G. s. Huber, W. [128], *550*
Straus, E. 25, 28
Strauss, A. 80
Strauss, A.L. s. Glaser, B.G. [100], [101], 520, 537, *549*
Strauss, H. 389, 390, *427*
Strdtbeck, F. 673, *709*
Strøm, A. s. Eitinger, L. [47], 161, 163, *194, 426*
Strøm, A., Eitinger, L., Grönvik, O., Lönnum, A., Engeset, A., Osvik, K., Rogan, B. *427*
Strömgren, E. 86, *117*, [176], 228, 238, *259*, 302, 314, *324*, [86], 457, *466*
Stroetzel, L. s. Kisker, K.P. 673, *705*

Strong, S., Hendel, D.D., Bratton, J.C. [118], 470, *485*
Strong, D.J. s. Goertzen, S.M. [48], 479, *482*
Strotzka, H. [177], *259*, 298, 314, *324*, 621, 667, 821, *827*
Strotzka, H., Leitner, I., Czerwenka, G., Graupe, S., Simon, M.D. [170], 168, *198*
Strotzka, H., Simon, M.D., Siwy, P., Kunze, E., Stadler, H. [171], [172], 168, 169, *198*
Strotzka, H. s. Tarjan, G. 94, *117*
Struening, E.L. s. Cohen, J. [8], 205, *217*
Strugger, S., Härtel, O. 81, *117*
Strupp, H. [119], 479, *485*
Stublebine s. Patton
Studt, H.H. 621, *667*
Stürup, G.K. 512, *518*, 622, 667, 892, *931*
Stürzbecher, M. s. Helmchen, H. 104, *115*
Stumme, W. [86], [87, 88], 204, 213, *220*, [178], 230, *259*
Stunkard, A. 492, *518*
Suci, G.J. s. Osgood, C.E. [58], 202, *219*
Sullivan, H.S. 628, 667, 674, 709, 712, *741*, 808
Sund, A. s. Retterstøl, N. 498, *517*
Susser, M.W. [109], 144, *149*, [167], 234, 237, *258*, 302, 311, *324*
Susser, M.W. s. Adelstein, A.M. 107, *112*
Susser, M.W., Stein, Z., Mountney, G.H., Freeman, H.L. [168], 237, *258*
Susser, M. s. Stein, Z. [107], 135, 136, *149*, [166], 155, *198*, [16], *277*
Sutherland, A.M. s. Orbach, Ch.E. [224], 535, *553*
Sutherland, A.M., Orbach, Ch.E., Dyk, R.B., Bard, M. [282], 535, *555*
Sutherland, E.H. 75, *80*
Sutherland, J.D. [283], 521, *555*
Svendsen, B.B. [110], 127, *149*, 331, *359*

Swanson, D., Dinello, F. 492, 495, *518*
Sweet, R.H. s. Twaddle, A.C. 332, *359*
Swami, M.S. s. Coppen, A. 588, *603*
Sweezy, P.M. 46, *80*
Sylph, J. s. Cooper, B. 291, *295*
Szasz, T.S. 30, *37*, [89], 215, 220, 286, *296*, 330, 334, *359*, [120], 479, *485*, 650, *667*, *709*, 782, 808, *828*, 830, 847, 848, 849, *866*
Szuseck, S.A., Berlin, I.V. [23], 264, *277*
Szymusik, A. s. Lesniak, R. 389, *426*

Talbot, E., Miller, S.C. 713, 734, *741*
Talbot, E., Miller, S.C., White, R.B. [86], 759, *778*
Talbot, E. s. White, R. 713, 721, *742*
Tallman, F.F. s. Adams, F.H. 342, *357*
Tamerin, J.S. [173], 187, *198*
Tannenbaum, P.H. s. Osgood, C.E. [58], 202, *219*
Taqi, S. 504, *518*
Targowla, R. 389, 390, 395, 417, 419, *427*
Tarjan, G., Tizard, J., Rutter, M., Begab, M., Brooke, E.M., De La Cruz, F., Lin, T.Y., Montenegro, H., Strotzka, H., Sartorius, N. 94, *117*
Tatai, K.A. 566, *606*
Tatetsu, S. 500, *518*
Taylor, A.J.W. [121], 470, *485*
Taylor, F.K. 622, *667*
Taylor, F.K., Kräupl 622
Taylor, F.R. [87]
Taylor, L. s. Cohen, S. [29], 758, *776*
Taylor, R.L., Torrey, E.F. 815, *828*
Taylor, S., Chave, S. [111], 129, *149*
Teichmann, H., Göllnitz, G., Göhler, I. [122], 471, 472, *485*
Teirich, H.R. 621, 625, *667*
Teirich, M.R. 735, *741*
Tellenbach, H. *37, 38*

Temby, W.D. 566, *606*
Temoche, A., Pugh, T., MacMahon, B. 590, *606*
Tenbruck, F.H. 67, *80*
Teper, E. s. Langer, M. 846, 847, *865*
Terris, M. [112], 122, 139, *149*, [174], 151, 154, *198*
Terry, C.E., Pellens, M. 491, *518*
Terthowan, W.H. [285], 521, *555*
Teutsch, A. s. Lesniak, R. 389, *426*
Teuwsen, E. s. Lohmann, R. [184], *552*
Thalmann, H.-C. [123], 469, 472, *485*
Theine, G., Exner, H. [21], 875, *880*
Thiel, G. s. Brunner, F.P. [43], 530, *547*
Thomae, H. s. Mahler, E. 685, *706*
Thomae, H., Schmidt, H.D. 890, *931*
Thomas, C. s. Weisman, G. 332, *359*
Thomas, D.S. s. Lazarus, J. [47], 453, *464*
Thomas, E.L. s. Guttman, E. [47], *147*
Thomas, W.I. 62
Thompson, W. s. Jones, L. 508, *516*
Thomsen, K. s. Haastrup, S. [68], 186, *195*
Thomstad, H. 713, 726, 728, *742*
Threthowan, W. s. Hassel, C. 576, *604*
Thurnblad, R.J., Muslin, H., Loesch, J. 799, *828*
Thygesen, P. s. Hermann, K. 389, 414, 417, *426*
Tidmarsh, D. 510, *518*
Timberlake, C.E. s. Locke, B.Z. [110], 157, *196*
Timbury, G.C. s. Sandifer, M.G. 94, *117*
Timsit, M. s. Melon, J. [56], 430, 443, 455, 457, 458, *465*
Tischler, G.L. 807, *828*
Titchener, J.L. [284], 534, *555*, 675, *709*
Tizard, J. [113a], 144, *149*, 349, *359*

Tizard, J. s. King, R.D. 349, *358*
Tizard, J., O'Connor, N. [88], 760, *778*
Tizard, J. s. Rutter, M. [91], *148*
Tizard, J. s. Tarjan, G. 94, *117*
Tönnesmann, M. s. König, R. *78*
Toman, W. 681, *709*
Tooth, G., Brooke, E.M. 341, *359*
Torre, M.P. 939, *949*
Torrey, E.F. [113], 139, *149*
Torrey, E.F. s. Taylor, R.L. 815, *828*
Tosquelles, J. 714, 715, *742*
Townsend, P. 350, 353, *359*
Townsend, P. s. Shanas, E. 41, *80*, 350, *359*
Towers, J. s. Kreitman, N. 87, *115*
Trautmann, E.C. 389, 408, 410, *427*
Tredgold, R.F. 803, *828*
Triandis, H.C. [90], 207, *220*
Trice, H.M. s. Roman, P.M. [147], 170, 171, *197*
Trostorff, S. von s. Leonhard, K. 85, *115*
Trydegard, B. 713, *742*
Tschanz, H.R. s. Richterich, R. 95, *117*
Tucker, E.B. s. Johnson, P.J. [58], 471, 473, *483*
Tuckman, A.J. [286], 531, *555*
Tuckman, J., Youngman, W.F. [115], 138, *149*, 599, *606*
Tuerk, I. s. Bahn, A.K. 107, *113*
Tugendreich, G. s. Mosse, M. 41, *79*
Tuke, D.H. [114], 131, *149*, 711, *742*
Tuke, W. 19, 20, 746
Tunving, K. s. Hagnell, O. [72], 184, *195*
Tupin, J.P. s. Miller, P.R. 793, *826*
Turner, R.J. [175], 165, 167, *198*
Twaddle, A.C., Sweet, R.H. 332, *359*
Tyhurst, L. 940, *949*
Tyhurst, J.S. [287], 544, 545, *555*

Uhlig, O. [87], 430, 438, *466*
Uhse, H.G. s. Schüler, H.W. [261], 526, 531, *554*
Ulett, G.A. 823, *828*
Ullmann, L.P. 379, 382, *386*
Ullmann, L.P. s. Giovannoni, J.M. [22], *218*
Umbarger, C. 319, *324*
Undeutsch, U. 890, 895, *931*
Uzan, H. s. Richet, Ch. *426*

Vaillant, G. 513, *518*
Vaillant, G., Brighton, J., Mcarthur, C. 507, 511, *518*
Vaillant, G., Isbell, H., Chapman, K. 507, 511, *518*
Vaillant, G., Sobowale, N.C., Mcarthur, C. 507, 511, *518*
Vandenput, M. 647, *667*
Varah, Ch. 591, *606*
Varela, A. s. Cruz-Coke, R. [25], 140, *146*
Varon, E. s. Maas, H.S. 342, *358*
Varrier-Jones, P. 337, *359*, 771
Vatz, K.A. s. Mechanick, P. [77], 478, *483*
Vaughan, T.D. [127], 477, 480, *485*
Veassen, M.L.J. 713, *742*
Veltin, A. 715, 721, 725, 726, 727, 730, *742*
Veltin, A. s. Kayser, H. [91], 228, *255*, 654, *663*, 715, 718, 720, 721, 722, 729, *739*
Veltin, A. s. Krüger, H. 722, *739*
Veltin, A., Krüger, H., Zumpe, V. [179], 225, *259*
Veltin, A. s. Winkler, W.Th. [192], 225, 228, *260*
Venzlaff, U. 389, 390, 400, 416, *427*, [288], 529, 546, *555*, 921, 922, 924, 927, *931, 932*
Vering, A.M. *38*
Vernick, J., Karvon, M. [289], 540, *555*
Vickers, G. 308, *324*
Videbech, T. s. Hauge, M. 107, *114*
Videbech, T. s. Nielsen, J. [125], *197*
Viefhues, H. [88], 431, 443, 455, *466*

Vieira, T.A. s. Porter, M.R. 506, *517*
Villa, J.L. [89], [90], [91], [92, 93, 94], 430, 443, 445, *466*
Villinger, W. s. Ehrhardt, H. 883, 884, *929*
Vinter, R.D. 623, 654, *667*
Virchow, R. 153
Vogel, G., Angermann, H. 81, 82, *113*
Vogel, E.F., Bell, N.W. 681, *709*
Vogel, E.F. s. Bell, N.W. 675, *701*
Vogel, V., Isbell, H., Chapman, K. 490, *518*
Vogt-Heyder, B. s. Häfner, H. 732, *738*
Vogt-Heyder, B. s. Zerssen, D. v. 732, *742*
Volkan, V.D., Hawkins, D.R. 812, *828*
Volkart, E.H. s. Mechanic, D. [193], 522, *552*
Volovik, V.M. s. Kabanov, M.M. 354, *357*
Voltaire, F.-M. 16
Vreeland, R., Ellis, G.L. [290], 521, *555*

Wadlington, W. s. Abram, H.S. [5], 521, *546*
Wadsworth, W.V., Scott, R.F., Wells, B.W.P. [89], 753, *778*
Waelder, R. 915, 916, *932*
Waggoner, R.W. 939, *950*
Wahl, J. s. Blum, R. 488, *514*
Wakefield, H. s. Werkman, S.L. 789, *828*
Wallerstein, R.S. s. Ekstein, R. 834, 844, 851, 852, 853, 854, 855, 856, 857, *864*
Walters, P., Goethals, G., Pope, H. Jr. 505, *518*
Walzer, P. s. Strauch, M. [281], 235, *555*
Wansbrough, S.N. [90], 765, *778*
Warman, R.E. s. Kirk, B.A. [61], 479, *483*
Wedderburn, D. s. Shanas, E. 350, *359*
Wagner v. Jaureg 15
Wagnitz, H.B. *38*
Waldmann, H. s. Castell, R. 93, *113*
Waldron, J. 788, 789, *828*

Walk, D.A. 590, 591, *606*
Walk, D.A. s. Sainsbury, P. 586, *605*
Walker, T.A. *950*
Wall, W.D. 813, *828*
Wallen, R. *667*
Walton, H.J. s. Carstairs, G.M. 794, 800, *824*
Walton, H.J. 781, 783, 786, 791, 806, *828*
Walton, H.J., Drewery, J. 783, 795, 796, *828*
Walton, H.J., Drewery, J., Carstairs, G.M. 783, *828*
Walton, H.J., Drewery, J., Phillip, A.E. 783, *828*
Ward, C.H., Beck, A.T., Mendelson, M., Mock, J.E., Erbauch, J.K. 88, *117*
Ward, M.J. 748
Wardle, C.J. 344, *359*
Warner, W.L. 47, *80*
Warren, D.I. [176], 166, *198*
Waters, M.A. s. Grygier, P. [48], 751, *777*
Watt, D.C., Buglass, D. [180], 225, *259*
Watt, D.C., Crammer, J.L., Elkes, A. [116], *149*
Watt, D.C. s. Shepherd, M. [103], 127, *149*
Watts, F.N. [91], 770, *778*
Watzlawick, P. 672, 673, 679, *709*
Watzlawick, P., Beavin, J.H. 678, *709*
Watzlawick, P. s. Jackson, D.D. 695, *705*
Wax, J. 732, *742*
Waxler, N.E. 674, *709*
Waxler, N.E. s. Mishler, E.G. 332, *358*, 674, 694, *706*
Weakland, J.H. 680, *709*
Weakland, J.H., Fry, W.F. 673, *709*
Weber, M. 57, 61, 70, 71, *80*
Wedell, D. 722, 730, 732, *742*
Wedge, B.M. 939, *950*
Weigand 885
Weil s. Eaton 183
Weinberg 124
Weinberg, S.K. s. Dunham, H.W. 340, *357*
Weiner, H. 785, 787, *828*
Weiner, H. s. Katz, J.L. [142], 522, *550*
Weiner, O. s. Rubinstein, D. 692, *707*

Weiner, S. 685, *709*
Weiner, W. s. Wender, P.H. [178], 156, *198*
Weinland, W.L., Hoheisel, H.P., Grobe, E. [181], 234, *259*, [30], 878, *881*
Weinstein, R.M., Brill, N.Q. [177], 151, 158, *198*
Weinstein, R.M. s. Brill, N.Q. [20], 163, 164, *193*
Weinstein, A.D. s. Crumpton, E. [9], 205, *217*
Weir, J.M., Dunn, J.E. 489, *518*
Weis, P. s. Angst, J. 92, *113*
Weisman, A.D. [290a], 537, *555*
Weisman, A.D., Hackett, Th.P. [291], 538, *555*
Weisman, A.D. s. Hackett, T.P. [114], [115], 521, 538, 542, *549*
Weisman, G., Feirstein, J.A., Thomas, C. 332, *359*
Weiss, J.L. s. Grunebaum, H.U. 685, *704*
Weiss, P. s. Flicker, J.D. [32], 456, *464*
Weitman, M. s. Johnson, M.S. 509, *516*
Weizsäcker, V.v. 23, 27, 28
Wells, B.W.P. s. Wadsworth, W.V. [89], 753, *778*
Wells, C. s. Laqueur, H.P. *705*
Wells, C.F., Rabiner, E.L. 692, *709*
Wenche, H., Borchgrevink, M. 713, *742*
Wender, P.H., Rosenthal, D., Kety, S., Schulsinger, F., Weiner, W. [178], 156, *198*
Werkman, S.L., Landau, S., Wakefield, H. 789, *828*
Werner, J. s. Huber, W. [128], *550*
Werner, J. s. Strauch, M. [280, 281], 527, 529, 530, *555*
Wernert, J.J. s. Pasamanick, B. 290, *295*
Wernicke, C. 16, 28
Werry, J.S. s. Minde, K.K. [78], 470, *483*
Wertheimer, J., Lobrinus, A., Bircher, A. [182], 236, *259*
Wessen, A. 712, *742*
Wessel-Axer, U. 303, 310, 319, *325*

Wessel-Axer, U. s. Reimer, F. [149], 228, *257*
Wessels, C.H. s. Degkwitz, R. [38], *251*
Westerholm, B. s. Bergström, K. 498, *514*
Westerveld, F.B., Jr. [4], 528, *546*
Westlake, J. 936, *950*
Westley, W. 673
Westley, W.A. s. Epstein, N.B. *703*
Wettley, A. s. Leibbrand, W. 37
Weygandt, W. 499, *518*
Wharton, F. 936, *950*
Whatley, C.D. [91], 208, *220*
Wheeler, S. [92], 761, 764, 765, 768, *778*
Whisson, M. 506, *518*
Whitaker, C.A. 686, 692, 699, *709*
Whitaker, C.A., Felder, R.E. *709*
Whitaker, C.A., Miller, M.H. *709*
Whitaker, C.A. s. Napier, A.Y. 692, *707*
Whitacker, D.S. s. Lakin, M. 621, *664*
Whitacker, D.S., Lieberman, M. 622, *667*
White, Edelson 726, 727, 728
White, R., Talbot, E., Miller, S.C. 713, 721, *742*
White, R.B. s. Talbot, E. [86], 759, *778*
Whitehead, J.A. [50], 270, *278*
Whitehead, J.A., Manikar, G. [49], 270, *278*
Whiteman, M.M. 936, *950*
Whiting, A.S. s. Haas, E.B. 937, *946*
Whitlock, F.A. 560, 576, *606*
Whitlock, F.A., Edwards, J.E. 598, *606*
Whitmore, K. s. Rutter, M. [91], *148*
Wicker, A.W. [92], 213, *220*
Whyte, W.F. 622, *667*
Wiehn 48, *80*
Wiener, J.M. [292], 536, *555*
Wiesenhütter, E. 621, *667*
Wieser, S. [93], [94], 210, 213, 220, [184], 225, *259*, [293], 545, *555*, 885, *932*
Wieser, S. s. Bochnik, H.J. 104, *113*

Wieser, S. s. Jaeckel, M. [36, 37], 204, 210, *218*, [85], 230, *254*
Wieser, St., Kunad, E. [185], *259*
Wieser, S. s. Schneider, U. [75], [76], 204, 205, 210, *219*
Wiethölter, H. 319
Wiethölter, H. s. Finzen, A. [15], 211, *217*, [57], 222, 225, 234, *252*, 319, *323*
Wigmore, J.H. s. Kocourek, A. 934, *947*
Wild, C. s. Lidz, T. *706*
Wilder, J.F., Levin, G., Zwerling, I. 333, *359*
Wikler, A. 497, 512, *518*
Wilder, J.F. s. Zwerling, I. 289, *296*
Wilken, M. [186], 225, *259*
Wilkie, J.R. [41], 267, *278*
Wilkins, L.T. 488, *518*
Wilkins, L.T. s. Mannheim, H. [70], 137, *148*
Wilkinson, R.H. s. Robins, E. 577, 580, 582, 583, 586, *605*
Willard, H.S., Spackman, C.S. [93], 749, *778*
Willems, P.J.A. s. Letemendia, F. 336, *358*
Willett, E.A. 621, *667*
Willi, J. 621, *667*, 673, 686, 691, 694, *709*, *710*
Willi, J. s. Bleuler, M. [37], 529, *547*
Williams, H.M. s. Williams, J.H. [95], 207, *220*
Williams, J.H., Williams, H.M. [95], 207, *220*
Williams, R., Blackler, F. [94], 754, 758, 768, *778*
Williams, R. s. Blackler, F. [16], 758, *776*
Williams, R.N. s. Greenblatt, M. 335, *357*
Willis, E. 17, 18
Willis, E. s. Reimer, F. [150], 234, *257*, 317, *324*
Willis, J.H. 504, *518*
Wilmer, H.A. 335, *359*, 713, 721, *742*
Wilner, D.M., Price Walkley, R., Pinkerton, T.C. [180], 174, *198*
Wilson, A. 936, 937, *950*
Wilson, D.C. s. Finley, C.B. 685, *703*

Wilson, E.J. s. Gelfman, M. [97], 521, *549*
Wilson, W.P. s. Gallemore, J.L. [61], 188, *194*
Wilson, W.P. s. Short, M.J. [271], 528, *554*
Wilson, J.M.G., Jungner, G. [117], 129, 130, 145, *149*
Winch, R.F. 53, *80*
Wineman, D. s. Redl, F. [93], 468, *484*
Winig, H.R. s. Mechanick, P. [77], 478, *483*
Wing, J.K. 90, 91, 92, 93, 106, *117*, [181], 189, *198*, [187], 234, 237, *259*, 304, *325*, 338, 345, 348, 350, 352, 353, *359*, 712, 729, *742*, [97, 98], 752, 761, 763, *778*
Wing, J.K. s. Bennett, D.H. [16], 234, 237, *250*, 348, *356*, [7], 771, *775*
Wing, J.K., Bennett, D.H., Denham, J. [118], 136, *149*, [188], 237, *259*, [46], 269, *278*, 343, 344, 348, *360*, [96], 752, 755, 763, 769, *778*
Wing, J.K., Birley, J.L.T., Cooper, J.E., Graham, P., Isaacs, A.D. 91, *118*
Wing, J.K., Bransby, E.R. 106, *118*
Wing, J.K., Brown, G.W. [119], 136, 145, *149*, [4], 261, 263, *276*, 280, *296*, 342, 343, 345, 346, 350, 353, *360*, [99], 752, 757, 762, 763, 773, *778*
Wing, J.K. s. Brown, G.W. [16], 136, *146*, [26], [27], 237, *251*, [189], *259*, 332, 344, *356*, [20], 751, *776*
Wing, J.K. s. Carstairs, G.N. [7], 211, *217*
Wing, J.K., Cooper, J.E., Sartorius, N. 91, *118*, [120], *149*, 341, *360*
Wing, L. s. Corbett, J. 349, *356*
Wing, J.K., Freudenberg, R.K. 342, *360*, [95], 751, 763, *778*
Wing, J.K. s. Greer, C. [47], 269, *278*
Wing, J.K., Häfner, H. *386*
Wing, J.K., Hailey, A.M. [190], 234, 237, *259*, 282, 284, 286, *296*, 352, *360*
Wing, J.K. s. Hailey, A.M. 107, *114*
Wing, J.K., Leff, J., Hirsch, S.H. 343, *360*
Wing, J.K. s. Wing, L. 106, 107, *118*, 346, 349, *360*, [100], 752, *778*
Wing, L. 102, *118*, *360*
Wing, L., Bramley, Ch., Hailey, A., Wing, J.K. 106, 107, *118*
Wing, L., Corbett, J., Pool, D., Wollen, W., Yeates, S. 346, 349, *360*
Wing, L. s. Hailey, A.M. 107, *114*
Wing, L., Wing, J.K., Griffith, D., Stevens, B. 346, 349, *360*
Wing, L., Wing, J.K., Hailey, A., Bahn, A.K., Smith, H.E., Baldwin, J.A. 107, *118*
Wing, L., Wing, J.K., Stevens, B., Griffith, D. [100], 752, *778*
Winick, C. 507, *518*
Winkler, W.T. [191], 225, 228, 238, 247, *259*, 711, 718, 719, 720, 727, 728, 730, *742*
Winkler, W.T. s. Bochnik, H.J. 104, *113*
Winkler, W.T. s. Spoerri, T. [115], 467, *485*
Winkler, W.T., Stiawa, R. [193], 247, *260*
Winkler, W.T., Krüger, H., Zumpe, V., Veltin, A. [192], 225, 228, *260*
Winnicott, D.W. [294], 530, 337, *555*
Winokur, G. s. Pitts, F.N. 582, *605*
Winokur, G. s. Reich, T. [85], 140, *148*
Winokur, G. s. Goodwin, D.W. 511, *515*
Winston, A., Pardes, H., Papernok, D.S. [182], 178, *198*
Winter, W.D. 673
Winter, W.D. s. Ferreira, A.J. 673, *703*
Wise, E.M. s. Mueller, G.O.W. 936, *948*

Wishnie, H.A. s. Hackett, T.P. [116], 521, 522, *550*
Wissfeld, E. *38*
Wittenberg, I. [128], 478, *485*
Wittenborn, J.R. 92, *118*
Witter, H. 884, 885, 889, 891, 903, 905, 922, 924, *932*
Witter, H. s. Göppinger, H. 884, *929*
Wittich, G.H. 727, 735, *742*
Wittich, G.H., Klug, K. 621, *667*
Wittkower, E.D., Azima, H. [101], 750, *778*
Wittkower, E.D. s. Henderson, J.G. [121], 534, *550*
Wittkower, E.D. s. Murphy, H.B.M. [121], 177, *196*
Wohlfahrt, S. s. Essen-Möller, E. 102, *114*
Wolbach, A.B. s. Rosenberg, D.E. 494, *517*
Wolf, A. 636, 656, *667*
Wolf, G. 884, *932*
Wolf, H. 892, *932*
Wolf, S. s. Bruhn, J.G. [41], 522, *547*
Wolfenstein, M. [295], 544, 545, *555*
Wolff, H.H. 792, 807, *828*
Wolff, Hartung 730
Wollen, W. s. Wing, L. 346, 349, *360*
Wollenberg, R. 499, *518*
Wolpe, J., Lazarus, A.A. 87, *118*
Woodmansey, A.C. [129], 473, 474, *485*
Woodruff, R.A., Gruze, S., Clayton, P. [183], 191, *198*
Woods, J.H. s. Schuster, C.R., Jr. 494, *517*
Woodward, J.L. [96], 212, *220*
Wretmark, G. [194], 238, *260*, 713, 732, *742*
Wright, P. s. Dodson, E. 506, *515*
Wright, Q. 937, *950*
Wright, R.G., Sand, P., Livingston, G. [296], 530, *555*
Wulff, E. 30, *38*, 715, 721, *742*
Wunnerlich, A. [297], 541, *555*
Wunderlich, R. s. Dodson, E. 506, *515*

Wundt, W.M. 14, 935, *950*
Wurster, W. [96], 438, *466*
Wyatt, F. [130], 475, *485*
Wynne, L.C. 678, 684, 685, 686, 694, *710*
Wynne, L.C. s. Morris, G.O. 673, *707*
Wynne, L.C., Rickoff, I.M. 678, 694, *710*
Wynne, L. s. Schaffer, L. 692, *708*
Wynne, L.C., Singer, M.T. 673, 674, *710*
Wynne, M.T. s. Loveland, N.T. 673, *706*
Wyrsch, J. 38, 884, *932*
Wyss, D. *38*
Wyss, R. 886, *932*

Yadav, S.N. s. Bhaskaran, K. [11], 430, *463*
Yalom, I.D. 684
Yalom, I. s. Jackson, D.D. *705*
Yalom, I.D. s. Lieberman, M.A. 622, *664*
Yamamoto, J., Goin, M.K. [184], 165, *198*
Yap, P.M. [186], 177, *198*, 565, *606*
Yarrow, M.R. *296*
Yarrow, M.R. s. Clausen, J.A. 292, *294*
Yarrow, M.R., Green-Schwartz, C., Murphy, H., Deasy, L. 306, 311, *325*
Yarrow, M., Schwartz, Ch., Murphy, H., Deasy, L. [97], 209, *220*
Yeates, S. s. Wing, L. 346, 349, *360*
Yolles, S. 656, *667*
Young, C.D. de s. Pittman, F.S. 621, *665*
York, R.H. s. Greenblatt, M. 335, *357*, 712, *738*
Yorke, C. 495, 496, *518*
Youngman, W.F. s. Tuckman, J. [115], 138, *149*, 599, *606*
Yudkin, S. [298], 540, *555*

Zander, A. s. Cartwright, D. 648, 652, *661*
Zander, H. s. Eckmann, F. 105, *114*
Zander, W. [131], 476, *485*
Zapotoczky, H.G. s. Berner, P. [10], 431, 438, 441, 444, 447, 455, 460, *463*
Zaragoza, H. s. Burner, M. [19], 430, 445, 449, 450, 451, 453, 454, 455, 457, 458, *463*
Zauner, J. 928, *932*
Zawadzki, B., Lazarsfeld, P.F. [102], 757, *778*
Zax, M., Cowen, E.L. [98], 215, *220*
Zax, M. s. Cowden, R.C. 658, *661*
Zeh, W. *38*
Zehraoui, A. [97], 431, *466*
Zejtlyn, B.B. 732, *742*
Zenz, H. [132], 474, *485*
Zerssen, D. v. 83, 84, 93, *118*, 721, 732, 735, *742*
Zerssen, D. v., Dilling, H. [195], 225, 243, *260*
Zerssen, D. v. s. Dilling, H. [47], 225, 243, *252*
Zerssen, D. v., Ellendorff, C. von, Fritsch, W., Gerster, F., Miehle, W., Mittelsten Scheid, D., Piree, S., Richter, F. 94, *118*
Zerssen, D. v. s. Häfner, H. [74], 228, 244, *254*, 726, 732, 735, 738, *742*
Zerssen, D. v. s. Mombour, W. 92, *116*
Zerssen, D. v. s. Peters, G. [140], 243, *257*
Zerssen, D. v. s. Schmid, W. 93, *117*
Zerssen, D. v., Vogt-Heyder, B. 732, *742*
Ziegler, M. s. Schüler, H.W. [261], 526, 531, *554*
Ziehen, T. 16
Ziferstein, L. [187], 190, *198*
Zihlmann, M. 623, 654, *668*

Zilbach, J.J., Bergel, E., Gass, C. 622, *668*
Zilbach s. Frank 621
Zilboorg, G., Henry, G.W. *38*
Zimmerman, C.C. 669, *710*
Zinberg, N.E. 835, 843, *866*
Ziolko, H.-U. [133, 134, 135], 467, 474, 476, *485*
Zircles, G.A. s. McTee, O.B. [2], 261, *276*
Ziv, A. [136], 472, *485*
Zlab, Z. s. Cerny, L. [19], 473, *481*
Zlatinkova, J. s. Degkwitz, R. [38], *251*
Zoger, S. s. Binger, C.M. [32], 540, 541, *547*
Zubin, J. 87, *118*
Zuk, G.H. 622, *668*, 693, *710*
Zuk, G.H., Boszormenyi-Nagy, I. *710*
Zuk, G.H., Rubinstein, D. 678, *710*
Zulliger, H. [137], 468, *485*, *932*
Zumpe, V. [196], 225, *260*
Zumpe, V. s. Kayser, H. [91], 228, 255, 654, *663*, 715, 718, 720, 721, 722, 729, *739*
Zumpe, V. s. Krüger, H. 722, *739*
Zumpe, V. s. Veltin, A. [179], 225, *259*
Zumpe, V. s. Winkler, W.Th. [192], 225, 228, *260*
Zussman, J., Ross, E.R.R. *386*
Zundel, E. 647, *668*
Zutt, J. *38*
Zwerling, I. s. Rosenbaum, M. 699, *707*
Zwerling, I., Wilder, J.F. 289, *296*
Zwerling, I. s. Wilder, J.F. 333, *359*
Zwingmann, Ch. [98], [99], 455, *466*
Zyzanski, S.J. s. Jenkins, C.D. [38], 204, *218*

Sachverzeichnis — Subject Index

Kursive Seitenzahlen verweisen auf Hauptstellen
Italic page numbers refer to main entries

„Abartigkeit, schwere andere seelische" nach 2. StrRG 897
abnorme Erlebnisreaktion 101
— Varianten (nach K. SCHNEIDER) 84
Abstinenzregel 636, 838
— in der Gruppentherapie 643
Abteilungsvollversammlung (Community-meeting) 717
Abwehrmanöver, psycho-soziale 859, 860
Abwehrmechanismen bei Herzinfarkt 522, 523 ff.
—, intrapsychische 859, 860
acting-in 635
acting-out 635, 642, 692
Adipositas, Parallelen zur Sucht 492, 493, 495
Adoleszenz, Trennungsproblematik 684
Adoptionsforschung 156
Ätiologie als Klassifikationskriterium 83
Affektgenese 890
Affektisolierung bei Herzerkrankungen 523, 525
Affektneutralität, Aufgabe der 718
Affekttat, Beurteilung 889, 890
Agieren 613, 618, 635, 844
Agnostizismus in der forensischen Psychiatrie 903, 905, 906
Akkulturation 140, 171, 172
„Aktion psychisch Kranke" 246, 318
Aktivitätsgruppenpsychotherapie 622, 635
Aktualneurose 86
Akutkrankenbereich 229, 230, 235
Algorithmen 93
Alkoholiker 490, 491
—, anonyme 236, 314
Alkoholismus 25, 99, 491, 493, 497, 510, 511, 926
— und Rechtsprechung 184
—, soziale versus Persönlichkeitsfaktoren 184
— und Suizid 580, *582*
— und Suizidversuch 595, 596
—, WHO-Definition 185
Alkoholpsychose 99, 172, 185
Alkohol-Verbrauch, exzessiver (WHO-Definition) 105
Allgemeinarzt und Gruppenpraxis 265, 266
—, Präventivaufgaben 266
allgemeine Medizin, Integration der Psychiatrie in die 230, 231

Allgemeinkrankenhaus, psychiatrische Abteilung 230ff., 237, 238, 239, 240, 241, 243ff., 247, 249, 271, 286
Allgemeinpraxis, psychiatrische Morbidität 129, 134, *135*, 314, 315
Allmachtsphantasien 476
Allwissend-Sein, narzißtisches 835
Altenkrankenpfleger 878
Alter und Suizidraten 565, 566
Alterspsychosen 180
Ambulanzen, graue 234
American Psychiatric Association's Diagnostic and Statistical Manual of Mental Disorders (DSM-II) 793
American Psychoanalytic Association 830
Amphetamin-Mißbrauch 491, 494, 498, 500, 502, 509, 512
Amsterdamer Modell 240, 244
Analyse, didaktische 830
—, transaktionelle 645
Analytiker, „geborener" 834, 835, 836
analytische Gruppentherapie, Weiterbildung 857, 860ff., 863
— Psychotherapie, Weiterbildung 851ff.
— Situation 612, 613, 845
analytischer Prozeß *844*, 845
Andorra-Phänomen 208
Anfallsepidemie, psychogene 459, 460
Angehörige als Schlüsselpersonen 304, 312
Angehörigengruppen 310, 313 ff.
Angstabwehr vor Sterben und Tod 520
— durch Vorurteile 207
Angstneurosen und Arbeitstherapie 756
Angstträume 523, 524, 545
Anomie 156, 174, 188, 624
Anomie-Theorie (MERTON) 72, 73
Anonyme Alkoholiker 236, 314
Anorexia nervosa 495, 496
— —, Parallelen zur Sucht 496
Anpassung an die Institution, passive 225
Anpassung im Konzentrationslager 411, 412, 421
Anpassungsschwierigkeiten bei Studenten 474
Anstalt, sozialtherapeutische 911
Anstaltsartefakte 12, 222, 228, 712
Anstaltsfürsorge 4
Anstaltskleidung 224, 227
Ante-natal clinics 265

Anthropologie 11, 12, 34, 175
—, HEINROTHs 9, 10
—, medizinische 9, 23, 26, 27
Anthropologische Psychiatrie 28
Anti-Hospitalismus Bewegung 941, 942
Antipsychiatrie 29, 30, 189, 714, 731
Arbeit, Definitionen 744
— und Freizeit 771, 772, 773
—, kulturelle Unterschiede 745, 746
—, ökonomische Orientierung 744, 747
— psychiatrische Rehabilitation 744, 746, 747, 748, 752ff., 761, 763
—, psychologische Aspekte 744, 748, 749
—, sozio-emotionale Aspekte 749
—, Soziologie 745
— und therapeutisches setting 757
Arbeitsbündnis, analytisches 835, 836, 844
Arbeitsförderungsgesetz 229
Arbeitsgemeinschaft für Methodik und Dokumentation in der Psychiatrie (AMP) 92
„Arbeits-Ich", psychoanalytisches *838,* 845
Arbeitslosigkeit 163, 757, 766, 772
— und Alkoholverbrauch 184
— und Suizid 571, 572, 577, 578
Arbeitsmarkt und behinderte Patienten 770
Arbeitsmotivation und Leistungsanreiz 748, 754
Arbeitsprozeß, Wiedereingliederung 744, 765, 768, 769
Arbeitsrolle 171, 748, 761, 763
Arbeitssituation und KZ-Belastung 405, 406, 412, 416, 418, 420, 421, 422
Arbeitsstörungen bei Studenten 474
Arbeitstherapeut 874
Arbeitstherapie 20, 224, 229, 234, 711, 730, 767, 873
—, Bezahlung 224, 758, 763
— und Ergotherapie 749
—, handwerkliche 750
—, industrielle 247, 750
—, instrumentale Fähigkeiten 748, 753, 763
— in krankenhauseigenen Betrieben 234, 767
— und Langzeitpatient 347
— bei Schizophrenie 753, 755, 756, 757
— nach SIMON 747, 874
—, sozio-emotionale Fähigkeiten 748
Arbeitstraining, extramurales 234
Armut und psychische Krankheit 163, 164
Arzt und Laienpartner 308
Arzt-Patient-Beziehung 11, 76, 308, 650ff., 717, 786, 810, 816
Arzt, primäre berufliche Identität 852
Assistenzberufe, psycho-hygienische 32
Assoziationen, freie 837, 839, *846*
„Asthenie der Deportierten", Syndrom 414, 419, 425
Asylierung 19, 20, 204
Auffang- und Orientierungsgruppe 481

Aufmerksamkeit, frei schwebende 837, 846
Aufnahmebezirk 223, 231, 232, 235, 240
Aufstiegsideologie 471
Ausbildung, klinische und Medizinstudent 799ff.
—, psychiatrische 782, 788, 791, 811, 812, 813
—, —, Auswahlkriterien 785, 805
—, —, curriculum 802, 804
—, — in Deutschland 800, 801
—, — in Frankreich 801
—, —, klinische Fähigkeiten 809, 810
—, —, kommunistische Länder 801
—, — und medical school 785, 786
—, —, moralische Aspekte 808
—, —, nationale Unterschiede 800
—, — in Nordamerika 802
—, —, Probleme in Entwicklungsländern 819, 820
—, —, programmiertes Lernen 792, 793
—, —, Prüfungsverfahren 815ff.
—, — und Psychoanalyse in Deutschland 818, 819
—, —, Sowjetunion 801
—, — und WHO 819
—, —, Ziele der 781, 786
—, —, Ziele bei ROMANO 786
—, psychoanalytische 829ff., 840, 841, 846
—, —, Zulassungs-Selektion 847, 848, 851
— und Schulmeinung 808
—, vorklinische, Ziele 787
Ausbildungsforschung 780, 868
Ausbildungsinstitut, psychoanalytisches 830, 833, 840, 843, 846, 847, 848, 849, 850, 851
Ausbildungskandidat, Gegenübertragung 833
—, Lernverhaltensformen 833, *856,* 857
Ausbildungsstätte, psychotherapeutische, imaginäres Modell 853ff.
Ausbildungstrias, psychoanalytische 833
Ausbildungszentrum, psychiatrisches 806
ausländische Arbeitnehmer in der BRD 432, 434ff., s. auch Gastarbeiter
— — in Europa, Anzahl 433ff.
auslösende Faktoren, Epidemiologie 138, *140*
Außenfürsorge *232, 235*
Aussetzung der Unterbringung (zur Bewährung) 898
Autismus, frühkindlicher 350
autogenes Training 622
awareness of dying 537

Balint-Gruppe 315, 623, 650, 651
Barbiturat-Abhängigkeit 491, 497, 498
Basisdokumentation 105
battered child syndrome 264
Behandlung, psychiatrische, Freiwilligkeit 943
Behandlungsbedürftigkeit, psychiatrische 39, 41
Behandlungsmethode, moralisch-psychische 18

Behandlungszentrum, psychiatrisches 245
Behindertenfürsorge 272
Behindertenvermittlung 316
Behinderungen, medizinische und soziale Komponenten 329, 353
Beobachtung, teilnehmende 842
Beobachtungs- und Schlußbildungsmethode, psychoanalytische 839
Beratungslehrer 469
Beratungsstellen, sozialpsychiatrische 239, 248, 310, 461
—, für Studenten 469, 474, 479, 480
Berentung von Neurosen 927
Beruf und psychische Krankheit 166
— und Suizidrisiko 571
Berufspositionen und soziale Rollen 66
Beschäftigungstherapeut 282, 873, 874
Beschäftigungstherapie 749, 751, 764
— und bezahlte Arbeit 765
—, Konzepte (WITTKOWER und AZIMA) 750
— und Schizophrenie 750, 751
—, Unterschiede zur Werkstattarbeit 750
Beschützende Einrichtungen 234, 268, 269, 352, 353
— Werkstätten 234, 237, 248, 269, 347, 771
Besuchsfrequenz 222
Bettbehandlung 711
Bettenzahl und psychiatrische Versorgung 227, 237ff., 242, 244, 246, 247
„Bewahrungsanstalten" nach dem 2. StrRG 911
Bewußtsein, als materieller Vorgang 13
—, transzendentales 28
Bewußtseinsstörung, tiefgreifende, nach dem 2. StRG 896
Beziehungsdreieck der Familie 680, 681
Beziehungsstruktur, unbewußte 611
Beziehungswahn bei Flüchtlingen 457
— durch Kommunikationsmißverständnisse 446
Bezugsgruppen-Theorie 65
Bezugsgruppenverhalten, Theorem (MERTON) 64
bifokale Therapie 691
Bildungsberatung, moderne 469, 470
Binnendistanzen der Gruppe 624
Binnenmilieu, artifizielles, in der Therapeutischen Gemeinschaft 731
biographische Methodik 11
biologisierende Praxis 28, 29
bipolare Teamarbeit in Th.G's 735
body image 532, 541
Bösewicht-Arrangements 694
bouféé délirante 99, 457
Breeder-Hypothese 455
„Brief Psychiatric Rating Scale" (BPRS) 92
Bundessozialhilfegesetz 229, 926
Bundeszentralregistergesetz 229

Cannabis Epidemie 501, 504, 505, 509
Carcinom-Patient s. Krebskranker
casefinding 306, 307, 469
Charakterabwehr der Reaktionsbildung 859
Charakterneurosen 86, 136, 137, 474, 512
charakterneurotische Abwehrhaltung bei Herzinfarktpatienten 523
Child-Guidance-Clinic 133, 264, 469, 477
Chronisch Kranke 223, 224, 231, 234, 235, 244, 246, 248, 380, 381
Claustrophobie bei Bestrahlungspatienten 535
clerkship, clinical 788
clinical poverty syndrome 343
cognitive dissonance (FESTINGER) 337
College-Counseling-Centers 479
„communicated insanity" 131
community care 280
Community-Mental-Health-Bewegung 299
Community Mental Health Center 154, 232, 241, 243, 249, 280, 283, 656
Community Mental Health Centers Act 280, 283, 291
community mental health programs, Nutzen-Kosten-Analyse 381ff.
community psychiatric nurse 271
comprehensive medicine 802
Comprehensive Mental Health and Retardation Act 241
comprehensive psychiatric service 262
Computer-Psychiatrie 89, 93
„Conjoint"-Familientherapie 691, 692
„conversion" (GOFFMAN) 768

Daseinsanalyse 32, 33
Dauerimmigration, Trend zur 432
Defensivnotwendigkeit, sozialpsychologische 849
Definition, operationale 123
delay-Problem bei Krebskrankheit 534
Deliquenz, neurotische 915
Dementia praecox 24
Demenz-Begriff der WHO 97
Demenz, senile 353
Departmentsystem 235, 239, 768
Depersonalisation, traumatische 544
Depression, chronisch-reaktive nach KZ-Haft 395, 396
—, endogene und Suizid 580, 581
—, Klassifikationsprobleme 86
—, neurotische nach KZ-Haft 395, 396
—, phasische, Lithiumprophylaxe 239, 588
—, reaktive 99
— und Suizidversuch 595, 596
depressive Reaktionen nach Kommissurotomie 521, 522
Deutsche Forschungsanstalt für Psychiatrie 24
— Gesellschaft für Psychiatrie und Nervenheilkunde 246

Deutsche Gesellschaft für Soziale Psychiatrie 22
Deutung s. Interpretation
Devianz 72, 75, 208, 210
—, primäre und sekundäre 209
Devianztheorien, soziologische 72, 74, 75
Diätetik der Seele 10, 31
DIAGNO-Programm 93
Diagnose, internationale Standardisierung s. ICD
—, klinische 130, 133
—, psychiatrische 30, 84, 87, 88
Diagnosebildung, Stadien 87
Diagnoseklassifikation, Möglichkeiten zur Verbesserung 88, 89
Diagnoseprofile 92
Diagnoseschemata 89
Diagnoseschlüssel und Glossar psychiatrischer Krankheiten, internationaler, siehe ICD
Diagnosestellung und Klassenunterschied 154, 155, 181, 182
—, Quantifizierung der 90
—, standardisierte 93, 94
Diagnostik, algorithmische 93
—, mehrdimensionale 25
—, multiaxiale 102, 103
—, multikategoriale 101, 102
diagnostische Stereotypen 92
diagnostischer Begriff 85
Dialyse 520, 526, 532, 543
Dialysepartner 528, 530, 531, 532
Dialysepatient 530, 543
—, Suizidproblem 528
Dialysezentren und Sozialarbeiter 528
Didaktik, psychiatrische 6
didaktische Analyse 830
Dienste, psychiatrische 40, 41, 297
—, sozialpsychiatrische 239, 240, 243
Dienstkleidung 722
Dienstleistungsbereiche, paramedizinische 32
„Diplommediziner" 878
Disabled Persons Act 237
Disablement Resettlement Officer 768
Disposition 87
— bei psychischen Störungen 142, 143
district community team und Suizidverhütung 590, 591
District Mental Health Centers 240
district mental hospital und Ausbildung 800
Dokumentation (Register) und Vertraulichkeit 944
Dolmetscherdienst, medizinischer 460
Doppelgängertum des Menschen 67
dose-response mechanism 496
„double-bind" 679, 693
„double-binds", therapeutische 697
Dreigenerationen-Theorie zur Schizophreniegenese (BOWEN) 681
Dreistadienmodell (COMTE) 4

Drogen, psychotrope, Verschreibung und Verbrauch 498
—, zentral dämpfende 497
—, zentral stimulierende 494
Drogenabhängigkeit 187, 488, 490, 491
—, basic drive 490, 491, 493, 496
—, Eigengesetzlichkeit 489
—, epidemische 500, 503, 504
—, Kurzschlußmechanismus 493, 494
—, Motivation 186
—, multidisziplinäre Gesichtspunkte 488, 495
— und Sexualtrieb 491, 492
—, soziale Faktoren 187
— und -sucht, Unterschiede 491
— und Suizidversuch 595, 596
—, Willenskraft und Begierde 491, 492
Drogenepidemie 500
Drogengebrauch 490
—, ritualisierter 186, 187
Drogenkriminalität 938
Drogenmißbrauch 490
—, Anwendungsmethoden 505, 506
—, endemisches Phänomen 504
—, individuelle Anfälligkeit 508, 509
—, intravenöser Typ 501, 502, 504
Drogenpolitik 512, 513
Drogensubkultur 504
Drogensucht 488, 491
—, Behandlung 512
—, Definitionen 490, 491
—, endemische, Risikogruppen 510
—, epidemische, Morbiditätsrisiko 504, 505, 509
—, Risikogruppen 506ff.
Drogensüchtige, pseudopsychopathisches Verhalten 491
Drogenverhalten, epidemischer Typ 506
Drogenwahl, Art 505
Drogenwelle 475
Drogenzufuhr, Formen 491
„drop out"-Rate 473
drug addiction siehe Drogensucht
drug dependence siehe Drogenabhängigkeit
DSM-II Handbuch 793
Dunkelziffer psychiatrischer Erkrankungen 105
Dyade der klassischen Psychoanalyse 836
dynamische Psychiatrie 27, 467, 802
Dysmorphophobien 457

economic work 744
Ego-Training 735
Ehefunktionen 677
Eheschwierigkeiten und Suizidversuch 579
Ehetherapie 686, 698
Eigen-Analyse s. Lehranalyse
Einheit von Leib und Seele 13

Einheitsnosologie 29
Einkommensprinzip, Heterogenität 45
Einkommensverteilung 41, 43, 48, 50
— in der BRD 44
Einrichtungen, „extramurale" 233, 237, 249
Einsichtsfähigkeit und Handlungsfähigkeit 902, 908
Einstellung zum Tode 573
Einstellungen zu psychisch Kranken 199ff., 202, 206
Einstellungsforschung, psychiatrische 199, 200, 202, 212ff.
—, sozialpsychologische 200, 201
einstellungsspezifisches Verhalten 202
Einstellungswandel zu psychisch Kranken 201, 211, 212, 217
Einteilungsgrund 81
Einweg-Spiegel 861, 862
Einweisungsrate 168
— und sozialer Status 157, 158
Einzelanalyse — Gruppenanalyse, Vergleich 607ff., 614, 615, 617, 635, 638, 639, 858
—, theoretisches Konzept 607, 608ff., 612
Einzelfallhilfe bei Studenten 470
Einzelverhalten und Gruppennorm 338, 339
Eklektizismus 8
Elektroschockbehandlung 230
Eltern-Kind Beziehung 183
Eltern unheilbar kranker Kinder 540, 541
Elterngruppe 622
„emanzipierter Normenzwang" 475
Emotion, pluralistische 131
„emotionale Soforthilfe" 480
Emotionslähmung 544
Emotionspsychosen 457
Empathie, flexible 858
—, psychoanalytische 837, 858
Encounter-Group (ROGERS) 642, 643
endogene Depression, monopolare 98
— Psychosen 97, 136
— —, epidemiologische Verlaufsstudien 136
— Verblödungen 24
Enquête über die Lage der Psychiatrie in der BRD 224, 231, 245ff., 246
Entgiftung, medizinische 497
Entlassung aus der Unterbringung 898
Entlassungshäufigkeit und Wirtschaftssituation 157
Entwicklungshemmungen, seelische 24
Entwurzelungsdepression 456, 457
„Entwurzelungssyndrome" 455
Entziehungskur 899
Epidemien, psychische 121, *131,* 499
Epidemiologie, Definition 119, 120
—, elementare 126
—, internationale 939
—, klinische 126
— psychischer Störungen 121

epidemiologische Prinzipien in der praktischen Psychiatrie 130ff.
— Psychiatrie 119, 121, 122, 125ff.
— Verlaufsforschung 135, 136
Epilepsie 24
— und Suizid 581
Erbprognose, empirische 137
Ergotherapie 725, 748, 749, 874
— und Arbeitstherapie 749
Erholung und Muße 771, 772
Erholungsarbeit 744
Erkrankungsrisiko 137
Erlebnisreaktion, abnorme 101
Erlebnisverarbeitung von Erkrankung 522
Ermessensfähigkeit 744, 745, 763
Ernährungsumstellung bei Gastarbeitern 445
Erschöpfungssyndrom 474
Erstinterview durch Laien 155
Erwerbsminderungssatz, verfolgungsbedingter 398
Erwerbspositionen 43, 44, 45, 47
Erwerbsprozeß 45, 46
Erziehungsberatungsstellen 469
Erziehungsinstitution 468
„Essen auf Rädern" 235
„eth-class" 165
Etikettierung, psychisch Kranker 208, 301
Eubiotik 31
Euphomanie 490
evocative listening 845
EWM-(Erwerbsminderungs-)Satz bei KZ-Häftlingen 398, 399
Examensneurose 476
examination – essay 795
examination, short-note 795
examinations, objective 795, 796
„exclusion index" 157
Existenzphilosophie 32
Exkulpierungsgründe 888
Experimentalneurose 159
Exploration, psychiatrische 123
Externalisation 685
extramurale Einrichtungen 22, 233, 237, 249
Extremsituation, medizinische 520
Extremsituationen, medizinische, und Verhaltensauffälligkeiten 544
Extremtypen 84

Facharztweiterbildung in Deutschland 822
Fachausschuß für Psychiatrische Krankenhäuser 245
Fachkrankenschwester 870
Facilitator 642, 643
Falldefinition 122
Fallidentifikation, psychiatrische, in Feldstudien 130
Fallregister, s. psychiatr. Register
Familie, „atomistische" 669

Familie, Beziehungsdreieck 680, 681
—, „dynamische Gerechtigkeit" 682
—, „emotionelles Einssein" 676
—, erweiterte 673
— und Freizeit 774, 775
— und Gesellschaft 52, 53, 57
— und Haushalt 52ff., 56
—, Kommunikationsformen 672, 673, 675, 676, 679, 682
—, Kommunikationstheorie der 678, 679, 680
—, Kontrollmechanismen 677
—, Krise der 670
—, Loyalitätskonflikt 682, 683
—, „matrizentierte" 669
— des psychisch Kranken 52, 312
—, psychoanalytische Theorie 674, 675
—, Schuldstrategie 683
—, strukturelle Differenzierung 53
—, taxonomisch-konzeptioneller Bezugsrahmen 58
Familien-Erstinterview 691, 692, 699
Familien-Homeostase 672, 679
„Familien-Ichmasse" 681
Familien-Rollenstruktur 678
Familien von Schizophrenen 673, 674, 676
Familien-Selbstheilungspotential 678, 687
Familien-Strukturtherapie 696
Familienbeziehungen und Autonomiebedürfnisse 676
Familienforschung 32, 673, 674
—, neue Gesichtspunkte 57, 58, 60
Familienfunktionen 677, 678
Familienhaushalt 53
„Familienkarte" (MINUCHIN) 696
Familienkrise 680, 684, 694, 695
Familienmärchen 678
Familienneurosen 675
Familienorganisation, patriarchale 669
familienorientierte Psychiatrie 674, 676
Familienpflege 13, 22, 32, 60, 309, 313
Familienprojektions-Prozeß 680
Familienprozeß 672, 693, 699
Familienregeln 694
Familiensoziologie 59, 60
Familienstand und Suizid 567, 569
Familienstörungen 673, 674, 677
Familiensystem, kybernetisches Modell 672
Familientherapeut 677, 680, 681, 684, 689ff., 693
—, Eignung und Ausbildung 698, 699, 700
Familientherapie 669ff., 674
—, äußere Behandlungsformen 691
—, Behandlungstechnik 690, 691
—, Co-Therapeut 692, 693, 700
—, Definition 671, 672
—, Gegenübertragung 699
—, Indikationen und Ziele 671, 672, 683, 685ff.
—, Kontraindikationen 686, 687

—, Parteinehmen 693
—, präventive 688
— bei Schizophrenie 675, 684, 685, 695
Familientypen, Merkmale 55
Familienübertragung in der Gruppe 632
family sculpting 696
Feedback 626, 636, 648
— des Gruppenleiters 643
Feed-back-Wirkungen in der Familie 676
Fehlernährung und Schizophrenie
Fehlverhalten, erlerntes 87
Feldstudien bei Germanistikstudenten 474
—, gemeindepsychiatrische 371
—, psychiatrische 105, 130
Fiebertherapie 15
finanzieller Anreiz und Arbeitsmotivation 758
Flüchtlinge, psychische Morbidität 438
„folie communiquée" 131
folie à deux 140
follow-up clinic 266
forensische Psychiatrie 6, 235, 883ff.
— — und Psychoanalyse 913ff.
— —, Zukunftsaspekte 918ff.
Forschung, klinische und moralische Streitfragen 814
Frankfurter Hilfsvereinigung 318
Frankfurter Modell 244
Frankfurter Werkgemeinschaft e. V. 244
Freiheit und Gesundheit 9
Freiheitsbegriff, forensische Kriterien 902, 903, 905
Freiwilligenorganisationen 274
Freiwilligkeit der Behandlung 943
Freizeit und Familie 774, 775
Freizeitarbeit 744
Freizeitgestaltung in psychiatrischen Anstalten 751, 752, 772, 774
Friedenscorps, amerikanisches 298
Frustration, libidinöse und aggressive des Analytikers 838
— des Patienten 838
Führungsaufsicht 897, 898
Fürsorge und Gewaltmaßnahme 18
Funktionsbereiche, in psychiatrischen Großkrankenhäusern 235, 247, 249

Ganzheitsmethode im Schulunterricht 471
„Gastarbeit" als Migrationsform 431
Gastarbeiter 171, 172, 432
—, allgemeine Erkrankungshäufigkeit 438, 439, 440, 441
—, Anpassungsprobleme 430, 449ff.
—, Behandlung 460ff.
—, Beruf und psychische Störung 453, 454
— und Bevölkerung des Gastlandes, Morbiditätsunterschiede 430, 431
—, funktionelle Störungen 442, 443ff., 458
—, Gruppenkontakte 454, 455

—, hypochondrisch-depressive Symptome 456, 457
—, hysteriforme Organstörungen 459, 460
—, Inzidenz und Prävalenz psychiatrischer Krankheiten 441 ff.
—, Inzidenz psychischer Störungen 449ff., 453, 462
—, latente Psychosen 451
—, Magen-Darm-Störungen 458
Gastarbeiter-Morbidität, Ätio-Pathogenese 444, 445 ff., 452
Gastarbeiter, paranoide Syndrome 457, 458
—, Potenzstörungen 459
—, prämorbide Persönlichkeit 451, 452
—, Prävalenz psychischer Störungen 449ff., 453
„Gastarbeiter-Psychiatrie" 462
Gastarbeiter, psychische Morbidität 438ff., 444
—, psychohygienische Beratungsstellen 461
—, psychopathologische Befunde 455ff.
—, Selbstheilungsversuche 461
—, Wohnmilieu 446
— in der BRD, Alters- und Geschlechtsverteilung 435ff.
— —, Berufsgruppen 436, *437*
— —, Nationalitätengruppen 434
— —, Schulbildung und Sprachkenntnisse 436, 437, 446
Gastarbeitersyndrome 430, 456, 458
Geburtsdatum und Schizophrenie 161
Gefangenenlager 388
Gegenübertragung 837, *838*, 843, 844, 845
— des Ausbildungskandidaten 833
— des Gruppentherapeuten 630
Gehirn und Seele 15
Gehirnstimulation, Versuche 494
Geisteskrankheit, Information der Öffentlichkeit 204, 205
— und Massenmedien 204, 205
— und soziale Schichtung 42
— und Suizid 579, 580
— und Suizidversuch 595
Geistesstörung als Produkt sozialer Verhältnisse 21
geistige Behinderung und Kontraktarbeit 759, 760
Gemeindearzt 262, 263, 282
Gemeindeeinrichtungen, psychiatrische 267
gemeindenahe Betreuung, Belastung der Angehörigen 292ff., 311
— psychiatrische Versorgung und Schlüsselpersonen 302, 303, 309ff.
Gemeindepsychiatrie 250, 262, 280, 810
—, Aufgaben 265
—, amerikanische 284
—, Bedarfsanalyse und Planung 371 ff.
—, Prioritäten 365, 370, 371

gemeindepsychiatrische Behandlung, Effizienz 382
— Programme, Evaluation 361, 362ff., 368, 369, 385
— —, Finanzierung 366, 367
— —, Organisationsprozeß 368, 369
— —, Planung 364ff., 367
gemeindepsychiatrischer Dienst, Präventivmaßnahmen 264
Gemeindeschwester 315
—, psychiatrische 271
Gemeindezentrum, psychiatrisches 232, 238, 241, 242, 298, 303
Gemeinschaft der Gesunden 307, 308
Gemeinschaftstherapie 712
general psychiatrist 274
Generationenkonflikt 475
Genetik 131, 132
Gerontopsychiatrie 235
gerontopsychiatrische Klinik 235
Geschichte des Hospitals 19
— der Psychiatrie 2, *3*ff.
Geschlechtertrennung, Aufhebung der 722
Gesellschaft Deutscher Naturforscher und Ärzte 21
—, kranke 299
gesellschaftliche Entwicklungen, Gefahren 934, 938
Gesellschaftstheorie und Psychoanalyse 26
„Gesetz zur Verhütung erbkranken Nachwuchses" 108, 226
Gestaltpsychologie 32
Gestalttherapie 644
Gesundheit, Definition 9, 937
— und Freiheit 9
—, psychische 937
Gesundheitsämter und psychiatrische Dienste 316
Gesundheitsdienst, nationaler 137
Gesundheitserziehung 301
Gesundheitslehre, seelische 31
Gesundheitsvorsorge 263, 264
Gesundheitswesen, öffentliches 126
Gewerkschaft Öffentliche Dienste, Transport und Verkehr 246
Gewissen, therapeutisches 839
Gleichstellung psychisch Kranker mit körperlich Kranken 228ff., 245
Glücksspieler 495
Gnostiker 904
„grandioses Gruppen-Selbst" 631
„grandioses Selbst" 637
gross stress reaction 101
Großfamilie 670
Großgruppen 630, 641
—, gesellschaftliche 40, 41
Großkrankenhäuser, psychiatrische 222ff., 226, 228ff., 233, 234, 235, 237, 249, 303

group home 268
Grundbedürfnisse, allgemein-menschliche 224, 226, 228
Grundregel, analytische 613, 844
Grundsatz des sogenannten obligatorischen Vikariierens im 2. StrRG 900
— der Verhältnismäßigkeit im 2. StrRG 897
Gruppe, Autostereotype in der 624
— als „Große Mutter" 648, *657*
— als selbstregulierendes System 626
—, analytische, Minimalstrukturierung 860
—, Definition 620
—, Heterostereotype in der 624
—, Interaktionen 623, 624, 627
—, „Kernmitglieder" 656
—, natürliche 621
—, psychosoziale Struktur 61, 610, 611, 615, 616, 617, 618
—, „Randmitglieder" 656
—, Rollen der Mitglieder 625
—, soziotherapeutische 721
—, Strukturzerfall 616, 617
—, therapeutische, Einteilung 620
—, Verstärkerwirkung 627
Gruppen, gemischtdiagnostische 621
—, informelle 63, 64
—, kleine 57, 61, 65
Gruppenanalyse 607, 612, 615ff., 618, 643
—, Einzelanalyse, Vergleich 607ff., 614, 615, 617, 635, 638, 639, 858
—, fraktionierte 638, 639
—, Widerstand 613, 638, 639
gruppenanalytische Kurzzeit-Therapie 735
Gruppenarbeit 614, 620, 622, 623, 649, *653*ff., 659
—, allozentrierte 650, *653*
— mit Arbeitsteams 621, 653, 654, 655
—, autozentrierte 650, 653
— in der Industrie 655
— beim Militär 653, 655
— mit Personalgruppen 654
— im Sport 655
Gruppenbildung, soziologisches Prinzip 61
Gruppendynamik 614, 616, 622, 862
Gruppenforschung 624
Gruppenhierarchie 625, 626
Gruppenidentität 61
Gruppenkohäsion 630
Gruppenkontrolle 652
Gruppenmitglieder, Arbeitsteilung 626, 627
Gruppennorm 624, 626, 629, 860
Gruppenpflege 653
Gruppenprozeß, initiale explorative Kontaktaufnahme 627, *631*
—, Katharsis 633
—, psychodynamische Gesetzmäßigkeiten 623ff.
—, psychologischer Aspekt 627ff.
—, soziologischer Aspekt 623ff.
—, therapeutischer Aspekt 631
Gruppenpsychologie 620
Gruppenpsychotherapeut s. Gruppentherapeut
Gruppenpsychotherapie s. Gruppentherapie
Gruppenseelsorge 655
Gruppentherapeut, analytischer 612ff., 618, 621, 630, 640, 858, 859
— und Einzeltherapeut, Vergleich 858
Gruppentherapie 531, 619ff., 635, 640, 649, 658, 712, 829, 859, 863
—, aktuelle Beziehungsstruktur 609ff., 615, 616, 618
—, alternate meeting 614
—, alternate sessions 636
—, analytische 608, 622, 635ff., 639, 640, 857, s. auch Gruppenanalyse
—, —, Weiterbildung 857, 860ff., 863
—, —, Ziele 607
—, Ausbildung 829
—, bifokale 675
—, Definition und Einteilungsprinzipien *621*, 622
—, direktiv-suggestive 622, 640, 641
—, fokale Methoden 642ff.
—, Klassenmethode 641
—, Kontraindikationen 657ff.
—, Methoden 635ff.
—, Phasen 627, 628, 629, 631ff.
—, Polarisierungsprozeß 614, 615, 616
— in der psychiatrischen Klinik 655, 656, 659
— und Psychopharmaka 658
—, psychosozialer Strukturprozeß 611
—, Resultate 658, 659
—, Risikofaktoren 655ff.
—, sozialer Lernprozeß 634
guidance-counsellors 469
Gutachten bei KZ-Schäden 388, 399
Gutachtersituation bei KZ-Spätschäden 390, 391, 393, 397, 400, 405, 421
— — —, methodische Fehlerquellen 401, 404

Häufungstypen 84
Halbstation 227
halbstationäre Einrichtungen 233, 235
Halluzinogenabhängigkeit 497
Halluzinose, chronische 85
Handlungschancen, ungleiche Verteilung 40
Handlungsfähigkeit und Einsichtsfähigkeit 902, 908
Haschisch rauchen 501, 504, 506
Haßobjekt 207
Hausarbeit 744
Hausfrauenrolle 764
„Hausparlament" in der psychiatrischen Klinik 714, 722
Hawthorne-experiments 63
Health Legislation Unit 940

health visitor 264, 282
Hebephrenie 98
Heil- und Pflegeanstalt 13, 20
Heilerziehungshelfer 878
Heilerziehungspfleger 878
Heilpädagoge, Ausbildung 878
Heimdialyse 526, 527, 528, 530, 543
Heimdialysepatienten, psychotherapeutische Ansatzpunkte 531
Heime, private 320
Heimwehverhalten 455
Hermeneutik, philosophische 2
Heroin 491, 505
Heroinabusus, epidemiologische Untersuchung 131, 132
Heroin-Epidemien in Großbritannien 500
Heroin-Epidemien in USA 501, 504
Heroinsüchtige 502
Herrschaftsideologie 30
Herzinfarkt 522, 524
—, charakterneurotische Abwehrhaltung 523
Herzschrittmacher 525
Herzstillstand 523, 524
Hic et Nunc 650
„hierarchische Pyramide" 717, 718
„Hilfs-Ich" 642
Hilfsorganisationen, freiwillige 317, 318
Hilfsvereine 22, 318
hirnanatomische Forschungen 14
Hirnpathologie 16, 32
Hirnphysiologie 16
Hirnschädigung 397
History Interview (WING) 91
Hochschulpsychiatrie 473
Hochschulreife 472
Holismus 158
home nurses 282
Homeostase, soziale 210, 211
Homeostasetheorie 158
homo sociologicus 65
Hôpital général 20
Hospital Advisory Service 275
hospital staff 761
— utility department 767, 768
Hospitalisierung 30
— und Entfernung zum Wohnort 157
—, Klassenunterschiede 168
— und ökonomische Situation 157
Hospitalismus 222, 224, 280, 340, 341, 344, 345, 350, 351, 352, 354
— bei Kindern 349
— und Schizophrenie 136
human engineering 6, 63
Humanisierung der Psychiatrie 226ff., 249
Hungerhalluzination 496
Hunger-Theorie bei KZ-Spätschäden 394, 413
Hypothesen, testen von 143
Hysterie 24, 182, 183

ICD-Klassifikation der Krankheiten, Verletzungen und Todesursachen 89, 95
— psychiatrischer Diagnosen 89, 90, 95, 104, 108, 942
ICD-Kommentar zu psychiatrischen Diagnosen 90
ICD-Revisionen 101
Ich, analytisches 845
—, infantiles 834
Ich-Ideal 62, 855
Ich-Lehre, psychoanalytische 25
Ich-Leistung, adaptive 835
Ich-Spaltung 836, 837
Ich-Stärke 848
Idealismus, spekulativer 10
„Idee des Organismus" 9
Identifikation des Ausbildungskandidaten mit seinem Lehrer 830, 831, 836, 843
— mit dem Gruppenleiter 628, 629, 632
—, projektive 685, 859
Identifikationen, passagere 858, 861
Identifikationsprozesse in der Gruppe 627, 628, 629, 632, 861
Identifizierung, partielle, mit unheilbar Kranken 542
Identifizierungsübertragung 639
Identitätsbewußtsein 62
Identitätsbildung, soziale 62
Identitätskrise 62
—, bei psychiatrischen Ausbildungskandidaten 807
Identitätsproblematik bei Immigration 432
Identitätsveränderung oder -erweiterung 62
Immigranten 154, 173
— und Einweisungsrate 172
—, Morbidität 173
Immigration und Psychose-Inzidenz 171, 172, 179
— und Suizid 560, 563, 568, 570
impairment, extrinsic 329, 335, 344
—, intrinsic 329, 338, 351, 354, 355
—, secondary 329, 335, 344, 346, 351, 354
Impotenz, psychogene 459
index of endangering life (KESSELS) 598, 599
Individualfürsorge 338
Industrial Rehabilitation Unit (IRU) 269, 338, 339, 348, 769
Industrialisierung 153, 170, 171
Infantilisierung, künstliche 524
informelle Gruppen 63, 64
Inhaftierungsdauer 416
injunction 645
Institution, Begriffsdefinition 327, 328
—, totale 208, 224
„institutional therapy" s. „therapeutisches Milieu"
Institutionalismus s. Hospitalismus
integrated curriculum 802

Integrierungsversuch der Psychiatrie 34
Intellektualisierung 523, 525
Interaktion, Regeln der freien 636
Interaktion, sozio-emotionale 764
Interaktionismus, symbolischer 68
Interaktions- und Gestaltungschancen in der Gesellschaft 69
Interaktionsmuster in der Familie 682, 683, 686
International Training-Committees (I.T.C.) 831
internationale Klassifikation psychiatrischer Krankheiten s. ICD
internship, general, und psychiatrische Ausbildung 804, 805
Interpretation, analytische 839, 840
—, bifokale 859
—, diagnostische 839, 861, 862
—, kopulative 859
—, therapeutische 839, 861, 862
interpretative Verfahren und soziale Normen 71
Interventionsebenen der therapeutischen Kette 304, 306
Interventionsformen, gruppenzentrierte 857, 859
Interventionsstrategien bei Kurztherapie von Studenten 480
Interview, gefilmtes 94, 789, 797
—, klinisches 788, 809
—, psychiatrisches, und Tonband 798
—, standardisiertes 90, 91, 123
Interview und Videotape 789, 790, 798, 799
Interviewtechnik 788, 789, 792
—, Vermittlung der 789
Interviewtechniken in der psychiatrischen Ausbildung 812
Introjekt, depressives des Analytikers 838
Involutionsdepression 86, 98
Involutionsparaphrenie 98
Involutionspsychosen 180
Inzidenz 124, 125, 372
Inzidenzrate 124, 125
irenology 936
Irrenanstalt und Arbeit 747
—, erste ärztlich geleitete 19
—, „vollkommene" 17
Irrenanstalten, preußische 8
—, Reformprogramm der 13
—, Typologie 6, *20*
Irrenarzt 17
Irrenfürsorge 4, 8, 17, 21
—, staatliche 19
Irrenhäuser, historische Modelle 17
—, Struktur und Wandel 18ff.
Irrenhaus 12
Irren-Heil- und Pflegeanstalt, relativ verbundene 19

Irrenheilkunde 4
—, wissenschaftliche 19
Irrenpflege 2
Irrenwesen, Reform des 4, 22
Irresein, arteriosklerotisches 24
—, endokrines 24
— bei Hirnerkrankungen und Vergiftungen 24
—, manisch-depressives 24, 86
— und Unvollkommenheit sozialer Zustände 21
Isolation, soziale und Suizid 562, 563, 568, 571, 576
isolierte Bevölkerung 170
Isolierung, soziale 40
Item, diagnostisch relevantes 94

Joint Commission on Mental Illness and Health 283
Jugendalter und unheilbare Krankheit 541
Jugendamt 317
Jugendkriminalität 887
Julius-Spital 20
Jungtäter, mehrfach rückfällige 899

Kapitalisten 47
karitative Arbeit 744
Kastensystem, indisches, und Einweisungsrate 177
Kastration, freiwillige 892ff.
Katastrophe von Lengede 545
Katastrophenreaktionen, abnorme 544, 546
Katatonie 98
Katharsis 642, 644
kausal-analytisches Prinzip 1
Kausalität, multidimensionale 809
—, soziale 172
—, —, Fehlerquellen 156
— versus Selektion 155ff.
Kausalitätsnorm der wesentlichen Verursachung 924
Kernfamilie 53, 670, 691
— und Morbiditätsstudien 132
Kette, therapeutische 318
key informant-type survey 372, 373
Kinder, geistig behinderte 349
Kinderpsychiatrie, neue Klassifikationssysteme 102
— im Medizinstudium 786
Kinder- und Jugendpsychiatrie 235, 236
kindliche Verhaltensstörungen, epidemiologische Studien 133, 134
Klasse, soziale 45, 51, 687
Klassenbewußtsein 48
Klassenmobilität und Suizid 570, 571
Klassentheorie 46, 47, 50
Klassenzugehörigkeit und psychische Krankheiten 165

Klassifikation 81
—, aetio-pathogenetische Gesichtspunkte 83
—, Einteilungsgrund 81, 82
—, internationale 90, 95
— nach Krankheitsverlauf 83
—, künstliches System 81, 82
—, mehrdimensionale 123
—, natürliches System 81, 82
—, organische 12
— in der Psychiatrie 82
— psychiatrischer Krankheiten, internationale s. ICD
—, System 81
—, typologischer Gesichtspunkt 83, 84
Klassifikationsprobleme 130, 133
Kleinburgstudie 314
Kleinfamilie 53, 57
—, moderne bürgerliche 670
—, Rückzug in die 57
Kleingruppe 57, 60ff., 65, 620
— und psychiatrische Ausbildung 789, 790ff.
Kleingruppendynamik 677
Kleingruppenforschung 63, 608
Kleptomanie 496
Klienten, freiwillige 473
Klima und psychiatrische Krankheiten 159, 160, 161
Klimakterium und psychische Störung 141
Klimawechsel und Gastarbeiter 445
Klinik, gerontopsychiatrische 235
klinische Anleitung (Sichtungsanalyse) 843
klinische Fähigkeiten, Beurteilung 797, 815
—, Prüfung 816
klinische Forschungsmethode (der Psychiatrie) 23, 24
klinische Psychologen 851
klinische Psychologie 34
klinische Soziologie 34
klinische Zentralen 229, 247
klinischer Rhombus (EKSTEIN u. WALLERSTEIN) 854, 855
klinisches Wissen, Beurteilungsmethoden 797, 798
„Körpersprache" bei Gastarbeitern 456
Körpertypen und Charaktermerkmale 25
kognitive Dissonanz und psychische Störung 448
Kokain 491
Kokain-Epidemien 500
Kokainsucht 495
„kollektive Disposition" 131
Kollusion in der Familie 686, 694
Kommunikation in der Familientherapie 688, 691
—, nichtverbale 673
—, paradoxe in der Familie 679
—, verbale 673

Kommunikationsformen in der Familie 673, 682
Kommunikations- und Interaktionsmuster 51
Kommunikationstherapie 693
komplexe bürokratische Organisationen (ETZIONI) 328, 330, 331
Konfession und Morbidität 190
Konflikte, infantile 838
Konstitutionspathologie 25
Kontaktfähigkeit und Arbeitstherapie 763
Kontraktarbeit, bezahlte und geistig Behinderte 744, 745, 759, 760
—, industrielle 766
Kontrollanalyse 833, 834, 843ff.
—, dyadische 841
— und Lehranalyse, Beziehung und Ansichten 833, 834
—, Phasen des Lernprozesses 844, *845*, 846
Kontrollanalytiker 652, 833, 834
Kontrollarbeit 830
Kontrollgruppe 623
Konversionssymptome, hysterische 99, 459
Konzentrationslager 388, 390, 470, 413, s. auch KZ
Konzentrationsstörungen 474
Kopfverletzung und Suizid 581
Koro-Phänomene 457
KRAEPELINS Schema der Geisteskrankheiten *24*, 82, 84
Kranke, chronische 223, 224, 234, 244, 246, 248
Krankengymnastik 878
Krankenhauseinweisung 331, 340, 355
—, alternative Behandlungsmöglichkeiten 333
—, Klimaeinflüsse 159, 160
—, Kriterien und Einflüsse 332
—, nachteilige Auswirkung 334
Krankenhausentlassung und Suizidgefahr 590
Krankenhausmilieu und Langzeitpatienten, Vergleiche 351
Krankenhausstatistik, psychiatrische 127, 128
— und Schizophrenie 126
Krankenhaus-Werkstatt, Kontrolle 767, 768
Krankenpflege, häusliche 307
Krankenpflegehelfer, Ausbildung 872, 875
Krankenpfleger, Ausbildung und Weiterbildung 869, 870, 872, 875
Krankenpflegerecht 871
Krankenrolle 215, 522, 759
Krankenschwester, Ausbildung und Weiterbildung 869, 870, 872
„krankhafte seelische Störung" nach 2. StrRG 896
Krankheit, psychische und Klassenzugehörigkeit 165
— i.S. der gesetzlichen Krankenversicherung 926
Krankheitsbegriff 82, 888

Krankheitsbegriff, juristischer 888
—, medizinischer 888
—, semantische Definition 330
—, sozialer 903
Krankheitsdauer und Hospitalisierung 157, 158
Krankheitsdefinition der Welt-Gesundheits-Organisation 286
Krankheitsdimensionen, psychische 425
Krankheitseinheit, Idee der 82, 83
—, psychiatrische 24
Krankheitsepisode, Definition 124
Krankheitsgewinn 522, 528, 927
Krankheitskonzept bei unteren Sozialschichten 206
— in der Psychiatrie 214, 215
Krankheitsmodell, apersonales 718
Krankheitsverhalten 522, 524, 526, 527
Krankheitsverlauf als Einteilungskriterium 83
Krankheitswert einer Neurose 925
Krebskranker, ärztliche Informationsmuster 536
—, Krankheitswissen und Verleugnung 535, 538
Krebskrankheit 533, 534
—, delay-Problem 534
Krieg und Neurose 183
— und psychische Störungen 161, 162
Kriegsgefangene 163
Kriegsopferversorgung 50, 923
Kriminalität 906, 907
—, und Mondphasen 160
Kriminalitätstheorie, psychoanalytische 915
Kriminalsoziologie und Sozialpsychiatrie 74
kriminelle Motivation 941
Kriminelle, psychopathische 916
„kriminelle Veranlagung" 888
kriminelles Verhalten, Gleichverteilung 74
Krise, Definition 290
Krisenintervention 234, 290ff., 478, 479ff.
Krisenkonzept 290
Krisentheorie 291
„Kult der Psyche" 734
Kultur und geistige Gesundheit 178
„Kultur des Lebens" 11
Kultur, therapeutische 716, 718
kulturgebundene Syndrome 177
Kulturkonflikt 448
Kulturkrise, moderne 31
Kulturloyalität 448
Kulturschock 447
kulturspezifische Dekompensationslinien 447
Kurzanalysen 832
Kurztherapien bei Studenten 473
Kurztherapieverfahren 480
Kurzzeit-Therapie, gruppenanalytische 735
Kustodialismus 207, 212, 242
Kybernetik 626

KZ-Belastung und allgemeine Lebensbewältigung 422ff.
— und Arbeitssituation 405, 406, 412, 416, 418, 420, 421, 422
—, erlebte und erinnerte 402
—, Indikator für 425
— und Krankheitsdimensionen 413ff., 425
—, psychische Spätschäden 393, 419, 420
— und Symptomgenese 393, *418*, 425
KZ-Häftling, Anpassungsfähigkeit 410, 411, 413, 421
—, — und Mutterbeziehung 413, 421
—, Anpassungsindex 412
KZ-Häftlinge, Differenzierung der Belastungen 401, 402, 403
—, Gewichtsverlust 395
—, Nachuntersuchungen 389, 391, 392
—, seelische Symptome 398, 399, 400, 425
— und Verlust von Angehörigen 408, 418, 425
KZ-Haft, Belastungsfaktoren 405, 408, 409, 413, 414, 418, 422
—, —, objektive und subjektive *402,* 403, *405,* 408
—, Belastungsindex 406, 415, 422, 425
—, Belastungsschwere und Primärpersönlichkeit 404, 413, 422
— und Verfolgung, Dauer 405, 407, 408, 418, 424
KZ-Inhaftierte 413
KZ-Inhaftierung, psychische Symptome 387ff., 399, 400
KZ-Neurose 414
KZ-Schäden, Faktorenanalyse der Beschwerden 414, 416
— Faktor „Agressiv-gereizte Verstimmung" 416, 420, 421
— Faktor „Apathie und Hemmung" 416, 419, 420
— Faktor „psychisches Syndrom" 414, 415ff.
— Faktor „Resignation und Verzweiflung" 416, 417, 421
—, Interviewsituation versus Gutachtersituation 393, 405, 410, 421
—, körperliche Krankheiten 392, 408, *409,* 414, *415*
—, psychische Störungen 389, 390, 392, 393, 397, 400, 408, 409, 419, 425
KZ-Schicksal, Verarbeitung 423, 424, 425
KZ-Spätschäden 393, 408, 413, 425
—, Begutachtung s. Gutachtersituation
—, Beurteilung der Verfolgungsbedingtheit 397
—, Bewertung durch Entschädigungsbehörde 397, 398
—, Gutachtersituation 390, 391, 393, 397, 400, 401, 404, 405, 421
—, hirnorganische Ursachen *395,* 396, 413

—, Hunger-Theorie *394*, 413
—, hypothetische Ursachen 394 ff.
—, Theorie von BENSHEIM 403
—, Zwang zur Symptomanpassung 393, 425
KZ-Streß 402, 405
KZ-Syndrom 162, 163, 414

labelling-approach (BECKER) 72, 73
labelling theory 334, 355
Lärmschäden 160
Lagerbelastung 408, 418
Lagerkrankheiten 405, 408
Lagerschwere 405, 406, 407, 408, 412, 416, 425
Laiendiagnose 208
Laienhelfer 227, 308, 310, 319, 473, 879
— in der Studententherapie 478
Laienhelfergruppen 310
Laiensystem der medizinischen Versorgung 60
laissez-faire in Th. G's 731
Landeskrankenhäuser, Umstrukturierung 246, 247
Langzeitbehandlung, neue Alternativen 352
Langzeitbetreuung 269, 270
Langzeitpatient 341, 355
—, „neuer" 352, 353
— und sekundäre Behinderungen 345
Latenzrepräsentanz, reziproke 859
learning by doing 862
Lebensereignisse bei psychischen Störungen 140, *141*, 291
Lebensführungsschuld 890
„Lebenshilfe für Geistig Behinderte e.V." 313
Lebenskrisen 291
Lebensqualität 33
Lebensrhythmus im Krankenhaus 773
Lebensverlängerung bei chronischen Organleiden 520
Legalitätsprinzip 71
Legasthenie 473
Legitimitätsglaube 70
Lehranalysand 842
—, Zielkonflikte 842
Lehranalyse 833, 836, 841, 842ff., 843, 863
—, „Forschungsperiode" 833
—, historische Entwicklung 831, 832, 833
—, klassische Technik 832
— und Kontrollanalyse, Beziehung und Ansichten 833, 834
—, Mehrdeutigkeit 843
—, Schwierigkeiten 842, *843*
—, Zielsetzungen 833, 842
Lehranalytiker 833, 842
—, Rollenkonflikte 843
Lehr-Autorität 830
Lehre von den Geisteskrankheiten 24
Lehren in kleinen Gruppen 789, 791, 812
Lehrertrainingseminare 264, 265

Lehrstühle, psychiatrische 13
Leib-Seele-Problem in der Psychiatriegeschichte 7, 10
Leibveränderungserlebnisse 456
Leistungsanreiz und Arbeitsmotivation 748, 754
Leistungsgesellschaft, bürgerliche 30
Leistungsprämien in der Arbeitstherapie 753, 766
Lernen durch heftiges Verleugnen 856
„Lernen durch Unterwerfung" 856, 857
Lernen, kognitives in der Gruppe 861
—, programmiertes in der Psychiatrie 792, 793
—, psychosoziales in der Gruppe 861
lerngestörte Kinder 472
Lerngruppen, Prozesse in 62
Lernmethoden 781, 787
Lernmotivationen 857
Lernprozesse in Gruppen (BROCHERS Modell) 62
Lernstörungen 468, 476, 857
Lernziel und Bewertung 784
„liability" 139
„liaison" programmes (ROMANO) 803
Liebesfähigkeit, Störung der 32
Lithiumprophylaxe 230, 588
Lohnarbeit 750
Loyalitätskonflikt in der Familie 682
—, kultureller 432
LSD 497, 505
Lustprinzip 634, 838
Lust-Schmerz Prinzip 493, 494, 495, 497

Makrobiotik 31
Malaya Amok 177
Manie, monopolare 86, 98
manisch-depressive Erkrankungen, zirkuläre Verlaufsform 98
manisch-depressives Irresein 24, 86
Marathonsitzung 638, 647
Marihuana-Epidemie 506
Marihuana user 505
„Masse im kleinen" 627, 639
Massenverhalten 131
Maßregelindikationen 894
Maßregelkatalog im 2. StrRG 894, 910ff.
Maßregeln der Besserung und Sicherung 897ff.
mea-culpa-Haltung 857
Medical Service Model 30
medical student, „adequate" 782
—, „limited" 782
—, „patient centered" 782
—, „research-oriented" 782
Medikamentenabhängigkeit 99
Medizin, anthropologische 23, 27
Medizinalstatistik 120
medizinische Kooperation, internationale 938

medizinische Psychologie 34
medizinische Soziologie 34
— und psycho-dynamische Theorie 802
medizinische Versorgung, Laiensystem 60
Medizinstudent, Ausbildungsziele 784, 785
— und klinische Ausbildung 799ff.
— und Patient (BALINT) 788
—, Psychiatriebild des 782, 783, 785
—, Typologie 782
—, Verhalten 782, 784
Medizinstudium, Lernmethoden 787ff.
Mehrfachdiagnose 89, 90, 96, 101, 102
Mehrfamilientherapie 691, 696, 697
Mehrgenerationenprozeß 681
Mehrgenerationsbeziehungen 683
Meister-Lehrlings-Verhältnis 830
Mengenlehre und Lernstörungen 471
Menschenrechte 937
mental health 937
Mental Health Act 237, 280
— — -Bewegung 201, 211, 216
— — Consultation 292
— — -Dienst in der Schule 477, 478
— — legislation 941, 942
— — Study Act 280
— — Team 282, 469
— — —, Effizienzkontrolle 370
— — — und Studententherapie 479
Mental Hygiene movement 154
— retardation 753
— Status Schedule (SPITZER) 91
Merkmale, soziale 40
Metalinguistik 26
Methodenlehre, psychiatrische 5
Methodik, biographische 11
methods of thought 781
middle knowledge 537
migration 106, 140, 171ff., 433, 437
— of doctors 819
Migration, interne und Psychosen 168
—, selektive 174
— als sozialer Stress 174
Migrationsforschung 431, 433, 438, 453
Migrationskategorien 432
Migrationspsychopathologie 431
Mikro-Prozeß, analytischer 839
„Milieukontrolle" 478
Minderbegabung 101
Minderheiten, ethnische 178, 179
Minimalstrukturierung der analytischen Gruppe 860
Mißhandlung in psychiatrischen Kliniken 351
Mittelstand 46, 47
Mobilität, intergenerationelle 167
— der Personen 44
—, soziale 45
Mobilitätsforschung 45
mobility score 167

monistische Weltanschauung 15
moral management 19
— science 30
— treatment 340, 341, 746
Moral und psychiatrische Ausbildung 808
Morbidität in Beziehung zur Behinderung 329
— ethnischer Gruppen 156
—, extramurale 134
— und politisches System, Vergleiche 189, 190
—, psychiatrische 328, 354
—, psychiatrische, in der Allgemeinpraxis 129, 134, 135
— und Religion 190
Morbiditätsforschung, Adoptionsmethode 156
Morbiditätsindex und Sozialschicht 42
Morbiditätsmuster, psychiatrische 128, 129
Morbiditätsrate psychischer Störungen 124
Morbiditätsrisiko 124
Morbiditätsstatistik in Allgemeinpraxen 266
Morbiditätsstatistiken, psychiatrische 126
Morbus Down 350
Morphinismus 488, 489, 498, 505
morphologische Methoden 12
Mortalitätsrate 124
Motivationen, unbewußte, irrationale 839
multiaxiale Diagnostik 102, 103
Multikausalität (BIRNBAUM) 138
Multikonditionalität 83
multi-professional-assessment 275
Multiple-choice Fragen, Nachteile 796, 797
— — Tests 795, 796
— — — in der psychiatrischen Ausbildung 796, 815
Multiplikatorwirkung 477
multi-track system 802
Musiktherapeuten 878
Mutterentbehrung, Konzept der frühen 143, 144
Mutter-Kind-Symbiose 675

Nachsorge 307
— bei suizidalem Verhalten 589
Nachsorgeeinrichtungen, Notwendigkeit 267
Nachtkliniken 233
Narrenturm 20
Narzißmus 631
National Board of Medical Examiners, Tests der 796
— Health Service Act 237
— Human Services Program 284
— Institute of Mental Health 283
Nationaler Gesundheitsdienst 137
Naturlehre des Menschen 12
Neger, Morbidität 178, 179
„Nervenwelle" 15
Nervismus 16
Netzwerktherapie 691, 697

Sachverzeichnis — Subject Index

Neurasthenie nach KZ-Haft 395, 396, 397
Neurocym 15
Neuronensysteme 15
Neuro-Psychiatrie, naturwissenschaftliche 13
Neurose 29, 43, 181, 182
— im eigentlichen Sinne 86
— und Krieg 183
—, narzistische 86, 474
—, persönliche versus soziale Faktoren 181, 183
—, Prognose und Symptomdauer 137
— und sozialer Hintergrund 181, 182, 183
—, „subklinische" 129
—, traumatische 86
Neurosen, Epidemiologie 181, 182
— im ICD-Schlüssel 99
—, Uneinheitlichkeit der Einteilung 86
Neurosenbegriff 87, 467
Neurosenlehre 86
—, psychoanalytische 26
Neurosenrechtsprechung in der Zivil- und Sozialgerichtsbarkeit 884, 921ff., 923, 924
neurotische Entwicklung 86, 87, 99, 101
new poverty 164
Nierenerkrankungen, psycho-soziale Faktoren 526, 527ff., 529
Nierentransplantation, familiäre Interaktionen 531, 532
Nihilismus, therapeutischer 12, 215
Nikotinabhängigkeit 488, 489, 490
Nomenklatur 82
— und Diskrepanzen psychiatrischer Diagnostik 84
non economic work 744
No-restraint-System 19, *21*
no-restraint-therapy 711
Norm, soziale, s. soziale Norm
Normenkonflikt 72
Normenverlust 156, 164, 188, 189
Normerlaßverfahren 71
Nosologie, Pinels 19
—, psychiatrische 83, 84
nosologisches System 84, 85, 88
„nostalgische Reaktion" 455

Obdachlosensiedlung, Community-development-Programm 622
Oberschicht 47
Objekt, infantiles 837
Objektivismus, klassischer 33
observation, participant 789
—, self- 789
—, subjective 789
Ödipuskomplex 832
— in der Gruppe 633
Öffentlichkeitsarbeit, psychiatrische 200, 201, 211, 212, 214, 216, 297

Ökologie 152, 158
— und Suizid 563, 594
ökologischer Fehlschluß 43
Office of Mental Health 940
Oligophrene, Versorgung 236, 238, 239, 240
Oligophrenien 100
Omnipotenz, Fiktion 631
Omnipotenzbewußtsein, gekränktes 536
„open-door-system" s. Prinzip der offenen „Tür"
Open-staff-System 862
Opiatabhängigkeit, Übersichtstabelle 503
Opiumraucher 495, 506, 512
Ordnungskonflikt in der Familie 75
Organiker 11
organische Psychosen im ICD-Schlüssel 97
Organtransplantation bei Nierenerkrankung 527
Orthopädagogik 476
„overall competence" 815
overstimulation 344, 346

Pädagogik und psychische Therapie 8
— und Psychoanalyse 468
Pädagogisierung von Verhaltensbereichen 62
Paradigmawechsel, historischer 5
paradoxe Verschreibungen 696
Paralyse 24
Paranoia 24, 98
—, Abgrenzung 85
paranoide Psychose im Involutionsalter 98
— Reaktion, akute 99
— — des Ausländers 458
— Reaktionen in sprach- und kulturfremder Umgebung 457
— Syndrome 97, 98, 180
parapsychiatrische Ereignisse 164
„parasuicide" 592
Parkinsonismus und Suizid 581
Partnerschaft, therapeutische 718
Patenschaften 309
Pathogenese psychischer Störungen und epidemiologische Techniken 138, 139
pathoplastische Faktoren 138, *140*
Patient, ahnungsloser 536
Patient und Arzt 26
patient-govement 712
— und Medizinstudent 786ff., 788, 790
patient-participation 712
„patient worker" 760
Patientenarbeit, Ausbeutung der 766
Patientenclubs 239
Patientenkollektiv, sozialistisches 715
Patientenkomitee 722
Patientenrolle 66
—, „conversion" 768
Patientenstatistik, psychiatrische s. Register

1009

Patientenstatistiken, psychiatrische, kritische Bemerkungen 105
Patientenzeitung 722
Pauperismus 350, 351, 352
— als Prognosefaktor 346
peer culture 504
Pellagra 139
perinatale Noxen 143
Persönlichkeit des Häftlings 410
—, suizidale 596
Persönlichkeiten, abnorme und Suizid 584, 585
Persönlichkeitsstörung im ICD-Schlüssel 99
Persönlichkeitsstörung, körperlich begründbare 99
— und Rehabilitation 755, 756
—, schizophrene 85
— des Straftäters 909, 912
Persönlichkeitstheorie, psychoanalytische 855
Persönlichkeitswandel, erlebnisreaktiver 529, 546
— nach KZ-Inhaftierung 400ff., 404
„personal response to illness" 522
Personbegriff 9
Personenkennziffer 107
Personenstand und psychische Störung bei Gastarbeitern 453
Personwerdung, institutionalisierte 52
Pflegeheime 238
Pflegepersonal 22
— und Patienten 761
—, Rollenkonflikt 728
Pflegesätze 228
Phänomenologie 29, 32
—, psychopathologische 1, 28
phänomenologische Schule 25
Phantasien, narzißtisch-exhibitionistische 858, 859
Pharmakopsychiatrie 29
Philosophie der Leiblichkeit 7
philosophische Strömungen in der Psychiatrie 8
Physiker 6, *11,* 31
piecemeal social engineering 286
Pockenschutzimpfung, Schizophrenie nach 139
Polikliniken, psychiatrische 656
Polizei und psychisch Kranke 317
Polypragmasie 4
Polytoxicomane 506, 511
Population, registrierte 135
post-graduate teaching, organisation 817ff.
Postgraduierten-Examen in der Psychiatrie, Kontroversen 814, 815
Pothopatridalgia 455
Prä-KZ-Persönlichkeit 413
präödipale Stadien 832
Prävalenz 125, 372

Prävalenzrate 124, 125, 126, 135
Prävention 291, 304
—, primäre 284, 299
— in der Schule 480
—, sekundäre 311, 312
präventive Psychiatrie und Schlüsselpersonen 298, 301
Preludin 505
Present State Examination (WING) 91
prevention, primary 263, 383
—, secondary 383
—, tertiary 383
Primärgruppen 62, 305, 306, 311ff., 620
Primär- und Sekundärgruppen 61
Primärpatient, Autonomie 686, 696
Primärprozeß-Inhalte 837
primary care team 265
„Prinzip der offenen Tür" 237, 711
Privatkrankenhäuser, psychiatrische 282, 287
Privatrecht, internationales 936
Problemfamilien 60
Projektion 523
Proletariat 47
Prozeß des Lehrens und Lernens 855
Prüfung klinischer Fähigkeiten 816
— im Medizinstudium, Aussagekraft 796
—, mündliche 816
—, schriftliche 795, 815
Prüfungsangst 476
Prüfungsstörungen 476
Pseudo-Gegenseitigkeit 694, 697
Psychiater, Ausbildungsgang 805ff.
— im Dienste der Hochschule 470
—, klinischer 15
—, Persönlichkeitsmerkmale 806
—, professionelle Identität 852
— -Verhalten und diagnostischer Prozeß 87, 88
Psychiatrie, angelsächsische in der WHO 103, 104
—, angewandte, Entwicklungstendenzen 222
—, anthropologische 28
—, aufgeklärte 8
— in Bewegung 27, 28ff.
—, biologische 25
—, dynamische 27, 467, 802
— in der BRD, Zielpläne 242ff.
— -Enquête in der BRD 224, 231, 245ff., 246
—, epidemiologische 119, 121, 122, 125ff.
—, — Prinzipien 130ff.
—, forensische s. forensische Psychiatrie
—, frühe Spezialisierung 804
— als Ganzheitsbegriff (LEWIS) 784
— der Gastarbeiter 430
—, historiographisches Modell 5
—, Integration in die allgemeine Medizin 230, 231
—, klinische 14, 15, 23, 32

—, klassische 6, 27, 30
—, konsultative 302
—, kustodiale 222, 225
—, Mißbrauch der 301
—, moderne 25, 29, 33, 34
—, naturwissenschaftliches Modelldenken in der 15
— und Neurologie 28
—, neuzeitliche 6, 16
—, ökologisch orientierte 31
—, politische 299
—, präventive 298, 299 ff.
— und Psychoanalyse 27
— und Recht 933, 934, 941
—, somatische 12
—, Sonderstellung der 4
—, Sozialgeschichte der 5
— und Soziologie 39, 40
—, Spezialisierung 234, 235
— und Staatsarzneikunde 22
—, Strömungen 28
—, transkulturelle 175, 176, 178, 179, 447, 460, 462
—, Umbruch der 13
—, vergleichende 25, 122
—, wissenschaftliche 4, 12, 13, 14
— im Zeitalter der Aufklärung 7, 8
Psychiatrieausbildung s. Ausbildung, psychiatrische
Psychiatriebild des Medizinstudenten 782, 783, 785
Psychiatriegeschichte 2, 3 ff.
psychiatrische Abteilung im Allgemeinkrankenhaus 230 ff., 237, 238, 239, 240, 241, 243 ff., 247, 249, 271, 286
— — — —, Modellversuch 287
— —, Bettenzahl 227, 237
— Anstalten, Freizeitgestaltung 751, 752
— — und Suizidmortalität 589, 590
— Ausbildung, s. Ausbildung, psychiatrische
— Behandlung, Effizienzbeurteilung 378, 379, 380
— Behandlungsmethoden, Ausbildung 810
— Diagnose 30, 84, 87, 88
— Didaktik 6
— Dienste und soziale Schichtung 51
— Exploration 123
— Fähigkeiten, Prüfung in der Klinik 816
— Fälle, unbekannte 129, 134
— Forschung, psychosoziale Fehlerquellen 154
— Großkrankenhäuser 222 ff., 226, 228 ff., 233, 234, 235, 237, 249, 303
— —, Funktionsbereiche 235
— —, Mißstände 224, 227
— —, Pflegesätze und Stellenplan 228
— Klinik 12, 656, 659
— — und Rehabilitationswerkstätten 269

— — und therapeutische Gemeinschaft 727, 728
— Krankenhausstatistik, Interpretation 127, 128
— Krankheitseinheit 24
— Landeskrankenhäuser 242, 243, 247
— Lehrstühle 13
— Morbidität 328, 354
— Nosologie 83, 84
— Patientenstatistik s. Register
— Polikliniken 656
— Rehabilitation 762, 765, 768
— — und Arbeit 744, 746, 747, 748, 752 ff., 761, 763
— Schulen, Widersprüche 84, 85
— Soziologie 5
— Staatsarzneikunde 6
— Therapie, soziale Faktoren 191, 192
— Universitätsklinik 21, 233
— Versorgung 39
— —, gemeindenahe 231
— Weiterbildung s. Weiterbildung, psychiatrische
psychiatrischer Dienst 40, 41, 297
— — in Amsterdam 291
— —, britischer Plan 353
— —, Effizienzkontrolle 375, 376
— —, Inanspruchnahme 375
— —, Mitarbeiterkonferenzen 274
— — an Schulen und Hochschulen 477 ff.
— —, Sektorisierung 106
— — und Suizidverhütung 588 ff.
— Fall, Definitionsprobleme 156
— Sachverständiger, Aufgaben 918 ff.
psychiatrisches Gemeindezentrum 232, 248
— Handeln, gesellschaftliche Definition 76
— Interview und Tonband 798
— Klinikpersonal, Einstellung zu psychisch Kranken 205
— Krankenhaus 221
— —, Arten 331, 334
— —, Aufgaben 273, 362
— —, Reorganisation 272, 273 ff.
— —, Strukturwandel 227, 228, 242
— Register 104, 106, 107, 128, 286
— Screening-Programm 129, 130
— Training, Problematik 807
— Zentralregister, politische Problematik 108
Psychiker 4, 6, 8, 9, 10, 31
— kontra Somatiker 7
psychisch Kranker, soziale Kontrolle des 210, 211, 216
psychische Irrenärzte 9
— Kuren 17
— Kurmethode 18, 19
— Störungen, Epidemiologie 121
— —, klinische und soziale Faktoren 135
— —, körperlich begründbare 101

psychische Störungen, multifaktorielle Verursachung 138
— —, Prävalenz 129
— —, Statistik 126
— —, Übertragung 131, 132
— Symptome nach KZ-Inhaftierung 387ff., 399, 400
psychischer Apparat 25
Psychoanalyse 23, 25, 28, 32
—, angewandte 467
— und forensische Psychiatrie 913ff.
— und Gesellschaftstheorie 26
—, historische Grundlegung 25
— und Pädagogik 468
—, Prinzip der Doppeldeutigkeit 835, 836
— und Psychiatrie 27
— und psychiatrische Ausbildung in Deutschland 818, 819
— — — —, nationale Unterschiede 818
—, setting der klassischen 835, 836
Psychoanalytiker, Berufsbild 834ff.
—, Berufung zum 834
—, Eigenschaften 834, 835, 836ff.
—, Konzept der Berufsrolle 850, 851
—, Professionalisierung 834
—, professionelle Sozialisation 836, 840
—, sozialpsychologische Defensivnotwendigkeit 849
psychoanalytische Bewegung 25
— Forschung 25
— Ich-Lehre 25
— Kriminalitätstheorie 915
— Schulen, narzistische Überschätzung 831
— Technik 612, 842
— Theorie 607, 841
psychoanalytischer Prozeß 836, 839, 840
psychobiological level 152
Psychodrama (MORENO) 622, 641, 712
psychodynamisch-gruppendynamische Beobachtungs- und Denkweisen 861
psychodynamische Mechanismen 175
— —, kulturgebundene 181
psychogene Entwicklung 86, 99
— Erkrankungen 24
— Psychose 86, 98, 179
— Reaktionen 86, 87, 99
Psychogeriatrie 311
Psychohygiene, Langzeitziele 364, 365
psychohygienische Assistenzberufe 32
— Dienste in den USA 469
Psychologe, klinischer 282, 851
—, —, Selbstkonzept 852
—, medizinischer 830
psychological work 744
Psychologie, klinische 34
—, medizinische 34
psychologische Tests im Medizinstudium 787
Psychoneurose 86

— und Suizid 583
— und Suizidversuch 595
Psychopathie 11, 24
—, kriminelle 916
psychopathische Entwicklung 86
Psychopathologie 29
—, anthropologische 32
—, experimentelle 16
—, Geschichte der 5
— in Katastrophen 544
—, phänomenologische 20
—, somatische 13
—, sozial übertragene 131
—, spekulative 13
psychopathologische Phänomenologie 1, 28
— Syndrome bei chronisch lebensbedrohlichen Organkrankheiten 529
psychopathologischer Befund, Schätzskalen 90, 91, 92
psychopathologisches Erscheinungsbild 82, 83
Psychopharmaka 225, 230
—, Fetischismus 215
— und Suizidversuch 598
—, „Trendanalyse" 127
Psychopharmakologie 28, 810
Psychopharmako-Therapie 16
Psychose, Begriff der WHO 97
—, bipolare 86
psychose délirante aigue 85
— hallucinatoire chronique 85
Psychosen, affektive 97, 166
—, affektive im ICD-Schlüssel 98
—, cycloide 85
—, drogeninduzierte 101
—, endogene 97, 136
—, endomorphe 101
—, exogene 24, 25
—, funktionelle 25
— im ICD-Schlüssel 96
—, körperlich begründbare 82, 101
— und Lebens-Verhältnisse 12
—, manisch-depressive 86, 98
—, manisch-depressive und Arbeitskapazität 755
—, organische 97
—, organische und Reihenfertigung 756
— in primitiven Kulturen 176
—, psychogene 98
—, reaktive 86
—, schizo-affektive 85, 98
—, symbiontische 131
Psychoserate, Stadt-Land Unterschiede 157
psycho-sexuelle Beratung und Familienplanung 263, 264
psychosomatische Gesamtschau der Medizin 10
— Störungen 99
Psychosyndrom, hirnlokales (M. BLEULER) 100

Psychosyndrome, organische 101
psychotherapeutische Ausbildungsstätte, imaginäres Modell 853ff.
— Fähigkeiten von Studenten, Beurteilung 798
psychotherapeutische Grundeinstellung 718
psychotherapeutische Weiterbildung, Supervision 853, 854, 855, 857
psychotherapeutisches Versorgungssystem 236
Psychotherapie, analytische 829
—, berufsbegleitende Fortbildung 830
—, dynamische 531
—, institutionelle 714, 715
—, psychoanalytisch orentierte 855
— bei unheilbar Kranken und Sterbenden 542ff.
—, Weiterbildung 830
Psychotherapiegruppe und Trainingsgruppe, Unterschiede 648, 649
Psychotherapisierung der Soziotherapie 735
— der Therapeutischen Gemeinschaft 733, 735
Pyromanie 496

Quantifizierung der Diagnose 90, 91
Querulantenwahn 180

Raumpsychiatrie 28
Reaktionen, psychogene 86, 87, 99
Reaktivierungsprogramm, ergotherapeutisches 725
Realangst-Halluzinose 545
Realitätsprinzip 634, 838
Realitätsprüfung 837
Recht und ärztliche Schweigepflicht 944
— auf Behandlung 943
—, Definition 934, 935ff.
—, Ethnologie 935
—, internationales 934, 935, 936
—, — und Terrorismus 943
—, nationales 934, 935, 936
— und Psychiatrie 941
Rechtsbrecher, psychisch Kranke 223, 227, 229, 238
Rechtsgebiete, Einteilung 934, 935
Rechtsgeschichte 934
Rechtsnormen, Abänderung 934, 935
Rechtssystem und Kriminalität 937, 938
record linkage 107
recreational therapy, definition 772
redecision 645
Reflextheorie 16
Reform des Irrenwesens 4, 22
régime moral 18
regimen sanitatis 19, 31
regional security units 276
Register, psychiatrisches 104, 106, 107, 128, 286

Regression 523, 524, 840
— des sterbenden Patienten 539
Regressionsprozeß in der Gruppentherapie 632, 633
Regressionswunsch 543
Rehabilitation 23, 30, 232, 299, 338, 339, 343, 351, 352, 530, 748, 754, 762, 765, 768
— von Frauen 764
—, frühe 765, 766
— und Geisteskrankheit 762
— und geistige Retardierung 756
rehabilitation, industrial 745, 746
„Rehabilitation der kranken Gesellschaft" 299
— von Schizophrenen 346
—, sozial-psychiatrische 22
—, Verantwortlichkeit 763
rehabilitation workshop 269
Rehabilitationsbetriebe 237
Rehabilitationschancen in psychiatrischen Großkrankenhäusern 222, 224, 232
Rehabilitationsstil 32
Rehabilitationssysteme, gleitende 233
Rehabilitationswerkstätten 234, 347, 348
„Reisen in die Verrücktheit" (LAING) 715
Reliabilität medizinischer Prüfungen 796
Religion 188, 190
— und Suizid 573ff.
Rentenneurosen 387, 393, 922
Replazierungsfunktion der Familie 53
Resozialisierung 11, 22, 23, 232
Resozialisierungsprogramm 34
Restriktionen, Reduktion der 226, 227
Retreat 19
Ritalin 505
„Rochester" Schema und psychiatrische Ausbildung 803
role modelling 807
Rolle, deviante 208
—, soziale 64, 65, 66, 346
—, — bei BRIM 761, 765
—, soziokulturelle 835
Rollen, kriminelle und soziale Schicht 73, 74
—, traumatische 675
Rollenanalyse 66
Rollenbegriff 68
—, Anwendung 66, 67
Rollendifferenzierung 174
Rollenerwartungen 67
Rollenhandeln 65, 66
Rollenkonflikte 66
Rollenkonzept, analytisches 65, 66, 67
—, anthropologisches 67
Rollenspiel 65, 66, 699, 722
— als Lernmethode 789
— und Rehabilitation 347
Rollentheorie und symbolischer Interaktionismus 68
Rollenträger 65

Rollenumkehr in der Familie 678
Rollenverhalten 69
Rollenverpflichtungen 65
Rollenwechsel im Psychodrama 642
— in der Familie, bei Dialysepatienten 529
rotating vocational training (RUSSELL) 812
Rückfallstäter, gefährliche 899
Ruhestand und Suizid 568

Sachverständigenkommission s. Enquête
Sachverständiger, psychiatrischer, Aufgaben 918 ff.
SAID Methode 793
Salpêtrière 19, 20
Samaritans 274, 588, *591*, 602
sanitäre Anlagen 226
Schädelverletzungen 142
Schätzskalen zum psychopathologischen Befund 90, 91, 92
Schema der Geisteskrankheiten, KRAEPELINS 24
Schichtgrenzen 47
Schicht- oder Gruppenrelativität von Ordnungen 72
schizoide Merkmale 166
schizophrene Denkstörungen und Familientransaktion 674
Schizophrene, hospitalisierte, Gruppentherapie 640
— in der industriellen Werkstatt 750, 751
—, soziale Stimulation und Arbeitsmotivation 342, 343
schizophrene Symptome und soziale Stimulation 342, 343, 344, 346, 393
Schizophrenie, Arbeitstherapie 753, 755, 756, 757
—, Beschäftigungstherapie 750
—, chronische als Krankheitsmodell 329
—, —, Rehabilitation 145, 348
—, epidemiologische Studien zur Prognose 136
—, Familientherapie 675, 684, 685, 695
—, floride Symptome 346
—, Hospitalismus 136
—, Krankenhausstatistiken 126
—, latente 98
—, pathogenetische Hypothesen 139
—, primäre Behinderungen 342, 346
—, „Richtungsprognose" 136
—, sekundäre Behinderungen 344, 345, 348
— und soziale Selektion 180
— und Suizid 583
— und therapeutische Gemeinschaft 336
— und Unterklasse 166
—, unterschiedliche Diagnosestellung 85
—, Verlauf und soziale Faktoren 136
Schizophreniebegriff 24

Schizophreniegenese, Dreigenerationen-Theorie (BOWEN) 681
Schizophrenie-Konzept 85
Schizophrenielehre, moderne 32
Schizophrenien im ICD-Schlüssel 97, *98*
Schizophrenieverdacht 98
Schlafsaal 224, 226
Schlüsselgruppen, sekundär professionelle 314
Schlüsselperson, Begriff 297
Schlüsselpersonen 297, 300 ff., 304, 306, 307, 311
— und gemeindenahe psychiatrische Versorgung 302, 303, 309 ff.
—, negative Einflüsse 301
— und präventive Psychiatrie 298, 301
—, Systematik 308 ff.
Schrecksyndrom 544, 545
Schuldfähigkeit 885, 894, 895, 901 ff., 909
Schuldunfähigkeit 894, 895
Schule als sekundäre Sozialisationsinstanz 468
Schulerfolg, epidemiologische Untersuchungen 471, 472
Schulpathologie 476
Schulpsychiatrie 27
Schulverweigern 472
Schwachsinn nach 2. StrRG 896, 897
—, Familienmilieu und Prognose 136
—, Längsschnittuntersuchungen 135
— und Suizid 581, 583
Schwachsinnsgrade 101
— und IQ-Werte 100
Schwangerschaft und psychische Störung 141
— und Suizidversuch 598
Schweigepflicht und Informationspflicht 944
„schwere andere seelische Abartigkeit" nach 2. StrRG 897
Screening-Programm, psychiatrisches 129, 130
Seelenheilkunde, HEINROTHS 9
— im Mittelalter 3
—, wissenschaftliche 2
Seelenleben, unbewußtes 15
Seelenregimen 18
seelische Entwicklungshemmungen 24
— Gesundheitslehre 31
— Störung, historisch gesehen 3, 7
Sektorisierung 249, 262, 273, 274, 282, 283, 285, 304
—, psychiatrische 106
—, psychosoziale Aspekte 276
Sekundärgruppe 62, 620
Sekundärprozeß 837
Selbstachtung 347
Selbstbeobachtung 789
Selbstbeschädigung 100
Selbstdifferenzierungsskala 681
Selbsterfahrungsgruppen 734, 860
Selbstheilungsversuche 461
Selbsthilfeorganisationen 309, 310, *314*

Selbstmord s. Suizid
Selbstmordversuch s. Suizidversuch
Selbstvertrauen bei Behinderten 337, 338, 339
Selektion 167
— versus Kausalität 155ff., 168
Selektionstheorie 444, 450ff.
self-care 543
Seminar versus Vorlesung 790
Seminararbeit und psychiatrische Ausbildung 791
sensitiver Beziehungswahn 25, 180
Sensitivity-Training 623, 646, 647, 648, 649
— —, Gefahren 648
sensory deprivation 545
Sexualität, frühkindliche und kindliche 26
Sexualstörungen, reaktive, bei Studenten 475
Sexualstraftäter 887
Sexualtrieb 26
Sexualwissenschaftler als Sachverständiger 891
sexuelle Perversionen 492, 496
sheltered living facilities 268, 269
short-note examination 795
Signalsystem, zweites 16
Slumbewohner 169
— und Geistesgestörtheit 164
small group teaching 789, 790ff.
„small society"-Konzept der Therapeutischen Gemeinschaft 731, 732
„Sociability" and „Socialisation" 764
„Social Action" 298, 300, 301
social causation 154
— club 714
— cohesion 576
— learning in der Therapeutischen Gemeinschaft 718, 722
— maladjustment 504, 511
— pressure theory 338, 355
„social program" 722, 723, 724
Social Services Act 237
Somatiker 4, 8, 10, 11
— kontra Psychiker 7
somatische Psychiatrie 12
sozial, Begriffsdefinition 152
Sozialamt 316
Sozialarbeit 654
—, vorbeugende 264
Sozialarbeiter 282, 291, 851
—, Ausbildung 267, 875, 876
—, professionelle Identität 852, 853
— in Schule und Hochschule 470
—, Weiterbildung 877
Sozialbudget 50
„Sozialdialekte" 51
soziale Anpassung und Arbeit 753, 754
— Desintegration 164
— Distanz zum psychisch Kranken 204
— Homöostase 210, 211
— Integration 167

— Interaktion 753
— Isolation 192, 352, 353
— — und klinisches Bild 343
— Kausalität 172
— Klasse und Hospitalisierung 168
— — und psychiatrische Therapie 191, 192
— Klassen 165ff.
— Krisen 163
— Merkmale 40
— Mobilität 167
— — und Suizid 562, 563, 568
— Norm und abweichendes Verhalten 70, 72
— — und Schichtspezifität 72
— Normen und interpretative Verfahren 71
— Normierung menschlichen Verhaltens 70
— Ordnung, Verinnerlichung 72
— Schichten, Theorie der, in der Sozialpsychiatrie 51
— — in der Weimarer Republik 49
— Schichtung 41, 45, 47
— — und Geisteskrankheit 42
— —, Theorien 50, 51
— Stigmatisation 772
— Urteilsprozesse 207
sozialer Abstieg 169
— Status und psychiatrische Diagnose 166
— — und Selbstmord 570
— Streß, Theorie 171, 172
Sozialgeschichte der Psychiatrie 5
Sozialgüter 43, 50
Sozialgüterverteilung 48, 49, 50
Sozialhilfe 50
Sozialisation 64, 74
—, primäre 62
Sozialisationschancen und psychisch abweichendes Verhalten 75
—, ungleiche 75
Sozialisationsforschung 52
Sozialisationsprozeß 51, 75, 906, 907
Sozialmedizin, geschichtlicher Rückblick 153
Sozialpädagogen, Ausbildung 878
Sozialprestige 41, 43, 44, 45
— in der BRD 48
Sozialpsychiatrie 16, 18, 22, 28, 39, 154, 222, 225, 297
— und Arbeit 753, 754
—, Begriffsdefinition 327
— in Großbritannien 236ff., 281
— und Kriminalsoziologie 74
— in den Niederlanden 240
—, Skandinavische Länder 237ff.
— und Theorie sozialer Schichten 51
— in den USA 240ff., 282
sozialpsychiatrische Dienste 239, 240, 243
— —, Modelle in der BRD 243ff.
— —, Regionalisierung 237, 240
— — Vorsorgeprogramme, Effizienz 383
Sozialschichten und sprachliche Kompetenz 71

sozialschichtspezifische Organisationen 51
Sozialrecht 923 ff.
Sozialstatus und psychische Störung 454
Sozialtherapie im Strafvollzug 911
Sozialverhalten, Unterschiede im 41
Sozialversicherung 50
Sozialzentrum 247, 248
Soziatrie 31
sozio-emotionale Aspekte der Arbeit 749
Soziogenese psychischer Erkrankungen 41
Soziogramm 370
soziokulturelle Plastizität des Menschen 70
sozio-kultureller Streß 444, 445
Soziologie der Arbeit 745
— der Beschäftigung 745
—, klinische 34
—, medizinische 34
— und Psychiatrie 39, 40
—, psychiatrische 5
—, reflexive 216
Soziometrie 66, 622
Soziotherapeut 870
soziotherapeutische Einrichtung 355
Soziotherapie 343, 346, 347, 350, 351, 352, 733, 735
—, Begriffsbestimmung 335
Spätkapitalismus 47
Spiegelungsgruppe 861
Spielsucht 496
Sprachbarriere 450
Sprache über die Sprache 26
Sprachtherapeuten 878
Staatsarzneikunde, psychiatrische 6
Stadt-Asyle 13
Stammesrecht 935
standardisiertes Interview 90, 91, 123
State and County Mental Health Hospitals 282
Statistisches Bundesamt 89, 95
Status, erworbener 43
—, zugeschriebener 43
Statusinkongruenz und Neurose 165
Statusinkonsistenz 50
Statusschema 47
Statuswechsel 43
Sterben alter Menschen 541, 542
sterbender Patient, Einengung der Ichgrenzen 539
— —, Phasen der Einstellung 519, 538, 539
Stereotyp, sozialer 200
— des Geisteskranken 203, 204, 207
Stereotypen, diagnostische 92
Steuerungsfähigkeit 904
Stigmatisierung 74, 203, 208, 209, 301, 772
Stimulantien, zentrale 497
Stimulation bei Schizophrenen 350
Strafrecht 935, 936
strafrechtliche Verantwortlichkeit 883, *917*

Strafvollzug 911
Streß 140, 524, 545, 753
—, exzessiver 161 ff.
Stressoren bei KZ-Haft 403, 418
Strömungen in der Psychiatrie 28
Struktur-Funktionalismus 210, 216
Student Psychiatric Services 473
Studenten, Bedeutung der Herkunftsfamilie 470
Studentenarzt 480
Studenten-Beratungsstellen 469, 474, 479, 480
Studentenrevolte 476
Studententherapeut 475
—, Effektivität 479
Studententherapie und Laienhelfer 478
—, Teamkonferenzen 479
Studentenunruhen 475
studentischer Gesundheitsdienst 479
Studienabbrecher 475
Subjektivismus, modernistischer 33
„subklinische Neurose" 129
Subkultur und Rasse 178
Sublimierung 834, 838
Sucht 493, 497
—, Abstinenz-Phänomen 497
— bei Ärzten 499, 507, 508
—, Ansteckung 499, 500 ff.
—, biologische Natur 489, 495
— bei chronischen Schmerzzuständen 498
—, Einzelfälle, Arten 497, 498
—, endemische und epidemische, Unterschiede 506
—, epidemische 498, 499, 500, 506, 513, 516
—, —, Altersverteilung 501, 502
—, —, ethnische Begrenzungen 501
—, —, geographische Grenzen 500, 501
—, —, Geschlechterverteilung 502, 503, 504
—, —, Risikogruppen 508, 509
— und Hirnverletzung 511
—, iatrogene 498, 507, 511, 513
—, körperliche Faktoren 511
—, psychische Abhängigkeit 511
—, soziomedizinische Klassifikation 497 ff.
—, Symptomtheorien 498
— bei Tieren, Versuche 494, 495
Suchtkranke 236
—, Betreuungssysteme 236
Suchtkrankenhelfer 878
Suchtmittel, psychotoxische Eigenschaften 490
süchtiges Fehlverhalten 99
Südländerkrankheit 455, 457
Sühnefähigkeit 903
Sündenbockmechanismus 681, 690
Suicide, attempted s. Suizidversuch
Suizid 100, 473 ff.
—, Abhängigkeit von Jahreszeiten 574
— bei Alkoholismus 580, *582*
— bei Alleinstehenden 577

—, Altersgruppen 565ff., 575
— -Ankündigung 586
— und Arbeitslosigkeit 571, 572, 577, 578
— bei Barbituratabhängigkeit 583
— mit Barbituraten 576, 588
—, begünstigende Faktoren 567ff.
—, berufliche Kontinuität 577, 578
—, Bildungsstand 571, 577
— und broken-home-Situation 143
— und Demenz 583
—, demographische Faktoren 187, 188, 564
— und elterlicher Todestag 575
—, Epidemiologie 559, 561, 590
— bei Epilepsie 581
— und ethnische Gruppen 570
— und Familie 567
— und Familienstand 567, 569
— bei Geisteskrankheit 579, 580
—, genetische Faktoren 570
—, geschlechtsspezifische Motivation 564ff.
—, impulsiver 587
—, konstitutionelle Faktoren 584
— und Lebenskrisen 578
— bei Medizinern 473
— und Melancholie 558, 585
—, Mortalitätsstatistik 558
—, Ökologie 563, 594
— und Persönlichkeitsdeterminanten 584
— bei „psychiatrisch unauffälligen" Personen 583, 584
— und Psychoneurosen 583
—, Psychopathologie 585
— und Psychosen 580ff., 582, 583
— und Religion 573ff.
— bei Schizophrenen 583
—, soziale Faktoren 563, 565, 571, 576, 579
— und soziale Integration 562, 571, 572
—, — — Isolation 562, 563, 568, 571, 576
— und sozio-ökonomischer Status 563, 571, 572
— und Suizidversuch, Unterschiede 592
— und Weltwirtschaftslage 572
—, wirtschaftliche Faktoren 188, 562, 565
— und Wohnortwechsel 567, 568, 569, 578
—, zeitliche Faktoren 574
Suizidabsicht 598, 599, 600
suizidale Persönlichkeit 596
suizidales Verhalten, Nachsorge 589
Suizidanten und kranke Ehegatten 567
—, neue psychologische Explorationsmethoden 586
„Suizidepidemie" 576
Suizidforschung, Ziele 558
Suizidhäufigkeit, nationale und kulturelle Unterschiede 188, 559, 560, 568, 573
Suizidmethoden 575, 576, 598
—, Nachahmung 576
Suizidprophylaxe s. Suizidverhütung

Suizidrate und Immigration 560, 563, 568, 570
— bei Jugendlichen 566
— in Kriegszeiten 572, 573
—, ländliche 562
—, männliche 564, 565
— und Rasse 570
—, städtische 562
— bei Studenten 473, 474ff., 476
—, weibliche 564, 565
Suizidrisiko 138, 571
— bei psychiatrischer Rehabilitation 590
Suizid-Risiko-Skala (PALLIS) 599
Suizidrisiko bei Studenten 566
— bei Studentinnen 475
— bei Verlust naher Angehöriger 578
Suizidstatistik 188, 559, 560, 561
—, internationaler Vergleich (WHO) 562
—, Kritik (DOUGLAS) 559, 561
—, nationale Unterschiede 559, 560, 561, 562
Suizidverhütung 471, 581, 587, 588ff.
Suizid-Verhütungseinrichtungen, Effizienz 601, 602
Suizid-Verhütungszentren 591
Suizidversuch, Absicht und Risiko 600
— und Alkoholismus 595, 596
—, alters- und geschlechtsspezifische Merkmale 593, 594
— und Depression 595, 596
— und Drogenabhängigkeit 595, 596
— bei Eheschwierigkeiten 579
—, Epidemiologie 592
— und Familienstand 593
— und Geisteskrankheit 595
— bei körperlicher Krankheit 579
— bei Psychoneurose 595
—, Psychopathologie 597
— und Psychopharmaka 598
—, Risikovoraussage 598, 599
—, tödlicher 601
—, Verhütung 601, 602
—, Wiederholungsrisiko 596, 597, 598ff.
„Supertherapie" (FERENCZI) 832, 833
supervised lodging 268
Supervision in der psychotherapeutischen Weiterbildung 853, 854, 855, 857
Supervisionsanalyse s. Kontrollanalyse
Supervisionsgruppe 651, 652, 861ff.
—, Prozeßdiagnose 862
—, Stufentechnik (HEIGL-EVERS) 861, 862
Supervisionsmodell der psychotherapeutischen Ausbildung 854, 855
Supervisor 834, 841, 854, 855, 856
symbiontische Psychosen 131
Symbole, sprachliche und nichtsprachliche 26
Symboldiebstähle 915
Symbolischer Interaktionismus 68
— — und Rollentheorie 68, 69
Symptome ersten Ranges (Schizophrenie) 328

Symptomneurose 86, 609
Syndrom und Ätiologie 102, 103
Syndromatologie 84
Syndrome, kulturgebundene 177
Synonyma, psychiatrische Begriffe 96
syphilitische Geistesstörungen 24
System, nosologisches 82, 84
—, panoptisches 226
Systems Analysis Index for Diagnosis (SAID) 793
Systemtheorie der Familie 672, 678
szenische Funktion des Ich 609

Tabakraucher 489, 490, 491
Tagesklinik 233, 239, 267, 288, 757
—, Aufgaben und Effizienz 270, 271
— versus Krankenhaus 290
Tageskinikplätze 289
Tages- und Nachtkliniken 233, 237, 246
—, Zielgruppe 271
—, Zielsetzungen 289
Tagesräume 227
Tages-Zentrum 267, 289
Tagträumen, bedingtes 837
—, kontrolliertes 837
taxonomisch-konzeptioneller Bezugsrahmen der Familie 58
Teamgespräche der therapeutischen Gruppe 275, 721
Techniken, epidemiologische 373
Teilhospitalisierungseinrichtungen 246
Telefonseelsorge 310
telephonic follow-up interview 376
Tendenzneurose 922
Terrorismus und internationale Rechtsprechung 943
Testen von Hypothesen 143 ff.
Testpsychologie 32
T-Group 647, 648
themenzentrierte interaktionelle Methode (RUTH COHN) 480, 643, 644, 862
Theorien der sozialen Schichtung 51
„therapeutic community" s. „Therapeutische Gemeinschaft"
Therapeutische Gemeinschaft 237, 335 ff., 339, 350, 354, 355, 622, 654, 656, 711, 712 ff.
— —, Begriff und Zielsetzung 715 ff., 718
— —, „bipolare Teamarbeit" 735
— — in Deutschland 715
— —, Entwicklung und Ländervergleich 713, 714
— —, Frage der Führerschaft 730
— —, Gefahren und Kritik 729 ff., 732, 734, 735
— —, Leitsätze 715, *717, 718*
— — im LKH 725, 726, 728
— —, Methoden und Praktiken 336, 720 ff., 725, 727

— —, Modelle (tabellarisch) 725, 726, 727, 728
— —, pflegerlose Abteilung 714
— —, psychotherapeutische Gruppe 721
— —, Rollenverunsicherungen 728, *732*
— —, selektive Mechanismen 734, 735
— —, theoretische Grundlagen 717
— —, Vergleich mit traditioneller psychiatrischer Institution 718, *719*
— Kette 304, 306, 318
— Kultur 716, 718
— Partnerschaft 718
„therapeutisches Milieu" 712
Th. G. s. Therapeutische Gemeinschaft
Therapie, psychische und Pädagogik 8
Therapieresultate, neue Beurteilungskriterien 377
THOMAS Theorem 61, 62
time structuring 758, 759
Todesangst im Alter 541
—, Sterbender 539
„Todesbewußtsein" 541
Todeswünsche 541
Toleranz 158
— des Ichs 835
—, soziale 208
— und soziale Klasse 192
Toleranzgrenze des Patienten 837, 840
Toleranzprinzip in Th.G's 731
Toleranzschwelle 209
„total push" 341
totale Institution 224
— — (GOFFMAN) 340, 345, 354
Toxicomanie, Definition 490
track systems 804
„tracks, elective" 804
Traditionalismus der Ausbildungsinstitute 849
Trägerverbände, freie 223
Träume sterbender Patienten 539
trainee psychiatrist 805 ff.
Trainer der T-Groups 649
training analysis 807
Trainingsgruppe und Psychotherapiegruppe, Unterschiede 648, 649
traitement moral 18, 19
Tranquillizer 498
transaktionelle Analyse 645
transkulturelle Psychiatrie 175, 176, 178, 179, 447, 460, 462
Trauer, antizipatorische 537, 540
— des Sterbenden 539
—, unerledigte 675
Trauerreaktion 291
Traumanalyse in der Gruppentherapie 636, 637
Trendanalyse 127
Triebabartigkeit, sexuelle 888
Triebbefriedigung, Verzicht auf 838, 839

Triebtäter, gefährliche 899
Typus in der Klassifikation 83, 84

Überbevölkerung 159
Übergangswohnheime 234, 237, 239
Über-Ich 839, 916
— der Familie 678
— -Intropression 830
Übersprungshandlungen, delinquente 915
Übertragung 26, 838, 843, 844
— aggressiv-sadistischer Aspekte 832
Übertragungsbeziehung 637, 838, 844
Übertragungskonflikt 836, 837
Übertragungsneurose 609, 612, 615, 618
Übertragungs-Objekt 839
—, kategoriales 836, 838
Überweisung in den Vollzug einer anderen Maßregel (§ 67a) 900
Umgangsformen, anstaltsspezifische 225
Umwelt und Anlage 32
Umweltreaktionen und psychiatrische Krankheitsbilder 202, 203
Umweltverschmutzung, gesundheitliche Schäden 159
UN Social Defence Research Unit 940
Unbewußtes 832, 839
undergraduate teaching, organisation 799ff.
understimulation 344, 346
UNESCO-Übersicht, Institutionen für psychisch behinderte Kinder 469
Unfallversorgung 923, 924
Ungleichheit, gesellschaftliche 39, 40
unheilbar Kranker 535, 537
— —, schweigendes Einverständnis 537
Universitätsklinik, psychiatrische 21, 233
Universitätspsychiatrie 6
university teaching hospitals 799
Unterbringung in einer Entziehungsanstalt 897, 899
— — — Erziehungsanstalt 897
— — — psychiatrischen Krankenanstalt 897, 898
— — — sozialtherapeutischen Anstalt 897, 899
Unternehmertätigkeit 744
Unterschicht 47
Unterschichtfamilien 673, 697, 700
Untersuchung, vergleichende 144
Urbanisierung 153
—, Auswirkungen 168
—, soziale Klassenunterschiede 167
Urteilsprozesse, soziale 207
„Urvertrauen" 677

Validität medizinischer Prüfungen 796
Validity index, internal 796
Veranlagung, kriminelle 888
Verantwortlichkeit des Neurotikers 922

— von Straftätern 943
Verbrechen, internationales 943
Verbrecher, neurotischer 915
— aus Schuldbewußtsein 915
Verdrängung 26, 832
Verfolgungsgrund 409, 410
vergleichende Psychiatrie 25, 122
Verhalten, abweichendes 132
—, —, Theorien 72, 73
—, einstellungsspezifisches 202
—, menschliches 31
—, psychisch abweichendes 74, 75
—, — — und Sozialpsychiatrie 74
—, rollenkonformes und -abweichendes 67
— und soziale Normen 70
Verhaltensabweichungen, sexuelle 99
Verhaltensänderung und Arbeit 347
Verhaltenskontrolle 66
Verhaltenspsychiatrie 29
Verhaltensregeln, internationale 938
Verhaltensstörung im Kindesalter 99, 100
Verhaltensstörung bei körperlicher Behinderung 344
Verhaltensstörung durch Lernschwierigkeiten 471
Verhaltenstherapie 28
—, Techniken 810
Verhaltenswissenschaften in der psychiatrischen Ausbildung 802, 803
Verhexungswahn 447
Verlaufsforschung, epidemiologische 135, 136
Verleugnung der Krankheit 522, 523, 535, 537, 538, 542
Verleugnungsgrade 538
Verleugnungsverhalten 523, 528
Verleugnungstendenzen, institutionelle 543
Verlust von Angehörigen 405, 408, 418, 425
Verschiebung 523
Verschlüsselung, multiaxiale 102, 103
Verschlüsselungssystem, multikategoriales 102
Verschreibungen, paradoxe 696
Verschulden, mitwirkendes 922
Versorgung, gemeindenahe psychiatrische 241
—, psychiatrische 39
—, —, Neuordnung 245, 246, 249
Versorgungsgebiete 245, 246
Versorgungskette 286
Versorgungsmodelle, experimentelle 281
Versorgungsplanung 307
Versorgungssysteme, psychiatrische 235, 236, 241, 249
—, —, Grundprinzipien der Organisation 303, 304
—, —, Neuordnung 245
—, Vergleich England und USA 284ff.
Vertraulichkeit und Dokumentation (Register) 944
Verursachung, Theorie von der adäquaten 921

Verweildauer 378
— und Entlassungschance 341
Video-tape 790, 797
Vocational Resettlement Unit (VRU) 769
Vollanalyse 832
Vollhospitalisierung 306
Voraussagen in der Psychiatrie 83
Vorbeugungsmaßnahmen, „primäre" 263, 383
vorklinische Ausbildung, Ziele 787
Vorlesung, Anschaulichkeit 790
— versus Seminar 790
Vorlesungsqualität und studentische Motivation 795
Vorschaltambulanzen 234
Vorschulkinder, Vorsorge 264
Vorsorge, arbeitsmedizinische 265
Vorurteil 201
Vorwegvollstreckung der Strafe 900
„vulgarizing psychiatry" 152

Wahnideen 98
Wahn-Psychose, akute 85
Wahrheit am Krankenbett 535, 537, 538
Wahrnehmungseinstellung, gruppenzentrierte 858
Wanderungsprozeß s. Migration
Ward Atmosphere Scale (Moos) 369
Warteliste und Selektion 375
Weiterbildung, psychiatrische in Deutschland 822
—, — in Kanada 823
—, — in Osteuropa und Sowjetunion 822, 823
—, — in Westeuropa 820, 821, 822
Weiterbildungsorganisation, psychoanalytische, Probleme 847ff.
Weltgesundheitsorganisation (WHO) 89, 91, 95, 101, 103, 104, 497, *940*
— und psychiatrische Ausbildung 819
Weltkultur 938
Werkstätten, beschützende 234, 237, 248, 269, 347, 771
—, Management und Supervision 348
Werkstattarbeit, Erfolge der 751
Wesensänderungen, organische 100
„westernization" 176

WHO-Seminare 94
Widerstand im psychoanalytischen Prozeß 840, 844
Wiedereingliederung s. Rehabilitation
— in den Arbeitsprozeß 301, 744, 765, 768, 769
Wiederherstellung und Wiedergutmachung, Konzept der 834
Willensfreiheit 902
„Wirgefühl" 611
Wirtschaftskrise und Alkoholismus 184
Wissensbeurteilung, kontinuierliche im Medizinstudium 794, 795
Wissenschaft, empirisch-analytische 33
Witwentum und Suizidneigung 578
Wochenendklinik 233
Wohnbereiche, beschützende 234
Wohnheime, beschützende, Arten 268, 269
Wohnortwechsel und Suizid 567, 568, 569, 578
work assessment 770
„worker patient" 760
World Medical Association (WMA) 940
„world person" 934
World Psychiatric Association (WPA) 940

Zentralen, klinische 247
Zentralinstitut für seelische Gesundheit 243, 244, 248, 249
Zentralregister s. Register
Zentrumsdialyse 527, 529
Ziele der Lehranalyse 842
Zivilrecht 935, 941
Zucht- und Tollhaus 20
Zurechnungsfähigkeit 941
Zusatzausbildung, sozialpsychiatrische 869
Zusatzbezeichnung Psychiatrie 872
Zustandsbild, psychopathologisches 83
Zwangseinweisung 334
Zwangshospitalisierung 941 ff.
Zwangsmaßnahmen 19
Zwangsmittel 17
Zweiklassenpsychiatrie 243
Zweiter Weltkrieg, psychiatrische Folgen 388
Zweites Signalsystem 16

GPSR Compliance

The European Union's (EU) General Product Safety Regulation (GPSR) is a set of rules that requires consumer products to be safe and our obligations to ensure this.

If you have any concerns about our products, you can contact us on

ProductSafety@springernature.com

In case Publisher is established outside the EU, the EU authorized representative is:

Springer Nature Customer Service Center GmbH
Europaplatz 3
69115 Heidelberg, Germany

www.ingramcontent.com/pod-product-compliance
Lightning Source LLC
Chambersburg PA
CBHW081503230426
43749CB00030B/833